Sabaratnam Arulkumaran
William Ledger
Lynette Denny
Stergios Doumouchtsis

ORIGINAL ENGLISH LANGUAGE EDITION BY OXFORD UNIVERSITY PRESS

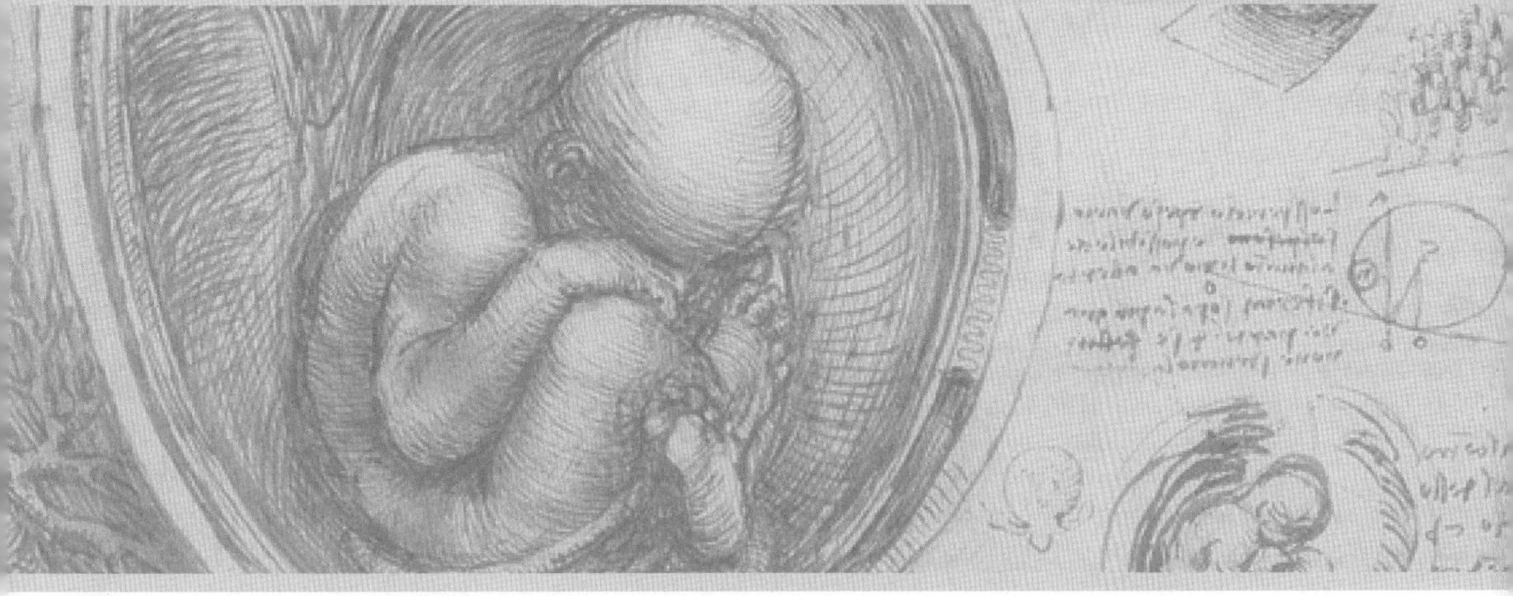

牛津妇产科学

Oxford Textbook of **Obstetrics and Gynaecology**

主　编　〔英〕萨巴拉特南·阿鲁库马兰 等
主　审　王建六
主　译　孙蓬明　王新宇
副主译　陈晓军　宋　坤　孙　艳

天津出版传媒集团
天津科技翻译出版有限公司

著作权合同登记号:图字:02-2020-364

图书在版编目(CIP)数据

牛津妇产科学 / (英) 萨巴拉特南·阿鲁库马兰 (Sabaratnam Arulkumaran)等主编 ; 孙蓬明, 王新宇主译 . — 天津 : 天津科技翻译出版有限公司, 2024.3

书名原文: Oxford Textbook of Obstetrics and Gynaecology

ISBN 978-7-5433-4421-1

Ⅰ. ①牛… Ⅱ. ①萨… ②孙… ③王… Ⅲ. ①妇产科学 Ⅳ. ①R71

中国国家版本馆CIP数据核字(2024)第015756号

授权单位: Oxford Publishing Limited.
出　　版:天津科技翻译出版有限公司
出 版 人:刘子媛
地　　址:天津市南开区白堤路244号
邮政编码:300192
电　　话:(022)87894896
传　　真:(022)87893237
网　　址:www.tsttpc.com
印　　刷:山东临沂新华印刷物流集团有限责任公司
发　　行:全国新华书店
版本记录:889mm×1194mm　16开本　58.25印张　1200千字
2024年3月第1版　2024年3月第1次印刷
定价:460.00元

译者名单

主　审　王建六

主　译　孙蓬明　王新宇

副主译　陈晓军　宋　坤　孙　艳

译　者　（按姓氏汉语拼音排序）

蔡良知　福建省妇幼保健院（福建医科大学妇儿临床医学院）
蔡晓辉　首都医科大学附属北京友谊医院
蔡雪芬　福建省妇幼保健院（福建医科大学妇儿临床医学院）
陈功立　重庆医科大学附属妇女儿童医院（重庆市妇幼保健院）
陈梦捷　重庆医科大学附属第二医院
陈琼华　厦门大学附属第一医院
陈晓军　复旦大学附属妇产科医院
程艳香　北京大学人民医院
邓　黎　陆军军医大学第一附属医院
高　敏　北京大学肿瘤医院
管　隽　复旦大学附属妇产科医院
黄小莉　福建医科大学附属第一医院
黄振宇　北京清华长庚医院
纪红景　大连医科大学附属第一医院
况　燕　广西医科大学第一附属医院
蓝建发　厦门大学附属第一医院
李明霞　中国人民解放军总医院
林燕莺　福建省妇幼保健院（福建医科大学妇儿临床医学院）
毛晓丹　福建省妇幼保健院（福建医科大学妇儿临床医学院）
苗娅莉　四川大学华西第二医院
商宇红　大连医科大学附属第一医院
申　震　中国科学技术大学附属第一医院

宋　坤　山东大学齐鲁医院
苏　涛　上海交通大学医学院附属国际和平妇幼保健院
孙　艳　福建省妇幼保健院(福建医科大学妇儿临床医学院)
孙蓬明　福建省妇幼保健院(福建医科大学妇儿临床医学院)
孙婷婷　中山大学附属第一医院
汤雅玲　厦门大学附属第一医院
唐　翔　广州市妇女儿童医疗中心
王心睿　福建省妇幼保健院(福建医科大学妇儿临床医学院)
王新宇　浙江大学医学院附属妇产科医院
王延洲　陆军军医大学第一附属医院
魏　俊　北京大学人民医院
吴桂珠　同济大学附属第一妇婴保健院
吴齐斌　福建省妇幼保健院(福建医科大学妇儿临床医学院)
杨宏毅　厦门市妇幼保健院(厦门大学附属妇女儿童医院)
张　红　北京大学人民医院
张　莹　重庆医科大学附属第二医院
张迎春　山东第一医科大学附属中心医院
赵丽君　北京大学人民医院
赵小峰　浙江大学医学院附属妇产科医院
郑　峥　深圳市妇幼保健院
郑备红　福建省妇幼保健院(福建医科大学妇儿临床医学院)
郑丽娥　福建医科大学附属第一医院
周圣涛　四川大学华西第二医院

秘　书　毛晓丹　王心睿

编者名单

Jason A. Abbott Gynaecological Research and Clinical Evaluation (GRACE) Group, Royal Hospital for Women, Sydney; University of New South Wales, Sydney, Australia
47: Laparoscopy

Ganesh Adaikan Department of Obstetrics and Gynaecology, National University of Singapore, National University Health System, Singapore
60: Female sexual dysfunction

Anthony Addei Consultant Anaesthetist, St George's University Hospitals NHS Foundation Trust, London, UK
28: Obstetric analgesia and anaesthesia

Zarko Alfirevic Professor of Fetal and Maternal Medicine; Head of Department; Associate Pro-Vice-Chancellor (Clinical), Director of Harris-Wellbeing Preterm Birth Research Centre, University of Liverpool, Liverpool, UK
30: Preterm birth

Amanda Ali Consultant Obstetrician and Maternal Medicine Specialist, Kingston Hospital NHS Foundation Trust, UK
15: Haematological disorders in pregnancy

Stephanie S. Andriputri Gynaecological Research and Clinical Evaluation (GRACE) Group, Royal Hospital for Women, Sydney; University of New South Wales, Sydney, Australia
47: Laparoscopy

Mary Ann Lumsden Professor of Medical Education and Gynaecology, University of Glasgow Scotland, UK
46: Menopause

Sabaratnam Arulkumaran Foundation Professor of Obstetrics & Gynaecology, University of Nicosia, Cyprus Professor Emeritus of Obstetrics and Gynaecology, St George's University of London, London, UK; Visiting Professor, Institute of Global Health, Imperial College, London, UK
27: Fetal monitoring during labour

Sohail Bampoe Consultant Anaesthetist, University College London Hospital, London, UK
28: Obstetric analgesia and anaesthesia

Marina Berbic Conjoint Senior Lecturer, School of Women's and Children's Health, Department of Obstetrics and Gynaecology, Royal Hospital for Women and University of New South Wales, Sydney, Australia
41: Menstrual disorders, amenorrhea, and dysmenorrhoea

Smriti Bhatta Aberdeen Fertility Centre, Institute of Applied Health Sciences, University of Aberdeen, Aberdeen, UK
51: Infertility

Siladitya Bhattacharya Aberdeen Fertility Centre, Institute of Applied Health Sciences, University of Aberdeen, Aberdeen, UK
51: Infertility

Amarnath Bhide Consultant in Obstetrics and Fetal Medicine, St George's University Hospitals NHS Foundation Trust, London, UK
9: The placenta; 11: Prenatal diagnosis

Carmen Binding Postgraduate Medical Resident, Department of Obstetrics & Gynaecology, University of British Columbia, Vancouver, Canada
6: Preconceptional medicine

Dustin Boothe Department of Radiation Oncology, Huntsman Cancer Hospital, University of Utah, Salt Lake City, UT, USA
68: Radiation therapy in the management of gynaecological cancer

Matthys Hendrik Botha Associate Professor and Head of Obstetrics and Gynaecology, Stellenbosch University and Tygerberg Hospital, South Africa
72: Cancer in pregnancy

Graham J. Burton The Centre for Trophoblast Research, Department of Physiology, Development and Neuroscience, University of Cambridge, Cambridge, UK
9: The placenta

Joanna M. Cain Professor of Obstetrics & Gynecology and Radiation Oncology; Vice Chair, Department of Obstetrics and Gynecology, University of Massachusetts Medical School, Worcester, MA, USA
69: Palliative care

Angharad Care Clinical PTB Research Fellow, Harris-Wellbeing Research Centre for Preterm Birth, University of Liverpool, Liverpool, UK
30: Preterm birth

Marco Carlone Radiation Medicine Program, Princess Margaret Cancer Centre, and Department of Radiation Oncology, University of Toronto, Toronto, Canada
68: Radiation therapy in the management of gynaecological cancer

Ana Piñas Carrillo Consultant Obstetrician, St George's University Hospitals NHS Foundation Trust, London, UK
11: Prenatal diagnosis

Manas Chakrabarti Gynaecological Oncologist, Columbia Asia Hospital, Kolkata, India
71: Premalignant disease of the genital tract in pregnancy

Karen K.L. Chan Department of Obstetrics & Gynaecology, University of Hong Kong, Queen Mary Hospital, Hong Kong
66: Gestational trophoblastic disease

Yvonne Kwun Yue Cheng Assistant Professor, Department of Obstetrics & Gynaecology, The Chinese University of Hong Kong, Hong Kong
33: Obstetric procedures

Frank A. Chervenak Zucker School of Medicine at Hofstra/Northwell and Lenox Hill Hospital, New York, USA
2: Ethics in obstetrics and gynaecology

Jacqueline PuiWah Chung Assistant Professor, Department of Obstetrics and Gynaecology, Prince of Wales Hospital, The Chinese University of Hong Kong, Hong Kong
44: Chronic pelvic pain

Tim Craig Assistant Professor, Princess Margaret Cancer Centre, and Department of Radiation Oncology, University of Toronto, Toronto, Canada
68: Radiation therapy in the management of gynaecological cancer

Hilary O.D. Critchley MRC Centre for Reproductive Health, The University of Edinburgh, The Queen's Medical Research Institute, Edinburgh, UK
40: The menstrual cycle

Thomas D'Hooghe Lab of Experimental Gynaecology, G-PURE Research Group, Department of Development and Regeneration, Leuven University, Belgium
45: Endometriosis

Gillian Dean Consultant HIV & Sexual Health, Brighton & Sussex University Hospitals NHS Trust, Brighton & Hove, UK
43: Pelvic inflammatory disease

Lynette Denny Professor and Chair, Department of Obstetrics & Gynaecology, University of Cape Town/Groote Schuur Hospital, Cape Town, South Africa; Director, South African Medical Research Council, Gynaecological Cancer Research Centre
61: Cancer screening and prevention in gynaecology

Arianna Di Florio Clinical Senior Lecturer, Division of Psychological Medicine and Clinical Neurosciences, Cardiff University, Cardiff, UK
18: Psychiatric disorders in pregnancy and the postpartum

Stergios Doumouchtsis Consultant Obstetrician Gynaecologist and Urogynaecologist, Epsom and St Helier University Hospitals NHS Trust, UK, Honorary Senior Lecturer, St George's University of London, Visiting Professor, University of Athens, School of Health Sciences, Department of Medicine, Associate Clinical Professor, American University of the Caribbean, School of Medicine
1: Basic science in obstetrics and gynaecology; 59: Childbirth trauma

Tim Draycott Consultant Obstetrician, Department of Women's Health, North Bristol NHS Trust, Bristol, Avon, UK
29: Obstetric emergencies

Anupreet Dua Consultant in Obstetrics & Gynaecology and Sub-specialist Urogynaecologist, University Hospitals Plymouth NHS Trust, Plymouth, UK
56: Pelvic organ prolapse

Leroy C. Edozien Consultant in Obstetrics and Gynaecology, Manchester Academic Health Science Centre, St Mary's Hospital, Manchester, UK
5: Clinical governance

David A. Ellwood Professor of Obstetrics & Gynaecology, Griffith University, Queensland; Director of Maternal-Fetal Medicine, Gold Coast University Hospital, Southport, Australia
34: Stillbirth

Vicki Flenady Director of the Centre of Research Excellence in Stillbirth (Stillbirth CRE), Mater Research Institute, Mater Hospital, Brisbane; Honorary Professor, University of Queensland, Brisbane, Australia
34: Stillbirth

Christina Fotopoulou Consultant Gynaecological Oncologist, Faculty of Medicine, Department of Surgery and Cancer, Imperial College, London, UK
64: Ovarian, fallopian tube, and peritoneal cancer

Ian S. Fraser Conjoint Professor, School of Women's and Children's Health, Department of Obstetrics and Gynaecology, Royal Hospital for Women and University of New South Wales, Sydney, Australia
41: Menstrual disorders, amenorrhea, and dysmenorrhoea

Robert Freeman Consultant in Urogynaecology, University Hospitals, Plymouth and Hon Professor Plymouth University Peninsula Schools of Medicine and Dentistry, Urogynaecology, Plymouth, Devon, UK
56: Pelvic organ prolapse

Anthony Fyles Professor, Department of Radiation Oncology, Princess Margaret Hospital, Toronto, Canada
68: Radiation therapy in the management of gynaecological cancer

David Gaffney Academic Program Manager, Radiation Oncology, Huntsman Cancer Hospital, University of Utah, Salt Lake City, UT, USA
68: Radiation therapy in the management of gynaecological cancer

Kiren Ghag Obstetrics Clinical Research Fellow, Department of Women's Health, Southmead Hospital, Bristol, UK
29: Obstetric emergencies

Ian A. Greer President and Vice Chancellor of Queen's University Belfast, Belfast, UK
16: Thrombosis and embolism in pregnancy

Sahana Gupta Consultant in Obstetrics and Gynaecology, Northwick Park Hospital, Harrow, Middlesex, UK
49: Benign disease of the uterus

Jane E. Hirst Senior Fellow in Perinatal Health, Nuffield Department of Women's & Reproductive Health, University of Oxford, Level 3, Women's Centre, John Radcliffe Hospital, Oxford, UK
10: Fetal growth

Pak Chung Ho Emeritus Professor and Honorary Consultant, Obstetrics & Gynaecology, The University of Hong Kong, Hong Kong, People's Republic of China
54: Termination of pregnancy

Andrew W. Horne Professor of Gynaecology and Reproductive Sciences, MRC Centre for Reproductive Health, University of Edinburgh, Edinburgh, UK
39: Ectopic pregnancy

Zhongwei Huang Deputy Director, Undergraduate Medication Education for Obstetrics and Gynaecology, Associate Consultant, Department of Obstetrics and Gynaecology, National University Singapore, National University Health Systems, Singapore
42: Polycystic ovary syndrome

Thomas Ind Gynaecological Surgeon, Royal Marsden and St George's Hospital, London, UK
3: Clinical anatomy of the pelvis and the reproductive organs

Adonis Ioannides Professor of Clinical Genetics, University of Nicosia Medical School, Nicosia, Cyprus
4: Genetics for the obstetrician and gynaecologist

Jay Iyer Consultant and Senior Lecturer, Advanced Laparoscopic and Pelvic Floor Surgeon, Director AGES Advanced Laparoscopic Fellowship Program, Obstetrics and Gynaecology, The Townsville and Mater Hospitals, Townsville, Queensland, Australia
57: Urinary incontinence

Eric Jauniaux UCL EGA Institute for Women's Health, University College London, London, UK
9: The placenta

Anuja Jhingran Professor, Anderson Cancer Center, Houston, TX, USA
68: Radiation therapy in the management of gynaecological cancer

Ian Jones Professor of Psychiatry, Division of Psychological Medicine and Clinical Neurosciences, Cardiff University, Cardiff, UK
18: Psychiatric disorders in pregnancy and the postpartum

Devendra Kanagalingam Senior Consultant Obstetrician & Gynaecologist, Singapore General Hospital, Singapore
26: The management of labour

Mahantesh Karoshi Consultant Obstetrician & Gynaecologist, Royal Free London Hospital NHS Foundation Trust, London, UK
6: Preconceptional medicine

Shelley M. Kibel Medical Director, St Luke's Hospice, Kenilworth, South Africa (until Jan 2017) Now in Private Palliative Care Practice, Cape Town, South Africa
69: Palliative care

Justin C. Konje Professor of Obstetrics and Gynaecology Weill Cornell Medical College, Qatar; Executive Chair, Department of Obstetrics and Gynaecology, Sidra Medical and Research Centre, Doha, Qatar
22: Antepartum haemorrhage

Stephen Lapinsky Professor of Medicine, Division of Respirology, University of Toronto, Toronto, Canada
25: Respiratory diseases in pregnancy

Jonathan A. Ledermann Professor of Medical Oncology, UCL Cancer Institute; Director of Cancer Research UK and UCL Cancer Trials Centre, London, UK
64: Ovarian, fallopian tube, and peritoneal cancer

William Ledger Professor of Obstetrics and Gynaecology, University of New South Wales, Director of Reproductive Medicine, Royal Hospital for Women, Sydney, Australia
52: Assisted reproduction

Tak Yeung Leung Professor, Department of Obstetrics & Gynaecology, The Chinese University of Hong Kong, Hong Kong
33: Obstetric procedures

Stephanie Lheureux Assistant Professor, University of Toronto; Clinician Investigator, Gynecology, Drug Development Program, Princess Margaret Cancer Centre, Toronto, Canada
67: Chemotherapy and biological, targeted, and immune therapies in gynaecological cancers

Hang Wun Raymond Li Associate Professor, Department of Obstetrics and Gynaecology, The University of Hong Kong, Hong Kong
54: Termination of pregnancy

Tin Chiu Li Department of Obstetrics and Gynaecology, Prince of Wales Hospital, The Chinese University of Hong Kong, Hong Kong
44: Chronic pelvic pain

Stephen Lindow Hon Associate Professor of Obstetrics and Gynaecology, University of Cape Town, Groote Schuur Hospital, Cape Town, South Africa
55: Violence against women and girls

Stephen D. Lyons Gynaecological Research and Clinical Evaluation (GRACE) Group, Royal Hospital for Women, Sydney; University of New South Wales, Sydney, Australia
47: Laparoscopy

Mayank Madhra Fellow in Laparoscopic Surgery, Simpson Centre For Reproductive Health, Royal Infirmary of Edinburgh, Edinburgh, UK
39: Ectopic pregnancy

Laura A. Magee Professor of Women's Health, Department of Women and Children's Health, King's College London, Greater London, UK
21: Hypertension

Tahir Mahmood Consultant Obstetrician & Gynaecologist, Victoria Hospital, Kirkcaldy; Clinical Senior Lecturer, School of Medicine, University of St Andrews, St Andrews, UK
7: Obesity in obstetric and gynaecological practice

Isaac Manyonda Professor and Consultant in Obstetrics and Gynaecology, St George's University of London; St George's University Hospitals NHS Foundation Trust, London, UK
49: Benign disease of the uterus

Mushi Matjila Associate Professor and Consultant, Department of Obstetrics & Gynaecology, University of Cape Town/Groote Schuur Hospital, Cape Town, South Africa
38: Miscarriage and recurrent miscarriage

Jacqueline A. Maybin MRC Centre for Reproductive Health, The University of Edinburgh, The Queen's Medical Research Institute, Edinburgh, UK
40: The menstrual cycle

Nomonde H. Mbatani Gynaecological Oncology Unit, Department of Obstetrics and Gynaecology, University of Cape Town; Groote Schuur Hospital, Cape Town, South Africa
63: Uterine cancer

Laurence B. McCullough Zucker School of Medicine at Hofstra/Northwell and Lenox Hill Hospital, New York, USA
2: Ethics in obstetrics and gynaecology

Neena Modi Professor of Neonatal Medicine, Faculty of Medicine, Imperial College London and Chelsea London, UK

Caitriona Monaghan Consultant Obstetrician and Gynaecologist, Subspecialist Maternal and Fetal Medicine, Royal Maternity Hospital, Belfast, Northern Ireland; Professor of Neonatal Medicine, Consultant Neonatologist, Imperial College London and Chelsea and Westminster NHS Foundation Trust, London, UK
37: Neonatal care and neonatal problems

Caitriona Monaghan Consultant Obstetrician, Subspecialist Maternal and Fetal Medicine, Fetal Medicine, Royal Maternity Hospital, Belfast, County Antrim, Northern Ireland
19: Fetal therapy

Deirdre J. Murphy Professor of Obstetrics and Head of Department, Trinity College, University of Dublin; Coombe Women & Infants University Hospital, Dublin, Ireland
32: Malpresentation, malposition, and cephalopelvic disproportion

Surabhi Nanda Consultant in Maternal Fetal Medicine, Honorary Senior Lecturer, Women's Services, Guy's and St Thomas' NHS Foundation Trust, King's College, London, UK
20: Multiple pregnancy

James P. Neilson Emeritus Professor of Obstetrics & Gynaecology, University of Liverpool, Liverpool, UK
20: Multiple pregnancy

Catherine Nelson-Piercy Professor of Obstetric Medicine, Women's Academic Health Centre, King's Health Partners, London, UK
25: Respiratory diseases in pregnancy

Hextan Y.S. Ngan Department of Obstetrics & Gynaecology, University of Hong Kong, Queen Mary Hospital, Hong Kong
66: Gestational trophoblastic disease

Siew-Fei Ngu Department of Obstetrics & Gynaecology, University of Hong Kong, Queen Mary Hospital, Hong Kong
66: Gestational trophoblastic disease

Andy Nordin Gynaecological Oncologist and Lead Clinician for Cancer, East Kent Hospitals University Foundation NHS Trust, Margate, UK
71: Premalignant disease of the genital tract in pregnancy

Karen Nugent Senior Lecturer, Surgery, University of Southampton, Southampton, Hampshire, UK
58: Faecal incontinence and anorectal dysfunction

David Nunns Consultant Gynaecological Oncologist, Department of Obstetrics and Gynaecology, Nottingham University Hospitals, Nottingham, UK
50: Benign disease of the vulva

Gbemisola Okunoye Assistant Professor of Obstetrics and Gynaecology and Senior Attending Physician, Weill Cornell Medical College, Qatar; Sidra Medical and Research Centre, Doha, Qatar
22: Antepartum haemorrhage

Maaike Oonk Gynaecological Oncologist, Department of Obstetrics and Gynaecology, University Medical Center Groningen, University of Groningen, Groningen, The Netherlands
65: Premalignant and malignant disease of the vulva and vagina

Amit M. Oza Professor, University of Toronto; Co-Director, Drug Development Program, Princess Margaret Cancer Centre, Toronto, Canada
67: Chemotherapy and biological, targeted, and immune therapies in gynaecological cancers

Aris T. Papageorghiou Professor in Fetal Medicine and Obstetrics, St George's University Hospitals NHS Foundation Trust, Blacskhaw Road, London and Nuffield Department of Women's & Reproductive Health, University of Oxford, Level 3, Women's Centre, John Radcliffe Hospital, Oxford, UK
10: Fetal growth

Michael Permezel Emeritus Professor of Obstetrics and Gynaecology, Mercy Hospital for Women, University of Melbourne, Heidelberg, Victoria, Australia
13: Diabetes in pregnancy

Julia P. Polk Consultant Obstetrician Gynaecologist, The Permanente Medical Group (Kaiser Permanente), Walnut Creek, California, USA
36: Induction of labour

Jaime Prat Emeritus Professor, Department of Pathology, Hospital de la Santa Creu i Sant Pau, Autonomous University of Barcelona, Barcelona, Spain
70: Pathology of tumours of the female genital tract

Walter Prendiville Professor/ Consultant Gynaecologist & Director of Screening, University of Pittsburgh Medical Centre (UPMC), Beacon Hospital, Dublin, Republic of Ireland
62: Premalignant and malignant disease of the cervix

Suneetha Rachaneni Consultant in Gynaecology and Subspecialist in Urogynaecology, Gynaecology, Shrewsbury and Telford Hospitals NHS Trust, Shropshire, West Midlands, UK
56: Pelvic organ prolapse

Ajay Rane Professor and Head, Obstetrics and Gynaecology, James Cook University, Townsville, Queensland, Australia
57: Urinary incontinence

Dominic G.D. Richards Gynaecological Oncology Unit, Department of Obstetrics and Gynaecology, University of Cape Town; Groote Schuur Hospital, Cape Town, South Africa
63: Uterine cancer

Stephen J. Robson President, Royal Australian and New Zealand College of Obstetricians and Gynaecologists; Professor of Obstetrics and Gynaecology, Australian National University Medical School, Canberra, Australia
35: Postpartum care and problems in the puerperium

Linda Rogers Department of Obstetrics and Gynaecology, University of Cape Town/ Groote Schuur Hospital, Cape Town; SAMRC Gynaecology Cancer Research Centre, University of Cape Town, Cape Town, South Africa
65: Premalignant and malignant disease of the vulva and vagina

Jonathan Ross Professor of Sexual Health and HIV, University Hospital Birmingham NHS Foundation Trust, Birmingham, UK
43: Pelvic inflammatory disease

Sukhwinder Sahota Specialist Registrar, Edinburgh Royal Infirmary, Edinburgh, UK
7: Obesity in obstetric and gynaecological practice

Rengaswamy Sankaranarayan Screening Group, International Agency for Research on Cancer, Lyon, France
61: Cancer screening and prevention in gynaecology

Jenifer Sassarini Consultant Obstetrician and Gynaecologist, Glasgow Royal Infirmary, Glasgow, Scotland, UK
46: Menopause

Hassan Shehata Consultant Obstetric Physician and Honorary Senior Lecturer, Women's Health, Epsom & St Helier University Hospitals NHS Trust & St George's Medical School, London, UK
15: Haematological disorders in pregnancy

Andrew H. Shennan Department of Women and Children's Health, School of Life Course Sciences, Faculty of Life Sciences & Medicine, Kings College, London, UK
8: Maternal physiology

Alexis Shub Department of Obstetrics and Gynecology, University of Melbourne, Melbourne, Australia
13: Diabetes in pregnancy

Rosalind Simpson Clinical Research Fellow, Centre of Evidence Based Dermatology, University of Nottingham, Nottingham, UK
50: Benign disease of the vulva

Karolina Skorupskaite MRC Centre for Reproductive Health, The University of Edinburgh, The Queen's Medical Research Institute, Edinburgh, UK
40: The menstrual cycle

Philip Steer Emeritus Professor, Division of Surgery and Cancer, Faculty of Medicine, Imperial College London; Academic Department of Obstetrics and Gynaecology, Chelsea and Westminster Hospital, London, UK
12: Cardiac disease in pregnancy

Petrus S. Steyn Honorary Associate Professor, Department of Obstetrics and Gynaecology, Faculty of Health Sciences, University of Cape Town/Groote Schuur Hospital, Cape Town, South Africa
53: Contraception

Vikram Sinai Talaulikar Associate Specialist, Reproductive Medicine Unit, University College London Hospital, London, UK
27: Fetal monitoring during labour;
38: Miscarriage and recurrent miscarriage

Basky Thilaganathan Consultant and Director, Fetal Medicine Unit, St George's University Hospitals NHS Foundation Trust; Molecular & Clinical Sciences Research Institute, St George's University of London, UK
19: Fetal therapy

Jim G. Thornton Professor of Obstetrics and Gynaecology, Division of Child Health, Obstetrics and Gynaecology, School of Medicine, University of Nottingham, Nottingham City Hospital, Nottingham University Hospitals NHS Trust, Nottingham, UK
31: Prolonged pregnancy

Austin Ugwumadu Consultant Obstetrician & Gynaecologist / Clinical Director of Women's Health, Obstetrics & Gynaecology, St George's University Hospitals, London, UK
17: General and specific infections in pregnancy including immunization

Zephne M. van der Spuy Emeritus Professor/ Senior Scholar, Department of Obstetrics and Gynaecology, Faculty of Health Sciences, University of Cape Town/Groote Schuur Hospital, Cape Town, South Africa
53: Contraception

Ate van der Zee Professor of Gynecological Oncology, Vice President Board of Directors University Medical Center Gronigen, University of Gronigen, Faculty of Medical Sciences, Antonius Deusinglaan, The Netherlands
65: Premalignant and malignant disease of the vulva and vagina

Arne Vanhie Leuven University Fertility Center, Department of Obstetrics and Gynaecology, University Hospital Leuven, Belgium; Lab of Experimental Gynaecology, G-PURE Research Group, Department of Development and Regeneration, Leuven University, Belgium
45: Endometriosis

Vimal Vasu Consultant in Neonatal Medicine, East Kent Hospitals University NHS Foundation Trust, UK
37: Neonatal care and neonatal problems

Peter von Dadelszen Professor of Global Women's Health, Department of Women and Children's Health, King's College London, Greater London, UK
21: Hypertension

Tim J. von Oertzen Neurologist and Head of Department, Department of Neurology 1, Neuromed Campus, Kepler Universitätsklinik, Linz, Austria
24: Neurological disorders in pregnancy

Nicola Vousden Department of Women and Children's Health, School of Life Course Sciences, Faculty of Life Sciences & Medicine, Kings College, London, UK
8: Maternal physiology

Judith N. Wagner Neurologist, Department of Neurology 1, Neuromed Campus, Kepler Universitätsklinik, Linz, Austria
24: Neurological disorders in pregnancy

Kate F. Walker Clinical Assistant Professor in Obstetrics and Gynaecology, Division of Child Health, Obstetrics and Gynaecology, School of Medicine, University of Nottingham, Queen's Medical Centre, Nottingham University Hospitals NHS Trust, Nottingham, UK
31: Prolonged pregnancy

Andrew Weeks Professor of International Maternal Health, Women's and Children's Health, University of Liverpool, Liverpool, Merseyside, UK
36: Induction of labour

Lucy H.R. Whitaker MRC Centre for Reproductive Health, The University of Edinburgh, The Queen's Medical Research Institute, Edinburgh, UK
40: The menstrual cycle

David Williams Obstetric Physician, UCL EGA Institute for Women's Health, University College London Hospital, London, UK
14: Renal disease in pregnancy

Catherine Williamson Professor of Women's Health, King's College London, London, UK
23: Liver and endocrine diseases in pregnancy

Cathy Winter Senior Research Midwife, Women and Children's Health, North Bristol NHS Trust & PROMPT Maternity Foundation, Bristol, UK
29: Obstetric emergencies

Tonye Wokoma Consultant Sexual and Reproductive Health, Community Gynaecology, Sexual and Reproductive Health, Conifer House, City Healthcare Partnership, Hull, UK
55: Violence against women and girls

Eu Leong Yong Professor, Senior Consultant, Department of Obstetrics and Gynaecology, National University Singapore, National University Health Systems, Singapore
42: Polycystic ovary syndrome

Peter J. O'Donovan Consultant Gynaecologist, Yorkshire Clinic, West Yorkshire, UK
48: Hysteroscopy

O.A. O'Donovan GP Trainee, Airedale General Hospital, West Yorkshire, UK
48: Hysteroscopy

中文版序言一

我们欣喜地看到又一本国外妇产科巨著被译成中文出版。在科技高速发展、信息瞬息万变的当代，能有一部范围之广、内容之深、涵盖学科领域之全的妇产科教科书问世实为难能可贵。

本书由英国产科专家Sabaratnam Arulkumaran、澳大利亚妇科生殖内分泌专家William Ledger、南非妇科肿瘤学家Lynette Denny和英国妇科泌尿学教授Stergios Doumouchtsis担任主编，并由全球数百位知名学者合作而成。本书内容涵盖了当今妇产科学各领域的专业知识，包含普通妇产科、生殖医学、母胎医学、妇科肿瘤、泌尿学等多个专业领域。这些妇产科学知识，除了来自经典的妇产科基本理论知识，还源于最新循证医学证据的学科进展和科学研究的结果。本书以精美的实例图片、严谨的语言表述，以及原作者理性而富有逻辑的教学导读，为全世界的妇产科医生提供了“英式现代妇产科教材发展的珍贵精粹”。

每一门学科的发展，都需要与国际交流，互为促进，在新时代，尤其如此。我国妇产科知名专家孙蓬明、王新宇、陈晓军、宋坤、孙艳，带领一批中青年医师将本书翻译成中文版，并由王建六教授担纲主审，为我国广大妇产科医师奉献了一部经典的世界级教科书，可使其通过阅读本书了解和学习国际，特别是英式体系妇产科学的系统专科医学教育特色，并获得最新的知识进展。

本书经过年轻译者们的深思熟虑、反复推敲、精雕细琢，既忠于原著，又符合我国妇产科医师的临床日常用语，便于读者学习和理解。在此向年轻一代专家们致意，感谢你们为此巨著中文版的问世所付出的辛勤劳动！也感谢天津科技翻译出版有限公司引进本书，本书的排版、装帧均体现出中文版编辑的匠心和苦心。相信本书不仅能作为我国广大妇产科同行的临床实用参考书籍，对医学生和妇产科相关领域人员也会有所帮助。

中文版序言二

从医者，开卷有益，读书是不可荒废的功夫。

好医生应该精通业务、技术高超。在年轻时，珍惜时间，在最适合的年纪好好读书，把诊疗常规和指南都记下来，在今后的工作中查阅不同国家和地区的不同版本的指南、教材，并且认真思考有何异同，可促进我们对疾病的理解，使各种知识融会贯通。好医生应该医、教、研全面发展，他应该是一个好老师，能够用好的教学理念、丰富的临床经验带出一批优秀的学生。身为师者，教科书是必须时而学习之的。天津科技翻译出版有限公司引进了牛津大学出版社出版的《牛津妇产科学》，本书由英国产科专家Sabaratnam Arulkumaran、澳大利亚妇科生殖内分泌专家William Ledger、南非妇科肿瘤学家Lynette Denny和英国妇科泌尿学教授Stergios Doumouchtsis主编。本书涵盖了普通妇产科、生殖医学、母胎医学、妇科肿瘤、泌尿学等多个领域的专业知识，全书分为12个部分，全面、系统介绍了妇产科学从基础到临床的最新进展与诊疗常规，是一本世界级的妇产科学领域优秀教科书，更是英国国家医疗服务体系(NHS)的经典教材。原著作者均为国际上具有影响力的专家学者，在其相关领域具有丰富的临床经验。

本书由国内妇产科领域知名青年骨干专家孙蓬明教授、王新宇教授担纲主译，由陈晓军教授、宋坤教授、孙艳教授担任副主译，本书译者均为长期从事妇产科领域临床工作的专家学者，他们均有一定的国际学习和工作背景，并以其最大的努力来完善该教材的内容，或对其内容进行贴合临床实际的解释，以便国内读者能更容易地理解国际，特别是英国的妇产科学教材体系。

本书的译者能够沉下心来，尽可能地按照“信、达、雅”的标准将书中内容翻译出来，展现给广大医务工作者，甚是令人感动。受邀担任本书的主审，我感到非常欣慰和高兴，并乐于为序！希望本书能够成为国内妇产科医学生的学习教材，成为临床医师的临床工具书，成为高年资医师的教学参考书。

最后，谢谢各位主译、副主译和所有参与翻译的同仁们，您们辛苦了。

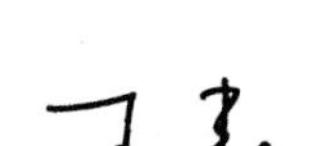

中文版前言

随着社会经济发展，人口老龄化加剧，女性的生殖健康逐渐引起社会的广泛关注。中国是世界上最大的发展中国家，在新时代面临着优化人口结构、实现国民健康长寿的任务。因此，进一步加强妇产科学的学科系统建设具有重要的社会、经济、战略意义。广大妇产科临床工作者与科研工作者应开放胸襟、博采众家之长，积极、全面地学习国内外前沿专业知识。为适应新时代要求，妇产科临床工作者与科研工作者亟需一本基于最新循证医学证据及科学研究的妇产科教材，以为临床提供最前沿的诊疗思路。

为促进新时代我国妇产科学发展，天津科技翻译出版有限公司引进由牛津大学出版社出版的《牛津妇产科学》一书。本书涵盖了普通妇产科、生殖医学、母胎医学、妇科肿瘤、泌尿学等多个领域的专业知识，全书分为12个部分，第1部分是妇产科的基础知识；第2至第4部分涵盖产前、产时、产后管理及新生儿护理；第5至第8部分阐述了普通妇科常见疾病及妇科手术(腹腔镜、宫腔镜)相关内容；第9和第10部分涉及生殖健康；最后两部分则介绍了妇科泌尿及妇科肿瘤相关知识。本书全面、系统地介绍了妇产科学从基础到临床的最新进展与诊疗常规，是一本妇产科学领域优秀的参考书。

本书主要面向妇产科临床医生、医学生、助产士、护士、科研工作者及妇产科相关领域的其他人员，希望他们在遇到妇产科相关的难题和困惑时，能从书中找到解决问题的答案。由于受时间、翻译水平的限制，本书难免存在不足之处，恳请广大读者批评指正，以期再版时进行修正改进。

目录

第1部分 妇产科基础科学……1

第1章 妇产科基础知识 …… 3
第2章 妇产科伦理学 …… 35
第3章 骨盆的临床解剖学和生殖器官 …… 47
第4章 妇产科遗传学 …… 59
第5章 临床管理 …… 76
第6章 妊娠前医学 …… 87
第7章 妇产科实践中的肥胖症 …… 100

第2部分 母胎医学……111

第8章 妊娠生理 …… 113
第9章 胎盘 …… 125
第10章 胎儿生长 …… 138
第11章 产前诊断 …… 146
第12章 妊娠期心脏疾病 …… 156
第13章 妊娠期糖尿病 …… 167
第14章 妊娠期肾病 …… 174
第15章 妊娠期血液系统疾病 …… 191
第16章 妊娠期血栓及栓塞症 …… 213
第17章 妊娠期常见感染和特殊感染与免疫 …… 220
第18章 妊娠及产后精神障碍 …… 241
第19章 胎儿治疗 …… 252
第20章 多胎妊娠 …… 262
第21章 高血压 …… 278
第22章 产前出血 …… 295
第23章 妊娠合并肝病及内分泌疾病 …… 306
第24章 妊娠期神经系统疾病 …… 318
第25章 妊娠期呼吸系统疾病 …… 333

第3部分 产程管理……343

第26章 产程管理 …… 345
第27章 分娩时胎儿监护 …… 353
第28章 产科镇痛和麻醉 …… 367
第29章 产科急症 …… 374
第30章 早产 …… 392
第31章 过期妊娠 …… 408
第32章 先露异常、胎位异常和头盆不称 …… 415
第33章 产科手术 …… 427
第34章 死胎 …… 442
第35章 产后管理和产褥期问题 …… 454
第36章 引产术 …… 466

第4部分 新生儿护理与新生儿问题……477

第37章 新生儿护理与新生儿问题 …… 479

第5部分 妇科问题与早期流产……493

第38章 流产与复发性流产 …… 495

第39章　异位妊娠 …………………………… 507

第40章　月经周期 …………………………… 519

第41章　月经紊乱、闭经、痛经 ……………… 531

第42章　多囊卵巢综合征 …………………… 549

第43章　盆腔炎性疾病 ……………………… 557

第44章　慢性盆腔疼痛 ……………………… 571

第45章　子宫内膜异位症 …………………… 582

第46章　绝经 ………………………………… 600

第6部分　外科手术与术后护理…………609

第47章　腹腔镜 ……………………………… 611

第48章　宫腔镜 ……………………………… 621

第7部分　子宫良性疾病……………………631

第49章　子宫良性疾病 ……………………… 633

第8部分　外阴良性疾病……………………649

第50章　外阴良性疾病 ……………………… 651

第9部分　生殖医学…………………………663

第51章　不孕症 ……………………………… 665

第52章　辅助生殖 …………………………… 681

第10部分　性与生殖护理 …………………689

第53章　避孕 ………………………………… 691

第54章　终止妊娠 …………………………… 704

第55章　暴力侵害女性和女性儿童的行为 … 710

第11部分　妇科泌尿疾病与盆底病变 …717

第56章　盆腔器官脱垂 ……………………… 719

第57章　尿失禁 ……………………………… 730

第58章　粪失禁和肛门直肠功能障碍 …… 741

第59章　分娩创伤 …………………………… 752

第60章　性功能障碍 ………………………… 768

第12部分　妇科肿瘤 ………………………777

第61章　妇科癌症的筛查与预防 ………… 779

第62章　宫颈癌前病变和宫颈癌 ………… 791

第63章　子宫体恶性肿瘤 ………………… 802

第64章　卵巢癌、输卵管癌和腹膜癌 ……… 813

第65章　外阴和阴道的癌前病变和恶性疾病 ……………………………… 824

第66章　妊娠滋养细胞疾病 ……………… 837

第67章　妇科肿瘤的化疗、生物、靶向和免疫疗法 ……………………………… 845

第68章　妇科肿瘤的放射治疗 …………… 860

第69章　姑息治疗 ………………………… 872

第70章　女性生殖道肿瘤的病理学 ……… 883

第71章　妊娠期生殖道癌前病变 ………… 898

第72章　妊娠期肿瘤 ……………………… 905

索引 …………………………………… 911

第1部分
妇产科基础科学

第1章　妇产科基础知识　3

第2章　妇产科伦理学　35

第3章　骨盆的临床解剖学和生殖器官　47

第4章　妇产科遗传学　59

第5章　临床管理　76

第6章　妊娠前医学　87

第7章　妇产科实践中的肥胖症　100

第1章
妇产科基础知识

Stergios Doumouchtsis

基因组的结构和功能

染色体

正常的人类基因组是二倍体，由23对（46条）人类染色体组成。染色体异常可能与染色体数量（非整倍体）或结构异常有关。染色体核型描述的是染色体数量和主要的结构异常，如缺失、重复或易位。

减数分裂是生殖系细胞的细胞分裂过程，可产生单倍体配子（卵子和精子）。减数分裂过程中形成4个单倍体细胞并参与受精。有丝分裂是细胞周期的一个过程，由体细胞分裂产生两个与亲代细胞基因组相同的二倍体子细胞。

基因与基因表达

基因是一段编码蛋白质的脱氧核糖核酸（DNA）序列。核苷酸序列决定了编码蛋白质的氨基酸序列及蛋白质功能。每个基因在由互补基因组成的基因组中存在两个等位基因。基因包含决定表型的信息。

基因由外显子和内含子组成。外显子编码蛋白质，内含子在信使RNA（mRNA）剪接加工过程中被去除。内含子的长度远远大于外显子的长度。内含子的确切功能尚不清楚。虽然外显子序列在个体之间高度保守，但内含子序列并非如此。

基因表达是基因携带的信息被用于合成蛋白质或其他基因产物的过程，产物包括转移RNA（tRNA）或功能RNA。这个过程包括从DNA模板转录RNA和将mRNA翻译成蛋白质。

尽管生物体内所有细胞的DNA信息相同，但其中只有3%~5%的基因处于活跃表达状态。大部分基因组区域处于沉默状态，这也是基因表达的一个显著特点。

基因表达调控方式的改变可以导致激活或抑制一系列基因产物的表达。通过检测RNA以评估基因表达的方法包括Northern印迹法、核糖核酸酶保护试验、原位杂交、定量反转录聚合酶链反应（PCR）和DNA斑点杂交。全基因组表达谱分析方法包括寡核苷酸阵列（微阵列）和转录组测序。

表观遗传学

表观遗传学是研究DNA序列未发生改变的情况下，通过可遗传基因组修饰调控基因表达的一门学科。DNA甲基化和组蛋白修饰（乙酰化、甲基化）是常见的表观遗传改变，这些变化可以影响基因表达的转录或沉默过程。

其他表观遗传改变包括非编码RNA修饰和端粒长度。近年来，围绕环境因素和表观遗传改变对癌症等疾病发生和发展的影响，研究人员已经开展了相关调查。这些因素可能包括药物、紫外线、感染和饮食。关于地理差异与自身免疫性疾病发病率的相关性也有研究报道[1]。老龄化和疾病进展是表观遗传学涉及的另一个领域。

分子生物学技术

临床遗传学中的分子诊断工具被用于基因分型、突变检测和染色体结构变异的评估。

PCR技术用于识别突变。这项技术需要事先知道目标扩增片段的DNA序列。实时PCR可以同时对DNA分子进行定量检测和突变DNA的筛选。同时，应用这项技术可以识别缺失和插入突变。

PCR技术还可以检测人类免疫缺陷病毒（HIV）、耐甲氧西林金黄色葡萄球菌及与癌症相关的染色体易位。

细胞遗传学核型分析通过染色体带、对细胞分裂中期或间期细胞核的荧光原位杂交（FISH）或阵列比较基因组杂交（CGH）来鉴别染色体结构变异。从核型分析到细胞分裂间期细胞核的FISH和阵列CGH技术，其分辨率不断提高。通过对整个基因或基因组进行分析，新的序列变异不断被发现。

排卵和卵巢功能

下丘脑-垂体轴控制

下丘脑是间脑的一部分，下丘脑沟将其与丘脑分开。下丘脑外部边界是视交叉吻侧、视束外侧和乳头体后侧。

下丘脑前界是一条通过视交叉、终板和前联合的线，后界从后联合延伸到乳头体尾侧边缘。在背外侧，下丘脑延伸到内囊的内侧边缘（图1.1）[2]。下丘脑

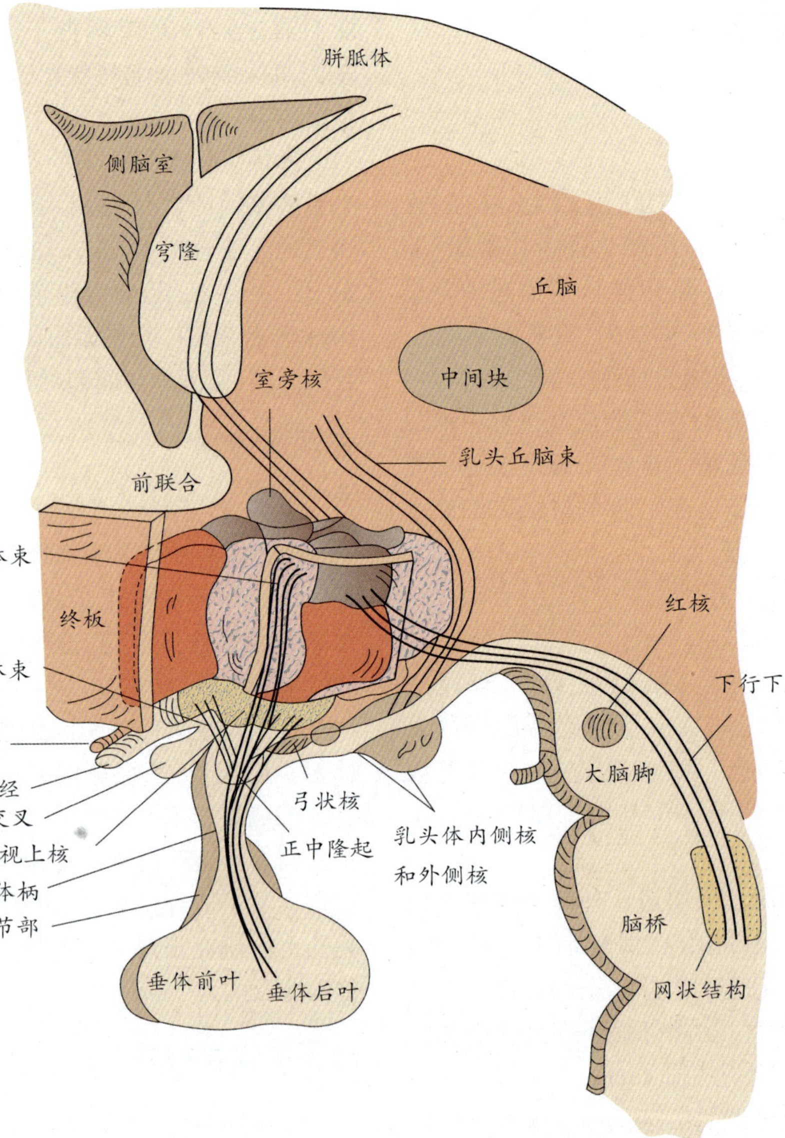

图1.1 下丘脑核和下丘脑-垂体束与丘脑、脑室系统和脑干的关系。[Reproduced from Ignacio Bernabeu, Monica Marazuela, and Felipe F. Casanueva, General concepts of hypothalamus-pituitary anatomy, in: Oxford Textbook of Endocrinology and Diabetes 2e (eds: John Wass et al.), Oxford University Press, 2011, with permission from Oxford University Press.]

与内脏、内分泌、自主神经、情感和情绪行为相关。

垂体前叶通过门静脉系统与下丘脑相连。由下丘脑合成分泌的激素被运输至垂体门静脉毛细血管邻近的神经末梢，经由垂体门脉系统输送到垂体前叶。垂体后叶由位于下丘脑视上核和室旁核的神经末梢组成，并合成催产素和垂体后叶加压素。

垂体和卵巢激素作用

促性腺激素释放激素（GnRH）在下丘脑视前区合成，经门静脉系统运输至垂体前叶，刺激促黄体生成素（LH）和卵泡刺激素（FSH）释放。所有这些糖蛋白类激素都包含一个共同的α亚基和一个特异性的β亚基，控制睾丸和卵巢的类固醇合成。

雌激素和孕酮是由卵泡和黄体分泌的主要激素（图1.2）。

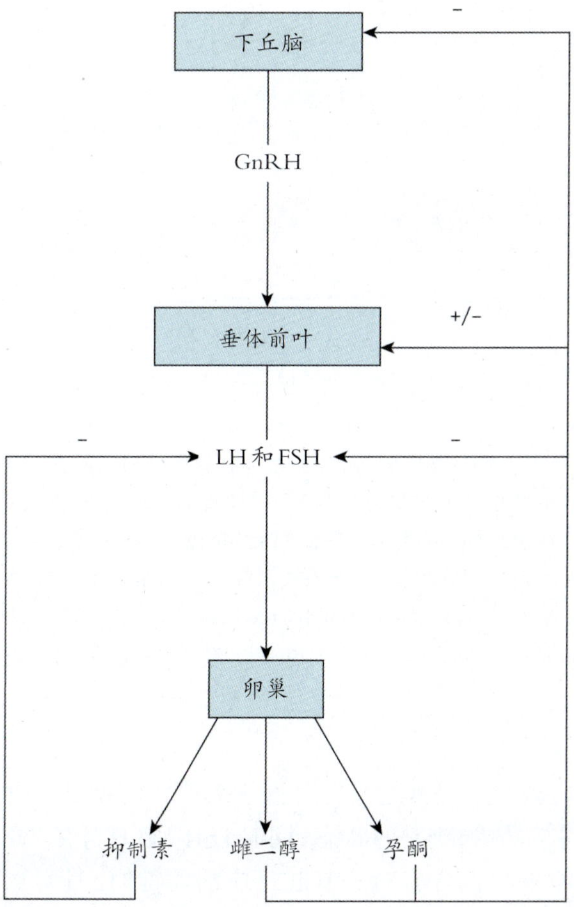

图1.2 下丘脑-垂体-卵巢轴。[Reproduced from S. Arulkumaran, Menstrual disorders, in: Training in Obstetrics and Gynaecology (eds. Ippokratis Sarris, Susan Bewley and Sangeeta Agnihotri), Oxford University Press, 2009, with permission from Oxford University Press.]

排卵

FSH分泌增加可刺激窦前卵泡和窦卵泡的生长和分化，进而刺激雌激素分泌，并在排卵前1天左右达到峰值。随后在月经中期出现激素高峰[3]，这与卵巢激素对LH分泌的负反馈转变为正反馈有关，导致血清中LH水平上升10倍，而FSH浓度上升幅度较小。LH激增导致卵巢发生实质性变化。优势卵泡中的卵母细胞完成第一次减数分裂，随后从卵巢表面的卵泡中释放出来[4]。

在卵母细胞被释放之前，周围的颗粒细胞黄素化并产生孕酮。因此，在月经周期末期，LH水平逐渐下降（图1.3）。

血清孕酮水平升高会导致子宫内膜细胞有丝分裂终止和腺体极性化。

子宫内膜周期

成人月经周期平均为28~35天。月经第一天代表月经周期的第一天。月经周期分为卵泡期和黄体期。卵泡期开始于月经来潮，结束于LH高峰前一天。黄体期开始于LH高峰当天，并在下次月经来潮前一天结束。卵泡期持续14~21天，黄体期持续14天。月经周期的长短主要由卵泡期决定，黄体期相对稳定。在初潮后的最初几年和绝经前10年均有明显的月经周期变化。月经周期长度在25~30岁时达到高峰，随后逐渐缩短。在20~40岁，周期变化相对较小。40岁后，月经周期可能略微缩短[5]。

月经周期中，子宫内膜的变化分为增生期和分泌期。增生期的特征是在雌二醇作用下，子宫内膜腺体细胞有丝分裂增加，导致腺体增殖。分泌期的特征是在雌二醇和孕酮共同作用下腺体进一步增殖并伴有分泌反应。

在未妊娠的情况下，排卵后14天黄体退化。雌二醇和孕酮的负反馈作用消失，导致FSH水平升高，从而进入下一个月经周期。然而，如果完成受孕则黄体退化不会发生，并由人绒毛膜促性腺激素继续维持。

青春期和更年期

青春期是生理和激素变化导致性成熟和获得性生殖能力的时期，主要包括性腺功能初现，即由垂体激素FSH和LH激活性腺激素的分泌，以及肾上腺功能初步发育，其表现为肾上腺皮质产生的雄激素增加。

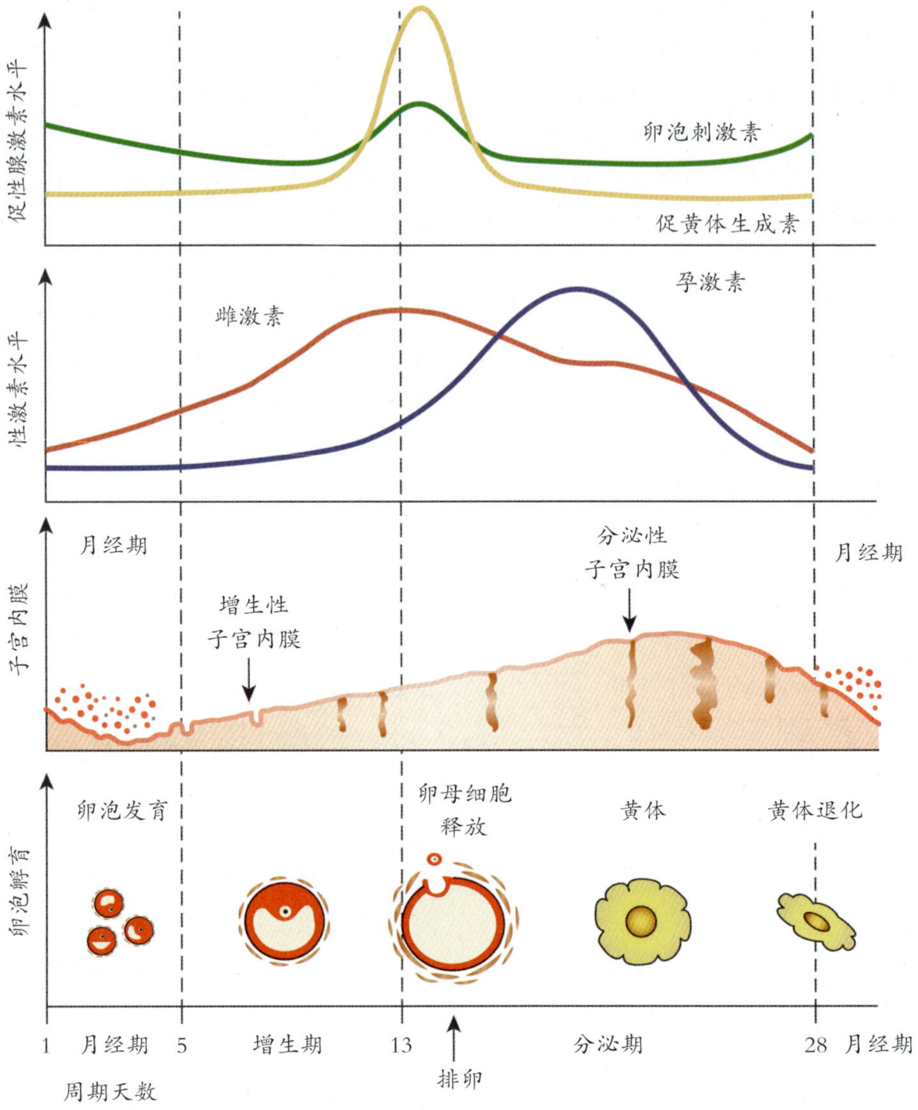

图1.3 人月经周期的激素轴和子宫内膜轴。月经后，雌激素水平上升会产生负反馈效应，减少卵泡刺激素（FSH）释放。到了月经中期，更高水平的雌激素会产生正反馈，导致促黄体生成素（LH）突然释放并达到峰值，进而引起排卵。同时FSH水平也会升高。该时期的子宫内膜上皮薄，腺体直、短、窄（增生性/滤泡性）。在黄体期，黄体生成素水平维持黄体功能，促进孕酮合成和分泌。子宫内膜腺体在这一时期（分泌期/黄体期）变得更加屈曲，管腔内出现分泌物，间质疏松水肿。若胚胎未能植入，大约7天后黄体退化，并导致孕酮和雌激素水平下降。[Reproduced from S. Arulkumaran, Menstrual disorders, in: Training in Obstetrics and Gynaecology (eds. Ippokratis Sarris, Susan Bewley and Sangeeta Agnihotri), Oxford University Press, 2009, with permission from Oxford University Press.]

乳晕的出现代表乳房组织开始发育。月经初潮代表月经周期的开始。这是由雌二醇作用于子宫内膜引起的，通常与排卵无关。首次遗精代表精子开始产生，这个时期阴毛开始出现，主要是受肾上腺分泌雄激素的影响。这也与腋毛的出现有关（图1.4）。

在青春期，GnRH脉冲频率和振幅的增加可以刺激FSH和LH分泌，并激活性腺激素生成。

由脂肪组织分泌的瘦素与吻素共同参与青春期的启动。绝经被定义为月经永久停止。这是一种雌激素和孕酮缺乏的状态，同时FSH和LH分泌增加。当卵巢不再含有对FSH起反应的卵泡时，月经周期将会停止。这是一种回顾性的诊断，在无其他原因闭经12个月之后方可做出诊断（图1.5）。

雌激素缺乏会导致血管舒缩症状，包括潮热、盗汗、情绪波动和抑郁。长期影响包括下生殖道萎缩、骨质疏松症、脂质代谢改变和心血管疾病风险增

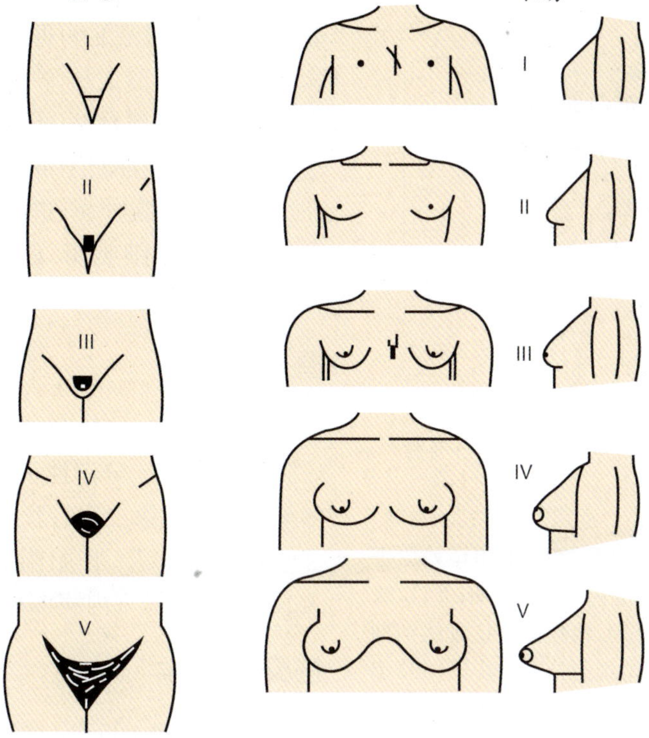

图 1.4 青春期乳腺和阴毛发育标准的Marshall和Tanner阶段。(Reproduced from McVeigh E, Homburg R, and Guillebaud J. Oxford Handbook of Reproductive Medicine and Family Planning, Oxford University Press, 2008, with permission from Oxford University Press.)

加[6]。更年期通常发生在45~55岁。在英国，更年期的平均年龄为51岁。40岁前绝经被认为是异常现象，被称为原发性卵巢功能不全(卵巢早衰)。

更年期或围绝经期的特点是月经周期不规律[7]和激素波动，症状的频率和严重程度存在差异，如潮热、睡眠障碍[8]、情绪变化和阴道干燥，平均在最后一次月经前4年开始[9]。

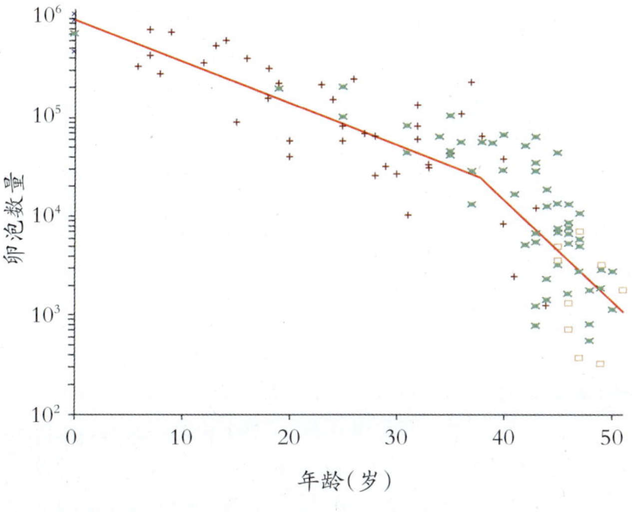

图 1.5 原始卵泡数量随年龄增长而减少。(Reproduced from Faddy MJ, Gosden RG. A mathematical model of follicle dynamics in the human ovary. Hum Reprod. 1995; 10: 770-5, with permission from Oxford University Press.)

受精和植入

配子形成

精子完全成熟需要64~70天。FSH刺激精子发生，LH刺激睾丸间质细胞生成睾酮。

大量精原细胞在青春期后通过有丝分裂产生，并在睾丸中转化为精母细胞。第一次减数分裂后，精子被释放到生精小管，然后进入输精管。第二次减数分裂随之完成(图1.6)。

卵泡发育的特点是卵子增大、基质细胞聚集形成卵泡膜细胞。当一个优势卵泡形成时，最内层的颗粒细胞黏附于卵子上并形成放射冠。卵子周围的一层胶状物质形成透明带。卵泡增大并凸出至卵巢表面，并在排卵时被释放出来。颗粒层细胞和卵泡膜细胞发生黄体化。排卵后约7天黄体形成。若没有发生胚胎植入，则黄体发生退化。

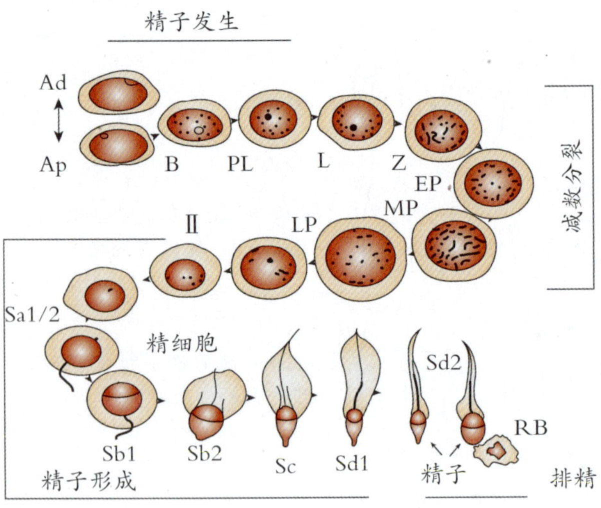

图1.6 人类生精过程中生殖细胞类型及其发育路径示意图。Ad，暗A型精原细胞；Ap，苍白A型精原细胞；B，B型精原细胞；EP，粗线期精母细胞（早期），MP，中期；LP，晚期；Ⅱ，次级精母细胞；L，细线期初级精母细胞；M，线粒体；PL，细线前期精母细胞；RB，残余小体；Sa-Sd2，精细胞分化的步骤（Sd2型精子细胞是成熟精子）。从精原细胞到成熟精子形成的发育过程至少需要64天[33-35]。[Reproduced from C. Marc Luetjens and Gerhard F. Weinbauer, The male gamete: spermatogenesis, maturation, function, in: Oxford Textbook of Endocrinology and Diabetes 2e (eds: John Wass et al.), Oxford University Press, 2011, with permission from Oxford University Press.]

精子的运输

精子一旦到达宫颈口附近，会以6mm/min的速度运动到宫颈黏膜。活动的精子可到达子宫腔，随后到达输卵管伞端。

精子获能和受精

精子获能特指精子功能性成熟。这个过程发生于精子通过附睾和精囊等部位，并在子宫或输卵管中继续发生。获能允许精子穿透卵子透明带。β-淀粉酶或β-葡萄糖醛酸酶均可作用于精子顶体表面，并促进精子进入卵子。获能过程还包括细胞膜脂修饰、细胞表面胆固醇消耗、环磷酸腺苷/蛋白激酶A（cAMP/PKA）通路激活、钙（Ca^{2+}）摄取、pH值增加、膜电位超极化和酪氨酸磷酸化[10]。

受精过程是卵子和精子结合的过程。获能的精子穿过卵丘细胞外基质时被激活，引发顶体反应，顶体外膜与精子质膜形成局部点状融合，并释放溶解酶，便于精子穿过卵母细胞膜。精子头部与卵母细胞膜融合，在吞噬作用下，精子头部和中部被吞入卵母细胞，尾部则留在卵母细胞膜外。

精子头部形成雄原核，与雌原核一起形成受精卵。原核核膜解体后，男、女双方染色体发生融合。这一过程被称为配子配合，随之发生第一次卵裂。经过一系列细胞分裂，进入16个细胞阶段，在透明带内形成实心的细胞团，称之为桑葚胚。桑葚胚内形成一个充满液体的腔室，从而形成囊胚。

植入

受精后36小时，胚体通过输卵管运输，大约4天后到达子宫腔。分泌性子宫内膜易于着床。受精后，卵母细胞完成第二次有丝分裂，伴随第二极体排出。

排卵后6天，胚胎附着在子宫腔中部。到第7天，囊胚植入子宫内膜深处。

性交生理学

Masters和Johnson所描述的性反应周期在男性和女性中有4个阶段，即兴奋期、平台期、高潮期和消退期（图1.7）[11,12]。

在男性兴奋期，生殖器动脉血供增加，阴茎静脉

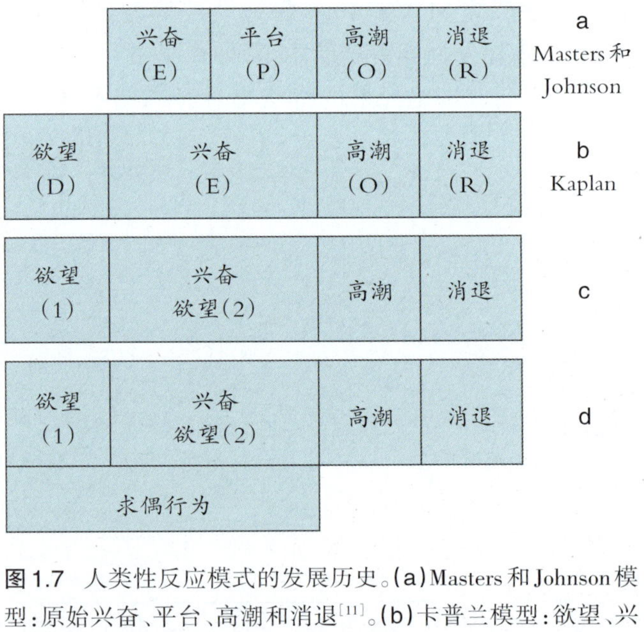

图1.7 人类性反应模式的发展历史。(a) Masters和Johnson模型：原始兴奋、平台、高潮和消退[11]。(b)卡普兰模型：欲望、兴奋、高潮和消退[12]。(c)在兴奋期前的欲望阶段1和兴奋期中的欲望阶段2。(d)增加求偶行为。[Reproduced from Roy J. Levin, Normal sexual function, in: New Oxford Textbook of Psychiatry (eds. Michael Gelder, Nancy Andreasen, Juan Lopez-Ibor, and John Geddes) Oxford University Press 2012, with permission from Oxford University Press.]

通道受到压迫导致阴茎勃起。在平台期，阴茎保持勃起状态，睾丸增大，尿道口出现透明液体分泌物。在性高潮期，球海绵体肌和坐骨海绵体肌的反射性收缩导致射精发生。在消退期，阴茎勃起消退。这个阶段，男性无法对进一步的刺激产生反应（不应期）。

在女性兴奋期，发生阴蒂勃起、小阴唇和阴道肿胀、阴道润滑和乳头勃起。高潮期与阴道开口狭窄和盆底肌肉收缩有关。女性的平台期可能持续一段时间，并可以产生多次性高潮。高潮期后，盆腔器官充血状态迅速消退。

胚胎学

早期胚胎发育

细胞分化为外层细胞、滋养层和内细胞群，其中内细胞群将发育成为胚胎本体、羊膜、卵黄囊和尿囊。只有两层细胞介于羊膜囊和卵黄囊之间（图1.8）。

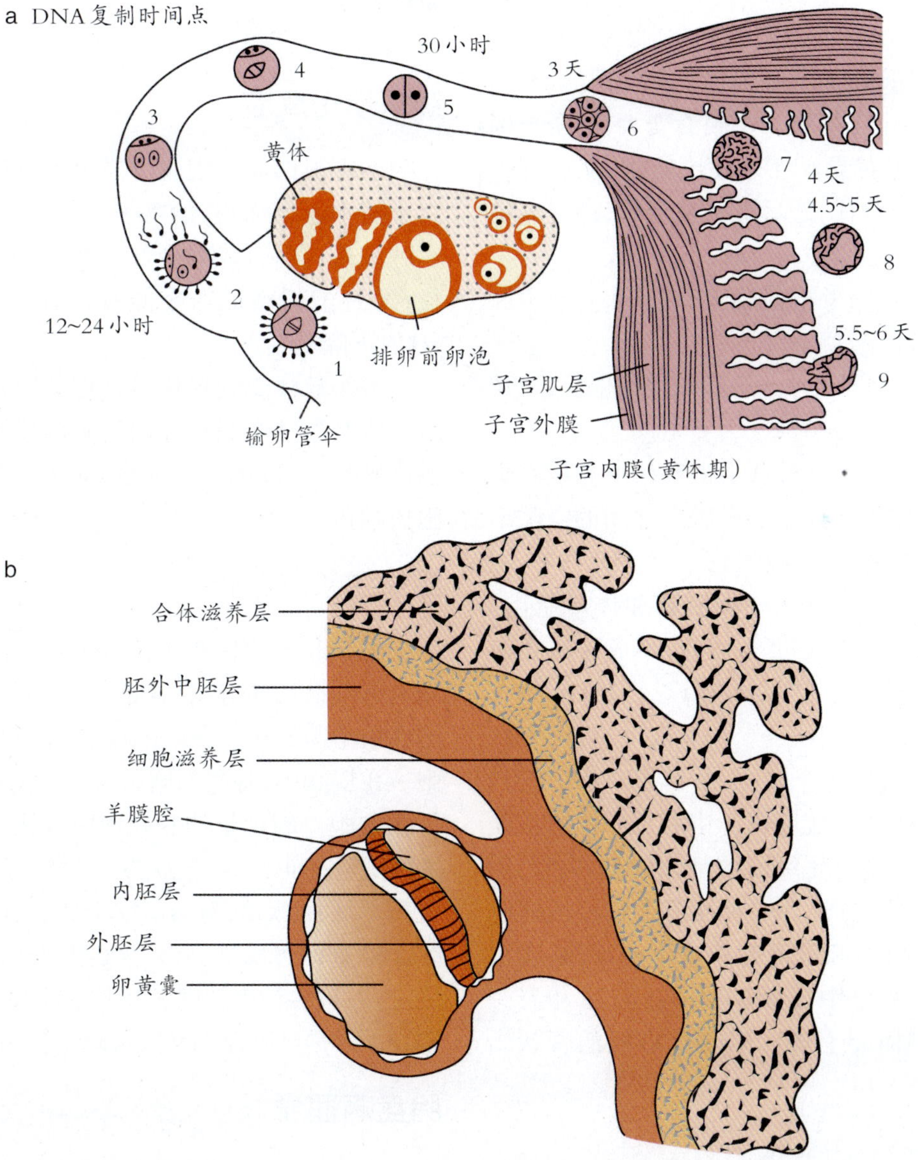

图1.8 （a）人类胚胎发育最初6天的关键事件。①排卵后立即产生卵母细胞；②受精12~24小时后产生受精卵；③受精卵包含雌性和雄性原核；④第一次有丝分裂；⑤二细胞期；⑥3天形成16个卵裂球组成的桑葚胚；⑦桑葚胚期（16~32个卵裂球）到达子宫内膜；⑧早期囊胚；⑨植入发生在第6天左右。（b）第2周末囊胚着床部位。（Reproduced from Robert Wilkins, Simon Cross, Ian Megson, and David Meredith, Reproduction and development, Oxford Handbook of Medical Sciences, 2011, with permission from Oxford University Press.）

紧邻羊膜囊的细胞层形成胚胎外胚层。胎儿的外胚层组织由这些细胞发育而来，包括皮肤、附属物、神经管及其衍生物(大脑、脊髓、自主神经节和肾上腺髓质)。邻近卵黄囊的细胞形成胚胎内胚层。内胚层发育为肠道内壁、甲状腺、甲状旁腺、气管、肺、肝脏和胰腺上皮细胞等。在外胚层和内胚层之间，第三层细胞主要由外胚层增殖形成。这一中间层细胞形成胚内中胚层。中胚层发育为骨骼、肌肉、软骨和皮肤的皮下组织等。

器官发生

外胚层、中胚层和内胚层最初呈“圆形三明治”状。外胚层生长更快，导致胚板伸长呈椭圆形，两端弯曲，形成头部和尾部褶皱。羊膜囊变大，完全包围发育中的胚胎和卵黄囊。在外胚层背侧，从头部中线到尾部出现一条沟槽，随后形成神经管，神经系统由此发育。

中胚层侧向生长，并形成轴旁中胚层、间介中胚层和侧板中胚层(图1.9)。

内胚层首先向外侧生长，然后向腹侧生长，形成肠道。

侧板中胚层分为毗邻外胚层的胚体壁和发育中肠道周围的胚脏壁。胚体壁和胚脏壁之间的空隙形成体腔，之后形成胸膜腔和腹膜腔。

轴旁中胚层发育为椎骨、硬脑膜和体壁肌肉。间介中胚层向腹侧生长并进入体腔，形成泌尿生殖系统，见图1.10。

生殖器官发育

生殖系统和泌尿系统起源于中胚层。前肾首先出现并迅速分解。前肾尾端的中肾管(沃尔夫管)形成，并从外侧到达泄殖腔。中肾发育为胸腰段体腔背壁的隆起。中肾体腔表面有两个重要结构：①生殖腺形成的生殖嵴；②中肾旁管(Müller管)。中肾旁管是中肾管外侧体腔上皮凹陷闭合形成的管状结构，见图1.11至图1.14。

胎盘发育

胚胎植入后，细胞滋养层和合体滋养层增殖完全包绕胚胎。妊娠早期(前3个月)，胎盘绒毛外滋养层细胞穿过外部合胞体，向子宫蜕膜层和肌层血管进一步侵袭迁移。滋养层壳开始破裂，母体血液进入原始绒毛间隙，与发育中的绒毛胎盘和胎儿进行物质交换。见图1.15。

胎膜和羊水的发育

胚盘位于羊膜腔和原始卵黄囊之间。羊膜腔在胚胎外胚层和细胞滋养层之间发育。排卵后第12天，羊膜腔基底由胚胎外胚层形成，腔壁和腔顶由细胞滋养层形成。羊水最初是由羊膜囊周围原始细胞形成，之后来源于胎儿皮肤和脐带渗透出的胎儿细胞外液。

病理学

组织损伤反应

组织损伤与细胞膜可逆和不可逆变化有关。钾离子随水流出细胞，钠离子随水流入细胞，导致细胞水肿和蛋白质合成减少。此时细胞进入无氧代谢途径，通过消耗糖原产生能量，同时导致乳酸生成和pH值下降。

当线粒体受到损伤时，包括乳酸脱氢酶、肌钙蛋白和肌酸酐磷酸激酶在内的胞内酶被激活。同时溶酶体破裂，溶酶体酶被释放，导致细胞发生自溶和细胞核凋亡。

组织生长与分化

生长和分化旨在维持特定组织的正常结构。在细胞持续损失的组织(血液、皮肤、黏膜)中，损失的细胞会被不断补充。在该过程中，干细胞分化为成熟细胞。在皮肤中，基底细胞不断增生来取代脱落的表层角化细胞。新产生的基底细胞分化为鳞状细胞。当细胞更新率正常时，皮肤组织学看起来正常。但如果更新率增加，则细胞会不完全成熟，经大体检查和组织学检查即可发现异常。细胞增殖速率由细胞周期决定，并被多种生长因子及其受体和生长相关基因所调控。许多细胞原癌基因编码生长因子受体。

胎盘病理学

胎盘参与子痫前期发病，胎盘血流灌注不足早已被认识到与子痫前期密切相关[13]。

这一问题似乎主要与血管内滋养细胞浸润有关。在子痫前期，子宫肌层动脉无法适应生理变化。滋养层细胞浸润能力受损。急性动脉粥样硬化是常

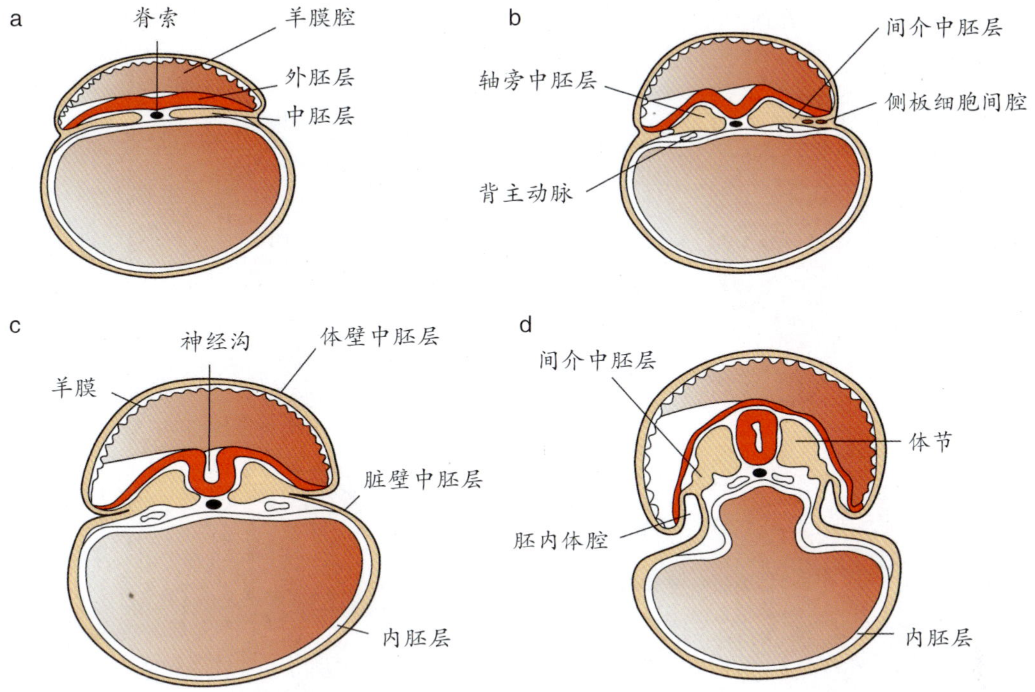

图1.9 横切面图展示第17天(a)、19天(b)、20天(c)和21天(d)中胚层的早期发育。中胚层中较薄的部分形成轴旁中胚层(未来的体节)、间介中胚层(未来的排泄器官)和侧板中胚层。其中侧板中胚层被胚内体腔分隔为体壁中胚层和脏壁中胚层。(Reproduced from Robert Wilkins, Simon Cross, Ian Megson, and David Meredith, Reproduction and development, Oxford Handbook of Medical Sciences, 2011, with permission from Oxford University Press.)

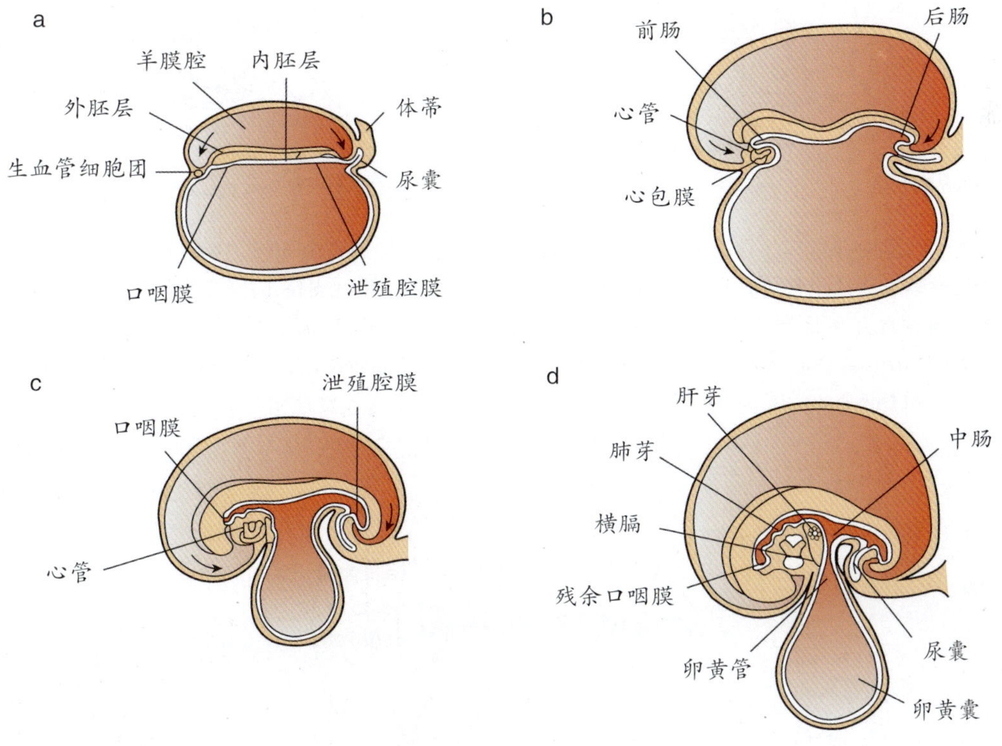

图1.10 不同发育阶段胚胎的矢状中线切面,展示头尾折叠对内胚层内腔位置的影响。体节前期胚(a),7天体节胚(b),14天体节胚(c),1个月胚胎(d)。注意生血管细胞团与口咽膜的位置关系。(Reproduced from Robert Wilkins, Simon Cross, Ian Megson, and David Meredith, Reproduction and development, Oxford Handbook of Medical Sciences, 2011, with permission from Oxford University Press.)

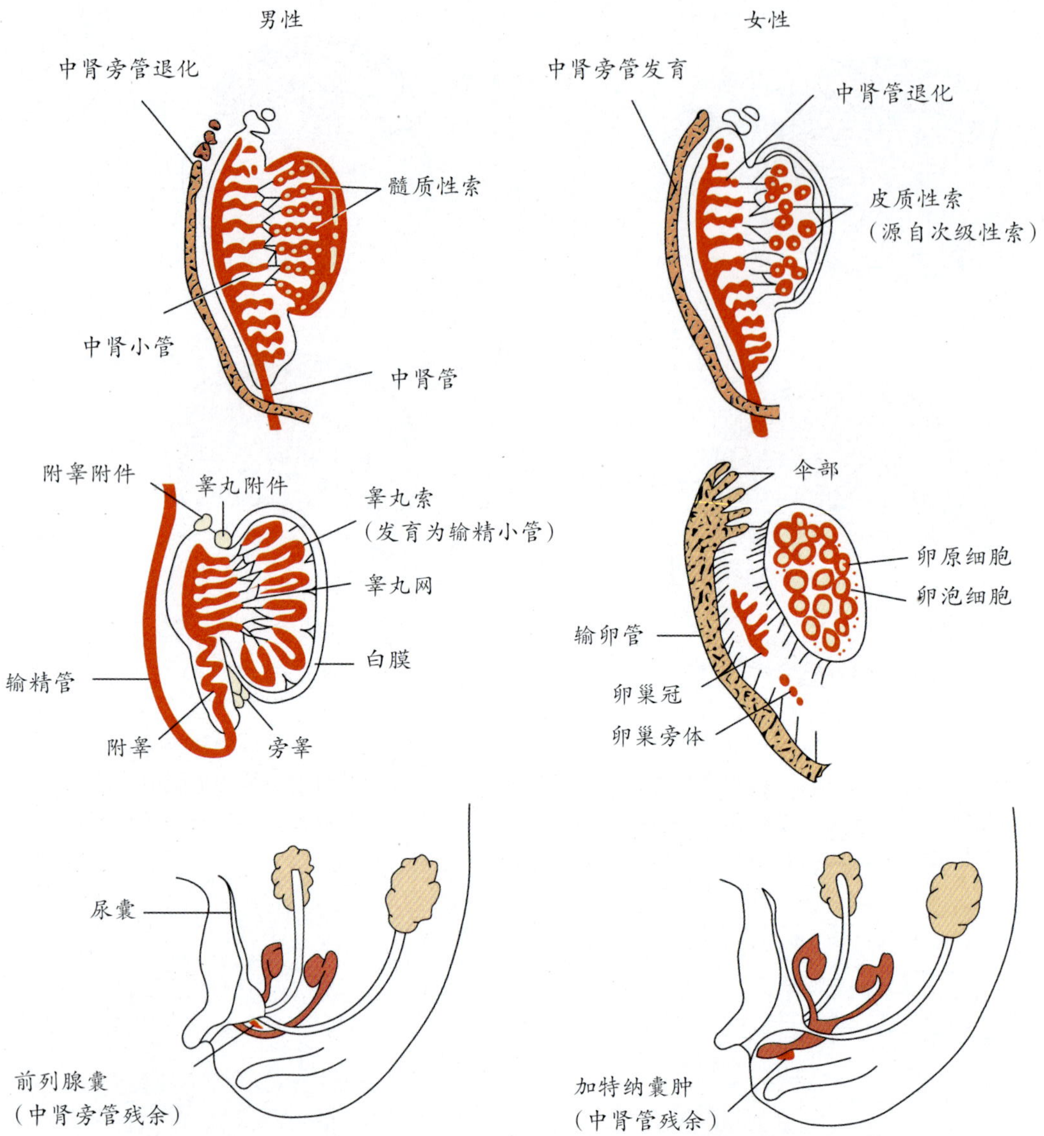

图1.11 男性和女性的性腺发育过程。在第七周，男性和女性的生殖系统几乎完全相同。在男性中，支持细胞前体细胞产生的SRY蛋白导致髓质性索发育成生精小管和睾丸网小管，并导致皮质性索退化。支持细胞产生的抗缪勒管激素会导致中肾旁管退化，睾丸间质细胞发育并生成睾酮，刺激男性生殖道系统（输精管和睾丸输出小管）的发育。(Reproduced from Robert Wilkins, Simon Cross, Ian Megson, and David Meredith, Reproduction and development, Oxford Handbook of Medical Sciences, 2011, with permission from Oxford University Press.)

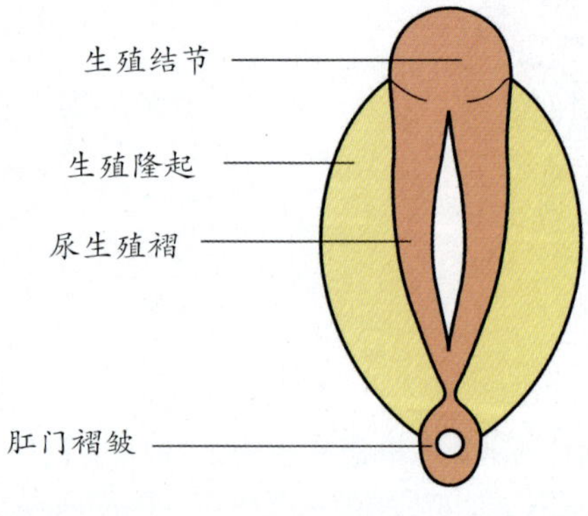

图1.12 大约6周外生殖器发育的不同阶段。(Reproduced from Robert Wilkins, Simon Cross, Ian Megson, and David Meredith, Reproduction and development, *Oxford Handbook of Medical Sciences*, 2011, with permission from Oxford University Press.)

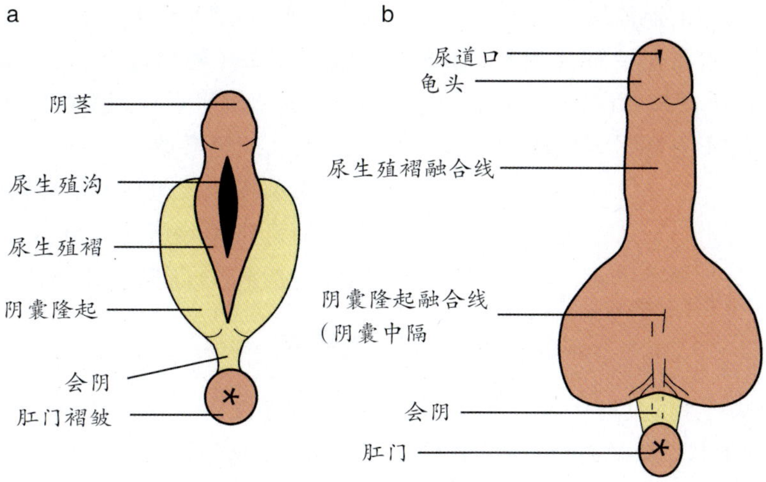

图1.13 (a)10周和(b)新生儿男性外生殖器发育模式。生殖结节迅速扩展形成阴茎。尿生殖皱闭合泌尿生殖窦,生殖隆起变成阴囊隆起。(Reproduced from Robert Wilkins, Simon Cross, Ian Megson, and David Meredith, Reproduction and development, Oxford Handbook of Medical Sciences, 2011, with permission from Oxford University Press.)

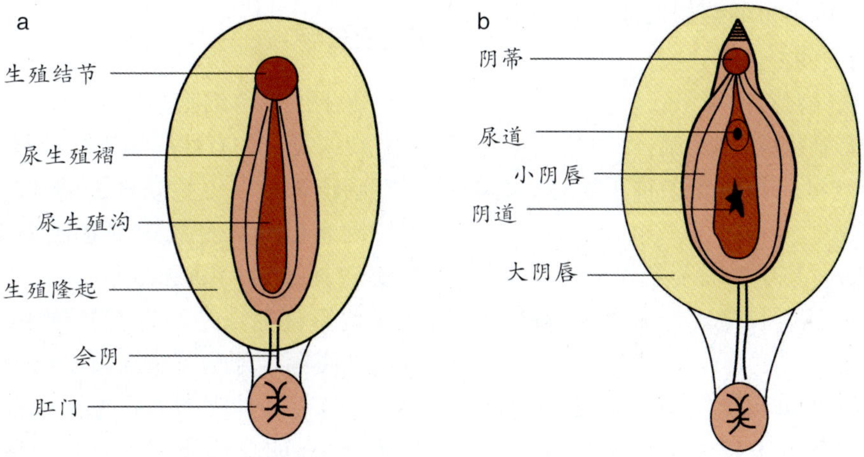

图1.14 (a)5个月和(b)新生儿时期女性外生殖器的发育模式。生殖结节轻微伸长形成阴蒂。尿生殖皱襞变成小阴唇,泌尿生殖窦保持开放。生殖肿大形成大阴唇。(Reproduced from Robert Wilkins, Simon Cross, Ian Megson, and David Meredith, Reproduction and development, Oxford Handbook of Medical Sciences, 2011, with permission from Oxford University Press.)

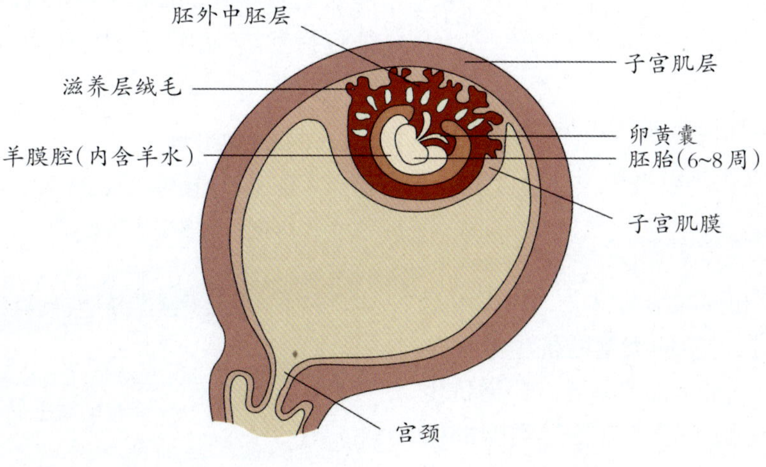

图1.15 妊娠早期胎盘与邻近结构的关系。(Reproduced from Robert Wilkins, Simon Cross, Ian Megson, and David Meredith, Reproduction and development, Oxford Handbook of Medical Sciences, 2011, with permission from Oxford University Press.)

见现象。因此,进入绒毛间隙的血流减少。

胎儿生长受限与子宫胎盘血流减少相关,而子宫胎盘血流减少又可导致胎盘发育缺陷。在胎儿生长受限的情况下,子宫动脉形态学呈现异常。

微生物学

细菌学

细菌是单细胞原核微生物,具有一条不被核膜包裹的染色体。存在4种形状:球菌(球体)、杆菌(杆状)、螺旋体(螺旋状)和弧菌("逗号"形)。DNA编码遗传信息。包含两种类型DNA:染色体DNA和染色体外DNA。

细菌代谢包括合成代谢和分解代谢。根据其利用碳水化合物并将其转化为葡萄糖的能力及需氧量作为标准对细菌进行分类:

- 专性厌氧菌:氧气对其有毒。
- 耐氧厌氧菌:无氧代谢,但耐氧。
- 兼性厌氧菌:既可以在厌氧条件下生存,又可以在有氧条件下生长。
- 专性需氧微生物:其生长需要氧气。
- 微需氧微生物:其生长需要低氧水平;高氧水平可能存在抑制作用。

细菌分为革兰阳性菌和革兰阴性菌(图1.16)。一些细菌可以在不利条件下暂停生长和代谢,形成耐受性孢子。最适温度为20~40℃。

细菌有4个生长阶段:

1. 初始滞后阶段。
2. 指数增长阶段。
3. 静止阶段。
4. 死亡阶段。

细菌感染诊断:细菌在显微镜下可见,在固体琼脂培养基或液体培养基上生长形成菌落。

感染控制

抗生素,被用于治疗和预防细菌感染。其作用是杀死细菌或抑制细菌生长。不同类型的抗生素在化学结构、作用方式或抗菌效果上都有差异。广谱抗生素针对广泛细菌,而窄谱抗生素针对特定类型的细菌。具有杀菌活性的抗生素作用于细菌细胞壁(β-内酰胺类抗生素,如青霉素、头孢菌素、万古霉素和太古霉素)或细胞膜(多黏菌素)。其他杀菌抗生素靶向重要的细菌酶(利福霉素、闰年霉素、喹诺酮类和磺胺类)。抑菌抗生素抑制蛋白质合成(大环内酯类、林可酰胺类和四环素类)。

灭菌指消灭包括孢子在内微生物的过程。

消毒指去除所有具有分裂活性的生物体。消毒手段包括清洗、加热和化学试剂。

病毒学

病毒仅含有一种核酸(DNA或RNA),并被一层蛋白质外衣包裹。病毒没有细胞质,必须通过内吞作用进入宿主细胞进行复制。病毒可以通过与特定受体分子结合而附着在宿主细胞上。

病毒感染(表1.1)[14]可导致宿主细胞死亡,也可潜伏在宿主细胞中,以休眠状态存在数年。

寄生虫学

寄生虫是单细胞真核生物,可通过简单的无性二元分裂或复杂的有性周期进行繁殖。原虫比细菌大。

肠道原虫在卫生条件差的环境中最为常见。溶组织阿米巴是一种肠道阿米巴原虫,可引起阿米巴痢疾。其通过门静脉扩散,可导致阿米巴肝脓肿。蓝氏贾第鞭毛虫是一种双核鞭毛虫原生动物,可导致慢性腹泻。隐孢子虫通过受污染的饮用水传播。

疟疾由4种类型的疟原虫引起:恶性疟原虫、间日疟原虫、卵形疟原虫和三日疟原虫。感染由雌性按蚊叮咬传播,通常发生在热带和亚热带地区。

锥虫通过受感染采采蝇的叮咬传播,在非洲热带地区非常普遍。它可以进入红细胞、神经系统和网状内皮系统,也可影响心肌功能。临床症状和体征包括发热、嗜睡、昏迷、肝(脾)大。

表1.1 病毒感染诊断

技术手段	优势	劣势
电子显微镜	可观察到病毒	昂贵,耗时,对设备有特殊需求
组织培养	病毒培养可供进一步分析	慢,昂贵
酶免疫分析	快,自动化,IgG分析可以诊断近期感染史	不适用于所有病毒
荧光显微镜	主要用于呼吸道感染	昂贵
聚合酶链反应	快,敏感性高,自动化	昂贵,DNA提取存在困难

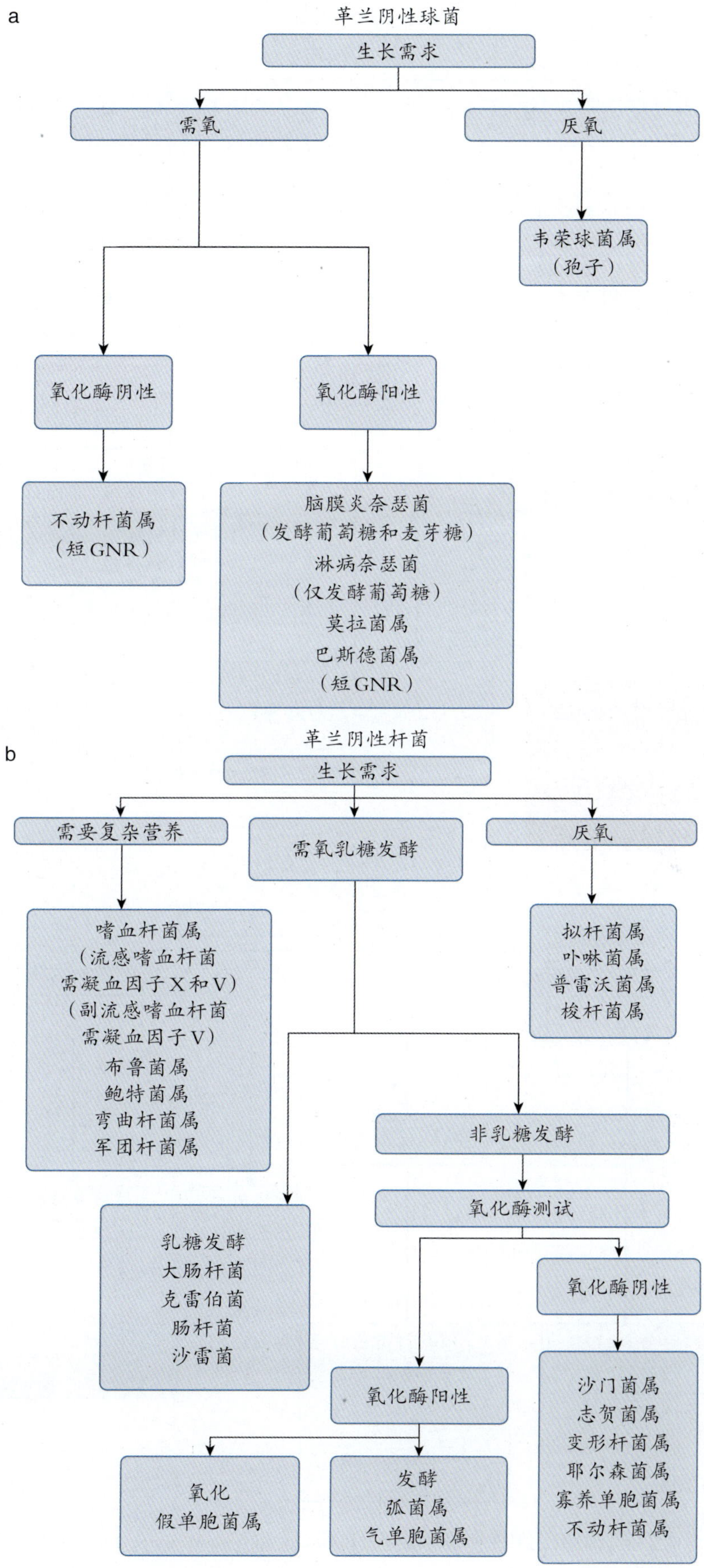

图1.16 (a)革兰阴性球菌鉴定。(b)革兰阴性杆菌鉴定。GNR，革兰阴性杆菌。（待续）

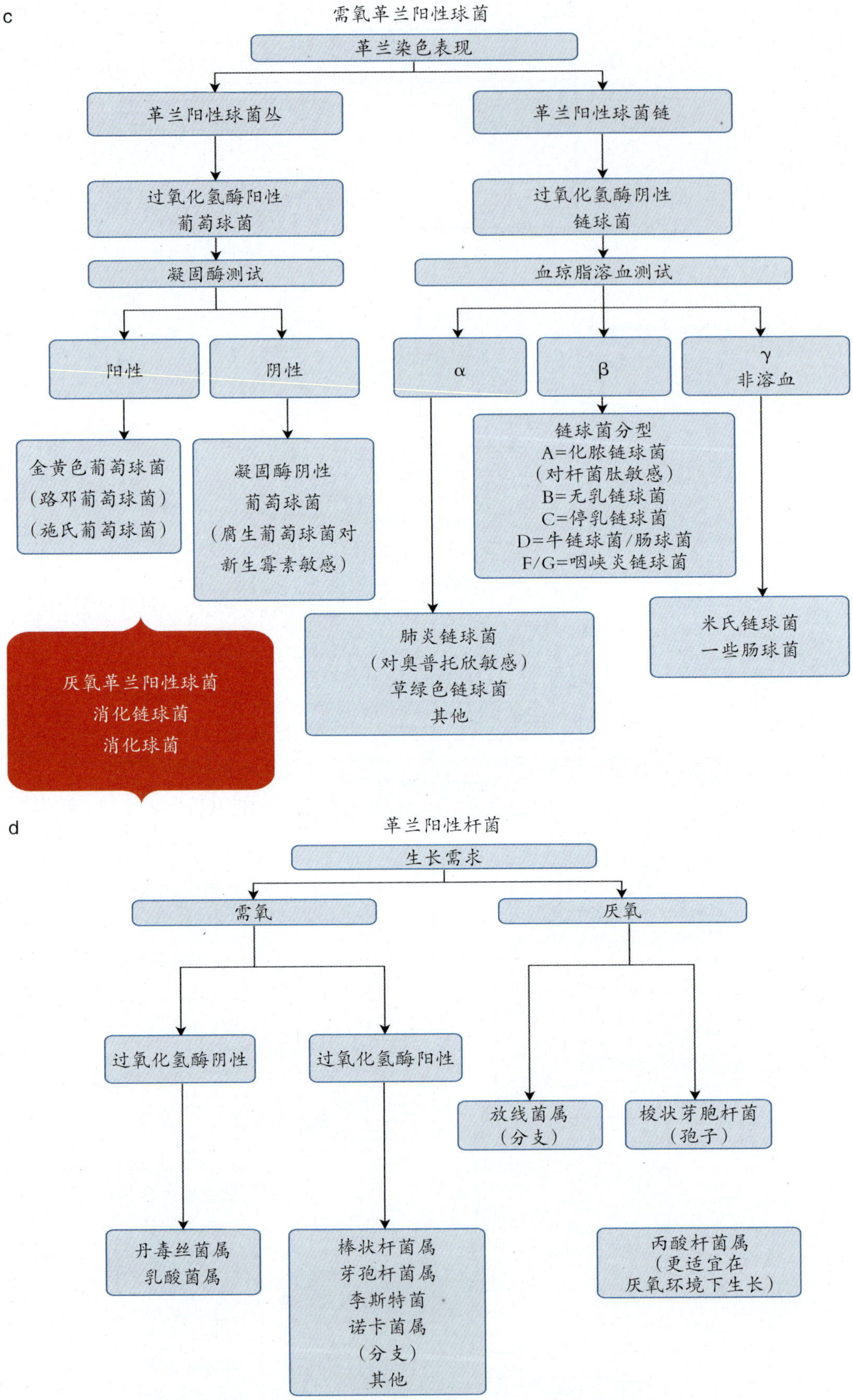

图1.16续 （c）革兰阳性球菌鉴定。（d）革兰阳性杆菌的鉴定。（Reproduced from M. Estee Torok，Ed Moran，and Fiona Cooke，Bacteria，Oxford Handbook of Infectious Diseases and Microbiology，2016，with permission from Oxford University Press.）

弓形虫可引起弓形虫病。滋养体的最终宿主是猫，在猫胃肠道中进行繁殖。人类最常见的弓形虫感染途径包括处理被猫粪污染的土壤或食入被污染的未煮熟的肉或蔬菜。

阴道毛滴虫是一种能引起阴道和尿道感染的原生动物，通过性行为传播，可以引起外阴阴道刺激，分泌物呈黄色或绿色、泡沫状，伴有鱼腥味。

真菌学

真菌属于真核生物，绝大部分为多细胞。大多数真菌的最佳生长温度为25~35℃。真菌主要为需氧生物，但许多酵母可以通过无氧代谢发酵产生乙醇。真菌主要通过产生无性孢子进行繁殖。

致病真菌的主要种类如下：

• 霉菌：由于大量孢子的存在，霉菌在培养物上形成粉状菌落。感染皮肤、头发和指甲的皮肤癣菌就属于这一类。

• 真酵母：真菌为单细胞，呈圆形或椭圆形，以出芽方式进行繁殖，呈典型的奶油样菌落。本组的主要病原体是新生隐球菌。

• 类酵母菌：菌类呈圆形或卵圆形，通过出芽繁殖。本组的主要病原体是念珠菌，可引起阴道念珠菌病。

• 双态性真菌：荚膜组织胞浆菌为本组最常见成员。感染后通常无症状，但可引起肺钙化。

免疫学

适应性免疫

适应性免疫有4个基本特征：

1. 记忆性。

2. 特异性。

3. 多样性。

4. 耐受性。

记忆性：第一次接触抗原后产生记忆，当再次感染时，机体将对该抗原进行抵御（如水痘）。对特定抗原的初次反应发生在第一次接触的，反应速率较慢，免疫活性较低。再次反应时将会更加迅速有效。

特异性：适应性免疫系统对特定抗原具有特异性。与一种抗原接触并不能对其他抗原产生免疫。

多样性：表现为抵御不同感染的能力。多样性由基因片段编码或基因片段重排产生[15]（图1.17）。

耐受性：对自身抗原的耐受在生命早期就已建立。循环的自身抗原在围生期到达处于发育状态的淋巴系统，诱导产生永久性自我耐受。

适应性免疫的细胞成分

T细胞：源自骨髓干细胞的一种淋巴细胞。其在进入周围淋巴组织之前在胸腺中发育和分化，主要分为3种类型，即辅助性T细胞，抑制性T细胞和细胞毒性T细胞。

B细胞：负责产生抗体。B细胞由骨髓中的干细胞分化而来，并在骨髓中发育成熟。

裸细胞：既无T细胞，又无B细胞表面膜标志的淋巴细胞。但是裸细胞表达淋巴细胞和巨噬细胞表面标志物。通过与Fc受体结合杀伤靶细胞。因此，其也被称为杀伤细胞。

抗原呈递细胞（APC）：抗原呈递是细胞表达T细胞所能识别分子的过程。APC识别抗原，加工并修饰成免疫原形式，然后将其与主要组织相容性复合体分子一起呈递给T细胞。

免疫球蛋白、补体和细胞因子是适应性免疫的3个主要体液免疫要素。

先天免疫

先天免疫细胞主要是吞噬细胞和自然杀伤（NK）细胞。可溶性成分包含补体、急性期蛋白和干扰素。

巨噬细胞是一种免疫细胞，通过吞没、破坏和加工等方式吞噬病原体，然后再呈递给适应性免疫细胞。巨噬细胞来源于骨髓干细胞。

NK细胞：这类白细胞负责破坏受损的宿主细胞。通过识别肿瘤细胞或病毒感染细胞的细胞表面变化，参与杀死上述细胞。

补体：先天免疫系统的重要组成部分，由30多种相互作用的蛋白质和受体组成。其可被抗原-抗体相互作用或微生物激活。补体有多种作用机制：黏附病原体并促进吞噬作用；吸引巨噬细胞到反应部位（趋化作用）；溶解细菌细胞膜。

补体激活途径包括经典途径、旁路途径、凝集素途径和终末途径（图1.18）。

免疫系统的调节

APC提呈抗原后呈递给T辅助细胞。APC释放细胞因子，刺激T细胞和激活白细胞介素-2受体表

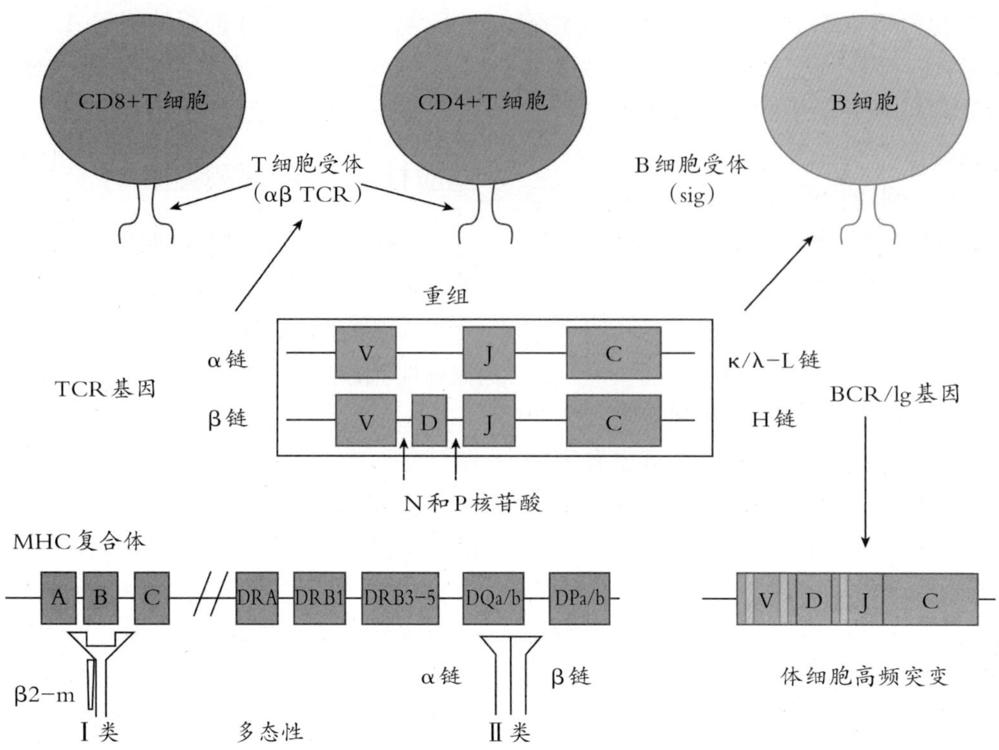

图1.17 免疫系统中多样性的产生。T细胞受体(TCR)和B细胞受体(BCR)都是通过重组产生的。免疫球蛋白(Ig)-H链由65个可变区(V)基因片段、27个多样性(D)基因片段和8个连接(J)基因片段进行编码。体细胞高频突变只发生在B细胞中。主要组织相容性复合体(MHC)位于6号染色体,呈现高度多态性,Ⅱ类基因位于Ⅰ类基因上游。DRA位点编码保守的α链,DRB1座位编码多态性β链。[Reproduced from Paul Klenerman, Adaptive immunity, in: Oxford Textbook of Medicine 5e(eds. David Warrell, John Firth, Timothy Cox). Oxford University Press 2010, with permission from Oxford University Press.]

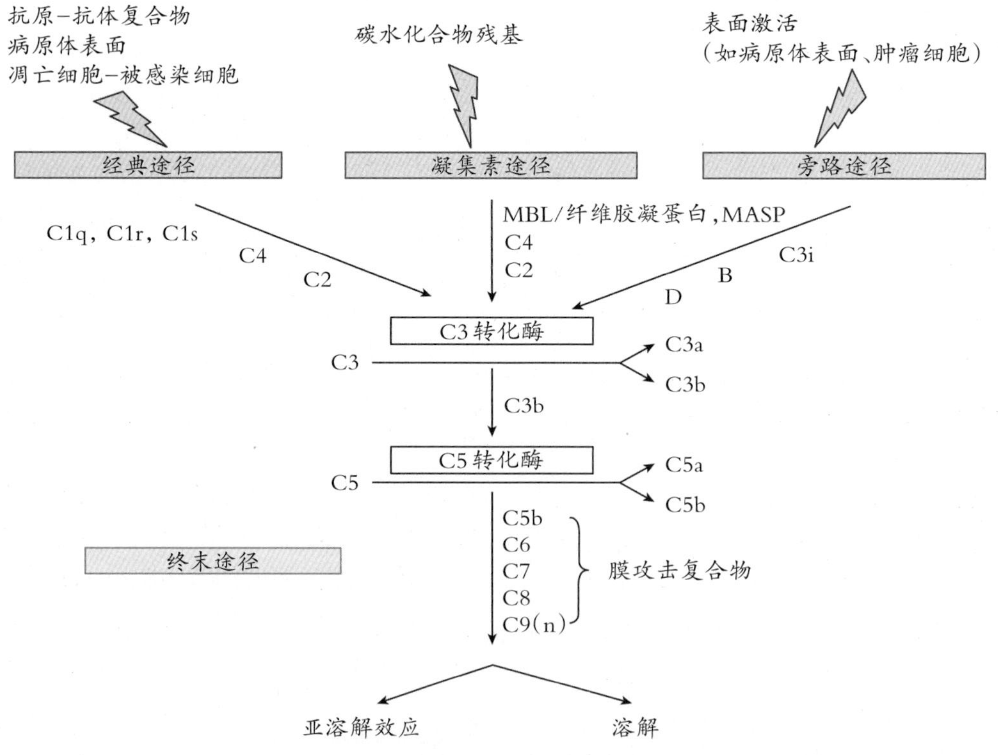

图1.18 补体激活系统简要概述。显示了3个主要补体激活途径和最终形成C5b-9的终末途径。[Reproduced from Marina Botto and Mark J. Walport, The complement system, in: Oxford Textbook of Medicine 5e (eds. David Warrell, John Firth, Timothy Cox). Oxford University Press 2010, with permission from Oxford University Press.]

达。辅助性T细胞协助B细胞产生抗体,从而中和抗原。抗体也可促进巨噬细胞对抗原的摄取。被病毒感染的细胞也会受到细胞毒性T细胞、巨噬细胞或NK细胞的攻击。免疫反应水平由抗体、抑制性T细胞、APC和辅助性T细胞共同调节,主要目的是将病原体造成的损害降到最低,最终消灭病原体,建立长效免疫记忆。

妊娠和免疫

胎儿含有来自母亲和父亲的抗原,但是不会被母亲排斥。研究早已表明,胎儿从早期阶段就已完成抗原成熟,免疫能力在妊娠期的前3个月开始发展。子宫并没有免疫豁免,拥有丰富的淋巴管和血管网,在妊娠期尤为突出。

有充足证据表明,妊娠女性在妊娠期间免疫反应下降。然而,妊娠女性仍然具备足够的免疫能力,以保持健康。当受精卵着床,子宫内膜发生蜕膜变时,这种反应就开始显现。只有绒毛滋养层和绒毛外滋养层这两种类型的胎盘组织与母体组织存在直接接触。母体T细胞和B细胞对滋养层细胞不会产生免疫反应。被母体血液浸泡的绒毛滋养层似乎存在免疫惰性,不会表达人类白细胞抗原(HLA)Ⅰ类或Ⅱ类分子。绒毛外滋养层直接与母体蜕膜组织接触,不表达T细胞配体HLA-A或HLA-B,但特异性表达HLA Ⅰ类分子HLA-G,其具有强烈的免疫抑制作用。

在妊娠早期出现NK细胞起源的CD56颗粒淋巴细胞群,可以释放转化生长因子β-2,该因子也具有免疫抑制活性。

生物化学

代谢

不同类型的能量代谢产生三磷酸腺苷(ATP),其对于蛋白质合成和离子跨膜运输至关重要。

糖、脂肪酸和氨基酸代谢产生乙酰辅酶A,乙酰辅酶A进入三羧酸(TCA)循环,这又被称为柠檬酸循环或Krebs循环。乙酰辅酶A被彻底氧化成二氧化碳和水,同时产生NADH。NADH进入线粒体内的呼吸链,其能量被用于氧化磷酸化,以产生ATP。

糖酵解:将1个含有6个碳原子的葡萄糖分子转

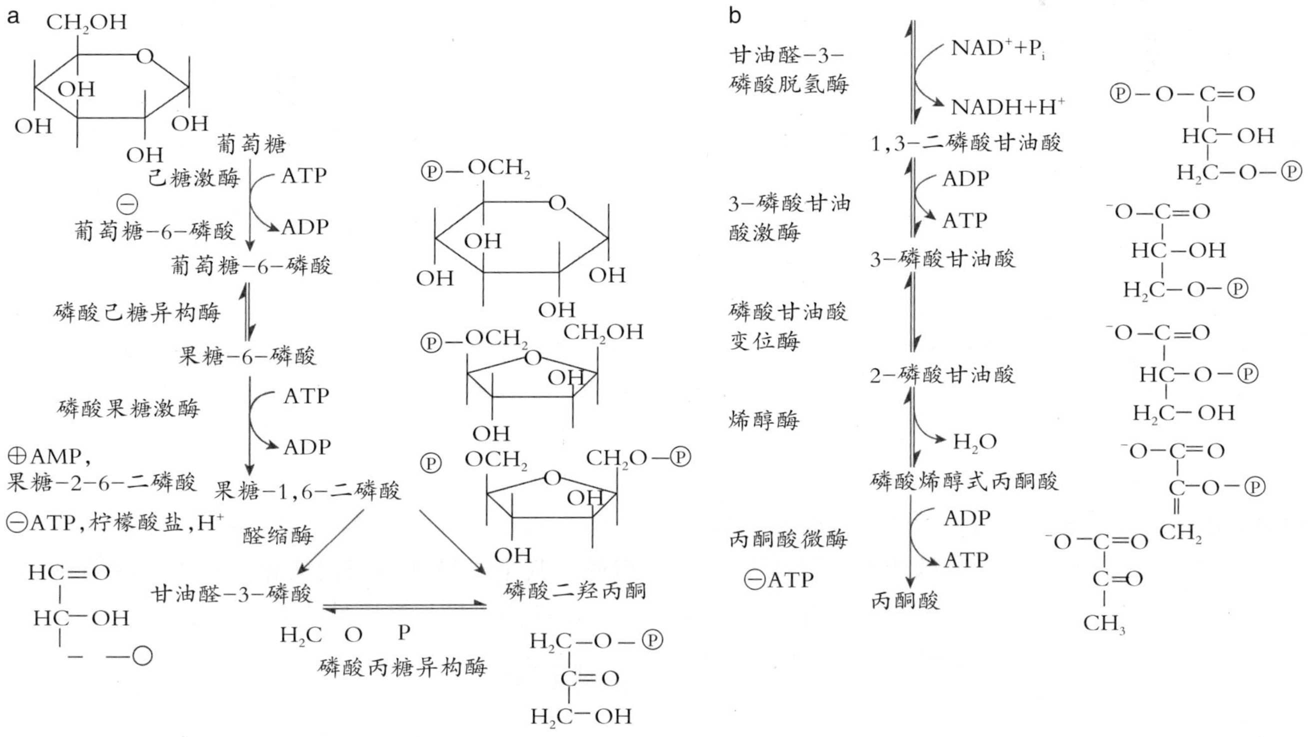

图1.19 糖酵解途径。(a)能量投入阶段。(b)能量获取阶段,只有甘油醛-3-磷酸可以进入循环。[Reproduced from Neil Herring and Robert Wilkins, Biochemistry and metabolism, in: Basic Science for Core Medical Training and the MRCP, Oxford University Press (2015), with permission from Oxford University Press.]

pH值为7.36~7.44。pH值等于7.4表示H^+浓度为0.4×10^{-4}mmol/L。

亨德森-哈塞尔巴尔赫方程描述了H^+、HCO_3^-和碳酸浓度三者之间的关系。二氧化碳分压(PCO_2)由呼吸作用控制。pH值的短期变化可通过改变呼吸深度来进行控制。HCO_3^-浓度可由肾脏进行维持。

缓冲液:缓冲液是指在pH值几乎不发生变化的情况下加入一定量H^+或OH^-的溶液。一个简单的缓冲系统是血液中的碳酸和碳酸氢盐之间的平衡(图1.26)。血液中另一个主要缓冲系统由具有不同化学侧链的氨基酸组成,在不同pH值条件下发生两性电离(图1.27)。血红蛋白缓冲系统在总缓冲量中占较高比例,并且血红蛋白浓度比血浆蛋白浓度更高。

钙稳态

钙对人体的正常生理功能至关重要。钙主要分布在骨骼(99%)、细胞内液(1%)和细胞外液(0.1%)中。通过肠道吸收、肾脏重吸收和骨代谢维持机体Ca^{2+}的代谢平衡(图1.28)。

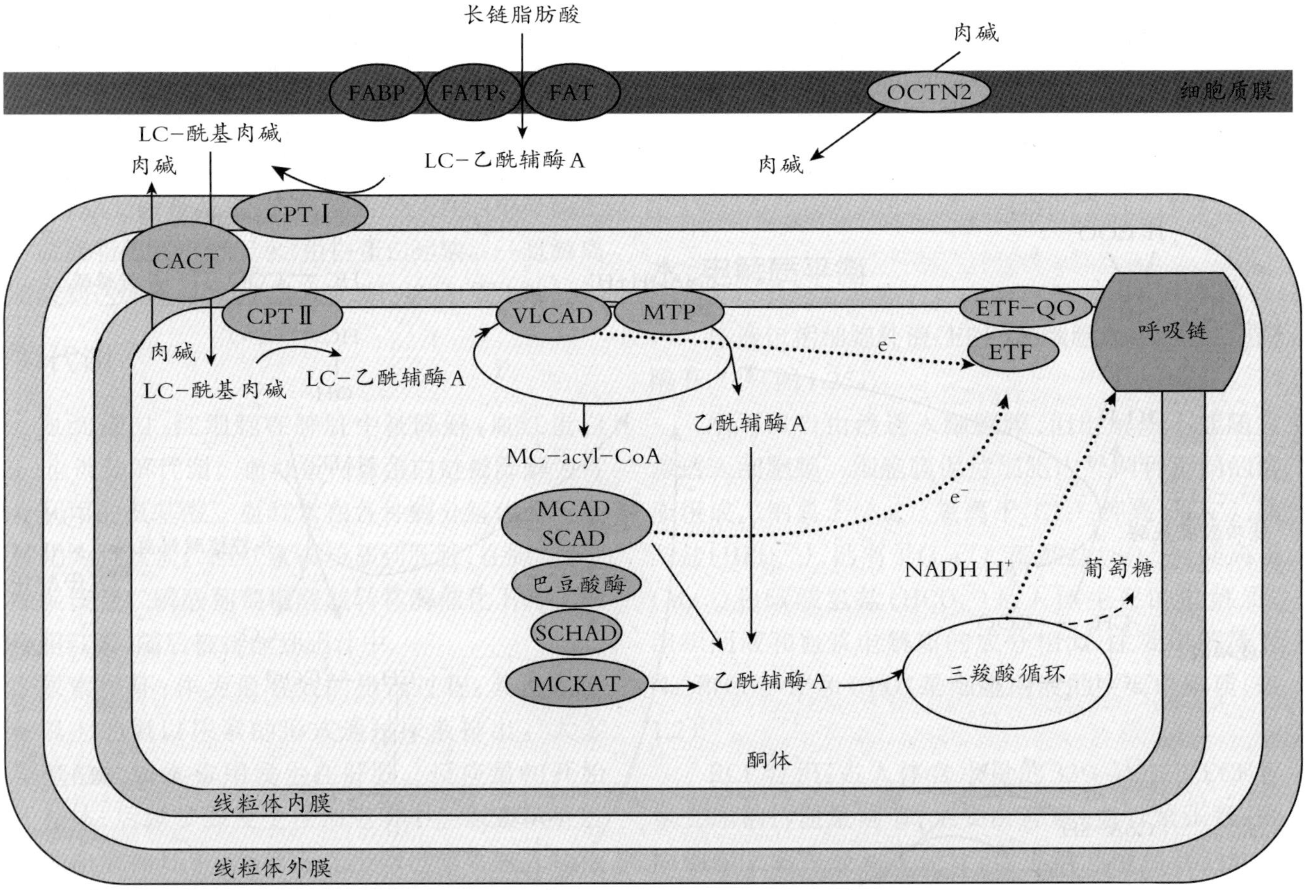

图1.21 线粒体脂肪酸氧化示意图。脂肪酸进入线粒体。中链和短链脂肪酸不依赖肉碱进入,而长链脂肪酸需要被辅酶A激活并在CPT1催化下穿过线粒体内膜(CACT)。然后由CPT2催化重新生成脂酰辅酶A。β氧化是由不同脂肪酸链长特异性的酶所催化的,包括VLCAD、MTP、MCAD、SCAD、巴豆酸酶、SCHAD和MCKAT。电子(e^-)直接传递或通过转移蛋白(ETF,ETF-QO)传递到呼吸链。乙酰辅酶A在三羧酸循环中被氧化,在肝脏中被用来合成酮体。CACT,肉碱酰基转移酶;CPT1,肉碱棕榈酰转移酶1;CPT2,肉碱棕榈酰转移酶2;ETF,电子转移黄素蛋白;ETF-QO,电子转移黄素蛋白-泛醌氧化还原酶;FATP,脂肪酸转运蛋白;FABP,脂肪酸结合蛋白;FAT,脂肪酸转位酶;LC-acyl-CoA,长链乙酰辅酶A;MCAD,中链酰基辅酶A脱氢酶;MC-acyl-CoA,中链乙酰辅酶A;MKAT,中链酰基辅酶A硫代酶;MTP,线粒体三功能蛋白;OCTN2,高亲和力钠依赖性肉碱转运体;SCAD,短链酰基辅酶A脱氢酶;SCHAD,短链3-羟基酰基辅酶A脱氢酶;SC-thiolase,短链酰基辅酶A硫解酶;VLCAD,超长链酰基辅酶A脱氢酶。[Reproduced from Elaine Murphy, Yann Nadjar, and Christine Vianey-Saban, Fatty Acid Oxidation, Electron Transfer and Riboflavin Metabolism Defects, in: Inherited Metabolic Disease in Adults: A Clinical Guide(eds. Carla E. M. Hollak and Robin Lachmann)Oxford University Press(2016), with permission from Oxford University Press.]

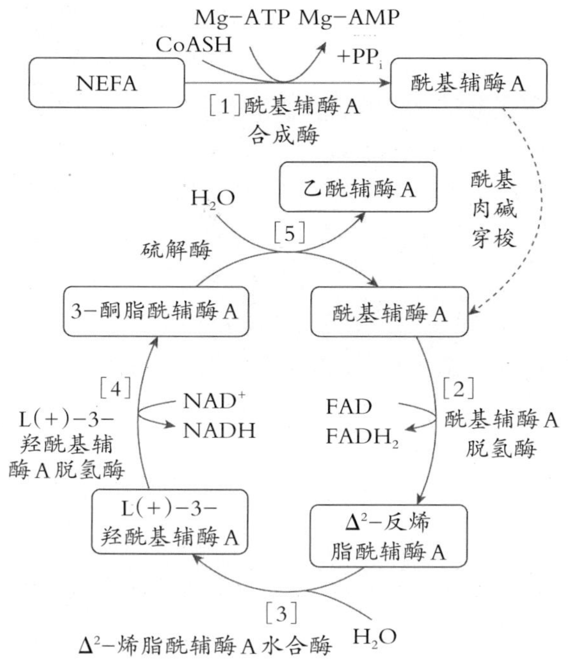

图1.22 脂肪酸β-氧化循环。非酯化脂肪酸(NEFA)通过脂解从甘油三酯中释放出来，酯化为辅酶A(CoASH)，形成酰基辅酶A分子，并以酰基-肉碱穿梭方式进入线粒体基质。酰基辅酶A复合物的初始形成需要Mg-ATP水解为Mg-AMP和焦磷酸盐(PPi)，其中PPi自发衰变为两个无机磷酸盐(Pi)分子，并阻止酰基辅酶A合成反应，以达到平衡状态。[Reproduced from Austin Ugwumadu, Biochemistry, in: Basic Sciences for Obstetricsand Gynaecology, Oxford University Press (2014), with permission from Oxford University Press.]

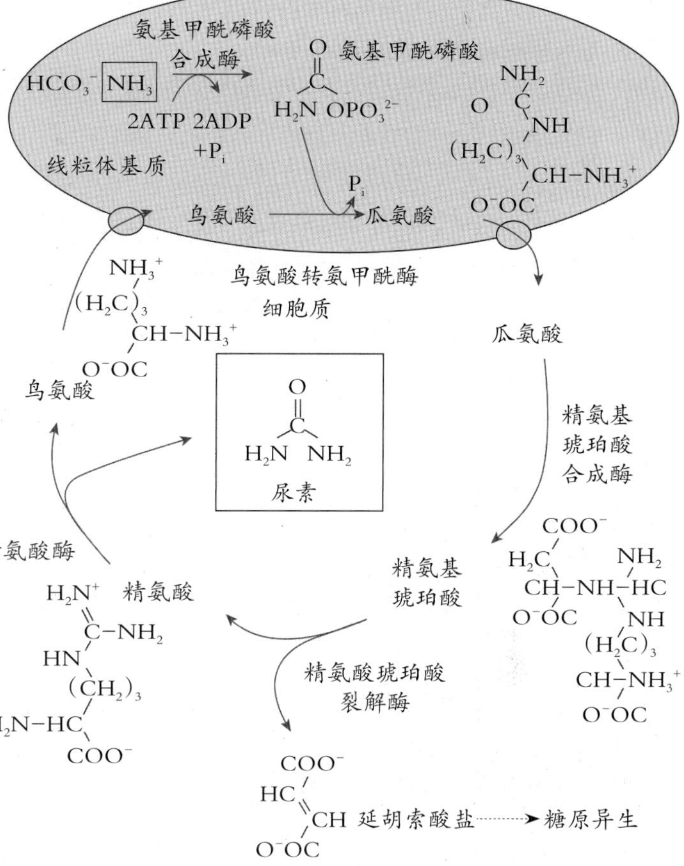

图1.23 尿素循环。[Reproduced from Neil Herring and Robert Wilkins, Biochemistry and metabolism, in: Basic Science for Core Medical Training and the MRCP, Oxford University Press (2015), with permission from Oxford University Press.]

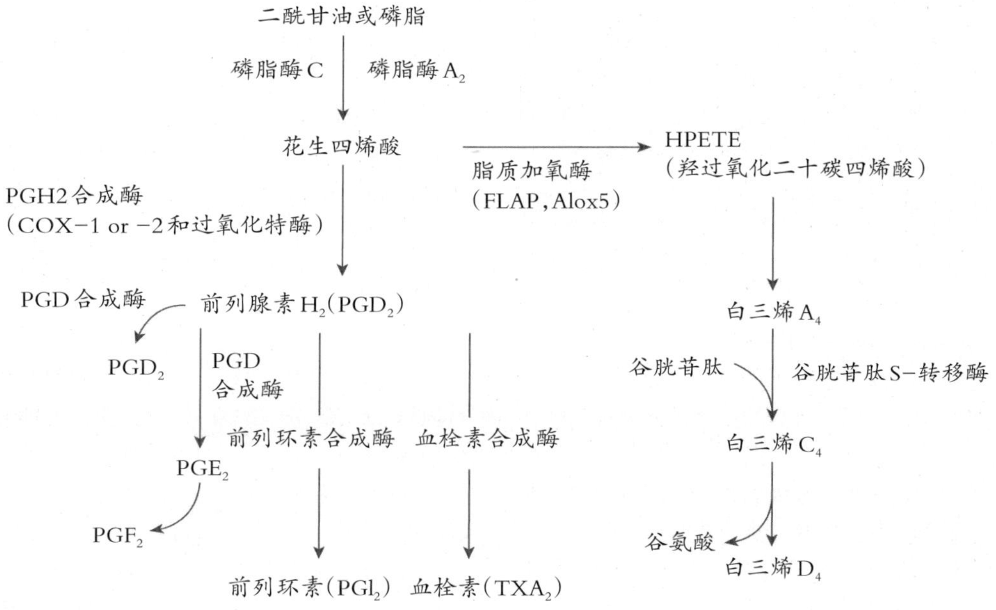

图1.24 花生四烯酸生成前列腺素和白三烯的代谢途径。[Reproduced from Gary A. Rosenberg, Glucose, Amino Acid, and Lipid Metabolism, in: Molecular Physiology and Metabolism of the Nervous System: A Clinical Perspective, Oxford University Press, (2012), with permission from Oxford University Press.]

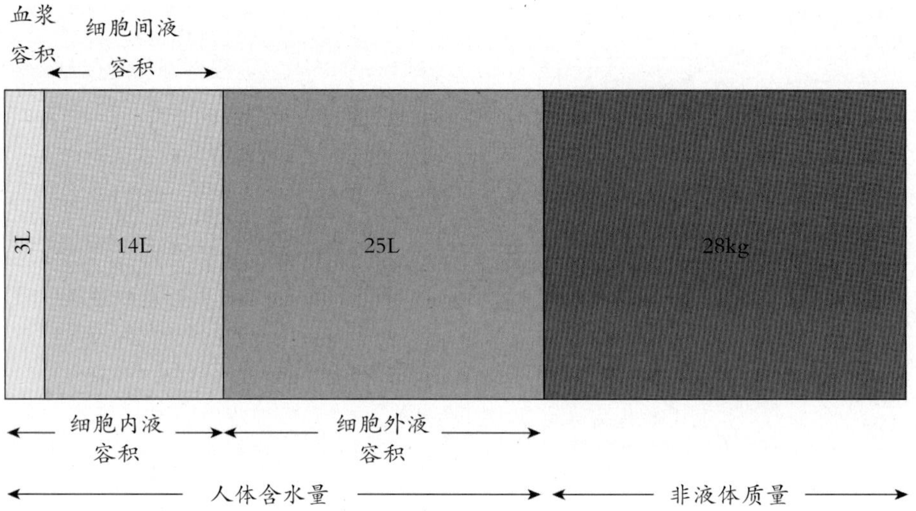

图 1.25 体液分布。[Reproduced from Anthony Delaney, Physiology of body fluids, in: *Oxford Textbook of Critical Care* (eds. Andrew Webb, Derek Angus, Simon Finfer, Luciano Gattinoni, and Mervyn Singer) Oxford University Press (2016), with permission from Oxford University Press.]

ECF中Ca^{2+}浓度受到作用于肾脏、肠道和骨骼的甲状旁腺激素–维生素D系统的密切调节。ECF中Ca^{2+}是血液凝固和维持质膜正常功能所必需的，同时也是细胞内Ca^{2+}的重要来源，对于维持多种细胞功能至关重要。离子通道控制Ca^{2+}流入、流出细胞。甲状旁腺细胞对ECF中Ca^{2+}水平的改变做出响应，分泌甲状旁腺激素调节肾脏和骨骼中Ca^{2+}运输。肾脏生成1,25–二羟基维生素D来维持Ca^{2+}内稳态，调节肠道和骨骼中Ca^{2+}运输。

表1.2 体液的电解质组成

电解质	ICF(mmol/L)	ECF(mmol/L)	血浆间质
Na^+	10	140	145
K^+	155	3.7	3.8
Cl^-	3	102	115
HCO_3^-	10	28	30
Ca^{2+}(电离形式)	<0.01	1.2	1.2
Mg^{2+}	10	0.8	0.8
HPO_4^{2-}	105	1.1	1.0

ECF，细胞外液；ICF，细胞内液。

Source data from Delaney A. Physiology of body fluids. In: Oxford Textbook of Critical Care (2 ed.). Oxford University Press, 2016

$$H_2O+CO_2 \rightleftharpoons H_2CO_3 \rightleftharpoons H^++HCO_3^-$$

图 1.26 碳酸–碳酸氢盐平衡。呼吸底物氧化产生的二氧化碳(CO_2)与细胞外液和血浆中的水结合形成碳酸(H_2CO_3)，然后可分解为碳酸氢盐离子(HCO_3^-)和游离质子(H^+)，从而降低细胞外液或血浆的pH值。[Reproduced from Austin Ugwumadu, Biochemistry, in: Basic Sciences for Obstetrics and Gynaecology, Oxford University Press (2014), with permission from Oxford University Press.]

呼吸

肺泡通气量为每次350mL，潮气量为每次500mL，解剖无效腔为150mL(图1.29)。

人体总肺活量约为5L，其中1.5L为最大呼气后的残余量。最大吸气后再尽力呼气所能呼出的气体量为3.5L，被称为肺活量。静息时，脏层胸膜和壁层胸膜之间的压力为–3mmHg(1mmHg≈0.133kPa)。平静吸气时，胸部扩张，胸膜腔内压力降至–6mmHg。伴随着横膈膜和胸壁肌肉放松，呼气被动发生。

运输机制

物质在细胞内运输和跨膜运输是通过扩散、溶剂拖拽、过滤、渗透、非离子扩散、载体介导的运输和吞噬来实现的。

扩散是溶液中气体或物质扩张，以填充其可用空间的过程。气体扩散发生在肺泡中，液体扩散发生在肾小管中。

溶剂拖曳指当溶剂通过渗透被重吸收时，有些溶质可随溶剂一起被转运的过程。

过滤指物质在静水压力的作用下，被动通过膜

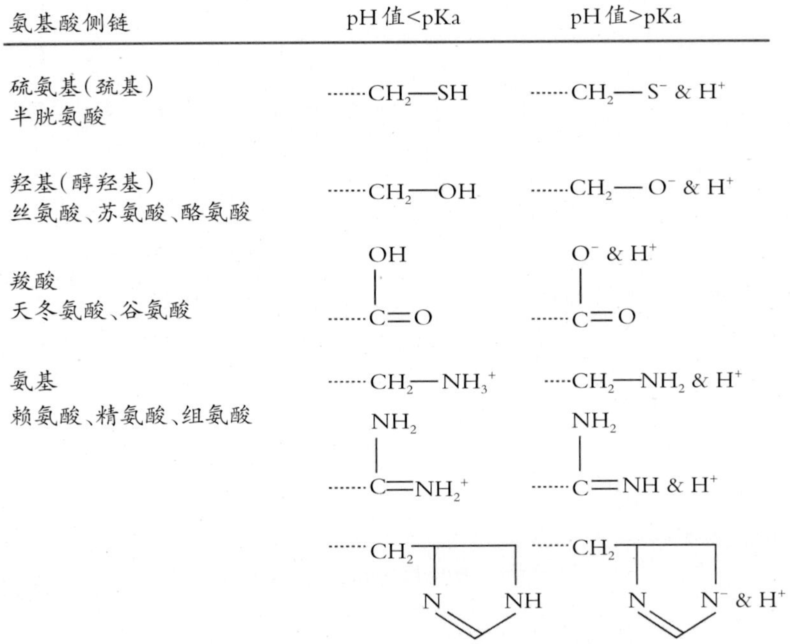

图1.27 氨基酸侧链的缓冲能力。当血浆pH值低于相关氨基酸侧链的pKa时(即当H^+浓度超过pKa时),侧链将以质子化状态存在(极性SH/OH/NH基团或质子化的氨基基团),但当血浆pH值超过相关氨基酸侧链的pKa时(即H^+浓度低于pKa时),侧链会释放质子,以去质子化的S^-/O^-/N^-或去质子化的NH_2/NH基团等形式存在。当血浆pH值正好等于pKa时,任何给定氨基酸侧链处于质子化状态的概率将完全等于该侧链处于去质子化状态的概率(即1/2的特定侧链将质子化,1/2将去质子化)。[Reproduced from Austin Ugwumadu, Biochemistry, in: *Basic Sciences for Obstetrics and Gynaecology*, Oxford University Press(2014), with permission from Oxford University Press.]

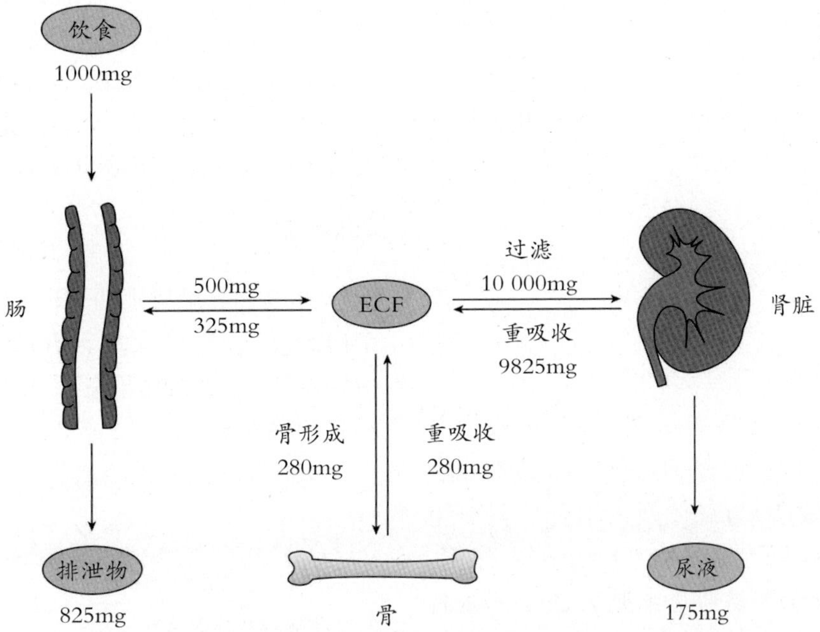

图1.28 人体每天Ca^{2+}平衡。人体每天有175mg Ca^{2+}在肠内被吸收,同样数量的Ca^{2+}被排泄到尿液中。人体钙平衡是通过肠道吸收、肾脏再吸收和骨代谢共同协调来维持的。[Reproduced from Yoshiro Suzuki, Marc Bürzle, and Matthias A. Hediger, Physiology and pathology of calcium and magnesium transport, in: *The Spectrum of Mineral and Bone Disorders in Chronic Kidney Disease* (eds. Klaus Olgaard, Isidro B. Salusky, and Justin Silver) Oxford University Press (2010), with permission from Oxford University Press.]

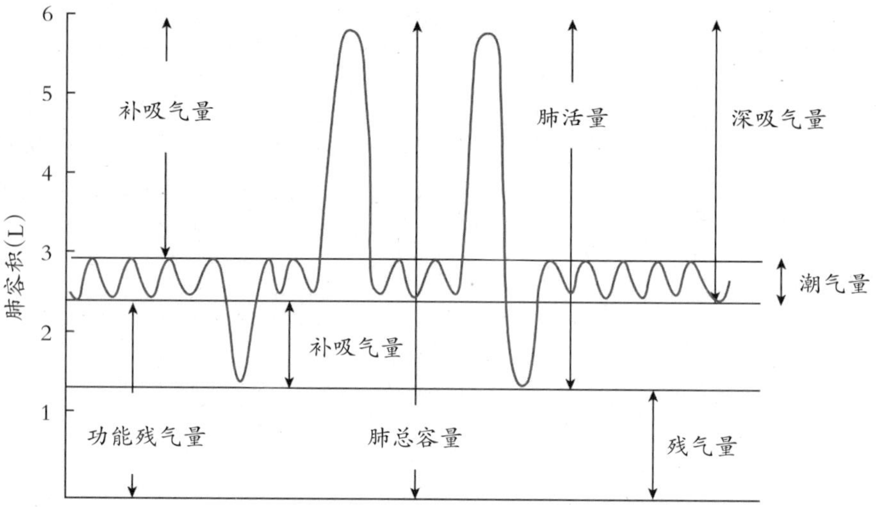

图 1.29 肺体积和容量。[Reproduced from Mark Harrison, Respiratory physiology, in: Revision Notes for the FRCEM Primary, Oxford University Press (2017), with permission from Oxford University Press.]

界面。

渗透是溶剂分子从低浓度溶液通过半透膜进入高浓度溶液的过程。

非电离扩散是以非电离形式进行物质运输的方式。细胞膜由磷脂双分子层组成,其中嵌入了特定转运蛋白。脂溶性药物可通过该方式穿过血脑屏障或胎盘屏障。

载体介导的运输是通过细胞膜特定载体进行的。顺浓度梯度运输被称为易化转运;逆浓度梯度运输被称为主动转运。

吞噬作用是细胞从周围环境摄取固体和液体物质的活动。

内分泌学

激素作用机制

细胞表面受体:激素以自分泌、旁分泌或内分泌方式发挥作用。部分激素(类固醇、胰岛素相关生长因子、甲状腺激素)与载体蛋白结合。只有游离激素是活跃的,能与特定受体结合并产生作用。神经递质和肽类激素主要通过细胞表面受体发挥作用。

类固醇激素、甲状腺激素、维A酸和维生素D通过核受体发挥作用。有些受体存在于细胞质中,有些存在于细胞核中。激素一旦与其受体结合,就会在细胞核中发挥作用,改变基因表达模式。

下丘脑和垂体

胚胎学上,丘脑和下丘脑都在间脑侧壁发育,空腔形成第三脑室。垂体由两部分组成,包括腺垂体(垂体前叶)和神经垂体(垂体后叶)。垂体前叶起源于原始神经管腹侧,由Rathke囊前壁增生而产生。妊娠7周时,鞍底形成,垂体在下丘脑影响下开始形成。垂体后叶与下丘脑相连,垂体前叶通过门静脉系统与下丘脑相连。下丘脑、垂体柄和垂体由颈动脉经垂体上动脉和垂体下动脉供血(图1.30)。

垂体后叶是中枢神经系统的腹侧延伸,下丘脑激素催产素和加压素在此处释放(框1.1和框1.2)。

甲状腺

从胚胎学角度上讲,甲状腺是胎儿发育的第一个内分泌腺,受精后24天开始发育。在原始咽底正中处发展为"甲状腺憩室"。甲状腺激素在妊娠11周左右开始分泌。

甲状腺激素是酪氨酸的碘化代谢产物,其合成步

框 1.1 下丘脑激素

- 促性腺激素释放激素
- 促肾上腺皮质激素释放激素
- 促甲状腺激素释放激素
- 多巴胺
- 生长激素释放激素
- 生长激素抑制素

框 1.2 垂体激素

- 促黄体生成素
- 卵泡刺激素
- 阿黑皮素原(POMC)
- 促肾上腺皮质激素
- β-内啡肽
- 促黑素细胞激素(MSH)
- 促甲状腺激素
- 催乳素
- 生长激素

骤如下:碘离子通过碘离子泵逆浓度梯度主动进入滤泡细胞,转化为碘,并与酪氨酸结合,形成一碘酪氨酸和二碘酪氨酸。碘化酪氨酸耦联形成三碘甲状腺原氨酸(T_3)或四碘甲状腺原氨酸(甲状腺素,T_4)。

一旦进入循环,甲状腺激素就会与甲状腺素结合球蛋白、前白蛋白或白蛋白结合。只有游离形式的甲状腺激素存在生物学功能。

促甲状腺激素释放激素从垂体前叶释放甲状腺刺激激素。促甲状腺激素可以使甲状腺增大,血管增多,碘摄取,蛋白质合成,胶体储存,以及T_3和T_4分

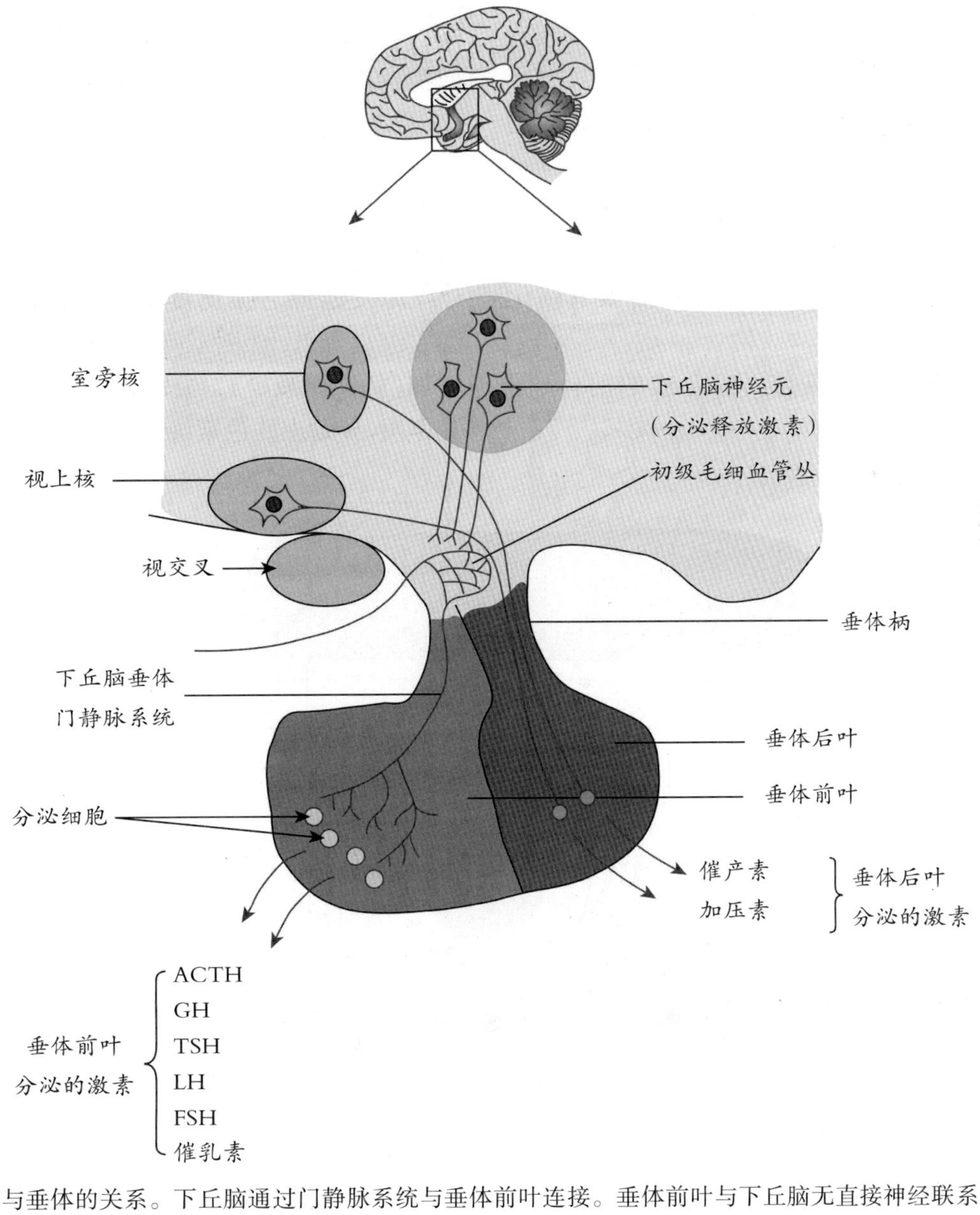

图 1.30 下丘脑与垂体的关系。下丘脑通过门静脉系统与垂体前叶连接。垂体前叶与下丘脑无直接神经联系。相反,来自室旁核和视上核的神经纤维直接通过垂体后叶并分泌相关激素进入血液。ACTH,促肾上腺皮质激素;FSH,卵泡刺激素;GH,生长激素;LH,黄体生成激素;TSH,促甲状腺激素。[Reproduced from Neil Herring and Robert Wilkins, Endocrinology, in: Basic Science for Core Medical Training and the MRCP, Oxford University Press(2015), with permission from Oxford University Press.]

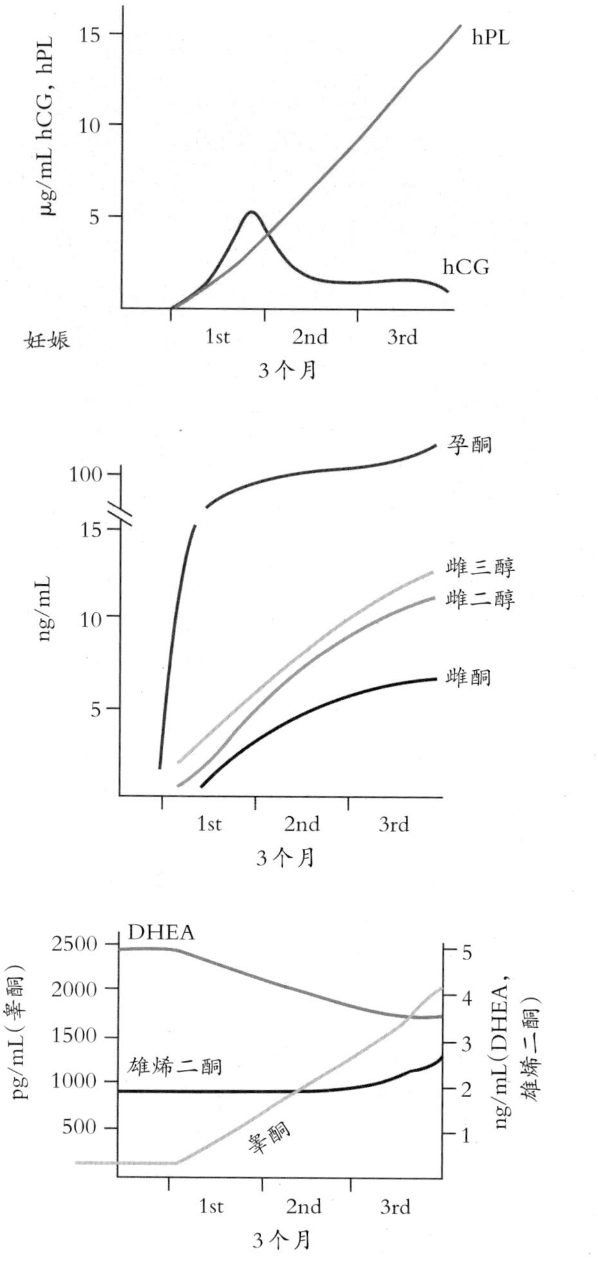

图1.33 妊娠期的前3个月的激素变化。DHEA,脱氢表雄酮;hCG,人绒毛膜促性腺激素;hPL,人胎盘催乳素。[Reproduced from Austin Ugwumadu, Endocrinology, in: Basic Sciences for Obstetrics and Gynaecology, Oxford University Press(2014), with permission from Oxford University Press.]

药理学

药物代谢动力学

药物代谢动力学是定量研究药物在生物体内的过程[22]。药物代谢动力学包括药物吸收、分布、代谢和排泄,影响药物达到作用部位的浓度和药效。

清除率是指单位时间内将药物完全清除的血液容积,取决于肝脏代谢或肾血流量。药物分布容积指药物被分布到或在其中被稀释的液体容积,取决于蛋白质结合和液体溶解度。半衰期是指血液中药物浓度下降一半所需要的时间。生物利用度是指药物进入人体循环的比例。首过代谢是指药物首次通过肝脏时被分解代谢。稳态浓度下,血浆药物的峰值和谷值浓度在相同剂量下保持不变。

药效学

药效学是指个体对药物的治疗反应,由药物在其作用位点的亲和性和活性决定的。

药物主要作用于以下4个不同的靶点:

1. 受体。
2. 酶。
3. 膜离子通道。
4. 代谢过程,如DNA合成。

药物代谢

大部分药物在肝脏中进行代谢。水溶性药物由肾脏排泄,脂溶性药物穿过肝脏细胞的细胞膜,然后进入微粒体细胞色素P450酶。

肝脏中的药物代谢涉及简单氧化反应,会产生羟基,并与各种硫酸盐、乙酰基、甲基和甘氨酰基结合。这些过程增加了药物溶解度,并促进肾脏排泄。

肾脏排泄机制包括肾小球滤过,肾小管上皮细胞的转运和扩散。肾清除率很重要,因为影响药物的血浆浓度。

药物的相互作用

药物之间可以相互作用。药酶诱导剂和药酶抑制剂是这种相互作用的常见例子。

药酶诱导剂:卡马西平、苯巴比妥、苯妥英、灰黄霉素和利福平属于这一类。这类药物可以诱导药酶活性增加,由此酶代谢的药物可被代谢和消除得更快。因此,此类药物血浆浓度下降,可能具有临床意义。口服避孕药的疗效会因药酶诱导剂而降低。

药酶抑制剂:红霉素、甲硝唑、磺胺类、西咪替丁属于这一类。药物通过抑制酶活性来增加其他药物疗效。例如,磺胺类可以导致苯妥英毒性增加。

妊娠和哺乳对药物代谢的影响

药物可直接作用于胎儿,从而影响胎盘并限制营养和氧气供应,以及诱发早产,进而导致缺陷(表1.3)[23]。不会通过胎盘的药物有肝素、胰岛素和箭毒。

液体滞留和蛋白质浓度降低可能增加药物分布容积,从而导致血浆中药物浓度下降。妊娠期肾脏血流量增加,肝脏代谢通路被激活。苯妥英和卡马西平等抗惊厥药的药物清除率提高,血浆水平显著下降。锂和氨苄西林均由肾脏排出。在妊娠期,其药物清除率会增加100%,因此,需要增加剂量。

可供哺乳期母亲(母乳喂养)安全服用的常用药物有非麻醉性镇痛药、青霉素、头孢菌素、甲基多巴、β受体阻滞剂、苯妥英、卡马西平和丙戊酸钠。母乳喂养期间应避免使用的药物如下。

- 缓泻药:可引起新生儿腹泻。
- 胺碘酮:可能影响新生儿甲状腺。
- 巴比妥酸类:会引起嗜睡。
- 苯二氮䓬类药物:可引起嗜睡和发育不良。
- 锂:可引起肌张力减退和发绀。
- 卡比马唑、甲巯咪唑:可抑制新生儿甲状腺功能。

表1.3 已知具有致畸作用的常用药物

药物	主要畸形种类	近似风险(%)
苯妥英	颅面部、心脏	4
卡马西平	颅面部、四肢	2
丙戊酸钠	神经管,可能影响神经发育	6
拉莫碱嗪	口裂,其他	3
华法林	点状软骨发育不良	至多25
	面部异常	
	中枢神经系统异常	
锂	心脏(埃布斯坦综合征)	2
达那唑	女性胎儿男性化	不确定
类维生素A	多重缺陷	高

Source data from Rubin P. Prescribing in pregnancy. In: Warrell DA, Cox TM, Firth JD (eds) Oxford Textbook of Medicine. Oxford: Oxford University Press; 2010.

致畸因素和器官形成

常见涉及胎儿畸形的药物包括:

- 细胞毒性药物(抗肿瘤药物)。
- 抗癫痫药物。
- 某些抗风湿药物。
- 抗生素。
- 口服降糖药。
- 某些降压药。
- 镇静剂。

维A酸是维生素A的重要衍生物,被用于治疗痤疮。这些药物主要可导致颅面、心脏、胸腺和中枢神经系统畸形。

细胞毒性药物(抗肿瘤药物)抑制细胞快速生长,对胎儿生长有害。甲氨蝶呤和抗叶酸药物可能导致胎儿腭裂和其他异常。妊娠期也应避免使用沙利度胺。

苯妥英能引起多种异常,包括唇腭裂、小头畸形、眼距过宽、指甲增生和生长缺陷。丙戊酸钠与神经管缺陷有关。卡马西平可诱发与使用苯妥英类似的缺陷。使用抗惊厥药物后,胎儿畸形的发生率约为10%。

阿司匹林不是首选止痛剂,但仍可在妊娠期使用[24,25]。然而,在妊娠24周后,剂量>500mg/d是禁忌的。在妊娠期最后几周服用阿司匹林可能与产后出血和新生儿颅内出血有关。妊娠期应避免使用环氧合酶-2抑制剂。禁止使用非甾体抗炎药,因为其可能导致胎儿动脉导管闭合、妊娠期延长和产后出血。

在妊娠早期服用锂可能导致心脏异常,如埃布斯坦畸形。妊娠期禁用抗病毒药物——利巴韦林,不推荐使用环丙沙星。链霉素、卡那霉素和庆大霉素等抗生素可导致胎儿耳聋。四环素会损害<8岁儿童的牙齿生长,也可在骨骼中沉积,因此,在妊娠期间应避免使用。不推荐妊娠期女性服用他汀类药物。血管紧张素转换酶抑制剂可损害胎儿肾脏,导致羊水过少和新生儿无尿。华法林是一种香豆素抗凝剂。胎儿华法林综合征与妊娠期接触华法林有关,在妊娠6~12周的风险最高。华法林与点状软骨发育不良、中枢神经系统缺陷、脑出血、智力残疾和眼部异常(视神经萎缩)有关。

总之,在妊娠期或哺乳期开具处方时应考虑以下原则[26,27]：

- 只在绝对必要时才开具处方。
- 不得开具低于或高于必要剂量的处方。
- 避免使用已知的禁忌药物或新近上市的药物。
- 选择无法穿过胎盘的药物。

物理

超声

超声成像已被用于医疗目的数十年。超声波是>20 000周期/秒的声波，其频率大于人耳所能感知的频率。在妇产科领域，应用频率为200万至1200万周期/秒（MHz）。超声探头由两部分组成：换能器和接收器。

了解超声技术的物理原理有助于优化图像质量，提高诊断能力。这些信息对于确保这项技术对女性和胎儿的安全也至关重要。

声波用频率来描述，频率是每秒重复的次数（即周期）。测量单位为赫兹（Hz）。声波的另一个特征是波长。

超声是妇产科临床实践中对软组织和积液的首要成像手段。

超声波和组织之间的相互作用可以用反射、散射、折射和衰减来描述。最后3个因素降低了超声波的幅度。

当波阵面到达与另一介质的组织边界/界面时，会发生反射，导致波阵面返回其来源的介质（换能器）。反射波的大小取决于组织的声阻抗：

声阻抗=组织密度×传播速度

密度越大的组织反射的超声束比例越大。换能器接收到的反射束大小也取决于超声束与组织界面之间的夹角。

当波阵面穿过一种介质到达并通过另一种不同声阻抗介质的界面时，就会发生折射（图1.34）。

当超声波遇到直径与其波长相当的障碍物时，就会发生衍射。在微小障碍物周围出现弯曲的波浪，当通过狭窄开口时，波浪向外扩散（图1.35）。

散射是超声波在多个方向上不规则反射、折射和衍射的结合。

吸收是声能通过介质时转化为热能的过程。

衰减是指超声波信号强度在传输过程中，由于超声波能量转化为热量被吸收而逐渐减弱的过程。衰减与频率和波长有关。

超声使用脉冲回波原理。发射已知速度的脉冲，并测量反射回波返回所需的时间。

伪影：人为因素会导致超声图像有所差异。在妇产科超声检查中，经常造成伪影的常见现象如下：

- 当反射增强或衰减导致超声声束减少，且反射器或衰减器的远端成像数据丢失时，就会出现阴影。
- 出现比相邻组织更少的超声声束衰减，导致回声增强，通常是由充满液体的组织结构，如囊肿所致。
- 当两个或两个以上强反射界面引起超声回波时，就会产生混响伪像，导致在囊性结构中产生回波，表现为固体物质。
- 折射伪影是由声波在组织中发生变化时的非线性弯曲引起的。

放射性和X线

辐射大致分为电离辐射和非电离辐射。电离是通过添加或移除带电粒子将原子或分子转变为带电离子的过程。放射性衰变是不稳定原子核通过放射电离粒子和辐射而自发失去能量的过程。放射性衰变产生的电离辐射包括：

- α辐射。
- β辐射。
- γ辐射。

α粒子由原子核发射，由两个中子和两个质子组

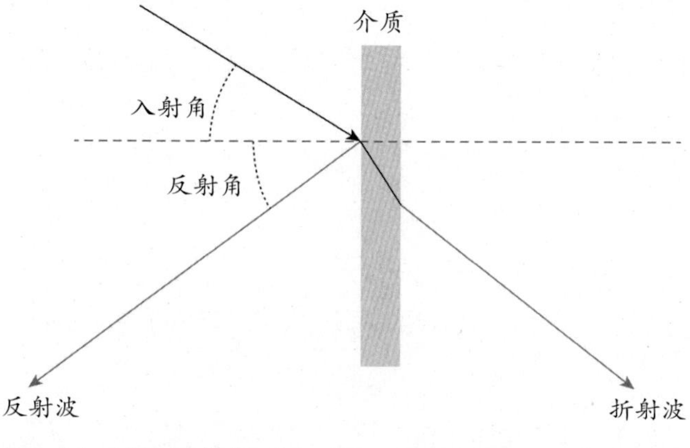

图1.34 反射和折射。[Reproduced from Austin Ugwumadu, Medical Physics, in: Basic Sciences for Obstetrics and Gynaecology, Oxford University Press (2014), with permission from Oxford University Press.]

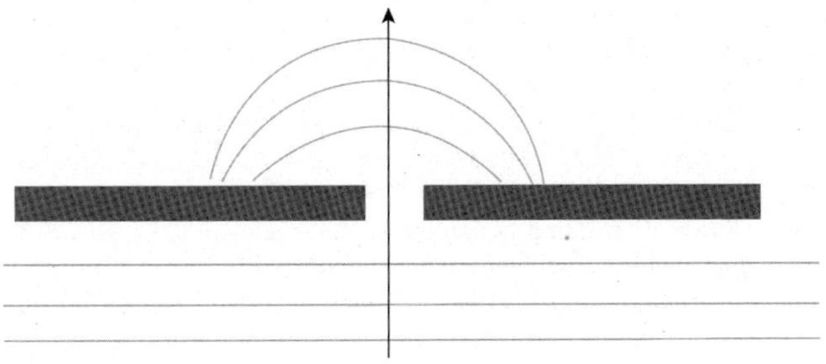

波通过狭窄缝隙的衍射

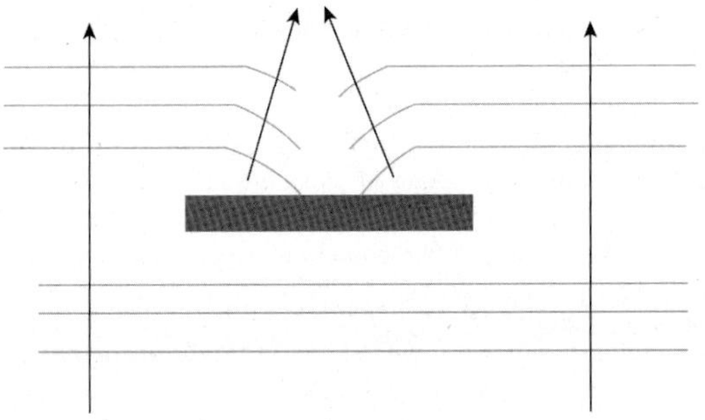

波通过障碍物时的衍射

图1.35 波衍射。[Reproduced from Austin Ugwumadu, Medical Physics, in: Basic Sciences for Obstetrics and Gynaecology, Oxford University Press (2014), with permission from Oxford University Press.]

成。α粒子质量重，能量和电离能力强，但穿透能力弱，其是高度电离的。

β粒子分为β^-和β^+粒子。前者是中子负衰变产生的电子，后者是高能正电子。

伽马射线是高频电磁波，其波长很短，可被用于医疗设备的消毒灭菌、伽马刀手术和核医学。

X线是电子发射的一种电磁辐射，其波长为0.01~10nm。

电离辐射可被用于恶性和非恶性疾病的放射治疗。辐射通过直接或间接电离构成DNA链的原子，导致DNA损伤。电离辐射也被应用于核医学领域，其中放射性同位素需要内部管理。放射性核素是不稳定的原子核，通过放射性衰变释放出电离辐射，可以被γ相机捕捉到，被应用于医疗成像和临床治疗。

磁共振成像

磁共振成像(MRI)是一种在强大、恒定、空间均匀磁场内利用非电离射频辐射的成像技术。该过程包括磁场对质子的感应，伴随射频脉冲激发和接收线圈信号读取。特斯拉(T)是国际单位制(SI)中用来表示磁场的单位。大多数医用MRI中磁体产生的磁场为0.5~3T。不同组织微环境的微小差异可以通过脉冲序列检测到。组织多重磁共振特性的存在，使得获取组织固有对比度具有很大的灵活性。这种能力优于计算机断层扫描(CT)。

MRI的局限性包括金属植入物的禁忌证和幽闭恐惧症。开放式MRI扫描仪和小孔径MRI扫描器可以解决幽闭恐惧症的问题。

静脉注射造影剂常被用于提高病理组织和正常组织之间的对比或进行血管造影术。对于肾衰竭患者，造影剂存在诱发肾源性系统纤维化的风险。

激光

激光器是一种发射电磁辐射的设备，在不同的临床应用中切割、凝固或消融组织。激光通常被用于皮肤和眼部表面，以及微创手术。为了安全、适当地使用激光，需要了解激光传输系统和激光-组织相互作用的原理，以达到预期的临床效果，同时最大限度地减少并发症。

在未激发状态下，电子以最低能级围绕原子核运行，占据更靠近原子核的轨道。能量的吸收导致电子被激发，移动到更高的轨道。当电子从激发态返回到基态时，其会自发地发射能量光子(电磁辐射)。

激光设备在电磁波谱的紫外线、可见光或红外线部分产生单一的、相干波长。激光束可以是连续的、脉冲的或准连续的。

其以非常短的脉冲将能量集中到一个小区域，从而产生局部高温，起到组织汽化及烧灼作用，以减少失血。

激光主要作为组织破坏的能量来源，也可为光疗或共聚焦显微镜提供能源，允许对组织进行实时成像。激光通过产生热量(光热)、破坏化学键(光消融)或与光敏剂反应(光化学)来破坏组织。激光与组织之间的相互作用取决于靶组织的波长、功率、照射持续时间和特性。

气体激光器使用的是惰性气体(例如，氩气、氦气)和其他类型的气体(例如，CO_2)。

CO_2激光作为切割仪器非常出色，因其散射很小且在水中的吸收很好，软组织汽化迅速，周围组织损伤可以忽略不计。CO_2激光可以凝固直径<0.5mm的血管。

掺钕钇铝石榴石(Nd:YAG)激光器发出中红外波长的光,脉冲持续时间在毫秒范围内。Nd:YAG激光的较长波长可深入组织并导致间接热损伤。

眼睛和皮肤是最容易受到激光辐射损伤的器官。

(王心睿 译)

参考文献

1. Renaudineau Y, Youinou P. Epigenetics and autoimmunity, with special emphasis on methylation. *Keio J Med* 2011;**60**:10–16.
2. Couce M, Dieguez C, Casanueva FF. Pituitary anatomy and physiology. In: Wass JAH, Shalet SM (eds), *Oxford Textbook of Endocrinology and Diabetes*, pp. 75–85. Oxford: Oxford University Press; 2002.
3. Adams JM, Taylor AE, Schoenfeld DA, et al. The midcycle gonadotropin surge in normal women occurs in the face of an unchanging gonadotropin-releasing hormone pulse frequency. *J Clin Endocrinol Metab* 1994;**79**:858–64.
4. Hillier SG. Current concepts of the roles of follicle stimulating hormone and luteinizing hormone in folliculogenesis. *Hum Reprod* 1994;**9**:188–91.
5. Sherman BM, West JH, Korenman SG. The menopausal transition: analysis of LH, FSH, estradiol, and progesterone concentrations during menstrual cycles of older women. *J Clin Endocrinol Metab* 1976;**42**:629–36.
6. Neer RM, SWAN Investigators. Bone loss across the menopausal transition. *Ann N Y Acad Sci* 2010;**1192**:66–71.
7. Van Voorhis BJ, Santoro N, Harlow S, et al. The relationship of bleeding patterns to daily reproductive hormones in women approaching menopause. *Obstet Gynecol* 2008;**112**:101–8.
8. Woods NF, Mitchell ES. Sleep symptoms during the menopausal transition and early postmenopause: observations from the Seattle Midlife Women's Health Study. *Sleep* 2010;**33**:539–49.
9. Greendale GA, Ishii S, Huang MH, Karlamangla AS. Predicting the timeline to the final menstrual period: the study of women's health across the nation. *J Clin Endocrinol Metab* 2013;**98**:1483–91.
10. López-Úbeda R, Matás C. An approach to the factors related to sperm capacitation process. *Andrology* 2015;**4**:128.
11. Masters WH, Johnson VE. *Human Sexual Response*. Boston, MA: Little, Brown; 1966.
12. Kaplan H. *Disorders of Sexual Desire*. New York: Simon and Schuster; 1979.
13. Roberts JM, Escudero C. The placenta in preeclampsia. *Pregnancy Hypertens* 2012;**2**:72–83.
14. Ugwumadu A. Medical microbiology. In: *Basic sciences for Obstetrics and Gynaecology*, pp. 141–60. Oxford: Oxford University Press; 2014.
15. Horton R, Wilming L, Rand V, et al. Gene map of the extended human MHC. *Nat Rev Genet* 2004;**5**:889–99.
16. Schoeller DA. Changes in total body water with age. *Am J Clin Nutr* 1989;**50** Suppl 5;1176–81.
17. Chumlea WC, Guo SS, Zeller CM, et al. Total body water reference values and prediction equations for adults. *Kidney Int* 2001;**59**:2250–8.
18. Ritz P, Vol S, Berrut G, Tack I, Arnaud MJ, Tichet J. Influence of gender and body composition on hydration and body water spaces. *Clin Nutr* 2008;**27**:740–6.
19. Delaney A. Physiology of body fluids. In: Webb A, Angus D, Finfer F, Gattinoni L, Singer M (eds), *Oxford Textbook of Critical Care*, 2nd edn, pp. 304–7. Oxford: Oxford University Press; 2016.
20. Ball SG. Vasopressin and disorders of water balance: the physiology and pathophysiology of vasopressin. *Ann Clin Biochem* 2007;**44**:417–31.
21. Ugwumadu A. Endocrinology. In: *Basic sciences for Obstetrics and Gynaecology*, pp. 103–20. Oxford: Oxford University Press; 2014.
22. Preskorn SH, Hatt CR. How pharmacogenomics (PG) are changing practice: implications for prescribers, their patients, and the healthcare system (PG series part I). *J Psychiatr Pract* 2013;**19**: 142–9.
23. Rubin P. Prescribing in pregnancy. In: Warrell DA, Cox TM, Firth JD (eds) *Oxford Textbook of Medicine*, 5th edn, pp. 2186–90. Oxford: Oxford University Press; 2010.
24. CLASP Collaborative Group. Low dose aspirin in pregnancy and early childhood development: follow up of the collaborative low dose aspirin study in pregnancy. *Br J Obstet Gynaecol* 1995;**102**:861–8.
25. CLASP (Collaborative Low-dose Aspirin Study in Pregnancy) Collaborative Group. CLASP: a randomised trial of low-dose aspirin for the prevention and treatment of pre-eclampsia among 9364 pregnant women. *Lancet* 1994;**343**:619–29.
26. Buhimschi CS, Weiner CP. Medications in pregnancy and lactation: part 1. Teratology. *Obstet Gynecol* 2009;**113**:166–88.
27. Buhimschi CS, Weiner CP. Medications in pregnancy and lactation: part 2. Drugs with minimal or unknown human teratogenic effect. *Obstet Gynecol* 2009;**113**:417–32.

第2章
妇产科伦理学

Frank A. Chervenak, Laurence B. McCullough

引言

本章以妇产科伦理学的职业责任模式为基础，对妇产科伦理学进行简要概述[1-3]。内容上，首先是对妇产科伦理学的职业责任模式进行描述，然后阐述3个关于妇产科伦理学领域的问题：妇科临床伦理问题、产科临床伦理问题和关于妇产科学的职业倡导，这对于所有妇产科医生都很重要。

妇产科伦理学的职业责任模式

妇产科伦理学职业责任模式，既包含医师职业操守——谦逊、奉献、同情、正直，又包含适用于临床的伦理原则——有利原则、尊重原则、公正原则[1-3]。一些读者可能认为，妇产科学职业道德作为医学职业道德的一部分，源自古希腊《希波克拉底文集》，特别是著名的《希波克拉底誓言》。还有一些读者可能认为，这些职业操守和伦理原则的起源可追溯到40多年前、尚处于起始阶段的英美生物伦理学，并从此传播于世。其实，这两种观点都不正确。

是否存在传统的希波克拉底职业医学伦理学？

希波克拉底誓言的起源和作者不详。这个誓言本身强调了两个概念[4]。第一个概念是techné（医术），医术常被错误地翻译为医学艺术，在某种程度上，其被曲解为是不同于医学科学的。对希波克拉底学派与Koan医学院的医生来说，他们是不被允许进行外科手术的，因为医术被认为是健康和疾病知识的基础，这个基础是固定不变的。当时健康和疾病被认为受到人体内存在的4种体液的影响，在临床实践过程中，需要非常谨慎地将临床技能与基础知识相结合。由此形成了以临床观察为中心，仅允许采取适度的临床干预，以避免医生因患者的死亡而受到责备，其结果就是治疗最简化。医术作为一种自主的、反科学的临床实践基础，是完全对立于现代科学的。

第二个概念是声誉——可以简单理解为他人如何看待另一个人。当一个人遵守医术的要求，特别是誓言中所倡导的——保持医术的“纯洁和神圣”，即不受变化的影响（这不是现代医学的定义）。一个人保持医术，常被看作是遵守行业秘密，即保持“纯洁和神圣”，意味着他不与没有以书面形式立约的同事分享行业秘密，这份书面契约也就是行会誓言。当为了声誉，优先考虑个人和行会的利益，而不考虑如何为患者提供优质服务时，声誉就完全是与“为患者生命服务”的医学职业特征背道而驰。

与上述誓言概念相反，誓言也可以是名副其实的职业誓言。从古希腊流传下来的未被破除的宣誓传统，Baker称之为希波克拉底誓言的“脚注”[5]。Nutton[6]指出，宣誓在公元最初几个世纪并未被提及，在20世纪早期获得青睐，宣誓可以说是一种保守主义。关于这一点，他指出希波克拉底的形象经常出现在医学史上，向希波克拉底宣誓的目的是希望通过一个受人尊敬的历史人物来唤起人们对待医学职业的崇高情感，他还补充到，这种对希波克拉底形象的诉求被用来提升当时医学的社会地位，希波克拉底职业医学伦理传统其实是在20世纪凭空捏造出来的。

无历史的生命伦理学

生命伦理学的应用是由于许多创始者在医学科学和实践过程中遇到了前所未有的新伦理学挑战，特别是在美国，当时已被应用的哲学伦理学并不能满足需要。这种情景发生在20世纪60年代末和70年代初，当时哲学伦理学的主要方法类似于哲学领域通行的主要方法，是与历史无关的。其结果是，早期的生命伦理学几乎与历史完全无关。第一版《生命伦理学百科全书》是一个重要的例外，该书的编辑Warren Reich具有历史性思维，他收录了医学伦理学历史上的大部分资料。然而，关于生命伦理学的前身是医学伦理学的这一观点，在当时并没有得到广泛关注，导致18世纪苏格兰和英格兰启蒙运动中医学伦理学的革命性成就未被认识。

医学伦理学的提出

苏格兰的John Gregory（1724—1773年）[11]和英格兰的Thomas Percival（1740—1804年）[12,13]两位杰出的医生创造了医学伦理学，他们被称为“医学伦理学家”。医学伦理学的应运而生，是因为当时内科医生、外科医生、助产士、药剂师和“非正统”执业者在小型私立医院里激烈竞争，人们对其产生了强烈的不信任感。富人主要购买私人医疗服务，故不受此影响。关于健康、疾病和治疗概念的数量几乎和执业医生数量一样多。Dorothy Porter和Roy Porter提供了令人信服的文献，证明了患者对医生普遍存在不信任感[14]。有些患者认为执业医生，包括被伦敦和爱丁堡皇家学院录取的内科医生和外科医生，都不知道自己在做什么；有些患者认为执业医生的主要动机是追求金钱和声誉方面的利己主义。Gregory和Percival认为，这种普遍存在的不信任感使生病或受伤等本就不幸的事情变得更为不幸，在这种不良风气下，进行药物和手术治疗与“为患者生命服务”的理念是背道而驰的。作为最早呼吁内科医生和外科医生为患者的利益而共同奋斗的倡导者，他们两人提出要利用科学工具和伦理工具改变医学。

Gregory和Percival引用的科学工具是Francis Bacon（1561—1626年）的医学哲学[12]。Bacon呼吁医学要基于所谓的“经验”，关于这一点，他强调其并不是指内科医生和外科医生的个人经历，因为这曾经是（现在仍然是）一个存在偏见的知识来源；相反，“经验”是通过自然试验和人为试验所获得的结果。Gregory曾是爱丁堡大学的学生和教授，Percival也曾就读于该校，可以说是爱丁堡大学培根派的内科医生引入了循证医学的雏形。

Gregory引用的伦理工具是David Hume（1711—1776年）的著作中提到的“人的科学”和“道德的科学”。对Percival来说，伦理工具则是不太出名但却非常重要的Richard Price（1723—1791年）的作品[12,13]。两者都以关于人性的科学发现为基础进行伦理推理，并避开了“思辨哲学”，即与培根经验主义脱节的哲学。Hume和Price都强调人性是由个体之间的关系来定义的，人的天性就是要保护和促进他人的利益，实现这种天生能力的前提是有必备的美德作为支撑，美德就是为了服务他人的生活而削弱自身利益的特征或性格习惯。

在Gregory和Percival极具影响力的医学伦理著作里创造了医学的伦理概念，他们指出，成为一名医生需要坚守3个承诺：

1. 内科医生或外科医生应致力于进行循证医学实践和医学研究，以培养、保持自身的科研能力和临床能力。

2. 内科医生或外科医生应致力于应用科学的临床能力来保护和促进每例患者的健康利益，而自身利益应处于次要地位。

3. 内科医生和外科医生应像Percival所提出的“致力于维持医学的公众信任”，而不是致力于自私自利的商业行会。作为一种公众信任，医学属于现在及未来的内科医生、外科医生、患者和社会[1,3,13]。

4种职业道德和3种伦理原则

上述3个承诺对临床实践、科学研究和卫生政策的影响，可以用4种职业道德和3种伦理原则来表述。

“谦逊”要求医生摒弃与规避两种偏见的影响，即避免可能扭曲科研和临床能力的偏见；避免违背将患者利益放在首位的偏见。

“奉献”要求医生接受对个人自身利益的合理限制，以实现上述第二个承诺；接受对群体利益的合理限制，以实现第三个承诺。

“同情”要求医生警惕、预防和适当管理患者的疼痛、痛苦和遭遇。

“正直”是职业道德的基石。要求医生给予患者临床关怀、开展科学研究,并传授知识和美德。卓越的智力要求医生将临床护理和科学研究建立在审慎的证据基础上——其必须是循证的、严谨的、透明的和负责的。慎重的临床判断是必需的,其目的是在为患者服务的过程中要负责任地减少不确定因素,从而提高质量和安全。美德要求医生注重保护和促进患者健康的相关利益,并把个人和行会利益放在次要地位。

伦理原则为如何保护和促进患者的健康相关利益提供指导。伦理原则中的有利原则有着古老的根源,"有利"一词最早出现在Percival 1803年撰写的《医学伦理学》[11]中。这一伦理原则要求医生在审慎的临床判断中确定并提供可靠的临床护理,从而为患者带来临床获益。有利原则支持疗效最优化,即当一种临床管理形式在医学技术上是可行的,并且经审慎的临床判断后有望产生最终临床获益时,其就是最优的。有利原则包含着著名的"首先不伤害他人"警语,这就是所谓的不伤害伦理原则。希波克拉底的著作《流行病》原文中并不是"首先不伤害他人",而是"对于疾病,要养成一种习惯,即帮助或至少不伤害他人"[15]。这意味着医生应以让患者获益为首要目标;其次,当病程发生改变或伤害即将发生时,要谨慎地进行医疗行为,以防止对患者造成医源性伤害。这巧妙地点出了"有利"与"不伤害"两者之间的关系,"不伤害"指当临床护理正在接近或已超过使患者获益的限度时,需要进行审慎的临床判断;"有利"应该是更全面和更有临床实效的。

尊重自主权伦理原则需要医生做到以下3点:①使患者能够了解相关医学信息,如病因,以及针对患者的病况、残疾、疾病或伤害所采取的合理方案的医学获益和相关风险;②帮助患者理解和评估这些信息并确定优先选项;③采取合理措施,以确保患者的决策过程是自愿的[1-3],也就是说,不受焦虑或恐惧等内在影响因素的控制,也不受外部影响因素(如家庭成员试图主导或替其做决定)的控制。

公正伦理原则是适用于患者群体的卫生政策[3]。对于产科、妇科医生而言,他们面对的患者群体是女性、妊娠女性、胎儿或新生儿。一般来说,公正伦理原则要求所有患者都要得到平等的诊疗。这个非常笼统的要求太过抽象,以至于无法提供临床指导作用。但是,当涉及医疗服务的具体内容时,公正原则将会起到临床指导作用,即在临床诊断和处理方面,经过审慎的判断后,要让每例患者获得平等的治疗。医疗公正要求医生根据审慎的临床判断来对待每一个诊断,以及针对每一个诊断给予患者临床合理的治疗选择。因此,公正和有利原则是密切相关的。

医生的义务与患者的权利

伦理原则对于理解权利与义务的关键伦理概念是不可或缺的。权利是指一种以特定方式处理的正当诉求。权利可以是一种否定权,即要求不干涉。举例来说,前文提到的尊重自主权伦理原则的前两点就证实患者有做出知情决定的权利,第三点证实患者有权做出自愿的决定。权利还是一种肯定权,即对他人的时间、精力和资源的要求,以保护和促进自己的利益。医疗权是一种肯定权。公正伦理原则提供了获得有效医疗保健的积极权利,即在审慎的临床判断下获得的临床关怀。权利也可以是肯定权和否定权的结合,比如一例患者虽然拒绝了所有合理的医学选择,但其仍然是一例患者。举例来说,确诊为前置胎盘的患者可能会拒绝行剖宫产,但她仍然是一例患者,她是在行使阴道分娩的肯定权。

权利使医生的义务或责任产生,这两个词可以互换使用,我们将在本章中使用"义务"一词。在伦理学职业责任模式中,医患关系是不对等的。医生对于患者的关系是建立在4种职业道德和3种伦理原则及其所产生的义务基础之上的。患者对于医生的关系是建立在他们的权利之上的。伦理学职业责任模式的一个重要特征是,职业义务有时可以合理地限制患者的权利,特别是肯定权和肯定权与否定权的结合。

知情决策

职业道德中的"正直"、伦理原则中的"有利"和"尊重自主权",促成了具有决策能力的患者或无决策能力患者的代理人知情决策的过程。这一过程始于医生根据患者的病况、疾病、残疾或伤害来做出审慎的临床判断,并给予合理的治疗方案。再次强调,临床处理措施即使在技术上是可行的,也并不足以使其临床合理。医生应向决策者、患者或代理人提出临床合理的替代治疗方案,并以通俗的语言说明每种替代方案的性质、临床获益和风险,这种沟通应不仅仅限于纯理论上的获益和风险。一项合理的临床处理措施的确定,应基于专家的临床判断,而不是非专业判断。医生应支持决策者,但要提醒他们不是可能会存在注意力、记忆力和回忆能力方面的缺陷,以及缺乏从目前情况推断出预期结果的能力(认知理解)、缺乏相信这些结果在患者身上出现的能力(认识)、缺乏对这些结果进行评估的能力(评估理解)[17]。因此,医生在知情决策过程中的作用的关键在于参与和支持,而不应该存在距离感。

以下两种临床情况值得医生引起注意:第一种情况是只有唯一合理的替代治疗方案,医生应该推荐;第二种是存在两种或两种以上的替代治疗方案,若其中一种方案经过审慎的临床判断后具有优势,医生应该推荐。

但有时在合理的替代方案中,没有一种替代方案经过审慎的临床判断后具有优势,在这种情况下,医生应谨慎地提出建议并说明依据。例如,医生是基于临床经验支持某种合理的治疗方案。

虽然,有些临床治疗不利于之后的临床获益,但因其暂时是临床上合理的选择而只能被采用。例如,患者难产或处于妇科肿瘤晚期,在这些临床情景下,医生必须向患者解释某些临床治疗措施已不适合,需要采用其他合理的替代治疗,如采取剖宫产来解决难产,采取姑息疗法来治疗终末期妇科肿瘤患者。我们强调,在这里所提出的建议并不是对患者自主权的不尊重,也不是与专家共识不一致,只是这样的建议可以供患者从医生专业的临床判断中获得有价值的信息。患者对医生提供的信息进行考虑,从而达到充分地认知理解、认识和评价的目的。然后,患者表达倾向性,这种倾向性就是在认知理解、认识和评价的基础上形成的。

对拒绝临床合理处理的应对

知情决策过程有两个结果。目前而言,最普遍的结果是决策者采纳合理的临床处理建议。在极少数情况下,决策者可能拒绝所有临床合理的替代方案。如果患者不信任医生,拒绝可以被理解为是否定权的行使。如果患者仍然接受该医生的治疗,则应将拒绝理解为否定权与临床肯定权的结合是不合理的。

医生不应该将拒绝认为是针对医生个人的行为,因为这样做有违伦理。对这种拒绝的处理应该从排除误解开始,因为这种情况常发生在患者由多个临床医生治疗时。医生应为患者提供准确的信息,并反复进行从知情到决策的过程。若沟通不畅,医生应警惕患者决策能力不足,并在必要时请心理健康专业人员协助解决这些问题,目的就是弥补不足,让患者能够行使其自主权,这被称为辅助决策[17]。如果沟通失败,那么应该评估患者的不可逆的决策缺陷,并根据适用的法律确定替代的决策者。替代的决策者应该接受辅助决策指导,也就是说,决策要遵从患者的价值观与信仰[18]。如果决策不能满足这个标准,替代的决策者也应该本着有利的原则,去追求决策的最大获益[18]。

有时,患者虽然拒绝一切临床合理的处理措施,但其具有健全的决策能力。在所有拒绝的情况下,医生应履行其告知义务:详细解释患者需要承担的风险;将此风险记录在病案上;让患者重新考虑一下。如果患者未重新考虑并出现不信任,这不应该被认为是针对医生个人的,医生应该告知患者,欢迎其回来接受治疗,特别是在病情恶化时。如果患者不重新考虑,但仍希望继续治疗,说明患者正在使用不利于临床获益的肯定权。提供不利于临床获益甚至有临床危害的处理方案,是有违正直、有利或不伤害的职业要求的[19,20],因此,医生没有伦理义务去提供这种临床护理。

对无益的临床诊疗诉求的应对

有时患者会主动要求进行无益的临床治疗。Gregory建议,应基于所谓的正直的职业道德来评估患者的要求,以确定其是否是临床合理的。如果患者的要求合理,那么在知情决策过程中,治疗就需要与专业要求的责任相符。如果患者的要求不合理,医学伦理上是不允许实施的,医生应提出反对意见,并解释该建议的审慎的临床依据。即便患者要求进行无益的治疗,医生还是应该反复建议和解释,并告知患者无法达成这种诉求。

妇科伦理学有关话题

避孕与绝育

在以有利原则为指导的审慎的临床判断中,继发于严重疾病而需要避孕的临床适应证很少，如当患者处于心力衰竭终末期，避孕与绝育是唯一合理的临床替代选择时，应该给予患者建议。根据患者的价值观和信仰，患者或患者的代理人可以在两者中进行抉择。

更普遍的情况是没有临床适应证的女性期待避孕或绝育。只要没有医学禁忌证，医生就应该参与共同决策，并提供所有临床合理的选择，但不给出具体建议，医生还应该支持患者或代理人做出最佳的知情决策。医生必须强调绝育的不可逆性，强调绝育与口服避孕药或皮下埋植避孕之间的区别。当医生担心某些患者的决策能力不足时，可以建议患者咨询心理健康专业人员。对于某些患者的咨询，例如，1例20岁的未生育患者在尚未充分了解所有避孕措施的基础上希望通过绝育进行避孕，医生应摆脱医患间的共同决策，给出指导性意见。出于对自主权的尊重，医生应给予这类患者其所需的信息，以避免其因信息不充分而仓促地做决定，而不应简单地默许。职业责任模式支持保护这类患者免受自身决策伤害的义务，为患者提供咨询指导，旨在让患者充分知情后行使其要求绝育的肯定权利。

辅助生殖

关于辅助生殖的伦理学，有极其广泛的文献。美国辅助生殖协会[21]、英国皇家妇产科医学院等医学协会[22]，以及英国人类胚胎和受精管理局[23]等政府机构，均提供了临床和理论方面的先进指导。因此，我们仅关注医生为不孕症女性提供基本妇科治疗的义务。

按照正直和有利原则，医生应为患者提供全面的检查，包括当患者具备适应证时将其转诊至生殖专家。检查的目的是明确辅助生殖和妊娠对患者的风险，确保其能获取重要的临床信息。为了尊重患者的自主权，医生应给予患者评估结果，并帮助其理解和评估合理的治疗方法。医生还应该帮助患者思考一些基本的相关问题，例如，尝试生育对你来说有多重要？你如何评估辅助生殖在生物、心理和社会方面的益处和风险？你是否准备好面对高昂的自费经济成本（取决于保险、共同支付和免赔额的范围）？当一个以上的胚胎被移植时，你是否准备好应对多胎妊娠所带来的生理、心理和社会方面的益处和风险？当患者回答这些问题时，只要患者同意，医生应该让患者的伴侣或其他家属参与进来。有些女性可以接受不孕症，并选择不进行辅助生殖的医疗服务。有些女性则不能接受，对于这类患者，医生应将其转诊到其他高水平的生殖中心，为后续妊娠的管理做好准备，最终实现妊娠。

异位妊娠

异位妊娠的治疗标准是显而易见的，因此，其伦理标准也是明确的。在伦理学中，对显而易见的事情进行阐明是很好的伦理实践。异位妊娠的结果通常是得不到活产儿，只有一些非常罕见的腹腔妊娠可以得到活产儿。因此，异位妊娠的临床维持在生理学上是徒劳的，是违反正直和有利原则的，且异位妊娠会对女性的健康和生命构成威胁。活产并不能抵消这种风险。因此，在临床上，对异位妊娠的首选处理措施为立即终止妊娠。

当女性受到潜在控制因素的影响时，如伴侣或家庭成员坚决反对终止妊娠，那么女性自愿做出决定的权利就受到了侵犯，医生应告知其家属，其角色是尊重和支持患者在决策过程中行使自主权，而不是篡夺这种权力。

妇科癌症

当初级医生诊断妇科肿瘤时，需要严格履行义务，及时有效地转诊患者，这符合有利原则。妇科肿瘤专科医生对转诊患者负有特殊伦理义务。随着各类妇科肿瘤临床管理的不断发展，临床合理的治疗方案的范围也在不断扩大，因此，妇科肿瘤专家有责任充分告知新诊断的患者临床合理的治疗方法，并确保患者的知情权。职业道德中的“奉献”要求医生履行这类告知义务时不应受到个人利益的驱动。

当终末期患者治疗无效时，妇科肿瘤专家在决定接下来该如何进行处理时发挥了不可或缺的作用。肿瘤专家应向终末期肿瘤患者解释，虽然目前的治疗在是临床合理的，但在疾病终末期，经过审慎的临床判断后，这种治疗也许不再是合理的选择，因此建议患者停止治疗，并将医疗服务目标转向舒适和有尊严的死亡过程，这包括在可能的情况下进行临终关怀。对于医学无法改变的终末期疾病，医生应给予患者支持，使其实现认知理解、领悟和评价。同时，医生应鼓励患者表达意愿，并记录在案。总之，为了避免在默认的情况下为终末期肿述的伦理情境时，医生的个人良知不能限制妊娠女性选择人工流产或堕胎。这是因为每个医生在知情同意过程中，为患者提供疾病详情是职业责任范畴的义务之一，而非个人良知。此外，医生也无法预测妊娠女性是否选择人工流产或堕胎，这最终取决于妊娠女性的自主权。如果认为因为医生为妊娠女性提供人工流产或堕胎的选择，所以医生应该负有责任，这是错误的。因为妊娠女性是经过深思熟虑、自愿选择的，这也许是有悖于医生个人良知的。医生的提议并不能控制妊娠女性的决策过程，是由妊娠女性自主做出的决定[32]。

施行人工流产和堕胎

在有生机儿之前，伦理学上允许施行人工流产，这是符合职业责任模式的，因为妊娠女性完全可以自愿保留或放弃胎儿。对有生机儿进行人工流产不算谋杀[2,3]。同理，对有生机儿进行堕胎在伦理学上也是允许的。

妊娠女性有可能并不了解分娩患有重度先天异常的胎儿是有可能活产的，堕胎可以预防这个结局的发生，即活产会导致本可避免的新生儿发病风险增加，按照有利原则是可以防范此风险的发生。选择终止妊娠意味着妊娠女性不愿活产的胎儿出现问题，但是拒绝堕胎也是与其相矛盾的。这种矛盾的想法意味着妊娠女性自主决策能力受到损害。因此，医生有理由要求妊娠女性接受堕胎来终止妊娠。在这种情况下进行堕胎，可以保护医生免受强制堕胎的指控。正确的说法是，医生是对符合伦理学的医源性死亡胎儿进行引产。

有些医生出于个人良知可能反对实施人工流产或堕胎。尊重良知意味着这些医生有权拒绝人工流产或堕胎。一项个人良知的分析提示，产科伦理学不允许强制要求实习医生或研究员参与人工流产或堕胎手术。同时，实习生应该具备适当的知识储备和临床技能，以处理这些复杂的问题，这种要求是符合伦理学关于个人良知和职责义务原则的[2,3]。

出于良知而反对人工流产或堕胎的医生必须记住，当他们拒绝实施人工流产或堕胎时，他们的个人良知并不能超越职责义务。医生不允许以良知为由，对选择人工流产的妊娠女性或进行堕胎手术操作的同事做出道德方面的判断[2,3]。

人工流产和堕胎的咨询

关于人工流产或堕胎妊娠女性转诊的伦理学是简单明了的，即可以将其直接转诊到持不反对人工流产或堕胎意见的医生[33]。在妊娠女性知情同意的情况下，直接转诊医生要确保妊娠女性将接受一位有能力并愿意施行手术的医生的操作。

直接转诊对于出于个人良知而反对实施人工流产或堕胎的医生来说，不是一种选择，因为其明确参与了随后的终止妊娠。为了同时尊重妊娠女性的自主权和医生的良知，应选择间接转诊终止妊娠，间接转诊不仅符合自主权，也符合有利原则。当必须提供人工流产或堕胎时，为了尊重妊娠女性的自主权，要求医生告知妊娠女性人工流产或堕胎是可选择的。有利原则规定医生应提供有关诊所或机构的信息，如美国计划生育机构可提供合格和安全的人工流产或堕胎。无论随后妊娠女性是否发生人工流产或堕胎，都完全取决于妊娠女性行使的自主权，故医生不会违背良知。转诊医生不会对妊娠女性随后的决定负责，由妊娠女性本人承担责任。直接转诊进行人工流产或堕胎，在伦理学上是被允许的，但不应强求。出于良知反对直接转诊进行人工流产或堕胎，是有道理的；出于良知反对间接转诊则无道理[33]。

产时管理

在审慎的临床判断下，有时对妊娠女性进行剖宫产是推荐的，而经阴道分娩是不推荐的。例如，对于瘢痕子宫的妊娠女性，剖宫产显然比阴道分娩更好，因为剖宫产可防止瘢痕子宫破裂[34]，而阴道分娩将有可能导致本可避免的母胎发病率与死亡率大幅增加。除非符合有利原则且理由充分，经过审慎的临床判断后，才可以对瘢痕子宫的妊娠女性采用经阴道分娩。根据伦理学职业责任模式，须征得该类患者的同意才可行剖宫产。

有时，经符合有利原则的审慎临床判断后，剖宫产和阴道分娩均可在临床中推荐。在某些情况下，究竟是剖宫产还是阴道分娩更适合，如何平衡胎儿利益的损害和剖宫产对产妇造成的风险，是存在争议的。在医患沟通、知情同意的过程中，可将剖宫产和阴道分娩两种处理方式均提供给妊娠女性选择，有利于妊娠女性行使自主权。

剖宫产术阴道试产(TOLAC),或剖宫产后阴道分娩(VBAC)都能被归于此类。2010年,美国国立卫生研究院(NIH)共识小组[35]和美国妇产科医师学会(ACOG)[36]发布了关于VBAC的声明。英国国家卫生与临床优化研究所(NICE)的报道提供了对妊娠女性和胎儿临床获益和风险的调查,呼吁在知情同意过程中须采用循证医学方式[37]。NIH和ACOG亦表示对有剖宫产史的妊娠女性行VBAC之前,需要有循证的知情同意过程。接下来,我们为TOLAC知情同意提供了一个符合伦理且实用的步骤。

若符合循证医学原则、有利原则,且经审慎的临床判断后,能同时支持二次剖宫产和TOLAC,应选择在两者均能施行的场所进行安全的TOLAC。NIH共识小组与ACOG达成共识:对既往行单次子宫低位横切口的女性进行TOLAC在临床上是合理的,因此,应将TOLAC提供给既往行单次子宫低位横切口的妊娠女性作为分娩选择。目前证据支持经符合有利原则的临床判断后,对既往行单次子宫低位横切口的女性进行TOLAC后,妊娠女性和胎儿的临床风险是可接受的;即便行二次剖宫产,妊娠女性和胎儿的风险亦是可接受的。因此,在知情同意过程中,应向既往行单次子宫低位横切口的妊娠女性提供这两种临床合理的选择,并且在知情决策过程中要避免具有指向性。

对于是否可对既往行两次低位横切口的患者行TOLAC存在争议。ACOG声明中将既往行两次低位横切口的妊娠女性可考虑接受TOLAC[36]作为B级证据。NIH共识小组对这个问题未做出建议[35]。B级证据是否符合有利原则的临床判断具有争议。当妊娠女性既往行两次低位横切口,医生应基于循证的、有利原则的临床判断负责任地评价TOLAC对妊娠女性和胎儿患者的安全性。在知情同意的过程中,医生应解释目前病情在医学证据上具有不确定性,提供TOLAC可实现负责任的管理。

对于既往行单次低位横切口的妊娠女性,应为其提供TOLAC和再次剖宫产的选择,TOLAC应在设备和人员配备适当的情况下提供。对于既往行传统切口的妊娠女性,不建议进行TOLAC。对于既往行两次低位横切口的妊娠女性,可进行TOLAC,但在知情同意的过程中应告知其医学证据的不确定性。

在某些情况下,经审慎的临床判断后选择行阴道分娩是符合有利原则的,而选择剖宫产则不然。当得出阴道分娩是唯一合理的选择时,就应推荐经阴道分娩,因为在临床上,剖宫产会导致产妇发病率和死亡率显著增加[38],而这些风险有可能是可以避免的。经符合有利原则的审慎临床判断后,这些不必要和可避免的剖宫产风险就显得尤为突出。因此,在这种情况下,伦理职业责任模式只建议行阴道分娩,禁止剖宫产。

有些妊娠女性会主动要求进行无指征的剖宫产,这种情况常被称为患者选择剖宫产、妊娠女性选择剖宫产或按需剖宫产。有综述报道了不同国家患者选择剖宫产的概率:加拿大为2%,澳大利亚为17%,巴西可能高达80%[39]。

对于该如何应对这个问题,在世界范围内引起了争议。美国2003年ACOG委员会意见中明确指出,患者有权拒绝不必要的手术,但对于患者是否有权接受科学证据不完整、质量差的手术尚不明确[40]。委员会的结论是,支持剖宫产的获益证据仍不完整,且无足够的发病率和死亡率数据来比较剖宫产和计划性经阴道分娩。此外,NIH在2006年针对这个问题召开了会议,得出的结论是没有足够的证据能充分评估首次剖宫产与经阴道分娩的益处和风险,后续还需进行更多的研究[41]。NIH会议结论还包括要求剖宫产的产妇数量很难被量化,没有足够的证据能充分评估产妇要求剖宫产与计划性经阴道分娩的好处和风险。任何产妇要求剖宫产的决定都应被谨慎地对待,且需要符合伦理学原则。

2011年NICE报道指出,“产妇要求剖宫产”的比例不断上升,这种要求的一个常见原因是妊娠女性担心胎儿的安全。报道还指出,产科医生执行了多达一半的这类诉求。该报道为产科医生回应产妇剖宫产诉求时提供了指导,当产妇要求行剖宫产时,医生的第一反应应是确定请求的原因和影响请求的因素。之后,要提供信息来解释计划性剖宫产或经阴道分娩的风险和收益[37]。报道还建议,对于要求剖宫产的产妇,如果经过讨论和提供支持(包括对分娩焦虑女性的围生期心理健康支持)后,其仍不接受阴道分娩的选择,可以行计划性剖宫产[37]。对于不愿按照产妇要求进行剖宫产的产科医生,“应该将产妇转诊至能行剖宫产的产科医生”[37]。

目前,在有利原则的前提下进行审慎的临床判断倾向于选择阴道分娩[2]。因此,针对无适应证的剖宫产,要求产科医生应明确推荐经阴道分娩。此时

Statement on Cesarean Delivery on Maternal Request. *NIH Consens State Sci Statements* 2006;**23**:1–29.
42. Chervenak FA, McCullough LB, International Academy of Perinatal Medicine. Women and children first—or last? The New York Declaration. *Am J Obstet Gynecol* 2009;2001;**35**.
43. Chervenak FA, McCullough LB. Women and children first: transforming an historic defining moment into a contemporary ethical imperative. *Am J Obstet Gynecol* 2009;**201**:335.e1–5.
44. Historic UK.Com. 'Women and children first'—the silent heroes of the Birkenhead. Available at: http://www.historic-uk.com/CultureUK/WomenandChildrenFirst.htm (accessed 30 March 2016).
45. United Nations. UNICEF. Available at: http://www.unicef.org/ (accessed 30 March 2016).
46. World Health Organization. Homepage. Available at: http://www.who.int/en/ (accessed 30 March 2016).
47. The World Bank. Homepage. Available at: http://www.worlbdbank.org/ (accessed 30 March 2016).
48. International Federation of Gynecology and Obstetrics. Homepage. Available at: http://www.figo.org/ (accessed 30 March 2016).
49. Matres Mundi. Homepage. Available at: http://www.matres-mundi.org/ (accessed 30 March 2016).
50. World Association of Perinatal Medicine. Homepage. Available at: http://www.wapm.info/ (accessed 30 March 2016).

第3章
骨盆的临床解剖学和生殖器官

Thomas Ind

引言

熟练的外科手术医生需要良好的基本外科技能和熟悉的相关解剖学知识。外科医生观看手术操作,并完成相同的步骤,然后再教给学生的时代已经过去了。传统的公式化的外科手术已经过时了,现在的手术方案设计需兼顾患者及其个性化需要。当前外科学的重点是熟练掌握技能和全面了解人体解剖学及其变异。

本章重点介绍妇产科手术中遇到的主要解剖结构,其中包括胎儿颅骨相关的骨盆解剖知识。

腹壁

前腹壁具有多种功能(框3.1),其主要作用是保护内脏器官免受损伤和感染。其不仅容纳内脏器官,还对抗重力,以保持内脏器官的解剖位置。腹壁的肌肉有助于增加腹内压力和辅助用力呼气,将腹内脏器推向上腹部,同时还可以起到辅助完成排便、排尿、呕吐和咳嗽等动作的作用。

框3.1 前腹壁的功能

- 容纳腹部内脏
- 保护内脏免受伤害
- 保护内脏免受感染
- 有助于保持内脏的位置
- 协助增加腹内压
- 用力呼气
- 咳嗽
- 呕吐
- 排便
- 排尿

前腹壁的结构如图3.1所示,其是由皮肤、皮下组织、腹直肌鞘和相关肌肉、腹直肌、腹横筋膜和腹膜组成的。腹壁下血管从髂外动脉起始点上行,穿行于腹直肌鞘和相关肌肉与壁腹膜之间的腹横筋膜之中(图3.1)。

脐部上下的皮下组织有所不同。脐部以上的筋膜是一层单层的筋膜,并与人体其他皮下组织的筋膜相延续。而脐部以下,则由两层筋膜所组成,浅层的脂肪层被称为Camper筋膜,深层的膜层被称为Scarpa筋膜。神经和血管在这两层筋膜之间走行。

前腹壁主要有两组肌肉群,分别是扁平肌和垂直肌。垂直肌由腹直肌(图3.1)和椎状肌组成。两侧的腹直肌被腹白线分开,并分居中线两旁。从侧

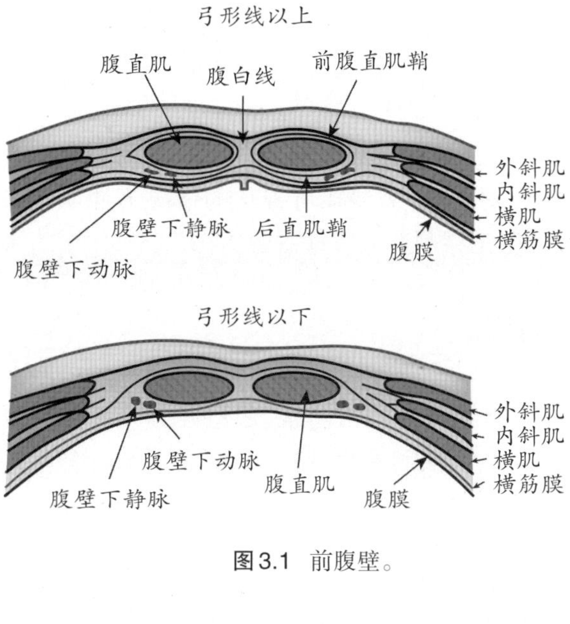

图3.1 前腹壁。

面看，其边缘被称为半月线，肌肉被许多肌腱交叉分隔，形成6块典型的前腹壁肌肉外观。锥状肌并不总是存在，其是一块小的三角形肌肉，位于腹直肌的表面、耻骨上方，并附着于白线上。

3块主要的扁平肌是腹外斜肌、腹内斜肌和腹横肌(图3.1)。这些肌肉的肌纤维相互交叉垂直，因此可以降低疝气发生的风险，同时也有助于促进腹部做旋转动作。这些肌肉在腹部中央汇集形成腹直肌鞘。腹直肌的前方和后方分别被腹直肌鞘所包绕。前层由腹外斜肌的腱膜和一半的腹内斜肌腱膜组成，另一半的腹内斜肌腱膜向后移行并与腹横肌的纤维相连，形成后层。脐部以下，所有的腱膜都转向腹直肌表面移行。腹直肌鞘后层从有到无的过渡区被称为弓形线(图3.1)。

对妇科手术医师而言，后腹壁的重要性较小，因为很少会通过后腹壁入路到达盆腔。腹部的后界包括肋骨、椎骨、腰大肌、腰小肌、腰方肌和髂骨。

临床意义

前腹壁的解剖结构在考虑手术切口的选择时很重要。当进行剖宫产时，之所以选择位置较低的横切口，即普芬南施蒂尔切口切开，就是因为术者考虑切口位于弓形线下方，手术医生仅需要切开一层腹直肌鞘。麦氏切口而选择腹正中切口则需要跨过弓状线，并切开腹白线。麦氏切口通常被用于阑尾切除术，在麦氏点(髂前上棘与脐之间的中外1/3处)处进行。对于后一个切口，由于腹壁斜肌的纤维相互垂直交叉，降低了疝气的发生风险。当做腹正中线切口时，发生切口疝的风险最大，尤其是只缝合中线结构的切口。而将腹膜、腹直肌鞘和腹直肌的“全层缝合”则可最大限度地降低后续切口疝的发生风险。

腹腔镜手术中腹壁血管的位置也很重要。行腹壁侧孔穿刺之前，需要在可视化的情况下探明血管位置，以避免穿刺造成腹壁血管损伤。

外生殖器

外生殖器或外阴由阴蒂、尿道开口、前庭、处女膜、小阴唇、大阴唇和巴氏腺组成(框3.2)。外生殖器能在性交过程中帮助润滑，提供内生殖器保护屏障，提供排泄尿液区域，并分泌信息素。

框3.2 外生殖器的结构

- 阴阜
- 大阴唇
- 小阴唇
- 阴蒂
- 阴蒂头
- 阴蒂包皮
- 阴蒂系带
- 前庭
- 尿道开口
- Skene腺和导管
- 巴氏腺和导管
- 阴道口
- 处女膜
- 阴唇系带
- 会阴

阴阜是一个圆形的隆起，脂肪组织覆盖其上(图3.2)。两个大阴唇是最重要的两个侧部结构，也由脂肪丘组成。在青春期，阴阜和大阴唇逐渐变大，长出阴毛，并且富含皮脂腺。

小阴唇位于大阴唇内侧，环绕着阴道和尿道开口(图3.2)。性交期间受到刺激后，小阴唇的血管充血，使其更敏感。阴蒂位于两个小阴唇之间的上极，是一个小突起，对应于男性的阴茎。其由阴蒂头和阴蒂系带组成，阴蒂头上覆盖一层皮肤。阴蒂可以像阴茎一样勃起，对性刺激非常敏感，可导致性高潮。

外阴前庭的侧面为小阴唇内侧，前端为阴蒂，后方达小阴唇系带交叉融合处(图3.2)。前庭的两侧以小阴唇内侧的哈特线(Hart线)为界，其是外阴皮肤和前庭黏膜上皮之间的分界线。前庭是阴道和巴氏腺开口的位置，同时也是尿道和尿道旁腺的Skene管的开口位置。

阴道开口又被称为阴道入口(图3.2)，其在性交过程中充当阴茎的入口，是月经期间经血的流出通道，也是分娩时婴儿的排出通道。阴道的入口由膜状结构的处女膜包围。性交和分娩通常会破坏处女膜，残留的组织被称为处女膜残迹。两侧各有一个巴氏腺，位于前庭的下后方，紧邻处女膜的尾部。它们产生一种黏稠的分泌物，在性交时起润滑剂的作用。

尿道开口于阴道前庭，位于阴蒂下方，处女膜上

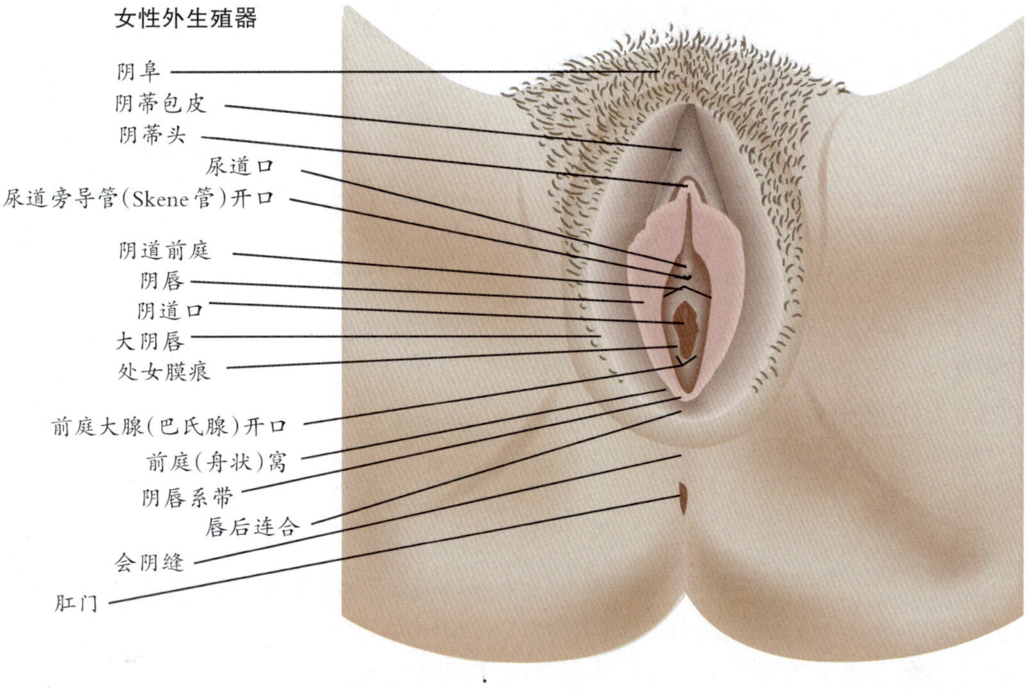

图3.2 女性外生殖器。

方(图3.2),其是尿液的流出口,其旁有两个Skene腺(尿道旁腺)的导管开口。这些是男性前列腺的同源器官。目前对Skene腺体的功能知之甚少,其被认为可能是胚胎时期并不重要的器官退化后的残留。其解剖位置变异很大。据推测,Skene腺具有分泌体液的功能,当女性性高潮时,其可出现类似射精的收缩,喷射液体。

阴道前庭后部,阴唇系带交叉处和肛门之间的区域被称为会阴(图3.2)。这部分皮肤对刺激敏感,可能在性唤起中起作用。会阴体的长度为0.5~2.5cm,在分娩过程中可能受到损伤。

临床意义

外阴表面是与身体其他部位一样的皮肤。因此,它同其他部位一样,也容易受到以下皮肤疾病的影响,如肿瘤、感染和炎症。这个部位的瘙痒被称为外阴瘙痒,而疼痛被称为外阴疼痛(见第20章)。Bartholin管和Skene管可能因堵塞而形成囊肿。如果这些囊肿继发感染,就会形成脓肿,这就需要干预处理(见第20章)。

小阴唇的大小尺寸差异很大。有些只是几毫米长,而有的长度可达数厘米,从而形成了一种对小阴唇进行整容手术以使其变小的趋势。然而,术语"阴唇增生"通常是不准确的,只是用于描述比其他器官大的正常器官,这种手术通常是不必要的。

内生殖器

内生殖器包括卵巢、输卵管、子宫和阴道(图3.3)。这些器官都与前方的下尿路和后方的直肠密不可分。

卵巢

卵巢是白色的杏仁状结构,位于骨盆两侧的阔韧带后方,一个被称为卵巢窝的凹陷处。其上极附着于一层包含血管和神经的组织,被称为骨盆漏斗

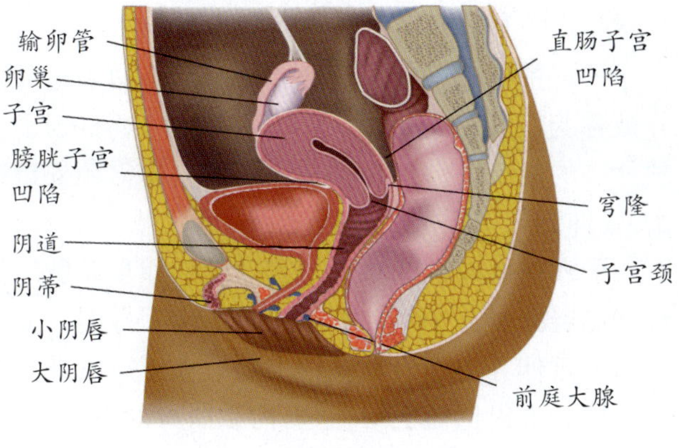

图3.3 内生殖器的矢状面。

韧带，又被称为卵巢悬韧带。下极通过卵巢固有韧带与子宫相连。中间区域表面游离于盆腔内，侧面通过输卵管系膜与输卵管相连，卵巢的悬韧带内富含血管和神经纤维。

卵巢的血液供应来自卵巢动脉，其发自腹主动脉，并通过骨盆漏斗韧带进入盆腔。静脉回流是与动脉相伴行的。右侧的卵巢静脉回流入下腔静脉。左侧的卵巢静脉回流入左肾静脉。输卵管系膜内卵巢动脉的分支与子宫动脉分支相吻合。淋巴回流除了经过与子宫动脉吻合后的髂血管所伴行的淋巴结外，还可以通过与卵巢动脉相伴行的淋巴管，回流至腹主动脉旁淋巴结。

输卵管

输卵管长10~12cm，从子宫角沿着卵巢上方穿出。与卵巢相连的部分被称为输卵管系膜，其内含有供应卵巢和输卵管的血管和神经。

输卵管有6个主要部分，分别是开口、间质部、峡部、壶腹部、漏斗部和伞端。开口是输卵管进入宫腔的开口。间质部是位于子宫肌层内的输卵管部分。峡部是输卵管中最狭窄的部分，其是与间质部相连接。壶腹部的管腔较宽，与峡部相连。输卵管靠近卵巢的开口是漏斗部，其包含许多被称为输卵管伞的叶状结构。

输卵管的血液供应来自卵巢动脉和子宫动脉的分支。淋巴回流至髂内、髂外和腹主动脉旁的淋巴结。

子宫

子宫分为子宫颈和子宫体。子宫体位于子宫的上部，内衬的子宫内膜会在每个月经期周而复始地脱落。最上面的部分被称为宫底。侧方的输卵管从其宫腔内的开口处向外延伸。

子宫颈位于子宫的下部。子宫颈凸向阴道的部分被称为宫颈的阴道部，可以在阴道内观察到子宫颈外口的部分。宫颈管腔是从阴道内的宫颈外口开始，延伸到未进入宫腔的宫颈内口的区域。

子宫的血液供应来自子宫动脉和卵巢动脉。子宫动脉经过输尿管后，分为上行支和下行支。上行支向上延伸并与卵巢动脉分支吻合。下行支就是阴道动脉。淋巴回流至闭孔、髂内和髂外的淋巴结，并通过卵巢动脉相伴行的淋巴管连接回流至腹主动脉旁的淋巴结。

阴道

阴道为一个管状结构，从宫颈向外延伸至阴道口。上2/3的阴道壁肌层为纵向连接，下1/3为横向交叉。阴道的血液供应来自髂内动脉和来源于子宫动脉的阴道动脉。上2/3阴道的淋巴管通过髂内、髂外淋巴结回流。下1/3阴道的淋巴管经外阴回流至股淋巴结。

临床意义

输卵管、子宫、宫颈和上2/3的阴道是由两侧的米勒管在宫内发育而成的。当两侧米勒管无法融合或未能完全融合时，各种畸形都可能会发生，从子宫和阴道发育不全到双角子宫，以及阴道及宫腔的轻微异常。米勒管畸形常与肾小管异常同时存在。第20章介绍了相关内容。

泌尿道

泌尿道的解剖对于妇科手术非常重要，因为膀胱和输尿管与生殖器官关系密切，手术中容易发生损伤。

输尿管

输尿管的作用是将尿液从肾盂导入膀胱。其在腹膜后走行，经腰大肌的表面下行进入盆腔。当其到达骨盆边缘时，会向后下方旋转，跨过髂总动脉分叉。进入盆腔后，其附着于侧盆壁的腹膜继续下行，穿过子宫动脉下方后转向前内侧进入膀胱。其与子宫动脉的位置关系常被经典地描述为“桥下流水”，即含有“水”的输尿管通过子宫动脉的“桥”下。

在根治性子宫切除术中，当子宫从盆腔中被提拉起来时，输尿管在进入膀胱之前的向前、向下区域通常被称为“输尿管膝部”。当对恶性肿瘤患者行根治性子宫切除手术时，在输尿管转向内侧进入膀胱前，膀胱和阴道之间的血管纤维组织必须被离断，这个区域通常被称为“输尿管隧道”。在膀胱的入口处，输尿管周围有防止尿液回流的瓣膜。这些是输尿管膀胱瓣膜。

输尿管全程的血供变异很大。上部由肾动脉供应。中部由腹主动脉和髂总动脉的分支供应。下部由髂内动脉、子宫动脉和膀胱上动脉的分支供应。

神经支配来自T12~L2。正因如此，输尿管疼痛可能放射至背部、腹部两侧及大阴唇。

两侧的输尿管通常都是单根的，但也有双输尿管的可能，有的是完全的双输尿管（输尿管全程分叉），有的是部分节段的双输尿管（仅部分输尿管分叉）。另一个异常是下腔静脉后输尿管，其被认为由下腔静脉发育不良所导致。在这种异常中，右输尿管在L4水平的下腔静脉后方形成一个“S”状的扭曲。

膀胱和尿道

膀胱分为膀胱底和膀胱三角。膀胱三角位于膀胱上，是由两个输尿管开口和尿道开口之间的连线形成的三角区域。当膀胱排空时，其后壁紧靠宫颈和阴道前壁（图3.3）。膀胱底被腹膜覆盖，后方与覆盖在子宫前方的腹膜相连，形成膀胱腹膜反折。同样，该腹膜的前方与前腹壁的腹膜相连。在腹膜腹壁皱襞的前下方，耻骨和膀胱之间有一个被称为Retzius间隙的无血管区域，当进行一些泌尿妇科手术时会进入该间隙。Retzius间隙的两侧是膀胱旁间隙，在一些泌尿妇科和妇科肿瘤手术中会暴露。

膀胱的血液供应来自髂内动脉发出的膀胱下动脉和膀胱上动脉的几个分支。一些血液供应也来自闭孔动脉、子宫动脉和阴道动脉。淋巴回流通过闭孔、髂内和髂外淋巴结。

当膀胱充盈时，其容量约为400mL。排空感是通过一般内脏传入纤维产生的，这些神经纤维与表面的腹下神经丛的交感传出神经、深部的内脏神经和下腹下神经丛的副交感传出神经相伴行。随着自主控制的尿道内括约肌和主动控制的外括约肌开放，尿液在主要肌肉（膀胱逼尿肌）收缩后通过尿道排出。

女性尿道（从膀胱颈至阴道前庭）的长度约为4cm。尿道穿过耻骨联合后方的骨盆横膈膜和会阴膜，开口于外生殖器（图3.2）。

临床意义

在一些妇科肿瘤和泌尿外科手术中，腹下神经可能受损。这有时会导致膀胱功能的改变。现代手术技术目前尝试识别并保护这些神经。

骨盆横膈膜的支撑肌肉和结缔组织受损（通常是由分娩造成的）可导致膀胱脱垂和尿失禁。第56章和第57章对此进行了详细的描述。

盆底、直肠和肛门

盆底

盆底由3层肌肉组成：会阴浅层，由阴部神经支配；泌尿生殖膈层，由阴部神经支配；骨盆横膈膜层，由S3~S5神经根支配（框3.3）。这些肌肉的位置如图3.4所示。

直肠

直肠始于第3椎骨水平的直肠乙状结肠交界处。直肠口径与乙状结肠相似，但在接近末端时扩张，形成直肠壶腹。其终止于齿状线，形成肛门。直肠的上部被腹膜覆盖。其位于阴道、宫颈和宫体的后方，与前者之间形成一个凹陷，被称为道格拉斯腔。道格拉斯腔的后方为直肠，前方为阴道和宫颈，外侧为子宫骶韧带。在道格拉斯腔腹膜皱褶的远端，直肠与阴道毗邻，被直肠阴道筋膜平面分隔开。该平面对应于男性的邓氏筋膜，有时该术语被用来描述女性的直肠阴道筋膜。

直肠上动脉是肠系膜下动脉的延续，其是直肠主要的血液供应来源，是腹主动脉的一个分支。静脉回流通过直肠上静脉注入肠系膜下静脉，直肠中静脉汇入髂内静脉。淋巴回流通过肠系膜下淋巴管到达髂内和髂外淋巴结，以及腹主动脉旁

框3.3 盆底肌层

会阴浅层
- 球海绵体
- 坐骨海绵体肌
- 会阴浅横肌
- 肛门外括约肌

泌尿生殖膈深层
- 尿道膜部括约肌
- 尿道阴道括约肌
- 会阴深横肌

盆膈
- 肛提肌：耻骨尾肌（耻骨阴道肌）、耻骨直肠肌和髂尾肌
- 尾骨肌/坐骨尾骨肌
- 梨状肌
- 闭孔内肌

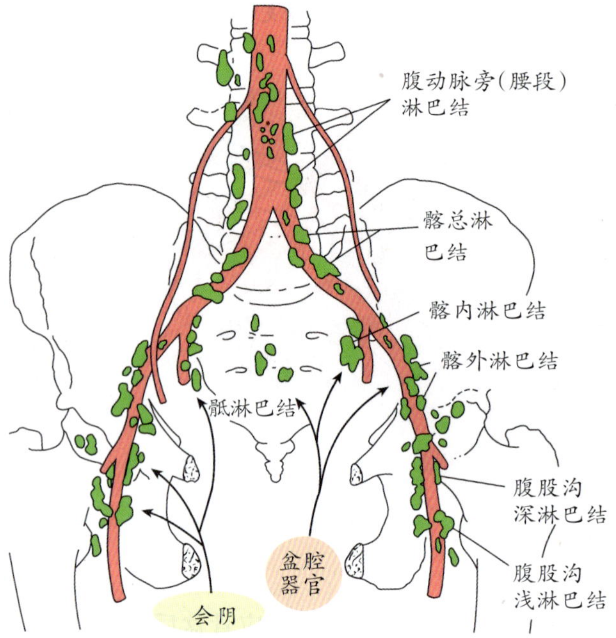

图3.6 淋巴引流。

巴结，沿着骨盆的主要血管（髂外血管和髂总血管）向上延伸。

阴道的下1/3与外阴的淋巴引流相似，上2/3与宫颈的淋巴引流更相似。宫颈有淋巴管，从子宫动脉向外延伸，到达髂内、髂外和闭孔淋巴管。一些淋巴管经过骶前淋巴结，到达腹主动脉旁淋巴结。

子宫体的淋巴引流至闭孔、髂内、髂外及子宫旁淋巴结。有时淋巴会沿着圆韧带扩散到腹股沟浅淋巴结。

卵巢的淋巴引流通常沿着骨盆漏斗状韧带和卵巢动脉的血管，流向肾血管水平下方的腹主动脉旁淋巴结。然而，盆腔淋巴管之间存在着密切的相互联系，因此卵巢癌可以沿着这些淋巴管网或从子宫开始通过输卵管系膜的淋巴管网扩散（见第64章）。

临床意义

妇科癌症可以通过淋巴结扩散。由于这个原因，在治疗过程中，淋巴结经常被手术切除，以治疗这些癌症。当淋巴结被切除时，淋巴液体可以聚集成为淋巴囊肿。如果淋巴管完全阻断，可能导致下腹部淋巴回流受阻，下肢肿胀，形成淋巴水肿。

因此，现代妇科癌症的治疗策略集中于对淋巴结采取更保守的治疗方法，即在注射染料后切除前哨淋巴结，或对于某些病例，选择不切除淋巴结。

骨盆神经分布

骨盆的神经分布来自腰丛和骶丛，还有来自腹下丛和骨盆内脏神经的自主神经分布。

腰丛

腰丛是腰部的一个神经网，主要是起源于L1～L4，也有来自T12的分支。该神经丛形成髂腹下神经、髂腹股沟神经、生殖股神经、股神经闭孔神经及股外侧皮神经（LFCNT）。第4腰丛腹侧支通过交通支传递至骶丛（腰骶丛）（框3.5和图3.7a）。

髂腹股沟神经在髂前上棘内下方3~4cm传入前腹壁，终止于腹横肌和腹内侧斜肌之间，位于中线外侧2~3cm的耻骨联合上方。髂腹下神经的运动方向与其相似，虽然髂腹下神经进入腹壁的位置较高，但仍在髂前上棘下方，终止于更外侧、更上方的位置。生殖股神经在髂外血管外侧的腰大肌上向下走行，而股神经在腰大肌内走行，从其下外侧缘穿出，并穿过腹股沟韧带下方。闭孔神经通过腰大肌下行，并从骨盆边缘水平的内侧缘穿出，然后从髂总血管后方通过闭孔离开骨盆。股外侧皮神经从腰大肌外侧缘出现，穿过髂肌，向髂前上棘延伸，穿过腹股沟韧带下方。

临床意义

腰丛的神经分支在妇科手术中常被切断。髂腹股沟神经和髂腹下神经的损伤可能发生在做普芬南施蒂尔切口时，或发生在行腹腔镜手术且穿刺部位位于髂前上棘下方时。这些神经损伤可导致下腹部、腹股沟、阴唇、耻骨上区和大腿内侧感觉异常和灼痛。

生殖股神经看起来像腰大肌上的一块"白色棉花"，在进行髂外淋巴结切除术时可以看到并将其切

框3.5 腰丛
• T12~L1：髂腹下神经
• L1：髂腹股沟神经
• L1~L2：生殖股神经
• L2~L3：股外侧皮神经（LFCNT）
• L2~L4：股神经
• L2~L4：闭孔神经

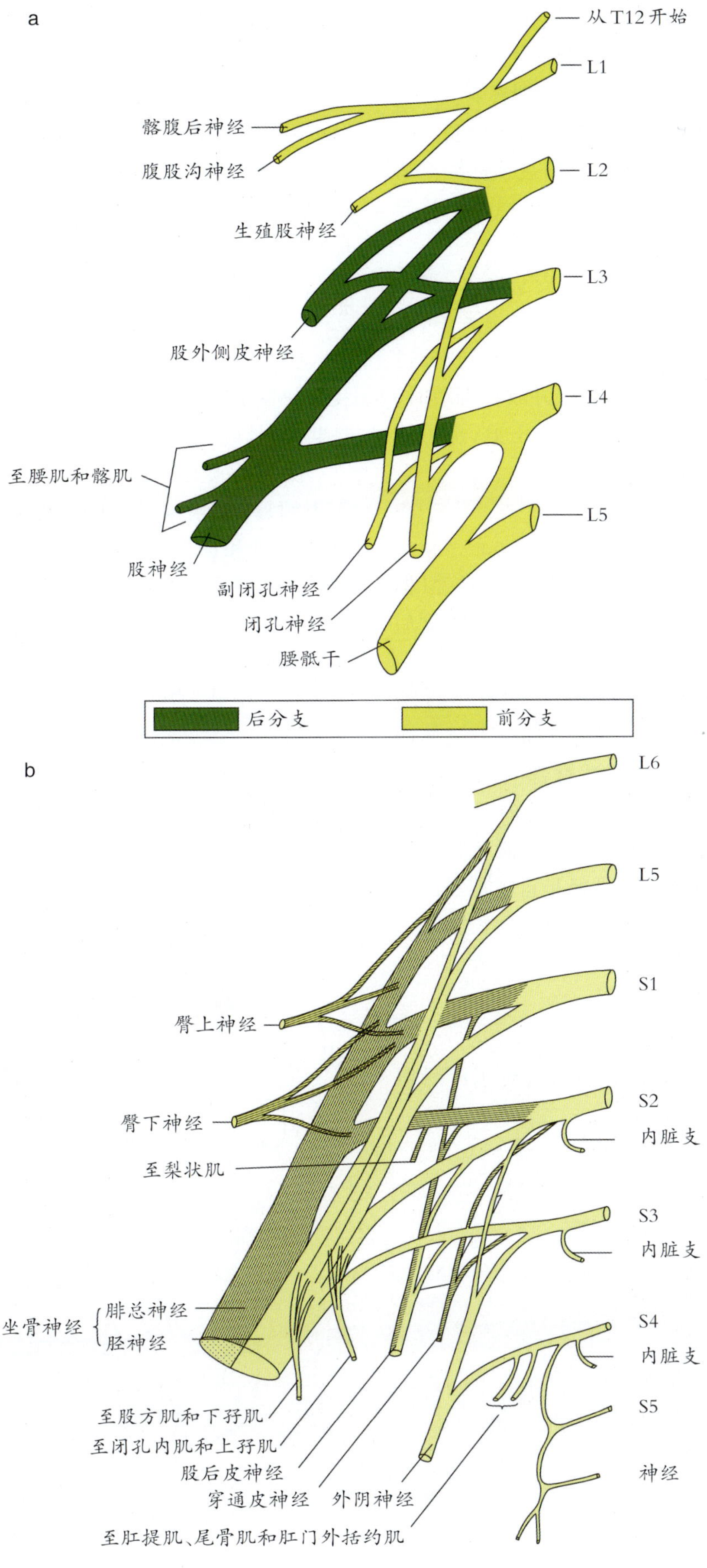
a
从T12开始
L1
髂腹后神经
腹股沟神经
L2
生殖股神经
L3
股外侧皮神经
L4
至腰肌和髂肌
L5
股神经
副闭孔神经
闭孔神经
腰骶干
后分支
前分支
b
L6
L5
S1
臀上神经
S2
臀下神经
内脏支
至梨状肌
S3
内脏支
坐骨神经
腓总神经
胫神经
S4
内脏支
S5
至股方肌和下孖肌
至闭孔内肌和上孖肌
股后皮神经
神经
穿通皮神经
外阴神经
至肛提肌、尾骨肌和肛门外括约肌

图3.7 腰丛。

断。切断生殖股神经可导致大腿内侧和大阴唇的神经痛和感觉异常。深部拉钩压迫腰肌可损伤股神经,并导致股四头肌无力、行走困难、剧烈疼痛。

在闭孔淋巴结切除术中可以看到闭孔神经。在手术过程中,需要非常小心,以免切断这条神经。切断这条神经会导致髋内收困难、步态不稳和感觉异常等问题。

股外侧皮神经受损会导致外层皮肤麻木,被称为感觉异常性股痛。这可能发生在肥胖患者中,其是由悬吊固定使腹股沟韧带下方的股神经被拉伸过度导致。在手术中,为患者摆放体位并放置脚蹬时,会对经过腹股沟韧带下方的神经造成压迫,也可能引起类似的损伤。

骶丛

骶丛起源于S1~S4,另有来自L4和L5的神经(框3.6和图3.7b)。神经纤维沿着梨状肌顶部的骨盆后壁向下延伸。

臀上神经(L4~S1)穿过坐骨大孔和臀下神经(L5~S3),一起支配臀肌。坐骨神经(L4~S3)是体内最大的神经,通过坐骨大孔到达臀部。股方神经(L4~S1)通过坐骨大孔,并与支配闭孔内肌的神经(L5~S2)一起支配髋部的肌肉。其他的骶丛分别支配同名的肌肉。这个盆腔内脏神经是自主神经的一部分。

骨盆与胎儿颅骨

了解胎儿颅骨和骨盆的解剖结构对于产科医生、助产士和所有参与分娩过程的医务人员都很重要,因为这两种结构之间的关系决定了能否正常进行分娩。从产科角度看,胎儿颅骨不仅是胎儿最大、最不易压缩的部位,也是必须要通过产道的部位,通常也是分娩时胎儿的先露部位。骨盆不仅是早期妊娠(妊娠的前3个月)后支撑妊娠子宫的重要结构,也是胎儿自然分娩时必须通过的产道。

框3.6 骶丛

- L4和S1:臀上神经
- L4~S3:坐骨神经
- L5~S1:股方肌神经
- L5~S2:臀下神经
- L5~S2:闭孔神经
- S1~S2:梨状肌神经
- S1~S3:股后皮神经
- S2~S4:外阴神经
- S2~S4:肛门外括约肌神经
- S2~S4:盆腔内脏神经
- S3和S4:肛提肌神经
- S3和S4:尾骨肌神经

胎儿颅骨

胎儿颅骨由两块顶骨、两块额骨和两块颞骨,以及一块附着于颈椎上的枕骨组成(图3.8)。在胎儿时期,颅骨尚未融合,被颅缝和囟门分隔开(图3.8)。

胎儿头颅上有4条颅缝,两块额骨之间的缝隙被称为额缝,两块顶骨之间的缝隙被称为矢状缝(图3.8),额骨和顶骨之间的缝隙被称为冠状缝,顶骨和枕骨之间的缝隙被称为人字缝。

骨缝连接的两个大的缝隙被称为囟门(图3.8)。前囟是额缝、冠状缝和矢状缝之间的菱形间隙。后

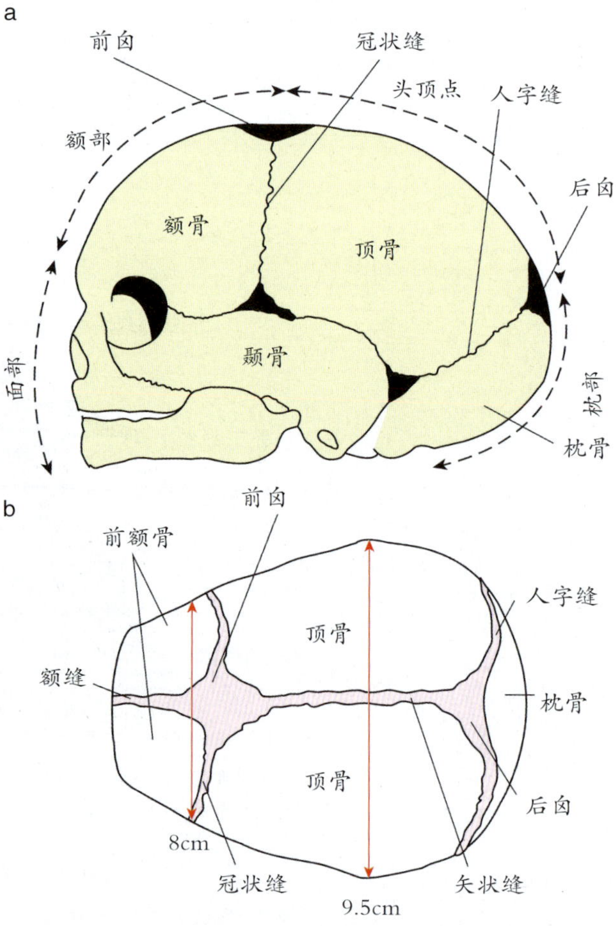

图3.8 胎儿颅骨。

囟是矢状缝和人字缝之间的三角形间隙。

临床意义

了解胎儿颅骨的骨骼、囟门和骨缝有助于在分娩过程中识别出正常和异常情况（详见26章和第32章）。

在分娩过程中，胎儿的先露部位通常是颅顶，也就是前囟和后囟之间的区域，可以通过阴道检查触摸先露部位囟门和颅骨的位置来确定胎位，当后囟和枕骨位于前方时，就可以认定为“枕前位”。当出现头先露异常时，有可能是因为胎儿在体内旋转了，这时前囟位于前方，此时的胎位为“枕后位”。

枕部是位于颅底和后囟之间的区域。额部是前囟和眼眶上部之间的区域。面部是眼眶至下颌的区域。在分娩过程中发现胎儿枕先露、额先露或面先露，可能导致自然分娩失败（详见第32章）。

骨盆

骨盆由多对紧密融合的骨骼（髂骨、耻骨和坐骨）组成（图3.9a）。其在骨盆的后内侧与骶骨连接在一起，在骨盆的前正中线，由耻骨联合连接在一起（图3.9a）。为了能够进行分娩，女性的骨盆与男性的骨盆有所不同，这些差异在框3.7中详细说明。总的来说，女性骨盆较男性骨盆宽，且突起（如坐骨棘）较小。

髂骨是骨盆中最大的骨骼，由两部分组成，即髂骨翼和髂骨体（图3.9a）。髂骨翼是构成大骨盆的一部分翼状结构。髂骨翼的上缘被称为髂嵴，其前方有一个棘突，被称为髂前上棘（ASIS）。两个髂前上棘不仅是两侧下腹部可触及的骨性突起，也是每一侧腹股沟韧带的最外侧端。髂骨体延伸至髋臼，形成约2/5的髋臼。

坐骨位于骨盆的最下方，有一个向内突出的棘突（坐骨棘）（图3.9a），坐骨棘可以在阴道检查时被触及，是被用于衡量胎头下降程度的固定位置，两个坐骨棘之间的距离是骨盆最窄的部位，也是胎儿在正常分娩时必须通过的部位。

两块耻骨位于骨盆前方，由耻骨联合连接在一起，耻骨联合是软骨关节（图3.9a）。妊娠期间，胎盘会产生一种被称为松弛肽的激素。松弛肽可以松弛耻骨联合，使其在生产过程中分开一些。

骨盆入口

骨盆入口又被称为骨盆分界。其后方是骶岬，前方是耻骨上支和耻骨联合，外侧以髂耻缘为界，其横径约为13.5cm。位于骶岬和耻骨联合之间的径线是临床上最重要的径线，也是最短的径线，约为11.5cm。正因如此，在分娩过程中，胎儿的头部通常以枕左位或枕右位通过骨盆入口（详见32章）。

盆腔

盆腔位于骨盆入口区（图3.9）和骨盆出口区之间（图3.9），其中包含盆腔区（最大平面）和中骨盆区（最小平面）。

盆腔区前后径和横径约为13cm，从骨盆入口一直延伸到S2和S3的交界处，胎儿的头部可以在此处从枕侧位旋转到枕前位。

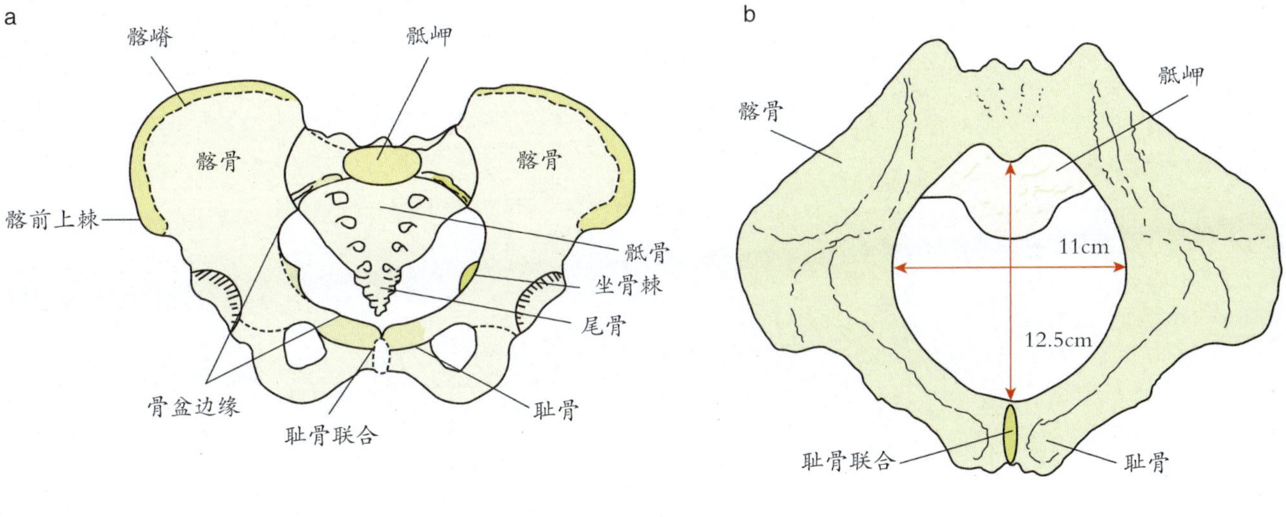

图3.9 女性骨盆、骨盆入口和骨盆出口。

框3.7 女性骨盆与男性的对比特征
• 更大、更宽
• 入口呈椭圆形，而非心形
• 耻骨弓的角度为钝角（约100°），而男性为锐角（约70°）
• 坐骨大切迹较宽
• 坐骨棘较小
• 坐骨结节较小
• 骶骨峡角度不太明显
• 骶骨较小
• 骶骨更弯曲
• 髋臼间距更大，更居中

中骨盆前方为耻骨联合，后方为骶骨下部，横径为两个坐骨棘之间的距离，是骨盆最窄的部分，约为10cm。在分娩过程中，坐骨棘间径是最容易引起产程阻滞的解剖位置，经常通过阴道检查来确定胎头的先露部位与坐骨棘的关系，以衡量胎先露的下降情况。

骨盆出口

骨盆出口呈菱形，后方为骶骨尖端和骶结节韧带（图3.9b），前方为耻骨弓下方的区域。前后径约为12.5cm（图3.9b）。两个坐骨结节之间的距离为骨盆出口的横径，约为11cm。横径相对狭窄是婴儿通常以枕前位分娩的原因（详见第26章）。

骨盆形态的临床变异

典型的女性骨盆被描述为女型骨盆，女型骨盆的骨盆入口呈圆形，坐骨棘较短，其盆腔较浅，便于快速分娩。

类人猿型骨盆的入口呈椭圆形，其横径较前后径小。正因如此，大多数这种骨盆的妊娠女性在分娩时为枕后位，故常出现自然分娩失败。类人猿型骨盆在非洲女性中更常见，但后来发现在白人女性中也占了很大比例。其可能与一个额外的腰椎有关，又被称为高同化骨盆。

男型骨盆的入口呈心形，盆腔从前到后都比较窄，这种形状的骨盆更接近于男性骨盆（框3.7）。正因如此，男型骨盆的女性在分娩时往往会遇到更多问题。

（蔡良知 译）

第4章
妇产科遗传学

Adonis Ioannides

引言

近年来，遗传学领域获得了显著进展，遗传学的概念正通过我们调查、提供咨询和治疗患者等途径，不断改变着临床实践。某些关键里程碑事件，如人类基因蓝图描绘，标志着这一进展，也标志着人们认识到基因的运作方式远比其DNA碱基序列中所包含的信息复杂。表观遗传学领域正致力于揭开基因外部因素影响基因功能所蕴藏的复杂机制。

遗传学的快速发展极大地影响了妇产科领域，这并不意外，因为遗传学概念与遗传模式、生育力、胎儿胎盘单位的发育和功能、遗传环境对母胎的影响，以及与产前和围生期诊断方法的联系十分密切。此外，遗传学也影响了妇科疾病的诊疗方式，为许多常见妇科肿瘤的病因研究提供了新的线索，并揭示了治疗干预的新靶点。

本章概述了遗传学基本概念，以及重要实验室技术和基因检测的发展，主要介绍了临床咨询的遗传方面和遗传咨询的基本原则，以及其在妊娠前和产前阶段的应用，并对胚胎植入前遗传诊断和产前诊断的遗传学内容进行归纳。最后，回顾了肿瘤遗传学如何改变我们对常见妇科肿瘤的理解。后续章节概述的许多临床情景均能体现出临床实践活动与临床遗传学的密切合作是非常必要的。

临床实践的基本遗传学概念

我们对遗传信息如何在细胞内组织、如何通过指导蛋白质合成以保障机体发育和功能，以及如何代代相传等问题的理解均依赖于对染色体和基因信息的解读。在人类遗传学领域，这被广泛地转化为细胞遗传学（染色体）和分子遗传学（基因）研究方法。DNA双螺旋缠绕于组蛋白周围，构成染色体，在特定条件下，其在光学显微镜下可被观察到，但基因核苷酸序列超出了光学显微镜的分辨率，需要使用特定的分子技术进行研究。在一定程度上，细胞遗传学和分子遗传学之间的差异是一种量级差异：微小染色体片段缺失可能导致多个基因缺失，而点突变只影响一个基因。随着新技术的发展和分子细胞遗传学的出现，传统细胞遗传学方法的分辨率得到极大提高，两个学科间的差异也逐渐模糊[1,2]。此外，二代测序等新技术的出现使得遗传学发生了革命性的改变，并对临床实践活动产生了显著影响[3-7]。

遗传变异

遗传学在临床医学中的应用在很大程度上基于对遗传变异的研究。在正确的语境中准确使用术语是非常重要的，否则容易引起混淆和误解。基因内碱基序列的变化不一定会引起问题，术语“意义未知的变异”表示对基因功能影响不明的遗传变异。术语“多态性”是指在特定人群中相对常见的、没有已知有害影响的遗传变异，被认为是正常变异。此外，术语“突变或致病突变”是指影响基因功能和表型的遗传变异。在基因检测报告中，这些术语应被准确一致地使用并正确解释。

单基因突变包括替换、缺失、插入，可以发生在基因编码序列或非编码区域（内含子或调控元件）。临床上大多数重要突变位于基因组中编码蛋白质的区域，但非编码区域的突变也可以通过干扰转录和型的疾病，如两个携带者所生的患病儿。例如，1例β地中海贫血携带者要求行妊娠前咨询，其配偶是否为携带者是主要决定因素。虽然这位携带者肯定会将2个突变的等位基因之一遗传给后代，但只有当配偶也是携带者时，儿童才有可能患病（每次妊娠的概率为1/2）。若配偶为非携带者，儿童肯定不会患病。

对于X连锁隐性疾病，例如，X连锁少汗性外胚层发育不良（XLHED），患病父亲不会将突变传递给儿子，但会将其传递给女儿，使之成为肯定携带者并可能表现出轻微临床特征。不过这不适用于某些特定疾病，如杜氏肌营养不良（DMD）男性患者会因病情过于严重而无法生育。

无论遗传方式如何，在妊娠前阶段都有若干关键因素需要考虑。该病是应该仅依据临床标准诊断还是通过基因检测证实？在胚胎植入前遗传学或产前诊断阶段，双亲基因突变的鉴别至关重要，此时适合进行临床遗传学分析。此外，在缺乏遗传诊断的情况下，需要探索产前超声软指标的可能性。例如，对成骨不全症或与结节性硬化症相关肿瘤的胎儿骨折或畸形进行超声评估。然而，这些特征具有多变性，并且在妊娠后期才能被检测到[52-54]，因此，其具有局限性。

患儿

患病风险咨询是妊娠前咨询的常见组成部分，也是临床遗传学家的一项重要任务[55,56]。首先，必须确定患儿是否经基因诊断明确为单基因遗传方式，以及是否得到实验室确认。

患病风险取决于父母的基因遗传状态。在常染色体显性遗传疾病中，患儿的致病突变源于亲本或者源于新突变。但其具体来源则需要视具体情况而定。对于NF1，约50%的病例由新发突变所致；而对于软骨发育不全，约80%的患儿由未患病的父母所生。在患儿突变已确诊的前提下，根据病情，父母可以通过临床特征或基因检测进行诊断。临床评估将针对个体进行调整，包括详细调查、适时转诊和咨询等方面。

若亲本之一患病，则发病概率为1/2。若亲本不患病，则发病概率较低，但可能高于该病的总人群风险。这可以通过生殖系嵌合体可能性来解释，意味着突变存在于临床未患病亲本之一的配子中，例如，结节性硬化症的发病概率为1%~2%[57]。

当患儿患有常染色体隐性疾病时，如β地中海贫血或囊性纤维化，考虑到除了极少数个例以外，新发隐性突变的发生率极低，因此，可以假设突变都源于亲本。当亲本双方都是携带者时，发病概率为1/4。

对于X连锁隐性疾病，发病概率取决于母亲的遗传信息。对于杜氏肌营养不良（DMD），若母亲携带DMD突变，则子代发病概率为1/4（若已知胎儿为男婴，则发病概率为1/2）。若母亲家族中有另一个患病亲属，则可以对其进行基因检测，或者根据家族史明确为肯定携带者。若母亲被证明不是突变携带者，则患儿的致病基因可能源于新发突变，或者母亲属于生殖系嵌合体。

在不遵循孟德尔遗传的情况下，如许多散发型先天性畸形，可以根据观察到的发病数据给出经验风险。但在使用此类经验风险之前，需要对患儿进行全面评估，以排除可能相关的综合征。在某些情况下，可能无法明确区分其是源于隐性遗传的未确诊单基因疾病还是新发显性突变。两种情况的发病概率差异较大，临床遗传学家可能会根据特定临床背景下的发病概率进行中间风险估计。若确实发病，或者基因检测证实是单基因疾病，后续建议进行相应调整。

家庭情况

对于既未患病，家中也无患儿的女性及其配偶，发现家族遗传病的可能性可能会增加。总体目标是确定未患病的准父母作为遗传病携带者的可能性，以便提供适当的基因检测或无须行此类检测的建议。

构建家系图有助于帮助临床医生了解和量化女性未来妊娠的可能风险并提供合理建议。尽量准确和全面地记录信息，并且经常要求女性复查，补充细节和说明以填补空缺。此外，还需要获得家庭成员的同意，以便获取特殊诊断的详细内容。

当分析家系图时，特别是评估X连锁性疾病的遗传可能性时，需要评估患病亲本的性别比例、亲本患病严重程度及任何男性对男性的传递。例如，若几代连续患病，则可能为常染色体显性遗传；若为世代交替，则增加了外显率降低的可能性；若为近亲关系，则可能为常染色体隐性遗传；若为非父系传播，则符合线粒体（非孟德尔）遗传。以上考虑因素应在特定的临床条件下应用，并构成了家系图分析的基础。但实际分析可能会受到家庭中少数患病个体的遗传信息不匹配的影响,也可能缺乏足够证据证明家系中存在单基因疾病。

缺乏家系诊断时的风险

即使家系中没有患遗传性疾病的病例,女性或夫妇也可以要求进行遗传咨询。家族史可能会揭示潜在相关诊断,应仔细记录在册。他们可能会根据父母的血缘关系或遗传疾病的群体流行情况要求咨询。

若准父母属于近亲关系,鉴于近亲会根据亲缘程度共享部分基因,因此,胎儿患有常染色体隐性遗传病的风险会增加。据估计,人类携带1~2个有害的常染色体隐性等位基因,血缘关系会使胎儿从亲本遗传相同致病等位基因的概率增加。准父母应就此进行遗传咨询,并了解相关评估和经验风险水平[55,58]。

夫妇种族背景也可以帮助评估遗传风险和检测目标,特别是当与常染色体隐性遗传病的携带者状态有关时。在北欧人群中,囊性纤维化的携带率约为1/25,因此,北欧夫妇可能会要求对此进行携带者基因检测[59]。在一些地中海国家,β地中海贫血的携带率非常高(塞浦路斯的携带率高达1/7),因此,为准父母提供合理咨询和相应的基因检测非常重要[60]。

复发性流产

所有妊娠情况中有近15%以流产告终,其中约一半为染色体异常[61,62]。若复发性流产被定义为两次及以上的流产,则高达5%的夫妇符合该定义,可以通过细胞遗传学分析妊娠期产物来协助诊断,并确定亲本平衡重排是否可能为潜在因素[62-64]。例如,携带罗伯逊易位(涉及14号和21号染色体)的女性生下患有唐氏综合征婴儿的概率为10%~15%,因此,有必要进行胚胎植入前诊断和产前筛查[65-67]。当父母为平衡相互易位携带者时,须评估染色体不平衡的相关生育风险,并在未来妊娠中制订相应计划[68,69]。

遗传咨询的沟通方面

遗传咨询的核心要素之一是非指导性。参与遗传咨询的临床遗传学家和其他临床医生、专业人员有责任向患者提供必要信息,以便他们决定首选方案[55,70,71]。

方案应根据特定情境和特定阶段进行个体化方案制订和全面评估。这在产前咨询中得到了很好的诠释。此外,需要根据侵入性产前检查结果决定继续妊娠或终止妊娠。

鉴于许多问题的内在不确定性和复杂性,许多女性要求医生给予指导以做出选择。依笔者所见,临床医生可提供的最有效方法是与患者共同研究制订方案,并就其优缺点、局限性提出充分论据和建设性意见,帮助他们做出明智选择。但咨询指导在某些情况下可能会带来一些问题。例如,当夫妻双方选择不同的遗传咨询手段时。Harper对这些问题进行了良好回顾[55]。

胚胎植入前基因诊断

辅助生殖的发展给许多不孕不育和生育力低下的夫妇带来希望。这些技术可以在胚胎被移植至子宫之前,对处于卵裂期或囊胚期的胚胎进行植入前基因筛查[72-74]。为在妊娠前咨询中明确胎儿遗传病风险增加的夫妇提供了有力帮助。

胚胎植入前遗传学检查主要分为两大类:胚胎植入前遗传学诊断(PGD)和胚胎植入前遗传学筛查(PGS)。PGD被用于筛选未患病的胚胎,特别适用于遗传风险高的疾病。其中一种适用情况是夫妇想要排除患有特定疾病的胎儿,且不愿行产前诊断和终止妊娠。以遗传性染色体疾病和单基因疾病为例,其中染色体异常疾病的诊断基于FISH技术[75,76],单基因疾病的诊断则基于PCR技术[73,77]。实验室必须根据诊断结果制订相应有效的胚胎植入前方案。

PGS被用于筛选没有染色体非整倍体或其他染色体失衡的胚胎,旨在增加成功妊娠率和活产率[78]。PGS的适应证包括高龄产妇、复发性流产、反复着床失败和严重男性不育因素,在这些情况下,夫妇一般没有遗传风险或染色体重排[79-82]。但PGS在改善妊娠结局方面的作用存在争议,可能会受限于早期胚胎嵌合现象和FISH技术的局限性[83,84]。在这种情况下,使用Array-CGH和二代测序技术可能会改善妊娠结局[85,86]。

妊娠前检查

通常在妊娠前阶段对已知有遗传风险的妊娠进

行监测和检查,包括侵入性或非侵入性基因检测、超声评估或方法组合。

突变检测通常使用侵入性技术:①绒毛膜穿刺术,通常在妊娠11~13周进行,被用于检测胎儿来源的胎盘组织中的遗传物质;②羊膜腔穿刺术,通常在妊娠15~20周进行,被用于检测羊水中胎儿细胞中的遗传物质。这两种技术都有0.5%~1%的流产风险[87]。另有一种侵入性检测——经皮脐静脉穿刺术,一般不被用于基因诊断,而是对怀疑患有严重贫血和血小板减少症的胎儿进行血液学评估[88]。

母体血浆中胎儿游离DNA已成为无创性产前诊断方法的开发基础[89,90]。其早期应用是使用胎儿游离DNA来确定胎儿的性别,对于有X连锁隐性遗传病(如血友病A或杜氏肌营养不良症)风险的妊娠女性非常重要。因为女性胎儿最可能成为携带者,这样可以减少对侵入性手术的需求。游离胎儿DNA检测通常在妊娠第8周以后进行,利用实时荧光定量PCR鉴定母体血浆中Y染色体性别决定区(SRY)序列,此序列具有高敏感性和高特异性[91-94]。另有一种胎儿超声技术,被用于评估生殖结节(GT)和腰骶椎线之间的角度[95],但需要在妊娠第11周后进行,因为其结果准确性会随妊娠期的增加而提高[96],所以具有一定的局限性。一些诊断中心建议将两种技术结合应用[92,97]。

无创DNA检测也可被用于父系遗传或新发常染色体显性遗传病的产前诊断,其中在母体血浆中检测到的突变必然源于胎儿[98,99]。此外,其可用被于排除常染色体隐性遗传病中与母系突变不同的父系突变等位基因遗传[100,101]。早期技术基于PCR开展,需要了解所测突变的背景知识,而新发诊断中的应用局限于单基因遗传病(如软骨发育不全)等情况。有证据表明,二代测序技术可能提高此类检测的应用范围和准确性[102]。

对于妊娠前未发现特定遗传风险的妊娠女性,产前筛查可识别遗传诊断的风险因素。例如,胎儿非整倍体筛查是将生物化学检测与超声指标相结合,以检测与年龄相关的风险[103]。当需要对高危妊娠女性进行侵入性检测时,许多实验室采用间期FISH[104,105]或定量荧光PCR[106,107]等快速非整倍体检测方法(图4.7)。若检测结果为阴性,鉴于成本效益和额外诊断率,对于是否需要进行常规染色体核型检测存在争议[108,109]。然而,对于个别病例,需要根据指征(如超声异常)进行侵入性检查评估,并应考虑其他染色体异常的漏诊可能性。

近年来,通过引入大规模平行测序的无创技术,胎儿非整倍体筛查发生了革命性变化。该技术具有极高的阴性预测值,可以显著减少侵入性操作的需求。但阳性结果仍需要通过侵入性检测来确诊[110-113]。这些技术在未来将被更广泛地应用于临床,并可能被纳入国家方案[114]。

超声结果异常但染色体核型正常的胎儿,对于产前诊断仍然是一个挑战。Array-CGH对染色体不平衡具有较高的敏感性,目前已被引入产前诊断[115-118],但当解释某些拷贝数变异(CNV)的意义时可能存在困难[119,120]。在与胎儿发育异常相关的产前诊断中,区分染色体变异和偶发突变现象是非常重要的,细胞遗传学实验室对此采取逐步评估的方式进行鉴别[121]。亲本检测与未患病亲本的相关性很小,因此,可被用于识别有无CNV遗传。此外,对于不平衡区域,需要对相关基因和数据库进行评估,如基因组变异数据库,可被用于确定既往是否已有相关综合征或特定表型的报道或者多态性报道。

肿瘤遗传学

基本原理

"所有癌症都可遗传,但部分癌症比其他癌症更具遗传性。"乔治·奥威尔的著作《动物农场》中的这句话说明了恶性肿瘤遗传基础的本质。在组织水平上,所有癌症都是环境刺激和遗传变异的累积效应结果,导致细胞克隆失调和增殖失控。少数情况下,这些致癌的组织特异性基因突变易受高度外显的遗传性胚系突变的影响[122]。散发性癌症是患病器官中有害遗传异常调控的结局,而在所谓的遗传性癌症中,遗传突变是影响身体所有细胞的潜在因素。实际上,真正的"散发性"和"遗传性"疾病之间存在一个范围,许多癌症是低外显率家族性遗传突变累积效应的结果[123-126]。

肿瘤相关基因可分为两种:原癌基因和抑癌基因(TSG)。两者均在人体内发挥重要功能。原癌基因在调节生长和增殖方面起重要作用,例如,调控生长因子和信号转导通路的组成部分。原癌基因经突变可变成致癌基因,导致细胞增殖失控和肿瘤

a

b

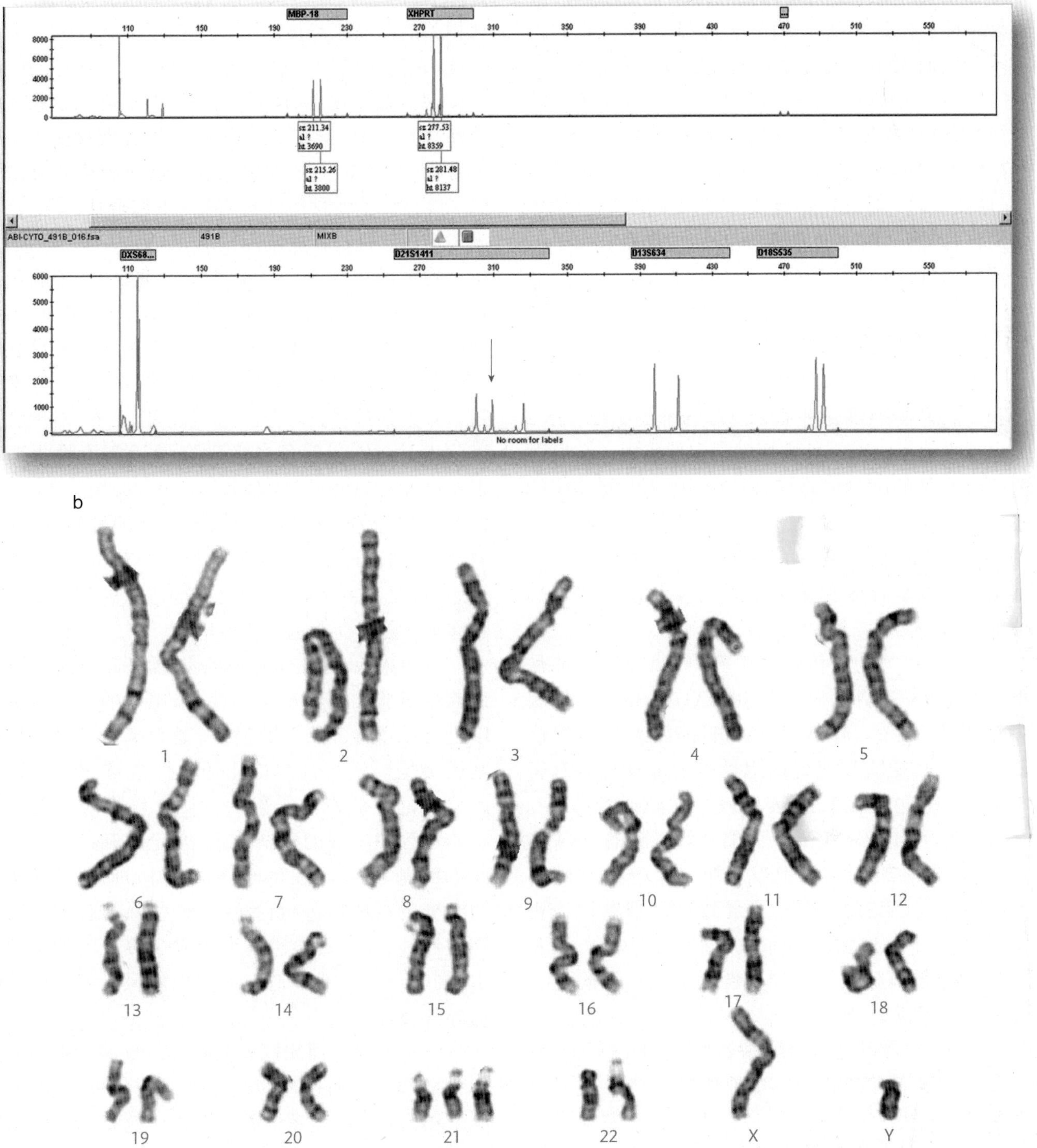

图4.7 (a)定量荧光PCR电泳图显示了21号染色体特异性扩增标记的3个拷贝,如图上3个波峰所示(箭头所示)。(b)G显带核型证实了21三体。(Courtesy Dr Carolin Sismani, Cyprus Institute of Neurology & Genetics.)

形成。另一方面,抑癌基因会通过调控增殖、促进异常增殖细胞克隆的程序性细胞死亡(细胞凋亡),或者在更基础的层面上,如通过修复DNA损伤,防止细胞生长增殖失控。这类抑癌基因被称为DNA修复基因,即便其发生突变,也不会直接导致肿瘤发生,但会增加其他抑癌基因或原癌基因的突变可能性。

原癌基因和抑癌基因的突变都与特定的肿瘤易感综合征有关(多为常染色体显性遗传)。对于原癌基因,由于突变等位基因的异常基因产物可以促进细胞增殖，杂合状态下的功能获得性突变会增加肿瘤易感性。但抑癌基因的两个等位基因必须在组织水平上同时发生突变才能使特定抑癌作用丧失，因此，以杂合方式遗传的抑癌基因突变（以及相关的综合征）需要在器官水平上使第二个等位基因失活，才能启动肿瘤的形成。这便是Knudson二次打击学说（一种胚系和一种组织特异性）的基本原理[127]。就本质而言，抑癌基因突变为显性遗传，但在器官水平上表现为隐性。

遗传学和妇科恶性肿瘤

尽管大多数妇科恶性肿瘤是散发性的，但卵巢癌和子宫内膜癌都是肿瘤易感综合征的重要代表，突出了生殖系突变在肿瘤病因学中的作用。在以下两种最常见的肿瘤易感综合征中，女性患卵巢癌的终身风险会显著增加：①BRCA相关的遗传性乳腺癌-卵巢癌综合征；②Lynch综合征。这两种综合征都是由抑癌基因突变所致，且均为参与DNA修复的抑癌基因。

BRCA相关的遗传性乳腺癌-卵巢癌综合征是由参与DNA复制后修复的BRCA1和BRCA2基因突变所致[128-130]。DNA复制后的基因产物断裂修复和功能修复缺失使得细胞暴露于未修复的有害影响下，这些错误表达累积最终导致肿瘤发生。杂合状态下，BRCA突变并不能破坏细胞的DNA修复能力，但在组织水平上发生第二个等位基因的功能性丢失（第二次打击）会导致DNA修复能力丧失。该综合征与乳腺癌和卵巢癌发病风险，以及前列腺癌和胰腺癌等其他恶性肿瘤发病风险显著增加有关[131-134]。

Lynch综合征是由错配修复基因（MMR）——一类参与DNA修复基因家族突变所致[135-138]。其基因产物的功能是在DNA复制过程中修复碱基错配情况。与BRCA一样，这些基因的胚系突变导致了肿瘤易感性，而第二个等位基因的功能性丧失会导致错配修复功能丧失以及肿瘤发生。Lynch综合征与结直肠癌、子宫内膜癌、胃癌和卵巢癌等诸多恶性肿瘤风险增加有关[139-141]。

临床相关的肿瘤遗传学

当对卵巢癌或子宫内膜癌等恶性肿瘤患者进行评估时，妇科医生可能会结合其肿瘤易感综合征背景综合评估其遗传可能性。患者年龄、既往肿瘤史和相关的肿瘤家族史都可以表明可能存在的遗传易感性，在这种情况下，家系图起到重要作用。例如，40岁以上被发现患有卵巢癌并有明显乳腺癌家族史的女性有BRCA突变的潜在可能性，需要接受相关遗传咨询；50岁以上被发现患有子宫内膜癌并有结直肠癌既往史的女性可能患有Lynch综合征，须至临床遗传学门诊进行相关基因检测。

确定潜在的遗传易感性非常重要，其可能会影响治疗方案的选择和随访内容的制订。例如，患有乳腺癌和潜在BRCA突变的女性再次患原发性乳腺癌的风险显著升高[142-145]，不仅影响手术治疗方案和随访方案的选择，也可能增加预防性手术（对侧乳房切除术）次数，以管理患病风险[146-149]。女性也可考虑在妊娠后行预防性双侧输卵管卵巢切除术，以降低显著相关的卵巢癌风险及绝经前的乳腺癌风险，但对于后者目前仍存在争议[150-153]。对于Lynch综合征患者，是否需要行预防性子宫切除术和双侧输卵管卵巢切除术需要进一步讨论[154,155]。

对患癌女性进行的肿瘤易感综合征检测属于诊断性试验。其具有预测性，未患病的家庭成员可以进行该项检测，以明确自身是否携带已知的家族基因突变。进行基因检测的女性应被充分告知基因检测的性质及其结果的意义。咨询应尽量解决在该过程中出现的复杂的医学、伦理和社会心理方面的问题[156-159]。在诊断性试验中，应该对意义不明突变的可能性进行讨论[160,161]。除与管理决策的相关性外，还应观察患者面对其患癌现实的心理冲击，同时要考虑对其他有潜在患癌风险家庭成员的指导意义。

许多因素与预测性检验相关。预测性检验的一个主要指征是通过密切监测来达到预防目标，这取决于相关肿瘤筛查项目的有效性。例如，对Lynch综合征患者进行结肠镜检查[162,163]和对携带BRCA突变的女性进行乳房MRI筛查[164,165]。未患病女性也可以选择预防性手术，同时应通过改变生活方式和避免其他风险因素来探索降低风险的可能性。

应对后代的遗传可能性进行讨论。一些女性可能会考虑选择产前（或胚胎植入前）基因诊断，但考虑到许多综合征的不完全外显率及预防可能性，这样的选择并不常见[166,167]。虽然从国家层面已通过立法保护个人免受区别对待，但一旦检测出肿瘤易感综合征阳性后，是否还能保证患者办理合适的人身保险仍须在遗传测试的咨询中进行评估[168,169]。

新型肿瘤疗法的意义

肿瘤易感性的分子基础揭示了新的潜在治疗靶点。自相矛盾的是，细胞修复机制中的微小问题也可能为针对肿瘤细胞的新型治疗带来希望[170]。如前所述，BRCA基因的DNA修复能力丧失会使得细胞易受其他突变的影响，并容易导致肿瘤的发生。但若对此进行调控，干扰其DNA修复能力，则会降低肿瘤细胞的活性，导致其死亡。其中一种调控方式是应用聚腺苷二磷酸核糖聚合酶(PARP)抑制剂，可以使细胞更加依赖BRCA，并在治疗BRCA相关的遗传性乳腺癌-卵巢癌综合征方面取得较好的结果。PARP支持单链DNA修复，若其功能受损，细胞将依赖更复杂的双链DNA修复机制，例如，由BRCA介导的同源重组和非同源末端连接机制。若BRCA介导的DNA修复本身因胚系突变而存在某种缺陷，那么PARP抑制剂将会打破肿瘤细胞中基因组不稳定性和细胞死亡间的平衡[171-174]。

(管隽 娄瑶晨 译)

参考文献

1. Speicher MR, Carter NP. The new cytogenetics: blurring the boundaries with molecular biology. *Nat Rev Genet* 2005;**6**:782–92.
2. Pinkel D, Segraves R, Sudar D, et al. High resolution analysis of DNA copy number variation using comparative genomic hybridization to microarrays. *Nat Genet* 1998;**20**:207–11.
3. Margulies M, Egholm M, Altman WE, et al. Genome sequencing in microfabricated high-density picolitre reactors. *Nature* 2005;**437**:376–80.
4. Fogel BL, Lee H, Strom SP, Deignan JL, Nelson SF. Clinical exome sequencing in neurogenetic and neuropsychiatric disorders. *Ann N Y Acad Sci* 2015;**1366**:49–60.
5. Shendure J, Porreca GJ, Reppas NB, et al. Accurate multiplex polony sequencing of an evolved bacterial genome. *Science* 2005;**309**:1728–32.
6. Xue Y, Ankala A, Wilcox WR, Hegde MR. Solving the molecular diagnostic testing conundrum for Mendelian disorders in the era of next-generation sequencing: single-gene, gene panel, or exome/genome sequencing. *Genet Med* 2015;**17**:444–51.
7. Gagan J, Van Allen EM. Next-generation sequencing to guide cancer therapy. *Genome Med* 2015;**7**:80.
8. Cooper DN, Chen JM, Ball EV, et al. Genes, mutations, and human inherited disease at the dawn of the age of personalized genomics. *Hum Mutat* 2010;**31**:631–55.
9. Benko S, Fantes JA, Amiel J, et al. Highly conserved non-coding elements on either side of SOX9 associated with Pierre Robin sequence. *Nat Genet* 2009;**41**:359–64.
10. Lettice LA, Heaney SJ, Purdie LA, et al. A long-range Shh enhancer regulates expression in the developing limb and fin and is associated with preaxial polydactyly. *Hum Mol Genet* 2003;**12**:1725–35.
11. Mirkovic N, Marti-Renom MA, Weber BL, Sali A, Monteiro AN. Structure-based assessment of missense mutations in human BRCA1: implications for breast and ovarian cancer predisposition. *Cancer Res* 2004;**64**:3790–97.
12. Ferrer-Costa C, Orozco M, de la Cruz X. Characterization of disease-associated single amino acid polymorphisms in terms of sequence and structure properties. *J Mol Biol* 2002;**315**:771–86.
13. Kanai K, Yoshida S, Hirose S, et al. Physicochemical property changes of amino acid residues that accompany missense mutations in SCN1A affect epilepsy phenotype severity. *J Med Genet* 2009;**46**:671–79.
14. Hofstra RM, Spurdle AB, Eccles D, et al. Tumor characteristics as an analytic tool for classifying genetic variants of uncertain clinical significance. *Hum Mutat* 2008;**29**:1292–303.
15. Inbar-Feigenberg M, Choufani S, Butcher DT, Roifman M, Weksberg R. Basic concepts of epigenetics. *Fertil Steril* 2013;**99**:607–15.
16. Cedar H, Bergman Y. Linking DNA methylation and histone modification: patterns and paradigms. *Nat Rev Genet* 2009;**10**:295–304.
17. Lande-Diner L, Zhang J, Ben-Porath I, et al. Role of DNA methylation in stable gene repression. *J Biol Chem* 2007;**282**:12194–200.
18. Gardner KE, Allis CD, Strahl BD. Operating on chromatin, a colorful language where context matters. *J Mol Biol* 2011;**409**:36–46.
19. Kaikkonen MU, Lam MT, Glass CK. Non-coding RNAs as regulators of gene expression and epigenetics. *Cardiovasc Res* 2011;**90**:430–40.
20. Barton SC, Surani MA, Norris ML. Role of paternal and maternal genomes in mouse development. *Nature* 1984;**311**:374–76.
21. McGrath J, Solter D. Completion of mouse embryogenesis requires both the maternal and paternal genomes. *Cell* 1984;**37**:179–83.
22. Ishida M, Moore GE. The role of imprinted genes in humans. *Mol Aspects Med* 2013;**34**:826–40.
23. Moore GE, Ishida M, Demetriou C, et al. The role and interaction of imprinted genes in human fetal growth. *Philos Trans R Soc Lond B Biol Sci* 2015;**370**:20140074.
24. Demetriou C, Abu-Amero S, Thomas AC. Paternally expressed, imprinted insulin-like growth factor-2 in chorionic villi correlates significantly with birth weight. *PLoS One* 2014;**9**:e85454.
25. Gicquel C, Gaston V, Mandelbaum J, Siffroi JP, Flahault A, Le Bouc Y. In vitro fertilization may increase the risk of Beckwith-Wiedemann syndrome related to the abnormal imprinting of the KCN1OT gene. *Am J Hum Genet* 2003;**72**:1338–41.
26. Hoeijmakers L, Kempe H, Verschure PJ. Epigenetic imprinting during assisted reproductive technologies: the effect of temporal and cumulative fluctuations in methionine cycling on the DNA methylation state. *Mol Reprod Dev* 2016;**83**:94–107.
27. Uyar A, Seli E. The impact of assisted reproductive technologies on genomic imprinting and imprinting disorders. *Curr Opin Obstet Gynecol* 2014;**26**:210–21.
28. Doornbos ME, Maas SM, McDonnell J, Vermeiden JP, Hennekam RC. Infertility, assisted reproduction technologies and imprinting disturbances: a Dutch study. *Hum Reprod* 2007;**22**:2476–80.
29. Houshdaran S, Cortessis VK, Siegmund K, Yang A, Laird PW, Sokol RZ. Widespread epigenetic abnormalities suggest a broad DNA methylation erasure defect in abnormal human sperm. *PLoS One* 2007;**2**:e1289.
30. Bickmore WA. Karyotype analysis and chromosome banding. In: *Encyclopedia of Life Sciences*, pp. 1–7. London: Nature Publishing Group; 2001.
31. Francke U. Digitized and differentially shaded human chromosome ideograms for genomic applications. *Cytogenet Cell Genet* 1994;**65**:206–18.
32. Pinkel D, Gray JW, Trask B, van den Engh G, Fuscoe J, van Dekken H. Cytogenetic analysis by in situ hybridization with fluorescently labeled nucleic acid probes. *Cold Spring Harb Symp Quant Biol* 1986;**51**:151–57.
33. Moore JW, Binder GA, Berry R. Prenatal diagnosis of aneuploidy and deletion 22q11.2 in fetuses with ultrasound detection of car-

diac defects. *Am J Obstet Gynecol* 2004;**191**:2068–73.
34. Goldmuntz E, Clark BJ, Mitchell LE. Frequency of 22q11 deletions in patients with conotruncal defects. *J Am Coll Cardiol* 1998;**32**:492–98.
35. Pinkel D, Segraves R, Sudar D, et al. High resolution analysis of DNA copy number variation using comparative genomic hybridization to microarrays. *Nat Genet* 1998;**20**:207–11.
36. Pollack JR, Perou CM, Alizadeh AA, et al. Genome-wide analysis of DNA copy-number changes using cDNA microarrays. *Nat Genet* 1999;**23**:41–46.
37. Albertson DG, Ylstra B, Segraves R, et al. Quantitative mapping of amplicon structure by array CGH identifies CYP24 as a candidate oncogene. *Nat Genet* 2000;**25**:144–46.
38. Ahn JW, Bint S, Bergbaum A, Mann K, Hall RP, Ogilvie CM. Array CGH as a first line diagnostic test in place of karyotyping for postnatal referrals—results from four years' clinical application for over 8,700 patients. *Mol Cytogenet* 2013;**6**:16.
39. Miller DT, Adam MP, Aradhya S, et al. Consensus statement: chromosomal microarray is a first-tier clinical diagnostic test for individuals with developmental disabilities or congenital anomalies. *Am J Hum Genet* 2010;**86**:749–64.
40. Park SJ, Jung EH, Ryu RS, Kang HW, et al. Clinical implementation of whole-genome array CGH as a first-tier test in 5080 pre and postnatal cases. *Mol Cytogenet* 2011;**4**:12.
41. Sanger F, Nicklen S, Coulson AR. DNA sequencing with chain-terminating inhibitors. *Proc Natl Acad Sci U S A* 1977;**74**:5463–67.
42. Lee LG, Connell CR, Woo SL, et al. DNA sequencing with dye-labeled terminators and T7 DNA polymerase: effect of dyes and dNTPs on incorporation of dye-terminators and probability analysis of termination fragments. *Nucleic Acids Res* 1992;**20**:2471–83.
43. Schouten JP, McElgunn CJ, Waaijer R, Zwijnenburg D, Diepvens F, Pals G. Relative quantification of 40 nucleic acid sequences by multiplex ligation-dependent probe amplification. *Nucleic Acids Res* 2002;**30**:e57.
44. Aarskog NK, Vedeler CA. Real-time quantitative polymerase chain reaction. A new method that detects both the peripheral myelin protein 22 duplication in Charcot-Marie-Tooth type 1A disease and the peripheral myelin protein 22 deletion in hereditary neuropathy with liability to pressure palsies. *Hum Genet* 2000;**107**:494–98.
45. Horowitz M, Pasmanik-Chor M, Borochowitz Z, et al. Prevalence of glucocerebrosidase mutations in the Israeli Ashkenazi Jewish population. *Hum Mutat* 1998;**12**:240–44.
46. Campbell PJ, Stephens PJ, Pleasance ED, et al. Identification of somatically acquired rearrangements in cancer using genome-wide massively parallel paired-end sequencing. *Nat Genet* 2008;**40**:722–29.
47. Metzker ML. Sequencing technologies—the next generation. *Nat Rev Genet* 2010;**11**:31–46.
48. Koboldt DC, Steinberg KM, Larson DE, Wilson RK, Mardis ER. The next-generation sequencing revolution and its impact on genomics. *Cell* 2013;**155**:27–38.
49. Bamshad MJ, Ng SB, Bigham AW, et al. Exome sequencing as a tool for Mendelian disease gene discovery. *Nat Rev Genet* 2011;**12**:745–55.
50. Gilissen C, Hoischen A, Brunner HG, Veltman JA. Disease gene identification strategies for exome sequencing. *Eur J Hum Genet* 2012;**20**:490–97.
51. Trottier Y, Biancalana V, Mandel JL. Instability of CAG repeats in Huntington's disease: relation to parental transmission and age of onset. *J Med Genet* 1994;**31**:377–82.
52. Tsai PY, Chang CH, Yu CH, Cheng YC, Chang FM. Three-dimensional ultrasound in the prenatal diagnosis of osteogenesis imperfecta. *Taiwan J Obstet Gynecol* 2012;**51**:387–92.
53. Thompson EM. Non-invasive prenatal diagnosis of osteogenesis imperfecta. *Am J Med Genet* 1993;**45**:201–206
54. Gusman M, Servaes S, Feygin T, Degenhardt K, Epelman M. Multimodal imaging in the prenatal diagnosis of tuberous sclerosis complex. *Case Rep Pediatr* 2012;**2012**:925646.
55. Harper PS. *Practical Genetic Counselling*. Boca Raton, FL: CRC Press; 2010.
56. Young ID. *Introduction to Risk Calculation in Genetic Counselling*. New York: Oxford University Press; 2007.
57. Yates JR, van Bakel I, Sepp T, et al. Female germline mosaicism in tuberous sclerosis confirmed by molecular genetic analysis. *Hum Mol Genet* 1997;**6**:2265–69.
58. Bittles A. Consanguinity and its relevance to clinical genetics. *Clin Genet* 2001;**60**:89–98.
59. Massie J, Ioannou L, Delatycki M. Prenatal and preconception population carrier screening for cystic fibrosis in Australia: where are we up to? *Aust N Z J Obstet Gynaecol* 2014;**54**:503–509.
60. Cousens NE, Gaff CL, Metcalfe SA, Delatycki MB. Carrier screening for beta-thalassaemia: a review of international practice. *Eur J Hum Genet* 2010;**18**:1077–83.
61. Rai R, Regan L. Recurrent miscarriage. *Lancet* 2006;**368**:601–11.
62. Hogge WA, Byrnes AL, Lanasa MC, Surti U. The clinical use of karyotyping spontaneous abortions. *Am J Obstet Gynecol* 2003;**189**:397–400.
63. De Braekeleer M, Dao TN. Cytogenetic studies in couples experiencing repeated pregnancy losses. *Hum Reprod* 1990;**5**:519–28.
64. Goddijn M, Joosten JH, Knegt AC, et al. Clinical relevance of diagnosing structural chromosome abnormalities in couples with repeated miscarriage. *Hum Reprod* 2004;**19**:1013–17.
65. Munné S, Morrison L, Fung J, et al. Spontaneous abortions are reduced after preconception diagnosis of translocations. *J Assist Reprod Genet* 1998;**15**:290–96.
66. Munné S, Sandalinas M, Escudero T, Fung J, Gianaroli L, Cohen J. Outcome of preimplantation genetic diagnosis of translocations. *J Fertil Steril* 2000;**73**:1209–18.
67. Scriven PN, Flinter FA, Braude PR, Ogilvie CM. Robertsonian translocations-reproductive risks and indications for preimplantation genetic diagnosis. *Hum Reprod* 2001;**16**:2267–73.
68. Midro AT, Stengel-Rutkowski S, Stene J. Experiences with risk estimates for carriers of chromosomal reciprocal translocations. *Clin Genet* 1992;**41**:113–22.
69. Barisić I, Zergollern L, Muzinić D, Hitrec V. Risk estimates for balanced reciprocal translocation carriers—prenatal diagnosis experience. *Clin Genet* 1996;**49**:145–51.
70. Witmer JM, Wedl L, Black BJ. Genetic counseling: ethical and professional role implications. *Couns Dev* 1986;**64**:337–40.
71. Kessler S. Psychological aspects of genetic counseling. XIV. Nondirectiveness and counseling skills. *Genet Test* 2001;**5**:187–91.
72. Hardy K, Martin KL, Leese HJ, Winston RM, Handyside AH. Human preimplantation development in vitro is not adversely affected by biopsy at the 8-cell stage. *Hum Reprod* 1990;**5**:708–14.
73. Harper JC, Sengupta SB. Preimplantation genetic diagnosis: state of the art 2011. *Hum Genet* 2012;**131**:175–86.
74. Hanson C, Jakobsson AH, Sjögren A, et al. Preimplantation genetic diagnosis (PGD): the Gothenburg experience. *Acta Obstet Gynecol Scand* 2001;**80**:331–36.
75. Fridström M, Ahrlund-Richter L, Iwarsson, et al. Clinical outcome of treatment cycles using preimplantation genetic diagnosis for structural chromosomal abnormalities. *Prenat Diagn* 2001;**21**:781–87.
76. Mackie Ogilvie C, Scriven PN. Meiotic outcomes in reciprocal translocation carriers ascertained in 3-day human embryos. *Eur J Hum Genet* 2002;**10**:801–806.
77. Harton GL, De Rycke M, Fiorentino F, et al. ESHRE PGD consortium best practice guidelines for amplification-based PGD. *Hum Reprod* 2011;**26**:33–40.
78. Verlinsky Y, Cieslak J, Freidine M, et al. Pregnancies following pre-conception diagnosis of common aneuploidies by fluorescent in-situ hybridization. *Hum Reprod* 1995;**10**:1923–27.
79. Silber S, Escudero T, Lenahan K, Abdelhadi I, Kilani Z, Munné S. Chromosomal abnormalities in embryos derived from testicular sperm extraction. *Fertil Steril* 2003;**79**:30–38.

80. Wilding M, Forman R, Hogewind G, et al. Preimplantation genetic diagnosis for the treatment of failed in vitro fertilization-embryo transfer and habitual abortion. *Fertil Steril* 2004;**81**:1302–307.
81. Platteau P, Staessen C, Michiels A, Van Steirteghem A, Liebaers I, Devroey P. Preimplantation genetic diagnosis for aneuploidy screening in patients with unexplained recurrent miscarriages. *Fertil Steril* 2005;**83**:393–97.
82. Chen CK, Yu HT, Soong YK, Lee CL. New perspectives on preimplantation genetic diagnosis and preimplantation genetic screening. *Taiwan J Obstet Gynecol* 2014;**53**:146–50.
83. van Echten-Arends J, Mastenbroek S, Sikkema-Raddatz B, et al. Chromosomal mosaicism in human preimplantation embryos: a systematic review. *Hum Reprod Update* 2011;**17**:620–27.
84. Mastenbroek S, Twisk M, van Echten-Arends JN. In vitro fertilization with preimplantation genetic screening. *N Engl J Med* 2007;**357**:9–17.
85. Yang Z, Liu J, Collins GS, et al. Selection of single blastocysts for fresh transfer via standard morphology assessment alone and with array CGH for good prognosis IVF patients: results from a randomized pilot study. *Mol Cytogenet* 2012;**5**:24.
86. Wells D, Kaur K, Grifo J, et al. Clinical utilisation of a rapid low-pass whole genome sequencing technique for the diagnosis of aneuploidy in human embryos prior to implantation. *J Med Genet* 2014;**51**:553–62.
87. Tabor A, Alfirevic Z. Update on procedure-related risks for prenatal diagnosis techniques. *Fetal Diagn Ther* 2010;**27**:1–7.
88. Society for Maternal-Fetal Medicine (SMFM), Berry SM, Stone J, Norton ME, Johnson D, Berghella V. Fetal blood sampling. *Am J Obstet Gynecol* 2013;**209**:170–80.
89. Lo YM, Corbetta N, Chamberlain PF, et al. Presence of fetal DNA in maternal plasma and serum. *Lancet* 1997;**350**:485–87
90. Lo YM. Fetal DNA in maternal plasma: biology and diagnostic applications. *Clin Chem* 2000;**46**:1903–906.
91. Rijnders RJ, Van Der Luijt RB, Peters ED, et al. Earliest gestational age for fetal sexing in cell-free maternal plasma. *Prenat Diagn* 2003;**23**:1042–44.
92. Hyett JA, Gardener G, Stojilkovic-Mikic T, et al. Reduction in diagnostic and therapeutic interventions by non-invasive determination of fetal sex in early pregnancy. *Prenat Diagn* 2005;**25**:1111–16.
93. Guibert J, Benachi A, Grebille AG, Ernault P, Zorn JR, Costa JM. Kinetics of SRY gene appearance in maternal serum: detection by real time PCR in early pregnancy after assisted reproductive technique. *Hum Reprod* 2003;**18**:1733–36.
94. Honda H, Miharu N, Ohashi Y, et al. Fetal gender determination in early pregnancy through qualitative and quantitative analysis of fetal DNA in maternal serum. *Hum Genet* 2002;**110**:75–79.
95. Elejalde BR, de Elejalde MM, Heitman T. Visualization of the fetal genitalia by ultrasonography: a review of the literature and analysis of its accuracy and ethical implications. *J Ultrasound Med* 1985;**4**:633–39.
96. Efrat Z, Akinfenwa OO, Nicolaides KH. First-trimester determination of fetal gender by ultrasound. *Ultrasound Obstet Gynecol* 1999;**13**:305–307.
97. Chi C, Hyett JA, Finning KM, Lee CA, Kadir RA. Non-invasive first trimester determination of fetal gender: a new approach for prenatal diagnosis of haemophilia. *BJOG* 2006;**113**:239–42.
98. Chitty LS, Griffin DR, Meaney C, et al. New aids for the non-invasive prenatal diagnosis of achondroplasia: dysmorphic features, charts of fetal size and molecular confirmation using cell-free fetal DNA in maternal plasma. *Ultrasound Obstet Gynecol* 2011;**37**:283–89.
99. Chitty LS, Khalil A, Barrett AN, Pajkrt E, Griffin DR, Cole TJ. Safe, accurate, prenatal diagnosis of thanatophoric dysplasia using ultrasound and free fetal DNA. *Prenat Diagn* 2013;**33**:416–23.
100. Bustamante-Aragones A, Gallego-Merlo J, Trujillo-Tiebas MJ, et al. New strategy for the prenatal detection/exclusion of paternal cystic fibrosis mutations in maternal plasma. *J Cyst Fibros* 2008;**7**:505–10.
101. Nasis O, Thompson S, Hong T, et al. Improvement in sensitivity of allele-specific PCR facilitates reliable noninvasive prenatal detection of cystic fibrosis. *Clin Chem* 2004;**50**:694–701.
102. Chitty LS, Mason S, Barrett AN, et al. Non-invasive prenatal diagnosis of achondroplasia and thanatophoric dysplasia: next-generation sequencing allows for a safer, more accurate, and comprehensive approach. *Prenat Diagn* 2015;**35**:656–62.
103. Nicolaides KH. Screening for fetal aneuploidies at 11 to 13 weeks. *Prenat Diagn* 2011;**31**:7–15.
104. Weremowicz S, Sandstrom DJ, Morton CC, Niedzwiecki CA, Sandstrom MM, Bieber FR. Fluorescence in situ hybridization (FISH) for rapid detection of aneuploidy: experience in 911 prenatal cases. *Prenat Diagn* 2001;**21**:262–69.
105. Klinger K, Landes G, Shook D, et al. Rapid detection of chromosome aneuploidies in uncultured amniocytes by using fluorescence in situ hybridization (FISH). *Am J Hum Genet* 1992;**51**:55–65.
106. Pertl B, Pieber D, Lercher-Hartlieb A, et al. Rapid prenatal diagnosis of aneuploidy by quantitative fluorescent PCR on fetal samples from mothers at high risk for chromosome disorders. *Mol Hum Reprod* 1999;**5**:1176–79.
107. Mansfield ES. Diagnosis of Down syndrome and other aneuploidies using quantitative polymerase chain reaction and small tandem repeat polymorphisms. *Hum Mol Genet* 1993;**2**:43–50.
108. Leung WC, Lao TT. Rapid aneuploidy testing, traditional karyotyping, or both? *Lancet* 2005;**366**:97–98.
109. Caine A, Maltby AE, Parkin CA, Waters JJ, Crolla JA; UK Association of Clinical Cytogeneticists (ACC). Prenatal detection of Down's syndrome by rapid aneuploidy testing for chromosomes 13, 18, and 21 by FISH or PCR without a full karyotype: a cytogenetic risk assessment. *Lancet* 2005;**366**:123–28.
110. Gil MM, Quezada MS, Revello R, Akolekar R, Nicolaides KH. Analysis of cell-free DNA in maternal blood in screening for fetal aneuploidies: updated meta-analysis. *Ultrasound Obstet Gynecol* 2015;**45**:249–66.
111. Gregg AR, Gross SJ, Best RG, et al. ACMG statement on non-invasive prenatal screening for fetal aneuploidy. *Genet Med* 2013;**15**:395–98.
112. Norton ME, Jacobsson B, Swamy GK, et al. Cell-free DNA analysis for noninvasive examination of trisomy. *N Engl J Med* 2015;**372**:1589–97.
113. Warsof SL, Larion S, Abuhamad AZ. Overview of the impact of noninvasive prenatal testing on diagnostic procedures. *Prenat Diagn* 2015;**35**:972–79.
114. Minear MA, Lewis C, Pradhan S, Chandrasekharan S. Global perspectives on clinical adoption of NIPT. *Prenat Diagn* 2015;**35**:959–67.
115. Kleeman L, Bianchi DW, Shaffer LG, et al. Use of array comparative genomic hybridization for prenatal diagnosis of fetuses with sonographic anomalies and normal metaphase karyotype. *Prenat Diagn* 2009;**29**:1213–17.
116. Van den Veyver IB, Patel A, Shaw CA, et al. Clinical use of array comparative genomic hybridization (aCGH) for prenatal diagnosis in 300 cases. *Prenat Diagn* 2009;**29**:29–39.
117. Le Caignec C, Boceno M, Saugier-Veber P, et al. Detection of genomic imbalances by array based comparative genomic hybridisation in fetuses with multiple malformations. *J Med Genet* 2005;**42**:121–28.
118. Tyreman M, Abbott KM, Willatt LR, et al. High resolution array analysis: diagnosing pregnancies with abnormal ultrasound findings. *J Med Genet* 2009;**46**:531–41.
119. Van den Veyver IB, Beaudet AL. Comparative genomic hybridization and prenatal diagnosis. *Curr Opin Obstet Gynecol* 2006;**18**:185–91.
120. D'Amours G, Kibar Z, Mathonnet G, et al. Whole-genome array CGH identifies pathogenic copy number variations in fetuses

with major malformations and a normal karyotype. *Clin Genet* 2012;**81**:128–41.
121. Evangelidou P, Alexandrou A, Moutafi M, et al. Implementation of high resolution whole genome array CGH in the prenatal clinical setting: advantages, challenges, and review of the literature. *Biomed Res Int* 2013;**2013**:346762.
122. Beggs AD, Hodgson SV. Genomics and breast cancer: the different levels of inherited susceptibility. *Eur J Hum Genet* 2009;**17**:855–56.
123. Volgelstein B, Kinzler KW. *The Genetic Basis of Human Cancer*. London: McGraw-Hill; 2002.
124. Turnbull C, Hodgson S. Genetic predisposition to cancer. *Clin Med (Lond)* 2005;**5**:491–98.
125. Seal S, Thompson D, Renwick A, et al. Truncating mutations in the Fanconi anemia J gene BRIP1 are low-penetrance breast cancer susceptibility alleles. *Nat Genet* 2006;**38**:1239–41.
126. Ripperger T, Gadzicki D, Meindl A, Schlegelberger B. Breast cancer susceptibility: current knowledge and implications for genetic counselling. *Eur J Hum Genet* 2009;**17**:722–31.
127. Knudson AG. Mutation and cancer: statistical study of retinoblastoma. *Proc Natl. Acad Sci U S A* 1971;**68**:820–23.
128. Wooster R, Bignell G, Lancaster J, et al. Identification of the breast cancer susceptibility gene BRCA2. *Nature* 1995;**378**:789–92.
129. Scully R. Role of BRCA gene dysfunction in breast and ovarian cancer predisposition. *Breast Cancer Res* 2000;**2**:324–30.
130. Sowter HM, Ashworth A. BRCA1 and BRCA2 as ovarian cancer susceptibility genes. *Carcinogenesis* 2005;**26**:1651–56.
131. Hopper JL, Southey MC, Dite GS, et al. Population-based estimate of the average age-specific cumulative risk of breast cancer for a defined set of protein-truncating mutations in BRCA1 and BRCA2. Australian Breast Cancer Family Study. *Cancer Epidemiol Biomarkers Prev* 1999;**8**:741–47.
132. Thompson D, Easton DF; Breast Cancer Linkage Consortium. Cancer incidence in BRCA1 mutation carriers. *J Natl Cancer Inst* 2002;**94**:1358–65.
133. Kirchhoff T, Kauff ND, Mitra N, et al. BRCA mutations and risk of prostate cancer in Ashkenazi Jews. *Clin Cancer Res* 2004;**10**:2918–21.
134. Iqbal J, Ragone A, Lubinski J, et al. The incidence of pancreatic cancer in BRCA1 and BRCA2 mutation carriers. *Br J Cancer* 2012;**107**:2005–2009.
135. Boland CR. Recent discoveries in the molecular genetics of Lynch syndrome. *Fam Cancer* 2016;**15**:395–403.
136. Lynch HT, Lynch PM, Lanspa SJ, Snyder CL, Lynch JF, Boland CR. Review of the Lynch syndrome: history, molecular genetics, screening, differential diagnosis, and medicolegal ramifications. *Clin Genet* 2009;**76**:1–18.
137. Bronner CE, Baker SM, Morrison PT, et al. Mutation in the DNA mismatch repair gene homologue hMLH1 is associated with hereditary non-polyposis colon cancer. *Nature* 1994;**368**:258–61.
138. Papadopoulos N, Nicolaides NC, Wei YF, et al. Mutation of a mutL homolog in hereditary colon cancer. *Science* 1994;**263**:1625–29.
139. Stoffel E, Mukherjee B, Raymond VM, et al. Calculation of risk of colorectal and endometrial cancer among patients with Lynch syndrome. *Gastroenterology* 2009;**137**:1621–27.
140. Barrow E, Robinson L, Alduaij W, et al. Cumulative lifetime incidence of extracolonic cancers in Lynch syndrome: a report of 121 families with proven mutations. *Clin Genet* 2009;**75**:141–49.
141. Watson P, Vasen HF, Mecklin JP, et al. The risk of extra-colonic, extra-endometrial cancer in the Lynch syndrome. *Int J Cancer* 2008;**123**:444–49.
142. Metcalfe K, Gershman S, Lynch HT, et al. Predictors of contralateral breast cancer in BRCA1 and BRCA2 mutation carriers. *Br J Cancer* 2011;**104**:1384–92.
143. van der Kolk DM, de Bock GH, Leegte BK, et al. Penetrance of breast cancer, ovarian cancer and contralateral breast cancer in BRCA1 and BRCA2 families: high cancer incidence at older age. *Breast Cancer Res Treat* 2010;**124**:643–51.
144. Malone KE, Begg CB, Haile RW, et al. Population-based study of the risk of second primary contralateral breast cancer associated with carrying a mutation in BRCA1 or BRCA2. *J Clin Oncol* 2010;**28**:2404–10.
145. Graeser MK, Engel C, Rhiem K, et al. Contralateral breast cancer risk in BRCA1 and BRCA2 mutation carriers. *J Clin Oncol* 2009;**27**:5887–92.
146. Angelos P, Bedrosian I, Euhus DM, Herrmann VM, Katz SJ, Pusic A. Contralateral prophylactic mastectomy: challenging considerations for the surgeon. *Ann Surg Oncol* 2015;**22**:3208–12.
147. Pierce LJ, Phillips KA, Griffith KA, et al. Local therapy in BRCA1 and BRCA2 mutation carriers with operable breast cancer: comparison of breast conservation and mastectomy. *Breast Cancer Res Treat* 2010;**121**:389–98.
148. Smith KL, Isaacs C. BRCA mutation testing in determining breast cancer therapy. *Cancer J* 2011;**17**:492–99.
149. van Sprundel TC, Schmidt MK, Rookus MA, et al. Risk reduction of contralateral breast cancer and survival after contralateral prophylactic mastectomy in BRCA1 or BRCA2 mutation carriers. *Br J Cancer* 2005;**93**:287–92.
150. Finch A, Evans G, Narod SA. BRCA carriers, prophylactic salpingo-oophorectomy and menopause: clinical management considerations and recommendations. *Womens Health (Lond Engl)* 2012;**8**:543–55.
151. Rebbeck TR, Levin AM, Eisen A, et al. Breast cancer risk after bilateral prophylactic oophorectomy in BRCA1 mutation carriers. *J Natl Cancer Inst* 1999;**91**:1475–79.
152. Kauff ND, Satagopan JM, Robson ME, et al. Risk-reducing salpingo-oophorectomy in women with a BRCA1 or BRCA2 mutation. *N Engl J Med* 2002;**346**:1609–15.
153. Rebbeck TR, Kauff ND, Domchek SM. Meta-analysis of risk reduction estimates associated with risk-reducing salpingo-oophorectomy in BRCA1 or BRCA2 mutation carriers. *J Natl Cancer Inst* 2009;**101**:80–87.
154. Vasen HF, Blanco I, Aktan-Collan K, et al. Revised guidelines for the clinical management of Lynch syndrome (HNPCC): recommendations by a group of European experts. *Gut* 2013;**62**:812–23.
155. Schmeler KM, Lynch HT, Chen LM, et al. Prophylactic surgery to reduce the risk of gynecologic cancers in the Lynch syndrome. *N Engl J Med* 2006;**354**:261–69.
156. Wevers MR, Ausems MG, Verhoef S, et al. Behavioral and psychosocial effects of rapid genetic counseling and testing in newly diagnosed breast cancer patients: design of a multicenter randomized clinical trial. *BMC Cancer* 2011;**11**:6.
157. Graves KD, Vegella P, Poggi EA, et al. Long-term psychosocial outcomes of BRCA1/BRCA2 testing: differences across affected status and risk-reducing surgery choice. *Cancer Epidemiol Biomarkers Prev* 2012;**21**:445–55.
158. Braithwaite D, Emery J, Walter F, Prevost AT, Sutton S. Psychological impact of genetic counseling for familial cancer: a systematic review and meta-analysis. *Fam Cancer* 2006;**5**:61–75.
159. Hesse-Biber S, An C. Genetic testing and post-testing decision making among BRCA-positive mutation women: a psychosocial approach. *J Genet Couns* 2016;**25**:978–92.
160. Cheon JY, Mozersky J, Cook-Deegan R. Variants of uncertain significance in BRCA: a harbinger of ethical and policy issues to come? *Genome Med* 2014;**6**:121.
161. Richter S, Haroun I, Graham TC, Eisen A, Kiss A, Warner E. Variants of unknown significance in BRCA testing: impact on risk perception, worry, prevention and counseling. *Ann Oncol* 2013;**24** Suppl 8:viii69–74.
162. Järvinen HJ, Mecklin JP, Sistonen P. Screening reduces colorectal cancer rate in families with hereditary nonpolyposis colorectal cancer. *Gastroenterology* 1995;**108**:1405–11.
163. Vasen HF, Abdirahman M, Brohet R, et al. One to 2-year surveillance intervals reduce risk of colorectal cancer in families with Lynch syndrome. *Gastroenterology* 2010;**138**:2300–306.

164. Passaperuma K, Warner E, Causer PA, et al. Long-term results of screening with magnetic resonance imaging in women with BRCA mutations. *Br J Cancer* 2012;**107**:24–30.
165. Warner E, Messersmith H, Causer P, Eisen A, Shumak R, Plewes D. Systematic review: using magnetic resonance imaging to screen women at high risk for breast cancer. *Ann Intern Med* 2008;**148**:671–79.
166. Donnelly LS, Watson M, Moynihan C, et al. Reproductive decision-making in young female carriers of a BRCA mutation. *Hum Reprod* 2013;**28**:1006–12.
167. Ormondroyd E, Donnelly L, Moynihan C, et al. Attitudes to reproductive genetic testing in women who had a positive BRCA test before having children: a qualitative analysis. *Eur J Hum Genet* 2012;**20**:4–10.
168. Lane M, Ngueng Feze I, Joly Y. Genetics and personal insurance: the perspectives of Canadian cancer genetic counselors. *J Genet Couns* 2015;**24**:1022–36.
169. Joly Y, Ngueng Feze I, Simard J. Genetic discrimination and life insurance: a systematic review of the evidence. *BMC Med* 2013;**11**:25.
170. Goyal G, Fan T, Silberstein PT. Hereditary cancer syndromes: utilizing DNA repair deficiency as therapeutic target. *Fam Cancer* 2016;**15**:359–66.
171. Ricks TK, Chiu HJ, Ison G, et al. Successes and challenges of PARP inhibitors in cancer therapy. *Front Oncol* 2015;**5**:222.
172. Bryant HE, Schultz N, Thomas HD, et al. Specific killing of BRCA2-deficient tumours with inhibitors of poly(ADP-ribose) polymerase. *Nature* 2005;**434**:913–17.
173. Farmer H, McCabe N, Lord CJ, et al. Targeting the DNA repair defect in BRCA mutant cells as a therapeutic strategy. *Nature* 2005;**434**:917–21.
174. Tutt AN, Lord CJ, McCabe N, et al. Exploiting the DNA repair defect in BRCA mutant cells in the design of new therapeutic strategies for cancer. *Cold Spring Harb Symp Quant Biol* 2005;**70**:139–48.

第5章

临床管理

Leroy C. Edozien

什么是临床管理?

定义:什么是临床管理?什么不是?

临床管理是一整套结构和流程的总和,旨在尽可能确保正确的人在正确的时间、正确的地点,以正确的方式接受正确的治疗,并取得正确的结果。该目标并非偶然发生,必须通过有意识的努力(创建和维持其所需的结构和流程)来实现,并须得到积极有效的管理。此外,这种积极的管理不仅应体现在医疗机构层面,也应体现在个体从业者层面,其不仅是医疗管理者的工作,也是(或应该是)临床实践的核心。

临床管理的价值

临床管理对于患者、医务人员、医疗机构和整体卫生经济的效益是非常重要的。医疗接受者希望获得尽可能好的治疗,来实现良好的结局。他们希望根据他们的需要和情况制订个体化治疗方案,并且以适当和受尊重的方式提供。他们的亲属和朋友也有同样的期望,并希望医护人员能适当地参与其中。若医务人员有一个良好的工作环境,并将所提供的医疗服务质量情况落实为个人和集体的责任,那么其主观能动性和工作能力都会有所提高。整个团队的工作能力及地位同样会获得提高。此外,团队资源获得有效部署,可以降低损耗,减少医源性并发症、不必要的检查和治疗,以及可避免的额外住院治疗费用——所有这些都可以转化为更健康的人口和更好的健康经济。

临床管理的领域

为了实现临床管理的目标,团队必须从"紧急救治"的位置转变为主动管理的角色。此外,必须解决所有相关领域的问题。

RADICAL基本框架构成临床管理的结构和流程,包括:增强意识、应用质量改进(QI)方法、质量设计(包括安全)、服务对象参与、收集和分析数据,以及从事件中汲取经验(图5.1)。

临床管理的实施和监测

RADICAL框架是实施和监测临床管理的综合性工具。其发展并整合了以下内容:

增强意识——让医务人员了解临床管理的基本原则、当前发展和出现的经验教训。这项任务及与其

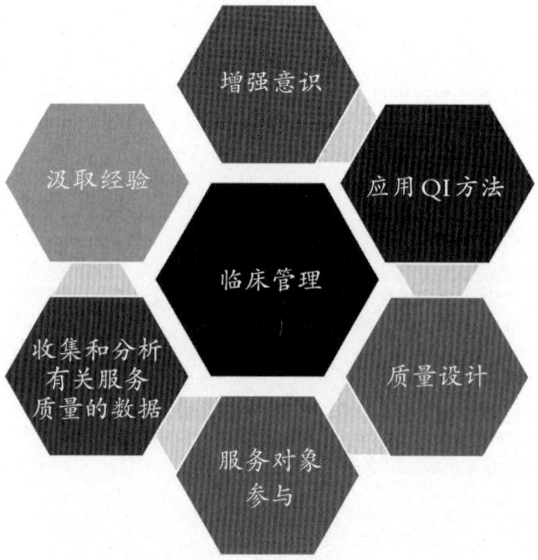

图5.1 临床管理的要点。

协调有关的其他任务通常由本团队各级管理人员和委员会承担。教育活动和反馈情况都被包含在内。

应用QI方法——无论是在个人层面还是在团队层面，通常需要进行一些改变，以提高水平。必须使用结构化方法来管理此类变化。为此，应采用规范的QI方法。

质量设计——医疗保健的设计旨在确保达到最高的质量水平。为实现这一点，涉及“临床有效性”的概念，这将在后面的章节中讨论。

服务对象参与——从提高认识到组织学习，服务对象都应该积极参与。

收集和分析有关服务质量的数据——一旦我们设计了提供医疗服务的方式，就应该不断进行临床审查，以检查医疗服务是否达到设计标准。作为风险管理的一部分，还应收集和分析数据。

汲取经验——个人和团队应从临床管理中不断汲取经验，否则数据收集和分析将成为纸上谈兵。以下部分将具体讨论这些临床管理活动。

增强意识

临床管理的实施不仅需要嵌入提高医疗质量的结构和流程，还需要塑造员工的思维和行为，并提高他们对质量相关问题的意识。

质量管理维度

医疗保健和卫生系统的质量管理包含6个方面[1,2]。

1. 有效：确保提供的医疗有证据支持（参见“临床有效性”一节）。

2. 高效：以优化资源使用和避免浪费的方式提供医疗保健。

3. 无障碍：及时提供医疗服务，并确保服务对象能够轻松地使用此服务。

4. 以患者为中心：考虑服务对象的个人偏好、期望和文化背景来提供医疗服务。

5. 公平：确保医疗质量不会因性别、种族、民族、地理位置或社会经济地位等个人特征而发生变化。

6. 安全：当提供医疗保健时，确保将对服务对象造成伤害的风险降至最低。

这些方面不应被视为相互独立的，而应被视为整体的一部分。

提高对患者安全的意识

过去，当患者发生安全事件时，处于前线的临床医生会受到指责——这是保障患者安全的“个人方法”，但这培养出一种“指责文化”。随着风险管理的出现，处理方式逐渐转变为“系统方法”，在这种方法中，患者安全事件的发生不被归因于个人，而是归因于团队预案的漏洞。有争议的是，虽然系统方法避免了“指责文化”，但其可能会回避追究个人对患者安全的责任。

生物学方法已被提倡作为患者安全概念化的替代方法[3]。这种从生态系统改良而来的模式更加强调处于前线的个体与系统其他组成部分之间的关系；个人被视为系统的内在组成部分，而不是附属物。

以这种方式将患者安全概念化，为更全面地了解人为因素、非技术性技能和安全文化在提供更安全的医疗保健中的重要性奠定了基础。

人为因素与非技术性技能

保障患者安全的系统方法源于程序设计，其最终目标是实现优化和标准化，并最大限度地减少对易出错的人为工作的依赖。在此基础上设计的干预措施包括指南和协议、围术期安全检查表（确保正确的人员在正确的位置进行正确的操作）和其他检查表。在生物学方法中，检查表和协议书的价值得到认可，但重点应放在临床团队的个人和群体特质上，如沟通技能、领导力、团队合作和态势感知。态势感知是意识到环境中正在发生的事情的属性；了解正在进行的活动的重要性，并根据这一认识进行预测。一系列因素，包括疲劳、任务繁重、沟通不当和注意力不集中，都可能影响态势感知。在手术室和分娩室等高风险、动态的环境中，态势感知尤其重要[4]。

这些认知、社会和个人属性被称为非技术性技能，其是对技术熟练度的补充，与技术性技能同样重要。当这些个体特征与环境、团队和任务因素相结合，被用来认识、保护和促进患者安全时，则被称作“人为因素方法”。Stanhope等人描述了一个该方法如何被应用于妇产科的例子[5]。

安全文化

团队的安全文化是反映团队承诺的关于保护患者安全的价值观、态度、能力和行为的总和。临床医生应该承担起在工作场所培养安全文化的专业责任。虽然已经制订了评估和改进安全文化的工具和策略,但文化的结构复杂,采用综合的、多方面的方法最有可能成功形成安全文化[6]。

顺应力

顺应力是一个团队或组织在面对不断变化的挑战和约束时持续保持其品质质量的能力。政策、协议和指导方针都有其作用,但顺应力需要的不仅如此[7]。采用质量生态方法、实施综合质量管理计划(由RADICAL框架推动)并强调组织学习的团队可能具有高度的顺应力。

应用质量改进方法

QI方法实现的良好结果并非偶然发生或必然发生。QI是一门科学和一门艺术,必须采用适当的方法才能达到预期的效果。几十年前,制造业就认识到了这一点,但直到最近,医疗行业才认识到这一点。计划不周的措施往往只是勾选练习,而精心设计的干预措施已被证明可以在产科[8,9]和妇科[10]中产生明显的益处。

行业内已经设计、研究和完善了一系列QI方法,包括持续QI、六西格玛、全面质量管理(TQM)、计划-执行-研究-行动(PDSA)循环、统计过程控制(SPC)、精益管理和精益六西格玛。系统评估表明,这些方法可能对改善外科护理有显著影响[11,12]。

对QI方法的全面讨论超出了本章的范围。此处简要描述一种可用于医疗QI的方法,即改进模型[13]。这种方法基于3个问题:①我们要实现什么?②我们如何知道改变就是在改进?③我们可以做出哪些改变来实现改进?这些问题需要明确一个具体和可衡量的目标,采取正确的措施或评估方式,并且应具有目的性和渐进性地收集信息。使用迭代计划(规划需要完成的工作)、执行(运行测试)、研究(观察结果)、行动(根据所学内容采取行动)循环进行更改——更确切地说是PDSA循环。用小样本在小范围内进行变化测试,如果有明显改善,则将测试扩展到更大范围。一个在妇科中使用PDSA循环的例子体现在一个项目中,该项目旨在减少妇科急诊室对β-人绒毛膜促性腺激素测量的过度使用[14]。在PDSA循环中,评估的度量可以是过程度量[9,14]或结果度量[8]。此外,制订一个“平衡措施”来检查计划的变更能否产生意想不到的结果,这也是很有帮助的。例如,当实施术后快速康复计划,以便接受简单剖宫产的女性在分娩后次日出院时,平衡措施可以是评估再次入院的次数或患者满意度。

质量设计

临床管理的良好实践要求不断设计、监测和重新设计系统,以确保QI持续存在。实现安全设计的一种方法是标准化流程。这通常可以通过政策、协议和指南来实现。另一种方法是技术方式,旨在提高主观能动性,消除或减少人为因素,从而提高质量(特别是安全方面的质量)。这两种方法都有系统工程的基础。其带来了一阶变化,但对于在医疗保健中持续的QI,二阶变化(包括态度和行为的变化)是必不可少的。

以下各节简要讨论了质量设计的一些示例。

交接

交接是指将对患者的医疗责任和(或)义务从一个医疗服务提供者或团队转移到另一个医疗服务提供者或团队。随着责任的转移,临床信息也随之转移。轮班之间的交接是一个评估可用资源(医务人员、床位、房间等)、计划应急事件和保持团队态势感知的机会。每个团队均应使用可实施的良好实践指南,以设计自己的交接流程。

认识和应对急诊中的临床病情恶化

全球医疗保健中,死亡或严重发病的主要原因之一是未能认识到患者病情恶化,或者是虽然认识到但未能对临床病情恶化做出适当反应(有时被称为“抢救失败”)。抢救失败通常是由缺乏态势感知能力所致。

为了解决识别病情恶化存在的问题,设计了基于生理参数的评分图。例如,改良的早期产科预警评分表(MEOWS)被用于对所有存在不适的妊娠女性或产后女性进行常规医疗护理。英国机密调查报告建议,医疗服务提供者应使用图表观察结果,以“确保确认正常而非推定”[15]。换言之,图表的使用应该改变行为,使临床医生不断寻求正常的客观确认,而非假设正常,被动地等待这一假设带来的所有情况。报告还指出,“针对异常评分的后续行为将影响结果,而非仅仅将其记录下来”——这是临床医生行为在风险管理中重要性的另一个体现。

脓毒症的防治

临床实践的一个方面是脓毒症的预防和管理,早期预警评分和(或)其他结构化观察对临床结果有很大影响。初步评估表明,专门为产科人群设计的评分系统可以被可靠地用于重症监护病房中的高危女性[16]。

脓毒症是全球产妇死亡的主要原因。在英国,NICE于2016年制订了关于脓毒症管理的国家指南,并于2017年进行了更新[17]。英国皇家妇产科学院已经制订了妊娠期脓毒症管理指南,目前正在编制第2版[18]。国家和地方指南均为脓毒症的识别和管理提供了方法。严重脓毒症患者生存的关键是“脓毒症6步集束化疗法”,其包括3个治疗步骤和3种诊断。这一集束化疗法的全部步骤应该在脓毒症获得初步诊断后的1小时内完成。具体如下:

- 提供高流量氧气。
- 静脉注射抗生素。
- 开始静脉输液。
- 获取血液培养。
- 检查血清乳酸并进行全血细胞计数。
- 监测尿量。

脓毒症6步集束化疗法可以使脓毒症死亡人数减半,但英国的一项国家审查显示,该方案的实施效果不佳,该方案的各个组成部分的平均实施率为27%~47%[19]。为了有效、可持续地实施,必须借鉴行为科学[20]。这为说明生物学方法在医疗质量方面的应用提供了另一个例子。

输血安全

产前出血和产后出血是日常产科实践中可能发生的事件。产科医生(及妇科医生)应该熟悉流程和实践,以尽量减少输血相关的风险。这些风险包括感染、输血反应、输血相关循环超负荷、输血相关急性肺损伤和输血管理问题。对这些风险的关注使得地方、国家和国际各级都建立了各种血液预警机制。血液预警系统是一整套监控流程,涵盖从献血及血液成分到受血者随访的整个输血链范围。收集的不良事件信息被用于提高输血安全性。

减少输血并发症的第一步是减少输血需求,如通过优化产前和术前血红蛋白浓度,以及使用血细胞回收技术来实现该目标。输血的决定应基于患者整体临床情况,而非仅是血红蛋白结果。除非有强烈的紧急输血临床指征,否则应避免在夜间输血。当应对大出血和大量输血时,应使用国家和地方方案,并采用多学科团队合作的方式处理问题[21-23]。参与这些方案的医务人员应接受培训和定期演练。

管理问题不限于红细胞输血;抗D免疫球蛋白管理失误的发生率正在上升,包括遗漏抗D抗体,以及对RhD阴性婴儿的母亲、RhD阳性的母亲或错误的女性使用抗D免疫球蛋白。这些问题表明,抗D药物的处方和管理必须与输血一样严格。

医疗设备(包括新技术)

临床管理的领导应实施相应程序,以确保工作人员熟悉其可能使用的医疗设备,个体从业者不应使用自己不熟悉的设备。

实施管理急性疾病的新方法(如异位妊娠的非手术门诊管理)会带来新的风险,对此必须加以识别和控制。应执行安全引进新技术的流程。

临床评估

临床医生有职责确保他们提供的治疗可以使患者达到最佳结果。为了履行这一责任,他们有义务根据现有的最佳证据遵循公认的最佳做法。

在研究和证据支持的实践领域,习惯按照等级对证据进行分级。对原始分级进行包括子分类在内的各种修改,但所有修改都大致符合以下简单层次。

第1级:随机分配试验(又被称为“随机对照试验”)和对此类试验的系统评估。

第2级:队列研究和队列研究的系统评估。

第3级:病例对照研究和病例对照研究的系统评估。

第4级:病例系列研究。

第5级:专家意见。

NICE与英国、美国、加拿大和澳大利亚的妇产科学院根据一系列情况制订了循证指南,并提供了网站查阅途径。这些指南通常会具体说明其建议所基于的证据级别。研究得到的证据也会被用于制订地方性指南。

重要的是,需要以现行指南为标准,不断地对当标准(如根据评估人员的个人经验和观点所确定的标准)来评价医疗质量。这相当于研究证据层次上的专家共识。

从纯粹主义者的角度来看,基于标准的审查是审查的最高形式。事实上,只有这种类型的审查符合NICE认可的“临床审查”的定义:“依据一个明确标准对医疗进行系统审查和实施改进,以达到改善患者医疗质量和结果的质量改进过程”。

正如前文所述,研究证据和对证据的建议进行分级。这个层次结构可以金字塔表示,顶部是随机对照试验,底部是病例系列研究和专家意见(图5.3中左侧)。可以为医疗审查设计一个类似的金字塔,顶部是基于标准的审查,底部是案例审查(图5.3中右侧)。从层次上讲,基于标准的审查相当于随机对照试验的级别。

图5.3还说明了审查和研究之间的重叠——一些规范性审查可能会在研究的背景下进行或呈现。例如,出生地研究[35]属于两个三角形之间的重叠部分,既是一项规范性审查,又是一项观察性研究。

临床审查的实践与挑战

如果临床审查不能维持和改善临床标准,就没有任何意义。在选择审查主题时,应牢记这一点。所选择的主题(临床状况或医疗过程)应与当地实践相关,并且可以随时收集数据。

选择项目/主题后,下一步是制订规范和标准。标准是基于证据的陈述,可被用于评估当前实践的适用性。例如,对于剖宫产围术期的医疗审查,标准之一是“应对剖宫产女性进行血栓栓塞预防”。该标准规定了相应规范的预期质量水平。其通常是100%,但在某些情况下可能会更低。例如,当对本地实践与低于100%的区域或国家基准进行比较时。标准通常来源于基于证据的指南或研究结果。如果没有指导方针,可以在当地达成标准共识。

在少数情况下,设计数据收集形式后需要进行测试,最终版本需要经审查团队同意。收集形式可以是纸质和(或)电子形式。形式上应保持患者和医务人员的匿名性。

然后收集预定数量的病例或预定期间的数据。与研究相比,基于标准的审查所需的最少病例数量通常是适中的,因为对于研究,拥有大量病例通常是一种优势。描述性统计通常适用于审查,但大型审查可能需要更复杂的统计分析。

将当前实践与设定的标准进行比较,以确定任何不足及对不足的可能解释。制订一项行动计划来改变/改进目前的做法。该计划应规定需要做什么、由谁做,以及在什么时间做。其还应解决可能需要哪些资源来实现所需改变的问题。应设定重新审查的目标日期。

审查结果应与整个临床团队共享,使用有效的传播渠道,包括面对面介绍、张贴海报和利用内部通讯。整个临床团队应对行动计划进行讨论并达成一致意见,以便每个人都对项目拥有所有权。这将有助于改善当前实践所需的任何行为改变。

重新审核将结束审查循环。这需要重复审查周期,以查看相比行动计划,当前的做法是否发生了变

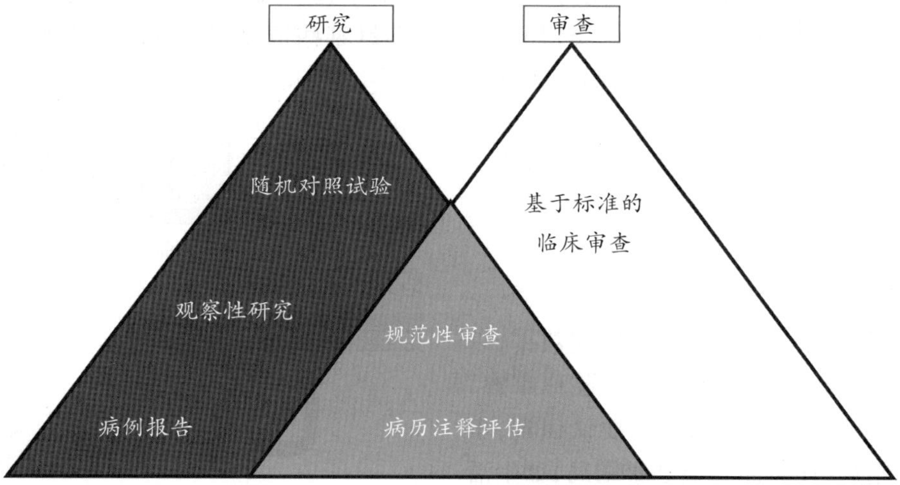

图5.3 研究和审查层次结构。

化，并进行改进。理想情况下，这种重复不应该是一次性的；其应该是一个滚动的重新审查过程，使审查周期呈螺旋形上升。

审查的结构很简单，但执行审查的过程可能非常具有挑战性。实施行动计划并带来改变通常是项目中最困难的部分。临床团队的一些成员可能会对项目感到恐惧。其他人可能不认为有改变的必要性。有些人可能会对标准或标准的适用性、可靠性或实用性进行争论。可能存在时间限制，或者被用于实施改变的资源可能并非全部可用。审查团队应主动解决这些潜在障碍。当报告审查结果时，应避免指责，并保持匿名。重点应放在整体QI上，而不是个体缺陷上[31]。

框5.1 良好的风险管理计划的属性

- 全面（包括RADICAL框架的所有方面）
- 有证据支持（包括最佳实践、用户体验和可用的资源）
- 考虑到人为因素
- 临床实践固有因素（不是一项独立的活动，而是作为临床护理的一部分）
- 跨专业和学科界限的应用
- 对公众公平
- 可适当调整，以适应当地要求
- 应对不断变化的挑战（如组织架构或医务人员变动，或出现了对患者不利的其他因素）
- 与临床审查和其他质量计划相结合

风险管理

什么是风险管理？

风险管理是为了尽可能确保临床医生每次都做正确的事情而建立的结构、流程和行为的总和；减轻错误造成的损害；从安全事故中吸取教训。这些结构包括监督风险管理方案的委员会、数据收集系统（如电子事故报告系统）和风险责任人的任命。这些过程包括识别风险、调查事件和分享经验教训的正式机制。行为反映了该机构的安全文化，如果其风险管理方法是全面的，可以体现相关属性（框5.1），则可以较好地对其进行管理。最佳风险管理不是孤立的，而是在一个整合了临床管理的框架内进行。建议采用RADICAL框架来实施和监测风险管理[32]。

临床医生主要关注或应该关注的是确保他们每次都做对事情。然而，要想一直保持正确的状态，我们需要了解可能出现的问题。当设计工作的方式时，重要的是要知道应该做什么，以及如何做，以便始终做正确的事情。同样重要的是，要了解什么可能出错；毕竟，犯错是人的本性。如果我们了解可能出现的问题，就可以相应地设计医疗服务，从而确保在正确的时间以正确的方式完成正确的事情。

患者安全事件

患者安全事件是对患者造成或可能造成伤害的意外或意外行为或疏忽。许多术语被用来描述此类事件或反映其严重程度。这些事件包括“不良事件”“严重事件”“严重不良事件”和“重大事件”。“未遂事件”指有可能造成伤害但伤害并未发生的事件。“从不发生的事件”指完全可以预防的患者安全事件。例如，将纱布或器械留在患者体内，或对错误的患者或错误的部位进行手术。事实上，没有任何事件是完全可以预防的，因为在某些时候会发生人为错误或违反规则的行为。

作为风险管理流程的一部分，报告患者安全事件是非常重要的。对于某些事件，有外部报告要求。例如，NHS中的所有孕产妇死亡都必须向当地临床委员会小组报告。

识别风险

所有临床领域都应该有正式的流程来识别任何可能干扰提供安全、高质量服务的因素。简单地说，识别风险就是找到“什么可能出问题”的答案。要回答这个问题，我们需要回顾一下在科室发生和报告的患者安全事件。对报告的患者安全事件进行监测和分析可以揭示趋势（上升或下降），并显示该单元的薄弱环节或不安全做法。风险也可以通过前瞻性风险评估、患者投诉、临床审查或员工提出的问题来确定。风险识别的外部来源包括国家查询、国家安全警报，以及监管机构和监测机构的调查结果。应鼓励患者报告安全事件，包括未遂事件。不幸的是，尽管患者报告事件的作用值得被重视，但尚未开发出促进这一作用的强大机制[36]。

风险评估

这是一项前瞻性和持续性的工作，旨在确定临床领域中潜在的风险、这些风险的潜在影响，以及为

2012;**99**:324–35.
12. Mason SE, Nicolay CR, Darzi A. The use of Lean and Six Sigma methodologies in surgery: a systematic review. *Surgeon* 2015;**13**:91–100.
13. The Health Foundation. *Quality Improvement Made Simple*, 2nd edn. London: Health Foundation; 2013.
14. Frost L. Reducing the overuse of βhCG measurements in the emergency gynaecology clinic. *BMJ Qual Improv Rep* 2016;**5**:u210039. w4218.
15. Knight M, Kenyon S, Brocklehurst P, et al. *Saving Lives, Improving Mothers' Care—Lessons Learned to Inform Future Maternity Care from the UK and Ireland Confidential Enquiries into Maternal Deaths and Morbidity 2009–12*. Oxford: National Perinatal Epidemiology Unit, University of Oxford; 2014.
16. Albright CM, Ali TN, Lopes V, Rouse DJ, Anderson BL. The Sepsis in Obstetrics Score: a model to identify risk of morbidity from sepsis in pregnancy. *Am J Obstet Gynecol* 2014;**211**:39.e1–8.
17. National Institute for Health and Care Excellence (NICE). *Sepsis: Recognition, Diagnosis and Early Management*. NICE guideline [NG51]. London: NICE; 2016.
18. Royal College of Obstetricians and Gynaecologists (RCOG). *Bacterial Sepsis in Pregnancy*. Green-top Guideline No. 64a. London: RCOG; 2012.
19. College of Emergency Medicine (CEM). *Clinical Audits 2011–2012: Severe Sepsis and Septic Shock*. London: CEM; 2012.
20. Steinmo S, Fuller C, Stone SP, Michie S. Characterising an implementation intervention in terms of behaviour change techniques and theory: the 'Sepsis Six' clinical care bundle. *Implement Sci* 2015;**10**:111.
21. Engelbrecht S, Wood EM, Cole-Sinclair MF. Clinical transfusion practice update: haemovigilance, complications, patient blood management and national standards. *Med J Aust* 2013;**199**:397.
22. Norfolk D (ed). Effective transfusion in obstetric practice. In: *Handbook of Transfusion Medicine*, 5th edn, pp. 105–12. Sheffield: UK Blood Services; 2013.
23. Royal College of Obstetricians and Gynaecologists (RCOG). *Blood Transfusion in Obstetrics*. Green-top Guideline No. 47. London: RCOG; 2015.
24. Scottish Health Council. *Good Practice in Service User Involvement in Maternity: Involving Women to Improve their Care*. Edinburgh: Scottish Health Council; 2011.
25. Edozien LC. Self-determination in childbirth: the law of consent. In O'Mahony D (ed), *Medical Negligence and Childbirth*. Dublin: Bloomsbury Professional; 2015.
26. General Medical Council (GMC). *Consent: Patients and Doctors Making Decisions Together*. London: GMC; 2008.
27. General Medical Council (GMC). *Good Medical Practice*. London: GMC; 2013. Available at: http://www.gmc-uk.org/gmp (accessed 12 June 2016).
28. Health and Social Care Act 2008 (Regulated Activities) Regulations 2014, Regulation 20.
29. Department of Health. The NHS Constitution for England. October 2015 Available at: https://www.gov.uk/government/publications/the-nhs-constitution-for-england/the-nhs-constitution-for-england (accessed 12 June 2016).
30. Local Authority Social Services and National Health Service Complaints (England) Regulations 2009.
31. The Royal College of Obstetricians and Gynaecologists (RCOG). *National Heavy Menstrual Bleeding Audit, Final Report*. London: RCOG; 2014.
32. Healthcare Quality Improvement Partnership (HQUIP). *National Pregnancy in Diabetes Audit Report, 2014: England, Wales and the Isle of Man*. London: HQUIP; 2014.
33. Birthplace in England Collaborative Group, Brocklehurst P, Hardy P, et al. Perinatal and maternal outcomes by planned place of birth for healthy women with low risk pregnancies: the Birthplace in England national prospective cohort study. *BMJ* 2011;**343**:d7400.
34. Johnston G, Crombie IK, Davies HT, Alder EM, Millard A. Reviewing audit: barriers and facilitating factors for effective clinical audit. *Qual Health Care* 2000;**9**:23–36.
35. Edozien LC. Mapping the patient safety footprint: the RADICAL framework. *Best Pract Res Clin Obstet Gynaecol* 2013;**27**:481–8.
36. Ward JK, Armitage G. Can patients report patient safety incidents in a hospital setting? A systematic review. *BMJ Qual Saf* 2012;**21**:685–99.
37. Taylor-Adams S, Vincent C. Systems analysis of clinical incidents: the London Protocol. *Clin Risk* 2004;**10**:211–20.
38. Lawton R, McEachan RR, Giles SJ, Sirriyeh R, Watt IS, Wright J. Development of an evidence-based framework of factors contributing to patient safety incidents in hospital settings: a systematic review. *BMJ Qual Saf* 2012;**21**:369–80.
39. Nicolini D, Waring J, Mengis J. Policy and practice in the use of root cause analysis to investigate clinical adverse events: mind the gap. *Soc Sci Med* 2011;**73**:217–25.
40. Taitz J, Genn K, Brooks V, et al. System-wide learning from root cause analysis: a report from the New South Wales Root Cause Analysis Review Committee. *Qual Saf Health Care* 2010; **19**:e63.
41. Parliamentary and Health Service Ombudsman. A review into the quality of NHS complaints investigations where serious or avoidable harm has been alleged. December 2015. Available at: https://www.ombudsman.org.uk/publications/review-quality-nhs-complaints-investigations-where-serious-or-avoidable-harm-has (accessed 5 April 2019).
42. Department of Health. *Learning not Blaming: The Government Response to the Freedom to Speak Up Consultation, the Public Administration Select Committee report 'Investigating Clinical Incidents in the NHS', and the Morecambe Bay Investigation*. London: Department of Health; 2015.
43. Department of Health. Report of the Expert Advisory Group. Healthcare Safety Investigation Branch. May 2016. Available at: https://www.gov.uk/government/publications/improving-safety-investigations-in-healthcare (accessed 15 June 2016).
44. Royal College of Obstetricians and Gynaecologists (RCOG). *Maternity Dashboard: Clinical Performance and Governance Score Card (Good Practice No. 7)*. London; RCOG; 2008.
45. Guha S, Hoo WP, Bottomley C. Introducing an acute gynaecology dashboard as a new clinical governance tool. *Clin Govern Int J* 2013;**18**:228–37.

第6章
妊娠前医学

Carmen Binding, Mahantesh Karoshi

年龄与生育力

高龄孕产妇

近30年，发达国家女性的生育年龄逐渐增加，“高龄产妇”被定义为分娩时年龄≥35岁的女性。当讨论高龄产妇时，须考虑高龄带来的可能对妊娠结局产生不利影响的因素，包括：卵巢功能衰退、生育力下降、流产、先天性发育异常风险、高血压并发症、死产及孕产妇死亡等。

生育力、卵巢功能衰退和染色体异常

许多因素会导致生育力下降，但年龄相关性不孕的一个重要因素似乎是卵巢功能衰退和卵泡数量减少，子宫内膜影响较小，因为子宫内膜可在女性的整个育龄期内维持妊娠。

女性进入青春期后，卵巢中有30万至50万个卵母细胞，但最终只有400~500个卵母细胞排卵[1]（图6.1）。随着年龄增长，卵泡数呈双指数下降，从35岁开始卵泡丢失加速[2]。例如，当女性38岁时，只有约25 000个可用卵泡，40岁时进一步降至约15 000个，到51岁时仅剩下几百个[2,3]。

高龄产妇生育染色体异常和唐氏综合征（21三体）新生儿的风险增加[4,5]。生育唐氏综合征新生儿的风险随着母亲年龄的增长而增加，30岁时的风险约为1/1000，35岁时增至约1/400[6]，45岁时风险持续攀升至约1/30[6]（表6.1）。

生育恐慌

随着女性生育年龄增加，该年龄段女性同时面临着职业发展、经济稳定及人际关系等生活领域的

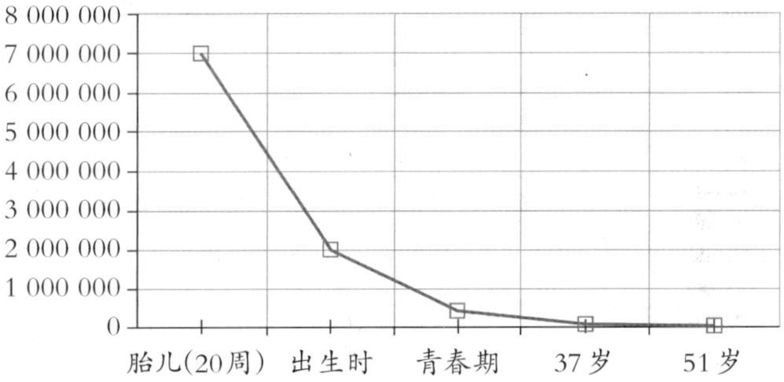

图6.1 女性一生不同时期卵泡数量变化。(Reproduced with permission from Tarlatzis BC, Zepiridis L. Perimenopausal conception. *Ann N Y Acad Sci.* 2003; 997: 93–104 with permission from John Wiley and Sons.)

表6.1 产妇年龄与唐氏综合征发生率

女性分娩年龄（岁）	每1000例活产儿的唐氏综合征发生率
20	0.601
25	0.772
30	0.978
35	2.717
37	4.082
40	10.989
42	15.385
45	34.482

Source data from Chuckle HS, Wald NJ, Thompson SG. Estimating a woman's risk of having a pregnancy associated with Down's syndrome using her age and serum alphafetoprotein level. *Br J Obstet Gynaecol* 1987;94(5):387–402.

常血糖水平：

• 空腹血糖≤5.3mmol/L。

• 餐后1小时血糖≤7.8mmol/L，或餐后2小时血糖≤6.4mmol/L。

• 妊娠前期糖化血红蛋白水平<6.5%。

• 避免发生低血糖，并保持末梢血葡萄糖浓度≥4.0mmol/L。

甲状腺功能减退症与妊娠

妊娠期甲状腺生理功能发生改变，以适应妊娠增加的代谢需求，因此，对于患有甲状腺疾病的女性，妊娠前应进行检查，以优化甲状腺功能。妊娠期观察到的甲状腺功能的主要变化包括人绒毛膜促性腺激素（hCG）刺激促甲状腺激素（TSH）受体，以及血清甲状腺素结合球蛋白（TBG）增加。为适应妊娠期雌激素升高，血清TBG水平相应升高近两倍。TBG升高是雌激素水平增加导致TBG产生增加及TBG清除率降低的直接结果。为了维持血清游离甲状腺激素水平，血清总甲状腺素（T_4）和三碘甲腺原氨酸（T_3）水平在妊娠期前半程也会升高。并且，由于hCG与TSH的β亚基具有同源性，hCG可通过微弱的甲状腺刺激活性对甲状腺产生刺激作用。

孕产妇甲状腺功能减退症的并发症包括早产、先兆子痫、胎盘早剥、围生期发病率和死亡率增加，以及神经心理和认知障碍的发生率增加[26-28]。因此，在妊娠前优化甲状腺功能至关重要。在妊娠早期，TSH应控制在2.5mU/L以下[29]。而由于甲状腺在妊娠期发生生理性改变，应根据妊娠期特定的参考范围对甲状腺功能进行解读，妊娠早期TSH的可接受范围较低（2.5mU/L），在妊娠中期和晚期逐渐调整至3.0mU/L[29]。妊娠前增加左旋甲状腺素剂量可优化甲状腺功能，但是首先应严密监测TSH并达到目标TSH水平。

妊娠前高血压控制

关于妊娠期高血压控制的讨论涉及妊娠前慢性高血压、妊娠期高血压病史，以及先兆子痫或子痫病史，这些情况的预防与优化措施在妊娠前是相似的。慢性高血压女性出现不良产科结局的风险增加，包括早产、胎儿生长受限、胎盘早剥、胎儿死亡和先兆子痫等[30]。在妊娠前期，主要目标在于优化降压药物和提高心血管健康水平。

对于长期慢性高血压女性，妊娠前评估应包括心脏和肾脏受累情况，并进行心脏和肾脏基础功能检测。根据患病时间的长短和严重程度，基础功能检测可包括心电图、超声心动图、血肌酐、肾小球滤过率、血尿素氮、尿酸、血清电解质、尿液分析、蛋白肌酐比值，以及肾脏超声检查。

对于轻中度高血压女性（定义为收缩压为140~159mmHg，或舒张压为90~109mmHg），关于是否在妊娠前开始治疗尚存在争议[31]。但若有任何终末器官损害的证据，无论患者血压如何，都应立即开始降压治疗。

应对妊娠前降压治疗方案进行优化。目前没有通用的血压指标，推荐的血压目标是收缩压<150mmHg及舒张压<100mmHg。妊娠前最佳降压药物包括α受体激动剂（甲基多巴）、钙通道阻滞剂（硝苯地平）和β受体阻滞剂（拉贝洛尔）。血管紧张素转换酶（ACE）抑制剂已被证明在妊娠早期具有严重的致畸性[32]，妊娠前应避免使用。

同时，这部分女性应在产后6~8周进行规范的检查，标准的产后护理包括血压监测和体重监测，目标是在分娩后6个月内恢复至妊娠前体重。

既往子痫前期病史患者的管理

对于既往有子痫前期病史的女性，应从妊娠20周开始加强监测。美国预防服务工作组建议从妊娠12周开始，对被确定为子痫前期高风险的女性预防性使用低剂量阿司匹林（81mg/d）[33]。在这项系统性回顾中，预防性使用阿司匹林的有害证据不足；然而，不能排除胎盘早剥的风险增加[33]。虽然没有证据表明，出血相关并发症的风险增加（包括产后出血、母亲失血或新生儿颅内出血等），但通常建议在分娩前2周停用阿司匹林。

心脏病患者的妊娠前评估

对于患有心脏病的育龄女性，应行妊娠前评估，这对于后续治疗方案的选择具有独特作用。风湿性心脏病是育龄期女性最常见的心脏病；然而，近年来，随着医疗技术的进步，尤其是心脏手术的发展，先天性心脏病（CHD）患者在育龄女性中的比例显著增加[34,35]。因此，本节将重点讨论孕产妇最常见的两种心脏疾病——CHD和瓣膜性心脏病（VHD）的妊娠前评估。

尽管先天性心脏病目前是妊娠期女性最常见的心脏病，但其在孕产妇死亡、心脏并发症、早产、低出生体重和新生儿死亡等方面的结局相对较好。尽管建议大部分先天性心脏病孕产妇经阴道分娩，但统计数据表明，该群体的剖宫产率依然很高[36]。对于部分存在特殊情况（包括严重肺动脉狭窄和心功能恶化等）的患者，建议行剖宫产，这也应在妊娠前进行讨论[36]。

瓣膜性心脏病是育龄女性第二常见的心脏病。可惜的是，许多瓣膜性心脏病患者在妊娠前未能被发现，因此，妊娠前咨询通常受限。若在妊娠前诊断出瓣膜性心脏病，那么妊娠前评估可能导致不良结局且可调节的风险因素就至关重要。这些风险因素包括个体基本情况、心室收缩功能，以及是否存在肺动脉高压。妊娠前评估包括心血管基线压力检查、心电图和超声心动图筛查，从而评估这些可调节的风险因素。若需要进行瓣膜手术，妊娠前讨论手术时机及生物瓣膜置换术或机械瓣膜置换术后的影响亦至关重要。针对使用机械心脏瓣膜患者的妊娠期管理非常困难且存在争议，因为其需要长期抗凝治疗；但又缺乏一种理想的方案可以平衡母亲及胎儿的风险和获益[37-39]。权衡生物瓣膜利弊的关键在于生物瓣膜的使用寿命有限，通常须由专门从事妊娠管理的心脏病专家与产科医生共同讨论和管理具体的病例。瓣膜性心脏病患者最常见的围生期并发症是心力衰竭，伴随产后出血风险增加，这很可能是因为该人群的抗凝剂使用量增加[34]。然而，尽管瓣膜性心脏病妊娠女性的发病率很高，但总体死亡率很低[40]。

炎性肠病患者的妊娠前咨询

患有炎性肠病（IBD）的育龄女性的妊娠前咨询包括IBD对生育和妊娠的影响、妊娠对IBD疾病进展的影响、药物安全性，以及IBD对胎儿的潜在影响等。研究表明，IBD可能导致低出生体重儿、早产及产前出血的风险增加[41,42]。关于IBD是否增加胎儿先天性畸形的风险存在争议，有证据表明，与对照组相比，IBD女性生育先天性畸形胎儿的风险并未增加[43,44]。

对这部分女性进行妊娠前优化疾病管理至关重要，其中包括调整营养需求。例如，柳氮磺吡啶等药物可能抑制叶酸吸收，因此，叶酸的摄入量需要在1.0mg的基础上适当增加[45]。

妊娠期IBD管理始于妊娠前阶段，以期在妊娠前达到疾病缓解。最近的一项研究表明，对于在IBD缓解期妊娠的女性，其在妊娠期患活动性疾病的风险降低[46]。优化妊娠前管理措施包括使用口服氨基水杨酸盐（5-ASA）、硫嘌呤（硫唑嘌呤和巯嘌呤）或抗肿瘤坏死因子（抗TNF）进行单药治疗，上述药物已被证明在妊娠期使用是安全的[47-50]。若考虑单药治疗，更多的证据表明，降级到抗TNF的单药治疗可实现IBD持续缓解状态[51]。然而，须在妊娠前3~6个月，从抗TNF与硫嘌呤类药物联合治疗过渡到抗TNF单药治疗，并且仅在特定的低风险患者中应用。低风险指妊娠前IBD持续缓解至少12个月且无抗TNF用药史、既往手术史或3年内住院治疗史[52]。尽管妊娠前达到IBD静止期可使预后有所改善，但遗憾的是，约1/3的患者在妊娠期间仍会复发，且大多数复发发生在妊娠早期。

IBD的妊娠前治疗对于生育力保护也至关重要。尽管IBD疾病进展本身不会导致不孕，但IBD活动期会因输卵管炎症和最常见的手术治疗而影响生育力[53-56]。一个非常重要但经常被遗忘的问题是IBD对男性生育能力的影响[57]。这种影响可能与药物使用或手术干预有关，并且是不孕症的潜在可逆原因，因此，应在妊娠前与夫妻双方一起讨论并解决[58,59]。关于IBD药物治疗安全性的讨论也需要夫妻双方参与，因曾有报道指出，某些IBD药物可影响生育力及存在致畸性。例如，对男性使用柳氮磺胺吡啶可导致不育、使用甲氨蝶呤可导致配偶流产和子代畸形[59,60]。

IBD女性的妊娠前咨询应包括分娩方式的选择。IBD疾病过程的某些特定方面会影响阴道分娩，在这些情况下，应选择择期剖宫产。对于有活动性肛周疾病或接受过回肠-肛门吻合手术的患者，建议行择期剖宫产[52]。然而，对于IBD患者的分娩方式选择目前尚存争议，有更多证据表明，仅确诊为IBD不是剖宫产指征，对于无活动性肛周疾病的IBD患者，分娩方式不影响母亲IBD病情进展或新生儿结局[61-63]。

神经系统疾病患者的妊娠前咨询

许多神经系统疾病可能会影响妊娠，本章将重点介绍两种常见疾病：癫痫和多发性硬化症(MS)。

癫痫

尽管超过90%的癫痫患者正常妊娠，但癫痫女性出现严重围生期并发症(如先兆子痫、早产和新生儿先天性畸形)的风险增加，因此，妊娠前咨询须关注癫痫病史[64]。应特别注意与妊娠相关的癫痫管理、妊娠对癫痫发作频率的影响、癫痫治疗对胎儿的潜在影响、产科并发症风险增加，以及产后管理的准备等。

许多患有癫痫的育龄女性使用抗癫痫药(AED)来控制病情。育龄女性AED治疗的原则之一是在妊娠前至少6个月，根据癫痫发作类型选择最适合的AED治疗方案，并从妊娠前至整个妊娠期继续使用相同的治疗方案，妊娠期改变AED治疗方案是禁忌的[64]。尽管大约25%的女性在妊娠期癫痫发作增加，但有证据表明，如果女性超过9个月无癫痫发作，则很有可能(84%~92%)在妊娠期保持无癫痫发作状态[65]。

一般人群发生重大胎儿结构畸形的风险为2%~3%，对于服用AED的女性，该比例增加至4%~6%[65]。某些AED(如双丙戊酸钠和丙戊酸)引起的重大胎儿结构畸形发生率较高，因此，应避免对育龄女性使用。对于长期使用上述任何一种AED或卡马西平的女性，应于妊娠14~16周检测甲胎蛋白水平，并于妊娠16~20周通过超声检查行胎儿结构畸形筛查。由于苯妥英、卡马西平和巴比妥类等许多AED会影响叶酸的吸收，强烈建议服用AED治疗的女性在妊娠前至少3个月补充≥1.0mg叶酸[66]。

了解癫痫是否增加产科并发症的风险十分重要。曾有理论认为，癫痫患者在妊娠期发生子痫前期和子痫的风险增加。然而，最近的研究未发现癫痫会增加子痫前期风险，但这些研究仍不足以排除这种风险增加的可能性[65]。另有证据表明，癫痫患者早产的风险增加，但吸烟史可能是混杂因素之一，数据表明，合并吸烟史的癫痫患者的早产风险显著增加[65]。

需要告知备孕及产后服用AED的患者，在妊娠晚期补充维生素K及AED有通过母乳分泌的可能性。据报道，对于服用某些酶诱导类AED的女性，其新生儿的维生素K水平降低，因此，需要在妊娠晚期适当补充维生素K[67]。此外，虽然服用AED不是母乳喂养的禁忌，但对于服用镇静类AED的患者，建议对其新生儿进行特殊的镇静监测[67]。

多发性硬化症

多发性硬化症(MS)的病程本质上是可变的，该病通常以复发加重和神经功能缺陷缓解为特征。由于MS在育龄女性中的患病率显著增加，因此，妊娠前咨询就显得尤为重要[68,69]。

关于妊娠对MS病程进展的影响目前尚存争议，2011年发表的一项荟萃分析表明，妊娠期间MS发作显著减少，而产后MS发作整体增加[70]。尽管妊娠期和产后对MS急性加重的效应不明显，但1998年和2004年发布的两项PRIMS研究报道表明，妊娠前期和妊娠期MS疾病加重的风险降低，但产后3个月疾病复发的风险增加[71,72]。这些研究还表明，妊娠对MS的最终病程没有影响，特别是对MS总体的疾病进展没有影响[72]。

由于某些MS治疗药物(如甲氨蝶呤、特立氟胺等)存在致畸性，建议在妊娠前停用MS药物。目前的证据表明，MS患者应在妊娠前1~6个月停用MS药物，具体的停药时间应根据药物种类并与神经科医生谈论后决定[73]。若采取母乳喂养，患者应在产后避免使用MS治疗药物，并与神经科医生讨论调整用药的具体时间。

血栓性疾病患者的妊娠前管理

血栓性疾病的妊娠前管理十分重要，尽管其是一种罕见的妊娠并发症，患病率仅为0.06%~0.1%，但该病是孕产妇死亡的主要原因之一。尽管许多女性无静脉血栓栓塞(VTE)病史，但必须在妊娠前对血栓性疾病患者采取特殊的预防措施，因为该人群在妊娠期发生VTE的风险增加了5倍。

妊娠可通过Virchow三联征的所有途径增加VTE的风险，包括提高纤维蛋白原，凝血因子Ⅱ、Ⅶ、Ⅷ、Ⅹ和Ⅻ的水平来加重高凝状态，妊娠子宫的压力会导致静脉淤滞，而剖宫产会造成血管内皮损伤。

血栓性疾病可分为遗传性或获得性两类。最

常见的遗传性血栓性疾病与妊娠期间发生VTE的相关优势比（OR）如下：凝血因子V Leiden突变（OR 34.4）和凝血酶原基因G20210突变（OR 26.4）；而原发性获得性血栓性疾病是抗磷脂抗体综合征，其OR值为15.8[74-77]。

对于已知有血栓形成倾向或有VTE病史的育龄女性，应在妊娠前接受特殊监测和调查，以对妊娠期VTE风险进行分层。对于无诱因的VTE事件，可单独监测，或在产前监测并在产后进行血栓预防；而对于激素导致的VTE及已知血栓形成倾向（遗传性或获得性）的患者，应在妊娠期接受VTE的血栓预防治疗。由于治疗方案不同，在妊娠前进行分辨是十分重要的，须在妊娠前筛查既往VTE或者血栓形成倾向病史。尽管血栓形成倾向须在妊娠前筛查完成，但妊娠前期缺乏开始预防血栓治疗的指征，除非患者需要治疗。产前血栓预防推荐每天使用低分子量肝素，但治疗的风险与获益需要根据个体情况进行讨论。

HIV感染夫妻的妊娠前管理

对人类免疫缺陷病毒（HIV）感染夫妇需要行多方面妊娠前评估，如妊娠前健康、心理健康、抗反转录病毒（ARV）药物、伴侣之间的传播，以及围生期垂直传播等。随着疾病流行、治疗方案进步，以及病毒本身进化，在ARV发明之前对病情的解释和建议也要更新。过去，HIV感染者的预期寿命显著缩短，然而随着非常成功的ARV的引入，现在HIV感染夫妻可以拥有与一般人群相同的预期寿命[78]。

HIV感染女性初步的妊娠前评估必须包括整体健康评估、预防水平与垂直传播的讨论，并为患者提供支持和密切监测。研究表明，围生期HIV传播的风险增加与吸烟、非法吸毒及多个伴侣等行为有关[79,80]，但应谨慎解释潜在的混杂因素[81]。当女性在初次妊娠前就诊时，应评估其一般饮食情况与体重、吸烟或药物使用情况、肥胖、糖尿病、高血压、文化背景、疫苗接种情况、丙型肝炎病毒感染及免疫抑制表现（如发热及机会性感染史）。详细的体格检查应包括免疫抑制指征，如鹅口疮、恶病质、生殖器溃疡或阴道分泌物异常等表现。妊娠前提高孕产妇健康状况对于妊娠至关重要，包括妊娠前至少3个月每天补充叶酸1mg、治疗活动性感染、评估孕产妇社会心理健康状况，以及提供戒烟、戒酒、戒断药物使用及安全性行为等咨询。

对HIV感染者的初步评估包括对CD4计数及HIV病毒载量的测定，这对于ARV的启动和妊娠前的基线评估非常重要。妊娠期间应持续监测CD4计数和HIV病毒载量，以预防机会性感染（如肺孢子菌、弓形虫或鸟分枝杆菌复合群等）发生。分娩方式受病毒载量影响，应在妊娠前讨论[82,83]。对于已接受ARV治疗且检测不到病毒载量的女性，HIV感染不是阴道分娩的禁忌证，应根据产科指征选择是否剖宫产。

HIV单阳的夫妻存在HIV传播的风险，HIV双阳的夫妻之间也存在重复感染的风险，因此，在妊娠前期还应考虑降低妊娠期间HIV传播风险。对于单阳夫妻而言，自然受孕在过去是不可想象的，然而随着ARV的进步，现在其已成为可能[84]。尽管研究发现ARV治疗有效且未检测到病毒载量，但在女性生殖道中仍然可检测到脱落的病毒[85]，因此，女性HIV阳性而男性HIV阴性的夫妻仍须采取预防措施。还应就HIV传播风险向夫妻提供广泛的咨询，并为其提供妊娠方式选择，包括仅在排卵期进行无保护性行为以减少HIV血清阴性伴侣的暴露次数、女性HIV阳性而男性HIV阴性的夫妻可选择在家人工授精、男性HIV阳性而女性HIV阴性的夫妻可选择精液洗涤等[86]。

胎儿丢失史患者妊娠前管理策略

在英国，胎儿丢失发生率约为1/200次分娩，这对母亲与家庭而言都是沉痛的打击[87]。胎儿丢失包括：胎死宫内（IUFD），即胎儿在子宫内死亡；死产，即胎儿在妊娠24周后死亡，无呼吸及生命迹象[88,89]。2013年死产率为4.6‰，较2003年（5.7‰）[87]略有下降。尽管死产与IUFD存在某些已知风险因素，但英国近50%的胎儿丢失仍原因不明[87]。

胎儿丢失的妊娠前咨询包括关注胎儿丢失对母亲和家人的社会心理影响及讨论再次发生死产或IUFD的风险。关于既往有不明原因胎儿丢失史的低风险女性，再次发生死产的相对风险目前存在争议，一些研究显示风险没有增加，而另一些研究则发现相对于既往有活产儿史的女性，再次死产的风险增加3.5~6倍[90-92]。

胎儿丢失的已知风险因素可分为产科并发症、

胎儿因素、母体因素和不明原因等类别。产科并发症包括胎盘早剥、早产胎膜早破、宫颈功能不全、母胎出血、脐带并发症(包括脐带血栓形成、软质脐带插入和脐带意外)、羊膜带综合征和病理性胎盘等[93-95]。这些产科因素在妊娠早期可能难以被识别,或无法干预,因此,关于产科并发症的咨询通常效果欠佳。尽管一项研究表明,妊娠39周后不明原因死产风险明显增加,妊娠41周时达到最高[96,97],但终止妊娠时机应参照产科指征,对于既往不明原因胎儿丢失史的患者尚无终止妊娠时机建议。

胎儿因素主要包括胎儿染色体核型异常,最常见的是18三体与21三体[98]。当做出胎儿异常诊断时,应为患者提供咨询,通常在妊娠20周前进行,核型异常可能导致IUFD或者死产,需要同时提供治疗性终止妊娠建议。保证母体摄入充足叶酸[99]是预防先天性畸形导致胎儿丢失的措施之一。

母体原因主要包括现有母体疾病、母体创伤,以及导致胎儿丢失的潜在感染,如梅毒、疟疾、巨细胞病毒和柯萨奇B病毒等[93,100]。据估计,在高收入国家,10%~25%的死产由感染引起,有些情况是可以预防的[100]。妊娠前咨询包括疫苗接种情况(包括流感疫苗),并建议孕产妇避免食用奶酪及一些肉类和海鲜产品[100]。母体患有糖尿病和高血压是最常见但可控的危险因素[95]。一旦发现疾病,应立即开始相关咨询并行妊娠前管理,以期下次妊娠前母体健康状态良好。

遗传异常和遗传性疾病患者的产前咨询

产前基因检测异常可显著影响妊娠结局,1960—2013年[101,102],先天性异常在围生儿死亡原因中的比例显著下降。英格兰及威尔士地区的婴儿死亡率、新生儿期后的婴儿死亡率及新生儿死亡率分别从1959—1961年每千例活产儿中有4.5、1.7、2.8例[102]降至2013年每千例活产儿中有1.1、0.4、1.2例[101]。这部分归因于产前检测率升高、治疗方案改进和及时选择终止妊娠。

随着基因筛查手段的进展,单基因检测及基因组测序可筛查多个基因突变,发现妊娠前携带者已成为可能。通常,携带者检测是先对母体基因进行检测,若确定了突变基因,则进行父体检测。可将携带者检测服务提供给特定遗传高风险或希望在私营机构进行此项检测的夫妻。此外,对妊娠期女性还可行无创DNA检查(NIPT),以进行产前筛查,通过对母体外周血浆中的胎儿游离DNA片段进行测序,可在妊娠早期发现遗传疾病。尽管NIPT不是筛查染色体异常的标准方法,但由于其敏感性和特异性较高,正被普遍用作筛查多种遗传病的方法。

当对有遗传异常的夫妇进行妊娠前评估时,应针对特定危险因素进行详细分析,包括已知或疑似遗传性疾病的个人及家族史、血缘关系、父母年龄较大、潜在的致畸剂暴露、种族背景及反复流产史。若上述任何一个因素异常,尽量在妊娠前将患者转诊至遗传学家进行遗传咨询。详尽的家族史(包括一级、二级和三级亲缘)对于识别不明原因的围生儿或婴儿死亡、智力残疾或先天性异常十分重要,否则可能会造成遗漏。

当确定存在遗传性疾病时,应告知患方子代发生该疾病的概率,这可能取决于疾病的遗传模式,包括孟德尔遗传、双基因或多基因遗传,以及外显率和可变表达等。此外,还应讨论遗传性疾病对个体和家庭的负担,包括长期住院或缩短寿命的可能性、疾病治疗费用、对未来生育力的影响、对子代身心健康发展的影响,以及子代未来独立生活的能力。

当患有遗传性疾病的夫妻计划妊娠时,了解患方的期望非常重要,应为其提供可采取的基因检测类型和敏感性(包括羊膜腔穿刺术、绒毛取样、NIPT和超声检查等)。此外,还须为已知遗传性疾病患者提供替代方案,包括供体人工授精及收养等。

妊娠前用药禁忌

育龄女性可能正在服用慢性疾病治疗药物,或在妊娠期开始服用新药,或在妊娠前或妊娠期间服用非处方药。下文将分别讨论妊娠期常用药物和慢性疾病的治疗药物。对于这些慢性疾病,大多数用药方案应在妊娠前期进行优化,除非情况特殊,否则应尽量避免在妊娠期改变用药方案。有关以下慢性疾病用药的更多详细信息,请参阅本章其他部分:糖尿病、甲状腺功能减退症、高血压、心脏病、IBD、神经系统疾病、血栓形成性疾病和HIV感染。

许多药物从母体循环中被清除需要一段时间,因此,妊娠前使用以下常用药物时应优化,药物清除时间取决于药物本身。

疼痛与发热

• 非甾体抗炎药(NSAID):其安全性因胎龄而异,但在妊娠期应避免使用,在妊娠前数月限制使用。

• 对乙酰氨基酚(扑热息痛):通常认为在妊娠期使用该药安全,不建议长期使用,若短期用药,可将其作为妊娠期首选的解热镇痛药。

• 阿片类药物:虽然不建议在妊娠期使用该药,但必须平衡母体疼痛与对胎儿的潜在影响之间的关系。研究表明,新生儿可能会出现戒断综合征,但并不常见[103]。对于妊娠期非癌性慢性疼痛的一线用药——美沙酮,也可考虑在妊娠前使用。

抗生素

在妊娠期使用该药安全,妊娠前可使用的抗生素包括:青霉素、头孢菌素、阿奇霉素、克林霉素和红霉素。

胃食管反流病

• 抑酸剂:通常认为在妊娠期使用该药安全,亦可在妊娠前使用。

• H2受体拮抗剂(例如,雷尼替丁)[104]:在妊娠期使用该药安全,亦可在妊娠前使用,哺乳期慎用。

• 质子泵抑制剂(例如,泮托拉唑)[105]:通常认为在妊娠期使用该药安全,亦可在妊娠前使用。

头痛与偏头痛

首选药物包括对乙酰氨基酚和甲氧氯普胺,妊娠期使用该药安全,亦可在妊娠前使用。

接种疫苗

对于妊娠前期的育龄女性,应每年检查自身对以下病原体的免疫状况并进行适当更新,包括白喉-破伤风-百日咳、麻疹、腮腺炎、风疹、水痘。

• 白喉-破伤风-百日咳疫苗:最好在妊娠前获得免疫,亦可在妊娠20周后(最好是妊娠28周后)接种。

• 麻疹、腮腺炎和风疹疫苗:妊娠期禁止接种,应在妊娠前至少3个月接种。若妊娠前未获得免疫,则应在产后立即接种。

• 水痘疫苗:妊娠期禁止接种,应妊娠前接种。若妊娠前未获得免疫,则应产后立即接种。

• 流感疫苗:妊娠前或妊娠期接种一剂,每年接种一次。

• 乙型肝炎疫苗:最好在妊娠前获得免疫,但若未接种疫苗或有高暴露风险,则可在妊娠期接种。

• HPV疫苗:常规筛查,并根据当地医疗机构的建议接种推荐相应亚型的疫苗。

抗抑郁药

抗抑郁药在妊娠期使用得比较广泛,大约3%的欧洲女性和8%的美国女性在妊娠期使用抗抑郁药。此类药物可穿过胎盘和胎儿血脑屏障,因此,在妊娠期应慎用。若在妊娠前期使用该药,可于妊娠前6个月尝试减量,于妊娠前3个月优化用药方案。当考虑停用抗抑郁药时,须平衡母体精神状况和胎儿健康情况,重点考虑妊娠前母体健康状况。若使用联合用药方案,则建议尽可能在妊娠前过渡到单药方案。

抗高血压药

• ACE抑制剂:在妊娠期禁用,应在妊娠前2~3个月制订适当的降压用药方案后停用[32]。首选药物包括拉贝洛尔、硝苯地平和甲基多巴。

• 血管紧张素Ⅱ受体阻滞剂:与ACE抑制剂类似,应在妊娠前2~3个月制订适当的降压用药方案后停用[32]。

抗癫痫药(AED)

(请参阅本章“癫痫”部分)

• 双丙戊酸钠和丙戊酸在妊娠期禁用,因此,应在妊娠前6个月更换为其他AED。应权衡更换AED的获益与母体癫痫发作状况,重点考虑母体健康。

血栓性疾病的治疗

(请参阅本章“血栓性疾病患者的妊娠前管理”部分)

• 妊娠期VTE推荐治疗药物为低分子肝素(如达肝素),可考虑将其作为妊娠前的一线治疗。

• 华法林因具有致畸性而在妊娠期禁用[37]。

抗反转录病毒治疗

• 在妊娠期进行反转录病毒治疗(ARV)是安全的,并且在整个妊娠期应继续使用。如果妊娠前未启动ARV且没有紧急指征,则可延迟至妊娠14周后启动ARV。

• 两种ARV药物——去羟肌苷和依法韦仑已分别在人体或动物研究中被发现具有致畸性，因此，不推荐在妊娠期使用，妊娠前应过渡至其他方案。

英国国家药典为妊娠期用药安全性提供了详尽的参考。美国食品药品监督管理局(FDA)也提供了妊娠期药物安全性分类(A、B、C、D和X)[107]。FDA最近发布了妊娠与哺乳期标示规则，该规则改变了既往的标示系统，提供了更全面的药物信息，并提供了药物相关避孕及不孕症的附录信息[108]。

Ⅲ~Ⅳ度会阴裂伤史女性的妊娠前咨询

据报道，大约85%的女性在第二产程中发生会阴裂伤，其中1.5%为Ⅲ度或Ⅳ度会阴裂伤[109]。会阴裂伤根据深度可分为Ⅰ度、Ⅱ度、Ⅲ度及Ⅳ度。Ⅰ度和Ⅱ度会阴裂伤分别累及会阴皮肤和会阴肌层，不累及肛门括约肌[110]。当肛门括约肌受累时，被称为Ⅲ度撕裂，根据肌层受累范围及深度可分为3级：Ⅲa度撕裂——裂伤范围小于肛门外括约肌50%的肌层厚度；Ⅲb度撕裂——裂伤范围超过肛门外括约肌50%的肌层厚度；Ⅲc度撕裂——裂伤累及肛门内括约肌[110]。Ⅳ度裂伤累及肛门黏膜层，为最严重的会阴裂伤[110]。肛门括约肌裂伤(Ⅲ度和Ⅳ度会阴裂伤)被归为产科肛门括约肌损伤(OASIS)，可能导致会阴疼痛、性交痛和肛门失禁等[111,112]。此外，还应重视会阴裂伤对患者心理的影响，可能导致患者羞于因上述症状寻求医疗帮助[112]。

既往OASIS女性妊娠前咨询内容包括分析风险因素，以指导未来决策和发现可能存在的可控因素。OASIS的产科风险因素包括巨大儿(>4500g)、产钳等阴道助产术及会阴正中切开术(不包括会阴侧切术)[113]。若计划经阴道分娩，应就可控危险因素向既往有OASIS史的女性提供咨询，包括必要时再次会阴切开的位置。有证据表明，胎头位置是OASIS的相对风险因素，一项研究显示，枕后位导致OASIS的发病率增加7倍[114]。但对于特定的分娩姿势或延迟第二产程是否可降低Ⅲ度和Ⅳ度会阴撕裂发生率目前尚不明确。

OASIS给许多女性带来身体和心理上的创伤，因此，Ⅲ度和Ⅳ度会阴裂伤的女性再次妊娠前需要考虑分娩方式。会阴再次裂伤的风险及会阴裂伤对女性情感的伤害是需要考虑的重要因素。研究表明，既往阴道分娩导致OASIS患者再次发生括约肌裂伤的风险明显增加[115,116]。目前已明确的复发性OASIS危险因素包括亚洲人种、产钳助产和新生儿出生体重超过4kg等[110]。因此，许多女性再次妊娠时要求行剖宫产，由于存在会阴再次裂伤的潜在风险，产科医生也倾向于选择剖宫产[117,118]。

(林燕莺 译)

参考文献

1. Hansen KR, Knowlton NS, Thyer AC, Charleston JS, Soules MR, Klein NA. A new model of reproductive aging: the decline in ovarian non-growing follicle number from birth to menopause. *Hum Reprod* 2008;**23**:699–708.
2. Faddy MJ, Gosden RG, Gougeon A, Richardson SJ, Nelson JF. Accelerated disappearance of ovarian follicles in mid-life: implications for forecasting menopause. *Hum Reprod* 1992;**7**:1342–46.
3. Tarlatzis BC, Zepiridis L. Perimenopausal conception. *Ann N Y Acad Sci* 2003;**997**:93–104.
4. Hook EB, Cross PK, Schreinemachers DM. Chromosomal abnormality rates at amniocentesis and in live-born infants. *JAMA* 1983;**249**:2034–48.
5. Loane M, Morris JK, Addor MC, Arriola L, Budd J, Doray B, et al. Twenty-year trends in the prevalence of Down syndrome and other trisomies in Europe: impact of maternal age and prenatal screening. *Eur J Hum Genet* 2013;**21**:27–33.
6. Cuckle HS, Wald NJ, Thompson SG. Estimating a woman's risk of having a pregnancy associated with Down's syndrome using her age and serum alpha-fetoprotein level. *Br J Obstet Gynaecol* 1987;**94**:387–402.
7. Office for National Statistics, UK. Statistical Bulletin for Births in England and Wales. 2013. Available at: http://www.ons.gov.uk/ons/dcp171778_371129.pdf.
8. Human Fertilisation and Embryology Authority. Fertility treatment in 2013. Available at: http://www.hfea.gov.uk/docs/HFEA_Fertility_Trends_and_Figures_2013.pdf.
9. Friedman D. Perk up: Facebook and Apple now pay for women to freeze eggs. NBC News; 2014. Available at: http://www.nbcnews.com/news/us-news/perk-facebook-apple-now-pay-women-freeze-eggs-n225011.
10. Kim SY, Dietz PM, England L, Morrow B, Callaghan WM. Trends in pre-pregnancy obesity in nine states, 1993–2003. *Obesity (Silver Spring)* 2007;**15**:986–93.
11. McCartney CR, Blank SK, Prendergast KA, et al. Obesity and sex steroid changes across puberty: evidence for marked hyperandrogenemia in pre- and early pubertal obese girls. *J Clin Endocrinol Metab* 2007;**92**:430–36.
12. Pasquali R, Pelusi C, Genghini S, Cacciari M, Gambineri A. Obesity and reproductive disorders in women. *Hum Reprod Update* 2003;**9**:359–72.
13. Greisen S, Ledet T, Møller N, et al. Effects of leptin on basal and FSH stimulated steroidogenesis in human granulosa luteal cells. *Acta Obstet Gynecol Scand* 2000;**79**:931–35.
14. Kjær MM, Nilas L. Timing of pregnancy after gastric bypass-a national register-based cohort study. *Obes Surg* 2013;**23**:1281–85.
15. Manning S, Finer N, Elkalaawy M, et al. Timing of pregnancy in obese women after bariatric surgery. *Pregnancy Hypertens* 2014;**4**:235.
16. American College of Obstetricians and Gynecologists. ACOG

practice bulletin no. 105: bariatric surgery and pregnancy. *Obstet Gynecol* 2009;**113**:1405–13.
17. Magdaleno R, Pereira BG, Chaim EA, Turato ER. Pregnancy after bariatric surgery: a current view of maternal, obstetrical and perinatal challenges. *Arch Gynecol Obstet* 2012;**285**:559–66.
18. Shah DK, Ginsburg ES. Bariatric surgery and fertility. *Curr Opin Obstet Gynecol* 2010;**22**:248–54.
19. Marceau P, Kaufman D, Biron S, et al. Outcome of pregnancies after biliopancreatic diversion. *Obes Surg* 2004;**14**:318–24.
20. Kitzmiller JL, Wallerstein R, Correa A, Kwan S. Preconception care for women with diabetes and prevention of major congenital malformations. *Birth Defects Res A Clin Mol Teratol* 2010;**88**:791–803.
21. Evers IM, de Valk HW, Visser GH. Risk of complications of pregnancy in women with type 1 diabetes: nationwide prospective study in the Netherlands. *BMJ* 2004;**328**:915.
22. Persson M, Norman M, Hanson U. Obstetric and perinatal outcomes in type 1 diabetic pregnancies: a large, population-based study. *Diabetes Care* 2009;**32**:2005–2009.
23. Jensen DM, Korsholm L, Ovesen P, Beck-Nielsen H, Moelsted-Pedersen L, Westergaard JG, et al. Peri-conceptional A1C and risk of serious adverse pregnancy outcome in 933 women with type 1 diabetes. *Diabetes Care* 2009;**32**:1046–48.
24. Schaefer UM, Songster G, Xiang A, Berkowitz K, Buchanan TA, Kjos SL. Congenital malformations in offspring of women with hyperglycemia first detected during pregnancy. *Am J Obstet Gynecol* 1997;**177**:1165–71.
25. Guerin A, Nisenbaum R, Ray JG. Use of maternal GHb concentration to estimate the risk of congenital anomalies in the offspring of women with prepregnancy diabetes. *Diabetes Care* 2007;**30**:1920–25.
26. Casey BM, Dashe JS, Wells CE, et al. Subclinical hypothyroidism and pregnancy outcomes. *Obstet Gynecol* 2005;**105**:239–45.
27. Haddow JE, Palomaki GE, Allan WC, et al. Maternal thyroid deficiency during pregnancy and subsequent neuropsychological development of the child. *N Engl J Med* 1999;**341**:549–55.
28. Leung AS, Millar LK, Koonings PP, Montoro M, Mestman JH. Perinatal outcome in hypothyroid pregnancies. *Obstet Gynecol* 1993;**81**:349–53.
29. De Groot L, Abalovich M, Alexander EK, et al. Management of thyroid dysfunction during pregnancy and postpartum: an Endocrine Society clinical practice guideline. *J Clin Endocrinol Metab* 2012;**97**:2543–65.
30. Ferrer RL, Sibai BM, Mulrow CD, Chiquette E, Stevens KR, Cornell J. Management of mild chronic hypertension during pregnancy: a review. *Obstet Gynecol* 2000;**96**:849–60.
31. Abalos E, Duley L, Steyn DW. Antihypertensive drug therapy for mild to moderate hypertension during pregnancy. *Cochrane Database Syst Rev* 2014;**2**:CD002252.
32. Cooper WO, Hernandez-Diaz S, Arbogast PG, et al. Major congenital malformations after first-trimester exposure to ACE inhibitors. *N Engl J Med* 2006;**354**:2443–51.
33. Henderson JT, Whitlock EP, O'Connor E, Senger CA, Thompson JH, Rowland MG. Low-dose aspirin for prevention of morbidity and mortality from preeclampsia: a systematic evidence review for the U.S. Preventive Services Task Force. *Ann Intern Med* 2014;**160**:695–703.
34. Roos-Hesselink JW, Ruys TP, Stein JI, et al. Outcome of pregnancy in patients with structural or ischaemic heart disease: results of a registry of the European Society of Cardiology. *Eur Heart J* 2013;**34**:657–65.
35. Opotowsky AR, Siddiqi OK, D'Souza B, Webb GD, Fernandes SM, Landzberg MJ. Maternal cardiovascular events during childbirth among women with congenital heart disease. *Heart* 2012;**98**:145–51.
36. Regitz-Zagrosek V, Blomstrom Lundqvist C, Borghi C, et al. ESC Guidelines on the management of cardiovascular diseases during pregnancy: the Task Force on the Management of Cardiovascular Diseases during Pregnancy of the European Society of Cardiology (ESC). *Eur Heart J* 2011;**32**:3147–97.
37. Hall JG, Pauli RM, Wilson KM. Maternal and fetal sequelae of anticoagulation during pregnancy. *Am J Med* 1980;**68**:122–40.
38. Castellano JM, Narayan RL, Vaishnava P, Fuster V. Anticoagulation during pregnancy in patients with a prosthetic heart valve. *Nat Rev Cardiol* 2012;**9**:415–24.
39. Hung L, Rahimtoola SH. Prosthetic heart valves and pregnancy. *Circulation* 2003;**107**:1240–46.
40. Hameed A, Karaalp IS, Tummala PP, et al. The effect of valvular heart disease on maternal and fetal outcome of pregnancy. *J Am Coll Cardiol* 2001;**37**:893–99.
41. Elbaz G, Fich A, Levy A, Holcberg G, Sheiner E. Inflammatory bowel disease and preterm delivery. *Int J Gynaecol Obstet* 2005;**90**:193–97.
42. Bröms G, Granath F, Linder M, Stephansson O, Elmberg M, Kieler H. Complications from inflammatory bowel disease during pregnancy and delivery. *Clin Gastroenterol Hepatol* 2012;**10**:1246–52.
43. Dominitz JA, Young JC, Boyko EJ. Outcomes of infants born to mothers with inflammatory bowel disease: a population-based cohort study. *Am J Gastroenterol* 2002;**97**:641–48.
44. Bush MC, Patel S, Lapinski RH, Stone JL. Perinatal outcomes in inflammatory bowel disease. *J Matern Fetal Neonatal Med* 2004;**15**:237–41.
45. Van Assche G, Dignass A, Reinisch W, et al. The second European evidence-based Consensus on the diagnosis and management of Crohn's disease: special situations. *J Crohns Colitis* 2010;**4**:63–101.
46. Abhyankar A, Ham M, Moss AC. Meta-analysis: the impact of disease activity at conception on disease activity during pregnancy in patients with inflammatory bowel disease. *Aliment Pharmacol Ther* 2013;**38**:460–66.
47. Francella A, Dyan A, Bodian C, Rubin P, Chapman M, Present DH. The safety of 6-mercaptopurine for childbearing patients with inflammatory bowel disease: a retrospective cohort study. *Gastroenterology* 2003;**124**:9–17.
48. Alstead EM, Ritchie JK, Lennard-Jones JE, Farthing MJ, Clark ML. Safety of azathioprine in pregnancy in inflammatory bowel disease. *Gastroenterology* 1990;**99**:443–46.
49. Habal FM, Hui G, Greenberg GR. Oral 5-aminosalicylic acid for inflammatory bowel disease in pregnancy: safety and clinical course. *Gastroenterology* 1993;**105**:1057–60.
50. Schnitzler F, Fidder H, Ferrante M, et al. Outcome of pregnancy in women with inflammatory bowel disease treated with antitumor necrosis factor therapy. *Inflamm Bowel Dis* 2011;**17**:1846–54.
51. Torres J, Boyapati RK, Kennedy NA, Louis E, Colombel JF, Satsangi J. Systematic review of effects of withdrawal of immunomodulators or biologic agents from patients with inflammatory bowel disease. *Gastroenterology* 2015;**149**:1716–30.
52. Nguyen GC, Seow CH, Maxwell C, et al. The Toronto Consensus Statements for the management of inflammatory bowel disease in pregnancy. *Gastroenterology* 2016;**150**:734–57.
53. Hudson M, Flett G, Sinclair TS, Brunt PW, Templeton A, Mowat NA. Fertility and pregnancy in inflammatory bowel disease. *Int J Gynaecol Obstet* 1997;**58**:229–37.
54. Khosla R, Willoughby CP, Jewell DP. Crohn's disease and pregnancy. *Gut* 1984;**25**:52–56.
55. Ørding Olsen K, Juul S, Berndtsson I, Oresland T, Laurberg S. Ulcerative colitis: female fecundity before diagnosis, during disease, and after surgery compared with a population sample. *Gastroenterology* 2002;**122**:15–19.
56. Woolfson K, Cohen Z, McLeod RS. Crohn's disease and pregnancy. *Dis Colon Rectum* 1990;**33**:869–73.
57. Anderson BT, Ertle JT, Borum ML. Men with inflammatory bowel disease are rarely counseled regarding effects of immunosuppressive therapy on fertility and pregnancy. *J Crohns Colitis* 2013;**7**:e716.

58. Narendranathan M, Sandler RS, Suchindran CM, Savitz DA. Male infertility in inflammatory bowel disease. *J Clin Gastroenterol* 1989;**11**:403–406.
59. Toovey S, Hudson E, Hendry WF, Levi AJ. Sulphasalazine and male infertility: reversibility and possible mechanism. *Gut* 1981;**22**:445–51.
60. Powell HR, Ekert H. Methotrexate-induced congenital malformations. *Med J Aust* 1971;**2**:1076–77.
61. Bruce A, Black M, Bhattacharya S. Mode of delivery and risk of inflammatory bowel disease in the offspring: systematic review and meta-analysis of observational studies. *Inflamm Bowel Dis* 2014;**20**:1217–26.
62. Grouin A, Brochard C, Siproudhis L, et al. Perianal Crohn's disease results in fewer pregnancies but is not exacerbated by vaginal delivery. *Dig Liver Dis* 2015;**47**:1021–26.
63. Smink M, Lotgering FK, Albers L, de Jong DJ. Effect of childbirth on the course of Crohn's disease; results from a retrospective cohort study in the Netherlands. *BMC Gastroenterol* 2011;**11**:6.
64. Practice parameter: management issues for women with epilepsy (summary statement). Report of the Quality Standards Subcommittee of the American Academy of Neurology. *Neurology* 1998;**51**:944–48.
65. Harden CL, Meador KJ, Pennell PB, Hauser WA, Gronseth GS, French JA, et al. Practice Parameter update: Management issues for women with epilepsy—Focus on pregnancy (an evidence-based review): Teratogenesis and perinatal outcomes: Report of the Quality Standards Subcommittee and Therapeutics and Technology Assessment Subcommittee of the American Academy of Neurology and American Epilepsy Society. *Neurology* 2009;**73**:133–41.
66. Ogawa Y, Kaneko S, Otani K, Fukushima Y. Serum folic acid levels in epileptic mothers and their relationship to congenital malformations. *Epilepsy Res* 1991;**8**:75–78.
67. [No authors listed.] Appendix C: AAN summary of evidence-based guideline for clinicians: management issues for women with epilepsy-focus on pregnancy: vitamin k, folic acid, blood levels, and breastfeeding. *Continuum (Minneap Minn)* 2016;**22**:285–86.
68. Alonso A, Hernán MA. Temporal trends in the incidence of multiple sclerosis: a systematic review. *Neurology* 2008;**71**:129–35.
69. Ramagopalan SV, Sadovnick AD. Epidemiology of multiple sclerosis. *Neurol Clin* 2011;**29**:207–17.
70. Finkelsztejn A, Brooks JB, Paschoal FM, Fragoso YD. What can we really tell women with multiple sclerosis regarding pregnancy? A systematic review and meta-analysis of the literature. *BJOG* 2011;**118**:790–97.
71. Confavreux C, Hutchinson M, Hours MM, Cortinovis-Tourniaire P, Moreau T. Rate of pregnancy-related relapse in multiple sclerosis. Pregnancy in Multiple Sclerosis Group. *N Engl J Med* 1998;**339**:285–91.
72. Vukusic S, Hutchinson M, Hours M, et al. Pregnancy and multiple sclerosis (the PRIMS study): clinical predictors of post-partum relapse. *Brain* 2004;**127**:1353–60.
73. Coyle PK. Multiple sclerosis and pregnancy prescriptions. *Expert Opin Drug Saf* 2014;**13**:1565–68.
74. Lockwood CJ, Rand JH. The immunobiology and obstetrical consequences of antiphospholipid antibodies. *Obstet Gynecol Surv* 1994;**49**:432–41.
75. Lockwood CJ. Inherited thrombophilias in pregnant patients: detection and treatment paradigm. *Obstet Gynecol* 2002;**99**:333–41.
76. James AH, Jamison MG, Brancazio LR, Myers ER. Venous thromboembolism during pregnancy and the postpartum period: incidence, risk factors, and mortality. *Am J Obstet Gynecol* 2006;**194**:1311–15.
77. Robertson L, Wu O, Langhorne P, et al. Thrombophilia in pregnancy: a systematic review. *Br J Haematol* 2006;**132**:171–96.
78. Mocroft A, Ledergerber B, Katlama C, et al. Decline in the AIDS and death rates in the EuroSIDA study: an observational study. *Lancet* 2003;**362**:22–29.
79. Burns DN, Landesman S, Muenz LR, et al. Cigarette smoking, premature rupture of membranes, and vertical transmission of HIV-1 among women with low CD4+ levels. *J Acquir Immune Defic Syndr* 1994;**7**:718–26.
80. Turner BJ, Hauck WW, Fanning TR, Markson LE. Cigarette smoking and maternal-child HIV transmission. *J Acquir Immune Defic Syndr Hum Retrovirol* 1997;**14**:327–37.
81. Kalish LA, Boyer K, Brown G, et al. Cigarette smoking and maternal-child HIV transmission. Women and Infants Transmission Study Group. *J Acquir Immune Defic Syndr Hum Retrovirol* 1998;**18**:86–89.
82. Townsend CL, Cortina-Borja M, Peckham CS, de Ruiter A, Lyall H, Tookey PA. Low rates of mother-to-child transmission of HIV following effective pregnancy interventions in the United Kingdom and Ireland, 2000-2006. *AIDS* 2008;**22**:973–81.
83. Study EC. Mother-to-child transmission of HIV infection in the era of highly active antiretroviral therapy. *Clin Infect Dis* 2005;**40**:458–65.
84. Anglemyer A, Rutherford GW, Egger M, Siegfried N. Antiretroviral therapy for prevention of HIV transmission in HIV-discordant couples. *Cochrane Database Syst Rev* 2011;**8**:CD009153.
85. Fiore JR, Suligoi B, Saracino A, et al. Correlates of HIV-1 shedding in cervicovaginal secretions and effects of antiretroviral therapies. *AIDS* 2003;**17**:2169–76.
86. Semprini AE, Levi-Setti P, Bozzo M, et al. Insemination of HIV-negative women with processed semen of HIV-positive partners. *Lancet* 1992;**340**:1317–19.
87. Manktelow BN, Smith LK, Evans TAA, et al. *Perinatal Mortality Surveillance Report: UK Perinatal Deaths for Births from January to December 2013*. Leicester: The Infant Mortality and Morbidity Group, Department of Health Sciences, University of Leicester; 2015.
88. Royal College of Obstetricians and Gynaecologists (RCOG). *Registration of Stillbirths and Certification for Pregnancy Loss Before 24 Weeks of Gestation*. Good Practice Guideline No. 4. London: RCOG; 2005. Available at: https://www.rcog.org.uk/en/guidelines-research-services/guidelines/good-practice-4/.
89. Royal College of Obstetricians and Gynaecologists (RCOG). *Late Intrauterine Fetal Death and Stillbirth*. Green-top Guideline No. 55. London: RCOG; 2010. Available at: https://www.rcog.org.uk/en/guidelines-research-services/guidelines/gtg55/.
90. Black M, Shetty A, Bhattacharya S. Obstetric outcomes subsequent to intrauterine death in the first pregnancy. *BJOG* 2008;**115**:269–74.
91. Robson S, Chan A, Keane RJ, Luke CG. Subsequent birth outcomes after an unexplained stillbirth: preliminary population-based retrospective cohort study. *Aust N Z J Obstet Gynaecol* 2001;**41**:29–35.
92. Sharma PP, Salihu HM, Kirby RS. Stillbirth recurrence in a population of relatively low-risk mothers. *Paediatr Perinat Epidemiol* 2007;**21** Suppl 1:24–30.
93. Silver RM. Fetal death. *Obstet Gynecol* 2007;**109**:153–67.
94. Korteweg FJ, Erwich JJ, Holm JP, et al. Diverse placental pathologies as the main causes of fetal death. *Obstet Gynecol* 2009;**114**:809–17.
95. Group SCRNW. Causes of death among stillbirths. *JAMA* 2011;**306**:2459–68.
96. Yudkin PL, Wood L, Redman CW. Risk of unexplained stillbirth at different gestational ages. *Lancet* 1987;**1**:1192–94.
97. Caughey AB, Musci TJ. Complications of term pregnancies beyond 37 weeks of gestation. *Obstet Gynecol* 2004;**103**:57–62.
98. Won RH, Currier RJ, Lorey F, Towner DR. The timing of demise in fetuses with trisomy 21 and trisomy 18. *Prenat Diagn* 2005;**25**:608–11.
99. Bhutta ZA, Yakoob MY, Lawn JE, et al. Stillbirths: what difference can we make and at what cost? *Lancet* 2011;**377**:1523–38.
100. Goldenberg RL, McClure EM, Saleem S, Reddy UM. Infection-

related stillbirths. *Lancet* 2010;**375**:1482–90.
101. Office for National Statistics. Childhood, infant and perinatal mortality in England and Wales, 2013. 2015. Available at: https://www.ons.gov.uk/peoplepopulationandcommunity/birthsdeathsandmarriages/deaths/bulletins/childhoodinfantandperinatalmortalityinenglandandwales/2015-03-10.
102. US Department of Health Education, and Welfare. *The United States and Six West European Countries*. Washington DC: National Centre for Health Statistics; 1967.
103. Sharpe C, Kuschel C. Outcomes of infants born to mothers receiving methadone for pain management in pregnancy. *Arch Dis Child Fetal Neonatal Ed* 2004;**89**:F33–6.
104. Larson JD, Patatanian E, Miner PB, Rayburn WF, Robinson MG. Double-blind, placebo-controlled study of ranitidine for gastroesophageal reflux symptoms during pregnancy. *Obstet Gynecol* 1997;**90**:83–87.
105. Gill SK, O'Brien L, Einarson TR, Koren G. The safety of proton pump inhibitors (PPIs) in pregnancy: a meta-analysis. *Am J Gastroenterol* 2009;**104**:1541–45.
106. Charache S, Condit PT, Humphreys SR. Studies on the folic acid vitamins. IV. The persistence of amethopterin in mammalian tissues. *Cancer* 1960;**13**:236–40.
107. Food and Drug Administration. Federal Register. Available at: https://www.federalregister.gov/index/2018/food-and-drug-administration.
108. Department of Health and Human Services, Food and Drug Administration. Content and format of labeling for human prescription drug and biological products; requirements for pregnancy and lactation labeling. 2014. Available at: https://www.fda.gov/downloads/aboutfda/reportsmanualsforms/reports/economicanalyses/ucm427798.pdf.
109. McCandlish R, Bowler U, van Asten H, et al. A randomised controlled trial of care of the perineum during second stage of normal labour. *Br J Obstet Gynaecol* 1998;**105**:1262–72.
110. Fernando RJ, Williams AA, Adams EJ. *The Management of Third and Fourth Degree Perineal Tears*. Green-top Guideline No. 29. London: RCOG; 2007.
111. Haadem K, Dahlstrom JA, Ling L, Ohrlander S. Anal sphincter function after delivery rupture. *Obstet Gynecol* 1987; **70**:53–56.
112. Haadem K, Ohrlander S, Lingman G. Long-term ailments due to anal sphincter rupture caused by delivery – a hidden problem. *Eur J Obstet Gynecol Reprod Biol* 1988;**27**:27–32.
113. Fenner DE, Genberg B, Brahma P, Marek L, DeLancey JO. Fecal and urinary incontinence after vaginal delivery with anal sphincter disruption in an obstetrics unit in the United States. *Am J Obstet Gynecol* 2003;**189**:1543–49.
114. Fitzpatrick M, McQuillan K, O'Herlihy C. Influence of persistent occiput posterior position on delivery outcome. *Obstet Gynecol* 2001;**98**:1027–31.
115. Ali A, Glennon K, Kirkham C, Yousif S, Eogan M. Delivery outcomes and events in subsequent pregnancies after previous anal sphincter injury. *Eur J Obstet Gynecol Reprod Biol* 2014;**174**:51–53.
116. Yogev Y, Hiersch L, Maresky L, Wasserberg N, Wiznitzer A, Melamed N. Third and fourth degree perineal tears – the risk of recurrence in subsequent pregnancy. *J Matern Fetal Neonatal Med* 2014;**27**:177–81.
117. Al-Mufti R, McCarthy A, Fisk NM. Obstetricians' personal choice and mode of delivery. *Lancet* 1996;**347**:544.
118. Al-Mufti R, McCarthy A, Fisk NM. Survey of obstetricians' personal preference and discretionary practice. *Eur J Obstet Gynecol Reprod Biol* 1997;**73**:1–4.

第7章
妇产科实践中的肥胖症

Sukhwinder Sahota, Tahir Mahmood

引言

肥胖症是一种由多因素引起的复杂性疾病，在世界范围内已广泛流行。肥胖影响着人们生活的各个方面，如健康、社交、情感和心理等。虽然肥胖在很大程度上是可以预防的，但其已然成为主要的公共卫生问题，其与慢性疾病，如2型糖尿病、心血管疾病、抑郁症、残疾和某些癌症等密切相关[1]。目前超重和肥胖人群约占世界人口的1/3[2]。肥胖又被称为“生殖的障碍”，因为肥胖女性妊娠与多种不良结局相关，如先天性畸形、妊娠糖尿病、死产和剖宫产率升高[3,4]。肥胖母亲的子宫内环境会影响其子代，造成后遗症[5]，且肥胖妊娠女性产前和产时护理费用更高[6]。据估计，仅因肥胖而支出的医疗保健费用占发达国家所有医保费用的2%~7%[7]。

肥胖的分类依据是体重指数（BMI），BMI为体重（千克）除以身高（米）的平方（表7.1）。然而，对这个定义仍存在争议。目前，美国BMI的正常界值普遍偏高，这也是造成WHO定义正常BMI界值偏高的真正原因。在美国，正常BMI的界值是偏高的。

已经有人强烈主张按照不同人群进一步完善WHO对BMI的划分。2004年WHO专家讨论会提出亚洲人群在健康风险、BMI和体脂率之间存在不同的关联[9]。该报道得出的结论是，与白种人相比，亚洲人在BMI较低的情况下有更高的并发症风险；他们发现，肥胖相关性疾病，尤其是2型糖尿病和心血管疾病，即使按照WHO界定的正常BMI（$25kg/m^2$），仍有较高的发病率。因此，该报道得出结论：对于亚洲人群，正常的BMI应为$18.5~22.9kg/m^2$。目前在日本，BMI>$25kg/m^2$被认为是肥胖，而在中国，BMI≥$28kg/m^2$被认为是肥胖[10,11]。为简单起见，目前对于年龄>18岁的男性和女性，BMI计算方法相同。对于年龄<18岁年龄组，应使用性别和BMI特异性的测量方法。即便如此，上述BMI界值的确定仍然是不客观的。

表7.1 肥胖的分类

分级	类别	BMI(kg/m^2)
	偏瘦	<18.5
	正常	18.5~24.9
	超重	25~29.9
Ⅰ	肥胖	30~34.9
Ⅱ	非常肥胖	35~39.9
Ⅲ	病态肥胖	≥40

Source data from World Health Organization (2000) *Obesity: Preventing and Managing the Global Epidemic*. WHO Obesity Technical Report Series 894: World Health Organization Geneva, Switzerland

流行病学

最初在美国和欧洲，肥胖被认为是一种流行病，但其不仅是西方发达国家的一种流行病，也与那些较低社会经济群体和发展中国家有关[12-14]。2010年，全球成年人肥胖率为11.5%，2014年增长至13%[15]。据Ng等报道，自1980年以来，无论国内生产总值如何，所有年龄段的肥胖率都在逐步上升，尤其是在青少年阶段[16]。

尽管超重在性别间的流行率无差异，但女性的肥胖流行率(14%)显著高于男性(10%)[17]。与男性相比,不论年龄、种族,女性出现极端肥胖(BMI≥35kg/m²)的人群明显较多。欧洲的农村女性肥胖率较高,而非洲城市女性的肥胖率也不低。即使在同一国家的不同地区,肥胖症的患病率也可能存在显著差异[12]。

令人担心的是,尽管发达国家的成人肥胖率维持在33%左右,儿童和青少年的肥胖率仍在上升[14]。肥胖儿童与肥胖成人一样有患慢性病和死亡的风险,而且这些患病和死亡风险往往都会过早出现。

女性肥胖高危因素

肥胖的病因是多方面的,其中最主要的原因是摄入过多的卡路里而消耗减少(主要是体力活动),导致能量失衡,进而导致体重增加[14]。因此,肥胖在很大程度上是可预防的。引起超重的高危因素已众所周知,但其在肥胖进展中的相互作用更为复杂,且尚未明确。有证据表明,遗传、生物、行为、心理和环境因素会导致肥胖,这些因素会被经济、社会和文化影响。此外,我们还提供了子宫内环境影响子代未来的肥胖进展的证据[18]。

女性较男性更容易患Ⅱ类和Ⅲ类肥胖[19]。在发展中国家,女性肥胖的概率是男性的3倍,而这些易胖女性多来自中低收入国家的较高社会经济阶层,但随着经济发展,较低社会经济阶层的女性肥胖人数也显著增加。与高收入国家不同,中低收入国家的女性受教育程度与肥胖症患病率成比例相关[20]。

地理因素,如高收入国家的人群因日常生活中步行距离减少,而使得卡路里消耗减少,导致肥胖问题长期存在[18]。而这种情况并不局限于高收入国家,生活在非洲的城市人口比农村人口更可能超重或肥胖[20]。这是因为城市地区有不间断的24小时食物供应且人们有在电视、电脑前久坐的生活方式。如今,高热量食品已经导致全球民众食品消费结构发生变化,加之快餐市场使得民众可24小时获得食品。这些均导致城市肥胖问题持续存在。

有趣的是,女性体重受国籍、种族和社会经济地位的影响更大。这表明与男性相比,女性的体重与社会和文化角色之间存在更密切的联系[19]。

种族

肥胖也受种族影响。在美国,非西班牙裔的非洲裔美国女性肥胖率(53%)高于墨西哥裔女性(48%),也明显高于非西班牙裔白人女性(36%)。而在40~59岁男性中未发现种族差异所导致的肥胖率差异[19]。当评估平均年龄和BMI匹配的女性心血管危险因素时发现,相比白种人,非洲女性的收缩压和外周血管阻力更高[20]。2004年,在英国,加勒比或爱尔兰族男性和女性的肥胖率较其他民族明显升高[21]。中国和孟加拉国女性肥胖患病率最低,而非洲裔美国女性肥胖率最高。

遗传学

有证据表明,肥胖具有基因易感性,单基因和综合征相关的肥胖症相对罕见,如21三体综合征、普拉德-威利和贝-维综合征等。目前,肥胖病因相关的研究非常热门,用环境变化改变基因表达的机制来解释遗传易感性是很复杂的,如甲基化[22]。

大部分人的热量摄入和能量消耗(体力活动、基础代谢率和产热)是平衡的,从而可以保持BMI稳定。下丘脑通过整合来自外周和中枢神经系统、内分泌腺(包括脂肪细胞)和血液代谢物(如葡萄糖和脂肪酸)的神经、激素和代谢信号来调节能量稳态[23]。上述途径中先天性或获得性失调的原因都有可能导致脂质积累。基因连锁分析揭示了单基因,如瘦素基因、瘦素受体基因及前阿片素皮质素等失调是导致肥胖的原因之一,但其却是罕见原因[24]。

有研究表明,尽管流行病学筛查出约60个相关遗传相关因素,但只有大约32个与个体间BMI变异<1.5%相关[22]。这意味着两个身高/种族/年龄相似的个体的平均体重差异为7kg[14]。鉴于这种偏差,遗传不再是导致腰围增加的主要原因了。

肥胖对儿童和青少年的影响

越来越多的证据表明,母亲妊娠前肥胖与子代的肥胖风险和心脏代谢风险增加有关[25]。母亲妊娠前肥胖与3岁儿童肥胖有较高的相关性[26]。此外,其还导致子代青春期和成年期BMI更高,患糖尿病风险增加[26,27]。这种关联是独立于母亲和儿童共有的遗传和环境因素的[28]。母亲肥胖也与儿童早期发育迟缓和自闭症谱系障碍的风险有关[29]。

有新的证据表明,美国医学研究所定义的妊娠期体重过度增加与子代的肥胖和不良心脏代谢特征有关[25,30,31]。所谓心脏代谢特征性指标包括C-反应蛋白升高、收缩压和高密度脂蛋白水平降低，这些主要是由妊娠早期体重过度增加所致。以上不良代谢特征及肥胖性青少年阻塞性睡眠呼吸暂停的风险与成人心血管风险的增加相关[32]。

英国女性儿童的青春期开始时间已从14岁提前至11.5~12岁[33,34]。现已明确影响月经初潮的因素有遗传、激素、心理和社会经济。然而，女性儿童初潮年龄提前也与西方国家的肥胖率上升有关。由于体脂与促性腺激素释放激素的脉冲释放密切相关，不能排除初潮年龄与肥胖之间的联系。

男性儿童青春期可能因肥胖而延迟，其原因目前尚不清楚，可能与脂肪细胞增加芳香化雌激素水平而对雄激素的反馈性抑制有关[32]。

肥胖还会增加哮喘的患病风险。肥胖儿童的其他问题可能会在青春期加剧，如心理抑郁、焦虑、容貌焦虑和自尊心受挫，尤其是女性。BMI增加还与排卵功能障碍、月经不调及备孕时间延长有关[35]。

肥胖是多囊卵巢综合征（PCOS）的常见特征，20%的肥胖女性患有PCOS，而有5%~10%的女性会患PCOS，满足以下3个标准中的两个即可被诊断为PCOS：雄激素过多症、慢性无排卵和超声检查发现卵巢多囊样改变。该病与胰岛素抵抗、2型糖尿病、不孕症、子宫内膜癌及心血管疾病风险增加密切相关。PCOS青少年发生多毛症、高睾酮血症和高胰岛素血症的风险较健康对照人群显著增加，但校正BMI或腰臀比后，PCOS青少年血脂异常的风险并未增加[36]。

肥胖与避孕

如前所述，肥胖是妊娠期一个不得忽视的问题，因此妊娠前计划对于优化产前护理至关重要。这一计划的重要组成部分是使用避孕措施来控制生育及治疗月经紊乱。目前许多试验尚未纳入肥胖患者，因此超重和肥胖患者使用口服避孕药的安全性和有效性还难以确定[37-39]。

肥胖的代谢变化是已知的，其很可能会影响避孕药的药代动力学，特别是类固醇类的避孕药。口服避孕药与脂质、纤维蛋白原和葡萄糖代谢有关，这些影响对吸烟者更为显著[40]。因为研究排除了服用激素类避孕药的人群，所以激素类避孕药对肥胖患者的影响尚不明确。肥胖导致的代谢变化，会增加心血管风险，需要引起大众的重视。最近的一项研究表明，使用复方口服避孕药的重度肥胖女性（BMI>35kg/m²）患静脉血栓栓塞疾病的风险比非肥胖女性高[41]。肥胖是血栓栓塞性疾病的已知独立危险因素，当医生开具激素类避孕药处方时需要考虑到这一点。

另一个挑战是当对肥胖患者采取避孕措施时，医生是否具有对其行必要检查的能力。例如，对此类患者植入宫内节育器或行腹腔镜绝育手术在技术上仍有困难，特别是病态肥胖的女性[42]。在美国，手术干预（输卵管结扎、植入宫内节育器）受到BMI较高的女性的青睐，50.5%的肥胖女性会选择使用手术方式进行避孕，而只有36.2%的正常体重女性会选择使用手术的方式进行避孕[35]。

体重增加是停用激素类避孕药的最常见原因之一，然而，使用复方口服避孕药是否会增加体重尚不可知[38]。

使用长效醋酸甲羟孕酮（DMPA）的患者很少会出现体重增加（<2kg），体重小幅增长更可能是由年龄增长导致的一种自然趋势。

正常体重和超重/肥胖女性使用避孕药的情况相似[35]。因此，有必要进一步研究避孕药对肥胖患者的有效性和安全性。肥胖青少年性行为的数据值得我们关注：与非肥胖的白人和肥胖的非洲裔美国少女相比，肥胖的白人少女更有可能会在13岁之前发生性行为，她们可能有一个比自己年长3岁的伴侣，且每年有>3个的性伴侣。此外，在最近的性行为中未使用安全套[43]。因为减肥手术后服用激素避孕药的药代动力学发生了变化，所以对此类手术后代谢变化进行研究也十分必要[44]。

激素避孕药的使用不仅仅局限于避孕，还可以使用左炔诺孕酮宫内节育器来有效预防肥胖女性子宫内膜增生和子宫内膜癌的发生[35]。

肥胖与妊娠

妊娠期肥胖与不良妊娠结局有关，包括流产、妊娠糖尿病、子痫前期、血栓栓塞、分娩时间延长和产后出血[45]。先天性异常、肩难产、死产和新生儿死亡等胎儿并发症发生率在肥胖孕产妇中也会增加[46]。这些问题不仅局限于病理生理因素，还包括技术因素。肥胖妊娠女性使用器械助产和剖宫产的风险更高[47,48]。

20%的苏格兰女性和33%的美国女性进入妊娠期后都发生了肥胖[49,50]。妊娠期肥胖对子代的不良影响远不止在妊娠期，母体宫内环境不仅影响胎儿发育，还会对子代的终身健康产生不良影响。因此，应制订有效的妊娠早期筛查策略，不仅要识别高危妊娠，还要为其提供重点护理[51]。

肥胖和流产

无论采用何种受孕方式，超重（BMI>25kg/m²）和肥胖女性不仅流产的风险显著增加[48,52,53]，复发性流产的风险也增加了3倍[54,55]。这些研究表明，肥胖是流产的独立风险因素，也是高收入国家最易改善的风险因素[56]。据Lashen等[54]报道，BMI>30kg/m²的肥胖女性流产的OR为1.2［95%置信区间（CI）为1.01~1.46］，而复发性流产的OR为3.5（95%CI为1.03~12.01）。此外，研究发现，自发性流产与高胰岛素血症直接相关，有人提出使用胰岛素增敏剂（如二甲双胍）可能会降低流产率。一项荟萃分析明确了诱导排卵或捐卵母细胞后流产风险增加可能与肥胖女性的受精卵外周环境不良有关[53]。

胎儿畸形风险

一旦受孕，与妊娠前肥胖相关的出生缺陷风险会增加2～3倍，包括神经管缺陷、心脏异常（室间隔、法洛四联症、大动脉转位）和膈疝[57]，这些风险与母亲体重增加成正比，但是肥胖妊娠女性发生胎儿腹裂的风险会降低。肥胖症可导致排查胎儿畸形的超声检查敏感性降低。据估计，在BMI>90百分位的女性中，子宫B超结果显示，大约15%的结构清晰可见，但随着BMI增加，胎儿心脏、脊柱、肾脏、膈膜和脐带等解剖结构显示就不太清晰了[58]。已经有人建议，肥胖母亲在妊娠前和产前增加叶酸（5mg）摄入，并再次强调对此类女性进行妊娠前护理的必要性[59]。

妊娠代谢综合征

肥胖与许多并发症有关，包括糖尿病、心血管疾病、血脂异常和高血压，这些被称为妊娠期代谢综合征。孕产妇肥胖与代谢并发症有关，包括子痫前期和妊娠期糖尿病等妊娠特异性病症。妊娠相关的内分泌变化有利于脂肪生成和脂肪积累[60]。无论妊娠前是否肥胖，所有女性都会增加母体脂肪储备，以满足妊娠晚期和哺乳期的胎儿胎盘和母体自身需求；体重增长主要发生在妊娠中期末。正常体重女性的大部分脂肪集中在躯干和大腿上部的皮下区域。在妊娠后期，通过超声测量发现，腹膜前脂肪（内脏）的厚度和腹膜前脂肪与皮下脂肪的比率会增加。这种脂肪沉积模式与胰岛素抵抗加重有关。在大鼠模型中，肝脏脂肪的积累是妊娠期发生胰岛素抵抗的重要表现[61]。内脏型肥胖与不良代谢结局密切相关，包括胰岛素抵抗、高胰岛素血症、血脂异常、高血压和代谢综合征。由于肥胖女性储存更多的饱和皮下脂肪，其肥胖部位往往比瘦的女性更集中，这一结果正好反映了其有效显著的胰岛素抵抗[60]。向心型肥胖似乎与妊娠期不良代谢结局有更强的相关性，如妊娠糖尿病（GDM）、妊娠高血压和子痫前期[62]。

糖耐量受损和妊娠糖尿病筛查

国际糖尿病联合会预估1/6的活产儿母亲在妊娠期均患有某种形式的高血糖。其中16%归因于妊娠前期糖尿病（包含在妊娠前患1型或2型糖尿病，以及在第二次妊娠时被首次诊断的女性），但多数（84%）是由妊娠期糖尿病（GDM）引起的[6]。WHO将GDM定义为碳水化合物不耐受导致的在妊娠期首次发生的高血糖[63]。

一项荟萃分析显示，相比正常体重的妊娠女性，超重、肥胖和严重肥胖的妊娠女性[47]进展为GDM的OR（未校正）分别为2.14（95% CI为1.82~2.53）、3.56（95% CI为3.05~4.21）和8.56（95% CI为5.07~16.04）。

然而，对于未达到糖尿病诊断标准的女性，越来越多的证据表明，BMI增加会导致血糖升高，这些均与妊娠期不良结局[49]有关。

1954年，Peterson提出了一个假设：对于糖尿病母亲，其高血糖可以转移到胎儿。为了阻止血糖升高，胎儿产生的胰岛素也相应增加，从而导致胎儿生长加快[64]。随后的研究发现，血糖水平不需要达到糖尿病的诊断水平就能得到类似的结果。一项针对1100余例非糖尿病妊娠女性进行口服糖耐量试验的研究表明，葡萄糖水平升高会导致大胎龄儿及早产率增加，同时剖宫产率也增长了2倍。此外，绒毛膜羊膜炎[64]的发生风险也会增加。绒毛膜羊膜炎与极早产的风险随着血糖的增加而增长了12倍。已有研究证实了妊娠前BMI增加与新生儿肥胖[66]相关，巨

PCOS的女性都是肥胖的。肥胖可能会引起PCOS女性的生物化学和激素变化，导致此类女性的生殖结果不良[95,96]。在患有PCOS的肥胖女性中，高雄激素增多症似乎更严重，而卵巢高雄激素增多症可能会抑制窦卵泡发育，脂肪细胞将雄激素转化为雌激素，从而导致性激素结合球蛋白减少，破坏卵泡形成所需的微环境。PCOS肥胖女性表现出较高的胰岛素抵抗和高胰岛素血症。研究表明，胰岛素输注可降低基础和促性腺激素释放激素诱导的黄体生成素(LH)的分泌。脂肪组织产生的几种物质，如瘦素、脂联素、抵抗素和内脏脂肪素，可能在PCOS的病理生理学中发挥作用，而瘦素起着重要作用。有报道称，瘦素与LH水平及LH脉冲振幅呈负相关。当有短期热量限制时，瘦素水平下降，LH脉冲振幅增加。肥胖还会改变炎症标志物(C-反应蛋白、白细胞介素-6和肿瘤坏死因子)、凝血和纤维蛋白溶解机制[97]。因此，这些异常的变化可能会干扰生殖周期，从而导致不良结局。专家建议，肥胖女性应尝试在妊娠前改变饮食和生活方式。对于诱导排卵，柠檬酸氯米芬仍然是一线治疗方法，其他方式还包括人类促性腺激素、胰岛素增敏剂(二甲双胍)、芳香化酶抑制剂、腹腔镜卵巢打孔术和体外受精。

不孕症

肥胖女性的生育力下降。肥胖与无排卵性低生育能力、卵母细胞质量改变和子宫内膜容受性有关[97]。在所有受孕模式(自然受孕、促排卵、体外受精、胞浆内精子注射和卵子捐赠)下，肥胖女性均具有较差的生育结局。在调整了年龄、吸烟和种族后[98]，与BMI正常的女性相比，肥胖女性在一个月经周期内，自然妊娠的概率降低了18%。此外，对于排卵障碍的女性，当BMI>29kg/m^{2}之后，BMI每增加1kg/m^2，妊娠概率就会降低大约5%，这类女性年龄每增加1岁，妊娠概率就会显著降低。

辅助生殖技术在肥胖人群中的实施效果欠佳。在辅助生殖技术卵子复苏这一过程中，相比正常体重女性(年龄<35岁)，肥胖女性需要更高剂量的促性腺激素，但其卵母细胞也未能达到最佳状态[52]，这些胚胎的等级也低于标准水平，被冷冻保存的可能性小。并不提倡肥胖女性行卵子捐赠。Belver等人[99]发现，肥胖受者接受BMI正常女性捐赠的卵子着床率、临床妊娠率和单胎/双胎妊娠率均较低。BMI<20kg/m^{2}女性的活产率为38.6%，而肥胖女性的活产率为27.7%，可见活产率随着BMI的增加而降低。已有研究证明，肥胖女性不易受孕的潜在因素是子宫内膜容受性差[99]。

在不孕症护理中，肥胖女性的生育护理问题是不可忽视的，各种医疗和手术干预措施在提高肥胖女性生育率方面有不同的结局。最近有两项关于干预生活方式的相关荟萃分析显示，生活方式对肥胖女性的妊娠、排卵或月经规律无显著影响，但可以降低其发生子痫前期和肩难产的风险[100]。出于安全考虑，肥胖女性体重管理的医学治疗效果有限。然而，据报道，减重手术可通过减少胃容量、减少营养吸收，从而诱导医源性吸收不良来促进减肥。与减肥手术相关的营养不良是最值得关注的问题。虽然减重手术可以显著减轻体重，但对其在改善肥胖女性生育力方面的作用仍不清楚。

盆底疾病

大小便失禁、子宫阴道脱垂和性功能障碍在肥胖患者中是普遍存在的[101]。BMI可通过导致腹内压力缓慢增加、盆腔肌肉组织损伤、神经损伤和相关的传导异常，直接影响盆底功能障碍的严重程度。与肥胖相关的合并疾病，如糖尿病神经病变和椎间盘突出症也可能是盆底疾病的影响因素。通过手术或非手术方法减轻体重可改善尿失禁的症状。压力性尿失禁手术对肥胖女性与正常体重的女性同样有效。可惜的是，减轻体重还尚未被证明可以逆转由盆腔器官脱垂引起的相关症状。然而，减重可以缓解那些与肥胖及脱垂手术相关的术后并发症。手术减轻体重可改善大便失禁。因此，这类女性初级护理的一线措施应重点关注生活方式的改变、体重管理及物理治疗[102]。

生殖后症状

如今，西方女性一生中有>1/3的时间是在更年期之后。已有研究探讨了肥胖对绝经时间、绝经症状和性激素的影响[103]。数据表明，肥胖对绝经时间、雌激素和促卵泡激素水平并无显著影响。这些研究并未明确为何肥胖女性会出现严重的血管舒缩症状。外阴阴道萎缩，阴道干燥、瘙痒，性交困难和刺激等症状与雌激素缺乏密切相关，在绝经期和围绝经期女性中非常普遍。据报道，绝经过渡期前后的体重增加主要由缺乏活动，而非激素变化引起。

癌症风险

据估计，大约20%的癌症与肥胖相关[104]，减重15%~30%可降低癌症风险[105]。肥胖会增加子宫内膜癌、绝经后雌激素受体阳性乳腺癌及卵巢癌的风险。据推测，雌激素、性激素、高胰岛素血症、脂肪因子和炎症细胞因子等因素很可能与肥胖女性肿瘤的发生有关。虽然有报道称，肥胖女性肿瘤复发的风险很高，但这很可能是由治疗欠佳和（或）并发症导致的。同样，针对乳腺癌和卵巢癌的辅助化学治疗和放射治疗对肥胖患者的疗效也较差。

2015年的一项观察性荟萃分析报道了2型糖尿病与乳腺癌、肝内胆管癌、结直肠癌和子宫内膜癌之间有很强的关联[106]。

2014年的一项荟萃分析显示，超重和肥胖女性[107]患子宫内膜癌的风险增加。有证据表明，BMI升高与子宫内膜癌发病率有密切联系。众所周知，PCOS女性患子宫内膜增生的风险增加，而其患子宫内膜癌的风险也增加3倍，这很容易与PCOS女性的肥胖症相混淆[108]。

减重手术在肥胖女性中的应用

随着微创手术技术发展，现已允许通过腹腔镜手术为伴有复杂并发症和肥胖的女性进行复杂的妇科手术，可在极大程度上减少对肥胖女性行开放手术时所面临的困难。

麻醉

随着BMI升高，心脏和呼吸反应也发生改变，而且此类患者的功能储备能力很容易降低[42,109]。Trendelenburg体位和气腹形成后腹内压力升高会进一步损害心肺功能。肥胖也会影响胃功能，导致排空时间延迟。此外，肥胖女性的免疫监测功能受损，继发感染的风险也会增加。长时间手术（>4小时）会增加肥胖患者的风险，这就需要医生提高手术技能，减少内脏和血管损伤。尽管手术时间延长，但从全球治疗良性盆腔病变的累积经验来看，肥胖女性的妇科肿瘤并发症发生率与非肥胖女性并无差异。而微创手术的潜在的优势包括缩短住院时间、恢复时间短、感染率低。

体重管理

降低肥胖女性发生医疗和产科并发症风险的最佳方法是在妊娠前减重。通过节食、锻炼、改变生活方式和药物治疗维持体重的效果是有限的。平均1年内减重5kg是较为理想的减重速度[110]。一项Cochrane述评指出，与非手术方法相比，手术减重更有效[111]。因此，减重手术被认为是病理性肥胖（长期过度减重超过60%）的有效治疗手段。一项荟萃分析发现，在减重手术后10年内，患者体重会继续减轻20~30kg[112]。

减重手术主要有3种方式：限制式、吸收不良式和联合式。限制式手术包括胃束带和套袖，而吸收不良式手术包括胆胰腺分流和十二指肠转换。最常用的方式是Roux-en-Y胃旁路术，这是一种限制性手术和吸收不良式手术相结合的方式，其绕过十二指肠，创建一个小胃袋和胃肠来造口。

减重手术可显著改善备孕期肥胖女性的激素水平。目前对于减重手术后的流产率仍有争议。胆胰分流术后流产率无显著差异，但限制式手术与高流产率有关[113]。对于接受过减重手术的肥胖女性，孕产妇和新生儿结局均有所改善。此外，除了GDM，妊娠高血压和子痫前期的发病率有所降低[44,113]。大胎龄儿的数量也显著减少。与接受过限制式手术的女性相比，接受吸收不良式和联合式减重手术的女性发生胎儿生长受限和早产的风险更高。

建议接受过减重手术的女性推迟受孕，美国妇产科学院建议其应推迟12~24个月。因为妊娠对既往接受过减重手术的女性有较大影响，束带迁移可导致呕吐、脱水和束带渗漏。也有发生继发性粘连、肠疝、胃溃疡和钉线狭窄所致肠梗阻的风险，这些都与减重手术有关。

总结

肥胖是一种全球性的流行病，其病因众多。最常见的原因是过量的卡路里无法被消耗。虽然遗传和生物学因素可能导致肥胖的进展，但行为、心理和环境因素也是目前被普遍认可的流行风险因素。如前所述，女性肥胖比男性肥胖更普遍，特别是高级别的肥胖类型（Ⅱ和Ⅲ型）。这给妇产科专业带来了前所未有的压力。主流观点认为，女性肥胖与各方面的疾病风险增加息息相关，特别是在青春期、生育期和生育后期。肥胖的妊娠期女性发生妊娠期糖尿病、血栓栓塞、子痫前期、剖宫产和产后大出血的风险均增加。子代暴露在肥胖母体的子宫微环境中，其肩难产、肥胖、糖尿病和发育迟缓的风险也会增加。因此，迫切需要在妊娠早期进行有效的筛查，筛查策略应明确高危妊娠的范围，制订有针对性的护理方案。

肥胖女性患妇科病的风险会增加，如生理功能障碍、不孕症、流产和妇科泌尿系统功能障碍。令人担忧的是，肥胖女性患妇科肿瘤的风险也会增加，如子宫内膜癌，以及绝经后发生乳腺癌和卵巢癌。其自身的生活习惯会影响后续治疗方案。病理性肥胖的女性发生术中和术后并发症的风险增加，因此应慎重选择治疗方式，如子宫内膜癌的治疗。微创手术技术的发展使得医生可以通过腹腔镜为患有复杂并发症和肥胖的女性施行越来越多的复杂妇科手术。

肥胖对个人和医疗保健系统来说都是一个相当大的负担，其对妇产科的实践产生了重大影响。明悉其深远影响后，我们需要采取紧急行动，引导公众形成健康的饮食习惯和生活习惯。此外，还需要各国政府收集现有数据，调整并制订相应的政策，如监管食品行业的广告，特别是针对儿童的广告。

（毛晓丹 黄丽香 译）

参考文献

1. Mahmood TA. Preface. *Best Pract Res Clin Obstet Gynaecol* 2015;**29**:285–88.
2. Stevens GA, Singh GM, Lu Y, et al. National, regional and global trends in adult overweight and obese prevalences. *Popul Health Metr* 2012;**10**:22.
3. Thanoon O, Gharaibeh A, Mahmood T. The implications of obesity on pregnancy outcome. *Obstet Gynaecol Reprod Med* 2015;**25**:102–105.
4. Mahmood TA. Obesity and pregnancy: an obstetrician's view. *Br J Diabetes Vasc Dis* 2009;**9**:19–22.
5. Hod M, Kapur A, Scaks DA, et al. The International Federation of Gynaecology and Obstetrics (FIGO) initiative on gestational diabetes mellitus: a pragmatic guide for diagnosis, management, and care. *Int J Gynaecol Obstet* 2015;**131** Suppl 3:S173–211.
6. Denison FC, Norwood P, Bhattacharya S, et al. Association between maternal body mass index during pregnancy, short term morbidity, and increased health service costs: a population based study. *BJOG* 2014;**121**:72–82.
7. Dobbs R, Sawers C, Thompson F, et al. *Overcoming Obesity: An Initial Economic Analysis*. Discussion paper. New York: The McKinsey Global Institute: McKinsey & Company; 2014.
8. World Health Organization (WHO). *Obesity: Preventing and Managing the Global Epidemic*. WHO Obesity Technical Report Series 894. Geneva: WHO; 2000.
9. WHO Expert Consultation. Appropriate body-mass index for Asian populations and its implications for policy and intervention strategies. *Lancet* 2004;**363**:157–63.
10. Bei-Fan Z, Cooperative Meta-analysis Group of Working Group on Obesity in China. Predictive values of body mass index and waist circumference for risk factors of certain related diseases in Chinese adults: study on optimal cut-off points of body mass index and waist circumference in Chinese adults. *Asia Pac J Clin Nutr* 2002;**11**:S685–93.
11. Kanazawa M, Yoshiike N, Osaka T, Numba Y, Zimmet P, Inoue S. Criteria and classification of obesity in Japan and Asia-Oceania. *Asia Pac J Clin Nutr* 2002;**11**:S732–37.
12. Devlieger R, Benhalima K, Damm P, et al. Maternal obesity in Europe: where do we stand and how to move forward? A scientific paper commissioned by the European Board and College of Obstetrics and Gynaecology (EBCOG). *Eur J Obstet Gynecol Reprod Biol* 2016;**201**:203–208.
13. Benhalima K, Mathieu C, van Assche A, et al. Survey by the European Board and College of Obstetrics and Gynaecology on screening for gestational diabetes in Europe. *Eur J Obstet Gynecol Reprod Biol* 2016;**201**:197–202.
14. Hruby A, Hu F. The epidemiology of obesity: a big picture. *Pharmoeconomics* 2015;**33**:673–89.
15. Crosbie E, Berggren E, Marin-Hirsch P. Editors' choice. *BJOG* 2016;**123**:157–58.
16. Ng M, Fleming T, Robinson M, et al. Global, regional and national prevalence of overweight and obesity in children and adults during 1980-2013: a systematic analysis for the global burden of disease study 2013. *Lancet* 2014;**384**:766–81.
17. World Health Organization. Global Health Observatory (GHO) data: overweight and obesity. Available at: https://www.who.int/gho/ncd/risk_factors/overweight/en/.
18. Mitchell S, Shaw D. The worldwide epidemic of female obesity. *Best Pract Res Clin Obstet Gynaecol* 2015;**29**:289–99.
19. Ogden CL, Carroll MD, Kit BK, Flegal KM. Prevalence of childhood and adult obesity in the United States, 2011–2012. *JAMA* 2014;**311**:806–14.
20. Adeboye B, Bermano G, Rolland C. Obesity and its health impact in Africa: a systematic review. *Cardiovasc J Afr* 2012;**23**:512–21.
21. Canoy D, Buchan I. Challenges in obesity epidemiology. *Obes Rev* 2007:**8** Suppl 1:1–11.
22. Savona-Ventura C, Savona-Ventura S. The inheritance of obesity. *Best Pract Res Clin Obstet Gynaecol* 2015:**29**;300–308.
23. Hasan A, Mahmood T. Genetic and molecular basis of obesity. In: Mahmood TA, Arulkumaran S (eds), *Obesity: A Ticking Time Bomb for Reproductive Health*, pp. 23–34. London: Elsevier; 2013.
24. O'Rahilly S. Human genetics illuminates the paths to metabolic disease. *Nature* 2009;**462**:307–14.
25. Gaillard R, Welten M, Oddy WH, et al. Associations of maternal prepregnancy body mass index and gestational weight gain with cardio-metabolic risk factors in adolescent offspring: a prospective cohort study. *BJOG* 2016;**123**:207–16.
26. Olson CM, Strawderman MS, Dennison BA. Maternal weight gain during pregnancy and child weight at age 3 years. *Matern Child Health J* 2009;**13**:839–46.
27. Ma RCW, Gluckman PD, Hanson MA. Maternal obesity and developmental priming of risk of later disease. In: Mahmood TA, Arulkumaran S (eds), *Obesity: A Ticking Time Bomb for Reproductive Health*, pp. 193–212. London: Elsevier; 2013.
28. Catalano PM, Ehrenberg HM. The short- and long-term implications of maternal obesity on mother and her offspring. *BJOG* 2006;**113**:1126–33.
29. Furber CM, McGowan L, Bower P, Kontopantelis E, Quenby S, Lavender T. Antenatal interventions for reducing weight in obese women for improving pregnancy outcome. *Cochrane Database Syst Rev* 2013;**1**:CD009334.
30. Freedman DS, Dietz WH, Srinivasan SR, Berenson GS. The relation of overweight to cardiovascular risk factors among chil-

dren and adolescents: the Bogalusa Heart Study. *Pediatrics* 1999;**103**:1175–82.

31. Fraser A, Tilling K, Macdonald-Wallis C, et al. Association of maternal weight gain in pregnancy with offspring obesity and metabolic and vascular traits in childhood. *Circulation* 2010;**121**:2557–64.
32. Busby G, Seif MW. Obesity in adolescence. In: Mahmood TA, Arulkumaran S (eds), *Obesity: A Ticking Time Bomb for Reproductive Health*, pp. 53–66. London: Elsevier; 2013.
33. Bellis MA, Downing J, Ashton JR. Adults at 12? Trends in puberty and their public health consequences. *J Epidemiol Community Health* 2006;**60**:910–11.
34. Edmonds DK. Gynaecological disorders of childhood and adolescence. In: Edmonds DK (ed), *Dewhurst's Textbook of Obstetrics and Gynaeology*, 7th edn, pp. 12–16. Oxford: Blackwell Publishing; 2007.
35. Simmons KB, Edelman AB. Contraception and sexual health in obese women. *Best Pract Res Clin Obstet Gynaecol* 2015;**29**:466–78.
36. Fulghesu A, Magnini R, Portoghese E, Angioni S, Minerba L, Melis GB. Obesity-related lipid profile and altered insulin incretion in adolescents with polycystic ovary syndrome. *J Adolesc Health* 2010;**46**:474–81.
37. Damodaran S, Swaminathan K, Mahmood T. Obesity and contraception. *Br J Sexual Med* 2008;**31**:12–14.
38. Damodaran S, Swaminathan K. Obesity and contraception. In: Mahmood TA, Arulkumaran S (eds), *Obesity: A Ticking Time Bomb for Reproductive Health*, pp. 67–90. London: Elsevier; 2013.
39. Alsharaydeh I, Gharaibeh A, Thanoon O, Mahmood TA. Contraception in patients with medical conditions. *Obstet Gynaecol Reprod Med* 2014;**24**:33–38.
40. Scarabin PY, Vissac AM, Kirzin JM, et al. Elevated plasma fibrinogen and increased fibrin turnover among healthy women who both smoke and use low-dose oral contraceptives—a preliminary report. *Thromb Haemost* 1999;**82**:1112–16.
41. Suchon P, Al Frouh F, Henneuse A, et al. Risk factors for venous thromboembolism in women under combined oral contraceptive. The PILl Genetic RIsk Monitoring (PILGRIM) Study. *Throm Haemostat* 2016;**115**:135–42.
42. Thanoon O, Dewart P, Mahmood T. Laparoscopy in the obese patient. In: Metwally M, Li TC (eds), *Reproductive Surgery in Assisted Conception*, pp. 135–41. London: Springer-Verlag; 2015.
43. Leech TG, Dias JJ. Risky sexual behaviour: a race-specific social consequence of obesity. *J Youth Adolesc* 2011;**41**:41–52.
44. Mahmood T, Thanoon O. The role of bariatric surgery on female reproductive health. *Obstet Gynaecol Reprod Med* 2016;**26**:155–57.
45. Lim CC, Mahmood T. Obesity in pregnancy. *Best Pract Res Clin Obstet Gynaecol* 2015;**29**:309–19.
46. Knight M, Kurinczuk JJ, Spark P, et al. Extreme obesity in pregnancy in the United Kingdom. *Obstet Gynecol* 2010;**115**:989–97.
47. Chu SY, Kim SY, Schmid CH, et al. Maternal obesity and risk of caesarean delivery: a meta-analysis. *Obes Rev* 2007;**8**:385–94.
48. Heslehurst N, Rankin J, Wilkinson JR, et al. A nationally representative study of maternal obesity in England, UK: trends in incidence and demographic inequalities in 619 323 births, 1989–2007. *Int J Obes* 2010;**34**:420–28.
49. Norman JE, Reynolds R. The consequences of obesity and excess weight gain in pregnancy. *Proc Nutrit Soc* 2011;**70**:450–56.
50. Edlow AG, Hui L, Wick HC, Fried I, Bianchi DW. Assessing the fetal effects of maternal obesity via transcriptomic analysis of cord blood: a prospective case-control study. *BJOG* 2016;**123**:180–89.
51. Overton C, Mahmood T. Access to early pregnancy care. In: Mahmood T, Owen P, Arulkumaran S, Dhillon C (eds), *Models of Care in Maternity Services*, pp. 34–47. London: RCOG Press; 2010.
52. Metwally M, Cutting R, Tipton A, et al. Effect of increased body mass index on oocyt and embryo quality in IVF patients. *Reprod Biomed Online* 2007;**15**:532–38.
53. Metwally M, Ong KJ, Ledger WL, Li TC. Does high body mass index increase the risk of miscarriage after spontaneous and assisted conception? A meta-analysis of the evidence. *Fert Steril* 2008;**90**:714–26.
54. Lashen H, Fear K, Sturdee DW. Obesity is associated with increased risk of first trimester and recurrent miscarriage: matched case–control study. *Hum Reprod* 2004;**19**:1644–46.
55. Lo W, Rai R, Hameed A, Brailsford SR, Al-Ghamdi AA, Regan L. The effect of body mass index on the outcome of pregnancy in women with recurrent miscarriage. *J Fam Community Med* 2012;**19**:167–71.
56. Flenady V, Koopmans L, Middleton P, et al. Major risk factors for stillbirth in high-income countries: a systematic review and meta-analysis. *Lancet* 2011;**377**:1331–40.
57. Stothard KJ, Tennant PW, Bell R, Rankin J. Maternal overweight and obesity and the risk of congenital anomalies: a systematic review and meta-analysis. *JAMA* 2009;**301**:636–50.
58. Hendler I, Blackwell SC, Bujold E, et al. Sub-optimal second trimester ultra-sonographic visualisation of the fetal heart in obese women: should we repeat the experiment? *J Ultrasound Med* 2005;**24**:1205–209.
59. Modder J, Fitzsimons KJ. *Joint CMACE/RCOG Guideline: Management of Women with Obesity in Pregnancy*. London: Royal College of Obstetricians and Gynaecologists; 2010.
60. Huda SS, Nelson SM. Pregnancy and metabolic syndrome of obesity. In: Mahmood TA, Arulkumaran S (eds), *Obesity: A Ticking Time Bomb for Reproductive Health*, pp. 299–314. London: Elsevier; 2013.
61. Einstein FH, Fishman S, Muzumdar RH, et al. Accretions of visceral fat and hepatic insulin resistance in pregnant rats. *Am J Physiol Endocrinol Metab* 2008;**294**:E451–55.
62. Sattar N, Clark P, Holmes A, et al. Antenatal waist circumference and hypertension risk. *Obstet Gynecol* 2001;**97**:268–71.
63. World Health Organization (WHO). *Diagnostic Criteria and Classification of Hyperglycaemia First Detected in Pregnancy*. Geneva: WHO; 2013. Available at: http://apps.who.int/iris/bitstream/10665/85975/1/WHO_NMH_MND_13.2_eng.pdf.
64. Pedersen J. Weight and length at birth of infants of diabetic mothers. *Acta Endocrinol* 1954;**16**:330–42.
65. Scholl TO, Sowers M, Chen X, et al. Maternal glucose concentration influences fetal growth, gestation, and pregnancy complications. *Am J Epidemiol* 2001;**154**:514–20.
66. Shapiro ALB, Schmiege SJ, Brinton JT, et al. Testing the fuel-mediated hypothesis: maternal insulin resistance and glucose mediate the association between maternal and neonatal adiposity, the Healthy Start study. *Diabetologia* 2015;**58**:937–41.
67. Kjos SL, Buchanan TA. Gestational diabetes mellitus. *N Engl J Med* 1999;**341**:1749–56.
68. Rayanagoudar G, Hashi AH, Zamora J, Khan KS, Hitman GA, Thangaratinam S. Quantification of the type II risk in women with gestational diabetes: a systematic review and meta-analysis of 95 750 women. *Diabetologia* 2016;**59**:1403–11.
69. Benhalima K, Damm P, Van Assche A, et al. Screening for gestational diabetes in Europe: where do we stand and how to move forward? A scientific paper commissioned by the European Board and College of Obstetrics and Gynaecology (EBCOG). *Eur J Obstet Gynecol Reprod Biol* 2016;**199**:192–96.
70. Benhalima K, Chantel M, Damm P, et al. A proposal for the use of uniform diagnostic criteria for gestational diabetes in Europe: an opinion paper by the European Board & College of Obstetrics and Gynaecology (EBCOG). *Diabetolgia* 2015;**58**:1422–29.
71. Frederick IO, Rudra CB, Miller RS, Foster JC, Williams MA. Adult weight change, weight cycling, and prepregnancy obesity in relation to risk of preeclampsia. *Epidemiology* 2006;**17**: 428–34.
72. Villamor E, Cnattingius S. Interpregnancy weight change and risk of adverse pregnancy outcomes: a population-based study. *Lancet*

2006;**368**:1164–70.
73. Guelinckx I, Devlieger R, Beckers K, Vansant G. Maternal obesity: pregnancy complications, gestational weight gain and nutrition. *Obes Rev* 2008;**9**:140–50.
74. Sebire NJ, Jolly M, Harris JP, et al. Maternal obesity and pregnancy outcome: a study of 287 213 pregnancies in London. *Int J Obes Relat Metab Disord* 2001;**25**:1175–82.
75. Nohr EA, Bech BH, Vaeth M, Rasmussen KM, Henriksen TB, Olsen J. Obesity, gestational weight gain and preterm birth: a study within the Danish National Birth Cohort. *Paediatr Perinat Epidemiol* 2007;**21**:5–14.
76. McDonald SD, Han Z, Mulla S, Beyene J. Overweight and obesity in mothers and risk of preterm birth and low birth weight infants: systematic review and meta-analyses. *BMJ* 2010;**341**:c3428.
77. Dickey RP, Xiong X, Xie Y, Gee RE, Pridjian G. Effect of maternal height and weight on risk for preterm singleton and twin births resulting from IVF in the United States, 2008–2010. *Am J Obstet Gynaecol* 2013;**209**:349.e1–6.
78. Mahmood TA, Hasan A. Deep vein thrombosis and pulmonary embolism. In: Chandraharan E, Arulkumaran S (eds), *Obstetric and Intrapartum Emergencies*, pp. 15–23. Cambridge: Cambridge University Press; 2012.
79. Larsen TB, Sørensen HT, Gislum M, Johnsen SP. Maternal smoking, obesity, and risk of venous thromboembolism during pregnancy and the puerperium: a population-based nested case-control study. *Thromb Res* 2007;**120**:505–509.
80. Royal College of Obstetricians and Gynaecologists. *Thromboprophylaxis during Pregnancy, Labour and after Vaginal Delivery*. RCOG Green-top Guideline No. 37. London: RCOG Press; 2004.
81. Malarselvi M, Quenby S. Obesity and prolonged pregnancy. In: Mahmood TA, Arulkumaran S (eds), *Obesity: A Ticking Time Bomb for Reproductive Health*, pp. 223–26. London: Elsevier; 2013.
82. Knight M, Tuffnell D, Kenyon S, et al. *Saving Lives, Improving Mothers' Care—Surveillance of Maternal Deaths in the UK 2011–13 and Lessons Learned to Inform Maternity Care from the UK and Ireland Confidential Enquiries into Maternal Deaths and Morbidity 2009–13*. Oxford: National Perinatal Epidemiology Unit, University of Oxford; 2015.
83. Jefferys A, Draycott T, Mahmood T. Planning for the future: maternity services in 2035. In: Mahmood TA, Arulkumaran S (eds), *Obesity: A Ticking Time Bomb for Reproductive Health*, pp. 607–22. London: Elsevier; 2013.
84. Yao R, Ananth CV, Park BY, Pereira L, Plante LA. Obesity and the risk of stillbirth: a population-based cohort study. Perinatal Research Consortium. *Am J Obstet Gynecol* 2014;**210**:457.e1–9.
85. Bhattacharya S, Campbell DM, Liston WA. Effect of body mass index on pregnancy outcomes in nulliparous women delivering singleton babies. *BMC Public Health* 2007;**7**:168.
86. El-Chaar D, Finkelstein SA, Tu X, et al. The impact of increasing obesity class on obstetrical outcomes. *J Obstet Gynaecol Can* 2013;**35**:224–33.
87. Tsai PJS, Marshall NE. Maternal obesity and pregnancy outcomes. *Obes Open Access* 2015;1. http://dx.doi.org/10.16966/2380-5528.113.
88. Wolfe KB, Rossi RA, Warshak CR. The effect of maternal obesity on the rate of failed induction of labor. *Am J Obstet Gynecol* 2011;**205**:128.e1–7.
89. Confidential Enquiry into Maternal and Child Health (CEMACH). *Saving Mothers' Lives. Reviewing Maternal Deaths to make Motherhood Safer: 2003–2005*. London: CEMACH; 2007.
90. Nair M, Kurinczuk JJ, Brocklehurst P, et al. Factors associated with maternal death from direct pregnancy complications: a UK national case-control study. *BJOG* 2015;**122**:653–62.
91. Churchill D, Forbes G, Mahmood T. Developing standards of care for obese women during pregnancy. In: Mahmood TA, Arulkumaran S (eds), *Obesity: A Ticking Time Bomb for Reproductive Health*, pp. 483–500. London: Elsevier; 2013.
92. Mahmood TA (Chair). Care of Obese Pregnant Women – Standard 9. In: *Obstetric and Neonatal Services 2014: Standards of Care for Women's Health in Europe*. Brussels: European Board and College of Obstetrics and Gynaecology (EBCOG); 2014.
93. Seif MW, Diamond K, Nickkho-Amiry M. Obesity and menstrual disorders. *Best Pract Res Clin Obstet Gynaecol* 2015;**29**:516–27.
94. Bano R, Datta S, Mahmood TA. Heavy menstrual bleeding. *Obstet Gynaecol Reprod Med* 2014:**26**:167–83.
95. Messinis IE, Messini CI, Anifandis G, Dafopoulos K. Polycystic ovaries and obesity. *Best Pract Res Clin Obstet Gynaecol* 2015;**29**:479–88.
96. Messinis IE, Messinis CI, Dafopoulos K. Obesity in PCOS and infertility. In: Mahmood TA, Arulkumaran S (eds), *Obesity: A Ticking Time Bomb for Reproductive Health*, pp. 99–116. London: Elsevier; 2013.
97. Talmor A, Dunphy B. Female obesity and infertility. *Best Prac Res Clin Obs Gynae* 2025;**29**:498–506.
98. van der Steeg JW, Steures P, Eijkemans MJ, et al. Obesity affects spontaneous pregnancy chances in subfertile, ovulatory women. *Hum Reprod* 2008;**23**:324–28.
99. Bellver J, Pellicer A, García-Velasco JA, Ballesteros A, Remohí J, Meseguer M. Obesity reduces uterine receptivity: clinical experience from 9,587 first cycles of ovum donation with normal weight donors. *Fertil Steril* 2013;**100**:1050–58.
100. Sharma A, Bahadursingh S, Ramsewak S, Teelucksingh S. Medical and surgical interventions to improve outcomes in obese women planning for pregnancy. *Best Prac Res Clin Obstet Gynaecol* 2015;**29**:565–76.
101. Ramalingam K, Monga A. Obesity and pelvic floor dysfunction. *Best Prac Res Clin Obstet Gynaecol* 2015;**29**:541–47.
102. Lim C, Mahmood T. Management of urinary incontinence in primary care. *BIDA J* 2014;**20**:8–9.
103. Al-Safi ZA, Polotsky AJ. Obesity and menopause. *Best Prac Res Clin Obstet Gynaecol* 2015;**29**:548–53.
104. Wolin KY, Carson K, Colditz GA. Obesity and cancer. *Oncologist* 2010;**15**:556–65.
105. Birks S, Peeters A, Backholer K, et al. A systematic review of the impact of weight loss on cancer incidence and mortality. *Obes Rev* 2012;**13**:868–91.
106. Tsilidis K, Kasimis JC, Lopez DS, et al. Type 2 diabetes and cancer: umbrella review of meta-analysis of observational studies. *BMJ* 2015;**350**:g7607.
107. Zhang Y, Liu Y, Yang S, Zhang, J, Qian, L, Chen X. Overweight, obesity and endometrial cancer risk: results from a systematic review and meta-analysis. *Int J Biol Markers* 2014;**29**:21–29.
108. Chittenden BG, Fullerton G, Maheshwari A, Bhattacharya S. Polycystic ovary syndrome and the risk of gynaecological cancer: a systematic review. *Reprod Biomed Online* 2009;**19**:398–405.
109. Afors K, Centini G, Murtada R, Castellano R, Meza C, Wattiez A. Obesity in laparoscopic surgery. *Best Prac Res Clin Obstet Gynaecol* 2015;**29**:554–64.
110. Li Z, Maglione M, Tu W, et al. Meta-analysis: pharmacologic treatment of obesity. *Ann Intern Med* 2005;**142**:532–46.
111. Colquitt JL, Pickett K, Loveman E, Frampton GK. Surgery for weight loss in adults. *Cochrane Database Syst Rev* 2014;**8**:CD003641.
112. Maggard MA, Shugarman LR, Suttorp M, et al. Meta-analysis: surgical treatment of obesity. *Ann Intern Med* 2005;**142**:547–59.
113. Kumari A, Nigam A. Bariatric surgery in women: a boon needs special care during pregnancy. *J Clin Diagn Res* 2015;**9**: QE01–05.

第2部分
母胎医学

第8章　妊娠生理　113

第9章　胎盘　125

第10章　胎儿生长　138

第11章　产前诊断　146

第12章　妊娠期心脏疾病　156

第13章　妊娠期糖尿病　167

第14章　妊娠期肾病　174

第15章　妊娠期血液系统疾病　191

第16章　妊娠期血栓及栓塞症　213

第17章　妊娠期常见感染和特殊感染与免疫　220

第18章　妊娠及产后精神障碍　241

第19章　胎儿治疗　252

第20章　多胎妊娠　262

第21章　高血压　278

第22章　产前出血　295

第23章　妊娠合并肝病及内分泌疾病　306

第24章　妊娠期神经系统疾病　318

第25章　妊娠期呼吸系统疾病　333

大且未成熟血小板的增加，血小板体积从妊娠第28周开始增加。这表明妊娠期血小板被破坏。血小板的反应性在妊娠中期和晚期增加，并在分娩后12周恢复正常。

妊娠期间凝血系统发生了巨大变化，在正常妊娠期间都会出现轻度凝血功能障碍。凝血的最终结果是由涉及凝血因子复杂相互作用的纤维蛋白原形成纤维蛋白凝块。如图8.1所示，许多凝血因子发生了变化，导致了凝血功能障碍。凝血因子Ⅶ、Ⅷ、Ⅷ:C、Ⅹ和Ⅸ在妊娠期间都增加了，凝血因子Ⅱ和Ⅴ保持不变。凝血因子Ⅵ和Ⅷ在妊娠期间分别减少60%~70%和50%。蛋白质S是蛋白质C的辅助因子，其可以使凝血因子Ⅴ和Ⅷ失活，在妊娠的前2~3个月会减少。

血浆纤维蛋白原水平在妊娠期间翻倍地增长，从2.5~4g/L到妊娠晚期的6.0g/L。高分子量纤维蛋白/纤维蛋白原复合物的浓度在正常妊娠期间也会增加。纤维蛋白原的这种增加有助于红细胞沉降率的增加。估计有5%~10%的循环纤维蛋白原在胎盘分离时被消耗掉。相比之下，血浆纤维蛋白溶解活性在妊娠和分娩时降低，但在分娩后迅速恢复到非妊娠状态，这表明介质来自胎盘分泌[12]。

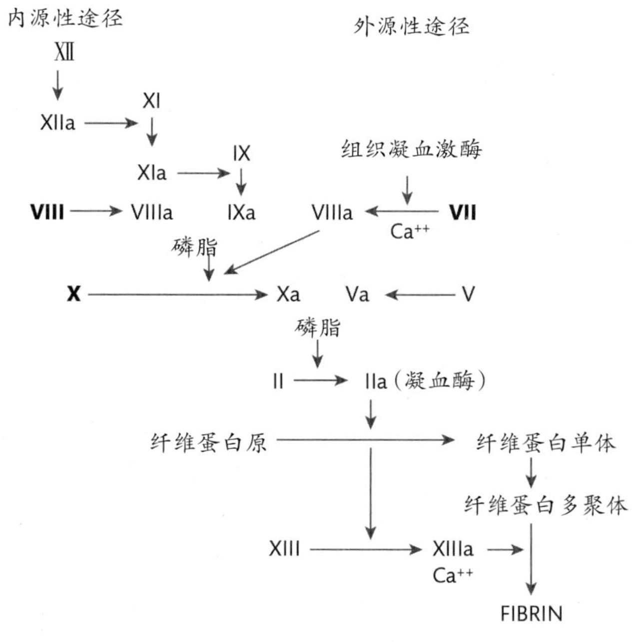

图8.1 与人类妊娠相关的凝血途径的改变。在正常妊娠期间增加的因子以颜色显示。(Source data from Chamberlain G, Broughton Pipkin F (eds); *Clinical Physiology in Obstetrics*, 3rd edn. Oxford: Blackwell Science, 1998:71-110.)

临床考虑

• 血浆体积的增加远大于红细胞总量的增加，因此，血细胞比容、血红蛋白浓度和红细胞计数在妊娠期间会降低，这被称为生理性贫血。

• 分娩时血容量发生剧烈变化。在血红蛋白浓度没有显著降低的情况下，可以耐受平均失血量。在非妊娠状态下，急性失血与随后血浆容量的增加有关，导致随后几天血细胞比容下降。在妊娠期间，由于分娩后多尿，血浆容量逐渐减少，血细胞比容逐渐增加。

• 在分娩过程中，凝血系统的激活增加了弥散性血管内凝血的风险，这可能由其他刺激物触发，如羊水栓子。在这种情况下，凝血因子和血小板被消耗，导致大量出血。纤维蛋白溶解受到刺激，纤维蛋白原降解产物会干扰凝块的形成，并可能干扰子宫肌层收缩，从而使出血风险增加。

• 青少年在妊娠期间特别容易缺铁。即使是轻度贫血，也与出生体重下降有关。因此，适当补充铁剂是关键。

• 分娩时和产褥期的中性粒细胞增多不应被认为是由感染引起的，因为这是一种正常的生理反应。

• 凝血功能增加会增加血栓形成的风险。因此，应评估所有妊娠期女性发生静脉血栓栓塞的风险，并在风险增加时采取适当的预防措施。

心血管系统的变化

妊娠期血浆容量增加显著增加了心脏前负荷。心血管系统最重要的变化是外周血管阻力降低（影响后负荷）和心输出量增加。这些变化是一个积极的过程，是在预期生理需求增加的情况下启动的。事实上，有些变化是在每个排卵月经周期就开始的，然后在妊娠的前8周受到不断增大的子宫和胎盘刺激而放大[13]。

妊娠期血流动力学刺激

妊娠早期心血管发生剧烈变化的刺激因素是多种血管活性物质。尽管显示出不同的变化模式，妊娠期的3种主要雌激素（雌酮、雌三醇和雌二醇）在足月前都会增加。雌酮和雌二醇从妊娠开始逐渐增加，而雌三醇水平在妊娠9周开始增加。按增长值计算，雌酮和雌三醇水平增加大约100倍，雌二醇增加1000倍[13]。通过广泛的研究得出，外源性雌激素对心血管系统的影响为雌激素会增加每搏输出量并降低血管阻力，从而增加心输出量[14]。其作用途径很复杂，包括增加NO的合成，刺激前列腺素的产生[15]，以及通过改变脉管系统中胶原蛋白的产生而发挥结构效应[16]。相反，血清孕酮水平保持不变，直到妊娠第10周逐渐增长，可增加至原来的3倍。孕酮被认为具有扩张血管的作用。据报道，外源性孕酮可降低非妊娠高血压患者的血压[17]并增加静脉扩张性[18]。

肾素-血管紧张素系统（RAS）也对妊娠期母体心血管功能产生显著影响。在每个排卵月经周期，排卵后该系统的前体和激素都会达到峰值。如果妊娠，该峰值不会恢复到基础水平。在妊娠期间，活性肾素、血管紧张素原和血管紧张素Ⅱ的外周浓度增加，直到妊娠第30周。RAS调节醛固酮的释放，因此，醛固酮浓度在妊娠期也是增加的。在远端肾小管，醛固酮的增加抵消了孕酮的利钠作用，导致钠潴留和血浆容量的增加。血管紧张素Ⅱ主要是一种血管收缩剂。尽管在妊娠期间血压会升高，但由于其对血管加压作用的敏感性降低，妊娠期间血压仍会降低[19,20]。据报道，在妊娠期间仅有血管紧张素转换酶水平下降[21]。

心输出量、每搏输出量和心率

对于初产妇，心输出量增加35%~40%，而经产妇的心输出量增加大约50%。在分娩期间，心输出量可以进一步增加33%。心输出量在分娩后24小时内保持高水平，然后在2周内会逐渐降至妊娠前水平[22,23]。大部分心输出量的增加发生在妊娠早期。到妊娠第8周时，心输出量比妊娠第5周时增加13%；由于每搏输出量和心率增加，心输出量在妊娠中期和晚期进一步增加。妊娠前5周，约90%的心输出量增加可归因于心率的增加。然后心率继续缓慢上升，直到妊娠第32周。尽管个体差异很大，但平均每分钟增加10~15次。每搏输出量的增加发生稍晚，从妊娠第5周逐渐开始，在妊娠中期趋于稳定[23,24]。

在妊娠第6周，总外周阻力会显著降低。这种下降会一直持续到大约妊娠第20周，下降40%。除了循环前列腺素和局部合成的NO外，总外周阻力降低是由激素血管扩张和收缩功能的变化，而不是交感神经张力的改变造成的。后负荷减少导致妊娠前半期收缩压和舒张压初始下降，舒张压下降超过收缩压。妊娠第8周之前，血压下降最显著（下降80%~90%），此时平均动脉压比妊娠前低大约10mmHg[23]。此后，平均动脉压继续稳定下降，大约在妊娠第24周时达到最低点[23]。除了雌激素和孕激素水平升高外，血压降低还会触发肾素-血管紧张素-醛固酮系统，导致钠潴留、体内水分总量增加和血浆容量增加大约50%。因此，在妊娠后期，血压会随着血浆容量和外周交感神经活动的增加而稳步上升。这些变化如图8.2和表8.1所示。

全身血管阻力通过平均动脉压和心输出量的比率计算。与血压一样，其在妊娠的前几周下降，在妊娠中期达到最低点，再逐渐增加到足月。在低阻的子宫胎盘循环中，血流量是增加的。妊娠期间，肾血流量也逐渐增加，直到妊娠晚期，比妊娠前水平高60%~80%。这些是肾血管舒张导致肾小球滤过率（GFR）降低的结果。在妊娠早期，肺阻力下降，并在整个妊娠期间保持稳定。这归功于肺循环吸收高流量血液的能力，且不会导致压力升高。

前负荷和后负荷的生理变化伴随着心房和心室的重塑。在妊娠第10~20周，左心室舒张末期直径逐渐增加，比妊娠前高约5%[27,28]。这种较高的左心室舒张末期直径与预加载能力的增加有关。此外，与妊娠前相比，随着心率和收缩力增加，妊娠早期左心

表8.1 妊娠期主要心血管变量的百分比变化

	妊娠早期（%）	妊娠中期（%）	妊娠晚期（%）
心率（每分钟心跳次数）	+11	+13	+16
每搏输出量（mL）	+31	+29	+27
心输出量（L/min）	+45	+47	+48
收缩压（mmHg）	−1	+1	+6
舒张压（mmHg）	−6	−3	+7
平均肺动脉压（mmHg）	+6	+5	+5
总外周阻力（阻力单位）	−27	−27	−29

平均肺动脉压力数据来自之前的研究。显示的平均值是每3个月的平均值，因此，不一定是最大值。

Source data from Robson SC, Hunter S, Boys RJ, Dunlop W. Serial study of factors influencing changes in cardiac output during human pregnancy. *American Journal of Physiology – Heart and Circulatory Physiology*. 1989;256(4):H1060-65.

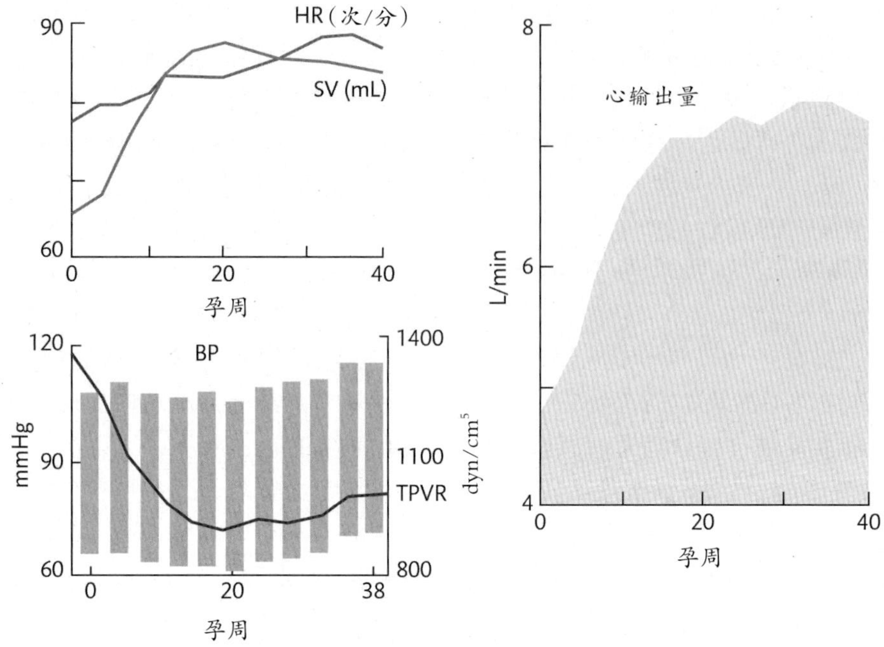

图8.2 与正常人类妊娠相关的主要血流动力学变化。心输出量显著增加是由心率(HR)和每搏输出量(SV)增加引起的。尽管心输出量增加,但血压(BP)在妊娠期间的大部分时间都会下降。这意味着总外周血管阻力(TPVR)显著降低。[Reproduced from Broughton Pipkin F. Maternal physiology. In: Edmonds KD(ed); *Dewhurst's Textbook of Obstetrics & Gynaecology*, 8th edn: John Wiley & Sons; 2012: 5-15 with permission from Wiley.]

室收缩末期直径减小。右心室、右心房和左心房也有变化,如表8.2所述。

临床考虑

• 在妊娠期间,心脏因膈膜的抬高被向上推动,并向前旋转。心脏的体积在妊娠期间增加了约12%[28]。常见少量的心包积液,这些积液在分娩后会消退。

• 心尖搏动在第4肋下方向上和横向移动。第一心音变得更响亮,并且随着二尖瓣关闭得更早,这种声音的分裂被夸大。

• 大多数女性在整个妊娠期间都保持窦性心律,尽管早发性心房和心室复合波更为常见。心房大小的增加可能会导致妊娠期间的房性心律失常。预先存在心律失常的女性在妊娠期间发生不良心脏事件的风险更高。

• 在心电图上最常见的变化是心率增加、QT间期增加,以及由于心脏位置改变而发生电轴左偏。许多女性的T波在Ⅲ导联中变平或倒置[30,31],1/3的女性在妊娠末期运动后出现ST段变化[32,33]。

• 在妊娠期间,必须特别小心才能获得准确的血压测量值。女性左侧卧位时的血压最低,与记录的坐位的血压有显著差异。应在同一位置进行连续测量,以获得可比较的结果。

表8.2 妊娠女性(*n*=18)在妊娠期间和产后的心腔尺寸(通过超声心动图测量)

房室	第 8~12 周	第 20~24 周	第 30~34 周	第 36~40 周	产褥期	对照
LVd(mm)	41.1±3.1	42.7±2.2	43.0±1.7	43.6±2.5	41.8±1.8	40.1±3.0
RVd(mm)	30.1±2.0	31.9±2.1	35.5±3.2	35.5±2.3	31.1±2.1	28.5±3.0
LA(mm)	29.6±2.1	31.5±2.4	33.1±2.4	32.8±3.0	29.9±3.1	27.9±2.4
RA(mm)	42.8±2.3	47.4±2.4	50.8±2.7	50.9±2.8	46.6±3.3	43.7±4.4

LA,左心房;LVd,左心室舒张量;RA,右心房;RVd,右心室舒张量。表中数据为平均值±标准差。

Reproduced from Campos., Doppler Echocardiography During Pregnancy: Physiological and Abnormal Findings, *Echocardiography*, Vol 13, No 2, pp.135-146, 1996. John Wiley and Sons.

• 此外，柯氏音Ⅳ(声音减弱)和柯氏音Ⅴ(声音消失)之间的差异在妊娠期间增加。目前的共识是，柯氏音Ⅴ是妊娠期最可靠的。

• 对于先兆子痫，许多自动装置是不准确的。还应注意确保根据既定协议对血压设备进行验证。

• 妊娠期下腔静脉受子宫压迫。当母亲取仰卧位时，可能导致血压大幅下降，这被称为仰卧位低血压综合征。下肢静脉回流受限，导致每搏输出量下降。

• 妊娠对心血管系统的需求增加可能对心脏储备有限的女性有害。尽管血容量增加，以及心房和心室扩张，与产后相比，足月女性的心脏充盈压并没有增加，因为在妊娠期间，正常心脏会代偿这些变化。患有二尖瓣狭窄或扩张型心肌病等瓣膜疾病的女性可能无法代偿增加的前负荷，有发生心力衰竭的风险。相比之下，增加的前负荷和心室大小可能会改善肥厚型心肌病女性的心血管血流动力学。妊娠期心脏工作的增加需要增加心肌耗氧量。因此，患有冠心病的女性发生缺血的风险增加。

• 外周血增加，导致手足发热。由于流向鼻黏膜的血流量增加，会发生鼻塞。

呼吸系统的变化

妊娠对呼吸系统的影响小于对心血管系统的影响。潮气量是每次呼吸吸入或呼出的气体体积，在非妊娠状态下约为500mL，到妊娠晚期增加至700mL[34,35]。吸气储备量是在正常吸气之外还可以吸入的最大空气量。这些因素使妊娠期间的吸气量逐渐增加(大约增加300mL)。残气量是最大呼气结束时留在肺中的气体体积，在妊娠期间，会减少300mL。其减少意味着最大吸气后可以呼出的最大气体体积增加，即肺活量会得到改善[34,35]。

这些变化是由孕酮刺激引起的，孕酮使阈值降低并使延髓对二氧化碳更敏感。这会导致在月经周期的每个黄体期开始的呼吸频率增加，并在受孕时维持[36]。妊娠不会改变静息时呼吸频率，恒定保持在每分钟14~15次[34]。每分通气量是潮气量和呼吸频率的量度，由于潮气量增加，妊娠期每分钟通气量大约增加40%，从7.5L/min增加至10.5L/min。因此，妊娠女性静息时会通过更深地而不是更频繁地呼吸来增加自身通气量。

孕酮还会增加红细胞中的红细胞碳酸酐酶浓度，导致妊娠期间的二氧化碳水平低于非妊娠期。由于血浆碳酸氢盐浓度从28mmol/L降至22mmol/L，因此，动脉pH值保持恒定[37]，这有助于降低血浆渗透压。这些变化如表8.3所示。低母体CO_2水平允许胎儿CO_2的有效胎盘转移，由于胎儿代谢增加，CO_2在妊娠晚期是增加的。

肺泡通气量增加导致母体氧浓度增加5%。红细胞中2,3-二磷酸甘油酸(DPG)水平增加会导致母体氧合血红蛋白解离曲线右移。这有助于将氧气转移到氧气浓度低于母亲的胎儿。胎儿血红蛋白对2,3-DPG的这种较低敏感性导致氧合血红蛋白解离曲线显著向左移动。由于胎儿和母体组织的需求量增加，妊娠期间的耗氧量从220mL/min上升到255mL/min，增加了大约16%。随着血液携带氧气的能力增加大约18%，氧气差异实际上减少了[13]。

用力呼气量(FEV_1)描述了在1秒内可以用力呼气的空气量。其在未妊娠的成年人中为80%~85%，并且在妊娠期间不发生改变。呼气峰值流速同样没有变化[38,39]。这种缺乏变化可能是前列腺素E和孕酮引起的支气管扩张和前列腺素$F_2\alpha$引起的支气管收缩的净效应。

临床考虑

• 前列腺素E通常被用于引产。前列腺素$F_2\alpha$常被用于严重的产后出血(如卡前列素)；其对支气管收缩的影响在哮喘女性中可能很严重。

• 呼吸困难是妊娠期间的常见症状。鉴于妊娠期呼吸阻力实际上是降低了，这不能被归因于气道限制，而是延髓过度呼吸的有效反射刺激水平。

• 腰麻常被用于分娩镇痛和剖宫产镇痛。然而，

表8.3 妊娠对呼吸变量的影响

	非妊娠状态	妊娠期
PO_2(mmHg)	93(12.5kPa)	102(13.6kPa)
O_2消耗量(mm)	200	250
PCO_2(mmHg)	35~40(4.7~5.3kPa)	30(4.0kPa)
静脉pH值	7.35	7.38

PCO_2，二氧化碳分压；PO_2，氧分压。

Source data from Broughton Pipkin F. Maternal physiology. In: Edmonds KD(ed), *Dewhurst's Textbook of Obstetrics & Gynaecology*, 8th edn, pp. 5-15. Chichester: John Wiley & Sons; 2012.

有效的脊髓麻醉与FEV1、肺活量和峰值流量显著降低有关，并且其在BMI>30kg/m²的女性中明显增大。

子宫生理变化

子宫由自发收缩的平滑肌细胞束组成。在妊娠期间，需要快速改变，以防止收缩、适应不断生长的胎儿并提供足够的营养和氧气。据此认为，在妊娠早期，胚胎从富含碳水化合物和脂质的子宫内膜腺体的分泌物中获得营养[41]。

肌细胞分3层，分别由胶原蛋白、弹性纤维和成纤维细胞组成的结缔组织薄层分隔。最内层包含纵向纤维。中间层向各个方向延伸并包含血管供应，外层具有圆形和纵向纤维，部分与子宫的韧带支撑相连[13]。妊娠前子宫重40~100g。妊娠期间，20周时子宫重量会增加到300~400g，足月时增加到800~1000g，增加了20倍。这种生长是由平滑肌细胞的肥大和伸长引起的。妊娠前平滑肌细胞的长度约为50μm，足月时会增加到200~600μm[13]。妊娠后期，宫底部的增大更明显，将子宫的形状从妊娠前的梨形转变为妊娠中期和晚期的卵形。峡部是子宫颈和子宫体之间的交界区。妊娠28周后有规律的收缩会导致峡部伸展和变薄。子宫下段的形成是在分娩过程中完成的，这是子宫相对乏血管的薄部分。在妊娠期，宫腔容积从4mL扩大到4000mL。这些变化是由雌激素和孕激素水平增加，以及胎儿不断生长的刺激所致。

妊娠前子宫的血液供应几乎完全来自子宫动脉。在妊娠期，20%~30%的血供来自卵巢血管，一小部分来自膀胱上动脉。妊娠期所有血管都会变肥大，直径比妊娠前增大50%。子宫血流量从妊娠第10周的50mL/min增加到足月时的500~600mL/min。螺旋小动脉是将血液输送到绒毛间隙的最后血管。每条桡动脉产生2条或3条螺旋小动脉，供应胎盘子叶。这些细胞在妊娠期通过绒毛外滋养细胞发生重大重塑，这会降低其对血管收缩剂刺激反应的张力和能力，从而确保最大的胎盘血流量，这个过程在妊娠中期完成。在先兆子痫和正常血压的生长受限女性中，正常妊娠过程中发生螺旋小动脉重塑受损，从而减少胎盘血流量。

子宫的神经支配主要来自自主神经系统。T12~L1交感神经支配血管收缩和子宫收缩。来自S2~S4的副交感神经纤维刺激血管舒张和子宫松弛[42]。这些效应受荷尔蒙效应的调节。子宫也有传入神经供应，主要来自S1~S2的宫颈感觉纤维，以及T11~T12的子宫感觉纤维。弗格森反射描述了从子宫颈到下丘脑的传入通路，通过拉伸子宫颈模拟催产素的释放[43]。

妊娠女性的子宫肌层具有自发性电活动，该活动由起搏器细胞产生，然后可以传输至整个子宫[13]。间隙连接是两个细胞之间的低电阻连接，允许电活动快速传播，从而允许跨子宫肌层同步收缩[44]。成功妊娠的持续性取决于子宫肌层直至足月的静止状态。妊娠期子宫肌层的顺应性比非妊娠期高得多。因此，尽管不断增长的胎儿使子宫膨胀，但在达到最大主动张力之前，子宫内压力不会增加。起搏器活动、细胞兴奋性和细胞连接的减少促进了这种静止，其确切机制仍有待阐明。NO通过环磷酸鸟苷通道与子宫静止相关[45]。此外，一些激素，如前列环素、降钙素基因相关肽和孕酮被认为通过增加静息膜电位和削弱电活动的传导来维持静止。

早在妊娠第7周就可以测量到子宫收缩；尽管其频率非常高（每分钟两次），但其强度非常低（1~1.5kPa）[46]，大约持续到妊娠第20周，而后逐渐增加频率和幅度，直到足月[46]。当出现布雷希宫缩时，母亲通常会有感觉。子宫对催产素的敏感性取决于胎龄[46,47]。在妊娠20周之前，子宫对催产素不敏感，而在妊娠30周之后，敏感性显著增加。其存在相当大的个体差异，因此，催产素输注有效率只能根据子宫活动率计算[47]。相比之下，前列腺素可以直接影响子宫肌层环磷酸腺苷或钙动员，在任何孕龄均可引起收缩。

随着妊娠期间子宫活动增加，子宫颈会变软并且扩张。在妊娠后期，胎儿继续生长，但子宫停止生长，因此，子宫内的张力增加。这会刺激催产素和前列腺素受体、钠通道和间隙连接蛋白的表达，为分娩做准备。孕酮的下调和与子宫静止相关的其他因素也会发生。子宫在分娩后的几天内迅速复旧，在产后7天内，子宫的总重量减少大约50%。

临床考虑

• 宫颈变化可被用于预测早产，但在低风险女性中确实存在很大的个体差异，因此，宫颈变化不能很好地预测分娩开始时的孕周。

• 分娩疼痛主要是由宫颈扩张引起的。虽然布雷希宫缩可能是高压引起的不适，但其通常与疼痛无关，并且子宫颈的变化被用来预测可能的分娩。

• 拉伸的子宫下段相对无血管且较薄，这使其成为剖宫产手术切口的首选位置，因其恢复良好，并且在以后的妊娠中不太容易破裂。然而，该节段缺乏肌纤维意味着患有前置胎盘的女性有血管胎盘床过度出血的风险，这是因为下节段难以充分收缩（包括血管收缩）。

• 几项大型试验和荟萃分析支持孕酮参与维持妊娠期间子宫静止的证据，表明孕酮可以预防或延迟高危人群早产[48,49]。此外，孕酮拮抗剂，如米非司酮可诱导分娩。

肾脏系统的变化

妊娠晚期肾实质体积增加70%。血管容积和间质空间都随着肾盏、肾盂和输尿管扩张的解剖学变化而显著增加[50]。由于妊娠期间激素发生变化，这些变化发生在妊娠早期。由于解剖分布，右侧的变化更为明显。随着妊娠进展，子宫会压迫骨盆边缘的输尿管，可能导致部分输尿管阻塞。输尿管平滑肌肥大，结缔组织增生，但输尿管蠕动无变化。

在正常的排卵月经周期中，肾血流量和GFR都会增加。如果发生妊娠，这些变化将保持不变，因此，肾血流量在妊娠早期增加50%~80%[51,52]。其在妊娠中期保持不变，并在妊娠晚期减少15%。GFR在妊娠早期也会增加，然后一直维持到分娩，尽管增加的程度小于肾血流量。这些变化如图8.3所示。24小时肌酐清除率的变化是评估GFR可能变化的便捷方法。到妊娠第4周，24小时肌酐清除率增加25%，而在妊娠第9周增加45%[51]。在妊娠晚期，其逐渐下降，接近非妊娠期数值[53]。在分娩后的最初几天，GFR和肌酐清除率略有增加[53]。

妊娠期血浆容量的增加是由水潴留导致的。在妊娠早期，血浆渗透压降低，比妊娠前低大约10mOsm/kg[54]。在非妊娠状态下，这种血浆钠离子和阴离子的减少会抑制抗利尿激素精氨酸加压素（AVP）的释放，从而导致利尿。然而，在妊娠期，渗透阈值在妊娠第4~6周时会降低，从而刺激水的摄入并稀释体液[54]。这些变化被认为继发于人绒毛膜促性腺激素。AVP继续以足够的浓度循环，以刺激肾髓质集合管对水的重吸收，直到血浆渗透压降低到新的妊娠阈值以下。肾钠处理是容量止血的主要决定因素。在妊娠期间，胎儿和母亲的细胞外体积中会积累大约950mmol的钠。每天仅摄入3~4mmol钠，这种情况会非常缓慢地发生。它被认为是由高循环浓度的孕酮作用于远端肾小管引起的，同时利钠前列环素、心房利钠肽和血浆催乳素增加。尽管如此，由于血浆容量增加，妊娠期钠的血浆浓度降低了4~5mmol/L。

临床考虑

• 由于输尿管横向移位和膀胱内部分缩短，至少3%的妊娠女性会发生膀胱输尿管反流。输尿管扩张合并膀胱输尿管反流与尿潴留的高发生率有关，这可能会导致妊娠期尿路感染。

• 正常肾脏在妊娠期会增大1cm。输尿管扩张可能持续到分娩后16周。

•GFR和血浆容量的显著增加会导致溶质（如肌酐和尿素）的血浆浓度降低。实验室报告的解释应始终考虑到这一点，因为在妊娠期错误地使用非妊娠期阈值可能导致无法识别肾功能下降。在连续3

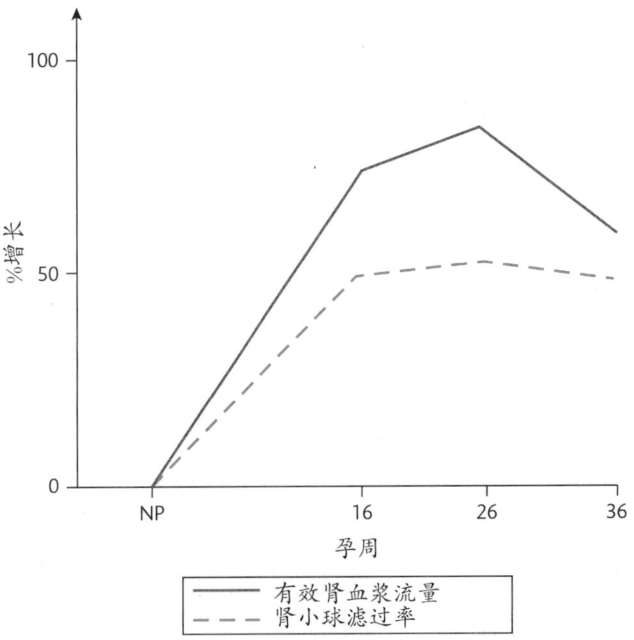

图8.3 妊娠期间肾功能的改变在妊娠早期基本完成，因此，其是主动的改变，而不是对妊娠需求的反应。滤过率在妊娠早期下降，但在妊娠晚期开始回到非妊娠（NP）水平。[Reproduced from Chamberlain G & Broughton Pipkin F (eds); *Clinical Physiology in Obstetrics*; 3rd edn: Blackwell Science; 1998 with permission from Blackwell.]

妊娠早期形成绒毛毛细血管床的过程当中是至关重要的。人绒毛和绒毛外细胞滋养层表达过氧化物酶体增殖物激活受体γ。这是一种核受体,其与花生四烯酸类、脂肪酸和氧化的低密度脂蛋白结合,这对于胎盘发育[67]是必不可少的。

下丘脑和垂体

初产妇的脑垂体重量在妊娠期增加30%,其在经产妇中可增加50%,这一增长主要是由垂体前叶发生改变引起的。垂体前叶产生3种糖蛋白:促黄体激素(LH)、卵泡刺激素(FSH)和促甲状腺激素(TSH)。其同时可产生3种多肽和肽激素:生长激素(GH)、催乳激素、促肾上腺皮质激素(ACTH)。妊娠期间,雌激素水平升高会导致催乳素细胞数量增加。在妊娠前几天,血浆催乳素浓度开始增加,并在妊娠期稳定持续增加,到分娩后激增,接下来开始下降。催乳素浓度较非妊娠期[68]增加了10~20倍。在哺乳期,其持续升高并超过基础水平。其他垂体前叶激素相对恒定或减少。高浓度的人绒毛膜促性腺激素抑制FSH和LH的分泌,从而抑制卵巢内卵泡的发育。TSH保持不变。ACTH浓度上升,但保持在非妊娠期正常范围内。这种上升是由胎盘合成的ACTH和下丘脑正常分泌的促肾上腺皮质激素释放激素(CRH)引起的。因此,在妊娠期,ACTH对正常调控机制无反应。在妊娠晚期,血浆CRH水平升高,被认为是潜在的分娩触发因素。

垂体后叶释放AVP和催产素。AVP的肾清除率增加(参见“肾脏系统的变化”)。催产素浓度在妊娠期是较低的,其对子宫收缩的影响在前文“子宫生理变化”中已描述。

甲状腺和甲状旁腺

70%的妊娠女性出现甲状腺肿大,这取决于碘的摄入量。甲状腺对碘的吸收增加了3倍,尿液排泄增加,碘甲状腺原氨酸转移到胎儿,因此,母亲血浆中的无机碘水平降低[69]。在妊娠期,甲状腺结合球蛋白的浓度翻倍[70]。总三碘甲状腺原氨酸(T_3)和甲状腺素(T_4)的浓度在妊娠早期增加,然后降低到非妊娠期范围。T_3、T_4和TSH不通过胎盘屏障,因此,对胎儿的甲状腺功能没有直接影响。

降钙素也产生于甲状腺,在妊娠的前3个月增加,在第2个月达到峰值,然后下降。由甲状旁腺产生的甲状旁腺激素(PTH)可调节肾近曲小管中1,25-二羟基维生素D的合成。在妊娠期间,胎盘和胎儿甲状旁腺作用于甲状旁腺受体并产生甲状旁腺相关蛋白,从而影响钙的稳态。

肾素

RAS在妊娠早期被激活,这一点在前文心血管部分已经有所探讨。血管紧张素Ⅱ通过受体直接作用。AT1受体促进血管生成、扩张和收缩。AT2受体促进细胞凋亡。据此推测,AT2的表达在妊娠早期着床和血管重构中起主导作用[71]。

肾上腺激素

在妊娠期,ACTH的升高会刺激皮质醇合成,并且总血浆皮质醇浓度从妊娠第3个月结束开始增加。皮质醇结合球蛋白的浓度增加了1倍,而游离皮质醇的浓度在妊娠期也增加了,且日变化消失[72]。过量糖皮质激素的暴露会抑制胎儿生长。然而,正常胎盘会合成11β-羟基类固醇脱氢酶,其会抑制母体皮质醇向胎儿的转移。高循环的雌激素增加了激素结合球蛋白的产生,进而导致总睾酮水平升高[73]。血浆儿茶酚胺浓度在妊娠早期至晚期下降。

临床考虑

• 大多数女性在妊娠期甲状腺功能正常。

• 在妊娠期,伴随着抗体滴度下降,Grave甲状腺功能亢进的症状通常可以得到改善。母体的甲状腺疾病通常不会直接影响到胎儿。然而,如果这种情况没有发生,抗体将会穿过胎盘,刺激胎儿甲状腺。这可以通过胎儿甲状腺功能亢进的一些征象被证实:如心动过速、宫内生长受限和心力衰竭。此外,胎儿甲状腺生长需要碘,抗甲状腺药物可以通过胎盘。胎儿也可受到自身免疫性甲状腺疾病的影响。

• 分娩与肾上腺素和去甲肾上腺素大量增加,进而产生压力和肌肉活动的结果是相关的。

(孙婷婷 译)

参考文献

1. Hytten F. Blood volume changes in normal pregnancy. *Obstet Gynecol Surv* 1986;**41**:426–28.
2. Pirani BB, Campbell DM, MacGillivray I. Plasma volume in normal first pregnancy. *J Obstet Gynaecol Br Commonw* 1973;**80**:884–87.
3. Hays PM, Cruikshank DP, Dunn LJ. Plasma volume determination in normal and preeclamptic pregnancies. *Am J Obstet Gynecol* 1985;**151**:958–66.

4. Hytten FE, Leitch I. *The Physiology of Human Pregnancy*, 2nd edn. Oxford: Blackwell Scientific Publications Ltd; 1971.
5. Rovinsky JJ, Jaffin H. Cardiovascular hemodynamics in pregnancy. I. Blood and plasma volumes in multiple pregnancy. *Am J Obstet Gynecol* 1965;**93**:1–15.
6. Milman N, Agger AO, Nielsen OJ. Iron status markers and serum erythropoietin in 120 mothers and newborn infants. Effect of iron supplementation in normal pregnancy. *Acta Obstet Gynecol Scand* 1994;**73**:200–204.
7. Jepson JH, Friesen HG. The mechanism of action of human placental lactogen on erythropoiesis. *Br J Haematol* 1968;**15**:465–71.
8. Cruickshank JM, Morris R, Butt WR, Crooke AC. The relationship of total and differential leukocyte counts with urinary oestrogen and plasma cortisol levels. *J Obstet Gynaecol Br Commonw* 1970;**77**:634–39.
9. Brain P, Marston RH, Gordon J. Immunological responses in pregnancy. *Br Med J* 1972;**4**:488.
10. Hill CA, Finn R, Denye V. Depression of cellular immunity in pregnancy due to a serum factor. *Br Med J* 1973;**3**:513–14.
11. Moffett A, Hiby SE. How does the maternal immune system contribute to the development of pre-eclampsia? *Placenta* 2007;**28** Suppl A:S51–56.
12. Wiman B, Csemiczky G, Marsk L, Robbe H. The fast inhibitor of tissue plasminogen activator in plasma during pregnancy. *Thromb Haemost* 1984;**52**:124–26.
13. Chamberlain G, Broughton-Pipkin F. *Clinical Physiology in Obstetrics*, 3rd edn. Oxford: Blackwell Science; 1998.
14. Salerni S, Di Francescomarino S, Cadeddu C, Acquistapace F, Maffei S, Gallina S. The different role of sex hormones on female cardiovascular physiology and function: not only oestrogens. *Eur J Clin Invest* 2015;**45**:634–45.
15. Lieberman EH, Gerhard MD, Uehata A, et al. Estrogen improves endothelium-dependent, flow-mediated vasodilation in postmenopausal women. *Ann Intern Med* 1994;**121**:936–41.
16. Beldekas JC, Smith B, Gerstenfeld LC, Sonenshein GE, Franzblau C. Effects of 17 beta-estradiol on the biosynthesis of collagen in cultured bovine aortic smooth muscle cells. *Biochemistry* 1981;**20**:2162–67.
17. Rylance PB, Brincat M, Lafferty K, et al. Natural progesterone and antihypertensive action. *Br Med J (Clin Res Ed)* 1985;**290**:13–14.
18. Fawer R, Dettling A, Weihs D, Welti H, Schelling JL. Effect of the menstrual cycle, oral contraception and pregnancy on forearm blood flow, venous distensibility and clotting factors. *Eur J Clin Pharmacol* 1978;**13**:251–57.
19. Abdul-Karim R, Assalin S. Pressor response to angiotonin in pregnant and nonpregnant women. *Am J Obstet Gynecol* 1961;**82**:246–51.
20. Assali NS, Westersten A. Regional flow-pressure relationship in response to angiotensin in the intact dog and sheep. *Circ Res* 1961;**9**:189–93.
21. Merrill DC, Karoly M, Chen K, Ferrario CM, Brosnihan KB. Angiotensin-(1-7) in normal and preeclamptic pregnancy. *Endocrine* 2002;**18**:239–45.
22. Clark SL, Cotton DB, Lee W, et al. Central hemodynamic assessment of normal term pregnancy. *Am J Obstet Gynecol* 1989;**161**:1439–42.
23. Robson SC, Boys RJ, Hunter S, Dunlop W. Maternal hemodynamics after normal delivery and delivery complicated by postpartum hemorrhage. *Obstet Gynecol* 1989;**74**:234–39.
24. Hunter S, Robson SC. Adaptation of the maternal heart in pregnancy. *Br Heart J* 1992;**68**:540–43.
25. Edmonds DK, Dewhurst CJS (eds). *Dewhurst's Textbook of Obstetrics & Gynaecology*, 7th edn. Malden, MA: Blackwell; 2007.
26. Robson SC, Hunter S, Boys RJ, Dunlop W. Serial study of factors influencing changes in cardiac output during human pregnancy. *Am J Physiol* 1989;**256**:H1060–65.
27. Laird-Meeter K, van de Ley G, Bom TH, Wladimiroff JW, Roelandt J. Cardiocirculatory adjustments during pregnancy – an echocardiographic study. *Clin Cardiol* 1979;**2**:328–32.
28. Rubler S, Damani PM, Pinto ER. Cardiac size and performance during pregnancy estimated with echocardiography. *Am J Cardiol* 1977;**40**:534–40.
29. Campos O. Doppler echocardiography during pregnancy: physiological and abnormal findings. *Echocardiography* 1996;**13**:135–46.
30. Hollander AG, Crawford JH. Roentgenologic and electrocardiographic changes in the normal heart during pregnancy. *Am Heart J* 1943;**26**:364–76.
31. Greenhill JP. Cardiodynamic and electrocardiographic changes in normal pregnancy. *Am J Obstet Gynecol* 1938;**36**:353.
32. Asher UA, Ben-Shlomo I, Said M, Nabil H. The effects of exercise induced tachycardia on the maternal electrocardiogram. *Br J Obstet Gynaecol* 1993;**100**:41–45.
33. van Doorn MB, Lotgering FK, Struijk PC, Pool J, Wallenburg HC. Maternal and fetal cardiovascular responses to strenuous bicycle exercise. *Am J Obstet Gynecol* 1992;**166**:854–59.
34. Pernoll ML, Metcalfe J, Kovach PA, Wachtel R, Dunham MJ. Ventilation during rest and exercise in pregnancy and postpartum. *Respir Physiol* 1975;**25**:295–310.
35. Puranik BM, Kaore SB, Kurhade GA, et al. A longitudinal study of pulmonary function tests during pregnancy. *Indian J Physiol Pharmacol* 1994;**38**:129–32.
36. Machida H. Influence of progesterone on arterial blood and CSF acid-base balance in women. *J Appl Physiol Respir Environ Exerc Physiol* 1981;**51**:1433–36.
37. Lucius H, Gahlenbeck H, Kleine HO, Fabel H, Bartels H. Respiratory functions, buffer system, and electrolyte concentrations of blood during human pregnancy. *Respir Physiol* 1970;**9**:311–17.
38. Gazioglu K, Kaltreider NL, Rosen M, Yu PN. Pulmonary function during pregnancy in normal women and in patients with cardiopulmonary disease. *Thorax* 1970;**25**:445–50.
39. Rubin A, Russo N, Goucher D. The effect of pregnancy upon pulmonary function in normal women. *Am J Obstet Gynecol* 1956;**72**:963–69.
40. Von Ungern-Sternberg BS, Regli A, Bucher E, Reber A, Schneider MC. Impact of spinal anaesthesia and obesity on maternal respiratory function during elective caesarean section. *Anaesthesia* 2004;**59**:743–49.
41. Burton GJ, Jauniaux E, Charnock-Jones DS. Human early placental development: potential roles of the endometrial glands. *Placenta* 2007;**28** Suppl:S64–S9.
42. Davies DV, Davies F (eds). *Gray's Anatomy*, 3rd edn. London: Longman; 1964.
43. Ferguson JKW. A study of the motility of the intact uterus at term. *Surg Gynaecol Obstet* 1941;**73**:359–66.
44. Bala GA, Thakur NR, Bleasdale JE. Characterization of the major phosphoinositide-specific phospholipase C of human amnion. *Biol Reprod* 1990;**43**:704–11.
45. Morris NH, Eaton BM, Dekker G. Nitric oxide, the endothelium, pregnancy and pre-eclampsia. *BJOG* 1996;**103**:4–15.
46. Csapo A, Sauvage J. The evolution of uterine activity during human pregnancy. *Acta Obstet Gynecol Scand* 1968;**47**:181–212.
47. Embrey MP. The effects of intravenous oxytocin on uterine contractility. *BJOG* 1962;**69**:910–17.
48. Romero R, Nicolaides K, Conde-Agudelo A, et al. Vaginal progesterone in women with an asymptomatic sonographic short cervix in the midtrimester decreases preterm delivery and neonatal morbidity: a systematic review and metaanalysis of individual patient data. *Am J Obstet Gynecol* **206**:124.e1–e19.
49. Dodd JM, Flenady VJ, Cincotta R, Crowther CA. Progesterone for the prevention of preterm birth: a systematic review. *Obstet Gynecol* 2008;**112**:127–34.
50. Fried AM. Hydronephrosis of pregnancy: ultrasonographic study and classification of asymptomatic women. *Am J Obstet Gynecol* 1979;**135**:1066–70.
51. Davison JM, Noble MCB. Serial changes in 24 hour creatinine

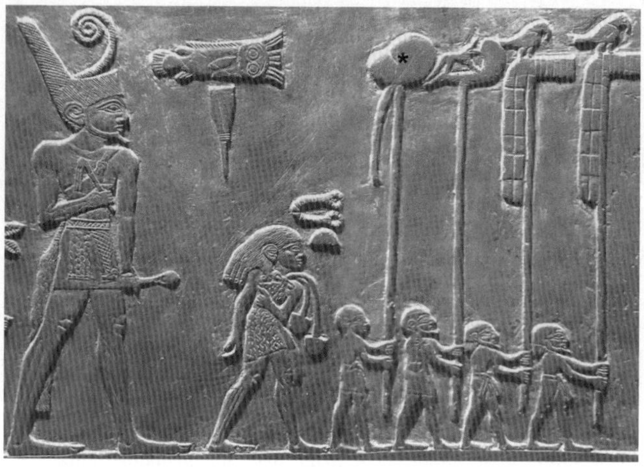

图9.1 那尔迈调色板的照片(公元前31世纪)显示了法老那尔迈的游行队伍,前面有1名牧师和4名随从,1名随从携带着胎盘(星号标记)。

疾病的病理生理学,以及胎盘和脐带异常的产前诊断和管理。

胎盘和正常胎盘发育

当胚泡的胚胎极与母体子宫上皮接触时,胎盘的发育开始于着床。人类胎盘在哺乳动物中几乎是独一无二的,因其具有高度侵入性,并且妊娠囊完全嵌入子宫内膜和浅层子宫肌层[5,8]。人类胎盘的特征还在于螺旋动脉的重塑,在此期间血管失去其弹性层和平滑肌外层,从而对循环血管活性化合物产生反应。非妊娠状态下,每分钟仅输送几毫升血液的螺旋动脉在足月时每分钟需要输送多达600mL的血液。

植入、蜕膜化和锚定

人类胎盘发育的形成阶段在很大程度上是未知的。由于明显的伦理原因,最早的事件从未在体内进行过研究[9]。植入依赖于形成囊胚壁的滋养外胚层细胞与子宫上皮细胞的相互作用。建立接触后,一些滋养外胚层细胞进行增殖和融合,以形成合体滋养层,而其他细胞则作为更深的祖细胞群,即细胞滋养层[10]。

在月经周期的分泌期,子宫内膜转化为血运良好的受体组织,其特点是间质细胞增殖分化为蜕膜细胞,母体免疫细胞浸润,子宫内膜血管重塑[11,12]。蜕膜基质细胞来源于子宫内膜内的成纤维细胞样细胞。子宫腺体经历特征分泌过多的形态变化,即孕酮影响下的所谓阿-斯反应[13]。其细胞质含有丰富的细胞器和大量积累的糖原,这是早期胚胎的重要营养来源。其分泌物还富含生长因子,如白血病抑制因子、血管内皮生长因子、表皮生长因子和转化生长因子β,这些都在胎盘形成中发挥作用[14]。

植入后不久,合体滋养细胞(原始绒毛)的突起穿透子宫蜕膜的上皮细胞,同时子宫内膜基质细胞生长并包裹整个妊娠囊。单核细胞滋养层开始在植入的囊胚壁的胎儿侧增殖[9,10]。由此产生的细胞滋养层柱将自身推入原始合体滋养层团块中,形成次级胎盘绒毛。最远端的细胞滋养层细胞突破合胞体,并横向扩散形成细胞滋养层,将胎盘与蜕膜分开。外壳外表面上的细胞分化为非增殖性的细胞滋养层细胞,其侵入蜕膜基质,统称为绒毛外滋养层(EVT)。其主要分化为间质和血管内亚群,分别通过蜕膜基质和螺旋动脉腔向下迁移。间质EVT侵入子宫壁,直至子宫肌层的内部1/3,在那里融合形成多核滋养层巨细胞[15]。这个区域被称为交界区。

子宫胎盘循环的发展

左、右子宫动脉是子宫的主要血液供应。其在阔韧带内沿着侧面上升,并通过与之相对应的卵巢动脉吻合而终止。子宫动脉产生弓形动脉,向内侧穿过并穿透子宫肌层,并在子宫肌层的外1/3和中1/3之间分为前、后两个分支,并在中线的对侧与其对应的组织自由吻合(图9.2)。弓形动脉产生指向子宫腔的径向动脉。当其到达交界区时,每条桡动脉发出侧支,即供应子宫肌层和子宫内膜更深基底部分的基底动脉,并继续作为螺旋动脉[16]。

螺旋动脉在基蜕膜的较深部位高度盘绕。当其接近子宫腔时,会迅速变窄,并分成几个更小的分支,这些分支沿着更直的路径,最后终止于子宫上皮正下方的毛细血管丛。每个螺旋动脉还发出小分支,供应周围的毛细血管丛。在非妊娠状态下,螺旋动脉和桡动脉壁含有大量平滑肌,具有丰富的自主神经支配。因此,其对外源性和内源性肾上腺素的刺激都高度敏感[17]。

EVT细胞通过其蛋白酶对细胞间基质的作用穿透连接区,影响其机械和电生理特性,并改变螺旋动脉壁的结构。首先可以在胎盘中央区域的螺旋动脉内和周围发现EVT细胞。其逐渐向外侧延伸,

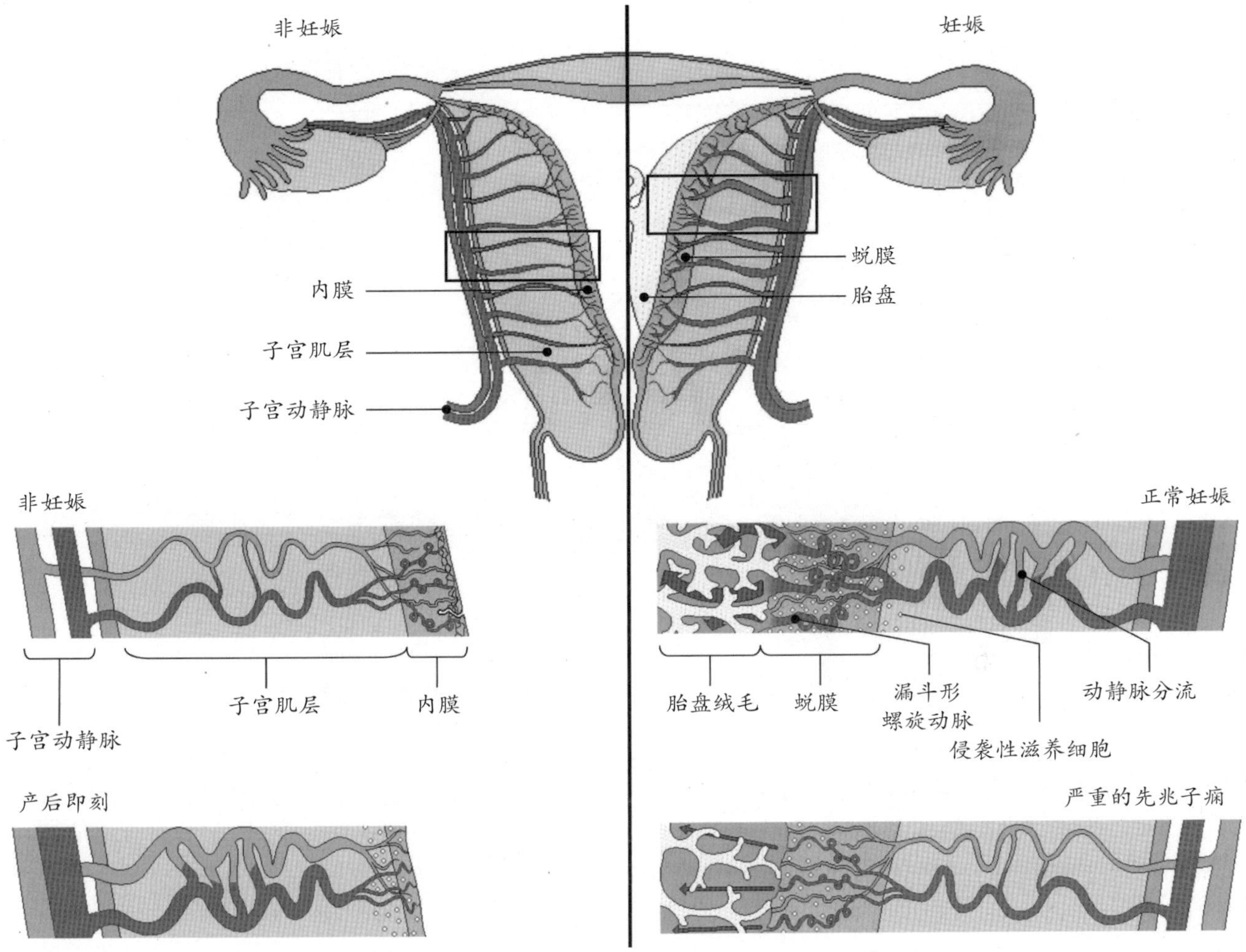

图9.2 非妊娠、妊娠和产后即刻状态下，子宫和胎盘血管系统的图示(红色阴影，动脉；蓝色阴影，静脉)。正常妊娠的特征是形成大的动静脉分流，并在产后即刻持续存在。相比之下，妊娠合并严重先兆子痫的特点是动静脉分流很少，因此，子宫动脉较窄。在正常妊娠中绒毛外细胞滋养细胞侵袭(菱形)超出蜕膜进入内肌层，导致在螺旋动脉的放电尖端形成漏斗。与严重的先兆子痫相反。[Reproduced from Burton GJ, Woods AW, Jauniaux E, Kingdom JC. Rheological and physiological consequences of conversion of the maternal spiral arteries for uteroplacental blood flow during human pregnancy. *Placenta*. 2009;30:473-82(https://creativecommons.org/licenses/by/3.0/)]

在妊娠中期到达胎盘的外围。在深度方面，胎盘床中央区域的变化最大，并且侵入的程度向外围逐渐变浅。

螺旋动脉重塑的特点是肌细胞从其中层和内部弹性层逐渐消失，被纤维蛋白样物质取代[10,17]。因此，这些血管失去了对循环的反应。血管活性化合物通过扩张成为低阻力的血管网络。这种被称为"生理变化"的转变导致小直径螺旋血管变形为松弛的扩张动脉，血管口扩张5~10倍(图9.3和图9.4)。30~50条螺旋动脉在妊娠早期发生转变。在正常妊娠中，螺旋动脉向子宫胎盘动脉的转变在妊娠中期完成[17]。这些主要的解剖学变化与多普勒超声观察到的子宫动脉循环血流阻力下降，以及母体血液进入胎盘的速度和压力降低有关[17-19]。然而，沿螺旋动脉的EVT浸润存在梯度，即使在正常妊娠中，也并非所有螺旋动脉都完全转化[17]。

早期或原始胎盘

在妊娠第5周(受孕后的第3周)，胎儿毛细血管在二级绒毛的间充质核心中发育，将其转化为三级绒毛[20]。到第6周时，绒毛脉管系统通过连接的血管与原始心脏和卵黄囊的血管丛相连。胎儿胎盘循环从妊娠第8周左右开始建立，但胎盘毛细血管形成仅在妊娠中期完成[20]。这些解剖学变化可以被解释为

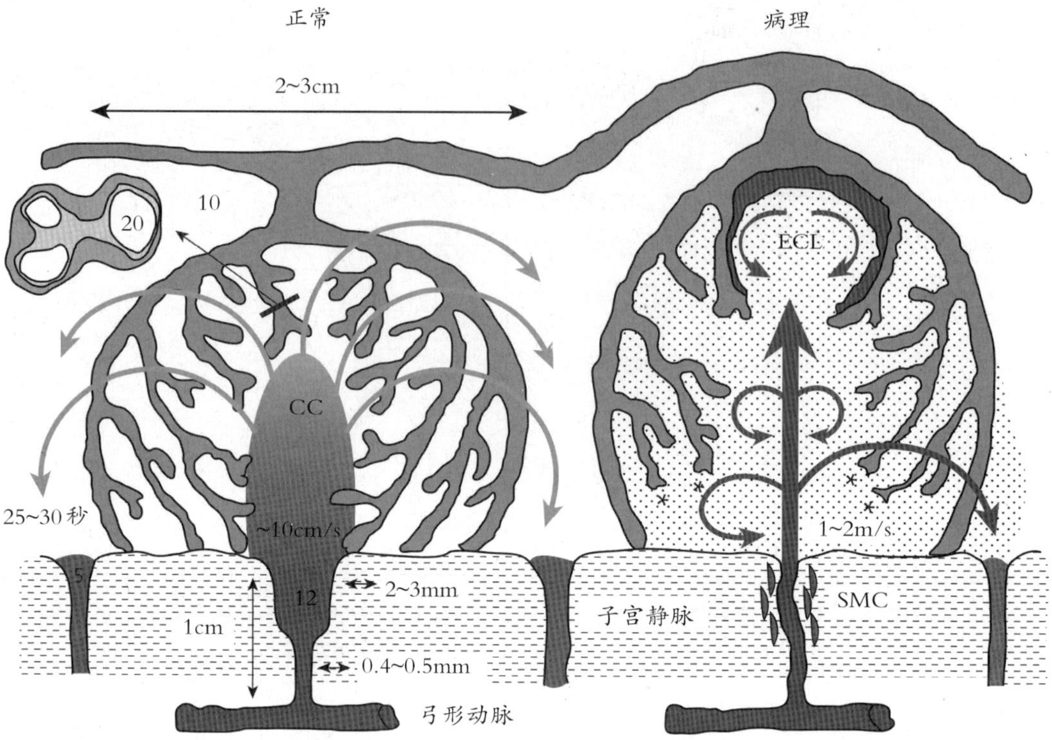

图9.3 在正常妊娠和因螺旋动脉转换不足而并发的妊娠中,螺旋动脉转换对母体血液流入绒毛间隙的影响的图示(未按比例)。螺旋动脉周围平滑肌细胞(SMC)的滞留会增加自发性血管收缩和缺血-再灌注损伤的风险CC,中央腔;ECL,回声囊性病变。[Reproduced from Burton GJ, Woods AW, Jauniaux E, Kingdom JC. Rheological and physiological consequences of conversion of the maternal spiral arteries for uteroplacental blood flow during human pregnancy. *Placenta*. 2009;30:473-82(https://creativecommons.org/licenses/by/3.0/)]

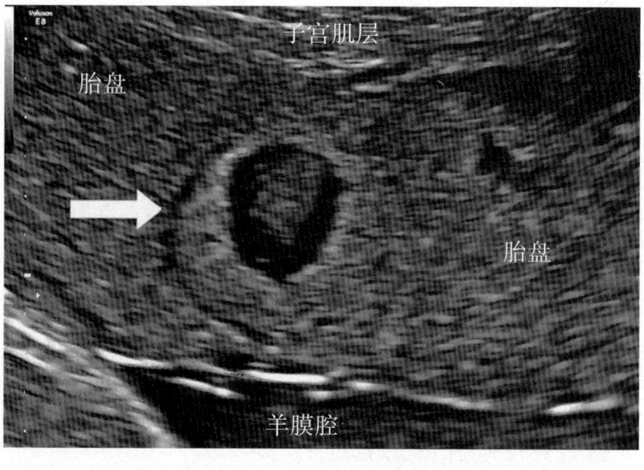

图9.4 妊娠36周并发迟发性先兆子痫的回声性囊性病变(箭头)的超声图像。

在此期间从脐动脉获得的血流速度波形的主要变化[18]。主茎绒毛分支的侧向突起反复形成中间绒毛,最后是末端绒毛。总的来说,这些通常被称为浮动绒毛,因为其不附着在蜕膜上。

从妊娠第3周到第2个月左右,原始胎盘的整个绒毛膜都覆盖着绒毛茎[20]。胎盘绒毛最初形成于绒毛膜囊的整个表面,但在妊娠早期结束时开始。浅极上的绒毛退化,使最终胎盘的绒毛继续生长。8周时,典型的正常妊娠囊由胎盘绒毛组成,由外向内,包含次级卵黄囊的胚外体腔或绒毛膜腔,以及包含发育中的胎儿的羊膜腔(图9.5)。次级卵黄囊是第一个可以在绒毛膜腔内超声可检测到的结构。它的直径在妊娠第6~10周略有增加,可达到6~7mm,之后减小[21]。

体内和体外研究表明,EVT细胞不仅侵入子宫组织和螺旋动脉壁,还在与蜕膜的交界处形成连续的细胞滋养层壳。这个外壳和从其延伸到螺旋动脉口的滋养层栓子就像一个复杂的界面,过滤母体的血液,允许血浆缓慢渗入绒毛间隙,但没有真正的血液流动[22,23]。人类胎盘植入在妊娠早期实际上并不是真正的出血(图9.6)。当没有真正的母体血液循环进入胎盘时,子宫腺体将营养丰富的分泌物通过外壳直接输送到绒毛间隙。这些分泌物是母体蛋白质、碳水化合物(包括糖原)和脂滴的异质混合物,并

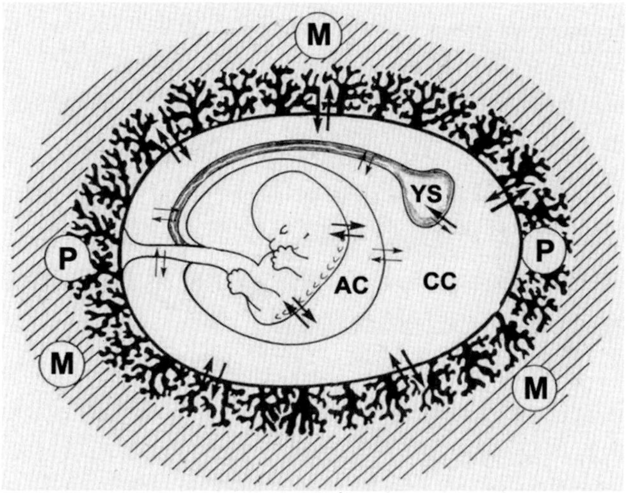

图9.5 妊娠8周时正常妊娠囊的示意图，由外到内为胎盘绒毛(P)、包含次级卵黄囊(YS)的绒毛膜腔(CC)和包含胎儿的羊膜腔(AC)。M，子宫肌层。

被合体滋养层细胞吞噬，表明这是一个组织滋养过程[24]。其还含有多种生长因子，因此，在发育中的胎盘内创造了一个高度刺激的微环境。

在螺旋动脉的“堵塞阶段”，妊娠囊内存在生理性缺氧，这对于胎盘和胎儿的正常发育至关重要[25,26]。这反映了一个事实，即器官发生的特征是细胞谱系分化和形态发生事件，这对于健康胎儿的发育至关重要。在这个阶段，信号通路的中断或胎儿DNA的氧化损伤将产生深远的影响，因此，将新陈代谢维持在低水平必定是有利的[27]。这个概念与我们的发现一致，在妊娠早期，胎盘代谢严重依赖系统发育的传统途径，这些途径较少依赖氧化磷酸化，因此，产生危险氧自由基的风险降低[27]。螺旋动脉的堵塞也会产生子宫胎盘氧梯度，对胎盘组织的发育和功能产生调节作用。特别是，其影响细胞滋养层沿侵入途径的增殖和分化、绒毛血管生成和绒毛膜或游离胎盘形成[26,27]。

最终的胎盘

在妊娠早期结束时，细胞滋养层壳的EVT栓逐渐脱位，使母体血液在绒毛间隙内更自由、更连续地流动[22,23]。这将胎盘转变为血性器官。在这个过渡阶段(妊娠第10～14周)，2/3的原始胎盘消失，绒毛膜腔因羊膜囊的生长而消失[26]。这些事件使母体红细胞更接近胎儿组织，促进母体和胎儿循环之间的营养和气体交换。

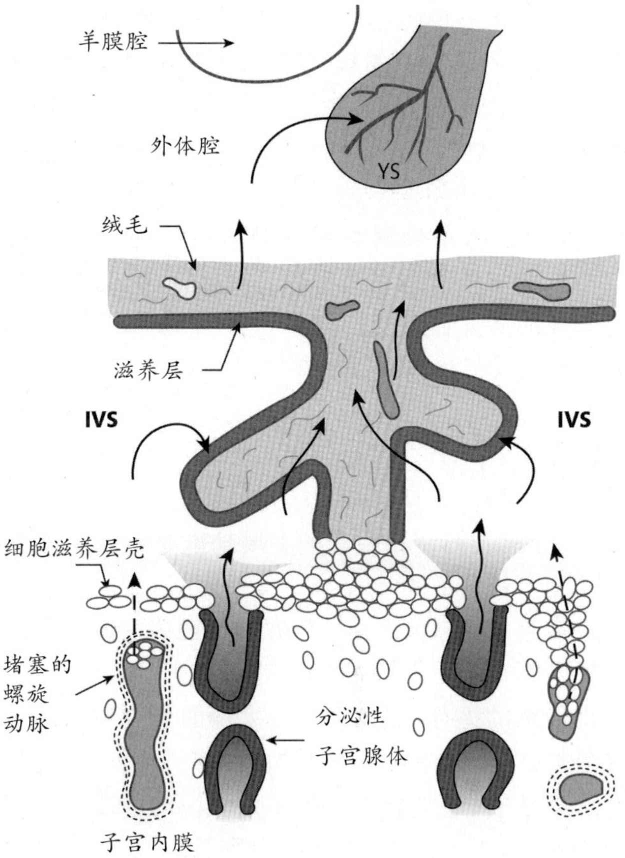

图9.6 妊娠早期妊娠囊中组织营养途径示意图。请注意，没有真正的母体血液循环进入胎盘，子宫腺体将其分泌物通过滋养层壳直接输送到绒毛间隙(IVS)。然后，营养物质通过胎盘绒毛的滋养层转移到外体腔和次级卵黄囊(YS)。

最终的胎盘由胎儿侧的绒毛膜板和母体侧的基底板，以及包含绒毛茎的中间绒毛间隙组成，绒毛茎的分支与母体血液相接触。在妊娠早期末期，绒毛开始分化为其主要类型。与绒毛膜板的连接被重塑，以形成茎绒毛，其是每个绒毛树的支撑框架[20]。这些逐渐形成致密的纤维基质，并包含绒毛膜动脉和伴随静脉的分支。经过几代分枝，茎绒毛产生中间未成熟和成熟的绒毛。成熟的中间绒毛提供了分布框架，末端绒毛从其表面间隔出现。末端绒毛是绒毛树的主要功能单位。其高度血管化，仅由毛细血管构成，非常适合扩散交换。绒毛的这种分化与小叶结构的发展相一致，并且这两个过程很可能是相互关联的。小叶可以在妊娠中期早期被发现，当母体循环开始后，人们认为血流动力学可能会塑造绒毛树[17]。每个小叶代表一个单独的母胎交换单位。

足月时，人类胎盘通常是一个盘状器官，直径为

15~20cm，中心厚度约为3cm，平均重450g[20]。宏观上，器官由两个表面组成，即连接脐带的绒毛膜板和连接子宫壁的基底板。由于基底板内陷产生的隔膜的存在，胎盘被不完全地分为10~40个裂片。隔膜被认为是由母体组织对滋养层侵入的不同抵抗引起的，可能有助于分隔并引导母体血流通过绒毛间隙[17]。母体血液通过这个通道网络渗透，与在绒毛内循环的胎儿血液交换气体和营养物质，然后通过基底板流入子宫静脉的开口。

胎盘生理学

过去，人们认为胎盘的主要功能是运输。虽然通过胎盘进行的母胎交换非常重要，但该定义未能认识到胎盘的其他方面。现在已经明确胎盘可为胎儿提供所有必需的营养物质、水和氧气，以及清除胎儿排泄物的途径，其也会产生大量的蛋白质和类固醇激素，以及维持妊娠所必需的因素。此外，运输是有选择性的，通常胎盘会排除无活性的母体激素和外源性物质，以使胎儿在安全和独立的环境中发育[28]。胎盘的代谢非常活跃。每单位质量胎盘组织的耗氧量是发育中胎儿耗氧量的3倍。

运输途径随着妊娠而改变。特别是在妊娠早期的大部分时间里，次级卵黄囊和胚外体腔作为妊娠囊内的额外运输途径发挥着重要作用[29,30]。如前所述，在妊娠早期，大部分原始胎盘内缺乏连续的母体循环，其对于控制器官形成期间妊娠囊内的氧气水平至关重要(图9.6)。其还增加了胎儿在最脆弱时抵御寄生虫和病毒的天然防御能力。在妊娠第10周，一旦母体血液开始流向绒毛间隙，绒毛内母体和胎儿循环之间的屏障交换将成为主导。

在妊娠早期的大部分时间里，除了吸收作用外，次级卵黄囊还合成几种必需的血清蛋白，如甲胎蛋白、α1-抗胰蛋白酶、白蛋白、前白蛋白和转铁蛋白，直到胎儿肝脏达到其完全代谢能力[30,31]。除了极少数情况，大多数蛋白质的分泌局限于胚胎内。子宫腺体在早期胎儿和胎盘代谢活动中也很重要[24,26]。其在妊娠的最初几周产生最多、最活跃，且作用在妊娠早期逐渐减弱。当母体到胎盘的动脉循环建立后，这与从组织营养向血细胞营养的逐渐转变是一致的。因此，原始人类胎盘在生理上可能作为绒毛膜卵磷脂胎盘，与许多哺乳动物的胎盘相同。

胎盘交换机制

影响交换所需的许多运输机制存在于原始胎盘中，并且这些机制可能在妊娠期的其余时间被上调或下调，以满足胎儿生长和体内平衡的要求。分子要从母体血浆到达胎儿血浆，必须穿过合体滋养层、绒毛间充质和胎儿毛细血管内皮。蜕膜中的母体血液与羊膜囊液之间的转移有限。

最终胎盘的交换通过以下4种机制之一发生：大量流动/溶剂拖曳、扩散、转运蛋白介导的机制，以及内吞作用/胞吐作用[32-35]。水及其溶解的溶质通过整体流动转移，并由母体和胎儿循环穿过交换屏障之间的静水压和渗透压差异驱动。溶解的溶质在穿过绒毛屏障的成分时被过滤。水的运动也可以通过细胞旁通道或通过质膜中的孔。

任何分子的扩散都发生在跨越绒毛屏障的两个方向上。当存在浓度梯度和(或)对带电物质存在电场梯度时，一个单向通量(转移率)在一个方向上大于另一个方向上的单向通量，所以在一个方向上有一个净通量。惰性分子的扩散速率受菲克定律控制，因此，其与交换的表面积除以组织屏障的厚度成正比。因此，大的表面积可促进交换，这是通过绒毛树的重复分支来实现的。氧气等小分子扩散迅速，而葡萄糖等亲水性分子则不易扩散。许多分子的扩散速率受到流量限制，因此，子宫胎盘和胎儿胎盘血流的变化可能会随妊娠期而变化。母体和胎儿血浆之间浓度变化及带电分子的电流梯度也会影响转移速率。

一些氨基酸和葡萄糖穿过绒毛膜的速度比通过扩散和降低浓度梯度运输的速度更快[35]。转运蛋白是一大群多样化的分子，在胎盘的微绒毛和基底质膜中含量最高的合体滋养层细胞。大蛋白，如免疫球蛋白通过内吞作用穿过胎盘。这些分子被包裹在合体滋养层的微绒毛质膜的内陷中，这些质膜分离并穿过细胞内腔室。其最终与基底质膜融合，并进行胞吐作用，将其内容物释放到胎儿循环中。

胎盘内分泌学

随着妊娠期进展，滋养层细胞的相对数量增加，母胎交换开始由胎盘的分泌功能支配[36]。胎盘是主要的内分泌器官，分泌>100种调节母体生理的肽和类固醇激素。胎盘激素对母体的新陈代谢有深远的影响，最初其会先储备能量，然后再释放这些能量，以支持妊娠后期和产后哺乳期的胎儿生长[28]。

人绒毛膜促性腺激素（hCG）是主要的妊娠糖蛋白激素[37]。其主要由绒毛合体滋养细胞分泌到母体血液中，其浓度在妊娠第8~10周达到峰值。在胚胎植入后2天，可在母体血液中检测到hCG，其作用类似于促黄体激素的激动剂，可刺激黄体分泌孕酮。hCG在诱导子宫肌层静止和局部免疫耐受方面也有作用。

人类胎盘的重要作用之一是产生类固醇激素孕酮，这是维持妊娠所必需的[15]。孕酮的胎盘合成开始于胆固醇转化为孕烯醇酮，就像在其他类固醇分泌组织中一样。合成胎盘孕酮速率的决定步骤是将胆固醇转化为孕烯醇酮。该激素的主要作用是维持子宫肌层的静止状态，维持子宫内膜腺体的分泌活动。孕酮控制基质金属蛋白酶活性，可作为滋养细胞侵袭的负调节剂[36]。其可能是限制妊娠期间与感染过程相关的炎症诱导的细胞毒性作用的补偿机制的一部分[38]。

胎盘催乳素和生长激素发挥抗胰岛素作用，并促进脂肪分解，提高母体葡萄糖和游离脂肪酸浓度，以交换给胎儿。胎盘生长激素诱导母体胰岛素抵抗，从而促进母体为胎儿生长提供营养。人胎盘泌乳素和催乳素通过诱导中枢瘦素抵抗来增加母体的食物摄入量，并促进母体β细胞的扩张和胰岛素的产生，以防止妊娠糖尿病的发展[18]。妊娠相关蛋白A主要由绒毛滋养层产生，是胰岛素样生长因子生物利用度的关键调节剂，对于正常胎儿发育至关重要。

P450arom基因的转录调控已被证明通过涉及基本螺旋-环-螺旋转录因子Mash-2的新途径对氧有反应[39]。当绒毛间循环开始时，在妊娠早期末发生的氧合变化可能会调节各种滋养层蛋白的合成，如雌激素[39]和hCG[40]。这些发现说明了从原始胎盘到最终胎盘的过渡期发生的解剖变化对滋养细胞激素合成的影响。

妊娠期胎盘相关疾病

妊娠期胎盘相关疾病几乎是人类独有的。这些疾病影响约1/3的妊娠，主要包括妊娠丢失、先兆子痫和FGR。在其他哺乳动物中，这些疾病的发生率极低。在人类中，这些疾病可能与胎盘的侵入性植入形式，以及血绒毛膜胎盘植入有关，其会带来血流动力学挑战。这些并发症通常与妊娠中期孕产妇对妊娠的异常适应有关，包括体重增加失败、血压未降低和持续的非妊娠血细胞比容水平[17]。

越来越多的证据表明，一旦器官形成完成，氧化应激在与人类胎盘重塑相关的生理变化，以及妊娠期胎盘相关疾病的病理生理学中都起着重要的作用[8,41]。当产生的活性氧超过了内在的抗氧化防御时，就会出现病理性氧化应激，对生物分子造成无差别的损伤，并导致功能丧失和细胞死亡。

妊娠丢失

妊娠早期丢失是胎盘组织快速退化和胎盘极端紊乱的结果，与病因无关[8]。在大约2/3的妊娠早期丢失中，存在胎盘缺陷的解剖学证据，其主要特征是滋养层外壳变薄且破碎，细胞滋养层对子宫内膜的侵袭减少，以及子宫内膜末端的螺旋动脉管腔不完全堵塞[42,43]。这些缺陷与大多数螺旋动脉缺乏生理变化有关，并导致整个胎盘的母体循环过早发生和紊乱（图9.7）。

与妊娠丢失的原因无关，母体血液过多进入绒毛间隙有两个影响：对绒毛组织的直接机械作用，逐渐嵌入大的绒毛间血栓，以及广泛的间接氧介导的滋养细胞氧化损伤，可增加细胞凋亡[44,45]。总的来说，其后果是胎盘变性，合体滋养层细胞功能丧失，胎盘从子宫壁脱离。这种机制在所有妊娠丢失中都很常见，其发生时间取决于病因，非整倍体与妊娠早期（第5~9周）有关，母体抗磷脂综合征与妊娠晚期（第10~14周）胎盘变性有关[41]。

先兆子痫

越来越多的证据表明，先兆子痫是一种异质性综合征，早发和晚发性先兆子痫分别为在妊娠34周之前或之后发生[46]。早发性先兆子痫源于与自发性妊娠丢失相似但程度较轻的早期滋养细胞侵袭缺陷，而迟发性先兆子痫反映了母体对心血管疾病的易感性。

在早发性先兆子痫中，虽然滋养细胞的侵入足以固定妊娠囊，但其太浅，无法将螺旋动脉完全转变为低阻力通道[47]。因此，螺旋动脉将平滑肌细胞保留在其壁内，特别是在其子宫肌层中（参见图9.2和图9.3），并对循环血管活性化合物保持响应。这不

经验丰富的医护人员在妊娠早期通过详细的超声扫描可发现许多主要的结构异常。

妊娠早期若出现草莓头、心脏缺陷、膈疝、食管闭锁、脐疝、单脐动脉、巨膀胱、桡骨发育不全、手指重叠和足内翻等症状，则疑似18三体综合征。妊娠早期13三体综合征的常见超声特征是全脑畸形、面部畸形、心脏畸形、肾脏异常回声、脐疝和多指畸形。

妊娠中期筛查

英国在20世纪80年代引入了常规的妊娠中期筛查超声扫描。然而，NHS FASP最近才提出关于如何进行超声检查和扫描内容的统一标准。

妊娠早期，染色体异常最常见的标志是NT增厚。妊娠中期，不同类型染色体异常的胎儿，其结构异常表现各异。

• 草莓头：18三体综合征的特异性表现，80%的病例存在这种特征，其表现为额部颅骨狭窄，枕骨较平。

• 全脑畸形：新生儿发病率为1/10 000。它是一组因前脑分裂失败或不完全导致的异质性脑畸形，其中大约30%与染色体异常有关，特别是18三体综合征和13三体综合征，后者与小头畸形有关。全脑畸形可能与面裂或其他缺陷有关，若与面部以外的畸形相关，则染色体异常的发生率更高。

• 脉络丛囊肿(CPC)：CPC与其他结构异常共存时对18三体综合征的诊断更有意义。然而，在妊娠中期，2%的胎儿可能出现孤立性CPC，大部分为良性，通常在妊娠28周消失。

• 胼胝体发育不全：新生儿发病率为1/1000，与染色体异常有关，尤其是18三体综合征和13三体综合征。若发现胎儿在顶骨间径中没有透明隔膜(CSP)，或侧脑室出现异常，则可确诊。

• 脑室扩张：胎儿侧脑室横径>10mm。最常见于21、13、18三体综合征和三倍体。常继发于感染、出血或梗阻，大约10%的病例与遗传疾病或染色体异常有关。轻至中度脑室扩张的染色体异常发生率高于重度脑室扩张。

• Dandy-Walker畸形：胎儿有小脑蚓部缺陷，表现为第四脑室囊性扩张及枕大池扩大。Dandy-Walker畸形的胎儿染色体异常发生率高达40%，多见于18三体综合征、13三体综合征和三倍体。

• 面裂："面裂"包括胎儿可能同时出现的唇裂和腭裂。此时染色体异常的发生率约为10%，最常见于13三体及18三体综合征。

• 小颌畸形：见于多种遗传性综合征。在胎儿染色体异常中，18三体综合征和三倍体最常见。

• 鼻骨发育不良：胎儿面部矢状面可见一个小鼻骨，被定义为鼻骨发育不良，21三体综合征患儿中有60%鼻骨发育不良，但正常胎儿仅为1%~2%，因此成为妊娠中期21三体综合征[27]最敏感和最特异的标志[27]。

• 颈部水肿：相当于妊娠中期NT厚度增加。枕下视图测量的皮下组织增大超过5mm。大约30%的21三体综合征胎儿中会出现此症状。也可能与感染和其他遗传性疾病有关。

• 水囊状淋巴瘤：淋巴系统的先天性畸形。超声检查可能发现胎儿颈部后外侧双侧肿胀，与染色体异常密切相关，主要是Turner综合征，还包括21三体综合征和18三体综合征。但是，大约20%正常核型的胎儿也会出现。若与全身水肿共存，则预后较差。

• 心脏异常：90%的13三体综合征及18三体综合征、50%的21三体综合征及40%的Turner综合征胎儿存在心脏缺陷。研究表明，若心脏存在异常，胎儿染色体异常的发生率为25%。心室内高回声被认为是妊娠中期胎儿染色体异常的超声软指标之一，可见于25%的21三体综合征[27]。

• 先天性膈疝：新生儿发病率约为1/4000。30%~50%的病例存在潜在的染色体异常，最常见于18三体综合征和12p四体综合征(Pallister-Killian综合征)。

• 食管闭锁：一种较常见的胃肠道异常，新生儿发病率为1/4000。5%的病例与非整倍体有关，最常见于13三体综合征和18三体综合征。VACTERL综合征(椎体异常、肛门闭锁、心脏缺陷、气管食管瘘、肾脏和桡侧肢体异常)或CHARGE(胆道闭锁、肾脏异常、气管食管瘘、小颌畸形、唇/腭裂和脐疝)也可出现。若无法探及胃泡或连续超声扫描仅看到非常小的胃泡，可以做出诊断。在妊娠晚期，食管闭锁可能与多胎妊娠有关。大多数食管闭锁与气管食管瘘有关，但产前确诊较困难，不足50%。

• 十二指肠闭锁：新生儿发病率为1/10 000。50%的病例与下列胎儿异常有关：心脏畸形(10%~20%)、21三体综合征(30%)、骨骼发育不良和胎儿生长受限。其典型特征是"双泡"征，因胎儿的胃和十二指肠近端扩大导致。

• 脐疝：发病率为1/7000~1/4000。40%的病例潜在染色体异常，常见于13三体综合征或18三体综合征。脐疝的主要特点是只有包含肠道的小脐疝而不是包含肝脏和肠道的大脐疝。即使没有非整倍体，80%的脐疝也伴有其他结构异常，其中30%为心脏缺陷。其他与之有关的疾病包括Beckwith-Wiedemann综合征、泄殖腔外翻、Cantrell五联症和Meckel-Gruber综合征（图11.2）。

• 肠道高回声：在妊娠中期，1%~2%的胎儿会出现肠道高回声，但50%可自行消失。其可能与囊性纤维化、染色体异常（特别是21、18或13三体综合征和三倍体）、羊膜腔内出血、先天性感染、生长受限和肠梗阻有关。

• 肾脏/泌尿道畸形：轻度的肾盂扩张在胎儿期较常见。轻度的肾积水常见于21三体综合征的胎儿（10%~25%）。中度至重度肾积水、多囊肾或肾脏缺失，常见于18和13三体综合征。巨膀胱（妊娠早期膀胱纵向直径>7mm）多见于18三体综合征。

• 骨骼发育不良：胎儿骨骼发育不良的种类繁多，若怀疑骨骼存在异常，应行详细的超声检查，以进一步排除其他结构异常。40%的21三体综合征合并股骨短小；此外，可见明显的手指弯曲和趾间隙增宽。多指、并指和摇椅足是18三体综合征的典型特征。

• 生长受限：这是许多染色体异常和遗传综合征的共同表现，21三体综合征除外。在妊娠早期，生长受限常见于18三体综合征和三倍体。三倍体胎儿腹部及股骨生长缓慢，头部大小比例失调更为显著。

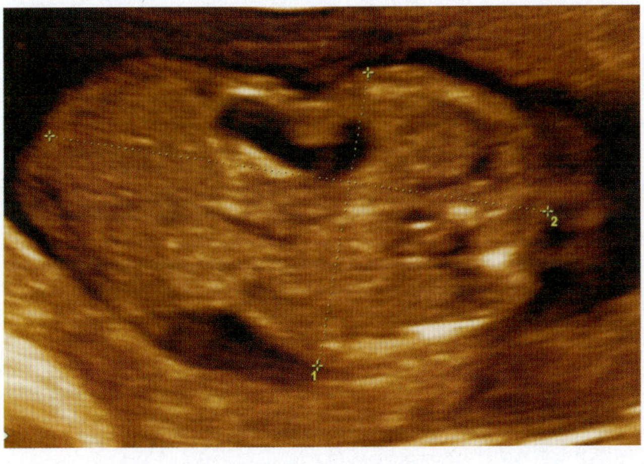

图11.2 含肠和胃的脐疝。

在妊娠中期，超声扫描及母体血清生物化学检查（四指标）均可用于评估染色体异常的风险。妊娠中期通过测定血清中甲胎蛋白、游离β-hCG、游离雌三醇和抑制素A水平，同时结合产妇年龄进行风险评估，检测的准确率达70%~75%，假阳性率为5%[15,16]。妊娠中期母体血清学检查准确性较妊娠早期联合筛查低，该方法主要适用于妊娠早期未行筛查的女性。

产前诊断流程

联合筛查、血清生物化学及胎儿游离DNA检测等筛查方法都是非诊断性的，均有假阳性或假阴性可能，确诊需要行产前诊断。产前诊断取决于孕龄、风险与获益及是否有专业人员配置。

产前诊断指征[28]如下：

• 产前筛查唐氏综合征高风险（见“染色体异常筛查”）。

• 已知染色体异常相关的胎儿结构异常。

• 父母染色体重排携带者（多见于母亲）。

• NT增厚，即使无胎儿结构异常。

• 患有单一基因疾病或携带者，或染色体微缺失。

• 需要分子遗传学诊断的遗传性疾病。

技术的发展导致产前诊断适应证及诊断方法也发生了变化。新技术的优势在于羊膜细胞或滋养细胞无须培养，可直接进行试验。大多数医疗中心不再用光镜进行传统的核型检查。产前诊断方法取决于产前诊断指征。

• 三体风险增加——母体年龄及其他形式的检查（超声检查、母体血清生物化学检查，或两者都有）均可用于风险评估，也可参照母体血浆胎儿细胞游离DNA分析的高风险。若评估为高风险，多数医疗中心只检测常见的三体（21、18和13），有时也会检查X单体（Turner综合征）。多数情况下，定量荧光聚合酶链反应通常用来检测染色体拷贝数。

• 识别结构异常，怀疑罕见的染色体异常（除13、18、21三体外），或遗传物质不平衡，包括（微）缺失或易位，通常应用染色体微阵列分析来寻找原因。

• 单一基因异常或甲基化缺陷必须检测特定基因来识别突变，以便产前识别单基因疾病。

所有的诊断方法均有失败的可能，但概率较小。实验室未能获得结果的原因通常是鉴定出了不止一个细胞系，可能存在母体污染，也可能存在局限性或非局限性胎盘嵌合现象。局限性胎盘嵌合体的风险与绒毛取样（CVS）关系密切。

产前诊断方法汇总如下：

CVS

CVS可经腹或经宫颈进行，操作时机通常在妊娠11（11^{+0}）周后。目前经腹途径CVS应用最多。CVS需要超声引导，单针技术使用20~21G针头，而双针技术使用17~18G外针和19~20G内针进行采样。双针技术避免了首次操作样本不足时反复皮肤穿刺的问题。经阴道CVS则使用了一种特别设计的经宫颈CVS套管。活检针可作为安全的替代方法。

CVS引发流产的风险较小。Wijnberger等人研究了CVS的学习曲线，证实手术安全性和成功率与操作者既往手术操作数量密切相关[29]。

羊膜腔穿刺

羊膜腔穿刺包括将细针刺入羊膜腔及抽吸羊水两个步骤。羊水里含有胎儿细胞，可获取遗传信息。目前建议妊娠15周之前不进行羊膜腔穿刺。尽管有1%~2%的概率会遇到胎盘嵌合现象，CVS在早期诊断中，仍然存在着明显优势。CVS和羊膜腔穿刺手术相关的流产率均为1%，但普遍认为真实数据远低于此[30]。

胎儿血液采样

将细针刺入脐带（通常是胎盘端）以获取胎儿血液样本。随着新的基因测试技术的进展，目前几乎无须胎儿血液采样。胎儿血样采样也很少会引发流产。

在进行诊断性检查之前，医院需要获得产妇书面同意。告知诊断性检查的原因，将进行哪些检查，以及多长时间提供结果。

同意书内容如下：

- 手术操作相关的妊娠丢失风险（总体风险及本中心风险）。
- 实验室检测的准确性和局限性、失败率及获取报告的时间。
- 结果如何解读。
- 检查后是否进一步诊治。
- 若妊娠女性抗D阴性，应在手术后行抗D治疗。

产前诊断中心及术者应详细记录术中进针次数、操作失败、出血及术后流产的信息。

胎儿结构异常

随着20世纪80年代将超声扫描纳入常规产前检查，超声技术及临床医生的知识和经验水平都在不断发展。

目前，胎儿结构异常的发生率约为2%，先天性畸形占新生儿死亡的20%。

心脏缺陷是最常见的胎儿异常，每1000名新生儿中有5~10名存在心脏缺陷。中枢神经系统异常居第二位，其中神经管缺陷的发生率为5/1000。

妊娠早期及妊娠中期超声筛查

目前，所有妊娠女性常规行两次超声检查，每次检查目的不同。

第一次超声检查时间在妊娠11~14周。主要目的在于确认胎儿是否存活、据CRL确定妊娠时间，并进行常见染色体异常的筛查。超声技术的进步提高了分辨率和超声性能，改变了我们对早期胎儿解剖结构的认识和判断。超声检查可更早发现胎儿结构异常，以便进行早期咨询和干预。常见的致死性畸形如无脑畸形、全脑畸形和体蒂畸形，可早期发现并终止妊娠。妊娠早期还可发现前腹壁缺陷（腹裂、脐膨出）、先天性膈疝及巨膀胱等畸形。

第二次超声扫描时间在妊娠18~21周。目的在于识别胎儿结构异常。NHS FASP已经确定了11种结构异常，预计检出率>50%，应作为常规检查（表11.1）。

表11.1 胎儿结构异常的筛查

异常类型	预期检出率（%）
无脑畸形	98
开放性脊柱裂	90
唇裂	75
膈疝	60
腹裂	98
脐膨出	80
严重心脏畸形	50
双侧肾脏缺如	84
致死性骨骼发育不良	60
Edward综合征（18三体综合征）	95
Patau综合征（13三体综合征）	95

在超声筛查胎儿结构异常过程中还可检测到其他情况，但检测数据有限，不足以建立标准。若怀疑有上述情况或任何其他异常，应转诊到胎儿医学科，进一步确诊及管理。

FASP委员会已制定系列超声视图、测量和图像的规范，发现异常时超声医师应注意留存。超声检查胎儿时，应进行系统性筛查，先检查子宫及其内容物、胎儿位置和方位、胎儿是否存活、胎儿数量及多胎妊娠的绒毛膜性。此外，评估羊水量和胎盘部位及结构也很重要。完成上述测量后，应行胎儿生物测量。标准如下：

1. 头围（HC）。取丘脑平面（由国际妇产科超声学会教育委员会指南确定）[31]或脑室平面（NHS FASP）[3]测量。测量标志是CSP、丘脑和后侧脑室。可通过在颅骨外侧设置椭圆来完成，或测量双顶径和枕额径并计算出HC（图11.3）。

2. 腹围（AC）。选择腹部横切面测量。AC平面标志是胃、门静脉水平的脐静脉，视野中包括一整根肋骨（图11.4）。测量AC时可设置椭圆或测量腹前径和腹横径，自腹部皮肤放置卡尺。

3. 股骨长度（FL）。测量FL的标志是切入角度为30°、骨化的骨骺两端及看到它们以外的组织（图11.5）。

将测量结果绘制在相应孕周的图表上。若之前未标注孕周（据妊娠早期CRL），在报告中需要根据HC进行标注并记录。

胎儿结构的系统检查内容如下：

1. 颅骨、大脑和脊柱。胎儿头骨形状和骨化情况。在大脑中，测量侧脑室后角的中庭、经小脑的直径、小脑延髓池和颈部皮肤厚度。这些结构的解剖情况和CSP的存在都需要进行评估。脊柱在3个平面上进行检查，即冠状面、矢状面和横切面，从而可排除脊柱裂、脊柱侧弯和骶骨缺失等可能存在的结构异常。

2. 面部。软组织最好在冠状面评估。在剖面图中，可评估鼻骨是否存在及上颌骨和下颌骨的形状。用横切面评估眼眶和牙槽嵴。

3. 胸部。检查肺部（均匀的回声）、肋骨（骨化、形状、数量），以及膈肌的完整性。膈肌可以在矢状面检查，超声表现为一条分隔胸腔和腹部的回声线。若胃的位置在胸腔内则应考虑先天性膈疝。

4. 心脏。心脏的基本常规检查包括3个切面：四腔切面、从左心室产生的左流出道，以及右流出道、主动脉和上腔静脉的三血管切面。四腔视图需要在

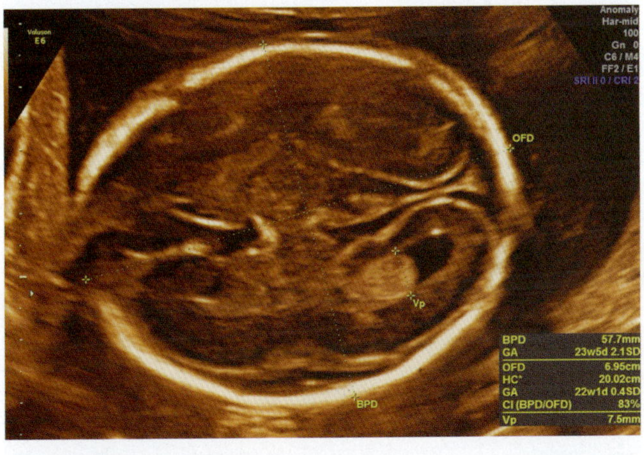

图11.3 胎儿头部经室平面显示双顶径（BPD）、枕额径（OFD）和后脑室中庭（Vp）的测量。

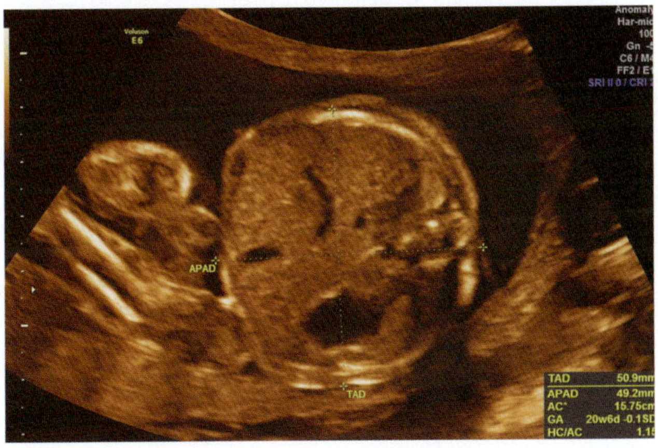

图11.4 胎儿腹部横切面显示通过腹横径（TAD）和腹前径（APAD）测量腹围（AC）。

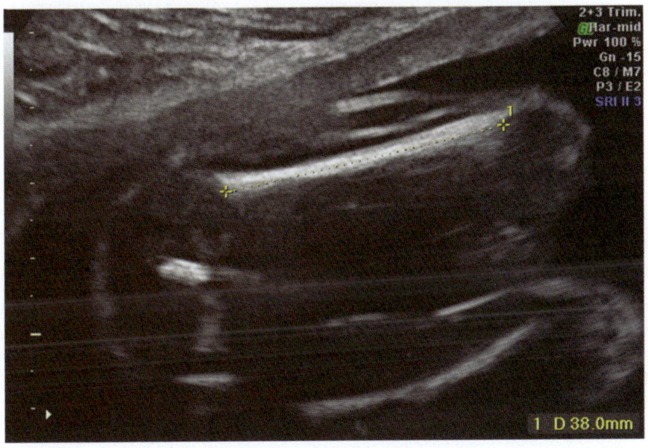

图11.5 股骨长度。

横切面获得，可检查室间隔完整性、心房和心室形态和大小、房室瓣膜移动度及其插入情况，以及左心房内卵圆孔移动情况（图11.6）。

5.腹部。在横切面上检查腹部，可看到用于测量AC水平的胃泡。向尾部移动，脐带应插入腹壁，以评估其完整性。在同一水平上，妊娠中期肠道应具有均匀回声，且没有扩张迹象。

6.泌尿道。肾脏在低于腹部的横切面上观察效果最好。表现为脊柱两侧的两个圆形结构，可检查和测量肾盂，以排除肾积水。在骨盆的横切面上检查胎儿膀胱，彩色多普勒可看到进入膀胱两侧的脐动脉。

7.四肢。四肢均应进行评估。在下肢，确认所有长骨（股骨、腓骨和胫骨）的存在，以及腿与足部的角度，以评估是否存在畸形足。同样，需要确认上肢所有长骨（肱骨、桡骨和尺骨）的存在。此外，还需要评估手和足的5个掌骨和5个跖骨及骨骼的密度、长度和形状。

8.生殖器官。生殖器官的检查不属于常规胎儿异常扫描，但它是评估正常解剖结构的好方法，尤其在已经诊断出其他结构异常的情况下。

常见的结构异常

中枢神经系统

神经管缺陷是胚胎发育第3、4周时，神经褶皱不正常闭合引起的。可能涉及脑膜、椎体、肌肉和皮肤。神经管缺陷包括无脑畸形、脑膨出和脊柱裂。在英国，发病率约为5/1000，多数为脊柱裂（95%）。

无脑畸形是指无颅骨顶。胎儿颅骨骨化通常在妊娠11周完成。妊娠早期可检查颅骨的缺失（无颅骨），从而早期诊断和处理。无脑畸形为致死性疾病，多数患者选择终止妊娠。

脑膨出是一种颅骨缺陷，可导致含有液体或部分大脑的组织呈袋状膨出。最常见的位置在枕部。预后取决于膨出程度和底层大脑的完整性。父母可选择终止妊娠。有些病例与Meckel-Gruber综合征有关。Meckel-Gruber综合征是常染色体隐性遗传性疾病，复发风险为25%，因此建议转诊至遗传科进一步咨询。

脊柱裂的缺陷在神经弓，最常见于腰骶部。脊柱缺损可在检查脊柱侧位和横位时，通过观察覆盖脊柱的皮肤中断和脊髓腔或脊膜腔的存在来确定。脊柱裂还有另外两个头颅征象：“柠檬”征，指16~24周出现的额骨畸形；“香蕉”征，指15周之后出现的小脑特征性形状[32]。

脑室扩张表现为后侧脑室增大（直径>10mm），见于1%的妊娠女性。严重时可导致脑积水，通常与其他缺陷有关，如脊柱裂（图11.7）。

全脑畸形包括几种前脑不完全裂开为特征的疾病。妊娠期间发病率1/10 000，可能与面部裂和13三体综合征有关。

面部

超声检查中最常见的面部畸形是唇裂和腭裂。然而，产前检出率仅为30%~35%。面部需要在矢状面、横切面和冠状面进行超声检查。75%的面部畸

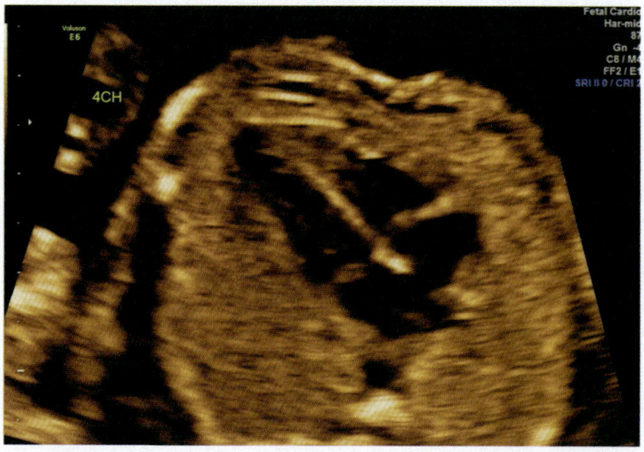

图11.6 心脏的四腔视图。

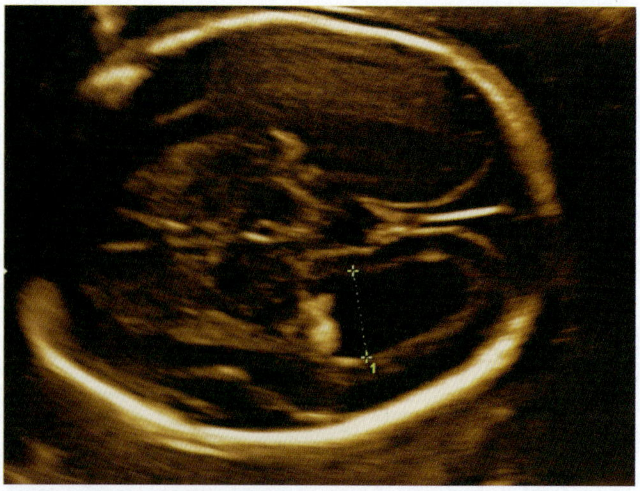

图11.7 脑室扩张，测量值为10.6mm。

形为单侧，左侧居多。需要注意中线面裂和前脑异常（如全脑畸形）之间有密切关系。FASP旨在提高唇腭裂的检出率。

心脏

先天性心脏畸形是最常见的胎儿畸形之一，活产新生儿中发生率为(5~10)/1000。心脏畸形的超声产前检出率地区差异明显，主要心脏畸形的检出率为16.7%~94%。然而，心脏畸形的产前诊断可显著改善妊娠结局。大动脉转位、左心发育不良综合征和主动脉夹层尤其如此。胎儿心脏的基本检查应包括四腔切面和心室流出道。四腔切面联合流出道检查，可使先天性心脏病的检出率从48%提高到78%。若超声怀疑异常，应进一步行胎儿超声心动图检查。

胸部

最常见的胸廓异常是先天性膈疝。膈肌缺陷导致腹腔内容物进入胸腔，胃可能与心脏在同一平面，心脏则可能移向右侧胸腔。发病率为1/4000，85%发生在左侧。若胎儿肝脏膨出，则预后更差。最常见的相关染色体异常是18三体综合征。心脏和肺部的压力可导致纵隔移位、肺发育不良、肺动脉高压及罕见水肿等胎儿并发症。

胸部其他畸形还包括胸腔积液、肺部囊性病变，其中先天性囊性腺瘤（CCAM）最为常见，而支气管囊肿、肺隔离症和支气管闭锁较少见。新生儿CCAM发病率为1/4000，可发生于双侧，累及全部肺组织，是一种致死性畸形；也可发生于单侧，局限于单个肺叶。根据超声描述，病变分为大囊肿(>5mm)、小囊肿(<5mm)或混合型。新生儿期需要用胸腔计算机断层扫描进行评估，以便进一步确诊及制订治疗方案。

腹部

新生儿腹壁畸形的发病率约为1/4000。腹壁缺损继发于第6~10周肠管未能从生理性膨出中返回体腔。腹裂是指腹腔内容物从腹腔脱出，缺陷通常发生在脐部侧面。因此，在妊娠早期即可行产前诊断。

检查胎儿膀胱和胸部，可尽早发现膀胱外翻和心脏异位。超声鉴别上述两种畸形非常重要，因为处理方法和预后大不相同。腹裂是指腹壁有缺陷，最常见位置是在脐带正常插入点右侧，膨出的肠襻在羊膜腔内漂浮，通常孤立存在，与染色体异常无关。若脐部膨出，则有腹腔内容物疝入脐带。肠、肝、脾和胃均可膨出，仅被覆腹膜和羊膜。50%的脐疝与其他结构异常或非整倍体有关。

胃肠道

食管和十二指肠闭锁在常规妊娠中期超声检查中难以识别，通常出现于妊娠26~28周后，可能探及异常小的胃泡并伴有羊水过多。大多数食管闭锁都与气管食管瘘有关，因此超声扫描可能显示胃部正常，产前无法诊断。约40%的十二指肠闭锁病例与染色体异常有关。

胃肠道梗阻可能源于肠道任何部分的闭锁、狭窄、缺失或瘘。通常在妊娠晚期发现，肠管扩张更明显，或伴有羊水过多。

肾脏和尿道

妊娠11周时80%以上的胎儿可探及膀胱，妊娠13周时90%以上的胎儿可探及膀胱。胎儿在10~11周开始产生尿液，16周时尿液占羊水的大部分。通常认为，妊娠16~18周后羊水量与胎儿肾功能有关。最常见的肾脏异常是肾积水，妊娠期间发病率为2%~4%。大多数在出生前或出生后不久即消失，少数会持续存在（大约5%），可能需手术治疗，这取决于是否有再通或梗阻的潜在原因。若新生儿肾脏超声显示肾脏扩张持续存在，则应开始预防性使用抗生素以防止尿路感染。

无羊水引起肺部发育不良及新生儿期肾衰竭，从而导致双侧肾脏缺如的预后非常差，并且会引起相应的并发症。妊娠16周后，双侧肾脏缺如可通过超声诊断，即无羊水且胎儿膀胱不可探及。而单侧肾脏缺如羊水正常且可探及胎儿膀胱，若对侧肾脏功能正常，则预后良好。

囊性肾病包括多种情况，发育不良的多囊肾最为常见，新生儿发病率为1/1000。

四肢和骨骼

这一组包括骨骼发育不良、关节发育不良综合征、内翻足、肢体短小畸形及数目异常。

骨骼发育不良妊娠期发病率为1/4000，文献中描述了大约150种类型。肢体短小畸形新生儿发病率为1/20 000，大约50%合并多种畸形、染色体异常

第12章
妊娠期心脏疾病

Philip Steer

妊娠期心血管生理变化及对心脏病的影响

妊娠早期最显著的心血管变化是外周血管阻力明显下降，比妊娠前下降30%[1]。这很可能是胚胎发育引起的母体激素水平变化导致的（特别是孕酮、松弛素、前列腺素和催乳素），部分因人绒毛膜促性腺激素（结构类似黄体生成素）刺激所致，但上述激素作用机制尚不清楚[2]。部分原因是内皮细胞产生NO增加[3]，以及对血管紧张素Ⅱ和去甲肾上腺素作用的抵抗力增强。随着妊娠进展，胎盘循环建立，妊娠晚期胎盘血流量可达每分钟700mL（约为心脏输出量的10%），因血流阻力低，导致外周血管阻力下降[4]。若循环血容量增加不超过50%，血压会明显下降（妊娠期血浆容量大幅增加，而循环中红细胞量增加相对较少，导致血红蛋白浓度下降——即“妊娠期生理性贫血”）。血容量增加是由于血压下降刺激肾脏产生肾素，导致血管紧张素原和血管紧张素Ⅰ的形成，然后由转换酶转化为血管紧张素Ⅱ[2]，并刺激血管收缩，但前面描述的激素变化阻断了血管收缩作用。但是，对肾上腺皮质和肾脏的影响没有被阻断，导致醛固酮水平增加3~4倍，引起水钠潴留，从而增加循环血量并恢复心脏前负荷。总体变化为静息时心输出量增加高达50%，妊娠26~36周达到高峰，这对心功能受损的人来说是一个相当大的挑战。

临床上，随着孕周增加，血压小幅下降（约为10mmHg），妊娠26~34周达最低点，然后缓慢上升，40周左右恢复至妊娠前水平[5]。妊娠早期静息状态下心率增加15~20次/分，心率达90~100次/分比较常见，但高于此值时应进一步检查。妊娠晚期仰卧位，心输出量和血压均下降，因为增大的子宫压迫下腔静脉，阻碍静脉回流，可能会导致产妇晕眩，时间过长还可能导致胎盘灌注减少及胎儿缺氧；因此，妊娠晚期和分娩时应避免仰卧位，尤其当产妇选择硬膜外麻醉时（血管扩张导致血液汇聚于下肢静脉）。

分娩时紧张和疼痛也会增加心脏负荷[6]，多数可通过区域性麻醉剂缓解疼痛来避免。交感神经的快速阻断会导致血压急剧下降，因此，通常需要非常缓慢地实施麻醉并严密监测。

妊娠前咨询

引起孕产妇死亡和疾病的常见心脏病

先天性心血管畸形是新生儿中最常见的一组先天性畸形，发生率为0.8%~1%[7]。在20世纪60年代引入开放性心脏手术之前（需要开发心肺旁路技术和使用低温），大约2/3的患儿在出生后1年内死亡[8]。因此，20世纪60年代之前，大多数妊娠女性的心脏病为获得性疾病，多继发于风湿热。二尖瓣狭窄（链球菌感染引起的风湿热导致免疫反应相关的瓣膜自身免疫损伤）是最常见的病变，1957年，获得性心脏病导致的孕产妇死亡率约为5/100 000。青霉素的广泛使用显著降低了风湿热的发病率，到1990年，获得性疾病导致的产妇死亡率已降至0.38/100 000。相比之下，20世纪90年代，2/3的先天性心脏病女性都能存活至20多岁，因此，有妊娠及分娩机会[8]。目前先天性心脏病约占心脏病孕产妇死亡的50%（即0.38/100 000）。然而，从那时起，英国获得性心脏病导致的死亡率再次上升——几乎翻了3倍，2008年达到2.18/100 000，而先天性心脏病导致的死亡率则下降到0.13/100 000(图12.1)[9]。2009—2011年英国孕产妇死亡和发病情况调查报告显示，心脏病是产妇死亡最常见的原因[10](图12.2)。这一令人担忧的数字增长背后到底意味着什么?

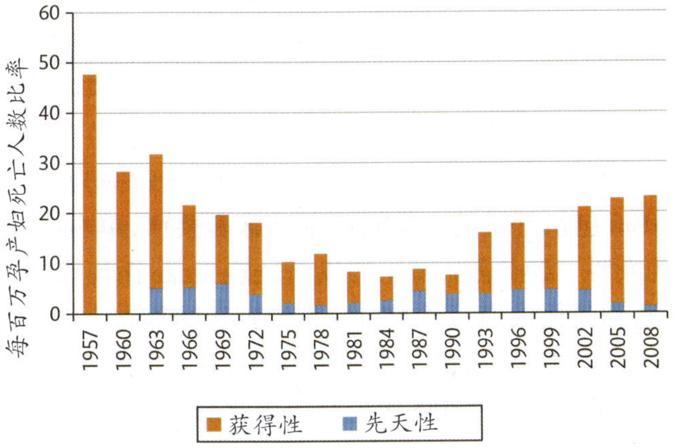

图12.1 1957—2008年心脏病死亡。(Source data from Cantwell R, Clutton-Brock T, Cooper G, Dawson A, Drife J, Garrod D et al. Saving Mothers' Lives: Reviewing maternal deaths to make motherhood safer: 2006-2008. The Eighth Report of the Confidential Enquiries into Maternal Deaths in the United Kingdom. *BJOG* 2011;118 Suppl 1:1-203.)

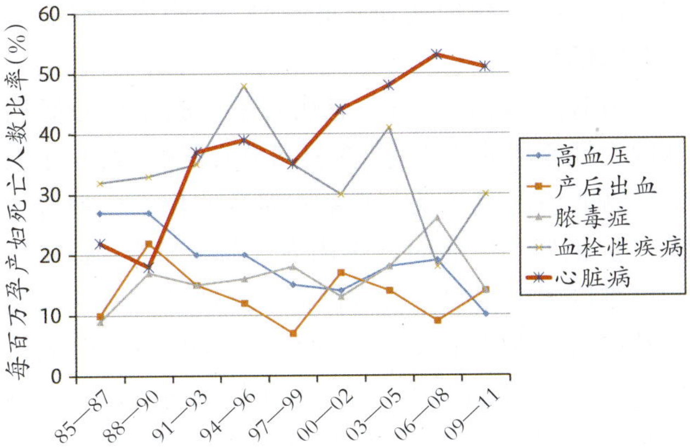

图 12.2 每年不同病因的死亡人数。(Source data from MBRRACE-UK. Saving lives, Improving Mother's Care. http://www.npeu.ox.ac.uk/downloads/files/mbrrace-uk/reports/Saving%20Lives%20Improving%20Mothers%20Care%20report%202014%20Full.pdf.)

目前，1/3心脏病孕产妇死亡的原因是心肌梗死/缺血性心脏病。部分原因是生育年龄较晚。图12.3显示了1938—2013年英国孕产妇年龄分布的变化。最突出的特点是，20世纪70年代以来，25岁以下女性的生育率减少50%以上，与此同时，35岁及以上女性的生育率增加4倍以上。大多数发达国家趋势如上所述，导致与年龄相关的并发症大幅增

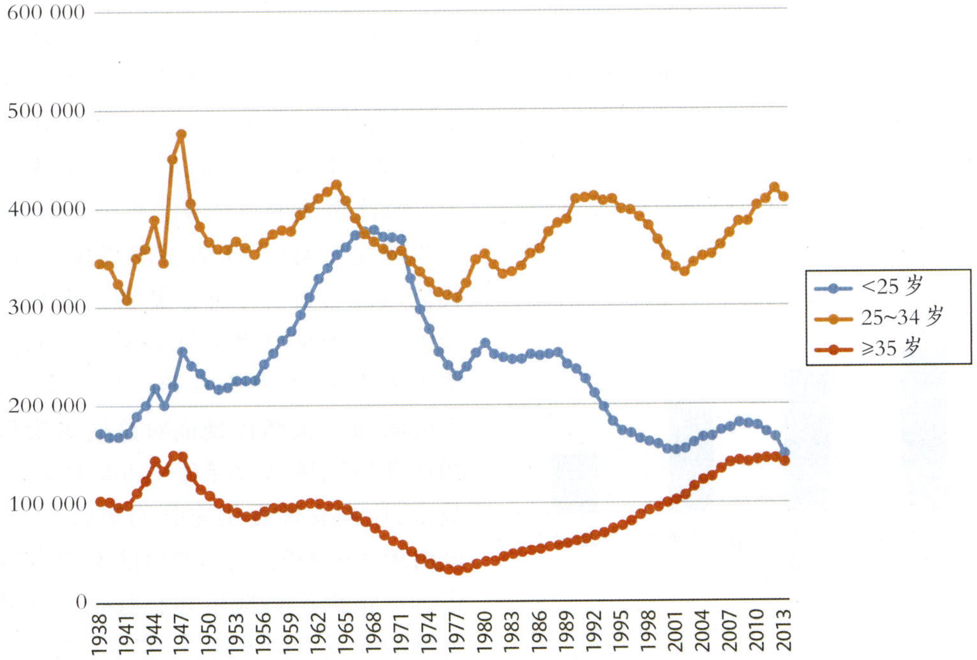

图12.3 英国每年不同年龄组孕产妇分娩数。(Source data from http://www.ons.gov.uk/peoplepopulationandcommunity/birthsdeathsandmarriages/livebirths/bulletins/livebirthsinenglandandwalesbycharacteristicsofmother1/2014-10-16.)

透明层增厚(≥4mm)也与先天性心脏病风险增加有关。大多数患有先天性心脏病的女性其胎儿会有再发风险。法洛四联症等多基因疾病,胎儿再发风险为3%~5%(先天性心脏病风险为0.8%)[22]。若丈夫有同样的情况,由于增加了产生异常的特定基因组合再发的可能性,胎儿风险进一步增加。

有些疾病(如马方综合征)是常染色体显性遗传,因此,再发率为50%,可行产前诊断(如植入前遗传学诊断或绒毛采样)。对于每一种具体的疾病,多学科团队都要获得相关遗传风险的最新信息(Online Mendelian Inheritance in Man website,可在http://www.omim.org/获取相关信息)。

除妊娠20周常规行胎儿超声筛查外,还有专门的心脏科专家为先天性心脏病变的女性做详细的胎儿超声心动图检查,多在妊娠22周进行,那时胎儿心脏足够大,可以给医生提供良好的超声视野;若有条件,可行两次胎儿超声心动图检查,16周行早期观察,22周进一步详细检查。

几乎所有心脏病患者胎儿生长受限的风险都会增加,通常需要进行连续的胎儿生物测量评估胎儿生长状况。若提示胎儿生长受限,需进一步多普勒技术评估脐动脉流速波形,若流速波形异常,则每日行胎心监护至分娩。

重要的特定疾病

缺血性心脏病

妊娠本身会使急性心肌梗死的风险增加3~4倍(如>40岁的女性患急性心肌梗死的风险是<20岁女性的30倍)[23]。若妊娠期间发生心肌梗死,死亡率高达1/13[9]。大多数心肌梗死女性无心脏病史,且妊娠前无相关症状。妊娠期间的处理方法同妊娠之前相似,任何出现胸痛的孕妇首先高度可疑心肌缺血/梗死,此外还要考虑主动脉夹层破裂可能,这是妊娠期孕产妇死亡的另一个重要原因。

所有妊娠期间出现胸痛的女性均行心电图检查,且需要有经验的医师结合妊娠期间变化进一步分析心电图。最初心电图可能表现正常,至少每2小时重复一次,直至疼痛消失。血清肌钙蛋白水平对疑似患者的确诊非常重要,需在疼痛发生3~4小时后进行检测,以避免假阴性结果。血清肌钙蛋白升高,进一步行血管造影检查。若诊断不明确,应行CT或MRI扫描。有人担心CT扫描辐射问题,现代扫描仪器使用的X射线剂量已显著减少,且在展示冠状动脉解剖结构方面也有改善。MRI和CT扫描可发现以前未知的主动脉夹层。

心肌病

本章前面已提及心肌病的各种可能病因。关键在于心肌病妊娠前是否已存在/诊断,还是妊娠期间首次发现。心肌病(最常见的是特发性扩张型心肌病)的妊娠结局依赖于心脏射血分数[24]。每次心脏搏动排出血量与左心室容积比,一般≥60%(心脏搏动时心脏不会完全塌陷,心脏收缩结束时心室腔内总有大量血液残留)。大多数先前诊断为心肌病的女性射血分数接近45%或更高,其预后相对较好。射血分数30%~45%可能与妊娠期间代偿有关,射血分数<30%应考虑终止妊娠,因为妊娠可能导致心脏致命性失代偿。

大多数先前有心肌病的女性会在妊娠期间存活下来,但1/3或更多出现心力衰竭和心律失常等并发症。处理方法主要是尽量减少继发于低心输出量的肺水肿风险(利尿剂如呋塞米可挽救生命),并使用β-肾上腺素受体阻滞剂(如比索洛尔)预防心律失常。心室收缩力差,易形成血栓,尽早使用低分子量肝素预防性抗凝,若发生心房颤动,行治疗性抗凝。

围生期心肌病(妊娠或产褥期首次出现)的发病率有种族差异[25],非洲裔美国女性发病率尤其高,患者出现呼吸急促和肺水肿,射血分数明显降低,结合超声心动图即可诊断。有些研究发现溴隐亭可用于预防或改善围生期心肌病[26-28]。其他方面的治疗均属于支持性(利尿剂防治肺水肿,肌力药物改善心脏收缩力)。与再次妊娠前景相关的最重要预后特征是心功能恢复的速度和程度。若12个月后心功能已经完全恢复正常,则再次妊娠心力衰竭复发风险约为20%,死亡率较低。若左心室功能持续受损,几乎50%的人再次妊娠时复发心力衰竭,大约1/5患者死亡[13]。因此,心脏功能未恢复的女性一般建议避免再次妊娠。

二尖瓣狭窄

大多数二尖瓣狭窄继发于风湿热。妊娠期间首次发现心脏病很常见,尤其是以前从未接受过心脏评估的移民，他们不知道自己曾经有过风湿热（在发展中国家，非特异性发热很常见，风湿热经常漏诊）。

一个简单评估严重性的“经验法则”：正常二尖瓣面积8cm²，<4cm²为异常，<2cm²则非常严重，<1cm²很可能妊娠期间需要进行干预。如前所述，血流障碍随狭窄程度呈指数增长，由于循环血量和心输出量的增加，大多数二尖瓣狭窄的女性妊娠期间的临床状况会恶化。左心输出量的减少导致血液在肺部“淤积”，从而引起肺水肿。若左心房（由于瓣膜收缩产生的压强而扩张）纤维化会发生急性肺水肿，表现为端坐呼吸、干咳和夜间阵发性呼吸困难。超声心动图较容易做出诊断。

治疗方法是卧床休息（减少心输出量）、吸氧、β-受体阻滞剂和利尿剂[29]。与心肌病相同，若有心房颤动，低分子量肝素行抗凝治疗。对于瓣膜面积<1cm²的严重患者，可能需行球囊瓣膜切开术，甚至是开放式瓣膜切开术。

主动脉狭窄

大多数主动脉瓣狭窄继发于二尖瓣疾病，是一种先天性病变。常用的评估方法是多普勒超声心动图测量跨瓣膜的压力差。正常情况下压力差<5mmHg，轻度狭窄可高达25mmHg。妊娠期间血流增加，压力差通常会增加一倍，因此，妊娠期间压力差达60mmHg时，仅表明轻度至中度狭窄。>60mmHg可能具有临床意义，>80mmHg通常与症状和致病率有关[29]。大多数主动脉瓣狭窄的女性存在先天性病因，需行孕前咨询。严重主动脉瓣狭窄妊娠前进行治疗，可改善妊娠期间的状况。其中一种治疗方法是Ross手术，即用自体三尖瓣替代受损的主动脉瓣，并将一个同种/异种组织移植（人、猪或牛）于三尖瓣位置，该手术可使自体组织在左心房的高压下比同种或异种组织存活得更久，而后者在右心房低压下存活得更久。和二尖瓣不同，瓣膜切开术通常会导致严重的反流，因此，首选瓣膜置换术。因手术需体外循环，胎儿死亡率较高（20%~30%）。若使用较非妊娠患者更高的灌流压力，避免低温，可减少胎儿死亡；该技术在妊娠期间开展特别具有挑战性，术中需全面抗凝[30]。

主动脉病变

先天性和获得性主动脉病变的病因众多，遗传因素居多。马方综合征最为常见，英国约有10 000人患有马方综合征，每年约有150人妊娠[31]，它是由于产生纤维蛋白-1的基因缺陷（已知至少有十几种不同的缺陷）所导致。转化生长因子β蛋白质增加导致全身结缔组织异常，患者往往高大纤细，其宽度（伸展手臂一侧指尖到另一侧指尖的宽度）超过身高，其他征象包括眼睛异常，尤其是晶状体异常，各种缺陷因人而异。马方综合征主要的妊娠并发症为主动脉根部过度扩张。健康女性做Valsalva动作时，主动脉根部直径的平均范围26~34mm[32]。妊娠期间由于循环容量的增加，主动脉根部扩张；若主动脉根部直径<40mm，妊娠期间发生夹层的可能性<1%，若直径>40mm，夹层的可能性增加至10%[33]。当然，直径从39mm升至41mm，可能性不会突然增加；但直径在正常范围内突然增加，风险也可能增加。建议女性服用β-受体阻滞剂以降低心脏搏动频次，限制主动脉根部伸展，同时监测主动脉根部直径，若显示增加，则终止妊娠，目前尚无具体治疗方法。产后建议产褥期进行选择性主动脉根部置换[34]。

右心病变

右心病变情况多样，包括系统性右心室[经心房转换手术（Mustard或Senning）的大动脉转位，或先天性"矫正"的大动脉转位]，有或没有Fontan型手术的功能性单心室心脏，房间隔缺损，法洛四联症，以及三尖瓣Ebstein畸形。不良妊娠结局风险主要取决于具体病变和相关因素，如心律失常、三尖瓣反流导致的心输出量减少、心力衰竭、发绀、心肌功能障碍以及流出道梗阻的严重程度。

法洛四联症是最常见的发绀型先天性心脏病（占先天性心脏病的10%），包括巨大的室间隔缺损、右心室流出道梗阻、右心室肥大和主动脉骑跨。DiGeorge综合征的复发风险为50%，因此，妊娠前应行基因检测。无DiGeorge综合征的胎儿复发风险为2%~3%。修复通常是用环形补片缓解流出道梗阻，改善肺动脉瓣反流[35]。妊娠期间，肺动脉反流的程度是影响胎儿生长受限程度的主要指标[36]。法洛四联症可以是DiGeorge综合征的一部分（15%法洛四联症患者是DiGeorge综合征）。肺动脉瓣反流是Ebstein畸形的主要表现。

依赖系统性右心室的女性妊娠期间需仔细观察是否有失代偿迹象，主要表现为血压下降和肺水肿。

肺动脉高压

尽管肺动脉高压相对罕见，但却是妊娠女性最严重的疾病之一，肺动脉高压严重限制了妊娠期间心血管变化的能力，胎儿情况通常很差，早产、胎儿生长受限和围生期死亡率较高[37]。21世纪初，肺动脉高压孕产妇死亡率有时可达50%，一度被划为妊娠的绝对禁忌证。然而，近期系列研究显示，肺动脉高压结局有所改善，死亡率可能仅有20%[37,38]。这种改善归功于新的疗法，如常规使用西地那非；前列腺素的应用，如静脉注射前列腺素。这些疗法特异性扩张肺部血管，有助于减少血流阻力。具体的妊娠期治疗还包括低分子量肝素常规全面抗凝，监测凝血因子Xa水平（目标值0.6~1）。妊娠34周左右，一般出现胎儿发育不良和产妇病情加重，建议终止妊娠，可选择区域阻滞麻醉或全麻下剖宫产手术。

心律失常

最常见的心律失常是期前收缩；健康人常见。妊娠期间，由于心肌兴奋性增加，期前收缩频率也会增加，而且妊娠期间循环系统扩张，心搏量增加则更容易产生。通过24小时心电图记录（通常称为24小时动态心电图检测仪）很容易捕捉到。

根据经验，每天≤10 000个孤立的单发性室性期前收缩可视为正常；>10 000个则需超声心动图进一步检测。曾经有位女性一天内记录的最大数字是24 000，后来所有检测均正常。连续不超过7次室性心动过速的发生频率较低，若偶尔发生，且与其他正常心电图有关，通常无须进一步检查，除非与晕厥等症状有关。其他常见的传导干扰包括Wolff-Parkinson-White综合征，妊娠期间比较常见，但一般无影响。还有一些罕见但严重的情况，如长QT综合征和Brugada综合征，与心脏骤停有关，可能需要植入心脏除颤器。慢性心房颤动导致心房收缩不良可引起血栓，因此，应使用低分子量肝素进行治疗性抗凝。消融术通过破坏失常起源的异常心肌治疗了越来越多的患者[39]。

人工心脏瓣膜

妊娠前行心脏瓣膜置换术因瓣膜材料不同各有利弊。同种/异种组织瓣膜替换受损瓣膜主要优点在于无须抗凝，由于结构完整，瓣膜功能与正常人瓣膜基本相同，妊娠风险相对较低。但是植入前必须进行变性处理，以免产生免疫反应，因此，无法自行修复。在12~15年后，心脏左侧（高压）的组织瓣膜因磨损通常需要更换，需再次接受重大的心内直视手术，即使最好的医生操作，也有1%~2%的死亡率。另一方面，机械瓣膜通常可终身使用。但机械结构容易成为血栓附着点，有栓塞风险。左心室血液循环将血栓带至大脑，可导致致残性卒中。因此，需永久性抗凝，通常使用华法林。华法林可穿过胎盘，妊娠早期胎盘循环形成后，可导致华法林性胚胎病（这有许多特征，但通常包括骺线僵硬、胎儿鼻骨发育不全、肢体异常和发育迟缓）和流产；还可导致胎儿凝血异常，妊娠中期有胎儿颅内出血和死亡风险。若胎儿能存活，有神经系统缺陷风险[40]。治疗性低分子肝素可替代华法林，但抗凝效果不及华法林，仍有5%~10%的瓣膜血栓风险，需紧急重复瓣膜置换术，并伴有相关的发病率和死亡率，尤其妊娠期间。

2015年，*Circulation*比较了212例机械瓣膜和134例组织瓣膜女性的妊娠结局[41]。死亡率相似（1.4%对1.5%），但机械瓣膜并发症更常见（42%对21%），多见于流产（28.6%对9.2%）、大出血（23.1%对4.9%）和晚期胎儿丢失（7.1%对0.7%）。

目前，倾向于鼓励年轻女性使用组织瓣膜，年轻女士为完成生育，往往有一次或多次妊娠计划，待组织瓣膜更换时改用金属瓣膜。有些女性妊娠时已有金属瓣膜，抗凝剂选择非常困难，尚无完美解决方案。因此，需向女性解释每种方法的利弊，让她们自行选择[42]。

心内膜炎

妊娠期心内膜炎非常罕见，2008年，美国国家健康和保健医学研究所（the National Institute for Health and Excellence）建议，任何产科手术都无须常规抗感染治疗[43,44]。但是一些临床医生仍倾向给予既往有心内膜炎病史或置入机械瓣膜的女性广谱抗生素预防感染。

产时保健（包括麻醉）

分娩对任何女性来说都是一个特别危险的时刻，尤其是患有严重心脏病的女性。分娩增加心脏负担，而且分娩过程中可能出现重大的心血管压力变化，如产后出血。

产时保健需尽可能实现无压力分娩，一般期待足月自然动产（若产妇分娩前未出现失代偿），选择阴道分娩（避免剖宫产的压力和潜在的出血/感染风险）。有一段时间人们普遍认为剖宫产较自然分娩压力小，建议心脏病女性选择剖宫产。区域性（硬膜外）麻醉可有效减少分娩压力，缓慢增加低剂量马卡因用量可避免血压急剧变化；然而阴道分娩可避免剖宫产手术出血及感染风险，而且对新生儿有益[45]，可避免选择性剖宫产导致的呼吸困难[46]。若心脏损伤严重，建议避免长时间屏气用力（重复Valsalva动作影响静脉回流），可选择胎头真空吸引器助产，该方法的必要性尚无前瞻性研究证明。胎儿体重往往小于平均水平，因此，心脏病女性分娩通常较顺利。

急症往往增加心脏功能受损女性的风险，需特别关注，尽量避免。引产可选择人工破膜及小剂量催产素，前列腺素引产可导致3%~5%子宫过度刺激，一旦发生，禁用利托君或沙丁胺醇，会诱发母体心动过速。催产素用于预防产后出血时，急性给药可引起血压快速下降[48]，因此，10分钟内缓慢给药不超过2个单位[47]。避免使用麦角新碱，可引起血管收缩和高血压，还可诱发冠状动脉痉挛[49]。

制订详细的分娩计划非常重要，通常34~36周开始筹划，此时女性能应对妊娠压力，也不会早产。分娩计划需由多学科团队制订，相关建议输入表12.2和表12.3所示的表格中。

产褥期保健

心脏病女性产褥期仍有风险。产后血液重新分布及胎盘娩出后激素变化尿量增多，可破坏心血管系统的稳定，成为首要风险；第二风险是血栓形成风险。血栓发生率妊娠期比非妊娠期女性高6倍，产褥期则高11倍。目前建议所有女性剖宫产后7天内使用低分子肝素常规抗凝，阴道分娩后对患有心脏病、心输出量受损或行动受限的女性进行额外建议。

远期预后

心脏病女性的远期预后一般不受妊娠影响。也有研究发现系统性右心室、马方综合征、肺动脉高压和围生期心肌病的女性，其心脏功能远期会出现轻微的恶化。

避孕措施

避孕最需关注妊娠间隔，而不是永久避孕。许多避孕方法失败率很高[50]，如男用避孕套，应用最广泛，即使“完美使用”，每100例女性1年中也有2次意外妊娠，失败率15%。为了高效避孕，女性最常使用雌孕激素联合口服避孕药，每100个女性1年意外妊娠0.3次，而传统避孕药失败率为8%。对于意外妊娠可能致命的女性（高危人群）来说，即使这种高效的避孕方法也可能不够。雌孕激素联合口服避孕药中的雌激素和孕激素让使用者血栓相对风险增加了3.5倍[51]。目前认为“低剂量纯孕激素药丸”（如Micronor）对所有类型心脏病都是安全的，但其失败率与雌孕激素联合口服避孕药相似，因此，高危女性不推荐使用。此外该药单次漏服避孕失败率显著高于雌孕激素联合口服避孕药。

基于以上考虑，心脏病女性使用最广泛的3种可逆性避孕方法是口服单纯孕激素避孕药Cerazette/Cerelle（含去氧孕烯75mg），孕激素皮下埋植剂（Nexplanon），以及含有孕激素的宫内节育器（LNG-IUS（Mirena）。Cerazette/Cerelle的失败率与雌孕激素联合口服避孕药相似，与低剂量单纯孕激素药片相比，孕激素相关副作用发生率增加，如不规则阴道出血。

孕激素皮下埋植剂避孕成功率最高，每2000例女性每年只有1例避孕失败，而且一旦植入，至少3年有效。停药的主要原因是阴道不规则出血，发生率约为20%。含有孕激素的宫内节育器避孕失败率约为1/500，优点是通常会诱发闭经（尤其适用于贫血女性），至少5年有效。主要缺点是置入时少数女性（0.1%）晕厥，因此，对于心脏病女性，需在具备抢救条件的环境下方能使用，最好麻醉师在场。含铜T型宫内节育器失败率约为1/120，不建议常规使用，但对紧急避孕有效。

若心脏病女性确定不再生育，或认为自己家庭完整，也可考虑绝育。若女性预期寿命显著缩短，由于男性可能希望与未来伴侣生育，不建议男性绝育。最常见的女性绝育方式，即腹腔镜下切除双侧输卵管，由于CO_2气腹会损害心脏病女性的心脏功能，不推荐使用。有一种新型绝育方式，即宫腔镜下将线

BJOG 2013;**120**:932–39.
12. Stergiopoulos K, Shiang E, Bench T. Pregnancy in patients with pre-existing cardiomyopathies. *J Am Coll Cardiol* 2011;**58**:337–50.
13. Elkayam U. Clinical characteristics of peripartum cardiomyopathy in the United States: diagnosis, prognosis, and management. *J Am Coll Cardiol* 2011;**58**:659–70.
14. Ersboll AS, Hedegaard M, Sondergaard L, Ersboll M, Johansen M. Treatment with oral beta-blockers during pregnancy complicated by maternal heart disease increases the risk of fetal growth restriction. *BJOG* 2014;**121**:618–26.
15. Cauldwell M, Von Klemperer K, Uebing A, et al. A cohort study of women with a Fontan circulation undergoing preconception counselling. *Heart* 2016;**102**:534–40.
16. Cauldwell M, Steer PJ, Johnson M, Gatzoulis M. Counselling women with congenital cardiac disease. *BMJ* 2016;**352**:i910.
17. Montgomery (Appellant) *v* Lanarkshire Health Board (Respondent) (Scotland) [2015] (UKSC 11). Available at: https://www.supremecourt.uk/decided-cases/docs/UKSC_2013_0136_Judgment pdf.
18. Bolton H. The Montgomery ruling extends patient autonomy. *BJOG* 2015;**122**:1273.
19. Siu SC, Sermer M, Colman JM, et al. Prospective multicenter study of pregnancy outcomes in women with heart disease. *Circulation* 2001;**104**:515–21.
20. Regitz-Zagrosek V, Lundqvist CB, Borghi C, et al. ESC Guidelines on the management of cardiovascular diseases during pregnancy: the Task Force on the Management of Cardiovascular Diseases during Pregnancy of the European Society of Cardiology (ESC). *Eur Heart J* 2011;**32**:3147–97.
21. Regitz-Zagrosek V, Gohlke-Barwolf C, Iung B, Pieper PG. Management of cardiovascular diseases during pregnancy. *Curr Probl Cardiol* 2014;**39**:85–151.
22. Burn J, Brennan P, Little J, et al. Recurrence risks in offspring of adults with major heart defects: results from first cohort of British collaborative study. *Lancet* 1998;**351**:311–16.
23. Roos-Hesselink JW, van Hagen IM. Ischemic heart disease. In: Steer PJ, Gatzoulis MA (eds), *Heart Disease and Pregnancy*, 2nd edn, pp. 174–79. Cambridge: Cambridge University Press; 2016.
24. Grewal J, Siu SC, Ross HJ, et al. Pregnancy outcomes in women with dilated cardiomyopathy. *J Am Coll Cardiol* 2009;**55**:45–52.
25. Nelson-Piercy C, Head C. Peripartum and other cardiomyopathies in pregnancy. In: Steer PJ, Gatzoulis MA (eds), *Heart Disease and Pregnancy*, 2nd edn, pp. 160–73. Cambridge: Cambridge University Press; 2016.
26. Elkayam U, Goland S. Bromocriptine for the treatment of peripartum cardiomyopathy. *Circulation* 2010;**121**:1463–64.
27. Desplantie O, Tremblay-Gravel M, Avram R, Marquis-Gravel G, Ducharme A, Jolicoeur EM. The medical treatment of new-onset peripartum cardiomyopathy: a systematic review of prospective studies. *Can J Cardiol* 2015;**31**:1421–26.
28. Bouabdallaoui N, Mouquet F, Lebreton G, Demondion P, Le Jemtel TH, Ennezat PV. Current knowledge and recent development on management of peripartum cardiomyopathy. *Eur Heart J Acute Cardiovasc Care* 2017;**6**:359–66.
29. Thorne SA. Management of mitral and aortic stenosis in pregnancy. In: Steer PJ, Gatzoulis MA (eds), *Heart Disease and Pregnancy*, 2nd edn, pp. 125–30. Cambridge: Cambridge University Press; 2016.
30. Yates MT, Soppa G, Smelt J, et al. Perioperative management and outcomes of aortic surgery during pregnancy. *J Thorac Cardiovasc Surg* 2015;**149**:607–10.
31. Swan L. Management of aortopathies, including Marfan syndrome, in pregnancy. In: Steer PJ, Gatzoulis MA (eds), *Heart Disease and Pregnancy*, 2nd edn, pp. 115–24. Cambridge: Cambridge University Press; 2016.
32. Vriz O, Aboyans V, D'Andrea A, et al. Normal values of aortic root dimensions in healthy adults. *Am J Cardiol* 2014;**114**:921–27.
33. Curry RA, Gelson E, Swan L, et al. Marfan syndrome and pregnancy: maternal and neonatal outcomes. *BJOG* 2014;**121**:610–17.
34. Mayet J, Steer P, Somerville J. Marfan syndrome, aortic dilatation, and pregnancy. *Obstet Gynecol* 1998;**92** 4 II Suppl:713.
35. Jensen AS, Sondergaard L, Uebing A. Management of right heart lesions in pregnancy. In: Steer PJ, Gatzoulis MA (eds), *Heart Disease and Pregnancy*, 2nd edn, pp. 131–43. Cambridge: Cambridge University Press; 2016.
36. Gelson E, Gatzoulis M, Steer PJ, Lupton M, Johnson M. Tetralogy of Fallot: maternal and neonatal outcomes. *BJOG* 2008;**115**:398–402.
37. Curry RA, Fletcher C, Gelson E, et al. Pulmonary hypertension and pregnancy – a review of 12 pregnancies in nine women. *BJOG* 2012;**119**:752–61.
38. Kiely DG, Elliot CA, Sabroe I, Condliffe R. Pulmonary hypertension: diagnosis and management. *BMJ* 2013;**346**:f2028.
39. Enriquez AD, Economy KE, Tedrow UB. Contemporary management of arrhythmias during pregnancy. *Circ Arrhythm Electrophysiol* 2014;**7**:961–67.
40. Basude S, Hein C, Curtis SL, Clark A, Trinder J. Low-molecular-weight heparin or warfarin for anticoagulation in pregnant women with mechanical heart valves: what are the risks? A retrospective observational study. *BJOG* 2012;**119**:1008–13.
41. van Hagen IM, Roos-Hesselink JW, Ruys TP, et al. Pregnancy in women with a mechanical heart valve: data of the European Society of Cardiology Registry of Pregnancy and Cardiac Disease (ROPAC). *Circulation* 2015;**132**:132–42.
42. Suri V, Keepanasseril A, Aggarwal N, et al. Mechanical valve prosthesis and anticoagulation regimens in pregnancy: a tertiary centre experience. *Eur J Obstet Gynecol Reprod Biol* 2011;**159**:320–23.
43. National Institute for Health and Care Excellence (NICE). *Prophylaxis Against Infective Endocarditis: Antimicrobial Prophylaxis Against Infective Endocarditis in Adults and Children Undergoing Interventional Procedures*. Clinical guideline [CG64], updated 2016. London: NICE; 2008. Available at: https://www.nice.org.uk/guidance/cg64/chapter/Recommendations.
44. Stokes T, Richey R, Wray D. Prophylaxis against infective endocarditis: summary of NICE guidance. *Heart* 2008;**94**:930–31.
45. Ruys TP, Roos-Hesselink JW, Pijuan-Domenech A, et al. Is a planned caesarean section in women with cardiac disease beneficial? *Heart* 2015;**101**:530–36.
46. Steer PJ, Modi N. Elective caesarean sections – risks to the infant. *Lancet* 2009;**374**:675–76.
47. Sartain JB, Barry JJ, Howat PW, McCormack DI, Bryant M. Intravenous oxytocin bolus of 2 units is superior to 5 units during elective Caesarean section. *Br J Anaesth* 2008;**101**:822–26.
48. Thomas JS, Koh SH, Cooper GM. Haemodynamic effects of oxytocin given as i.v. bolus or infusion on women undergoing Caesarean section. *Br J Anaesth* 2007;**98**:116–19.
49. Tsui BC, Stewart B, Fitzmaurice A, Williams R. Cardiac arrest and myocardial infarction induced by postpartum intravenous ergonovine administration. *Anesthesiology* 2001;**94**:363–64.
50. World Health Organization. Medical Eligibility Criteria for Contraceptive Use, 5th edn. 2015. Available at: http://wwwwhoint/reproductivehealth/publications/family_planning/Ex-Summ-MEC-5/en/ (accessed 15 November 2015).
51. de Bastos M, Stegeman BH, Rosendaal FR, et al. Combined oral contraceptives: venous thrombosis. *Cochrane Database Syst Rev* 2014;**3**:CD010813.

第13章
妊娠期糖尿病

Michael Permezel, Alexis Shub

引言

妊娠期糖尿病的重要性主要表现为两个不相关的现象:妊娠晚期糖耐量受损的倾向增加;血糖升高对重要的产科结局的不良影响。

在妊娠期间首次发现有临床意义的糖耐量受损(妊娠期糖尿病,GDM)的妊娠与妊娠前已知有1型或2型糖尿病的妊娠(妊娠前糖尿病)之间,临床结局和处理存在显著差异。这些将在以下各节中单独讨论。

妊娠期糖尿病

背景

GDM的发生率会由于使用的定义(见"定义")和研究的人群不同而有所不同,通常在5%~20%。在那些使用国际糖尿病和妊娠研究学会(IADPSG)的标准以及特定种族人群中的发生率会更高些。

什么会影响妊娠期的葡萄糖耐量?

妊娠期的激素环境会损害糖耐量。在易患糖尿病的病人中,胰岛素的分泌不能满足胰岛素的需求,血糖浓度将会升高,从而导致GDM的发生。

导致此种现象最主要的激素是人胎盘催乳素,它在结构上与人生长激素类似,同样具有损害糖耐量的特性。孕酮和皮质类固醇水平的增加也可能导致妊娠期高血糖。鉴于所有这些激素在妊娠后半期才达到高水平,所以GDM通常在妊娠晚期发病,在妊娠24~28周时通过葡萄糖耐量试验确诊。

为什么妊娠期血糖升高会对临床产生影响?

内科的同事们有时会觉得奇怪,产科医生比他们关心非妊娠期人群的低血糖更关心妊娠女性的血糖水平低。这主要出于两方面的原因:①就对胎儿生长的影响而言,胎儿似乎对血糖水平升高特别敏感,胎儿过大的临床后果将在下一节讨论;②与非妊娠糖尿病一样,血糖升高可能导致胎盘血流量不足,这可能造成母体胎盘灌注不良的严重不匹配,但增加了胎儿对胎盘氧合的需求。

定义

历史上,GDM是指原先没有糖尿病而在妊娠期出现有临床意义的糖耐量受损。最近,由于认识到一些糖尿病在妊娠期间会首次出现,并且也无法清晰界定其诊断最低阈值,所以该诊断变得更加复杂起来。

诊断的上限

如果糖耐量受损严重,以至于达到妊娠外糖尿病的诊断标准,这种情况最好称为"妊娠期的糖尿病"(而不是GDM)。这种情况适用于75g葡萄糖耐量实验时空腹血糖至少7.0mmol/L或2小时血糖至少11.1mmol/L。

诊断的下限

由于葡萄糖耐量与出生体重、剖宫产率、新生儿低血糖和脐血C肽水平等结果呈显著的线性关系,因此很难设定较低的诊断阈值[1]。下一节将对此进行讨论。

框14.1 妊娠期急性肾损伤的原因分析

肾前

- 容量消耗:妊娠剧吐、围生期出血、尿崩症
- 水肿状态:肾病综合征、围生期心肌病
- 低血压:脓毒症、围生期心肌病、羊水栓塞
- 肾灌注不足:药物(如非甾体抗炎药)
- 肾血管疾病:肾动脉狭窄,年轻女性更常见先天性疾病

肾脏本身疾病

- 子痫前期:肾小球内皮增生
- 微血管病性溶血性贫血(MAHA)(如HUS、TTP)
- 妊娠期急性脂肪肝(AFLP)
- 慢性肾病急性发作(如狼疮性肾炎发作)
- 血管炎(如肉芽肿伴多血管炎,旧时称为韦格纳肉芽肿)

肾后疾病:梗阻

- 急性肾道梗阻(如结石、乳头状坏死)
- 先天性泌尿系统异常(例如,肾盂-输尿管交界处或膀胱-输尿管交界处梗阻,即使之前曾通过手术矫正)

妊娠是一种血栓前状态,与血管内皮和凝血因子的变化有关,使妊娠女性易患急性肾小球毛细血管血栓。如果治疗不当,遭受急性肾前损伤(如出血、脱水或感染性休克)的非妊娠患者也可能会发生AKI,而妊娠期同样的肾前损伤更可能发展为肾皮质坏死并伴有永久性肾损害。

AKI处理原则旨在识别和纠正引起AKI的原因(总结见表14.2)。在对AKI病因进行治疗的同时,应监测液体平衡,对患者进行最佳液体复苏。如果虽然血容量正常但仍少尿,同时肾功能继续恶化或液体超负荷,则要考虑限制液体入量,然后给予肾脏替代治疗。妊娠期急性肾脏替代治疗(透析)的适应证包括高钾血症(K^+>7.0mmol/L)药物治疗无效、利尿剂无效的肺水肿、酸中毒引起的循环问题和尿毒症。对于新发AKI,没有一个绝对指标表明尿毒症必须进行透析,但血清尿素浓度>25mmol/L或SCr>700mmol/L(7.91mg/dL)通常表明需要透析。

子痫前期与肾脏

已有肾脏疾病的女性更容易患子痫前期,尤其是伴有慢性高血压者[10,11]。患有中重度肾病[慢性肾脏病(CKD)2~5期]的妊娠女性应服用低剂量阿司匹林(从妊娠12周起每晚50~150mg),以降低其患子痫前期和围生期死亡的风险[12]。

尿液分析试纸检测疑似蛋白尿(≥1+蛋白尿)应通过尿斑点PCR进行评估,而不是24小时尿蛋白检测[13,14],新发蛋白尿(PCR>30mg/mmol)与新发高血压相结合足以诊断子痫前期[14]。然而,尿蛋白水平不能很好地预测产妇和新生儿并发症,孤立的一次结果不能作为提早终止妊娠的指征。出现蛋白尿(PCR>300mg/mmol;阈值取决于母体血栓形成的其他风险因素)的妊娠女性应使用低分子肝素预防血栓形成,直到产后至少4周,并完全恢复活动。

子痫前期本身常伴有轻度AKI(SCr高达125μmol/L;1.41mg/dL),产后肾功能可完全恢复。只有当子痫前期与另一种肾脏损伤(如围生期出血)同时存在时,AKI才会严重到需要短暂的肾脏替代治疗的程度。

在产后,只有2%~5%的子痫前期女性被发现有潜在的肾脏疾病[15],患有子痫前期的女性应检查有否持续性产后高血压和蛋白尿。妊娠期高血压通常

表14.2 根据妊娠常见并发症进行急性肾损伤的针对性治疗

AKI伴有并发症	确定出现并发症的原因	并发症的针对性治疗
败血症	肾盂肾炎或流产或产时败血症或脓肿	抗生素/外科引流
血容量消耗	剧吐、卵巢过度刺激综合征或肾病综合征	补液/止吐/类固醇 预防血栓形成
大出血	胎盘早剥或宫缩乏力或伴有羊水栓塞的凝血功能异常	补充血液和凝血因子/手术
微血管病性溶血性贫血(MAHA)	溶血性尿毒症综合征(HUS)或血栓性血小板减少性紫癜(TTP)	HUS:依库珠单抗(抗C5抗体) TTP:血浆置换/类固醇/低剂量阿司匹林
狼疮性肾炎	常见的系统性红斑狼疮(SLE)	肾病专家指导下的免疫抑制
尿路梗阻	镰状细胞病引起的先天性肾小管异常/结石/乳头状坏死	通常在泌尿科医生的指导下识别和绕过梗阻
肾毒性药物	通常围生期服用非甾体抗炎药	停药

在分娩后3个月内消失，但重度子痫前期引起的高血压和重度蛋白尿可能需要长达24个月才能消失[16]。持续性微量蛋白尿往往提示潜在的肾脏疾病，也可能预示未来易发生心血管疾病[17]。

如果存在慢性高血压和原来就有蛋白尿，特别是当这两个因素在妊娠晚期变得更加明显时，那么就很难诊断子痫前期。而且，子痫前期和慢性肾功能损害都可表现为高尿酸血症和胎儿生长受限，但新出现的肝转氨酶升高和血小板减少支持子痫前期的诊断[18]。

子痫前期和AKI：肾功能损伤和体液平衡的临床处理

子痫前期的治疗方法是分娩，但产妇的状况可能会在产后短暂恶化[19]，母体SCr浓度从70μmol/L（0.79mg/dL）上升到>120μmol/L（1.36mg/dL）是需要终止妊娠的一个指标，以防发生不可逆的肾损伤。罕有需要透析的情况，但若产后24~48小时内SCr增加一倍则需要血液透析[20]。

液体平衡对妊娠期AKI的成功治疗至关重要，循环内体液过少会引起肾前衰竭，尤其是对慢性肾功能损伤者，而体液过多则会导致肺水肿、成人呼吸窘迫综合征和产妇死亡。此外，在正常分娩后的头24小时内，短暂性少尿（<100mL/4h）也很常见。如果子痫前期产妇没有明显的低血容量，且血清尿素<5mmol/L、SCr≤90μmol/L，则无须反复补充液体以增加尿量，这样只会增加产妇肺水肿的风险。

产时患有AKI（SCr>90μmol/L；1.0mg/dL）的产妇应在临床医生的指导下保持体液平衡，补液速度应考虑当前容量状态，可通过颈静脉压、肺野、氧饱和度、皮肤张力、每小时尿量和估计隐性体液丢失来进行评估。一旦达到正常血容量，静脉补液的速度应等于前一小时的尿量加上隐性的体液丢失量（如果无发热且无出血，通常为30~50mL/h）。一旦产妇能够进食，并且肾功能开始改善，就可以减少静脉补液量。按小时固定补液的静脉输液方案会导致少尿患者血容量过多、多尿患者的血容量不足。补液应包括输血，然后是生理盐水或复合乳酸钠（哈特曼液）。葡萄糖溶液是低渗的，会导致产妇低钠血症（5%葡萄糖仅含有30mmol/L NaCl，而0.9%氯化钠溶液中含有150mmol/L NaCl）。不应使用低剂量的“肾”多巴胺。

如果尽管有足够的血容量和正常血压，AKI仍继续进展出现少尿和SCr升高，则应限制补液，以避免液体过载。在这种情况下，最终都需要肾脏替代治疗，这是一种罕见的意外情况，发生率不足1/10 000。妊娠期发生AKI的女性，即使完全康复，在以后的妊娠中出现不良结局的风险也会增加[21]。

血栓性微血管病与妊娠

血栓性微血管病（TMA）是妊娠期AKI的罕见、致命性原因，其特点是微血管血栓内的血小板消耗导致血小板减少、溶血和多器官衰竭[22]。TMA可由多种疾病触发，但最终的共同途径导致内皮细胞激活、促炎、促凝改变[23]。仔细询问病史、了解器官受累情况和正确解读血液检查结果将有助于确定TMA的类型，这对成功治疗至关重要。

妊娠期间，HELLP综合征（溶血、肝酶升高、血小板减少）是最常见的TMA。HELLP综合征与子痫前期、血栓性血小板减少性紫癜（TTP）和抗磷脂综合征有一些共同特征，HELLP综合征通常表现为急性肝痛和转氨酶显著升高，这些症状提示肝梗死[24]。虽然分娩是治疗HELLP综合征的良方，但产后临床状况可能会持续几天才有所改善。与其他类型的TMA相比，HELLP综合征患者的高血压、蛋白尿、凝血功能异常和胎儿生长受限更为明显。若产后没有缓解，则应考虑更罕见的TMA类型，即TTP，它最常影响神经系统和引起溶血性尿毒症综合征（HUS），后者最常引起AKI。妊娠容易患TTP和HUS。

溶血性尿毒症综合征

HUS的特点是伴有血小板减少和溶血的严重AKI，通常出现在妊娠晚期或围生期。典型的HUS患者的血肌酐（肌酐>150μmol/L）通常比子痫前期/HELLP综合征患者的血肌酐高得多，伴有明显的血小板减少（<50×10^9/L）和溶血（Hb<90g/L、低结合珠蛋白、乳酸脱氢酶和胆红素升高、网织红细胞升高、涂片上见到红细胞碎片）[23]。HUS患者通常凝血功能正常。

HUS可由感染或共存疾病所引起，如恶性肿瘤、实体器官移植、药物和自身免疫性疾病[23]。妊娠相关的HUS最常见于补体旁路先天性或获得性失调，补体介导的HUS也被称为非典型HUS（aHUS）[22,23]。如果妊娠女性表现有HUS特征，并且有aHUS的个人史或家族史，则应使用“补体阻断剂”依库珠单抗（一种单克隆抗C5抗体)进行一线治疗[23]。Eculizumab依库珠单抗使aHUS的处理得到改善,并在妊娠期间成功用于预防终末期肾衰竭[25]。

对于HUS目前还没有快速和特异的诊断方法,因此,对于首次出现TMA的妊娠女性应进行TTP筛查[23,25]。TTP是由获得性(自身免疫)或先天性ADAMTS13缺陷引起的,ADAMTS13是一种血浆金属蛋白酶,可裂解血管性血友病因子多聚体以防止微血栓[22],ADAMTS13缺陷导致超大的血管性血友病因子多聚体,它将血小板困在微动脉内,导致动脉血栓形成、器官缺血和功能障碍。在正常妊娠期间,ADAMTS13的血浆水平逐渐降低,因此,患有先天性或后天性ADAMTS13缺陷症的女性在妊娠末期易出现病理性低水平ADAMTS13,极低水平的ADAMTS13(低于正常值的10%)或抗ADAMTS13抗体阳性支持TTP的诊断[22,25]。当怀疑TTP而ADAMTS13水平的结果尚待确定时,应在等待结果同时开始血浆置换治疗可疑TTP[23],血浆置换可能会改善HUS的血液学状况,但不会改善继发于HUS的AKI[23]。如果存在TMA同时ADAMTS13水平高于正常水平的10%,则更可能诊断为aHUS,治疗应从血浆置换改为Eculizumab使用依库珠单抗[22,23,25]。虽然疾病修正治疗有效,但有时仍需肾脏替代支持治疗。

急性肾皮质坏死

长期低血压使肾动脉灌注减少,导致肾皮质不可逆的缺血破坏:肾皮质坏死。在妊娠期间,母体内皮细胞的激活和高凝状态使女性易患肾皮质坏死。妊娠早期肾动脉灌注减少的主要原因是感染性流产,妊娠晚期则是大出血、败血症和羊水栓塞。感染性流产发生率的降低使AKI发展为不可逆的肾皮质坏死和CKD的风险降低[26]。然而,在发达国家,在围生期大出血尤其是合并弥散性血管内凝血时,罕见因母体循环灌注支持不足而引起肾皮质坏死[27]。一项大型国际研究表明,早期使用1g氨甲环酸静脉注射可降低产后出血引起的孕产妇死亡率,但不会增加肾衰竭的风险[28]。

妊娠急性脂肪肝

妊娠急性脂肪肝(AFLP)是一种罕见的脂肪酸氧化代谢紊乱,可导致妊娠晚期多器官功能衰竭,发病率1/15 000~1/10 000,分娩后可缓解[29]。AFLP常在妊娠女性恶心和呕吐数天后出现,但尽管延长禁食时间,却没有酮尿(个人观察)。主要实验室化验结果显示:肝脏合成功能受损、国际标准化比率延长、低血糖、低白蛋白血症、转氨酶和胆红素中度升高、伴有尿酸升高的AKI[29],最终会发展成肝性脑病和胎盘衰竭,导致胎儿突然死亡。AFLP亚急性发作的产妇所生的婴儿通常发育良好。在少数受AFLP影响的妊娠中发现了隐性遗传的胎儿先天性线粒体脂肪酸氧化缺陷[30]。脂肪酸氧化的其他缺陷可能是其他AFLP的原因。

国际标准化比率延长导致急诊剖宫产时大量失血,与AFLP相关的AKI常因大量失血引起的低血压而恶化。因此,患有AFLP的产妇应在重症监护环境中由肝病专家、肾病专家、重症监护医生、麻醉师和产科医生组成的多学科团队进行管理,最好是在急性肝病病房中进行。治疗主要是支持性治疗,目的是维持适当的肾脏灌注、维持血容量、纠正凝血功能。应使用10%葡萄糖溶液纠正低血糖,注意这可能会加重低钠血症并易导致脑水肿。也可能需要临时血液透析,但仅在良好的支持性治疗下,肾功能和肝功能通常是可以恢复正常的。围生期存活率正在提高,但这取决于对产妇状况的早期识别、严密的胎儿监护、及时终止妊娠和良好的新生儿护理。

妊娠期肾毒性药物

围生期经常服用非甾体抗炎药(NSAID),NSAID可减少肾血流量,并与低血压和高血压一起可导致AKI[31]。血容量减少的妊娠女性,特别是先前存在肾功能损伤者,尤其容易受到伤害,故不应使用NSAID。氨基糖苷类药物也有肾毒性,应谨慎使用,需注意CKD患者的血浆药物水平。

妊娠期急性肾道梗阻

妊娠期肾道梗阻可能是由于肾结石、先天性肾道异常或妊娠过度扩张综合征所致。

肾结石

妊娠期肾道扩张、尿潴留和高钙尿都为肾结石的形成创造了理想的环境,然而,由于镁、肾钙素、柠檬酸盐、尿调蛋白等肾结石抑制剂的分泌增加,妊娠期肾绞痛并不比非妊娠期更常见。妊娠期肾绞痛发病率为1/1000~1/200,通常发生于妊娠中期和晚期,且其治疗也比较棘手[32]。

肾结石通过输尿管时引起强烈的间歇性疼痛，肾绞痛通常与发热、尿路感染（UTI）和血尿密切相关。半数患者肾脏超声检查可发现肾结石，对于超声检查正常但有明显症状的患者，可选择没有辐射的MR尿路造影检查，如果有MR尿路造影禁忌证，则可以选择低剂量CT扫描，对胎儿的辐射最小[33]。

单侧结石直径<1cm、无感染迹象、疼痛控制良好、母体肾功能正常的患者通常不会出现并发症，这种情况下，75%的妊娠女性患者经保守治疗就可自发排出结石[32]，方法包括大量饮水、应用抗生素和使用阿片类药物缓解疼痛，或在妊娠晚期之前使用非甾体抗炎药。

保守治疗失败，或妊娠女性单肾梗阻或双侧输尿管梗阻，或具有感染征象，或>1cm的大结石则需要手术治疗。如果怀疑感染，可考虑采用超声引导下经皮肾造瘘术或输尿管支架引流。然而，肾造瘘和输尿管支架通常都需要在妊娠期保持原位，需要定期更换以避免出现感染或沉积物，并且只会延迟最终的治疗。输尿管镜现在经常用于放置双J管或精准地进行局部碎石。妊娠的各个阶段均可成功、安全地应用这些技术[34]。

尽管液体摄入量增加但仍有持续高钙尿症的复发性结石患者，可在妊娠期使用噻嗪类利尿剂，以增加远端肾小管对钙的再吸收。妊娠期很少出现尿酸和胱氨酸结石，因为妊娠期尿重碳酸盐增多而使尿液自然碱化。如果出现这两种结石，可通过增加尿量和将尿液进一步碱化至pH值>6来处理。妊娠期间，对于严重的胱氨酸结石形成患者需用青霉胺治疗，尿酸结石患者需用黄嘌呤氧化酶抑制剂治疗[35]。然而，关于这两种药物在妊娠期的研究资料有限，人们担心别嘌呤醇在妊娠早期使用会导致严重畸形[36]。

先天性输尿管梗阻

患有肾盂或膀胱输尿管交界处先天性梗阻女性，即使已经手术解除梗阻，在妊娠后半期发生急性尿流出道梗阻的风险仍会增加。妊娠早期末的肾盂超声检查提供了一个有用的基线数据，用于和以后的影像学检查进行对比。如果疼痛提示有梗阻、出现持续性或复发性感染或血清肌酐升高，则需要重复肾脏超声检查。妊娠期尿流出道梗阻可能需要暂时肾造瘘或放置输尿管支架（图14.2）。

只有一侧肾脏和输尿管的女性在妊娠期间特别容易发生流出道梗阻和AKI。不完全性梗阻可导致肾功能损害，但尿量正常。高背压压迫并损害肾髓质，导致肾浓缩功能丧失，并产生稀释尿通过不完全梗阻的尿道排出。天生只有一个肾的女性也可能合并有其他影响妊娠结局的米勒管畸形，最明显的就是单角子宫[37]。

妊娠期肾过度扩张综合征

妊娠期间，肾道很少过度扩张，患有肾道过度扩张的妊娠女性会出现严重的腰痛，最常见于右侧，并辐射至下腹部。疼痛是体位性的、不稳定的，典型的缓解方法是向对侧侧卧，下肢蜷曲，膝盖向上蜷缩至胸部。尿液分析显示血尿。肾脏超声检查发现肾积水和显著的肾盂肾盏系统扩张。偶尔，肾脏周围可见尿性囊肿，提示肾盂破裂。

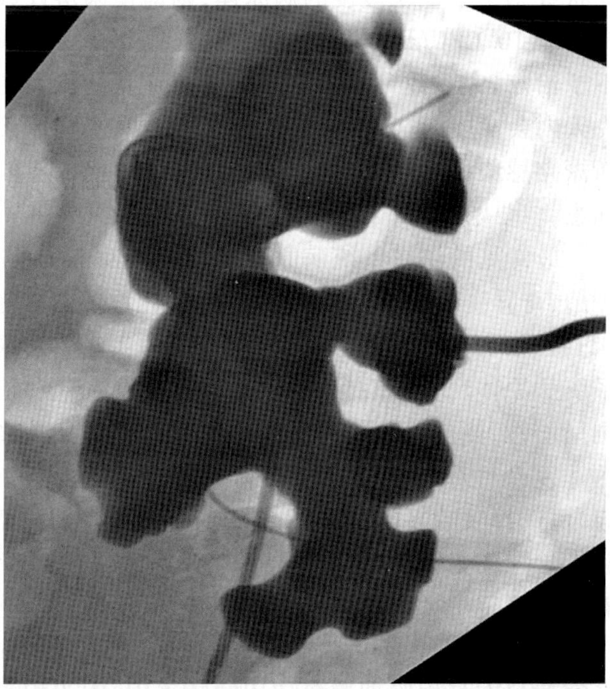

图14.2 1例产后肾盂-输尿管交界处梗阻的肾造瘘图，图中所示的是孤立交叉融合的左肾集合系统扩张。28岁的初产妇在妊娠22周时出现腰痛，有严重的高血压（180/110mmHg），尽管尿量达4L/24h，但SCr浓度迅速上升至298μmol/L。可看到肾盂肾盏扩张（36mm），在肾造瘘术后几天内，她的症状、高血压和SCr均恢复正常。继续妊娠至37周，肾造瘘管一直保持原位，直到产后6周置入输尿管支架代替造瘘。肾造瘘图上可以看到肾造瘘管和输尿管支架。

娠，它们不能促进肾脏激素分泌，导致正常红细胞正常色素性贫血（红细胞生成素减少）、血浆容量扩张减弱（肾素减少）和维生素D缺乏（1，25二羟胆钙化醇减少）。妊娠期GFR的升高在中度肾功能损害的妊娠女性中减弱，在SCr>200μmol/L（2.26mg/dL）的妊娠女性中这种升高通常不复存在[58,59]。

妊娠对母亲慢性肾病的影响

妊娠期轻度肾功能损害（CKD 1~2期）

大多数患有CKD的妊娠女性有轻度肾功能不全，通常可正常妊娠且不会影响肾脏预后（表14.3）。一项对360名患有原发性肾小球肾炎且仅有轻度妊娠前肾功能不全（SCr<110μmol/L）、少量蛋白尿（<1g/24h）以及无高血压或高血压控制良好的女性进行的病例对照研究表明，妊娠对长期（长达25年）母体肾功能有很少或没有不良影响[60]。

中重度肾功能损害（CKD 3~5期）

妊娠前肾功能最差的女性妊娠后肾功能加速下降的风险最大（表14.4），先前就存在的蛋白尿和高血压都增加了这种风险[52,54,58]。一项对87例CKD妊娠女性的回顾性研究发现，最初患有中度肾功能损害（SCr:124~168mmol/L）的女性有40%出现妊娠相关的肾功能下降，其中大约一半的人持续至产后[61]。在患有严重肾功能损害（SCr>177mmol/L；2.0mg/dL）的女性中，13/20（65%）在妊娠晚期肾功能下降，几乎在所有患者都持续存在，7/20（35%）最终进展为终末期肾衰竭[61]。

第一项前瞻性研究评估了49名妊娠前CKD 3~5期女性妊娠前后的母体肾功能下降率，研究结果证实了先前的研究结果[52]。具体而言，妊娠前eGFR <40mL/（min·1.73m²）且蛋白尿>1g/24h的女性（这两个因素并非单独存在时），在妊娠后其肾功能加速下降[52]。慢性高血压的女性易患子痫前期，这可以解释为什么肾功能不全较轻的女性也有妊娠期肾功能下降[52-55]。当高血压得到控制，并且从妊娠12周左右开始预防性使用低剂量阿司匹林时，这种风险就会降低[62]。

母亲慢性肾病对妊娠结局的影响

患有CKD的女性常同时患有高血压、蛋白尿和复发性尿路感染，每个因素都单独或共同对妊娠结局产生不利影响[10,52-55,59-61]。而且，在CKD的每个阶段，不良妊娠结局的风险都会增加（见表14.3和表14.4）[10,55]。CKD 1~2期的女性在没有高血压的情况下发生不良妊娠结局的风险较低（表14.5）[54]。

患有严重肾功能损害的女性最难妊娠，流产率最高，胎儿结局最差[10,52-55,61]。然而，与肾功能不全相关的诸多不良结局包括子痫前期、胎儿生长受限、早产和胎儿死亡（见表14.3和表14.4）。

患有CKD的女性的最佳产前处理策略是从妊娠前就有多学科的产科-肾病科团队的参与，除少数例外，妊娠期CKD管理的最重要方面与相关临床特征

表14.3 育龄女性慢性肾病的定义、描述和发病率

CKD分期 K/DOQI指南	妊娠前肾功能描述	平均eGFR±SD [mL/(min·1.73m²)]	20~45岁女性CKD的估计发病率HUNT 2(%)	子痫前期或SGA或早产的相对风险HUNT2
	肾功能正常			
G1	肾损害伴GFR正常或增高	≥90伴有持续性微量蛋白尿	2.5	1.0
G2	肾损害伴GFR轻度下降	60~89伴有持续性微量蛋白尿	0.5	eGFR 75~89: OR 1.13(0.90~1.45) *n*=153 eGFR 60~74: OR 1.65(0.97~2.83) *n*=25
G3a	GFR轻度至中度下降	45~59	<0.5	*n*=1或2.53(0.25~25.35)
G3b	GFR中度至重度下降	30~44	0.1	见表14.6
4	GFR重度降低	15~29	<0.1	见表14.6
5	肾衰竭	<15或透析	<0.005	见表14.6

HUNT，Nord-Trøndelag县健康研究(54)；K/DOQI，肾脏病预后质量倡议；OR，优势比；SD，标准差；SGA，小于胎龄儿。

表14.4 妊娠前肾功能(SCr)与妊娠结局的估计发生率(>24周)以及对母体肾功能的影响

SCr μmol/L(mg/dL)	胎儿生长受限发生率(%)	早产发生率(%)	子痫前期发生率(%)	围生期死亡发生率(%)	肾功能丧失>25%		
					妊娠期(%)	产后持续存在(%)	1年内ESRF(%)
<125(<1.4)	25	30	22	1	2	–	–
125~180(1.4~2.0)	45	65	50	5	40	20	2
>180(>2.0)	75	90	60	10	70	50	35
透析	>90	90	75	50[a]	N/A	N/A	N/A

ESRF,终末期肾衰竭。
估计值基于1985—2011年的文献,所有妊娠至少达到24周。
[a]如果透析后妊娠,50%的新生儿存活;如果在透析前妊娠,新生儿存活率为75%[10]。

表14.5 基于肾功能和血压的子痫前期、小于胎龄儿或早产的优势比(OR)

血压	eGFR>90mL/min	eGFR 75~89mL/min	eGFR 60~74mL/min
<140/90mmHg	1.0(ref)(n=4352)	1.18(95%CI 0.85~1.63;P=0.31)(n=906)	1.65 (95%CI 0.97~2.83;P=0.066)(n=25)
>140/90mmHg	1.82(95%CI 1.12~2.97;P=0.015)(n=304)	2.58(95%CI 1.40~4.75;P<0.001)(n=93)	10.09 (95%CI 2.38~42.87;P<0.001)

根据妊娠女性年龄、产次、随访时间、之前有子痫前期、早产或小于胎龄儿、体重指数、糖尿病、吸烟、心血管病史和教育程度进行调整。
Source data from Munkhaugen J et al. Nephrol Dial Transplant 2009;24: 3744-3750.

的管理有关,而不是肾脏疾病的类型。定期监测母亲的肾功能(血肌酐和尿素水平,而非eGFR)、全血计数、血压、MSU以检测感染和蛋白尿,以及适当时对肾道进行超声检查,这样可发现大多数亚临床病理变化,并给予及时干预,以改善围生期结局和母亲的肾脏结局(表14.6)。

慢性肾病女性的妊娠前准备

理想情况下,所有患有CKD的女性在妊娠前都应该了解妊娠可能对其自身长期肾功能的影响,以及不良妊娠结局的风险(表14.5)。患有CKD的女性常有闭经,但仍可能排卵,故仍可妊娠。患有CKD的性活跃期女性若不希望妊娠,则需采取适当的避孕措施。

患有CDK的女性在妊娠前照常服用叶酸,每天400μg,直到妊娠12周。在妊娠早期开始服用低剂量阿司匹林(50~150mg/d),以降低子痫前期的风险并改善围生期结局[62]。应检查评估常规药物,以便在确认妊娠后立即停止使用胚胎毒性药物(如血管紧张素转换酶抑制剂和血管紧张素Ⅱ受体阻滞剂)。

慢性肾病妊娠女性的护理

CKD包括多种不同的情况,妊娠期间的监测需要根据CKD的严重程度和相关并发症进行调整(表14.7)。总的来说,随着妊娠的进展,或者如果有迹象表明肾功能恶化,则应更频繁地检查所有因素。应在妊娠早期开始对患有CKD的妊娠女性进行专科护理,但对患有CKD 1~2期的女性的大部分监测可由初级保健医生完成。

患有CKD的妊娠女性的最佳管理通常需要产科、肾病科、泌尿外科、胎儿医学和新生儿学专家的综合专业知识。近几十年来,围生期结局的显著改善得益于这些专业的进步。有遗传性的母体肾脏疾病需要专业的胎儿医学和遗传咨询。

妊娠期特殊肾脏疾病

原发性肾小球肾炎

原发性肾小球肾炎的组织学类型并不像高血压、肾功能损害水平、蛋白尿和复发性尿路感染等临

表14.6 慢性肾病妊娠女性的管理计划

母体肾脏参数	措施
肾功能	CKD 1期和2期如果无症状、血压正常，则每3个月检查一次血清肌酐和尿素[a] CKD 3~5期和妊娠后半期检查频率增加
血压	1.根据产妇血压控制情况定期监测血压 2.目标是通过降压治疗使血压保持在140/90mmhg以下
中段尿	每4~6周筛查：①尿路感染(UTI)——用敏感抗生素治疗第一次UTI，在两次UTI后考虑预防性应用抗生素；②蛋白尿——如果尿蛋白>1g/24h，则使用低分子肝素预防血栓形成；③血尿——如果出现血尿，则显微镜检查有无红细胞管型进行，有红细胞管型表明活动性肾实质病变。红细胞形态正常提示泌尿系统病变，需泌尿科治疗
肾道超声检查	妊娠12周左右产检时进行基线肾脏超声检查，了解肾盂肾盏扩张情况。如果有梗阻症状则需复查
血常规	检查血红蛋白：目标是使血红蛋白>100g/L。如果血清铁蛋白过低，则补充铁剂。如果正常红细胞正常色素性贫血，考虑促红细胞生成素治疗

[a]英国实验室已被鼓励使用经批准的改良肾脏疾病饮食方案报告eGFR，即根据年龄、性别和种族调整血清肌酐。在妊娠期间，该方案明显低估了发病率，不建议在临床实践中使用。

表14.7 总结要点：妊娠期特定慢性肾脏疾病

肾脏疾病	合并因素	关键管理问题
原发性肾小球肾炎	高血压、肾功能受损、蛋白尿、反复感染	控制血压<140/90mmHg；连续检测评估SCr。如果蛋白：肌酐比值>100mg/mmol，考虑用低分子肝素预防血栓；UTI的筛查和治疗
常染色体显性多囊肾	肾功能受损、高血压	同"原发性肾小球肾炎"，儿童遗传ADPKD的风险为50%
先天性肾道梗阻	即使通过手术矫正，也有发生肾道梗阻的风险	妊娠早期进行肾脏超声检查。连续检测评估SCr、血压
膀胱输尿管反流性肾病	复发性尿路感染(28%~65%)、输尿管梗阻(5%)、既往肾功能损害、血压	考虑预防性抗生素。有梗阻者必要时引流
肾结石	肾绞痛、输尿管梗阻	让泌尿科医生参与进来。输尿管镜或MR尿路造影可用于去除或治疗结石，同时避免辐射
糖尿病肾病	肾功能、高血压和蛋白尿	妊娠期控制好血糖、血压和尿路感染的筛查
狼疮性肾炎	和子痫前期鉴别	询问患者是否感觉像狼疮发作。检查双链DNA水平。与风湿病学家或肾病学家沟通
透析	模拟妊娠的生理变化	每天的血液透析几乎可以模拟妊娠期的生理变化
肾移植	子痫前期、胎儿生长受限、移植物功能恶化	推迟妊娠直到移植物功能稳定，允许免疫抑制达到低于正常至正常水平

床因素那样影响妊娠结局，它对妊娠结局影响不大[10]。肾活检的严重血管病变与围生期死亡率增加相关，这可能反映了产妇的临床特征[63]。偶尔，在没有子痫前期的情况下，妊娠34周前出现突然肾功能损害(SCr>120μmol/L)或活动性尿沉渣伴红细胞管型，肾活检可检测到肾小球病变，这种情况可给予针对性治疗。然而，在妊娠期，异位肾更容易出血，活检更困难，因此，只能由有经验的人员进行活检[64]。新出现的重度蛋白尿(肾病范围，>5g/24h)可尝试给予类固醇进行治疗，若没有临床效果则应考虑肾活检，可考虑待妊娠34周后提前终止妊娠。产后，妊娠引起的蛋白尿和肾功能损害将得到改善，治疗方案的选择范围将扩大，包括肾活检在内的临床处理也变得不那么困难了。

IgA 肾病

免疫球蛋白(Ig)-A 肾病是年轻人最常见的原发性肾小球肾炎,因此,在妊娠女性中具有较高的代表性[65]。IgA 肾病通常在急性胃肠道疾病或呼吸道疾病期间表现为肉眼可见的血尿,通过肾活检的组织学检查做出诊断,肾活检显示肾小球系膜中有IgA沉积[65]。临床进程多变,但当存在高血压、蛋白尿和严重的组织学病变时常常进展为终末期肾衰竭[65]。初始治疗的目标是用血管紧张素转换酶抑制剂或血管紧张素Ⅱ受体阻滞剂控制高血压和蛋白尿,但这两种药物都有胎儿毒性,在妊娠期间需要用其他抗高血压药物替代,如果存在蛋白尿(PCR>100mg/mmol),则使用低分子肝素预防血栓。可应用免疫抑制治疗进行性IgA肾病,但效果有限。

患有IgA肾病的妊娠女性的妊娠结局和肾脏结局与所有CKD患者相同。与患有IgA肾病但未妊娠的女性相比,妊娠前存在3期或4期CKD(但不是CKD 1期或2期)、高血压、肾病范围蛋白尿和肾活检提示严重的组织学病变的患者,产后肾功能更可能加速下降[66]。同样,这些临床因素也增加了子痫前期、胎儿生长受限和早产的风险[67]。

过敏性紫癜性肾炎

过敏性紫癜(HSP)是一种小血管炎,主要影响儿童,约50%的患者肾脏受累(HSP肾炎),组织学上与IgA肾病相似[65]。患有HSP肾炎的女性和儿童一样通常恢复良好,但在她们妊娠期间复发性蛋白尿性高血压的风险增加[68]。免疫抑制治疗似乎没有用处。治疗目标是应用小剂量阿司匹林控制高血压和降低子痫前期的风险。

狼疮性肾炎

系统性红斑狼疮(SLE)是一种针对核抗原的多系统自身免疫性疾病,主要影响年轻女性[69]。狼疮性肾炎影响高达50%的女性SLE,且通常是亚临床性的[70]。活动性狼疮肾炎的特点是血清肌酐浓度升高、活动性尿沉积物(血尿、红细胞管型和白细胞)、蛋白尿和高血压[69]。狼疮肾炎会复发和缓解,妊娠期间最好由产科医生、肾病医生和风湿病学家组成的多学科团队进行管理。

妊娠前控制良好的SLE女性发生不良妊娠结局的风险较低[71]。此外,SLE女性很少在妊娠期间首次发生狼疮性肾炎[72]。妊娠期间狼疮肾炎发作的风险受妊娠时临床疾病活动的影响,并使用免疫活动的亚临床标志物进行预测[72,73],包括抗双链(ds)DNA和抗C1q抗体水平升高,以及补体C3和C4水平降低[73]。子痫前期、胎儿生长受限和早产的风险是由常见的妊娠前临床因素导致的,这些因素会导致其他肾脏疾病的不良妊娠结局。这些因素包括母亲的高血压、肾功能损害的程度、蛋白尿、母亲的体重指数升高,以及狼疮肾炎、较长的狼疮肾炎临床病史[73]。从妊娠12周到分娩,推荐使用低剂量阿司匹林(75~150mg),以减少子痫前期的风险[74]。

在妊娠的后半段,狼疮肾炎的复发可能表现出与子痫前期相似的临床体征:特别是高血压、蛋白尿、血清肌酐升高、血小板减少和高尿酸血症。事实上,患有狼疮性肾炎的女性患子痫前期的风险会增加[73]。狼疮肾炎的显著特征包括血尿伴活动尿沉积物(红细胞管型)和影响皮肤、关节或其他内脏器官的肾外表现。此外,大多数患有狼疮肾炎的妊娠女性会出现与典型的狼疮发作相关的症状。活动性狼疮肾炎与抗dsDNA抗体滴度升高和妊娠早期及中期血清补体(C3和C4)水平未升高有关[72]。

活动性狼疮肾炎的妊娠女性发生胎儿不良结局的风险增加,特别是当与抗磷脂抗体(狼疮抗凝剂、抗心磷脂IgG抗体和抗β-2IgG抗体)相关时[75]。妊娠女性高血压和高SLE疾病活动性指数(SLEDAI)增加了这些风险[75]。

妊娠期狼疮性肾炎的治疗

在妊娠期和哺乳期使用泼尼松龙、硫唑嘌呤和羟氯喹以维持狼疮肾炎的缓解均是安全的[76]。霉酚酸酯广泛用于非妊娠期控制狼疮肾炎,但它具有致畸作用。狼疮肾炎处于静止状态并打算妊娠的女性,由霉酚酸酯换为硫唑嘌呤后通常有良好的妊娠结局,很少发生肾病复发[77]。利妥昔单抗是一种可消耗B细胞的单克隆抗体,已显示出改善狼疮性肾炎的前景。然而,利妥昔单抗可透过胎盘耗尽胎儿体内的B细胞,不应在妊娠期间使用[76]。

妊娠期间狼疮肾炎发作可使用静脉注射甲基泼尼松龙500mg和增加口服泼尼松龙至每天约40mg进行治疗。在妊娠期间,类固醇耐药和进展性狼疮肾炎可使用他克莫司和静脉注环磷酰胺进行治疗。然而,当妊娠期间狼疮性肾炎严重发作时,这种危及生命的疾病对母亲的影响，以及有毒药物对胎儿的影响，需要与胎儿存活的可能性进行权衡。有时，需要做出关于是否继续妊娠的艰难决定。其他治疗包括使用降压药物控制血压（至≤140/90mmHg），低剂量阿司匹林和低分子肝素预防血栓，尤其是在存在抗磷脂抗体和尿蛋白>1g/24h的情况下。狼疮肾炎在产后发作的可能性稍高，但没有证据支持在围生期预防性使用类固醇。

常染色体显性多囊肾病

肾功能和血压正常的常染色体显性多囊肾病（ADPKD）女性通常可以成功妊娠且无并发症出现[78]。然而，ADPKD患者的高血压是子痫前期和胎儿早产的重要危险因素[78]。ADPKD母亲所生的孩子有50%的风险遗传与ADPKD相关的基因。减缓肾囊肿进展和减少肾功能下降的新治疗方法正在出现，但尚未建议在妊娠期使用[79]。

反流性肾病/膀胱输尿管反流

反流性肾病或膀胱输尿管反流（VUR）是一种先天性泌尿系统异常，通常表现为在儿童期复发性尿路感染。尿液逆流与肾脏瘢痕有关，是年轻女性CKD的常见原因。在妊娠期间，即使已通过手术矫正，患有VUR的女性仍有输尿管梗阻的风险。如果在妊娠晚期出现尿流出道梗阻的症状，则在妊娠前或早妊娠期的肾脏超声检查可用于对照比较。缓解梗阻可能需要行肾造瘘术或输尿管支架植入术。

与自发性或经过手术治疗的VUR患者相比，持续性VUR的妊娠女性发生急性肾盂肾炎的可能性是其两倍[80]。因此，这些女性应在整个妊娠期间每4~6周进行一次无症状菌尿筛查。预防性应用抗生素的限制应该放宽，以降低复发性UTI的风险并保护肾功能。患有持续性VUR的女性，特别是那些有上尿路感染病史且正在备孕的女性，应考虑在妊娠前纠正VUR，以降低孕产妇和胎儿的发病率。与其他类型的CKD一样，患有VUR和GFR降低、蛋白尿和高血压的女性发生不良妊娠结局的风险最大[80,81]。几乎50%患有VUR的母亲所生的新生儿也会患有VUR，因此，需进行排尿性膀胱尿道造影进行筛查[81]。

糖尿病肾病

糖尿病肾病是发达国家终末期肾病（ESRD）的最常见原因[82]。然而，糖尿病肾病的早期阶段是无症状的。肾小球毛细血管压力的升高导致肾过度滤过、GFR升高和微量白蛋白尿。妊娠增加了早期糖尿病肾病的高滤过，这意味着糖尿病和妊娠期高滤过通过单独但协同的机制起作用。这就解释了为什么糖尿病肾病的女性表现出妊娠期蛋白尿增加，这并不一定意味着发生子痫前期。妊娠不会引发糖尿病肾病的发生，并且那些已确诊糖尿病肾病，肾功能完好且血压正常的女性不会因妊娠而更快地进展为ESRD。

糖尿病肾病（尿蛋白：肌酐比值>300mg/g）影响约2.5%的1型和2型糖尿病妊娠女性[83]。微量蛋白尿（尿蛋白：肌酐比值30~299mg/g）在1型和2型糖尿病妊娠女性中也同样普遍，约为4%[83]。在妊娠前和妊娠期间良好控制产妇血糖水平和高血压可改善围生期和产妇的预后[83,84]。相反，血糖控制不良和血压>130/80mmHg与子痫前期和早产率的增加相关[85]。

随着时间的推移，糖尿病肾病导致GFR逐渐降低。患有糖尿病肾病和中度至重度肾功能损害（SCr >125μmol/L）的女性有>40%的机会出现肾功能加速下降，通常与子痫前期或高血压加重有关[86]。

肾替代治疗和妊娠

透析期妊娠

ESRD女性的生育能力下降，这可能与闭经或无排卵周期有关，她们容易过早绝经。然而，改进的血液透析（HD）系统和强化的透析方案增加了女性在接受HD治疗期间妊娠的可能性[87]。由于月经不调以及ESRD女性本身β-hCG就会升高，因此，诊断妊娠可能很困难。因此，如果疑似妊娠，需要行经阴道超声检查。近年来，血液透析方案成功模拟了健康妊娠GFR的生理增加，从而显著改善了血液透析女性的妊娠结局。接受最密集HD方案的女性活产率高达85%[88]。一个专门的多学科肾脏和产科团队对良好的妊娠结局至关重要。

腹膜透析（PD）的女性妊娠比HD的要少[89]。然而还是有患PD的女性成功妊娠的病例报道。满足正常妊娠中不断增加的GFR和生理需求对腹膜透析具有挑战性。此外，患有多囊肾或羊水过多的女性在妊娠晚期可能无法容纳腹腔液体。因此，转向HD可能是维持妊娠所必要的。当妊娠期间有必要开始透析时，HD是首选方式。PD的并发症包括腹膜炎，其治疗方法应与非妊娠患者腹腔注射抗生素相同。

与使用既定透析方案受孕的女性相比，具有残余肾功能但随后开始透析的女性的妊娠结局更好[90]。因此，血清尿素浓度>20mmol/L的女性应考虑HD[87]。尿素通过胎盘到达胎儿，胎儿尿液尿素浓度高会导致渗透性利尿，这与不太严格的透析方案中的羊水过多有关。早产胎膜破裂和妊娠女性高血压是早产的其他原因。频繁的透析也将减少对大量液体流动的需要，这可能会损害子宫胎盘的血流。对于那些具有残余肾功能的女性，液体平衡更容易控制，这增加了成功妊娠的可能性。

与采用较低HD强度方案的女性相比，将HD方案增加到每周37~56小时的女性更有可能获得成功的妊娠结果（图14.3）[88]。对于体液平衡和体重增加，应保持妊娠中期和妊娠晚期每周平均体重增加0.5kg。母亲的血压应保持在140/90mmHg以下。血压升高最初可能对减少血容量有反应，但血容量正常的女性出现顽固性高血压可能预示着需要服用抗高血压药物。患有无尿症的HD女性显然不会产生蛋白尿，因此，产科医生必须通过子痫前期的其他症状和体征来做出诊断。

增加透析会导致低钾血症，可能需要透析液中更高浓度的钾或钾补充剂。此外，妊娠期血清钠浓度的降低需要同时将透析液钠浓度降低到135mmol/L左右，妊娠期血清碳酸氢盐浓度的降低（18~22mmol/L）应与低碳酸氢盐透析液相匹配。增加透析频率也将允许摄入更多的蛋白质，建议在1.2 ~ 1.8g(kg·d)。

贫血和出血在透析人群中很常见。需要每月监测血红蛋白和铁的状态；应给予铁补充剂和促红细胞生成素以将Hb维持在100~110g/L。在妊娠期间，促红细胞生成素的剂量需增加50%~100%。它不穿过胎盘，因此，没有关于婴儿的致畸性或红细胞增多症的报告。透析管道应像正常一样进行肝素化。建议在整个妊娠期间补充叶酸（2~5mg/d），妊娠后早期服用低剂量阿司匹林（50~150mg/d）可降低子痫前期的风险。随着妊娠时间的进展，对钙和维生素D补充剂的需求也可能发生变化，需要监测血浆钙、磷酸盐和维生素D的水平，并相应调整磷酸盐结合剂和维生素D类似物的剂量。

如果没有发生早产，建议在妊娠37周时计划引产[87]，有临床指征时可选择剖宫产。如果维持母亲的正常血容量，并避免使用对新生儿有毒的药物，就可以在透析过程中母乳喂养。

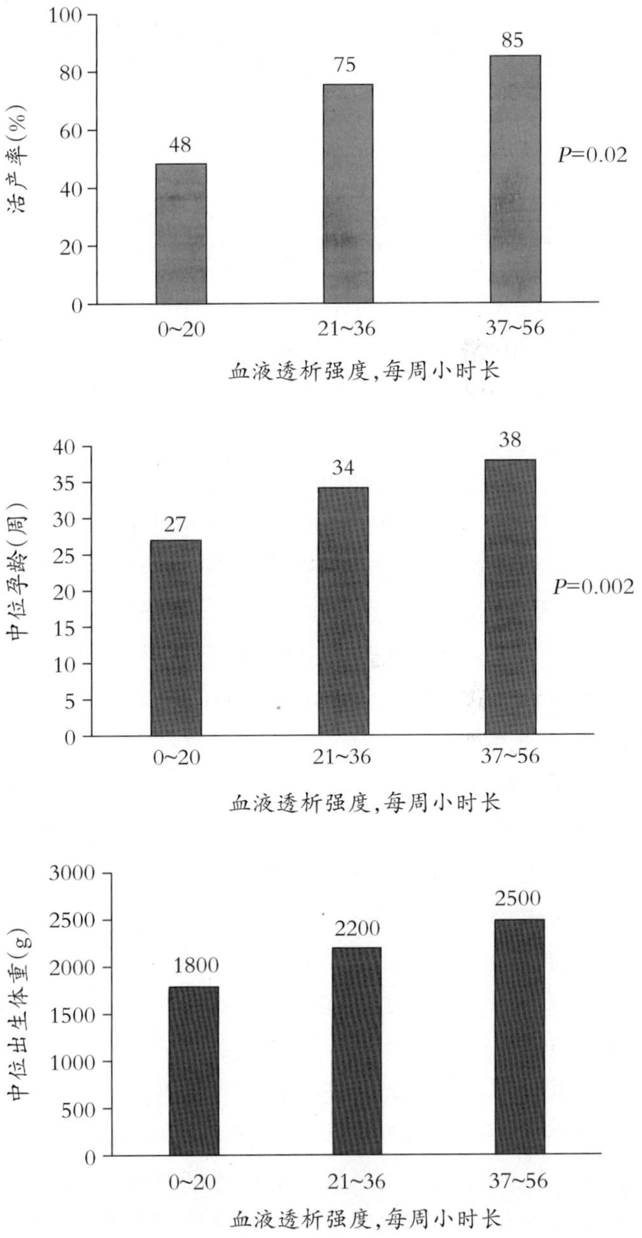

0~20，n=46；21~36，n=16；37~56，n=13。

In written with established ESRD.

图14.3 提高血液透析强度改善妊娠结局。（Reproduced from Hladunewich M, Schatell D. Intensive dialysis and pregnancy. *Hemodialysis International* 2016; 20: 339-348 with permission from John Wiley and Sons.）

肾移植和妊娠

如果ESRD女性接受肾移植，则更容易妊娠也更容易管理。生育能力通常在移植后6个月内恢复，此时肾功能和免疫抑制治疗通常已经稳定。据报道，已有1500多例肾移植女性妊娠[91,92]。在这些妊娠中，活产率为75%~80%[92]。对于所有CKD，妊娠结局取决于临床参数，特别是受孕时的肾功能水平、母体高血压、复发性UTI和蛋白尿。妊娠似乎对孕产妇生存或移植肾功能没有长期影响[92]。

妊娠期肾移植的免疫抑制

尽管在妊娠期间有生理免疫耐受，但持续的治疗性免疫抑制对于维持移植物的存活是必要的。泼尼松龙在妊娠期是安全的，因为脐带血中药物浓度只有母亲血清浓度的1/10。硫唑嘌呤很容易通过胎盘，但它不会被未成熟的胎儿肝转化为其活性代谢物6-巯基嘌呤。硫唑嘌呤在妊娠期间有良好的安全性。

在妊娠期间，血容量的增加会导致钙调神经磷酸酶抑制剂（如他克莫司和环孢素）的血浆浓度的下降。如果要将血药浓度保持在妊娠前治疗范围内，则需要随着妊娠进展增加他克莫司或环孢素的剂量[93]。为了避免妊娠期间的不良反应（如高血压），应调整钙调神经磷酸酶抑制剂的剂量，使其保持在治疗范围的低限。产后，血容量在数日内恢复到非孕水平，钙调神经磷酸酶抑制剂的剂量应迅速降低到妊娠前水平。

服用霉酚酸酯的女性应改用硫唑嘌呤。尽管有几篇报道称西罗莫司的妊娠结局良好，但服用西罗莫司的女性应该改用他克莫司。在备孕时，谨慎的做法是从安全性未知或有害的药物转向那些已知安全的药物。

高剂量类固醇仍然是妊娠期间急性排斥反应的一线治疗方法。当发生类固醇抵抗排斥反应时，可能需要做出艰难的决定来升级免疫抑制以防止移植排斥和对胎儿的未知伤害。有许多使用多种免疫抑制剂治疗获得良好妊娠结局的病例报道[94]。

接受免疫抑制的妊娠女性应在所有手术干预（包括分娩）中接受预防性抗生素治疗。此外，免疫抑制的女性应定期筛查无症状菌尿，并在分离出致病菌后进行治疗。移植患者在妊娠期间仅有一次UTI亦是妊娠期间低剂量预防性抗生素使用的指征。

盆腔移植肾不会妨碍分娩。因此，如果产科情况允许，应该首选阴道自然分娩。然而，通常在必要时选择剖宫产。围术期应暂时增加糖皮质激素的剂量。

产后护理

应鼓励接受肾移植的女性和发育良好的婴儿进行母乳喂养。在母乳中可检测到少量环孢素和他克莫司，但在母乳喂养的婴儿中检测不到。在母乳中检测不到硫唑嘌呤。一般来说，只要新生儿发育良好，服用免疫抑制药物的母亲如果有意愿，应该继续母乳喂养。

（苏涛　译）

参考文献

1. Chapman AB, Zamudio S, Woodmansee W, et al. Systemic and renal hemodynamic changes in the luteal phase of the menstrual cycle mimic early pregnancy. *Am J Physiol (Renal Physiol)* 1997;**273**:F777–82.
2. Chapman AB, Abraham WT, Zamudio S, et al. Temporal relationships between hormonal and hemodynamic changes in early human pregnancy. *Kidney Int* 1998;**54**:2056–63.
3. Sturgiss SN, Dunlop W, Davison JM. Renal haemodynamics and tubular function in human pregnancy. *Baillieres Clin Obstet Gynaecol* 1994;**8**:**2**:209–34.
4. Faundes A, Bricola-Filho M, Pinto e Silva LC. Dilatation of the urinary tract during pregnancy: proposal of a curve of maximal caliceal diameter by gestational age. *Am J Obstet Gynecol* 1998;**178**:1082–86.
5. Baba Y, Yamada T, Obata-Yasuoka M, et al. Urinary protein to creatinine ratio in pregnant women after dipstick testing: prospective observational study. *BMC Pregnancy Childbirth* 2015;**15**:331.
6. Davison JM, Shiells EA, Philips PR, Lindheimer MD. Serial evaluation of vasopressin release and thirst in human pregnancy. Role of human chorionic gonadotrophin in the osmoregulatory changes of gestation. *J Clin Invest* 1988;**81**:798–806.
7. Williams DJ, Metcalfe KA, Skingle L, Stock AI, Beedham T, Monson JP. Pathophysiology of transient cranial diabetes insipidus during pregnancy. *Clin Endocrinol* 1993;**38**:595–600.
8. Steer PJ. Maternal haemoglobin concentration and birth weight. *Am J Clin Nutr* 2000;**71** Suppl:1285S–87S.
9. Prentice A. Calcium in pregnancy and lactation. *Annu Rev Nutr* 2000;**20**:249–72.
10. Williams D, Davison JM. Chronic kidney disease in pregnancy. *BMJ* 2008;**336**:211–15.
11. Davidson NL, Wolski P, Callaway LK, et al. Chronic kidney disease in pregnancy: maternal and fetal outcomes and progression of kidney disease. *Obstet Med* 2015;**8**:92–98.
12. Coomarasamy A, Honest H, Papaioannou S, Gee H, Khan KS. Aspirin for prevention of preeclampsia in women with historical risk factors: a systematic review. *Obstet Gynecol* 2003;**101**:1319–32.
13. Verdonk K, Niemeijer IC, Hop WC, et al Variation of urinary protein to creatinine ratio during the day in women with suspected pre-eclampsia. *BJOG* 2014;**121**:1660–65.
14. Visintin C, Mugglestone MA, Almerie MQ, et al Management of hypertensive disorders during pregnancy: summary of NICE guidance. *BMJ* 2010;**341**:c2207.
15. Lopes van Balen VA, Spaan JJ, Cornelis T, Spaanderman MEA. Prevalence of chronic kidney disease after preeclampsia. *J Nephrol* 2017;**30**:403–409.

16. Berks D, Steegers EA, Molas M, Visser W. Resolution of hypertension and proteinuria after preeclampsia. *Obstet Gynecol* 2009;**114**:1307–14.
17. Bellamy L, Casas JP, Hingorani AD, Williams DJ. Pre-eclampsia and risk of cardiovascular disease and cancer in later life: systematic review and meta-analysis. *BMJ* 2007;**335**:974.
18. Hypertension in pregnancy. Report of the American College of Obstetrics and Gynecologists' task force on hypertension in pregnancy. *Obstet Gynecol* 2013;**122**:1122–31.
19. Drakely AJ, Le Roux PA, Anthony J, Penny J. Acute renal failure complicating severe pre-eclampsia requiring admission to an obstetric intensive care unit. *Am J Obstet Gynecol* 2002;**186**:253–56.
20. Hildebrand AM, Liu K, Shariff SZ, et al. Characteristics and outcomes of AKI treated with dialysis during pregnancy and the postpartum period. *J Am Soc Nephrol* 2016;**26**:3085–91.
21. Tangren JS, Powe CE, Ankers E, et al. Pregnancy outcomes after clinical recovery from AKI. *J Am Soc Nephrol* 2017;**28**:1566–74.
22. Scully M, Cataland S, Coppo P, et al. Consensus on the standardization of terminology in thrombotic thrombocytopenic purpura and related thrombotic microangiopathies. *J Thromb Haemost* 2017;**15**:312–22.
23. Fakhouri F, Zuber J, Fremeaux-Bacchi V, Loirat C. Haemolytic uraemic syndrome. *Lancet* 2017;**390**:681–96.
24. Pauzner R, Dulitzky M, Carp H, et al. Hepatic infarctions during pregnancy are associated with the antiphospholipid syndrome and in addition with complete or incomplete HELLP syndrome. *J Thromb Haemost* 2003;**8**:1758–63.
25. Thomas MR, Robinson S, Scully MA. How we manage thrombotic microangiopathies in pregnancy. *Br J Haematol* 2016;**173**:821–30.
26. Prakash J, Singh VP. Changing picture of renal cortical necrosis in acute kidney injury in developing country. *World J Nephrol* 2015;**4**:480–86.
27. Frimat M, Decambron M, Lebas C, et al. Renal cortical necrosis in postpartum haemorrhage: a case series. *Am J Kidney Dis* 2016;**68**:50–57.
28. Woman Trial Collaborators. Effect of early tranexamic acid administration on mortality, hysterectomy, and other morbidities in women with post-partum haemorrhage (WOMAN): an international, randomised, double blind, placebo-controlled trial. *Lancet* 2017;**389**:2105–16.
29. Knight M, Nelson-Piercy C, Kurinczuk JJ, et al. A prospective national study of acute fatty liver of pregnancy in the UK. *Gut* 2008;**57**:951–56.
30. Yang Z, Zhao Y, Bennett MJ, Strauss AW, Ibdah JA. Fetal genotypes and pregnancy outcomes in 35 families with mitochondrial trifunctional protein mutations. *Am J Obstet Gynaecol* 2002;**187**:715–20.
31. Carmelina G, Garovic VD, Gullo A, et al. Kidney injury during pregnancy: associated comorbid conditions and outcomes. *Arch Gynecol Obstet* 2012;**286**:567–73.
32. Semins MJ, Matlaga BR. Kidney stones during pregnancy. *Nat Rev Urol* 2014;**11**:163–68.
33. Masselli G, Weston M, Spencer J. The role of imaging in the diagnosis and management of renal stone disease in pregnancy. *Clin Radiol* 2015;1462–71.
34. Zhang S, Liu G, Duo Y, et al. Application of ureteroscope in emergency treatment with persistent renal colic patients during pregnancy. *PLOS One* 2016;**11**;e0146597.
35. Gregory MC, Mansell MA. Pregnancy and cystinuria. *Lancet* 1983;**2**:1158–60.
36. Hoeltzenbein M, Stieler K, Panse M, Wacker E, Schaefer C. Allopurinol use during pregnancy: outcome of 31 prospectively ascertained cases and a phenotype possibly indicative for teratogenicity. *PLOS One* 2013;**8**:e66637.
37. Khati NJ, Frazier AA, Brindle KA. The unicornuate uterus and its variants. *J Ultrasound Med* 2012;**31**:319–31.
38. Wolff JM, Jung PK, Adam G, Jakse G. Non-traumatic rupture of the urinary tract during pregnancy. *Br J Urol* 1995;**76**:645–48.
39. Gait JE. Hemolytic reactions to nitrofurantoin in patients with glucose-6-phosphate dehydrogenase deficiency: theory and practice. *DICP* 1990;**24**:1210–13.
40. Hernandez-Diaz S, Werler MM, Walker AM, Mitchell AA. Neural tube defects in relation to use of folic acid antagonists during pregnancy. *Am J Epidemiol* 2001;**15**:961–68.
41. Davenport M, Mach KE, Dairiki Shortliffe LM, et al. New and developing diagnostic technologies for urinary tract infections. *Nat Rev Urol* 2017;**14**:296–310.
42. Rogozinska E, Formina S, Zamora J, et al. Accuracy of onsite tests to detect asymptomatic bacteriuria in pregnancy: a systematic review and meta-analysis. *Obstet Gynecol* 2016:**128**;495–503.
43. Kincaid Smith P, Bullen M. Bacteriuria in pregnancy. *Lancet* 1965;**191**:359–99.
44. Kazemier BM, Koningstein FN, Schneeberger C, et al. Maternal and neonatal consequences of treated and untreated asymptomatic bacteriuria in pregnancy: a prospective cohort study with an embedded randomised controlled trial. *Lancet Infect Dis* 2015;**15**:1324–33.
45. Smaill F. Antibiotics for asymptomatic bacteriuria in pregnancy. *Cochrane Database Syst Rev* 2001;**2**;CD000490.
46. Romero R, Oyarzun E, Mazor M, et al. Meta-analysis of the relationship between asymptomatic bacteriuria and preterm delivery/low birth weight. *Obstet Gynecol* 1989;**73**:576–82.
47. Dwyer PL, O'Reilly M. Recurrent urinary tract infection in the female. *Curr Opin Obstet Gynaecol* 2002;**14**:537–43.
48. Wing DA, Fassett MJ, Getahun D. Acute pyelonephritis in pregnancy: an 18-year retrospective analysis. *Am J Obstet Gynecol* 2014;**210**:**219**.e1–6.
49. Farkash E, Weintraub AY, Sergienko R, et al. Acute antepartum pyelonephritis in pregnancy: a critical analysis of risk factors and outcomes. *Eur J Obstet Gynecol Reprod Biol* 2012;**162**:24–27.
50. Duff P. Antibiotic selection in obstetrics: making cost-effective choices. *Clin Obstet Gynaecol* 2002;**45**:59–72.
51. Wing DA. Pyelonephritis in pregnancy. Treatment options for optimal outcomes. *Drugs* 2001;**61**:2087–96.
52. Imbasciati E, Gregorinin G, Cabiddu G, et al. Pregnancy in CKD stages 3 to 5: fetal and maternal outcomes. *Am J Kidney Dis* 2007;**49**:753–62.
53. Bramham K, Briley AL, Seed PT, et al. Pregnancy outcome in women with chronic kidney disease: a prospective cohort study. *Reprod Sci* 2011;**18**:623–30.
54. Munkhaugen J, Lydersen S, Romundstad PR, et al. Kidney function and future risk for adverse pregnancy outcomes: a population-based study from HUNT II, Norway. *Nephrol Dial Transplant* 2009;**24**:3744–50.
55. Piccoli GB, Attini R, Vasario E, et al. Pregnancy and chronic kidney disease: a challenge in all CKD stages. *Clin J Am Soc Nephrol* 2010;**5**:844–55.
56. Kidney Disease: Improving Global Outcomes (KDIGO) CKD Work Group. KDIGO clinical practice guideline for the evaluation and management of chronic kidney disease. *Kidney Int Suppl* 2013;**3**:1–150.
57. Murakami S, Saitoh M, Kubo T, Koyama T, Kobayashi M. Renal disease in women with severe preeclampsia or gestational proteinuria. *Obstet Gynecol* 2000;**96**:945–49.
58. Jungers P, Chauveau D, Choukroun G, et al. Pregnancy in women with impaired renal function. *Clin Nephrol* 1997;**47**:281–88.
59. Cunningham FG, Cox SM, Harstad TW, Mason RA, Pritchard JA. Chronic renal disease and pregnancy outcome. *Am J Obstet Gynecol* 1990;**163**:453–59.
60. Jungers P, Houillier P, Forget D, et al. Influence of pregnancy on the course of primary chronic glomerulonephritis. *Lancet* 1995;**346**:1122–24.
61. Jones DC, Hayslett JP. Outcome of pregnancy in women with moderate or severe renal insufficiency. *N Eng J Med* 1996;**335**:226–32.

62. Visintin C, Mugglestone MA, Almerie MQ, et al. Management of hypertensive disorders during pregnancy: summary of NICE guidance. *BMJ* 2010;**341**:c20207.
63. Packham DK, North RA, Fairley KF, et al. Primary glomerulonephritis and pregnancy. *QJM* 1989;**266**:537–53.
64. Lupton M, Williams DJ. The ethics of research on pregnant women: is maternal consent sufficient? *BJOG* 2004;**111**:1307–12.
65. Wyatt RJ, Julian BA. IgA nephropathy. *N Engl J Med* 2013;**368**:2402–14.
66. Su X, Lv J, Liu Y, et al. Pregnancy and kidney outcomes in patients with IgA nephropathy: a cohort study. *Am J Kidney Dis* 2017;**70**:262–69.
67. Liu Y, Ma X, Zheng J, Liu X, Yan T. A systematic review and meta-analysis of kidney and pregnancy outcomes in IgA nephropathy. *Am J Nephrol* 2016;**44**:187–93.
68. Ronkainen J, Nuutinen M, Koskimies O. The adult kidney 24 years after childhood Henoch-Schönlein purpura: a retrospective cohort study. *Lancet* 2002;**360**:666–70.
69. Lech M, Anders H-J. The pathogenesis of lupus nephritis. *J Am Soc Nephrol* 2013;**24**:1357–66.
70. Wakasugi D, Gono T, Kawaguchi Y, et al. Frequency of class III and IV nephritis in systemic lupus erythematosus without clinical renal involvement: an analysis of predictive measures. *J Rheumatol* 2012;**39**:79–85.
71. Buyon JP, Kim MY, Guerra MM, et al. Predictors of pregnancy outcome in a prospective, multi-ethnic cohort of lupus patients. *Ann Intern Med* 2015;**163**:153–63.
72. Buyon JP, Kim MY, Guerra MM, et al. Kidney outcomes and risk factors for nephritis (flare/de novo) in a multi-ethnic cohort of pregnant patients with lupus nephritis. *Clin J Am Soc Nephrol* 2017;**12**:940–46.
73. Moroni G, Doria A, Giglio E, et al. Maternal outcome in pregnant women with lupus nephritis. A prospective multicentre study. *J Autoimmun* 2016;**74**:194–200.
74. Bertsias GK, Tektonidou M, Amoura Z, et al. Joint European League Against Rheumatism and European Renal Association-European Dialysis and Transplant Association (EULAR/ERA-EDTA) recommendations for the management of adult and paediatric lupus nephritis. *Ann Rheum Dis* 2012;**71**:1771–82.
75. Moroni G, Doria A, Giglio E, et al. Fetal outcomes and recommendations of pregnancies in lupus nephritis in the 21st century. A prospective multicentre study. *J Autoimmunity* 2016;**74**:6–12.
76. Flint J, Panchal S, Hurrell A, et al. BSR and BHPR guideline on prescribing drugs in pregnancy and breastfeeding – Part 1: standard and biologic disease modifying anti-rheumatic drugs and corticosteroids. *Rheumatology (Oxford)* 2016;**55**:1693–97.
77. Fischer-Betz R, Specker C, Brinks R, et al. Low risk of renal flares and negative outcomes in women with lupus nephritis conceiving after switching from mycophenolate mofetil to azathioprine. *Rheumatology* 2013;**52**:1070–76.
78. Chapman AB, Johnson AM, Gabow PA. Pregnancy outcome and its relationship to progression of renal failure in autosomal dominant polycystic kidney disease. *J Am Soc Nephrol* 1994;**5**: 1178–85.
79. Torres VE, Chapman AB, Devuyst O, et al. Multicenter, open-label, extension trial to evaluate the long-term efficacy and safety of early versus delayed treatment with tolvaptan in autosomal dominant polycystic kidney disease: the TEMPO 4:4 trial. *Nephrol Dial Transplant* 2018;**33**:477–89.
80. Jungers P, Houillier P, Chauveau D, et al. Pregnancy in women with reflux nephropathy. *Kidney Int* 1996;**50**:593–99.
81. North RA, Taylor RS, Gunn TR. Pregnancy outcome in women with reflux nephropathy and the inheritance of vesico-ureteric reflux. *Aust N Z J Obstet Gynaecol* 2000;**40**:280–85.
82. Collins AJ, Foley RN, Herzog C, et al. US Renal Data System 2010 Annual Data Report. *Am J Kidney Dis* 2011;**57** 1 Suppl 1:A8. e1–526.
83. Damm JA, Asbjornsdottir B, Callesen NF, et al. Diabetic nephropathy and microalbuminuria in pregnant women with type 1 and type 2 diabetes. *Diabetes Care* 2013:**36**:3489–94.
84. Nielsen LR, Muller C, Damm P, et al. Reduced prevalence of early preterm delivery in women with type 1 diabetes and microalbuminuria—possible effect of early antihypertensive treatment during pregnancy. *Diabet Med* 2006;**23**:426–31.
85. Klemetti MM, Laivouri H, Tikkanen M, et al. Obstetric and perinatal outcome in type 1 diabetes with diabetic nephropathy during 1988-2011. *Diabetologia* 2015;**58**:678–86.
86. Purdy LP, Hantsch CE, Molitch ME, et al. Effect of pregnancy on renal function in patients with moderate to severe diabetic renal insufficiency. *Diabetes Care* 1996;**19**:1067–74.
87. Hladunewich M, Schatell D. Intensive dialysis and pregnancy. *Hemodial Int* 2016;**20**:339–48.
88. Hladunewich M, Hou S, Odutayo A, et al. Intensive hemodialysis associates with improved pregnancy outcomes: a Canadian and United States cohort comparison. *J Am Soc Nephrol* 2014:**25**:1103–109.
89. Cabiddu C, Castellino S, Gernone G, et al. Best practices on pregnancy on dialysis: the Italian study group on kidney and pregnancy. *J Nephrol* 2015:**28**:279–88.
90. Jesudason S, Grace BS, McDonald SP. Pregnancy outcomes according to dialysis commencing before or after conception in women with ESRD. *Clin J Am Soc Nephrol* 2014;**9**:143–49.
91. Coscia LA, Constantinescu S, Moritz MJ, et al. Report from the national transplantation pregnancy registry (NTPR): outcomes of pregnancy after transplantation. *Clin Transpl* 2010;**7**:65–85.
92. Richman K, Gohh R. Pregnancy after renal transplantation: a review of registry and single-centre practices and outcomes. *Nephrol Dial Transplant* 2012;**27**:3428–34.
93. Kim H, Jeong JC, Yang J, et al. The optimal therapy of calcineurin inhibitors for pregnancy in kidney transplantation. *Clin Transplant* 2015;**29**:142–48.
94. Kutzler HL, Ye X, Rochon C, martin ST. Administration of antithymocyte globulin (rabbit) to treat a severe mixed rejection episode in a pregnant renal transplant recipient. *Pharmacotherapy* 2016:**36**:e18–22.

第15章

妊娠期血液系统疾病

Amanda Ali, Hassan Shehata

产科抗磷脂综合征

定义

抗磷脂综合征(APS)是一种自身免疫性疾病,以反复发生的动静脉血栓栓塞事件以及不良妊娠结局为特征,如反复妊娠丢失、死产和重度子痫前期/毒血症(PET),同时伴有持续性抗磷脂抗体阳性。

与本病相关的抗体包括狼疮抗凝物、抗心磷脂抗体以及抗β-2糖蛋白-1抗体。抗磷脂综合征及抗磷脂抗体阳性可以单独发生,称为原发性APS,也可以与如系统性红斑狼疮等其他自身免疫性疾病共同存在,称为继发性APS。

背景

1%~5%的健康女性体内可发现抗磷脂抗体,在反复妊娠丢失的女性中这一比例上升到15%,在50岁前发生卒中的女性中这一比例可高达20%[1]。最近的研究显示,如果按照目前的阳性诊断标准,反复妊娠丢失的女性其体内抗磷脂抗体阳性率则有所下降[2]。

30%抗磷脂抗体阳性的患者可能发生血栓形成,30%罹患早发型重度PET的患者体内抗磷脂抗体呈阳性[3]。

APS在普通人群中的患病率为0.5%[4];原发性APS女性与男性的发病比例为3.5:1,与系统性红斑狼疮相关的继发性APS其女性与男性的发病比例为7:1,死亡率为5%[5]。30%~40%的系统性红斑狼疮患者体内抗磷脂抗体呈阳性。

发病机制

APS以动静脉床和胎盘循环中血栓形成及炎性反应所致胎盘功能不全为特征。胎盘血栓形成不是APS患者所独有的,也可能见于PET患者。相反,一些APS或合并其他产科并发症的患者体内仅发现炎性反应而无血栓形成[6,7]。

内皮细胞、中性粒细胞、单核细胞、血小板、细胞因子和补体均在导致血栓形成及妊娠丢失中发挥着作用。

抗磷脂抗体与带负电荷的磷脂及蛋白结合磷脂相结合后,可能触发内皮细胞活化,从而反过来影响胎盘的正常形成[8]。活化的内皮细胞上调组织因子的产生,引发凝血级联,在抗磷脂综合征血栓形成、炎症和高凝状态中发挥关键作用[9]。另外,滋养细胞功能障碍和胎盘交换受损也可能导致早期妊娠丢失、PET、胎儿生长受限和死胎[10]。

妊娠对APS的影响

妊娠期的血栓前状态增加了新发及复发性静脉(深静脉血栓形成和肺栓塞)和动脉(卒中和短暂性脑缺血发作)血栓形成的风险,且血栓通常在既往形成血栓的相同区域复发[3]。

妊娠过程也存在导致已有的血小板减少症恶化的风险。

APS对妊娠的影响

APS会增加孕产妇和胎儿发生并发症的风险[5,11,12],这种风险在体内存在狼疮抗体的患者中尤其高[13]。

• 建议常规行超声检查评估胎儿生长、脐动脉多普勒和羊水指数以检测是否存在胎儿生长受限和胎盘功能不全[26]。

产后监护

• 在没有持续的产科危险因素的情况下，妊娠前长期服用华法林的女性可在产后5~7天再次服用。

• 含雌激素的避孕药可显著增加血栓形成的风险，是禁忌使用的[27]。

• 母乳喂养期间使用肝素和华法林都是安全的[28]。

产科弥散性血管内凝血

定义

弥散性血管内凝血（DIC）是一种严重威胁生命的疾病，内皮损伤导致凝血系统激活及微血管血栓形成，凝血系统激活导致促凝物质释放和降解增加[29]。此疾病可导致无法控制的出血、微血栓和弥散性血管内凝血[30]，如果不治疗，将导致凝血因子耗竭最终死亡。

DIC本身不是一种疾病；它通常继发于可导致凝血系统激活的潜在疾病。

产科DIC的病因

妊娠期DIC的发生率受患者人口统计方法及产科技术差异的影响；一些研究曾报道这一数字从0.03%[31]到0.35%[32]不等。

产科患者发生DIC的主要病因如下：

• 产科出血：

– 产前出血——特别是胎盘早剥。

– 产时及产后出血。

• 高血压疾病：

– PET。

– 子痫。

– 溶血、肝酶升高、血小板减少（HELLP）综合征。

– 妊娠期急性脂肪肝。

• 败血症。

• 羊水栓塞。

• 死胎滞留。

诊断

诊断DIC没有单一特异性的检测方法，诊断主要依靠临床评估。一个重要的信息是由于DIC的动态过程，因此，需要动态监测某些指标以反映病情的进展及对治疗的反应。当出现一些下降趋势时应考虑DIC的诊断。

• 血小板减少。尽管DIC的早期血小板水平可能是正常的，低血小板计数仍是DIC最为常见的特征。

• 凝血酶原时间、凝血酶时间及活化部分凝血活酶时间延长。

• 纤维蛋白原降低。妊娠期纤维蛋白原水平通常较高，因此，纤维蛋白原水平<2g/L是诊断性指标。

• 纤维蛋白原降解产物增加。

• 即时化检验。一些新的检测方法，诸如血栓弹力图和血栓弹性测定等，可在急性情况下快速提供结果[33]。

治疗

治疗DIC有4个要素：①治疗潜在病因；②多学科护理和早期专科介入；③使用血液和血液制品纠正凝血功能障碍；④一系列临床和实验室评估。

产科出血、高血压疾病和败血症应根据目前皇家妇产科学院（RCOG）的指导和当地拟定的共识，与麻醉、血液病学和微生物团队一起进行管理。

凝血障碍的治疗：

• 输血（红细胞）。每单位增加血红蛋白1g/dL及血细胞比容3%。

• 新鲜冰冻血浆。其包含所有凝血因子，产科出血中输入1∶1的新鲜冰冻血浆与红细胞可减少凝血障碍的发生[34,35]。

• 冷沉淀。特别推荐在纤维蛋白原水平<1.5g/L时输入；如果没有持续出血，两袋冷沉淀可增加纤维蛋白原水平1g/L。

• 纤维蛋白原浓缩物。

• 输血小板。产科出血时如果血小板计数<80×10^9/L，可予血小板输注。

• 重组Ⅶa。虽然昂贵，但能有效控制大量产科出血[36]。它应该留着用于那些常规方法疗效不佳的病例[37]。

• 动态监测血红蛋白、血小板计数和包括纤维蛋白原在内的凝血指标对指导治疗和评估治疗效果至关重要。

由于DIC的病理生理机制，血栓形成的风险也会增加。

患者必须采取措施以降低血栓栓塞的风险，诸如早期即开始使用压缩袜，一旦凝血功能得到纠正并且没有进一步持续出血的风险时即开始预防血栓治疗。

妊娠期遗传性出血性疾病

患有遗传性出血性疾病的女性在妊娠和分娩时会面临许多挑战。妊娠期多学科参与管理可降低孕产妇和胎儿的发病率和死亡率。

最常见的遗传性出血性疾病是血管性血友病(vWD)，其次是血友病A和血友病B。

少见的出血性疾病包括纤维蛋白原缺乏症及遗传性凝血因子Ⅱ、Ⅴ、Ⅷ、Ⅶ、Ⅹ、Ⅺ、ⅩⅢ缺乏症，以及多种维生素K依赖性凝血因子缺乏。

妊娠期的生理变化

正常妊娠期凝血功能会发生许多变化以应对分娩时的挑战。这些变化也同样会发生在合并出血性疾病的女性，并可能纠正其现有的异常凝血功能。然而，即使合并相同的出血性疾病，不同女性体内对这种变化的反应也有很大的差异(表15.3)。

血管性血友病

这是最常见的遗传性出血性疾病，普通人群[38,39]中发生率约为1%。遗传方式通常为常染色体显性遗传，是由作为Ⅷ因子载体的vWF数量减少或质量异常引起的。血管性血友病有三种类型：1型，vWF数量部分缺乏所致，为常染色体显性遗传，通常是轻微的，占病例的70%~80%。2型，vWF蛋白功能缺陷所致，根据发病机制有四种亚型，也是常染色体显性遗传。3型，几乎完全缺失vWF，是常染色体隐性遗传，患者出血倾向严重。

表15.3 正常妊娠期凝血功能的变化

凝血因子	变化
纤维蛋白原	增加
Ⅶ因子	增加
Ⅷ因子	增加
Ⅹ因子	增加
Ⅻ因子	增加
vWF因子	增加
Ⅱ因子	无显著变化
Ⅴ因子	无显著变化
Ⅸ因子	无显著变化
Ⅺ因子	不一致
ⅩⅢ因子	降低

vWF，血管性血友病因子。

诊断

血管性血友病不能通过单一简单的测试来诊断，诊断需结合一些特异性的检查。

vWF、Ⅷ因子水平降低，活化部分凝血活酶时间延长。除了免疫定量测定血管性血友病因子抗原(vWF:Ag)外，还可以测定vWF瑞斯托霉素辅因子活性。

由于妊娠期vWF水平的生理性增加，大多数血管性血友病女性妊娠期vWF水平正常，不会发生如产前出血等并发症[40,41]。但由于这种增加在妊娠早期并不确定，这些女性发生妊娠丢失和异位妊娠时其出血风险增加。又由于产后vWF水平的急剧下降，这些女性发生原发性和继发性产后出血的风险很大。

血友病A和血友病B

血友病A是由凝血因子Ⅷ缺乏或缺陷引起的，血友病B是由凝血因子Ⅸ缺乏或缺陷引起的。它们是X连锁隐性遗传疾病，因此，男性发病，而女性则肯定为携带者。血友病可导致严重的并发症，如挫伤、肌肉和关节出血、自发性出血、术后出血和颅内出血。血友病携带者的凝血因子水平通常为正常人的50%，因此，也有发生出血并发症的风险。

一些研究表明，血友病携带者妊娠丢失和出血的发生风险增加[42-44]，但目前没有充分的证据支持需要采取预防措施以防止早期妊娠丢失。然而，在一些有严重出血的女性中可能需要补充凝血因子。

妊娠前咨询

妊娠前咨询对于出血性疾病患者或携带者都非常重要，不仅可以进行适合自己的咨询、讨论如何选择产前诊断的方式、制订适宜的妊娠和分娩计划，如果有需要，还可以进行去氨加压素治疗。

• 胚胎期(受孕后3~4周):暴露可能导致终末器官的永久性损伤。

• 胎儿期(受孕后8周开始):暴露可导致大脑皮质、胃肠道和肾小球的损害。

• 妊娠中期和晚期:暴露会增加胎儿生长受限、胎死宫内、早产和低出生体重的风险[62]。然而,神经发育迟缓或儿童期恶性肿瘤的发生风险并没有增加[63,64]。

妊娠期放疗

妊娠期放疗可对胎儿造成许多严重的不良影响。它会导致器官畸形、智商降低、发育迟缓、严重的智力残疾和儿童期患癌风险增加[65]。因此,放疗仅能用于必要的情况下,并将胎儿接触的总剂量限制在0.1Gy以下。

妊娠期霍奇金淋巴瘤

淋巴瘤是妊娠期第4大常见恶性肿瘤。霍奇金淋巴瘤是妊娠期最常见的淋巴瘤,估计发病率为1/6000至1/1000[66]。

标准的治疗方法是阿霉素、博莱霉素、长春碱和达卡巴嗪联合化疗(ABVD)。

妊娠早期确诊的早期霍奇金淋巴瘤,治疗可推迟至妊娠中期以避免药物的致畸副作用,而晚期霍奇金淋巴瘤则建议终止妊娠后进行ABVD。妊娠早期若疾病为局限于膈上区域的早期阶段,采取腹部屏蔽且胎儿剂量<0.1Gy的放疗可能是一种选择。妊娠女性罹患霍奇金淋巴瘤的预后与非妊娠期女性相似[67]。

妊娠期非霍奇金淋巴瘤

非霍奇金淋巴瘤在妊娠期较少见。它包括两种类型:惰性淋巴瘤和侵袭性淋巴瘤。

• 惰性淋巴瘤(滤泡性):进展缓慢,且无法治愈;通常建议期待治疗除非患者有症状;治疗可采用单药化疗;最好在妊娠中期或晚期进行治疗。

• 侵袭性淋巴瘤(弥漫性大B细胞淋巴瘤、套细胞淋巴瘤、成熟T细胞淋巴瘤和自然杀伤细胞淋巴瘤):由于其侵袭性,需要治疗。如果在妊娠早期确诊,建议提供关于终止妊娠的咨询。妊娠中期和晚期确诊可安全地给予治疗,如果患者在妊娠32周后确诊,可以考虑提前分娩。

急性白血病

急性白血病在妊娠女性中的发生率为1/100 000[68]。约2/3的病例为髓系白血病,1/3为淋巴细胞白血病。这是一种侵袭性恶性肿瘤,治疗不应因妊娠而延迟或调整[69]。

• 急性髓系白血病:标准的治疗方案是阿糖胞苷和蒽环类药物的联合化疗。治疗不应因妊娠而延迟,因为这将使白血病缓解的机会最小化。妊娠早期即确诊的女性,应建议其终止妊娠后进行化疗[70]。如果在妊娠中期或晚期确诊,应给予标准方案化疗,因为存在导致胎儿肢体异常和心律失常的风险,因此,需加强对胎儿的监护[71]。

• 急性淋巴细胞性白血病:这是一种非常具有侵袭性的白血病,任何治疗的延迟都会影响生存。所有的治疗方案中都包含甲氨蝶呤,而甲氨蝶呤是具有高度致畸性的。因此,如果女性在妊娠20周之前诊断出急性淋巴细胞性白血病,应建议其终止妊娠。如果在妊娠20周后确诊,可以在不使甲氨蝶呤的情况下给予治疗,直到妊娠晚期,妊娠达32周后可选择提前分娩,并在产后继续治疗。

骨髓增生性肿瘤

骨髓增生性肿瘤包括原发性血小板增多症、真性红细胞增多症、原发性骨髓纤维化、慢性粒细胞白血病(CML)和其他较少见的类型,如未分类的骨髓增生性肿瘤,肥大细胞紊乱,慢性中性粒细胞白血病和高嗜酸性粒细胞综合征。

• 慢性粒细胞白血病:发病率为每年每10万人中0.6~2例,慢性粒细胞白血病在成人白血病中占比15%,其中10%发生在育龄期女性[72]。标准治疗是使用可能致畸的甲磺酸伊马替尼;女性应根据确诊时的孕周接受是否需终止妊娠的产前咨询。处于慢性粒细胞白血病慢性期的女性,其治疗可推迟至分娩后。

• 费城染色体阴性骨髓增生性肿瘤:包括原发性血小板增多症、真性红细胞增多症和原发性骨髓纤维化,它们的总发病率约为每10万人中6~9例。原发性血小板增多症在育龄期女性中发病率最高,15%确诊红细胞增多症的患者年龄在40岁以下。这种情况使得妊娠期血栓形成的风险增高,也可能导致胎盘床微血栓形成及胎盘功能不全、PET、死产、早产、低出生体重的发生。

治疗方案包括阿司匹林、肝素、静脉放血和细胞增殖抑制剂如干扰素。

妊娠合并地中海贫血

引言

地中海贫血是一种由于一个或多个珠蛋白链合成减少所引起的常染色体隐性遗传的溶血性贫血。根据所涉及的珠蛋白链种类的不同分为两种主要类型:α地中海贫血和β地中海贫血。地中海贫血是世界上最常见的单基因疾病之一,估计在南欧患病率为16%,在泰国患病率为10%,在印度、巴基斯坦、孟加拉国和中国的患病率为3%~8%[73,74]。

α地中海贫血

α链由4个位于16号染色体上的α珠蛋白基因表达产生,分别是互为等位基因的2个HBA1基因和2个HBA2基因。地中海贫血是由α链合成减少引起的;病情的严重程度取决于有多少基因受到影响[75]。

杂合子型,轻型α地中海贫血,患者可能无症状或者仅为轻度贫血。

如果4个基因中3个基因发生突变,就会导致血红蛋白H病。患者将患有慢性贫血且可能需要反复输血。

纯合子型,重型α型地中海贫血(血红蛋白Bart胎儿水肿综合征),此型中4个基因完全缺失,难以存活,常导致严重胎儿水肿及死产。

β地中海贫血

β基因(HBB)有2个,分别位于11号染色体的每个单体上。β地中海贫血是由β链合成减少引起的,其严重程度同样取决于受影响的基因数量[76]。

杂合子型,轻型β地中海贫血,患者无症状或可能仅有轻度贫血。

纯合子型,重型β地中海贫血,新生儿出生后几个月即表现为明显小细胞低色素性贫血,患者依赖输血。

中间型β地中海贫血是一种较温和的形式,系基因突变导致β链合成中度受损所致。此类型患者的病情在轻型和重型地中海贫血之间波动,也称为“非输血依赖性地中海贫血”。

诊断

• 全血细胞计数:患者表现为小细胞低色素性贫血,其中携带者平均红细胞血红蛋白含量为27pg,纯合子型为25pg[77,78]。

• 铁测定:可以用来鉴别同样表现为小细胞低色素性贫血的缺铁性贫血。

• 血红蛋白电泳:存在血红蛋白H包涵体可诊断α地中海贫血。β地中海贫血携带者其血红蛋白A2和F的水平升高。

• 伴侣筛查:这对于进行基因分析和就后代受累风险提供咨询非常重要。

宫内诊断

一旦夫妇双方确诊均为携带者,就应被告知其后代罹患重型地中海贫血的风险是1/4。胎儿患病的严重程度将取决于父母双方地中海贫血的类型:

• 非侵入性β地中海贫血产前筛查[79]:

– 胎儿游离DNA。

– 移植前遗传学诊断。

• 侵入性检测:

– 绒毛活检。

– 羊水穿刺。

• 超声监测α地中海贫血(Bart水肿):

– 绒毛活检。

– 患α地中海贫血的胎儿早期超声检查即可能表现出许多异常;胸心比增加,胎盘增厚,大脑中动脉多普勒异常及最终于妊娠中期或晚期出现的胎儿水肿[80]。

地中海贫血对妊娠的影响

母体

• 妊娠期高血压疾病和PET。

• 妊娠期糖尿病。

• 贫血。

• 羊水过多。

• 胎盘早剥。

• 泌尿道感染。

• 多胎妊娠——多胎妊娠的发生率较高,可能是的建议是血小板输注应保留至预防或治疗危及生命的出血时使用。

易栓症与早期妊娠丢失

定义

易栓症是一种凝血功能异常，会增加血栓形成的风险（如深静脉血栓形成和肺栓塞）[94]。易栓症有两种类型：遗传性和获得性。目前认为易栓症引发子宫胎盘循环中血栓形成，继而导致胎盘功能不全和炎性反应从而引起妊娠丢失[95]。

遗传性易栓症

包括Leiden Ⅴ因子、凝血酶原G20210A基因突变、蛋白S和蛋白C不足、抗凝血酶Ⅲ缺陷。

尽管大多数的早期妊娠丢失是由于染色体异常所致[98]，但遗传性血栓症和妊娠丢失之间是否存在相关性尚有争议，一些先前的研究显示两者之间的相关性高达50%~60%[96,97]。

获得性易栓症

• APS：这是最容易识别的获得性易栓症；其特点是与抗磷脂抗体相关的产科并发症（如反复妊娠丢失、胎儿生长受限和早发PET）和（或）血栓栓塞事件[99,100]。在一项研究中，APS是唯一一种被证明对妊娠丢失有直接不利影响的易栓症，在15%的反复妊娠丢失女性中被发现[7]；然而，采用修订后的诊断标准后，这个数字要低得多，最新的证据表明约为2%[2]。

• 获得性活化蛋白C抵抗（APCR）：获得性APCR与狼疮抗凝物和凝血因子Ⅷ升高有关。有充分证据证实它是导致反复妊娠丢失的一个危险因素[101]，研究表明获得性而非遗传性的蛋白C抵抗与反复妊娠丢失的相关性更高[102]。获得性APCR也增加了血栓栓塞的发生率[103]。

复发性妊娠丢失

欧洲人类生殖与胚胎学会将复发性妊娠丢失定义为妊娠20周前连续≥3次的妊娠丢失[104]。大约15%的妊娠会以妊娠丢失告终，而在普通人群中，复发性妊娠丢失的发生率为1%。详细的病史采集和检查对于明确导致复发性妊娠丢失的其他病因十分重要，尽管如此，仍有>50%的病例无法解释原因[105]。针对复发性妊娠丢失的夫妇，目前有很多不同的治疗方案，但其中许多方案的疗效未经证实[106,107]。建议采用循证的方法选择治疗方案从而避免妊娠期间不必要的药物治疗。

易栓症与反复妊娠丢失

对于遗传性易栓症与反复妊娠丢失之间的关系人们有很多争论。即使在最近的妊娠丢失之后发现的阳性指标也尚未证实会对未来的妊娠结局产生影响[108]。考虑到育龄女性中遗传性易栓症的患病率为20%[109]，这与妊娠丢失的背景风险相似，因此，常规筛查遗传性易栓症的益处值得商榷。尽管如此，大多数中心还是会定期在反复妊娠丢失后进行易栓症筛查，并为阳性结果患者提供抗凝治疗[110]。相反，已证实APS与反复妊娠丢失之间存在相关性。

遗传性易栓症与反复妊娠丢失的治疗

许多治疗方案被用于合并遗传性易栓症和反复妊娠丢失的患者，其中大部分是针对APS患者的治疗方案。

各种研究表明阿司匹林单药治疗与阿司匹林联合肝素治疗的疗效不同[111-113]。许多支持使用抗凝治疗的研究都有明显的缺陷和局限性，而更大规模的研究结果表明，是否采取抗凝治疗其预后无明显差异[114]，事实上，期待治疗的患者活产率更高[115]。

APS与反复妊娠丢失的治疗

APS是一种公认的可治愈的反复妊娠丢失的病因[116]。一些研究表明，如果不进行治疗会导致不良妊娠结局，妊娠丢失率高达90%[117]。

目前有以下几种治疗方案：阿司匹林单药治疗，阿司匹林联合低分子肝素治疗，阿司匹林联合普通肝素治疗。阿司匹林单药治疗和阿司匹林联合低分子肝素治疗其预后类似[118,119]。一些研究质疑肝素使用的益处，但在获得更可靠的研究数据之前，目前的指南主张如果患者曾采用阿司匹林单药治疗仍发生妊娠丢失，本次应加入肝素治疗[12,120,121]。

一项关于APS患者使用糖皮质激素治疗的Cochrane综述显示，与安慰剂相比，糖皮质激素在提高活产率方面没有更好的疗效[122]。使用糖皮质激素治疗的患者其妊娠期糖尿病和高血压的发生率显著升高[123];因此,糖皮质激素不能用于APS引起妊娠丢失的患者。

许多研究对静脉注射免疫球蛋白在APS和反复妊娠丢失中的作用进行了综述[124]。没有实质性证据支持使用这一治疗方案,最新的共识是将其限制在研究试验中使用。

妊娠期贫血

定义

贫血的定义是指血红蛋白水平<110g/L,低于相应健康人群平均值的两个标准差[125]。由于妊娠期血液生理性稀释,不同妊娠阶段的血红蛋白水平不同,妊娠中期和晚期血红蛋白水平<105g/L,产后血红蛋白水平<100g/L即诊断贫血[1,126]。

测定血红蛋白水平可确定贫血的存在,但不能明确贫血的原因。贫血病因有许多,其中缺铁是最常见的病因,50%的贫血病例是因为缺铁导致的[3,127]。这一比例在不同地区不同人群中有所不同[1]。贫血的其他病因包括叶酸和维生素B_{12}等常量营养素的缺乏;急性和慢性感染如疟疾、结核病和艾滋病病毒感染;恶性肿瘤;遗传性或获得性血红蛋白合成障碍,红细胞生成或功能障碍如血红蛋白病等[1,3]。

背景

妊娠期贫血是一个全球性的问题,2011年WHO估测的患病率为38%,在所有育龄期女性中贫血的患病率为29%。这意味着全球有3200万妊娠女性和4.96亿育龄女性受到影响。这一患病率因地理区域而异,非洲的患病率最高,有55%的妊娠女性受累,而北美洲的患病率最低,为6.1%[128]。

病因

铁缺乏是妊娠期贫血最常见的病因。第2大病因是叶酸缺乏;与叶酸缺乏相关的贫血随着营养状况和社会经济状况的不同而有很大差异[129]。表15.6总结了贫血的常见病因。

表15.6 妊娠期贫血的病因

营养缺乏	铁
	叶酸
	维生素B_{12}
	维生素C,维生素A
	蛋白质
溶血和血红蛋白合成异常	疟疾
	葡萄糖-6-磷酸脱氢酶缺乏
	地中海贫血
	镰状细胞性贫血
失血和铁吸收或代谢障碍	蠕虫病,尤其是钩虫感染
	阿米巴病和贾第虫病
	血吸虫病
	铁代谢异常
	痔疮出血
	产前出血
	创伤
	多产史
慢性疾病	恶性肿瘤
	结核病
	慢性肾病包括尿路感染
	性传播疾病包括细菌性阴道病
	HIV病毒感染
	慢性风湿病和类风湿病

妊娠对贫血的影响

许多女性在铁储备不足的情况下妊娠,妊娠期铁需求的增加和循环红细胞中铁代谢的增加导致铁进一步的耗损,从而对孕产妇和围生期死亡率和发病率产生直接影响。多产史、多胎妊娠、少女妊娠、吸烟以及产时和产后失血等情况都将增加贫血的发生率或使已存在的贫血状况发生恶化。

贫血对妊娠的影响

组织酶发挥正常功能需要足够的铁和叶酸。最初,胎儿通过上调胎盘铁转运蛋白进行代偿[130],但铁转运蛋白的进一步消耗会增加新生儿出生后3个月内罹患贫血的风险。一些关于贫血与产科结局相关性的报道结果如下:

孕产妇

- 免疫力低下和感染易感性增加。
- 疲劳。
- 嗜睡。
- 注意力不集中和工作表现不佳。
- 产后抑郁。
- 缺乏维生素B_{12}导致脊髓和周围神经受累。

胎儿

- 精神运动和(或)精神发育受损。
- 低出生体重低。
- 早产。
- 胎盘早剥。
- 产后出血。
- 维生素 B_{12}和叶酸缺乏所致神经管缺陷。

诊断

妊娠期贫血的临床症状和体征是非特异性的，除非贫血很严重，否则有时很难与正常妊娠症状相鉴别。疲劳是最常见的症状。女性也可主诉虚弱、心悸、呼吸困难、头晕和易怒。

实验室检查包括以下项目：

• 全血细胞计数，血涂片和红细胞指数：缺铁性贫血将表现为Hb<11g/dL，平均红细胞容积<80fL，平均红细胞血红蛋白浓度<30mg/dL，平均红细胞比容<30%；血涂片可见小细胞低色素性红细胞和特征性的“铅笔细胞”[131]。

– 平均红细胞体积>100fL提示叶酸缺乏，但也可能是肝病和饮酒所致。

• 血清铁蛋白：铁蛋白是一种反映铁储存情况的糖蛋白。这是发生铁储备减少异常后首先表现为异常的实验室检验指标，而且不受近期铁摄入的影响。它是一种急性期反应物，因此，在感染或炎症存在时其水平也可能会升高。铁蛋白水平在妊娠初期升高，随后在妊娠晚期由于血液稀释和铁动员而逐渐下降。然而铁蛋白浓度<15μg/L仍提示存在铁缺乏[132]。

• 血清铁和总铁结合力(TIBC)：血清铁和总铁结合力由于可因感染、昼夜变化和铁摄入影响而在预测铁对组织的可用性方面不可靠。正常妊娠时血清铁和总铁结合力有所下降，但血清铁含量<12μg/L和TIBC<15%仍提示存在铁缺乏。

• 可溶性转铁蛋白受体：转铁蛋白受体是一种跨膜蛋白，可将铁运输到细胞内[133]。它是衡量组织铁供应的敏感指标，且不是急性期反应物。起初浓度变化不大，但当确实存在铁缺乏时，可溶性转铁蛋白受体浓度将与总转铁蛋白受体浓度成正比增加。然而，这是一种昂贵的测试，限制了它在妊娠期间的使用。

• 网织红细胞血红蛋白含量和网织红细胞：缺铁性贫血时网织红细胞血红蛋白含量和网织红细胞计数均降低。通过检测网织红细胞的细胞特征，可以早期评估贫血时红细胞的生成活性。这一检测手段运用并不广泛，且关于妊娠期的数据也很有限。

• 血清和红细胞叶酸：叶酸缺乏可导致巨细胞增多(平均细胞体积>100fL)和骨髓中巨幼细胞化。血清叶酸浓度<2.0μg/L，红细胞叶酸浓度<160μg/L时可诊断叶酸缺乏。

• 维生素 B_{12}(钴胺素)水平：维生素 B_{12}缺乏还会导致骨髓中的巨细胞增多和巨幼细胞化。

钴胺素水平在妊娠期间有所不同，妊娠晚期最低，水平<100pg/mL时可诊断维生素 B_{12}缺乏。

– 维生素 B_{12}缺乏症的诊断还包括全钴胺素水平降低、甲基丙二酸水平和乳酸脱氢酶水平升高。后者是以为骨髓中红细胞被破坏所致。

• 骨髓活检：骨髓样本被认为是评估铁储量的金标准；然而，这种检查是非常有创的，应该只用于不能通过简单的方法确诊病因的复杂病例。

• 血红蛋白电泳：可用于检测正常HbA和HbA2的数量，并可检测如HbS、HbF和HbC等异常血红蛋白水平，这些异常血红蛋白的水平在镰状细胞病(SCD)等情况下也可能出现升高。

预防

营养缺乏性贫血的类型因地理位置而异。

饮食建议对所有类型的营养性贫血都很重要，尤其是对素食主义者和素食女性——均衡、富含铁、蛋白质和叶酸的饮食——建议使用强化面包和谷物。在贫血发生率高的国家，所有妊娠女性应在整个妊娠期间每天补充60mg元素铁和400mg叶酸，并在产后3~6个月继续补充以确保充足的铁储备[134,135]。依从性差可能与相当大的胃肠道副作用相关，因此，在贫血发生率较低的地区，采用每周剂量可能更适宜。

治疗

所有妊娠女性应在预约时进行贫血检查，并在妊娠28周时再次进行贫血检查[136]。

缺铁性贫血

口服铁剂

试验性铁治疗可作为一种诊断和治疗措施。口服铁剂2~3周后可观察到血红蛋白水平的升高。若升高，则明确诊断，如果血红蛋白水平没有升高，则需进行进一步检测。

口服铁是一种廉价而有效的恢复铁储备的方法。不同的亚铁盐之间只有微小的差别。亚铁盐包括富马酸亚铁、硫酸亚铁和葡萄糖酸亚铁。

治疗缺铁症的铁元素推荐剂量是每天100~200mg。

血红蛋白浓度应在3~4周内上升20g/L，尽管口服铁的依从性和不耐受可能限制疗效。治疗开始后2~3周应进行重复检测以评估反应，一旦血红蛋白水平恢复正常，治疗应继续3个月，且产后应治疗6周以替换铁储备。

非肠道铁

非肠道铁应留给依从性差、吸收不良或对口服铁不耐受的女性[137]。

一些作者报道说，通过肠外铁治疗，血红蛋白水平提升更快，铁储备补充更快，输血的需要更少[138-140]。

非肠道铁有不同的制剂形式可供选择，如羧麦芽糖铁（注射铁剂）和异麦芽糖铁（莫诺弗），均是快速起效的静脉注射铁剂。

肌内制剂

在英国唯一可用的肌内制剂是低分子量的右旋糖酐铁。注射部位的明显疼痛和永久性皮肤变色的风险限制了其在临床实践中的应用[141]。

输血

应根据当地的指导方针，在产科出血时进行输血。通过对产褥期女性进行适当评估，平衡输血的风险和潜在益处，努力减少不必要的输血[142]。

叶酸

建议所有女性妊娠前每天服用400μg的预防性剂量至少3个月。对于患有溶血性贫血（如SCD）的女性，或正在服用如抗癫痫药物等影响叶酸代谢药物的女性，建议使用5mg的治疗剂量[143]。

维生素 B_{12}

在服用叶酸补充剂之前必须检测维生素 B_{12} 的水平，因为这可能会掩盖维生素 B_{12} 的缺乏。

饮食均衡的女性很少需要补充维生素 B_{12}，但素食者或恶性贫血患者将因此受益。治疗通常采用肌内注射羟钴胺。

妊娠合并镰状细胞病

定义

镰状细胞病（SCD）是一种常染色体隐性遗传病，是由于HbA珠蛋白β链第6位氨基酸上的谷氨酸被缬氨酸所取代而引起的。这种异常的血红蛋白在低氧条件下形成易脆且僵硬的镰刀状红细胞。异常血红蛋白有多种类型：HbSS纯合子型、杂合子型、HbSC或HbS和地中海贫血，当HbS与HbC或地中海贫血共同遗传时，就会出现这种类型的异常血红蛋白。其他不太常见的杂合子型为HbD、HbE及HbO和Arab。HbS与正常Hb结合导致携带者（性状），这些患者通常无症状。不同类型的患者症状严重程度不同，HbSS患者病情更为严重[144]。

背景

SCD是世界上最常见的遗传性疾病，每年有>30万名患儿出生[145,146]，其中2/3发生在非洲[147]。在英国，每年有300多名患儿出生以及100~200例妊娠女性受累[148]。

疾病生理学

异常血红蛋白在低氧条件下凝聚形成易脆而僵硬的红细胞，这些红细胞容易破坏分解从而导致溶血性贫血，进而导致红细胞寿命的缩短。小血管阻塞是导致这种临床情况的主要原因。血管阻塞导致急性骨痛，并与慢性多器官并发症相关。

临床表现

SCD是一种伴随终生累积多器官的并发症。大多数患者患有慢性贫血，血红蛋白水平为6~9g/dL，而较温和的HbSC型的患者血红蛋白水平可能较高或正常。复发性急性、严重的骨痛是主要的临床特征；它影响儿童的手指和足趾、成人的躯干和长骨。这些疼痛或“危象”发作时严重程度不同，可由脱水、应激和感染引起。其他特征是卒中、肾脏疾病、肺动脉高压、视网膜疾病、缺血性坏死和下肢溃疡的风险增加。

妊娠可能会暴露这些症状，从而使疾病在妊娠期间首次得到诊断。过去，SCD与早期死亡率有关，但随着医疗保健的改善，平均预期寿命已得到提高，大多数在英国出生的儿童可成长至育龄[149,150]。

妊娠对镰状细胞病的影响

报道的孕产妇死亡率差异很大，从美国的0.07%[151]到尼日利亚的9.2%[152]不等。一项由英国产科监测系统(UKOS)全国性队列研究发起的，比较了镰状细胞贫血症(HbSS)和HbSC疾病，结果显示SCD妊娠女性其孕产妇和胎儿并发症发生率很高，甚至在HbSC女性中也是如此，这些女性此前被认为在妊娠期间发生并发症的风险较低[153]。

即使在妊娠之外有轻微疾病的患者，妊娠可增加疼痛发作的频率和严重程度，导致多次住院[154-156]，也会导致感染、肺部并发症[157-159]和血栓栓塞事件[160]发生增加。

镰状细胞病对妊娠的影响

孕产妇

- 疼痛危象。
- 产后出血。
- PET。
- 肺动脉血栓形成。
- 血栓栓塞。
- 骨髓栓塞。
- 败血症。

胎儿

- 妊娠丢失。
- 宫内生长受限。
- 死产。
- 胎盘早剥。
- 早产。
- 围生儿死亡率增加4~6倍。

诊断

大多数患者在妊娠前即已明确诊断，并定期在血液学或专科门诊进行复查。

高压液相色谱(HPLC)是最常用的诊断方法。可供选择的试验有等电聚焦、碱性pH下醋酸纤维素电泳或毛细管电泳。所有在英格兰的妊娠女性都会在产检时接受SCD的产前筛查。

管理

妊娠前保健

• 理想情况下应在妊娠前进行伴侣筛查，这将使得临床医生能够就后代受累风险向夫妇提供适当的咨询。

• SCD患者肺动脉高压的风险增加[161]；如果在计划妊娠前一年内未接受过超声心动图检查，则应在计划妊娠前进行超声心动图检查。

• SCD患者通常合并血压升高和蛋白尿，这可能进展为终末期肾病。测量血压、尿检和评估肾功能对明确患者是否存在肾病很重要。

• 鼓励服用预防性抗生素(青霉素、青霉素过敏则为红霉素)以减少感染，特别是荚膜细菌感染风险的女性在整个妊娠期间继续服用[162]。

• 其他药物，如用于降低急性胸部综合征发生率的羟基脲，具有致畸性，应在受妊娠前3个月停止服用[163]。服用血管紧张素转换酶抑制剂和血管紧张素受体阻滞剂的女性应在妊娠期调整为安全且适宜的降压药物。

• 由于相关的叶酸缺乏症，建议每天服用大剂量叶酸(5mg)[164]。

• 肺炎球菌疫苗建议每5年接种一次，流感疫苗建议每年接种一次。

• 有些SCD患者发展成增殖性视网膜病变的风险很高。应在妊娠期对这类患者提供眼科医生的评估。

• 铁过载在需要多次输血的女性中很常见。妊娠前应进行心脏和肝脏MRI扫描，如果有需要，应在妊娠前进行铁螯合治疗。

产前保健

应由多学科团队提供产前保健：一位擅长处理高危妊娠的产科医生、一位专业助产士和一位血液学家。如果妊娠期间出现并发症，清晰的临床路径和通往专家中心的转诊渠道是十分重要的。

理想情况下，SCD患者应尽早预约产前保健以便临床医生能够制订适当的妊娠计划，并在必要时安排转诊。她们应该得到关于妊娠期间如何保持足够的营养、水分和保暖的一般建议。

• 如果患者妊娠前未发现SCD，妊娠后应尽快进行伴侣筛查，并就后代受累风险提供适当的遗传咨询。

• 一般而言，患者应该每4周检查一次直至妊娠28周，之后每2周检查一次——如果有任何母体或胎儿的并发症则可能需要更频繁的检查。

• 具有致畸性的药物应在妊娠前停用。

• 每次就诊都要检查血压和尿液。

• 整个妊娠期均应口服叶酸5mg/d以及预防性使用抗生素。

• 每天服用75mg阿司匹林以降低PET的患病风险[165]。

• SCD患者静脉血栓栓塞的风险增加[166]。如果患者住院或有其他危险因素，应进行预防血栓治疗。

• 除了常规产前超声检查，还应在妊娠24周时进行子宫动脉多普勒评估[167]。由于胎儿生长受限的发生率增加，应从妊娠24周开始每4周定期进行生长评估。

• 预防性输血的益处存在相互矛盾的证据[168-170]，尽管一些中心定期提供这种治疗。为预防继发性卒中而进行长期输血的女性整个妊娠期间应继续维持相同的方案。

• 女性SCD患者通常因溶血而导致慢性贫血；然而血红蛋白水平<6g/dL或较基线下降2g/dL以上的急性贫血才是输血的指征。

• 反复输血常会导致同种异体红细胞免疫，SCD患者中的发生率可高达29%[171,172]。预约保健时即应检测红细胞表型，如果需要输血，只提供C-、E-和Kell血型匹配的制品。

• 由于妊娠晚期围生期死亡风险增加，建议于妊娠38~40周分娩。推荐经阴道分娩，只有在有产科指征的情况下才进行剖宫产。

产时护理

产程中的压力可能会加剧患者的SCD危象，因此，患者应该在能够处理高危妊娠并发症的医疗单位分娩。

• 补水——口服补液通常是足够的，但不能耐受口服液体的女性可能需要静脉补液。患者应进行严格的体液平衡监测，并使用早期预警评分表。

• 氧合作用——在分娩过程中应监测氧饱和度，如果饱和度<94%则补充氧气。

• 产程——应避免产程延长，如果产程进展不顺利，应尽早转为剖宫产。

• 抗生素——除非有感染的迹象，否则不需要预防性使用抗生素。

• 持续胎儿监护——由于胎儿生长受限、胎盘早剥和胎儿窘迫发生风险增加，建议在产程中进行持续监护[172,173]。

• 镇痛/麻醉——患者可以像正常妊娠女性一样接受镇痛和局部麻醉，但哌嗪类药物除外，因为有可能引起SCD女性癫痫发作。

• 预防血栓——应按照RCOG指南的建议常规预防血栓治疗[174]。

产后护理

产后急性镰状细胞病疼痛的发生率增加，可发生在7%~25%的产后患者中[175,176]。发生时应给予充分的阿片类药物镇痛，同时密切监测体液平衡和氧合情况。

• 预防血栓——住院期间、阴道分娩后7~10天和剖宫产术后6周内应给予预防血栓治疗。

• 母乳喂养——对母乳喂养没有限制，应该鼓励产妇进行母乳喂养。

• 避孕——孕酮制剂，如单纯孕激素避孕药、注射针剂（甲羟孕酮）、曼月乐环、皮下埋植剂（依托孕烯）是一线推荐的避孕药具。孕激素已被证实可以减少痛苦危象的发生频率和严重程度[177]。二线避孕药包括复方口服避孕药、含铜宫内节育器、阴道环和复方避孕贴片。含雌激素的避孕药会增加血栓形成的风险，在给SCD女性开具避孕药之前必须进行仔细的风险评估。

妊娠期镰状细胞病急性疼痛危象的管理

妊娠期疼痛危象的发生率增加，一些研究显示27%~50%的女性可能发生[13,178,179]：

• 轻度疼痛：对于轻度疼痛的患者，可以在门诊给予休息、输液和镇痛（对乙酰氨基酚和弱阿片类药物）处理。

• 中至重度疼痛：这些患者应住院并迅速评估感染或急性胸部综合征的迹象。治疗的主要方法是快速镇痛和补液：

- 镇痛——应迅速给予强效口服或肠外阿片类药物，动态进行疼痛评分并进一步给予镇痛，直到患者疼痛缓解[180]。

- 补液——应以60mL/(kg·24h)。

表16.1 妊娠期静脉血栓栓塞的危险因素

患者因素	妊娠相关因素
既往血栓栓塞病史****	双胎妊娠**
制动***	产前出血**
BMI>30kg/m^2**	产后出血(>1L)***
体重>120kg**	剖宫产分娩**
吸烟(妊娠前或妊娠期吸烟10~30支/天)**	子痫前期**
增重>21kg(对比7~21kg)*	子痫前期合并胎儿生长受限***
产次>1*	辅助生殖技术**/***
年龄≥35岁*	输血治疗**
疾病情况[a],如SLE、心脏病、贫血、镰状细胞病、活动性感染、静脉曲张	剧吐**
易栓症[b]	产后出血***

常用风险评估:优势比;****>20;***>4;**>2;*>1。

[a]根据疾病类型和严重程度不同,发生血栓风险范围波动很大[14]。

[b]风险分级参见表16.2。

Source data from Jacobsen AF, Skjeldestad FE, Sandset PM. Ante- and postnatal riskfactors of venous thrombosis: a hospital-based case-control study. J Thromb Haemost 2008; 6(6):905-912, Greer IA. Thrombosis in pregnancy: updates in diagnosis andmanagement. Hematology Am Soc Hematol Educ Program 2012; 2012:203-7, Bates SM, Greer IA, Middeldorp S, Veenstra DL, Prabulos AM, Vandvik PO. VTE, Thrombophilia, Antithrombotic Therapy, and Pregnancy. Chest 2012; 141 (2) (Suppl): e691S-e736S, Robertson L, Wu O, Langhorne P, et al. Thrombosis Risk and Economic Assessment ofThrombophilia Screening (TREATS) Study. Thrombophilia in pregnancy: a systematicreview. Br J Haematol 2005; 132 :171-96, James AH, Jamison MG, Brancazio LR, MyersER. Venous thromboembolism during pregnancy and the postpartum period: incidence, risk factors, and mortality. Am J Obstet Gynecol 2006; 194: 1311-15 and Royal College ofObstetricians and Gynaecologists. Green-top Guideline No. 37a. Reducing the risk ofthrombosis and embolism during pregnancy and the puerperium (April 2015). https://www.rcog.org.uk/en/guidelines-research-services/guidelines/gtg37a/

在影响,包括对胎儿发育的影响以及穿透胎盘屏障后的抗凝效果。华法林和其他维生素K拮抗剂能穿过胎盘。这些药物具有潜在的致畸作用,特别是华法林胚胎病(面部中部发育不全、近端肢体短、指骨短和脊柱侧弯),使少数在妊娠早期暴露于华法林的妊娠复杂化。在妊娠6周前停用维生素K拮抗剂,可避免华法林胚胎病的风险[11]。它还与妊娠丢失和神经管发育缺陷有关[11],以及胎儿抗凝血的风险。一般来说,在妊娠期间应避免使用华法林,但在一些高危情况下,由于产妇血栓形成的高风险超过了对胎儿的风险,华法林可以考虑使用。在这种情况下,最好还是尽量避免在妊娠前3个月使用华法林。对于长期口服抗凝剂的女性,在可能的情况下,在妊娠6周时停止使用[并用普通肝素(UFH)或低分子肝素(LMWH)替代]以避免胚胎病的风险是很重要的。然而,由于华法林不能进入母乳,它可以在产后使用[11]。在妊娠期以外,直接口服凝血酶和Xa因子抑制剂的使用越来越多;然而,它们在妊娠期间的影响和风险尚未确定[11,17]。鉴于已确定的替代治疗(UFH和LMWH)的安全性,这些药物一般应在妊娠期间避免使用。磺达肝癸钠似乎少量穿过胎盘;然而,越来越多的报道提及其在妊娠期间的使用,尤其是在不能使用低分子肝素的情况下,但并未描述其副作用[17-19]。应该注意的是,大多数关于磺达肝癸钠的报道都与妊娠中期和妊娠晚期的使用有关。

表16.2 无症状遗传性易栓症女性妊娠期发生静脉血栓栓塞的相对风险

易栓症	非家族性研究的常用相对风险优势比(95%CI)
抗凝血酶缺乏	4.7(1.3~17.0)
蛋白C缺陷	4.8(2.2~10.6)
蛋白S缺陷	3.2(1.5~6.9)
凝血因子V Leiden,杂合子型	8.3(5.4~12.7)
凝血因子V Leiden,纯合子型	34.4(9.9~120.1)
凝血酶原G20201A,杂合子型	6.8(2.5~18.8)
凝血酶原G20201A,纯合子型	26.4(1.2~559.3)

Source data from 12. Robertson L, Wu O, Langhorne P, et al. Thrombosis Risk and Economic Assessment of Thrombophilia Screening (TREATS) Study. Thrombophilia inpregnancy: a systematic review. Br J Haematol 2005; 132(2):171-196.

与华法林相比,UFH和LMWH不会穿过胎盘,因此不会对胎儿造成直接风险[11]。在出血并发症、肝素诱导的血小板减少和肝素相关的骨质疏松方面,LMWH比UFH有更好的安全性[5,9-11,20,21]。一项对981例患有急性VTE妊娠女性的18项研究的系统评价报道,产前大出血的平均发生率为1.41%(95%CI 0.60~2.41%),分娩后最初24小时内为1.90%(95%CI 0.80~3.60%),产后24小时后大出血为 1.2%(95% CI0.30~2.50%),以及 1.97% 妊娠期复发性静脉血栓栓塞(95%CI 0.88~3.49%)[21]。低分子肝素通过肾脏排泄,有显著肾功能障碍的女性可能需要调整剂量。

静脉血栓栓塞的预防

静脉血栓栓塞预防性使用抗凝剂指南之间存在很大的差异。这是因为没有足够的证据支撑来评估妊娠静脉血栓栓塞的风险和采取预防措施后风险降低程度,长期(肠外)抗凝治疗的负担,以及患者和医生的价值和偏好。指南是基于从少量试验、观察性研究或非妊娠情况中推断的证据。当考虑血栓预防时,需要进行个人风险-收益评估,并与女性就其偏好和价值观共同决策。最近Cochrane在基于16项随机试验(共2592例女性),对妊娠和产程中的血栓预防的系统综述中得出结论,目前的现有证据不足以提出明确的建议,强调需要更好的证据[22]。表16.1和表16.2列出静脉血栓栓塞的常见危险因素。由于不了解这些因素是如何相互作用的,但认识到它们的相互作用以及相互作用不是简单的算术,因此在指导方针中采用了基于风险因素的大小和数量的务实方法。然而,长期使用低分子肝素皮下注射预防VTE的发生是相对获得认同的。表16.3根据临床特征总结了现有的血栓预防指南[11,14,23]。当使用低分子肝素预防时,持续时间其实也不确定,特别是产后使用时间。穿弹力袜进行机械性预防是一种替代治疗,可在有抗凝药物使用禁忌证患者中使用,或在认为有高危因素女性中作为额外的预防措施使用。应告知有静脉血栓栓塞重大风险的女性静脉血栓栓塞的特征,以便在出现此类特征时,她们可以寻求具体的医疗评估。

静脉血栓栓塞的诊断

静脉血栓栓塞可发生在妊娠的任何时候;然而,值得注意的是,>50% 的事件发生在妊娠 20 周之前[24,25]。临床症状出现的较早,但其本身尚不足以做出明确的诊断。鉴于病情的重要性,临床诊断往往是不可靠的,当临床怀疑某一事件时,需要进行客观评估。不到10%的临床疑似静脉血栓栓塞病例经客观检测得到证实[10]。目前,与经常使用Wells评分的非妊娠相比,妊娠前的概率评估尚未得到验证[26]。Chan 等人[27]已经证明了使用三个变量及其 LEFt 规则[左腿(L)、水肿(E)、小腿圆周差异至少 2cm、妊娠早期表现(Ft)]可能有效地排除 DVT。支持这一观点的是,对 157 例疑似妊娠期 DVT 的女性进行的事后分析报道称[28],LEFt 规则可以准确地识别那些DVT发生率非常低的女性。修正的Wells评分(MWS)已被评估用于诊断以下疾病的风险分层,如妊娠期肺栓塞(PE)[29]:≥6 分,且具有 100% 的敏感性、90% 的特异性,客观证实 PE 的阳性预测值为 36%,而<6分的 MWS 阴性预测值为 100%。尽管令人鼓舞,但这些数据尚不足以支持将此类评估引入常规实践,并且仍需要对预测工具进行前瞻性评估。

加压血管彩色多普勒超声仍然是评估妊娠DVT的首选检查方法[30,31]。如超声检查阴性但临床高度可疑,则应在 3~7 天内重复超声检查[32]。在等待重复试验的同时,通常会停止抗凝剂的使用。在一项>200例妊娠的前瞻性队列研究中,连续加压血管彩色多普勒超声检查的阴性预测值为 99.5%(95%CI 96.9%~100%)[32]。有时,当怀疑髂静脉血栓形成,而超声检查未证实DVT时,可采用其他技术,如MRI或X线静脉造影[30]。

如果怀疑PE并且存在可能的DVT的临床特征,则下肢超声检查可能有用。在确诊深静脉血栓后,就可以开始抗凝治疗,因为这两种情况的治疗方法是一样的,因此,除非存在危及生命的PE,否则就不需要特殊的基于辐射的胸部成像。显然,超声阴性结果不能排除PE,如果妊娠期需要进行PE的特殊检查,通气-灌注(V/Q)肺扫描可能比CTPA更好[26]。这是因为它们的阴性预测值高、母体辐射剂量低以及妊娠期合并肺部问题的发生率相对较低,这些在妊娠期之外往往导致非诊断性中间概率结果[26]。对于正常的胸部X线片,通气部分可以省略,以尽量减少辐射剂量。CT肺血管造影术(CTPA)由于妊娠女性辐射剂量(高达20mGy)可能与乳腺癌风险增加有关,尽管CTPA具有较高的敏感性和特异性,并且能够识别诸如主动脉夹层等其他疾病,但在妊娠期通常被避免使用[26]。然而,通过使用铋乳房防护罩,可以显著减少母体的辐射暴露[33]。据报道,CTPA、V/Q和低剂量灌注(Q)肺扫描对>99%妊娠女性的PE诊断具有相似的阴性预测值[34,35]。当V/Q扫描结果显示PE的中等概率时,CTPA是有价值的。由于担心胎儿暴露在潜在有害的使用下腔静脉滤过器的安全性尚不确定。在非妊娠患者中，过滤器可减少PE，但会增加DVT的发生，而VTE的发生率总体上没有明显变化。临时下腔静脉过滤器的危害包括过滤器移位(>20%)、过滤器断裂(约5%)和IVC穿孔(高达5%)[26]。

围生期抗凝剂的使用

需要注意的是，如果妊娠期使用低分子肝素进行VTE治疗的女性，在即将分娩前需停止使用低分子肝素。当静脉血栓栓塞发生在足月临近分娩时，则需要考虑更多因素。这些风险包括血栓形成风险、分娩方式、出血风险和椎管内麻醉。此时可以考虑多种选择。在即将分娩的不稳定情况下，静脉注射UFH可能有价值，因其更容易操作并且可以快速停止。对于计划分娩，无论是选择剖宫产还是引产，低分子肝素维持治疗应在计划分娩前24小时停止，以允许椎管内麻醉并减少出血的风险。在最后一剂治疗性低分子肝素后至少24小时内应避免进行椎管内麻醉或镇痛，在使用腰麻或拔除硬膜外导管后至少4小时内不应给予低分子肝素。硬膜外导管不应在最后1次低分子肝素注射后12小时内取出[26]。在接受围生期抗凝治疗的女性中，伤口并发症的发生率会增加[44]，因此，谨慎预测这一点，剖宫产时使用引流管和间断皮肤缝合可能对预防或引流伤口血肿有价值[26]。

产后使用问题

如前所述，妊娠期静脉血栓栓塞的治疗性抗凝处理应持续整个妊娠期，产后应坚持使用至产后6周，总持续时间不低于3个月。低分子肝素使用>12周与血栓后综合征的发生风险降低密切相关。在停止治疗之前，应评估复发血栓的风险。因为华法林仅少量进入乳汁，所以可用于产后抗凝。然而，由于存在出血风险，特别是在产后低分子肝素和华法林使用过渡阶段[26]，华法林的使用最好等待至产后第5天开始，如果产后出血风险增加，则华法林开始使用时间需相应延长。因此，产妇可以选择低分子肝素或华法林进行产后抗凝治疗。与低分子肝素相比，华法林需要定期监测INR，特别是在治疗开始的前10天，这对于产妇会造成一定不便。

(张莹　译)

参考文献

1. Cantwell R, Clutton-Brock T, Cooper G, et al. Saving Mothers' Lives: Reviewing maternal deaths to make motherhood safer: 2006–08. The Eighth Report of the Confidential Enquiries into Maternal Deaths in the United Kingdom. *BJOG* 2011;**118** Suppl 1:57–64.
2. Wik HS, Jacobsen AF, Sandvik L, Sandset PM. Prevalence and predictors for post-thrombotic syndrome 3 to 16 years after pregnancy-related venous thrombosis: a population-based, cross-sectional, case-control study. *J Thromb Haemost* 2012;**10**:840–47.
3. Kane EV, Calderwood, C, Dobbie R, Morris, CA, Roman E. Greer IA. A population-based study of venous thrombosis in pregnancy over 25 years. *Eur J Obstet, Gynecol Reprod Biol* 2013;**169**:223–29.
4. Knight M, Kenyon S, Brocklehurst P, et al. *Saving Lives, Improving Mothers' Care: Lessons Learned to Inform Future Maternity Care from the UK and Ireland Confidential Enquiries into Maternal Deaths and Morbidity 2009–12*. Oxford: National Perinatal Epidemiology Unit, University of Oxford; 2014.
5. Bates SM, Middeldorp S, Rodger M, James AH, Greer IA. Guidance for the treatment and prevention of obstetric-associated venous thromboembolism. *J Thromb Thrombolysis* 2016;**41**:92–128.
6. Heit JA, Kobbervig CE, James AH, Petterson TM, Bailey KR, Melton LJ 3rd. Trends in the incidence of venous thromboembolism during pregnancy or postpartum: a 30-year population-based study. *Ann Intern Med* 2005;**143**:697–706.
7. Jacobsen AF, Skjeldestad FE, Sandset PM. Ante- and postnatal risk factors of venous thrombosis: a hospital-based case-control study. *J Thromb Haemost* 2008;**6**:905–12.
8. Kamel H, Navi BB, Sriram N, Hovsepian DA, Devereux RB, Elkind MS. Risk of a thrombotic event after the 6-week postpartum period. *N Engl J Med* 2014;**370**:1307–15.
9. Greer IA. Thrombosis in pregnancy: updates in diagnosis and management. *Hematology Am Soc Hematol Educ Program* 2012;**2012**:203–207.
10. Greer IA. Pregnancy complicated by venous thrombosis. *N Eng J Med* 2015;**573**:540–47.
11. Bates SM, Greer IA, Middeldorp S, Veenstra DL, Prabulos AM, Vandvik PO. VTE, thrombophilia, antithrombotic therapy, and pregnancy: Antithrombotic Therapy and Prevention of Thrombosis, 9th ed: American College of Chest Physicians Evidence-Based Clinical Practice Guidelines. *Chest* 2012;**141** Suppl 2:e691S–736S.
12. Robertson L, Wu O, Langhorne P, et al. Thrombosis Risk and Economic Assessment of Thrombophilia Screening (TREATS) Study. Thrombophilia in pregnancy: a systematic review. *Br J Haematol* 2005;**132**:171–96.
13. James AH, Jamison MG, Brancazio LR, Myers ER. Venous thromboembolism during pregnancy and the postpartum period: incidence, risk factors, and mortality. *Am J Obstet Gynecol* 2006;**194**:1311–15.
14. Royal College of Obstetricians and Gynaecologists (RCOG). *Reducing the Risk of Thrombosis and Embolism during Pregnancy and the Puerperium*. Green-top Guideline No. 37a. London: RCOG; 2015. Available at: https://www.rcog.org.uk/en/guidelines-research-services/guidelines/gtg37a/.
15. Bezemer ID, van der Meer FJ, Eikenboom JC, Rosendaal FR, Doggen CJ. The value of family history as a risk indicator for venous thrombosis. *Arch Intern Med* 2008;**169**:610–15.
16. Zoller B, Ohlsson H, Sundquist J, Sundquist K. Familial risk of venous thromboembolism in first-, second- and third-degree relatives: a nation-wide family study in Sweden. *Thromb Haemost* 2013;**109**:361–62.
17. Tang A-W, Greer I. A systematic review on the use of the new anticoagulants in pregnancy. *Obstet Med* 2013;**6**:64–71.
18. Knol HM, Schultinge L, Erwich JJHM, Meijer K. Fondaparinux as an alternative anticoagulant therapy during pregnancy. *J Thromb Haemost* 2010;**8**:1876–79.

19. Elsaigh E, Thachil J, Nash MJ, et al. The use of fondaparinux in pregnancy. *Br J Haematol* 2015;**168**:762–64.
20. Greer IA, Nelson Piercy C. Low molecular weight heparins for thromboprophylaxis and treatment of venous thromboembolism in pregnancy: a systematic review of safety and efficacy. *Blood* 2005;**106**:401–407.
21. Romualdi E, Dentali F, Rancan E, et al. Anticoagulant therapy for venous thromboembolism during pregnancy: a systematic review and a meta-analysis of the literature. *J Thromb Haemost* 2013;**11**:270–81.
22. Bain E, Wilson A, Tooher R, Gates S, Davies L-J, Middleton P. Prophylaxis for venous thromboembolic disease in pregnancy and the early postnatal period. *Cochrane Database Syst Rev* 2014;**2**:CD001689.
23. Chan WS, Rey E, Kent NE, et al. Venous thromboembolism and antithrombotic therapy in pregnancy. *J Obstet Gynaecol Can* 2014;**36**:527–53.
24. Gherman RB, Goodwin TM, Leung T, et al. Incidence, clinical characteristics, and timing of objectively diagnosed venous thromboembolism during pregnancy. *Obstet Gynecol* 1999;**94**:730–34.
25. James AH, Tapson VF, Goldhaber SZ. Thrombosis during pregnancy and the postpartum period. *Am J Obstet Gynecol* 2005;**193**:216–19.
26. Royal College of Obstetricians and Gynaecologists (RCOG). *Thromboembolic Disease in Pregnancy and the Puerperium: Acute Management*. Green-top Guideline No. 37b. London: RCOG; 2015. Available at: https://www.rcog.org.uk/en/guidelines-research-services/guidelines/gtg37b/.
27. Chan WS, Lee A, Spencer FA, et al. Predicting deep venous thrombosis in pregnancy: out in 'LEFt' field? *Ann Intern Med* 2009;**151**:85–92.
28. Righini M, Jobic C, Boehlen F, et al. Predicting deep venous thrombosis in pregnancy: external validation of the LEFT clinical prediction rule. *Haematologica* 2013;**98**:545–48.
29. O'Connor C, Moriarty J, Walsh J, Murray J, Coulter-Smith S, Boyd W. The application of a clinical risk stratification score may reduce unnecessary investigations for pulmonary embolism in pregnancy. *J Matern Fetal Neonatal Med* 2011;**24**:1461–64.
30. Bates SM, Jaeschke R, Stevens SM, et al. Diagnosis of DVT: Antithrombotic Therapy and Prevention of Thrombosis, 9th ed: American College of Chest Physicians Evidence-Based Clinical Practice Guidelines. *Chest* 2012;**141**:Suppl 2:e351S–418S.
31. Le Gal G, Kercret G, Yahmed KB, et al. Diagnostic value of single complete compression ultrasonography in pregnant and postpartum women with suspected deep vein thrombosis: prospective study. *BMJ* 2012;**344**:e2635.
32. Chan WS, Spencer FA, Lee AY, et al. Safety of withholding anticoagulation in pregnant women with suspected deep vein thrombosis following negative serial compression ultrasound and iliac vein imaging. *CMAJ* 2013;**185**:E194–200.
33. Hurwitz LM, Yoshizumi TT, Goodman PC, et al. Radiation dose savings for adult pulmonary embolus 64-MDCT using bismuth breast shields, lower peak kilovoltage, and automatic tube current modulation. *Am J Roentgenol* 2009;**192**:244–53.
34. Shahir K, Goodman LR, Tali A, Thorsen KM, Hellman RS. Pulmonary embolism in pregnancy: CT pulmonary angiography versus perfusion scanning. *Am J Roentgenol* 2010;**195**:W214–20.
35. Ridge CA, McDermott S, Freyne BJ, Brennan DJ, Collins CD, Skehan SJ. Pulmonary embolism in pregnancy: comparison of pulmonary CT angiography and lung scintigraphy. *Am J Roentgenol* 2009;**193**:1223–27.
36. Nguyen CP, Goodman LH. Fetal risk in diagnostic radiology. *Semin Ultrasound CT MR* 2012;**33**:4–10.
37. Schembri GP, Miller AE, Smart R. Radiation dosimetry and safety issues in the investigation of pulmonary embolism. *Semin Nucl Med* 2010;**40**:442–54.
38. Khalafallah AA, Morse M, Al-Barzan AM, et al. D-Dimer levels at different stages of pregnancy in Australian women: a single centre study using two different immunoturbidimetric assays. *Thromb Res* 2012;**130**:e171–77.
39. Nelson-Piercy C, Powrie R, Borg JY, et al. Tinzaparin use in pregnancy: an international, retrospective study of the safety and efficacy profile. *Eur J Obstet Gynecol Reprod Biol* 2011;**159**:293–99.
40. Patel JP, Green B, Patel RK, Marsh MS, Davies JG, Arya R. Population pharmacokinetics of enoxaparin during the antenatal period. *Circulation* 2013;**128**:1462–69.
41. Kahn SR, Shapiro S, Wells PS, et al. Compression stockings to prevent post-thrombotic syndrome: a randomised placebo-controlled trial. *Lancet* 2014;**383**:880–88.
42. te Raa GD, Ribbert LSM, Snijder RJ, Biesma DH. Treatment options in massive pulmonary embolism during pregnancy: a case-report and review of literature. *Thromb Res* 2009;**124**:1–5.
43. Milford W, Chadha Y, Lust K. Use of a retrievable inferior vena cava filter in term pregnancy: case report and review of literature. *Aust N Z J Obstet Gynaecol* 2009;**49**:331–33.
44. Limmer JS, Grotegut CA, Thames E, Dotters-Katz SK, Brancazio LR, James AH. Postpartum wound bleeding complications in women who received peripartum anticoagulation. *Thromb Res* 2013;**132**:e19–23

第17章

妊娠期常见感染和特殊感染与免疫

Austin Ugwumadu

先天免疫反应和胎儿对感染应答的特点

先天性免疫系统是原始的，对生存至关重要。因此，在胎儿时期，它先于适应性免疫系统发育，是第一道防线，特别是在未成熟的胎儿中。该系统的前线组成部分包括基因编码的模式识别受体，它们在巨噬细胞、单核细胞和其他类型的细胞上表达[1]。这些受体经过数千年的进化，编程后用于识别脂多糖等结构模式，脂多糖是微生物细胞壁的组成部分，是先天免疫反应和促炎细胞因子表达的强有力的激活剂[1]。合成的细胞因子，特别是肿瘤坏死因子（TNF-α），引起大脑[2]或全身性内皮损伤，全身血管舒张，组织灌注不足，血管通透性增加、休克和心肌抑制[3]。这些过程可能导致发育中的胎儿大脑脆弱区域的严重循环障碍，损害脑血管调节，并增加缺氧缺血性损伤的风险。

宫内感染/炎症导致胎儿损伤和围生期脑损伤的几种生物学途径已被证实。这些途径阐明了产妇围生期炎症、脑瘫和其他相关并发症之间的多重联系。从下述视角来正确看待与感染/炎症和围生期脑损伤相关的3个全新概念：

1.胎儿和母亲对上行感染或血源性宫内感染的炎性反应受到每个个体基因控制的炎症过程影响[4]。

2.感染可发生在妊娠前，也可发生在妊娠早期。子宫内膜或蜕膜感染在临床上可能未被识别，甚至可能从一次妊娠持续到下一次妊娠。

3.感染/炎症的最终结果包括蜂窝织炎、脓肿形成、血栓形成、栓塞、缺血和梗死，但也有活性氧和其他损伤分子造成的细胞损伤、免疫识别改变和细胞凋亡。在去除或纠正最初的有害过程后，脑损伤机制可能持续存在[5,6]。

在脑内，细胞因子也可能削弱胎儿血脑屏障[7,8]，介导白细胞的跨内皮迁移和炎症损伤。大脑吞噬细胞，即小胶质细胞，在脂多糖刺激下表达白介素（IL）-1β、IL-6、TNF-α[9]。肿瘤坏死因子-α、IL-1β和γ干扰素对少突胶质细胞母细胞产生直接神经毒性作用[10-12]，使神经细胞的轴突（白质）髓鞘化，并诱导胶质细胞增生和NO释放，导致线粒体功能障碍和细胞能量衰竭[13]。

易受感染导致的脑损伤

几种发育解剖学、代谢和免疫内分泌因素协同作用，加重胎儿组织损伤。发育中的神经元在神经元和胶质细胞有丝分裂时期、细胞有序迁移阶段以及微结构的形成和组织过程中容易受到损伤。髓鞘形成前期似乎是少突胶质细胞最敏感的时期。此外，生发基质区是另一个更易受伤害的发育结构。

生发基质区是胎儿大脑发育过程中的一个短暂的胚胎组织，邻近侧脑室，跨越脑循环的血管边界。它在妊娠约32周时开始渐消退。妊娠23~32周时，基质中的运动神经细胞及其轴突（白质）由松散的和不成熟的血管网络灌注，这些血管仅由单层内皮细胞支撑，没有肌层。当胎儿血压波动时，这一发育缺陷造就了早产儿脑室内出血（IVH）的高发生率。

总的来说，大脑白质的血管供应发育不完善[14]、因发育不成熟而致脑血流失调[15,16]，以及少突胶质细胞前体易受自由基攻击[17,18]等都使早产儿的大脑容易出现压力被动循环和缺血性损伤。最终的结果是活性氧的致命积累和少突胶质细胞的凋亡，导致神经元损失。

之前讨论过发育易感性、成熟依赖性病理生理机制和少突胶质细胞易感性可能对早产儿大脑产生影响，从而产生一系列临床疾病，包括新生儿抑制、脑室周围白质软化（PVL）、脑瘫和IVH。感染导致足月及近足月胎儿脑损伤的机制尚不明确，可能涉及与其他因素协同作用的炎症级联反应。以支气管肺发育不良形式出现的呼吸道疾病也与胎儿宫内感染有关。

脑室周围白质软化和脑瘫

PVL是脑瘫的主要前驱性病变，60%~100%发生于受感染的早产儿[19]，包括两类，即局灶性和弥漫性，局灶性病变位于白质的深部，其特征是所有细胞成分的局部非选择性坏死并随后形成囊肿，弥漫性病变特征是针对少突胶质细胞前体的更弥漫性且选择性的损伤[20]。感染和缺氧缺血的炎症介质通过活性氧的产生对少突胶质细胞前体产生直接的神经毒性损伤。在兔子的动物实验中，母体感染诱发胎儿脑白质病变[21,22]，而在人类中，早产儿PVL和脑瘫的发生率随着母体感染[23,24]、胎盘感染[25,26]或胎儿感染[27,28]而增加。通过产前暴露于高浓度的促炎细胞因子可帮助确定婴儿3岁时发生PVL并随后发生脑瘫的风险[27,29-31]。

脑室内出血

患有胎儿全身炎性反应综合征（FSIRS）或严重缺氧的胎儿失去维持稳定脑血流的自动调节能力[15]。脑血流量剧烈的改变可能导致生发纤弱的基质血管破裂出血，血液进入基质，最终扩展到单个室管膜细胞层，从侧脑室分离区域进入脑室导致IVH[32]。另外，白细胞对基质区脆弱血管的炎症性黏附可能导致血管损伤和生发基质出血。IVH引起的脑室扩大可能进一步压迫相邻的脑室周围毛细血管，导致缺血和进一步的白质损伤。绒毛膜羊膜炎和羊水IL-6升高的婴儿发生IVH的风险比没有炎症的同龄婴儿高3~4倍[33-35]。

绒毛膜羊膜炎

这一术语适用于由于微生物从母体下生殖道进入羊膜囊而引起的胎膜和胎盘的炎症。在炎症过程中首当其冲受影响的是细胞膜而不是胎盘。母性多形核白细胞首先浸润到羊膜囊的下极，然后聚集在绒膜板下的绒毛间隙，即所谓的绒毛间隙炎症[36]。除李斯特菌病[36]和血源性母亲感染的垂直传播外，绒毛间隙的其他部位很少见炎症细胞，绒毛炎也很少见。在这一过程的后期，胎儿白细胞从绒毛板内的胎儿血管中迁移出来，随后发生脐血管炎，胎儿白细胞迁移到华通胶，即所谓的脐带炎，这是更广泛的FSIRS的标志[37]。可能部分由广泛的内皮损伤介导（图17.1）[38]。

FSIRS与低血压、新生儿癫痫发作、气管插管、胎粪吸入综合征、多器官功能障碍、绒毛膜羊膜炎、早产、临床诊断的缺氧缺血性脑病或新生儿脑病[39-41]、IVH[42]、白质损害、脑室周围白质软化、支气管肺发育不良和脑瘫有关（图17.1）[42]。这可能是低Apgar评分和新生儿的其他低指标最常见的原因[41,44]。严重脓毒症或生长受限可能导致胎儿死亡[45]，也可能发生多小脑回畸形（一种大脑皮质的迁移性疾病）[46]。荟萃分析表明，临床绒毛膜羊膜炎在早产儿中发生脑瘫的相对危险度（RR）为1.9（95%CI 1.4~2.5），在足月婴儿中发生脑瘫的RR为4.7（95%CI 1.3~16.2）。然而，关于足月婴儿围生期前与宫内感染相关的脑瘫的风险以及宫内感染的影响，文献相对较少。

绒毛膜羊膜炎是新生儿脑病和脑瘫的高危因素[48]。它占足月和近足月脑瘫病例的11.22%，与不明原因脑瘫的比值为9.3[49]。胎儿暴露于绒毛膜羊膜炎有两种强有力的有害因素，即高温和炎症。目前临床绒毛膜羊膜炎的诊断依据是：母体发热>38.0℃，宫底任何两处压痛，阴道分泌物有脓性和（或）恶臭，胎儿心动过速，母体心动过速，炎症标志物包括C反应蛋白和白细胞计数升高。然而，只有≤10%的组织学证实为绒毛膜羊膜炎病例才有临床绒毛膜羊膜炎的征象。子宫压痛是主观的，可在硬膜外镇痛后消除。脓性或刺激性的阴道分泌物是主观的，使用抗菌凝胶和润滑剂在分娩时进行阴道检查会减弱。分娩是一个炎症产生过程，与炎症标志物水平的增加有关。总的来说，用于诊断临床绒毛膜羊膜炎的标准是不敏感的，且胎儿与母体是分离的，在作者的研究所，母体温度和胎母心动过速是诊断临床绒毛膜羊膜炎最常用的标准。

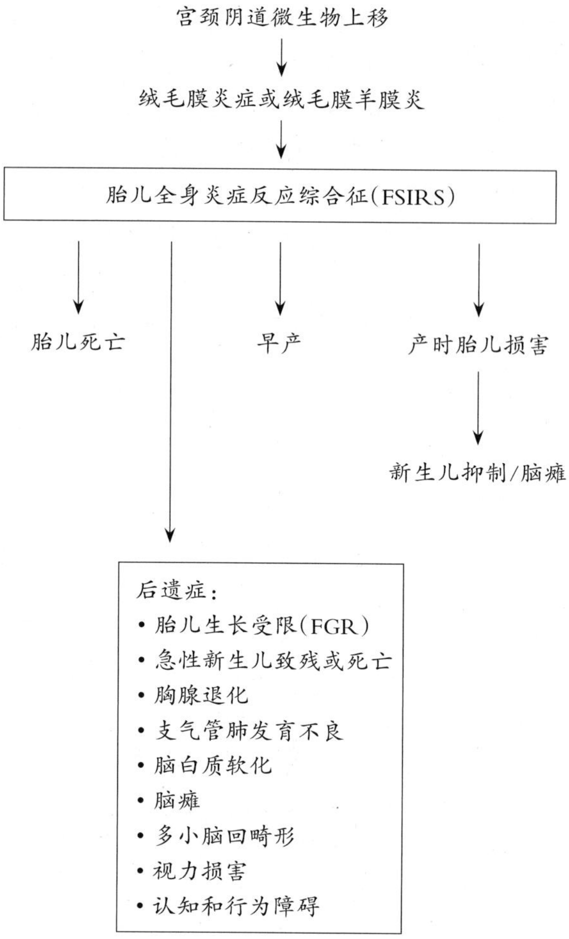

图17.1 绒毛膜羊膜炎的短期、中期和长期并发症。

产时母体发热

虽然母亲的口腔温度是代表宫内温度的最佳指标,但它仍然比宫内温度低约0.8℃[50]。此外,胎儿核心温度比胎儿皮肤温度和宫内温度高0.75℃[51]。因此,妊娠女性发热不可避免地与胎儿温度升高有关,38.0℃的阈值温度被广泛用于定义和诊断产时发热,而临床绒毛膜羊膜炎与胎儿脑温度39.5℃或更高有关。从有暴露的胎儿患脑病的风险增加这个现象中可以察觉到这个影响。例如,足月新生儿脑病的风险为0.12%,而当胎儿暴露于母体发热时这一风险增加了近10倍,为1.13%[50]。在大鼠实验中,大脑温度升高与一系列增加神经毒性因素的敏感性直接相关[52,53]。在人类新生儿中,母亲发热与新生儿癫痫发作的风险增加相关,即使发热非感染性原因,例如硬膜外镇痛[54]。不出所料,对有严重新生儿脑病的新生儿脑冷却激起了研究者的极大兴趣并获得巨大成功。

胎儿单独暴露于酸中毒(脐带pH<7.05)的新生儿脑病的风险为1.58%。然而,孕产妇发热和新生儿酸中毒的共同作用使新生儿脑病的风险增加10倍以上,达12.5%,这与新生儿脓毒症无关[50]。据推测,母体发热增加了胎儿氧化应激消耗细胞能量储备,增加了胎儿对缺氧损伤的易感性。在基于脂多糖的绒毛膜羊膜炎动物模型中,预防性抗氧化剂已被证明可以提供神经保护和减少胎儿损伤[55-57]。

临床处理

对于产时单一发热产妇的临床处理手段以使用退热药物(如对乙酰氨基酚)、温热海绵、冷却风扇,和产时每4小时给予苄星青霉素预防抗生素直到分娩结束为基础。这些退热药至少在理论上可以恢复母体的温度梯度,并使胎儿摆脱代谢热。然而,很少有证据表明它们能改善婴儿的预后。相反,许多临床医生认为当母体体温下降且服用抗生素后,婴儿病情会进展。市场上没有足够浓度的抗生素可以通过胎盘屏障来消除宫内感染。因此,处理绒毛膜羊膜炎的基础仍然是娩出胎儿,不论其胎龄。

羊膜内感染,羊水胎粪污染,胎粪吸入综合征:有什么联系?

胎儿摄取和吸入羊水,是其正常行为状态的一部分。从早期对绵羊的研究得出结论,肺液是流向羊膜腔的[58,59],这表明胎儿不能吸入羊水,也不会吸入胎粪。然而,最近超声和彩色多普勒研究清楚地显示胎儿鼻咽、鼻子和气管中有液体流入和流出[60-62]。胎儿喘息样动作一直被视为胎粪吸入综合征(MAS)的先兆,在分娩前24~72小时死亡的人类胎儿[63]、在死于产前感染、缺氧和其他原因的胎羊中[64],以及在灵长类动物的胎儿死亡前也都有类似描述[65]。因此,我们知道胎儿可以在子宫内吸入羊水,特别是当胎儿处于濒死前状态[65-68],在死胎的胎肺中明确证实有胎粪的存在[69]。

羊水通常是无菌的,具有抗菌活性,有助于保护胎儿免受下生殖道上行微生物的侵害。然而,羊水胎粪污染(MSAF)通过抑制巨噬细胞摄取细菌的吞噬能力促进细菌种类的生长[70],并削弱氧化迸发和多形核白细胞的细菌杀灭能力[74]。这一规则并不适用于B族链球菌(GBS),该菌具有在正常和透明羊水中快速生长和繁殖的能力[70]。如果上行的微生物侵入羊水,它们可能通过未成熟的肠上皮和(或)肺上皮进入胎儿体循环,引起胎儿宿主炎性反应。胎儿摄入被微生物、细菌产物和炎症介质污染的羊水可能引起肠炎和增强结肠运动导致胎粪排出。与羊水清澈的患者相比,在自然足月分娩中出现MSAF的患者羊水培养阳性率更高、IL-6浓度较高、革兰阴性菌株更常见、内毒素检测率更高[75]。从肠道排出的受感染的胎粪中含有微生物、细菌产物、炎症细胞因子和补体,吸入肺部可能诱发肺内局部炎症损伤。然而,更广泛的FSIRS可能增强这种局部效应,并将其延伸至肺循环,最终可能导致持续性肺动脉高压[76-80],与MSAF、羊膜内炎症、真菌炎和MAS有关[81]。事实上,这些导致胎粪吸入的事件已经在子宫内发生,并且在出生前就已经发生,因此解释了在出生时从气道吸出和清除胎粪对防止MAS的作用有限。基于现有证据,Romero等人提出,子宫内胎儿吸入含有细菌、内毒素和高浓度炎症介质的MSAF会导致MAS[75]。MSAF对于造成MAS是必要的,但不是唯一的。约1/7的妊娠会发生MSAF,只有5%的婴儿会发生MAS。最近的一项研究发现,发生MAS的新生儿暴露于明显较高水平的羊膜内炎症,当发生脐带炎时,其MAS发生率高于未暴露的同龄人(RR 4.3;95%CI 1.5~12.3)。对89例新生儿进行羊水和胎盘组织学检查发现,MAS在同时有羊膜内炎症和脐带炎的患者中明显高于无羊膜内炎症和脐带炎的患者,而单纯有羊膜内炎症(无脐带炎)和无羊膜内炎症且无脐带炎的患者中MAS的发生率无差异,因此提示胎儿宿主对脐带炎的反应特征决定了胎儿的结局[81]。

临床处理

产科医生的任务是管理由MSAF引起的复杂分娩,预防MAS的发生。在实践中,这包括持续胎儿心率(FHR)监测和避免极为严重的产时窒息诱发MAS,如长时间的心动过缓。一些产科医生提倡常规胎儿血液取样以排除MSAF引起的胎儿酸中毒,在FHR正常的情况下,这种做法是毫无根据的。此外,如前所述,相当比例的MAS病例酸碱状态正常或接近正常,没有明显窒息的迹象,在这种情况下,胎儿血样采集是错误的。大多数MAS胎儿会表现出缺乏变异的FHR模式,没有胎儿周期活动或长变异,最近已在综述里总结了这些模式[82]。根据初始损伤的时间,FHR基线可能会升高或在正常范围内,除非胎儿有酸中毒,否则可能不会出现有与宫缩相关的FHR减速。应迅速分娩这类婴儿,以避免已存在的损伤进一步加重。在世界上的一些地区,使用羊膜腔内灌注稀释MSAF和降低变异减速的频率,但如果胎儿有持续的FHR监测,它对降低MAS的风险没有作用,且与胎儿和母亲的感染发病率相关,因此在英国并不建议。

有感染和MSAF存在的产时胎儿监测

对于受感染的胎儿,分娩有显著的风险。在轻度窒息时胎儿可能有严重的宫内脓毒症或严重的损伤或两者都有的风险。不幸的是,没有一致的FHR模式可以预测胎儿感染。然而,FHR心动过速是宫内感染和FSIRS的敏感标志,特别是当这与早产中的MSAF相关时,感染的风险是51倍[83]。同样的研究显示,与母亲的心动过速或母亲的发热关系不大或没有关系[83]。在对受感染胎儿或疑似受感染胎儿的评估中,胎儿血液取样没有价值。暴露于宫内感染的胎儿和对照组的平均动脉pH值没有显著差异。然而宫内感染的Apgar评分明显较低[84]。在这些情况下尽管胎儿因缺氧而受到更大的损害,但对胎儿的风险很大程度上是由炎症而不是酸血症介导的。产科医生还应避免感染的胎儿进行复杂和(或)创伤分娩。

阴道异常菌群和选择性细菌感染

细菌性阴道病

细菌性阴道病(BV)是一种阴道微生物的紊乱状态,其特征是正常保护性乳杆菌种类有不同程度的消耗或完全缺失,厌氧菌过度生长(图17.2)。超过60%的BV阳性女性无症状[85],但与妊娠期严重并发症有关,包括晚期流产、早产、早产胎膜早破、低出生体重、羊水感染、绒毛膜羊膜炎和产后子宫内膜炎。在妊娠结局不良风险低的普通人群中筛查和治疗BV的作用是有争议的。然而,有强有力和有说服力的证据表明,在有BV晚期流产或早产史的高危女性筛查和治疗BV是有益的[86,87]。妊娠期需要治疗时,作者更倾向于口服克林霉素,因为与甲硝唑相比,它对BV相关的微生物有更广泛的覆盖面,抗炎特性,

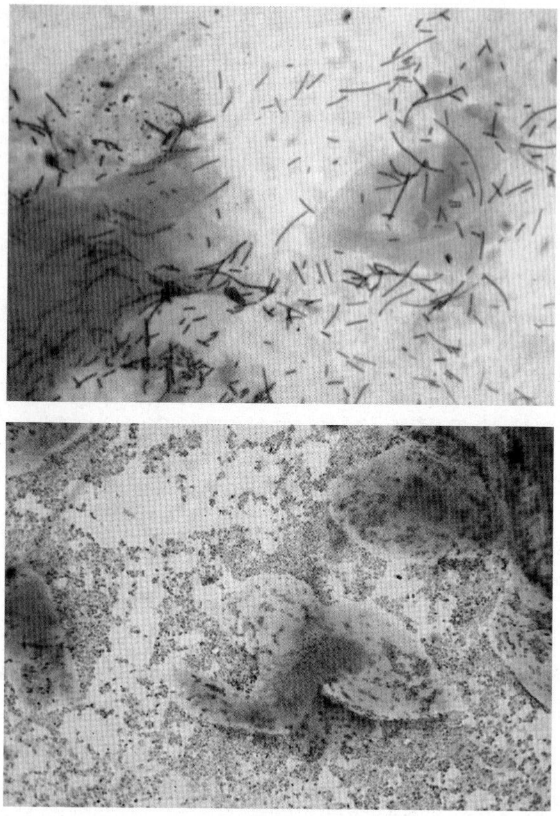

图17.2 正常阴道涂片革兰染色显示主要的乳酸菌种类(a),细菌性阴道病显示出保护性乳酸菌种类减少而其他细菌种类增加(b)。[Reproduced from Ugwumadu A. Managing bacterial infections in pregnancy and the puerperium. The Prescriber, 2010; 21(21)53–57 with permission from John Wiley and Sons.]

治疗后复发更少。甲硝唑只是一种抗厌氧菌药物。有症状的女性应接受治疗,但克林霉素是否优于甲硝唑、何时开始治疗、抗生素的最佳给药途径以及治疗的剂量和时间仍有争议。

B组链球菌

20%~30%的妊娠女性是GBS携带者,黑色人种中的定殖率高于白人和亚洲人种[88]。B组链球菌是20世纪70年代新生儿败血症的主要原因。试验表明,与产前根除生殖器官GBS定植相比,分娩时静脉注射(IV)青霉素或氨苄西林可以预防新生儿疾病[89],缺乏关于分娩期间口服或肌内注射抗生素有预防性疗效的数据。

预防新生儿早发性GBS疾病(EOGBSD)

在预防新生儿早发性GBS疾病(EOGBS)有两种相互竞争的策略,已被广泛认可,比较便宜但效果较差的一种是治疗已知EOGBSD危险因素的女性,即产时发热(20%的GBS阳性女性)、早产、破膜时间长(18小时)、GBS菌尿、曾分娩过感染的婴儿,以及在任何其他时间分离出GBS;另一种方法是在分娩前(临产上为孕35~37周)对所有女性进行基于培养的筛查,以确定那些GBS定植者并在产时提供抗生素预防。以此为基础导致美国全国范围内EOGBSD发病率下降了70%(从1.5/1000活产儿降至0.5/1000活产儿)[92]。然而,随后的一项大型回顾性队列研究显示,产前以培养为基础的妊娠晚期筛查在降低EOGBSD方面比以风险为基础的筛查有效率>50%[93],因此采用了该方法[94]。这种改善可能与对20%没有显示任何危险因素的但有定植的女性进行了检测和治疗有关。为了获得最佳的检出率(高达27%),除了对曾有婴儿感染、GBS菌尿或GBS状态未知的女性的产时治疗外,还建议在选择性培养基中接种直肠阴道或阴道/肛周拭子。

产时抗生素预防和机体耐药风险

推荐的产时抗生素预防方案包括:首剂使用青霉素G 500万IU(IV),然后每4小时使用250万IU直到分娩,或首剂使用氨苄西林2g IV,然后每4小时使用1g IV直到分娩。对青霉素过敏但无过敏反应风险的患者应首先接受头孢唑林2g IV,然后每4小时1g IV,直到分娩,如果有过敏反应的风险,在分娩前予克林霉素900mg IV每8小时1次或红霉素500mg IV每6小时1次直至分娩。目前,GBS仍然对青霉素普遍敏感,青霉素G的抗菌谱狭窄导致人们误认为耐药生物出现选择的压力较小。然而,最近的研究表明,产后36小时内同时使用苄星青霉素和氨苄西林,阴道中出现氨苄西林耐药肠杆菌概率增加35%[95]。一项大型研究发现,仅限于低出生体重儿中早发性大肠杆菌脓毒症的发生率显著增加[96,97],尽管大肠杆菌感染率增加,但革兰阴性菌脓毒症的总发生率却有所下降。

一些医生错误地认为,对于对青霉素敏感的GBS患者,克林霉素和红霉素同样可以有效地预防GBS,但对红霉素(目前为47%)或克林霉素(15%)耐药的GBS菌株的频率正在上升。如果未获得药敏,建议每12小时一次万古霉素1g IV。临床医生在从既往有青霉素过敏史的女性身上提取样本以确定可能的GBS定植时，应要求进行药敏检查。英国采用了基于风险的方法，将EOGBSD发病率降低了55%。值得注意的是，英国EOGBSD的基础发病率估计为(0.5~1.15)/1000活产儿[98]，而在美国，在妊娠后期进行大规模筛查之前，EOGBSD的基础发病率为(1.5~2.5)/1000。英国采用的预防EOGBSD的筛查方式可能是不适当的或不具有成本效益的。当前英国的指南不推荐对胎膜破裂时间长(≥24小时)但没有感染证据(例如分娩过程中发热)的妊娠女性产时及新生儿，预防性地使用抗生素(http://www.nice.org.uk/CG55)。这是由于目前对基于风险因素预防EOGBSD的筛查认识存在重大偏差，尤其是20%的存在定植菌的女性没有显示出任何危险因素。

淋病

是一种由淋病奈瑟菌(一种革兰阴性双球菌)引起的性传播疾病。

流行病学

淋病通过接触阴茎、阴道、口腔或肛门传播。英国新诊断的淋病发病率从2008年的16 629例增加到2009年的17 385例[99-101]，上升了6%。与感染相关的一些风险因素包括年龄小、既往的性传播感染、不定期使用安全套、滥用药物以及新的或多个性伴侣。淋球菌可感染泌尿生殖道、直肠、咽或眼睛。感染扩散到上生殖道可导致盆腔炎。围生期的影响包括如果不治疗可传播给新生儿导致结膜炎和失明，播散性感染可引起化脓性关节炎、心内膜炎和脑膜炎。妊娠女性患播散性淋病的风险高于非妊娠女性[101]。

临床表现

在大多数情况下，淋病是无症状的，但一些女性可能会有排尿困难或黏液脓性阴道分泌物的主诉。对性传播感染高危女性进行筛查对控制感染至关重要。如果妊娠女性有淋病风险或人群中淋病发病率高，应在首次产前检查时对其进行筛查[101]。对于高危患者应在妊娠晚期再次进行筛查。虽然宫颈分泌物革兰染色具有较高的阳性预测价值，但诊断通常是通过宫颈、阴道、男性尿道或尿液标本的培养、核酸杂交或核酸扩增试验(NAAT)。还应对患者进行其他性传播感染的评估，包括衣原体、梅毒和人类免疫缺陷病毒(HIV)，并对其所有性接触进行追踪和治疗。

治疗

由于耐药菌株的传播，对于泌尿生殖系统和肛门直肠淋病患者的推荐方案包括单次肌内注射头孢曲松250mg或口服头孢克肟400mg，并治疗衣原体感染(如果不能除外衣原体感染)[102]。替代方案包括单次肌内注射大观霉素2g或头孢噻肟500mg。头孢泊肟400mg和头孢呋辛酯1g已被建议作为口服替代。对于播散性感染，建议每24小时肌内注射或静脉注射头孢曲松1g，替代方案包括头孢噻肟1g IV每8小时或大观霉素2g肌内注射每12小时。临床改善后应持续治疗24~48小时，继续用头孢克肟400mg口服2次/天或头孢泊肟400mg口服2次/天，完成1周的治疗。妊娠女性不应使用氟喹诺酮类或四环素类药物治疗。因为并发衣原体感染很常见，即使没有检测衣原体，根据经验治疗衣原体感染也是很好的做法，

梅毒

是一种由梅毒螺旋体引起的性传播疾病。如果不进行治疗，疾病会随着时间的推移而进展到不同的阶段。梅毒可引起流产、死产、胎儿水肿、羊水过多或胎儿畸形。

流行病学

2001年，WHO估计，全球每年有1200万新发成人梅毒病例[103]。在发达国家，多年的低血清学感染率后，梅毒最近又重新抬头。例如，1999—2008年期间，英国传染性梅毒病例快速增加，主要发生在男-男性行为者中[104]。这是由于静脉药物滥用和艾滋病毒感染的增加。与感染相关的危险因素包括多个性伴侣、药物滥用、社会经济地位低和年轻群体。

全世界每年有100多万新生儿因垂直传播感染先天梅毒[106]。围生期传播感染的比率因母体疾病的阶段而异，如果胎儿在分娩期间暴露于母体为原发梅毒硬下疳阶段，则感染率几乎是100%，二期梅毒则因经胎盘感染约50%，早期潜伏性梅毒的感染率约40%，晚期潜伏梅毒和三期梅毒感染率为10%[106]。在妊娠期间得到充分治疗的女性中，垂直传播降至1%~2%。

临床诊断

该感染有较长的自然病程，公认的疾病发展阶

段有：

1. 一期梅毒的特征是在螺旋菌侵入部位出现下疳（一种隆起的、硬化的、渗出的、无痛性溃疡）。可能有非压痛的局部淋巴结病（淋巴结肿大）。下疳不经治疗也会在3~6周内自行消退。潜伏期平均为3个月，但根据感染时接触量的多少，可为3~90天。

2. 二期梅毒这是螺旋体进入全身的阶段，从约6周开始，可能持续到最初感染后6个月。在未治疗的患者中，约有25%出现这种情况。临床症状包括广泛的斑丘疹，特别是累及手掌和脚掌，淋巴结肿大和生殖器扁平湿疣。

3. 潜伏期梅毒是无症状感染，血清学阳性，但在体检中没有表现。如果这发生在感染1年内，它被称为早期潜伏；如果在1年后诊断或不能确定，它被定义为晚期潜伏梅毒。

4. 晚期梅毒发生在梅毒的初始阶段之后，发病时间从最初感染后的1~30年不等。该病进展缓慢，可累及中枢神经系统、心血管系统或皮肤和皮下组织。晚期梅毒的典型病变——肉芽肿，是一个慢性炎症破坏的区域，表现为有坏死中心的慢性病变。肉芽肿可以是单个或多个，从显微镜下到大的肿瘤样区域大小不一，好发于皮肤、肝脏、骨骼和脾脏。

先天性梅毒是苍白密螺旋体经胎盘传播给胎儿而发生的，可以在妊娠期间的任何阶段发生。在感染后的最初4年里，先天性传播率非常高。它可能导致宫内生长受限、胎死宫内、新生儿死亡、早产、先天性感染和畸形。

一期或二期梅毒可以通过暗视野显微镜和直接观察螺旋体或血清学检测来进行诊断。血清学检查仍然是诊断的首选方法。性病研究实验室（VDRL）试验和快速血浆反应素（RPR）试验简单、廉价，在早期感染时敏感性高[106]。苍白密螺旋体特异性血清学试验包括荧光密螺旋体抗体吸收试验（FTA-ABS）、梅毒密螺旋体细胞抗体微量血凝试验（MHA-TP）和梅毒螺旋体颗粒凝集试验（TPPA）。在非特异性和特异性检测方法均有假阳性结果，因此单一检测诊断梅毒是不充分的。发热性疾病、免疫、自身免疫性疾病特别是系统性红斑狼疮、静脉用药、慢性肝病和艾滋病毒感染会出现假阳性结果。其他检测梅毒的试验包括直接荧光抗体试验（DFA-TP）和多重聚合酶链反应（PCR）。腰穿脑脊液分析对于任何有潜伏梅毒、眼科/神经学体征或症状、治疗失败、同时存在HIV感染和活跃的晚期梅毒的患者都是非常必要的检查。

建议在第一次产前检查时筛查梅毒，对高危患者在妊娠晚期和分娩时重复筛查。如果VDRL呈阳性，应安排相关实验室进行进一步的特定检测，并转诊至泌尿生殖医学专家。在妊娠期间，超声检查可以用来确定后半阶段胎儿疾病的程度。如果有胎儿疾病的超声征象，如肝脾大或胎儿水肿，应咨询包括泌尿生殖医学和围生期/胎儿医学专家组成的多学科团队。在开始使用抗生素前，超声检查异常提示需要进行胎心率监测。超声提示胎儿梅毒征象合并异常FHR模式可能提示胎儿受到严重影响甚至可能濒临死亡[103]。

治疗

青霉素仍然是妊娠期和非妊娠期梅毒的首选药物。对孕产妇疾病，防止向胎儿垂直传播，根除早期胎儿疾病治疗效果明确。早期梅毒可以用单剂量青霉素G治疗（肌内注射苄星240万IU）。在所有其他病例中，应认为这种疾病是潜伏的，持续时间未知，一周一次肌内注射共3次青霉素G（每次苄星240万IU）。另一种治疗方案是每天肌内注射普鲁卡因青霉素（60~90万IU），持续10~14天。神经梅毒需要水结晶青霉素G，每天1200~2400万IU（IV），持续10~14天。

对于青霉素过敏的妊娠女性（5%~10%的病例）治疗是复杂的。建议用皮试确认青霉素是否过敏，除非有记录的过敏反应。在这种情况下，可以选择青霉素脱敏后的青霉素治疗。口服青霉素脱敏以小剂量开始，逐渐增加剂量，住院监护>4小时，然后在完成后30分钟肌内注射治疗剂量。大多数不良反应可以给予支持处理，而不需要停止脱敏方案。吉海反应是治疗梅毒的一种常见的全身反应，40%~45%的妊娠女性在使用青霉素的第一个疗程期间发生[107]。认为是由于当大量的螺旋体被抗生素杀死时释放出一种类似内毒素的物质所导致的。吉海反应的特征是头痛、发热、不适、皮疹、心动过速和低血压，通常在给予初始抗生素剂量后1~12小时出现，应予以支持治疗。它可能导致FHR异常和（或）早产，因此建议进行胎儿监护[108]。然而，这种反应通常不会在随后的抗生素剂量中出现。应在治疗后1个月、3个月、6个月、12个月和24个月进行血清学检测。

如果母亲用大环内酯等替代抗生素治疗，建议在婴儿出生时进行治疗。如果在治疗完成后30天内分娩，新生儿需要经验性治疗[108]。在分娩前应告知新生儿科医生，以便为新生儿安排适当的检查、管理和随访。如果新生儿血清学筛查阴性，无先天性梅毒迹象，无须进一步检测，母亲不必再担忧。约75%的受感染婴儿在出生时可能没有任何症状，在出生后数周、数月或数年有先天性梅毒的症状。可以表现为皮损、鼻塞、肝脾大、淋巴结肿大和发育不良[108]。应对诊断梅毒的女性提供其他性传播感染的检测，包括艾滋病毒感染，并追踪她们的性接触者并提供治疗。

李斯特菌病

是一种罕见的由单核细胞增生性李斯特菌引起的感染。单核细胞增生性李斯特菌是一种革兰阳性的杆状微生物，它可能污染软奶酪、腌肉和预先包装的生食品，如熏鱼、三明治或沙拉。当摄入被污染的食物时，就会发生感染。

流行病学

妊娠期间李斯特菌病每100 000次妊娠中有12次发生，而在普通人群中为0.7/100 000[109]。感染多见于新生儿，然而，李斯特菌病妊娠期发生的可能性是20倍，在获得性免疫缺陷综合征（艾滋病）中发生的可能性是300倍[110]。老年人和免疫功能低下的人感染的风险很高。新生儿感染主要由母体感染经胎盘垂直传播引起，偶尔也因上行感染到胎儿。

临床诊断

在免疫功能正常的个体中，感染通常无症状或表现为急性发热和胃肠炎，并在2天内完全恢复。妊娠女性的症状包括发热、不适、头痛、喉咙痛、结膜炎、腹部或背部疼痛、腹泻/呕吐、颈部僵硬和精神错乱。在妊娠女性中，20%~30%的病例可能导致死产或新生儿死亡，流产也很常见[110,111]。70%患有李斯特菌病的妊娠女性会在妊娠35周以下早产，约66%在李斯特菌病并发妊娠中存活下来的婴儿会患新生儿李斯特菌病[112]。受感染新生儿的死亡率为30%~50%。

患有李斯特菌病的妊娠女性可能会出现绒毛膜羊膜炎的症状，如子宫底部压痛、宫缩、发热、阴道分泌物增加或胎膜破裂。早发新生儿疾病（<7天）以脓毒症、呼吸窘迫和肝脾肿大为特征，持续感染表现为发热、脑膜炎、嗜睡、易怒和喂养问题。

通过从血液、脑脊液、羊水或胎盘中培养革兰阳性杆菌进行诊断。母体阴道分泌物或粪便培养并不能诊断，因为它们可以发生在李斯特菌携带者身上，并不一定意味着活动性感染。任何有发热并伴有胃肠道症状的妊娠女性必须怀疑李斯特菌感染。推荐血液培养。

治疗

为避免早产，建议给予母亲大剂量IV抗生素以避免李斯特菌引起的绒毛膜羊膜炎[113]。采取感染控制措施，穿防护服，戴手套，仔细洗手是预防医院感染传播的重要措施。妊娠或免疫功能低下的个体应在获得培养后用氨苄西林和氨基糖苷类进行经验性治疗。治疗方案包括氨苄西林（每4小时2g IV）或青霉素G（每4小时400IU IV）[112]。庆大霉素或其他氨基糖苷类药物应联合氨苄西林或青霉素治疗神经系统、新生儿、心内膜炎和免疫功能低下患者的并发症感染。也可用阿莫西林和红霉素的联合用药。免疫功能良好的菌血症患者必须持续治疗2周，对于复杂感染或免疫功能低下的患者必须持续治疗2~4周。预防感染的重点是食物安全，包括烹煮生食、避免食用未经高温消毒的产品，以及彻底洗手、切菜板或厨具表面，防止厨具表面受到交叉污染。妊娠女性应避免食用熟食店出售的熟肉制品，软奶酪，冷藏奶酪，肉酱，含有肉或熏制海鲜的包装沙拉。生蔬菜在食用前应彻底清洗。

特定的病毒感染

巨细胞病毒

巨细胞病毒（CMV）是疱疹病毒科的一种双链DNA病毒，可导致巨细胞病毒病。该疾病的特征是肿大细胞内出现显著的核内包涵体。

流行病学

巨细胞病毒（CMV）是一种普遍存在的病毒，成人中大多数原发性巨细胞病毒感染是无症状的，少数存在流感样表现（10%）。40%~80%的成年人会在

中，在缺乏有效替代方法的情况下，可能需要继续母乳喂养。应向艾滋病毒呈阳性的母亲提供适当的疫苗，并提供有关避孕和定期宫颈筛查的建议[140]。应在妊娠期间和妊娠之后为感染艾滋病毒的女性制订一项多学科护理计划，因为她们中的许多人可能面临慢性艾滋病毒感染、机会性感染、耻辱感、贫穷、无家可归、家庭暴力、药物滥用和精神疾病。

特殊的寄生虫

弓形虫

弓形虫病是由细胞内寄生虫刚地弓形虫引起的一种感染。感染是通过摄入弓形虫组织包囊（孢子囊）获得的。可能因为吃了未充分洗涤的蔬菜或被猫砂污染的沙拉，或在园艺工作后洗手不充分，或食用了未煮熟或腌制的含有活的弓形虫包囊的肉类而获得。

流行病学

在发达国家，卫生条件改善导致弓形虫感染率下降。在英国，90%的育龄女性易受弓形虫感染，产妇感染的发生率约为2‰[141]。育龄女性如果生活在高流行地区、食用未煮熟/生肉、接触受污染的土壤、饮用受污染的水或养猫，就有感染的风险。胎儿传播风险随胎龄增加（从4周前的1%，13周时的4%~15%，到36周时的60%）[142–145]。当感染发生在妊娠早期时，先天性畸形的风险是最大的。

临床诊断

原发性感染通常无症状（60%~70%），但一些女性有发热、疲劳和淋巴结肿大。弓形虫病主要影响中枢神经系统和眼睛，可导致小头畸形、脑室扩大、脑积水和脉络膜视网膜炎。受影响的儿童可能会经历学习困难、抽搐、痉挛、脉络膜视网膜炎和失明。先天性弓形虫病的其他影响还包括肝脾大、贫血、皮疹、肺炎和黄疸。

诊断主要依靠血清学弓形虫特异性的IgG和IgM抗体检测。诊断应依靠母亲的病史和病毒学家的意见。妊娠期间的急性感染最准确的诊断依据是间隔>2周的血清学检测，从阴性转化为阳性。确诊的原发性母体感染患者应转至胎儿医学机构。胎儿诊断是检测羊水中弓形虫DNA。羊膜穿刺术应从妊娠16周开始，对于阳性结果将从螺旋霉素治疗改为乙胺嘧啶/磺胺嘧啶方案[125]。

治疗

当妊娠16周前确认原发性母亲感染时，建议经验性使用螺旋霉素治疗，而不是推迟到羊膜穿刺术后才开始治疗[125]。给母亲使用螺旋霉素可降低胎儿感染风险60%~70%[146,147]。在无法进行羊膜穿刺术的情况下，应在整个妊娠期使用螺旋霉素，以减少传染给胎儿。在羊水中弓形虫DNA呈阳性的情况下，假定已经传染给胎儿。经证实的胎儿感染如合并超声异常，其预后可能较差，包括胎儿死亡、新生儿死亡、神经功能障碍（智力障碍、癫痫发作、需要脑室分流）和（或）脉络膜视网膜炎。在确诊胎儿感染的情况下，治疗方案包括终止妊娠或在整个妊娠期间使用乙胺嘧啶/磺胺嘧啶方案的母体药物治疗，以及超声监测以评估胎儿损害。最好的策略是预防感染。这包括彻底煮熟肉类，彻底清洗水果、蔬菜、砧板、盘子、器具和手。妊娠女性在园艺工作时应该戴手套，并且应该避免更换猫砂盒。

妊娠期免疫接种

理想情况下，预先接种疫苗以预防胎儿和孕产妇感染比在妊娠期间接种疫苗是更好的方式。没有证据表明妊娠女性接种灭活病毒、细菌疫苗或类毒素疫苗会带来风险。然而，在理论上活疫苗对胎儿有传播该病原体的风险。

在给妊娠女性接种活疫苗或减毒活疫苗时，必须权衡疫苗的效力与暴露于疾病的风险及其不利影响。产科医生应就疫苗的风险和益处以及可能暴露于疾病的情况向妊娠女性提供咨询。

从产前第一次就诊开始，应注意每个妊娠女性的免疫史。不应建议在妊娠期间无意中接种活疫苗或减毒活疫苗的女性因其致畸性而终止妊娠。应建议接种活疫苗或减毒活疫苗的非妊娠女性推迟至少4周再妊娠。在流感季节，妊娠女性应接种流感疫苗。给哺乳期女性接种灭活疫苗和减毒活疫苗都不会影响母亲或婴儿母乳喂养的安全性。除天花疫苗外，母乳喂养并非任何疫苗的禁忌证。

表17.1和表17.2总结了妊娠期间用于主动免疫和被动免疫的疫苗。

表17.1 妊娠期主动免疫

疫苗	病毒	母体患病风险	胎儿患病风险	疫苗对胎儿的风险	妊娠期疫苗免疫	剂量	评价
麻疹	减毒活疫苗	发病率高，死亡率低	流产率高可能导致畸形	未确认	禁忌	单剂皮下注射	产后进行
腮腺炎	减毒活疫苗	低发病率，低死亡率	可能的高流产率	未确认	禁忌	单剂皮下注射	
风疹	减毒活疫苗	低发病率，低死亡率	高流产率；先天性风疹综合征	未确认	禁忌	单剂皮下注射	产后进行，理论上的致畸性未确定
脊髓灰质炎	减毒活疫苗	高发病率	缺氧胎儿损害报告	未确认	美国不推荐常规治疗，除非有增加暴露的风险	2剂皮下注射间隔4~8周，第三剂间隔第二剂6~12个月	适用于在流行地区旅行的易感妊娠女性
黄热病	减毒活疫苗	高发病率，高死亡率	未知	未知	禁忌	单剂皮下注射	
水痘	减毒活疫苗	可能增加严重肺炎	如果在妊娠中期感染可能增加2%先天性水痘	未确认	禁忌	两次注射间隔4~8周	产后
流感	灭活病毒	增加了新抗原株流行期间的发病率和死亡率	可能增加流产率	未确认	任何时间	单剂肌内注射	
狂犬病	灭活	100%死亡率	母体疾病决定	未知	单独考虑预防适应证		向公共卫生当局咨询适应证剂量和途径
乙型肝炎	纯化表面抗原	可能加重妊娠晚期的严重程度	可能增加流产率和早产	无报道	有感染风险的女性在暴露前后	3剂肌内注射0、1、6个月	与乙型肝炎免疫球蛋白一起用于某些暴露
甲型肝炎	灭活	妊娠期风险无增加		无报道	暴露前后有感染风险	间隔6个月两次	
肺炎球菌	多价多糖	无增加风险	未知但取决于母亲的疾病	无报道	建议无脾的、代谢性疾病、肾、心、肺疾病；吸烟者；免疫抑制	单剂皮下注射、或肌内注射	有高风险女性6年内重复注射
脑膜炎	四价多糖	发病率高，死亡率高	未知但取决于孕产妇疾病	无报道	建议在异常暴发情况下	单剂皮下注射	公共卫生当局咨询
伤寒	灭活或减毒	高发病率	未知	未确认	建议密切、持续接触或在流行地区旅行	灭活： 初次：2剂皮下注射 增强：单剂皮下注射	口服疫苗

（待续）

表17.1(续)

疫苗	病毒	母体患病风险	胎儿患病风险	疫苗对胎儿的风险	妊娠期疫苗免疫	剂量	评价
炭疽	B型炭疽无细胞滤液制备	高发病率,高死亡率	未知,但取决于母体疾病	未确认	不常规推荐	6剂皮下注射初级疫苗然后每年增强剂疫苗	疫苗的致畸性
破伤风/白喉	联合类毒素	破伤风死亡率30%,白喉死亡率10%	新生儿破伤风死亡率60%	未确认	过去10年内缺乏初级接种或没有增强剂		在产前护理期间更新免疫状态

Reproduced from Sabaratnam Arulkumaran, Lesley Ragan, Aris papageorghiou, Ash Monga, and David Farquharson, (Chapter 8) in Oxford Desk Reference Obstetrics and Gynaecology, Oxford University Press, pp. 259–260 with permission from Oxford University Press.

表17.2 妊娠期被动免疫

疫苗	病毒	母体患病风险	胎儿/新生儿患病风险	疫苗对胎儿的风险	妊娠期疫苗免疫	剂量	评价
乙型肝炎	乙型肝炎免疫球蛋白	能在妊娠晚期加重	可能增加流产和流产风险早产、可发生新生儿肝炎	无报道	接触后	咨询预防实践委员会推荐	通常与乙型肝炎疫苗
狂犬病	狂犬病免疫球蛋白	100%死亡率	由母体疾病决定	无报道	接触后	预防一半剂量在损伤部位,一半剂量在三角肌	与狂犬病毒灭活疫苗一起使用
破伤风	破伤风免疫球蛋白	高发病率,死亡率60%	新生儿破伤风,死亡率60%	无报道	暴露后	单剂量肌内注射	联合破伤风类毒素
水痘	水痘带状疱疹免疫球蛋白	可能增加严重水痘肺炎	可引起先天性水痘,新生儿期死亡率增加	无报道	考虑到接触水痘的健康妊娠女性以保护母亲,而不是先天性感染	暴露后96小时内单剂量注射	分娩前4天内或分娩后2天内出现水痘的女性所娩的新生儿,不预防先天性感染
甲型肝炎	标准免疫球蛋白	可能在妊娠晚期加重	流产和早产可能增加	无报道	暴露后预防但应与免疫球蛋白一起使用	单剂量肌内注射	并在暴露后2周内尽快给予免疫球蛋白

Reproduced from Sabaratnam Arulkumaran, Lesley Ragan, Aris papageorghiou, Ash Monga, and David Farquharson, (Chapter 8) in Oxford Desk Reference Obstetrics and Gynaecology, Oxford University Press, pp. 259–260 with permission from Oxford University Press.

结论

亚临床围生期感染对胎儿有直接的危害，使胎儿易发生缺氧损伤。从数字上看，与特定的细菌或病毒感染相比，这组感染造成不良结果的比例更大。遗憾的是，目前的临床检测是针对母亲，对检测宫内感染不敏感。临床医生应考虑胎心心动过速胎儿的宫内感染，特别是如果有MSAF。“TORCHES”组合仍然重要，但随着筛查和疫苗的引入，不良围生期结局的病例减少。

（黄振宇 符玉婷 译）

参考文献

1. Choi KS, Scorpio DG, Dumler JS. Anaplasma phagocytophilum ligation to toll-like receptor (TLR) 2, but not to TLR4, activates macrophages for nuclear factor-kappa B nuclear translocation. *J Infect Dis* 2004;**189**:1921–25.
2. Brian JE Jr, Faraci FM. Tumor necrosis factor-alpha-induced dilatation of cerebral arterioles. *Stroke* 1998;**29**:509–15.
3. van Deuren M, Dofferhoff AS, van der Meer JW. Cytokines and the response to infection. *J Pathol* 1992;**168**:349–56.
4. Eschenbach DA. Amniotic fluid infection and cerebral palsy. Focus on the fetus. *JAMA* 1997;**278**:247–48.
5. Goldenberg RL, Hauth JC, Andrews WW. Intrauterine infection and preterm delivery. *N Engl J Med* 2000;**342**:1500–507.
6. Yoon BH, Romero R, Kim CJ, et al. High expression of tumor necrosis factor-alpha and interleukin-6 in periventricular leukomalacia. *Am J Obstet Gynecol* 1997;**177**:406–11.
7. Saija A, Princi P, Lanza M, Scalese M, Aramnejad E, De Sarro A. Systemic cytokine administration can affect blood-brain barrier permeability in the rat. *Life Sci* 1995;**56**:775–84.
8. Wright JL, Merchant RE. Blood-brain barrier changes following intracerebral injection of human recombinant tumor necrosis factor-alpha in the rat. *J Neurooncol* 1994;**20**:17–25.
9. Hopkins SJ, Rothwell NJ. Cytokines and the nervous system. I. Expression and recognition. *Trends Neurosci* 1995;**18**:83–88.
10. Robbins DS, Shirazi Y, Drysdale BE, Lieberman A, Shin HS, Shin ML. Production of cytotoxic factor for oligodendrocytes by stimulated astrocytes. *J Immunol* 1987;**139**:2593–97.
11. Kahn MA, De Vellis J. Regulation of an oligodendrocyte progenitor cell line by the interleukin-6 family of cytokines. *Glia* 1994;**12**:87–98.
12. Andrews T, Zhang P, Bhat NR. TNFalpha potentiates IFNgamma-induced cell death in oligodendrocyte progenitors. *J Neurosci Res* 1998;**54**:574–83.
13. Almeida A, Bolanos JP, Medina JM. Nitric oxide mediates glutamate-induced mitochondrial depolarization in rat cortical neurons. *Brain Res* 1999;**239**:580–86.
14. Altman DI, Powers WJ, Perlman JM, Herscovitch P, Volpe SL, Volpe JJ. Cerebral blood flow requirement for brain viability in newborn infants is lower than in adults. *Ann Neurol* 1988;**24**:218–26.
15. Pryds O, Greisen G, Lou H, Friis H. Vasoparalysis associated with brain damage in asphyxiated term infants. *J Pediatr* 1990;**117**:119–25.
16. Boylan GB, Young K, Panerai RB, Rennie JM, Evans DH. Dynamic cerebral autoregulation in sick newborn infants. *Pediatr Res* 2000;**48**:12–17.
17. Oka A, Belliveau MJ, Rosenberg PA, Volpe JJ. Vulnerability of oligodendroglia to glutamate: pharmacology, mechanisms, and prevention. *J Neurosci* 1993;**13**:1441–53.
18. Back SA, Gan X, Li Y, Rosenberg PA, Volpe JJ. Maturation-dependent vulnerability of oligodendrocytes to oxidative stress-induced death caused by glutathione depletion. *J Neurosci* 1988;**18**:6241–53.
19. Paneth N, Rudelli R, Kazam E, Monte W. Prognosis. In: *Brain Damage in the Preterm Infant*, pp. 171–185. London: MacKeith; 1994.
20. Volpe JJ. Neurobiology of periventricular leukomalacia in the premature infant. *Pediatr Res* 2001;**50**:553–62.
21. Yoon BH, Kim CJ, Romero R, et al. Experimentally induced intrauterine infection causes fetal brain white matter lesions in rabbits. *Am J Obstet Gynecol* 1997;**177**:797–802.
22. Debillon T, Gras-Leguen C, Verielle V, et al. Intrauterine infection induces programmed cell death in rabbit periventricular white matter. *Pediatr Res* 2000;**47**:736–42.
23. Perlman JM, Risser R, Broyles RS. Bilateral cystic periventricular leukomalacia in the premature infant: associated risk factors. *Pediatrics* 1996;**97**:822–27.
24. Zupan V, Gonzalez P, Lacaze-Masmonteil T, et al. Periventricular leukomalacia: risk factors revisited. *Dev Med Child Neurol* 1996;**38**:1061–67.
25. Wu YW, Colford JM Jr. Chorioamnionitis as a risk factor for cerebral palsy: a meta-analysis. *JAMA* 2000;**284**:1417–24.
26. De Felice C, Toti P, Laurini RN, et al. Early neonatal brain injury in histologic chorioamnionitis. *J Pediatr* 2001;**138**:101–104.
27. Yoon BH, Romero R, Yang SH, et al. Interleukin-6 concentrations in umbilical cord plasma are elevated in neonates with white matter lesions associated with periventricular leukomalacia. *Am J Obstet Gynecol* 1996;**174**:1433–40.
28. Yoon BH, Jun JK, Romero R, et al. Amniotic fluid inflammatory cytokines (interleukin-6, interleukin-1beta, and tumor necrosis factor-alpha), neonatal brain white matter lesions, and cerebral palsy. *Am J Obstet Gynecol* 1997;**177**:19–26.
29. Yoon BH, Romero R, Jun JK, et al. Amniotic fluid cytokines (interleukin-6, tumor necrosis factor-alpha, interleukin-1 beta, and interleukin-8) and the risk for the development of bronchopulmonary dysplasia. *Am J Obstet Gynecol* 1997;**177**:825–30.
30. Yoon BH, Romero R, Park JS, et al. Fetal exposure to an intra-amniotic inflammation and the development of cerebral palsy at the age of three years. *Am J Obstet Gynecol* 2000;**182**:675–81.
31. Gomez R, Ghezzi F, Romero R, Munoz H, Tolosa JE, Rojas I. Premature labor and intra-amniotic infection. Clinical aspects and role of the cytokines in diagnosis and pathophysiology. *Clin Perinatol* 1995;**22**:281–342.
32. Sarnat HB. Role of human fetal ependyma. *Pediatr Neurol* 1992;**8**:163–78.
33. Morales WJ. The effect of chorioamnionitis on the developmental outcome of preterm infants at one year. *Obstet Gynecol* 1987;**70**:183–86.
34. Salafia CM, Minior VK, Rosenkrantz TS, et al. Maternal, placental, and neonatal associations with early germinal matrix/intraventricular hemorrhage in infants born before 32 weeks' gestation. *Am J Perinatol* 1995;**12**:429–36.
35. Yoon BH, Romero R, Kim CJ, et al. Amniotic fluid interleukin-6: a sensitive test for antenatal diagnosis of acute inflammatory lesions of preterm placenta and prediction of perinatal morbidity. *Am J Obstet Gynecol* 1995;**172**:960–70.
36. Fox H. Infections and inflammatory lesions of the placenta. In: *Pathology of the Placenta*, 2nd edn, pp. 294–343. Philadelphia, PA: W.B. Saunders; 1997.
37. Gomez R, Romero R, Ghezzi F, Yoon BH, Mazor M, Berry SM. The fetal inflammatory response syndrome. *Am J Obstet Gynecol* 1998;**179**:194–202.
38. Garcia-Fernandez N, Montes R, Purroy A, Rocha E. Hemostatic disturbances in patients with systemic inflammatory response syndrome (SIRS) and associated acute renal failure (ARF).

Thromb Res 2000;**100**:19–25.
39. Grether JK, Nelson KB. Maternal infection and cerebral palsy in infants of normal birth weight. *JAMA* 1997;**278**:207–11.
40. Badawi N, Kurinczuk JJ, Keogh JM, et al. Antepartum risk factors for newborn encephalopathy: the Western Australian case-control study. *BMJ* 1998;**317**:1549–53.
41. Badawi N, Kurinczuk JJ, Keogh JM, et al. Intrapartum risk factors for newborn encephalopathy: the Western Australian case-control study. *BMJ* 1998;**317**;1554–58.
42. Verma U, Tejani N, Klein S, et al. Obstetric antecedents of intraventricular hemorrhage and periventricular leukomalacia in the low-birth-weight neonate. *Am J Obstet Gynecol* 1997;**176**:275–81.
43. Nelson KB, Willoughby RE. Infection, inflammation and the risk of cerebral palsy. *Curr Opin Neurol* 2000;**13**:133–39.
44. Alexander JM, McIntire DM, Leveno KJ. Chorioamnionitis and the prognosis for term infants. *Obstet Gynecol* 1999.**94**;274–78.
45. Williams MC, Brien WF, Nelson RN, Spellacy WN. Histologic chorioamnionitis is associated with fetal growth restriction in term and preterm infants. *Am J Obstet Gynecol* 2000;**183**:1094–99.
46. Toti P, De F, Palmeri ML, Villanova M, Martin JJ, Buonocore G. Inflammatory pathogenesis of cortical polymicrogyria: an autopsy study. *Pediatr Res* 1998;**44**:291–96.
47. Wu YW, Colford JM, Jr. Chorioamnionitis as a risk factor for cerebral palsy: a meta-analysis. *JAMA* 2000;**284**;1417–24.
48. Wu YW, Escobar GJ, Grether JK, et al. Chorioamnionitis and cerebral palsy in term and near term infants. *JAMA* 2003;**290**:2677–84.
49. Banerjee S, Cashman P, Yentis SM, Steer PJ. Maternal temperature monitoring during labor: concordance and variability among monitoring sites. *Obstet Gynecol* 2004;**103**:287–93.
50. Impey LW, Greenwood CE, Black RS, Yeh PS, Sheil O, Doyle P. The relationship between intrapartum maternal fever and neonatal acidosis as risk factors for neonatal encephalopathy. *Am J Obstet Gynecol* 2008;**198**:49.e1–6.
51. Macaulay JH, Bond K, Steer PJ. Epidural analgesia in labor and fetal hyperthermia. *Obstet Gynecol* 1992;**80**:665–69.
52. Dietrich WD, Busto R, Valdes I, Loor Y. Effects of normothermic versus mild hyperthermic forebrain ischemia in rats. *Stroke* 1990;**21**:1318–25.
53. Dietrich WD, Busto R, Halley M, Valdes I. The importance of brain temperature in alterations of the blood-brain barrier following cerebral ischemia. *J Neuropathol Exp Neurol* 1990;**49**:486–97.
54. Lieberman E, Eichenwald E, Mathur G, Richardson D, Heffner L, Cohen A. Intrapartum fever and unexplained seizures in term infants. *Pediatrics* 2000;**106**:983–88.
55. Beloosesky R, Weiner Z, Khativ N, et al. Prophylactic maternal N-acetylcysteine before lipopolysaccharide suppresses fetal inflammatory cytokine responses. *Am J Obstet Gynecol* 2009;**200**:665.e1–5.
56. Paintlia MK, Paintlia AS, Contreras MA, Singh I, Singh AK. Lipopolysaccharide-induced peroxisomal dysfunction exacerbates cerebral white matter injury: attenuation by N-acetyl cysteine. *Exp Neurol* 2008;**210**:560–76.
57. Buhimschi IA, Buhimschi CS, Weiner CP. Protective effect of N-acetylcysteine against fetal death and preterm labor induced by maternal inflammation. *Am J Obstet Gynecol* 2003;**188**:203–208.
58. Fewell JE, Johnson P. Upper airway dynamics during breathing and during apnoea in fetal lambs. *J Physiol* 1983;**339**:495–504.
59. Harding R, Bocking AD, Sigger JN. Upper airway resistances in fetal sheep: the influence of breathing activity. *J Appl Physiol* 1986;**60**:160–65.
60. Kalache KD, Chaoui R, Bollmann R. Doppler assessment of tracheal and nasal fluid flow during fetal breathing movements: preliminary observations. *Ultrasound Obstet Gynecol* 1997;**9**:257–61.
61. Kalache KD, Chaoui R, Marcks B, et al. Differentiation between human fetal breathing patterns by investigation of breathing-related tracheal fluid flow velocity using Doppler sonography. *Prenat Diagn* 2000;**20**:45–50.
62. Kalache KD, Chaoui R, Marks B, et al. Does fetal tracheal fluid flow during fetal breathing movements change before the onset of labour? *BJOG* 2002;**109**:514–19.
63. Boddy K, Dawes GS. Fetal breathing. *Br Med Bull* 1975;**31**:3–7.
64. Patrick JE, Dalton KJ, Dawes GS. Breathing patterns before death in fetal lambs. *Am J Obstet Gynecol* 1976;**125**:73–78.
65. Manning FA, Martin CB Jr, Murata Y, et al. Breathing movements before death in the primate fetus (Macaca mulatta). *Am J Obstet Gynecol* 1979;**135**:71–76.
66. Byrne DL, Gau G. In utero meconium aspiration: an unpreventable cause of neonatal death. *Br J Obstet Gynaecol* 1987;**94**:813–14.
67. Burgess AM, Hutchins GM. Inflammation of the lungs, umbilical cord and placenta associated with meconium passage in utero. Review of 123 autopsied cases. *Pathol Res Pract* 1996;**192**:1121–28.
68. Kearney MS. Chronic intrauterine meconium aspiration causes fetal lung infarcts, lung rupture, and meconium embolism. *Pediatr Dev Pathol* 1999;**2**:544–51.
69. Mortensen E, Kearney MS. Meconium aspiration in the midtrimester fetus: an autopsy study. *Pediatr Dev Pathol* 2009;**12**:438–42.
70. Eidelman AI, Nevet A, Rudensky B, et al. The effect of meconium staining of amniotic fluid on the growth of Escherichia coli and group B streptococcus. *J Perinatol* 2002;**22**:467–71.
71. Florman AL, Teubner D. Enhancement of bacterial growth in amniotic fluid by meconium. *J Pediatr* 1969;**74**:111–14.
72. Larsen B, Galask RP. Host resistance to intraamniotic infection. *Obstet Gynecol Surv* 1975;**30**:675–91.
73. Hoskins IA, Hemming VG, Johnson TR, et al. Effects of alterations of zinc-to-phosphorus ratios and meconium content on group B Streptococcus growth in human amniotic fluid in vitro. *Am J Obstet Gynecol* 1987;**157**:770–73.
74. Clark P, Duff P. Inhibition of neutrophil oxidative burst and phagocytosis by meconium. *Am J Obstet Gynecol* 1995;**173**:1301–305.
75. Romero R, Yoon BH, Chaemsaithong P, et al. Bacteria and endotoxin in meconium-stained amniotic fluid at term: could intra-amniotic infection cause meconium passage? *J Matern Fetal Neonatal Med* 2014;**27**:775–88.
76. Wu JM, Yeh TF, Wang JY, et al. The role of pulmonary inflammation in the development of pulmonary hypertension in newborn with meconium aspiration syndrome (MAS). *Pediatr Pulmonol Suppl* 1999;**18**:205–208.
77. Kallapur SG, Nitsos I, Moss TJ, et al. IL-1 mediates pulmonary and systemic inflammatory responses to chorioamnionitis induced by lipopolysaccharide. *Am J Respir Crit Care Med* 2009;**179**:955–61.
78. Kallapur SG, Kramer BW, Nitsos I, et al. Pulmonary and systemic inflammatory responses to intra-amniotic IL-1 alpha in fetal sheep. *Am J Physiol Lung Cell Mol Physiol* 2011;**301**:L285–95.
79. Ban R, Ogihara T, Mori Y, Oue S, Ogawa S, Tamai H. Meconium aspiration delays normal decline of pulmonary vascular resistance shortly after birth through lung parenchymal injury. *Neonatology* 2011;**99**:272–79.
80. Jobe AH. Effects of chorioamnionitis on the fetal lung. *Clin Perinatol* 2012;**39**:441–57.
81. Lee J, Romero R, Lee KA, et al. Meconium aspiration syndrome: a role for fetal systemic inflammation. *Am J Obstet Gynecol* 2016;**214**:366.e1–9.
82. Ugwumadu A. Understanding cardiotocographic patterns associated with intrapartum fetal hypoxia and neurologic injury. *Best Pract Res Clin Obstet Gynaecol* 2013;**27**:509–36.
83. Blot P, Milliez J, Breart G, et al. Fetal tachycardia and meconium staining: a sign of fetal infection. *Int J Gynaecol Obstet* 1983;**21**:189–94.
84. Maberry MC, Ramin SM, Gilstrap LC 3rd, Leveno KJ, Dax JS. Intrapartum asphyxia in pregnancies complicated by intra-amniotic infection. *Obstet Gynecol* 1990;**76**:351–54.
85. Eschenbach DA, Hillier S, Critchlow C, Stevens C, DeRouen T,

Holmes KK. Diagnosis and clinical manifestations of bacterial vaginosis. *Am J Obstet Gynecol* 1988;**158**:819–28.
86. Ugwumadu A, Manyonda I, Reid F, Hay P. Effect of early oral clindamycin on late miscarriage and preterm delivery in asymptomatic women with abnormal vaginal flora and bacterial vaginosis: a randomised controlled trial. *Lancet* 2003;**361**:983–88.
87. Lamont RF, Duncan SL, Mandal D, Bassett P. Intravaginal clindamycin to reduce preterm birth in women with abnormal genital tract flora. *Obstet Gynecol* 2003;**101**:516–22.
88. Regan JA, Klebanoff MA, Nugent RP. The epidemiology of group B streptococcal colonization in pregnancy. Vaginal Infections and Prematurity Study Group. *Obstet Gynecol* 1991;**77**: 604–10.
89. Boyer KM, Gotoff SP. Prevention of early-onset neonatal group B streptococcal disease with selective intrapartum chemoprophylaxis. *N Engl J Med* 1986;**314**:1665–69.
90. Gardner SE, Yow MD, Leeds LJ, et al. Failure of penicillin to eradicate group B streptococcal colonisation in the pregnant woman. A couple study. *Am J Obstet Gynecol* 1979;**135**:1062–65.
91. Hall RT, Barnes W, Krishnan L, et al. Antibiotic treatment of parturient women colonized with group B streptococci. *Am J Obstet Gynecol* 1976;**124**:630–34.
92. White K, Rainbow J, Johonson S, et al. Early onset group B streptococcal disease, US 1998–1999. *MMWR* 2000;**49**:793–996.
93. Regan JA, Klebanoff MA, Nugent RP, et al. Colonisation with group B streptococci in pregnancy and adverse outcome. VIP Study Group. *Am J Obstet Gynecol* 1996;**174**:1354–60.
94. Schrag SJ, Zell ER, Lynfield R, et al. A population-based comparison of strategies to prevent early-onset group B streptococcal disease in neonates. *N Engl J Med* 2002;**347**:233–39.
95. Schrag S, Gorwitz R, Fultz-Butts K, Schuchat A. Prevention of perinatal group B streptococcal disease. Revised guidelines from CDC. *MMWR Recomm Rep* 2002;**51**:1–22.
96. Moore MR, Schrag SJ, Schuchat A. Effects of intrapartum antimicrobial prophylaxis for prevention of group-B-streptococcal disease on the incidence and ecology of early-onset neonatal sepsis. *Lancet Infect Dis* 2003;**3**:201–13.
97. Stoll BJ, Hansen NI, Sánchez PJ, et al. Early onset neonatal sepsis: the burden of group B Streptococcal and E. coli disease continues. *Pediatrics* 2011;**127**:817–26.
98. Beardsall K, Thompson MH, Mulla RJ. Neonatal group B streptococcal infection in South Bedfordshire, 1993–1998. *Arch Dis Child Fetal Neonatal Ed* 2000;**82**:F205–7.
99. Health Protection Agency (HPA). *Rise in New Diagnoses of Sexually Transmitted Infections in the United Kingdom in 2009.* London: HPA; 2010.
100. Health Protection Agency (HPA). *All New Episodes Seen at GUM Clinics: 1998–2007. United Kingdom and Country Specific Tables.* London: HPA; 2008.
101. Carey J. Gonorrhoea in maternal medicine and infections. In: Arulkumaran S, Regan L, Papageorghiou A, Monga A, Farquharson D (eds), *Oxford Desk Reference Obstetrics and Gynaecology*, pp. 218–19. Oxford: Oxford University Press; 2011.
102. Brocklehurst P. Antibiotics for gonorrhoea in pregnancy. *Cochrane Database Syst Rev* 2002;**2**:CD000098.
103. Witzeman K. Syphilis in maternal medicine and infections. In: Arulkumaran S, Regan L, Papageorghiou A, Monga A, Farquharson D (eds), *Oxford Desk Reference Obstetrics and Gynaecology*, pp. 306–308. Oxford: Oxford University Press; 2011.
104. Public Health England. Sexually transmitted infections and chlamydia screening in England, 2013. Health Protection Report. 2014. Available at: https://webarchive.nationalarchives.gov.uk/20140714084352/http:/www.hpa.org.uk/hpr/archives/2014/hpr2414_AA_stis.pdf.
105. Khare MM, Khare MD. Infections in pregnancy. In: Greer I, Nelson-Piercy C, Walters B (eds), *Maternal Medicine: Medical Problems in Pregnancy*, pp. 217–35. London: Elsevier Ltd; 2007.
106. Allstaff S, Wilson J. The management of sexually transmitted infections in pregnancy. *TOG* 2012;**14**:25–32.
107. De Santis M, De Luca C, Mappa I, et al. Syphilis infection during pregnancy: fetal risks and clinical management. *Infect Dis Obstet Gynecol* 2012;**2012**:430585.
108. Narayan H. Syphilis in maternal infections. In: *Compendium for the Antenatal Care of High-Risk Pregnancies*, pp. 102–103. Oxford: Oxford University Press; 2015.
109. Hof H. History and epidemiology of listeriosis. *FEMS Immunol Med Microbiol* 2003;**35**:199–202.
110. Janakiraman V. Listeriosis in pregnancy: diagnosis, treatment, and prevention. *Rev Obstet Gynecol* 2008;**1**:179–85.
111. Gilbert GL. Infections in pregnant women. *Med J Aust* 2002;**176**:229–36.
112. Heinrichs G. Listeriosis in maternal medicine and infections. In: Arulkumaran S, Regan L, Papageorghiou A, Monga A, Farquharson D (eds), *Oxford Desk Reference Obstetrics and Gynaecology*, pp. 272–73. Oxford: Oxford University Press; 2011.
113. Temple ME, Nahata MC. Treatment of listeriosis. *Ann Pharmacother* 2000;**34**:656–61.
114. Gaytant MA, Steegers EA, Semmekrot BA, Merkus HM, Galama JM. Congenital cytomegalovirus infection: review of the epidemiology and outcome. *Obstet Gynecol Surv* 2002;**57**:245–56.
115. Gibbs R. Cytomegalovirus in maternal medicine and infections. In: Arulkumaran S, Regan L, Papageorghiou A, Monga A, Farquharson D (eds), *Oxford Desk Reference Obstetrics and Gynaecology*, pp. 197–97. Oxford: Oxford University Press; 2011.
116. Narayan H. Cytomegalovirus in maternal infections. In: *Compendium for the Antenatal Care of High-Risk Pregnancies*, pp. 67–69. Oxford: Oxford University Press; 2015.
117. Society of Obstetricians and Gynaecologists of Canada (SOGC). *Cytomegalovirus Infection in Pregnancy.* Clinical Practice Guideline No. 240. Ottawa: SOGC; 2010.
118. Adler SP. Screening for cytomegalovirus during pregnancy. *Infect Dis Obstet Gynecol* 2011;**2011**:942937.
119. McCarthy FP, Jones C, Rowlands S, Giles M. Primary and secondary cytomegalovirus in pregnancy. *TOG* 2009;**11**:96–100.
120. Alston M. Rubella in maternal medicine and infections. In: Arulkumaran S, Regan L, Papageorghiou A, Monga A, Farquharson D (eds), *Oxford Desk Reference Obstetrics and Gynaecology*, pp. 302–303. Oxford: Oxford University Press; 2011.
121. Marret H, Golfier F, Di Maio M, Champion F, Attia-Sobol J, Raudrant D. Rubella in pregnancy. Management and prevention. *Presse Med* 1999;**28**:2117–22.
122. World Health Organization. Measles. Fact sheet. November 2016. Available at: http://www.who.int/mediacentre/factsheets/fs286/en/.
123. Stiglich N. Measles: rubeola in maternal medicine and infections. In: Arulkumaran S, Regan L, Papageorghiou A, Monga A, Farquharson D (eds), *Oxford Desk Reference Obstetrics and Gynaecology*, pp. 278–79. Oxford: Oxford University Press; 2011.
124. Narayan H. Parvovirus in Maternal infections. In: *Compendium for the Antenatal Care of High-Risk Pregnancies*, pp. 99–100. Oxford: Oxford University Press; 2015.
125. To M, Kidd M, Maxwell D. Prenatal diagnosis and management of fetal infections. *TOG* 2009;**11**:108–16.
126. Royal College of Obstetricians and Gynaecologists (RCOG) Safety and Quality Committee. *Parvovirus in Pregnancy.* Safety Alert No. 3. London: RCOG; 2012.
127. Miranda-Seijo P. Parvovirus in maternal medicine and infections. In: Arulkumaran S, Regan L, Papageorghiou A, Monga A, Farquharson D (eds), *Oxford Desk Reference Obstetrics and Gynaecology*, p. 280. Oxford: Oxford University Press; 2011.
128. Royal College of Obstetricians and Gynaecologists (RCOG). *Management of Genital Herpes in Pregnancy.* Green-top

Guideline No. 30. London: RCOG; 2007.
129. Public Health England. *Varicella: The Green Book, Chapter 34*. London: Public Health England; 2012. Available at: https://www.gov.uk/government/publications/varicella-the-green-book-chapter-34.
130. Royal College of Obstetricians and Gynaecologists (RCOG). *Chickenpox in Pregnancy*. Green-top Guideline No. 13. London: ROCG; 2007.
131. World Health Organization. Hepatitis B. Fact sheet. Updated July 2016. Available at: http://www.who.int/mediacentre/factsheets/fs204/en/.
132. GBD 2013 Mortality and Causes of Death Collaborators. Global, regional, and national age–sex specific all-cause and cause-specific mortality for 240 causes of death, 1990–2013: a systematic analysis for the Global Burden of Disease Study 2013. *Lancet* 2015;**385**:117–71.
133. Forton D, Gess M. Hepatitis B in maternal medicine and infections. In: Arulkumaran S, Regan L, Papageorghiou A, Monga A, Farquharson D (eds), *Oxford Desk Reference Obstetrics and Gynaecology*, pp. 238–41. Oxford: Oxford University Press; 2011.
134. Di Bisceglie AM. Hepatitis C. *Lancet* 1998;**351**:351–55.
135. Center for Disease Control and Prevention. Recommendations for prevention and control of hepatitis c virus (HCV) infection and HCV-related chronic disease. *MMWR Recomm Rep* 1998;**47**:1–39.
136. Pembrey L, Newell ML, Tovo PA. Antenatal hepatitis C virus screening and management of infected women and their children: policies in Europe. *Eur J Pediatr* 1999:**158**:842–46.
137. European Paediatric Hepatitis C Virus Network. A significant sex—but not elective cesarean section—effect on mother-to-child transmission of hepatitis C virus infection. *JID* 2005:**192**:1872–79.
138. Bull L, Khan AW, Barton S. Management of HIV infection in pregnancy. *Obstet Gynaecol Reprod Med* 2015;**25, 10**:273–78.
139. World Health Organization. 10 facts on HIV/AIDS. Updated November 2016. Available at: http://www.who.int/features/factfiles/hiv/en/.
140. Lack N. HIV in pregnancy. In: Bhide A, Divakar H, Arulkumaran S (eds), *Handbook of Obstetrics and Gynaecology for Asia and Oceania*, pp. 216–20. New Delhi: Jaypee Brothers Medical Publishers (P) Ltd; 2016.
141. Joynson DH. Epidemiology of toxoplasmosis in the UK. *Scand J Infect Dis Suppl* 1992;**84**:65–69.
142. Thulliez P. Maternal and fetal infection. In: Joynson DHM, Wreghitt TG (eds), *Toxoplasmosis: A Comprehensive Clinical Guide*, pp. 193–213. Cambridge: Cambridge University Press; 2001.
143. Desmonts G, Couvreur J. Congenital toxoplasmosis. Prospective study of the outcome of pregnancy in 542 women with toxoplasmosis acquired during pregnancy. *Ann Pediatr (Paris)* 1984;**31**:805–809.
144. Antsaklis A, Daskalakis G, Papantoniou N, Mentis A, Michalas S. Prenatal diagnosis of congenital toxoplasmosis. *Prenat Diagn* 2002;**22**:1107–11.
145. Foulon W, Pinon JM, Stray-Pedersen B, et al. Prenatal diagnosis of congenital toxoplasmosis: a multicenter evaluation of different diagnostic parameters. *Am J Obstet Gynecol* 1999;**181**:843–47.
146. Wong SY, Remington JS. Biology of Toxoplasma gondii. *AIDS* 1993;7:299–316.
147. McCabe RE. Antitoxoplasma chemotherapy. In: Joynson DHM, Wreghitt TG (eds), *Toxoplasmosis: A Comprehensive Clinical Guide*, pp. 319–59. Cambridge: Cambridge University Press; 2001.

第18章
妊娠及产后精神障碍

Arianna Di Florio ,Ian Jones

引言

妊娠期和产后期间的精神障碍是常见的,不仅影响母亲的健康,也影响其后代。2015年的一份报道统计,英国每年用于围生期精神疾病费用约为81亿英镑[1],其中大部分费用是用于孕产妇疾病对孩子造成的影响。目前,即使孕产妇精神疾病值得关注,但仍未得到充分的诊断和治疗。

在本章中,我们简要介绍了围生期精神疾病,并强调预防、早期发现和协作护理的重要性。围生期这个词在不同的语境中定义并不完全相同,我们在这里用它来表示妊娠和分娩后的头几个月。目前,《美国精神病学协会精神疾病诊断与统计手册》第5版(DSM-5)[2]和《世界卫生组织国际疾病分类第10版(ICD-10)》[3]的围生期和产后规定分别涵盖了分娩后的前4周和前6周,但在临床实践中常见的产后时间是指分娩后6~12个月。事实上,联合国国家优质保健研究所(NICE)产前和产后心理健康:《临床管理和服务指南》将产后时间定义为分娩后1年[4]。

我们讨论了围生期首次发病和已有疾病的女性的病程和管理。包括一系列常见精神障碍的表现、流行病学、危险因素、预后和管理,如抑郁和焦虑,以及较少见但更严重的疾病,如产后精神病、双相情感障碍和精神分裂症。之后,我们简要概述了其他可能在此时产生重大影响的情况,即药物滥用、饮食失调和人格障碍。最后一节将探讨围生期精神疾病的影响及其对胎儿和儿童的治疗。在3个单独的框里(框18.1至框18.3),我们展示了与所有疾病相关的信息,包括激素敏感性、自杀和暴力,以及一般的护理原则。

常见的精神障碍

抑郁症

抑郁症,尤其是重度抑郁症,在全球是致残的主要原因[5],常见于妊娠期和产后。对于与生育相关的抑郁发作这一疾病是有争议的[6]。目前美国精神病学协会[2]和世界卫生组织[3]在其分类系统中并不认为它们是独立疾病,而是属于重度抑郁症的亚型。

流行病学

在不同的研究和国家中,妊娠期和产后重度抑郁症的发病率差异很大,从0~30%不等[7-10]。尽管文化差异可能起了作用,但很可能是统计方法的差异,特别是对抑郁症评估的差异导致了上述差别。

关于妊娠是否有保护作用,以及产后是否是抑郁症高危期的证据也不一致。根据丹麦一项基于注册表的研究,妊娠期间首次因重度抑郁症住院的相对风险比产后减少了50%,但与产后1年相比,在产后头2个月增加了一倍多[11]。然而,这项研究只纳入了首发病例。在一项对546例复发性重度抑郁症女性的回顾性研究中,1189例分娩后妊娠女性中,>35%的妊娠女性受到产后抑郁症的影响,而妊娠期抑郁症的发生率较低[12]。然而,美国的一项前瞻性研究对分娩和抑郁症之间的时间相关性提出了质疑,估计产后抑郁症发作有1/3开始于妊娠期间,另外27%开始于妊娠前[13]。

产后抑郁的确定危险因素包括抑郁或焦虑史、最近有压力的生活事件、社会支持差和家庭暴力(见参考文献[14])。最近的一项系统性综述明确了妊娠期抑郁症的相关危险因素(社会支持差;不良生活事件;家庭暴力;精神病史;意外妊娠;目前/既往妊娠并发症,包括流产)[15]。

临床表现

症状与非围生期抑郁症相似[6,16]。一些躯体症状(如疲劳、性欲减退、食欲减退、体重和睡眠变化)这些表现与正常的妊娠和分娩的身体感受有所重叠[8],因此其作为抑郁的躯体症状的有效性一直存在争议,据报道,在产后女性中攻击性暴力思想和精神病比妊娠期的抑郁症更常见[17]。在美国的一项全国性调查中,产后抑郁筛查阳性的女性中,30%有自残的想法[13]。虽然妊娠期和产后自杀非常罕见,但却是孕产妇死亡的一个被忽视的主要原因(框18.1)。同样的研究发现,多数(65.7%)患产后抑郁症的女性患有焦虑症,包括广泛性焦虑症和强迫症。

筛查

英国的一项研究估计大约50%的围生期抑郁症病例漏诊,这给女性、儿童和整个社会带来了高昂的代价[1]。考虑到围生期抑郁症的高患病率和未经治疗的有害后果,全球许多国家都提倡对围生期女性进行常规筛查,最近一次是美国预防服务工作组(US Preventative Services Task Force)提出的[18]。

抑郁的自我报告测量方法是用来甄别那些在产后需要进一步临床评估的女性,包括布罗姆利(Bromley)产后抑郁量表,爱丁堡产后抑郁量表和产后抑郁筛查量表。NICE[4]建议与围生期女性接触的卫生保健专业人员(包括助产士、产科医生、健康访问者和全科医生)应在女性第一次接触初级保健时,在她预约就诊时及产后(分娩后第一年),问两个问题以确定可能患有的抑郁症(Whooley问题):

• 在过去的1个月里,你是否经常感到情绪低落、沮丧或绝望?

• 在过去的1个月里,你是否经常因做事没有兴趣或没有乐趣而烦恼?

如果有一个阳性的回答或有患心理健康问题或临床问题的高风险因素,临床医生应考虑采用爱丁堡产后抑郁量表或患者健康问卷作为全面评估的一部分,或者把这个女性转诊给她的家庭医生。如果怀疑有严重的心理健康问题,请咨询心理健康专业人员。虽然对产妇抑郁症的正式筛查方案仍存在争议,但毫无疑问的是,所有与妊娠或产后女性接触的专业保健人员除了了解孕产妇的身体健康状况外,还应该了解她的心理健康状况。

框18.1 自杀、暴力和围生期心理健康

据新近数据,与没有精神障碍的母亲相比,患有产后精神障碍的女性发生暴力死亡的风险至少增加80倍,在产后1年内自杀的可能性约为290倍。超过40%患有产后精神障碍的女性在分娩后1年内死亡,死于自杀、他杀或事故[94]。围生期(定义为妊娠前1年、妊娠和分娩后1年)亲密伴侣暴力相差很大,从<1%至>80%[41],女性患病率较高的是较低的社会经济地位和在那些与围生期精神障碍,包括焦虑、抑郁和创伤后应激障碍的人群[95]。目前的大部分证据是基于对高收入国家的调查结果,但文化背景可能影响与家庭暴力有关的围生期精神疾病的流行率和危险因素[95]。未经治疗的产后严重疾病与自杀[94,96]和杀婴[97]的风险增加有关。根据联合国产妇死亡秘密调查第8次报告,产后精神病后自杀的女性中有相当一部分被临床医生误诊为患有焦虑症、中度抑郁症或适应障碍,并没有得到充分的治疗[51]。同样,一项对45例弑子母亲的回顾性研究发现,2/3的女性最初被误诊为单相抑郁症[58]。

鉴别诊断

应该先排除器质性疾病,如甲状腺功能障碍、贫血或药物滥用。需要将产后抑郁症与轻微的情绪障碍(如产后心绪不良)和产后精神病(将在后面的章节详细讨论)区分开来。产后心绪不良是一种常见的症状,其特征是在产后的第一周内出现短暂的情绪不稳定,并不影响对婴儿的护理,有自限性,但是应该评估确保该女性不是抑郁症也不会变为更严重的抑郁。

临床医生需要意识到产后抑郁症可能是双相情感障碍的一种表现形式。一项研究发现,超过50%的双相产后抑郁症病例最初被临床医生误诊为单相抑郁症[19],进一步的研究发现,产后抑郁症筛查呈阳性的女性中>20%患有双相抑郁症[13]。双相和单相抑郁症的鉴别诊断是重要的,因为用抗抑郁药物治疗双相发作可能导致躁狂转换、快速循环和治疗阻力的风险增加[19]。使用旨在检测狂躁症状的量表,如心境障碍问卷、轻躁狂检查表-32或高潮量表,可以帮助临床医生识别轻躁狂症状[19]。即使在没有躁狂症状的情况下，产后发作的精神病性抑郁症也会增加潜在双相障碍的可能[20]。

治疗

近几十年来，妊娠期间服用抗抑郁药的女性比例有所上升，但研究发现差异很大，丹麦大约为3%[21]，而美国该比例>13%[22]。

美国一项关于201例服用抗抑郁药的健康妊娠女性的纵向研究发现，68%的停止治疗的妊娠女性在妊娠期间复发，而维持治疗的妊娠女性复发率为26%[23]。然而，另一项研究对778例有严重抑郁症史的妊娠女性提示，维持或停止抗抑郁药物治疗的精神状态几乎无差异[24]。这可能是由于两组女性抑郁病史性质的差异导致了这些相互矛盾的结果。第一项研究的对象是在心境障碍专家服务中心接受治疗的女性，她们很可能患有严重的单相抑郁症。相比之下，后一项研究是在社区产妇环境中招募的女性，因此她们的情绪障碍病情较轻。这些研究的不同结果强调了基于特定女性病史的个性化决策的必要性。

如果妊娠女性服用抗抑郁药，NICE[4]建议与其讨论治疗选项，根据症状的严重程度选择治疗方法、既往的精神病史、妊娠的阶段和个人偏好来决定[4]。

最近诊断为中度或重度的发作，NICE[4]建议根据女性的偏好和精神病史，进行高强度的心理干预或抗抑郁药物治疗。如果对高强度的心理干预或药物治疗没有或只有有限的反应，建议两者结合。

对于产后抑郁症的药物治疗和特定抗抑郁药的相对危害和益处的评估，几乎没有具体的证据[25]。也缺乏比较心理干预和药物治疗的研究。因此，必须根据非围生期方法的有效性证据作出决定。需要心理治疗的女性应迅速接受治疗，最好在最初评估后的1个月内接受治疗[26]。已经证实有许多心理学方法在围生期是有效的。一项对10项心理和社会心理干预试验的Cochrane荟萃分析得出结论，同伴支持和非指导性咨询、认知行为疗法、心理动力疗法和人际疗法对产后抑郁症都是有效的[27]。此外，苏格兰校际指导网络（SIGN）建议，如果母婴关系受影响，应提供具体的干预措施以改善母婴关系[28]。

与妊娠类似，对于哺乳期女性，药物治疗的风险和益处平衡发生了变化，如果女性表达了对药物治疗的偏好，或者她拒绝心理干预，或者没有心理干预或者她的症状对心理干预没有反应或反应很严重就应该考虑抗抑郁治疗[4]。与哺乳期间服用的所有药物一样，应定期监测婴儿的镇静、易怒以及睡眠、喂养或生长模式的任何变化。

随着关于妊娠期和哺乳期药物安全的新数据不断出现，来自专家服务的最新建议可能对个别病例有用。

围生期抑郁症的新疗法包括雌激素和孕激素（框18.2）、Ω-3脂肪酸（如二十碳五烯酸和二十二碳六烯酸）、运动和综合瑜伽。然而，关于这些疗法有效性的证据是基于小样本的研究或证据尚不一致[28-31]。

预后

由于使用了不同的方法和定义，所以关于预后的数据结果很难解释。产后抑郁症的发作平均持续3~6个月，但约30%的女性在产后1年后仍持续抑郁[8]。与分娩相关的抑郁发作会增加以后抑郁发作的风险，围生期和非围生期发作的复发率都约为40%[32]。

焦虑障碍

围生期焦虑障碍经常被忽视[4,8]，其通常与其他精神疾病一起发生，尤其是抑郁症[13,,33,34]。在研究中，焦虑障碍的患病率在妊娠期6%~39%不等[35]，产后16%~50%[36]。除了强迫症之外，围生期和焦虑症之间的具体联系研究证据并不一致[8,35]。根据一项荟萃分析，妊娠女性和产后女性患强迫症的风险均增加（风险比分别为1.45和2.38）[37]。虽然一些强迫性思维在妊娠和分娩后很常见，但一些女性更容易受到关于污染或攻击孩子的思想的影响，这可能导致强迫性行为，如清洁、回避孩子或过度检查孩子的健康。虽然这些想法会给女性带来巨大的痛苦，但并未付诸实施，而且只有一小部分会导致巨大的痛苦和功能障碍。围生期强迫症发作远不如非妊娠期强迫症常见，约2.5%的女性受影响[37]。需要将强迫症与可能对婴儿构成危险的妄想区分开来。妄想是强烈坚信的错误信念，即使有证据表明这些信念是错误的或不合逻辑的，但仍旧执念。强迫症是侵入

妊娠中严重的精神病症状、紧张症、对药物治疗缺乏反应和自杀倾向是电休克治疗最常见的适应证[64]。虽然在围生期电休克治疗尚无随机对照试验，但其有效性的证据证明其是有希望的[73]。根据最近的一项研究表明[74]，可能的副作用[顺行性失忆症(18%)和癫痫发作时间延长(11%)]需要评估以下几项：①药物治疗耐药病例的疗效；②起效时间及其对母亲和婴儿生活的影响；③药物对母亲没有副作用，如果是母乳喂养，对婴儿也没有副作用。

不应常规转诊到社会服务机构，而应得到仔细的风险效益评估的支持[64](见精神分裂症)。

一项研究表明，有孤立性产后精神病(产褥期外无双相情感障碍发作)病史的女性在妊娠期间复发的风险可能比那些有非产后疾病发作的女性低。然而，在这一组中，分娩后复发的风险较高，女性应考虑在分娩后立即开始预防性药物治疗[62]。

预后

如果及时发现并治疗，预后良好，>95%的患者在1年内达到缓解[72]。接受药物治疗的女性疾病持续时间的中位数为41天[72]比未接受药物治疗的女性(8个月)[75]要短得多。如果误诊或未经治疗，产后精神病是产后自杀的主要危险因素之一，更为惨痛但罕见的情况是可能还有杀婴(框18.3)。

在一项对116例患有产后精神病的女性进行的回顾性研究中，只有58%的女性继续妊娠[61]。产后再一次发作的概率约为50%，产褥期以外双相复发的概率在50%~70%[76,77]。

产后精神病对女性的生活有负面影响，一项研究报道称，18%的婚姻在产后严重发作后结束[61]。在这种情况下，精神疾病的耻辱感，以及觉得是不称职的母亲，对疾病对婴儿造成的后果感到内疚[71]。

双相情感障碍

正如我们已经讨论过的，>50%的产后精神病发作是首次疾病的发作，但有力的证据表明与双相情感障碍有特定的关系。

临床表现和流行病学

70%以上患有双相障碍的母亲在围生期至少经历过一次情绪障碍发作，>1/4经历过产后精神病发作[12]。虽然双相情感障碍女性患者的重点一直是精神病/躁狂发作，但一项对1212例双相情感障碍女性患者的大型回顾性研究发现，非精神病性抑郁症是围生期最常见的情绪发作[12]。然而，分娩与躁狂症和精神病发作之间似乎有更密切的关系。>90%的躁狂/精神病发作发生在分娩后的前四周内，而1/4的抑郁发作发生在产后第1个月之后[12]。

生育与双相情感障碍之间的关联在分娩和躁狂/精神病发作中是特定的。流产或终止妊娠后躁狂/精神病发作的风险明显低于分娩后，而抑郁发作在这些妊娠结局后的发生率相同[60]。分娩后复发的高风险似乎不仅仅与妊娠期间停用药物有关，因为妊娠而停用锂盐(双相情感障碍的一线治疗方法)的复发率超过因其他原因停用的复发率(70%对24%)的3倍[78]。

治疗

通常对于妊娠期双相情感障碍做出药物治疗的决定会比较艰难，需要根据复发的高风险和疾病可能对胎儿产生的负面影响之间进行评估[4,48,64]。妊

框18.3 根据NICE有精神疾病女性妊娠前、妊娠期及产后保健原则

临床医生应该与所有有生育能力和精神障碍的女性讨论避孕的方法和妊娠计划，包括它将如何影响精神疾病，以及精神疾病如何影响妊娠。即使女性没有妊娠计划，给予精神类药物的处方时也应结合致畸风险的最新研究结果。丙戊酸钠不应开给有生育计划的女性。

应充分向计划妊娠或围生期女性提供有关治疗和预防方案相关的、可理解的信息。讨论应包括女性的偏好、情况和对许多不确定领域的认识。既往信息对个性化治疗很重要。应与女性共同制订综合保健计划，如果她同意，应由其伴侣、家庭或照顾者和保健专业人员负责协调。定期监测症状很重要，必要时要增加与卫生服务机构的接触。对于严重的精神障碍，应考虑转诊到二级精神健康服务机构。当开始服用精神药物时，也可以寻求专家的建议。

Source data from Antenatal and postnatal mental health: clinical management and service guidance| Guidance and guidelines| NICE. Available at: http://www.nice.org.uk/ guidance/ cg192(accessed 19 March 2015).

娠期间停用锂,尤其是突然停用锂,会使复发的风险加倍[79]。根据女性的精神病史进行个体化处理。一项纵向研究发现,29例有产后精神病病史且在围生期以外没有发作的女性中,没有一人在随后的妊娠中复发,而41例产褥期外有双相情感障碍病史的女性中,有10例在妊娠期复发。未接受情绪稳定疗法的患者风险增加一倍(19%对40%)这些方法[62]。

与产后精神病类似,产后双相抑郁症的治疗尚无随机对照试验。一项对34例最初被误诊为单相抑郁的产后双相抑郁症女性的自然研究显示,停用抗抑郁药并引入心境稳定疗法改善了88%的病例[19]。

即使在围生期缺乏心理干预和心理教育这些方法的具体证据也应该考虑使用[64]。

精神分裂症

精神分裂症是一种慢性、高度致残和严重的精神障碍,影响大约1%的人。症状通常开始于成年早期,通常分为3类:积极的(幻觉、妄想、思想和运动障碍);消极的(情感迟钝、快感缺乏、难以开始和维持活动、表达能力下降);认知的(执行功能和工作记忆差、注意力集中困难)。

尽管患有精神分裂症的女性生育能力较低,但随着新的抗精神病药物对催乳素水平影响变小,越来越多患有这种疾病的女性有机会成为母亲[64]。没有在精神分裂症中发现如同双相障碍中分娩导致疾病发作这样的密切关系,这是两种疾病之间的显著区别[11,,44]。然而,即使没有严重的症状复发,患有精神分裂症的女性可能需要住院,以监测和促进母婴关系[81]。

精神分裂症在围生期的管理缺乏证据。一项初步研究发现,服务机构和女性伴侣在照顾婴儿方面的协作可以改善症状[82]。虽然患有精神分裂症的女性可以成功地养育子女,但许多人确实有困难。事实上,研究表明,精神分裂症的诊断,以及人格障碍和药物滥用或依赖,都与社会服务的风险增加有关[64]。失去孩子的监护权是一种严重的威胁和创伤性事件[71],可导致危机和临床状况恶化。根据联合国产妇死亡秘密调查第八次报告,31%在妊娠期间自杀的妊娠女性被转诊到社会服务机构[83]。对失去监护权的恐惧也会对医患关系产生负面影响,并可能由于希望维持母亲的角色而促使女性否认症状[71,84]。虽然精神分裂症与母亲角色有关,与精神病性抑郁症相比,社会服务监督的风险增加了25倍,但患有精神分裂症的女性不一定不能履行母亲角色[64]。在评估成功养育子女的可能性时应考虑的因素包括(也适用于其他精神障碍):①涉及婴儿的精神病症状,或者被动的经历;②伴侣的精神病史;③社会背景,包括亲密伴侣暴力和虐待[64]。

其他精神障碍

人格障碍

人格障碍很难定义和诊断,但可在妊娠期和产后期间造成很大麻烦。根据美国精神病学协会,他们的特征是一种持久的内在体验和行为模式,这种模式明显偏离了表现出这种文化的个人的期望[83]。缺乏关于人格障碍对围生期影响的证据。根据斯堪的纳维亚的一项调查,通过自我评估,妊娠期人格障碍的患病率约为6%[85]。人格障碍通常和其他精神障碍一起出现,且与不良预后相关[8,85]。

进食障碍

尽管进食障碍可能与生育问题有关[86],一项临床研究估计,妊娠期间某些形式的进食障碍的患病率约为7.5%,而妊娠前为9.2%[87]。有些女性妊娠时症状有所改善。挪威的一项调查报告称,缓解率在29%~78%之间,取决于特定的进食障碍[88]。超过50%有妊娠前进食障碍病史的女性在产后会持续或复发[8]。与症状缓解的女性相比,持续存在进食障碍症状会增加产后抑郁的风险[8]。其他进食障碍的发生率在妊娠期是罕见的[8]。

药物滥用和依赖

美国2012年全国药物使用和健康调查估计,9.0%的18~25岁和3.4%的26~44岁的妊娠女性使用非法药物(包括大麻、兴奋剂、可卡因、海洛因、迷幻剂,以及吸入剂)或滥用处方药。这些数字大约是同年龄组非妊娠女性的50%[89]。

对有药物使用障碍妊娠女性的护理存在很大困难[89]。尿样本药物检测不能识别严重但偶尔使用药物的女性,并可能阻止女性寻求产前护理[89],已提倡在尿样本药物检测前,优先采用有效的问卷进行常规产前筛查，有药物使用障碍的围生期女性需要加强和多学科护理。他们往往伴有需要解决的其他医学和精神疾病以及环境压力源。应该采取一种减少危害的办法，旨在延长禁欲时间，同时认识到复发的可能性[89]。

在美国，妊娠期间阿片类药物的使用情况令人担忧，使用率从2000年的0.1%上升到2009年的0.6%。在妊娠期间，含阿片类镇痛药物的使用频率是海洛因的10倍[89]。阿片类药物替代疗法对妊娠女性有特殊的好处，包括预防中毒和戒断以及减轻对胎儿生长和妊娠期的负面影响。严重的便秘是所有阿片类药物（包括替代疗法）的常见副作用，临床医生应对此进行询问和处理[89]。

围生期精神疾病对婴儿的影响

很难将母亲精神障碍对胎儿和儿童的影响与遗传因素、药物、不良养育和生活方式（包括吸烟、贫穷、营养不良和物质使用）的影响分开。

妊娠期间的抑郁与早产风险的增加有关，而与出生体重的证据是模棱两可的[90]。孕产妇围生期抑郁与情绪失调、社交功能受损、内化和外化障碍、依恋问题以及青春期抑郁风险增加有关[90]。有假说认为，支撑子代抑郁与母亲产前和产后抑郁之间关系的机制是不同的[91]。围生期抑郁对认知发展的影响几乎没有证据或证据不一致[90]。

缺乏其他精神疾病影响的研究，而且证据往往不一致。一项对入住母婴病房的经产妇进行的研究发现，产褥期母亲因精神疾病入院的后代（34%）成年后患精神疾病的风险高于妊娠未受影响的兄弟姐妹（15%）[92]。

在妊娠期间酒精和药物滥用对胎儿影响的研究由于使用多种物质、与其他精神疾病共病以及与弱势社会经济地位的关联而变得复杂。致畸效应包括宫内死亡、畸形、生长受限和行为改变[93]。

结论

产科医生将经常参与照护女性新发的或复发的精神疾病。在围生期护理患有精神疾病的女性存在重大挑战。已经提倡常规筛查最常见的疾病：抑郁和焦虑，以及进食障碍和药物滥用，但仍存在争议。然而，毫无疑问的是，妊娠期间女性的心理健康与她的身体健康一样重要，所有保健专业人员在每次接触妊娠女性时都应该对她的心理健康进行评估。患有慢性和复发性精神疾病的女性需要监测、增加接触和多学科协调护理，包括一项具体的精神健康管理计划。患有精神疾病的女性往往伴有严重医学合并症和经受巨大的环境压力，这两者都需要加以解决。应该以不带偏见的、富有同情心的方式提供照护，如果女方同意，应该让她的伴侣和更多的家庭成员都参与进来。

（黄振宇 符玉婷 译）

参考文献

1. Bauer A, Parsonage M, Knapp M, Iemmi V, Adelaja B. *Costs of Perinatal Mental Health Problems*. London: London School of Economics and the Centre for Mental Health; 2014.
2. American Psychiatric Association. *Diagnostic and Statistical Manual of Mental Disorders, Fifth Edition*. Arlington, VA: American Psychiatric Association; 2013.
3. World Health Organization. *ICD-10 : The ICD-10 Classification of Mental and Behavioural Disorders: Clinical Descriptions and Diagnostic Guidelines*. Geneva: World Health Organization; 1992.
4. National Institute for Health and Care Excellence (NICE). *Antenatal and Postnatal Mental Health: Clinical Management and Service Guidance*. Clinical guideline [CG192]. London: NICE; 2014. Available at: http://www.nice.org.uk/guidance/cg192 (accessed 19 March 2015).
5. Whiteford HA, Degenhardt L, Rehm J, et al. Global burden of disease attributable to mental and substance use disorders: findings from the Global Burden of Disease Study 2010. *Lancet* 2013;**382**:1575–86.
6. Di Florio A, Meltzer-Brody S. Is postpartum depression a distinct disorder? *Curr Psychiatry Rep* 2015;**17**:76.
7. Halbreich U, Karkun S. Cross-cultural and social diversity of prevalence of postpartum depression and depressive symptoms. *J Affect Disord* 2006;**91**:97–111.
8. Howard LM, Molyneaux E, Dennis CL, Rochat T, Stein A, Milgrom J. Non-psychotic mental disorders in the perinatal period. *Lancet* 2014;**384**:1775–88.
9. Gavin NI, Gaynes BN, Lohr KN, Meltzer-Brody S, Gartlehner G, Swinson T. Perinatal depression: a systematic review of prevalence and incidence. *Obstet Gynecol* 2005;**106**:1071–83.
10. Fisher J, Cabral de Mello M, Patel V, et al. Prevalence and determinants of common perinatal mental disorders in women in low- and lower-middle-income countries: a systematic review. *Bull World Health Organ* 2012;**90**:139H–49H.
11. Munk-Olsen T, Laursen TM, Pedersen CB, Mors O, Mortensen PB. New parents and mental disorders. *JAMA* 2006;**296**: 2582–89.
12. Di Florio A, Forty L, Gordon-Smith K, et al. Perinatal episodes across the mood disorder spectrum. *JAMA Psychiatry* 2013;**70**:168–75.
13. Wisner KL, Sit DK, McShea MC, et al. Onset timing, thoughts of self-harm, and diagnoses in postpartum women with screen-positive depression findings. *JAMA Psychiatry* 2013;**70**:490–98.
14. Di Florio A, Jones I. Postpartum depression. *BMJ Best Practice*. Last updated February 2019. Available at: http://bestpractice.bmj.com/best-practice/monograph/512/resources/credits.html.
15. Biaggi A, Conroy S, Pawlby S, Pariante CM. Identifying the

women at risk of antenatal anxiety and depression: a systematic review. *J Affect Disord* 2016;**191**:62–77.
16. Cooper C, Jones L, Dunn E, et al. Clinical presentation of postnatal and non-postnatal depressive episodes. *Psychol Med* 2007;**37**:1273–80.
17. Altemus M, Neeb CC, Davis A, Occhiogrosso M, Nguyen T, Bleiberg KL. Phenotypic differences between pregnancy-onset and postpartum-onset major depressive disorder. *J Clin Psychiatry* 2012;**73**:e1485–91.
18. O'Connor E, Rossom RC, Henninger M, Groom HC, Burda BU. Primary care screening for and treatment of depression in pregnant and postpartum women: Evidence report and systematic review for the US preventive services task force. *JAMA* 2016;**315**:388–406.
19. Sharma V, Khan M. Identification of bipolar disorder in women with postpartum depression. *Bipolar Disord* 2010;**12**:335–40.
20. Bergink V, Koorengevel KM. Postpartum depression with psychotic features. *Am J Psychiatry* 2010;**167**:476–77.
21. Munk-Olsen T, Gasse C, Laursen TM. Prevalence of antidepressant use and contacts with psychiatrists and psychologists in pregnant and postpartum women. *Acta Psychiatr Scand* 2012;**125**:318–24.
22. Cooper WO, Willy ME, Pont SJ, Ray WA. Increasing use of antidepressants in pregnancy. *Am J Obstet Gynecol* 2007;**196**:544.e1–5.
23. Cohen LS, Altshuler LL, Harlow BL, et al. Relapse of major depression during pregnancy in women who maintain or discontinue antidepressant treatment. *JAMA* 2006;**295**:499–507.
24. Yonkers KA, Gotman N, Smith MV, et al. Does antidepressant use attenuate the risk of a major depressive episode in pregnancy? *Epidemiology* 2011;**22**:848–54.
25. Molyneaux E, Howard LM, McGeown HR, Karia AM, Trevillion K. Antidepressant treatment for postnatal depression. *Cochrane Database Syst Rev* 2014;**9**:CD002018.
26. Musters C, McDonald E, Jones I. Management of postnatal depression. *BMJ* 2008;**337**:a736.
27. Dennis CL, Dowswell T. Psychosocial and psychological interventions for preventing postpartum depression. *Cochrane Database Syst Rev* 2013;**2**:CD001134.
28. Scottish Intercollegiate Guidelines Network (SIGN). *Management of Perinatal Mood Disorders*. SIGN 127. Edinburgh: SIGN; 2012. Available at: https://www.sign.ac.uk/sign-127-management-of-perinatal-mood-disorders.html (accessed 14 April 2016).
29. Dennis CL, Ross LE, Herxheimer A. Oestrogens and progestins for preventing and treating postpartum depression. *Cochrane Database Syst Rev* 2008;**4**:CD001690.
30. Gong H, Ni C, Shen X, Wu T, Jiang C. Yoga for prenatal depression: a systematic review and meta-analysis. *BMC Psychiatry* 2015;**15**:14.
31. Miller BJ, Murray L, Beckmann MM, Kent T, Macfarlane B. Dietary supplements for preventing postnatal depression. *Cochrane Database Syst Rev* 2013;**10**:CD009104.
32. Cooper PJ, Murray L. Course and recurrence of postnatal depression. Evidence for the specificity of the diagnostic concept. *Br J Psychiatry* 1995;**166**:191–95.
33. Navarro P, García-Esteve L, Ascaso C, Aguado J, Gelabert E, Martín-Santos R. Non-psychotic psychiatric disorders after childbirth: prevalence and comorbidity in a community sample. *J Affect Disord* 2008;**109**:171–76.
34. Matthey S, Barnett B, Howie P, Kavanagh DJ. Diagnosing postpartum depression in mothers and fathers: whatever happened to anxiety? *J Affect Disord* 2003;**74**:139–47.
35. Goodman JH, Chenausky KL, Freeman MP. Anxiety disorders during pregnancy: a systematic review. *J Clin Psychiatry* 2014;**75**:e1153–84.
36. Marchesi C, Ossola P, Amerio A, et al. Clinical management of perinatal anxiety disorders: a systematic review. *J Affect Disord* 2016;**190**:543–50.
37. Russell EJ, Fawcett JM, Mazmanian D. Risk of obsessive-compulsive disorder in pregnant and postpartum women: a meta-analysis. *J Clin Psychiatry* **74**:377–85.
38. Marc I, Toureche N, Ernst E, et al. Mind-body interventions during pregnancy for preventing or treating women's anxiety. *Cochrane Database Syst Rev* 2011;**7**:CD007559.
39. Daugirdaitė V, van den Akker O, Purewal S. Posttraumatic stress and posttraumatic stress disorder after termination of pregnancy and reproductive loss: a systematic review. *J Pregnancy* 2015;**2015**:646345.
40. James S. Women's experiences of symptoms of posttraumatic stress disorder (PTSD) after traumatic childbirth: a review and critical appraisal. *Arch Womens Ment Health* 2015;**18**:761–71.
41. Kastello JC, Jacobsen KH, Gaffney KF, Kodadek MP, Bullock LC, Sharps PW. Posttraumatic stress disorder among low-income women exposed to perinatal intimate partner violence: posttraumatic stress disorder among women exposed to partner violence. *Arch Womens Ment Health* 2016;**19**:521–28.
42. Smith MV, Poschman K, Cavaleri MA, Howell HB, Yonkers KA. Symptoms of posttraumatic stress disorder in a community sample of low-income pregnant women. *Am J Psychiatry* 2006;**163**:881–84.
43. Bastos MH, Furuta M, Small R, McKenzie-McHarg K, Bick D. Debriefing interventions for the prevention of psychological trauma in women following childbirth. *Cochrane Database Syst Rev* 2015;**4**:CD007194.
44. Munk-Olsen T, Laursen TM, Mendelson T, Pedersen CB, Mors O, Mortensen PB. Risks and predictors of readmission for a mental disorder during the postpartum period. *Arch Gen Psychiatry* 2009;**66**:189–95.
45. Heron J, McGuinness M, Blackmore ER, Craddock N, Jones I. Early postpartum symptoms in puerperal psychosis. *BJOG* 2008;**115**:348–53.
46. Sharma V, Sommerdyk C. Postpartum psychosis: what is in a name? *Aust N Z J Psychiatry* 2014;**48**:1081–82.
47. Pfuhlmann B, Stöber G, Franzek E, Beckmann H. Cycloid psychoses predominate in severe postpartum psychiatric disorders. *J Affect Disord* 1998;**50**:125–34.
48. Di Florio A, Smith S, Jones I. Postpartum psychosis. *Obstet Gynecol* 2013;**15**:145–50.
49. Jones I, Craddock N. Bipolar disorder and childbirth: the importance of recognising risk. *Br J Psychiatry* 2005;**186**:453–54.
50. Di Florio A, Munk-Olsen T, Bergink V. The birth of a psychiatric orphan disorder: postpartum psychosis. *Lancet Psychiatry* 2016;**3**:502.
51. Cantwell R, Clutton-Brock T, Cooper G, et al. Saving Mothers' Lives: Reviewing maternal deaths to make motherhood safer: 2006–2008. The Eighth Report of the Confidential Enquiries into Maternal Deaths in the United Kingdom. *BJOG* 2011;**118** Suppl 1:1–203.
52. Brockington IF. Eclamptic psychosis. In: *Eileithyia's Mischief: the Organic Psychoses of Pregnancy, Parturition and the Puerperium*, pp. 117–77. Bredenbury: Eyry Press; 2006.
53. Bergink V, Kushner SA, Pop V, et al. Prevalence of autoimmune thyroid dysfunction in postpartum psychosis. *Br J Psychiatry* 2011;**198**:264–68.
54. Patil NJ, Yadav SS, Gokhale YA, Padwa N. Primary hypoparathyroidism: psychosis in postpartum period. *J Assoc Physicians India* 2010;**58**:506–508.
55. Fassier T, Guffon N, Acquaviva C, D'Amato T, Durand DV, Domenech P. Misdiagnosed postpartum psychosis revealing a late-onset urea cycle disorder. *Am J Psychiatry* 2011;**168**:576–80.
56. Häberle J, Vilaseca MA, Meli C, et al. First manifestation of citrullinemia type I as differential diagnosis to postpartum psychosis in the puerperal period. *Eur J Obstet Gynecol Reprod Biol* 2010;**149**:228–29.
57. Brockington IF. Cerebral vascular disease as a cause of postpartum

psychosis. *Arch Womens Ment Health* 2007;**10**:177–78.
58. Kim JH, Choi SS, Ha K. A closer look at depression in mothers who kill their children: is it unipolar or bipolar depression? *J Clin Psychiatry* 2008;**69**:1625–31.
59. Munk-Olsen T, Laursen TM, Meltzer-Brody S, Mortensen PB, Jones I. Psychiatric disorders with postpartum onset: possible early manifestations of bipolar affective disorders. *Arch Gen Psychiatry* 2012;**69**:428–34.
60. Di Florio A, Jones L, Forty L, Gordon-Smith K, Craddock N, Jones I. Bipolar disorder, miscarriage, and termination. *Bipolar Disord* **17**:102–105.
61. Blackmore ER, Rubinow DR, O'Connor TG, et al. Reproductive outcomes and risk of subsequent illness in women diagnosed with postpartum psychosis. *Bipolar Disord* 2013;**15**:394–404.
62. Bergink V, Bouvy PF, Vervoort JS, Koorengevel KM, Steegers EA, Kushner SA. Prevention of postpartum psychosis and mania in women at high risk. *Am J Psychiatry* 2012;**169**:609–15.
63. Jones I, Craddock N. Familiality of the puerperal trigger in bipolar disorder: results of a family study. *Am J Psychiatry* 2001;**158**:913–17.
64. Jones I, Chandra PS, Dazzan P, Howard LM. Bipolar disorder, affective psychosis, and schizophrenia in pregnancy and the postpartum period. *Lancet* 2014;**384**:1789–99.
65. Munk-Olsen T, Jones I, Laursen TM. Birth order and postpartum psychiatric disorders. *Bipolar Disord* 2014;**16**:300–307.
66. Di Florio A, Jones L, Forty L, et al. Mood disorders and parity—a clue to the aetiology of the postpartum trigger. *J Affect Disord* 2014;152–54:334–39.
67. Brockington IF, Martin C, Brown GW, Goldberg D, Margison F. Stress and puerperal psychosis. *Br J Psychiatry* 1990;**157**:331–34.
68. Dowlatshahi D, Paykel ES. Life events and social stress in puerperal psychoses: absence of effect. *Psychol Med* 1990;**20**:655–62.
69. Bergink V, Gibney SM, Drexhage HA. Autoimmunity, inflammation, and psychosis: a search for peripheral markers. *Biol Psychiatry* 2014;**75**:324–31.
70. Di Florio A, Morgan H, Jones L, et al. Smoking and postpartum psychosis. *Bipolar Disord* 2015;**17**:572–73.
71. Dolman C, Jones I, Howard LM. Pre-conception to parenting: a systematic review and meta-synthesis of the qualitative literature on motherhood for women with severe mental illness. *Arch Womens Ment Health* 2013;**16**:173–96.
72. Bergink V, Burgerhout KM, Koorengevel KM, et al. Treatment of psychosis and mania in the postpartum period. *Am J Psychiatry* 2015;**172**:115–23.
73. Focht A, Kellner CH. Electroconvulsive therapy (ECT) in the treatment of postpartum psychosis. *J ECT* 2012;**28**:31–33.
74. Babu GN, Thippeswamy H, Chandra PS. Use of electroconvulsive therapy (ECT) in postpartum psychosis—a naturalistic prospective study. *Arch Womens Ment Health* 2013;**16**:247–51.
75. Protheroe C. Puerperal psychoses: a long term study 1927–1961. *Br J Psychiatry* 1969;**115**:9–30.
76. Chaudron LH, Pies RW. The relationship between postpartum psychosis and bipolar disorder: a review. *J Clin Psychiatry* 2003;**64**:1284–92.
77. Robertson E, Jones I, Haque S, Holder R, Craddock N. Risk of puerperal and non-puerperal recurrence of illness following bipolar affective puerperal (post-partum) psychosis. *Br J Psychiatry* 2005;**186**:258–59.
78. Viguera AC, Nonacs R, Cohen LS, Tondo L, Murray A, Baldessarini RJ. Risk of recurrence of bipolar disorder in pregnant and nonpregnant women after discontinuing lithium maintenance. *Am J Psychiatry* 2000;**157**:179–84.
79. Viguera AC, Whitfield T, Baldessarini RJ, et al. Risk of recurrence in women with bipolar disorder during pregnancy: prospective study of mood stabilizer discontinuation. *Am J Psychiatry* 2007;**164**:1817–24.
80. Benedetti F, Riccaboni R, Locatelli C, Poletti S, Dallaspezia S, Colombo C. Rapid treatment response of suicidal symptoms to lithium, sleep deprivation, and light therapy (chronotherapeutics) in drug-resistant bipolar depression. *J Clin Psychiatry* 2014;**75**:133–40.
81. Jones I, Heron J, Blackmore ER, Craddock N. Incidence of hospitalization for postpartum psychotic and bipolar episodes. *Arch Gen Psychiatry* 2008;**65**:356.
82. Nishizawa O, Sakumoto K, Hiramatsu KI, Kondo T. Effectiveness of comprehensive supports for schizophrenic women during pregnancy and puerperium: preliminary study. *Psychiatry Clin Neurosci* 2007;**61**:665–71.
83. American Psychiatric Association. *Diagnostic and Statistical Manual of Mental Disorders: DSM-IV-TR.* Washington, DC: American Psychiatric Association; 2000.
84. Boots Family Trust. Perinatal Mental Health: Experiences of Women and Health Professionals. 2013. Available at: https://www.tommys.org/sites/default/files/Perinatal_Mental_Health_Experiences%20of%20women.pdf.
85. Börjesson K, Ruppert S, Bågedahl-Strindlund M. A longitudinal study of psychiatric symptoms in primiparous women: relation to personality disorders and sociodemographic factors. *Arch Womens Ment Health* 2005;**8**:232–42.
86. Easter A, Treasure J, Micali N. Fertility and prenatal attitudes towards pregnancy in women with eating disorders: results from the Avon Longitudinal Study of Parents and Children. *BJOG* 2011;**118**:1491–98.
87. Easter A, Bye A, Taborelli E, et al. Recognising the symptoms: how common are eating disorders in pregnancy? *Eur Eat Disord Rev* 2013;**21**:340–44.
88. Bulik CM, Von Holle A, Hamer R, et al. Patterns of remission, continuation and incidence of broadly defined eating disorders during early pregnancy in the Norwegian Mother and Child Cohort Study (MoBa). *Psychol Med* 2007;**37**:1109–18.
89. Gopman S. Prenatal and postpartum care of women with substance use disorders. *Obstet Gynecol Clin North Am* **41**:213–28.
90. Stein A, Pearson RM, Goodman SH, et al. Effects of perinatal mental disorders on the fetus and child. *Lancet* 2014;**384**:1800–19.
91. Pearson RM, Evans J, Kounali D, et al. Maternal depression during pregnancy and the postnatal period: risks and possible mechanisms for offspring depression at age 18 years. *JAMA Psychiatry* 2013;**70**:1312–19.
92. Abbott R, Dunn VJ, Robling SA, Paykel ES. Long-term outcome of offspring after maternal severe puerperal disorder. *Acta Psychiatr Scand* 2004;**110**:365–73.
93. Holbrook BD, Rayburn WF. Teratogenic risks from exposure to illicit drugs. *Obstet Gynecol Clin North Am* 2014;**41**:229–39.
94. Johannsen BM, Larsen JT, Laursen TM, Bergink V, Meltzer-Brody S, Munk-Olsen T. All-cause mortality in women with severe postpartum psychiatric disorders. *Am J Psychiatry* 2016;**173**:635–42.
95. Howard LM, Oram S, Galley H, Trevillion K, Feder G. Domestic violence and perinatal mental disorders: a systematic review and meta-analysis. *PLoS Med* 2013;**10**:e1001452.
96. Khalifeh H, Hunt IM, Appleby L, Howard LM. Suicide in perinatal and non-perinatal women in contact with psychiatric services: 15 year findings from a UK national inquiry. *Lancet Psychiatry* 2016;**3**:233–42.
97. Spinelli MG. Postpartum psychosis: detection of risk and management. *Am J Psychiatry* 2009;**166**:405–408.
98. Arevalo MA, Azcoitia I, Garcia-Segura LM. The neuroprotective actions of oestradiol and oestrogen receptors. *Nat Rev Neurosci* 2015;**16**:17–29.
99. Jensik PJ, Arbogast LA. Differential and interactive effects of ligand-bound progesterone receptor A and B isoforms on tyrosine hydroxylase promoter activity. *J Neuroendocrinol* 2011;**23**:915–25.
100. Zlotnik A, Gruenbaum BF, Mohar B, et al. The effects of estrogen and progesterone on blood glutamate levels: evidence from

changes of blood glutamate levels during the menstrual cycle in women. *Biol Reprod* 2011;**84**:581–86.
101. Belelli D, Lambert JJ. Neurosteroids: endogenous regulators of the GABA(A) receptor. *Nat Rev Neurosci* 2005;**6**:565–75.
102. Rubinow DR, Schmidt PJ. Gonadal steroid regulation of mood: the lessons of premenstrual syndrome. *Front Neuroendocrinol* 2006;**27**:210–16.
103. Schiller CE, Schmidt PJ, Rubinow DR. Allopregnanolone as a mediator of affective switching in reproductive mood disorders. *Psychopharmacology (Berlin)* 2014;**231**:3557–67.
104. Bloch M, Schmidt PJ, Danaceau M, Murphy J, Nieman L, Rubinow DR. Effects of gonadal steroids in women with a history of postpartum depression. *Am J Psychiatry* 2000;**157**: 924–30.

第19章
胎儿治疗

Caitriona Monaghan, Basky Thilaganathan

引言

胎儿治疗被定义为对母亲或胎儿进行的任何产前治疗，其主要适应证是改善胎儿或新生儿的围生期或长期的结局[1]。胎儿治疗的实践在产科领域是一个相对较新的概念。它起源于55年前，当时Liley等人首次进行腹腔输血治疗胎儿贫血，从那时起，这种实践已经从开放的胎儿手术发展到用于处理一系列复杂情况的微创技术。

治疗对象是一个小的、活动的胎儿，在这一临床挑战以外，胎儿治疗的概念也引发了一些伦理问题。这些措施包括权衡对胎儿的益处和潜在伤害，特别是在尚未证明技术能改善预后的研究背景下。大多数胎儿治疗都与母体的预后有关，因此，在开始治疗或进行手术时获得充分的知情同意是极其重要的。事实证明，不一致的多胎妊娠的管理是极具挑战性的，因为我们面临着冒着一个胎儿健康的风险来改善另一个胎儿的结局。最近，胎儿疼痛和确保足够的宫内镇痛的概念也被提了出来。

胎儿疗法现在包含了广泛的技术，大致分为5类：

1. 经胎盘治疗。
2. 超声引导胎儿治疗。
3. 胎儿镜手术。
4. 开放胎儿手术。
5. 围生期胎儿治疗。

经胎盘治疗

经胎盘治疗是一种通过母体给药治疗胎儿疾病的非侵入性方法。理想的经胎盘药物可以穿过胎盘到达胎儿且不改变药物原形，能提供足够的药物浓度来治疗潜在的胎儿疾病，且对母亲的不良影响有限。文献中最早记录的经胎盘治疗案例之一是1975年Ampola等人描述的。通过给母亲服用大剂量维生素B_{12}，成功地治疗了妊娠晚期胎儿的甲基丙二酸血症[2]。今天，经胎盘治疗最常见的适应证之一是在先兆早产的情况下母亲使用类固醇激素来促进胎儿肺成熟。经胎盘疗法也被用于治疗胎儿心律失常、先天性肾上腺增生（CAH）和胎儿同种异体免疫性血小板减少症（FMAIT）。

胎儿心律失常

胎儿心律失常影响了大约2%的妊娠，占转诊给胎儿心脏科医生的10%~20%[3]。节律紊乱可分为不规则、快速性或缓慢性心律失常。最常见的胎儿心律失常是房性期前收缩。这些通常是在妊娠晚期常规胎心听诊时偶然发现的，并且倾向于在没有干预的情况下自发消退。胎儿中危及生命的节律紊乱是罕见的，然而，它们可能是可以治疗的。为了开始适当的产前治疗，准确的诊断是至关重要的。临床评估包括胎儿超声心动图检查胎儿心脏是否有任何结构或功能缺陷。血流动力学稳定的间歇性心律失常的胎儿需要保守治疗。胎儿治疗和分娩之间的决定在很大程度上取决于胎龄[作为胎儿肺成熟的指标]和胎儿健康状况，包括是否存在胎儿水肿，因为后者对经胎盘抗心律失常治疗的反应较小。

快速性心律失常

持续的胎儿心动过速，当心率>180次/分应立即紧急转诊。据报道，高达5%的这类病例患有结构性先天性心脏病，包括Ebstein畸形、主动脉缩窄和心脏肿瘤[4]。最常见的胎儿快速性心律失常是室上性心动过速（SVT）和心房扑动（AF）。约90%的胎儿室上性心动过速与房室间旁路引起的房室折返性心动过速有关。典型的房室收缩比率为1∶1，胎心率为220~240次/分。目前对胎儿SVT的一线治疗尚无共识。在没有胎儿水肿的情况下，索他洛尔、氟卡尼和地高辛是最常用的药物。在胎儿水肿的情况下，地高辛的胎盘转运明显受损，氟卡尼可能比索他洛尔更有效[5]。当一线治疗失败时，可以使用联合疗法；然而，这可能会增加母亲的副作用。表19.1说明了用于治疗胎儿快速性心律失常的常用抗心律失常药物。

心房扑动是通过心房壁的折返性通路维持的，导致心房率在300~500次/分。心房和心室收缩的比率通常为2∶1，导致心室率为150~250次/分。心房扑动占胎儿心动过速病例的30%，往往比胎儿室上性心动过速出现得晚[5]。地高辛和索他洛尔是典型的抗心律失常药物，索他洛尔是胎儿水肿的首选药物。一旦转换用药，维持治疗应持续到分娩后。出生后，这些新生儿需要仔细监测，因为很大一部分可能会复发。应做心电图和超声心动图检查。难治性或复发情况可能需要介入治疗，如复律、起搏或二线抗心律失常药物。

心动过缓

缓慢心律失常的定义是胎儿心率持续<100次/分。这可能继发于窦性心动过缓、房性异位搏动阻滞或完全性房室传导阻滞（CHB）。完全性房室传导阻滞是由心房和心室收缩完全分离引起的。心房率是规则、正常的，然而，心室率通常在40~90次/分。在50%的病例中，伴有复杂的先天性心脏病，包括左心房异构性和先天性矫正性转位。当胎儿水肿时，这种与先天性心脏病的关联具有很大的死亡风险。心脏结构正常的胎儿心动过缓的主要病因是妊娠16周后母体抗体（抗-Ro和抗-La）通过胎盘途径，导致胎儿心肌细胞和传导组织受损。CHB的死亡率高达18%，甚至达到40%，目前尚无令人满意的治疗方法[6]。到目前为止，治疗的目标是针对与CHB相关的免疫介导的炎症过程，并阐述了使用类固醇、β-交感神经抑制剂、静脉免疫球蛋白（IVIG）和羟氯喹的治疗。关于妊娠女性类固醇治疗效果的数据相互矛盾。地塞米松被认为与降低妊娠女性自身抗体负荷有关，但对胎儿心肌没有直接保护作用。2011年，一项大型的多中心回顾性研究检查了175例孤立性CHB患者的预后，38%的患者使用了氟化皮质类固醇治疗；然而，这对围生期死亡率或晚期心肌病的发展没有显著影响[7]。出生后，患有先天性完全性房室传导阻滞的新生儿需要立即进行心脏评估，绝大多数需要心脏起搏器。

先天性肾上腺增生

CAH描述了一组遗传性疾病，在这些疾病中，酶缺乏导致皮质醇生物合成受损。在英国，发病率为每18 000例活产儿有1例[8]。超过90%的CAH病例是由于21-羟化酶缺乏导致肾上腺雄激素分泌过多以及皮质醇分泌受损所致。在子宫内暴露于过多的雄激素会导致女性胎儿的外生殖器男性化，这是这种情况的一个标志。根据酶缺乏的严重程度，表型可能会有所不同。出生后，这些婴儿经常需要生殖器矫形术，并有长期的生理和心理并发症。自1984年以来，在David和Forest发表的一系列病例报道之后，产前地塞米松已被提出作为预防受影响女性胎儿外生殖器男性化的一种治疗方法[9]。地塞米松被认为可以原形穿过胎盘，抑制胎儿下丘脑-垂体轴，导致雄激素分泌减少；然而，其确切的作用方式还存在争议。尽管自第一个病例系列发表以来已经有30

表19.1 治疗胎儿心律失常的常用抗心律失常药物

抗心律失常药	适应证	剂量	起效时间	母体副作用
地高辛	SVT、AF	每天1次，每次1mg	1~2周	心律失常、房室传导阻滞、恶心、呕吐
氟卡尼	SVT、VT	每天2次，每次100~400mg	48小时	心律失常、眩晕、恶心、头痛、视力障碍、感觉异常
索他洛尔	SVT、AF、VT	每天2次，每次80~160mg	72小时	心律失常

AF，心房颤动；SVT，室上性心动过速；VT，室性心动过速。

多年了，而且经胎盘治疗的临床疗效已经确立，但产前治疗CAH仍然是一个有争议的问题。外生殖器的男性化发生在妊娠6~8周之间，因此，预防性治疗需要在6周前开始，并持续到游离DNA能够确定胎儿性别。然而，7/8的高危胎儿不会受这种情况的影响，并在胎儿发育早期暴露于不必要的大剂量糖皮质激素。有数项观察性研究表明，这种宫内暴露可能会对孩子的生理和神经心理发育产生负面影响[10]。为了评估产前CAH治疗的有效性和安全性，一项前瞻性长期随访研究（PREDEX）正在欧洲进行。

胎儿同种异体免疫性血小板减少症

FMAIT是母体产生针对父系遗传的位于胎儿血小板膜糖蛋白上的人类血小板抗原（HPA）的同种异体抗体的结果。它是新生儿严重血小板减少的主要原因，每1500例新生儿有1例发生[11]。在高加索人中，大约85%的病例是由HPA-1a抗体引起的[12]。免疫球蛋白G抗体穿过胎盘并与胎儿血小板结合。抗体包裹的血小板通过网状内皮系统从胎儿循环中移除，导致胎儿血小板减少。尽管与胎儿和新生儿的溶血性疾病的病理生理学类似，但仍有大约50%的病例发生在第1次妊娠时。这种情况的临床表现可以有不同的严重程度，颅内出血（ICH）是最严重的并发症，出现在7%~26%的未经治疗的病例中[13]。脑出血与1%~7%的围产儿死亡率有关，存活的患者中有16%~26%的人有严重的神经后遗症，如脑瘫、皮质盲和癫痫发作[13]。

目前尚无普遍的针对FMAIT的产前筛查方法，其典型诊断依据是胎儿出血的临床表现。实验室诊断可以用来确认母体循环中血小板抗体的存在，并进行HPA基因分型。与溶血病一样，家族复发率取决于父亲的基因型。具有显性纯合子父亲的家庭复发率几乎为100%。考虑到临床表现的严重性可能会随着后续妊娠的增加而增加，因此，进行这些调查以获得准确的产前咨询是非常必要的。在杂合子影响的妊娠中，目前可以从母血中进行非侵入性胎儿基因分型，以帮助指导治疗。因为过去25年中的治疗方式演变主要是基于病例系列，这种新型产前治疗仍然存在争议。治疗的主要目的是通过静脉注射丙种球蛋白（IVIG）、皮质类固醇免疫抑制或连续输注宫内血小板来预防胎儿血小板减少。

IVIG曾用于治疗自身免疫性疾病，如特发性血小板减少性紫癜，但其确切作用机制尚不清楚。由于缺乏前瞻性随机对照试验，文献中关于其预防脑出血的有效性的证据相互矛盾。多数中心通常从妊娠16周起每周给母亲静脉注射0.5~1g/kg免疫球蛋白。静脉注射免疫球蛋白治疗费用昂贵，而且可能产生一些副作用，如肾功能障碍、血液传播疾病、发热反应和严重头痛。由于费用和相关的不利因素，一些中心根据先前受影响儿童是否存在脑出血对IVIG治疗方案进行分层管理。皮质类固醇可以在IVIG治疗的同时使用，泼尼松是首选的皮质类固醇。2011年，Cochrane对FMAIT产前干预措施的回顾发现，IVIG联合泼尼松龙在提高高危妊娠胎儿血小板计数方面比单独使用IVIG更有效[14]。连续的宫内血小板输注已用于FMAIT的产前治疗。它们与极大的胎儿丢失风险有关，因此，仍是预防与这种情况相关的脑出血的二线治疗方法。

超声引导胎儿治疗

1958年，Donald等人在*Lancet*上发表的文章包含了第一批关于胎儿的超声图像[15]。在过去的60年里，技术进步包括实时成像、彩色和能量多普勒、经阴道超声和三维/四维成像。超声引导下的宫内输血（IUT）、胎儿直接药物治疗、射频消融（RFA）、间质激光治疗（ILT）、选择性减胎、分流手术是胎儿治疗的重要组成部分。

宫内输血

Rodeck等人的研究成果描述了在胎儿镜引导下经脐带血管的宫内输血技术[16]。尽管广泛使用抗D免疫球蛋白，但超声引导下IUT仍是治疗红细胞同种异体免疫后继发胎儿贫血的首选方法。它也被用于治疗继发于非免疫性疾病的胎儿贫血，如细小病毒、双胎输血综合征（TTTS）、胎母输血和胎盘绒毛膜血管瘤。如羊膜穿刺术和胎儿血液采样等侵入性技术以前被用来诊断宫内胎儿贫血。然而这些操作增加了流产、早产和胎儿丢失的风险。目前测量大脑中动脉收缩期峰值速度以作为胎儿贫血的标准非侵入性筛查技术[17]。在进行IUT术时，通常通过胎盘插入处的脐带进入胎儿循环（图19.1）。优先选择脐静脉是，因其直径比脐动脉宽，而且比脐动脉痉挛的可能性更小。在无法进入脐静脉的情况下(如后胎盘或妊娠晚期),可使用脐静脉肝内部分或游离脐带。在脐带游离段实施宫内输血与穿刺针滑脱、脐带填塞和更高的胎儿丢失率增加相关[18]。在妊娠20周之前,腹腔途径仍然是首选方法,输注的红细胞通过淋巴系统被吸收到胎儿循环中,也有文献描述了通过左心室心尖的心内路径[19],然而,这种技术增加了心脏压塞和胎儿心律失常的风险。

是否需要连续IUT取决于第1次手术的妊娠情况和胎儿贫血的严重程度。通过大脑中动脉收缩期峰值速度监测可指导重复操作的需要。这通常会在第1次输血后2~3周进行。然而,第二次输血后的间隔更易预测,因为胎儿循环中的红细胞几乎都是成人的,因此,胎儿红细胞生成受到抑制。血细胞比容每天下降1%是由于血浆扩充和胎儿生长造成的,而非溶血。

第2次和第3次手术之间的间隔通常为3~4周。考虑到这一过程的相关风险,35周后分娩而不是重复IUT是首选的管理策略。尽管IUT的存活率>90%,但它也有与手术相关的并发症,包括母胎出血、胎心率异常、绒毛膜羊膜炎、脐带意外、容量超负荷、早产胎膜破裂(PPROM)和早产。在文献中,与手术相关的胎儿流失率为0.9%~4.9%,与水肿、贫血的严重程度、早孕、脐带游离段输血以及操作者的经验有关[20]。分娩后,这些新生儿在出生后的前6个月往往需要更多的补充输血。宫内输血(IUT)时发生的少量母胎界面出血,特别是在经胎盘穿刺过程中,可能会导致当前和未来妊娠的敏感度增加。

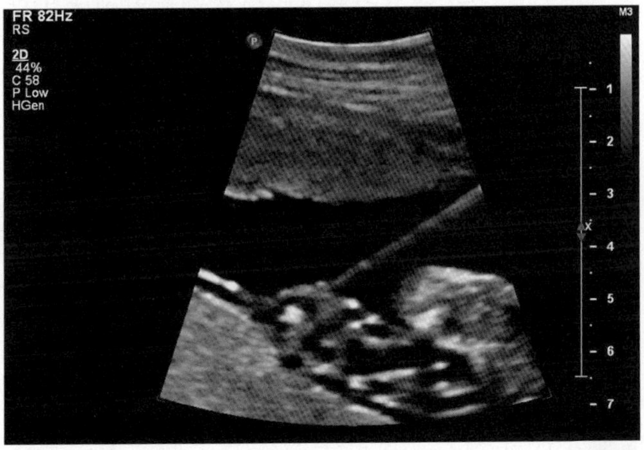

图19.1 宫内输血。

直接胎儿药物治疗

在经胎盘治疗胎儿心律失常失败的病例中,已经描述了直接胎儿疗法。这在很大程度上是不宜分娩的极早产或水肿胎儿的最后治疗手段。直接治疗可以通过脐静脉输注抗心律失常药物来实现。实施这一手术的技术与宫内输血(IUT)相似。更罕见的是超声引导下进行胎儿肌内注射。文献中描述了通过静脉或肌内注射途径输注地高辛、胺碘酮、维拉帕米和腺苷[21,22]。

射频消融术

当射频波穿过组织导致组织温度升高时,就会发生射频消融。经皮射频消融(RFA)在产科的应用多见于双胎反向动脉灌注序列征(TRAP)和骶尾部畸胎瘤(SCT)的治疗。TRAP是单绒毛膜双胎妊娠特有的罕见并发症,其中一胎具有不同程度心脏结构异常的胎儿(无心胎)依赖于正常胎儿(泵血儿)的循环[23]。胎盘吻合血管允许血液从健康胎儿的脐动脉反向流入无心胎儿的脐动脉。对健康胎儿的影响包括心力衰竭、羊水过多、早产。如果未经治疗,文献的死亡率高达55%[24]。以前的治疗方案包括无心双胎脐带闭塞和羊水引流。在过去的十年里,消融治疗,如射频消融,已经被用来破坏无心畸形双胎的血管形成。

胎儿SCT是一种罕见的肿瘤,每20 000次妊娠中有1~2次发生[25]。由于产前检测的改进,诊断的频率正在增加。产前诊断为SCTS的围生儿死亡率为25%~37%[26]。实性的、迅速增大、高度血管化的畸胎瘤可通过血管分流发展为高输出量心力衰竭和非免疫性水肿。观察性研究已经确定,与心力衰竭和胎儿水肿相关的SCT的死亡率接近100%。如果能够存活后发生心力衰竭,早期分娩可能是最好的治疗策略,可能会进行产时子宫外治疗(EXIT)和产后手术。在能够存活之前,开放性胎儿肿物切除手术和经皮凝固术(如RFA)以减少血管分流的治疗技术很少被提及。

射频消融术通常是在妊娠女性局部麻醉的情况下进行的。消融系统是单极装置,因此,母体接负极板以完成回路。超声波引导下经皮插入针电极,例如,在TRAP序列中,通常紧贴无心胎的脐带插入部位,在手术过程中,彩色多普勒超声可以用来显示脐动脉内血流的停止或畸胎瘤的血供状态。超声检查应在手术后12~24小时进行，以确保血流停止。最常见的术后并发症是胎膜早破。Cabassa等人对经射频消融治疗的双胎妊娠合并TRAP序列进行了系统回顾。在78例妊娠中，新生儿存活率为85%，其中22%的接受治疗的妊娠女性合并胎膜早破，2例母体热损伤[23]。在接受间质激光或RFA的SCT水肿胎儿中，存活率为45%，主要相关并发症为胎膜早破和早产[26]。尽管人数很少，而且在没有长期预后的情况下，射频消融术似乎是一种相对安全和有效的治疗双胎妊娠并发症TRAP和胎儿SCT的方法。

间质激光治疗

既往我们使用间质激光治疗（ILT）技术，通过超声图像引导针头将激光能量输送到肿瘤中，以加热和破坏异常细胞。ILT现已被用于胎儿SCT和绒毛膜血管瘤的治疗。绒毛膜血管瘤是一种血管病变，发病率约为1%。巨大的绒毛膜血管瘤（直径>4cm）发生率约为1/9000，并与一系列胎儿并发症有关，包括贫血、羊水过多、心脏过度扩张、水肿、胎儿生长受限，以及高达30%的胎儿死亡[27]。妊娠早期的治疗选择包括羊水过多时行羊水减量，和胎儿贫血时行宫内输血（IUT）。这些措施能缓解症状，但并非针对病因的治疗。而包括ILT在内的多种消融肿瘤供支血管的技术能从根本上治疗绒毛膜血管瘤。以17~18G ILT针在超声引导下穿刺定位，将一根400~600μm的激光纤维从针尖向前继续推进几毫米进入目标组织（图19.2a）。施加能量，直到靠近激光纤维的组织出现回声以及血流停止（图19.2b）[28]。Zanardini等发表了对19例妊娠合并胎盘绒毛膜血管瘤的产前检查结果进行了回顾性分析。19例中有18例合并胎儿并发症。其中3例在超声引导下进行ILT，以切断肿瘤血管，防止胎儿水肿及相关损害的发生，3例均获得良好的妊娠结局[27]。ILT的优点包括能够在局部麻醉下实施这种微创技术，而且与内镜下激光凝固术相比更易操作。

选择性减胎-双绒毛膜双胎妊娠

虽然双胎妊娠中胎儿畸形的真实发生率很难确定，但异卵双胎中发病率与单胎妊娠类似，为2%~3%。然而，在单卵双胞胎中，风险增加了2~3倍[29]。

a

b

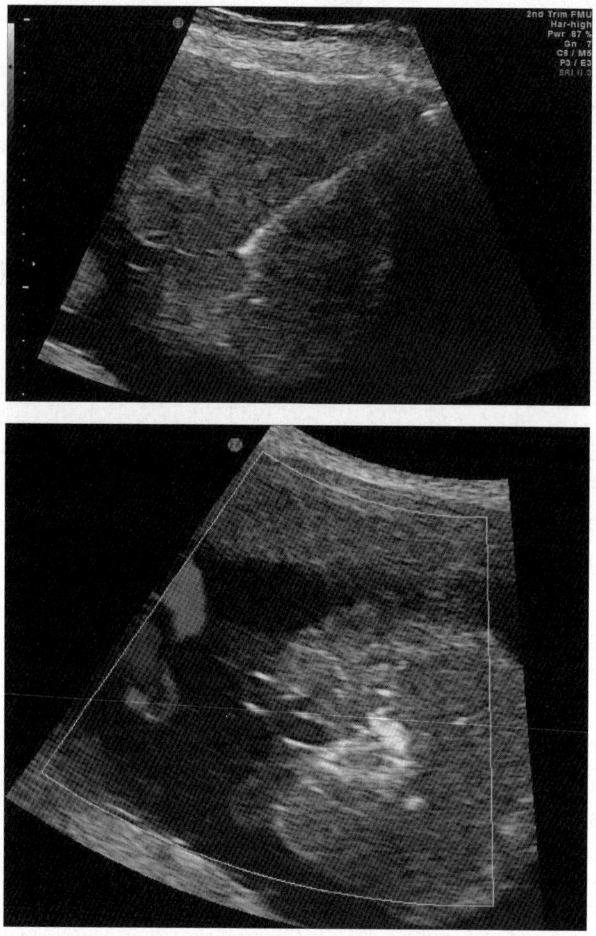

图19.2 （a）在超声引导下将18G ILT针插入巨大胎盘绒毛膜血管瘤。（b）治疗同一例胎盘绒毛膜血管瘤时与ILT激光纤维相邻的组织回声。

双绒毛膜双胎妊娠没有胎盘血管吻合，因此，双胎之一循环内的物质不太可能进入另一胎儿的循环。因此，在双绒毛膜双胎中，当其中一胎出现异常时，进行药物注射诱导异常胎儿心脏停搏以实现选择性减胎是安全的。在超声引导下将氯化钾注射到胎儿心脏或脐静脉（较少使用）是一项成熟的技术，这一过程的一个关键原则是仔细标记胎儿[30]。这一点在双胎性别一致、仅具有细微异常时尤其重要。在详细的超声波扫描之后，在详细的超声扫描识别异常胎儿后，使用无菌技术和超声引导，通常将一根20~22G的穿刺针通过妊娠女性腹部插入左心室，如果无法进入心脏内，可以插入脐静脉。对106例减胎手术的回顾性分析得出结论，心内和脐带途径都可以在不损害产妇安全的情况下有效地达到减胎效果[31]。文献中胎儿丢失率在4%~7%，25~28周的早产率为6%，<33周的早产率为22%[32]。

胎儿分流手术

在20世纪80年代早期，一些研究引入了超声引导胎儿分流手术的概念，用于治疗胎儿脑积水、梗阻性泌尿系疾病和胸腔积液。但由于缺乏治疗益处的明确证据，这些技术未能成为公认的胎儿治疗方法。

脑积水

新生儿脑积水出生后分流术后脑积水的改善激发了尝试产前治疗的极大热情[33]。尽管有这种最初的热情，但进一步的研究未能证明神经系统结局的改善。事实上，接受脑积水分流手术的胎儿无法通过该术式避免如神经细胞迁移异常等潜在问题，预后较差[34]。目前临床实践并不提倡使用脑室-羊水分流术治疗胎儿脑积水。

下尿路梗阻

下尿路梗阻（LUTO）是一组最常见的由后尿道闭锁或后尿道瓣膜引起的疾病，每10 000例新生儿有2.2例发生[35]。LUTO的临床后果包括肾发育不良和功能障碍，导致羊水过少、肺发育不全和肢体位置异常。未经干预的LUTO死亡率约为45%[35]。即使存活，>1/3发展为需要透析或移植的终末期肾损伤。产前干预则基于以下观点，即解除梗阻可能会恢复正常的肺部发育，并防止进一步的肾脏损伤。经皮膀胱羊膜分流术（VAS）技术是在超声引导下局部麻醉下放置双头猪尾导管，导管远端在胎儿膀胱，近端在羊膜腔内。对于严重羊水过少的病例，可分流前进行羊膜腔灌注，可能会使这一过程变得更容易。

一项对LUTO进行产前膀胱引流的系统评价表明，接受产前治疗后，尽管存活率有所改善，但新生儿仍有较高的长期并发症发生率[36]。随后，开展了经皮分流术治疗下尿路梗阻（PLUTO）的多中心随机对照试验，研究了胎儿VAS在中度或重度LUTO中的作用，短期结果显示[37]，VAS组28天和1年的存活率似乎高于保守治疗，但两组在肾功能方面的预后都很差，且VAS的费用要高得多，因此，认为根据随访1年的数据VAS不太符合成本效益[37]。

胸腔积液

胎儿胸腔积液可能表现为孤立的淋巴积液集聚引起的原发性胸腔积液，或者继发于结构异常的非免疫性水肿有关。原发性胎儿胸腔积液是一种相对少见的疾病，每15 000例新生儿有1例发生[38]。虽然在部分病例中胸腔积液会自然消退，但如胸腔积液进展易导致肺发育不良、水肿、羊水过多和早产。大约57%的原发性胎儿胸腔积液可能合并水肿，未经治疗者预计存活率仅为24%[39]。由于较高的并发症发生率和死亡率的结果，宫内治疗应根据孕周、胸水量以及有无并发症（如水肿）而定。产前治疗的目的是从胸腔排出液体，以缓解胸腔内压力及其对肺发育和心血管功能的影响。到目前为止，治疗干预措施包括胸腔穿刺术、胸腔-羊膜腔分流术，以及胸膜固定术。系统回顾278例经胸腔-羊膜腔分流术治疗的胎儿胸腔积液，总存活率为63%，其中水肿胎儿存活率为55%，非水肿胎儿存活率为85%[40]。与分流手术相关的最常见的并发症包括胎膜早破、绒毛膜羊膜炎和早产。目前，对于原发性胎儿胸腔积液的治疗还没有达成共识。大多数临床医生建议对水肿的胎儿进行宫内干预，对于极早期发现的大量的、进行性增加的胸腔积液也可以选择对胎儿进行宫内干预。

胎儿镜手术

胎儿镜检查是通过内镜、可视化检查胎儿的措施[41]。目前治疗性胎儿检查的适应证包括激光凝固术治疗TTTS，单绒毛膜双胎妊娠的选择性减胎术，以及气管内封堵术在先天性膈疝（CDH）产前治疗中的应用。

胎儿镜下激光凝固术治疗双胎输血综合征

大约10%的单绒毛膜双胎妊娠在妊娠16~26周之间出现TTTS[42]。确诊的TTTS如未经治疗，预后差，死亡率接近90%。超声诊断TTTS的特点是羊水不均衡，即容量超负荷的受血儿羊水过多和膀胱增大，容量不足的供血儿羊水过少，膀胱小或不充盈。这种情况的病理生理学被认为是继发于胎盘吻合支的血流失衡。1999年，Quintero等在评估超声和临床参数的预后价值后，制定了TTTS的分期分类系统[43]。但该分期系统的局限性在于，TTTS的疾病演变不可预测。在引入胎儿镜下激光凝固术之前，连续羊水减量术是治疗TTTS的主要方法。2004年，一项随机对照试验比较了胎儿镜激光手术和连续羊水减量术治疗重度TTTS的安全性和有效性，结果显示激光组的围生儿结局明显好于对照组[44]。这一过程通常是在妊娠女性局部麻醉的情况下进行的。在超声波引导下，套管针穿刺到受血儿羊膜囊中，在直径为1~3mm的内镜下对交通血管进行激光凝固(图19.3)，少数情况下可以用生理盐水扩张子宫以提高可视性，并对受血儿进行羊水减量。

最初的研究报道了凝固所有穿过隔膜血管的方法，目前有几种激光技术的改进被报道，包括选择性激光凝固和顺序选择性激光凝固。Solomon技术需从一侧胎盘边缘起至另一侧边缘，凝固整个赤道血管，目的是减少残余吻合支的数量，从而减少双胎贫血-红细胞增多症序列征或复发性TTTS等相关并发症发生的风险。随后的一项试验报道描述，这种方法降低了相关的术后胎儿发病率，并建议胎儿镜外科医生考虑将这种技术应用到他们自己的实践中[45]。虽然胎儿镜下激光凝固是一种安全有效的治疗严重TTTS的方法，但它有一定的并发症发生率。两个胎儿的存活率都有了显著提高至接近70%。与该手术相关的重大并发症包括医源性胎膜早破、双胎贫血-红细胞增多症序列、TTTS复发，以及存活儿中6%~18%可能出现不良的远期神经系统后遗症[46]。胎儿镜激光治疗TTTS的未来将涉及评估其在早期疾病管理中的作用—目前正在进行一项随机对照试验，将保守治疗与激光治疗TTTS 1期进行比较。

a

b

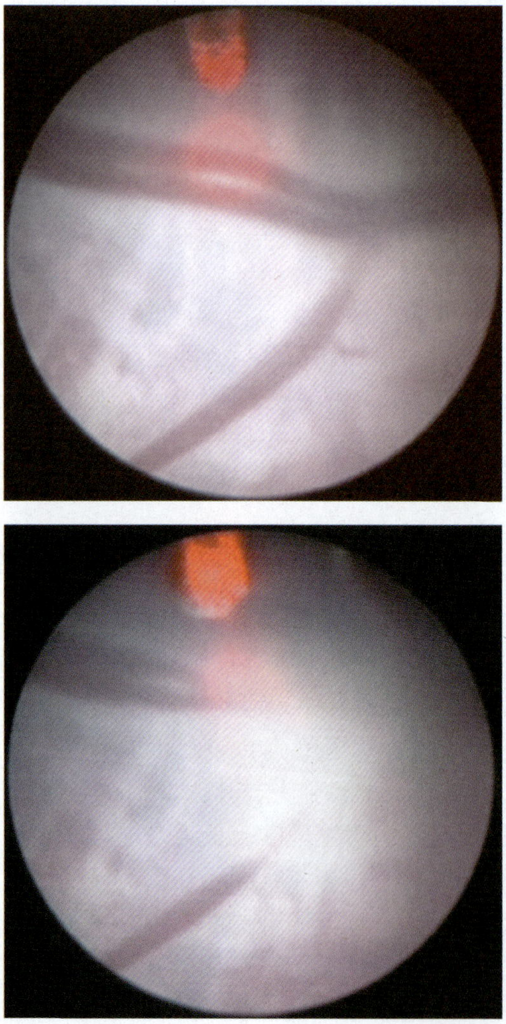

图19.3 胎儿镜下激光治疗TTTS时的血管吻合：(a)激光凝固前和(b)激光凝固后。

胎儿镜下脐带闭塞术用于单绒毛膜双胎妊娠中选择性胎儿生长受限或双胎之一胎儿异常

单绒毛膜双胎妊娠中12%~15%可能发生选择性胎儿生长受限[47]。孤立性选择性胎儿生长受限通常被定义为在没有TTTS的情况下，双胎大小相差≥25%，根据有无羊水过多表现可以很容易与TTTS区分开来。与双绒毛膜双胎相比，单绒毛膜双胎妊娠中胎儿畸形的发生率也有所增加。这很可能是由于胚胎卵裂的致畸作用或共享循环的结果。这两种情况都可能导致双胎之一胎死宫内，并对存活胎儿造成潜在的神经损伤。在某些情况下，对双胎之一进行选择性减胎，以最大限度地增加另一胎存活的概率。因为共用胎盘、血管吻合的存在，选择性减胎时需中断异常胎儿的血供，可以通过双极脐带凝固、脐带结扎、间质内激光手术或射频消融来实现。

胎儿镜脐带凝固术需要将3.8mm的手术鞘插入要终止的胎儿的羊膜囊[48]。并需要足够的羊水来进行手术操作。与胎儿脐带凝固术相关的并发症包括胎膜早破、早产和出血。据报道，高达15%的病例术后继发胎儿宫内死亡[49]。Bebbington等人对选择性双极脐带电凝减胎和射频消融减胎术的结果进行了回顾性比较，两者的胎儿总体存活率分别为85.2%和70.7%[48]。双极脐带电凝组总体存活率的提高归因于阻断血流所需时间的缩短。单绒毛膜双胎妊娠选择性减胎的最佳治疗技术尚无明确定论。

胎儿镜下气管内封堵术治疗先天性膈疝

CDH是由于横隔的缺损，导致腹部器官突入胸腔。发生率约为1/4000，30%的病例与染色体异常有关[50]。孤立性CDH中50%可能死于肺发育不良和肺动脉高血压。多年来的研究已经确认了CDH预后的预测因素，包括孕周、有无伴发畸形、有无肝疝以及肺头比[51]。动物实验已经证实，宫内手术修补膈疝并还纳疝出脏器，可以逆转肺发育不良和肺动脉高压。但这种手术会造成妊娠女性较高的病率，且没有明显降低新生儿死亡率及病率，因此，已被摒弃[52]。随后研究者尝试使用气管夹进行治疗，最初通过开放性手术完成，之后通过胎儿镜进行气管夹闭，分娩时再经产时外科手术移除气管夹。但气管夹增加了早产率，且对气管造成不可逆转损伤，因此，该方法也随后被摒弃，取而代之的是气管内气囊封堵（图19.4）。1999年，进行了一项关于重度孤立性左侧CDH的前瞻性随机对照试验，比较胎儿气管内封堵与产后治疗的效果，在纳入的24例患者后提前终止，原因是前者未能显示出显著疗效，出生后90天的存活率无显著差异，但这一结果可能是因为宫内干预组的胎儿比对照组胎儿的出生孕周明显偏小[53]。

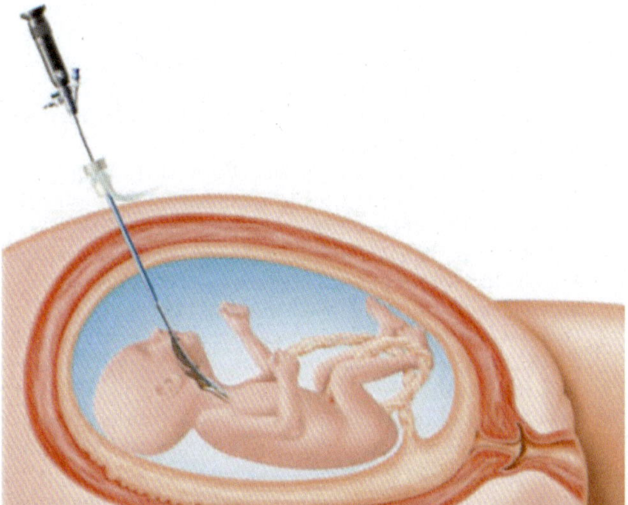

图19.4 使用球囊的胎儿镜腔内气管闭塞示意图。[Reproduced from J. Deprest, E. Gratacos, K. H. Nicolaides, Fetoscopic tracheal occlusion (FETO) for severe congenital diaphragmatic hernia: evolution of a technique and preliminary results, Ultrasound in Obstetrics and Gynaecology, Vol 24 No 2, August 2004, with permission from John Wiley and Sons.]

在这项试验之后，许多中心参与了这项内镜技术方案（胎儿镜气管内封堵）的更进，以解决与CDH相关的显著并发症发生率。一组210例手术的病例系列报道称，采用胎儿镜气管内封堵治疗的左侧或右侧严重CDH患者的生存率均有显著提高。其中47%术后继发胎膜早破，7例患者继发了与手术相关的并发症[54]。胎儿镜下气管内封堵术已被证明可以提高存活率，并可降低CDH相关的严重肺发育不良病率。然而，这仍然是一种有待观察的手术方法，而不是标准的治疗方法。目前正在对中度肺发育不良病例中的应用以及存活者的长期预后进行研究，这仍然是需要解决的关键问题。

开放胎儿手术

1981年，第1次开放性胎儿外科干预术由Harrison对一例不符合分流条件的下尿路梗阻患者进行[55]。在过去的30年里，在过去的30年里，开放性手术已经被用于治疗肺囊性病变、先天性膈疝、心脏畸形、SCT，以及最近的胎儿脊髓脊膜膨出（MMC）。MMC中暴露的胎儿神经根在宫内容易受到进一步的损伤，这一机制构成了MMC神经损伤的“二次打击”假说的基础。受MMC影响的个体有不同程度的运动和躯体感觉障碍，导致膀胱和肠道功能障碍。中枢神经系统并发症，包括需要脑室膜（VP）分流的脑积水，继发小脑疝（也称为Arnold-Chiari Ⅱ畸形）。直到最近，MMC的产后手术治疗仍是唯一的选择。宫内修复的基本原理是针对“二次打击”假说，即限制神经系统暴露于羊水中的直接创伤和毒素，并减少持续的脑脊液泄漏。1999年，Vanderbilt大学的一个研究小组进行了一项为期9年的非随机观察性研究，报道对29例经宫内修复的孤立性胎儿MM，与对照组相比，能显著改善小脑疝，减少VP分流的发生率。但这种改善是有代价的，因为干预组的早产率明显更高[56]。

继Bruner等人的工作之后，早期研究的临床结果各不相同。与开放式MMC手术相关的风险很大，不仅包括早产，还包括胎盘早剥和子宫切开瘢痕破裂。为了确定这种手术的益处是否大于风险，进行了一项多中心随机对照试验，比较出生前和出生后封闭脊髓膜膨出的安全性和有效性(MOMS试验)。主要结果是胎儿或新生儿死亡，以及是否需要在出生后12个月内需要进行VP分流术[57]。12月龄时宫内手术组和产后手术组的VP分流率分别为68%和98%，有显著差异($P<0.001$)。次要结果显示，在出生30个月时，宫内手术组具有显著的神经功能改善($P=0.007$)[57]。但宫内手术组的母体风险，如子宫破裂、羊水过少、胎盘早剥、自发性胎膜破裂和绒毛膜羊膜分离明显升高[57]。继MOMS试验之后，最近开展了更多的工作，目的是通过开发胎儿镜技术，来降低与开放式MMC修复相关的母儿风险。一项荟萃分析比较了开放式和胎儿镜下修复胎儿MMC的结果，得出结论：与内镜技术相比，开放式胎儿手术的手术并发症的发生率较低。但作者建议谨慎解读这些结论，因为现有的证据质量不高[58]。

围生期胎儿治疗

围生期胎儿手术，如产时子宫外手术(EXIT)，用于治疗分娩时和产后即刻存在风险的胎儿疾病。

产时子宫外手术治疗

EXIT最初应用于分娩期建立人工气道保护，并管理可能出现气道梗阻的胎儿[59]。它主要适用于有颈部肿块的胎儿，也可用于宫内气管封堵后CDH胎儿气管夹的取出。该手术的目的是建立可靠的新生儿气道，同时子宫胎盘单位在剖宫产分娩期间维持氧合。为了允许最大限度地子宫胎盘灌注，产时手术是在深吸入性全身麻醉和宫缩抑制下进行的。这有利于有足够的时间进行复杂的气道操作，以确保胎儿气道的安全。目前实施产时手术的适应证包括移除气管封堵和治疗导致先天性气道阻塞的疾病(例如，胎儿肺部、颈部或纵隔肿块，严重的小颌畸形或喉部闭锁)。由于全身麻醉和抑制剂量的使用，行EXIT治疗时母体继发于子宫收缩乏力的产后出血风险、手术时间、胎盘早剥的风险也会增加，后者可能增加母儿风险。复杂病例中，继发于气道梗阻的围生儿患病率和死亡率也相应增加。一篇关于31例因胎儿颈部肿块、气管闭塞逆转行EXIT手术的病例系列报道中，5例新生入需要紧急气管切开，1例新生儿因巨大颈部淋巴管瘤病例中无法开放气道而发生死亡。平均母体出血量为848mL，有2例发生严重母体并发症[60]。EXIT已经显示出对患有上呼吸道阻塞的新生儿的结局有所改善；然而，它可能会对母体产生影响。为了充分协调这两类患者(即母亲和胎儿)的管理，多学科团队协作是必不可少的。

(陈功立 译)

参考文献

1. Hui L, Bianchi DW. Prenatal pharmacotherapy for fetal anomalies: a 2011 update. *Prenat Diagn* 2011;**31**:735–43.
2. Ampola MG, Mahoney MJ, Nakamura E, Tanaka K. Prenatal therapy of a patient with vitamin-B12-responsive methylmalonic acidaemia. *N Engl J Med* 1975;**293**:313–17.
3. Wacker-Gussmann A, Strasburger JF, Cuneo BF, Wakai RT. Diagnosis and treatment of fetal arrhythmia. *Am J Perinatol* 2014;**31**:617–28.
4. Api O, Carvalho JS. Fetal dysrhythmias. *Best Pract Res Clin Obstet Gynaecol* 2008;**22**:31–48.
5. Jaeggi ET, Carvalho JS, De Groot E, et al. Comparison of transplacental treatment of fetal supraventricular tachyarrhythmias with digoxin, flecainide, and sotalol: results of a nonrandomized multicenter study. *Circulation* 2011;**124**:1747–54.
6. Srinivasan S, Strasburger J. Overview of fetal arrhythmias. *Curr Opin Pediatr* 2008;**20**:522–31.
7. Eliasson H, Sonesson SE, Sharland G, et al. Isolated atrioventricular block in the fetus: a retrospective, multinational, multicenter study of 175 patients. *Circulation* 2011;**124**:1919–26.
8. Khalid JM, Oerton JM, Dezateux C, Hindmarsh PC, Kelnar CJ, Knowles RL. Incidence and clinical features of congenital adrenal hyperplasia in Great Britain. *Arch Dis Child* 2012;**97**:101–106.
9. David M, Forest MG. Prenatal treatment of congenital adrenal hyperplasia resulting from 21-hydroxylase deficiency. *J Pediatr* 1984;**105**:799–803.
10. Lajic S, Nordenström A, Hirvikoski T. Long term outcome of prenatal dexamethasone treatment of 21-hydroxylase deficiency. *Endocr Dev* 2011;**20**:96–105.
11. Bertrand G, Drame M, Martageix C, Kaplan C. Prediction of the fetal status in non-invasive management of alloimmune thrombocytopenia. *Blood* 2011;**117**:3209–13.
12. Zdravic D, Yougbare I, Vadasz B, et al. Fetal and neonatal alloimmune thrombocytopenia. *Semin Fetal Neonatal Med* 2016;**21**:19–27.
13. Spencer JA, Burrows RF. Feto-maternal alloimune thrombocytopenia: a literature review and statistical analysis. *Aust N Z J Obstet Gynaecol* 2001;**41**:45–55.
14. Rayment R, Brunskill SJ, Soothill PW, Roberts DJ, Bussel JB, Murphy MF. Antenatal interventions for fetomaternal alloimmune thrombocytopenia. *Cochrane Database Syst Rev* 2011;**5**:CD004226.
15. Donald I, MacVicar J, Brown TG. Investigation of abdominal masses by pulsed ultrasound. *Lancet* 1958;**1**:1188–95.
16. Rodeck CH, Nicolaides KH, Warsof SL, Fysh WJ, Gamsu HR, Kemp JR. The management of severe rhesus isoimmunisaton by fetoscopic intravascular transfusion. *Am J Obstet Gynecol* 1984;**150**:769–74.
17. Pretlove SJ, Fox CE, Khan KS, Kilby MD. Non-invasive methods of detecting fetal anaemia: a systematic review and meta-analysis. *BJOG* 2009;**116**:1558–67.

18. Van Kamp IL, Klumper FJ, Oepkes D, et al. Complications of intrauterine intravascular transfusion for fetal anaemia due to maternal red-cell alloimmunization. *Am J Obstet Gynecol* 2005;**192**:171–77.
19. Mackie FL, Pretlove SJ, Martin WL, Donovan V, Kilby MD. Fetal intracardiac transfusions in hydropic fetuses with severe anaemia. *Fetal Diagn Ther* 2015;**38**:61–64.
20. Lindenburg IT, van Kamp IL, Oepkes D. Intrauterine blood transfusion: current indications and associated risks. *Fetal Diagn Ther* 2014;**36**:263–71.
21. Hansmann M, Gembruch U, Bald R, Manz M, Redel DA. Fetal tac hyarrhythmias: transplacental and direct treatment of the fetus—a report of 60 cases. *Ultrasound Obstet Gynecol* 1991;**1**:162–70.
22. Simpson JM, Sharland GK. Fetal tachycardias: management and outcome of 127 consecutive cases. *Heart* 1998;**79**:576–81.
23. Cabassa P, Fichera A, Prefumo F, et al. The use of radiofrequency in the treatment of twin reversed arterial perfusion sequence: a case series and review of the literature. *Eur J Obstet Gynecol Reprod Biol* 2013;**166**:127–32.
24. Wong AE, Sepulveda W. Acardiac anomaly: current issues in prenatal assessment and treatment. *Prenat Diagn* 2005;**25**:796–806.
25. Swamy R, Embleton N, Hale J. Sacrococcygeal teratoma over two decades: birth prevalence, prenatal diagnosis and clinical outcomes. *Prenat Diagn* 2008;**28**:1048–51.
26. Van Mieghem T, Al-Ibrahim A, Deprest J, et al. Minimally invasive therapy for fetal sacrococcygeal teratoma: case series and systematic review of the literature. *Ultrasound Obstet Gynecol* 2014;**43**:611–19.
27. Zanardini C, Papageorghiou A, Bhide A, Thilaganathan B. Giant placental chorioangioma: natural history and pregnancy outcome. *Ultrasound Obstet Gynecol* 2010;**35**:332–36.
28. Bebbington M. Selective reduction in multiple gestations. *Best Pract Res Clin Obstet Gynaecol* 2014;**28**:239–47.
29. Rustico MA, Baietti MG, Coviello D, Orlandi E, Nicolini U. Managing twins discordant for fetal anomaly. *Prenat Diagn* 2005;**25**:766–71.
30. Dias T, Ladd S, Mahsud-Dornan S, Bhide A, Papageorghiou AT, Thilaganathan B. Systematic labelling of twin pregnancies on ultrasound. *Ultrasound Obstet Gynecol* 2011;**38**:130–33.
31. Bhide A, Sairam S, Hollis B, Thilaganathan B. Comparison of feticide carried out by cordocentesis versus cardiac puncture. *Ultrasound Obstet Gynecol* 2002;**20**:230–232.
32. Eddleman KA, Stone JL, Lynch L, Berkowitz RL. Selective termination of anomalous fetuses in multifetal pregnancies: Two hundred cases at a single center. *Am J Obstet Gynecol* 2002;**187**:1168–72.
33. Clewell WH, Johnson ML, Meier PR, et al. A surgical approach to the treatment of fetal hydrocephalus. *N Engl J Med* 1982;**306**:1320–25.
34. Manning FA, Harrison MR, Rodeck C. Catheter shunts for fetal hydronephrosis and hydrocephalus. *N Engl J Med* 1986;**315**:336–40.
35. Freedman AL, Johnson MP, Gonzalez R. Fetal therapy for obstructive uropathy: past, present, future? *Pediatr Nephrol* 2000;**14**:167–76.
36. Clark TJ, Martin WL, Divakaran TG, Whittle MJ, Kilby MD, Khan KS. Prenatal bladder drainage in the management of fetal lower urinary tract obstruction: a systematic review and meta-analysis. *Obstet Gynecol* 2003;**102**,:367–82.
37. Morris RK, Malin GL, Quinlan-Jones E, et al. The Percutaneous shunting in Lower Urinary Tract Obstruction (PLUTO) study and randomised controlled trial: evaluation of the effectiveness, cost-effectiveness and acceptability of percutaneous vesicoamniotic shunting for lower urinary tract obstruction. *Health Technol Assess* 2013;**17**:1–232.
38. Longaker MT, Laberge JM, Dansereau J, et al. Primary fetal hydrothorax: natural history and management. *J Pediatr Surg* 1989;**24**:573–76.
39. Aubard Y, Derouineau I, Aubard V, Chalifour V, Preux PM. Primary fetal hydrothorax: a literature review and proposed antenatal clinical strategy. *Fetal Diagn Ther* 1998;**13**:325–33.
40. O'Brien B, Kesby G, Ogle R, Rieger I, Hyett JA. Treatment of primary fetal hydrothorax with OK-432 (Picibanil): outcome in 14 fetuses and a review of the literature. *Fetal Diagn Ther* 2015;**37**:259–66.
41. Mandelbaum B, Evans TN. Life in the amniotic fluid. *Am J Obstet Gynecol* 1969;**104**:365–77.
42. Lewi L, Jani J, Blickstein I, et al. The outcome of monochorionic diamniotic twin gestations in the era of invasive fetal therapy: a prospective cohort study. *Am J Obstet Gynecol* 2008;**199**:514.e1–8.
43. Quintero RA, Morales WJ, Allen MH, Bornick PW, Johnson PK, Kruger M. Staging of twin-twin transfusion syndrome. *J Perinatol* 1999;**8**:550–55.
44. Senat MV, Deprest J, Boulvain M, Paupe A, Winer N, Ville Y. Endoscopic laser surgery versus serial amnioreduction for severe twin-to-twin transfusion syndrome. *N Engl J Med* 2004;**351**:136–14.
45. Slaghekke F, Lopriore E, Lewi L, et al. Fetoscopic laser coagulation of the vascular equator versus selective coagulation for twin-to-twin transfusion syndrome: an open-label randomised controlled trial. *Lancet* 2014;**383**:2144–51.
46. van Klink JM, Koopman HM, van Zwet EW, et al. Improvement in neurodevelopmental outcome in survivors of twin-twin transfusion syndrome treated with laser surgery. *Am J Obstet Gynecol* 2014;**210**:540.e1–7.
47. Lewi L, Van Schoubroeck D, Gratacós E, Witters I, Timmerman D, Deprest J. Monochorionic diamniotic twins: complications and management options. *Curr Opin Obstet Gynecol* 2003;**15**:177–94.
48. Bebbington M. Selective reduction in multiple gestations. *Best Pract Res Clin Obstet Gynaecol* 2014;**28**:239–47.
49. Rossi AC, D'Addario V. Umbilical cord occlusion for selective feticide in complicated monochorionic twins: a systematic review of literature. *Am J Obstet Gynecol* 2009;**200**:123–29.
50. Deprest J, Gratacos E, Nicolaides KH; FETO Task Group. Fetoscopic tracheal occlusion (FETO) for severe congenital diaphragmatic hernia: evolution of a technique and preliminary results. *Ultrasound Obstet Gynecol* 2004;**24**:121–26.
51. Deprest J, Jani J, Gratacos E, et al. Fetal intervention for congenital diaphragmatic hernia: the European experience. *Semin Perinatol* 2005;**29**:94–103.
52. Harrison MR, Adzick NS, Bullard KM, et al. Correction of CDH in utero. VII. A prospective trial. *J Pediatr Surg* 1997;**32**:1637–42.
53. Harrison MR, Keller RL, Hawgood SB, et al. A randomized trial of fetal endoscopic tracheal occlusion for severe fetal congenital diaphragmatic hernia. *N Engl J Med* 2003;**349**: 1916–24.
54. Jani JC, Nicolaides KH, Gratacós E, et al. Severe diaphragmatic hernia treated by fetal endoscopic tracheal occlusion. *Ultrasound Obstet Gynecol* 2009;**34**:304–10.
55. Deprest JA, Flake AW, Gratacos E, et al. The making of fetal surgery. *Prenat Diagn* 2010;**30**:653–67.
56. Bruner JP, Tulipan N, Paschall RL, et al. Fetal surgery for myelomeningocele and the incidence of shunt-dependent hydrocephalus. *JAMA* 1999;**282**:1819–25.
57. Adzick NS, Thom EA, Spong CY, et al. A randomized trial of prenatal versus postnatal repair of myelomeningocele. *N Engl J Med* 2011;**364**:993–1004.
58. Araujo Júnior E, Eggink AJ, van den Dobbelsteen J, Martins WP, Oepkes D. Procedure-related complications of open versus fetoscopic fetal surgery for treatment of spina bifida: systematic review and meta-analysis in the new era of intrauterine myelomeningocoele repair. *Ultrasound Obstet Gynecol* 2016;**2**:151–60.
59. Mychaliska GB, Bealer JF, Graf JL, Rosen MA, Adzick NS, Harrison MR. Operating on placental support: the ex utero intrapartum treatment procedure. *J Pediatr Surg* 1997; **32**:227–30.
60. Bouchard S, Johnson MP, Flake AW, et al. The EXIT procedure: experience and outcome in 31 cases. *J Pediatr Surg* 2002;**37**: 418–26.

第20章

多胎妊娠

Surabhi Nanda, James P. Neilson

发生率和重要性

在过去的几十年里，全球多胎妊娠的发生率持续上升[1-3]。这在很大程度上是由于包括体外受精(IVF)在内的辅助生殖技术的应用增加，尽管一些国家在适当的情况下采取了单胚胎移植政策[4]。在英国，自然受孕婴儿中多胎妊娠的比率为1/80，而IVF(包括第二代IVF)婴儿中多胎妊娠比率高达1/4。英国监管机构估计，约40%的试管婴儿是双胎妊娠，三胎妊娠占活产婴儿的0.22/1000，部分归因于辅助生殖技术周期中分裂出的同卵双胎，部分归因于高龄妊娠女性的自然受孕[7]。人类受精和胚胎学管理局(HFEA)的报告称，1992—2006年间，多胎妊娠(双胎、三胎和多胎)的女性数量增加了两倍多(从664例增加到2312例)[2]。这促使2008年颁布并随后实施了HFEA多胎妊娠政策，目的是分阶段将英国试管授精多胎出生率降至10%[6,8-10]。实现这种降低多胎妊娠率的关键建议是增加选择性单胚胎移植的比例[9]。这导致多胎妊娠数量有所减少，多胎妊娠率由2008年的1/4，降至2013年的1/6[9]。然而，为了优化妊娠率，采用辅助生殖技术和选择性单胚移植，尤其是在采用第5天囊胚移植后，同卵双胎仍有可能发生。图20.1显示，近年来，随着妊娠女性年龄的增加，多胎妊娠的发生率有所上升(图20.1)。

多胎妊娠增加了母亲(妊娠期高血压疾病、妊娠期糖尿病、产前出血、妊娠期肝内胆汁淤积症、贫血、心血管并发症、产后疾病、血栓栓塞性疾病和孕产妇死亡)和胎儿(流产、早产、先天性畸形、死产和单绒毛膜胎盘并发症，如双胎输血综合征)的风险[11]。一般来说，多胎孕产妇死亡率是单胎孕产妇死亡率的2.5倍。多胎妊娠的总体死产率高于单胎妊娠，双胎中死产率为12.3/1000，三胎和多胎死产率为31.1/1000，而单胎死产率为5/1000。多胎妊娠早产的风险也比单胎妊娠高得多，双胎妊娠中早产发生率为50%。研究表明，双胎的脑瘫发病率至少是单胎的6倍，三胎的脑瘫发病率是单胎的18倍[12]。

因此，多胎妊娠增加了胎儿医疗中心(以及更普遍的产科服务和新生儿科病房)的工作量。这包括早期绒毛膜性的评估，识别和咨询与单绒毛膜双胎相关的额外风险，并在适当的情况下进行胎儿治疗。除了胎儿药物治疗，还可以通过特定的多学科团队为双胎和三胎妊娠女性提供护理，该团队由具有丰富的管理多胎妊娠经验知识的产科专科医生、专科助产士和超声诊断师组成的核心团队组成，从而获得良好的母儿结局。关于多胎妊娠的各种国家和国际指南证实了这一方法[11]。然而，2015年Cochrane的一项回顾研究表明，“专业的”多胎妊娠诊疗中心在改善母儿结局方面的价值尚无有力依据，尚未在随机对照试验中得到证实[13]。

绒毛膜性和合子性

绒毛膜和合子的评估对于产前诊断、妊娠风险分层、遗传咨询和计划干预程序非常重要，特别是在结构、染色体或生长不一致的双胎妊娠中。随着非侵入性产前诊断技术的出现，准确评估绒毛膜性对妊娠结局的解释非常重要。

双胎妊娠有两种类型——异卵妊娠和同卵妊娠。

当两个卵子受精，并且有独立的羊膜、绒毛膜和胎盘时，就会出现异卵双胎。如果植入部位靠得很近，胎盘可能会融合。大多数双胎妊娠是异卵妊娠。当单个卵子受精后，受精卵或受精胚发生分裂则为同卵双胎妊娠（图20.2）。

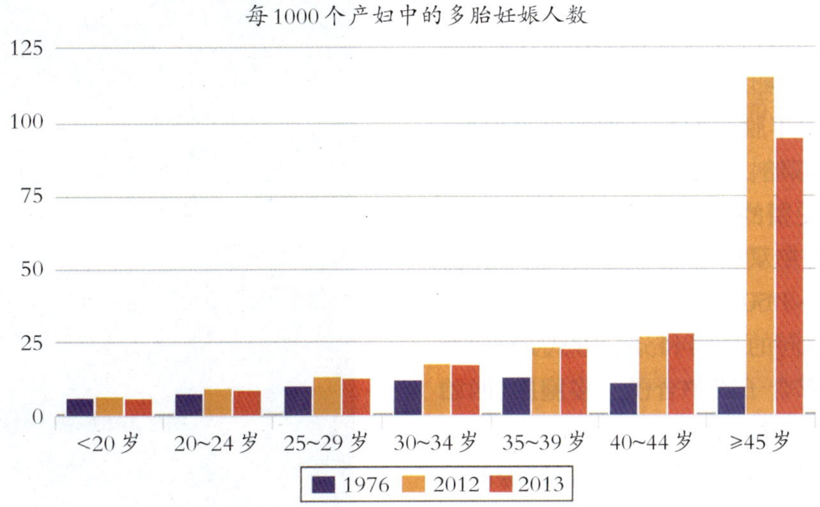

图20.1 随女性年龄增长的多胎妊娠风险。(Source data from Office for National Statictics.)

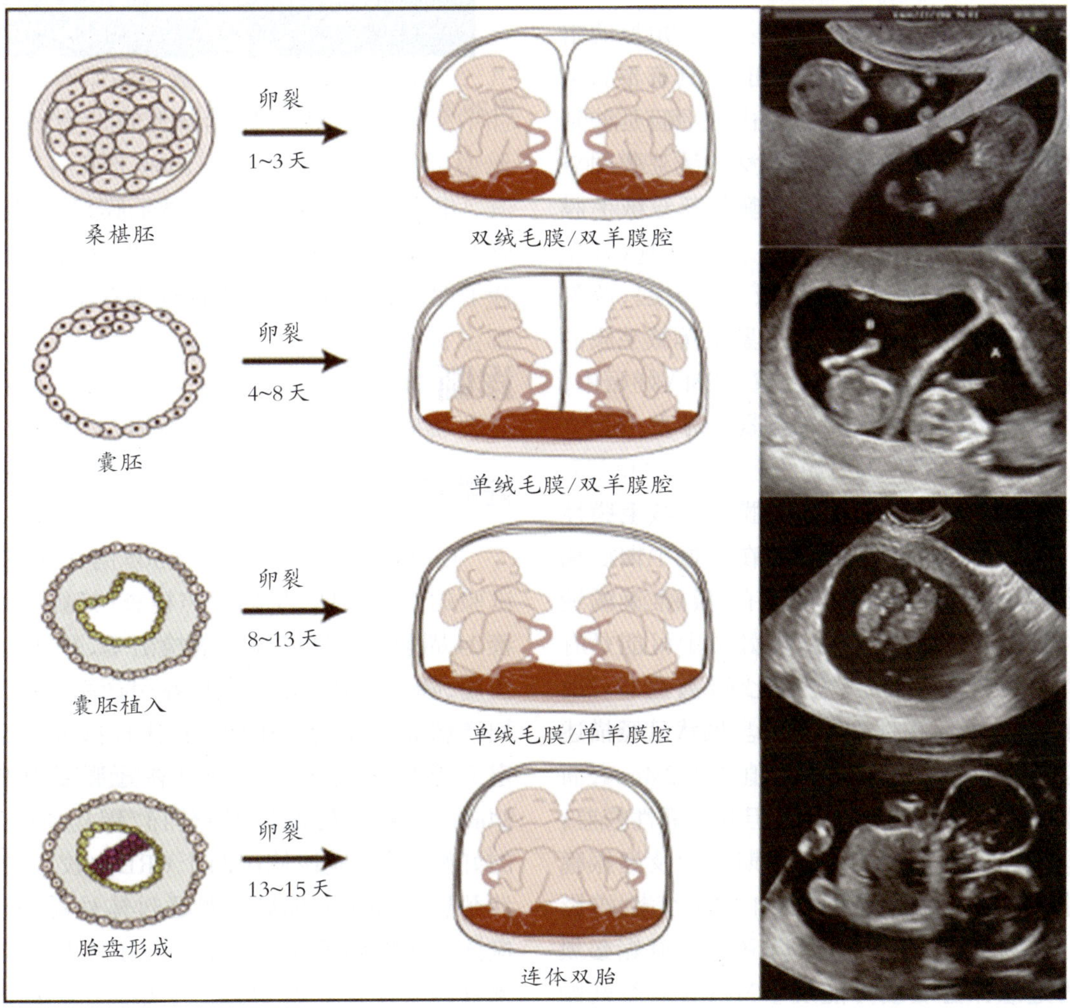

图20.2 单卵双胎妊娠形成过程。

多胎妊娠的非侵入性产前检查

对于常见的胎儿三体，早在妊娠10周时就可以进行母体血液的侵入性产前检测（NIPT）。与传统的联合筛查相比，其检出率更高，假阳性率更低，特别是对21三体，18和13三体的假阳性率更低[28]。NIPT无法取代单胎和双胎的诊断试验。在单绒毛膜双胎妊娠中，由于相同的基因型（除非发生率非常低的异核型），这可能是一种有效的筛查选择。对于双绒毛膜双胎来说，用目前的技术很难区分胎儿的个体风险。最近的一项最大系列前瞻性研究对10^{+0}至13^{+6}周的438例双胎和10 698例单胎妊娠女性进行了无创DNA检测，以进行胎儿三体筛查，结果显示，与单胎相比，双胎组的中位数低（8.0%对11.0%；$P<0.0001$），首次取样失败率高（9.4%对2.9%；$P<0.0001$）。研究还表明，检测失败的风险随着妊娠女性年龄和体重指数的增加而增加，随着胎儿CRL的增加而降低。双胎失败率较高的主要原因是体外受精（9.5%的单胎和56.2%的双胎）。在417例双胎妊娠中经一次或二次取样的胎儿游离DNA中，21三体检出率为100%，18、13三体检出率为60%，假阳性率为0.25%。然而，NIPT在双胎妊娠中检测到的21三体病例的总体报告数量仍然远远低于单胎妊娠的病例。在最近的一项荟萃分析中，双胎妊娠中21三体合并NIPT的加权综合检出率为94.4%[29]。有一些证据表明，包括基于单核苷酸多态性的NIPT在内的新技术有助于识别双胎之一消失、之前未被识别的双胎、三胎妊娠中检测出21三体[30]。

侵入性产前诊断

多胎妊娠的女性基于联合筛查结果或NIPT可疑或高危结果更有可能接受侵入性产前诊断[11]。这是由于妊娠女性年龄、体外受精或多胎妊娠，大多数多胎妊娠有较高的非整倍体风险。多胎妊娠的侵入性手术应在精通此类手术的三级医院进行[11]。与单胎妊娠相比，多胎妊娠的侵入性产前诊断具有更高的流产风险。在进行侵入性手术之前，一定要确定绒毛膜性，并仔细标记双胎[3,19]。同样重要的是，如果是染色体异常（特别是存在不一致的异常），需要讨论其意义。在这种情况下，应将选择性减胎作为一种选择加以讨论，并应强调单绒毛膜双胎这一过程的复杂性[3]。

绒膜毛取样

一项荟萃分析显示，双胎妊娠绒毛膜取样（CVS）后的总妊娠丢失率为3.8%，羊膜穿刺术后的总妊娠丢失率为3.1%[31]。研究发现经腹入路和经宫颈入路、使用单针或双针系统以及单次或双次子宫进入的风险是相似的。其他研究报告的流产率较低：CVS后为2%，羊膜穿刺术后为1.5%~2%[32]。在双胎妊娠中，CVS比羊膜穿刺术更受青睐，因为它可以在较早的妊娠时间进行。这使早期咨询成为可能，并在必要时进行选择性减胎，从而通过选择性减胎降低流产率（整个妊娠期流产的风险为7%，32周前分娩的风险为14%）。在单绒毛膜双胎妊娠中，特别是在存在不一致异常的情况下，羊膜穿刺术比CVS更可取，因为仍旧有小概率的异核型风险[3]。

羊膜腔穿刺术

传统上，羊膜腔穿刺术一直是多胎妊娠的金标准侵入性手术，尽管随着NIPT的出现和早期妊娠筛查的增加，由于前面提及的原因，在专业技术具备的情况下，也会实施CVS（尤其是针对单绒毛膜双胎）。在单绒毛膜双胎中，如果在妊娠14周前已经确认了绒毛膜性，并且胎儿的生长和解剖结构都一致，那么只采集一个羊膜囊是可以接受的。否则，两个羊膜囊都应该取样，因为在单绒毛膜妊娠中可能会出现罕见的染色体不一致异常[3,19]。技术包括单针（胎儿污染风险较高，但流产风险略低）或双针技术（由于多次插入而流产率较高，但胎儿污染最小）[34]。在一项对2026例双胎妊娠女性的荟萃分析中，与未接受羊膜穿刺术的女性相比，羊膜穿刺术增加了妊娠24周前胎儿丢失的风险（OR 2.4；95% CI 1.2~4.7），每64次羊膜穿刺有一个不良结局的额外风险[35]。将羊膜穿刺术推迟到妊娠晚期可以最大限度地降低这种与手术相关的流产风险，但这只与那些允许晚期终止妊娠的国家有关。虽然早产的风险很小，但如果在32周或之后进行侵入性检测，早产对胎儿的风险是最小的。晚期胎儿核型分析还有一个额外的好处，在双胎核型不一致时，可以避免因早期选择性减胎而失去未受影响的同卵双胎。由于CVS胎儿细胞污染的风险较高，且无法对每个囊进行取样，羊膜腔穿刺术是三胎和更多胎产前诊断的首选选择。

胎儿风险

胎儿丢失/流产

多胎妊娠中胎儿丢失和流产(妊娠24周前的妊娠丢失)的风险更高,风险随着胎儿数量的增加而增加。较高的胎儿丢失率主要是由于植入不良、胎儿畸形(非整倍体和结构性)、极早产以及单绒毛膜双胎,共用胎盘并发症等的风险增加所致。一项研究估计,所有早期受孕中约有12%是从双胎开始的[36]。在妊娠早期经超声检查确认的双胎妊娠中,高达20%会发生双胎之一的吸收,即"双胎之一消失"现象,这对妊娠早期的筛查有一定的影响[24]。

胎儿异常

与单胎妊娠相比,双胎胎儿畸形的风险更大[37]。异卵双胎中的每个胎儿的风险比率可能与单胎相同,而同卵双胎中的每个胎儿的风险比率则高出2~3倍,这归因于后者的异常分裂。严重的先天畸形在双绒毛膜双胎中发生率为1/25,MCDA为1/15,MCMA为1/6,通常只影响双胎中的一个[38,39]。双胎常见的结构异常包括神经管缺陷、前腹壁缺陷、面部裂隙、脑异常、心脏缺陷和胃肠道异常。所有多胎妊娠都应该进行详细的扫描,以筛查结构缺陷,考虑到多胎扫描可能比单胎扫描所需的时间更长[40]。NICE建议双胎和三胎妊娠女性在比单胎妊娠稍晚的孕龄进行超声波扫描。双胎中任何不一致的异常都需要转诊至三级胎儿医疗机构[11]。即使在同卵双胎中,结构异常的一致性<20%。有1%~2%的双胎妊娠会有不一致的异常,需要专家评估和咨询关于期待治疗和选择性减胎的选择。

双胎妊娠的选择性减胎术

选择性减胎术是多胎妊娠不一致畸形的一种选择,这通常是为严重的先天性异常或非整倍体提供的。这一过程和时机取决于绒毛膜性、出现不一致的异常孕周,因为这会影响流产和(或)早产的风险。此类病例应转诊至具有此类手术经验的三级胎儿医疗机构。在双绒毛膜双胎中,由于流产风险较低(7%流产,32周前分娩风险14%)[33],优选在妊娠早期通过超声引导心内注射氯化钾或利多卡因进行选择性减胎。只有在法律允许的情况下,才可以在妊娠晚期选择减胎从而改变婴儿的预后,通常在较晚孕周发现胎儿异常时提供,因为心脏和大脑的发育会持续到妊娠晚期[19]。在单绒毛膜双胎中,采用脐带闭塞、胎儿内激光凝固或射频消融进行选择性减胎[41]。由于共用胎盘,在双胎之一死亡后,健康的胎儿仍然存在其部分循环血量进入被减胎儿血液循环的风险。因此,同卵双胎的存活率约为80%,32周前胎膜早破和早产的风险为20%[41]。同卵双胎存活者出现不良神经后遗症的风险也可能比未合并并发症的胎儿高[42,43]。

单绒毛膜双胎妊娠特有的并发症

由于其独特的共享胎盘,单绒毛膜双胎妊娠有严重并发症的风险。尽管在单绒毛膜双胎妊娠中共享血管吻合的血流平衡是一种生理现象,但血流不平衡可能导致TTTS或双胎贫血-红细胞增多序列(TAPS)等并发症。由于胎盘共享不均衡,可能会出现不一致的生长(双胎之一生长受限以及一胎正常生长),导致选择性宫内生长受限(sIUGR)。当妊娠早期血管吻合中断,特别是动脉吻合中断时,会导致"无心双胎"或双胎反向动脉灌注(TRAP)序列。未合并TTTS、sIUGR或TAPS的单绒毛膜双胎妊娠仍有胎儿死亡和神经异常的风险,临床医生应就此类双胎妊娠的并发症范围向父母提供适当的咨询[3]。

双胎输血综合征

TTTS是导致单绒毛膜双胎妊娠死亡和残疾的最重要原因[44]。它被认为是由于血管吻合口之间的不平衡输血引起的,受者出现高血容量、多尿和羊水过多,供者出现低血容量、少尿和羊水过少(图20.4)。TTTS发生在15%的单绒毛膜双胎妊娠中,大约每2000例妊娠中就有1例发生TTTS。它通常出现在16~26周左右。TTTS的表现是多种多样的,其过程可能是不可预测的。TTTS可能表现为慢性病,也可能进展迅速。如果不治疗,这种情况与80%的围生期死亡率和15%~20%的幸存者脑损伤风险有关[45]。TTTS的诊断是基于羊水不一致的超声诊断标准。TTTS的分类和分期目前基于Quintero系统[46](表20.1)。尽管Quintero分期并不总是准确地预测TTTS的结局或时间演变,但它仍然是首选的分类系统。

在目前的实践中,大多数欧洲国家都采用与孕

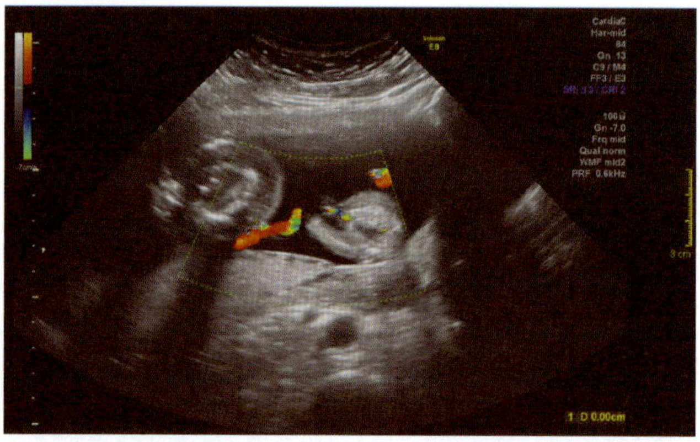

图20.5 双胎接受动脉灌注显像。

在具有相关专业知识的中心对这些妊娠进行管理[3,11]。MCMA妊娠患TTTS的风险略低于MCDA妊娠。最近的一项研究报告说，MCMA双胎的脑损伤发生率各为5%[71]。大多数MCMA双胎都有脐带缠绕，最好在32^{+0}至34^{+0}周在皮质类固醇治疗后通过剖宫产分娩[3]。

连体婴

连体双胎发生率为1/100 000（占单绒毛膜双胎妊娠的1%），并且总是MCMA双胎妊娠。它们的发生是由于受孕后13~15天间单囊胚分裂不完全所致。通常在妊娠早期进行超声波检查诊断。连体双胎的分类取决于结合的部位。最常见的形式是胸部联胎。先天畸形的发生率很高，达60%~70%，包括神经管缺陷、口面部裂隙和心脏畸形。大约40%的连体双胎是死胎，>50%的活产婴儿在新生儿期死亡[72]。虽然已有连体双胎经阴道分娩的报道，但产程受阻、难产和子宫破裂的风险很大，几乎总是进行剖宫产。出生后的手术和康复取决于结合的程度和存在的其他结构异常。此类妊娠应在三级专科胎儿医学中心进行治疗[3]。

双胎之一死亡

据报道，在所有双胎妊娠中，妊娠14周后双胎之一死亡的比例在2.6%~6.2%之间[73]。胎儿后遗症可能包括早产、存活胎儿死亡或存活并伴有围生期疾病。此外，据报道，孕产妇发病率随着先兆子痫、凝血病和败血症的发生率（高于背景值）而增加[74]。双胎之一宫内死亡后，在单绒毛膜和双绒毛膜妊娠中分别出现以下并发症：另一胎死亡（15%和3%），早产（68%和54%）、存活胎儿出生后头颅影像异常（34%和16%）、存活胎儿的神经发育障碍（15%~26%和2%）[19]。双胎妊娠合并宫内死亡的处理可能是具有挑战性的，因为关于最佳分娩时间、产前监测的频率、确定脑损伤和神经发病率的适当检查以及保留一个死胎对母亲健康（包括生理和心理）的影响存在争议。此外，单绒毛膜双胎的双胎之一死亡会带来急性双胎输血的风险，并导致存活胎儿的贫血和脑损伤的风险。为此，建议对妊娠期间进行连续的MCA PSV测量，以检查胎儿贫血，并在妊娠失败4~6周后提供胎儿脑部MRI检查。这样的妊娠应该在三级胎儿医学中心进行管理，需要对<2岁的儿童进行神经发育评估[75]。英国产科监测系统（UKOSS）目前正在进行一项研究，以确定单绒毛膜双胎妊娠中双胎之一死亡的发生率以及不良的母婴和新生儿结局[76]。

产妇风险

与单胎妊娠的女性相比，多胎妊娠的母亲患子痫前期、其他妊娠期高血压疾病、妊娠期糖尿病和静脉血栓栓塞的风险更高。其他情况，如妊娠期肝内胆汁淤积和妊娠期急性脂肪肝，在多胎母亲中比单胎母亲更常见[77]。一些流行病学研究报告称，与单胎相比，多胎妊娠后远期心血管事件的发生率更高。由于血流动力学的改变，多胎母亲与妊娠相关的死亡风险更高[79,80]。

NICE指南推荐在双胎和三胎妊娠女性每次产检时测量血压和检测尿蛋白以筛查高血压疾病，就像常规产前检查一样，如果女性有以下一个或多个高血压危险因素：首次妊娠、年龄≥40岁、妊娠间隔>10年、首次就诊时体重指数（BMI）在$35kg/m^2$及以上，或有子痫前期家族史，则从12周起每天服用75mg阿司匹林直至分娩[11]。

妊娠女性的风险应该在妊娠开始时讨论，如果风险评估在妊娠过程中发生变化，则应提供适当的检查或治疗。

早产（预测、预防和治疗）

多胎妊娠对早产的影响不成比例。早产可以是医源性的，也可以是自发的。总体而言，52.2%的双胎在37周前分娩，10.7%的双胎在32周前分娩。双胎的新生儿死亡率是单胎的6~7倍，每1000例活产儿中有18例，而三胎和更多胎的新生儿死亡率达到每1000例活产儿中39.6例。一项观察性研究的荟萃分析发现，通过年龄、产次配对后，与自然受孕相比，通过IVF受孕的多胎妊娠在妊娠37周以内早产的概率增加（OR为1.57）[82]。

多胎妊娠中自然早产发生率高的原因通常归因于子宫过度扩张，导致子宫肌层收缩力增强。然而，病因可能更为复杂。例如，社会压力是双胎早产的重要预测因素[83]。

在双胎和三胎妊娠中，有几个因素/检测可以作为自然早产的预测因子，包括超声测量宫颈长度（CL）（一次或连续）、胎儿纤维连接蛋白检测、其他生物标志物、家庭子宫活动监测、早产史，以及这些方法的组合。

系统回顾了21项研究，包括3523例双胎妊娠，得出结论：妊娠20~24周的经阴道CL是无症状双胎妊娠女性自发性早产的良好预测因子[84]。NICE指南建议孕18~24周CL<25mm是双胎自发性早产的良好预测指标，孕14~20周CL测量<25mm是三胎自发性早产的良好预测指标[11]。最近的一项研究报告说，与单一的CL测量相比，连续测量CL对于妊娠<32周的早产有更好的检出率（69%对28%；P<0.001）和更高的阳性似然比（14.54对5.12）[85]。然而，最近的另一项多中心随机对照试验对125例双绒毛膜或单绒毛膜双羊膜双胎妊娠进行了研究（这些双胎妊娠在28周内没有发生早产），结果表明，在进行双胎标准管理后，常规的中期经阴道超声检查CL与改善结局无关[86]。

关于双胎妊娠和早产中胎儿纤维连接蛋白研究的相关性，有新的数据。最近一项对611例接受包括胎儿纤维连接蛋白在内的CL系列测量的女性的研究表明，在双胎妊娠的无症状女性中，CL、胎儿纤维连接蛋白和胎龄都与自发早产显著相关[87]。

研究表明，某些生物标志物可以用来预测双胎的早产。其中包括妊娠中期羊水中白细胞介素-8和基质金属蛋白酶-9浓度的升高[88]。

已研究的预防双胎和三胎自然早产的干预措施包括卧床休息、肌内注射或阴道用孕酮、宫颈环扎术以及宫缩抑制剂（口服β受体激动剂）。

对评估β受体激动剂有效性的五项随机对照试验的系统回顾发现，没有证据支持这种干预措施减少早产[89]。Cochrane研究对713例无并发症双胎妊娠女性的研究表明，多胎妊娠患者住院常规卧床并不能降低早产或围生儿死亡的风险。在对无并发症双胎妊娠、宫颈扩张的双胎妊娠和三胎妊娠女性的亚组分析中，没有发现任何新生儿结局和产妇结局的差异[90]。一项对6项家庭子宫活动监测随机试验的系统回顾显示，这种干预措施在预测自发早产方面无效[91]。

几个随机对照试验评估了孕酮（肌肉或阴道内注射）与安慰剂在预防双胎和三胎妊娠女性早产方面的临床效果，没有研究证明这种干预是有效的[11]。一份包含了5个随机对照试验、52例双胎妊娠的系统回顾和荟萃分析中，考虑阴道使用孕酮对单胎妊娠合并无症状子宫颈短（定义为中期超声检查≤25mm）有效，早产显著减少[92]，但在双胎妊娠中却没有这样的影响。

2014年，Cochrane研究回顾了5项试验，其中包括128例女性，其中122例女性双胎妊娠，6例女性三胎妊娠，结果显示，对于多胎妊娠，没有证据表明环扎是预防早产、降低围生儿死亡率或新生儿发病率的有效干预措施[93]。

近年来，已有宫颈托（Arabin托）用于宫颈短的女性的研究，虽然初步结果令人振奋，但随机对照试验的结果显示Arabin托在多胎妊娠中的有效性是不一致的。最近一项对1180例双胎妊娠女性进行的随机对照试验显示，子宫托组和对照组在34周以下的自然分娩率、围生期死亡、不良新生儿结局或新生儿治疗方面没有显著差异。对宫颈较短（≤25mm）的女性进行的一项事后分组分析显示，置入宫颈托没有任何益处[94]。然而，另一项设计良好的前瞻性、开放、多中心、随机临床试验显示，置入宫颈托与显著降低自然早产率有关。这项试验包括2287例双胎妊娠女性，结果显示子宫托的使用与体重<2500g的出生率显著降低相关[95]。然而，在综合新生儿不良结局方面没有显著差异。关于宫颈剖宫产在减少早产中的作用的3期试验的结果正在等待中（STOPPIT 2）[96]。

在缺乏有效的、经过验证的治疗干预措施的情况下，不推荐对双胎和三胎妊娠进行常规筛查来预测早产。没有证据可以指导更多胎妊娠或双胎和三胎妊娠以及除了多胎妊娠外还有其他危险因素的妊娠女性的管理,因此这种管理应该是个性化的。

更好地了解多胎早产的原因、预测和预防应该是重要的研究重点。

胎儿生长发育与健康

如果有胎盘功能障碍,胎儿宫内生长受限(IUGR),多胎妊娠出现小于胎龄儿(SGA)的风险增加。小于胎龄和IUGR的胎儿和婴儿的围生期结局都较差,因此识别生长问题很重要。耻骨联合-宫底部高度测量不能有效地识别双胎妊娠的生长问题。需要进行连续的超声波扫描,既能辨别出小胎儿,也能识别出胎儿之间的显著大小差异[97]。对于使用基于双胎妊娠的图表来绘制超声参数,特别是EFW,存在争议,因为有证据表明,双胎的生长速度比单胎慢(单绒毛膜双胎更是如此),特别是在妊娠晚期[98]。

根据对26项评估多胎妊娠超声参数的研究的回顾,NICE得出结论,任何单一的胎儿生物测量参数都不能很好地预测IUGR或出生体重不一致,而胎儿体重≤10百分位数的EFW是预测IUGR的中等有用的指标。该指南提出,双胎间出生体重不一致的最佳分界点是EFW相差≥25%,计算方法:较大胎儿的EFW与较小胎儿的EFW差值/较大胎儿的EFW×100。指南建议,胎儿出生体重不一致应使用从孕20周开始的两个生物测量参数计算,扫描间隔应<28天,25%或更大的EFW不一致应当被认为是显著的不一致性,脐动脉多普勒不应用于监测双胎和三胎胎儿宫内发育迟缓或出生体重差异[11]。美国妇产科医师学会认为EFW相差15%~25%就构成胎儿生长不一致。基于一组多胎妊娠专家的共识,ISUOG最近建议设定20%的临界值,以区分有更高不良结局风险的妊娠[19]。然而,必须承认,最能预测不良结局的生长不一致界限很可能会随着孕周的不同而不同[99]。一项针对2161例双胎妊娠(302例单绒毛膜妊娠和1859例双绒毛膜妊娠)的英国大型队列研究显示,EFW和出生体重不一致都是不良结局的良好预测因子[99]。RCOG建议所有单绒毛膜双胎妊娠从妊娠16周起每隔2周测量一次生长不一致情况,如果生长不一致>20%,应适当转诊至具有多胎妊娠专业知识的区域胎儿医学中心[3]。

更多胎妊娠

随着胎儿数量的增加,围产风险和母体风险呈指数增加。每一位多胎妊娠的女性/夫妇都应该与资深产科医生就增加的孕产妇和围生期风险进行讨论。这应该涉及对多胎妊娠减胎术(MFPR)选择的相关讨论。除了围生期死亡率,父母应该得到关于分娩时的平均孕周的咨询(三胎33周,四胎31周)。此外,10%的三胎和25%的四胎在妊娠28周前分娩,幸存者的严重神经后遗症发生率分别为12%和25%。多胎妊娠应在具有胎儿医学服务的三级围产中心进行管理[3,11]。

多胎妊娠减胎

为了优化母婴结局,建议在妊娠早期实施多胎减胎术(MFPR)。对于MFPR,不仅有伦理上的考虑,还会对父母产生重大的心理影响,包括情绪困扰、恐惧、悔恨和内疚。如果妊娠是通过辅助生殖受孕,是人们期待已久、渴望已久的,这一事实往往使情况更加复杂。来自RCOG第50届多胎妊娠研究小组的一致意见指出,应该对多胎妊娠(≥3)的父母进行咨询,并在专科中心为双胎提供多胎减胎术[3]。手术在妊娠11~14周进行,因为自然减胎可能发生在此之前("消失的"胎儿),详细的检查,包括排除异常或非整倍体特征的NT测量,可以指导选择要减的目标胎儿,目的是保留最健康的胎儿。

最近的研究表明,在双绒毛膜三羊膜(DCTA)和三绒毛膜三羊膜(TCTA)三胎妊娠中,早期减胎术可以降低早产的风险,但会增加流产的风险[100]。在DCTA的管理中,通过胎儿内激光对双胎进行MFPR将DCTA减至DCDA,是传统期待治疗、通过注射氯化钾减至单胎或MCDA外的另一种选择[101]。

在最近对5项研究(包括331例双绒毛膜三胎)的荟萃分析中,采用期待治疗的流产率为8.9%,极早产率为33.3%;减去双胎的流产率为14.5%,减至DCDA的流产率为8.8%,减至MCDA为23.5%。极早产率分别为5.5%、11.8%和17.6%[102]。

多胎妊娠女性的产前检查

建议多胎妊娠女性的产前检查应该在专门的服

务中心提供，无论是在由专门的多学科团队组成的诊所，还是由核心团队以专门的模式提供。

以前的一些(非随机)研究表明，专科检查可能会对一些重要的结局产生影响，包括减少先兆子痫、早产、低出生体重婴儿、围生期死亡，新生儿主要发病率降低，并降低婴儿死亡率。然而，Cochrane的一项仅对162例多胎妊娠女性的回顾显示，与"标准"产前检查相比，在"专门的"产前诊所就诊的女性在改善母婴健康结局方面没有任何显著差异[13]。最近一个对286例女性进行的单中心回顾性队列研究显示，与标准产检相比，在专门的双胎诊所接受产前护理的女性的剖宫产率更低，晚期早产更少[104]。

英国NICE指南建议："双胎和三胎妊娠女性的临床产检应由指定的多学科团队提供，该团队由指定的专科产科医生、专科助产士和超声医生组成，他们都有管理双胎和三胎妊娠的经验和知识[11]"。NICE规定了预约时间表，包括根据双胎或三胎以及绒毛膜和羊膜的情况确定超声扫描的时间(表20.2)。该指南还包括建议的分娩时间和地点[11]。

对于更多数目的多胎妊娠，建议产前检查应由胎儿医学专家提供，并应包括定期连续的超声检查，但目前尚无已发表的文献指导这一产检，需要进行个性化产检。

营养补充剂、饮食和生活方式建议

多胎妊娠的妊娠女性比单胎妊娠的妊娠女性有更高的代谢率。然而，目前还没有随机对照试验来建议是否向多胎妊娠女性推荐特定的饮食建议[105]。需要强调的是，多胎妊娠的女性贫血的发病率更高，建议在妊娠20~24周时检查全血计数，以确定可能需要补充铁和叶酸的女性[11]。没有任何针对多胎妊娠的具体建议，包括在工作模式、性活动和锻炼等生活方式问题。

皮质类固醇的使用

众所周知，产前使用皮质类固醇可以减少早产儿的新生儿并发症。然而，最好避免无针对性的常规单疗程或多疗程类固醇，并在有指征时，即早产或分娩迫在眉睫时，提倡有针对性的类固醇治疗，因此将重点转移到告知所有早产风险增加的双胎和三胎妊娠女性，有针对性的类固醇的益处，提供有关需要注意的症状和体征的信息，以便她们能够及时就诊[11]。

计划分娩的时间和方法

高达60%的双胎和更多的三胎和更多胎妊娠会早产(即在妊娠37周之前)。对于那些未分娩的妊娠女性，适当的分娩时机旨在优化妊娠，避免死产。对于三胎和更多胎妊娠的胎儿来说，妊娠>35周的情况很少见。流行病学研究表明，双胎的围生期死亡率在妊娠37周后显著增加。因此，对于无并发症的双胎妊娠，应从妊娠37周开始考虑终止妊娠。最近的一项系统综述的结论表明，从36周开始选择性分娩可能是目前降低MCDA双胎胎儿死亡率的最佳策略，而对于无并发症的DCDA则从37周开始选择性分娩[106]。

英国NICE指南建议DCDA双胎在37周分娩，MCDA在36周分娩，三胎妊娠在35周分娩。对于单

表20.2 多胎妊娠的产前专家预约时间表

多胎妊娠的类型	与核心多学科团队接触至少(次)	预约和扫描的时间安排(孕周)	不需扫描的预约时间(孕周)
MCDA	9[a]	11^{+0}~13^{+6}周，以及16、18、20、22、24、28、32、34周	-
DCDA	8[a]	11^{+0}~13^{+6}周，以及20、24、28、32、36周	16和34周
MCTA和DCTA三胞胎	11[a]	11^{+0}~13^{+6}周，以及16、18、20、22、24、26、28、30、32、34周	-
DCTA三胞胎	7[a]	11^{+0}~13^{+6}周，以及20、24、28、32、34周	16周

[a]包括一位产科医师进行的两次随访。

Source data from National Institute for Health and Clinical Excellence. Multiple pregnancy: the management of twin and triple pregnancies in antenatal period.(Clinical guideline 129.)2011. http://www.nice.org.uk/CG129.Last accessed 16 April 2016.

绒毛膜双胎妊娠合并TTTS,妊娠34周后进行分娩是合理的。如果单绒毛膜双胎妊娠并发sIUGR,分娩的时机将根据胎儿多普勒模式的改变(静脉导管)或计算机胎儿监护的改变(短变异或减速)来指导。如果多普勒模式保持稳定,则Ⅰ型sIUGR的分娩计划在34~36周左右,Ⅱ型和Ⅲ型sIUGR的分娩计划在32周左右[3]。重要的是要提醒sIUGR和TTTS的患者夫妻双方,即使治疗成功及定期监测,仍可能会发生急性输血事件,仍有可能出现不良的围生期结局。对于拒绝择期分娩的女性,建议每周产检,每次产检都要进行超声检查,每周进行一次生物物理评分,每两周进行一次胎儿生长扫描[3,11](见表20.2)。

多胎妊娠剖宫产的绝对指征包括单羊膜双胎、连体双胎和三胎,或更多胎妊娠[107]。由于担心双胎绞锁以及相关的发病率和死亡率,大多数临床医生会推荐第一个胎先露为非头先露的双胎剖宫产[107,108]。

分娩和分娩期间的管理

双胎研究清楚地表明,常规的计划选择性剖宫产对胎儿没有好处,这一发现同样适用于双绒毛膜双胎和单绒毛膜双胎[107]。然而,重要的是要强调,为了优化结局,分娩应该由熟练的临床医生进行,特别是在臀位阴道分娩时(如果第二个胎儿不是头先露),并且在可以立即转紧急剖宫产的机构进行。指导妊娠<32周的早产双胎分娩方式的证据并不有力,也不相互矛盾。当胎儿体重在500~1500g之间时,有一些证据支持剖宫产;然而,如果第一个胎儿是头先露的,阴道分娩是较为合适的方式,直到有更可靠的数据出现[109]。

分娩时,应由助产士进行一对一护理。重要的是要确定单独的胎心监测,最好使用具有双追踪功能的胎心监护仪。根据NICE单胎产时护理指南,分娩时剖宫产分娩的指征包括通常的指征;然而,如果未能充分监测胎儿2或胎儿窘迫,则需要通过剖宫产分娩。处于第二产程时,应通知产科医生和新生儿团队(如果对妊娠有任何顾虑)。附近应该有两个复苏台(在分娩前检查是否正常工作,并打开加热)。应备有超声机,因为在第一个胎儿分娩后需要检查第二个胎儿的胎位,并协助确定胎儿的位置。需要事先做好包括催产素在内的第三产程的充分安排,因为多胎妊娠的女性产后出血的风险更高。

母婴产后护理

最近由国家围生期流行病学单位与坦巴和多胎基金会(MBF)合作进行了一项研究,对近2.6万例女性的妊娠、分娩和产后经历进行了调查,其中384例女性分娩了双胎,13例女性分娩了三胎。结果显示,双胎或三胎分娩的婴儿在新生儿重症监护病房住院时间延长的可能性是单胎的两倍,多胎的母亲住院时间更长。据报道,有多胎的母亲在婴儿喂养方面得到实际帮助的可能性仅略高一点。就出生后3个月或更长时间的整体身体健康而言,单胎妊娠产妇和双胎或三胎妊娠产妇没有显著差异。这项全国性的调查强调了产后女性的额外需求,特别是多胎的母亲,她们的婴儿在出生后被送入新生儿病房。与一个或多个婴儿分离、喂养或提供母乳的需要,以及与婴儿出院前出院相关的实际问题,都是可能影响产妇及其婴儿护理的方方面面,在规划有效的护理时需要考虑到这些问题。对于多胎的父母来说,有必要在过渡到为人父母和早期育儿方面提供支持,特别是婴儿护理方面。这项调查认识到父亲和伴侣的作用的重要性,以及对多胎家庭进行产后健康访视的必要性[110]。

对多胎妊娠女性的支持

多胎妊娠的风险以及减低和识别这些风险所需的额外产前检查因素可能会给女性及其伴侣/家庭带来一定程度的焦虑。重要的是要确保女性得到良好的信息,引导她们得到可靠的专业信息,并有机会厘清对她们来说不确定的事情。应该鼓励他们探讨与照顾和支持不止一个孩子有关的社会经济问题。当双胎之一死亡时,情感支持就变得至关重要。各种关注多胎妊娠的组织,包括TAMBA、MBF,以及当地支持的团体包括专门治疗多胎妊娠的产前专科诊所,都可以为这样高风险妊娠的女性提供需要的支持。

(陈功立 译)

参考文献

1. Royal College of Obstetricians and Gynaecologists. Multiple pregnancy following assisted reproduction. Scientific Impact Paper No. 22. 2011. Available at: https://www.rcog.org.uk/globalassets/

documents/guidelines/sip_no_22.pdf(accessed 1 September 2016).
2. Human Fertilisation and Embryology Authority. Fertility treatment 2014 trends and figures. Available at: http://www.hfea.gov.uk/docs/HFEA_Fertility_treatment_Trends_and_figures_2014.pdf (accessed 1 September 2016).
3. Kilby MD, Bricker L, Royal College of Obstetricians and Gynaecologists. Management of monochorionic twin pregnancy. *BJOG* 2017;**124**:e1–45.
4. Braude P (Chair). One child at a time. Reducing multiple births after IVF. Report of the Expert Group on Multiple Births after IVF. 2006. Available at: https://ifqlive.blob.core.windows.net/umbraco-website/1311/one-child-at-a-time-report.pdf.
5. Human Fertilisation and Embryology Authority. Multiple births. Available at: http://www.hfea.gov.uk/docs/Multiple_births_background_and_statistics.pdf.
6. Human Fertilisation and Embryology Authority. Improving outcomes for fertility patients: multiple births. 2011. Available at: https://ifqlive.blob.core.windows.net/umbraco-website/1766/multiple-births-2011.pdf.
7. Martin JAHB, Sutton PD, Ventura SJ, Menacker F, Kirmeyer S. Births: final data for 2004. *Natl Vital Stat Rep* 2006;**55**:26.
8. Human Fertilisation and Embryology Authority. Improving outcomes for fertility patients: multiple births. Available at: https://ifqlive.blob.core.windows.net/umbraco-website/1169/multiple_births_report_2015.pdf.
9. Human Fertilisation and Embryology Authority. Our campaign to reduce multiple births: One at a Time. Available at: https://www.hfea.gov.uk/about-us/our-campaign-to-reduce-multiple-births/.
10. Human Fertilisation and Embryology Authority. Multiple births. What you need to know. Available at: https://ifqlive.blob.core.windows.net/umbraco-website/1315/2017-02-24-multiple-births-leaflet-final.pdf.
11. National Institute for Health and Clinical Excellence (NICE). *Multiple Pregnancy: The Management of Twin and Triplet Pregnancies in the Antenatal Period*. Clinical guideline [CG129]. London: NICE; 2011. Available at: http://www.nice.org.uk/CG129.
12. Centre for Maternal and Child Enquiries (CMACE). *Perinatal Mortality 2009: United Kingdom*. London: CMACE; 2011.
13. Dodd JM, Dowswell T, Crowther CA. Specialised antenatal clinics for women with a multiple pregnancy for improving maternal and infant outcomes. *Cochrane Database Syst Rev* 2015;**11**:CD005300.
14. Hertzberg BS, Kurtz AB, Choi HY, et al. Significance of membrane thickness in the sonographic evaluation of twin gestations. *Am J Roentgenol* 1987;**148**:151–53.
15. Wood SL, St Onge R, Connors G, Elliot PD. Evaluation of the twin peak or lambda sign in determining chorionicity in multiple pregnancy. *Obstet Gynecol* 1996;**88**:6–9.
16. Dias T, Arcangeli T, Bhide A, Napolitano R, Mahsud-Dornan S, Thilaganathan B. First-trimester ultrasound determination of chorionicity in twin pregnancy. *Ultrasound Obstet Gynecol* 2011;**38**:530–32.
17. Senat MV, Quarello E, Levaillant JM, Buonumano A, Boulvain M, Frydman R. Determining chorionicity in twin gestations: three-dimensional (3D) multiplanar sonographic measurement of intra-amniotic membrane thickness. *Ultrasound Obstet Gynecol* 2006;**28**:665–69.
18. Whitworth M, Bricker L, Neilson JP, Dowswell T. Ultrasound for fetal assessment in early pregnancy. *Cochrane Database Syst Rev* 2010;**4**:CD007058.
19. Khalil A, Rodgers M, Baschat A, et al. ISUOG Practice Guidelines: role of ultrasound in twin pregnancy. *Ultrasound Obstet Gynecol* 2016;**47**:247–63.
20. Dias T, Ladd S, Mahsud-Dornan S, Bhide A, Papageorghiou AT, Thilaganathan B. Systematic labeling of twin pregnancies on ultrasound. *Ultrasound Obstet Gynecol* 2011;**38**:130–33.
21. Lewi L, Blickstein I, Van Schoubroeck D, et al. Diagnosis and management of heterokaryotypic monochorionic twins. *Am J Med Genet A* 2006;**140**:272–75.
22. Jenkins TM, Wapner RJ. The challenge of prenatal diagnosis in twin pregnancies. *Curr Opin Obstet Gynecol* 2000;**12**:87–92.
23. Sebire NJ, Snijders RJ, Hughes K, Sepulveda W, Nicolaides KH. Screening for trisomy 21 in twin pregnancies by maternal age and fetal nuchal translucency thickness at 10–14 weeks of gestation. *Br J Obstet Gynaecol* 1996;**103**:999–1003.
24. Sankaran S, Rozette C, Dean J, Kyle P, Spencer K. Screening in the presence of a vanished twin: nuchal translucency or combined screening test? *Prenat Diagn* 2011;**31**:600–601.
25. Prats P, Rodríguez I, Comas C, Puerto B. Systematic review of screening for trisomy 21 in twin pregnancies in first trimester combining nuchal translucency and biochemical markers: a meta-analysis. *Prenat Diagn* 2014;**34**:1077–83.
26. Wald N, Cuckle H, Wu TS, George L. Maternal serum unconjugated oestriol and human chorionic gonadotrophin levels in twin pregnancies: implications for screening for Down's syndrome. *Br J Obstet Gynaecol* 1991;**98**:905–908.
27. Garchet-Beaudron A, Dreux S, Leporrier N, et al. Second-trimester Down syndrome maternal serum marker screening: a prospective study of 11 040 twin pregnancies. *Prenat Diagn* 2008;**28**:1105–109.
28. Taylor-Phillips S, Freeman K, Geppert J, et al. Accuracy of non-invasive prenatal testing using cell-free DNA for detection of Down, Edwards and Patau syndromes: a systematic review and meta-analysis. *BMJ Open* 2016;**6**:e010002.
29. Sarno L, Revello R, Hanson E, Akolekar R, Nicolaides KH. Prospective first-trimester screening for trisomies by cell-free DNA testing of maternal blood in twin pregnancy. *Ultrasound Obstet Gynecol* 2016;**47**:705–11.
30. Curnow KJ, Wilkins-Haug L, Ryan A, et al. Detection of triploid, molar, and vanishing twin pregnancies by a single-nucleotide polymorphism-based noninvasive prenatal test. *Am J Obstet Gynecol* 2015;**212**:79.e1–9.
31. Agarwal K, Alfirevic Z. Pregnancy loss after chorionic villus sampling and genetic amniocentesis in twin pregnancies: a systematic review. *Ultrasound Obstet Gynecol* 2012;**40**:128–34.
32. Gallot D, Vélémir L, Delabaere A, et al. Which invasive diagnostic procedure should we use for twin pregnancies: chorionic villous sampling or amniocentesis? *J Gynecol Obstet Biol Reprod (Paris)* 2009;**38**:S39–44.
33. Evans MI, Goldberg JD, Horenstein J, et al. Selective termination for structural, chromosomal, and mendelian anomalies: international experience. *Am J Obstet Gynecol* 1999;**181**:893–97.
34. Taylor MJ, Fisk NM. Prenatal diagnosis in multiple pregnancy. *Baillieres Best Pract Res Clin Obstet Gynaecol* 2000;**14**:663–75.
35. Millaire M, Bujold E, Morency AM, Gauthier RJ. Mid-trimester genetic amniocentesis in twin pregnancy and the risk of fetal loss. *J Obstet Gynaecol Can* 2006;**28**:512–18.
36. Boklage CE. Survival probability of human conceptions from fertilization to term. *Int J Fertil* 1990;**35**:75, 79–80, 81–94.
37. Hall JG. Twinning. *Lancet* 2003;**362**:735–43.
38. Lewi L, Jani J, Blickstein I, et al. The outcome of monochorionic diamniotic twin gestations in the era of invasive fetal therapy: a prospective cohort study. *Am J Obstet Gynecol* 2008;**199**:514.e1–8.
39. Baxi LV, Walsh CA. Monoamniotic twins in contemporary practice: a single-center study of perinatal outcomes. *J Matern Fetal Neonatal Med* 2010;**23**:506–10.
40. Department of Health. NHS Fetal Anomaly Screening Programme (NHS FASP). Available at: https://www.gov.uk/topic/population-screening-programmes/fetal-anomaly (accessed 1 September 2016).
41. Roman A, Papanna R, Johnson A, et al. Selective reduction in complicated monochorionic pregnancies: radiofrequency ablation vs bipolar cord coagulation. *Ultrasound Obstet Gynecol*

第21章
高血压

Laura A. Magee, Peter von Dadelszen

引言

在全球范围内，妊娠期高血压疾病（HDP）仍然是孕产妇及围生儿发病及死亡的主要原因[1-3]，对幸存的产妇及其子女一生的健康也有一定影响[4-10]。HDP每年大约造成30 000例孕产妇死亡[1]，而巴基斯坦未公布的尸检数据则显示，目前40 000例因产后出血死亡的孕产妇中，约40%根本死因是子痫前期（根据症状确诊），可能并发了胎盘早剥导致的弥散性血管内凝血。此外，据估计，每年约200万胎儿、新生儿、婴儿死于妊娠期高血压导致的妊娠并发症[11]。

大约99%与HDP相关的死亡发生在欠发达国家[12]，在所有孕产妇死亡背景中，普遍存在死亡前分诊、转诊和治疗方面的失败和延误[13]。因此，对HDP诊断、治疗方面的认识对提供安全有效的产科护理至关重要[14,15]。

诊断

按照作者的观点，疑似或确诊妊娠期高血压的孕产妇保健方面最重要的是高血压和（或）蛋白尿的准确诊断。而在介绍这些诊断性检测方法前，我们有必要先简要回顾下妊娠期心血管系统顺应性方面的变化[16]。妊娠期血流动力学方面最主要的改变是水钠潴留增加导致血容量增加，心输出量增加，全身血管阻力和体循环血压下降。这些变化从妊娠早期开始，在妊娠中期达到高峰，并保持相对稳定的状态直至分娩。红细胞体积增加40%，而血浆容量增加近50%，从而导致妊娠期生理性贫血。有子痫前期发生倾向的妊娠女性在妊娠中期时血压可能不下降，并伴有相应的血液浓缩。

血压测量

妊娠期高血压的定义有争议，因为妊娠期血压水平呈动态变化，存在昼夜节律，并随着孕龄而变化[16]。因此，妊娠期高血压的诊断应基于门诊或住院的血压测量。这个诊断参考了非妊娠期高血压指南的建议，如加拿大高血压教育项目[17]。

公认的妊娠期高血压定义是指舒张压（DBP）至少达到90mmHg和（或）收缩压（SBP）至少达到140mmHg，应在同一手臂上重复测量直到血压读数稳定为止[15,17,18]，而不是既往定义的测量间隔4小时或更长时间。仅仅依据SBP波动于140~159mmHg之间，而非DBP标准，就诊断为高血压的可靠性较低。

重度高血压定义为，任何情况下，同一手臂上重复测量血压直至读数稳定或间隔至少15分钟再次测量血压，根据至少两次测量所得的平均值，SBP至少达到160mmHg或DBP至少达到110mmHg[15,19]。

孤立性诊室（"白大褂"）高血压是指门诊测血压，SBP至少达到140mmHg或DBP至少达到90mmHg，但动态血压监测（ABPM）或家庭血压监测（HBPM）显示SBP<135mmHg和DBP<85mmHg[15]。相反，诊室测量血压正常而ABPM或HBPM升高（"隐匿性高血压"）是指诊室测量血压，SBP<140mmHg或DBP<90mmHg，而ABPM或HBPM则显示SBP至少达到135mmHg或DBP至少达到85mmHg[15]。

妊娠期血压测量时需考虑几个问题。同非妊娠期一样，测量方法应是标准化的。可使用经验证和校准的听诊器（水银或无液气压计）或自动化方法测量血压。选择一种血压测量设备时应考虑的因素包括仪器的校验、疾病特异性、观察者误差,以及需要定期进行仪器的重新校准[20]。

血压设备的校验是指通过不同的HDP患者在不同情况下测得的一定范围的血压数值对仪器的准确性进行评估。可以通过自动血压检测设备消除观察者误差(如末端读数多数倾向于以0或5结束)。校准包括将无液血压计或自动血压计的读数与水银血压计进行对比。只有一些设备在子痫前期中得到验证(Dinamap ProCare 400, Microlife 3AS1-2, Microlife 3BTO-A, Nissei DS-400, Omron-MIT, and Omron-MIT Elite)[18,21-25]。其他大多数自动血压计倾向于将收缩压和舒张压的值低估5~15mmHg,这种仪器的系统误差会将患者置于危险之中。

以下是3种血压检测方法:①诊室血压测量;②ABPM;③HBPM[15,17]。在过去二十年间,ABPM和HBPM的使用,在高血压确诊和改善血压监测、改善降压药物的依从性以及血压指标的实现的方面,都得到了广泛普及。横断面研究证据表明HBPM和ABPM在诊断上较一致,而且它们在"白大褂"高血压和"隐匿性"高血压的鉴别诊断方面相似。然而,HB-PM更有优势。HBPM经济、舒适,患者容易参与,且在疾病疑似进展过程中容易重复检测,这点对妊娠期尤为重要。而且,相比ABPM而言,妊娠女性和医护人员更喜欢HBPM。然而,关于HBPM有一个需要注意的重要事项,HBPM值与不良妊娠结局的关系尚未得到验证,而且,到目前为止,还没有随机试验评估HBPM或ABPM对母婴结局的影响。

然而,要在社区环境中诊断妊娠期高血压,则要符合日间ABPM或HBPM的平均SBP至少为135mmHg或DBP至少为85mmHg[15]。如前所述,欠发达国家承担着与HDP孕产妇发病率和死亡率有关的不均衡负担。虽然定期监测血压可以经济有效地减少这种差异,但欠发达国家的医疗卫生系统将面临特殊挑战[26-39]。迫切需要持续不断的努力来应对这些挑战,通过强有力的需求评估指导下,来实施和评价干预措施,从而提高欠发达国家医疗健康系统提供优质产科护理的能力,降低母婴结局差异。

蛋白尿检测

作者认为,所有的妊娠女性,至少在她们第一次产检时,都应进行蛋白尿的检测,并且需重复检测,如果妊娠女性没有在第一次产检时检测蛋白尿,则应在任何发现高血压或出现子痫前期相关症状时进行蛋白尿的检测[14,15]。当子痫前期的疑似性较小时,可以使用尿试纸检测(或者没有试纸的话可以用磺基水杨酸(SSA)或热凝固检测法),当尿试纸检测为2+或更高的时候强烈提示显著蛋白尿[14,15]。

疑似子痫前期时,推荐使用蛋白尿定量试验(通过尿蛋白:肌酐的比率或收集24小时尿量),显著蛋白尿定义为24小时尿量中尿蛋白至少0.3g/d或随机尿液样本中尿肌酐至少30mg/mmol(≥0.3mg/mg)。要注意的是,24小时尿液收集容易出现大约一半的时间尿液收集不足或过多,两者间进行均分的情况[40]。尽管尿蛋白与肌酐的比值已越来越多应用于非妊娠期,但关于其准确性的依据仍不足,其比值<2mg/mmol(<18mg/g)定义为正常,而≥8mg/mmol(≥71mg/g)则认为升高[41]。

在具备先进的胎儿监护条件、资源充足的情况下,一旦确诊子痫前期相关的显著蛋白尿,则无须重复进行蛋白尿检测[19];而在资源缺乏的情况下,则要重复进行蛋白尿检测,因尿蛋白4+意味着死胎风险增加[42,43]。

分类

妊娠期检查发现任何类型的高血压均具有重要意义,因为妊娠期高血压与母婴风险密切相关。然而,不是所有的HDP对母婴均产生相同的风险。因此,将HDP进行分类至关重要,分为既往(慢性)高血压,妊娠期高血压,子痫前期和"其他"高血压(表21.1和表21.2)。相对于目前的医疗保健标准,降低分类的假阳性率和假阴性率有助于更好地确定医疗保健支出,并降低与子痫前期女性护理相关的总体医疗成本[44]。在作者看来,妊娠高血压综合征(PIH)这个词应被废除,因其在临床实践中的意义不明确。在某些情况下,PIH表示子痫前期,在另一些情况下PIH则表示不伴有蛋白尿的妊娠期高血压,甚至有些时候,表示两种情况都有[14,15]。

虽然HDP的分类在高收入国家简单明了,然而情况并非如此,预约检查时患者处于妊娠晚期的情况普遍存在,有时在产后6~12周才能最终诊断。此外,由于分娩是治愈子痫前期的唯一手段,识别出需要尽早分娩的这部分妊娠女性至关重要,因此我们

表21.3 妊娠期高血压疾病诊断和监测的检查指标

诊断方面检查	子痫前期表现	合并有其他疾病的表现
母体检测		
宫体方面的检测		
尿液分析(常规及显微镜检查,包括/不包括另外的蛋白尿检测)	无红细胞或管型的蛋白尿(在"蛋白尿"中详述)	血红蛋白尿(无红细胞的"血尿"):溶血性贫血 单纯红细胞:肾结石、肾皮质坏死(也与背痛和少尿/无尿有关) 红细胞或管型,与其他肾小球疾病和硬皮病肾危象有关,约50%与TTP-HUS有关 菌尿:UTI或无症状菌尿 继发性高血压通常不存在蛋白尿,如嗜铬细胞瘤,醛固酮增多症、甲状腺功能亢进、主动脉缩窄和戒断综合征
血氧饱和度		
脉搏氧饱和度	SpO_2<97%与严重并发症的高风险有关(包括非呼吸道方面)	任何心肺并发症(如肺栓塞)血氧饱和度都可能降低
血细胞与血液涂片		
血红蛋白	↑血容量减少 ↓微血管病性溶血(并发HELLP)	↑任何原因(如呕吐)导致的血容量减少 ↓其他原因引起的微血管病性溶血 ↓任何类型慢性贫血(营养性或骨髓发育不良) ↓任何原因的急性出血
白细胞计数及分类	↔	↑正常妊娠的中性粒细胞,↑炎症/感染 ↑使用皮质类固醇
血小板计数	↓与孕产妇不良结局相关	↓妊娠期、免疫性(ITP)或血栓性血小板减少症(TTP),APS,AFLP,骨髓发育不良
血涂片	红细胞碎片	机械因素造成的微血管病性溶血(如心瓣膜病、海绵状血管瘤),DIC或其他内皮功能紊乱(如APS、TTP-HUS、血管炎、恶性高血压)
凝血功能检测		
INR和APTT	↑与胎盘早剥导致的DIC相关, ↑与不良孕产妇结局有关	可能↑APS,其他因素包括败血症导致的DIC,羊水栓塞,死产,大出血,血管瘤,休克 ↑在AFLP中表现明显
纤维蛋白原	↔	↓所有导致DIC的因素包括大出血、遗传性疾病 ↓AFLP比HELLP更明显 TTP-HUS中通常正常(ADAMTS13 vWF裂解蛋白在HELLP中度降低,但ADAMTS13抗体缺失)
血生物化学		
肌酐	↑血液浓缩和/肾衰竭 ↑与孕产妇不良结局相关	↑其他急慢性肾脏疾病。恶性高血压,TTP-HUS(伴血小板减少)AFLP(伴肝功能障碍)中肾功能不全表现明显
尿素氮	↑与孕产妇和围生期不良结局相关	↑脱水,药物治疗(如HCTZ),遗传因素
血糖	↔	↓AFLP,胰岛素治疗
ALT或AST	↑与孕产妇不良结局相关	↑AFLP和其他"PET类似物"但程度较低,通常在TTP-HUS中正常;其他妊娠合并症(如胎儿肝内胆汁淤积症);或与妊娠无关的疾病(如病毒性肝炎或胆囊炎)情况下可能增加
LDH	↑表现突出 ↑与孕产妇不良结局相关	↑AFLP,血管内溶血, ↑TTP-HUS患者LDH、AST比值(>22)

(待续)

表21.3(续)

诊断方面检查	子痫前期表现	合并有其他疾病的表现
胆红素	↑溶血造成未结合胆红素升高或肝功能不全造成结合胆红素升高	(早期)↑AFLP,↑伴有溶血性贫血,其他肝病伴功能障碍,遗传性疾病
白蛋白	↑与孕产妇和围生期不良结局相关	↓作为急性重症、营养不良、肾病综合征、晶体灌注的急性负性指标
胎儿检测		
子宫动脉多普勒血流检测	异常与胎盘发育不良和(或)胎盘功能不全的原因没有特定关系;单侧/双侧切迹,或搏动指数或阻力指数升高可支持胎盘功能不全包括子痫前期的诊断	

AFLP,妊娠期急性脂肪肝;APS,抗磷脂抗体综合征;APTT,活化部分凝血活酶时间;CBC,全血细胞计数;DIC,弥散性血管内凝血;HCTZ,氢氯噻嗪;HUS,溶血性尿毒症综合征;INR,国际标准化比率;ITP,免疫性血小板减少性紫癜;PET,子痫前期;SpO_2,脉搏血氧饱和度;RBC,红细胞;TTP,血栓性血小板减少性紫癜;vWF,血管性血友病因子。

Source data from The FIGO Textbook of Pregnancy Hypertension (2016)p42-43.

理,每周至少检查一次,一旦由于母亲或胎儿的因素需要收住院的情况下,每周至少检查两次。每周两次的检查规范应按以下的频次进行,入院当天,入院第2天,周一和周四,分娩当天,分娩第2天,据一项单机构研究显示,该检查方法可以将严重不良事件的发生风险降低80%[45]。

用多普勒血流检测方法评估胎儿循环,辅以母体自觉胎动和胎心率评估,有助于支持高血压、蛋白尿和(或)不良状况(包括宫内生长受限)的胎盘起源学说,以及评估分娩时机[10,58-62]。然而,不推荐将生物物理评分作为HDP患者胎儿监测内容的一部分,因其会给医务人员造成胎儿是安全的假象,就像胎儿宫内生长受限一样[59-61]。

子痫前期的预测

在这里,我们回顾了子痫前期的危险因素,但更专注于子痫前期的预测,其次是其他妊娠胎盘并发症的预测,特别是妊娠期高血压和胎儿宫内生长受限。子痫前期的早期预测有助于识别风险最高的患者,提供预防性干预措施,如小剂量阿司匹林,指导随访监测,从而避免严重并发症的发生。子痫前期的临床相关预测因素见表21.4。

子痫前期最危险的因素包括既往子痫前期病史、抗磷脂抗体综合征、已患有的疾病和多胎妊娠(表21.4)。在作者看来,所有女性都应该从妊娠早期开始就进行子痫前期的风险筛查,我们也意识到临床上尚无可引入的评估妊娠女性子痫前期风险高或低的单一预测因子。最有前景的预测因素包括血管生成因子,以及通过多变量模型联合子宫动脉多普勒和其他生物化学因子[2,3,15,63-66]。

然而,需要指出的是,只有很少量的数据来源于遭受子痫前期最严重并发症的这部分女性群体,而这部分女性主要来自欠发达国家[14]。

对于既往有子痫前期病史或临床指标强烈提示子痫前期高风险的女性应咨询产科医生或内科医生,特别是多胎妊娠,抗磷脂抗体综合征,严重蛋白尿,或既往高血压史、糖尿病或肾脏病史的女性[14,15]。

子痫前期的预防

已有大量关于子痫前期预防方面的文献,旨在避免相关的母儿并发症。子痫前期的预防,可能在改善新生儿监护病房中新生儿的结局或神经发育方面发挥一定作用[67,68]。

因此,我们的预防建议措施是基于预防子痫前期和(或)文献提及的相关并发症。预防干预措施最好在妊娠16周前开始,因此时大多数妊娠女性的子宫螺旋动脉发生了生理性改变,甚至可以在妊娠之前实施干预措施。这种早期干预最可能减少与子宫螺旋动脉重铸不足有关的早发型子痫前期的发生[69]。

通常依据一个或多个危险因素的存在与否可将妊娠女性划分为子痫前期“低”风险或“高”风险(表21.4)。建议普及以下这些干预措施预防子痫前期及其并发症的发生[15,19]。

量而使用常规输液方法来治疗少尿(连续6小时每小时尿量<15mL)[14,15]。不推荐多巴胺、呋塞米来治疗持续性少尿[14,15]。

重度高血压的降压治疗

在不考虑高血压根本原因或终止妊娠时机的情况下,重度妊娠期高血压[即收缩压≥160mmHg和(或)舒张压≥110mmHg]需要快速周全的应对措施[14,15,17,19]。重度妊娠期高血压应是通过一系列检查连续测得一组稳定的数据而得到确诊,而不是仅靠间隔15分钟测量确诊[18]。它与进展阶段的子痫前期具有同样的母儿风险[78]。

降压目标应控制收缩压<160mmHg,舒张压<110mmHg。然而,血压可在数小时内达标,通常每小时下降10%,避免因血压骤降导致胎儿状况不佳而被迫在母亲状态仍然不稳定时行剖宫产终止妊娠[14,15,17,19]。

住院期间进行的初次降压治疗应使用短效硝苯地平(胶囊),或中效硝苯地平(PA/缓释片),或静脉注射肼屈嗪,或静脉注射拉贝洛尔(表21.5)[14,15]。替代的降压药包括口服甲基多巴,口服拉贝洛尔,口服可乐定,口服卡托普利(仅限于产后),或静注硝酸甘油(表21.5)。难治性高血压可用硝普钠治疗,但大多数产科医生会寻求内科医生/危重症科医生的帮助。

硝苯地平和硫酸镁可以同时使用,尽管与传统用法相反[79]。由于硫酸镁可能会导致一过性的血压降低,因此,不建议单独应用硫酸镁进行降压[14,15]。

尽管再小心,一些患者(尤其血容积减小的患者)仍然会对很小剂量的降压药非常敏感。因此,在妊娠阶段,结合与出生后存活能力相关的孕龄及预估胎儿体重(根据当地标准),建议进行持续胎心监测,直至血压平稳,因为母体血压降低可能会暴露出潜在的胎盘功能不全问题[14,15]。

一般说来,作者建议,一种治疗重度高血压的药物用到第2剂后,后续应持续降压治疗,在治疗过程中可以增加药物的剂量或数量(可以使用以下列出的其中一种药物)。

非重度高血压的降压治疗

根据国际妊娠期高血压控制研究(CHIPS)试验的结果,有证据表明所有的高血压妊娠女性都应服用降压药使舒张压降至85mmHg[80]。选择初始治疗所使用的降压药应根据患者的特点,有无特定药物的禁忌证,以及医生和患者的意愿(表21.6)。

妊娠期的初始治疗可使用以下降压药中的一种:甲基多巴、拉贝洛尔、其他β受体阻滞剂(醋丁洛尔、美托洛尔、品多洛尔和普萘洛尔)和钙通道阻滞剂(硝苯地平)。作者认为,最好的药物是甲基多巴,因其与拉贝洛尔[81]相比,从可靠的初始和长期的神经发育随访数据来看[82-88],甲基多巴有更好的胎儿结局,且作者倾向于硝苯地平用于严重高血压的急性发作[89,90]。

需要注意的是,妊娠期不应使用血管紧张素转换酶(ACE)抑制剂、血管紧张素Ⅱ受体阻滞(ARB)和哌唑嗪,因为它们有死胎的风险。由于阿替洛尔具有减慢胎儿生长速度的特殊作用,分娩前不建议使用阿替洛尔。ACE抑制剂(特别是卡托普利、依那普利和喹那普利)和哌唑嗪可用于产后甚至哺乳期间。

目前还没有令人信服的证据表明使用这些降压药(拉贝洛尔、硝苯地平和甲基多巴)对儿童发育有不良影响。但是,无论选择何种降压药,妊娠期高血压和子痫前期可能与儿童神经发育的不良结局有关,如注意力不集中和外化行为[91,92]。

硫酸镁

硫酸镁是子痫和重度子痫前期患者预防子痫发生的一线药物[93-97]。此外,基于机构工作和成本考虑,$MgSO_4$可用于非重度子痫前期患者预防子痫[14,15]。标准方案,先静脉滴注负荷剂量4g,然后以每小时1g的速度滴注,不建议常规监测血镁水平。

苯妥英钠和苯二氮䓬类药物不用于子痫预防或治疗,除非有$MgSO_4$使用禁忌证或$MgSO_4$无效。它们的使用会增加母亲不良事件的风险[93-95]。

此外,不管哪种类型的妊娠期高血压,如果<33^{+6}周,24小时内可能发生早产,应考虑使用硫酸镁对胎儿进行神经保护[98,99]。为了简单起见,以及避免给药剂量错误,作者建议使用同样的剂量方案。

HELLP综合征的治疗

每一个产科中心都应意识到在当地从备血到拿到血小板存在延迟。对于血小板计数<20×10^9/L的患者,无论选择哪种分娩方式,建议输注血小板;血小板计数(20~49)×10^9/L的患者,建议剖宫产前输注血

表21.5 重度妊娠期高血压的降压治疗

药物	作用机制	剂量	药效学[a]			内容
			起效时间	高峰时间	持续时间	
最常推荐的药物						
拉贝洛尔	外周[b]α-1和(非选择性)β-1、β-2受体拮抗剂	间歇给药，初始静脉注射20mg，>2分钟。接着40mg、80mg静脉注射(每次均>2分钟)，间隔30分钟。持续静脉滴注1~2mg/min(最大量300mg)	5分钟	30分钟	4小时	患有哮喘或心脏病的女性最好避免使用。由于拉贝洛尔肠外给药可以引起新生儿心动过缓，因此分娩时，应通知新生儿科医生到场。后续应使用口服药维持血压平稳
硝苯地平	钙离子通道阻滞剂(血管扩张剂)	胶囊5~10mg，整粒吞咽避免咀嚼，每30分钟服用一次	5~10分钟	30分钟	6小时	硝苯地平制剂有3种类型，成分均与胶囊类似。中释片(PA、SR或控释片)和缓释片(XL、MR或LA)硝苯地平可跟硫酸镁同时使用
		PA、SR或控释片10mg口服，每30分钟服用一次(最大量30mg)	30分钟	240分钟	6小时	
肼屈嗪	血管直接扩张剂	间断给药，5mg静脉推注每隔30分钟5~10mg重复静脉推注(可以肌内注射但不常用) 持续静滴，0.5~10mg/h静脉推注(最大量45mg)	5分钟	30分钟	3~8小时	可能增加产妇低血压的风险
拉贝洛尔	外周[b]α-1和(非选择性)β-1、β-2受体拮抗剂	200mg口服，每4小时重复一次(最大剂量2400mg/d，分4次服用[c])	20~120分钟	1~4小时	8~12小时	持续时间呈剂量依赖性
甲基多巴	中枢性α-2受体激动剂	750mg口服，每6小时重复一次(最大剂量2000mg/d，分4次服用[c])	未知	4~6小时	24~48小时	疗效不如口服硝苯地平
可乐定	中枢性α-2受体激动剂	0.1~0.2mg口服，每小时重复一次(最大剂量0.8mg[c])	30~60分钟	2~4小时	6~10小时	哺乳期不建议使用可乐定[e]
卡托普利[d](仅限产后使用)	血管紧张素转换酶抑制剂	6.25~12.5mg口服，每小时重复一次(最大剂量75mg)	30分钟	60~90分钟	≥8小时	卡托普利分娩前不得使用，但可用于哺乳期[e]，持续时间呈剂量依赖性
硝酸甘油	血管直接扩张剂，对静脉作用大于动脉	初始剂量5μg/min，每5分钟增加一次(最大速率100μg/min)	2~5分钟	5分钟	5~10分钟	主要副作用是头痛(血管扩张的作用)和心动过速(交感神经激活) 有报道在治疗24小时后发生高铁血红蛋白血症

[a]一般参照 http://www.drugs.com.

[b]β受体阻滞剂作用是α受体阻滞剂的3~7倍，尤其是在低剂量时。

[c]重度高血压缓解后可继续使用该药物，因其可用于非重度高血压的慢性治疗。

[d]在一项产后随机对照试验(NCT01761916)中对卡托普利(25mg)和可乐定(0.1mg)进行了比较，该试验基于这些药物对非妊娠期重度高血压的治疗效果。

[e]http://toxnet.nlm.nih.gov/newtoxnet/lactmed.htm.

Source data from The FIGO Textbook of Pregnancy Hypertension (2016)p138–139.

表21.6 非重度妊娠高血压的降压治疗

药物	作用机制	剂量	内容
甲基多巴	中枢性α-2受体激动剂→全身血流量减少→外周血管阻力降低	250~500mg PO BID~QID(最大量2000mg/d)	没有证据支持甲基多巴的负荷剂量 可能出现心理方面副作用(如嗜睡或抑郁),但患者更换甲基多巴的频率并不比其他药物高。在服药的前6周内,>10%患者通过实验室检测可发现肝炎或胆汁淤积症;停药后好转,肝衰竭罕见。治疗6个月后,10%~20%的患者出现库姆氏试验阳性,但不影响血型鉴定和交叉配血,溶血性贫血罕见
拉贝洛尔	外周性[a]α-1和(非选择性)β-1、β-2受体拮抗剂→降低外周血管阻力,不引起心率反射性增加	100~400mg PO BID~QID(最大量2400mg/d)	一些专家建议开始剂量为每天3次,每次100mg,因为拉贝洛尔在妊娠期间的半衰期较短。副作用可能与直立性低血压有关,尤其大剂量使用时
硝苯地平	钙离子通道阻滞剂→血管平滑肌松弛→外周血管阻力降低	PA、SR或缓释片10~20mg,PO,每天2~3次(最大量180mg/d)	副作用为外周水肿,当剂量达到120mg/d或以上时,更容易出现
		XL、MR或LA制剂20~60mg口服,每天1~2次(最大量120mg/d)	

BID,每天2次;PO,口服;QID,每天4次;TID,每天3次。

[a]β受体阻滞剂效果是α受体阻滞剂的3~7倍,尤其是在低剂量时。

Source data from The FIGO Textbook of Pregnancy Hypertension (2016)p 142.

小板[14,15]。此外,血小板计数(20~49)×10^9/L的患者,如果出现活动性大出血,已知的血小板功能障碍,血小板计数快速下降,或凝血功能障碍,则应在阴道分娩前输注血小板[14,15]。

对于血小板计数至少为50×10^9/L的患者,如果出现活动性大出血,已知血小板功能障碍,血小板计数快速下降,或凝血功能障碍,则应在剖宫产或阴道分娩前输注血小板[14,15]。

作者不推荐使用糖皮质激素治疗HELLP综合征,除非随机对照试验有充分的证据证实糖皮质激素可以减少产妇死亡率[14,15]。

作者反对使用血浆置换法治疗HELLP综合征,尤其是在产后4天内[14,15]。但这些干预措施对于患有类似子痫前期情况如溶血性尿毒症的患者来说是重要的治疗手段。

子痫前期其他的治疗方法

子痫前期患者应在<妊娠35周使用糖皮质激素促进胎肺成熟[14,15]。此外,子痫前期患者在产前有≥2个血栓高危因素,或产后增加至少1个血栓高危因素,或产前卧床>7天的任何类型妊娠期高血压女性,其产后均需预防血栓[14,15]。

妊娠期高血压终止妊娠的时机及方式

"在最佳时机以最佳方式计划分娩"这句话意味着妊娠期高血压,特别是子痫前期患者在决定分娩时机(和方式)时有许多需要考虑的因素[100]。决策复杂的因素可能有,错估胎龄,以及难以识别继续妊娠会发生不良结局风险的女性。由于国际组织对"重度"子痫前期的定义各不相同,有关分娩时机的文献变得复杂,然而,所有文献都将"重度"子痫前期作为干预治疗即终止妊娠的指征。

不管怎样,在过去的10年里,大量著作的出版,总结了关于妊娠期高血压,尤其子痫前期女性终止妊娠的时机。

建议子痫前期或妊娠期高血压患者在对母体有利的时期内终止妊娠[101],尽管HDP患者妊娠晚期行期待治疗有助于减少新生儿呼吸窘迫综合征的发病率(与引产和剖宫产分娩有关)[102]。小样本的试验表明,对子痫前期患者期待治疗到33^{+6}周可以降低新生儿发病率,但孕产妇风险程度则未完全量化[103]。目前还没有试验对慢性高血压患者的处理提供依据。

治疗应基于终止妊娠是治愈子痫前期这一认知上,妊娠期高血压或既往高血压史的患者在产前或

表21.7 HDP患者的分娩时间和方式

	诊断时的妊娠周数(周)				
	20^{+0}~有生机儿	有生机儿~29^{+6}	30^{+0}~33^{+6}	34^{+0}~36^{+6}	≥37^{+0}
围生儿预后	存活率:18%~50%	存活率:60%~95%	存活率:98%	存活率>99%	
	完整存活率:2%~45%	完整存活率:15%~90%	完整存活率:88%~96%	完整存活率>96%	
孕产妇风险(相对于正常血压的妊娠)	明显增加	明显增加	明显增加	中等程度增加	增加程度最低
宫内转诊至三级诊疗中心	不作为常规处理措施,但中心应具有妊娠中期终止和(或)期待治疗的能力	如果情况稳定,可以转诊	比较理想,但是与产后转诊相比,围生儿预后没有改变	不推荐,但转诊中心应具备期待治疗的能力	不推荐
期待疗法	不作为常规,但妊娠22~23周的一些有生机儿可以存活	推荐,孕产妇不良结局发生率与尽早分娩相同;围生儿获益显著		推荐,急性发病率和学龄期出现的问题与迟发性早产有关	不推荐,HYPITAT后
倍他米松促胎肺成熟	不使用	可以使用	可以使用	如果择期剖宫产可以使用	不使用
评估与随访	最低标准:入院当天、入院第2天、每周一和周四直到分娩,以及分娩当天;根据临床情况的变化增加检查项目				
	注:这种方式可减少80%以上不良孕产妇结局				
母体	血液:CBC、INR、APTT、纤维蛋白原、肌酐、电解质、尿酸、AST、LDH、胆红素、白蛋白、血糖(R/O AFLP)				
	尿液:尿常规,尿蛋白:肌酐比率;脉搏血氧饱和度				
胎儿	超声:AFI、脐动脉血流、脐静脉血流;NST				
分娩时机	根据教科书定义的重度子痫前期患者应终止妊娠				终止妊娠,HYPITAT后
分娩方式	阴道分娩(米索前列醇IOL)	考虑剖宫产,除非IUFD	阴道分娩;胎儿或子宫的状况可能影响阴道分娩		

AFI,羊水指数;AFLP,妊娠期急性脂肪肝;APTT,活化部分凝血活酶时间;AST,谷草转氨酶;CBC,全血细胞计数;INR,国际标准化比率;IOL,引产;IUFD,宫内胎儿死亡;LDH,乳酸脱氢酶;NST,无应激试验;PTB,早产;R/O,作用。

Source data from The FIGO Textbook of Pregnancy Hypertension (2016)p 170.

产后可能发展为子痫前期[11,14,15]。分娩决策指南见表21.7。

分娩地点

所有HDP患者都需要且应在能处理产科紧急情况的中心分娩,而伴有严重并发症的HDP患者则需在能够提供更全面产科处理条件的中心分娩。

分娩时机

子痫前期

建议子痫前期患者咨询产科医生。(如在医疗资源不足的地区没有产科医生,至少也要咨询一位医生。)

根据被认可的严重性诊断标准,所有"重度"子痫前期或子痫的患者,不论胎龄大小,均应在24小时内分娩。对于妊娠24周前的非重度子痫前期患者,咨询应包括告知患者可选择几天内分娩。相反,对于妊娠24^{+0}~33^{+6}周的非重度子痫前期患者,应考虑期待治疗,但仅限于在有能力治疗极早产儿的医疗中心进行。对于妊娠34^{+0}~36^{+6}周的非重度子痫前期患者,建议期待治疗,而对于妊娠37周或以上的患者,建议24小时内引产[101,102]。

对于妊娠24^{+0}~34^{+6}周伴有HELLP综合征的非重度子痫前期患者,只要母体实验室指标短暂改善,可考虑延迟分娩时间至完成糖皮质激素促胎肺成熟治疗[14,15]。妊娠35周或以上伴有HELLP综合征的患者则应考虑在24小时内分娩。

妊娠期高血压患者(不伴子痫前期)

妊娠36^{+6}周以下的妊娠期高血压患者推荐期待疗法，而≥37^{+0}周的妊娠期高血压患者，是否需在数天内催产，仍有待讨论[101,102]。

妊娠前高血压患者

妊娠36^{+6}周以下既往有高血压病史的患者，即使需要降压治疗，仍建议期待治疗。从已有的证据但缺乏急需的试验数据的情况下，对于妊娠37周或以上无并发症的妊娠前高血压患者，考虑在38^{+0}~39^{+6}周间催产[104]。

分娩方式

患有任何类型的妊娠期高血压疾病患者，可考虑阴道分娩，除非有常规剖宫产指征[14,15]。如果计划阴道分娩但宫颈条件不成熟，应促宫颈成熟来提高阴道分娩成功率。妊娠期高血压患者若在未足月时出现胎儿窘迫的征象，则需急诊剖宫产终止妊娠。在临产至分娩期间，应继续进行降压治疗，维持SBP<160mmHg，DBP<110mmHg[14,15]。第3产程应积极使用缩宫素5U静脉注射或缩宫素10U肌内注射，促进子宫收缩，特别是出现血小板减少或凝血障碍时[14,15]。然而，不推荐任何类型HDP患者使用马来酸麦角新碱，特别是子痫前期或妊娠高血压；可考虑使用其他促宫缩的药物。

妊娠期高血压疾病患者的麻醉及液体管理

本章节不是麻醉专题，而是重点介绍与HDP产妇相关的麻醉问题。一般说来，麻醉早期会诊和参与将会给HDP患者带来更好的母婴结局[14,15]。因此，当子痫前期患者进入产房时，应通知值班麻醉师。麻醉师应从麻醉护理的角度出发评估子痫前期患者的情况，当患者情况发生改变时则需再次评估。

提供有效的分娩镇痛不仅可以减少疼痛，而且还可以降低分娩对血压及心输出量的影响。此外，硬膜外镇痛可以通过减少母体呼吸性碱中毒、代偿性代谢性酸中毒以及儿茶酚胺的释放，使胎儿获益。因此，推荐(在没有禁忌证的情况下)尽早置入硬膜外导管。

如果需要剖宫产，可使用硬膜外麻醉分娩，避免全身麻醉。为了减少与椎管内麻醉(硬膜外麻醉、脊髓内麻醉、连续脊髓内麻醉和腰硬联合麻醉)相关风险，子痫前期患者应在进产房时检测血小板计数。

在没有禁忌证的情况下，以下这些都是剖宫产可接受的麻醉方式：硬膜外麻醉、脊髓内麻醉、连续脊髓内麻醉、腰硬联合麻醉和全身麻醉[14,15]。麻醉方式的选择将取决于产妇的整体状况，分娩的紧迫性，以及是否有哪种麻醉方式的禁忌证。麻醉面临的挑战包括，在全身麻醉喉镜插管时以及椎管内麻醉继发交感神经阻滞后，维持血流动力学稳定。

尽管椎管内麻醉优于全身麻醉，但对于子痫前期患者，由于可能发生潜在的气道问题，在血小板计数低或其他凝血异常的情况下不能进行椎管内麻醉[14,15]。一般来说，椎管内麻醉前不常规静脉输液[14,15]。非去极化肌肉松弛剂(作为全身麻醉的一部分)和硫酸镁之间的相互作用限制了它们在子痫前期患者中的使用。充分镇痛和持续监测是全面产后管理的重要组成部分。

当血压控制困难或出现严重出血时可行动脉置管进行持续动脉血压监测。此外，需要重复采血时，如HELLP综合征患者，动脉置管就显得非常有用[14,15]。不建议常规进行中心静脉压监测，但如果已置入中心静脉导管，则应监测中心静脉压的变化趋势而不是绝对值[14,15]。同样地，不建议肺动脉置管，除非出现特殊的相关适应证，并且只能在重症监护室进行[14,15]。

产后即时和长期的治疗

产褥期

高血压在产后会出现短暂恶化，尤其是产后第3~6天，在这期间无论是正常血压或高血压的患者，血压都会达到峰值。产后高血压患者应评估是否有子痫前期(无论是新出现还是从产前开始恶化的)。

高血压和子痫前期甚至可能在产后第一次发生。产后应继续降压治疗，特别对于产前并发子痫前期以及早产的患者。产后重度高血压患者必须降压治疗，维持收缩压<160mmHg，舒张压<110mmHg。

降压治疗也可用于产后非重度高血压患者，妊娠期糖尿病患者血压应控制在<130/80mmHg，除此之外的所有患者，应控制血压<140/90mmHg[14,15,17]。哺乳期间可使用的降压药物，包括硝苯地平XL、拉贝洛尔、甲基多巴和ACEI。

如果高血压难以控制，产后不应服用非甾体抗炎药，有证据表明其会造成肾损伤[少尿和(或)肌酐升高(>90μmol/L)]，或血小板计数<50×10⁹/L。如前所述，对子痫前期伴有其他血栓栓塞危险因素的患者，产后应注意预防血栓。

子痫前期导致的高血压、蛋白尿和生物化学变化于产后6周开始消退，也可能长期存在，特别是当上述这些情况很严重的时候。产后6周内的治疗包括高血压的控制，生物化学指标的改善，并对顽固性高血压、肾功能受损或尿检异常的患者进行高血压继发因素的筛查。

长期治疗

医护人员应意识到HDP会对心理健康产生一定影响，如焦虑、抑郁和创伤后应激障碍，应为患者提供适当的评估和治疗[105]。

有重度子痫前期病史(尤其是<34^{+0}周时发病或分娩)的患者应筛查其既往是否有高血压和潜在的肾脏病史。产后高血压难以控制，或有子痫前期病史产后蛋白尿持续3~6个月，肾小球滤过率降低(<60mL/min)，或出现提示肾脏疾病的其他指标(如异常尿沉渣)，建议内科或肾病科咨询[14,15,105]。

此外，HDP还与多种长期并发症有关，因此产褥期提供了一个合适的时机处理这些危险因素，如早发性心血管疾病和慢性肾病[14,15,105]。对于因HDP早产，孩子出生体重低于正常孕龄儿20%的这部分患者来说，其患早发性心血管疾病的风险与吸烟的女性相似。

HDP患者应采取有益于心血管的生活方式，并根据当地的指南进行常规心血管风险因素的筛查和治疗[14,15,105]。因此，为了长期的健康和降低将来的心血管风险，应鼓励超重的女性争取达到健康的体重指数。既往有高血压史或产后持续高血压的患者应进行以下这些检查(如果之前未检测过)：尿常规；血清钠、钾和肌酐；空腹血糖；空腹血脂和12导联心电图。

传统心血管风险指标的评估可能有益于血压正常但有HDP史的患者，但目前仍不明确[14,15,105]。但至少，既往有HDP史的患者应追求健康的饮食和生活方式。

与使用ADAPTE Ⅱ的循证医学比较

临床实践指南旨在帮助医务人员做出决策。一项研究对英国、欧洲、北美和澳大利亚现有关于指导HDP患者医疗护理方面[19]的临床实践指南进行了系统回顾，明确了以下这些一致性的建议：①高血压，蛋白尿和慢性及妊娠期高血压的定义；②子痫前期高风险的预防——摄入少量钙和低剂量阿司匹林，但不摄入维生素C和E或利尿剂；③重度高血压的降压治疗；④子痫和重度子痫前期硫酸镁的应用；⑤对妊娠<34周并可能在7天内分娩的妊娠女性，应给予糖皮质激素；⑥重度子痫前期提前分娩，子痫前期足月分娩；⑦积极使用缩宫素处理第三产程。存在明显不一致的地方有：①子痫前期和重度子痫前期的定义；②非重度高血压的目标血压值；③子痫前期和重度子痫前期的分娩时机；④非重度子痫前期硫酸镁的使用；⑤产后患者的监测。

致谢

本章内容均参考 *FIGO Textbook of Pregnancy Hypertension*，由 Global Library of Women's Medicine 出版社于2016年出版。

(黄小莉 译)

参考文献

1. Kassebaum NJ, Bertozzi-Villa A, Coggeshall MS, et al. Global, regional, and national levels and causes of maternal mortality during 1990–2013: a systematic analysis for the Global Burden of Disease Study 2013. *Lancet* 2014;**384**:980–1004.
2. Mol BW, Roberts CT, Thangaratinam S, et al. Pre-eclampsia. *Lancet* 2016;**387**:999–1011.
3. Steegers EA, von Dadelszen P, Duvekot JJ, Pijnenborg R. Pre-eclampsia. *Lancet* 2010;**376**:631–44.
4. Melchiorre K, Sutherland GR, Liberati M, Thilaganathan B. Preeclampsia is associated with persistent postpartum cardiovascular impairment. *Hypertension* 2011;**58**:709–15.
5. Melchiorre K, Sutherland GR, Baltabaeva A, et al. Maternal cardiac dysfunction and remodeling in women with preeclampsia at term. *Hypertension* 2011;**57**:85–93.
6. Melchiorre K, Sutherland GR, Watt-Coote I, et al. Severe myocardial impairment and chamber dysfunction in preterm preeclampsia. *Hypertens Pregnancy* 2012;**31**:454–71.
7. Ray JG, Vermeulen MJ, Schull MJ, Redelmeier DA. Cardiovascular health after maternal placental syndromes (CHAMPS): population-based retrospective cohort study. *Lancet* 2005;**366**:1797–803.
8. Ray JG, Schull MJ, Kingdom JC, Vermeulen MJ. Heart failure and dysrhythmias after maternal placental syndromes: HAD MPS

ment of severe hypertension in pregnancy: meta-analysis. BMJ 2003;**327**:955–60.

91. Robinson M, Mattes E, Oddy WH, et al. Hypertensive diseases of pregnancy and the development of behavioral problems in childhood and adolescence: the Western Australian Pregnancy Cohort Study. *J Pediatr* 2009;**154**:218–24.
92. Whitehouse AJ, Robinson M, Newnham JP, Pennell CE. Do hypertensive diseases of pregnancy disrupt neurocognitive development in offspring? *Paediatr Perinat Epidemiol* 2012;**26**:101–108.
93. Duley L, Henderson-Smart DJ, Walker GJ, Chou D. Magnesium sulphate versus diazepam for eclampsia. *Cochrane Database Syst Rev* 2010;**12**:CD000127.
94. Duley L, Gulmezoglu AM, Henderson-Smart DJ, Chou D. Magnesium sulphate and other anticonvulsants for women with pre-eclampsia. *Cochrane Database Syst Rev* 2010;**11**:CD000025.
95. Duley L, Henderson-Smart DJ, Chou D. Magnesium sulphate versus phenytoin for eclampsia. *Cochrane Database Syst Rev* 2010;**10**:CD000128.
96. Duley L, Gulmezoglu AM, Chou D. Magnesium sulphate versus lytic cocktail for eclampsia. *Cochrane Database Syst Rev* 2010;**9**:CD002960.
97. Duley L, Matar HE, Almerie MQ, Hall DR. Alternative magnesium sulphate regimens for women with pre-eclampsia and eclampsia. *Cochrane Database Syst Rev* 2010;**8**:CD007388.
98. Bickford CD, Magee LA, Mitton C, et al. Magnesium sulphate for fetal neuroprotection: a cost-effectiveness analysis. *BMC Health Serv Res* 2013;**13**:527.
99. Magee L, Sawchuck D, Synnes A, von Dadelszen P. SOGC Clinical Practice Guideline. Magnesium sulphate for fetal neuroprotection. *J Obstet Gynaecol Can* 2011;**33**:516–29.
100. Tuffnell DJ, Jankowicz D, Lindow SW, et al. Outcomes of severe pre-eclampsia/eclampsia in Yorkshire 1999/2003. *BJOG* 2005;**112**:875–80.
101. Koopmans CM, Bijlenga D, Groen H, et al. Induction of labour versus expectant monitoring for gestational hypertension or mild pre-eclampsia after 36 weeks' gestation (HYPITAT): a multicentre, open-label randomised controlled trial. *Lancet* 2009;**374**:979–88.
102. Broekhuijsen K, van Baaren GJ, van Pampus MG, et al. Immediate delivery versus expectant monitoring for hypertensive disorders of pregnancy between 34 and 37 weeks of gestation (HYPITAT-II): an open-label, randomised controlled trial. *Lancet* 2015;**385**:2492–501.
103. Churchill D, Duley L, Thornton JG, Jones L. Interventionist versus expectant care for severe pre-eclampsia between 24 and 34 weeks' gestation. *Cochrane Database Syst Rev* 2013;**7**:CD003106.
104. Hutcheon JA, Lisonkova S, Magee LA, et al. Optimal timing of delivery in pregnancies with pre-existing hypertension. *BJOG* 2011;**118**:49–54.
105. Firoz T, Melnik T. Postpartum evaluation and long term implications. *Best Pract Res Clin Obstet Gynaecol* 2011;**25**:549–61.

第22章

产前出血

Gbemisola Okunoye, Justin C. Konje

引言

产前出血(APH)是指在妊娠晚期(英国为妊娠24周)和分娩前出现生殖道出血[1]。然而,在临床实践中,大多数人在妊娠20周出现阴道出血就会积极处理。高达5%的妊娠女性可能出现产前出血,与母儿发病率显著相关[2,3]。在2015年,估计有300 000例孕产妇死亡[4],其中产科出血(产前和产后)占1/3[6]。这强调在管理APH中持续关注对系统化、团队化管理的认识和推广的必要性。APH还显著增加了自发性早产和医源性早产造成的全球负担[3,7]。

历史背景

历史上关于APH的最早文章之一是由Edward Rigby所写,文章阐述了对APH独特病因、临床表现和处理的理解[8]。在他1775年出版的著作中,里格比首次描述了正常位置胎盘的早期剥离现象,他称之为“意外”出血并与“不可避免”的前置胎盘出血进行了对比。他最初的病例包括30例“意外”出血和14例“不可避免”出血,清楚地描述了APH对母婴结局的影响[9]。他的开创性文章引起了广泛的关注,人们集中精力改善APH的管理和结局上,200年后,在许多资源匮乏的国家妊娠合并APH的结局仅略好于里格比时期。因此,人们把重点放在改善APH患者医疗保健质量的关键驱动因素方面。

产前出血的原因

APH的病因见框22.1。最重要的原因是前置胎盘,胎盘早剥,胎盘植入和血管前置;然而,这些原因仅占50%左右[7,9]。其余不明原因主要是排除性诊断,原因通常为胎盘边缘(边缘性)出血。

产前出血患者的初步评估

APH患者的初步评估应遵循精简和结构化的原则,旨在明确出血原因、抢救患者、评估胎儿,并根据目前考虑或已确诊的诊断进行适当的分诊。评估应包括主要的病史和体格检查,相关的检验检测结果,以及高年资产科医生参与制定的最佳的、可持续的治疗方案(管理策略)。

框22.1 产前出血的原因

- 前置胎盘
- 胎盘早剥
- 血管前置
- 局部产道因素:
  - 宫颈柱状上皮外翻
  - 炎症/感染——宫颈炎,阴道炎
  - 宫颈上皮内瘤变
  - 息肉
  - 外伤
- 不明原因的出血

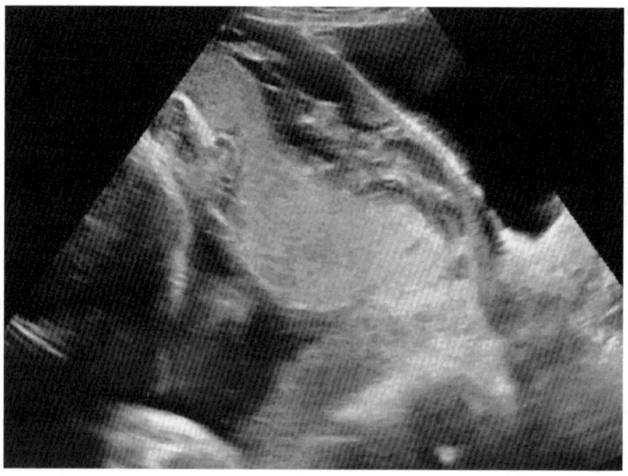

图22.2 超声扫描显示边缘性前置胎盘(未完全覆盖宫颈内口)。

前置胎盘的处理

无症状患者

妊娠期间无症状的前置胎盘妊娠女性可以在门诊随访检查,妊娠38~39周时收住院选择性终止妊娠。无症状患者需紧急分娩的风险较低[33]。虽然这部分患者没有症状,但重点要确保贫血得到纠正,使血红蛋白浓度在分娩时>10g/dL;建议这些患者避免深度性交和剧烈的运动,以免诱发子宫收缩造成出血。然而,产前胎儿监测情况应根据是否存在其他危险因素决定,通常在超声检查评估胎盘位置时可获取胎儿生长参数指标。有症状前置胎盘患者的产前保健,应在可随时提供住院条件包括输血和紧急剖宫产的中心进行。

病情稳定的患者

保守治疗

大多数前置胎盘患者在分娩前会出现一或两次的阴道出血,不需要立即分娩,因为经过初步处理后多数出血可以停止[34]。然而,应将这部分患者收住院进行母儿健康的评估。一旦出血停止,应根据延长妊娠周数的需要而采取保守治疗。这种方案最适合未足月出血已停止的患者。保守治疗包括妊娠24~34周之间使用糖皮质激素,输血纠正明显降低的血色素,未致敏Rh阴性患者抗D免疫球蛋白的使用,通过超声波扫描进行胎儿评估以及胎心监护。前置胎盘患者出血停止后,可以继续住院治疗或患者病情稳定可以门诊随访检查。考虑到很难准确预测再出血的可能性,应慎重决定是门诊随访或是住院治疗。然而,胎盘边缘较厚(>1cm),胎盘完全覆盖宫颈内口,宫颈管长度<3cm的这部分患者再出血的风险更大[35,36]。对于初次出血自行停止的患者,至少在48小时无出血期后再考虑门诊治疗,前提是患者若出现再次出血应能够立即住院,并且家中须有人陪伴。患者充分理解和接受门诊管理的风险十分重要[37]。

反复出血以及伴有其他妊娠并发症的患者应住院治疗直至分娩;然而,制订这个决策必须个体化的考虑到母儿的健康状况。

宫颈环扎术对延长前置胎盘患者妊娠周数的疗效未经证实,在临床实践中不推荐常规使用[38]。某些前置胎盘患者,可谨慎的选择性使用宫缩抑制剂,尤其是出现早产宫缩伴少量出血或无出血者,并能够在分娩前使用糖皮质激素[39,40]。

积极处理——尽快分娩

当患者出现危及生命大出血且治疗无效时,不论其孕龄大小,应立即抢救,尽快分娩。同样,当活动性出血伴有产兆或胎儿窘迫时,应尽早剖宫产终止妊娠。当患者妊娠34周后出现反复出血时,若患者已完成产前糖皮质激素疗程,可考虑终止妊娠。在出血不危及生命的情况下,决定终止妊娠之前还应考虑到胎儿大小和母体风险等其他因素。

分娩方式和时机

无症状的重型前置胎盘和有症状但病情稳定的前置胎盘患者,应在妊娠37~38周时住院行选择性剖宫产终止妊娠。阴道分娩仅限于胎盘下缘距宫颈内口>2cm,以及没有阴道出血史的患者[41]。

提前做好规划是患者分娩前管理的一部分,对于重型前置胎盘,建议使用术前干预措施(框22.4),比如为胎盘植入制订的术前干预措施,以确保在围生期能采取统一的方案[31]。

当医院有条件时,应考虑使用血液回输设备,尤其是那些拒绝供体输血的患者。

剖宫产时常采用下腹部横切口(Pfannenstiel或Cohen切口)。将切口取在胎盘上缘,尽量避免切口穿过胎盘。但这个方法并不完全适用;因此,必要时需穿过胎盘,术者必须迅速娩出胎儿并断脐。除了常规使用缩宫素外,另外还需要手术措施来控制出血。这些方法包括胎盘附着处缝合止血,气囊填塞,子宫压迫缝合(如B-Lynch缝合线)以及置入腹腔引流管。

大量失血的患者术后应在重症监护室监护,密切监测阴道出血量和腹腔引流量,尿量,血液学参数(全血计数,血小板和凝血功能),并补充足够的血液和血制品。那些经历了重大手术的患者术后应使用抗生素24~48小时预防感染,气压治疗预防血栓,一旦凝血指标和血小板计数恢复正常,则后续可使用低分子肝素和弹力袜。这部分患者通常在48小时内转出重症监护室。一旦患者可自由活动,应由团队里的高年资医师进行详细全面的情况介绍,最好有患者的伴侣在场,特别是如果手术是在全身麻醉下进行。完整的出院计划应包括后续的随访安排以及在紧急情况下如何跟医院取得联系的详细说明。

胎盘植入(病理性胎盘附着)

定义

胎盘植入广义上是指不同程度的病理性胎盘附着,根据绒毛对子宫肌层的侵蚀程度可分为粘连型、植入型和穿透型。胎盘植入的原因可能是由于着床部位的蜕膜血管形成不良或着床于有缺陷的子宫瘢痕上[31,42]。在胎盘植入中,绒毛附着于子宫肌层而不是蜕膜,胎盘穿透是指胎盘穿透子宫肌层到浆膜层并包绕周围脏器,通常为膀胱。本章里植入是粘连一植入一穿透系列过程的总称。"病理性胎盘附着"一词越来越受到重视,可用于概括胎盘的各种表现形式。

发病率

在过去的10年里,全球多个地区胎盘植入的发病率逐渐增加,很大程度是由于全世界剖宫产率的上升。据有报道,剖宫产率高达1/700[43]。经组织学证实的病理性胎盘粘连中,胎盘粘连占79%,胎盘植入和穿透性胎盘植入分别占14%和7%[44]。

危险因素

异常前置胎盘附着的最重要危险因素是剖宫产史;随着剖宫产次数的增加,发病风险也逐渐增加(框22.5)。高达11%的有一次剖宫产史的前置胎盘与胎盘植入有关,三次剖宫产史伴前置胎盘的患者胎盘植入发生率上升至40%[45]。既往无前置胎盘的剖宫产史也与胎盘植入风险增加相关[46]。框22.5总结了胎盘植入的危险因素。

诊断

大多数胎盘植入在中期妊娠常规超声扫描时发现或胎盘延伸至膀胱出现阵发性出血或持续性血尿时被发现。经腹(图22.3)和经阴道超声结合彩色多普勒评估胎盘是诊断侵袭性胎盘最可靠的方法[47,48]。侵袭性胎盘的声像图特征包括腔隙或静脉窦的出现,胎盘后低回声(透声)区的缺失或中断,胎盘组织向外突出穿过浆膜,胎盘凸起穿透入膀胱后壁[49]。此外,彩色多普勒超声发现胎盘下缘周围有重要血管的腔隙性血流,以及浆膜-膀胱面的血管明显增生,这些都高度提示胎盘植入。

框22.4 术前医疗护理组合方案的组成部分

- 高年资产科医生制定计划并指导分娩。
- 高年资麻醉师进行分娩过程的管理。
- 血液和血制品已备好并确认可用。
- 多学科参与制定术前计划(助产士、放射科医生、血液科专家等)。
- 详细讨论可能使用的干预措施(例如,子宫切除术、血液回输、介入治疗、球囊栓塞、加压缝合子宫)。
- 提供2级重症监护病床。

Source data from Royal College of Obstetricians and Gynaecologists. Placenta Praevia, Placenta Praevia Accreta, Vasa Praevia: Diagnosis and Management. Greentop Guideline No 27. London, RCOG, 2011.

框22.5 胎盘植入的危险因素

- 既往剖宫产史伴前置胎盘
- 既往子宫瘢痕或手术史:
  - 肌瘤剜除术
  - 宫腔镜切除术
  - 宫腔粘连分离术
  - 子宫内膜炎
  - 刮宫术
  - 子宫内膜消融术
- 体外受精
- 剖宫产瘢痕妊娠
- 妊娠女性年龄>35岁

第23章

妊娠合并肝病及内分泌疾病

Catherine Williamson

肝病

妊娠期肝病可分为妊娠特异性疾病或妊娠合并的疾病。妊娠特异性疾病包括妊娠剧吐、妊娠期肝内胆汁淤积症(ICP)、急性脂肪肝和子痫前期合并肝脏受累。许多肝脏疾病影响育龄女性。病毒性肝炎在全球普遍存在,育龄女性存在一些非传染性疾病(例如,自身免疫性肝炎)。虽然这些疾病通常在女性妊娠之前就被诊断出来,但有些可能会在妊娠期间新发。因此,对于出现肝脏疾病相关的新临床症状或体征的妊娠女性,全面了解病史并进行临床检查以明确诊断是很重要的。表23.1中总结了与特定肝脏疾病相关的典型症状。并非所有症状都是特定疾病所独有的,例如,虽然瘙痒与胆汁淤积有关,但它也可能发生在无肝脏疾病的妊娠女性。值得注意的是,了解与妊娠不相关的临床特征也是同样重要的,肝掌和蜘蛛痣在许多没有肝脏相关疾病的妊娠女性中也会出现。

为了有效管理妊娠期肝脏疾病,临床医生应知道妊娠期肝功能检测(LFT)的正常范围(表23.2)[1]。肝转氨酶正常范围的上限降低了约20%,可能继发于妊娠后半期循环量的增加。胆红素和γ-谷氨酰转肽酶在正常范围也有类似的降低,但碱性磷酸酶未出现这种情况,因为在妊娠晚期胎盘会分泌特异性碱性磷酸酶亚型。

表23.1 与妊娠期肝功能检查异常相关的典型症状和可能的相关诊断

症状	可能诊断	其他可能诊断
瘙痒	ICP	子痫前期、AFLP、胆道梗阻、既往肝胆疾病(PBC、PSC)、DILI
上腹痛 恶心和呕吐——妊娠中期和妊娠晚期 头痛 视觉障碍	子痫前期,HELLP综合征,AFLP	胆囊疾病、胆管炎、病毒性肝炎
妊娠早期恶心呕吐	妊娠期剧吐	病毒性肝炎
黄疸	病毒性肝炎	HELLP综合征、胆囊疾病、胆管炎、DILI、罕见ICP或子痫前期
陶土样大便和深色尿	胆石症引起的胆道梗阻	ICP、胆管炎、病毒性肝炎、其他罕见原因的胆道梗阻

AFLP,妊娠期急性脂肪肝;DILI,药物性肝损伤;HELLP,溶血、肝酶升高和血小板减少;ICP,妊娠期肝内胆汁淤积症;PBC,原发性胆汁性胆管炎;PSC,原发性硬化性胆管炎。

Source data from Walker I, Chappell LC, Williamson C. Abnormal liver function tests in pregnancy. BMJ 2013;347:f6055.

表 23.2 妊娠期肝酶的参考范围

肝酶	非妊娠期	妊娠期	妊娠早期	妊娠中期	妊娠晚期
谷丙转氨酶(ALT)(IU/L)	0~40	–	6~32	6~32	6~32
谷氨酸转氨酶(AST)(IU/L)	7~40	–	10~28	11~29	11~30
胆红素(μmol/L)	0~17	–	4~16	3~13	3~14
γ-谷氨酸转肽酶(γ-GT)(IU/L)	11~50	–	5~37	5~43	3~41
碱性磷酸酶(ALP)(IU/L)	30~130	–	32~100	43~135	133~418
白蛋白(g/L)	35~46	28~37	–	–	–
胆汁酸(μmol/L)	0~14	0~14	–	–	–

Source data from Walker I, Chappell LC, Williamson C. Abnormal liver function tests in pregnancy.BMJ 2013;347:f6055.

妊娠特异性疾病

妊娠剧吐

虽然恶心和呕吐在妊娠早期相对常见(约50%),但出现严重和持续性的呕吐则不常见(约1%)。如果女性不能保持正常的液体和食物摄入量或体重,应评估她们是否脱水及存在病理状态(表23.3)。应进行血液检查以确保她们没有电解质紊乱、肝功能异常或甲状腺功能异常。许多长期呕吐的女性会出现低钠血症,需要用生理盐水缓慢纠正。监测血清钾浓度和纠正低钾血症也很重要。异常的肝功能通常提示饥饿状态,进食后通常会恢复正常。严重妊娠剧吐的女性可能会出现甲状腺毒症。甲状腺功能亢进症的临床特征不明显,通常是严重疾病的标志,当妊娠剧吐被治愈时,甲状腺毒症也自行缓解。

妊娠剧吐的女性可以用补液和止吐药治疗。大多数常用止吐药都有良好的安全性,如多西拉敏与吡哆醇、环利嗪、甲氧氯普胺、异丙嗪和丙氯拉嗪。妊娠女性可以放心使用这些药物,它并不会增加先天性畸形的风险。大多数女性对联合用药有反应,最好是一天中间隔使用。如果女性对这些药物没有反应,可以使用昂丹司琼或糖皮质激素作为二线治疗。医生应该对住院的或有血栓形成危险因素的女性给予血栓预防,建议补充维生素 B_1,因为急性呕吐会增加缺乏维生素 B_1 的风险。维生素 B_1 缺乏与Wer-

表 23.3 妊娠剧吐女性应考虑的共存病理

系统	诊断	检查/初步评估	频率
产科	葡萄胎	子宫超声检查	+
胃肠道	胃炎/消化性溃疡	幽门螺杆菌抗体	+
	胃食管反流和溃疡性食管炎	内镜检查或诊断性质子泵抑制剂治疗	++
	胰腺炎	淀粉酶、血糖、钙	+
	肠梗阻	平卧位腹部X线片	+
内分泌	艾迪生病(原发性肾上腺皮质功能减退症)	U&E、清晨皮质醇、短时Synacthen刺激试验与促肾上腺激素	+
	甲状腺功能亢进症	监测甲状腺功能亢进症的症状和体征、TFT、甲状腺自身抗体	++
	糖尿病酮症酸中毒	血糖、尿酮试纸、糖耐量试验	++
中枢神经	颅内肿瘤	中枢神经系统检查、脑部影像学	+
	前庭疾病	中枢神经系统检查	+
呼吸	哮喘	胸部检查、峰值呼气流速	++
其他	尿路感染	中段尿标本	+++
	尿毒症	U&E	+

TFT,甲状腺功能测试;U&E,尿素和电解质。

nicke脑病(韦尼克脑病)有关。

一些研究报告表明,妊娠剧吐且整个妊娠期体重增加少的妊娠女性出现小胎龄儿和早产率风险增加。虽然并不是所有的研究结论都如此,但重要的是确保妊娠期间摄入足够的食物和液体,并且不应该拒绝使用安全性高的止吐药。因为它们有良好的安全性数据支持。

子痫前期(包括HELLP综合征)

在威尔士[2]一项关于妊娠期出现肝功能异常的女性研究中,71%的研究女性患有子痫前期。HELLP(溶血、肝酶升高和血小板减少)综合征占1/3的病例。在没有低血小板或溶血的情况下,出现子痫前期和单独的肝功能异常更为常见。子痫前期和HELLP综合征的表现和处理方法已在其他章节已讨论。然而,重要的是要注意一些疾病常合并子痫前期,包括先前存在的高血压、妊娠女性体重指数升高、糖尿病、肾脏疾病,以及许多血管、内分泌和代谢性疾病。

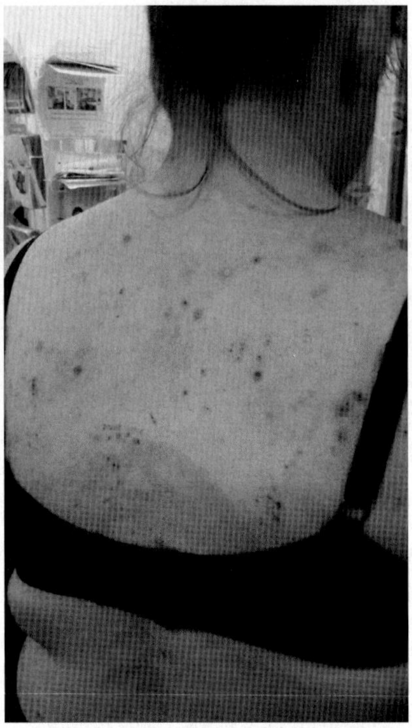

图23.1 患有ICP的女性背部的皮损。擦伤和瘢痕继发于抓挠。(Figure reproduced with permission of ICP Support.)

妊娠期肝内胆汁淤积症

妊娠期肝内胆汁淤积症(ICP),也称为产科胆汁淤积症,是妊娠期最常见的肝脏特异性疾病。在英国每140例妊娠女性就有1人患有ICP,但该病的患病率存在相当大的地域差异,南美洲(尤其是智利)及南亚和西班牙裔女性的发病率较高。大多数患有ICP的女性在非妊娠期身体状况良好,在妊娠期出现全身瘙痒、血清胆汁酸浓度升高,并且大多数伴有肝功能异常。血清胆汁酸水平是诊断ICP最重要的生物化学指标,因为母亲血液中高浓度的胆汁酸与不良妊娠结局的发生率增加有关[3,4]。第一项证明血清胆汁酸浓度与ICP结局之间存在关联的大型全国性研究报告称,当母体胆汁酸浓度<40μmol/L,不良结局的发病率(自发性早产、胎儿窒息事件和羊水粪染)没有增加,但随着血清胆汁酸浓度的升高,这些并发症的发病率会增加[3]。英国的一项队列研究和随后的大量个体患者数据荟萃分析也证实了这些结果,另外还提示死胎率显著增加。随着母体胆汁酸浓度增加到100μmol/L以上,死胎率进一步增加[4]。母体谷丙转氨酶(ALT)浓度与不良妊娠结局之间的关系尚不明确,因此,在确诊ICP后建议定期监测母体血清胆汁酸浓度,因为它们通常随着妊娠期的进展继续上升。虽然ICP患者在瘙痒前不会出现皮疹,但一些女性会因抓挠而继发皮损(图23.1)。

如果女性出现ICP,重要的是进行血液检查以评估胆汁酸升高的严重程度,以评估/预测不良妊娠结局的风险,检测肝功能以评估母体肝损伤的程度。虽然大多数女性有一过性胆汁淤积,在产后自行缓解,但一小部分ICP女性有其他潜在疾病(表23.4),因此,监测肝功能以确保其不会恶化很重要。肝功能检测的典型特征是肝转氨酶(例如,ALT)升高及血清胆汁酸升高,两者通常随着妊娠进展而升高。ICP患者中约1/3的女性γ-谷氨酰转肽酶浓度会升高,而胆红素很少升高。ICP患者偶有凝血功能异常,这可能是继发于ICP相关脂肪泻和维生素K吸收不良,维生素K治疗可以改善这种情况。需进行相关检查以排除丙型肝炎、自身免疫性肝炎,并进行腹部超声检查以确保无肝外原因导致的胆道梗阻。在相当大比例的ICP病例中发现胆结石,因为ICP的潜在遗传易感性是由一些基因引起的,这些基因也与胆结石风险增加有关。然而,胆结石是引起胆汁淤积的罕见原因。

ICP最常用的治疗方法是熊去氧胆酸(UDCA)。

几项研究报道了UDCA治疗可改善母体的症状和生物化学结果[5-8]。尽管一项荟萃分析认为，将UDCA与另一种药物或安慰剂进行比较，使用UDCA治疗的妊娠女性，早产、胎儿窘迫、呼吸窘迫和新生儿重症监护室住院时间延长得到改善[7]，但目前尚未确定UDCA治疗是否能改善不良妊娠结局。在英国一项纳入605例ICP妊娠女性的研究，比较UDCA与安慰剂的疗效，在血清胆汁酸为10μmol/L或更高的妊娠女性中发现使用UDCA治疗患者瘙痒症状减轻，但没有改善早产、死产或新生儿科住院率的综合结局[8]。对于严重瘙痒的女性，含1%~2%薄荷醇的水性乳膏可缓解症状，建议对脂肪泻女性进行维生素K治疗。

目前还没有确定的监测形式可以预测哪些ICP妊娠可能并发自发性早产、胎儿窘迫或死产。许多医院提供定期产前检查，包括胎心监护。虽然在监测时是令人放心的，但当监护仪被移除后无法提供关于死产风险的信息。最近的个体患者数据荟萃分析[8]表明母体血清胆汁酸>100μmol/L的妊娠女性发生死产风险增加，在妊娠35~36周更显著。因此，在这个ICP亚组中应考虑医源性早产（提前分娩）。在病情严重的情况下，建议从35周起至少每周检查一次血清胆汁酸，因为随着妊娠进展，血清胆汁酸浓度会显著升高。新生儿特殊护理病房住院时间延长的风险增加已被证明与母体胆汁酸浓度升高有关，同时也有与胆汁酸抑制磷脂酶A2相关的证据，它可能导致表面活性剂异常[9,10]，早产很可能也会增加这种风险。

对于大多数女性来说，瘙痒和生物化学指标异常在分娩后可自行缓解。重要的是监测血清胆汁酸浓度和肝功能以确保她们在分娩后恢复正常。对于一些女性来说，这些指标恢复正常需要长达3个月的时间。生物化学指标持续异常的患者建议转诊给肝病专家进行评估。应告知这些女性，她们在随后的妊娠中发生ICP的风险很高，尤其是多胎妊娠时。应避免使用复方口服避孕药，尽管仅含孕酮的避孕药对大多数人影响不大。在以后生活中患胆道疾病的风险增加[11]。

表23.4 妊娠期肝内胆汁淤积的女性应考虑的共存疾病

系统	诊断
妊娠相关疾病	妊娠期急性脂肪肝 子痫前期合并肝功能异常
与妊娠不相关疾病	丙型肝炎 自身免疫性肝炎 原发性胆汁性胆管炎[a] 原发性硬化性胆管炎 药物性肝损伤 胆结石±胆管炎

[a]也称为原发性胆汁性肝硬化。

妊娠期急性脂肪肝

在英国，妊娠期急性脂肪肝（AFLP）影响1/20 000的妊娠女性[12]。它在妊娠晚期表现为非特异性症状，包括恶心、呕吐、多尿、多饮和全身不适。患者肝功能检测指标异常，通常表现为肝转氨酶、胆红素显著升高，并同时存在肌酐升高、白细胞升高、凝血异常和代谢性酸中毒。然而，生物化学指标异常的程度可能会有所不同。"斯旺西标准"用于诊断AFLP通常是有用的（表23.5），大多数AFLP女性中至少存在6项临床特征[12,13]。病情迅速恶化，可能导致暴发性肝功能衰竭。在英国每年约有1例女性死于AFLP。大多数患者应该在加护病房或重症监护室中接受护理，建议尽早让肝病专科参与进来并且需要多学科团队协作，包括专科医生、产科医生、助产士、产科麻醉师和重症监护专家。患有AFLP的女性应在病情

表23.5 AFLP的诊断标准(斯旺西标准)

临床表现	呕吐 腹痛 烦渴/多尿 脑病
血液检测异常	胆红素升高 低血糖 尿酸升高 白细胞增多 转氨酶升高 血氨升高 肾功能不全 凝血异常
影像学	超声显示腹水或肝脏高回声
有创操作	肝活检显示微泡性脂肪变性

如果出现≥6个特征，提示可能存在AFLP。

Source data from Ch'ng CL, Morgan M, Hainsworth I, Kingham JG. Prospective study of liver dysfunction in pregnancy in South-west Wales. Gut 2002;51:876-80.

稳定后尽快分娩,因为胎盘一旦娩出,引起母体肝损伤的代谢物将停止输送给母体。在分娩前,除了纠正其他危及生命的生物化学紊乱外,确保凝血障碍和低血糖已经得到治疗是非常重要的。AFLP通常在分娩后缓解,尽管部分患者在好转前几天可能会有病情加重的表现。约20%的患者在产后即刻出现病情加重的情况,可能与胎盘或胎儿代谢物的释放增加有关,这些代谢物在分娩时会导致肝损伤。只要她们没有进展到需要移植的暴发性肝衰竭,大多数女性在分娩后几周内可以痊愈。一小部分AFLP患者的子代患有β-脂肪酸氧化障碍[14,15],因此,建议确保其子代都接受筛查,因为如果给予他们高碳水化合物的饮食,他们可以保持健康。在英国,这种疾病是通过新生儿Guthrie筛查检测到的。确保分娩后肝功能完全恢复正常是很重要的。除了脂肪酸氧化障碍的杂合子女性,AFLP复发风险尚未明确,复发率为10%~20%。

妊娠期疾病

育龄女性可能会有各种各样的肝脏疾病,以下部分将讨论较常见的疾病。对于大多数既往患病的女性而言,最重要的问题是确保她们从具有妊娠期肝病经验和知识的医生那里获得妊娠前咨询。这将使她们在妊娠时认识到与疾病相关的风险及用于治疗的药物。

病毒性肝炎

乙型肝炎病毒感染是全球妊娠期黄疸的最常见原因。然而,急性和慢性母体疾病在妊娠期与非妊娠的处理方式相同。重要的是给感染女性的新生儿接种免疫球蛋白和乙型肝炎疫苗,以防止母婴传播。分娩方式不影响垂直传播率。然而,在妊娠期病毒载量高的女性中垂直传播率可能会增加,在这种情况下,建议使用核苷类似物进行治疗[16]。

大多数其他形式的病毒性肝炎的临床表现和治疗不受妊娠的影响。戊型肝炎除外,它是一种通过粪-口途径传播的病毒,在非妊娠女性中的病程通常较轻,但常导致妊娠女性发生暴发性肝衰竭[17,18]。丙型肝炎感染是一种经血液传播的感染,可能在妊娠期间首次出现,通常伴有胆汁淤积的症状。对于妊娠期感染的患者没有特殊治疗方法,但在产后应转诊接受治疗。在没有HIV感染并存的情况下,垂直传播率相对较低,且不受分娩方式影响。应鼓励母乳喂养,因为母乳喂养不会增加新生儿的感染率。

自身免疫性肝炎

自身免疫性肝炎发生在育龄女性中,发病率为25%,尤其是在产后,而在那些持续接受免疫抑制治疗的患者中发病率较低。因此,对于护理这些女性的肝病医生来说,确保她们得到适当的妊娠前咨询非常重要。医生应告知她们硫唑嘌呤安全性高,可以在妊娠期和哺乳期使用,必要时可以使用泼尼松龙治疗[19]。妊娠女性禁用霉酚酸酯,因其与先天畸形的高发生率有关,如果使用该药物的女性在备孕,应更换为其他药物(例如,硫唑嘌呤、环孢素或他克莫司)。一些自身免疫性肝炎的患者会出现肝硬化。

Budd-Chiari综合征

妊娠是一种血栓前状态,许多患者在妊娠期诊断出Budd-Chiari综合征。然而,这是一种相对罕见的疾病,大多数患者会在妊娠前出现症状。女性在妊娠期初次出现的情况较罕见,典型症状是腹水、黄疸和右上腹疼痛。在既往诊断为Budd-Chiari综合征的女性中,许多人有潜在的血栓形成倾向,确保充分的抗凝治疗非常重要,通常使用低分子量肝素治疗。在一个研究中接受治疗的16例Budd-Chiari综合征患者的24次妊娠展现了良好的妊娠结局,但早产率>50%[20]。

原发性胆汁性胆管炎和原发性硬化性胆管炎

原发性胆汁性胆管炎(PBC),也称为原发性胆汁性肝硬化,是一种慢性自身免疫性胆汁淤积症,通常会影响绝经后女性。常见的症状是瘙痒和疲劳并伴有肝功能损害,可能与其他自身免疫性疾病共存。有些患者发病年龄较早,这种情况也可能发生在妊娠女性身上。在最近的研究中,妊娠女性在接受UDCA治疗的情况下[21],妊娠期PBC的预后有所改善。然而,尽管母胎结局有所改善,但大多数女性产后肝功能恶化,尽管这通常会在12个月后痊愈。

原发性硬化性胆管炎(PSC)是一种慢性炎性疾病,以肝内和肝外胆管的纤维化和狭窄导致胆汁淤积和肝损害为特征。高达90%的患者同时存在溃疡性结肠炎。PSC男性更常见,但女性也受累,通常在40岁之前出现,因此,可能在妊娠期间发生。最常见的妊娠女性症状是瘙痒和腹痛[22]。与PBC相比，UDCA用于治疗PSC的频率较低，并且没有证据表明它可以改善妊娠期妊娠女性的预后。然而，越来越多的数据表明，在没有PBC或PSC的情况下，母体血清胆汁酸浓度≥40μmol/L会增加自发性早产、新生儿住院时间延长和妊娠合并胆汁淤积的死产风险[4]，对于血清胆汁酸升高的女性，在妊娠期间考虑UDCA治疗似乎是明智的。然而，值得注意的是，大剂量UDCA治疗与非妊娠期PBC的不良结局相关。

肝硬化

许多患有慢性肝硬化的女性生育能力受损，但一些接受治疗的自身免疫性肝炎、PBC、PSC或长期存在的病毒性肝炎患者可在肝硬化的情况下妊娠。已确诊为肝硬化的女性应在妊娠中期进行食管静脉曲张的筛查，必要时可以用束带或硬化疗法进行治疗。关于分娩方式的决定应视具体情况而定。门脉高压合并已治疗的(轻微的)静脉曲张不是阴道分娩的禁忌证。

食管静脉曲张出血

患有门静脉高压症(有或没有肝硬化)的女性有胃肠道出血的风险。没有肝脏疾病的女性在妊娠期间可能会发生食管静脉曲张，而对于门脉高压症患者，这可能会导致相当大的胃肠道出血风险。对于非肝硬化门脉高压的女性，出血风险为10%~15%。对于肝硬化和未治疗的食管静脉曲张患者，风险非常高(70%~90%)，如果静脉曲张接受束带或硬化疗法治疗(约为10%)，风险会显著降低。对于有危及生命的大出血的女性，可以使用血管收缩剂，如特利加压素，尽管这些药物的安全性有限。

胆结石

妊娠与发生胆固醇胆结石的倾向有关。大多数女性无症状并且可能会在产后痊愈。妊娠期不需要治疗无症状的胆结石。一小部分女性可能会发展为急性胆囊炎，治疗方法应与非妊娠期相同，禁食、补液、抗感染，评估是否需要手术。一项研究比较了急性胆囊炎患者药物治疗和手术治疗的结局，结果表明所有接受手术治疗的女性结局良好，而接受药物治疗的女性复发率为38%[23]。

肝移植后妊娠

生育能力通常在肝移植后6个月内恢复。建议将妊娠推迟到移植后12个月，因为这会降低移植排斥反应的风险。尽管妊娠期高血压、子痫前期和早产的风险增加，但大多数女性的结局良好[24]。大多数免疫抑制药物可在妊娠期使用，其中硫唑嘌呤、环孢素和他克莫司具有较好的安全性。使用霉酚酸酯治疗的女性应在妊娠前得到关于该药物有相关高先天畸形率的建议，并且应在妊娠前更改治疗方案，包括选择可替代免疫抑制药物。

内分泌疾病

内分泌失调影响许多腺体，常见于妊娠女性。大多数女性在妊娠期发生的内分泌疾病与妊娠不相关。然而，少数女性出现妊娠期甲状腺功能亢进症，另外妊娠剧吐也与内分泌相关，病情严重者会出现甲状腺毒症生物化学指标。自身免疫性内分泌疾病可以在妊娠期间改善，但通常会在产后恶化。此外，一些内分泌肿瘤会在妊娠期间恶化，例如，泌乳素瘤通常在妊娠期会增大，而在肿瘤较大的女性亚组中，会导致视力受损。护理患有内分泌疾病的妊娠女性的临床医生应该了解妊娠对特定疾病的影响，以及了解监测和治疗的最佳策略。重要的是要了解妊娠期间特定激素的正常范围，以便能够做出关于激素是否过高或过低的准确判断。下文将讨论妊娠期最常见的内分泌疾病。

甲状腺疾病

甲状腺激素水平随时间的变化关系如图23.2所示。人绒毛膜促性腺激素(hCG)与促甲状腺激素(TSH)在结构上有一些相似性，可以刺激TSH受体，导致妊娠早期出现四碘甲状腺原氨酸(甲状腺素)的短暂增加及TSH的抑制。一旦hCG水平趋于稳定，TSH水平随后将恢复正常(图23.2)。

此外，与较高hCG水平相关的疾病(例如，葡萄胎、多胎妊娠或妊娠剧吐)可导致生物化学紊乱表现出甲状腺功能亢进。妊娠期甲状腺结合球蛋白水平升高，可能继发于雌激素水平升高，因此，测定总甲状腺素没有意义，应测定游离甲状腺素。表23.6总结了每个妊娠期甲状腺功能检测的正常范围。

早产和死产率增加[39]。接受手术治疗妊娠女性的母婴结局得到改善[39]。妊娠期使用美替拉酮和酮康唑也可获得良好的母婴结局[39-40]。

嗜铬细胞瘤

嗜铬细胞瘤很罕见，每54 000名妊娠女性中就有1例，但它能导致严重发病率和死亡率，因此，诊断这个疾病很重要。出现的症状包括出汗、头痛和心悸，主要症状是高血压。这些临床症状可能被归因于妊娠而导致漏诊。然而，高血压通常是阵发性的，对于有典型症状和可疑病史的女性，应测定血浆或尿中儿茶酚胺和肾上腺素。如果嗜铬细胞瘤仍未确诊，母婴死亡率可高达50%，积极治疗可显著降低死亡率[41,42]。让多学科团队参与治疗嗜铬细胞瘤女性的护理非常重要，尤其是协调分娩计划。最重要的是先使用α-肾上腺素能受体阻滞剂治疗，最常用的药物是苯氧苄明。使用α-肾上腺素能受体阻滞剂后，一些女性需要β-肾上腺素能受体阻滞剂，但β-肾上腺素能受体阻滞剂不能在α-肾上腺素能受体阻滞剂之前开始使用。手术时机在不同研究中各不相同，有报道称在妊娠24周前进行肾上腺切除术，通常采用腹腔镜手术。手术也可以在分娩时或产后成功进行，前提是已经使用了足够的α-肾上腺素能受体阻滞剂[43,44]。虽然病情控制良好的妊娠女性不是阴道分娩的禁忌证，但许多患者选择剖宫产分娩。重症监护医师、产科麻醉师、内分泌学家、产科医生和助产士共同参与围生期护理非常重要。

原发性醛固酮增多症

原发性醛固酮增多症，也称为Conn综合征，是由肾上腺产生醛固酮的肿瘤引起的。典型的表现是高血压和低钾性碱中毒，这是由自主分泌的醛固酮和继发性肾素抑制导致的[45]。这种情况在妊娠期间很少见。妊娠期间最常用的治疗方案是补钾和服用降压药，并将手术推迟到分娩后，可以使用保钾降压药（例如，阿米洛利）[41]。

垂体/下丘脑疾病

泌乳素瘤和其他垂体瘤

泌乳素瘤是最常见的分泌激素的肿瘤。多见于育龄女性，受累女性常有月经不调、生育能力下降、溢乳等症状。大肿瘤可能会出现视交叉受压的头痛和视觉症状。泌乳素瘤对多巴胺激动剂治疗反应良好，一旦开始治疗，女性通常会迅速妊娠。泌乳素瘤根据大小细分。较常见的亚型是微泌乳素瘤（直径<10mm），患有这些肿瘤的女性通常在妊娠期间没有复杂的病情[46]。尽管大多数泌乳素瘤在妊娠期间会增大[47]，但在大多数情况下，这与症状无关。相比之下，20%~30%的巨泌乳素瘤（直径≥10mm）患者在妊娠期有症状性增大。但是，如果患者之前接受过放射治疗或手术治疗，增大的可能性会显著降低[48]。由于有症状的妊娠期巨泌乳素瘤增大有很大的风险，垂体学会[49]和内分泌学会[50]的指南建议对有症状的妊娠期巨泌乳素瘤增大的女性使用多巴胺激动剂治疗，内分泌学会指南支持妊娠早期未接受过手术或放射治疗的高风险的大泌乳素瘤女性继续使用多巴胺激动剂治疗。此外，垂体学会指南建议密切监测，如果有症状的肿瘤增大，则应进行MRI检查。内分泌学会临床实践指南建议对患有泌乳素瘤伴有严重头痛或视力变化的妊娠女性进行正式的视野评估，随后进行MRI平扫。

从大量妊娠期间服用多巴胺激动剂溴隐亭和卡麦角林药物的女性身上获得了良好的安全性数据。在妊娠早期使用这两种药物治疗与先天性畸形风险增加无关[46]，有报道，其母亲接受长达9年溴隐亭治疗的儿童[51]，以及在子宫内暴露于卡麦角林，长至71个月大[52]的儿童，他们的智力和身体发育均正常。2008年，英国医药和保健产品咨询机构建议在使用卡麦角林之前应排除妊娠，因为理论上担心含有麦角碱的多巴胺激动剂（溴隐亭和卡麦角林）与母体/胎儿心脏纤维化之间存在关联。然而，没有关于这种并发症的报告，如果认为肿瘤增大的潜在风险很高，大多数临床医生会在妊娠期间使用多巴胺激动剂。另一种不含麦角的多巴胺激动剂药物是喹高利特，但关于在妊娠期间使用这种药物的安全性数据较少，一项研究报告了176例妊娠中9例先天性畸形，其中该药物在妊娠早期服用[53]。其中包括3例染色体三体病例，与喹高利特治疗相关性不大，但需要更多的数据来阐明妊娠期喹高利特治疗的风险。

其他垂体瘤比泌乳素瘤少得多。肢端肥大症、库欣病和促甲状腺激素瘤可能由于促性腺激素释放激素不足而影响生育能力，因此，大多患者在妊娠前诊断出这些疾病。如果女性先前就被诊断出患有这些分泌激素的垂体瘤并在受妊娠前接受过治疗,那么她很可能会获得良好的妊娠结局。肢端肥大症和库欣病与高血压相关,并且容易发生糖耐量受损和妊娠期糖尿病,女性应接受这些疾病的筛查。患有无功能垂体腺瘤的女性可以在妊娠期间或妊娠前出现。虽然它们不分泌激素,但这些肿瘤可能与妊娠期其他垂体肿瘤可能发生的并发症有关。特别是,它们可能由于视交叉受压而出现视觉症状,这可能是由妊娠期间垂体周围组织的扩张引起。所有垂体肿瘤都有可能并发卒中,这是一种罕见的医疗急症,表现为头痛、意识改变、视觉症状或呕吐[54]。

垂体功能不全

垂体功能不全可由浸润性疾病、淋巴细胞性垂体炎、肿瘤、辐射或感染引起,并引起一种或全部垂体激素缺乏。如果妊娠女性接受足够的垂体激素替代治疗,她们通常有良好的母婴结局。然而,由于妊娠女性正常范围和结合蛋白的变化,激素浓度的评估可能具有挑战性。

淋巴细胞性垂体炎

淋巴细胞性垂体炎是一种炎性疾病,女性比男性更常见(8.5∶1)并且与妊娠相关。最常见的症状是头痛和视觉症状,垂体功能不全也很常见。大约30%的患者出现全垂体功能减退症,20%出现尿崩症。鉴别淋巴细胞性垂体炎与垂体肿瘤是很重要,因为治疗方案不同,MRI通常可以鉴别[55]。这种疾病可能自愈,并且对糖皮质激素或硫唑嘌呤治疗有反应。

尿崩症

患有先天性尿崩症的女性通常在妊娠期间因胎盘产生的血管升压素酶而出现症状恶化。大多数人会对去氨加压素治疗剂量的增加有所反应。对去氨加压素增加的需求会在分娩后迅速停止,因此,尿崩症女性分娩后须立即进行血清钠浓度以及血浆和尿液的渗透压的检测以及妊娠期定期检查非常重要。一些患有严重肝功能损害的女性(例如,患有AFLP的女性)可能发展为一过性尿崩症,可能是由于肝脏降解血管升压素酶的能力下降。

甲状旁腺疾病

原发性甲状旁腺功能亢进

每100 000例育龄女性中约有8例发生原发性甲状旁腺功能亢进。在无并发症的妊娠中,母体血清中的钙浓度校正后通常轻微减少,这或许可以解释为什么患有原发性妊娠期甲状旁腺功能亢进症的妊娠女性通常没有肾结石或腹痛这些典型的症状。然而,高达25%的患者出现了子痫前期或妊娠高血压[56]。母亲的甲状旁腺功能亢进症与围生期并发症高有关,包括死产和新生儿手足抽搐。一项单中心研究对32例甲状旁腺功能亢进女性77次妊娠进行分析,在非手术治疗的62次妊娠中,胎儿丢失率为48%。相比之下,在妊娠中期进行甲状旁腺切除术的15例病例中,胎儿结局良好[57]。在这项研究中,妊娠期间母体血清钙越高,胎儿丢失率也越高。鉴于与胎儿丢失的相关性,在许多情况下进行甲状旁腺切除术是可行的,另外,在某些情况下可以通过水化和口服磷酸盐给药控制血清钙浓度[58-61]。

结论

妊娠期肝脏和内分泌疾病包括妊娠特有的疾病和妊娠合并的疾病。所有这些都应该由一个多学科团队管理,该团队包括孕产妇医学专家、高危产科医生、在管理妊娠期特定内分泌或肝脏疾病方面具有专业知识的医生及助产士,多数情况下需要产科麻醉师的参与。患有既往疾病的女性应接受妊娠前咨询,了解妊娠对其疾病的影响、疾病的影响以及用于治疗疾病的药物对妊娠的影响。在专业的管理下,大多数女性都有良好的妊娠结局。

致谢

感谢Leslie McMurtry在参考文献和格式方面所做的整理工作。

(孙蓬明 郑丽娥 译)

参考文献

1. Walker I, Chappell LC, Williamson C. Abnormal liver function tests in pregnancy. *BMJ* 2013;**347**:f6055.
2. Ch'ng CL, Morgan M, Hainsworth I, Kingham JG. Prospective

study of liver dysfunction in pregnancy in Southwest Wales. *Gut* 2002;**51**:876–80.
3. Glantz A, Marschall HU, Mattsson LA. Intrahepatic cholestasis of pregnancy: Relationships between bile acid levels and fetal complication rates. *Hepatology* 2004;**40**:467–74.
4. Ovadia C, Sklavounos A, Geenes V, et al. Adverse perinatal outcomes of intrahepatic cholestasis of pregnancy and association with biochemical markers: results of aggregate and independent patient data meta-analyses. *Lancet* 2019 Feb 14;**393**:899–909. pii: S0140-6736(18)31877-4. doi: 10.1016/S0140-6736(18)31877-4. PMID: 30773280.
5. Chappell LC, Gurung V, Seed PT, et al. Ursodeoxycholic acid versus placebo, and early term delivery versus expectant management, in women with intrahepatic cholestasis of pregnancy: semifactorial randomised clinical trial. *BMJ* 2012;**344**:e3799.
6. Glantz A, Marschall HU, Lammert F, Mattsson LA. Intrahepatic cholestasis of pregnancy: a randomized controlled trial comparing dexamethasone and ursodeoxycholic acid. *Hepatology* 2005;**42**:1399–405.
7. Bacq Y, Sentilhes L, Reyes HB, et al. Efficacy of ursodeoxycholic acid in treating intrahepatic cholestasis of pregnancy: a meta-analysis. *Gastroenterology* 2012;**143**:1492–501.
8. Chappell LC, Bell J, Smith A, Linsell L, Juszczak E, Dixon PH, Chambers J, Hunter R, Dorling J, Williamson C*, Thornton JG*. Ursodeoxycholic acid versus placebo in women with intrahepatic cholestasis of pregnancy (PITCHES): a randomised controlled trial. *Lancet* May 2019; doi: 10.1016/S0140-6736(19)31270-X. PMID: 31378395.
9. Herraez E, Lozano E, Poli E, et al. Role of macrophages in bile acid-induced inflammatory response of fetal lung during maternal cholestasis. *J Mol Med (Berl)* 2014;**92**:359–72.
10. Zhang Y, Li F, Wang Y, et al. Maternal bile acid transporter deficiency promotes neonatal demise. *Nat Commun* 2015;**6**:e8186.
11. Marschall HU, Wikström Shemer E, Ludvigsson JF, Stephansson O. Intrahepatic cholestasis of pregnancy and associated hepatobiliary disease: a population-based cohort study. *Hepatology* 2013;**58**:1385–391.
12. Knight M, Nelson-Piercy C, Kurinczuk JJ, Spark P, Brocklehurst P, UK Obstetric Surveillance System. A prospective national study of acute fatty liver of pregnancy in the UK. *Gut* 2008;**57**:951–56.
13. Ch'ng CL, Kingham JG, Morgan M. Acute fatty liver in pregnancy in the UK. *Gut* 2009;**58**:467–68.
14. Ibdah JA, Bennett MJ, Rinaldo P, et al. A fetal fatty-acid oxidation disorder as a cause of liver disease in pregnant women. *N Engl J Med* 1999;**340**:1723–31.
15. Browning MF, Levy HL, Wilkins-Haug LE, Larson C, Shih VE. Fetal fatty acid oxidation defects and maternal liver disease in pregnancy. *Obstet Gynecol* 2006;**107**:115–20.
16. European Association for the Study of the Liver. EASL clinical practice guidelines: management of chronic hepatitis B virus infection. *J Hepatol* 2012;**57**:167–85.
17. Khuroo MS, Kamili S. Aetiology, clinical course and outcome of sporadic acute viral hepatitis in pregnancy. *J Viral Hepatol* 2003;**10**:61–69.
18. Kumar A, Beniwal M, Kar P, Sharma JB, Murthy NS. Hepatitis E in pregnancy. *Int J Gynecol Obstet* 2004;**85**:240–44.
19. Flint J, Panchal S, Hurrell A, et al. BSR and BHPR guideline on prescribing drugs in pregnancy and breastfeeding—Part I: standard and biologic disease modifying anti-rheumatic drugs and corticosteroids. *Rheumatology* 2016;**299**:1–5.
20. Rautou PE, Angermayr B, Garcia-Pagan JC, et al. Pregnancy in women with known and treated Budd-Chiari syndrome: maternal and fetal outcomes. *J Hepatol* 2009;**51**:47–54.
21. Poupon R, Chretien Y, Chazouilleres O, Poupon RE. Pregnancy in women with ursodeoxycholic acid-treated primary biliary cirrhosis. *J Hepatol* 2005;**42**:418–23.
22. Janczewska I, Olsson R, Hultcrantz R, Broomé U. Pregnancy in patients with primary sclerosing cholangitis. *Liver* 1996;**16**: 326–30.
23. Lu EJ, Curet MJ, El-Sayed YY, Kirkwood K. Medical versus surgical management of biliary tract disease in pregnancy. *Am J Surg* 2004;**188**:755–59.
24. Westbrook RH, Yeoman AD, Agarwal K, et al. Outcomes of pregnancy following liver transplantation: The King's College Hospital experience. *Liver Transpl* 2015;**21**:1153–59.
25. Blazer S. Maternal hypothyroidism may affect fetal growth and neonatal thyroid function. *Obstet Gynecol* 2003;**102**:232–41.
26. Haddow JE, Palomaki GE, Allan WC, et al. Maternal thyroid deficiency during pregnancy and subsequent neuropsychological development of the child. *N Engl J Med* 1999;**341**:549–55.
27. Pop VJ, Kuijpens JL, van Baar AL, et al. Low maternal free thyroxine concentrations during early pregnancy are associated with impaired psychomotor development in infancy. *Clin Endocrinol (Oxf)* 1999;**50**:149–55.
28. Wiles KS, Jarvis S, Nelson-Piercy C. Are we overtreating subclinical hypothyroidism in pregnancy? *BMJ* 2015;**12**:h4726.
29. Lazarus JH, Bestwick JP, Channon S, et al. Antenatal thyroid screening and childhood cognitive function. *N Engl J Med* 2012;**366**:493–501.
30. Maraka S, O'Keeffe DT, Montori VM. Subclinical hypothyroidism during pregnancy—should you expect this when you are expecting? A teachable moment. *JAMA Intern Med* 2015;**175**:1088–89.
31. Kothari A, Girling J. Hypothyroidism in pregnancy: pre-pregnancy thyroid status influences gestational thyroxine requirements. *BJOG* 2008;**115**:1704–708.
32. Pop VJ, Brouwers EP, Vader HL, Vulsma T, van Baar AL, de Vijlder JJ. Maternal hypothyroxinaemia during early pregnancy and subsequent child development: a 3-year follow-up study. *Clin Endocrinol* 2003; **59**:282–88.
33. Thangaratinam S, Tan A, Knox E, Kilby MD, Franklyn J, Coomarasamy A. Association between thyroid autoantibodies and miscarriage and preterm birth: meta-analysis of evidence. *BMJ* 2011;**9:342**:d2616.
34. Dhillon-Smith RK, Middleton LJ, Sunner KK, et al. Levothyroxine in Women with Thyroid Peroxidase Antibodies before Conception. N Engl J Med. 2019 Apr 4;380(14):1316–1325. doi: 10.1056/NEJMoa1812537. PMID: 30907987.
35. Yoshihara A, Noh JY, Yamaguchi T, et al. Treatment of Graves' disease with antithyroid drugs in the first trimester of pregnancy and the prevalence of congenital malformation. *J Clin Endocrinol Metab* 2012;**97**:2396–403.
36. Andersen SL, Olsen J, Wu CS, Laurberg P. Birth defects after early pregnancy use of antithyroid drugs: a Danish nationwide study. *JCEM* 2013;**98**:4373–81.
37. Bahn RS, Burch HS, Cooper DS, et al. The role of propylthiouracil in the management of Graves' disease in adults: report of a meeting jointly sponsored by the American Thyroid Association and the Food and Drug Administration. *Thyroid* 2009;**19**:673–74.
38. Lindsay JR, Jonklaas J, Oldfield EH, Nieman LK. Cushing's syndrome during pregnancy: personal experience and review of the literature. *JCEM* 2005;**90**:3077–83.
39. Vilar L, Conceição Freitas M, LimaII LHC, LyraII R, Kater CE. Cushing's syndrome in pregnancy: an overview. *Arq Bras Endocrinol Metabol* 2007;**51**:1293–302.
40. Lim WH, Torpy DJ, Jeffries WS. The medical management of Cushing's syndrome during pregnancy. *Eur J Obstet Gynaecol Reprod Biol* 2013;**168**:1–6.
41. Quartermaine G, Lambert K, Rees K, et al. Women with hormone-secreting adrenal tumours in pregnancy have severe hypertension and increased rates of adverse pregnancy outcome. *BJOG* 2017;DOI: 10.1111/1471-0528.14918. PMID: 28872770.
42. Biggar MA, Lennard TW. Systematic review of phaeochromo-

cytoma in pregnancy. *Br J Surg* 2013;**100**:182–90.

43. Pacak K, Eisenhofer G, Ahlman H, et al. Pheochromocytoma: recommendations for clinical practice from the First International Symposium. *Nat Clin Pract Endocrinol Metab* 2007;**3**:92–102.
44. Lan BY, Taskin HE, Aksoy E, et al. Factors affecting the surgical approach and timing of bilateral adrenalectomy. *Surg Endosc* 2015;**29**:1741–45.
45. Monticone S, Auchus RJ, Rainey WE. Adrenal disorders in pregnancy. *Nat Rev Endocrinol* 2012;**8**:668–78.
46. Molitch ME. Endocrinology in pregnancy: management of the pregnant patient with a prolactinoma. *Eur J Endocrinol* 2015;**172**:R205–13.
47. Lebbe M, Hubinont C, Bernard P, Maiter D. Outcome of 100 pregnancies initiated under treatment with cabergoline in hyperprolactinaemic women. *Clin Endocrinol (Oxf)* 2010;**73**:236–42.
48. Lambert K, Rees K, Seed P, et al. Pituitary tumours in pregnancy: a 3 year prospective UK national cohort study. *Obstet Gynecol.* 2017 Jan; **129**(1):185–94. PMID: 27926659. DOI: 10.1097/AOG.0000000000001747.
49. Casanueva FF, Molitch ME, Schlechte JA, et al. Guidelines of the Pituitary Society for the diagnosis and management of prolactinomas. *Clin Endocrinol (Oxf)* 2006;**65**:265–73.
50. Melmed SF, Casanueva F, Hoffman AR, et al. Diagnosis and treatment of hyperprolactinemia: an Endocrine Society clinical practice guideline. *J Clin Endocrinol Metab* 2011;**96**:273–78.
51. Raymond JP, Goldstein E, Konopka P, Leleu MF, Merceron RE, Loria Y. Follow-up of children born of bromocriptine-treated mothers. *Horm Res* 1985;**22**:239–46.
52. Robert E, Musatti L, Piscitelli G, Ferrari CI. Pregnancy outcome after treatment with the ergot derivative, cabergoline. *Reprod Toxicol* 1996;**10**:333–37.
53. Webster J. A comparative review of the tolerability profiles of dopamine agonists in the treatment of hyperprolactinaemia and inhibition of lactation. *Drug Saf* 1996;**14**:228–38.
54. De Heide JLM, van Tol KM, Doorenbos B. Pituitary apoplexy presenting during pregnancy. *Neth J Med* 2004;**62**:393–96.
55. Gutenberg A, Larsen J, Lupic I, Rohdea V, Catureglid P. A radiologic score to distinguish autoimmune hypophysitis from nonsecreting pituitary adenoma preoperatively. *AJNR* 2009;**30**:1766–72.
56. Schnatz PF, Thaxton S. Parathyroidectomy in the third trimester of pregnancy. *Obstet Gynecol Surv* 2005;**60**:672–82.
57. Norman J, Politz D, Politz L. Hyperparathyroidism during pregnancy and the effect of rising calcium on pregnancy loss: a call for earlier intervention. *Clin Endocrinol (Oxf)* 2009;**71**:104–109.
58. Casey BM, Leveno KJ. Thyroid disease in pregnancy. *Obstet Gynecol* 2006;**108**:1283–89.
59. Chan BY, Swaminathan R. Serum thyrotrophin concentration measured by sensitive assays in normal pregnancy. *BJOG* 1988;**95**:1332–36.
60. Parker JH. Amerlex free triiodothyronine and free thyroxine levels in normal pregnancy. *BJOG* 1985;**92**:1234–38.
61. Soldin OP, Soldin D, Sastoque M. Gestation-specific thyroxine and thyroid stimulating hormone levels in the United States and worldwide. *Ther Drug Monit* 2007;**29**:553–59.

第24章
妊娠期神经系统疾病

Judith N. Wagner, Tim J. von Oertzen

原有疾病的妊娠相关问题

癫痫

癫痫患病率为0.8%，发病率为0.05%，是育龄女性最常见的慢性神经系统疾病之一[1]。癫痫的分类在2010年进行了修订，包括遗传性（既往称原发性）、结构性/代谢性（既往称症状性）和不明原因（既往称隐源性）[2]。抗癫痫药物（AED）的治疗应根据癫痫综合征和癫痫发作类型、并发症、与药物的相互作用（例如，避孕药）和个人情况量身定制。总体而言，65%~70%的单药治疗癫痫患者对AED治疗反应良好[3]。在其他30%~35%患有药物难治性癫痫的癫痫患者中，10%~15%将通过附加抗癫痫药物方案实现无癫痫发作[4]。这也导致20%~25%的癫痫患者出现耐药[5]。神经科医生或癫痫专家应该进行癫痫的诊断和治疗。所有服用抗癫痫药物的育龄女性都应在妊娠前服用5mg叶酸[6]。

在妊娠方面，由于癫痫的发病高峰为<25岁和>65岁，大多数女性会在妊娠前发生癫痫。但少数女性会在妊娠期间出现癫痫或癫痫发作。在这些情况下，必须排除由子痫、颅内静脉血栓形成、可逆性后部白质脑病或其他急性病症引起的急性症状性癫痫发作。

抗癫痫药物相关的胎儿风险

大多数患有癫痫症的女性（WwE）都使用抗癫痫药物。有几个问题需要考虑：患有癫痫症的女性应该有计划妊娠，因为抗癫痫药物可能对主要先天畸形的发生风险产生影响。全世界范围内已经建立了数个癫痫患者妊娠先天性畸形的登记册来解决这个问题。单药治疗中抗癫痫药物的主要先天性畸形致畸率登记结果总结在表24.1中。丙戊酸盐、卡马西平、拉莫三嗪和苯巴比妥对主要先天性畸形致畸率有剂量依赖性影响[7,8]。所有研究都发现丙戊酸盐的主要先天性畸形致畸率特别高。总的来说，已经表明多药联合用药对主要先天性畸形具有更高的风险[9-10]。然而，当分析特定的抗癫痫药物时，包括丙戊酸盐在内的多药联合治疗被认为具有更高的主要先天性畸形致畸率，而其他组合没有显示出显著增加的主要先天性畸形致畸率[12,13]。抗癫痫药物造成的主要先天性畸形包括心脏畸形、神经管缺陷、腭和唇及尿道下裂[14]。除了确定主要先天性畸形是由在妊娠早期服用抗癫痫药物引起的，还确定了在妊娠期间的任何阶段服用抗癫痫药物的母亲都会对孩子的认知产生影响。与暴露于卡马西平、拉莫三嗪和苯妥英钠的儿童相比，出生前暴露于丙戊酸盐的儿童在3岁和6岁时表现出的右手习惯和语言能力下降[15,16]。同样，这种效应是剂量依赖性的。此外，暴露于丙戊酸盐与子代自闭症的风险增加有关，相对风险为2.6[17,18]。考虑到丙戊酸盐与相关的风险增加有关，欧洲药监局药物警戒风险评估委员会和相互协调认证组织加强了对育龄期女性使用丙戊酸盐的警告[19]。国际抗癫痫联盟和欧洲神经病学学会联合发布了在该患者组中使用丙戊酸盐的临床指南[20]。

癫痫、AED和妊娠

约2/3的患有癫痫症的女性在妊娠期间保持无癫痫发作，与定位相关性癫痫相比，这在特发性全身

表24.1 癫痫女性妊娠登记中最常用的抗癫痫药物的主要先天畸形发生率

抗癫痫药	EURAP国际注册[1]	英国和爱尔兰妊娠登记册§[2,3]	北美妊娠登记[4]	澳大利亚妊娠登记§[5]
卡马西平	1.3~7.7*	2.6	3.0	6.3
拉莫三嗪	1.7~3.6*	2.3	2.0	5.2
左乙拉西坦		0.7	2.4	0
苯妥英			2.9	2.9
丙戊酸钠	4.2~23.0*	6.7	9.3	16.3
托吡酯			4.2	3.2
不使用抗癫痫药物			1.1	5.2**

*剂量依赖,**癫痫女性不使用AED;§也是EURAP的一部分。

1. Tomson T, Battino D, Bonizzoni E, Craig J, Lindhout D, Sabers A, et al. Dose-dependent risk of malformations with antiepileptic drugs: an analysis of data from the EURAP epilepsy and pregnancy registry. Lancet Neurol.2011;10:609-17.
2. Campbell E, Kennedy F, Russell A, Smithson WH, Parsons L, Morrison PJ, et al. Malformation risks of antiepileptic drug monotherapies in pregnancy: updated results from the UK and Ireland Epilepsy and Pregnancy Registers. J Neurol Neurosurg Pschiatry.2014;85:1029-34。
3. Mawhinney E, Craig J, Morrow J, Russell A, Smithson WH, Parsons L, et al. Levetiracetam in pregnancy: results from the UK and Ireland epilepsy and pregnancy registers. Neurology.2013 ;80:400-5.
4. Hernández-Díaz S, Smith CR, Shen A, Mittendorf R, Hauser WA, Yerby M, et al. Comparative safety of antiepileptic drugs during pregnancy. Neurology.2012;78:1692-9.
5. Vajda FJE, Graham J, Roten A, Lander CM, O'Brien TJ, Eadie M. Teratogenicity of the newer antiepileptic drugs—the Australian experience. J Clin Neurosci.2012;19:57-9.

性癫痫中更有可能发生。15%的妊娠女性发生全身强直-阵挛性癫痫,并且与早产和低出生体重的风险较高有关[21]。妊娠期间癫痫发作频率加重的发生率为15%,其中使用拉莫三嗪的患者更常见,包括全身强直-阵挛发作[22]。部分原因是妊娠期抗癫痫药物清除率增加,拉莫三嗪和左乙拉西坦的清除率增加了1倍[23]。妊娠前9~12个月的癫痫发作是妊娠期间癫痫发作的危险因素[23,24]。建议在妊娠期间对抗癫痫药物进行定期监测,包括主动调整剂量[22]。

妊娠相关风险

患有癫痫症的女性发生自然流产、产前或产后出血、高血压疾病、剖宫产和胎儿生长受限的风险略有增加,OR为1.3~1.5。引产风险略高(OR 1.7),而早产(<37周)风险较低(OR 1.2)。与健康女性相比,患有癫痫症的妊娠女性在早期早产、妊娠期糖尿病、胎儿死亡或死产、围生期死亡或新生儿重症监护室住院的风险方面没有差异[25]。子痫前期的风险似乎增加了1.7倍[26]。患有癫痫症的孕产妇死亡率比未患癫痫患者高10倍。在过去的20年中,这种影响一直相当稳定[27,28]。

患有癫痫症女性的分娩

癫痫发病风险最高的时期是在围生期。在分娩期间,2%~3%的患有癫痫症的妊娠女性会出现癫痫发作[29,30]。可能是由低剂量抗癫痫药物治疗引起的。因此,建议患有癫痫症的女性将她们的抗癫痫药物带到产房,并在此期间密切关注抗癫痫药物使用的依从性。癫痫本身不作为无并发症妊娠引产的指征[29]。硬膜外麻醉、气体和空气,以及经皮神经电刺激(TENS)可用于缓解分娩过程中的疼痛。应避免使用哌替啶和其他阿片类药物,因为它们可能会引发某些患者的癫痫发作。如果分娩期间发生癫痫发作,建议给予镁和1~2mg劳拉西泮。如果母亲使用的抗癫痫药物具有诱导酶作用,则应在婴儿出生时给予1mg维生素K[6]。

产后考虑的因素

产后应注意对服用抗癫痫药物的患者进行药物监测,尤其是妊娠期增加抗癫痫药物使用剂量的患者。应适当调整抗癫痫药物剂量,最常见的是减少剂量。建议母乳喂养,并应鼓励患有癫痫症的女性

41. Coyle PK. Multiple sclerosis and pregnancy prescriptions. *Expert Opin Drug Saf* 2014;**13**:1565–68.
42. Pozzilli C, Pugliatti M, ParadigMS Group. An overview of pregnancy-related issues in patients with multiple sclerosis. *Eur J Neurol* 2015;**22** Suppl 2:34–39.
43. Lu E, Wang BW, Guimond C, et al. Safety of disease-modifying drugs for multiple sclerosis in pregnancy: current challenges and future considerations for effective pharmacovigilance. *Expert Rev Neurother* 2013;**13**:251–60.
44. Kelly VM, Nelson LM, Chakravarty EF. Obstetric outcomes in women with multiple sclerosis and epilepsy. *Neurology* 2009;**73**:1831–36.
45. Dahl J, Myhr K-M, Daltveit AK, Hoff JM, Gilhus NE. Pregnancy, delivery, and birth outcome in women with multiple sclerosis. *Neurology* 2005;**65**:1961–63.
46. Mueller BA, Zhang J, Critchlow CW. Birth outcomes and need for hospitalization after delivery among women with multiple sclerosis. *Am J Obstet Gynecol* 2002;**186**:446–52.
47. Jalkanen A, Alanen A, Airas L, Finnish Multiple Sclerosis and Pregnancy Study Group. Pregnancy outcome in women with multiple sclerosis: results from a prospective nationwide study in Finland. *Mult Scler* 2010;**16**:950–55.
48. van der Kop ML, Pearce MS, Dahlgren L, et al. Neonatal and delivery outcomes in women with multiple sclerosis. *Ann Neurol* 2011;**70**:41–50.
49. Haider B, von Oertzen J. Neurological disorders. *Best Pract Res Clin Obstet Gynaecol* 2013;**27**:867–75.
50. Keesey JC. Clinical evaluation and management of myasthenia gravis. *Muscle Nerve* 2004;**29**:484–505.
51. Choi Decroos E, Hobson-Webb LD, Juel VC, Massey JM, Sanders DB. Do acetylcholine receptor and striated muscle antibodies predict the presence of thymoma in patients with myasthenia gravis? *Muscle Nerve* 2014;**49**:30–34.
52. Batocchi AP, Majolini L, Evoli A, Lino MM, Minisci C, Tonali P. Course and treatment of myasthenia gravis during pregnancy. *Neurology* 1999;**52**:447–52.
53. Sussman J, Farrugia ME, Maddison P, Hill M, Leite MI, Hilton-Jones D. Myasthenia gravis: Association of British Neurologists' management guidelines. *Pract Neurol* 2015;**15**:199–206.
54. Park-Wyllie L, Mazzotta P, Pastuszak A, et al. Birth defects after maternal exposure to corticosteroids: prospective cohort study and meta-analysis of epidemiological studies. *Teratology* 2000;**62**:385–92.
55. Ferrero S, Esposito F, Biamonti M, Bentivoglio G, Ragni N. Myasthenia gravis during pregnancy. *Expert Rev Neurother* 2008;**8**:979–88.
56. Sikka P, Joshi B, Aggarwal N, Suri V, Bhagat H. Distinguishing myasthenia exacerbation from severe preeclampsia: a diagnostic and therapeutic challenge. *J Clin Diagn Res* 2015;**9**:QD05–QD06.
57. Headache Classification Committee of the International Headache Society (IHS). The International Classification of Headache Disorders, 3rd edition (beta version). *Cephalalgia* 2013;**33**:629–808.
58. Bigal ME, Bordini CA, Speciali JG. Etiology and distribution of headaches in two Brazilian primary care units. *Headache* 2000;**40**:241–47.
59. Facchinetti F, Allais G, Nappi RE, et al. Migraine is a risk factor for hypertensive disorders in pregnancy: a prospective cohort study. *Cephalalgia* 2009;**29**:286–92.
60. Wells RE, Turner DP, Lee M, Bishop L, Strauss L. Managing migraine during pregnancy and lactation. *Curr Neurol Neurosci Rep* 2016;**16**:40.
61. Tepper D. Pregnancy and lactation—migraine management. *Headache* 2015;**55**:607–608.
62. Rasmussen BK. Migraine and tension-type headache in a general population: precipitating factors, female hormones, sleep pattern and relation to lifestyle. *Pain* 1993;**53**:65–72.
63. Cheelo M, Lodge CJ, Dharmage SC, et al. Paracetamol exposure in pregnancy and early childhood and development of childhood asthma: a systematic review and meta-analysis. *Arch Dis Child* 2015;**100**:81–89.
64. Østensen ME, Skomsvoll JF. Anti-inflammatory pharmacotherapy during pregnancy. *Expert Opin Pharmacother* 2004;**5**:571–80.
65. Kozer E, Nikfar S, Costei A, Boskovic R, Nulman I, Koren G. Aspirin consumption during the first trimester of pregnancy and congenital anomalies: a meta-analysis. *Am J Obstet Gynecol* 2002;**187**:1623–30.
66. Becker WJ. Acute migraine treatment in adults. *Headache* 2015;**55**:778–93.
67. Ephross SA, Sinclair SM. Final results from the 16-year sumatriptan, naratriptan, and treximet pregnancy registry. *Headache* 2014;**54**:1158–72.
68. Marchenko A, Etwel F, Olutunfese O, Nickel C, Koren G, Nulman I. Pregnancy outcome following prenatal exposure to triptan medications: a meta-analysis. *Headache* 2015;**55**:490–501.
69. Nezvalová-Henriksen K, Spigset O, Nordeng H. Triptan exposure during pregnancy and the risk of major congenital malformations and adverse pregnancy outcomes: results from the Norwegian Mother and Child Cohort Study. *Headache* 2010;**50**:563–75.
70. Easterling TR. Pharmacological management of hypertension in pregnancy. *Semin Perinatol* 2014;**38**:487–95.
71. Magee LA, Schick B, Donnenfeld AE, et al. The safety of calcium channel blockers in human pregnancy: a prospective, multicenter cohort study. *Am J Obstet Gynecol* 1996;**174**:823–28.
72. Linde K, Allais G, Brinkhaus B, Manheimer E, Vickers A, White AR. Acupuncture for migraine prophylaxis. *Cochrane Database Syst Rev* 2009;**1**:CD001218.
73. Darmency-Stamboul V, Chantegret C, Ferdynus C, et al. Antenatal factors associated with perinatal arterial ischemic stroke. *Stroke* 2012;**43**:2307–12.
74. Grear KE, Bushnell CD. Stroke and pregnancy: clinical presentation, evaluation, treatment, and epidemiology. *Clin Obstet Gynecol* 2013;**56**:350–59.
75. Wang PI, Chong ST, Kielar AZ, et al. Imaging of pregnant and lactating patients: part 1, evidence-based review and recommendations. *AJR Am J Roentgenol* 2012;**198**:778–84.
76. Jauch EC, Saver JL, Adams HP, et al. Guidelines for the early management of patients with acute ischemic stroke: a guideline for healthcare professionals from the American Heart Association/American Stroke Association. *Stroke* 2013;**44**:870–947.
77. Murugappan A, Coplin WM, Al-Sadat AN, et al. Thrombolytic therapy of acute ischemic stroke during pregnancy. *Neurology* 2006;**66**:768–70.
78. Demchuk AM. Yes, intravenous thrombolysis should be administered in pregnancy when other clinical and imaging factors are favorable. *Stroke* 2013;**44**:864–85.
79. Moatti Z, Gupta M, Yadava R, Thamban S. A review of stroke and pregnancy: incidence, management and prevention. *Eur J Obstet Gynecol Reprod Biol* 2014;**181**:20–27.
80. Del Zotto E, Giossi A, Volonghi I, Costa P, Padovani A, Pezzini A. Ischemic Stroke during pregnancy and puerperium. *Stroke Res Treat* 2011;**2011**:606780.
81. Kernan WN, Ovbiagele B, Black HR, et al. Guidelines for the prevention of stroke in patients with stroke and transient ischemic attack: a guideline for healthcare professionals from the American Heart Association/American Stroke Association. *Stroke* 2014;**45**:2160–236.
82. Greer IA, Nelson-Piercy C. Low-molecular-weight heparins for thromboprophylaxis and treatment of venous thromboembolism in pregnancy: a systematic review of safety and efficacy. *Blood* 2005;**106**:401–407.
83. Lebaudy C, Hulot JS, Amoura Z, et al. Changes in enoxaparin pharmacokinetics during pregnancy and implications for antithrombotic therapeutic strategy. *Clin Pharmacol Ther*

2008;**84**:370–77.

84. Burnett AE, Mahan CE, Vazquez SR, Oertel LB, Garcia DA, Ansell J. Guidance for the practical management of the direct oral anticoagulants (DOACs) in VTE treatment. *J Thromb Thrombolysis* 2016;**41**:206–32.
85. Coomarasamy A, Honest H, Papaioannou S, Gee H, Khan KS. Aspirin for prevention of preeclampsia in women with historical risk factors: a systematic review. *Obstet Gynecol* 2003;**101**:1319–32.
86. Kittner SJ, Stern BJ, Feeser BR, et al. Pregnancy and the risk of stroke. *N Engl J Med* 1996;**335**:768–74.
87. Sharshar T, Lamy C, Mas JL. Incidence and causes of strokes associated with pregnancy and puerperium. A study in public hospitals of Ile de France. Stroke in Pregnancy Study Group. *Stroke* 1995;**26**:930–36.
88. Bateman BT, Schumacher HC, Bushnell CD, et al. Intracerebral hemorrhage in pregnancy: frequency, risk factors, and outcome. *Neurology* 2006;**67**:424–29.
89. Connolly ES, Rabinstein AA, Carhuapoma JR, et al. Guidelines for the management of aneurysmal subarachnoid hemorrhage: a guideline for healthcare professionals from the American Heart Association/American Stroke Association. *Stroke* 2012;**43**:1711–37.
90. Razmara A, Bakhadirov K, Batra A, Feske SK. Cerebrovascular complications of pregnancy and the postpartum period. *Curr Cardiol Rep* 2014;**16**:532.
91. Hemphill JC, Greenberg SM, Anderson CS, et al. Guidelines for the Management of Spontaneous Intracerebral Hemorrhage: A Guideline for Healthcare Professionals From the American Heart Association/American Stroke Association. *Stroke* 2015;**46**:2032–60.
92. Dias MS, Sekhar LN. Intracranial hemorrhage from aneurysms and arteriovenous malformations during pregnancy and the puerperium. *Neurosurgery* 1990;**27**:855–65.
93. Gross BA, Du R. Hemorrhage from arteriovenous malformations during pregnancy. *Neurosurgery* 2012;**71**:349–55.
94. Treadwell SD, Thanvi B, Robinson TG. Stroke in pregnancy and the puerperium. *Postgrad Med J* 2008;**84**:238–45.
95. Lee MJ, Hickenbottom S. Cerebrovascular disorders complicating pregnancy. UpToDate. Available at: https://www.uptodate.com/contents/cerebrovascular-disorders-complicating-pregnancy#H10 (accessed 31 December 2015).
96. Saposnik G, Barinagarrementeria F, Brown RD, et al. Diagnosis and management of cerebral venous thrombosis: a statement for healthcare professionals from the American Heart Association/American Stroke Association. *Stroke* 2011;**42**:1158–92.
97. Stam J. Thrombosis of the cerebral veins and sinuses. *N Engl J Med* 2005;**352**:1791–98.
98. Jaigobin C, Silver FL. Stroke and pregnancy. *Stroke* 2000;**31**:2948–51.
99. Liang C-C, Chang S-D, Lai S-L, Hsieh C-C, Chueh H-Y, Lee T-H. Stroke complicating pregnancy and the puerperium. *Eur J Neurol* 2006;**13**:1256–60.
100. Bousser MG, Chiras J, Bories J, Castaigne P. Cerebral venous thrombosis—a review of 38 cases. *Stroke* 1985;**16**:199–213.
101. Ferro JM, Canhão P, Stam J, Bousser M-G, Barinagarrementeria F, ISCVT Investigators. Prognosis of cerebral vein and dural sinus thrombosis: results of the International Study on Cerebral Vein and Dural Sinus Thrombosis (ISCVT). *Stroke* 2004;**35**:664–70.
102. Pfefferkorn T, Crassard I, Linn J, Dichgans M, Boukobza M, Bousser M-G. Clinical features, course and outcome in deep cerebral venous system thrombosis: an analysis of 32 cases. *J Neurol* 2009;**256**:1839–45.
103. Chan W-S, Lee A, Spencer FA, et al. D-dimer testing in pregnant patients: towards determining the next 'level" in the diagnosis of deep vein thrombosis. *J Thromb Haemost* 2010;**8**:1004–11.
104. Linn J, Ertl-Wagner B, Seelos KC, et al. Diagnostic value of multidetector-row CT angiography in the evaluation of thrombosis of the cerebral venous sinuses. *AJNR Am J Neuroradiol* 2007;**28**:946–52.
105. Expert Panel on MR Safety, Kanal E, Barkovich AJ, et al. ACR guidance document on MR safe practices: 2013. *J Magn Reson Imaging* 2013;**37**:501–30.
106. Coutinho J, de Bruijn SF, Deveber G, Stam J. Anticoagulation for cerebral venous sinus thrombosis. *Cochrane Database Syst Rev* 2011;**8**:CD002005.
107. Misra UK, Kalita J, Chandra S, Kumar B, Bansal V. Low molecular weight heparin versus unfractionated heparin in cerebral venous sinus thrombosis: a randomized controlled trial. *Eur J Neurol* 2012;**19**:1030–36.
108. Mehraein S, Ortwein H, Busch M, Weih M, Einhäupl K, Masuhr F. Risk of recurrence of cerebral venous and sinus thrombosis during subsequent pregnancy and puerperium. *J Neurol Neurosurg Psychiatry* 2003;**74**:814–16.
109. Ducros A. Reversible cerebral vasoconstriction syndrome. *Lancet Neurol* 2012;**11**:906–17.
110. Miller TR, Shivashankar R, Mossa-Basha M, Gandhi D. Reversible cerebral vasoconstriction syndrome, part 1: epidemiology, pathogenesis, and clinical course. *AJNR Am J Neuroradiol* 2015;**36**:1392–99.
111. Fugate JE, Ameriso SF, Ortiz G, et al. Variable presentations of postpartum angiopathy. *Stroke* 2012;**43**:670–76.
112. Chen S-P, Fuh J-L, Wang S-J, et al. Magnetic resonance angiography in reversible cerebral vasoconstriction syndromes. *Ann Neurol* 2010;**67**:648–56.
113. Fugate JE, Rabinstein AA. Posterior reversible encephalopathy syndrome: clinical and radiological manifestations, pathophysiology, and outstanding questions. *Lancet Neurol* 2015;**14**:914–25.
114. Fugate JE, Claassen DO, Cloft HJ, Kallmes DF, Kozak OS, Rabinstein AA. Posterior reversible encephalopathy syndrome: associated clinical and radiologic findings. *Mayo Clin Proc* 2010;**85**:427–32.
115. Meems M, Truijens S, Spek V, Visser LH, Pop VJM. Prevalence, course and determinants of carpal tunnel syndrome symptoms during pregnancy: a prospective study. *BJOG* 2015;**122**:1112–18.
116. Wand JS. Carpal tunnel syndrome in pregnancy and lactation. *J Hand Surg* 1990;**15**:93–95.
117. Wong CA, Scavone BM, Dugan S, et al. Incidence of postpartum lumbosacral spine and lower extremity nerve injuries. *Obstet Gynecol* 2003;**101**:279–88.
118. van Paassen BW, van der Kooi AJ, van Spaendonck-Zwarts KY, Verhamme C, Baas F, de Visser M. PMP22 related neuropathies: Charcot-Marie-Tooth disease type 1A and hereditary neuropathy with liability to pressure palsies. *Orphanet J Rare Dis* 2014;**9**:38.
119. Weinreb JC, Wolbarsht LB, Cohen JM, Brown CE, Maravilla KR. Prevalence of lumbosacral intervertebral disk abnormalities on MR images in pregnant and asymptomatic nonpregnant women. *Radiology* 1989;**170**:125–28.
120. Chou R, Qaseem A, Snow V, et al. Diagnosis and treatment of low back pain: a joint clinical practice guideline from the American College of Physicians and the American Pain Society. *Ann Intern Med* 2007;**147**:478–91.
121. Black RA, Hill DA. Over-the-counter medications in pregnancy. *Am Fam Physician* 2003;**67**:2517–24.
122. Garmel SH, Guzelian GA, D'Alton JG, D'Alton ME. Lumbar disk disease in pregnancy. *Obstet Gynecol* 1997;**89**:821–22.
123. Hilsinger RL, Adour KK, Doty HE. Idiopathic facial paralysis, pregnancy, and the menstrual cycle. *Ann Otol Rhinol Laryngol* 1975;**8**:433–42.
124. Vrabec JT, Isaacson B, Van Hook JW. Bell's palsy and pregnancy. *Otolaryngol Head Neck Surg* 2007;**137**:858–61.
125. Srivanitchapoom P, Pandey S, Hallett M. Restless legs syndrome and pregnancy: a review. *Parkinsonism Relat Disord* 2014;**20**:716–22.
126. Allen RP, Picchietti DL, Garcia-Borreguero D, et al. Restless legs syndrome/Willis-Ekbom disease diagnostic criteria: updated International Restless Legs Syndrome Study Group (IRLSSG) consensus criteria—history, rationale, description, and signifi-

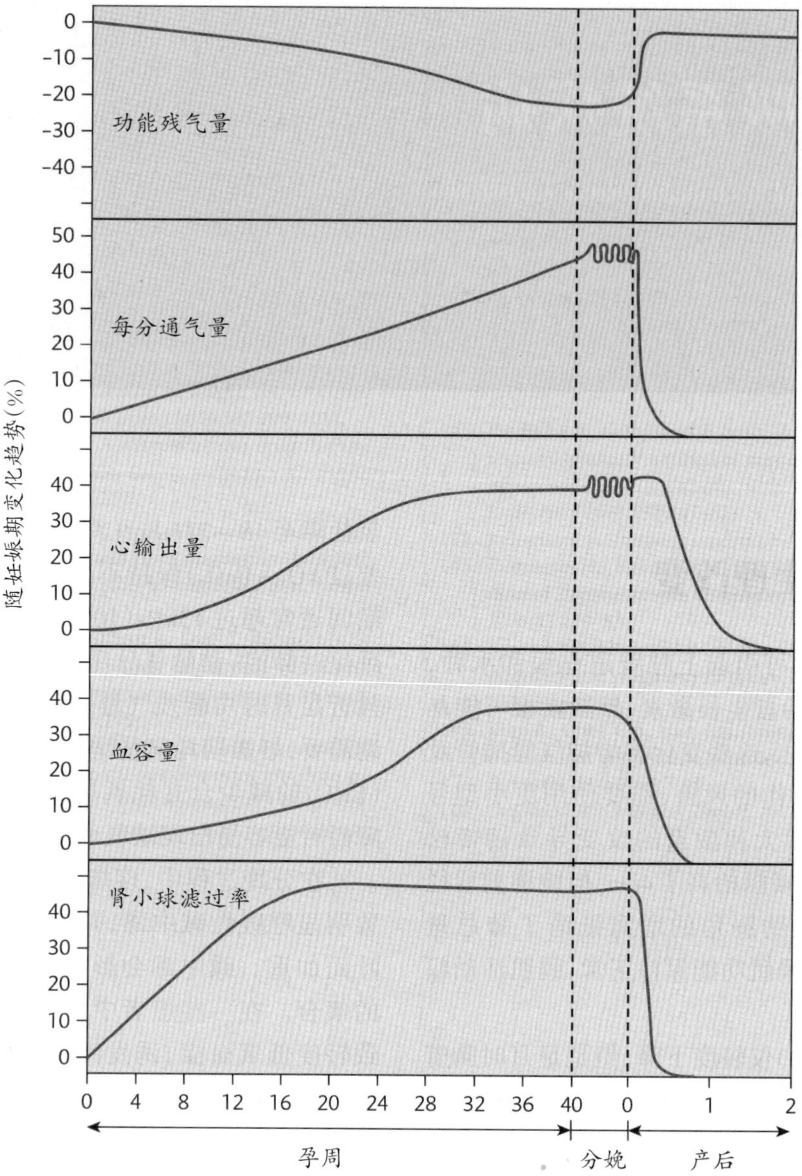

图25.1 妊娠期及产后的生理变化。(Reproduced with permission from the American Thoracic Society. Copyright © 2016 American Thoracic Society. Lapinsky SE et al, 1995; Am J Respir Crit Care Med 152:427-455.)

妊娠期也可能出现因运动增加而导致的呼吸困难。

肺炎

下呼吸道感染是产妇和胎儿发病和死亡的主要原因[8]。肺炎是产前入住重症监护室最常见的原因[9],其发病率不高于一般人群。妊娠期肺炎一般由常见的细菌性病原体引起,如肺炎链球菌、流感嗜血杆菌和肺炎支原体,然而妊娠女性发生呼吸衰竭和脓胸等并发症的风险增加[10]。由于妊娠期间细胞免疫的改变,妊娠女性罹患与某些病毒感染有关的严重呼吸道疾病的风险增加,特别是流感和水痘病毒的感染。妊娠女性因流感引起的危重症和死亡比一般人群更为常见[11]。成人的水痘感染比儿童严重,在妊娠期间可能更严重。与非妊娠患者相比,球孢子菌病在妊娠期可能会诱发更严重的疾病,这与细胞介导的免疫损伤,以及孕酮和17-β雌二醇刺激真菌增殖有关[12]。肺孢子菌肺炎可见于HIV阳性患者,且在妊娠期更具侵袭性[13]。妊娠不影响结核的病程或复发率。产后肺炎发生在产后6周内,多见于剖宫产术后[14]。

肺炎增加早产风险,增加小于胎龄儿的发病率及宫内胎儿和新生儿的死亡率[8]。母亲的慢性病是母胎不良结局的一个预测因子，虽然肺炎与孕产妇死亡风险增加有关，但这可能与存在易感的基础疾病有关，而非肺炎本身。

由于医生或患者不愿意进行胸片检查，肺炎的诊断往往会延迟。在胎儿辐射暴露剂量<1mrad(0.01mGy)情况下，在腹部遮挡后拍正位片对胎儿辐射风险可忽略不计[15]。侧位胸片暴露较多，但通常不需要做。诊断延迟对母胎的风险大于小剂量辐射的风险。

妊娠期肺炎的治疗原则与非妊娠期患者没有明显差别。社区获得性肺炎可使用覆盖非典型肺炎的β-内酰胺抗生素(如阿莫西林、头孢曲松)治疗，或不覆盖非典型肺炎的药物(如克拉霉素、阿奇霉素)。在妊娠期间通常避免使用四环素(包括多西环素)和喹诺酮类药物(环丙沙星、莫西沙星)，尽管后者的风险相对较低。妊娠女性应接种灭活流感疫苗，如果妊娠期间发生流感，可用奥司他韦、扎那米韦或金刚烷胺进行治疗。水痘性肺炎应使用阿昔洛韦治疗，该药与胎儿畸形无关，并且可以降低死亡率[16]。暴露于水痘的易感妊娠女性应与普通人群一样，评估水痘带状疱疹免疫球蛋白的使用情况。播散性肺孢子菌病死亡率很高，应使用两性霉素治疗[17]。肺孢子菌肺炎可使用甲氧苄啶磺胺甲恶唑结合叶酸(5mg/d)治疗[17]，叶酸拮抗剂和磺胺类药物对胎儿有一定的风险，但替代药物喷他脒对母胎亦有较高的风险。活动性肺结核用异烟肼和利福平治疗，对胎儿不良影响的风险很低。若无乙胺丁醇过敏，也可使用该药，一些权威机构也推荐使用吡嗪酰胺。追踪接触者很重要，婴儿应接种卡介苗。潜伏肺结核的治疗("预防")通常可以推迟到妊娠期后，除非有明确的皮肤试验转阳(PPD试验)和近期肺结核接触史。

哮喘

哮喘是妊娠最常见的慢性并发症之一，影响高达7%的育龄女性。妊娠前经常未被诊断，即使被发现，也可能未得到充分治疗。妊娠为诊断哮喘及优化患有哮喘女性的治疗方案提供了契机。

可逆性支气管狭窄由气道壁平滑肌痉挛、炎症、肿胀和黏液分泌过多引起。临床表现为咳嗽、呼吸困难、气喘、胸闷。症状有昼夜变化，通常在夜间和清晨加重。可能有明显的诱发因素，如花粉、动物皮屑、灰尘、运动、寒冷、情绪、上呼吸道感染等。通常无体征，但急性发作时可出现呼吸频率增加、说话断续、喘息、呼吸辅助肌的使用和心动过速。

根据典型症状及体征可以诊断，这些症状及体征是其他情况不能解释的。详细询问病史是关键，有个人或家族的哮喘或过敏病史更容易被诊断。哮喘的特征是支气管狭窄的可变性和可逆性，用呼气峰值流速(PEFR)来测量支气管狭窄程度，或者更理想的是测定FEV1和用力肺活量(FVC)。如果病史高度怀疑哮喘，或FEV1/FVC比值<0.7，建议进行试验性治疗。一个典型特征是早晨的峰值流速"下降"，在2周PEFR记录中，每周至少3天PEFR昼夜变异率>20%即可诊断；其他诊断指标包括吸入β-拟交感神经支气管扩张剂后FEV1改善>15%，和(或)运动6分钟后FEV1下降>15%。

妊娠通常不会影响哮喘的严重程度，在妊娠期间，哮喘可能改善、恶化或保持不变。轻症女性出问题的风险较小，而患有严重哮喘的女性病情恶化的风险更大，特别是在妊娠晚期，妊娠晚期症状缓解的女性仍存在产后恶化可能。分娩时哮喘急性发作的可能性不大，因为此时内源性类固醇增加。疾病控制欠佳者通常是由于担心药物安全性而减量，甚至完全停药。

在大多数女性中，哮喘对妊娠结局没有不良影响。与慢性或间歇性母体低氧血症有关的严重、控制不佳的哮喘，可能对胎儿产生不利影响。有些回顾性、非对照、小样本的研究证明母亲哮喘与妊娠期高血压/子痫前期、早产和早产临产、低出生体重儿、胎儿生长受限和新生儿发病率相关(包括新生儿短暂呼吸急促、新生儿低血糖、新生儿癫痫发作，住进新生儿重症监护室)[18]。一般来说，哮喘对妊娠结局的负面影响是轻微的，与哮喘的严重程度和控制情况有关。女性朋友可以放心的是，上述大多数相关情况在临床上并不常见，那些哮喘得到良好控制的女性大多可以正常妊娠，分娩健康胎儿。

控制不佳的严重哮喘比预防或治疗疾病所用药物对妊娠的风险更大。哮喘控制良好可使这种风险降到最低。应该告知女性患者，哮喘不太可能对她们的妊娠产生不利影响，重要的是在整个妊娠期间保持哮喘控制良好。哮喘治疗的重点在于预防急性发作，而不是治疗急性发作。完全控制的定义是：白天无症状，夜间不因哮喘而醒来，不需要抢救药物，病情无加重，不出现包括运动在内的活动受限，以及FEV1正常或PEFR>预测值的80%。为了避免不必要的治疗升级，检查患者使用吸入器技术很重要（吸入药物），有些女性需要呼吸驱动式吸入器。

治疗遵循阶梯法和英国胸科学会/苏格兰校际指南网的哮喘治疗指南[19]。轻度间歇性哮喘可按要求使用吸入短效“缓解剂”（β_2-激动剂）治疗（步骤1）。如果使用吸入型“缓解剂”（β_2-激动剂）超过3次/周，应开始常规吸入抗炎药物与类固醇“预防剂”（如倍氯米松、布地奈德）吸入剂（400μg/d）（步骤2）；下一步的治疗是添加长效“缓解剂”β_2-激动剂（LABA；如氟替卡松加沙美特罗），或者增加吸入类固醇的剂量（800μg/d）（步骤3）；进一步治疗包括白三烯受体拮抗剂等其他方法的试验性治疗（详见“哮喘治疗药物的安全性”）；也可以将吸入类固醇剂量增加到2000μg/d（步骤4）；如果这些措施不能达到完全控制，则需要持续或频繁口服类固醇。应使用能达到完全控制的最小剂量，如有必要，配合使用类固醇激发剂（步骤5）。

治疗的目的是实现完全无症状，这样个体生活方式就不会受到影响。遗憾的是，许多哮喘患者需接受一些不可避免的慢性症状，如睡眠时因气喘或胸闷而醒来。有哮喘的妊娠女性应停止吸烟，避免所有已知的诱因，医生应该向她们说明妊娠期规律用药的重要性，提供关于药物安全性的解释[19]，这对于确保用药依从性至关重要。应该鼓励家庭化呼气峰流速监测和制订个体化自我管理计划。使用大容量储雾罐可能会改善药物扩散，建议在吸入大剂量类固醇时使用，应该跟患者讲明增加吸入类固醇剂量的适应证，以及是否“紧急”给予口服类固醇药。

妊娠期哮喘的治疗基本上与非妊娠期一样，所有广泛用于治疗哮喘的药物，包括全身类固醇，在妊娠期和哺乳期似乎都是安全的（详见“哮喘治疗药物的安全性”）。哮喘妊娠女性治疗的关键是确保充分的妊娠前或妊娠早期咨询，使患者不停止重要的抗炎吸入治疗。关于妊娠期哮喘药物安全性的教育和保证，最好是在妊娠之前，这是治疗的重要组成部分。

哮喘治疗药物的安全性

来自体循环的β_2-激动剂可迅速通过胎盘，但吸入给药到达肺的剂量就很少，这么小的药量中仅很小一部分到达体循环。研究显示，使用吸入β_2-激动剂治疗的哮喘妊娠女性与未使用β_2-激动剂的哮喘妊娠女性、非哮喘对照组在胎儿围生期死亡率、先天性畸形、新生儿出生体重、Apgar评分或分娩并发症方面没有差异。LABA如沙美特罗（施立文）在妊娠期也是安全的[20]。长效β-激动剂只能与长效吸入糖皮质激素同时使用，想要很好地控制哮喘，千万不能停药或拒绝服用这类药物。

在妊娠期间使用吸入和口服类固醇都是安全的。仅少量吸入皮质类固醇制剂被吸收进入体循环，没有证据表明吸入性倍氯米松（必可酮）或布地奈德（普米克）会增加先天畸形或胎儿不良反应的发生率。丙酸氟替卡松（辅舒酮）是一种长效的吸入皮质类固醇，可用于那些需要大剂量吸入类固醇的患者。

LABA加类固醇的复合吸入器，例如，布地奈德/福莫特罗（辛比可）和氟替卡松/沙美特罗联合吸入器（舒利迭），这些吸入器随处可见且能增加患者用药的依从性。这些药可以确保服用LABA时不吸入类固醇，在不超过LABA的最大剂量情况下增加类固醇的剂量可能需要改变吸入器的强度，而不是增加患者吸入次数。如果目前的治疗不充分，加用全身性糖皮质激素来控制哮喘的恶化也是安全的。泼尼松龙可通过胎盘，但只有很少（10%）的活性药物到达胎儿。尽管一些临床工作者发现在妊娠早期使用类固醇会增加腭裂的发病率，但这一结论在更大规模的前瞻性病例对照研究和数据库关联研究中被推翻[21]。没有证据表明妊娠女性使用类固醇治疗会增加流产、死产、其他先天性畸形或新生儿死亡的风险。

口服而非吸入类固醇治疗哮喘的妊娠女性患子痫前期的相对风险有一定增加。然而，目前还不明确这是类固醇的副作用还是哮喘控制情况和严重程度的影响。虽然母体全身类固醇治疗理论上可能抑制胎儿下丘脑-垂体-肾上腺轴，但临床实践中几乎没有证据支持这一观点。长期、大剂量类固醇可能增加胎膜早破的风险。关于子宫内类固醇暴露的潜在副作用（如反复大剂量肌内注射倍他米松或地塞米松诱导胎儿肺成熟）和儿童神经发育问题的顾虑仍存在。不通过胎盘屏障的低剂量泼尼松龙和倍他米松或地塞米松不太可能产生类似的副作用。口服类固醇会增加感染、妊娠期糖尿病的风险，并导致妊娠期糖尿病患者血糖控制不佳。定期检测血糖、饮食控制、二甲双胍，必要时可使用胰岛素均可控制血糖，停止或减少类固醇剂量后血糖水平可逆转。血糖升高不是口服类固醇减量或停药的指征，减量或停药必须由哮喘决定。妊娠女性因疾病口服类固醇治疗也不能因妊娠而停止。

治疗胃食管反流很重要，因其可能加剧哮喘。没有报道显示吸入性色甘酸钠类[如色甘酸钠（咽泰）和奈多罗米]或吸入抗胆碱能药物[如异丙托溴铵（定喘乐）]对胎儿的不良影响。

过去广泛使用的茶碱类不再被推荐作为哮喘的一线治疗。虽然尚未发现严重先天性畸形或不良围生期结局与茶碱类暴露有显著相关性，在少数茶碱依赖的患者中，剂量应根据药物水平改变。茶碱和氨茶碱都很容易通过胎盘，胎儿的茶碱水平与母亲相似。

白三烯受体拮抗剂（如孟鲁司特和扎鲁司特）可阻断气道中半胱氨酸白三烯的作用。研究认为妊娠期使用此类药物不会增加先天畸形的风险或其他副作用。如果需要使用白三烯拮抗剂才能完全控制哮喘，那么在妊娠期间不应停用或不用[19]。

在少数哮喘女性中，应考虑严重的支气管痉挛可能与“阿司匹林过敏”有关。低剂量阿司匹林常预防性用于有子痫前期高危因素和抗磷脂综合征的妊娠女性。建议患哮喘的妊娠女性在服用小剂量阿司匹林和产后使用非甾体消炎药缓解疼痛之前，应检测有无阿司匹林过敏史。

哮喘急性发作具有危险性，应该住院治疗。治疗原则与非妊娠患者急性重症哮喘的紧急处理一样，严重哮喘女性的死亡往往与一种或多种不良社会心理因素有关，包括精神疾病、吸毒或酗酒、失业和隐瞒病情。

急性重症哮喘的特点是PEFR的最佳/预测值为33%～50%，呼吸频率>25次/分，心率>110次/分，一次呼吸间不能说完整的话。急性重症哮喘的治疗包括高流量吸氧和通过氧气喷雾器给予β_2-激动剂（如沙丁胺醇5mg）。β_2-受体激动剂可通过反复启动计量吸入器来给药，并配一个适当的大容量储雾器。对于反应不佳的患者，可重复剂量或连续雾化吸入（沙丁胺醇5～10mg/h）。还应立即给予糖皮质激素[静脉注射氢化可的松100mg和（或）口服泼尼松龙40～50mg]，并持续至少5天，适当静脉补液。如果临床怀疑有肺炎或气胸，或患者病情没有好转，应进行胸片检查。如果PEFR没有改善到预测值75%以上，不能出院。如果病情好转，出院后还须口服一个疗程的类固醇，并要定期复查。通过急诊科救治的哮喘妊娠女性比非妊娠女性更可能不使用类固醇，这是不对的，因为这会导致哮喘持续恶化。

危及生命的哮喘的临床特征是PEFR<预测值的33%，氧饱和度<92%，PO_2<8kpa，PCO_2正常或升高（>4.6kPa），可有呼吸音消失、发绀、呼吸乏力、心动过缓、心律失常、低血压、乏力、意识模糊和昏迷。对治疗效果欠佳的危及生命或急性重症哮喘妊娠女性的处理应请重症护理团队会诊，并考虑静脉注射β_2-受体激动剂，静脉注射硫酸镁1.2～2g（超过20分钟），和（或）静脉注射氨茶碱[19]。如果需要气管插管和正压通气，则应根据孕周考虑是否剖宫产。

由于内源性类固醇的产生，分娩时哮喘发作极为罕见。妊娠女性在分娩时不应停用吸入剂，并且没有证据表明通过吸入途径给予β_2-激动剂会减弱子宫收缩或延迟分娩的发动。口服类固醇的女性（产前2周，泼尼松龙>7.5mg/d），应注射氢化可的松（50～100mg，3～4次/天）来减轻分娩应激，直到重新开始口服药物。用于引产、促宫颈成熟的前列腺素E2和用于终止妊娠或治疗或预防产后出血的前列腺素E1（米索前列醇），均为支气管扩张剂，可以安全使用。使用前列腺素F2α治疗危及生命的产后出血可能是不可避免的，但它可以引起支气管痉挛，应慎用于哮喘妊娠女性。对哮喘妊娠女性使用任何形式的分娩镇痛，包括硬膜外镇痛和安桃乐，都是安全的，即使在罕见的急性严重哮喘发作的情况下，止痛的阿片类药物也应极其谨慎地使用。硬膜外麻醉优于全身麻醉，因为其降低了胸腔感染和肺不张的风险。据报道，麦角新碱可引起支气管痉挛，特别是在全身麻醉的情况下，但当用子宫收缩剂（催产素和麦角新碱）预防产后出血时，这个问题似乎没有实际意义。

之前讨论过的所有药物，包括口服类固醇，对母乳喂养的母婴都是安全的。泼尼松龙可分泌到母乳中，但是在母亲接受泼尼松龙治疗的母乳喂养的婴儿中没有不良临床反应的报道。如果剂量低于30mg/d，无须担心新生儿的肾上腺功能。

结节病

结节病在妊娠中不常见，占英国所有妊娠女性的0.05%，它是一种病因不明的多系统非干酪样肉芽肿性疾病。呼吸道症状包括气促和咳嗽，但大部分患者无症状。最常见的特征是在胸片或肺部CT上看到的双侧肺门淋巴结肿大，可能有广泛的肺部炎症浸润，进一步进展为纤维化。虽然有些肺野未见明显浸润，但肺实质常有受累，可通过高分辨率CT、支气管肺泡灌洗及经支气管活检做出诊断。肺功能可能受到影响，导致梗阻性或限制性通气功能障碍、换气能力（扩散能力）降低，这种检查不受妊娠的影响，可用于监测疾病活动。正常妊娠患者血清中血管紧张素转换酶水平可能发生改变，因此不像非妊娠患者那样可用于帮助诊断或监测疾病活动。

结节病的肺外表现包括结节性红斑（也可在无潜在病因的妊娠中单独出现）、前葡萄膜炎、高钙血症、肝功能异常、关节病、发热和中枢神经系统受累。

结节病可能不受妊娠影响或改善。疾病活动期的患者在妊娠期间X线变化可能消退，在产褥期有结节病复发倾向，任何产前观察到的好转可能都是由妊娠期间内源性皮质醇水平的增加所致。

结节病往往可以自行消退，类固醇治疗的指征包括肺外表现，特别是中枢神经系统疾病及功能性呼吸障碍。如果有临床指征，妊娠期应继续使用或开始使用类固醇。每日服用超过7.5mg泼尼松维持治疗的女性，在分娩时应给予“冲击剂量”，要注意补充维生素D，会缓解结节病患者的高钙血症。

囊性纤维化

囊性纤维化（CF）是一种常见的遗传性疾病，白人发病率约1/1500，非裔美国人发病率约1/17000，这是一种常染色体隐性遗传病，主要影响CF的跨膜传递调节蛋白，一种氯离子通道。临床表现主要在肺部（支气管扩张）、胰腺（吸收不良、糖尿病）和肠道。CF患者的治疗进展已经将其预期寿命延长至生育年龄，平均37岁。

尽管宫颈黏液增厚、卵巢功能障碍[22]和营养不良可能会影响生育能力，但约50%的CF女性能够自然妊娠[23]。CF患者妊娠可能与不良母胎结局相关，但目前病例显示，在适当的治疗下，CF患者也有良好的妊娠结局[24,25]，而且妊娠似乎对CF预后没有负面影响[26]。妊娠期CF女性的住院和门诊就诊频率会增加，但肺功能下降速度并不比非妊娠女性快，当FVC低于预测值50%，肺动脉高压的存在与妊娠风险增加相关。

妊娠期并发症包括妊娠期糖尿病发病率和胎儿围生期死亡率的增加，死亡原因主要与自发性早产或CF孕产妇并发症有关。一项在美国研究表明，纳入研究的680名正常妊娠女性组生存率高于3327例CF患者的对照组[26]。基于FEV1和体重判断，CF女性妊娠后病情一般较轻。而且即使在疾病严重程度改变后，妊娠似乎也没有缩短生存期。但是大多数研究还是表明妊娠的风险要根据疾病的严重程度分级，妊娠前咨询对降低母胎风险至关重要。经验丰富的医学中心的报告表明，尽管患有严重呼吸系统疾病的妊娠女性常娩出低出生体重儿，正常出生体重儿和近足月妊娠的新生儿的预后良好[24,25]。

CF妊娠女性的管理需要多学科团队，要密切关注营养和血糖控制[27]，产后可能出现低血糖，肺部疾病加重需要早期积极治疗，治疗时需考虑如氨基糖苷类和喹诺酮类等抗生素的潜在胎儿毒性。因为是遗传性疾病，配偶的基因检测和遗传咨询也是必不可少的。

急性呼吸窘迫综合征

急性呼吸窘迫综合征（ARDS）是一种肺部的弥漫性炎症改变，典型特征是胸片上显示双肺浸润性改变和气体交换功能受损，且与左心衰无关，肺血管通透性增加导致非心源性肺水肿。妊娠女性比普通人群更常发生ARDS，占分娩总数的1/6000[28]。妊娠女性发病率增加的机制可能与妊娠期血容量增加、胶体渗透压降低和急性炎症反应因子上调有关[29]。妊娠期急性呼吸窘迫综合征可能由妊娠并发症（如羊水栓塞、胎盘早剥和绒毛膜羊膜炎）或非产科原因（如肺炎、败血症和胃酸误吸）引起的。

急性呼吸窘迫综合征的处理与非妊娠患者一样，主要是支持治疗。与非妊娠患者相比，妊娠患者气管插管失败的风险增加，最好由有产科麻醉经验的医师进行。机械通气支持的目标潮气量为6mL/kg

（预期体重），平台压力<30cmH$_2$O。妊娠期胸壁顺应性降低可能需要比非妊娠期患者稍高的气道压力。非常规的通气模式作为一种急救干预措施已成功应用于妊娠抢救，包括体外膜氧合[30]，在分娩时使用对母亲有益，但并非总是如此，应该由多学科团队在个体化的基础上考虑使用[31]。

羊水栓塞

正常的妊娠期间可能会有少量的羊水进入循环，少数情况下也会出现严重的结果，即羊水栓塞。羊水栓塞常发生于分娩过程中或在宫腔操作后，首发症状为急性严重的呼吸困难和低氧血症，随后可能发生癫痫、循环衰竭或心脏骤停。存活的患者通常会发展为弥散性血管内凝血和急性呼吸窘迫综合征。据报道，孕产妇死亡率高达86%，但最近的一份报告显示，死亡率为11%～43%[32]。其发病机制涉及子宫血管的创伤性开放，以及羊水成分进入循环后导致的系列病理生理作用，这些成分可能包括白三烯、花生四烯酸代谢物和胎儿的鳞状细胞，可能与免疫机制有关。血流动力学效应包括急性肺动脉高压和左心室功能不全[33]。通常是排除性诊断，现有的几个生物标志物的诊断敏感性和特异性均较差，低水平的C1酯酶抑制剂可能是一个有用的诊断标记，并有可能致病[34]。

胃酸误吸

促进胃酸误吸的因素包括孕酮降低食管括约肌的张力、子宫增大引起腹内压力增加、使用仰卧位分娩等。大多数误吸病例发生在产房，所有妊娠女性都认为分娩应该在饱腹状态下进行。有限的资料表明抗酸剂和H$_2$拮抗剂的组合是提高胃内pH值的最佳选择[35]。酸性胃内容物可导致化学性肺炎和肺渗透性水肿，即ARDS，在某些情况下还可能发生细菌性肺炎。

输血相关的急性肺损伤

输血相关的急性肺损伤（TRALI）可能使血液成分治疗复杂化，且在妊娠中并不少见[36]，临床表现为在输注含血浆血液制品期间或6小时内的突发呼吸困难。鉴别诊断包括循环超负荷（利尿后可缓解）。大多数TRALI患者在几天内就会好转，但这种情况可能是致命的。

其他疾病

流感性肺炎是导致妊娠女性严重急性呼吸窘迫综合征的一个重要原因，在2009年甲型H1N1流感流行期间尤为突出（图25.2）[11]。子痫前期可能并发肺水肿，这可能是流体静力学机制（与后负荷增加有关）和渗透性增加（ARDS）的联合作用。无论是产科还是非产科，败血症都可能并发急性呼吸窘迫综合征。一些病例报道表明了妊娠期肾盂肾炎与ARDS之间的联系[37]，这可能是因为肾盂肾炎是妊娠期间严重败血症最常见的原因。

限制性肺病

因为肺储备量比心脏大，限制性肺病在妊娠期表现出相当良好的耐受性[38]。许多患限制性肺病和因脊柱后侧凸、神经肌肉疾病、实质肺疾病使FVC明显减少的女性有成功的妊娠结局。一般来说，FVC>1L就足够了，但每个病例必须进行个体化评估，且有报道FVC<1L仍可成功妊娠的案例[39]。无论呼吸功能不全的根本原因是什么，严重的高碳酸血症或缺氧、肺动脉高压和肺源性心脏病都与不良的妊娠结局相关。

红细胞增多是对缺氧程度的一种间接评估，其本身与高黏度血栓形成的风险增加有关，限制性肺病的妊娠女性常因妊娠晚期呼吸功能恶化而早产，

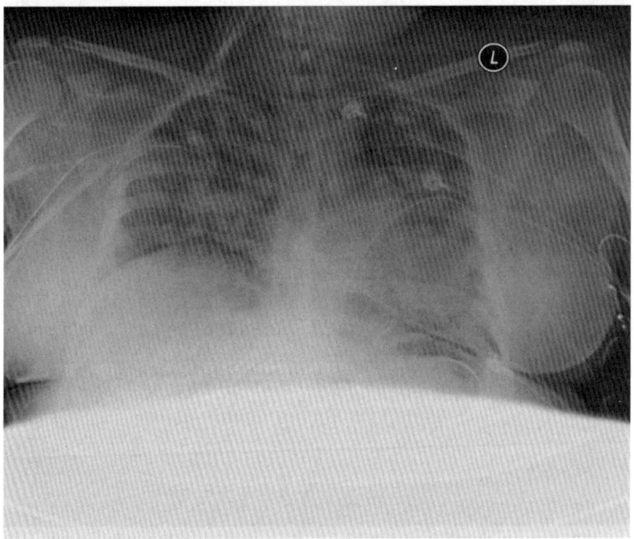

图25.2 患H1N1肺炎的女性的机械通气状态。注意双侧气道及双侧胸腔的气压创伤。膈肌抬高，腹部被铅板屏蔽。

年Freeman[3]的回顾性研究所示，EFM相关令人失望的结果可能是因为：①窒息对胎儿造成的损伤在临产之前已经开始；②急性胎儿窘迫的相关事件在损伤发生前没有足够的时间进行干预，如脐带脱垂或子宫破裂等；③很大一部分极低出生体重儿成为脑性瘫痪的现存病例；④胎儿对感染/发热炎性反应；⑤窒息对胎儿的损害程度，在造成永久性神经损伤或导致胎儿死亡时非常接近，因此，由产时窒息而发展为脑瘫的患者数量可能很少，也有可能是某些研究的样本量不够大。

证据

一项对最初研究的大型分析认为，使用电子FHR监测的患者，分娩时胎儿死亡的发生率明显低于没有一对一护理的听诊患者[12]。然而，随后的随机对照试验比较了分别应用EFM和一对一胎心听诊的足月患者，发现在围生儿死亡率、Apgar评分或新生儿重症监护室入院率方面没有差异[5-10]。2013年Cochrane系统性研究也对分娩中连续CTG的有效性进行了评估，其中包括13项随机试验和半随机对照试验，>37000名女性参与。与间断听诊相比，持续CTG对围生期总死亡率无显著改善[风险比(RR) 0.86；95%CI 0.59~1.23；n=33 513；11项试验]，但与减少半数的新生儿癫痫有关(RR 0.50；95%CI 0.31~0.80；n=32 386；9个试验)。脑瘫的发生率无显著差异(RR 1.75；95%CI 0.84~3.63；n=13 252；2个试验)。与连续CTG相关的剖宫产率显著增加(RR 1.63；95%CI 1.29~2.07；n=18 861；11个试验)。产妇也更有可能采用阴道助产(RR 1.15；95%CI 1.01~1.33；n=18 615；10个试验)。低风险、高风险、早产亚组和高质量试验的数据与总体结果一致。胎儿头皮血采样似乎并不影响新生儿癫痫发作。作者认为，真正的挑战是如何最好地向产妇传达这种不确定性，使她们能够在不影响正常分娩的前提下了解病情并做出选择[13]。而后大多数临床指南建议对高危产妇进行连续CTG，对那些分娩风险低的女性进行间断听诊。

电子胎心监护的挑战

FHR的产时监测也要面对其自身的挑战。英国妇幼咨询中心2008年的一份报告和首席医务官2006年的报告——“分娩相关死亡：500个错失的机会”表明了对产时胎心监护的理解，以及采取相应措施的问题[14,15]。在临床实践过程中意外地发现正常大小的婴儿在出生时发生窒息，而那些因严重胎儿窘迫而手术分娩的婴儿出生时状况良好，这种情况并不少见。目前，对于存在加速、正常基线和正常基线变异的反应型CTG模式(图27.1)的可靠价值似乎已达成共识。另一方面，与晚期减速或变异减速相关的变异缺失(图27.2)被认为是不好的预兆，并且那些有轻微的延迟减速(图27.3)和延长减速，其中FHR<80次/分，持续时间超过15分钟(图27.4)被认

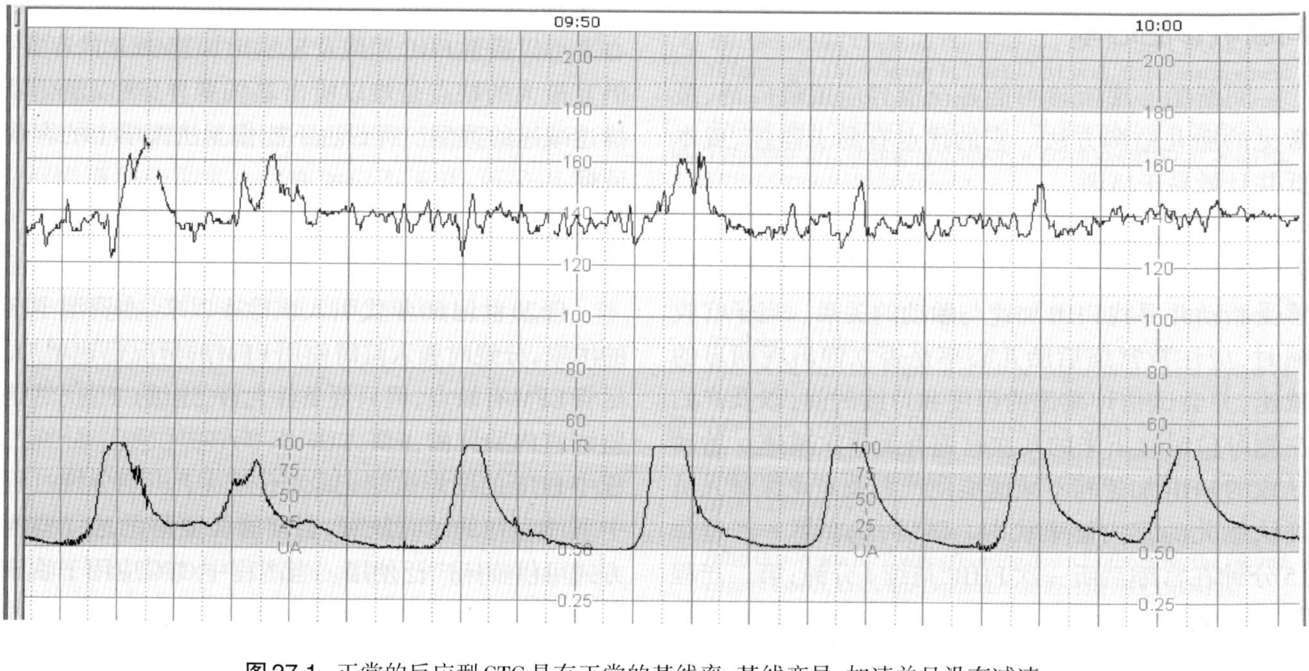

图27.1 正常的反应型CTG具有正常的基线率、基线变异、加速并且没有减速。

为是终末期表现并需要立刻娩出胎儿，以避免缺氧性损害。然而，临床医生经常面临CTG检测结果介于这两个极端之间的挑战，需要根据对病例整体临床评估结果的解读来决定进一步的治疗方案。此外，缺氧可能并不是分娩过程中唯一的损害因素。最近的研究表明，由感染/发热引起的胎儿炎性反应是中枢神经系统损害的原因之一[16,17]。与这些损伤相关的CTG模式可能有很大差异，需要根据整体临床情况进行细致的解读。

入室试验

分娩入室试验（LAT）是在低风险妊娠女性入院

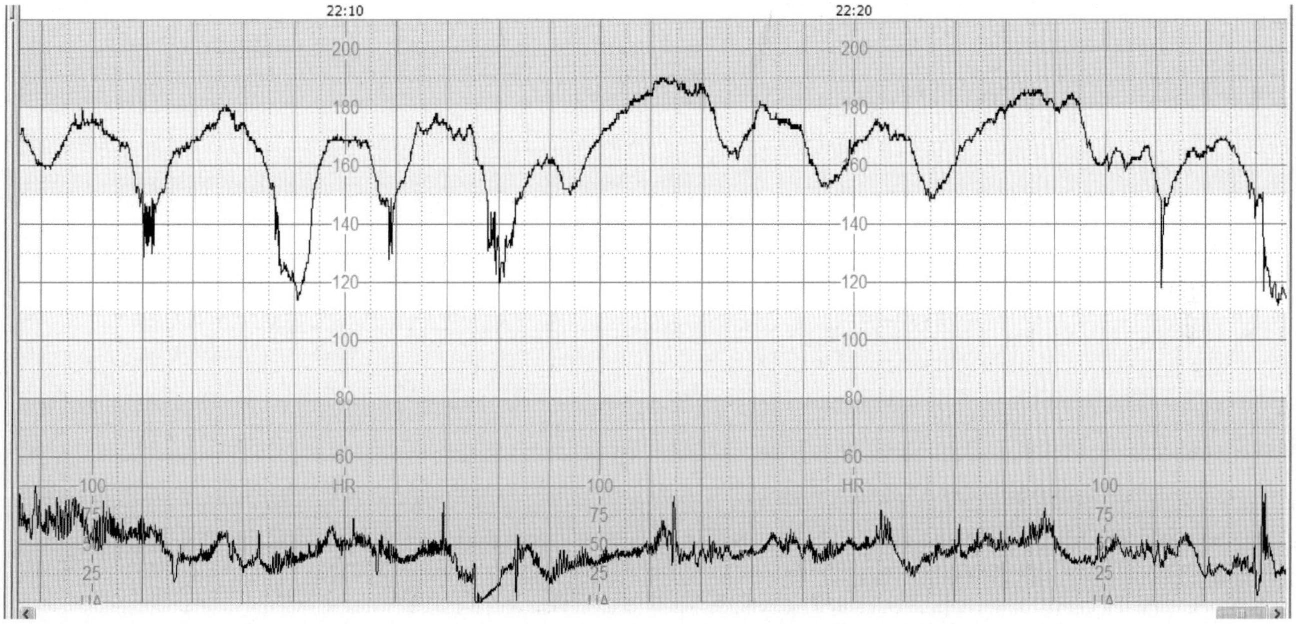

图27.2 不良图形表现为基线变异性降低、心动过速、无加速，有变异减速。

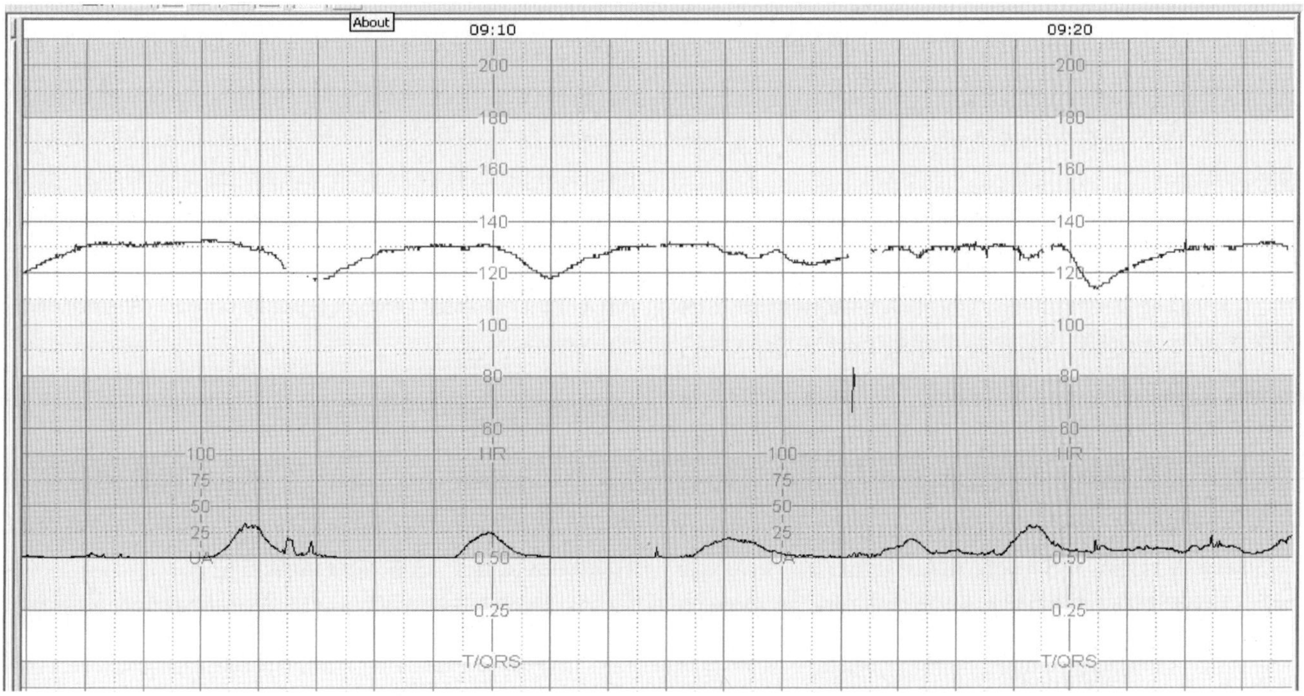

图27.3 伴有心动过速的异常CTG图形，基线变异明显减少，晚期减速较浅——终末期前图形。

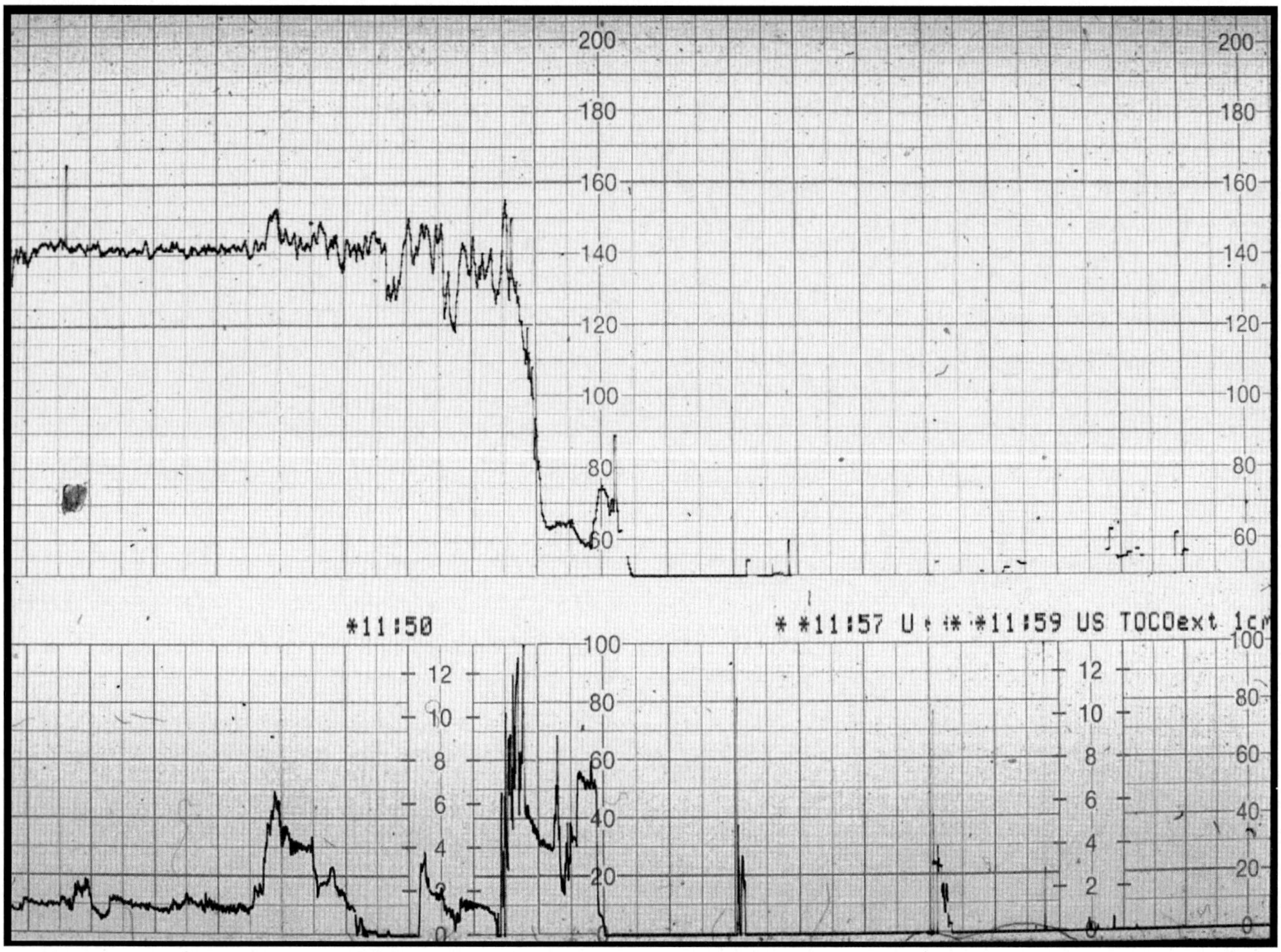

图27.4 延迟减速心率<80次/分且持续时间超过15分钟。

分娩时对胎儿宫内状况进行测试。它的目的是评估临产开始时胎儿的健康状况，并分辨出那些可能已经存在缺氧或可能无法承受临产后宫缩压力而导致缺氧的胎儿。

设计LAT的最初目的是对低风险妊娠的产妇在分娩开始时进行初步评估，以便那些FHR模式欠佳的产妇可以接受额外的胎儿监测实验或根据胎儿的危险程度终止妊娠。这通常意味着LAT异常的产妇被归类为高风险人群，然后在整个产程中进行连续CTG监测。因此，LAT可作为分娩早期的筛查工具，在入院时可发现缺乏耐受的胎儿，并筛选出可能受益于分娩期间连续CTG的产妇。

LAT可只通过听诊或使用CTG进行监测。入院CTG包括在产妇入院时在病房进行20~30分钟的CTG图形。大多数入院胎心监测持续15~30分钟。然而，在5~10分钟内有两次加速或两次宫缩时出现而没有减速，就不应被过度监测。如果测试是在胎儿处于安静/睡眠阶段时进行的，则需要持续监测，直至胎儿醒来并出现可靠的FHR模式。虽然现有的随机对照试验和系统综述不倾向于入院胎心监测，但这些主要研究中使用的方法有待商议。有必要进行具有足够样本量的随机对照试验，以评估LAT的有效性。对于疑似或已分娩低风险产妇，NICE指南并不建议在入院时将CTG作为初始评估的一部分[11]。

间歇和连续的产时EFM

NICE指南建议，初次评估中发现任何危险因素，在分娩时要进行连续CTG，而且需向产妇解释这样做的必要性。这些危险因素可能是：

- 疑似绒毛膜羊膜炎或败血症，体温38℃或更高。
- 重度高血压(≥160/110mmHg)。
- 使用催产素。
- 羊水中存在明显的胎粪。

• 产程中有活动性出血。

如果存在以下两种或两种以上低危因素，也建议持续CTG：

• 胎膜破裂超过24小时。

• 中度高血压(150 ~ 159/100 ~ 109mmHg)。

• 确定延长的第一或第二产程。

• 羊水中存在不明显的胎粪。

如果存在上述因素之一，并伴有下列任何一种情况，也建议使用CTG：

• 产妇脉搏>120次/分，两次测量间隔30分钟。

• 单次舒张压≥110mmHg或收缩压≥160 mmHg。

• 舒张压≥90mmHg或收缩压≥140 mmHg，两次测量间隔30分钟。

• 尿蛋白2+和单次测量舒张压升高(≥90mmHg)或收缩压升高(≥140mmHg)。

• 单次测量体温≥38℃，或间隔1小时测量体温≥37.5℃。

• 肉眼可见之外的任何阴道出血。

• 羊水中存在明显的胎粪。

• 产妇主诉不同于寻常宫缩的痛。

• 确定延长的第一或第二产程。

• 产妇要求使用局部镇痛以缓解额外的疼痛。

• 产科急症——包括产前大出血、脐带脱垂、产妇癫痫发作或晕厥。

如果持续CTG是必须的，需向产妇解释这会限制患者的活动，尤其是使用传统监测器。应鼓励产妇尽可能地多活动及变换姿势。应记住，对所有CTG图形进行分类和解释是不可能的，高年资产科医生的意见十分重要。

若间断听诊胎心率表明有FHR异常时也推荐使用CTG。若20分钟图形正常CTG监测可以结束。

无论CTG是否在开始分娩时用作一种胎儿监测，都应该向产妇解释，正常的胎心监护图形表明胎儿能够耐受分娩，但若是图形异常，胎儿的健康状况存在不确定性，建议后续进行持续监测。

系统性CTG解读

CTG的主要优势是能够评估FHR的所有参数，包括基线变异。正常的CTG特征存在加速，正常心率基线有>5次/分的变异性，并且没有任何类型的减速(见图27.1)。在基线正常的CTG中，逐渐缺氧的反应表现为没有加速，反复减速，并且逐渐升高的基线率图(图27.5)。此外，如果一个发育成熟、羊水清、CTG反应型的胎儿在发展为酸中毒之前，会有一定时间的FHR改变。一项研究评估在不正常的FHR模式中，经过约115分钟的反复晚期减速，约145分钟的反复变异减速，以及约185分钟的曲线平直，约50%的胎儿发展为酸中毒[18]。入院CTG反应型的胎儿，在演变为酸中毒或已经酸中毒时CTG可表现出以下特点——均显示减速(100%)，几乎所有图形都存在基线变异减少(93%)和基线心动过速(93%)[19](见图27.5)。因此，与变异性减少相关的基线上升可能是胎儿缺氧的先兆，胎儿试图通过增加心输出量来增加氧气，并将其输送至重要器官。另一方面，如果基线CTG是无反应的，进一步的异常特征随产程进展是多变的、难以鉴别的；通过间歇性听诊很难识别[20](图27.6)。这是因为可能已经存在缺氧损伤，所以胎儿无法做出反应。这样的胎儿可能无法承受子宫收缩的压力，在入院后几小时内就有死亡的风险(图27.7)。

当解读CTG图形时，遵循系统性方法是很重要的(框27.1)[21]。应避免使用模糊的描述词，如“睡眠图形”“CTG欠佳”或“胎儿窘迫”。NICE循证临床指南[11](表27.1和表27.2)提出了一种系统的CTG解读方法，将个别特征分为可靠、不可靠或异常，整体CTG分为正常/不可靠和异常。应在分娩过程中至少每小时进行一次连续的EFM系统评估，如果有需要应更频繁地进行评估。

不稳定或异常的产时CTG的处理

通常，应谨慎处理“不可靠CTG”。“不正常CTG”需要制订保守的措施，并在适当/可行的情况下进行胎儿头皮血液采样(FBS)，否则应加快分娩。不可靠或异常图形的干预措施取决于可以导致FHR异常的

框27.1 CTG图形的系统解读

• 确定风险
• 宫缩的频率和持续时间
• 基线率
• 加速
• 可变性
• 变异
• 减速
• 总体印象和处理计划

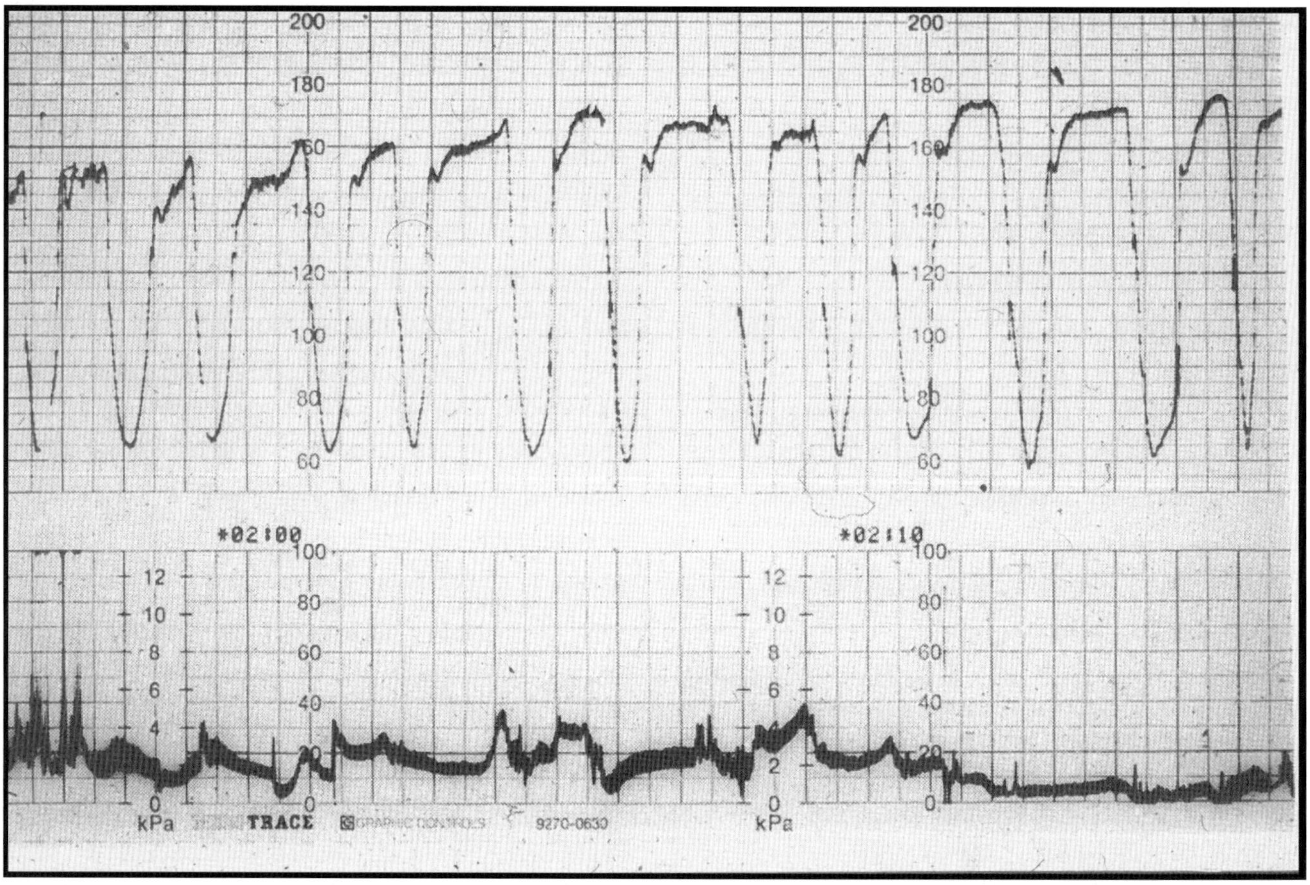

图 27.5 心动过速(5小时内从140次/分上升到170次/分),变异缺失。变异减速/晚期减速。

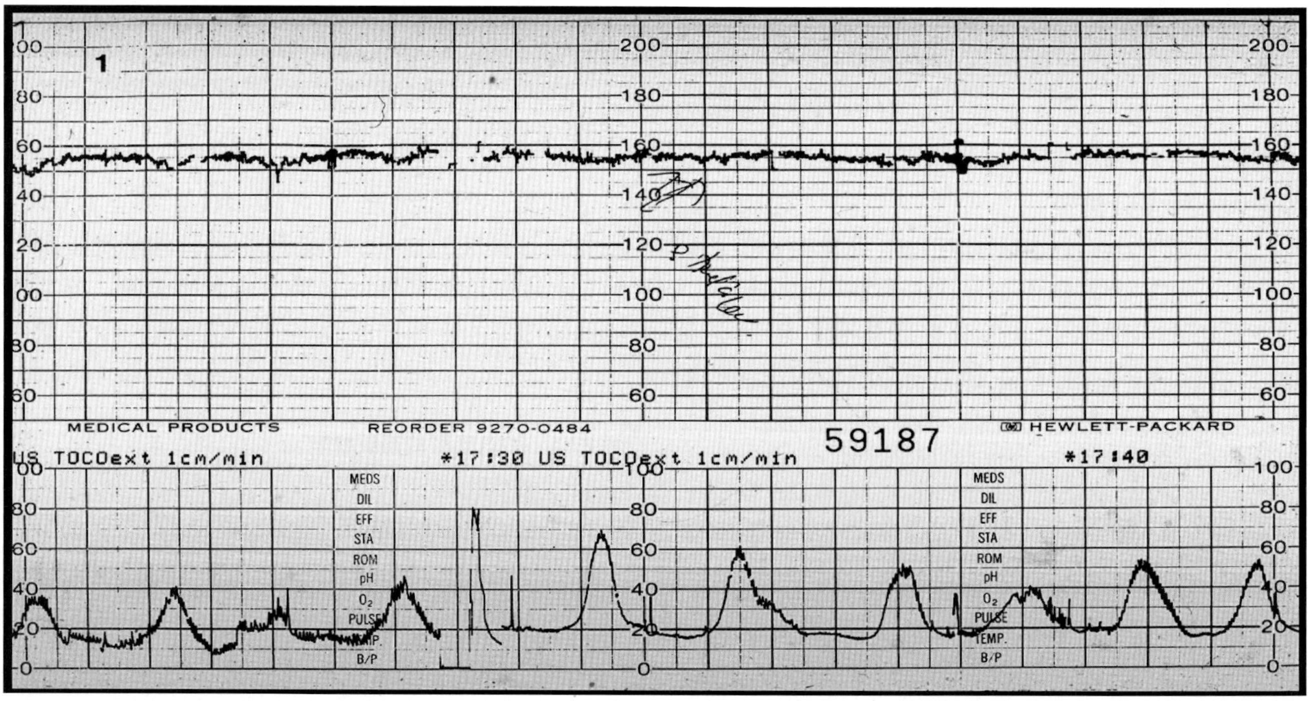

图 27.6 从入院时开始的CTG图形显示基线变异性降低,无加速,晚期减速浅,提示持续或已经存在缺氧。可能有胎粪黏稠、胎动减少、宫内生长受限、感染、过期妊娠或出血等病史。

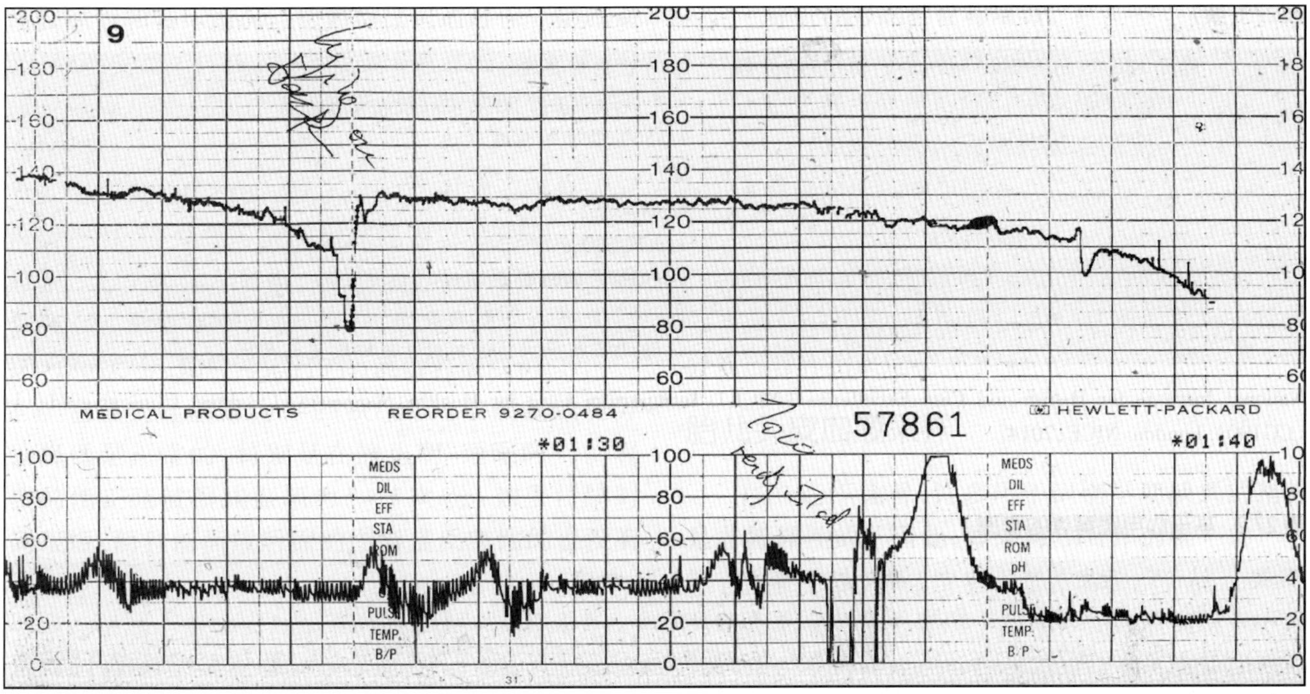

图27.7 胎儿心率表现为突发性心动过缓、下降,基线心率无明显减速或加速。

表27.1 心电图特征性描述

加速			
• 胎儿心跳加速通常是胎儿健康的标志 • 如果需要胎儿头皮血液采样,但无法获得样本,而相关的头皮刺激导致胎儿心率加快,根据临床情况决定是继续分娩还是加速分娩,并与产妇讨论			
描述	特征		
	基线	基线变异	减速
正常	100~160次/分	≥5次/分	没有减速或早期减速
不可靠	161~180次/分	<5次/分,持续30~90分钟	变异减速: • 减速从基线下降60次/分或更少,60秒或更短时间内恢复 • 出现时间>90分钟 • >50%的宫缩伴发减速 或 变异减速: • 减速从基线下降>60次/分,>60秒才能恢复 • 不超过30分钟 • >50%的宫缩伴发减速 或 晚期减速: • 不超过30分钟 • >50%的宫缩伴发减速

(待续)

的异常可以通过减速深度和持续时间的增加、减速间隔缩短、基线率的上升和基线变异性减少等特征来识别。当计划重复取样时，需要将采集胎儿血液样本的时间考虑进去。如果FHR监测结果保持不变，且在第二次检测后FBS结果稳定，则可能推迟第三次/进一步取样的时间，除非检测结果出现额外异常。如果认为有必要进行第三次取样或取样失败，应根据临床情况征求产科意见，因为基于临床情况分娩可能更合适。

应始终将分娩的临床背景考虑进来，包括产次、进展、产程和母亲的意愿。应注意，即使在没有胎儿酸中毒的情况下，与病理性CTG相关的胎儿感染或羊水粪染也可能导致不良的新生儿结局。在这些情况下，一个正常的FBS结果并不能提供保证。如果需行FBS，但无法获得样本，相关头皮刺激导致FHR加速，临床医生应考虑临床情况并与患者讨论，决定是继续分娩还是加速分娩进程[11]。这是因为刺激引起的胎心加速几乎总是与头皮非酸性pH值有关。如果需行FBS，但无法获得样本，CTG检测也没有改善，建议妊娠女性加快分娩进程。

胎儿乳酸测定可以作为头皮pH值测定的替代方法，胎儿的乳酸盐水平可反映无氧呼吸、组织缺氧和代谢性酸中毒的程度。该检查操作方法与FBS相似，但所需血量较少（5μL）。现有数据表明，乳酸盐水平>4.8mmol/L为异常，需要立即分娩，4.2～4.8mmol/L为临界范围[22]。

Alfirevic等人在2013年的一项Cochrane的综述中提出，除EFM外，胎儿头皮血液采样并没有降低剖宫产率或新生儿癫痫发作[13]。瑞典的一项随机研究发现两者在对比头皮血液采样pH值和碱剩余诊断胎儿酸中毒方面没有区别，但乳酸测定的取样失败率更低（1.2%对10.4%）[23]。

表27.3 胎儿头皮血液采样结果分类

乳酸（mmol/L）	pH值	结果
≤4.1	≥7.25	正常
4.2~4.8	7.21~7.24	临界值
≥4.9	≤7.20	异常

在解释结果时，应将以前的pH值结果、产程进展速度及女性和婴儿的临床特征纳入考虑。

National Institute for Health and Care Excellence（NICE）. Intrapartum Care for Healthy Women and Babies. Clinical guideline（CG190）. London: NICE; 2014.

羊水粪染

羊水粪染是指深绿色或黑色的羊水，混浊、黏稠或任何含有胎粪块的胎粪染羊水。虽然排出胎粪可能是胎儿功能成熟的表现之一，但它也能是胎儿受损的代偿性表现。排胎粪可能与使用前列腺素、胎儿宫内感染有关。羊水粪染的概率在妊娠36~42周期间增加，足月时可达20%~30%。虽然胎儿在正常情况下不会将羊水吸入气道，但是在缺氧时胎儿会喘气，因此缺氧和酸中毒并存的情况下可能导致胎粪吸入。

由于羊水粪染可能提示急性或慢性缺氧，建议持续FHR监测，以监测胎儿受损的潜在可能。中度和严重的羊水粪染与FHR异常图形和新生儿不良结局有关。与不良新生儿结局相关的最常见的FHR异常特征是延长减速、严重变异减速、胎儿心动过缓和心动过速。在胎粪存在的情况下，胎儿头皮pH值测定的结果可能比胎儿血氧测定法更不可靠。

作为分娩过程中评估的一部分，应明确记录是否存在严重羊水粪染。如果发现大量的胎粪，应在分娩和分娩期间提供受过FBS和高级的新生儿生命支持培训的专业保健人员。如果短期之内不能完成分娩并且可保证在转院期间安全，则应将产妇转院到产科主导的护理机构。

胎儿脉搏血氧仪

胎儿血氧饱和度<30%前无明显酸中毒表现。这推动了胎儿脉搏血氧测量技术的发展，测量胎儿氧合作为酸中毒的标志。将血氧计探头从宫颈贴着胎儿头皮或侧脸放置。脱氧血红蛋白和氧合血红蛋白吸收不同波长的光，通过使用标准曲线，血氧仪能够确定胎儿的氧饱和度。探头连接到一个标准的FHR监视器，并持续显示血氧饱和度。虽然正常的氧饱和度是胎儿健康的证据之一，但没有足够的数据支持其临床常规应用。传感器需与皮肤直接接触，子宫收缩、胎儿毛发和颅骨骨性结构等因素可能会影响脉搏血氧仪的性能和使用。

一项2014年Cochrane的综述对使用胎儿脉搏血氧仪、CTG或CTG单独使用（或胎儿脉搏血氧测量值不明）进行了比较，现有的可用数据提供的支持十分有限，在CTG欠满意时使用胎儿脉搏血氧仪能够减少因胎儿状态不稳定而进行剖宫产的可能。单独应用胎儿脉搏血氧仪并没有降低剖宫产率[24]。

胎儿声震刺激试验

在FHR监测中，胎儿对刺激的反应能力表现为加速，这表明胎儿神经系统氧合充足，未受损害。可以尝试通过阴道指检或在胎儿头皮血液采样时切开头皮来刺激胎儿头部。一个满意的加速反应可以反映胎儿的安全。胎儿声震刺激使用一个紧贴产妇腹壁的人工探头来刺激和唤醒胎儿。如果在随后的CTG中出现加速，胎儿pH值不太可能<7.2。

一项荟萃分析评估了胎儿声震刺激试验预测产时胎儿酸血症。在FHR图形不可靠的情况下，产时的胎儿声震刺激试验似乎有助于排除胎儿酸血症[25]。一项Cochrane的综述发现，随机试验的证据不足以支持在存在不可靠的CTG的情况下使用该试验[26]。

胎儿心电图

越来越多的产科开始使用胎儿心电图与连续的胎儿电生理检查相结合的方法，作为胎儿额外的健康检查。胎儿心电图需要破膜、胎儿头皮电极和妊娠女性皮肤参照电极，由专用头皮电极连续记录，并用计算机技术进行分析。胎儿缺氧可作用于胎儿心肌，引起胎儿心电图ST段改变。该方法的缺点是在很大程度上依赖于人们对CTG的解读，以及ST段发生变化时所采取的相应措施。

各种研究已经评估了胎儿心电图和心率监测的有效性[27-30]。结果显示严重代谢性酸中毒和新生儿脑病明显减少，以及采取产科干预的显著减少（如FBS和手术阴道分娩等）。两组间剖宫产率差异无统计学意义。最近，一项Cochrane的随机对照试验显示，尽管对FBS的需求减少了，但新生儿结局并无显著改善，也没有降低剖宫产率[31]。一项Cochrane的综述发现，当决定在分娩期间进行连续电子FHR监测时，支持适度使用胎儿心电图ST段波形分析[30]。

产时胎儿监测在法医学中的应用

产科诉讼在世界范围内呈上升趋势，这是提供产科护理机构所担心的主要问题。在英国，一项研究发现，所有与胎儿脑损伤相关的法律索赔中，70%是基于FHR图形的异常[1]。尽管CTG对胎儿缺氧缺乏特异性，但其仍是胎儿宫内窒息索赔的主要佐证[2]。其他指标包括出生时的Apgar评分低，已被证明是较为主观性的，且对长期神经预后不良的预测性差。

出生时脐带动脉血气分析已成为支持或反驳产时窒息诊断的重要方法。现在许多产科机构在分娩过程中有任何问题时，都要常规检测脐带动脉和静脉血的酸碱状况，例如，手术分娩、行FBS检测病例、病理性CTG图形、羊水粪染、分娩时出血、早产、多次妊娠、臀位阴道分娩、婴儿出生时活力差。在一些后来发展为脑性瘫痪的新生儿案例中，在FHR模式异常时干预可能预防或降低了脑性瘫痪的严重程度，但总的来说，FHR用于预测脑性瘫痪表现欠佳[3,4]。总而言之，CTG对胎儿缺氧的特异性低，因此需要进行二次或决定性的试验来确定胎儿在分娩中的酸碱状态。

产时缺氧模式与分娩损伤的类型

“低氧血症”是指胎盘或脐带血流量减少，导致胎儿外周动脉循环中的氧气水平降低的情况。这种情况发生在正常分娩中子宫收缩时，大多数胎儿能够很好地应对，长时间不受损害。“缺氧”指的是血液流动中断的时间更长，导致向周围组织输送氧气的减少。如果缺氧持续时间过长，胎儿转向无氧代谢供能，就会开始发生代谢性酸中毒。在早期阶段，缓冲作用能将pH值维持在正常水平一段时间。对于储备不足的胎儿，如早产或生长受限的胎儿，代谢性酸中毒发生得更早。感染也会降低胎儿对缺氧的储备能力。“窒息”指的是不能将氧气输送至组织的极端情况，除了缺氧，还会导致代谢性酸中毒。继发严重的器官损伤，可能导致脑损伤甚至胎死宫内。

正如Myers在1975年[32]所描述的那样，窒息的性质可以决定脑损伤的类型和神经系统的结果:

1. 完全性窒息导致脑干和丘脑损伤（手足徐动症或运动障碍型脑瘫）。

2. 长时间缺氧伴酸中毒可引起脑水肿和皮质坏死（痉挛性四肢瘫痪型脑瘫）。

3. 不伴酸中毒的长时间缺氧可引起脑白质损伤。

4. 以长时间缺氧伴混合性酸中毒为先兆的完全

12. National Institutes of Health. *Antenatal Diagnosis. Report of a Consensus Development Conference.* NIH Publication No. 79-1973. Bethesda, MD: National Institutes of Health; 1979.
13. Alfirevic Z, Devane D, Gyte GM. Continuous cardiotocography (CTG) as a form of electronic fetal monitoring (EFM) for fetal assessment during labour. *Cochrane Database Syst Rev* 2013;**5**:CD006066.
14. Centre for Maternal and Child Enquiries (CMACE). *Perinatal Mortality 2008: United Kingdom.* London: CMACE; 2010.
15. Department of Health. Intrapartum-related deaths: 500 missed opportunities. In: *On the State of Public Health: Annual Report of the Chief Medical Officer 2006.*, pp. 41–48. London: Department of Health; 2007.
16. Lieberman Richardson DK, Lang J, Frigoletto FD, Heffner LJ, Cohen A. Intrapartum maternal fever and neonatal outcome. *Pediatrics* 2000;**105**:8–13.
17. Impey L, Greenwood C, MacQuillan K, Reynolds M, Sheil O. Fever in labour and neonatal encephalopathy: a prospective cohort study. *Br J Obstet Gynecol* 2001;**108**:594–97.
18. Fleischer A, Schulman H, Jagani N, Mitchell J, Randolph G. The development of fetal acidosis in the presence of an abnormal fetal heart rate tracing. I. The average for gestational age fetus. *Am J Obstet Gynecol* 1982;**144**:55–60.
19. Phelan JP, Ahn MO. Perinatal observations in forty-eight neurologically impaired term infants. *Am J Obstet Gynecol* 1994;**171**:424–31.
20. Gibb D, Arulkumaran S. *Fetal Monitoring in Practice*, 3rd edn. Oxford: Elsevier Ltd. 2008.
21. Bailey RE, Hinshaw K. Intrapartum fetal monitoring. In: *ALSO Provider Manual*, 3rd edn. Leawood, KS: AAFP; 2001.
22. Leslie K, Arulkumaran S. Intrapartum fetal surveillance. *Obstet Gynaecol Reprod Med* 2011;**21**:59–66.
23. Wiberg-Itzel E, Lipponer C, Norman M, et al. Determination of pH or lactate in fetal scalp blood in management of intrapartum fetal distress: randomised controlled multicentre trial. *BMJ* 2008;**336**:1284–87.
24. East CE, Begg L, Colditz PB, Lau R. Fetal pulse oximetry for fetal assessment in labour. *Cochrane Database Syst Rev* 2014;**10**:CD004075.
25. Skupski DW, Rosenberg CR, Eglinton GS. Intrapartum fetal stimulation tests: a meta-analysis. *Obstet Gynecol* 2002;**99**:129–34.
26. East CE, Smyth R, Leader LR, Henshall NE, Colditz PB, Tan KH. Vibroacoustic stimulation for fetal assessment in labour in the presence of a nonreassuring fetal heart rate trace. *Cochrane Database Syst Rev* 2013;**1**:CD004664.
27. Amer-Wåhlin I, Hellsten C, Norén H, et al. Cardiotocography only versus cardiotocography plus ST analysis of fetal electrocardiogram for intrapartum fetal monitoring: a Swedish randomised controlled trial. *Lancet* 2001;**358**:534–38.
28. Amer-Wåhlin I, Kjellmer I, Maršál K, Olofsson P, Rosén KG. Swedish randomized controlled trial of cardiotocography only versus cardiotocography plus ST analysis of fetal electrocardiogram revisited: analysis of data according to standard versus modified intention-to-treat principle. *Acta Obstet Gynecol Scand* 2011;**90**:990–96.
29. Luzietti R, Erkkola R, Hasbargen U, Mattsson LA, Thoulon JM, Rosén KG. European Community multi-Center Trial 'Fetal ECG Analysis During Labor': ST plus CTG analysis. *J Perinat Med* 1999;**27**:431–40.
30. Neilson JP. Fetal electrocardiogram (ECG) for fetal monitoring during labour. *Cochrane Database Syst Rev* 2012;**4**:CD000116.
31. Ojala K, Vääräsmäki M, Mäkikallio K, Valkama M, Tekay A. A comparison of intrapartum automated fetal electrocardiography and conventional cardiotocography—a randomised controlled study. *BJOG* 2006;**113**:419–23.
32. Myers RE. Four patterns of perinatal brain damage and their conditions of occurrence in primates. *Adv Neurol* 1975;**10**:223–34.
33. ISRCTN Registry. A multicentre randomised controlled trial of an intelligent system to support decision making in the management of labour using the cardiotocogram (INFANT). ISRCTN98680152. Prof. Peter Brocklehurst, University of Oxford, UK. Available at: http://www.isrctn.com/ISRCTN98680152.
34. Keith RD, Westgate J, Ifeachor EC, Greene KR. Suitability of artificial neural networks for feature extraction from cardiotocogram during labour. *Med Biol Eng Comput* 1994;**32** Suppl 4:S51–57.
35. Ugwumadu A, Steer P, Parer B, et al. Time to optimise and enforce training in interpretation of intrapartum cardiotocograph. *BJOG* 2016;**123**:866–69.

第28章

产科镇痛和麻醉

SohailBampoe ,Anthony Addei

引言

麻醉医生参与了60%以上的妊娠女性的照护。正如一份产科服务安全报告中所强调的那样，有效的团队合作对于产科的医疗服务至关重要[1]。麻醉并非没有风险，准备工作是麻醉安全不可或缺的一部分。清晰、简单、相互尊重的沟通是团队合作的关键组成部分。所有高危患者都必须早期通知麻醉医生，以便及时会诊。透彻的理解基础知识、获取知情同意、常用药物使用知识，准备紧急气道和复苏设备的配备，以及个体化的心肺复苏培训，都是至关重要的资源和必备技能。

镇痛

镇痛可不同程度地缓解疼痛，而麻醉不仅可以完全缓解疼痛，也是外科手术所必需的[2]。

非药理学方法

许多因素有助于减少孕产妇对药物干预的需求。很多女性表示她们发现一些方法很有用，但几乎没有研究证明这些方法的有效性。在整个分娩过程中，安静的环境和值得信赖的同伴的陪伴可能会降低对镇痛的需求。游泳池和水浴的使用也可以减少对镇痛的需要。

辅助疗法

催眠、针灸、芳香疗法、反射疗法、瑜伽、按摩和顺势疗法都可能有助于减少对镇痛药的需求。

经皮神经电刺激

经皮神经电刺激(TENS)通过减少外周伤害性刺激的中枢传递来发挥镇痛作用。在分娩早期使用有效，并可延缓需要药物干预的时间。

药理学方法

妊娠期间有一系列可供选择的镇痛和麻醉药物及方法，包括非阿片类药物、阿片类药物和区域镇痛/麻醉技术。

非阿片类药物

对乙酰氨基酚

用途：产前、产中、产后。

作用机制：关于对乙酰氨基酚镇痛作用的机制尚不明确。动物研究已显示其能抑制环氧合酶[(COX)-3]，但随后证明这种COX同工酶在人类中没有活性。目前的理论表明其镇痛作用可能由其代谢产物的活性产生。然而，对乙酰氨基酚确实表现出对人类COX酶的抑制作用，从而减少中枢前列腺素的产生，发挥解热和抗炎作用。

剂量：每天4g，分次服用(体重<50kg时，15mg/kg)，静脉或口服给药。

不良反应：妊娠期间使用对乙酰氨基酚通常是安全的，但用药过量会导致中毒症状，包括腹部疼痛、恶心、呕吐，以及暴发性肝功能衰竭。

布洛芬

用途：产后镇痛。

作用机制：布洛芬是一种非选择性COX抑制剂。它通过抑制前列腺素的合成发挥抗炎和解热作用。

剂量：每天最多2.4g，分次口服。

不良反应：布洛芬仅用于处理产后疼痛，妊娠期间应避免使用。产前给药，尤其在妊娠晚期，与动脉导管过早闭合有关。所有非甾体抗炎药（NSAID）均可降低肾灌注，引起急性肾损伤。对哮喘患者应谨慎使用。长期使用会导致胃部刺激和出血。在所有非甾体抗炎药中，低剂量的布洛芬安全性最高。

双氯芬酸

用途：产后镇痛。

作用机制：双氯芬酸是一种非选择性COX抑制剂。比布洛芬镇痛作用更强，但安全性较差。

剂量：通常在手术后经直肠途径（PR）给予100mg的剂量。每日最大剂量为75～150mg，分2～3次服用。

不良反应：药物毒性很常见，并且随着治疗时间的延长而增加；20%的长期用药者会出现副作用。最近的一项研究发现，服用NSAID的患者发生血栓性血管事件的风险增加[3]。因此，除单次PR剂量外，双氯芬酸普遍不用于术后长期镇痛。NSAID可抑制血小板聚集，对于有严重出血风险或患有影响血小板功能的妊娠相关疾病的患者，如子痫前期，应避免使用。2013年，药品保健品监管局（MHRA）建议严重心血管疾病患者避免使用双氯芬酸[4]，2015年双氯芬酸成为处方药。

氧化亚氮（安桃乐气体）

用途：产时镇痛。

作用机制：Entonox是N_2O和O_2按50∶50的比例混合的气体（译者注：混合气体装于专用气瓶内，在英国生产和使用的该混合气体为Entonox）。分娩期间通过一个有安全阀的活瓣吸入，可在宫缩期间快速缓解疼痛。其起效时间为30秒（肺–脑循环时间），作用时间约为60秒。为防止不必要的副作用，不建议在两次子宫收缩间期使用。

不良反应：在一些患者中，氧化亚氮可引起严重头晕并伴有恶心和呕吐。大量使用氧化亚氮可能导致低碳酸血症和过度通气的征象，包括感觉异常和肌肉痉挛。

咪达唑仑

咪达唑仑是一种水溶性苯二氮䓬类药物，具有抗焦虑、遗忘和催眠特性。与阿片类药物合用时，有显著的协同作用，可增加发生危及生命的并发症的可能性，如低氧血症和呼吸暂停。它不是镇痛药，最好用其他麻醉技术（包括酌情转为全身麻醉）来缓解镇痛的不足。

阿片类药物

哌替啶

用途：产时镇痛。

剂量：50～150mg（肌内注射）。

作用机制：哌替啶是一种合成的阿片类药物。它可通过胎盘，引起显著的新生儿抑制，母体给药后4小时作用达到峰值。

不良反应：哌替啶有明显的抗胆碱能作用，包括口干和瞳孔散大。既往有癫痫发作史或服用单胺氧化酶抑制剂的患者，使用后可能引起癫痫发作。其作用持续时间长达150min，不会被纳洛酮拮抗。在英国，它可以由助产士开处方。

可待因

用途：产前、产时、产后。

剂量：每6h口服30～60mg（可待因与对乙酰氨基酚的复合片剂，每6小时口服2片，8/500mg或30/500mg）。

作用机制：可待因是一种前药，可代谢为吗啡。由于CYP基因表达差异，代谢率因人而异，因此使用时应谨慎。可待因通常与对乙酰氨基酚联合使用，复合制剂称为氨酚可待因（co-codamol）。双氢可待因在结构上与可待因相似，但效力是其2倍，联合对乙酰氨基酚制成的复合制剂为氨酚双氢可待因（co-dydramol）。

不良反应：2013年MHRA发布的新指南，建议限制对母乳喂养的母亲使用可待因，因为存在新生儿阿片类药物不良反应的风险[4,5]。此后，观察到其在围生期的使用显著减少。母亲和新生儿的阿片类药物不良反应包括意识水平降低和呼吸抑制。

瑞芬太尼

用途：产时镇痛。分娩期间硬膜外镇痛禁忌时，瑞芬太尼是有效的替代方案。

剂量：典型的方案是使用患者自控镇痛泵以2min的锁定时间间断推注（0.5μg/kg）。

作用机制：瑞芬太尼是一种强效阿片类药物，作用于μ受体，其效力是吗啡的100多倍。大多数阿片类药物在肝脏代谢，但瑞芬太尼通过血浆中的酯酶快速代谢，所以作用时间很短。这种特性在阿片类药物中是独一无二的，可以防止瑞芬太尼随着时间的推移蓄积，使其在分娩期间可以长时间使用。

不良反应：与所有强效阿片类药物一样，瑞芬太尼可导致显著的呼吸抑制和意识水平下降。使用时应持续监测氧饱和度。使用纳洛酮可以逆转明显的镇静或呼吸抑制。瑞芬太尼还可引起低血压和心动过缓，可用抗毒蕈碱药如阿托品或格隆溴铵治疗。瑞芬太尼确实会通过胎盘，但可被胎儿迅速代谢，对新生儿的影响很小。

吗啡

用途：产前、产时、产后。

剂量：0.1mg/kg，静脉给药，滴定至有效，或每3～4h口服（0.3mg/kg）。

作用机制：吗啡通过大脑和脊髓中的阿片受体发挥作用。3～4min起效，20min达峰值效应。口服给药后60min出现峰值效应。因其会透过胎盘，有新生儿呼吸抑制的风险，在分娩（活胎儿）期间禁用。如果胎儿在母体内已不存活，则可以安全地用它来缓解分娩时的疼痛。

不良反应：吗啡会使意识水平下降，并可能导致呼吸抑制。可引起严重的恶心和呕吐。吗啡也会引起伴有明显低血压的血流动力学波动。其作用可被纳洛酮拮抗。

区域镇痛

区域镇痛可用于缓解分娩时的疼痛。而区域麻醉则可用于手术室内的手术。通常根据临床情况和紧急程度决定选择使用哪种区域镇痛或麻醉方法。有效的硬膜外/蛛网膜下隙阻滞既可用于剖宫产，也可用于必要时能立即转为剖宫产的阴道试产[6]。

硬膜外镇痛

解剖学

硬膜外腔从枕骨大孔延伸至骶尾部。它位于黄韧带的前面和后纵韧带的后面。硬膜外腔含有脂肪、静脉（Batson神经丛）、结缔组织、神经根和硬膜囊。子宫的神经支配源自T10~L1的神经根，分娩过程中，麻醉平面必须达到该水平或更高水平才能提供有效的镇痛或麻醉（图28.1）。

适应证

硬膜外镇痛主要用于缓解分娩时的疼痛[7]。也可为会阴切开术和会阴缝合术提供镇痛作用。因硬膜外局麻药阻滞支配血管的交感神经的活性，可起到降低血压的作用，所以硬膜外麻醉可作为重度子痫前期的辅助治疗。对不适合蛛网膜下隙阻滞的患者，麻醉从开始即可用硬膜外阻滞。经阴试产中转剖宫产时，硬膜外给予一剂浓缩的局部麻醉药，可以满足手术分娩的麻醉需求。为尽量减少剖宫产期间产妇疼痛的发生，双侧麻醉平面应达T4脊神经节段水平。

禁忌证

- 患者拒绝。
- 12小时内使用预防剂量低分子肝素。
- 24小时内使用治疗剂量低分子肝素。
- 血小板计数低于$100×10^9$/mL且凝血异常。
- 血小板计数低于$80×10^9$/mL。
- 全身性败血症。
- 局部皮肤感染。

技术

使用一种专门设计的叫作Tuohy的针将软塑料导管引入硬膜外腔。通过触诊棘突来识别椎间隙。传统上选择L3/L4间隙穿刺是因为脊髓在L1/L2处终止。理论上，硬膜外穿刺针可以在任何间隙置入，但蛛网膜下隙穿刺针只能置入脊髓末端以下的水平，以免对脊髓造成损伤。通过触诊髂棘来识别L3/L4

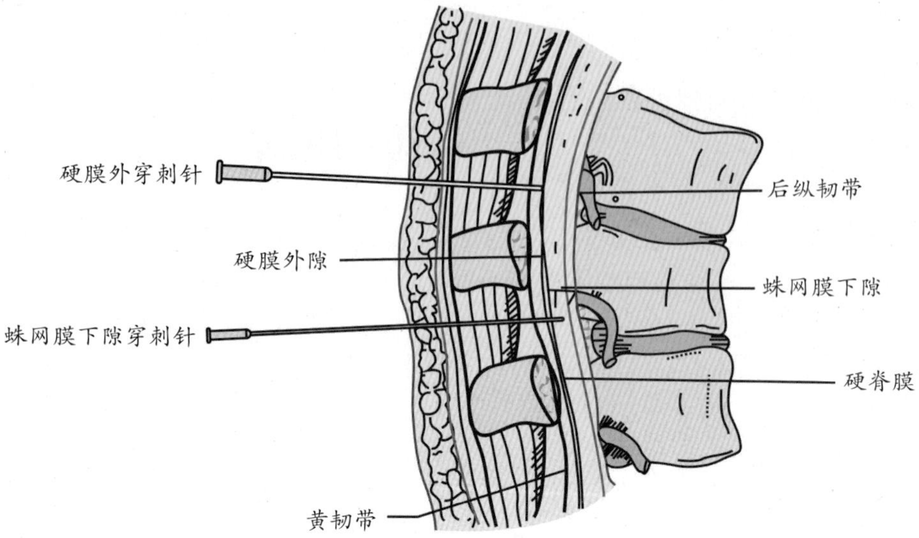

图28.1 蛛网膜下隙和硬膜外隙。[Reproduced from Allman KG, McIndoe A, Wilson I. (2011). Oxford Handbook of Anaesthesia, 3rd edn. With permission from Oxford University Press.]

水平。两个髂棘之间的假想线(Tuffier线)为L3/L4间隙。使用"盐水阻力消失"试验有助于确认针头安全地推进至硬膜外腔内。通过Tuohy针引入导管,然后将针取出,导管留在原位[8]。硬膜外腔内留有3~5cm的导管,可通过该导管注射局部麻醉药。低剂量浓度的局麻药与阿片类药物联合使用可改善镇痛质量并延长持续时间。典型的方案使用0.1%左旋布比卡因和2μg/mL芬太尼。麻醉药液可通过间断推注、连续输注或患者自控推注(患者自控硬膜外镇痛)给药。

风险和并发症

硬膜外镇痛是安全的。英国皇家麻醉医师学院的第三次国家审计项目报告称,永久性伤害的发生率是0.6/100 000。

其他并发症包括:

- 永久性神经损伤(1:100 000)。
- 暂时性神经损伤(1:1000)。
- 增加器械助产的可能性(1:10)。
- 硬膜外脓肿。
- 硬膜外血肿。
- 硬脊膜穿刺后头痛(1:250)。

蛛网膜下隙麻醉

蛛网膜下隙阻滞通常可加快手术进程。使用细规格的蛛网膜下隙穿刺针刺破硬脊膜后鞘内注射局部麻醉药,常与阿片类药物联合使用。蛛网膜下隙麻醉比硬膜外麻醉快得多,常伴有剧烈的血流动力学变化,可引起明显的低血压和随之而来的恶心、呕吐。通常使用的局部麻醉混合液比脑脊液(CSF)比重大,可通过采用头低脚高位(Trendelenbur位)或头高脚低位(反向Trendelenbur位)来调节麻醉平面。注药后作用时间长达6小时。蛛网膜下隙和硬膜外隙联合阻滞是用"小剂量"蛛网膜下隙注药与硬膜外隙置管相结合,可快速缓解分娩时疼痛,也可加快手术麻醉的进程。

禁忌证与硬膜外穿刺相同,但还包括已存在血流动力学不稳定的任何临床状况,例如,产科大出血或母体败血症。在这些情况下,如果时间允许,可首先复苏并稳定病情;如果时间紧迫且无法进行容量复苏,则蛛网膜下隙阻滞是相对禁忌的,可能需要全身麻醉。

椎管内麻醉并发症

局部麻醉药中毒

局部麻醉药常用于产科。如果给药剂量过大或意外注入血管,这些药物会导致严重的神经和心血管损害,包括心脏骤停。局部麻醉药通过可逆地阻断感觉、运动和交感神经纤维中动作电位的传递来发挥作用。局部麻醉药分子抑制钠离子通过神经细胞膜上的电压敏感离子通道。麻醉药过量时,这些分子会与其他可兴奋组织中的离子通道结合,导致心律失常和心脏骤停。神经系统副作用包括精神状态改变、口周刺痛和癫痫发作。神经系统不良反应往往在明显的心血管症状出现之前发生。局麻药中毒属于医疗危急事件,应按国家制定的共识方案使用高级生命支持疗法和静脉注射脂肪乳剂治疗[9]。英国和爱尔兰麻醉师协会(AAGBI)制定了管理严重局部麻醉药毒性的安全指南[10]。

硬脊膜穿破后头痛

硬脊膜穿破后头痛是一种由CSF持续渗漏引起的低压性头痛[11]。通常是用Tuohy针无意中刺穿硬脊膜的结果。脑脊液压力的降低牵拉对疼痛敏感的颅内结构,由此产生的头痛通常位于枕额部,也可能涉及颈部疼痛。头痛呈间歇性、平躺时改善是其特征性表现。许多病例保守治疗有效,如简单的镇痛药、补液和增加咖啡因的摄入量。在严重持续性头痛时,可能需要自体硬膜外血补片。该程序包括无菌抽取少量(通常约为20mL)患者的血液,然后将其注入硬膜外腔。注射的血液通过直接的体积压力效应来减轻头痛,还通过形成血凝块,有效"修补"硬脑膜穿刺部位,从而最大限度地减少脑脊液进一步泄漏。

高平面阻滞和呼吸停止

区域麻醉会阻断感觉神经信号的脊髓传递。运动神经信号也受到不同程度的阻断。这种阻滞的程度取决于局麻药物的密度及穿刺点的解剖水平,较高平面的阻滞导致更多解剖区域的功能丧失。剖宫产术需要从T4～S5节段充分麻醉。在T4水平,许多肋间神经被麻醉,将导致呼吸功能减弱。如果阻滞平面升高,影响膈神经根(C3～C5)时,会发生呼吸停止,需要气管插管和临时机械通气。使心脏加速的神经纤维起源于T1～T5,高平面椎管内阻滞时,这些神经纤维被阻滞,经常能观察到心动过缓。当阻滞平面高到脑干水平时,就会发生"全脊髓麻醉",会导致意识丧失、呼吸暂停、严重低血压和心动过缓。早期识别很重要。此时的麻醉管理为对症处理,可能需要镇静、机械通气、血流动力学支持和转入重症监护室,直到局麻药作用消退。

全身麻醉

国际健康服务组织的数据表明,每年有2%～4%的产妇的剖宫产手术是在全身麻醉下进行的。产科全身麻醉适用于需要立即剖宫产的患者,以及存在区域阻滞禁忌证或手术开始后发现区域麻醉阻滞不全、无法满足手术需要的情况。

技术

应将产妇置于仰卧位,并向左侧倾斜15°,以降低腹主动脉-下腔静脉受压引起低血压的风险。

- 诱导——硫喷妥钠是产科常用的全身麻醉诱导药。丙泊酚在产科中的应用正在普及。这两种药物都可以迅速通过胎盘,但使用常规剂量时不会引起过度的新生儿抑制。氯胺酮可用于失血引起的低血压。因其拟交感作用,不会导致血压下降。氯胺酮可能会导致母亲谵妄和幻觉,并可在胎儿体内迅速检测到。
- 肌肉松弛——琥珀胆碱是产科全身麻醉的首选肌肉松弛剂,因其起效快(<30秒)可实现快速顺序诱导气管插管,从而最大限度地减少误吸和延迟手术的风险,以获得最佳的手术条件。
- 镇痛——阿片类药物可迅速通过胎盘到达胎儿。一旦婴儿出生,就可给予母亲足够剂量的阿片类药物,以确保她醒来时不会感到疼痛。芬太尼、阿芬太尼和吗啡等药物最常用于术中镇痛。
- 维持——使用吸入的挥发性药维持麻醉。七氟烷或异氟烷等卤化剂在较高浓度下会导致子宫张力下降,可能加剧产后出血。通常,将氧化亚氮与挥发性麻醉药一起使用,降低所需挥发性麻醉药的浓度,这有助于提供适当的麻醉而不引起过度的子宫收缩乏力。

产科人群的全身麻醉给麻醉团队带来了许多挑战,包括以下几个方面。

困难气道管理

在全身麻醉的产科人群中,1/300的人会遇到困难气道。此比例比非产科人群高10倍。发生这种情况的主要原因是孕酮相关的咽部组织充血,以及需要立即插管的急迫性[12]。

第29章
产科急症

Kiren Ghan, Cathy Winter, Tim Draycott

引言

产科急救是不可预测的、突发的,并且可能导致显著的发病率和死亡率。治疗的成功需要多专业产科团队的快速协调反应才能完成。

最近对英国孕产妇死亡的调查中发现,50%以上的病例存在不合标准的治疗,其中1/3的病例可以通过更好的治疗加以预防[1]。反复出现的问题主要因为缺乏多专业团队合作、沟通不畅,以及对病情严重者识别晚等。

针对产科急救的多专业培训可以减少产时伤害,并已被证实可以改善母婴的结局[2,3]。多年来政府机构一直建议开展多专业培训。最近,《国家孕产妇评论》提出的:"优生优育[4]"建议将多专业培训作为行业持续发展的标准部分,即一起工作的人应该一起培训。产妇服务是多学科的,团队应该一起学习和培训,打破助产士、产科医生和其他专业人员之间的障碍,为孕产妇及新生儿提供安全和个性化的护理。

本章侧重于产科紧急情况的即时处理,主要来源于作者与产科多学科培训课程(PROMPT)基金会的合作[5],以及剑桥大学出版社出版的实用产科多专业培训(PROMPT)课程手册的内容。

紧急情况的有效管理包括以下关键组成部分:

- 产科急诊或妊娠女性不适的早期识别。
- 寻求帮助。
- 清楚地陈述问题。
- 多学科团队合作。
- 高年资人员早期参与。
- 闭环沟通:清晰、沉着表达及沟通、采取行动并确认[7]。
- 结构化的紧急情况管理方法,使用简单的工具使团队能够更好地为患者提供正确的治疗。

此外,有一些简单的工具有助于更好地进行临床实践[3]:

- 改良早期预警评分(MOEWS)图表有助于识别身体不适的女性,使观察结果的趋势清晰可见,异常观察结果用琥珀色或红色突出显示,必要时快速转诊。
- 采用结构化、步骤化的方法,包含关键诊察和紧急情况处理的诊疗流程。
- 许多产科都有急救箱,里面装有诊治规范、药品和设备,可以立即处理子痫前期和出血等紧急情况,以实现及时、有效的治疗。所有产科工作人员都要知道急救箱的位置,以便团队每一个成员都能迅速找到。
- 对时间、处理和结局的清晰记录是至关重要的。使用标准化的模式表可以改进记录。
- 在交班时可以使用SBAR[情况(S)、背景(B)、评估(A)、建议(R)]表帮助信息的传递。

产科紧急情况对于患者及其家人而言可能是痛苦的。在紧急情况下,与他们沟通并解释正在发生的事情是很重要的。有趣的是,患者想要的信息几乎和医生一样。那就是对她们的孩子和自己的保证,然后是对所需治疗的解释。此外,一些数据表明,在创伤情况下提供信息(详尽的解释)可能会减少创伤后应激[8]。

在紧急情况发生后,医生应向患者及家属说明情况。

孕产妇昏倒

孕产妇昏倒是严重的呼吸或循环窘迫，如果不治疗，可能导致意识水平的突然变化或心脏骤停。产妇昏倒的可能原因列于图29.1[6]。

产妇昏倒的体征包括：

• 气道阻塞或气道杂音。

• 呼吸频率<5次/分或>35次/分。

• 心率<40次/分或>140次/分。

• 血压<80mmHg或>180mmHg。

• 意识水平突然下降。

• 对疼痛刺激反应迟钝或无反应。

• 癫痫发作。

初始治疗应遵循与任何危重患者管理相同的基本原则，寻求帮助并评估气道、呼吸和循环（ABC）。如果没有生命迹象，按照英国复苏委员会指南，给予基本的生命支持[9]。手动将子宫向左移位，以减少子宫对腹主动脉和下腔静脉的压迫。如果在坚固的物体表面（如影院桌子），可以通过30°倾斜来实现这个目标。

如果有生命迹象，将妊娠女性置于复苏体位并给予高流量吸氧。建立静脉通路，并获取血液标本进行全血细胞计数、葡萄糖、尿素和电解质、肝功能、凝血功能检查。检查基础生命体征：血压、心率、呼吸频率、氧饱和度和体温等。条件允许情况下予以持续监护，做心电图。没有明显的禁忌证时（如子痫）开始静脉输液。

在初步救治后做一个初级产科评估，如图29.2[6]所示。

如果诊断不明确，要考虑关键的治疗决定：

• 是否应该通过分娩来改善产妇复苏？

• 液体复苏是当务之急吗？液体有什么禁忌吗？

• 是否为严重脓毒症所致，因此静脉注射抗生素要优先考虑吗？

• 需要重症监护支持吗？

如图29.3[6]所示，一旦患者病情稳定，需要再次进行产科评估以指导进一步的诊断和治疗。

妊娠女性的复苏

妊娠女性心脏骤停是罕见的，一旦发生，孕产妇及胎儿死亡率非常高。尽管遵循同样的基本、高级生命支持的治疗原则，但孕产妇的复苏更为困难。有几个重要的因素需要考虑：

• 当妊娠女性平躺时，子宫压迫腹主动脉和下腔静脉，回心血量减少，导致心搏量减少70%，这将阻碍复苏工作，特别是心肺复苏（CPR）的有效性。人工将子宫向左移位或在一个坚固的表面倾斜30°，可

头 →	子痫、癫痫、脑血管意外、迷走神经反应
心脏 →	心肌梗死、心律失常、围生期心肌病、先天性心脏病、胸主动脉夹层
缺氧 →	哮喘、肺栓塞、肺水肿、过敏
大出血 →	胎盘早剥、宫缩乏力、生殖道损伤、子宫破裂、子宫内翻、主动脉瘤破裂
全身 →	低血糖、羊水栓塞、败血症、外伤、麻醉并发症

图29.1 妊娠女性昏倒的可能诱因。[Reproduced from Winter C, Crofts J, Laxton C, Barnfield S, Draycott T, (eds.) PROMPT: PRactical Obstetric Multi-Professional Training. Practical locally based training for obstetric emergencies. Course Manual. 2nd edition. Cambridge: Cambridge University Press; 2012.]

头	患者的反应如何？她是清醒的，对声音有反应、对疼痛刺激有反应还是无反应？患者是否正癫痫发作？
心脏	毛细血管再充盈是什么样的？脉搏频率和节律如何？有杂音吗？
胸部	双侧通气是否良好？呼吸音是什么样的？气管居中吗？
腹部	是否有“急腹症”（腹部抵抗、反跳痛）？是否有压痛（子宫或非子宫）？ 胎儿是活的吗？是否需要剖腹手术或分娩？
阴道	有出血吗？产程进展到哪一步？是否存在子宫内翻？

图29.2 初级产科评估。[Reproduced from Winter C, Crofts J, Laxton C, Barnfield S, Draycott T, (eds.) PROMPT: PRactical Obstetric Multi-Professional Training. Practical locally based training for obstetric emergencies. Course Manual. 2nd edition. Cambridge: Cambridge University Press; 2012.]

行为	细节
病史	询问妊娠女性昏倒病史及既往史 回顾记录并询问同伴或亲属等
查体	重新从头到足进行查体
检查	动脉血气、肌钙蛋白、血糖、乳酸、血培养、心电图、胸片、腹部超声、阴道拭子
监测	持续心电监护、呼吸、血压、血氧饱和度监测可以考虑辅助动脉血压监测、中心静脉压监测
下一步	考虑是否需要进一步检查,如CT或MRI扫描和超声心动图,必要时向同行专家咨询

图29.3 进一步产科评估。CT扫描、心电图、MRI。[Reproduced from Winter C, Crofts J, Laxton C, Barnfield S, Draycott T, (eds.) PROMPT: PRactical Obstetric Multi- Professional Training. Practical locally based training for obstetric emergencies. Course Manual. 2nd edition. Cambridge: Cambridge University Press; 2012.]

以缓解腹主动脉和下腔静脉的压力。

• 为了帮助妊娠女性复苏,婴儿应在心脏骤停后5分钟内娩出,这将提高CPR的有效性,因为分娩消除了胎儿和胎盘的氧气和循环容量需求,并减轻了子宫对腹主动脉和下腔静脉的压迫。妊娠女性一旦发生心脏骤停就应尽快终止妊娠,如果CPR不成功,则应在4分钟内终止妊娠,尽快娩出胎儿。终止妊娠方式通常选择剖宫产术,如果妊娠女性宫口开大也可以考虑阴道分娩,在整个分娩过程中都应继续进行心肺复苏,同时组建新生儿室息复苏团队。

• 气管插管是当务之急。胃内容物的误吸更可能是由于妊娠期激素水平导致的食管括约肌的松弛和胃排空延迟。由于水肿和妊娠期间的生理变化导致舌头和乳房增大,插管会更加困难。

• 妊娠子宫使腹腔内压力增大,建立通气更加困难。

妊娠女性脓毒症

在英国,产妇脓毒症是产妇死亡的最常见原因[1]。尽管生殖道败血症等直接病因有所减少,但如肺炎、泌尿系感染、乳腺脓肿和脑膜炎等间接病因没有任何改善。2009—2012年,由脓毒症直接和间接原因造成的产妇死亡率为1.56/100 000[1]。

2009—2012年,几乎1/4的死亡妊娠女性患有脓毒症,近10%的女性死于流感。流感疫苗可能已经使50%以上人群免于被感染。妊娠女性接种流感疫苗是一项公共卫生优先事项。

脓毒症的定义是存在全身表现的感染。严重脓毒症是指伴有器官功能障碍或组织低灌注的脓毒症。脓毒症休克的定义是:脓毒症引起的低血压持续存在,充分的液体复苏无效[10]。严重脓毒症的死亡率为20%~40%,如果发生脓毒症休克,死亡率将增加到60%[11]。

脓毒症在发病初期往往是隐匿性的。妊娠女性通常是年轻、健康的,可以很好地代偿感染初期症状直到突然出现心血管失代偿。妊娠女性的脓毒症表现往往有延迟,发病前持续时间短、发病后迅速进展为感染性休克、弥散性血管内凝血甚至多器官衰竭。

脓毒症的识别

临床表现可能并不总是能够反映潜在感染的严重程度。妊娠女性可能只是感觉有不适或者可能是异常的紧张或焦虑。产前的胎心异常或者突发胎心消失可能提示败血症,而对于产后的女性而言,可能只是顺利分娩,并没有明显的高危因素。观察MOEWS图表并进行全面的查体有助于发现罹患或正在发展成脓毒症的女性。

风险因素

- 胎膜早破时间久。
- 早产。
- 妊娠组织残留。
- 剖宫产。
- 伤口血肿。
- 宫颈缝合。
- 侵入性宫内手术(如羊膜腔穿刺术)。
- 肥胖。
- 免疫力下降。
- 糖尿病。
- 与年幼的孩子一起工作或有年幼的孩子。

A组链球菌是生殖道脓毒症孕产妇死亡中最常见的微生物。这种微生物在高达30%的人的喉咙或皮肤中存在,表现为无症状携带者。链球菌性咽峡炎是儿童最常见的细菌感染之一,通常通过人与人之间的接触和飞沫传播。症状可能是非特异性的，很难与胃肠炎等不太严重的疾病区分开来。

生殖道脓毒症的症状

- 腹痛。
- 发热。
- 腹泻。
- 呕吐。
- 阴道分泌物异常。
- 咽痛。
- 上呼吸道感染。
- 伤口感染。

生殖系统脓毒症的体征

- 皮疹：通常在12～48小时出现，最初在胸部和腋下出现白化、红斑，并蔓延到躯干和四肢。
- 心动过速，心率>100次/分。
- 呼吸频率增加，>20次/分。
- 体温<35℃或>38℃（或体温升降）。
- 收缩压<80mmHg。
- 正常呼吸时氧饱和度<95%。
- 外周血管灌注差：毛细血管再充盈时间>2秒。
- 面色苍白。
- 皮肤湿冷。
- 意识混乱。
- 皮肤斑驳。
- 尿量少，每小时<0.5mL/kg。

母体脓毒症的初步治疗

母体脓毒症的初始管理流程图见图29.4。

启动紧急预案，向多专业团队（高年资助产士、产科医生和麻醉师）寻求紧急帮助。危重症医生可能也需要参与患者的治疗。评估ABC［气道（A）、呼吸（B）、循环（C）］并实施高流量氧疗。

根据当地抗生素指南，立即使用大剂量广谱抗生素，不要等待实验室的血培养结果。最好在使用抗生素之前进行血培养，但不要推迟抗生素的使用。

开始快速液体复苏，如果女性低血压或血清乳酸浓度升高超过4mmol/L，静脉注射晶体液至少30mL/kg，例如，体重70kg的女性，应至少给予2L晶体[10]。如果血压或乳酸水平没有改善，可考虑转到ICU病房使用升压药治疗以维持平均动脉压>65mmHg。对于感染性休克的女性，要积极的进行液体复苏，密切监测液体平衡、防止液体超负荷。

充分查体

进行全面的查体，包括阴道检查，以确定脓毒症的原因。

抽血化验

- 全血计数：白细胞计数增加或减少可能提示脓毒症。
- C反应蛋白，尿素氮和电解质，肝功能检查。
- 凝血筛查（包括纤维蛋白原）：严重脓毒症可导致弥散性血管内凝血。临床症状包括出血不止或皮肤瘀斑。
- 乳酸：血清乳酸浓度>2mmol/L表示继发于严重脓毒症或感染性休克的组织灌注不良。乳酸水平>4mmol/L提示预后不良[12]。乳酸水平对于鉴别有感染性休克风险但尚未出现低血压或表现出明显体征的组织灌注不足的女性特别有用。在产房或新生儿重症监护病房的动脉血气分析仪通常能够测量静脉血或动脉血的血清乳酸水平。
- 动脉血气：由于乳酸的产生，血气可能表现为代谢性酸中毒，并随着休克进展而恶化。

可能存在脓毒症的微生物样本检测

- 血培养。
- 尿培养。
- 阴道拭子。
- 胎盘拭子（如适用）。
- 咽拭子。
- 伤口拭子。
- 粪便样本。
- 痰液样本。

清除脓毒症的源头

如果有绒毛膜羊膜炎的迹象，尽快分娩并通知新生儿复苏团队。若妊娠女性情况稳定，与资深产科医生讨论后，立即清除所有的残留物。考虑影像学检查：胸部X线、腹部/盆腔超声检查、胸部/腹部/盆腔CT。

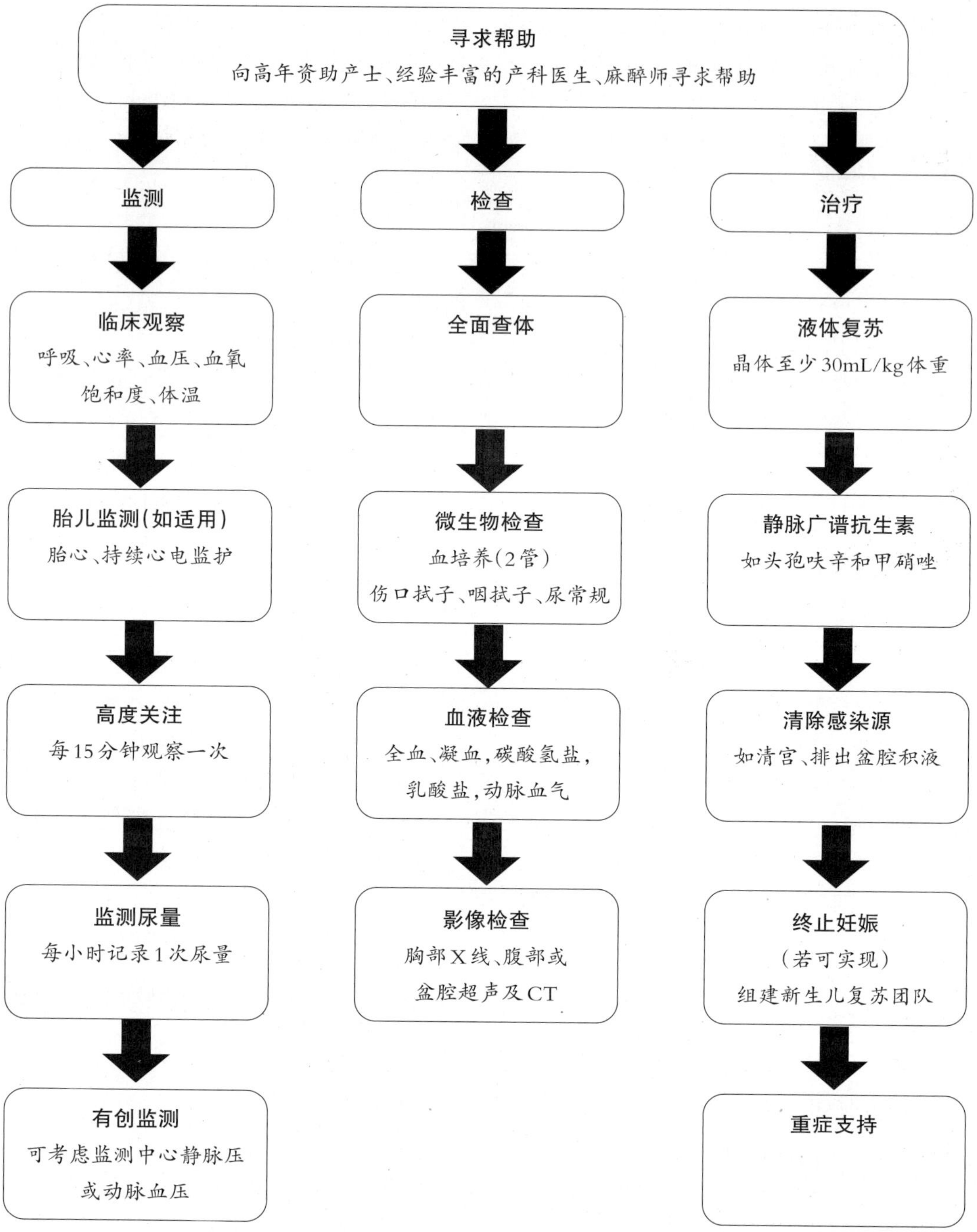

图29.4 母体脓毒症的初始管理流程图。[Reproduced from Winter C, Crofts J, Laxton C, Barnfield S, Draycott T, (eds.) PROMPT: PRactical Obstetric Multi-Professional Training. Practical locally based training for obstetric emergencies. Course Manual. 2nd edition. Cambridge:Cambridge University Press;2012.]

子痫

子痫是与子痫前期相关的抽搐[13]。在英国,大多数子痫抽搐发作的女性在此之没有确诊高血压或出现蛋白尿。约44%的子痫抽搐发生在产后,38%发生在产前,18%发生在产时[14]。自引入子痫前期管理指南以来,英国产妇的子痫发病率已降至27.5/100 000[15]。虽然子痫的致死率很低,但与产妇发病率和围生期死亡率较高相关[14]。

在子痫发作前,女性可能会经历典型的子痫前期的症状:头痛、视觉障碍、严重的上腹部疼痛和迅速发病的水肿。发作时表现为全身性抽搐发作,有时伴有咬舌、尿失禁和发绀,发作通常呈自限性,会在90秒内恢复。子痫的复发率高达30%。

子痫的初始治疗

图29.5显示了子痫发作的初步治疗流程。

启动紧急铃声，呼叫多专业团队的紧急帮助，包括资深助产士、产科医生和麻醉师。清楚地表达问题，例如，“这个患者子痫抽搐了”。要求一名小组成员准备子痫急救箱，并通知高年资产科和麻醉科医师。子痫急救箱及其内容物的示例见图29.6。

基础生命支持ABC：子痫发作时，将患者移至左侧体位以保持气道畅通。给予高流量吸氧，并清除环境中的危险物。一旦子痫抽搐缓解，确保气道通畅。建立静脉通路并检查血常规、尿素氮、电解质、肝功能和凝血。检查血压、心率、呼吸、氧饱和度和体温，如果可以的话行持续心电监护。

硫酸镁治疗以控制抽搐发作：

• 负荷剂量：4g硫酸镁缓慢静脉推注，时间>5分钟。

• 维持剂量：1g/h。

硫酸镁是治疗子痫的一线药物，已被证明可以预防子痫，并且与较低的子痫抽搐复发率相关[16-17]。地西泮、苯妥英钠和冬眠合剂不应用作替代治疗。

硫酸镁的负荷剂量应缓慢静脉推注，时间在5分钟以上，因为存在如一过性的面色潮红和心动过速等常见的副反应，维持用药应在分娩或最后一次发作(以时间最长者为准)后至少持续24小时。

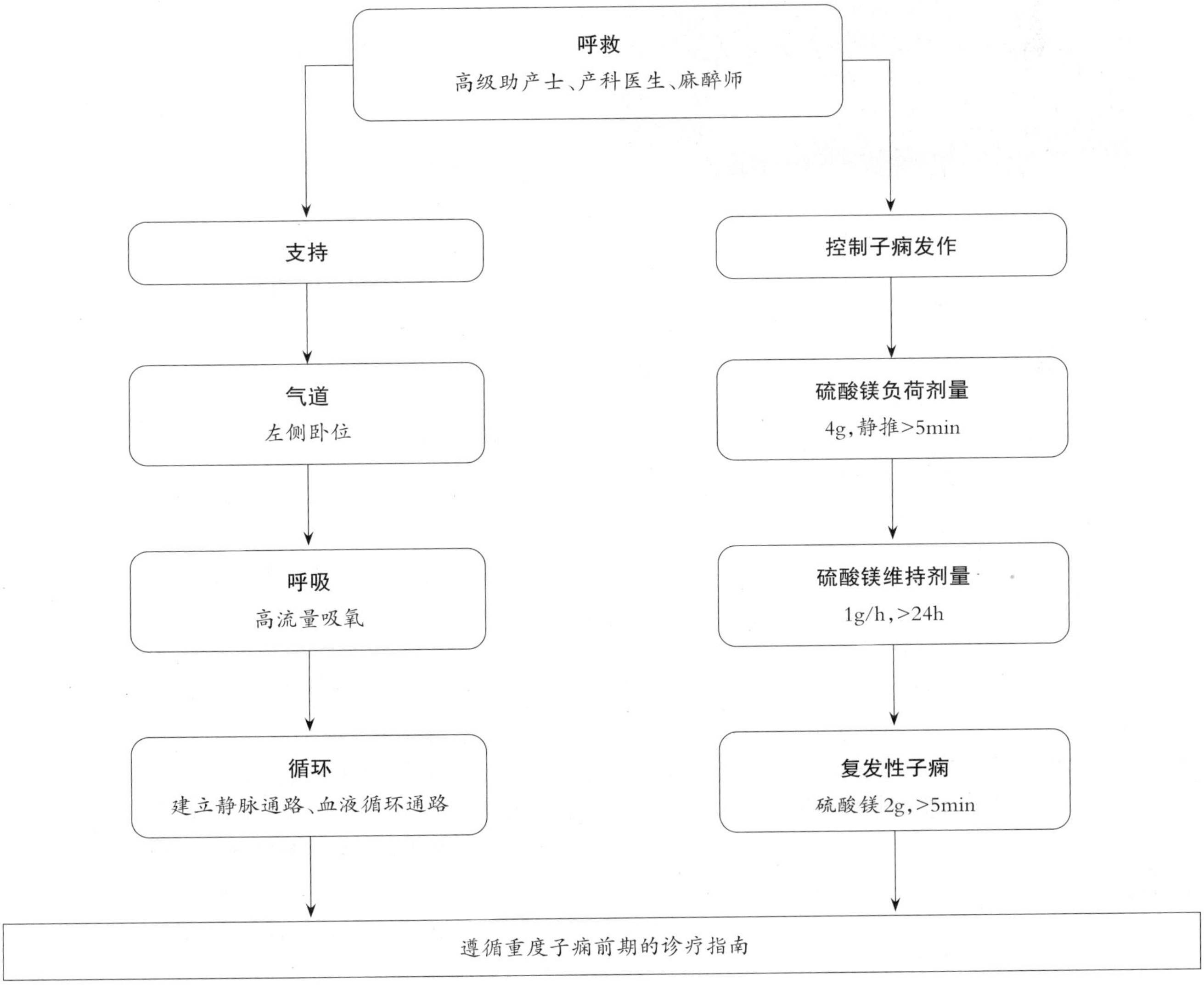

图29.5 子痫发作的初步诊疗流程。[Reproduced from Winter C, Crofts J, Laxton C, Barnfield S, Draycott T, (eds.) PROMPT: PRactical Obstetric Multi- Professional Training. Practical locally based training for obstetric emergencies. Course Manual. 2nd edition.Cambridge: Cambridge University Press; 2012.]

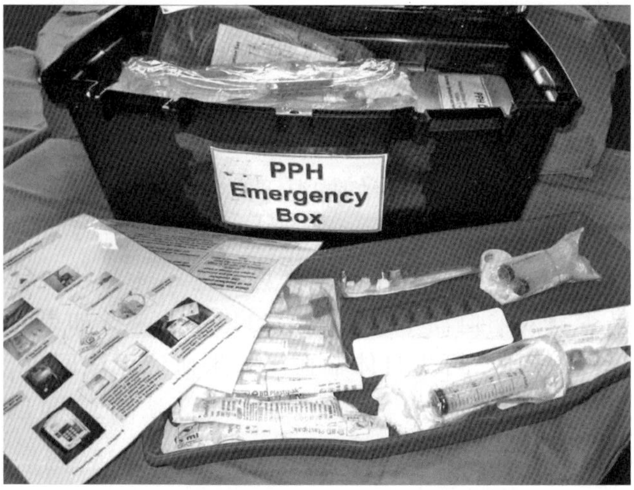

图29.8 一个产后出血急救箱。

应用O型RH阴性血或非交叉匹配的特定血型的血。其他血液制品，如新鲜冷冻血浆和冷沉淀可能在晚些时候应用。在这过程中要向血液专家和麻醉师咨询。

在处理PPH期间，要不断地重新评估女性的状况和对治疗的反应，并估计出血量。即时检测，如血栓弹力图（ROTEM），可用于凝血功能的快速评估。条件允许情况下，要监测患者的血压、心率、呼吸和血氧饱和度。患者的体温和液体的出入量等观察指标要在专门的表格上做记录，所有的时间点及相应的处理都需要由专人进行准确的记录。

止血

• 检查出血原因。

– 检查宫缩和宫底高度。

– 按摩子宫，排出血块。

– 检查阴道、宫颈或会阴是否有撕裂伤。

– 确保胎盘娩出并检查胎盘是否完整。

– 检查女性是否有凝血功能障碍的迹象，如伤口或插管部位出血。

– 如果宫缩欠佳，可以用双手法按压子宫。

• 宫缩乏力是产后出血最常见的病因。如图29.9所示，双手按压法可促进子宫收缩，在乘坐救护车过程中或等待向产房或手术室转移时，双手法按摩子宫特别有用。

– 双手按压子宫方法：轻轻地将一只手攥拳放入阴道，按压子宫前壁，另一只手放在腹部，按压宫底，双手之间按压子宫，持续双手按压子宫直到子宫收缩。

• 给予促宫缩药物：建议所有女性在第三产程时都要积极处理[19]。一线药物是10mg催产素或1安瓿麦角新碱注射液（催产素加麦角新碱），均为肌内注射。如果产妇之前没有用过宫缩剂，可以予以一次用药；若之前用过，可以第二次给药。

– 给药前一定要检查血压。严重低血压的女性应慎用缩宫素，因为可能引起血压进一步下降[11]。麦角新碱可引起高血压，因此高血压产妇禁用。

– 如果使用促进宫缩药物后子宫收缩，可考虑开始缩宫素输注（催产素40U加入500mL生理盐水，泵速为125mL/h，泵入时间>4小时），以维持子宫收缩。然而，这不会引发子宫收缩，因此，如果子宫没有收缩就需要采取额外的措施。

• 导尿：膀胱充盈可能抑制子宫收缩。留置尿管

a

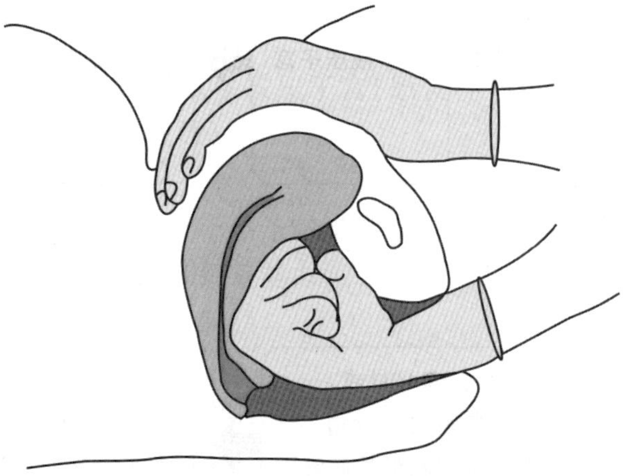

b

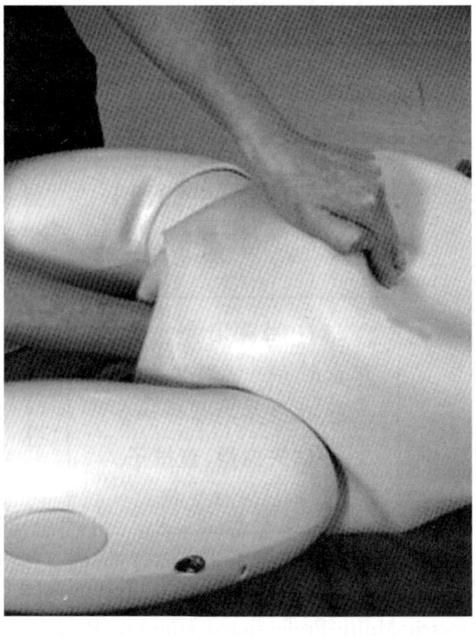

图29.9 双手按压法按摩子宫。

以排空膀胱并监测尿量。

• 修复软产道裂伤：软产道裂伤导致的出血是PPH的第二大常见原因。如果在产房可以清晰查看裂伤的部位，在充分镇痛的情况下尽快修补裂伤。

• 转移到手术室：要适当降低转移到手术室进行麻醉下操作的门槛，尤其是在持续出血的情况下，怀疑妊娠组织残留或软产道裂伤不易暴露。

- 麻醉方法（全身麻醉或局部麻醉）应由麻醉师、产科医生、高级助产士和产妇共同讨论决定（在适当情况下）。

- 麻醉下检查：除外妊娠组织残留后，系统检查软产道是否有裂伤。

• 采取这些措施后，大部分大出血症状会解决。如果持续出血，考虑其他药物、机械和手术措施。

• 子宫收缩药物：如果子宫仍然是松弛的，给卡前列素（欣母沛）每15分钟肌内注射250μg，最多8次。欣母沛是一种前列腺素类似物。副作用包括腹泻、呕吐、高血压、头痛和支气管痉挛。卡前列素禁用于患有心血管或呼吸系统疾病的女性，包括哮喘。

- 米索前列醇是一种效果欠佳、价格便宜的前列腺素类似物，如果没有其他缩宫剂或有其他药物使用禁忌时，可经直肠给药800~1000μg。

• 氨甲环酸：氨甲环酸是一种抗纤溶药物，用于预防和治疗许多其他专科的出血，包括骨科和急诊科。静脉注射1g氨甲环酸可减少产科的产后出血。

- 一项系统性综述得出的结论，预防性应用氨甲环酸联合宫缩剂可减少阴道分娩和剖宫产术后的产后出血量[20]。然而，这些研究的质量参差不齐，不足以评估其对孕产妇结局的影响。最近，世界产妇抗纤溶试验（WOMAN）是一项国际随机对照试验，招募了2万多名临床诊断为产后出血的产妇接受氨甲环酸或安慰剂治疗。当原发性产后出血发生后，尽快使用氨甲环酸联合宫缩剂能够减少顺娩或剖宫产术后的产妇死亡率，并减少需要开腹止血的发生率，且血管栓塞事件并没有增加。

- 静脉滴注1g氨甲环酸是一种合理且安全的管理产后出血的方法，30分钟后可以重复使用。

• 机械和手术措施：宫腔球囊，如Rusch或Bakri球囊通常是填塞子宫的有效措施。将球囊导管插入子宫，注入250~500mL温生理盐水。如果出血得以控制，可以将球囊放置24小时以上。

• 其他措施：包括B-Lynch缝合、介入放射治疗、髂内动脉结扎和子宫切除术。如果出现危及生命的持续性出血，要在产妇出现严重受损或发生弥漫性血管内凝血之前，尽早行子宫切除术。可以向高年资医师咨询更理想的处理方法，但在危及生命的情况时不能拖延子宫切除。

急性子宫内翻

急性子宫内翻是一种罕见的情况，占全部妊娠的1/20 000~1/1500[22,23]。子宫"由内而外"，宫底向下穿过生殖道：

• 1级：宫底倒置至宫颈管。

• 2级：宫底倒置入阴道。

• 3级：宫底脱出于阴道外。

急性子宫内翻最常见的原因是脐带过早牵拉或过度牵拉。其他危险因素包括：宫底压力、脐带过短、胎盘粘连、既往剖宫产史、人工剥离胎盘、子宫畸形（如单角子宫）、结缔组织病（如Ehlers-Danlos综合征）、多胎、既往子宫内翻史、急产和巨大儿等。

急性子宫内翻的诊断

这个诊断可能不明显，因为子宫往往不会脱出阴道口，且早期阴道失血通常较少。最常见的是，女性出现晕厥前症状，然后发展为神经源性休克。当子宫外翻穿过宫颈时，迷走神经刺激会导致产妇心动过缓和低血压。腹部检查时可能摸不到子宫。阴道检查经常会发现阴道内有肿块，也就是子宫。宫缩乏力型产后出血在90%的病例中发生[24,25]，通常发生在子宫刚复位和胎盘被清除后。这部分女性很可能发展成低血容量性休克。

急性子宫内翻的迅速处理

图29.10显示了一种立即处理急性子宫内翻的流程。

子宫复位在发病早期尝试时成功率较高，随着时间的推移，子宫会变得水肿，并可能出现收缩环。子宫松弛治疗在这些情况下可能是有用的，但应该谨慎使用，因为他们可能反过来加重宫缩乏力型产后出血。松弛子宫可以通过抗宫缩药物来实现，例如，特布他林250μg皮下注射或硝酸甘油喷雾剂。

全身麻醉也可使子宫松弛。

应降低转入手术室的标准，如果产妇正在出血、血流动力学不稳定、或有足够有效的镇痛，无论女性所在场所都应尝试立即手动复位子宫。然而，如果产妇情况稳定、没有足够的镇痛或者开始的人工复位尝试未成功，建议转移到手术室。麻醉方法应根据产妇的情况而定。一旦子宫得以复位，立即使用宫缩剂使子宫收缩，降低发生产后出血的风险。

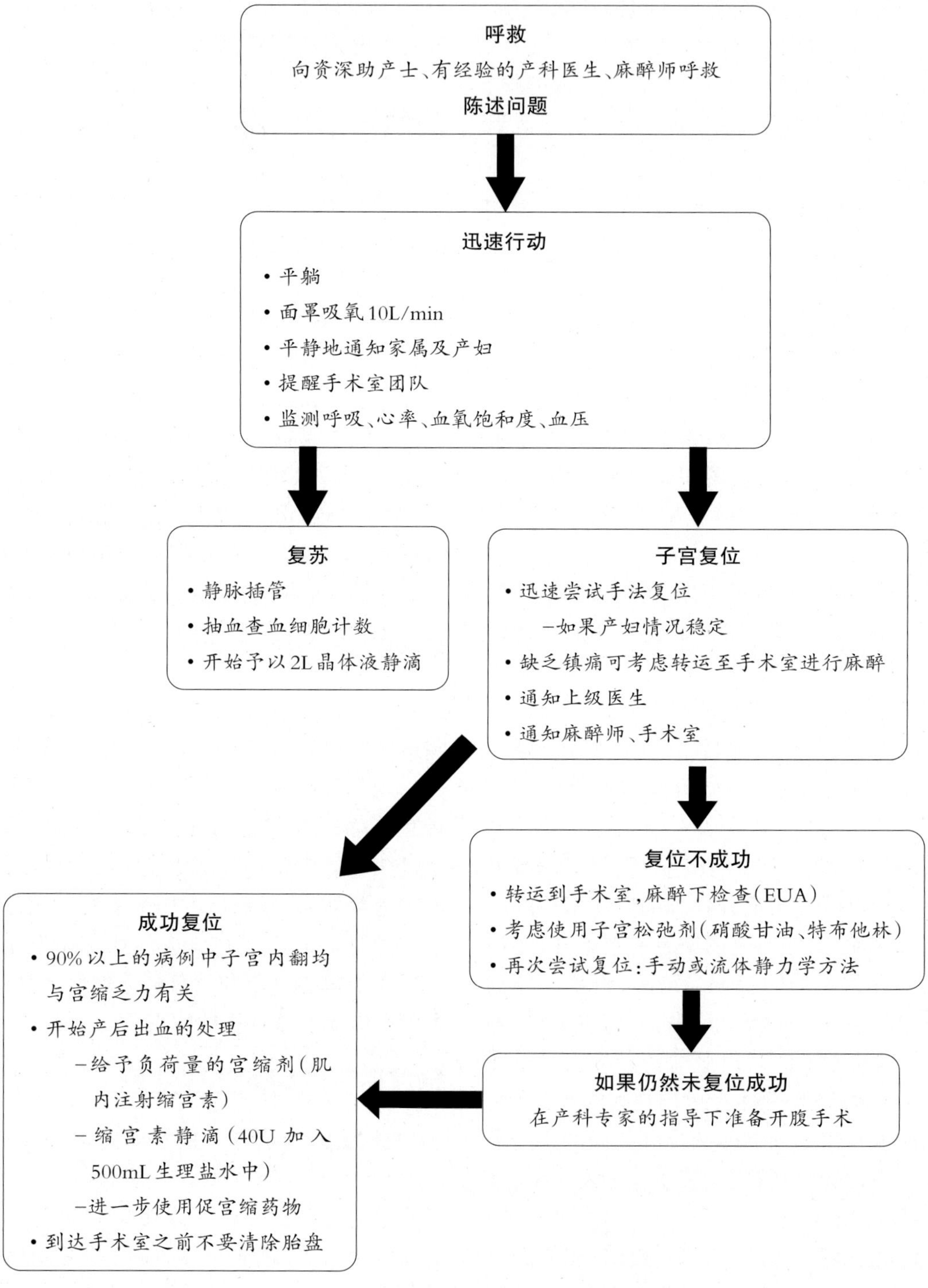

图29.10 迅速处理子宫内翻的流程。[Reprouced from Winter C, Crofts J, Laxton C, Barnfield S, Draycott T, (eds.) PROMPT: PRactical Obstetric Multi- Professional Training. Practical locally based training for obstetric emergencies. Course Manual. 2nd edition. Cambridge: Cambridge University Press; 2012.]

子宫复位

如果确认胎盘仍在原位，在子宫复位之前先不要清除胎盘，预防性静脉注射抗生素应作为指南。

• 人工复位：将一只手放入阴道，顺着脐带向上直至子宫底部。用手轻轻地将子宫底部向腹腔顶起，直到恢复到它的解剖位置。然后用手顶住宫底持续几分钟，维持住子宫位置并促进子宫收缩。

• 流体静力学方法：静压法复位是用手或硅胶吸杯封闭阴道口，将液体压入阴道。在10分钟内使阴道膨胀，促进子宫复位。在用该法复位之前务必检查是否有大的阴道裂伤。

将硅胶吸杯放入阴道，形成密封圈，通过附在硅胶吸杯末端的供血装置，快速向阴道内注入2L温生理盐水。将压力套充气或将液体袋抬高至阴道上方至少1米，以提供足够的压力使阴道充盈。

• 手术治疗：上述方法很少不成功，困难的病例可能需要剖腹探查。亨廷顿手术是一线的外科治疗，具体操作是通过腹腔向上牵引子宫。如果这个术式不成功，豪尔顿手术包括垂直切开宫颈环，辅助子宫复位。

脐带脱垂

脐带脱垂是指在胎膜破裂后，脐带沿着宫颈（隐性脱垂）或跨过宫颈（显性脱垂）下降[26]。通常发生在胎膜破裂后胎先露与母体宫颈不相称时。脐带脱垂导致脐带受压和脐动脉痉挛，使进出胎儿体内的血流量减少，造成新生儿窒息。尽早终止妊娠对改善结局至关重要[26]。

脐带脱垂在所有分娩的发生率为0.1%～0.6%，臀位发生脐带脱垂的概率为1%。相关的围生期死亡率约为9%[27]，围生期死亡通常是由于早产并发症和导致脐带脱垂的先天性异常，而不是产时窒息。

脐带脱垂的高危因素

产前：

• 臀先露。
• 胎位不稳定、胎儿斜位或横位。
• 羊水过多。
• 先天性畸形。
• 外倒转。
• 胎膜早破的预期治疗。
• 脐带脱垂史。

产时：

• 人工破膜（尤其是先露高浮）。
• 早产。
• 臀先露。
• 内倒转。
• 双胞胎的第二胎。
• 阴道分娩旋转胎头时胎头嵌塞。
• 胎儿头皮电极应用。

脐带脱垂的处理

图29.11展示了帮助记忆的“CORD”，它概述了脐带脱垂的关键步骤：识别（C）、寻求帮助（O）、减轻压力（R）和分娩决策（D）[26]。

识别

在阴道外可以看到脱垂的脐带，但这并不常见。当有胎心监护异常时，尤其是胎膜刚破裂时，应警惕脐带脱垂。当产妇存在相关危险因素时，也应考虑脐带脱垂。约一半的脐带脱垂是医源性的，如先露高浮时行人工破膜。这些情况时，应进行窥器检查或阴道检查以排除脐带脱垂。

寻求帮助

启动紧急铃声，向多专业团队（高年资助产士、高年资产科医生、麻醉师、手术室工作人员和新生儿团队）寻求紧急帮助。清楚地陈述问题：“产妇发生脐带脱垂了”。

如果在院外发生紧急情况，应立即呼叫急救救护车，将妊娠女性转运至最近的产科门诊，直接告知他们这个紧急情况和预计到达时间，以便在到达后尽快做好协助分娩的准备。

如果婴儿即将出生，继续呼叫急救护理人员，防止新生儿出现异常情况，需要在医院进行紧急处理。

减轻压力

通过抬高先露部分来减轻脐带的压力，如果可以的话也要抑制宫缩。这些措施在准备分娩时是有用的，然而，不应该因为尝试这些措施而延迟终止妊娠。

• 产妇体位：建议女性在等待转到手术室或医院

前采取胸膝卧位的体位。救护车转移时，建议采取西姆斯体位，即左侧卧位左侧髋下垫一枕头，可能更有效且安全。

• 手动抬高：用两手指上推先露部位，减少脐带受压。如果脐带已经脱出阴道外，轻轻地将其还纳至阴道内，处理脐带时要最大限度地轻柔，因为操作可能导致脐动脉痉挛。在转移到手术室、实施麻醉及胎儿即刻出生前仍需要持续抬高先露部位。

• 膀胱充盈：通过充盈膀胱来抬高先露部位也是一种可选择的方法。当等待转运到医院有延误时，这个方法通常是有用的。

 - 将一根Foley导尿管插入膀胱，并通过输血器注入500～750mL无菌生理盐水。一旦膀胱充盈，夹住注水装置并与导尿管相连，以确保膀胱容量保持不变。在分娩前（无论是顺产还是剖宫产）立即断开注水装置并排空膀胱。

• 减少宫缩：如果正在输注催产素，应该立即停止催产素。如果有持续的胎心率异常，可考虑用250μg特布他林，皮下注射抑制宫缩，提前做好准备，因为宫缩抑制剂会增加相关产后出血的风险。

分娩决策

如果宫口没有开全，应选择剖宫产。剖宫产的急迫性取决于胎心监护和孕周。胎心率正常的情况下可以阴道试产，然而，要不断评估妊娠女性的情况，如果有任何恶化，立即转为剖宫产。

分娩的紧迫性和时间应该由麻醉、产科和助产团队共同讨论，以确保选择最安全的麻醉方法。如果麻醉师选择局部麻醉，仍需继续评估分娩的紧迫性和时间，避免长时间和重复尝试局部麻醉。

如果宫口开全，并且经预期阴道分娩可以快速、安全地完成，可以考虑阴道分娩。

在某些情况下可以考虑臀位助产，例如，在双胎中的第二胎内倒转术后。

肩难产

当胎头娩出后，常规轴向牵引无法娩出胎儿时可诊断为肩难产，这时需要额外的操作来娩出胎儿肩部。这通常是由胎儿前肩嵌顿在母亲耻骨联合之上所致。胎儿后肩可压于母亲骶岬上，但这并不常见。

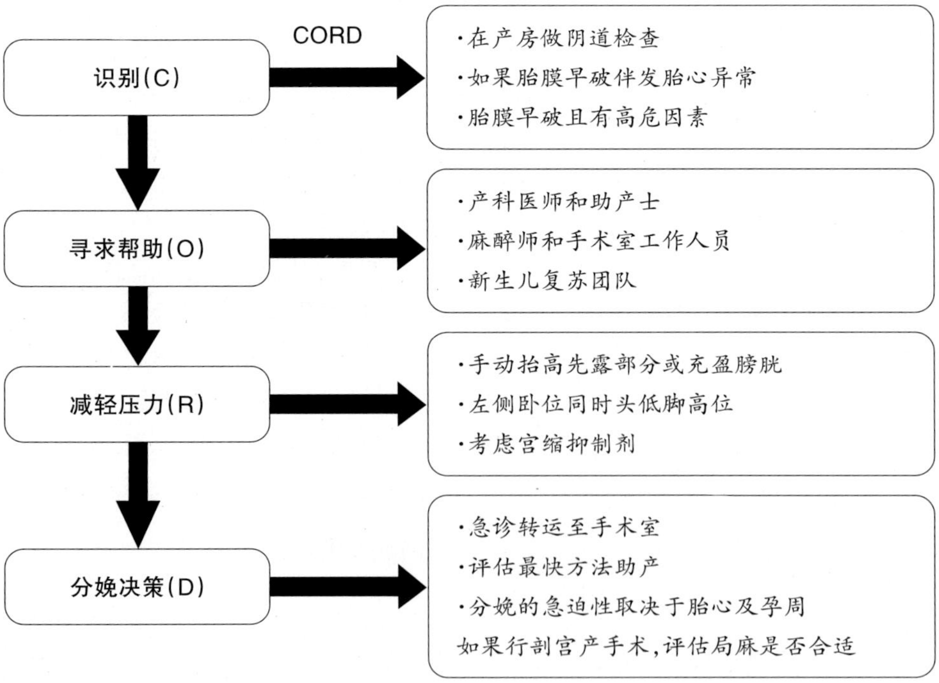

图 29.11 "CORD"：脐带脱垂处理的关键词。(Source data from Winter C, Crofts J, Laxton C, Barnfield S, Draycott T, editors. PROMPT: PRactical Obstetric Multi- Professional Training. Practical locally based training for obstetric emergencies. Course Manual. 2nd edition. Cambridge: Cambridge University Press; 2012, pp. 169–78.)

肩难产发生率差异很大[28]。包含大量阴道分娩在内的研究表明其发生率为0.58%～0.70%[29-34]。肩难产是不可预测的,因为大多数病例没有高危因素,很大程度来说也是不可预防的。临床医生应了解存在的危险因素,并警惕任何一次分娩都有可能发生肩难产[35]。

肩难产的高危因素

- 产前:
  - 肩难产史。
  - 巨大儿,体重>4.5kg。
  - 妊娠糖尿病。
  - 妊娠性肥胖。
- 产时:
  - 第一产程延长。
  - 第二产程延长。
  - 产力增加。
  - 阴道助产。

肩难产的识别

- 胎儿面先露和颌先露时娩出困难。
- 胎头娩出后,紧紧卡在外阴。
- 下颌回缩并压下会阴——"龟脖征"。
- 通过推动及常规轴向牵引无法娩出前肩。

常规牵引的定义是阴道分娩时能使胎肩顺利娩出的牵引[36]。轴向牵引是指牵引方向与胎儿及脊柱一致。牵引时动作要缓慢且轻柔。

在肩难产的病例中,单靠牵引不能将胎肩从耻骨联合后娩出,应避免过度牵引、向下牵引或突然的急拉动作,因为这些动作都会增加臂丛神经损伤的风险。此外,宫底加压也是不可取的,会进一步压紧胎肩,增加臂丛神经损伤和子宫破裂的风险。

肩难产的处理

图29.12显示了肩难产的处理流程。

启动紧急铃声,向多专业团队寻求紧急帮助:高级助产士、经验丰富的产科医生和其他产科工作人员。确保儿科团队迅速到位,以防必要时行协助新生儿复苏,并评估新生儿出生后是否有产伤。如果肩难产发生在家里,应立即呼叫辅助医疗救护车。

清楚地说明问题:"这个患者肩难产"。记录胎头娩出的时间,条件允许的话指派一名团队成员记录时间和具体处理措施。要求妊娠女性停止用力,妊娠女性向下用力将使胎肩进一步压向耻骨联合,无法解决肩难产。

具体操作

一旦诊断为肩难产,应逐步尝试以下操作。每次操作后,应用常规轴向牵引评估胎肩是否放松,如果不成功,继续进行下一个动作。

在确诊肩难产之前,不能预防性地尝试这些操作,因为这可能会增加评估是否为肩难产的难度,且可能影响分娩,引起产妇焦虑。

屈大腿法(McRobert法)

这种简单的操作较为有效,据报道,成功率高达90%[35],侵入性最小,并发症发生率低。因此,条件允许的话首选McRobert法。McRobert体位通过将骶骨相对于腰椎拉直,并将产妇骨盆向头部旋转,增加骨盆的相对前后径。

撤去枕头让患者平躺,把患者挪到床尾和(或)移开床尾,以便更容易进入阴道。在两侧各有一名助手帮助产妇极度屈曲双腿,使大腿贴近腹部,膝盖向上贴近耳朵。如果患者是截石位,将下肢从支架上抬起以达到McRobert体位。

如果应用轴向牵引不能使胎儿肩部放松,继续下一个操作。

耻骨弓上方加压

耻骨弓上加压是为了旋转胎儿前肩,将其从耻骨联合后释放到更宽的骨盆斜径上。

确定胎儿背部的位置,请助手从耻骨联合上方施加压力,从胎儿背部向下加压。如果不确定胎儿背部的位置,从可能是胎背的一侧在耻骨上方施加压力,如果不成功,从另一侧尝试。

如果常规轴向牵引未能使胎肩放松,停止耻骨上压并进行下一个操作。

内倒转

阴道内操作有两种:牵后臂法和阴道内旋转动作,两者不分优劣。会阴切开术不能缓解肩难产时的骨质嵌顿,但可以为接生人员的手留出更多的空间,以方便这些操作。

减轻了公共医疗卫生服务的负担。所有产妇单位应开设并维持一项以循证为基础的培训计划，每年为所有员工提供培训。

（李明霞 王铭洋 译）

参考文献

1. Knight M, Tuffnell D, Kenyon S, et al. (eds). *Saving Lives, Improving Mothers' Care: Surveillance of Maternal Deaths in the UK 2011–13 and Lessons Learned to Inform Maternity Care from the UK and Ireland Confidential Enquiries into Maternal Deaths and Morbidity 2009–13*. Oxford: National Perinatal Epidemiology Unit, University of Oxford; 2015.
2. Bergh A-M, Baloyi S, Pattinson RC. What is the impact of multi-professional emergency obstetric and neonatal care training? *Best Pract Res Clin Obstet Gynaecol* 2015;**29**:1028–43.
3. Draycott TJ, Collins KJ, Crofts, et al. Myths and realities of training in obstetric emergencies. *Best Pract Res Clin Obstet Gynaecol* 2016;**29**:1–10.
4. National Maternity Review. *Better Births: Improving Outcomes of Maternity Services in England: A Five Year Forward View for Maternity Care*. London: NHS England; 2016.
5. PROMPT. Homepage. Available at: http://www.promptmaternity.org.
6. Winter C, Crofts J, Laxton C, Barnfield S, Draycott T (eds). *PROMPT: Practical Obstetric Multi-Professional Training. Practical Locally Based Training for Obstetric Emergencies. Course Manual*, 2nd edn. Cambridge: Cambridge University Press; 2012.
7. Siassakos D, Crofts JF, Winter C, Weiner CP, Draycott TJ. The active components of effective training in obstetric emergencies. *BJOG* 2009;**116**:1028–32.
8. Cornthwaite K, Edwards S, Siassakos D. Reducing risk in maternity by optimising teamwork and leadership: an evidence-based approach to save mothers and babies. *Best Pract Res Clin Obstet Gynaecol* 2013;**27**:571–81.
9. Resuscitation Council (UK). Adult basic life support and automated external defibrillation. Available at: https://www.resus.org.uk/resuscitation-guidelines/adult-basic-life-support-and-automated-external-defibrillation/ (accessed 23 March 2016).
10. Surviving Sepsis Campaign. International guidelines for management of severe sepsis and septic shock: 2012. Available at: http://www.sccm.org/Documents/SSC-Guidelines.pdf (accessed 23 March 2016).
11. Lewis G (ed). *The Confidential Enquiry into Maternal and Child Health (CEMACH). Saving Mothers' Lives: Reviewing Maternal Deaths to Make Motherhood Safer—2003–2005. The Seventh Report on Confidential Enquiries into Maternal Deaths in the United Kingdom*. London: CEMACH; 2007.
12. Weil MH, Afifi AA. Experimental and clinical studies on lactate and pyruvate as indicators of the severity of acute circulatory failure (shock). *Circulation* 1970;**41**:989–1001.
13. National Institute for Health and Care Excellence (NICE). *Hypertension in Pregnancy*. Clinical guideline [CG107]. London: NICE; 2011.
14. Knight M. Eclampsia in the United Kingdom 2005. *BJOG* 2007;**114**:1072–78.
15. Centre for Maternal and Child Enquiries (CMACE). Saving Mothers' Lives: reviewing maternal deaths to make motherhood safer: 2006–08. The Eighth Report on Confidential Enquiries into Maternal Deaths in the United Kingdom. *BJOG* 2011;**118** Suppl 1:1–203.
16. The Eclampsia Trial Collaborative Group. Which anticonvulsant for women with eclampsia? Evidence from the Collaborative Eclampsia Trial. *Lancet* 1995;**345**:1455–63.
17. The Magpie Trial Collaborative Group. Do women with pre-eclampsia, and their babies, benefit from magnesium sulphate? The Magpie Trial: a randomised placebo-controlled trial. *Lancet* 2002;**359**:1877–90.
18. Royal College of Obstetricians and Gynaecologists (RCOG). Green-top Guideline No. 52. *Prevention and Management of Postpartum Haemorrhage*. London: RCOG; 2011.
19. National Institute for Health and Care Excellence (NICE). Clinical guideline [CG190]. *Intrapartum Care*. London: NICE; 2015.
20. Novikova N, Hofmeyr GJ, Cluver C. Tranexamic acid for preventing postpartum haemorrhage. *Cochrane Database Syst Rev* 2015;**6**:CD007872.
21. Shakur H, Elbourne D, Gülmezoglu M, et al. Effect of early tranexamic acid administration on mortality, hysterectomy, and other morbidities in women with post-partum haemorrhage (WOMAN): an international, randomised, double-blind, placebo-controlled trial. *Lancet* 2017;**389**:2105–16.
22. Hussain M, Jabeen T, Liaquat N, Noorani K, Bhutta SZ. Acute puerperal uterine inversion. *J Coll Physicians Surg Pak* 2004;**14**:215–17.
23. Milenkovic M, Kahn J. Inversion of the uterus: a serious complication at childbirth. *Acta Obstet Gynecol Scand* 2005;**84**:95–96.
24. Bhalla R, Wuntakal R, Odejinmi F, Khan RU. Acute inversion of the uterus. *Obstet Gynecol* 2009;**11**:13–18.
25. Watson P, Besch N, Bowes WA. Management of acute and sub-acute puerperal inversion of the uterus. *Obstet Gynecol* 1980;**55**:12–16.
26. Royal College of Obstetricians and Gynaecologists (RCOG). *Umbilical Cord Prolapse*. Green-top Guideline No. 50. London: RCOG; 2014.
27. Murphy DJ, MacKenzie IZ. The mortality and morbidity associated with umbilical cord prolapse. *Br J Obstet Gynaecol* 1995;**102**:826–30.
28. Baskett TF, Allen AC. Perinatal implications of shoulder dystocia. *Obstet Gynecol* 1995;**86**:14–17.
29. Gherman RB, Ouzounian JG, Goodwin TM. Obstetric maneuvers for shoulder dystocia and associated fetal morbidity. *Am J Obstet Gynecol* 1998;**178**:1126–30.
30. McFarland MB, Langer O, Piper JM, Berkus MD. Perinatal outcome and the type and number of maneuvers in shoulder dystocia. *Int J Gynecol Obstet* 1996;**55**:219–24.
31. Ouzounian JG, Gherman RB. Shoulder dystocia: are historic risk factors reliable predictors? *Am J Obstet Gynecol* 2005;**192**:1933–35.
32. Smith RB, Lane C, Pearson JF. Shoulder dystocia—what happens at the next delivery? *Br J Obstet Gynecol* 1994;**101**:713–15.
33. Nesbitt TS, Gilbert WM, Herrchen B. Shoulder dystocia and associated risk factors with macrosomic infants born in California. *Am J Obstet Gynecol* 1998;**1793**:476–80.
34. Bahar AM. Risk factors and fetal outcome in cases of shoulder dystocia compared with normal deliveries of a similar birthweight. *Br J Obstet Gynecol* 1996;**103**:868–72.
35. RoyalCollegeofObstetriciansandGynaecologists(RCOG).*Shoulder Dystocia*. Green-top Guideline No. 42. London: RCOG; 2013.
36. Metaizeau JP, Gayet C, Plenat F. [Brachial plexus birth injuries. An experimental study (author's transl)]. *Chir Pediatr* 1979;**20**:159–63.
37. Bruner JP, Drummond SB, Meenan AL, Gaskin IM. All-fours maneuver for reducing shoulder dystocia during labor. *J Reprod Med* 1998;**43**:439–43.
38. Sandberg EC. The Zavanelli maneuver—a potentially revolutionary method for the resolution of shoulder dystocia. *Am J Obstet Gynecol* 1985;**152**:479–84.
39. Vaithilingam N, Davies D. Cephalic replacement for shoulder dystocia: three cases. *BJOG* 2005;**112**:674–75.

40. Spellacy WN. The Zavanelli maneuver for fetal shoulder dystocia—3 cases with poor outcomes. *J Reprod Med* 1995;**40**:543–44.
41. Goodwin TM, Banks E, Millar LK, Phelan JP. Catastrophic shoulder dystocia and emergency symphysiotomy. *Am J Obstet Gynecol* 1997;**177**:463–64.
42. Freeth D, Berridge E, Mackintosh N. *Evaluation of Safety Culture and MOSES Training in Four Maternity Units and Two Clinical Simulation Centres.* End of Project Report for the National Patient Safety Agency. London: National Patient Safety Agency; 2008.
43. Markova V, Sorensen JL, Holm C, Norgaard A, Langhoff-Roos J. Evaluation of multi-professional obstetric skills training for postpartum hemorrhage. *Acta Obstet Gynecol Scand* 2012;**91**:346–52.
44. Walsh JM, Kandamany N, Shuibhne NN, Power H, Murphy JF, O'Herlihy C. Neonatal brachial plexus injury: comparison of incidence and antecedents between 2 decades. *Am J Obstet Gynecol* 2011;**204**:1–6.
45. MacKenzie IZ, Shah M, Lean K, Dutton S, Newdick H, Tucker DE. Management of shoulder dystocia: trends in incidence and maternal and neonatal morbidity. *Obstet Gynecol* 2007;**110**:1059–68.
46. Fransen A, van de Ven J, van Tetering A, Schuit E, Mol BW, Oei G. The effect of obstetric team training on perinatal and maternal outcome: a large multicenter randomized controlled trial. *Simul Healthc* 2013;**8**:535.
47. Nielsen PE, Goldman MB, Mann S, et al. Effects of teamwork training on adverse outcomes and process of care in labor and delivery: a randomized controlled trial. *Obstet Gynecol* 2007;**109**:48–55.
48. Riley W, Davis S, Miller K, Hansen H, Sainfort F, Sweet R. Didactic and simulation nontechnical skills team training to improve perinatal patient outcomes in a community hospital. *Jt Comm J Qual Patient Saf* 2011;**37**:357–64.
49. Siassakos D, Bristowe K, Draycott TJ, et al. Clinical efficiency in a simulated emergency and relationship to team behaviours: a multisite cross-sectional study. *BJOG* 2011;**118**:596–607.
50. Crofts JF, Bartlett C, Ellis D, et al. Patient-actor perception of care: a comparison of obstetric emergency training using manikins and patient-actors. *Qual Saf Health Care* 2008;**17**:20–24.
51. The Health Foundation. *Lining Up: How Do Improvement Programmes Work?* London: The Health Foundation; 2014.
52. Crofts JF, Lenguerrand E, Bentham GL, et al. Prevention of brachial plexus injury: 12 years of shoulder dystocia training: an interrupted time-series study. *BJOG* 2016;**123**:111–18.

第30章
早产

Angharad Care, Zarko Alfirevic

定义

早产通常是指在妊娠37周（$<37^{+0}$周，<259天）之前的任何时期终止妊娠，但由于医疗保健水平的差异，早产的下限和晚期自然流产的上限的界限是模糊的。WHO推荐使用28周界定（新生儿的）存活能力，而在英国已经有满23周的新生儿复苏成功。无存活能力的胎儿的自发性分娩称为“流产”。尽管含义不同，晚期自然流产和早期自然分娩具有相同的病理生理特征。

发病率

世界范围内约有1500万婴儿为早产儿。在184个国家中，早产的发病率范围为5%～18%，并且几乎所有国家都在报告早产率在上升[1]。

早产的新生儿（在宫内）器官发育的时间不足，75%的围生儿死亡和超过一半的长期患病率都与早产相关[2]。很多幸存下来的早产儿都会遗留认知障碍、运动残疾、呼吸系统健康状况不佳、行为异常、视觉和听觉缺陷等长期残疾。这些风险的严重程度与出生时的胎龄成反比（图30.1）。

早产并发症是5岁以下儿童死亡的首要原因，2015年世界范围内接近100万人死亡与早产有关[3]。

早产的精神和经济影响对于医疗系统和社会来说仍然是一个负担。神经系统残疾儿童的父母遭到正常儿童父母的社会排斥，还导致其焦虑、关系破裂、生活质量下降等一系列情况，甚至结束职业生涯，成为专职的看护人员[4]。一项英国研究表明[5]，要照顾早产儿童成长到18岁，公共部门估计每年在护理方面的总成本达29.5亿英镑（1英镑≈8.7元）。经决策分析模型推算，将早产仅仅推迟1周就能把成本降至19.5亿英镑。

早产的分类

由于新生儿发病率和死亡率与出生胎龄成反比，早产通常可细分为：

- 晚期早产（34^{+0}～36^{+6}周）
- 中期早产（32^{+0}～34^{+0}周）
- 极早产（28^{+0}～32^{+0}周）
- 超早产（$<28^{+0}$周）

新生儿的这一分组主要基于他们的妊娠（时间）特异性的发病率和死亡风险，并有助于我们大致地了解预后。然而，仅基于妊娠时限很难明确早产的分型或原因。早产是唯一由特定时间点定义的产科疾病，而不是常见的体征和症状的集合。这一包含有多种病因和病理生理，因此早产也可以根据表型进行分类：

- 医学相关或“医源性”早产（30%）。
- 胎膜完整的自发早产（PTL）（45%）。
- 未足月胎膜早破（PPROM）（25%），包括医源性早产或自发早产。

医学或选择性早产是防止疾病引起严重的母儿患病率及死亡率，如子痫前期、胎儿生长受限、胎儿窘迫、胎盘早剥或母亲的其他并发症。其余的都是伴随规律宫缩和宫颈管进行性扩张的自发分娩，或继发于无规律宫缩的胎膜早破[2]。自发早产目前被视为一个多种机制引起的“综合征”，而不是一种疾病[6]。

早产的危险因素

无论是足月还是早产的自然分娩，目前对其诱因仍然知之甚少，而且在大多数情况下也没有建立起精确的机制。因此，我们一直在寻找早产的相关因素，以确定最大风险人群。有早产史的女性根据分娩次数、胎龄、既往分娩特点的不同有15%~50%的复发风险[2]。复发性早产的发生风险与第一次分娩的妊娠年龄呈负相关[7]。大多数危险因素不能在妊娠期间发生改变，如遗传影响或子宫异常。即便是可能改变的社会地位和体重指数等因素也很难发生改变。

在第一次妊娠时就能被确定为高危女性尤其具有挑战性。框30.1列出了一些与早产相关的常见危险因素。

早产的新生儿结局

英国的两个队列研究对1995—2006年妊娠22~26周出生的婴儿结局进行比较，结果显示极早产儿的存活率一直在提高（40%~53%）[8]。总的来说，更多妊娠早期的早产儿被收入院治疗。虽然健康的幸存者的数量在增加，患有中度或重度残疾的新生儿总数也在增加。Epicure 2研究表明，在2006年妊娠26周之前出生的婴儿中大约44%的人会存活到3岁，其中15%会遗留严重的残疾[9]。新生儿临床机构已经增加妊娠26周之前出生的早产儿的集中救治，因为在能够提供新生儿重症监护的医院中，早产儿存活率最高。

短期发病率

肺泡中的细胞（2型肺泡细胞）从妊娠30周开始产生表面活性物质，能够降低肺泡内表面张力。因此，妊娠不足30周出生的婴儿患呼吸窘迫综合征（RDS）的风险最高。尽管在过去的几十年里，由于产前糖皮质激素的应用、表面活性剂使用的增加和肺通气的改善，RDS发生率有所下降。但是一些接受氧气和正压通气治疗的早产儿最终还会发展成支

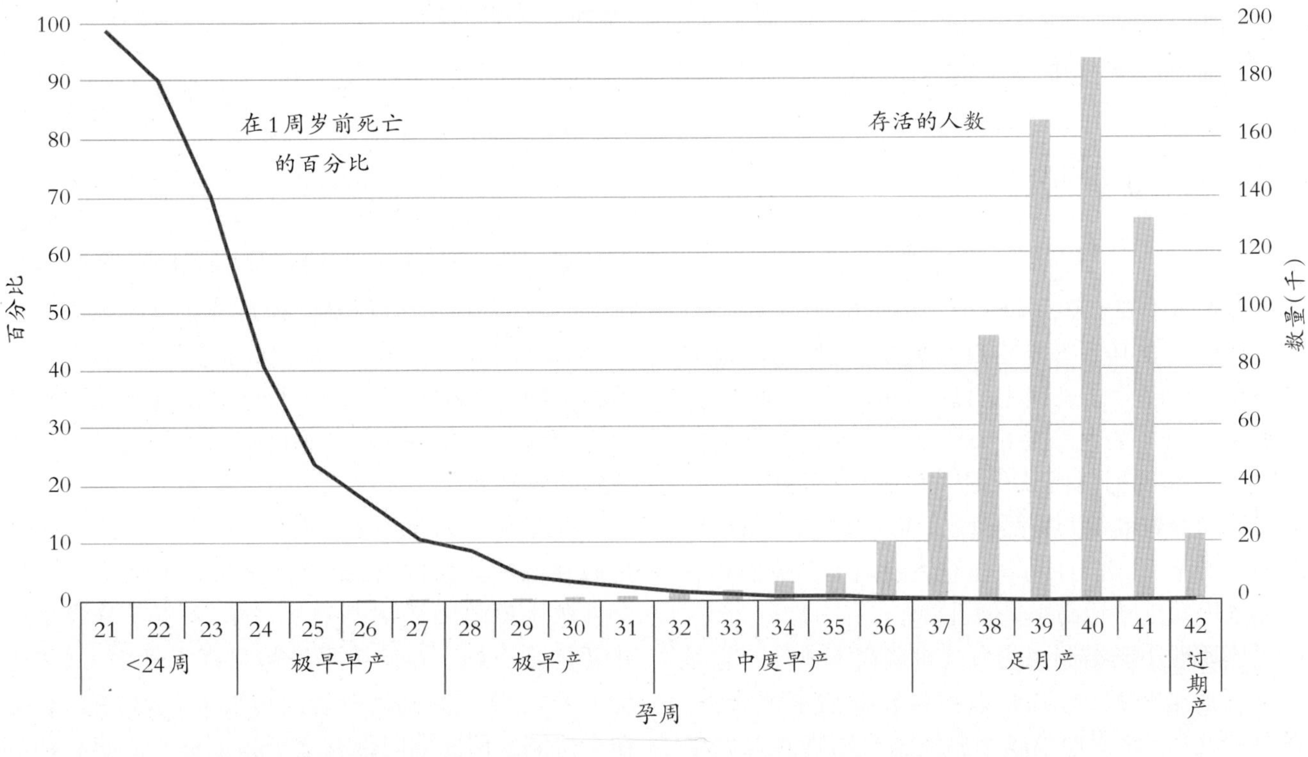

图30.1 英格兰和威尔士的新生儿死亡率和活产数目与孕周的关系。[Source data from Office of National Statistics. Pregnancy and ethnic factors influencing births and infant mortality:2013—2015 (accessed 25 February 2016). Available at: http://www.ons.gov.uk/peoplepopulationandcommunity/healthandsocialcare/causesofdeath/bulletins/pregnancyandethnicfactorsinfluencingbirthsandinfantmortality/2015-10-14.]

框30.1 早产的高危因素

医疗/产科史
- 有早产史
- 子宫解剖学异常
- 通过体外受精妊娠
- 易栓症
- 慢性疾病，如糖尿病和高血压
- 宫颈切除性手术（如冷刀锥切术，切除转化区的大环切除术）
- 其他宫颈损伤：前次分娩损伤，反复中期引产
- 自发性早产家族史（仅母亲）

孕产妇
- 体重指数极低（BMI<19kg/m^2）
- 妊娠间隔时间短（<6个月）
- 社会压力大
- 吸烟
- 高龄
- 家庭暴力

胎儿
- 先天性异常
- 染色体异常

本次妊娠
- 相应孕周宫颈管缩短
- 妊娠22～34周胎儿纤维连接蛋白阳性
- 胎儿的某些先天性异常
- 妊娠期阴道出血
- 感染——尿道、性传播、细菌性阴道病、牙周病
- 子宫过度膨胀-多胎妊娠，羊水过多，巨大儿
- 复发性产前出血
- 子痫前期，胎盘功能下降

气管肺发育不良，这是一种慢性肺损伤。

早产儿尤其容易发生脑室出血，因为在妊娠34周之前，大脑发育过程中出现了高水平的血管化。严重脑室出血的儿童易出现认知、运动和视觉功能障碍。脑室周围白质软化是一种脑白质损伤，有脑瘫痪性和低智商等长期后遗症。即使在32～36周出现的晚期早产，其自闭症、注意力缺陷多动障碍和学习困难等发生率均高于足月儿[10]。

坏死性小肠结肠炎的发病机制尚不清楚。它是一种胃肠道疾病，导致缺血损伤和细菌定植异常。在早产儿中，坏死性小肠结肠炎通常出现在开始喂养后，通常在出生后2～3周出现。坏死性结肠炎的致死率高达50%，20%～40%的病例中手术干预都是必要手段[11]。

远期发病率

对早产儿长期预后的研究也表明，孕周与发病率和死亡率呈负相关。在英国，39%的5岁以下儿童死亡是由早产直接造成的[12]。与足月儿[13]相比，极早产儿和中/晚早产儿（孕32～36周）儿童期健康不良的发生风险成倍增加。长期不良结果还包括6岁时行为发育迟缓、8～9岁时肺功能下降、住院治疗增加、成年早期运动能力降低、代谢不良和心血管健康风险增加[14-16]。

自发性早产的诱因

人类分娩的机制尚不十分明确，早产的机制也不明确，预防早产的措施也尚不充分。更好地查明病因可能有助于针对性使用正确的预防性干预措施，或帮助开发更有效的治疗方法。各种病理过程包括感染引起的炎症、子宫过度膨隆（多胎妊娠，羊水过多，子宫异常），宫颈功能不全，胎儿和母亲应激等。

炎症与感染

几十年前，人们就意识到炎症和感染与早产相关。在人类和动物模型中，感染通常与先兆早产（PTL）有关。在妊娠的哺乳动物中，全身的微生物负荷（增加）可以诱发分娩[17]。人类有25%～40%的自发性早产有宫内感染的证据，尤其是胎膜早破的早产[18]。然而，在这些病例中，很难确定宫内感染是在胎膜破裂之前发生的，还是在保护性膜屏障丧失之后发生的。生殖道炎症的上行感染引起子宫下段炎症进而引起宫颈缩短和分娩已被认为是自发性早产的发病机制之一。

羊膜腔是无菌环境，因此羊水培养阳性被认为是病理性的。据报道，胎膜完整的自发性早产妊娠女性羊水培养阳性检出率为13%，高于未分娩早产儿和足月产妇。在胎膜早破的早产女性中，这一比例上升到32%，在随后分娩时再次上升到75%，表明在潜伏期之前和期间都有微生物定植[19]。第三种与宫颈无关的感染机制是微生物通过血液传播，经胎盘引起羊膜腔感染[19]。宫外感染，如无症状菌尿和肾盂肾炎[20]、牙周感染[21]和疟疾[22]都与早产的风险

增加有关。

分娩过程中宫颈成熟度的变化与炎性细胞因子(如IL-6、IL-8、肿瘤坏死因子和前列腺素)的产生有关[23]。炎症细胞涌至宫颈释放基质金属蛋白,导致胶原蛋白分解,最终使宫颈软化或成熟。

子宫拉伸

子宫过度膨胀是早产的一个风险因素,双胞胎自然分娩的平均孕周下降到35周,四胞胎平均分娩孕周提前到30周就是临床例证。此外,羊水过多和单角子宫的女性自发性早产的发生风险也会增加。在体外试验中,子宫肌层的机械拉伸引起间隙连接蛋白,如连接蛋白(Cx)-26、Cx-43(24)、IL-8和催产素受体(OTR)的表达增加,这导致了丝裂原活化蛋白激酶(MAPK)通路的激活[25],环氧化酶(COX)-2活性[26]上调,最终导致局部前列腺素释放,从而导致子宫平滑肌收缩增强。

母婴应激

压力很难量化,也很难与吸烟、营养不良和社会经济地位低下等其他风险因素分离开来。胎儿的压力被认为继发于胎盘异常,并可能表现为生长受限。这会导致胎儿下丘脑-垂体-肾上腺(HPA)轴的成熟和激活。导致胎儿HPA轴激活的原因尚不完全清楚,但人们认为胎盘促肾上腺皮质激素释放激素(CRH)起着核心作用。相反,母亲的压力会增加生物效应因子,包括皮质醇和肾上腺素的分泌,据推测,这些物质会激活胎盘CRH基因的表达。CRH是一种主要来源于下丘脑的神经肽,在人的胎盘和胎膜中也有表达,并在妊娠期不断释放,其指数增长与妊娠时间有关[27]。有研究认为胎盘CRH可能起到"胎盘时钟"的作用并调节妊娠的长度[27]。胎盘过早衰老导致的早产或PPROM可能是由活性氧失衡介导的,活性氧失衡导致的损伤由p38 MAPK信号通路介导[28]。

宫颈的作用

在临产前几周,宫颈逐渐软化和消失。宫颈成熟涉及胶原蛋白的分解、蛋白聚糖浓度的变化和水分含量的增加,这是对局部前列腺素释放增加或对孕激素受体部分拮抗(如米非司酮的作用)的反应[29]。

宫颈在维持妊娠中的作用尚不明确,可能是多因素的,有两个关键作用:预防上行感染和支持宫内妊娠。正常宫颈黏液栓和适当的宫颈长度可预防局部炎症细胞因子的产生和上行感染,以及前列腺素的释放。

宫颈力量的强度不仅用来对抗重力维持妊娠子宫的位置,也能防止宫颈过早扩张。宫颈功能不全导致妊娠女性反复发生妊娠中期的流产,通常伴有无痛宫颈扩张的病史。经阴道宫颈测量长度时,漏斗状是宫颈功能不全相关的特征,可以看到胎胞经宫颈管凸向宫颈。宫颈的功能与其长度有关,因宫颈上皮内瘤变(CIN)或宫颈癌接受宫颈切除性手术的女性患自发性早产的风险增加。在CIN治疗中,切除的宫颈体积或长度与妊娠维持时间相关[30]。然而,患有CIN的女性本身自发性早产的基础风险更高,提示宫颈功能并不完全与宫颈长度相关。

基因

据估计,遗传因素在约30%的早产中发挥了作用[31]。对单胎而言,早产的遗传易感性是基于家族聚集性、确认的疾病易感性基因,以及种族差异在早产发生频率中的证据,这些可能与风险易感等位基因频率的差异有关。姐妹有早产史的女性其早产发生率高于她们的妯娌(16%和9%)。接近20%早产出生的女性自身更有可能早产[32]。这表明早产是通过母系遗传的方式遗传的,并且不受父亲家庭中早产的影响[33]。几项研究证实,即使控制了与早产相关的社会经济因素,非洲裔美国女性患自发性早产的风险仍是白人女性的2倍。最常被研究的潜在基因途径是与感染和炎症有关的基因。最近发表的274个基因不同多态性研究的通路分析表明,自发性早产和PPROM女性可能存在不同的基因通路。自发性早产可能存在自身免疫或激素调节轴,而PPROM病因学涉及的通路包括出凝血障碍、胶原代谢、基质降解和局部炎症[34]等。

自发性早产的预测

分娩史

识别初次妊娠人群中的早产高危女性比较困

娠女性中，从16周开始每周肌内注射17-OHPC 250mg可降低35周之前早产的风险(RR 66%；95%CI 54%～81%)，<37周或32周的早产风险也降低，并且与安慰剂组相比脑出血风险降低[47]。自2003年以来，17-OHPC已被推荐常规用于美国单胎妊娠的妊娠女性[48]。2011年，美国食品和药物管理局(FDA)批准有自发性早产病史的女性在妊娠期使用17-OHPC降低再次早产的风险。然而，FDA已经要求在批准完全上市前针对17-OHPC与安慰剂进行第二次RCT研究。

有早产史，伴有宫颈管缩短

针对这一人群，17-OHPC仅在一个随机对照实验被评估过，在对105例试验对象进行中期分析显示无效后，该随机对照试验被终止。17-OHPC组<37周的早产发生率为45%，安慰剂组为44%(P>0.99)[49]。

阴道用孕酮

孕酮是一种天然的类固醇激素，在妊娠期间先后由黄体和胎盘产生。它在维持早期妊娠和阻断孕酮受体(如RU-486)导致早孕流产方面起着关键作用，如果在妊娠晚期注射，则会导致宫颈成熟或分娩[50]。

无早产史伴宫颈管缩短

Fonseca等人对250名宫颈短(CL<15mm)的女性进行随机对照试验，其中大多数人既往无早产史，从妊娠24周开始，每晚用200mg阴道用孕酮，并与安慰剂组对照，结果显示，使用阴道用孕酮的人妊娠34周之前早产的风险明显降低(19%比34%；RR 0.56；95% CI 0.36～0.86)，但对新生儿不良结局无显著影响[51]。这一发现在一项更大的试验中也得到证实，450名妊娠19~23^{+6}周时宫颈管长度为10～20mm的女性使用阴道用孕酮后，不仅妊娠33周前的早产率降低(9%比16%；RR 0.55；95% CI 0.33～0.92)，新生儿综合发病率和死亡率也显著降低43%(8%比14%；RR 0.57；95% CI 0.33～0.99)[52]。

有早产史，宫颈管长度正常或不详

一项Cochrane综述[53]显示，在有自发性早产病史的女性中，孕酮与围生期死亡风险的降低有关(6项研究，包括1453名女性，RR 0.50，95% CI 0.33～0.75)，与妊娠34周前早产风险降低有关(5项研究，包括602名女性，平均RR 0.31，95%CI 0.14～0.69)，与新生儿发病率显著降低也有关。

有早产史伴宫缩管缩短

此项Cochrane综述也显示，宫颈短(CL<25mm)且至少有过一次早产史的女性使用阴道用孕酮在妊娠34周之前早产的风险显著降低(2项研究，438名女性，RR 0.64，95%CI 0.45～0.90)[53]。2016年进行的OPPTIMUM[54]是迄今为止发表的规模最大的阴道微粒化孕酮临床试验，研究了孕酮对一组具有显著异质性的早产高危人群的影响。该人群包括既往有自发性早产史(77%的参与者)、FFN检测阳性(57%的参与者)、和(或)宫颈管长度<25mm(36%的参与者)者。结论得出，阴道用孕酮和降低早产风险之间没有关联。然而，对于一个单胎妊娠且宫颈管长度<25mm的女性来说，系统回顾和荟萃分析包括OPPTIMUM试验的结果[55]表明，阴道用孕酮明显降低妊娠34周之前早产的风险且减少了34%的胎死宫内。因此，临床医生仍然应该提供阴道用孕酮作为单胎妊娠中CL≤25mm的治疗手段。

宫颈环扎术

经阴道环扎术

1902年，G.Ernest Hermann描述了通过阴道放置宫颈环以治疗复发性无痛流产并最终活产的报道。在1954年和1955年，MacDonald和Shirodkar分别描述了相同适应证的两种不同的环扎方法，成为现代宫颈环扎技术的参考。MacDonald缝合术在局部或全麻下经阴道完成。大约在宫颈上缝合4针(针数可变)，尽量靠近宫颈内口进行荷包缝合，这样可以在不缝合膀胱的情况下经阴道完成。这对Shirodkar缝合术的原始描述做了一些修改，Shirodkar缝合是使用一部分阔筋膜代替缝合来支撑宫颈内口。在Shirodkar缝合法中，术者需要分离阴道黏膜，推开膀胱和直肠以从宫颈内口水平暴露宫颈，从而在更靠上的水平环扎。宫颈环扎的妊娠女性必须在局麻下拆线。对宫颈环扎前后宫颈管长度的评估显示，宫颈环扎后宫颈管长度增加，这也与较高的足月分娩率有关[56]。任何随机对照试验或队列研究均未显示两种宫颈环扎方法的优劣。

对于既往有早产史的女性，待超声检查发现宫颈缩短再环扎还是直接经验性宫颈环扎的治疗更有效尚不明确。宫颈环扎的并发症包括早产、胎膜早破、绒毛膜羊膜炎、宫颈外伤、缝线移位和出血。基于早产史的经验性宫颈环扎术后的绒毛膜羊膜炎的报道率为6.2%，而PPROM的范围为18%～38%[57]。因此，重要的是在缝合前权衡个体的风险和获益。

基于早产史的经验性宫颈环扎术

既往有早产史或既往有择期宫颈环扎失败史的患者，可以实施宫颈环扎术。有早产史的妊娠女性通常在刚进入中妊娠期（妊娠12～13周）时进行宫颈环扎。基于病史进行宫颈环扎术的证据远远弱于基于超声的宫颈环扎术，这也是根据一个包括107名女性的随机对照试验亚组分析的结论得出来的。试验显示，既往有3次或以上早产史或妊娠中期流产史的女性[58]行宫颈环扎术后妊娠33周之前早产的发病率降低。

根据超声结果进行宫颈环扎术——有早产史

在一项涉及5个试验、504名女性的荟萃分析中，有早产史、妊娠24周之前宫颈管长度<25mm的妊娠女性随机进行宫颈环扎术，最后得出结论环扎术后其妊娠37周之前的早产率下降30%，围生儿发病率和死亡率下降36%[59]。然而，Cochrane的一项涉及12个试验、3328名女性的回顾分析显示，尽管早产发生率有类似的显著下降，围生期死亡率并没有统计学差异（平均RR 0.80；95% CI 0.69～0.95；9个试验，2898名女性）[60]。

根据超声行宫颈环扎术——无早产史

目前的单臂研究提示，对于低风险的单胎妊娠人群，因宫颈管缩短在妊娠16～24周进行宫颈环扎术不能降低妊娠35周之前的早产率[61-62]。

根据查体进行宫颈环扎术——紧急环扎

对妊娠女性进行阴道检查，通过指诊或窥阴器暴露过程中发现宫颈管明显扩张时，需进行宫颈环扎术，这种做法的证据仍较弱，也没有长期的安全数据证明让胎儿在潜在的炎症或感染环境中继续发育会受影响。只有一项包括23名参与者的试验显示[63]，对基于妇科检查进行宫颈环扎术+吲哚美辛与单纯卧床休息这两种方法进行对比，得出的结论是基于妇科检查的宫颈环扎术+吲哚美辛+抗生素+卧床休息较单纯休息+抗生素，可减少妊娠34周之前的早产风险。

经腹宫颈环扎术

经阴道进行宫颈环扎的母亲早产发病率低于经腹在宫颈内口水平的环扎术。经腹宫颈环扎术用于前次经阴道宫颈环扎术失败的患者，具体入路包括开腹和腹腔镜。开腹手术是通过下腹的Pfannenstiel切口进行的。目前还没有关于经腹宫颈环扎术的随机对照试验的报道，但一项多中心随机试验对既往有宫颈环扎失败经历的女性行开腹高位或低位宫颈环扎手术，结果表明，经腹宫颈环扎手术优于重复经阴道环扎术（MAVRIC）[64]。

宫颈环扎术材料

目前正在进行临床试验观察缝线类型在降低早产率和特异性感染率方面的效果。与单丝相比，使用编织缝线明显改变阴道微生态，这表明，单丝可能更好地防止上行性感染。C-STICH试验旨在解决这个问题，目前正在招募志愿者。

子宫托

子宫托被用于治疗生殖器官脱垂已经有几个世纪了。1959年，在一个小型系列研究中，有文献记载有宫颈功能不全或子宫畸形的女性使用子宫托来减轻宫颈内口的压力。在20世纪70年代末，Hans Arabin设计了一种由可塑性好的硅胶做成的圆锥形的子宫托。它的圆顶状设计类似于阴道穹隆，目的是尽可能地将子宫颈与内口紧密地包围起来。子宫托的作用机制还不完全清楚，有人提出放了子宫托后宫颈角度增加，减少胎儿头部对宫颈的直接压力[65]。图30.4显示了使用了子宫托的经阴道超声图像。

第一项随机试验涉及385名宫颈管长度≤25mm的女性，并比较了子宫托治疗和期待治疗的效果，其中只有11%的女性以前有过早产史。结果显示，放置子宫托组在妊娠不足34周时自然早产的发生率明显低于期待治疗组（6%比27%；OR 0.18；95%CI

a

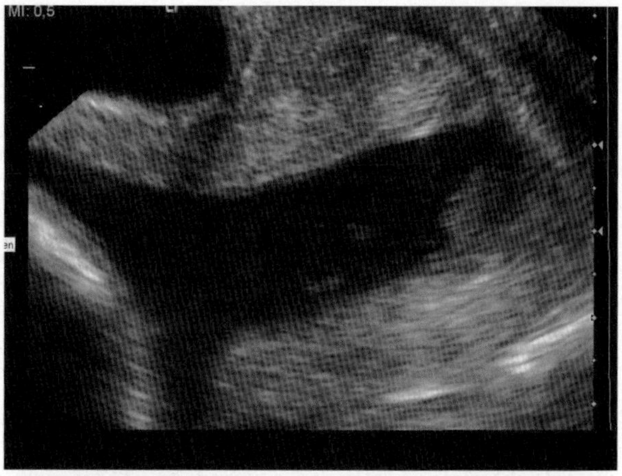

b

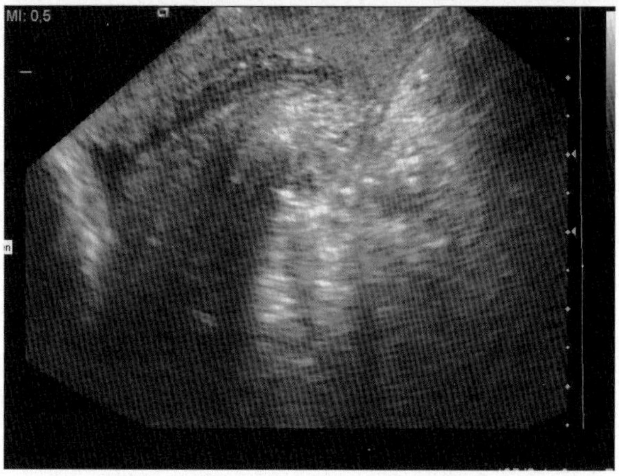

图30.4 经阴道超声图像。(a)一个未生育过的孕24周女性在放置子宫托前宫颈呈U形完全漏斗状;(b)放置宫颈托后宫颈管贴合更紧密(近端内径35mm,高度21mm,远端外径65mm)。说明子宫托放置后,宫颈柱状上皮区域恢复正常。患者摘除子宫托后于妊娠37周分娩。[Reproduced from B. Arabin and Z. Alfirevic. Cervical pessaries for prevention of spontaneous preterm birth: past, present and future. Ultrasound Obstet Gynecol. 2013 Sep 23;42(4): 390-399 with permission from John Wiley and Sons.]

0.08 ~ 0.37)[66]。遗憾的是,采用相同设计的第二项试验结果不尽人意,因为在筛查人群中宫颈管缩短的人数太少(5%),只招募了108名女性,结果显示子宫托组在妊娠34周之前早产的发生率为9.4%,期待治疗组为5.5%,二者无统计学差异[67]。迄今为止最大的试验随机选取了935名妊娠20 ~ 24周宫颈较短的女性,在该研究中,所有宫颈管长度<15mm的女性都补充了阴道用孕酮的治疗(因为从之前其有效性的证据来看,阻止女性使用阴道用孕酮是不道德的),与孕酮同时使用后子宫托没有明显的额外益处(妊娠34周之前自发性早产率为12.0%对10.8%;OR 1.12;95% CI 0.75 ~ 1.69),在一组没有接受孕酮治疗的轻度宫颈缩短的女性中没有获益[68]。

多胎妊娠早产的预防

多胎妊娠早产的机制与单胎类似,其中大多与子宫过度伸展有关。然而,多胎妊娠与单胎妊娠相比,关于孕酮和宫颈环扎的随机临床试验,其结果有很大的不同,阴道用孕酮没有显著降低妊娠37周之前的早产率、新生儿发病率及死亡率[53]。然而,对双胎妊娠的个体患者进行荟萃分析发现,阴道用孕酮使得妊娠33周的早产率降低了30%(30.4%对44.8%,RR 0.70,95%CI 0.34 ~ 1.44)。此变化不显著,但新生儿综合发病率和死亡率的降低有统计学意义(RR 0.52;95%CI 0.29 ~ 0.93)[69]。最初有人提出在无症状的双胎妊娠中,宫颈管长度<25mm,宫颈环扎术可能会增加妊娠35周之前的早产风险(RR 2.15,95%CI 1.15 ~ 4.01)[70]。最近的一项Cochrane分析显示,宫颈环扎术与围生期死亡或新生儿发病率无显著相关性[71],然而,涉及的样本总量较少(n=128),这一领域需要进一步研究,才能从数据中得出明确的结论。

在双胎妊娠中,宫颈环扎术对于宫颈功能不全引起的复发性中期妊娠流产是有用的。然而,它不应该单独用于宫颈管缩短的治疗。

使用子宫托的证据尚不清楚。ProTwin研究将813名双胎妊娠女性随机分为两组,一组使用子宫托(在妊娠16 ~ 20周放置),另一组采用标准治疗[72]。结果显示,虽然总体而言子宫托没有减少早产或新生儿综合征的发生,但子宫托组143例宫颈管长度<25百分位的妊娠女性中,早产率和新生儿综合征的发生率均明显降低,妊娠32周之前早产的RR为0.49(95%CI 0.24 ~ 0.97)、新生儿综合征的RR为0.42(95%CI 0.19 ~ 0.91)。另一项研究[73]将1180名妊娠20~24^{+6}周的女性随机分为子宫托组和期待治疗组,类似得出子宫托组妊娠34周之前的早产发生率没有明显改善(13.6%比12.9%,RR 1.1,95%CI 0.8 ~ 1.4),一项对214例宫颈管长度≤25mm的女性进行的回顾性分析提示子宫托没有益处,这两个试验之间的显著差异是子宫托放置的平均孕周。有人提出,对晚期妊娠进行干预可能为时已晚,无法预防自发性早

产。目前,一项由英国主导的试验STOPPIT-2,正在评估子宫托在宫颈管缩短的双胎妊娠人群中的益处。

卧床休息

不推荐为了预防早产嘱患者卧床休息。一项Cochrane分析得出,卧床休息以预防早产的做法应该停止,除非有证据表明它确实有效。妊娠期间严格卧床休息包括很多不良副作用,如肌肉萎缩、骨质流失、母亲体重减轻、血栓栓塞率增加、心理社会问题(包括抑郁、焦虑)和经济负担。然而有证据表明,每天站立超过3小时、长时间工作及倒班工作都会增加早产风险(OR 1.29~1.6)[74]。

急性早产的处理

明确诊断

先兆早产的表现非常微妙,特别是在宫颈功能不全的女性,在没有临产时那样强的宫缩下出现无痛宫颈扩张。因此,妊娠37周前出现腹痛、盆腔压力增高、阴道出血或异常阴道分泌物等腹盆腔症状的妊娠女性都必须先排除先兆早产。

及时识别早产高危病例可考虑使用糖皮质激素、宫缩抑制剂,并转移到有新生儿抢救能力的医院。70%~80%有早产症状的女性能继续妊娠至足月分娩。在采取干预措施前准确诊断先兆早产,可以使90%有症状的可能发生先兆早产的女性在7天内免于分娩。

在处理先兆早产的病例时,应详细采集妊娠相关症状的病史、记录孕周,并评估早产的危险因素(见框30.1)。还应考虑其他产科和非产科原因,并进行相应探究。

体格检查应包括生命体征和体温,总体健康状况评估,观察任何浅表创伤(特别是腹部),子宫触诊以评估胎儿大小、子宫紧实度、放松情况及胎心率。

窥器检查可以评估宫颈变化,诊断胎膜早破,评估是否有出血。如果可疑感染,可以留取阴道拭子检查。除非宫颈是开放的,能清楚地看到部分或凸出的胎膜,否则很难在没有进一步评估的情况下判断出先兆早产。留取尿标本查尿白细胞和亚硝酸盐,若为阳性则进行抗生素敏感性培养,尿常规阳性不影响对先兆早产的全面评估。

如果胎膜是完整的,预测自发性早产可能性的金标准是用经阴道超声测宫颈管长度。宫颈管长度>30mm对<37周的早产有80%~100%的阴性预测值,对7天内分娩有>95%的阴性预测值[38]。然而,宫颈管长度的测量与操作者有关,而FFN、phIGFBP-1和PAMG-1等拭子生物标志物检测由于其较高的阴性预测值而常用。

有症状且宫颈管长度<15mm的女性有50%~57%的风险在7天内分娩[41,75]。然而,对于宫颈管长度<30mm的女性,经阴道超声检查的特异性仍然很差,可以通过补充FFN来提高评估的性能[41]。

干预方法的选择

与准父母公开讨论潜在的结果和严重残障的可能性是早产处理的重要部分。积极的处理包括保胎并积极转移到具有一级新生儿护理的医疗机构、产前糖皮质激素的使用,以及及时的新生儿复苏也增加新生儿存活的可能性。超声估计胎儿体重也有助于指导治疗,因为体重在400~500g之间的新生儿死亡率为83%[75]。

糖皮质激素

一个单疗程的产前糖皮质激素的规范用法为,每24小时肌内注射倍他米松12mg共2次,或地塞米松6mg肌内注射,12小时一次,共4次。1972年,第一个里程碑式的RCT研究发现,对早产风险的女性产前应用糖皮质激素与新生儿死亡率(从15%降低至3.2%)和呼吸窘迫综合征(RDS)(从25.8%降低至9%)相关[76]。在接下来的几十年里,由于担心类固醇暴露可能会对免疫系统产生负面影响或影响神经系统发育,人们做了进一步的随机对照试验以复制这些结果。直到1990年,Patricia Crowley发表了Cochrane对12项产前皮质类固醇随机对照试验(RCT)的综述,显示产前糖皮质激素降低新生儿死亡率和RDS,糖皮质激素才开始应用于临床实践。最新的Cochrane更新仍然显示因产前糖皮质激素的应用,新生儿死亡率(RR 0.69;95%CI 0.58~0.81)、RDS发生率（RR 0.66；95%CI 0.59～0.73）、脑室出血风险（RR 0.54；95%CI 0.43～0.69）、坏死性小肠炎发生率（RR 0.46；95%CI 0.29～0.74）、重症监护入院和生命最初48小时内感染率均显著降低[77]。

多疗程的糖皮质激素

Cochrane的一项系统评价显示，在初次用药后至少7天，重复使用糖皮质激素的女性（4730名女性，5650名婴儿）RDS和一系列严重新生儿不良结局的发生率均降低。然而，重复剂量治疗也与平均出生体重降低有关（平均差异75.79g，95%CI 117.63～33.96g）[78]。由于没有确定的多疗程的证据，Cochrane数据支持产前继续使用单疗程的糖皮质激素，以促进胎儿肺成熟[77]。

保胎药

怀疑或诊断为先兆早产的女性使用宫缩抑制剂以抑制子宫收缩，目的是延长孕周以改善新生儿结局。综合荟萃分析显示，宫缩抑制剂能有效地将分娩推迟48小时和7天[79]。尽管人们普遍接受新生儿结局随着分娩孕周的提高而改善，但使用宫缩抑制剂并没有显著改善新生儿结局。然而，宫缩抑制剂确实给产前使用糖皮质激素并可转移到具有适合新生儿护理的单位争取了时间。

需要强调的是，推迟早产可能并不总是对新生儿有利，短期内将胎儿留在子宫内可能是有害。如果子宫因明显的脓毒性或炎症感染诱发分娩，强力抑制宫缩使胎儿继续生活在不利的环境重会影响其神经发育。

对妊娠女性使用保胎药时的药物类别、剂量和亚组方面，临床实践中有相当大的差异。此外，关于25周之前使用保胎药的数据非常少，药物选择的不确定性也较大。

β受体激动剂

利托君和沙丁胺醇在20世纪70年代被作为宫缩抑制剂引入临床，但是有潜在的危及生命的副作用，包括肺水肿、心肌缺血、高血糖等。目前因为副作用少的药物的出现，所以β受体激动剂应用较少。

孕激素受体拮抗剂

足月分娩和先兆早产都与子宫肌层的催产素受体上调有关。阿托西班既是一种催产素受体也是一种血管升压素受体拮抗剂，不像其他的抗宫缩药物，它是快速推注后持续静脉滴注，它是最昂贵的抗宫缩药物。与安慰剂相比，阿托西班的副作用较少，恶心是唯一有统计学意义的副作用（OR 2.28；95%CI 1.26～4.13）[80]。与钙离子通道阻滞剂不同，它可以用于低血压患者。然而，最近最大的直接比较阿托西班（n=256）和硝苯地平（n=249）的随机试验发现，早产高危妊娠女性所生婴儿的不良围生期结局发生率相似[81]。

钙离子通道阻滞剂

Ca^{2+}在肌肉收缩中具有公认的作用，减少Ca^{2+}流入细胞会降低肌肉的收缩性。硝苯地平是这一组中使用最广泛的药物，尽管它目前还没有被批准这一用途。推荐的方案是：20mg口服，然后硝苯地平缓释片20mg，口服，每6小时一次，共48小时。禁忌证包括对硝苯地平过敏、低血压和肝功能障碍。如果女性正在使用其他降压药或Mg^{2+}，应谨慎使用。低血压是一种副作用，但在血压正常的患者中，这个作用很小。其他常见的副作用有心动过速、心悸、脸红、头痛、头晕和恶心。最近的荟萃分析直接和间接地将所有宫缩抑制剂进行比较，得出钙离子通道阻滞剂总体而言是一种大多数临床应用并且性价比高的治疗方法，最新国家健康研究所和早产诊疗指南被推荐使用[82]。

非甾体抗炎药/前列腺素抑制剂

吲哚美辛是研究最广泛的非甾体抗炎类保胎药，是一种非选择性COX抑制剂。COX是一种将花生四烯酸转化为前列腺素的酶，吲哚美辛通过抑制COX来阻止前列腺素的产生。有人担心COX抑制剂穿过胎盘，可能干扰胎儿COX的产生，导致肾脏和心脏功能异常如动脉导管早闭。因此，吲哚美辛限于妊娠32周以下使用。在最近的抗宫缩药物荟萃分析[79]中，前列腺素抑制剂被证明比安慰剂更有效地延迟48小时分娩，并有96%的可能性排在保胎药最有效的前三名。而一项Cochrane综述（1509名女性）显示COX抑制剂相比安慰剂或任何宫缩抑制剂没有明显的益处。这些研究存在局限性，因为研究数量少、质量低，以及COX抑制剂的短期和长期益处的数据不足。一项更大规模的吲哚美辛与安慰剂的临床试验预计将于2018年6月结束，并可能为吲哚美辛提供更明确的作用。

其他保胎药

一氧化氮供体、孕酮和硫酸镁都被测试了可能的抗宫缩性能。

硝酸甘油是唯一在临床试验中被测试的一氧化氮供体，其作用机制是使子宫肌肉松弛。在一个包括466名女性的Cochrane研究中，与安慰剂或期待治疗相比，硝酸甘油没有预防早产相关结局或治疗的作用[83]。

孕酮是常用的预防早产的药物，然而，它已经越来越多地用于急性宫缩。在一项随机、双盲对照试验中，阴道用200mg孕酮与安慰剂对比，新生儿发病率没有差异（RR 1.2，95%CI 0.82～1.8）[84]。

硫酸镁是美国最常用的抗宫缩药物，在细胞外，它抑制钙流入肌细胞，在细胞内，硫酸镁竞争Ca^{2+}通道。与其他抑制宫缩的药物一样，在有效性方面数据存在矛盾。一项Cochrane综述未能证明硫酸镁相比观察疗法或安慰剂治疗更能够预防早产[85]。但一项荟萃分析发现，它是延长孕周48小时预防早产的第二有效药物（RR 2.76，95% CI 1.58～4.94）[79]。硫酸镁的缺点包括引起强烈的面色潮红且也必须静脉注射。硫酸镁常用于新生儿神经保护，同时没有发现类似于其他保胎药的禁忌证。

硫酸镁保护胎儿脑神经

早产儿神经系统不良的风险较高，包括脑性瘫痪。有生物学证据，Mg^{2+}可以提供神经保护，且用于预防母亲子痫发作，这是由于Mg^{2+}对血流动力学的直接影响[86]。血管壁中电压依赖性钙离子通道的阻断可导致脑血管扩张。对胎儿来说，这将导致大脑血流量增加，可能会抵消缺氧和缺血对脑组织的损伤。另一种机制可能与镁的抗炎特性有关，从而减少胎儿脑细胞的凋亡[87]。

2010年Cochrane的一项综述包括5项大型试验（6145名婴儿），发现使用硫酸镁后新生儿脑瘫的风险显著降低（RR 0.68；95%CI 0.54～0.87）。目前的指南推荐孕周<32周[88]的先兆早产妊娠女性使用硫酸镁。然而硫酸镁改善结局的剂量和浓度还需要更多的研究。

未足月胎膜早破（PPROM）的处理

PPROM占所有分娩的2%，约占自发性早产的1/3。在胎膜破裂之后，50%的孕妇将在接下来的7天内分娩，75%将在2周内分娩，85%将在1个月内分娩。与早产一样，PPROM发生的孕周越早，新生儿生后的结局越不乐观。羊水的存在对胎儿肺的发育至关重要。Locatelli等人发现，剩余羊水深度<2cm的妊娠女性其不良围产结局和远期神经系统危害的风险极高，而羊水深度>2cm的妊娠女性其围产结局更好（生存率73%~92%），肺发育不全的比例更低[89,90]。

没有生存能力（围生儿）孕周的胎膜早破

PPROM确诊后的进一步处理将取决于孕周。对于不良结果，妊娠女性及其家属需要详细的咨询。在胎儿没有生存能力之前（妊娠不足23周），使用抗生素或糖皮质激素没有益处，可选择保守治疗或引产。选择保守治疗的患者，如果没有疼痛或阴道出血的症状，可以门诊随访至新生儿有生存能力。如果等待时间很长，且没有母体感染的迹象，那么广谱抗生素可能没有任何益处。在新生儿有生存能力时才考虑使用糖皮质激素。AMIPROM是一项试点的随机对照试验，也是第一个研究PPROM发生于妊娠16～24周的妊娠结局的试验，其对比了羊水输注和保守观察的疗效。试验共纳入56例患者，结果显示围生期死亡率极高，为67.9%，健康幸存者（无呼吸或神经功能障碍）的比例仅为7%。目前没有足够的证据推荐羊水输注治疗PPROM，还需要进一步明确的研究[91]。

妊娠23~34周的胎膜早破

如果PPROM发生在妊娠23～34周，若没有明显

Med 2003;**348**:2379–85.
48. Society for Maternal Fetal Medicine Publications Committee. Use of progesterone to reduce preterm birth. *Obstet Gynecol* 2008;**112**:963–65.
49. Winer N, Bretelle F, Senat MV, et al. 17 alpha-hydroxyprogesterone caproate does not prolong pregnancy or reduce the rate of preterm birth in women at high risk for preterm delivery and a short cervix: a randomized controlled trial. *Am J Obstet Gynecol* 2015;**212**:485.e1–10.
50. Frydman R, Lelaidier C, Baton-Saint-Mleux C, Fernandez H, Vial M, Bourget P. Labor induction in women at term with mifepristone (RU 486): a double-blind, randomized, placebo-controlled study. *Obstet Gynecol* 1992;**80**:972–75.
51. Fonseca EB, Celik E, Parra M, Singh M, Nicolaides KH. Progesterone and the risk of preterm birth among women with a short cervix. *N Engl J Med* 2007;**357**:462–69.
52. Hassan SS, Romero R, Vidyadhari D, et al. Vaginal progesterone reduces the rate of preterm birth in women with a sonographic short cervix: a multicenter, randomized, double-blind, placebo-controlled trial. *Ultrasound Obstet Gynecol* 2011;**38**:18–31.
53. Dodd JM, Jones L, Flenady V, Cincotta R, Crowther CA. Prenatal administration of progesterone for preventing preterm birth in women considered to be at risk of preterm birth. *Cochrane Database Syst Rev* 2013;**7**:CD004947.
54. Norman JE, Marlow N, Messow CM, et al. Vaginal progesterone prophylaxis for preterm birth (the OPPTIMUM study): a multicentre, randomised, double-blind trial. *Lancet* 2016;**387**: 2106–16.
55. Romero. R, Nicolaides KH, Conde-Agudelo A, et al. Vaginal progesterone decreases preterm birth ≤ 34 weeks of gestation in women with a singleton pregnancy and a short cervix: an updated meta-analysis including data from the OPPTIMUM study. *Ultrasound Obstet Gynecol* 2016;**48**:308–17.
56. Althuisius SM, Dekker GA, van Geijn HP, Hummel P. The effect of therapeutic McDonald cerclage on cervical length as assessed by transvaginal ultrasonography. *Am J Obstet Gynecol* 1999;**180**:366–69.
57. Drassinower D, Poggi SH, Landy HJ, Gilo N, Benson JE, Ghidini A. Perioperative complications of history-indicated and ultrasound-indicated cervical cerclage. Am J Obstet Gynecol. 2011;205: 53.e1–53.e5.
58. MRC/RCOG Working Party on Cervical Cerclage. Final report of the Medical Research Council/Royal College of Obstetricians and Gynaecologists multicentre randomised trial of cervical cerclage. *Br J Obstet Gynaecol* 1993;**100**:516–23.
59. Berghella V, Rafael TJ, Szychowski JM, Rust OA, Owen J. Cerclage for short cervix on ultrasonography in women with singleton gestations and previous preterm birth: a meta-analysis. *Obstet Gynecol* 2011;**117**:663–71.
60. Alfirevic Z, Stampalija T, Roberts D, Jorgensen AL. Cervical stitch (cerclage) for preventing preterm birth in singleton pregnancy. *Cochrane Database Syst Rev* 2012;**4**:CD008991.
61. To MS, Alfirevic Z, Heath VC, Cicero S, Cacho AM, Williamson PR, et al. Cervical cerclage for prevention of preterm delivery in women with short cervix: randomised controlled trial. *Lancet* 2004;**363**:1849–53.
62. Rust OA, Atlas RO, Jones KJ, Benham BN, Balducci J. A randomized trial of cerclage versus no cerclage among patients with ultrasonographically detected second-trimester preterm dilatation of the internal os. *Am J Obstet Gynecol* 2000;**183**:830–35.
63. Althuisius SM, Dekker GA, Hummel P, van Geijn HP. Cervical incompetence prevention randomized cerclage trial: emergency cerclage with bed rest versus bed rest alone. *Am J Obstet Gynecol* 2003;**189**:907–10.
64. Carter J, Chandiramani M, Seed P, Shennan AH, The MAVRIC Consortium. MAVRIC: Multicentre Abdominal vs Vaginal Randomised Investigation of Cerclage. BJOG 2015;**122**:1–7.
65. Cannie MM, Dobrescu O, Gucciardo L, et al. Arabin cervical pessary in women at high risk of preterm birth: a magnetic resonance imaging observational follow-up study. *Ultrasound Obstet Gynecol* 2013;**42**:426–33.
66. Goya M, Pratcorona L, Merced C, et al. Cervical pessary in pregnant women with a short cervix (PECEP): an open-label randomised controlled trial. *Lancet* 2012;**379**:1800–806
67. Hui SY, Chor CM, Lau TK, Lao TT, Leung TY. Cerclage pessary for preventing preterm birth in women with a singleton pregnancy and a short cervix at 20 to 24 weeks: a randomized controlled trial. Am J Perinatol 2013;30(4):283–8.
68. Nicolaides KH, Syngelaki A, Poon LC, et al. A randomized trial of a cervical pessary to prevent preterm singleton birth. *N Engl J Med* 2016;**374**:1044–52.
69. Romero R, Nicolaides K, Conde-Agudelo A, et al. Vaginal progesterone in women with an asymptomatic sonographic short cervix in the midtrimester decreases preterm delivery and neonatal morbidity: a systematic review and metaanalysis of individual patient data. *Am J Obstet Gynecol* 2012;**206**:124.e1–19.
70. Berghella V, Odibo AO, To MS, Rust OA, Althuisius SM. Cerclage for short cervix on ultrasonography: meta-analysis of trials using individual patient-level data. *Obstet Gynecol* 2005;**106**: 181–89.
71. Rafael TJ, Berghella V, Alfirevic Z. Cervical stitch (cerclage) for preventing preterm birth in multiple pregnancy. *Cochrane Database Syst Rev* 2014;**9**:CD009166.
72. Liem S, Schuit E, Hegeman M, et al. Cervical pessaries for prevention of preterm birth in women with a multiple pregnancy (ProTWIN): a multicentre, open-label randomised controlled trial. *Lancet* 2013;**382**:1341–49.
73. Nicolaides KH, Syngelaki A, Poon LC, et al. Cervical pessary placement for prevention of preterm birth in unselected twin pregnancies: a randomized controlled trial. *Am J Obstet Gynecol* 2016;**214**:3.e1–9.
74. Mozurkewich EL, Luke B, Avni M, Wolf FM. Working conditions and adverse pregnancy outcome: a meta-analysis. *Obstet Gynecol* 2000;**95**:623–35.
75. Bruijn M, Vis JY, Wilms FF, et al. Quantitative fetal fibronectin testing in combination with cervical length measurement in the prediction of spontaneous preterm delivery in symptomatic women. *BJOG* 2016;**123**:1965–71.
76. Liggins GC, Howie RN. A controlled trial of antepartum glucocorticoid treatment for prevention of the respiratory distress syndrome in premature infants. *Pediatrics* 1972;**50**:515–25.
77. Roberts D, Brown J, Medley N, Dalziel SR. Antenatal corticosteroids for accelerating fetal lung maturation for women at risk of preterm birth. Cochrane Database Syst Rev. 2017;3(3):CD004454.
78. Crowther CA, McKinlay CJD, Middleton P, Harding JE. Repeat doses of prenatal corticosteroids for women at risk of preterm birth for improving neonatal health outcomes. *Cochrane Database Syst Rev* 2011;**6**:CD003935.
79. Haas DM, Caldwell DM, Kirkpatrick P, McIntosh JJ, Welton NJ. Tocolytic therapy for preterm delivery: systematic review and network meta-analysis. *BMJ* 2012;**345**:e6226.
80. Gyetvai K, Hannah ME, Hodnett ED, Ohlsson A. Tocolytics for preterm labor: a systematic review. *Obstet Gynecol* 1999;**94**:869–77.
81. van Vliet EO, Nijman TA, Schuit E, et al. Nifedipine versus atosiban for threatened preterm birth (APOSTEL III): a multicentre, randomised controlled trial. *Lancet* 2016;**387**:2117–24.
82. National Institute for Health and Care Excellence (NICE). *Preterm Labour and Birth*. NICE guideline [NG25]. London: NICE; 2015.
83. Duckitt K, Thornton S, O'Donovan OP, Dowswell T. Nitric oxide donors for treating preterm labour. *Cochrane Database Syst Rev* 2014;**5**:CD002860.
84. Martinez de Tejada B, Karolinski A, Ocampo MC, et al. Prevention of preterm delivery with vaginal progesterone in women with preterm labour (4P): randomised double-blind placebo-controlled

trial. *BJOG* 2015;**122**:80–91.

85. Vogel JP, Nardin J, Dowswell T, West HM, Oladapo OT. Combinations of tocolytic drugs for inhibiting preterm labour. *Cochrane Database Syst Rev* 2014;**7**:CD006169.
86. Scardo JA, Hogg BB, Newman RB. Favorable hemodynamic effects of magnesium sulfate in preeclampsia. *Am J Obstet Gynecol* 1995;**173**:1249–53.
87. Cahill AG, Stout MJ, Caughey AB. Intrapartum magnesium for prevention of cerebral palsy: continuing controversy? *Curr Opin Obstet Gynecol* 2010;**22**:122–27.
88. Vogel JP, Oladapo OT, Manu A, Gulmezoglu AM, Bahl R. New WHO recommendations to improve the outcomes of preterm birth. *Lancet Glob Health* 2015;**3**:e589–90.
89. Locatelli A, Vergani P, Di Pirro G, Doria V, Biffi A, Ghidini A. Role of amnioinfusion in the management of premature rupture of the membranes at <26 weeks' gestation. *Am J Obstet Gynecol* 2000;**183**:878–82.
90. De Carolis MP, Romagnoli C, De Santis M, Piersigilli F, Vento G, Caruso A. Is there significant improvement in neonatal outcome after treating pPROM mothers with amnio-infusion? *Biol Neonate* 2004;**86**:222–29.
91. Roberts D, Vause S, Martin W, et al. Amnioinfusion in very early preterm prelabor rupture of membranes (AMIPROM): pregnancy, neonatal and maternal outcomes in a randomized controlled pilot study. *Ultrasound Obstet Gynecol* 2014;**43**:490–99.
92. Kenyon S, Taylor DJ, Tarnow-Mordi WO, Group OC. ORACLE--antibiotics for preterm prelabour rupture of the membranes: short-term and long-term outcomes. *Acta Paediatr* 2002;**91**:12–15.
93. Alfirevic Z, Milan SJ, Livio S. Caesarean section versus vaginal delivery for preterm birth in singletons. *Cochrane Database Syst Rev* 2012;**13**:CD000078.
94. Lannon SM, Guthrie KA, Reed SD, Gammill HS. Mode of delivery at periviable gestational ages: impact on subsequent reproductive outcomes. *J Perinat Med* 2013;**41**:691–97.
95. Običan SG, Small A, Smith D, Levin H, Drassinower D, Gyamfi-Bannerman C. Mode of delivery at periviability and early childhood neurodevelopment. *Am J Obstet Gynecol* 2015;**213**:578.e1–4.
96. Åberg K, Norman M, Ekéus C. Preterm birth by vacuum extraction and neonatal outcome: a population-based cohort study. *BMC Pregnancy Childbirth* 2014;**14**:1–9.

娠期在37～41周且没有妊娠并发症的女性。作者发现，妊娠37周时，45%的女性倾向于采取保守治疗（配合连续产前监测），至41周仍未分娩则倾向于引产。在妊娠41周时[13]，只有31%的女性表示倾向于保守治疗。在最近一项对瑞典508名妊娠41周的女性进行的研究中，74%的女性更倾向引产而不是继续连续产前监测[14]，提示仅一小部分女性倾向于在过期妊娠时采取保守治疗。

过期妊娠的治疗和预防

子宫颈扩张和剥膜术

剥膜术是指将手指伸入子宫颈管内，先稍扩张宫颈管，然后向内在宫壁与胎膜之间轻轻剥离。此操作将促进前列腺素的局部释放，有时足以引起分娩发动[15]。随机试验结果显示，该操作降低了48小时内没有自然分娩的比例（RR 0.77）和需要正式引产的机会（RR 0.60）[16]。

性交

人们普遍认为插入性性交的射精行为会诱发分娩。推测机制如下：子宫下段的机械压力，富含前列腺素的精液诱导宫颈成熟，以及性高潮后的催产素释放，均会诱发分娩发动。观察性研究也支持这一观点，该研究还显示足月性交减少过期妊娠［调整优势比（AOR）0.28］和过期妊娠引产的需要（AOR 0.28）[17]。2001年发表的一项Cochrane综述，仅包括28名女性，发现足月性交与未发生性交的足月妊娠女性相比，3天内分娩情况没有差异，但样本量太小以至于不能排除临床性重要因素的影响[18]。

引产

引产的适应证

无妊娠并发症的妊娠女性常规会自发启动分娩。但是，如果有母亲或胎儿并发症出现，且终止妊娠比继续妊娠更有利于母亲、胎儿或双方，则需要引产。引产的指征包括：过期妊娠、胎膜早破（足月和未足月）、胎儿生长受限、巨大儿、妊娠合并内科疾病（例如，妊娠前糖尿病、妊娠期糖尿病或高血压疾病）、胎死宫内、多胎妊娠、高龄孕产妇或妊娠女性自己要求。

引产的时间

在英国，为妊娠超过41周的妊娠女性提供引产是一种被广泛接受的做法。这是因为对于过期妊娠的妊娠女性，死产率增加了6倍，从妊娠37周时的0.35‰上升到43周时的2.12‰[19]。新生儿（28天以内）死亡率和新生儿后期（28天至1岁）死亡率随着妊娠期延长而显著下降，直到41周时达到稳定状态，之后随着妊娠期延长而上升。同样地，妊娠丢失（死产及婴儿1岁以内死亡）的总体风险在37～43周间增加了8倍，因此，在41周时引产是合理的。

引产的方法

传统的引产方法分为两种，一种是人工破膜；另一种是使用阴道前列腺素和机械方法，如球囊。人们多将球囊描述为在正式引产前使用的子宫颈成熟剂。

前列腺素

前列腺素可促进宫颈成熟和子宫肌层收缩，因此可用于引产，并可通过多种途径给药：口服、阴道、宫颈内、羊膜外或静脉给药。阴道前列腺素制剂可以是片剂、凝胶或缓释子宫托形式。常用的两种前列腺素是：PGE_2（地诺前列酮）和PGE_1（米索前列醇）。

PGE_2是最常用的前列腺素。一篇系统回顾性文献发现，在宫颈不成熟的病例中，PGE_2阴道制剂组与安慰剂及无处理组相比，宫颈成熟度更佳，24小时内的阴道分娩的成功率增加，且对催产素的需求也减少了[20]，而手术分娩率无差异。

PGE_1也用于引产，属于“超说明书”用药范畴。这是因为直到最近，还没有许可用于该适应证的配方。而用于胃溃疡的米索前列醇制剂已获得许可。最近，欧洲联盟和美国批准了一种米索前列醇控释制剂。系统综述表明，米索前列醇可能比地诺前列酮的疗效/副作用略好。

机械方法

各种器械已被用于机械地扩张子宫颈，以进行人工破膜。吸湿性扩张器被放置在宫颈管中，通过缓慢吸收水分，增加宫颈的大小和塑形来机械地扩张宫颈。Folly导尿管也可用于扩张宫颈。

吸湿扩张器：由无菌海藻或合成材料制成的吸

湿性扩张剂昆布塞条与前列腺素在引产方面的作用相比，两者剖宫产率相似（RR 1.11；95%CI 0.92～1.32），但前者子宫过度刺激并引起胎儿心率变化的发生率较低（RR 0.13；95%CI 0.04～0.48）。

球囊导管：球囊导管有两种使用方式：①通过宫颈管插入，球囊充气，然后可以或不使用牵引，②插入羊膜外腔，用于注入生理盐水或前列腺素。

23项比较球囊导管和前列腺素用于引产的研究显示，球囊导管显示出与吸湿性扩张器类似的临床效果，相似的剖宫产率（RR 1.01；95%CI 0.9～1.13），及较低的子宫过度刺激率（RR 0.19；95%CI 0.08～0.43）。

与前列腺素相比，使用球囊导管将生理盐水注入羊膜外腔，两种方法的剖宫产术的发生率相似（RR 1.37；95%CI 0.9～2.08），子宫过度刺激率与胎儿心率改变相似（RR 0.66；95%CI 0.3～1.46）。

人工破膜术：在阴道检查时使用羊膜切开钩进行人工破膜。如前所述，人工破膜术在阴道前列腺素给药后进行引产时，作为辅助手段更有效。宫颈成熟状况良好的妊娠女性，单独人工破膜术比阴道前列腺素注射后人工破膜术更倾向于需要加用催产素。Drew-Smythe导管在历史上曾用于脐带脱垂高危女性的后羊膜囊的破裂，但是涉及胎儿、胎盘和母体的安全问题，现已不再应用于临床用。

催产素

催产素是一种由下丘脑分泌的激素，之后分泌至垂体后叶，以脉冲的方式释放，作用于子宫肌层的催产素受体，引起子宫收缩[21]。宫缩的频率和力度与血浆中的催产素浓度成正比。催产素可通过静脉输注，并缓慢加量，达到每10分钟3～4次的有效子宫收缩。催产素可单独使用，也可与人工破膜术联合使用，并在前列腺激素促进子宫颈成熟中作为诱导剂。

一篇系统综述比较了催产素与阴道前列腺素作为引产的主要药物的效果，结果显示，与单独使用阴道前列腺素引产相比，单独使用催产素处理胎膜完整而宫颈欠成熟的妊娠女性时，宫颈成熟度在处理24小时后更可能没有变化，并且中转剖宫产的风险更高[22]。没有足够的证据证明催产素与人工破膜结合使用或阴道前列腺素联合应用，在24小时内更容易导致阴道分娩[23]，但人工破膜联合催产素与阴道前列腺素相比，前者显著增加宫颈成熟妊娠女性产后出血风险（16%对2%）和不满意度（RR 53）。

引产的并发症

产妇

引产对母儿均存在潜在的风险。对母体的风险包括手术干预、引产失败、人工破膜时脐带脱垂、人工破膜时宫腔迅速下降致胎盘早剥，以及子宫过度刺激。但并发症发生率均很低。

手术干预

人们普遍认为，引产会增加剖宫产的风险。事实上，根据2010—2011年英格兰杂志统计的数据，自然分娩的妊娠女性中，75%为自然阴道分娩，12%使用器械分娩，11%中转剖宫产；在引产的女性中，59%为自然阴道分娩，17%采用器械分娩，23%采用剖宫产。然而，比较这两组产妇是不科学的，因为引产的原因（过期妊娠、胎儿生长受限、胎动减少）都会导致剖宫产的风险增加。越来越多的证据表明，足月引产不会增加紧急剖宫产率，也不会增加产时死亡率。

脐带脱垂

脐带脱垂（UCP）是一种罕见的产科急症，发生率为1.25‰～2.1‰。在一项为期10年的57例回顾性研究中，人工破膜术时发生脐带脱垂的病例占42%[24]。然而，人工破膜确定会增加脐带脱垂的风险吗？一项回顾性病例对照研究纳入了37例产时脐带脱垂患者和74例羊膜完整的匹配对照者，研究发现，两组使用人工破膜术的比例无统计学意义[26]。一项更大的回顾性病例对照研究显示，80例脐带脱垂与800例对照相匹配，发现虽然63%的脐带脱垂病例进行了人工破膜术，但在对照组中87%的病例也进行了人工破膜术[27]。36%的脐带脱垂患者发生了自发性胎膜破裂，而对照组有12%的女性发生了自发性胎膜破裂。因此，作者得出结论，与人工破膜术相比，自发性胎膜破裂后的脐带脱垂的发生率增加了9倍。该作者所在机构的常规策略是在宫口开大5cm处进行人工破膜以加速分娩，导致人工破膜比例增加。该作者甚至提倡对高Bishop评分妊娠女性行早期人工破膜术来预防自发胎膜破裂与UCP。

子宫过度刺激

子宫过度刺激通常定义为10分钟内宫缩次数超

过5次或持续2分钟以上。此并发症发生于15%的药物引产病例中[15]。它可能伴有或不伴有胎儿心率变化；也可发生在自然分娩中。在子宫收缩期间，流向绒毛间隙的血液会中断，而绒毛间隙是母亲和胎儿之间氧气交换的场所[28]。在子宫收缩间歇期，血流恢复。如果宫缩间歇时间减少或宫缩持续时间增加，则可能超过临界水平而导致胎儿低氧血症。Simpson等人发现子宫过度刺激与显著的胎儿氧饱和度降低和异常胎心率变化相关[28]。

引产失败

引产失败的定义目前尚缺乏共识[29]。有些专家认为引产失败是引产没有实现阴道分娩，大多数专家则认为引产失败是一段时期的催产素管理、人工破膜后，仍未能诱导分娩进入活跃期，或者尽管使用了前列腺素疗法，宫颈仍欠成熟，导致无法实施人工破膜操作。NICE将引产失败定义为在一个治疗周期（包括以6小时间隔插入2片阴道前列腺素片或凝胶，或在24小时内放置1个前列腺素控制释放子宫托）后未能实现分娩[15]。

最近发表的比较前列腺素片与凝胶的引产疗效的一项随机对照试验，结果显示，二者在初次分娩女性中的引产失败率（定义为促宫颈成熟失败，无法实施人工破膜，而重复使用前列腺素并导致中转剖宫产手术分娩）分别为2.78%和20%，而在经产妇中的为0%和16%[30]。

Rouse等研究人工破膜后催产素的使用时间，如果催产素使用后不能诱发自主宫缩，则阴道分娩概率将很低[31]。他们发现，在经过人工破膜和催产素使用6小时后，14%的初产妇仍处于潜伏期，她们中仅39%的继续试产并成功阴道分娩；使用9小时后，7%的初产妇仍处于潜伏期，这部分女性中仅有28%经阴道分娩；在12小时后，4%仍处于潜伏期，其中13%经阴道分娩。只有4%的初产妇因引产失败（即如在潜伏期宫颈没有扩张）而中转剖宫产。

分娩时间

目前自然临产分娩与引产分娩在分娩时间方面的差异尚缺乏相关证据。一项针对低风险女性的回顾性观察研究比较了约10 000名自然分娩的女性和1000名无明显医学指征的引产女性的分娩情况，结果发现引产并不会延长分娩时间，但引产与较长的住院至分娩间隔相关，与自然分娩相比，引产的产妇总住院时间延长了0.34天[32]。在一项对2681名低风险经产女性的回顾性研究中发现了类似的结果，引产的女性的分娩时间明显短于自然分娩的女性（99分钟对161分钟）[33]。

疼痛

有证据表明，引产比自然分娩更痛苦。英国关于分娩镇痛的数据显示，进行引产的女性要求硬膜外麻醉的可能性是自然分娩女性的两倍（23%对11%，2005—2006年NHS产妇统计数据）。Capogna等人的一项小型研究（n=61）发现，引产女性经硬膜外给予舒芬太尼的最小有效镇痛剂量是自然分娩女性的1.3倍（P=0.0014）[34]。

胎儿

医源性早产

大多数选择性剖宫产在妊娠39周时进行[35]。建议选择这个时间，是因为新生儿呼吸系统疾病的风险在40周内会随着妊娠时间的延长而降低。在37周时通过选择性剖宫产分娩的婴儿的呼吸道发病风险是40周时阴道分娩婴儿的4倍，是38周时的3倍，39周时的2倍。阴道分娩的婴儿出现新生儿呼吸系统症状的风险从37周时的0.07降至39周时的0.04，此后趋于平稳[36]。因此，在39周时引产是新生儿呼吸系统疾病风险和胎儿产前死产风险之间的最佳平衡点。

高胆红素血症

据报道，分娩时使用催产素与新生儿长时间高未结合胆红素血症有关。在印度北部的一项前瞻性研究发现，分娩时使用催产素会增加新生儿长期黄疸的风险（OR 3.4）[37]，所有使用催产素分娩的婴儿的黄疸在8周时消失。然而，另一项选择性输注催产素处理使用硬膜外镇痛的产妇的随机对照试验发现，输注催产素没有增加新生儿黄疸的风险[38]。

引产的随机对照试验

许多大型、多中心随机对照试验比较了引产与期待治疗对胎膜早破[39]、过期妊娠[40]、妊娠高血压或轻度子痫前期[41]、胎儿宫内生长受限[42]、高龄产妇[43]、巨大儿[44]的剖宫产率的影响，结果发现两者无明显差异。

最近一项对急诊剖宫产高风险的足月妊娠的临床管理结局进行了对比，结果显示，积极引产干预组（风险评分越高，引产越早）与常规规范管理组相比，两组剖宫产率相似，积极引产干预组无并发症阴道分娩率较高，而新生儿重症监护病房入院率和不良结局率则降低[45]。

Wood等人发表了一篇关于足月胎膜完整女性引产与期待治疗的系统综述，发现实施引产与剖宫产风险降低17%相关（OR 0.83；95%CI 0.76～0.92）[46]。两项进一步的系统评价证实了Wood等人的发现。以上试验不足之处在于，在足月前后的许多引产试验中，没有一例对婴儿或母亲的随访时间超过出院时间。

产前监测

对于过期妊娠拒绝引产的妊娠女性，没有强有力的证据支持哪种有效的监测方案能预防不良结局。对胎儿健康状况的评估的研究包括羊水超声评估、生物物理评分、胎心监护、正规的胎动计数和脐动脉多普勒血流监测。NICE建议，从42^{+0}周开始，拒绝接受引产的女性每周接受两次胎心监护和超声评估最大羊水池深度[15]。

（程艳香 陈丽萍 王众 译）

参考文献

1. Mittendorf R, Williams MA, Berkey CS, Cotter PF. The length of uncomplicated human gestation. *Obstet Gynecol* 1990;**75**:929–32.
2. Campbell MK, ØStbye T, Irgens LM. Post-term birth: risk factors and outcomes in a 10-year cohort of Norwegian births. *Obstet Gynecol* 1997;**89**:543–48.
3. Divon MY, Ferber A, Nisell H, Westgren M. Male gender predisposes to prolongation of pregnancy. *Am J Obstet Gynecol* 2002;**187**:1081–83.
4. Naeye RL. Causes of perinatal mortality excess in prolonged gestations. *Am J Epidemiol* 1978;**108**:429–33.
5. Rabe T, Hösch R, Runnebaum B. Sulfatase deficiency in the human placenta: clinical findings. *Biol Res Pregnancy Perinatol* 1983;**4**:95–102.
6. Smith GCS. Life-table analysis of the risk of perinatal death at term and post term in singleton pregnancies. *Am J Obstet Gynecol* 2001;**184**:489–96.
7. Stotland NE, Hopkins LM, Caughey AB. Gestational weight gain, macrosomia, and risk of cesarean birth in nondiabetic nulliparas. *Obstet Gynecol* 2004;**104**:671–77.
8. Campbell MK, Ostbye T, Irgens LM. Post-term birth: risk factors and outcomes in a 10-year cohort of Norwegian births. *Obstet Gynecol* 1997;**89**:543–48.
9. Mathiesen ER, Ringholm L, Damm P. Stillbirth in diabetic pregnancies. *Best Pract Res Clin Obstet Gynaecol* 2011;**25**:105–11.
10. National Institute for Health and Clinical Excellence (NICE). *Diabetes in Pregnancy: Management of Diabetes and its Complications from Pre-Conception to the Postnatal Period.* Clinical guideline [CG63]. London: NICE; 2008.
11. Smith G. The relationship between cause and timing of previous stillbirth and the risk of stillbirth in second pregnancies. *Am J Obstet Gynecol* 2012;**206**:S64.
12. Reddy UM, Ko CW, Willinger M. Maternal age and the risk of stillbirth throughout pregnancy in the United States. *Am J Obstet Gynecol* 2006;**195**:764–70.
13. Roberts LJ, Young KR. The management of prolonged pregnancy--an analysis of women's attitudes before and after term. *Br J Obstet Gynaecol* 1991;**98**:1102–106.
14. Heimstad R, Romundstad PR, Hyett J, Mattsson LA, Salvesen KA. Women's experiences and attitudes towards expectant management and induction of labor for post-term pregnancy. *Acta Obstet Gynecol Scand* 2007;**86**:950–56.
15. National Institute for Health and Clinical Excellence (NICE). *Induction of Labour*. Clinical guideline [CG70]. London: NICE; 2008.
16. Boulvain M, Stan C, Irion O. Membrane sweeping for induction of labour. *Cochrane Database Syst Rev* 2005;**1**:CD000451.
17. Tan PC, Andi A, Azmi N, Noraihan MN. Effect of coitus at term on length of gestation, induction of labor, and mode of delivery. *Obstet Gynecol* 2006;**108**:134–40.
18. Kavanagh J, Kelly AJ, Thomas J. Sexual intercourse for cervical ripening and induction of labour. *Cochrane Database Syst Rev* 2001;**2**:CD003093.
19. Hilder L, Costeloe K, Thilaganathan B. Prolonged pregnancy: evaluating gestation-specific risks of fetal and infant mortality. *Br J Obstet Gynaec* 1998;**105**:169–73.
20. Kelly AJ, Malik S, Smith L, Kavanagh J, Thomas J. Vaginal prostaglandin (PGE2 and PGF2a) for induction of labour at term. *Cochrane Database Syst Rev* 2009;**4**:CD003101.
21. Verrals S. *Anatomy and Physiology Applied to Obstetrics*, 3rd edn. Edinburgh: Churchill Livingstone; 1993.
22. Alfirevic Z, Kelly AJ, Dowswell T. Intravenous oxytocin alone for cervical ripening and induction of labour. *Cochrane Database Syst Rev* 2009;**4**:CD003246.
23. Howarth GR, Botha DJ. Amniotomy plus intravenous oxytocin for induction of labour. *Cochrane Database Syst Rev* 2001;**3**:CD003250.
24. Alouini S, Mesnard L, Megier P, Lemaire B, Coly S, Desroches A. Management of umbilical cord prolapse and neonatal outcomes. *J Gynecol Obstet Biol Reprod (Paris)* 2010;**39**:471–77.
25. Dufour P, Vinatier D, Bennani S, et al. [Cord prolapse. Review of the literature. A series of 50 cases]. *Rev Fr Gynecol Obstet* 1996;**25**:841–45.
26. Roberts WE, Martin RW, Roach HH, Perry KG, Martin JN, Morrison JC. Are obstetric interventions such as cervical ripening, induction of labor, amnioinfusion, or amniotomy associated with umbilical cord prolapse? *Am J Obstet Gynecol* 1997;**176**:1181–83.
27. Dilbaz B, Ozturkoglu E, Dilbaz S, Ozturk N, Sivaslioglu AA, Haberal A. Risk factors and perinatal outcomes associated with umbilical cord prolapse. *Arch Gynecol Obstet* 2006;**274**:104–107.
28. Simpson KR, James DC. Effects of oxytocin-induced uterine hyperstimulation during labor on fetal oxygen status and fetal heart rate patterns. *Am J Obstet Gynecol* 2008;**199**:34.e1–5.
29. Talaulikar VS, Arulkumaran S. Failed Induction of labor: strategies to improve the success rates. *Obstet Gynecol Surv* 2011;**66**:717–28.
30. Taher SE, Inder JW, Soltan SA, Eliahoo J, Edmonds DK, Bennett PR. Prostaglandin E2 vaginal gel or tablets for the induction of labour at term: a randomised controlled trial. *BJOG* 2011;**118**:719–25.
31. Rouse DJ, Owen J, Hauth JC. Criteria for failed labor induction: prospective evaluation of a standardized protocol. *Obstet Gynecol* 2000;**96**:671–77.
32. Glantz JC. Elective induction vs. spontaneous Labor. *J Reprod Med* 2005;**50**:235–40.
33. Hoffman MK, Vahratian A, Sciscione AC, Troendle JF, Zhang J. Comparison of labor progression between induced and noninduced multiparous women. *Obstet Gynecol* 2006;**107**:1029–34.

34. Capogna G, Parpaglioni R, Lyons G, Columb M, Celleno D. Minimum analgesic dose of epidural sufentanil for first-stage labor analgesia: a comparison between spontaneous and prostaglandin-induced labors in nulliparous women. *Anesthesiology* 2001;**94**:740–44.
35. National Institute for Health and Care Excellence (NICE). *Caesarean Section*. Clinical guideline [CG132], updated 2019. London: NICE; 2011.
36. Heinzmann A, Brugger M, Engels C, et al. Risk factors of neonatal respiratory distress following vaginal delivery and caesarean section in the German population. *Acta Paediatr* 2009;**98**:25–30.
37. Gundur NM, Kumar P, Sundaram V, Thapa BR, Narang A. Natural history and predictive risk factors of prolonged unconjugated jaundice in the newborn. *Pediatr Int* 2010;**52**:769–72.
38. Shennan AH, Smith R, Browne D, Edmonds DK, Morgan B. The elective use of oxytocin infusion during labour in nulliparous women using epidural analgesia: a randomised double-blind placebo-controlled trial. *Int J Obstet Anesth* 1995;**4**:78–81.
39. Hannah ME. Induction of labor compared with expectant management for prelabor rupture of the membranes at term. *N Engl J Med* 1996;**334**:1005–10.
40. Gülmezoglu AM, Crowther CA, Middleton P. Induction of labour for improving birth outcomes for women at or beyond term. *Cochrane Database Syst Rev* 2006;**4**:CD004945.
41. Koopmans CM, Bijlenga D, Groen H, et al. Induction of labour versus expectant monitoring for gestational hypertension or mild pre-eclampsia after 36 weeks' gestation (HYPITAT): a multicentre, open-label randomised controlled trial. *Lancet* 2009;**374**:979–88.
42. Boers KE, Vijgen SMC, Bijlenga D, et al. Induction versus expectant monitoring for intrauterine growth restriction at term: randomised equivalence trial (DIGITAT). *BMJ* 2010;**341**:c7087.
43. Walker KF, Bugg GJ, Macpherson M, et al. Randomized trial of labor induction in women 35 years of age or older. *N Engl J Med* 2016;**374**:813–22.
44. Boulvain M, Senat MV, Perrotin F, et al. Induction of labour versus expectant management for large-for-date fetuses: a randomised controlled trial. *Lancet* 2015;**385**:2600–605.
45. Nicholson JM, Parry S, Caughey AB, Rosen S, Keen A, Macones GA. The impact of the active management of risk in pregnancy at term on birth outcomes: a randomized clinical trial. *Am J Obstet Gynecol* 2008;**198**:511.e1–15.
46. Wood S, Cooper S, Ross S. Does induction of labour increase the risk of caesarean section? A systematic review and meta-analysis of trials in women with intact membranes. *BJOG* 2014;**121**: 674–85.

第32章

先露异常、胎位异常和头盆不称

Deirdre J. Murphy

引言

每位产科医生和助产士都应该了解先露异常、胎位异常和头盆不称，这样才能有效保证分娩安全。胎产式、胎先露和胎位异常可能在产前即已存在，但很多情况下只有在产程中才能明确诊断。比如，头盆不称在产前只能是疑似诊断，在阴道试产过程中才可以确诊。熟练掌握这些异常的致病因素有利于提前进行风险评估，从而制订预防策略。及时诊断对于恰当干预和全面管理至关重要。胎先露异常、胎位异常和头盆不称会增加母儿发病率——不仅在医疗资源充足的地区如此，在医疗资源匮乏的地区甚至更严重。

定义

胎产式

胎产式由胎儿在子宫内与母体的解剖关系来定义，是指胎儿纵轴与母亲纵轴的相对关系。纵产式包括胎儿头先露及臀先露。横产式是胎儿纵轴与母亲纵轴垂直，胎儿肩或背先露，可存在手臂或脐带先露、前置胎盘等。斜产式是暂时性诊断，通常会在分娩时转为纵产式或横产式。

胎先露

胎先露指的是最先进入骨盆的胎儿部分。头先露是指胎头首先进入骨盆，当颏部屈曲贴近胸壁时，称为枕先露，以枕骨为指示点在骨盆内下降。胎姿指的是胎儿头部相对于脊柱的屈曲程度。在正常分娩中，枕先露的胎儿屈曲良好。不均倾位指的胎头侧屈，前或后顶骨先入盆。正常分娩中可以有轻微的不均倾位。

胎位

胎位指的是胎先露指示点与母体耻骨联合的关系。指示点是胎儿的一个确定的骨性部分。胎位在产程中会发生变化，到达骨盆出口时的胎位决定了分娩的相对难易程度。枕先露的指示点是枕骨，正常分娩时到达骨盆出口时的最佳胎位是枕前位。

正常分娩机制

正常的分娩机制是指胎儿在产道中所经历的一系列的方位和姿势的变化。这一过程是至关重要的，以便胎头以最小径线在产道内下降。对分娩中涉及的生理和解剖学原理可以用“3P”来总结，即“力量”(power)、“通道”(passage)和“乘客”(passenger)。“力量”指的是产力：首先是子宫收缩力，促使胎儿在产道内下降；其次是产妇在第二产程主动向下用力。“通道”指的是产道本身，由骨盆、盆底肌和会阴软组织组成。“乘客”指的是胎儿，涉及胎儿的大小、先露和姿势。当“3P”均有利时，自然分娩的成功率最高，分娩并发症最低。

衔接

由于骨盆入口横径较宽，胎头通常以横位（通常向左）入盆。胎先露最宽部分顺利通过骨盆入口平面，称为衔接。多数初产妇在分娩前即妊娠37周

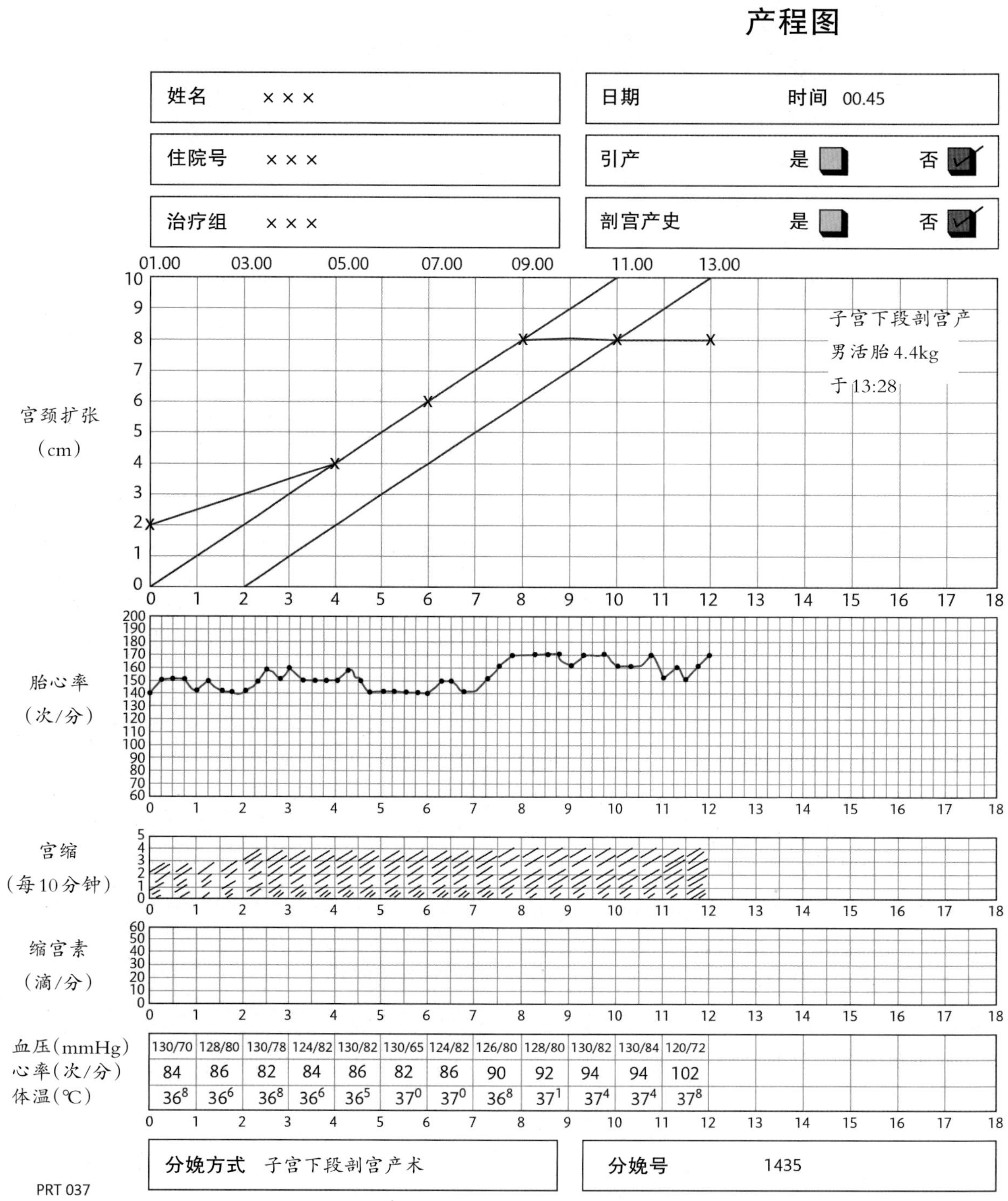

图32.2 继发性产程停滞的产程图。

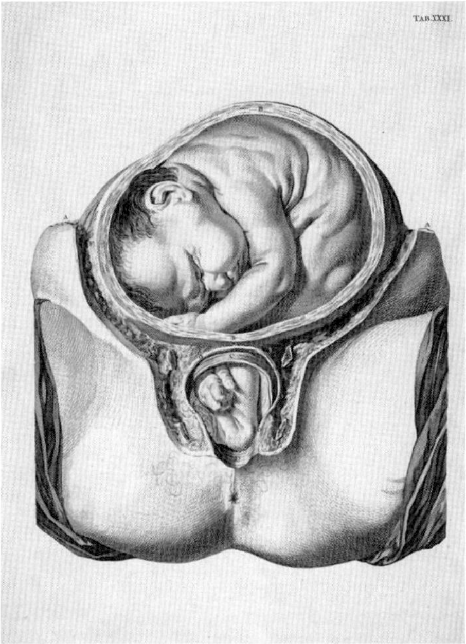

图32.3 复合先露(横产式)。皇家妇产科学会图书馆。

内后再破膜,可以通过缩宫素静点来促进胎头下降。

处理

面先露

面先露的发生率为1/600~1/500。先露径线是颏下前囟径,测量值约为9.5cm,与枕先露径线相似,分娩过程与枕先露过程区别不大[6],可以期待阴道分娩。应该提醒产妇,婴儿的面部可能会在出生时发生水肿或淤青,但会在几天后恢复正常。胎儿头部需要旋转到颏前位,必要时可以产钳助产,以保证像枕先露一样经阴道顺产(图32.4)。胎血采样、头皮电极和胎头吸引是禁忌。如果胎位始终保持颏后位,

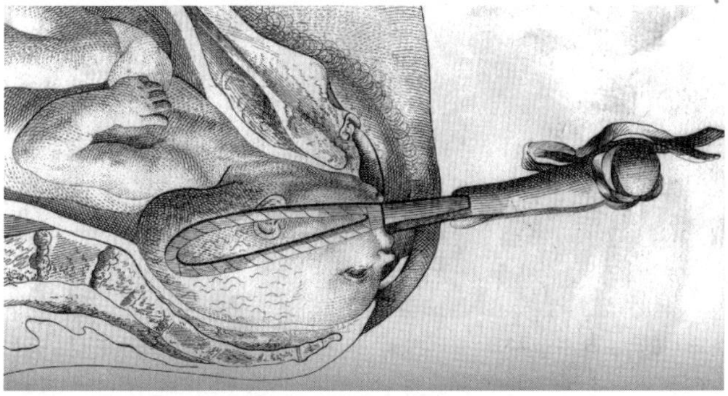

图32.4 面先露——颏前位产钳助产。皇家妇产科学会图书馆。

因胎儿的头部不可能进一步仰伸越过骶骨使下颌娩出,故需剖宫产终止妊娠[7]。

额先露

额先露的发生率为1/1000~1/700。先露径线是枕颏径,足月儿枕颏径为13.5~14cm,通常无法通过骨盆。在大多数情况下,会出现第一产程停滞,导致剖宫产分娩。如果在分娩早期诊断,胎儿有可能俯屈为枕先露或完全仰伸为面先露,则可期待经阴道分娩。但是对经产妇或既往有剖宫产史患者出现的产程停滞需特别谨慎,因为在产道梗阻的情况下继续分娩可能引起子宫破裂。有学者报道在宫颈开全后手动旋转额先露胎头至枕先露,则阴道分娩成功的可能性更大[8],但这种操作必须在具备快速剖宫产的条件下,由最有经验的产科医生在麻醉后进行。

背或肩先露

足月胎儿背或肩先露无法经阴道分娩。如果临产,需尽早行剖宫产手术。横产式的剖宫产风险大,特别是当胎背朝下时,需要转动胎儿以便抓到胎下肢,经臀位娩出。术中可能因子宫切口延裂引起产妇出血和胎儿损伤[9],这是传统剖宫产手术的适应证之一。

一些学者报道了在产程中使用宫缩抑制剂后施行胎横位外倒转术成功的案例[10]。转为头先露的成功率高达75%,但是剖宫产率高于从一开始就为头先露的产妇。尽管如此,外倒转术也避免了半数背或肩先露的剖宫产。产程中的内倒转术增加了子宫破裂的风险,应该避免[11]。处于生存能力极限的极早产儿在宫口完全扩张时,背或肩部可能位于骨盆底,手法轻柔地转为头先露,可能实现阴道自然分娩,从而避免选择难度更大并存在潜在创伤风险的剖宫产分娩。

复合先露

复合先露更常见于早产、双胎第二胎的阴道分娩和胎产式异常(图32.3)。可能为胎头或胎臀与手臂或腿一起先露,或脐带先露至胎先露的旁边。在完全宫颈扩张的情况下,可以手转胎儿或等待胎儿头/臀位下降,从而实现阴道分娩。足月妊娠时,第一产程,在胎头旁可扪及胎手,这种情况可以继续期待,胎手通常随着分娩的进展和胎头下降而缩回。

在某些情况下，手臂可能会脱出宫颈外口，这种情况需要进行紧急剖宫产。复合先露的分娩，无论是分娩决策还是手术技巧，都需要丰富的产科经验。

胎位异常

枕先露的方位异常包括枕后位及枕横位，持续的枕后位或枕横位可导致产程停滞。颏部是面先露的指示点，颏前位可以经阴道分娩。持续的颏横位或颏后位很可能会导致梗阻性难产，需经剖宫产分娩。对于臀先露、骶前位可经阴道分娩，骶后位则被认为方位异常，因为在胎体娩出后胎头呈枕后位。

如果胎儿以枕后位衔接，可内旋至枕前位，这种长时间的内旋可造成产程延长。枕后位也可能持续存在，导致"面朝会阴"的自然分娩。然而，持续性枕后位可能出现胎头俯屈不佳，使得胎头先露径线大于骨盆出口（见图32.1），导致梗阻性难产，需要器械助产或剖宫产分娩。持续性枕横位可能是由处于横位的胎头未能旋转到枕前位或处于枕后位的胎头仅部分旋转到枕横位所致。

病因

枕横位和枕后位病因与"3P"中的每一个因素都相关。第一产程或第二产程的子宫收缩乏力，或第二产程的产妇主动用力不足，都可能导致胎头无法旋转，产妇仰卧位和硬膜外镇痛可能加重这种情况。一篇循证医学综述报道了产程中硬膜外镇痛的使用，可使第二产程平均增加14分钟，阴道助产（OVD）发生率是原来的2.4倍（OR 1.42；95%CI 1.28 ~ 1.57）[12]。

母体骨盆的形状和尺寸在胎位异常中起着重要的作用。女型骨盆呈圆形，骶骨曲度好，耻骨弓角度约为90°，是最有利于分娩的骨盆形状。而男型、类人猿型和扁平型骨盆可能导致衔接、下降或旋转失败（图32.5）。硬膜外镇痛可以放松盆底肌肉，降低产妇主动用力的意愿，进而导致胎先露的俯屈和旋转不充分。胎儿过大或过小也可能导致胎位异常：胎儿过大引起相对头盆不称、旋转困难；胎儿过小可能以不俯屈的姿势衔接，或呈严重的不均倾位，从而限制了胎儿的自然旋转。

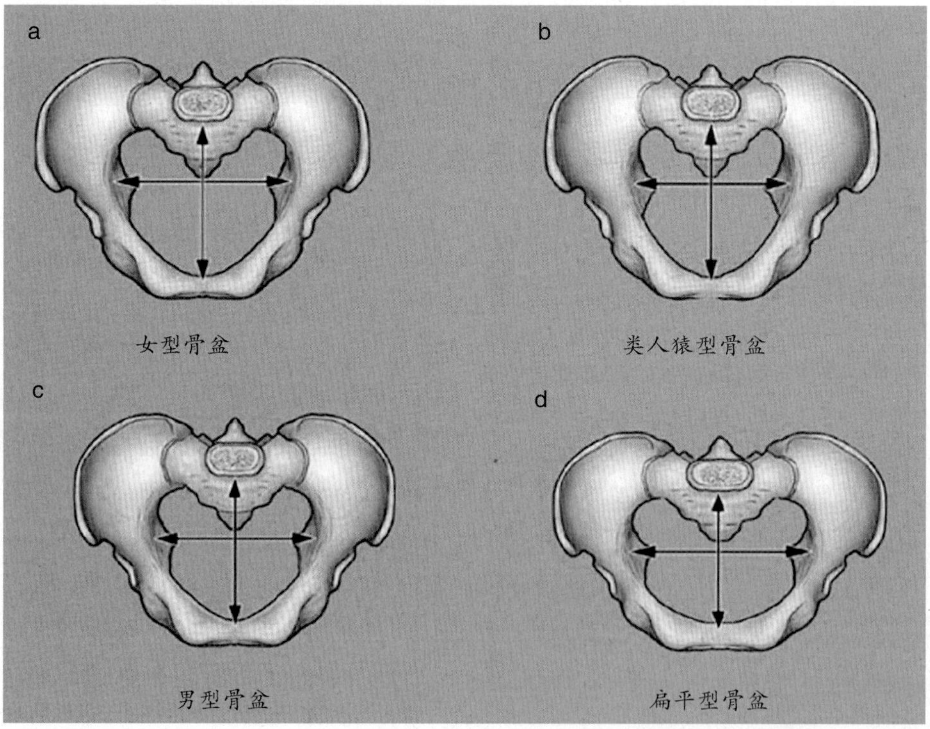

图32.5 骨盆形状。(a)女型骨盆——"女性圆形"有利于阴道分娩（50%的女性）。骨盆入口横径大于前后径，盆腔浅，坐骨棘短，耻骨弓宽。(b)类人猿型骨盆——"长椭圆形"，有阴道分娩可能，易出现枕后位（见于25%的白人/40%的非洲裔美国女性），前后径大于横径，长而窄的盆腔和骶骨，耻骨弓宽。(c)男型骨盆——"男性心形"，不利于阴道分娩（20%女性）。入口狭窄，坐骨棘突出，出口横径和耻骨弓狭窄。(d)扁平型骨盆——"肾形"，不利于阴道分娩（5%女性）。骨盆入口横径明显大于前后径，骶岬前凸。

诊断

产程中进行阴道检查可以对胎头的囟门和颅缝进行系统的评估。前囟更大、更软，有4个放射状颅缝，而后囟更小、更硬，有3个放射状颅缝。通过阴道检查，可以诊断枕横位和枕后位，并可以诊断胎先露的具体方位，如正、左、右位。当出现明显的产瘤、胎头变形、先露高浮、产妇肥胖或麻醉不良等情况时，阴道检查更难以做出诊断。不均倾位导致先露倾斜，常出现胎位异常。在枕前或枕后位时，矢状缝会向右或向左偏移；在枕左横或右横位时，矢状缝会向上或向下偏移，这使得评估更加复杂[13]。

产程图为方位异常提供了重要的线索。与先露异常一样，初产妇尽管宫缩良好，仍可能出现原发性产程停滞或进展缓慢。而初产妇和经产妇的继发性产程停滞或第二产程停滞均应高度怀疑胎位异常（见图32.2）。

近年来超声检查在分娩中的应用逐渐增加，尤其是当临床上对胎头方位诊断不确定时[14]，超声更加有用（见表32.1）。一项多中心随机对照研究显示：经阴道器械助产前，胎位临床诊断的错误率为20%，而使用超声辅助诊断的错误率降至1.6%[15]（图32.6）。应用三维超声测量耻骨弓，证实了耻骨弓狭窄者分娩时更容易出现持续性枕后位[16]。只有出生时，胎头方位才能最终确诊，在急诊剖宫产时应记录胎位，以解释手术分娩的必要性。

a

b

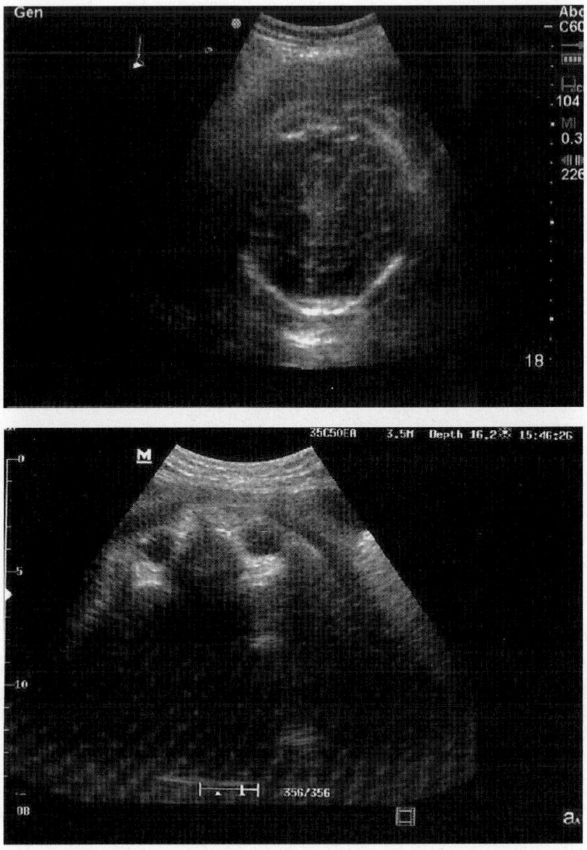

图32.6 枕后位胎儿的眼眶和鼻。这张照片是分娩过程中用产房的便携式超声仪拍摄的。

预防

虽然理论上可以通过改变产妇体位来扩大盆腔径线和增加重力，但几乎没有证据表明在分娩时使用“四肢着地”等动作可以预防和降低枕后位或枕横位的发生[17]。然而，一项关于第二产程中使用不同体位的利弊的系统性评价指出，第二产程的加权平均持续时间缩短了16.9分钟（95%CI 14.3～19.5），助产率也相应减少（RR 0.84；95%CI 0.73～0.98）[18]。

避免使用硬膜外镇痛消除了相关的旋转不良风险；然而，对于选择麻醉镇痛的产妇，第二产程应至少再放宽1小时，以利于胎头的下降和旋转[19-22]。当宫缩不佳时，应积极使用缩宫素；然而，一项关于使用硬膜外镇痛初产妇的RCT研究显示：只有在枕前位时，第二产程中常规使用缩宫素才可以降低阴道助产率[23]。

手转胎头已成为纠正胎位异常的策略，并得到加拿大妇产科学会指南推荐[24]。一项大型回顾性队列研究报道，手转胎头可降低剖宫产率（9%对41%；$P<0.001$），并且不增加新生儿产伤和酸中毒的风险[25]。鉴于这些数据，是否在第二产程行手转胎位预防胎位异常的发生，值得进一步研究。

处理

第一产程的胎位异常可以导致分娩时间延长，缩宫素和麻醉的需求增加。如果进行了标准的干预后，仍出现第一产程停滞，只能选择剖宫产。第二产程出现的胎位异常有可能通过观察等待、使用缩宫素、长时间的产妇用力等方法纠正。一些胎儿能够以“面朝会阴”的枕后位成功经阴道分娩，但是只有非常小的胎儿能够以枕横位经阴道分娩。胎位异常引起的第二产程停滞，需要进行产科干预。

阴道助产与剖宫产的对比

中骨盆出现的胎位异常迫使产科医生在困难的

阴道手术助产和宫口开全后的剖宫产之间做出选择,两者都存在风险。产科医生必须权衡新生儿和孕产妇近远期发病率的风险,以及后续妊娠的潜在风险。尽管循证医学综述比较了第二产程难产患者选择阴道手术助产或剖宫产术的方案,但迄今为止还没有针对这一问题的随机对照研究。在目前的实践中,决策主要依赖于观察到的数据、所在国家的指南、医生的经验、判断及临床技能[21,22,24,26]。

一项基于英国的前瞻性队列研究显示,因第二产程停滞中转剖宫产的产妇中,2/3有胎位异常,其中一半产妇可以通过胎头吸引或产钳实现阴道分娩[27],由有经验的助产者实施助产成功率更高。而剖宫产导致大出血风险增加(AOR 2.8;95% CI 1.1～7.6)和住院时间延长(AOR 3.5;95% CI 1.6～7.6)。与第二产程剖宫产相比,阴道手术助产后肛门括约肌损伤的发生率更高(8%),3年内尿失禁的风险是原来的4倍[28]。剖宫产并发症包括子宫切口延裂至宫颈、阴道或阔韧带等(24%),且后续妊娠的再次剖宫产率更高(79%对31%)[29]。

对于第二产程阴道手术助产和剖宫产分娩的新生儿早期发病率,现有报道结果并不一致。在既往报道的前瞻性队列研究中,剖宫产与婴儿重症监护室住院率增加相关(AOR 2.6;95% CI 1.2～6.0),但是新生儿创伤更少见(AOR 0.4;95% CI 0.2～0.7)[27]。令人欣慰的是,一项随访了5年的队列研究显示,两种分娩方式总的神经系统发育异常的发病率都很低,且无明显差异[30]。这些发现表明,通过谨慎选择阴道助产的病例,可以最大限度地减少新生儿并发症。

许多研究都强调胎位异常是阴道助产失败的危险因素,因此,应提前做好预案,以保证在必要时,紧急剖宫产能立即实施。必要时需要权衡是额外花费更多时间将产妇转移到手术室去行剖宫产手术,还是宁可冒着失败的风险,在产房中行经阴道手术助产[31]。很多临床实践指南已经就此提出"试验性手术助产"的理念[21]。

手转胎头、胎头吸引旋转和产钳旋转的对比

第二产程的胎位异常需要旋转和牵引才能实现阴道分娩。这一过程可以通过胎头吸引实现,也可通过旋轴产钳或手转胎头联合直接产钳牵引来实现。对于枕后位,有些助产者会使用直接牵引产钳使胎儿"面朝会阴"娩出;然而,鉴于枕后位时先露径线更大,这种分娩方式创伤性更大,更容易出现肛门括约肌损伤,建议仅在胎先露位置极低时才慎重考虑采用这种方法。应当依据术者的临床技能及产妇的具体临床情况,来选择产钳还是胎头吸引[32](框32.1)。任何形式的阴道助产都必须遵守临床操作规范,尽可能保证安全,必要时及时停止实施[21,22]。

一项纳入RCT研究的连续系统综述指出,胎头吸引可显著减少产妇创伤(OR 0.41,95% CI 0.33～0.5)[33]。然而另外两项RCT研究对比了不同的胎头吸引装置,发现胎头吸引助产的失败率为20%～30%,当胎位异常时,失败率是无胎位异常的4~5倍[34,35]。两项英国的观察性研究比较了旋转胎头吸引、手转胎头联合牵引产钳、Kielland旋轴产钳3种助产方式,发现孕产妇和新生儿发病率相似,但旋转胎头吸引的失败率更高[36,37]。有学者应用倾向评分分

框32.1 中骨盆旋转分娩

在判断了适合尝试阴道助产后,以下因素影响具体分娩方式的选择

- 以下情况可选择手转胎头和牵引产钳
  - –良好的镇痛
  - –胎儿能够进行旋转运动
  - –产妇用力时胎头下降
  - –产道宽
  - –无真正的头盆不称迹象
- 以下情况可选择Kielland产钳
  - –局部区域阻滞麻醉效果较好
  - –产妇用力时胎头下降
  - –产道宽
  - –无头真正的头盆不称迹象
- 以下情况可以选择胎头吸引(用金属或Kiwi Omni吸引杯)
  - –区域阻滞麻醉效果不好
  - –产力用力良好
  - –产妇用力时胎头下降
  - –无明显产瘤或胎头变形
  - –无真正的头盆不称迹象
- 只有经过充分培训的操作人员才可以使用器械助娩
- 助产者应选择擅长的器械
- 应酌情考虑产妇的偏好
- 胎龄<34周和面先露是胎头吸引的禁忌证
- 胎儿状态本身不应决定器械的选择
- 没有证据表明哪一种器械能更快助娩

析，进一步的比较了旋转胎头吸引、旋轴产钳和第二产程剖宫产术，发现不同分娩方式间无明显差异[38]。由于对助产技能要求更高，加之对并发症的担忧，Kielland旋轴产钳的使用率下降。作为一项既可以评估胎位，又可以进行干预的操作手段，手转胎头日益受到重视[24]。最新的循证医学综述更加强调根据不同的风险和收益来选择合适的器械[39]。

头盆不称

头盆不称指的是胎儿头部与母体骨盆解剖关系上的不成比例。这可能是由于胎头过大或骨盆过小，或两者兼而有之。真正的或绝对的头盆不称是不能纠正的，无法实现安全的阴道分娩。相对头盆不称指的是胎头和骨盆"紧密贴合"而导致的产程缓慢或停滞，而这种头盆不称可能会通过产妇持续用力或阴道助产纠正。由胎位异常引起的相对头盆不称，可以通过胎头旋转来纠正。区分产程停滞是由先露异常、胎位异常还是头盆不称引起，是一项充满挑战的工作，需要丰富的临床经验和专业知识。

病因

身材矮小(<1.6m)而胎儿较大的初产妇有出现头盆不称的潜在风险。既往骨折、代谢性骨病或营养因素(如佝偻病)等可能导致骨盆异常狭小。极少数情况下，胎儿异常也会导致头盆不称。例如，梗阻性脑积水可导致大头畸形，胎儿甲状腺和颈部肿瘤可导致胎儿颈部增粗。相对头盆不称更为常见，多发生于胎位异常时。枕后位与胎头俯屈不佳、胎儿颅骨径线相对过大有关(见图32.1)。巨大儿(如合并妊娠期糖尿病)导致胎儿相对于骨盆过大，均可引起相对或绝对头盆不称。

诊断

当足月胎头未衔接或触诊胎儿较大时，特别是发生于初产妇，即应怀疑头盆不称。产程中的绝对头盆不称是临床诊断。腹部触诊可持续扪及胎头，阴道检查胎头最低点位于坐骨棘上方，有明显的产瘤和变形。这些都提示第一产程极容易出现停滞，即使宫口可以开全，任何阴道助产也都无效，需要剖宫产分娩。相对头盆不称诊断更为困难，当出现以下情况时需要考虑相对头盆不称：

- 胎头衔接缓慢。
- 触诊胎儿相对于母亲身材偏大。
- 尽管宫缩有效，但产程仍进展缓慢或停滞。
- 阴道检查提示胎头变形及产瘤形成过早。
- 胎头与宫颈贴合不良。
- 宫颈进行性水肿。
- 血尿。

与先露异常和方位异常一样，产程图可以为头盆不称提供诊断线索。对于初产妇，如果存在头盆不称，即使宫缩良好，仍可能出现原发性产程停滞或进展缓慢。如果出现了继发性产程停滞或第二产程停滞，无论初产妇还是经产妇，都应考虑存在头盆不称可能(见图32.2)。

预防

X线骨盆测量法曾用于评估骨盆入口、中骨盆和出口的尺寸。主要用于评估臀先露或剖宫产术后的分娩方式。但是其对能否阴道分娩的预测价值很低，目前已很少应用[40]。MRI和三维超声检查已被用于评估产妇因头盆不称出现梗阻性难产的风险，但仅为观察性研究，尚未在临床广泛应用。目前多为根据具体病例采取个体化的预防措施，比如对妊娠期糖尿病合并巨大儿的女性选择剖宫产分娩。最近的一项多中心随机对照研究发现，对于孕有大于胎龄儿(腹围>95%百分位数)的女性，妊娠38周引产与期待妊娠相比，产伤较小，且不增加剖宫产率[41]。为了避免胎儿体重增加和潜在的头盆不称风险，对于一些胎儿偏大的妊娠女性，可以考虑足月后积极引产。

处理

疑似头盆不称的处理原则与胎位异常相似。在第一产程疑似头盆不称导致产程停滞时，剖宫产是唯一的分娩选择。对于子宫收缩乏力的初产妇，使用催产素可能是有效的，但对于继发性产程停滞的经产妇或有剖宫产史的产妇，使用催产素要格外小心，因为试图通过增加宫缩强度来解除头盆不称引起的梗阻性难产，可能会导致子宫破裂。在第二产程发生疑似头盆不称时，助产者必须在尝试阴道助产和剖宫产之间做出选择，如果选择尝试阴道助产，还需考虑分娩地点及可使用的器械的局限性[32]。

阴道助产失败

理想情况下，没有有失败的胎头吸引或产钳助产，只有成功的阴道助产和恰当的第二产程剖宫产。但现实情况却是，有的产妇宫缩满意，胎位异常，而加腹压用力时，阴道助产却很困难，只有这时头盆不称才得以确诊。一些产科医生已完全放弃了中骨盆阴道助产，直接选择剖宫产分娩[26,42]。其他的产科医生在适当的情况下会谨慎地选择阴道助产，同时做好失败后的预案[27,37,38]。

英国皇家妇产科协会(RCOG)的指南强调，正确使用器械助产，每次牵引时胎头都应该逐渐下降，并且牵引的总次数应受到限制[21,43]。使用产钳助产时，在第一次或第二次牵引时就应该明确有无相对或绝对头盆不称，从而确定能否保证安全地阴道分娩。使用真空吸引时，胎头下降感更难体会，但可以肯定的是，如果胎头在第三次牵引时仍没有到达会阴，就应该停止操作。各项研究表明，阴道助产失败后若能立即进行剖宫产，则不会增加孕产妇或新生儿的发病率，并且在特定病例中，约半数的中骨盆阴道助产会取得成功[27,38,44]。尽管如此，每个产科医生都应该清楚地了解何时该终止阴道分娩，并且若放弃阴道助产，应及时解除胎头受压，以保证通过剖宫产安全分娩。

器械序贯使用

胎头吸引已经成为许多情况下和大多数培训中产科医生的首选工具。这对于疑似相对头盆不称相关中骨盆停滞的处理具有重要的意义。一项前瞻性随机队列研究发现，在由于第二产程停滞而转入手术室的复杂分娩中，使用产钳比胎头吸引更有可能经阴道分娩(63% 对 48%；$P<0.01$)[27]。胎头吸引助产的困难在于它能将胎头拉到盆底，但无法最终娩出胎头。然后还是需要抉择能否通过出口产钳完成阴道分娩，还是不得不选择剖宫产。

胎头吸引序贯产钳助产与新生儿头皮创伤、颅内出血和死亡相关，并且增加了产妇发病率[45-47]。这些风险需要与在会阴处可见胎头时进行剖宫产的相关的显著发病率进行权衡[21]。如果经阴道分娩，应考虑到肩难产和产后出血的可能性。如果行剖宫产，则应考虑胎头受压和子宫切口延裂的问题。当怀疑胎儿缺氧时，必须尽快将胎儿娩出，这时，直接使用产钳助产成功率更高，并且可以避免胎头吸引接续产钳助产引起的风险和时间延迟[31,45]。

风险管理问题

胎先露异常、胎位异常和头盆不称通常会导致产程延长和手术分娩，在产科纠纷中占相当比例。具体风险包括阴道助产失败、器械序贯使用和复杂第二产程剖宫产。不良结局包括围生期死亡，新生儿脑瘫、臂丛神经损伤和产妇盆底疾病，这些可能与分娩延迟，不同分娩方式有关。虽然异常分娩的风险难以完全避免，但如何决策和选择何种分娩方式必须经得起日后推敲。安全分娩的根本是医生个人和团队层面的过硬技能，并且定期进行演练以随时保持最高临床操作水准[21]。

以下问题需要引起注意：

1. 沟通：在手术分娩之前、过程中和之后，良好的沟通都是必不可少的。开放和积极的态度对于与产妇及其伴侣建立融洽关系很重要。应保持专业精神，尤其是在出现并发症的情况下更应如此。产科医生应在产后对产妇进行复查，必要时可以安排一次随访，以讨论分娩相关问题。在整个过程中，尤其是面临困难局面时，经验不足的工作人员应得到资深产科医生的帮助。

2. 知情同意：在对任何操作的适应证、获益和风险及性质等进行明确告知后，应获得产妇的知情同意。在可能的情况下，应考虑和讨论产妇的生育计划/偏好。至少需要征得患者口头同意记录在案，若需在手术室器械助产或剖宫产，建议尽量签署书面同意文件。

3. 记录：必须在医疗记录中清楚地记录阴道助产的指征、临床评估、分娩方式的选择、母婴结局及知情同意。应特别注意记录时间的准确性和一致性，并保证姓名和签名清晰可辨。所有的病例中均应注意脐带血样本的配对和记录。结构化文档的使用，例如，RCOG推荐的文档，可以尽量保证文档完整性，但不能替代决策过程的记录[21]。剖宫产和阴道助产失败后的发现也应清楚记录，以指导未来分娩的决策过程。

4. 结局认知：大多数准父母都能认识到分娩可能存在并发症。但不能认知到已经发生的并发症，会导致愤怒、不安、抱怨，在某些情况下还会引发诉讼。实施复杂手术助产分娩的产科医生，必须具备识别和处理盆底损伤和手术并发症的技能。新生儿医生应具备能够专业地识别和处理臂丛神经损伤、骨折、颅内颅外出血及缺氧所致并发症的技能。

5.不良事件报告:发生不良事件时,应通过当地具体报告程序进行上报。每个分娩中心均应有风险管理结构,以确保不良事件得到恰当和及时的处理。

全球展望

未规律产检及未在专业机构分娩者更易出现胎先露异常、胎位异常及头盆不称所致的不良结局。在医疗资源匮乏的地区,基础设施和交通受限,更容易出现梗阻性难产。营养不良、疟疾等并发症,以及无力支付医疗费用等问题会加剧这种情况,导致胎儿死亡、孕产妇死亡,或出现严重的分娩并发症,如直肠阴道瘘或膀胱阴道瘘。在紧急情况下,应尽一切努力保障产妇和婴儿的安全,并注意保护产妇未来的生育能力。

相反,在资源丰富的地区,有些女性对自己的第一次生育经历不满意,在随后的分娩中,更甘愿冒非常规风险;例如,经历过巨大儿剖宫产后仍要尝试居家阴道分娩。这时候要尽一切努力重新获得这些女性的信任,以促使她们在妊娠或分娩过程中出现预示不良分娩结局的并发症时,能够积极寻求专业的产科管理[48]。

结论

胎先露异常、胎位异常和头盆不称的管理涵盖了产前、产时和产后3个阶段的产科技能。超声成像提供有用的信息,但应该与详细的临床评估结合使用。产程的动态处理,特别是在继发性产程停滞或第二产程停滞的情况下,阴道助产和复杂剖宫产,都需要具备良好的诊断技能和专门知识。必须要有应急预案,特别是需要在手术室重新进行分娩评估时,尤为重要。应根据临床具体情况、产科医生的实践技能、产妇的意愿等,对阴道助产、胎头吸引与产钳序贯使用或剖宫产等进行个体化选择。

(商宇红 纪红景 译)

参考文献

1. Bashiri A, Burstein E, Bar-David J, Levy A, Mazor M. Face and brow presentation: independent risk factors. *J Matern Fetal Neonatal Med* 2008;**21**:357–60.
2. Arsene E, Langlois C, Garabedian C, Cloqueur E, Deruelle P, Subtil D. Prenatal factors related to face presentation: a case-control study. *Arch Gynecol Obstet* 2016;**294**:279–84.
3. Nassar N, Roberts CL, Cameron CA, Olive EC. Diagnostic accuracy of clinical examination for detection of non-cephalic presentation in late pregnancy: cross sectional analytic study. *BMJ* 2006;**333**:578–80.
4. Stitely ML, Gherman RB. Labor with abnormal presentation and position. *Obstet Gynecol Clin North Am* 2005;**32**:165–79.
5. Phelan JP, Boucher M, Mueller E, McCart D, Horenstein J, Clark SL. The nonlaboring transverse lie. A management dilemma. *J Reprod Med* 1986;**31**:184–86.
6. Duff P. Diagnosis and management of face presentation. *Obstet Gynecol* 1981;**57**:105–12.
7. Schwartz Z, Dgani R, Lancet M, Kessler I. Face presentation. *Aust N Z J Obstet Gynaecol* 1986;**26**:172–76.
8. Verspyck E, Bisson V, Gromez A, Resch B, Diguet A, Marpeau L. Prophylactic attempt at manual rotation in brow presentation at full dilatation. *Acta Obstet Gynecol Scand* 2012;**91**:1342–45.
9. Kolas T, Oian P, Skjeldestad FE. Risks for peroperative excessive blood loss in cesarean delivery. *Acta Obstet Gynecol Scand* 2010;**89**:658–63.
10. Phelan JP, Stine LE, Edwards NB, Clark SL, Horenstein J. The role of external version in the intrapartum management of the transverse lie presentation. *Am J Obstet Gynecol* 1985;**151**:724–26.
11. Skelly HR, Duthie AM, Philpott RH. Rupture of the uterus: the preventable factors. *S Afr Med J* 1976;**50**:505–509.
12. AnimSomuah M, Smyth RM, Jones L. Epidural versus non-epidural or no analgesia in labour. *Cochrane Database Syst Rev* 2011;**12**:CD000331.
13. Malvasi A, Barbera A, Di Vagno G, Gomovsky A, Berghella V, Ghi T, Di Renzo GC, Tinelli A. Asynclitism: a literature review of an often forgotten clinical condition. *J Matern Fetal Neonatal Med* 2015;**28**:1890–94.
14. Ramphul M, Murphy DJ. Role of ultrasound on the labor ward. *Expert Rev Obstet Gynecol* 2012;**7**:615–25.
15. Ramphul M, Ooi PV, Burke G, Kennelly MM, Said SA, Montgomery AA, Murphy DJ. Instrumental delivery and ultrasound: a multicentre randomised controlled trial of ultrasound assessment of the fetal head position versus standard care as an approach to prevent morbidity at instrumental delivery. *BJOG* 2014;**121**:1029–38.
16. Ghi T, Youssef A, Martelli F, *et al.* A narrow subpubic arch angle is associated with a higher risk of persistent posterior occiput position at birth. *Ultrasound Obstet Gynecol* 2016;**48**:511–15.
17. Hunter S, Hofmeyr GJ, Kulier R. Hands and knees posture in late pregnancy or labour for fetal malposition (lateral or posterior). *Cochrane Database Syst Rev* 2007;**4**:CD001063.
18. Gupta JK, Hofmeyr GJ. Position for women during second stage of labour. *Cochrane Database Syst Rev* 2003;**3**:CD002006.
19. Roberts CL, Torvaldsen S, Cameron CA, Olive E. Delayed versus early pushing in women with epidural analgesia: a systematic review and meta-analysis. *Br J Obstet Gynaecol* 2004;**111**:1333–40.
20. National Institute for Health and Care Excellence (NICE). *Intrapartum Care: Care of Healthy Women and their Babies during Childbirth.* Clinical guideline [CG190]. London: NICE; 2014.
21. Royal College of Obstetricians and Gynaecologists (RCOG). *Operative Vaginal Delivery.* Green-top Guideline No. 26. London: RCOG; 2011.
22. American College of Obstetricians and Gynecologists. Operative vaginal delivery use of forceps and vacuum extractors for operative vaginal delivery. *ACOG Practice Bull* 2000;**17**:1–6.
23. Saunders NJ, Spiby H, Gilbert L, et al. Oxytocin infusion during second stage of labour in primiparous women using epidural analgesia: a randomized double blind placebo controlled trial. *BMJ* 1989;**299**:1423–26.
24. Cargill YM, MacKinnon CJ, Arsenault MY, et al. Guidelines for

operative vaginal birth. Clinical Practice Obstetrics Committee. *J Obstet Gynaecol Can* 2004;**26**:747–61.

25. Shaffer BL, Cheng YW, Vargas JE, Caughey AB. Manual rotation to reduce caesarean delivery in persistent occiput posterior or transverse position. *J Matern Fetal Neonatal Med* 2011;**24**:65–72.
26. Tempest N, Navaratnam K, Hapangama DK. Does advanced operative obstetrics still have a place in contemporary practice? *Curr Opin Obstet Gynecol* 2015;**27**:115–20.
27. Murphy DJ, Liebling RE, Verity L, Swingler R, Patel R. Cohort study of the early maternal and neonatal morbidity associated with operative delivery in the second stage of labour. *Lancet* 2001;**358**:1203–207.
28. Bahl R, Strachan B, Murphy DJ. Pelvic floor morbidity at three years after instrumental delivery and caesarean section in the second stage of labor and the impact of a subsequent delivery. *Am J Obstet Gynecol* 2005;**192**:789–94.
29. Bahl R, Strachan B, Murphy DJ. Outcome of subsequent pregnancy three years after previous operative delivery in the second stage of labour—cohort study. *BMJ* 2004;**328**:311–14.
30. Bahl R, Patel RR, Swingler R, Ellis N, Murphy DJ. Neuro developmental outcome at 5 years after operative delivery in the second stage of labor: a cohort study. *Am J Obstet Gynecol* 2007;**197**:147.e1–6.
31. Murphy DJ, Koh DM. Cohort study of the decision to delivery interval and neonatal outcome for 'emergency' operative vaginal delivery. *Am J Obstet Gynecol* 2007;**196**:145.e1–7.
32. Bahl R, Murphy DJ, Strachan B. Decision making in operative vaginal delivery: when to intervene, where to deliver and which instrument to use? Qualitative analysis of expert practice. *Eur J Obstet Gynecol Reprod Biol* 2013;**170**:333–40.
33. Johanson RB, Menon BK. Vacuum extraction versus forceps for assisted vaginal delivery. *Cochrane Database Syst Rev* 2000;**2**:CD000224.
34. Attilakos G, Sibanda T, Winter C, Johnson N, Draycott T. A randomised controlled trial of a new handheld vacuum extraction device. *BJOG* 2005;**112**:1510–15.
35. Groom KM, Jones BA, Miller N, Paterson-Brown S. A prospective randomised controlled trial of the Kiwi Omnicup versus conventional ventouse cups for vacuum-assisted vaginal delivery. *BJOG* 2006;**113**:183–89.
36. Tempest N, Hart A, Walkinshaw S, Hapangama DK. A re-evaluation of the role of rotational forceps: retrospective comparison of maternal and perinatal outcomes following different methods of birth for malposition in the second stage of labour. *BJOG* 2013;**120**:1277–84.
37. Bahl R, Van de Venne M, Macleod M, Strachan B, Murphy DJ. Maternal and neonatal morbidity in relation to the instrument used for midcavity rotational operative vaginal delivery: a prospective cohort study. *BJOG* 2013;**120**:1526–32.
38. Aiken AR, Aiken CE, Alberry MS, Brocklesby JC, Scott JG. Management of fetal malposition in the second stage of labor: a propensity score analysis. *Am J Obstet Gynecol* 2015;**212**:355.e1–7.
39. O'Mahony F, Hofmeyr GJ, Menon V. Choice of instruments for assisted vaginal delivery. *Cochrane Database Syst Rev* 2010;**11**:CD005455.
40. Maharaj D. Assessing cephalopelvic disproportion: back to basics. *Obstet Gynecol Surv* 2010;**65**:387–95.
41. Boulvain M, Senat M-V, Perrotin F, et al. Induction of labour versus expectant management for large-for-dates fetuses: a randomized controlled trial. *Lancet* 2015;**385**:2600–605.
42. Bofill JA, Rust OA, Perry KG, Roberts WE, Martin RW, Morrison JC. Operative vaginal delivery: a survey of fellows of ACOG. *Obstet Gynecol* 1996;**88**:1007–10.
43. Murphy DJ, Liebling RE, Patel R, Verity L, Swingler R. Cohort study of operative delivery in the second stage of labour and standard of obstetric care. *Br J Obstet Gynaecol* 2003;**110**:610–15.
44. Alexander JM, Leveno KJ, Hauth JC, et al. Failed operative vaginal delivery. *Obstet Gynecol* 2009;**114**:1017–22.
45. Murphy DJ, Macleod M, Bahl R, Strachan B. A cohort study of maternal and neonatal morbidity in relation to use of sequential instruments at operative vaginal delivery. *Eur J Obstet Gynaecol Reprod Biol* 2011;**156**:41–45.
46. Towner D, Castro MA, Eby-Wilkens E, Gilbert WM. Effect of mode of delivery in nulliparaous women on neonatal intracranial injury. *N Engl J Med* 1999;**341**:1709–14.
47. Ramphul M, Kennelly MM, Burke G, Murphy DJ. Risk factors and morbidity associated with suboptimal instrument placement at instrumental delivery: observational study nested within the Instrumental Delivery & Ultrasound randomized controlled trial ISRCTN 72230496. *BJOG* 2015;**122**:558–63.
48. Dexter SC, Windsor S, Watkinson SJ. Meeting the challenge of maternal choice in mode of delivery with vaginal birth after caesarean section: a medical, legal and ethical commentary. *BJOG* 2014;**121**:133–39.

第33章
产科手术

Yvonne Kwan Yue Cheng，Tak Yeung Leung

引言

人类分娩是一个自然过程，但该过程不总是一帆风顺。分娩过程中出现的难产可对胎儿和（或）母亲造成危险。因此，人们发明了一些重要的产科术式和助娩器械来加以应对。经过几个世纪的改良与完善，这些发明已成为现代产科的标准操作。在本章中，将介绍常用产科手术指征、步骤和并发症，包括剖宫产术、器械辅助阴道分娩、会阴切开术、会阴裂伤修复术、第三产程常规控制性牵拉脐带辅助胎盘娩出、徒手剥离滞留胎盘以及胎头外倒转术（ECV）。

剖宫产

剖宫产简史

“剖宫产”这个名字的确切起源尚不清楚。人们误认为恺撒大帝出生时其母亲发生难产，生死攸关时刻采取剖宫产术。在恺撒时代之前，各种古代文明的传说中都提到过剖宫产术，比如3000年前中国楚国的开国者吉莲的出生，公元前3世纪印度孔雀王朝的皇帝宾杜萨拉的出生，但也许第一个有文献记载的剖宫产且母亲存活的案例发生在16世纪，一个叫雅各布·努弗的屠夫对其难产妻子所做的剖宫产术。剖宫产的孕产妇死亡率一直很高（英国，19世纪为85%），直到20世纪初引入子宫下段切开术和其他手术技巧改进才得以使死亡率降低。

剖宫产适应证

剖宫产适用于无法经阴道分娩及分娩时妊娠女性或胎儿面临重大危险的情况：如胎儿过大而无法通过产道，或子宫收缩乏力或不协调性子宫收缩导致阴道分娩失败，如下列情况：

- 骨盆狭窄或头盆不称。
- 巨大儿（肩难产的风险）。
- 胎位不正导致先露异常（如横位）。
- 子宫下段肌瘤导致胎头衔接困难。
- 产程进展缓慢（可能是由于产道梗阻或宫缩乏力）。
- 引产失败。
- 阴道助娩失败。
- 先天性畸形，难产风险高（如脑积水）。

阴道分娩可能增加母亲风险的情况包括：

- 前置胎盘（导致明显的产前出血及胎头衔接困难）。
- 妊娠并发症（如子痫）。
- 妊娠合并心脏病。

阴道分娩可能增加胎儿风险的情况包括：

- 胎儿严重宫内生长受限，阴道分娩时缺氧的耐受性差。
- 胎盘早剥、脐带脱垂、宫内感染和其他原因导致胎儿窘迫，需要立即终止妊娠（其中一些情况也会增加妊娠女性风险）。
- 妊娠女性既往有剖宫产史或子宫肌瘤切除史（特别是切口突入宫腔），在分娩时有子宫瘢痕破裂的风险，导致胎儿窘迫（这种情况下妊娠女性也有大出血风险）。

的剖宫产或器械助产失败后剖宫产的情况下。若此步骤进展不顺利，则可致子宫下段的下方或外侧撕裂。向下撕裂可延伸至子宫颈或阴道，造成修复困难，而侧边撕裂可致子宫血管破裂大出血或阔韧带血肿形成。正确进行切口修复及彻底止血至关重要。如果胎头偏高，按压宫底仍无法娩出，可使用产钳辅助胎头娩出。胎头娩出后，胎肩和身体其他部位可顺利娩出。

臀位

在持续臀位的情况下，胎儿臀部首先被抬高并从子宫切口娩出，或术者可以通过钩拉胎儿双侧腹股沟处将其臀部自子宫切口娩出。若伴足先露，则应先抓住胎儿足部，自子宫切口娩出。胎儿其余部分采用臀位分娩法，其中手臂通过Lovset动作分娩，胎头通过Mariceau-Smellie-Viet动作分娩，其方式与阴道臀位分娩相似。

横位或其他异常胎位

术前可行超声检查以确定胎儿脊柱和足部位置。分娩时，应先将胎位转为纵向，通常是抓住胎儿足部，牵引臀部至子宫下段。然后胎儿娩出同臀位分娩。当术者误抓胎儿上肢并下拉时，或羊膜过早破裂，导致羊水减少和宫腔缩小时，均可限制胎儿在宫内旋转，最后导致胎儿无法转为纵向位。倘若此情况发生，则需延长子宫切口或额外的垂直切口来娩出横位胎儿。在此阶段任何延迟分娩都可导致胎儿缺氧和出生窒息。

胎盘的分娩

胎儿娩出后常规静脉注射5IU缩宫素，以促进子宫收缩、减少出血。胎盘可自行排出。若无法自行娩出，术者可通过宫底施加压力或控制性牵引脐带将其娩出。只有当上诉措施均无法娩出胎盘时，术者才可通过手将胎盘与子宫分离，取出胎盘。然而，徒手取胎盘会增加子宫出血和子宫内膜炎发生的风险。缝合子宫切口前应常规检查宫腔，确保胎盘完整取出。

关闭腹壁

无须缝合腹膜，腹直肌前鞘用可吸收缝线连续关闭。没有必要常规缝合皮下组织，除非妊娠女性皮下脂肪层>2cm。皮肤可以通过皮下连续缝合关闭。肥胖患者首选间断褥式缝合。

术后护理

剖宫产后应给予充分镇痛。医护人员需鼓励产妇补充足够水分、早期活动和穿戴弹力长袜，以降低静脉血栓发生的风险。血栓高危患者应给予肌内注射低分子肝素。术中失血多时应检测血红蛋白。术后应告知产妇将来再次妊娠时间和分娩方式。

剖宫产的风险和并发症

短期

母体损伤

• 出血主要源自子宫切口，偶尔来自腹壁切口。在大出血的情况下行子宫切除的概率很小。

• 子宫损伤（例如，子宫撕裂）。

• 伤口感染。

• 子宫内膜炎。

• 内脏损伤，最常见为膀胱。

• 尿路感染（导尿后）。

• 静脉栓塞。

• 与局部麻醉或全身麻醉相关的并发症。

胎儿损伤

• 切开子宫壁进入宫腔时有损伤胎儿皮肤可能。

• 分娩时子宫切口受阻，胎儿肌肉骨骼或颅骨可能损伤。

• 胎儿通过子宫切口延迟/受阻，可导致新生儿窒息。

对再次妊娠的长期影响

• 再次妊娠瘢痕破裂的风险。
  - 下段横切口瘢痕：0.2%～0.5%[2]。
  - 古典式切口瘢痕：4%～9%[3]。

• 增加再次妊娠发生前置胎盘和胎盘植入的风险。

• 增加瘢痕妊娠的风险。

剖宫产后的阴道分娩

剖宫产后阴道分娩（VBAC）适用于仅有单次无并发症的子宫下段剖宫产史且此次妊娠期间无阴道分娩禁忌证的妊娠女性。VBAC具有恢复快、住院时间短及避免剖宫产相关的麻醉和手术风险的优点。更重要的是，它降低了将来妊娠过程中发生前置胎盘或胎盘植入的风险，因为这两种并发症与剖宫产次数呈正相关。

VBAC的成功率约为75%[4]。有阴道分娩史VBAC成功率更高。有成功的VBAC史,成功率高达90%。

VBAC绝对禁忌证包括:

- 古典式剖宫产史(瘢痕破裂的高风险)。
- 子宫破裂史。
- 存在阴道分娩禁忌证(如前置胎盘)。

VBAC相对禁忌证包括:

- 复杂的子宫瘢痕。
- 2次及2次以上子宫下段剖宫产史。
- 子宫肌瘤切除史(尤其是子宫肌瘤切除术切口进入子宫腔)。

VBAC的并发症:

- VBAC期间紧急剖宫产的风险。
- 瘢痕破裂(0.2%~0.5%,单纯的子宫下段剖宫产后)。
- 胎儿窒息、围生期死亡和瘢痕破裂时出血。

VBAC管理[5]:

- 分娩应在可立即行剖宫产术和拥有高级新生儿复苏设施的医院中进行。
- 如果妊娠女性分娩时需要引产或加强宫缩,子宫破裂的风险会增加。倘若需要引产,可首选机械引产方法(例如,人工破膜、球囊导管)以降低与使用催产素或前列腺素相关的瘢痕破裂风险。
- 应提供持续胎心监护(CTG)。
- 严密监测产程的进展,发现难产迹象时则需紧急行剖宫产术。
- 应密切监测瘢痕破裂的症状和体征,包括:
  - 异常CTG。
  - 宫缩间期持续严重的腹痛。
  - 瘢痕部位压痛。
  - 阴道流血。
  - 血尿。
  - 产妇休克表现。
  - 腹部轮廓异常改变,可在腹部某个部位明显触及胎儿肢体。

器械阴道助娩

器械阴道助产简史

器械阴道助娩是使用产钳或胎头吸引器,在胎头上施加牵引力以协助第二产程胎儿娩出。产钳最早可能是在16世纪末或17世纪初,由英国王室里的著名产科医师Chamberlen家族发明的。其专为难产而设计,被Chamberlen家族保密了100多年。自18世纪中叶以来,随着产钳设计的各种改进的逐渐出现,其成为难产时常用的解决方法。随后,在1849年,James Young Simpson教授设计了第一台用于分娩胎头吸引器,其简单设计是将金属注射器连接到软橡胶杯上。然而,直到20世纪50年代,Malmstrom教授开发了能连接到真空泵机金属杯的排气管时,使用胎头吸引辅助阴道分娩的想法才普及开来。许多国家,胎头吸引器已成为比产钳更佳的选择。

产钳的设计

产钳由两个叶片组成,每个叶片的基本结构包括以下内容(图33.2):

- 匙(叶):这个弯曲的部分是用来抓住胎头,头部两侧各有一个匙。它的特点是有两个弯曲,头部弯曲和骨盆弯曲,其形状分别符合拉长的胎头和产道。
- 柄:允许操作者拉动。Kielland的产钳还允许旋转错位和滑动以纠正不同步。
- 胫:连接前叶和手柄。在大多数产钳中,前叶的轴线与手柄的轴线略微向上倾斜。然而,Kielland产钳的前叶、手柄的轴线处于一条直线上,以方便旋转。出口产钳(Wrigely产钳)的柄较短,但Kielland钳的柄较长。Piper产钳的柄很长并向下弯曲,以便在阴道臀位分娩时使用。

锁用于将两个胫闭合在一起。大多数产钳都有固定锁的设计,通常位于胫和柄的连接处。在旋转产钳(Kielland)中,它是在胫部设置滑动锁的设计。

针对不同目的而设计的不同形状的产钳。为了比较,图33.3中显示了四种特征产钳。

胎头吸引器的设计

胎头吸引器包含各种尺寸的真空杯。杯子连接到操作者可以施加牵引力的把手上,可以通过橡胶管连接到真空泵。有几种类型,如图33.4所示:

- 鸟杯(金属杯):这是最常用的金属杯。它设计成直径在4~6cm的各种尺寸,可分为前杯或后杯。后杯专门设计用于枕后位或枕横位或胎头斜位时。

• 适宜的麻醉方式(产钳应在局部麻醉或会阴阻滞麻醉下进行,会阴局部麻醉可用于胎头吸引)。

• 过程应由经过培训的操作者执行。

如果由于梗阻性难产或头盆不称而无法阴道分娩,则应进行剖宫产。

器械阴道助娩的选择

不同国家对产钳和胎头吸引的偏好不同。在大多数适应证中,两种器械都适用。然而,在一些少见的情况下,如妊娠不足34周和面先露,其中真空压力可能对胎儿造成危险,应使用产钳代替胎头吸引。在臀位阴道分娩的情况下,只能使用产钳,通常使用Piper产钳。

如果胎头不在枕前位,普通产钳不适用。在这种情况下,使用旋转产钳(Kielland产钳)助娩更适宜,但可能会增加妊娠女性和围生儿的并发症。因此,相较产钳,胎头吸引可能是非枕前位时器械助娩的首选。这是因为当吸引杯正确地放在俯屈点上时,它可以协助胎头沿着杯的轴线旋转,从而在它下降到盆底时转为枕前位。

产钳步骤

产钳的应用(以枕前位为例):

• 排空膀胱。

• 通过会阴部阻滞麻醉或局部麻醉给予充分镇痛。

• 检查产钳,确保它们可以正确配对和锁定。

• 在产钳前叶上涂抹润滑剂。

• 用执笔式握住产钳的柄,将左前叶插入产妇左侧,然后将右前叶插入产妇右侧。

• 如果叶片放置正确,它们应该位于胎儿的颧骨区域,并且两叶片应该很容易闭合锁定。

• 检查产钳两边胫是否与产妇会阴垂直且长度相同。如果不是,则产钳不能对称,无法锁定。

• 产钳锁紧后,检查矢状缝线是否垂直产钳胫部,叶片根部与胎头之间的空间仅允许1根手指(不能一侧1根,而另一侧2根),且在沿着产道轴线施加牵引之前,枕骨位于产钳胫上方3~4cm处,先向下再向上(图33.5)。

• 胎头着冠时可进行会阴切开术。

• 一旦头部娩出,就可以卸下产钳,身体的其余部分以常规方式娩出。

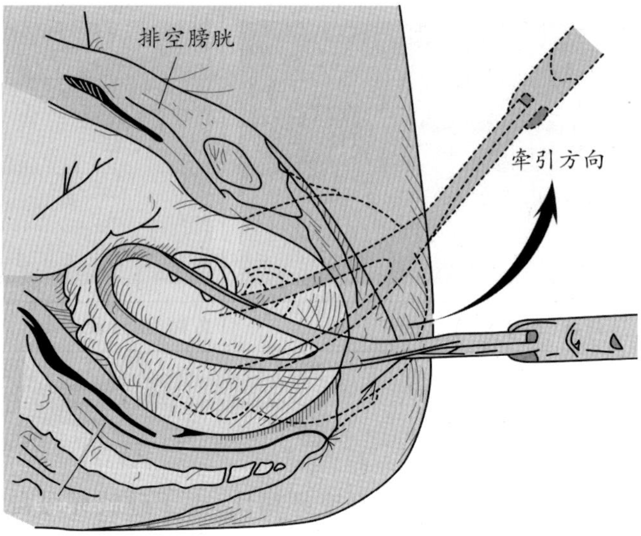

图33.5 产钳分娩时的牵引方向。

产钳分娩的风险和并发症

• 新生儿损伤。
  - 面部和头皮撕裂,尤其是叶片使用不当时。
  - 面神经麻痹。
  - 眼外伤和视网膜出血。
  - 颅骨骨折和(或)颅内出血:偶尔导致脑损伤。
• 对产妇的伤害。
  - 会阴和肛门括约肌撕裂,延伸至较高的阴道或子宫颈及盆底损伤。
  - 继发于下生殖道损伤的产后出血。

胎头吸引

胎头吸引应用:

• 膀胱排空。

• 给予充分的局部镇痛。

• 对吸引杯进行润滑。

• 将真空杯放置于矢状缝上的顶点处,杯中心位于后囟前方3cm,或前囟后方6cm。该点称为俯曲点。如果使用6cm吸引杯,杯边缘将接触后囟或前囟后方3cm。在俯曲点正确放置吸引杯(图33.6)对于促进分娩期间胎头屈曲至关重要。

• 确保母体组织不被嵌于杯中后,将压力在2分钟内逐渐升高至60cmHg。

• 再次检查胎儿头皮和吸引杯之间是否有母体组织。

• 一旦达到足够的真空压力,在子宫收缩和产妇沿产道轴线向下用力(即先向下,然后向上)的同时施加拉力。

• 胎儿着冠时可进行会阴切开术。

• 头部娩出后,可以取下吸引杯,身体其余部分以常规方式娩出。

胎头吸引的风险和并发症

对婴儿的伤害:

• 帽状腱膜下出血:一种罕见但可能危及生命的并发症。帽状腱膜下出血有时量很大,但往往被吸引隆起的头皮及毛发掩盖,很容易漏诊。它表现为头皮出现波动性张力较小的肿块,如果诊断不及时,新生儿会出现低血容量性休克。

• 头皮血肿:与帽状腱膜下出血不同,头皮血肿为骨膜下出血,以骨缝为界,因此通常是自限性的。

• 颅内出血和颅骨骨折:在困难的胎头吸引过程中偶尔发生,但可能导致严重的脑损伤。

母体的损伤:

• 外阴和盆底损伤(比产钳分娩更少见)。

• 宫颈或阴道撕裂。

• 下生殖道损伤引起的产后出血。

会阴切开术

会阴切开术简介

会阴切开术也称为外阴切开术,指在会阴和阴

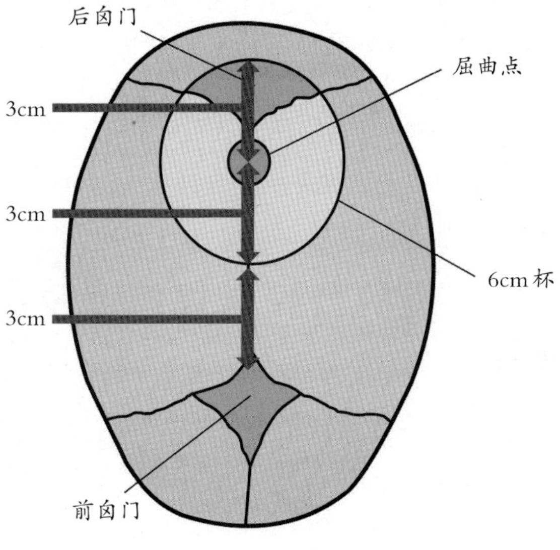

图33.6 在俯曲点正确放置吸引杯。

道后壁之间行一手术切口,以扩大会阴出口利于胎儿娩出。该术式于200多年前开始应用于临床,但其作为分娩时会阴或盆底损伤的预防性手术,价值仍存有争议[10]。

会阴切开术适应证

会阴切开术是为了降低分娩时发生严重会阴撕裂风险,但该术式也存有并发症,如产后伤口疼痛,性功能障碍,甚至可出现严重的会阴撕裂和大便失禁。目前研究显示,与常规会阴切开术相比,选择性会阴切开术将更有益于患者。下列情形可考虑会阴切开术:

• 会阴组织弹性差:根据助产士判断,未行会阴切开术可能增加会阴撕裂风险。

• 器械分娩:器械分娩会阴损伤的风险较高。

• 肩难产:会阴切开本身并不能缓解肩难产,但可为术者提供更大的空间行内旋转或分娩后臂。

会阴切开类型

在各种类型的会阴切开术中,中外侧切和正中切术是最常用的两种类型。

• 中外侧切术:从会阴后联合中点向左或右斜行切开,会阴后联合中线向旁侧呈45°切开,当会阴高度膨隆时斜切角度宜60°。

• 正中切术:指从阴道后联合中点开始,向下延伸切开,但未达肛门处。

与会阴正中切开术相比,中外侧切开术具有避免会阴体一分为二的优点,对盆底完整性至关重要,并降低肛门撕裂[12]风险。正中切开术具有失血少、愈合快、产后切口疼痛轻、性交困难少、易于修复的优点,但也可进一步导致会阴撕裂、肛门括约肌损伤可能。最新的研究证据表明分娩时若需要行会阴切开,建议行会阴中外侧切开[13]。

中外侧会阴切开术操作方法和步骤

• 时机:不宜在胎头未使会阴扩张时过早切开,或在胎头开始撕裂会阴时过晚切开。

• 应从阴唇系带中线开始。

• 中外侧会阴切开时一次性完成。

• 方向:垂直线旁开45°(胎头不拉伸会阴时)和60°(胎头拉伸会阴时)之间[14]。

• 长度:为2.5 ~ 3cm。切口过小不能充分增加外

阴出口经线促进胎儿娩出，反而会在会阴组织中形成一个薄弱点，撕裂可从此薄弱处延伸开。然而切口过大也可能会损伤同侧前庭大腺腺体。

会阴切开术的风险及并发症

会阴切开术可致切口疼痛、出血和感染，也可发生会阴或阴道撕裂，以及肛门括约肌损伤。极少数情况下，如果会阴切口愈合不良，可发生直肠阴道瘘。

会阴切开的修复

会阴切口修复的目的是止血和恢复解剖结构。

会阴切口修复可在照明良好、能充分暴露术野的产房里完成。采用局部麻醉控制疼痛。在会阴切口修复之前，应彻底检查宫颈或阴道有无裂伤，是否累及肛门括约肌。直肠指诊有助于评估直肠和肛门括约肌裂伤情况。

用Vicryl和Polysorb可吸收缝合修复会阴切口。缝合始于阴道切口顶端上方约1cm处，以间距1cm连续缝合修复阴道壁，直达处女膜环。可吸收线连续闭合外阴切口肌层。最后用可吸收线连续缝合外阴切口皮肤层，于处女膜环内打结。

会阴裂伤修复

会阴裂伤分度

会阴裂伤严重程度根据受累会阴组织的深度以及肛门括约肌是否受损进行分类，见表33.2[15]。

会阴裂伤并发症包括严重的产后出血、伤口裂开和感染、直肠阴道瘘、大便失禁和性交困难。Ⅰ度和Ⅱ度会阴裂伤修复类似于会阴切开术修复，但Ⅲ度和Ⅳ度会阴裂伤（也称为产科肛门括约肌损伤）的修复，需要加强预防和提升修复会阴技能。

表33.2 根据严重程度定义会阴撕裂分级

分度	定义
Ⅰ级	会阴皮肤和（或）阴道黏膜损伤
Ⅱ级	会阴损伤累及会阴肌肉，未涉及肛门括约肌
Ⅲ级	会阴损伤，累及肛门括约肌体
Ⅲa级	肛门外括约肌撕裂<50%
Ⅲb级	肛门外括约肌撕裂>50%
Ⅲc级	肛门外括约肌和肛门内括约肌均撕裂
Ⅳ级	会阴损伤累及肛门括约肌复合体和直肠黏膜

会阴Ⅲ、Ⅳ度裂伤的修复（OASIS）

在会阴切开术和（或）会阴裂伤修复之前，均需行系统的会阴检查，包括直肠指诊，以评估裂伤程度。若未能辨别出严重会阴裂伤（Ⅲ度或Ⅳ度撕裂）可出现会阴修复不充分，从而增加大便失禁和其他并发症发生的风险。充分暴露和肌肉松弛是修复严重会阴裂伤的关键因素。因此，会阴切开修复应在照明良好的手术室里，于腰麻醉或全身麻醉下完成。

直肠黏膜、肛门内括约肌和肛门外括约肌应分层修复，以降低粪便失禁[16]发生率。肛门直肠黏膜应使用连续或间断的聚乳酸缝合线进行修复，与PDS缝合线相比，这种缝合线引起的刺激和不适更少。可采用聚乳酸缝合线或PDS缝合线进行间断缝合或褥式缝合。Ⅲ度会阴裂伤，如果整个肛门外括约肌均撕裂，可用聚乳酸缝合线或PDS缝合线行重叠或端-端缝合进行修复，若仅部分肛门外括约肌撕裂，则端-端修复技术是首选[17]。在这3层修复中，应避免“8”字缝合，因其可致组织缺血[18]。

术后，应给予广谱抗生素，以减少切口感染和裂开的风险。缓泻剂如乳果糖可软化粪便利于切口愈合。并建议患者于产后行盆底康复训练。

修复后的随访

患者应于会阴修复后2～3个月内定期随访，以评估切口愈合情况及是否存在并发症，特别是大便失禁。60%～80%的患者修复12个月后症状消失。对于有持续症状的产妇应仔细评估。肛内超声和（或）测压法检查是必要的，其可评估肛门括约肌是否存在缺陷。至于将来是否需选择性剖宫产应在以后的妊娠中进行讨论。

第三产程的分娩常规管理及脐带牵引

第三产程指从胎儿娩出到胎盘娩出的一段时间，通常持续时间不应超过30分钟。常规给予催产素（辛替农或麦角新碱）是预防产后出血最有效的方法，应在胎儿娩出后立即给予[19]。控制性脐带牵引辅助胎盘娩出对减少产后出血也有一定的意义。

胎盘牵引的指征及流程

若胎盘未能自然娩出,可采用牵引脐带来缩短第三产程。

操作者一手置于妊娠女性腹部,感受子宫收缩。当感觉到子宫收缩时,另一手均匀用力牵拉脐带,使胎盘与子宫壁分离并娩出。同时腹部的手必须在子宫下部施加一个反向(向上)的压力。在收缩期进行牵拉对防止子宫内翻是至关重要的。胎盘分娩后应检查胎盘是否完整。如果胎盘不能娩出,或部分胎盘残留于宫内,则须在麻醉下行手取胎盘。

手取胎盘

指征

胎儿经阴道分娩后胎盘滞留,在第三产程胎盘不能自发或通过控制性牵引娩出的情况下需手取胎盘。

步骤

手术可在局部或全身麻醉下进行。应给予预防性抗生素。术者一手通过扩张的宫颈伸入宫腔,沿着脐带识别胎盘,并在胎盘和子宫之间行切割运动来分离胎盘,同时另一手固定子宫。一旦胎盘从宫壁剥离娩出后应检查绒毛膜面和羊膜面是否完整。手术结束时应检查宫腔内是否有组织残留。术后通过按摩子宫加强收缩,并通过静滴缩宫素维持子宫收缩,以减少失血量。

风险和并发症

可能的并发症包括产后出血、宫内感染和子宫穿孔。

外倒转术(ECV)

ECV发展简史

自希波克拉底(公元前4世纪左右)将臀位转变为头位妊娠以来,ECV开始在医学文献中被描述,但是直到19世纪初才逐渐被推广。然而,在20世纪初,ECV常在全身麻醉下应用于一些早产病例,且有较高的围生期死亡率。因此,那时ECV几乎被放弃。自20世纪80年代以来,由于超声监测的辅助和宫缩抑制剂的有效应用,ECV得以被重拾。这两种辅助手段使ECV目前成为一种非常安全,在产科实践中成功率很高的术式。

ECV的适应证

臀位是ECV最常见的适应证。胎位易改变、横位或斜位时,在排除骨盆狭窄及其他禁忌证后,可考虑ECV。在胎位异常情况下,成功ECV后立即诱发分娩,可减少再次胎位异常的概率。

ECV的禁忌证

ECV绝对禁忌证很少,主要包括下列情况:即使倒转为头位仍需剖宫产(如前置胎盘),或者已知的子宫结构异常(先天性或子宫下段肌瘤)引起的胎先露、胎位异常或胎监异常(通过异常CTG线证明),脐带紧绕胎颈,胎膜早破或近期阴道出血史(7天内)。

相对禁忌证包括预估ECV成功率低或倒转后经阴道分娩率低及以下较复杂的情况:如羊水过少,有多普勒序列异常的小于胎龄儿,明显畸形胎儿,瘢痕子宫和子痫前期等。

ECV的步骤

术前准备

ECV前的评估是重要的安全保障,首先,在ECV前需核对胎儿孕周,在37周之前仍有自发转回头位的可能,不建议行此操作。其次,操作进展困难可能导致医源性早产。RH阴性妊娠女性必须在完成ECV后预防性注射RH抗体,防止RH免疫反应。ECV进展困难,需交叉配血、开放静脉通路,做好紧急剖宫产准备。最好在产房或靠近产房的地方进行ECV。妊娠女性禁止使用因心脏或甲状腺疾病的β受体阻滞剂。应用超声、CTG检查排除ECV禁忌证。彩色多普勒超声有助于明确胎儿及胎盘的位置,以方便确定外倒转的方向。

外倒转步骤

操作者首先根据胎盘和胎儿的位置确定倒转方

向，避免撞击胎盘。若确定为顺时针方向，术者应位于妊娠女性左侧，以便将胎儿臀部推向对侧（反之亦然）。只能在非宫缩时才可尝试ECV。短效宫缩抑制剂（如特布他林和海索那林）有利于子宫松弛。但这些药物可引起心悸，偶尔也会引起明显的低血压，可考虑预防性静脉点滴液体。

倘若胎臀已入盆，需轻柔将臀部从骨盆推出，然后将胎臀（使用的术者拇指）推到另一侧髂窝，完成后术者一手将胎儿臀部保持于此位置，用另一手将胎头推至靠近己侧。一旦胎儿处于斜位，胎儿两端均在术者双手控制下，术者可通过同时在两端上施力进一步将胎儿旋转到横位；胎儿转为横位后通常大多数病例都可以成功倒转。保持动作轻柔且连续，通常手术需要几秒到10秒，很少超过20秒。如果尝试失败，术者可重试，但不超过3次。

麻醉

通常来说，外倒转在无麻醉状态下进行，这是因为麻醉会阻断妊娠女性的痛觉，而痛觉恰恰能防止缺乏经验的术者强行进行操作。但近来的资料表明有经验的术者在腰麻下行外倒转操作可使产妇腹部放松，张力降低，从而提升成功率[21,22]。

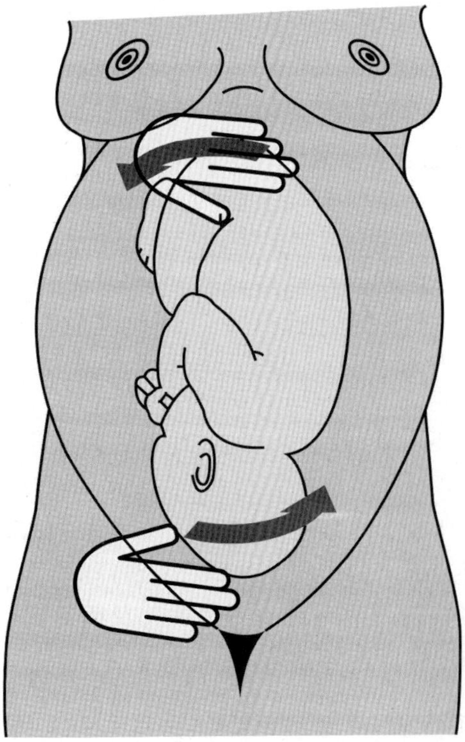

图33.7 外倒转的流程。

术后评估

外倒转后，应立即实施实时超声多普勒监测，以排除胎儿心动过缓。虽然短暂的减速是很常见的现象（3%～5%），其持续时间不应超过2分钟。这种减速通常是因为胎儿对施加在其身上压力（特别是头部）的生理反应[23]。然而，当出现持续性心动过缓时，应考虑行紧急剖宫产将胎儿风险降至最低。

若未立即出现胎心异常，妊娠女性应在回家前仍应实施30～60分钟的胎心监护；如出现胎膜破裂、产前出血或腹痛等症状都应进一步检查并进行相应处理。

外倒转成功后，应随访1周排除胎儿再次转变为臀位。如果没有转变，那么患者可以像自然头位一样进行管理，但需知道即使成功行外倒转后产时剖宫产的风险仍然高于自然头位的妊娠女性。

外倒转术的风险与并发症

ECV的重大并发症并不常见[24]。外倒转后5%的病例可能出现短暂的胎儿心动过缓（<3分钟）。多为胎儿对倒转施加压力的生理反应。持续性心动过缓或病理性减速提示胎儿窘迫，可能与胎盘早剥或脐带缠绕、出血或脐带脱垂有关。诸如胎儿长骨骨折或神经损伤鲜有报道。前次剖宫产的妊娠女性行外倒转存在子宫破裂的潜在风险，但瘢痕子宫并不是外倒转的绝对禁忌证，当然前提是采取了充分的预防措施。

外倒转术后成功阴道分娩的概率

病例对照研究外倒转后的头位试产和自然头位试产，因胎心异常或产程停滞，前者的剖宫产概率更高[25]，这表明臀位产妇的胎儿抵抗持续压力的储备能力较差，或这些妊娠女性的骨盆对于正常胎儿来说较窄。

臀位助娩

臀位助娩简史

臀位是最常见的异常胎位（在所有妊娠中占3%～4%）。在剖宫产术安全应用于临床之前，臀位助娩是一种常用的阴道分娩技能，后来计划性剖宫产逐渐替代其地位。2000年发表的“足月臀位研究”[26]表明，与阴道臀位分娩相比，计划剖宫产分娩的孕产妇围生期安全降低。虽然有学者对这一研究方法和结果提出批评，但在发达国家，仍有90%以上的臀位妊娠是由剖宫产完成。为了平衡不同臀位分娩途径的风险和益处，英国皇家妇产科学院在其2006年指南中保留了阴道臀位分娩在某些情况下的作用和实践，而不是对所有臀位妊娠推荐剖宫产[27]。因此，仔细选择合适的病例，掌握阴道臀位分娩的技巧，以及与患者进行充分沟通，仍然是现代产科最重要的保障因素。

臀位助娩禁忌证

皇家妇产科学院声明如下

阴道臀位分娩的不利因素[27]：

- 阴道分娩的任何其他禁忌证（如前置胎盘、胎儿窘迫）。
- 临床上骨盆狭窄（放射性骨盆测量不必要）。
- 足先露或混合臀（因为更高的脐带脱垂风险）。
- 巨大儿（通常定义为>3800g）。
- 生长受限婴儿（通常定义为<2000g）。
- 分娩时胎儿颈部过度延长（可能增加胎儿颈椎损伤风险，可通过超声检查或在没有超声情况下行影像检查诊断）。
- 缺乏受过阴道臀位分娩培训的临床医生。
- 既往剖宫产史。

臀位助娩过程

一般产程管理

如果妊娠女性骨盆条件较好，可以考虑臀位助娩，但不建议延长产程。分娩期间，持续胎心监护是必不可少的。在不确定的情况下，不建议从臀部采集胎儿血液。如果在第一或第二产程的任何阶段臀位下降有所延迟，或者疑似胎儿窘迫，则应考虑剖宫产。臀位分娩应给与充分镇痛，同时更倾向联合局部麻醉，会阴切开术应在胎儿臀部扩张会阴时进行[27]。

胎儿下肢和躯干的娩出

应鼓励妊娠女性自发娩出胎儿臀部和双下肢。术者应避免不必要的干预，但可通过轻按压腘窝来协助膝关节弯曲，然后通过固定大腿内侧并将其侧向推送来娩出胎儿大腿。在双下肢分娩后，术者也可旋转胎儿臀部至骶骨前位。

一旦臀部娩出，应鼓励妊娠女性逐渐用力娩出胎儿腹部和躯干，此时，术者可使用轻微向下旋转力协助娩出，也可以不辅助旋转。术者应平稳地握住胎儿骨性骨盆，而不是其腹部，如果意外过大用力，可能导致内脏器官（如肝脏）破裂。还应避免拉扯双下肢以促进下降，因为这可能导致髋关节脱位或胎儿其他方面损伤。在此阶段，脐带可能从阴道暴露，必须采取预防措施避免脐带受压。

胎儿手臂的娩出

当肩胛骨在外阴可见时，下一步是娩出手臂，手臂通常是伸展的，前臂甚至可能位于胎儿颈部后面（颈项臂）。持续向下的牵引力无助于娩出手臂，反而会使上肢进一步伸展。因此，在此阶段，应旋转胎儿躯干（术者的手仍放在胎儿骨盆上），使其中一肩部位于前方（12点处）（图33.8）。成功的旋转将导致前肩和肱骨滑动至外阴水平。然后，术者可以沿着肱骨前部到肘部，然后术者用手指在肘部，将胎儿上肢向下扫到胎儿胸部前面。同样的手法也可以应用于对侧，以娩出另一个肩膀和上肢。应避免对肱骨进行任何牵引，因为这会导致肱骨骨折。

极少数情况下旋转不能促进前臂的娩出，则可先接近后臂，将其娩出。在此阶段，术者抓住胎儿双足并向上拉，使其高于妊娠女性的大腿内侧，朝向胎儿腹面面对的一侧。通过上述处理，杠杆作用被施加于后肩，后肩可能会滑过外阴边缘。然后，术者可

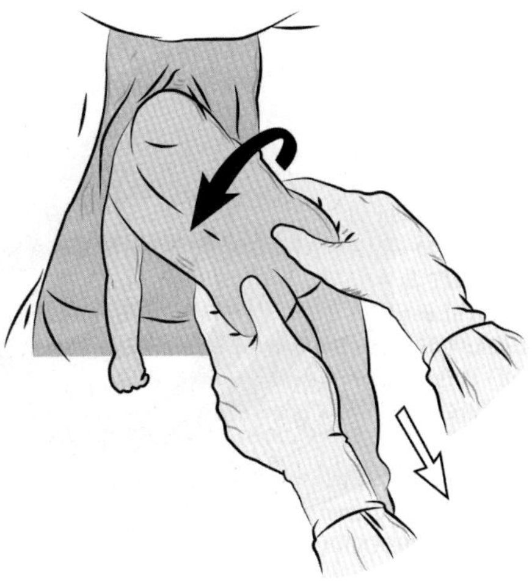

图33.8 阴道臀位助娩肩娩出。

中，往往与不理想的产前和产科护理有关，主要原因是对新发临床表现的认识延迟和反应不充分或延迟［最明显的是妊娠女性对胎动减少（DFM）和FGR的关注］；其他因素包括没有更新和使用最佳实践方案、工作人员之间沟通不畅、产前保健不充分、糖尿病控制欠佳和产妇吸烟等。在南非的审核计划（围生期问题识别计划）中，发现通过更好的胎儿监测、使用产程图和最佳的第二产程护理，几乎一半因产时窒息导致的死亡是可以避免的[11]。尽管目前在高收入国家中产时死胎（死产）只占晚期妊娠死胎的一小部分，但人们已开始关注这些病例中护理欠佳的影响。在中低收入国家中，高生育率加上护理覆盖率低和获得计划生育的机会少是造成死胎和新生儿死亡的主要原因。审核围生期死亡率与确保实践改变的做法相结合，可以减少、避免死胎和新生儿死亡，也是良好产科实践的重要组成部分[10]。

对死胎的产科管理

急性表现，包括死胎诊断

死胎表现多样，但对每一例病例，产科管理都必须富有同情心，参与的多学科团队应认识到诊断对女性及其家人情绪健康的极端影响。妊娠晚期的常见表现是胎动减少或消失，随后使用便携式多普勒或胎儿电子监护仪（CTG）检测不到胎心。最重要的是尽快进行超声检查确诊，且有高级产科和助产人员在场。必须避免任何不确定性，“我不认为胎儿存在心跳”这一说法可能导致产妇产生了“是否为误诊”的感受，当死胎最终被证实时，会加剧产妇悲伤的情绪。另一种常见的情况是在进行超声检查时，无论是作为常规筛查的一部分，还是存在宫高降低的情况，超声检查医生可能是第一个做出诊断的人。同样，来自产科医护人员的进一步意见是至关重要的，因为这是一种紧急的情绪变化，如何处理会影响之后几个月的悲伤情绪，我们不能把正式的超声诊断推迟到更晚、更方便的时候。

一个特殊、困难的情况是当发现双胞胎或三胞胎中的一个死亡时，通常不会决定通过娩出剩余存活的双胞胎或三胞胎进行干预。在单绒毛膜双胞胎的情况下，特别是在妊娠较晚期，可能需要考虑立即分娩存活的胎儿，避免出现神经系统后遗症，但这还是要取决于胎龄和胎儿死亡的时间长短。

分娩管理：引产和其他产科方面，包括并发症

大多数情况下，死婴的出生与活婴的出生并没有特别的不同。引产方法一般是相同的，在较早的孕周（最多30周），可以使用其他药物组合，如米非司酮和米索前列醇；结合当地的流程，通常在妊娠晚期使用前列腺素和人工破膜/缩宫素的组合；如果以上方法不适用，有时还会增加宫颈导管来促宫颈成熟。

妊娠女性（以及她们的家人）在诊断出死胎后会提出“立即剖宫产”，特别是在妊娠晚期，这样的要求是比较常见的，这一请求应该得到尊重，这是悲伤情绪的自然直接反应，想以尽可能最快的方式娩出孩子，可能是由想要看到、抱着孩子、保护孩子不受进一步伤害的想法驱动的。虽然没有严格的证据支持任何一种方式，但许多参与死胎处理者的经验是：详细和专业的咨询会导致仍决定使用最初胎儿存活时计划的方式分娩。对于父母来说，在这种艰难时期提出下次妊娠的问题显然是困难的，但避免不必要的剖宫产可能会改善下次妊娠的结局，并会使妊娠管理更容易。

与死胎有关的产科并发症很多，需要在引产前向女性解释这些并发症，引产过程可能需要多长时间是很难预测的，特别是中期妊娠的死胎。死胎更常发生于FGR和巨大儿，以及羊水过少和羊水过多，所以胎位不固定和先露异常更常见。死胎引产后常有胎盘残留，产后出血等状况，因为胎儿死亡可能与胎盘异常（包括早剥）有关。应该积极管理第三产程，医护团队应该准备好处理第三产程的任何并发症。

死胎后的调查（包括尸检和胎盘组织病理学）

尽管在世界范围内正在进行关于系列调查的有效性和成本效益的一些研究，大多数发达国家，有自己的死胎后调查程序。调查的目的是尽可能确定死胎的原因，从而有助于复发风险的评估。调查成本很高，且不是所有死胎发生的地方都能开展。一般来说，调查可以分为四个主题进行讨论。

胎儿及胎盘检查［包括尸检（解剖）和影像学］

尸检应该被认为是调查的“金标准”，但是有很多注意事项：取得尸检同意，以及能有专业的围生期病理学家进行尸检和对结果进行解释。许多父母不

同意尸检，因为他们认为这是严重侵犯人权，在某些情况下可能违反他们的精神或文化信仰，需要仔细的讨论和进一步的心理辅导干预，因为缺乏尸检往往会妨碍对病因的最终诊断和分类，以及对任何诱因的理解。如果不同意或无法进行尸检，则有一些替代方法，包括由儿科医生或遗传学家进行外部检查以试图确定畸形表现；影像学检查，如X线或其他更复杂的检查（如CT或MRI）。在某些情况下，如果认为可能涉及某一特定器官系统，妊娠女性可能会同意进行局部尸检；建议目标尸检率应该至少占所有死胎的50%，但在选择性使用昂贵的调查方法上还有争议，特别是如果有可能没有结果或如果胎儿死亡的原因明显。即使没有进行胎儿检查，也应该进行胎盘组织病理学检查，因为各种胎盘病变与死胎之间有很强的相关性（图34.2），胎盘应该送新鲜组织到病理实验室，而不是放在福尔马林中。

微生物学研究

感染是相对常见的死胎原因，但解释微生物学结果可能很困难，因为细菌通常作为污染物存在，特别是在胎儿已经死亡一段时间的情况下。拭子应从下生殖道、胎膜和胎盘，以及胎儿皮肤和内脏器官中取样；一般来说，要将胎儿死亡归因于细菌感染，重要的是要在多个部位发现同一细菌，它被认为是致病性的，且有证据表明母体和（或）胎儿对细菌有反应并引起组织病理学炎症表现。在某些情况下，并非所有这些特征都存在，因此，必须得出结论“感染可能是病因，但不能确诊”。

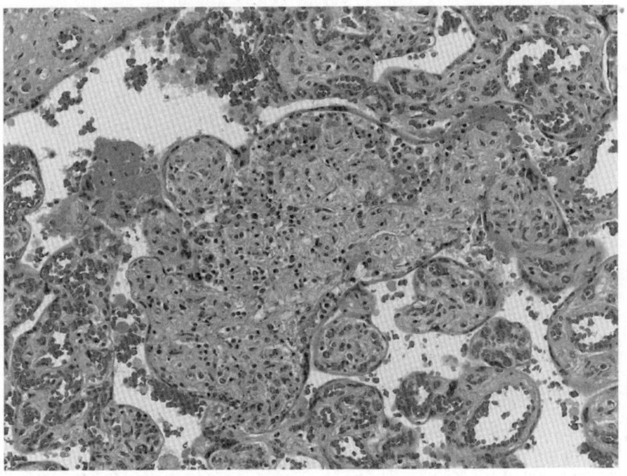

图34.2 胎盘组织病理切片显示慢性绒毛膜炎，这与胎儿生长受限和死胎密切相关。（Courtesy of Professor Jane Dahlstrom.）

妊娠女性的血液检查

一般来说，妊娠女性血液检查有异常结果的情况比较少。这些调查的目的是诊断孕产妇的一些疾病，如糖尿病、胆汁淤积或甲状腺疾病，而且现在的产前检查中，通常不会在死胎前漏诊这些情况。TORCH的滴度和易栓症筛查通常是死胎调查程序的一部分，但结果的解释需要一些专业知识，因为它们可能具有误导性。例如，莱顿第五因子杂合子在约5%的人群中被发现，如果没有任何胎盘梗死的证据，就不太可能有重要意义。

染色体和遗传学研究

过去总是做胎儿染色体核型检查，这可以通过皮肤取样或取一些膝盖软骨来完成。不幸的是，从这些部位取的细胞的生长经常被细菌的生长所破坏。更多的现代分子技术正在被引入临床实践中，现在有一些证据支持在死胎样本中使用微阵列技术，因为一系列异常的基因缺失和重复已被描述为与晚期死胎有关。最近的全基因组测序研究也显示有望作为一种工具，它可能揭示以前不明原因死胎的潜在病因。

这些调查需要一定的时间才能完成，尤其是尸检，应该告诉产妇可能需要等待6～12周后才有结果，尤其是没有围生期病理学专家的情况下。因此，从身心角度来看，随访应该分阶段进行，并按特定的原因提前预约。我们必须清楚地知道什么时候会有最终的结果，要避免将结果分次告诉患者及家属。弄清楚最终的病因需要所有的结果，还要在一定的病史背景下分析这些结果，在预约看结果的时间需要一位解释病情的专家，这是一个非常专业化的领域，可以界定为三级服务。

下次妊娠的管理：复发风险、监测、妊娠时机和分娩方式

对许多女性来说，死胎后还会再妊娠，虽然没太多的证据支持临床医生能有什么特别的方法，但对下次妊娠的管理还是非常重要的。对产科医生的调查显示，对前一次妊娠以晚期妊娠死胎告终的妊娠女性，大部分医生会通过超声和CTG进行更严密的胎儿监测，建议提早分娩[12]。

管理下一次妊娠时，了解前一次死胎的原因对指导临床决策至关重要。不论提前建档，还是妊娠前咨询都有助于制订一个全面的产前护理和分娩计划，包括各种医疗行为和情感照护方案。对于一些女性来说，让下一次妊娠正常化是很重要的，因为这有助于减少她们对复发的焦虑。对另一些人来说，可能愿意接受严密的监测，适度的监测很有必要，监测不足和过度监测都可能加剧焦虑。

分娩时机和方式是重要的变量，两者都需要纳入生育计划中。分娩时机通常会受到之前发生胎儿死亡时胎龄的影响，然而如果认为没有复发的风险或复发的风险很小，在没有良好的医学适应证的情况下的医源性早产是没有道理的。同样，仅仅是因为之前的妊娠结局为死胎而进行剖宫产的观点也有争议。这些作者的观点是，不论有无死胎病史，评估此次妊娠计划选择性剖宫产的要求是一样的。对于想要控制分娩时机和环境的女性来说，在严密监护下可以合理选择提前进行计划性引产，并不一定要计划性剖宫产。

降低风险：死胎的预防策略

由于高收入国家和中低收入国家的死胎病因各不相同，死胎预防策略也有所不同。在中低收入国家中，这个策略必须侧重于提供基础产前和分娩管理。在许多发展中国家，妊娠助产服务的缺乏增加了死胎的风险，无法通过阴道助娩或剖宫产对难产进行干预也导致很大一部分的产时死胎。感染也是孕产妇疾病（如疟疾和梅毒等）负担加重的一个主要原因。

《柳叶刀》最近发表的关于死胎的系列文章强调了这样一个事实，即使在高收入国家中，人口和卫生系统相似的国家之间的死胎率也存在显著差异，这表明可以通过采取预防策略来改善死胎率。即使在高收入国家中，由于社会经济劣势死胎率差异也很显著，这种情况在世界各地的土著人口中尤其明显，例如，在澳大利亚和加拿大。

危险因素识别和提前分娩在死胎预防中的作用

对高收入国家中医务人员对危险因素重要性的认识进行调查发现，其中一些不太重要的危险因素被过分强调，而另一些风险因素的重要性被低估[3]。产妇年龄、超重和肥胖、吸烟是3个重要的可改变的危险因素，这些因素合计导致30%的死胎。然而，对危险因素重要性的认识并不能很好的用在临床实践中。建议戒烟可以改善结局，但随着吸烟率的下降，从人口学的角度来看吸烟就变得不那么重要了。在大多数高收入国家中，产妇的平均年龄持续增加，超重和肥胖率也增加，最常用的干预措施是提前分娩。问题是何时进行干预，以及如何针对高风险人群进行精准干预，又不至于不过度干预使发病率上升而不是死亡率下降。死胎风险似乎是随着妊娠女性年龄和BMI这两种危险因素的增加而持续增加，没有特定的界限可以用来确定何时进行干预。最好能开发一种风险评估工具，将所有危险因素的重要性均纳入分析，为提前干预措施提供有力的依据。

超声在预测死胎风险中的应用

FGR和伴有一系列胎盘病变的胎盘功能障碍与死胎有关。临床上对胎儿生长迟缓的检测通常不能准确地预测哪些晚期妊娠胎儿有死亡风险。部分原因在于测量方式不同导致宫高测量不精确，还有一些是因为晚期的胎儿生长迟缓的死胎风险最大。尽管不是以预防死胎作为主要的研究的结果，一些早期的随机试验结果显示妊娠晚期常规超声扫描（有或没有脐动脉多普勒）并没有改善围生期结局。超声检查常用于有危险因素（如肥胖）的妊娠女性，但是许多晚期妊娠死胎发生在没有危险因素的女性。最近，人们再次关注于使用超声生物测量技术以及使用胎儿多普勒测量大脑胎盘血流比等方式来提高FGR的检出率，大脑中动脉多普勒血流波动指数与脐动脉血流波动指数的比值是大脑血流再分配的标志（图34.3），胎盘功能不全可能发生在明显正常生长的胎儿中，但其显示流向胎儿大脑的血液重新分布，目前这一概念作为一种死胎预防策略具有重要意义，需要通过大型临床试验加以证实[3]。除了胎儿多普勒外，生物标志物的使用可能是一种提高筛检准确性的方法。

妊娠早期预测死胎风险

理想的预防策略是在妊娠早期就能预测死胎风险，然后进行降低风险的治疗。目前，唯一的候选药物是小剂量阿司匹林，但未来可能会开发其他方案。妊娠早期子宫动脉多普勒，加上妊娠相关血浆蛋白A

(PAPP-A)等生物标志物,可以预测FGR的风险,间接预测死胎风险,但还需要更多的证据,才能推荐其为有效的预防策略。随着进一步研究的进行,可能会发现其他有用的生物标志物。

监测胎动,重视胎动减少

数十年来一致认为,胎动减少可预测死胎,然而来自大型随机试验的证据表明,常规胎动计数似乎并不能降低死胎风险,这可能是因为产妇对胎动减少不敏感,加上缺乏对死胎危险因素的认识。挪威在全国范围内采取提高对胎动减少的认识的方法,有希望作为一项基于人群的预防战略,但这尚未在其他国家得到证实。胎动减少是妊娠晚期常见的表现,在没有进一步调查或客观评估死胎危险因素的情况下,正常的胎心电子监护通常是一个保障。国际死胎联盟倡导的国际指南强调了对胎动减少及时响应制度、准确和客观的胎心监护解读,以及如果女性有死胎危险因素通过超声波扫描寻找FGR证据的重要性。临床医生需要高度关注在短时间内频发胎动减少的女性。解决死胎预防难点的新方法包括使用手机应用程序提醒妊娠女性注意胎动和(或)进行胎动计数,产科工作人员提供宣教方案提醒妊娠女性遵医嘱的重要性。

a

b

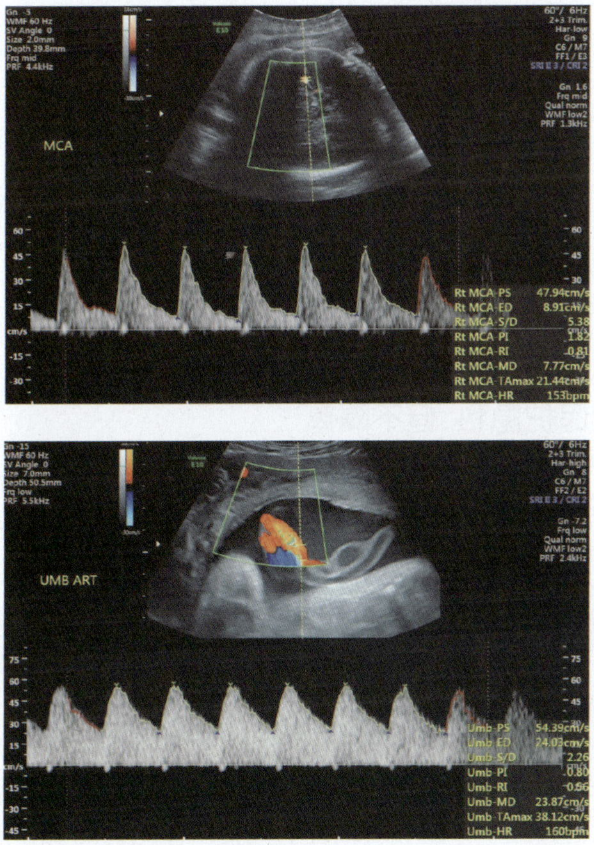

图34.3 彩色多普勒成像能够显示(a)大脑(大脑中动脉)和(b)脐血循环的波形,可算出高危胎儿血流重新分布的比率。

其他干预措施(包括母亲的睡姿)

2011年新西兰奥克兰进行了一项病例对照研究,一项潜在的重要发现揭示了产妇仰卧位与晚期妊娠死胎的关系[13]。自那之后,在悉尼、澳大利亚和西非进行的其他类似研究也重复了这一观察结果。这可能是死胎的部分原因,让人感兴趣的是,由于妊娠引起的子宫血流减少的风险存在生物学上的合理性。尽管人们对此很感兴趣,但尚未有研究证实不仰卧能降低死胎风险。在失去孩子等创伤性事件后,部分母亲会回忆起自己的睡姿,如果母亲睡姿是晚期妊娠死胎机制的一部分,可能还伴随着胎盘功能障碍导致的某种程度的高危儿,那么降低风险的干预措施可能是一项旨在改变母亲行为的教育运动。许多发生过死胎的父母倡导组织已经开始推广这一想法,因此,研究这种干预方法可能已经非常困难。

最近很多研究都集中在晚期妊娠死胎上,因为这一类看来最有可能被预防。更早期的妊娠死胎(20~28周)现在正成为围生期死亡率报告的一个更突出的特征,这同样是不良的妊娠结局,为了了解这些早期死胎的原因,还需要进行更多的研究,因为任何预防方法都需要在证据基础上才有针对性。

如果死胎预防策略要有大的作用,就必须针对最常见的原因。彻底调查死胎,严格执行围生期死亡率审核,按先前原因(包括治疗中的任何因素)对病例进行分类,是预防策略的重要组成部分。只有这样,干预措施才能准确地针对可预防的危险因素。

质量管理:死胎后尊重

死胎对母亲、父亲、家庭、医务人员和全社会都有深远的影响,给家庭带来巨大的心理和经济负担[14]。诊断为死胎时,父母和家人通常会感到极度震惊和痛苦。大多数悲伤的母亲有明显的与悲伤相关的抑郁症状,通常持续多年[14]。父亲也会经历难以承受的、持久的悲伤,并且可能难以表达自我。死胎对家庭的影响巨大,包括兄弟姐妹、祖父母和更多的家庭成员。

父母的需求

最近国际死胎联盟组织(ISA)对失去孩子的父母进行了一项调查,找出父母在胎儿死亡时最想知道的事情。研究结果总结在框34.1中。绝大多数的父母都想知道他们的孩子为什么会死,这个问题包括了死亡原因、发病原因,以及是否可以避免。这些问题与她们妊娠分娩的问题,以及母亲们普遍存在的内疚感有关,他们会问自己是否做错了什么事,她们的孩子是否遭受了痛苦。其他问题包括关于胎儿外观、胎位及母亲应该立即做什么处理等。通过简单评估确认父母需要了解他们孩子的情况,避免错过回答父母问题的机会(框34.1)。最近的一项调查显示,父亲们希望参与决策,并且常专注于实际任务[15]。

父母在极度悲伤的情况下面临许多艰难的决定,吸收和记住信息的能力往往减弱。父亲们想要保护和支持他们的配偶,如果做不到,他们会感到沮丧和无助[15]。产科工作人员要提供冷静的、建设性的和客观的信息,充分知情同意,帮助父母做出明智的决定,减轻负罪感。产科工作人员还应确保自己的价值观和观点不会影响悲伤的父母。应重复关键信息,要有书面告知材料而不仅仅是口头交代。要保护他们的隐私、给予充分的时间和真诚的交流。跟他们讨论的时间越多,提供的信息越多,这些父母就越容易走出困境并找到问题的答案。ISA的调查显示,父母在知道死胎之后得到的信息共享和决策支持少于医疗照护[3](图34.4)。

承认和理解

死胎后女性所经历的悲伤可能会因社会歧视、指责和边缘化而加剧[2]。对死胎的负面看法和误解是普遍存在的,是为死胎父母和家庭提供适当支持的主要障碍。父母们经常抱怨说,他们的死胎在社区中受到的重视不如大一点的孩子的死亡。特别是在世界上较贫穷的地区,父母们也总是说他们的孩子被视为不祥的,与母亲的罪恶联系在一起[2]。即使在高收入国家中,负面看法也是司空见惯的,认为死胎不可避免("自然方式")的宿命论态度不仅是不准确的,对父母不仅没有帮助,还阻碍了预防工作,因为许多死胎是由本来可以预防的情况造成的。

框34.1 死胎之后父母想要了解什么?定性调查数据汇总(*n*=3600)

原因
- 为什么发生
- 怎样发生

关于宝宝
- 我的宝宝在哪儿?我的宝宝发生了什么
- 我的宝宝受苦了吗
- 关于宝宝的细节——体重、眼睛颜色、性别和身长
- 我们如何创造我们的孩子的记忆
  (包括抱着和照顾孩子,是否可把孩子带回家)
- 我们"被允许"做什么
  (比如婴儿护理、葬礼、出生证、带孩子回家)

关于妊娠期和分娩的护理
- 我有做错什么吗
- 他们为什么不听我的
  (那些认为在妊娠期间出的问题被忽视或忽略的女性的声音)
- 为什么不早点发现呢
  这与她们在妊娠期间做出的一系列护理决定有关

他们自己的关怀
- 我该如何应对
- 我该如何告诉其他孩子

未来
- 我们能再要一个孩子吗?要多久
- 再次发生死胎的概率是多少
- 要花多长时间才能从中恢复过来

Source data from: Flenady V, Wojcieszek AM, Middleton P, Ellwood D, Erwich J, Coory M, et al. Stillbirths: recall to action in high-income countries. The Lancet 2016;13(387):691-702.

保护隐私,但不隔离

父母在住院期间应该享有隐私,通常要远离婴儿哭声,所有工作人员都应该意识到他们失去了孩子。父母经常反映说他们在死胎后感到被隔离了,虽然隐私很重要,但这不应该妨碍最佳的照护。

养育孩子和创造回忆

花时间带孩子通常与美好的记忆有关,可以通过建立与孩子的联系和认同感来帮助他们处理悲伤的过程。谨慎和有同理心地提出像见到死婴和抱死婴这样的行为,并且支持父母做出的选择[16]。拥抱式婴儿床(或类似的)(图34.5)提供了一个凉爽的环

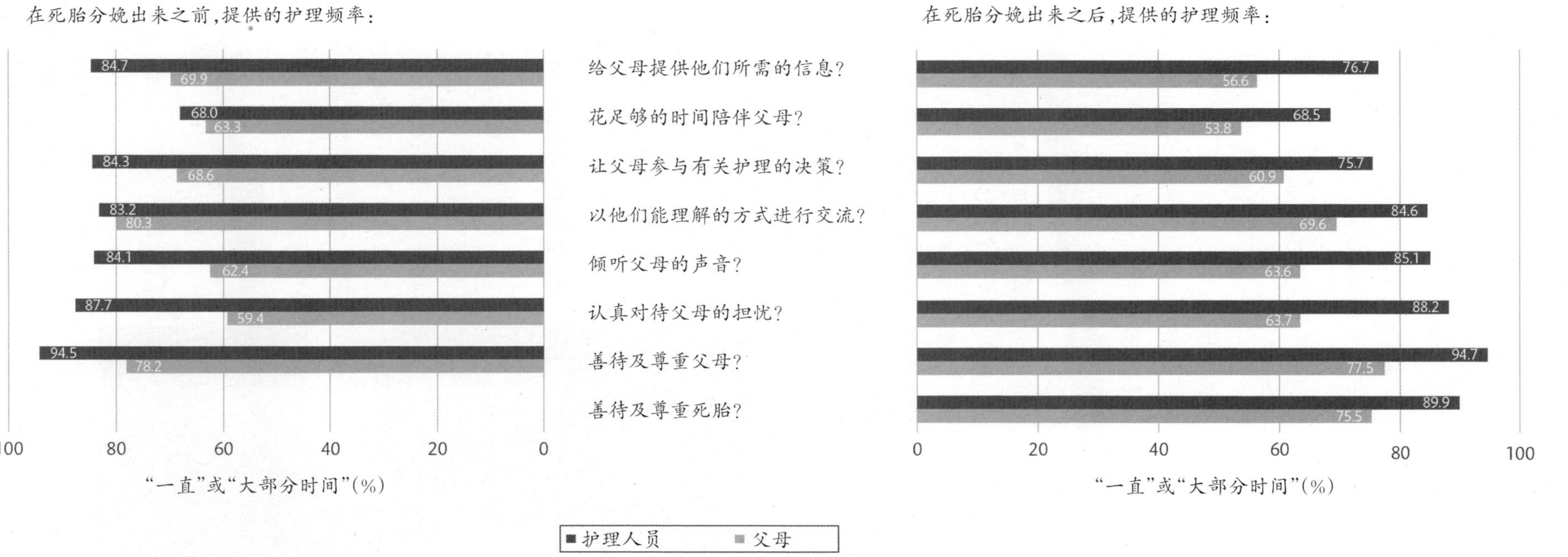

图34.4 高质量的产前和产后的护理质量：来自父母（n=3503）和护理人员（n=2020）的调查数据。来自父母的数据指的是接受照护死胎的夫妇。来自护理人员的数据来源于所有医疗机构给死胎父母提供护理的人员。[Reproduced from Flenady V, Wojcieszek AM, Middleton P, Ellwood D, Erwich J, Coory M, et al. Stillbirths: recall to action in high-income countries. The Lancet 2016; 13(387): 691-702 with permission from Elsevier.]

境，越来越多地被使用，使父母能够花更多的时间和他们的孩子在一起。应该建议并支持父母选择制造回忆的活动，这些活动包括给婴儿洗澡穿衣，与婴儿说话等，把婴儿介绍给大家庭，并在照片和视频中捕捉互动。有纪念品也可能会减少负面影响，所以应该提供一些纪念品，如照片、手/脚印和特殊的衣服或毯子[17]。

专业的保健支持

尽管缺乏关于改善死胎后父母预后的具体干预措施的高质量证据[18]，但最近一项包括非随机研究在内的系统性综述强调了工作人员的行动和态度的重要性[15]，照顾丧子父母需要了解目前关于围生期丧子的证据及影响，以及父母既往经历的多样性[19]。以父母为中心，理解不同的社会文化背景，尊重每个失去亲人的父母的独特需求，富有同情心的沟通，提供充分信息和支持他们所做的决策都很重要[19]。死胎后处理对父母很重要，特别是对那些希望再生一个孩子的人们，从诊断和分娩到随访，再到随后的妊娠，应由熟知的工作人员提供全方位的多专业管理。

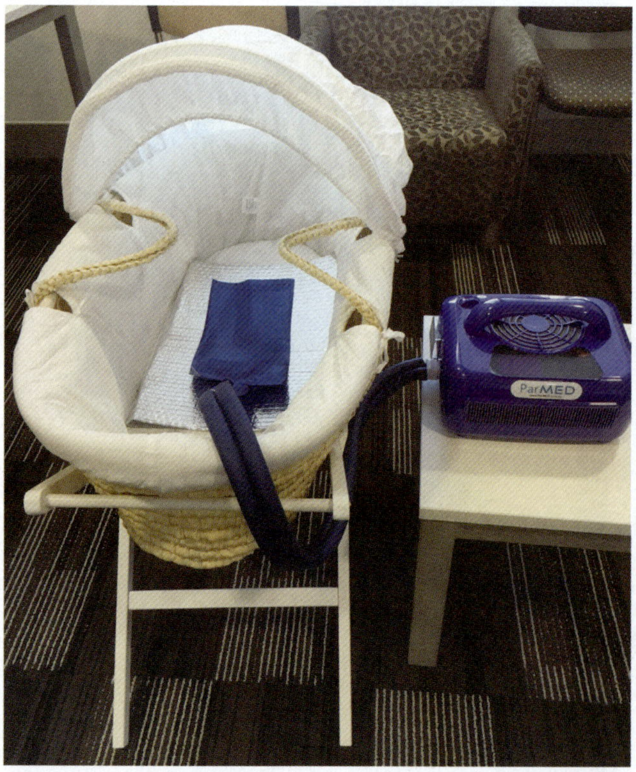

图34.5 “拥抱式婴儿床”是为了给死胎降温，让父母在死胎出生后有更长的时间陪伴孩子。

死胎对产科医生和助产士也有重大的影响，无论是从专业角度还是从个人角度，许多人通常缺乏培训和支持，在提供护理时感到力不从心[15,20]。围生期丧子护理需要准备应对措施，包括解决培训缺口、促进员工发展、听取汇报和临床监督，防止员工在高情感要求的角色中出现倦怠。

出院后随访

目前没有什么依据来指导随访的类型和频率，让父母们知道他们能得到支持服务，以及去医院随访的时间显得很重要。在出院时，应向父母提供他们所认识的工作人员的联络电话，以便回答他们在复诊前可能出现的问题，并建议他们列一份问题清单准备复诊。许多父母发现回到死胎的病房是非常痛苦的，如果可能的话，复诊应该在另一个环境下进行，家访也是可行的一种选择。随访时间通常为6~8周，目的是获得所有调查结果。如果届时无法获得重要的结果（如尸检），则需要告知父母，并安排另一个或另外预约时间。再次强调，这时候的同情、尊重的护理对父母来说是至关重要的。对很多给孩子起名字的父母来说，称呼孩子的名字很重要，需要一种协调的、周到的、多专业的护理方法。除了讨论死亡原因外，关于未来妊娠计划的咨询应包括关注孕产妇最佳健康状况，包括支持戒烟和相关的体重管理[21]。此外，随访应包括讨论父母的悲伤和应对情况，如有必要，建议转诊或继续提供支持。

社会有形支持

来自家庭和当地社会网络充分的社会支持可以改善父母的结局。家人、朋友以及更大的社区需要理解失去胎儿对父母的巨大打击以及他们的孩子被承认为家庭一员的必要性。有效的休假安排和切实的支持，如政府在丧葬费用方面的援助，以及工作承诺的带薪休假，对父母来说很重要[14]。

心理干预

悲伤是一种正常的反应，大多数父母和家庭不需要包括专业的心理咨询在内的专门服务。高危人群悲伤可能较复杂，如曾经失去孩子的父母，以及因胎儿畸形而终止妊娠的女性，可以从转诊心理专家服务中受益。在某些情况下，给女性开镇静剂是很常见的，尽管这些药物具有成瘾性，而且有利的证据有限。悲伤的药物管理应该在存在明确的心理障碍并需要药物治疗情况下使用。

（汤雅玲 译）

参考文献

1. de Bernis L, Kinney M, Stones W, et al. Stillbirths: ending preventable deaths by 2030. *Lancet* 2016;**387**:703–16.
2. Froen JF, Cacciatore J, McClure EM, et al. Stillbirths: why they matter. *Lancet* 2011;**377**:1353–66.
3. Flenady V, Wojcieszek AM, Middleton P, et al. Stillbirths: recall to action in high-income countries. *Lancet* 2016;**13**:691–702.
4. Blencowe H, Lawn J. National, regional, and worldwide estimates of stillbirth rates in 2015 with trends since 2000: a systematic analysis. *Lancet Glob Health* 2016;**4**:e98–108.
5. Lawn JE, Blencowe H, Waiswa P, et al. Stillbirths: rates, risk factors and potential for progress towards 2030. *Lancet* 2016;**387**:587–603.
6. Flenady V, Middleton P, Smith GC, et al. Stillbirths: the way forward in high-income countries. *Lancet* 2011;**377**:1703–17.
7. Flenady V, Koopmans L, Middleton P, et al. Major risk factors for stillbirth in high-income countries: a systematic review and meta-analysis. *Lancet* 2011;**377**:1331–40.
8. Lamont K, Scott NW, Jones GT, Bhattacharya S. Risk of recurrent stillbirth: systematic review and meta-analysis. *BMJ* 2015;**350**:h3080.
9. Flenady V. Epidemiology of fetal and neonatal death. In: Khong TY, Malcomson RDG (eds), *Keeling's Fetal and Neonatal Pathology*, 5th edn, pp. 141–64. Heidelberg: Springer International Publishing; 2015.
10. Kerber K. Counting every stillbirth and neonatal death through mortality audit to improve quality of care for every pregnant woman and her baby. *BMC Pregnancy Childbirth* 2015;**15** Suppl 2:S9.
11. Pattinson RC, Rhoda N. Saving babies 2012–2013: ninth report on perinatal care in South Africa. 2014. Available at: https://www.ppip.co.za/wp-content/uploads/Saving-Babies-2012-2013.pdf.
12. Wojcieszek AM, Boyle FM, Belizán JM, et al. Care in subsequent pregnancies following stillbirth: an international survey of parents. *BJOG* 2018;**125**:193–201.
13. McCowan LME, Thompson JMD, Cronin R, Ekeroma A, Lawton B, Mitchell EA. *Supine Sleep Position in Late Pregnancy is Associated with Increased Risk of Late Stillbirth.* Presented at The International Conference on Stillbirth, SIDS and Baby Survival 2014 Amsterdam, 18–21 September, 2014.
14. Heazell AEP, Siassakos D, Blencowe H, et al. Stillbirths: economic and psychosocial consequences. *Lancet* 2016;**387**:604–16.
15. Ellis A, Chebsey C, Storey C, et al. Systematic review to understand and improve care after stillbirth: a review of parents' and healthcare professionals' experiences. *BMC Pregnancy Childbirth* 2016;**16**:16.
16. National Institute for Health and Care Excellence. NICE set to change its advice on holding stillborn babies. *Paediatr Nurs* 2010;**22**:5.
17. Cacciatore J. Psychological effects of stillbirth. *Semin Fetal Neonatal Med* 2013;**18**:76–82.
18. Koopmans L, Wilson T, Cacciatore J, Flenady V. Support for mothers, fathers and families after perinatal death. *Cochrane Database Syst Rev* 2013;**6**:CD000452.
19. Flenady V, Boyle F, Koopmans L, Wilson T, Stones W, Cacciatore J. Meeting the needs of parents after a stillbirth or neonatal death. *BJOG* 2014;**141** Suppl 4:137–40.
20. Nuzum D, Meaney S, O'Donoghue K. The impact of stillbirth on consultant obstetrician gynaecologists: a qualitative study. *BJOG* 2014;**121**:1020–28.
21. Royal College of Obstetricians and Gynaecologists (RCOG). *Late Intrauterine Fetal Death and Stillbirth.* Green-top Guideline No. 55. London: RCOG; 2010.

剖宫产率。

选择性/孕产妇需求/孕产妇不适

在西方世界，仅根据产妇要求而无医疗指征的引产占所有引产的6%～14%。这是一个有争议的话题，而针对这种情况指导方针是模糊的，并且因国家而异。根据2008年NICE的指南，应该避免单纯因产妇要求而引产。但是可能存在情有可原的社会情况，例如，女性的伴侣在估计分娩日期被派去工作，而在妊娠40周或40周之后可能考虑进行引产[8]。美国妇产科学会（ACOG）只支持在胎儿肺成熟或至少妊娠39周之后开展对母亲和胎儿没有明确医学指征的选择性引产[24]。

与期待治疗相比，41^{+0}周选择性引产与降低剖宫产率和羊水胎粪污染发生率有相关性[25]。最近有一项随机对照试验，对35岁及以上的初产妇进行了39^{+0}～39^{+6}周的引产，与期待疗法相比，结果显示剖宫产率和产妇及新生儿不良结局发生率均未增加[14]。此外，1981—2007年在苏格兰进行的一项大型回顾性队列研究显示，37^{+0}～41^{+0}周的选择性诱导可降低围生期死亡率，但不增加剖宫产率[26]。最近的一项随机试验证实了这一点，该试验对6106名低风险女性进行了引产治疗和期待治疗，引产治疗女性的剖宫产率更低，并改善了围生期不良结局[27]。尽管道德伦理警告说“期待治疗”的替代定义取决于行医的地点，可能是可变的，但这一证据足以支持选择性引产法。在可行或需要的情况下，选择性引产似乎不会增加患者的风险，在大多数情况下似乎反而有好处[24,26,27]。

如果要避免胎死宫内或不良的围生期结局，与期待治疗相比，引产具有成本效益[26]。在发达国家中，这种成本权衡对于41周后的胎儿明显体现出来，这进一步支持了胎龄限制的做法。在全球范围内，成本效益取决于资源、到保健设施的距离、产前护理的覆盖面及其他因素，综合考虑这些因素可能有助于在41^{+0}周前使用选择性引产。如果将患者送往保健设施机构有很大困难，那么选择性引产，特别是对经产妇，可能有利于避免无人照料的分娩。

禁忌证

在某些情况下，引产是禁忌的。引产的绝对禁忌证和阴道分娩禁忌证是一样的。这些禁忌证包括前置胎盘，前置血管，或可疑的胎盘粘连，植入或穿透，活跃期的生殖器疱疹；胎儿横位或斜位分娩；既往行经典剖宫产或经子宫手术者；脐带脱垂；还有产妇的骨盆畸形。相对的禁忌证是宫颈癌，因为有局部癌症扩散和脐带脱垂的危险。臀先露在本教科书的其他地方有描述，但通常也是引产的禁忌证。

临床评估

在开始引产前，必须确定胎龄和胎先露。此外，引产的适应证必须与产妇达成一致并清楚记录。在开始引产前，应通过外部电子胎心监测确认胎儿健康。如果有证据表明胎儿不能耐受引产，必须在给药或实施任何程序开始引产之前告知。修改过的Bishop评分，如前面讨论的，也应该计算以决定是否需要在引产前促宫颈成熟。

理想状态下，引产必须在有电子胎儿监护、能够准确测量输注速率的设施和能够进行紧急剖宫产的环境中进行。

门诊引产是一些女性的一种选择，但应仅限于使用低刺激率的方法（如机械方法、一氧化氮供体或可控缓释前列腺素）。随机对照试验显示，除了门诊引产与更高的孕产妇满意度相关外，住院和门诊引产的临床结果没有差异[28]。澳大利亚最近的一项关于住院患者与门诊患者使用Foley导管的研究显示，门诊患者使用催产素实现阴道分娩的可能性要低24%[29]。

理想状态下，引产应该在早上开始，因为这与更高的产妇满意度和较低的手术阴道分娩率有关。如果使用间歇性胎儿监测，应在每次给药前后和宫缩开始时进行。一旦分娩，大多数女性都要接受持续的监护。然而，在没有胎儿指征的无并发症妊娠中，在不需要催产素的情况下，无持续监测是安全的[8]。引产比自然分娩更痛苦。然而，女性（和工作人员）可以放心的是在宫缩疼痛前或分娩早期给予硬膜外镇痛，这对临床结局没有不良影响，并能提高产妇满意度。

所有的引产有一个共同风险就是过度刺激，也称为期外收缩。过度刺激的定义是在10分钟内超过5次收缩，平均超过30分钟[30]。并不是所有暴露于过度刺激的胎儿都会出现胎儿心率异常，但帕克兰医院

（美国得克萨斯州达拉斯）的数据表明，10分钟内6次宫缩是指胎儿心跳减速率迅速增加[30]。当使用药物引产时，约5%的女性发生子宫过度刺激。这些女性中有1/3还会有胎儿心率异常（被称为“过度刺激综合征”）。过度刺激可以通过停止催产素输注或移除阴道内引产系统来迅速逆转。对于那些不能移除或停止引产剂的患者，β2肾上腺素治疗（例如，特布他林250μg皮下或肌内注射）是非常有效的，并且不会引起母亲或胎儿的并发症[31]。

机械法

胎膜剥离

胎膜剥离（人工剥膜）是最基本的机械引产方法。它是通过插入一根手指穿过子宫颈内口，在绒毛膜和子宫壁之间扫一扫来释放前列腺素。如果在妊娠38周后进行一次以上的胎膜剥离，可以减少40%～50%的正式引产的需要，并增加自然分娩的概率。胎膜剥离的成功率在经产妇中最高。在英国，有些机构建议所有女性在预产期后的2周内进行定期的胎膜剥离[8]。如果子宫颈不能容纳一根手指，就不可能进行正式的胎膜剥离。在这种情况下，按摩宫颈周围的阴道穹隆可以达到类似的效果。术后少量出血和紧缩是常见的。

羊膜切开术（人工破膜术）

羊膜切开术或人工破膜术（ARM）很少单独用于引产。如果单独使用，对宫颈成熟的经产妇最有效[7]。对于这些女性，当在自然分娩开始前与催产素联合使用时，ARM与阴道地诺前列酮（见下文）在实现阴道分娩方面同样有效。地诺前列酮通常是首选，因为约50%的引产者可以在没有不适感和侵入性静脉注射的情况下顺利分娩[8]。

人工破膜术可以使用各种各样的器械来完成，但塑料破膜钩最常用来撕裂羊膜。如果胎儿头部没有进入骨盆，则需要逐渐释放羊水，这可以通过用针刺穿胎膜来实现。

在高危人群中使用人工破膜术可能是一个辅助自然分娩的方法，以便在有风险的胎儿身上实现液体可视化，以及在胎儿头皮放置电极。然而，如果在分娩早期或产前进行ARM手术，可能会使患者面临胎膜破裂延长和感染的风险[7]。

当胎头高浮时引产会增加脐带脱垂和不良结局的风险。因此，最初应始终使用药物方法（如地诺前列酮）。当需要进行ARM时，应同时与宫压伴行（“可控ARM”）。在羊水过多的情况下，保持检查手在阴道内直到液体排干，以防胎头下降时脐带脱垂。女性应在人工破膜后坐直，以鼓励胎儿头部下降。如果胎头非常高浮，一些医生倾向于在手术室进行人工破膜，以便在脐带脱垂的情况下可以快速进行剖宫产。

经颈球囊导管

在过去的几个世纪里，使用了许多不同型号的经颈球囊导管。最常见的是带有大储液器尖端的Foley导管，可容纳30～50mL（典型的Foley导管可容纳约10mL）。经宫颈导管是通过手动或使用器械如“海绵支架”插入子宫颈。当球囊的位置通过充气和向后牵拉子宫颈来确定时，球囊就膨胀到它想要的容量。导管的远端挂在阴道外，通常被粘在大腿内侧，从而对子宫颈施加压力。然而，这可能不是必要的，因为该方法在PROBAAT（荷兰语“已批准”）和INFORM随机试验中非常有效，在这些试验中使用单个30mL的球囊，而导管没有张力[32,33]。

一些经宫颈球囊模型有两个独立的球囊，一个位于宫颈内侧壁内，一个位于阴道内；这个想法是在两个球囊之间对子宫颈施加压力。将这种球囊（通常以商品名称“Cook球囊”或“子宫颈扩张球囊”出现）与传统Foley导管球囊相比较的研究表明，在有过剖宫产经历的女性中使用这种球囊，分娩的时间最短，但从插入到主动分娩的时间、剖宫产、器械分娩、疼痛评分、镇痛需求或母亲满意度等方面都没有区别[34]。然而，最近的一项研究发现，这可能对分娩速度和顺产率都有好处，但只对初产妇有好处[35]。值得注意的是，双球囊导管的成本明显高于传统的Foley导管。一些研究已经研究了在经颈球囊就位时，羊膜外盐水灌注的方法。一般的速度约为50mL/h。研究表明，当使用单气囊和双气囊导管时，从气囊插入到排出的时间，以及分娩的时间都减少了[36]。

一项荟萃分析显示，经宫颈导管不会增加感染的风险[37]。它们通常可以维持长达12小时，但在PROBAAT系列试验中，这一时间延长至4天，也没有任何过度感染发病率的迹象[32,33]。当导管脱落时，进行人工破膜并开始使用催产素。经宫颈球囊导管与阴道米索前列醇相比较，前者诱导分娩所需时间更长，但过度刺激率和手术阴道助产率较低，而剖宫产率无差异[33]。

2012年Cochrane的一项综述发现，在比较机械方法和前列腺素时，两者的剖宫产率相似，但机械法过度刺激的风险比前列腺素低。分娩时间总体上没有增加，但与地诺前列酮相比，24小时未分娩的经产妇比例更大[38]。

海藻棒

海藻棒是另一种形式的机械宫颈扩张器。它们由无菌海藻或合成的亲水材料制成，并被引入宫颈管。当这些装置吸收水分时，它们的直径会增加，从而扩张子宫颈。海藻棒在引产时似乎与阴道前列腺素一样有效，但明显降低了子宫过度刺激的发生率[38]。这可能会使有剖宫产史的女性更安全。它们通常用于门诊宫颈成熟之前的扩张和清除流产物，或终止12周以上的妊娠。

药理方法

地诺前列酮

目前有两种主要的合成前列腺素用于宫颈成熟和引产，地诺前列酮(PGE_2)和米索前列醇(PGE_1)。地诺前列酮最常用于宫颈发育不良女性的宫颈成熟，与安慰剂相比，它可提高Bishop评分，减少催产素的使用量和剖宫产发生。然而，与安慰剂相比，过度刺激的相对风险更大[39]。地诺前列酮可以作成凝胶、缓释药物洗脱棉条（赛维地尔或欣普贝生）或片剂给药。药片和凝胶在阴道内给予同样有效。在宫颈内的地诺前列酮导致较慢的引产，可能是因为阴道黏膜的高度吸收特性。地诺前列酮也可口服使用，但有很高的胃肠道副作用。

米索前列醇

米索前列醇最初是用于治疗胃溃疡的（目前美国食品和药物管理局唯一指定用途），低剂量使用时可用于促宫颈成熟和引产。它既便宜而且在室温下比地诺前列酮更具热稳定，使其成为高低资源配置均有吸引力的选择。米索前列醇可口服、颊部或舌下含服、阴道或直肠给药。一些国家有25μg口服片剂或阴道子宫托。然而，最常见的药片是200μg，这要求药片被切成非常小，通常是不准确的剂量。更准确的给药方案是将200μg的药片溶解在200mL的水中，并相应地进行分配。该溶液在室温下稳定约24小时，每次使用前应搅拌。

阴道塞米索前列醇通常用于宫颈成熟，每4小时使用25μg，与阴道地诺前列酮效果相同。口服米索前列醇溶液每2小时20μg对宫颈成熟的效果与阴道地诺前列醇相同，剖宫产率较低。引产期间通过口服米索前列醇溶液也用来加强宫缩（代替催产素）。妊娠女性每1～2小时口服5～20μg，目标是每10分钟至少保持3次宫缩。该方案通常在口服米索前列醇溶液诱导后使用，似乎与催产素一样有效和安全[40]。

催产素

合成催产素，通常被称为“催产素”，与下丘脑产生的内源性形式相同，并由垂体后叶分泌。催产素是静脉注射的，不能口服；它在胃肠道中分解后变得不活跃。通常情况下，催产素用于引产或加强宫缩，尽管一些研究证明它在连续低剂量时可用于促宫颈成熟。一项Cochrane系统综述发现，与阴道地诺前列酮相比，催产素单独用于宫颈成熟，降低了24小时内阴道分娩的比率（21%对70%），并使硬膜外镇痛的使用率提高了9%[41]。这种相关性的例外仅在足月、产前、自发膜破裂时只使用催产素，在这些情况下，催产素与前列腺素后再使用催产素有同样的效果[42]。

催产素与子宫内膜中的受体结合，这些受体在妊娠20周后出现，并在妊娠过程中和自然分娩过程中不断增加。因此，从理论上讲，当催产素被用于加强现有的分娩时，它应该是最有效的。它最常见的用途是引产后的加强宫缩或宫颈成熟后的人工破膜。如前所述，唯一可选择的适应证是口服米索前列醇。当催产素与人工破膜联合使用时，它在阴道分娩中与使用地诺前列酮一样有效，但产妇满意度较低[41]。催产素和前列腺素相比较，过度刺激率没有差异[41]。

米非司酮

米非司酮是一种孕激素拮抗剂，能使子宫对前列腺素敏感。单独使用时，只有50%的女性在48小时后分娩。胎死宫内的妊娠女性在引产前24～48小时给药，可缩短引产至分娩间隔时间。有报道当用于活胎引产时，有新生儿抗糖皮质激素的作用，以及损害胎儿肾和肝功能，因此它仅限于胎死宫内的妊娠女性使用。它也被用作医学终止妊娠的两种药物中的第一种，米索前列醇作为第二种药物，其数量和分娩方式取决于孕龄[43,44]。

其他

还有一些其他的药物引产方法已经被使用了一段时间，但没有成为主要的治疗方法。例如，阴道一氧化氮供体（如单硝酸异山梨酯或硝酸甘油）比阴道地诺前列酮起效慢得多，但过度刺激率较低。这些方法通常会对母体有轻微的副作用（头痛占90%），但母亲的满意度高于地诺前列酮。它们温和的子宫效应可能使它们适合用于门诊促子宫颈成熟[45]。

口服糖皮质激素、宫颈内注射透明质酸酶和雌激素都显示了一些效果，但没有足够的随机对照试验的证据来评价它们的安全性和有效性。

组合的方法

前面概述的每种方法都有其优点，但由于可供选择的方法很多，人们一直在研究各种方法的组合。气囊导管与前列腺素合并使用做成多种不同的配置。荟萃分析的总体结论是，与单独使用前列腺素相比，这种组合导致的过度刺激率更低[38]。许多研究也显示阴道分娩的时间更短，但结果的异质性使得它不被推荐用于常规用途[38]。

补充和替代方法

目前有许多非传统的引产药物和方法。例如，草药、针灸、灌肠、蓖麻油和顺势疗法都被使用过。Cochrane对所有这些干预措施进行了回顾，但都发现没有足够的科学研究来推荐它们的使用。进行两项关于性交的随机试验，这两项都没有显示出任何临床效果。有证据支持刺激乳头可作为一种引产的方法，但没有足够的数据支持它的常规使用。

各种方法的对比

由于各种引产方法的结果是相似的，就导致了全世界有不同的实践。方法的选择通常是基于副作用、引产地点（住院还是门诊）、当地对该技术的经验、监测设施的可用性、患者和术者的偏好，以及成本。因此，重要的是要查看比较每种方法的数据，以便能够理性地选择每种情况下的引产方法。

一项网络荟萃分析（多重同时比较的系统综述方法）试图在单一综述中比较Foley导管、米索前列醇（阴道和口腔）和地诺前列酮（阴道和宫颈）对羊膜完整女性的使用情况[46]。在96项随机试验中，他们发现阴道米索前列醇是24小时内实现阴道分娩的最有效的宫颈成熟方法，但子宫过度刺激和胎儿心率变化的发生率最高。使用Foley导管引产子宫过度刺激和胎儿心率变化的发生率最低。口服米索前列醇引产的剖宫产率最低。排除高剂量方案，各种方法的敏感性没有变化。作者的结论是，没有一种引产方法有总体上的优越性，关于引产方法的选择应取决于结果的相对重要性。

Alfirevic等人还对280项随机试验进行了更广泛的网络荟萃分析，但只研究了前列腺素引产法[47]。他们发现，使用低剂量（<50μg）滴定口服米索前列醇溶液发生剖宫产的概率最低，而阴道米索前列醇（≥50μg）在24小时内完成阴道分娩的可能性最高。

在费用方面，米索前列醇是最便宜的药物。Foley导尿管紧随其后，但如果需要定制的双气囊导尿管，则会变得更加昂贵。地诺前列酮是最贵的，但根据不同的配方有不同的价格。速效凝胶比延长释放制剂（慢洗脱棉条）便宜。一个新的阴道置入式的米索前列醇是200μg，理论依据来源于可控释地诺孕酮栓，但与地诺前列酮栓相比，可以显著缩短分娩时间，但会增加过度刺激和胎儿心率异常的发生率[48]。它只在一些国家出售，价格接近可控释地诺前列酮栓。

特殊情况下的引产

剖宫产史

瘢痕子宫不是引产的禁忌，但会使产科并发症风险增加。主要风险是子宫瘢痕破裂，是母婴发病率和死亡率高的主要原因。妊娠女性自然分娩或采用机械方法引产时发生子宫破裂的风险约为

0.5%[49-51]。如果单独使用催产素,这种风险增加到约0.77%,如果使用前列腺素则增加到约1%[32]。无论引产方法如何,有过阴道分娩经历的女性,这种风险不会增加。使用宫内压力导管并不会降低子宫破裂的风险。根据2013年Cochrane对有剖宫产史且引产的病例回顾,没有足够的证据推荐具体某一种药物适用于这种情况的引产[52]。剖宫产后阴道试产且阴道分娩的成功率从自然分娩的约70%下降到引产的50%[49-51]。综上所述,合并剖宫产史不是引产的禁忌证,但会明显增加风险,因此需要事先与妊娠女性仔细讨论。

胎死宫内

世界各地的胎儿宫内死亡率各不相同,高收入国家(5~6)/1000,低收入国家(30~40)/1000[53]。其原因不胜枚举,并在本教科书的其他章节中阐述。如前所述,NICE指南指出,在母亲病情稳定的情况下发生宫内胎儿死亡,适合提供期待治疗而不是立即引产。由于大多数妊娠女性会在胎儿死亡后3周内分娩,只要母体情况继续保持稳定,这是一个合理的期待治疗时间。

分娩方式取决于胎龄、母亲的喜好及是否有瘢痕子宫。虽然妊娠中期大部分可以采用宫颈扩张及清宫术,但许多患者可能会反对,因为这种方法毁损了胎儿,不仅造成心理上的痛苦,而且也不利于对胎儿进行全面尸检。与终止妊娠一样,如果宫颈是闭合的,宫颈的准备也很重要。最常见的两种方法是术前12~24小时放置海藻棒和术前3小时经舌下或阴道给予400μg米索前列醇。感染、出血和子宫穿孔的风险,以及手术的难度都随着胎龄的增加而增加。对于孕龄较大的情况,一些医生会选择在引产过程中或引产后超声引导,以确定其完全清除干净。也可以采用漂洗组织,这是一个检查妊娠物的过程,以确保内容物和量与孕周一致。

胎死宫内后在妊娠的任何阶段均可使用前列腺素引产。妊娠中期和晚期大剂量的催产素静脉滴注也有作用,但效果较差[54]。阴道用米索前列醇被认为是最好的引产方法,而且有证据表明,预先用米非司酮200μg缩短了分娩时间[55]。阴道用米索前列醇的剂量要高于足月时。有专家组建议在13~17周时每6小时200μg,18~26周时每6小时100μg,26周以上时每6小时25μg。

胎死宫内同时合并瘢痕子宫的妊娠女性引产是一个有争议的问题。根据美国妇产科医师学会和英国皇家妇产科学院的研究,阴道使用米索前列醇不会增加妊娠28周子宫破裂的风险。除此之外,建议将米索前列醇的剂量减半[54,56]。胎死宫内应该避免剖宫产分娩,因其有可能使母体出现感染、出血和器官损伤等重大危险,并影响未来妊娠。

多胎妊娠

多胎妊娠的分娩取决于多胎妊娠的类型、胎龄、胎儿表现和多胎妊娠的一般健康状况。在无并发症的双羊膜腔妊娠中,如果双胎是头位且孕周至少为32周,选择阴道分娩是安全的。妊娠的分娩时间按双胎型分层。在无并发症的双绒毛膜双羊膜妊娠中,如果分娩没有自发发生,通常安排在37~38周引产,而单绒毛膜单羊膜妊娠提前1周。对于更高阶的多胎妊娠,有技术熟练的手术者在场,并有首胎无复杂的头位表现,选择阴道分娩和引产是安全的。

引产方法与单胎妊娠相同。在多胎妊娠中,先前的低横位剖宫产本身并不是阴道分娩或引产的禁忌证。

引产失败

引产的目的是实现阴道分娩。目前对引产失败的定义还没有达成共识,但通常情况下,如果妊娠女性不能在临床医生认为合理的时间内进行分娩,则视为引产失败。大约有15%的女性即使在使用两剂前列腺素促宫颈成熟后也不可能进行人工破膜[8]。此时的治疗选择取决于分娩的紧迫性和指征。如果产妇风险低,且没有分娩的紧急指征情况,可以在24~48小时间隔后继续用药。如果临床情况比较紧急,可采用选择其他方式引产或剖宫产[8]。

资源匮乏下的引产

资源缺乏及资源丰富下的引产适应证两者相似。然而,由于缺乏产前护理技术,通常很少有胎儿适应证的引产。例如,在没有现成的超声检查的情况下,宫内生长受限很少被诊断出来。此外,由于用于监测胎儿或催产素输注率的资源有限,引产对母亲和胎儿来说更危险。因此,引产的门槛提高了。当敏锐度高而资源有限时,每一种引产对牵涉的每个人都是一种风险。在这些情况下,死胎率可能增加一倍,新生儿复苏的需求也增加了。如此高的死胎率是多种因素造成的，可能是由于缺乏产前诊断、妊娠女性获得的资源非常有限，且卫生知识普及率低。

WHO发表了关于在资源不足的环境中引产的指南。证据与之前提供的相似，他们建议根据当地情况选择口服米索前列醇，Foley导管加催产素，或地诺前列酮加催产素。Foley导管具有成本低、过度刺激率低的优点，但需要有熟练的医生来置入，以及通常需要催产素滴注。口服米索前列醇是一种非常有效的引产方法，在任何方法中都会有好的结果。可给予米索前列醇溶液或片剂25μg，每2小时。它通常不以片剂形式提供，因此通常需要在解决方案中补充说明（详细说明可在http://www.misoprostol.org上获得）。它的额外优点是成本低，不需要输液器，可以在整个分娩过程中以低剂量（通常5～20μg/h）替代催产素。最近在印度一家政府医院对高血压女性进行的一项随机试验发现，口服米索前列醇比Foley导管临床疗效更好，成本效益更高[32]。两种方法都是在控制宫压的情况下滴注催产素，并使用间歇听诊来监测胎儿。

（杨宏毅 译）

参考文献

1. Donald I. *Practical Obstetric Problems*. London: Lloyd-Luke Ltd; 1955.
2. Baskett TF, Calder AA, Arulkumaran S. *Munro Kerr's Operative Obstetrics*, 11th edn. Edinburgh: Saunders; 2007.
3. Barnes R. *Obstetric Operations, Including the Treatment of Hemorrhage. Review of Methods*. New York: Appleton and Co; 1861.
4. Nabi HA, Aflaifel NB, Weeks AD. A hundred years of induction of labour methods. *Eur J Obstet Gynecol Reprod Biol* 2014;**179**:236–39.
5. Browne FJ. Antenatal care and maternal mortality. *Lancet* 1932;**2**:1–3.
6. Karim SMM, Hillier K, Trussell RR, Patel RC, Tamusange S. Induction of labour with prostaglandin E2. *J Obstet Gynaecol Br Commonw* 1970;**77**:200–204.
7. Wing DA, Farinelli CK. Abnormal labor and induction of labor. In: Gabbe SG (ed), *Obstetrics: Normal and Problem Pregnancies*, 6th edn, pp. 287–310. Philadelphia, PA: Saunders; 2012.
8. National Institute for Health and Care Excellence (NICE). *Inducing Labour*. Clinical guideline [CG70]. London: NICE; 2008.
9. Van Calseteren K, Hyens L, De Smet F, et al. Cancer during pregnancy: analysis of 215 patients emphasizing the obstetrical and the neonatal outcomes. *J Clin Oncol* 2009;**28**:683–89.
10. Parasnis H, Raje B, Hinduja IN. Relevance of plasma fibrinogen estimation in obstetric complications. *J Postgrad Med* 1992;**38**:183–85.
11. Yao R, Ananth CV, Park BY, Pereira L, Plante LA, Perinatal Research Consortium. Obesity and the risk of stillbirth: a population-based cohort study. *Am J Obstet Gynecol* 2014;**210**:457.e1–9.
12. Bahtiyar MO, Funai EF, Rosenberg V, et al. Stillbirth at term in women of advanced maternal age in the United States: when could the antenatal testing be initiated? *Am J Perinatol* 2008;**25**:301–304.
13. Walker KF, Bugg GJ, Macpherson M, et al. Randomized trial of labor induction in women 35 years of age or older. *N Engl J Med* 2016;**374**:813–22.
14. Walker KF, Malin G, Wilson P, Thornton JG. Induction of labour versus expectant management at term by subgroups of maternal age: an individual patient data meta-analysis. *Eur J Obstet Gynecol Reprod Biol* 2016;**197**:1–5.
15. Bond DM, Gordon A, Hyett J, de Vries B, Carberry AE, Morris J. Planned early delivery versus expectant management of the term suspected compromised baby for improving outcomes. *Cochrane Database Syst Rev* 2015;**11**:CD009433.
16. Van der Ham DP, Vijgen SM, Nijhuis JG, et al. Induction of labor versus expectant management in women with preterm prelabor rupture of membranes between 34 and 37 weeks: a randomized controlled trial. *PLoS Med* 2012;**9**:e1001208.
17. Ehsanipoor R. Premature rupture of membranes. ACOG Practice Bulletin Number 160, January 2016. *Obstet Gynecol* 2016;**127**:e39–51.
18. Galan H, Grobman W. Fetal growth restriction. ACOG Practice Bulletin Number 134, May 2013, reaffirmed 2015. *Obstet Gynecol* 2013;**121**:1122–33.
19. Zhang X, Decker A, Platt RW, Kramer MS. How big is too big? The perinatal consequences of fetal macrosomia. *Am J Obstet Gynecol* 2008;**198**:517.e1–6.
20. Boulvain M, Senat MV, Perrotin F, et al. Induction of labour versus expectant management for large-for-date fetuses: a randomised controlled trial. *Lancet* 2015;**385**:2600–605.
21. Smith GC. Life-table analysis of the risk of perinatal death at term and post term in singleton pregnancies. *Am J Obstet Gynecol* 2001;**184**:489–96.
22. Bowman JM. Maternal alloimmunization and fetal hemolytic disease. In: Reece EA, Hobbins JC (eds), *Medicine of the Fetus and Mother*, 2nd edn, pp. 1241–69. Philadelphia, PA: Lippincott-Raven Publishers; 1999.
23. McKenna DS, Nagaraja HN, O'Shaughnessy R. Management of pregnancies complicated by anti-Kell isoimmunization. *Obstet Gynecol* 1999;**93**:667–73.
24. Ramirez M, Ramin S. Induction of labor. ACOG Practice Bulletin 107, August 2009. *Obstet Gynecol* 2009;**114**:386–97.
25. Vogel JP, Gulmezoglu AM, Hofmeyr GJ, Temmerman M. Global perspectives on elective induction of labor. *Clin Obstet Gynecol* 2014;**57**:331–42.
26. Stock SJ, Ferguson E, Duffy A, Ford I, Chalmers J, Norman JE. Outcomes of elective induction of labour compared with expectant management: population based study. *BMJ* 2012;**344**:e2838.
27. Grobman WA, Rice MM, Reddy UM, Tita ATN, Silver RM, Mallett G, et al. Labor Induction versus Expectant Management in Low-Risk Nulliparous Women *N Engl J Med*. 2018 Aug 9;**379**(6): 513–23.
28. Biem SR, Turnell RW, Olantunbosun A. Randomized controlled trial of outpatient versus inpatient labour induction with vaginal controlled release prostaglandin-E2: effectiveness and satisfaction. *J Obstet Gynaecol Can* 2003;**25**:23–31.
29. Wilkinson C, Adelson P, Turnbull D. A comparison of inpatient with outpatient balloon catheter cervical ripening: a pilot randomized controlled trial. *BMC Pregnancy Childbirth* 2015;**15**:126.
30. Cunningham FG, Leveno KJ, Bloom SL, et al. *Williams Obstetrics*, 24th edn. New York: McGraw Hill Education.
31. Egarter CH, Husslein PW, Rayburn WF. Uterine hyperstimulation after low-dose prostaglandin E2 therapy: tocolytic treatment in 181 cases. *Am J Obstet Gynecol* 1990;**163**:794–96.
32. Mundle S, Bracken H, Khedikar V, Mulik J, Faragher B, Easterling T, et al. Foley catheterisation versus oral misoprostol for induction of labour in hypertensive women in India (INFORM): a multicentre, open-label, randomised controlled trial. *Lancet*. 2017 Aug 12;**390**(10095):669–80.
33. Ten Eikelder ML, Oude Rengerink K, Jozwiak M, et al. Induction

发病率”会议和多学科教育方案等论坛。对照其他中心，系统地获取关于出生和入院的临床信息可以提供一个重要的机会来检查趋势，并根据地方或国家标准评估绩效。可靠的推论需要数据记录、案例定义和分析方法的一致性。如果不考虑病例组合（患者人口统计学和并发症）的差异，传播健康结果排行榜是无济于事的。电子病历提供了简化监视、基准和审计的机会，但最终仍依赖于临床团队准确、完整的数据记录。英国受益于一项涉及英国所有新生儿单位的国家新生儿审计方案[82]，该方案利用国家新生儿研究数据库的数据对过程和临床结果进行集中分析，该数据库通过定期从新生儿电子病历中提取预定数据来填充[83]。

减少不确定性

严格测试治疗方法并减少护理中的不确定性是所有临床医生的主要责任。循证医学被认为是确保患者接受有效和高效的治疗和护理的最佳方法。有许多案例表明，使用无证据的治疗方法可能会带来危害。曾经是标准但现在已被废弃的显著例子是常规的母婴分离（对母乳喂养和亲子关系的不利影响），使用100%氧气进行复苏（与室内空气复苏相比死亡率增加），以及在睡觉时使婴儿俯卧（增加婴儿猝死的风险）。高质量的护理是基于高质量临床研究的高质量证据。因此，可以合理地认为，这将形成一种密切结合的伙伴关系。然而，情况还不是这样，需要做很多工作来加快临床研究的实施，提高临床数据的质量，并让专业人士和公众了解研究方法，还需要做很多工作。并非所有的临床研究都涉及随机试验，也并非所有的随机试验都涉及新的治疗方法。比较有效性研究包括评估已经在标准使用的治疗方法，例如，不同的抗生素方案，或不同的新生儿喂养方法。目前正在努力，通过使用来自现有注册中心的数据，相称的研究伦理审查，简短、简单的信息传单，以及解释通过参与而受益的可能性，将这些研究更紧密地整合到临床实践中[84]。临床医生需要坦然地与患者讨论不确定性，并解释“临床试验”和“随机化”等概念。

倡议

几个世纪以来的倡导改变了新生儿的地位。古代就有祭祀儿童的习俗，杀婴，特别是杀害女婴，至今仍然是世界上某些地方存在的问题，尽管现在法律规定了对新生儿的保护。其他强有力的全球行动，如卫生组织千年发展目标和WHO“每一个新生儿行动计划”，以消除可预防的死亡（https://www.everynewborn.org/），导致人们更加关注新生儿护理。表观遗传学为早期生命接触、晚期健康和疾病之间的许多流行病学联系提供了一个貌似合理的机制基础。要将这种日益增长的理解转化为医疗保健和社会政策，从而逐步改善孕产妇和新生儿的健康状况，就需要持续不断地进行宣传。

（孙蓬明 苏萍萍 译）

参考文献

1. Office for National Statistics. Deaths registered in England and Wales: 2014. 2015. Available at: https://www.ons.gov.uk/peoplepopulationandcommunity/birthsdeathsandmarriages/deaths/bulletins/deathsregistrationsummarytables/2015-07-15.
2. World Health Organization. Newborns: reducing mortality. 2018. Available at: http://www.who.int/mediacentre/factsheets/fs333/en/.
3. Broekhuijsen K, van Baaren GJ, van Pampus MG, et al. Immediate delivery versus expectant monitoring for hypertensive disorders of pregnancy between 34 and 37 weeks of gestation (HYPITAT-II): an open-label, randomised controlled trial. *Lancet* 2015;**385**:2492–501.
4. Boyle EM, Johnson S, Manktelow B, et al. Neonatal outcomes and delivery of care for infants born late preterm or moderately preterm: a prospective population-based study. *Arch Dis Child Fetal Neonatal Ed* 2015;**100**:F479–85.
5. March of Dimes, PMNCH, Save the children, WHO. *Born Too Soon: The Global Action Report on Preterm Birth* (Howson CP, Kinney MV, Lawn JE, eds). Geneva: World Health Organization; 2012.
6. Watson SI, Arulampalam W, Petrou S, et al. The effects of designation and volume of neonatal care on mortality and morbidity outcomes of very preterm infants in England: retrospective population-based cohort study. *BMJ Open* 2014;**4**:e004856.
7. Shlossman PA, Manley JS, Sciscione AC, Colmorgen GH. An analysis of neonatal morbidity and mortality in maternal (in utero) and neonatal transports at 24–34 weeks' gestation. *Am J Perinatol* 1997;**14**:449–56.
8. Costeloe KL, Hennessy EM, Haider S, Stacey F, Marlow N, Draper ES. Short term outcomes after extreme preterm birth in England: comparison of two birth cohorts in 1995 and 2006 (the EPICure studies). *BMJ* 2012;**345**:e7976.
9. EXPRESS Group, Fellman V, Hellström-Westas L, et al. One-year survival of extremely preterm infants after active perinatal care in Sweden. *JAMA* 2009;**301**:2225–33.
10. Larroque B, Bréart G, Kaminski M, et al. Survival of very preterm infants: Epipage, a population based cohort study. *Arch Dis Child Fetal Neonatal Ed* 2004;**89**:F139–44.
11. Liggins GC, Howie RN. A controlled trial of antepartum glucocorticoid treatment for prevention of the respiratory distress syndrome in premature infants. *Pediatrics* 1972;**50**:515–25.
12. Roberts D, Dalziel SR. Antenatal corticosteroids for accelerating fetal lung maturation for women at risk of preterm birth. *Cochrane Database Syst Rev* 2006;**3**:CD004454.
13. Reynolds AE, Tansey EM (eds). Prenatal corticosteroids for reducing morbidity and mortality after preterm birth: the transcript of a witness seminar held by the Wellcome Trust Centre for the

history of medicine at UCL, London on 15th June 2004. Available at: https://archive.org/details/prenatalcorticos00tans.
14. Althabe F, Belizán JM, McClure EM, et al. A population-based, multifaceted strategy to implement antenatal corticosteroid treatment versus standard care for the reduction of neonatal mortality due to preterm birth in low-income and middle-income countries: the ACT cluster-randomised trial. *Lancet* 2015;**385**:629–39.
15. Wapner RJ, Sorokin Y, Mele L, et al. Long-term outcomes after repeat doses of antenatal corticosteroids. *N Engl J Med* 2007;**357**:1190–98.
16. National Institute for Health and Care Excellence (NICE). *Preterm Labour and Birth*. NICE Guideline [NG25]. London: NICE; 2015. Available at: https://www.nice.org.uk/guidance/ng25.
17. Van Baaren GJ, Vis JY, Wilms FF, et al. Predictive value of cervical length measurement and fibronectin testing in threatened preterm labor. *Obstet Gynecol* 2014;**123**:1185–92.
18. Doyle LW, Crowther CA, Middleton P, Marret S, Rouse D. Magnesium sulphate for women at risk of preterm birth for neuroprotection of the fetus. *Cochrane Database Syst Rev* 2009;**1**:CD004661.
19. Chollat C, Enser M, Houivet E, et al. School-age outcomes following a randomized controlled trial of magnesium sulfate for neuroprotection of preterm infants. *J Pediatr* 2014;**165**:398–400.
20. Hadlock FP, Harrist RB, Martinez-Poyer J. In utero analysis of fetal growth: a sonographic weight standard. *Radiology* 1991;**181**:129–33.
21. de Onis M, Garza C, Onyango AW, Martorell R (eds). WHO Child Growth Standards. *Acta Paediatr Suppl* 2006;**450**:100–101.
22. Papageorghiou AT, Ohuma EO, Altman DG, et al. International standards for fetal growth based on serial ultrasound measurements: the Fetal Growth Longitudinal Study of the INTERGROWTH-21st Project. *Lancet* 2014;**384**:869–79.
23. Hofmeyr GJ, Haws RA, Bergström S, et al. Obstetric care in low-resource settings: what, who, and how to overcome challenges to scale up? *Int J Gynaecol Obstet* 2009;**107** Suppl 1:S21–44, S44–45.
24. Stutchfield P, Whitaker R, Russell I, Antenatal Steroids for Term Elective Caesarean Section (ASTECS) Research Team. Antenatal betamethasone and incidence of neonatal respiratory distress after elective caesarean section: pragmatic randomised trial. *BMJ* 2005;**331**:662.
25. Prior E, Santhakumaran S, Gale C, Philipps LH, Modi N, Hyde MJ. Breastfeeding after cesarean delivery: a systematic review and meta-analysis of world literature. *Am J Clin Nutr* 2012;**95**:1113–35.
26. Hyde MJ, Modi N. The long-term effects of birth by caesarean section: the case for a randomised controlled trial. *Early Hum Dev* 2012; **88**:943–49.
27. Huh SY, Rifas-Shiman SL, Zera CA, et al. Delivery by caesarean section and risk of obesity in preschool age children: a prospective cohort study. *Arch Dis Child* 2012;**97**:610–16.
28. Cardwell CR, Stene LC, Joner G, et al. Caesarean section is associated with an increased risk of childhood-onset type 1 diabetes mellitus: a meta-analysis of observational studies. *Diabetologia* 2008;**51**:726–35.
29. Thavagnanam S, Fleming J, Bromley A, et al. A meta-analysis of the association between Caesarean section and childhood asthma. *Clin Exp Allergy* 2008;**38**:629–33.
30. Human Embryology and Fertilisation Authority. Treatments. Available at: https://www.hfea.gov.uk/treatments/.
31. Office for National Statistics. Childhood mortality in England and Wales: 2014. Stillbirths, infant and childhood deaths occurring annually in England and Wales, and associated risk factors. Available at: http://www.ons.gov.uk/peoplepopulationandcommunity/birthsdeathsandmarriages/deaths/bulletins/childhoodinfantandperinatalmortalityinenglandandwales/2014.
32. Topp M, Huusom LD, Langhoff-Roos J, et al. Multiple birth and cerebral palsy in Europe: a multicenter study. *Acta Obstet Gynecol Scand* 2004;**83**:548–53.
33. Human Embryology and Fertilisation Authority. Decisions to make about your embryos. Available at: http://www.hfea.gov.uk/treatments/explore-all-treatments/decisions-to-make-about-your-embryos/.
34. Office for National Statistics. Childhood, infant and perinatal mortality in England and Wales 2013. 2015. Available at: http://www.ons.gov.uk/peoplepopulationandcommunity/birthsdeathsandmarriages/deaths/bulletins/childhoodinfantandperinatalmortalityinenglandandwales/2015-03-10 (accessed 24 June 2016).
35. Liu L, Oza S, Hogan D, et al. Global, regional, and national causes of child mortality in 2000–13, with projections to inform post-2015 priorities: an updated systematic analysis. *Lancet* 2015;**385**:430–40.
36. Springett A, Budd J, Draper ES, et al. *Congenital Anomaly Statistics 2012: England and Wales*. London: British Isles Network of Congenital Anomaly Registers; 2014.
37. Kurinczuk JJ, Hollowell J, Boyd PA, Oakley L, Brocklehurst P, Gray R. *The Inequalities in Infant Mortality Project Briefing Paper 4: The Contribution of Congenital Anomalies to Infant Mortality*. Oxford: National Perinatal Epidemiology Unit, University of Oxford; 2010.
38. NHS England. New congenital heart disease review. 2014. Available at: https://www.england.nhs.uk/wp-content/uploads/2014/09/chd-5-230914.pdf (accessed 15 July 2016).
39. Wren C, Richmond S, Donaldson L. Presentation of congenital heart disease in infancy: implications for routine examination. *Arch Dis Child Fetal Neonatal Ed* 1999;**80**:F49–53.
40. Thangaratinam S, Brown K, Zamora J, Khan KS, Ewer AK. Pulse oximetry screening for critical congenital heart defects in asymptomatic newborn babies: a systematic review and meta-analysis. *Lancet* 2012;**379**:2459–64.
41. McDonald SJ, Middleton P, Dowswell T, Morris PS. Effect of timing of umbilical cord clamping of term infants on maternal and neonatal outcomes. *Cochrane Database Syst Rev* 2013;**7**:CD004074.
42. Rabe H, Diaz-Rossello JL, Duley L, Dowswell T. Effect of timing of umbilical cord clamping and other strategies to influence placental transfusion at preterm birth on maternal and infant outcomes. *Cochrane Database Syst Rev* 2012;**8**:CD003248.
43. Raju TN. Timing of umbilical cord clamping after birth for optimizing placental transfusion. *Curr Opin Paediatr* 2013:180–87.
44. Andersson O, Lindquist B, Lindgren M, Stjernqvist K, Domellöf M, Hellström-Westas L. Effect of delayed cord clamping on neurodevelopment at 4 years of age. *JAMA Pediatrics* 2015;**169**:631–38.
45. Allegranzi B, Bagheri Nejad S, Combescure C, et al. Burden of endemic health-care-associated infection in developing countries: systematic review and meta-analysis. *Lancet* 2011;**377**:228–41.
46. Qazi SA, Stoll BJ. Neonatal sepsis: a major global public health challenge. *Pediatr Infect Dis J* 2009;**28** Suppl 1:S1–2.
47. National Institute for Health and Care Excellence (NICE). *Neonatal Infection (Early Onset): Antibiotics for Prevention and Treatment*. Clinical guideline [CG149]. London: NICE; 2012. Available at: https://www.nice.org.uk/guidance/CG14.
48. World Health Organization (WHO). *WHO Guidelines on Hand Hygiene in Health Care*. Geneva: WHO; 2009. Available at: http://apps.who.int/iris/bitstream/10665/44102/1/9789241597906_eng.pdf.
49. Capurro H. *Topical Umbilical Cord Care at Birth: RHL Commentary*. The WHO Reproductive Health Library. Geneva: World Health Organization; 2004.
50. Karumbi J, Mulaku M, Aluvaala J, English M, Opiyo N. Topical umbilical cord care for prevention of infection and neonatal mortality. *Pediatr Infect Dis J* 2013;**32**:78–83.
51. Goldenberg RL, McClure EM, Saleem S. A review of studies with chlorhexidine applied directly to the umbilical cord. *Am J Perinatol* 2013;**30**:699–701.

52. Resuscitation Council UK. Resuscitation guidelines. 2015. Available at: https://www.resus.org.uk/resuscitation-guidelines/.
53. Saugstad OD, Ramji S, Soll RF, et al. Resuscitation of newborn infants with 21% or 100% oxygen: an updated systematic review and meta-analysis. *Neonatology* 2008;**94**:176–82.
54. Tybulewicz AT, Clegg SK, Fonfé GJ, Stenson BJ. Preterm meconium staining of the amniotic fluid: associated findings and risk of adverse clinical outcome. *Arch Dis Child Fetal Neonatal Ed* 2004;**89**:F328–30.
55. Vain NE, Szyld EG, Prudent LM, Wiswell TE, Aguilar AM, Vivas NI. Oropharyngeal and nasopharyngeal suctioning of meconium-stained neonates before delivery of their shoulders: multicentre, randomised controlled trial. *Lancet* 2004;**364**:597–602
56. Wiswell TE, Gannon CM, Jacob J, et al. Delivery room management of the apparently vigorous meconium-stained neonate: results of the multicenter, international collaborative trial. *Pediatrics* 2000;**105**:1–7.
57. Soll RF. Heat loss prevention in neonates. *J Perinatol* 2008;**28** Suppl 1:S57–59.
58. World Health Organization (WHO), Department of Reproductive Health and Research. *Thermal Protection of the Newborn: A Practical Guide*. Geneva: WHO; 1997.
59. Kent AL, Williams J. Increasing ambient operating theatre temperature and wrapping in polyethylene improves admission temperature in premature infants. *J Paediatr Child Health* 2008;**44**:325–31.
60. Moore ER, Anderson GC, Bergman N, Dowswell T. Early skin-to-skin contact for mothers and their healthy newborn infants. *Cochrane Database Syst Rev* 2012;**5**:CD003519.
61. Leadford AE, Warren JB, Manasyan A, et al. Plastic bags for prevention of hypothermia in preterm and low birth weight infants. *Pediatrics* 2013;**132**:e128–34.
62. Oatley HK, Blencowe H, Lawn JE. The effect of coverings, including plastic bags and wraps, on mortality and morbidity in preterm and full-term neonates. *J Perinatol* 2016;**36** Suppl 1:S83–89.
63. Horta BL, Victora CG. *Long-Term Effects of Breast Feeding: A Systematic Review*. Geneva: World Health Organization; 2013.
64. Rozé JC, Darmaun D, Boquien CY, et al. The apparent breastfeeding paradox in very preterm infants: relationship between breast feeding, early weight gain and neurodevelopment based on results from two cohorts, EPIPAGE and LIFT. *BMJ Open* 2012;**2**:e000834.
65. Boyd C, Quigley M, Brocklehurst P. Donor breast milk versus infant formula for preterm infants: systematic review and meta-analysis. *Arch Dis Chld Fetal Neonatal Ed* 2006;**92**:F169–75.
66. National Institute for Health and Care Excellence (NICE). *Neonatal Jaundice*. Clinical guideline [CG98], updated 2016. London: NICE; 2010. Available at: https://www.nice.org.uk/guidance/cg98.
67. American Academy of Pediatrics, Subcommittee on Hyperbilirubinemia. Management of hyperbilirubinemia in the newborn infant 35 or more weeks of gestation [published correction appears in *Pediatrics* 2004;114:1138]. *Pediatrics* 2004;**114**:297–316.
68. National Institute for Health and Care Excellence (NICE). Factors that influence hyperbilirubinaemia and kernicterus. In: Neonatal Jaundice. Clinical guideline [CG98], updated 2016. Available at: http://www.ncbi.nlm.nih.gov/books/NBK65114/.
69. British Society of Paediatric Gastroenterology and Nutrition. Guidelines. Available at: https://bspghan.org.uk/guidelines.
70. Kelly DA, Davenport M. Current management of biliary atresia. *Arch Dis Child* 2007;**92**:1132–35.
71. Nio M, Ohi R, Miyano T, et al. Five- and 10-year survival rates after surgery for biliary atresia: a report from the Japanese Biliary Atresia Registry. *J Pediatr Surg* 2003;**38**:997–1000.
72. The Review on Antimicrobial Resistance. Final report. Available at: http://amr-review.org/Publications (accessed 15 July 2016).
73. Wright KJ, Smith-Collins A, Davis J. G414(P) C-reactive protein without sepsis after birth: development of infant CRP nomograms. *Arch Dis Child* 2016;**101**:A243.
74. Srinivasan L, Harris MC, Shah SS. Lumbar puncture in the neonate: challenges in decision making and interpretation. *Semin Perinatol* 2012;**36**:445–53.
75. UNICEF. Breastfeeding assessment tools. Available at: http://www.unicef.org.uk/BabyFriendly/Resources/Guidance-for-Health-Professionals/Forms-and-checklists/Breastfeeding-assessment-form/.
76. McElhinney DB, Hedrick HL, Bush DM, et al. Necrotizing enterocolitis in neonates with congenital heart disease: risk factors and outcomes. *Pediatrics* 2000;**106**:1080–87.
77. American College of Obstetricians and Gynecologists. Executive summary: neonatal encephalopathy and neurologic outcome. *Obstet Gynecol* 2014;**123**:896–901.
78. Sarnat HB, Sarnat MS. Neonatal encephalopathy following fetal distress. A clinical and electroencephalographic study. *Arch Neurol* 1976;**33**:696–705.
79. Azzopardi DV, Strohm B, Edwards AD, et al. Moderate hypothermia to treat perinatal asphyxial encephalopathy. *N Engl J Med* 2009;**361**:1349–58.
80. Azzopardi D, Strohm B, Marlow N, et al. Effects of hypothermia for perinatal asphyxia on childhood outcomes. *N Engl J Med* 2014;**371**:140–49.
81. Pauliah SS, Shankaran S, Wade A, Cady EB, Thayyil S. Therapeutic hypothermia for neonatal encephalopathy in low- and middle-income countries: a systematic review and meta-analysis. *PLoS One* 2013;**8**:e58834.
82. Royal College of Paediatrics and Child Health, National Neonatal Audit Programme. Available at: http://www.rcpch.ac.uk/nnap.
83. Spencer A, Modi N. National neonatal data to support specialist care and improve infant outcomes. *Arch Dis Child Fetal Neonatal Ed* 2013;**98**:F175–80.
84. Gale C, Hyde M, Modi N, WHEAT trial development group. Research ethics committee decision-making in relation to an efficient neonatal trial. *Arch Dis Child* 2017;**102**:F291–98.

第5部分
妇科问题与早期流产

第38章　流产与复发性流产　495

第39章　异位妊娠　507

第40章　月经周期　519

第41章　月经紊乱、闭经、痛经　531

第42章　多囊卵巢综合征　549

第43章　盆腔炎性疾病　557

第44章　慢性盆腔疼痛　571

第45章　子宫内膜异位症　582

第46章　绝经　600

第38章

流产与复发性流产

Vikram Sinai Talaulikar, Mushi Matjila

流产

定义

流产的定义是指胎儿存活之前，妊娠物的自然流失。WHO把流产定义为妊娠20周前，胎儿或者胚胎完全从母体中排出，重量不足500g。在英国，胎儿可存活的孕周标准是妊娠在24周后，而大多数发展中国家是在妊娠28周后。妊娠12周前发生的自然流产称为早期流产，妊娠12～24周的称为晚期流产。

流行病学

早期流产是最常见的妊娠并发症之一，在临床妊娠（超声确诊后）中的发生率约为20%。在英国，每年约有5万例住院患者发生了早期流产[1]。发生1次早期流产后，超过95%的女性可以再次成功妊娠；连续3次流产后，再次成功妊娠的概率仍超过70%[2]。

病因学

流产最常见的原因是胚胎或胎儿发育异常[3]。发育异常的原因可能是胚胎染色体的数量（非整倍体）异常，也可能是一条或多条染色体结构异常。这种发育异常的概率随着母亲年龄的增加而升高。流产风险增加的母体因素包括：抗磷脂综合征（APS）、全身性疾病（例如，未控制的糖尿病、甲状腺疾病和结缔组织病）、妊娠期急性感染等。导致流产的子宫因素包括：宫颈机能不全、黏膜下肌瘤、双角子宫、纵隔子宫或其他米勒管发育畸形等。

其他导致流产的少见的原因有：夫妻双方存在染色体易位，既往宫腔操作史或子宫内膜炎导致的宫腔粘连。

病理学

与流产相关的组织学变化包括基底蜕膜出血和邻近组织坏死，胎盘绒毛增厚、水肿。胎儿组织中可观察到组织浸渍软化。

在妊娠部位无法确定的病例[无子宫内妊娠征象、异位妊娠或妊娠组织物残留的迹象，但是妊娠试验阳性或血清人绒毛膜促性腺激素（hCG）>5 IU/L]，如果用诊断性刮宫作为临床处理方式，那么组织物的病理检查至关重要，通过是否可见绒毛作为排除异位妊娠的组织学证据。

Arias-Stella反应是子宫内膜的良性反应，与存在绒毛组织相关，可以为异位妊娠提供初步的组织学“线索”。Arias-Stella反应是子宫内膜腺体对绒毛组织的生理反应。其形态学特点包括：细胞核增大3倍，细胞核深染，常伴含有丰富空泡的细胞质[4]。典型细胞呈分层排列，细胞核如鞋钉状，凸向腺腔。这些增大的细胞核可有明显的细胞质内陷。Arias-Stella反应的程度及范围在正常和异常宫内妊娠、异位妊娠和妊娠滋养细胞疾病中有明显不同。最早可在胚胎种植后4天出现反应，但是一般在种植14天后可见。

可疑早期流产的评估

一旦怀疑女性发生早期流产，需要尽快到早孕专科门诊进行评估。早期妊娠评估部门（EPAU）可为可疑早期流产女性提供高效和高质量的临床服务，并且具有显著的成本效益。对早期流产女性进

(0.1%~0.2%)[1,2,14]。Asherman综合征以子宫腔粘连或纤维化为特征,可以导致子宫内膜部分性或者完全性功能障碍,造成不孕、复发性流产和(或)月经异常(闭经或月经过少)。妊娠期或者早期妊娠的子宫在刮宫术后似乎很容易发生宫腔粘连,尤其在合并感染时[15]。使用经腹部超声辅助吸宫手术,可以减少吸宫不全或者子宫穿孔的风险,指导术者安全完成手术,但是仍有待严格的临床试验来证实。

最近一项系统性回顾分析评估了妊娠24周前不完全流产经药物治疗的有效性、安全性和可接受性[16],纳入了24项随机对照研究(5577名女性)。3项涉及335名女性的研究显示,使用米索前列醇(均阴道用药)与期待治疗比较,完全流产率(RR 1.23;95% CI 0.72~2.10;2项研究共150名女性,随机效应模型;较低质量证据)和再次清宫率(RR 0.62;95% CI 0.17~2.26;2项研究,308名女性,随机效应;低质量证据)均没有差别。几乎没有发生"致死或严重"的并发症。对于计划外的手术干预,米索前列醇组和期待治疗组均无差别(RR 0.62;95% CI 0.17~2.26;2项研究,308名女性,随机效应模型;低质量证据)。16项涉及4044名女性的研究比较了米索前列醇组(7项口服用药,6项阴道用药,2项舌下含服,1项口服加阴道用药)与吸宫术组的完全流产率,米索前列醇组完全流产率略有下降(RR 0.96;95% CI 0.94~0.98;15项研究,3862名女性,随机效应模型;较低质量证据),然而两种方式的成功率都较高。总之,使用米索前列醇治疗极少需要再次手术清宫(RR 0.05;95% CI 0.02~0.11;13项研究,3070名女性,随机效应模型;较低质量证据),但是非计划内手术率高(RR 5.03;95% CI 2.71~9.35;11项研究,2690名女性,随机效应模型;低质量证据)。以上评估证据显示,用米索前列醇进行药物治疗与期待治疗都是可以接受的,可以替代传统的手术吸宫治疗,医疗卫生机构应该提供这3种治疗方式[16]。

稽留流产

医院机构也应该为稽留流产女性提供期待治疗、药物治疗和手术治疗。

期待治疗

期待治疗的成功率波动较大,为25%~85%[17]。女性应该了解治疗期间发生不完全流产的风险,在急性出血时需要紧急手术吸宫。期待治疗与手术治疗相比,发生感染的风险较低。需要为选择期待治疗的患者提供进入EPAU的快速通道,并随访4周。

药物治疗

药物治疗是使用前列腺素制剂(前列甲酯或米索前列醇)或联合使用孕酮拮抗剂(米非司酮),以实现药物排空的作用。推荐米索前列醇的剂量是单次使用800μg[1],有效率波动于13%~96%,影响成功率的因素较多,包括流产的类型、妊娠囊大小、总剂量、持续时间、使用米索前列醇的方式[2]。阴道使用米索前列醇有效率高,副作用少。药物不良反应有恶心、呕吐、腹泻、轻度发热。有心脑血管病史的患者需要慎用。并发症有感染(2%)和大出血需要输血(0.1%)。药物治疗后3周测尿妊娠试验,如果期间症状加重,则回到提供专科治疗的医疗机构,考虑选择替代方案。

手术治疗

稽留流产女性行手术治疗前需要检查血常规、血型和RH抗体,提供包括沙眼衣原体和细菌性阴道病在内的感染筛查。吸出的妊娠组织物需要送病理检查,以确定妊娠,排除滋养细胞疾病。

最近一项系统性回顾研究,旨在比较早期妊娠稽留流产采用期待治疗和手术治疗的安全性和有效性[18],7项随机对照研究,纳入1521名女性。期待治疗组在2周(RR 3.98;95% CI 2.94~5.38)或6~8周时(RR 2.56;95% CI 1.15~5.69)较容易发生不完全流产。期待治疗组需要非计划手术治疗的情况更多(RR 7.35;95% CI 5.04~10.72)。期待治疗组中平均28%需要手术治疗,而手术治疗组中平均4%需要再次手术治疗。期待治疗组失血的时间更长(平均差1.59;95% CI 0.74~2.45),而且需要输血的情况也更多(RR 6.45;95% CI 1.21~34.42)。两组感染的发生率相似(RR 0.63;95%CI 0.36~1.12),各类心理评估结果也相似。作者得出的结论是,期待治疗导致不完全流产的风险更高,需要准备非计划(或额外)手术清宫和输血;两组的感染风险和心理评估结果相似;期待治疗的花费更低。这两种治疗方法都没有优势[18]。

流产合并败血症

需要紧急住院，尽快静脉输入广谱抗生素。一旦感染受控，最好在超声引导下谨慎地完成清宫。

需要为所有接受手术治疗流产的RH阴性患者提供单剂量250 IU(50μg)抗D免疫球蛋白，单纯药物治疗流产、先兆流产或者完全流产则不需要使用[1]。

复发性流产

定义

复发性流产(RM)的定义一直存在着争议，在欧洲人类生殖学会(ESHRE)、美国生殖医学学会(ASRM)、英国皇家妇产科学院(RCOG)等地各有不同的定义。最近，反复妊娠丢失(RPL)这一术语已经被采纳。ASRM把RPL定义为：与不孕不同，是指2次或2次以上的妊娠丢失[19]。国际辅助生殖技术监测委员会和WHO共同修订的辅助生育技术术语中，把复发行流产定义为2次或2次以上临床妊娠发生的自然丢失[20]。ESHRE的早期妊娠专家组曾经把复发性流产定义为连续3次以上早期妊娠的临床丢失或连续2次流产，然而，近期修订中把RPL定义为2次或2次以上妊娠丢失[21-23]。RCOG把复发性流产定义为3次或3次以上连续的妊娠丢失[24]。这些定义上的差异很重要，因为连续2次早期妊娠丢失的女性与连续3次流产相比较，获得再次成功妊娠的机会更高。招募连续2次流产女性进行复发性流产的研究是相对容易的，与严格定义为"连续3次流产"的研究相比较，前者对照组(非治疗组)获得成功妊娠的概率较高。因此，在解读研究数据时，要记得先看定义。

流行病学

育龄女性发生偶发性流产比较常见，概率为12%~15%。与其相比，复发性流产是相对罕见的，仅1%~3%的计划妊娠的夫妻发生。与偶发性流产不同，复发性流产患者由于反复自然流产造成夫妻双方严重的心理负担，给接诊的临床医生带来严峻的挑战。然而，其发病率较统计数据中连续发生的偶发性流产更高，说明需要一种特殊的病理生理学类型进行统计分析。复发性流产患者在整个妊娠期的生殖能力较差，不良妊娠结局的发生率较高，例如，早产、胎儿宫内生长受限、妊娠晚期发生先兆子痫。

复发性流产与多种疾病相关，而且关联的强度各不相同。与复发性流产相关的最重要原因分别是胚胎染色体核型异常和APS，其他原因有：内分泌异常、自身免疫性疾病、遗传性血栓形成倾向和子宫结构异常。

年龄[25]和流产次数是与复发性流产患者相关的两个最重要的高危因素。其他与患者相关的危险因素还包括：肥胖[26]、暴露于有毒物质，如吸烟、酗酒，甚至越来越多人认为咖啡因与复发性流产相关。

与反复妊娠丢失相关的即时和长期后遗症常常被低估，包括焦虑、抑郁、创伤后应激障碍和人际关系障碍[27-28]。

相关因素

对复发性流产进行相关研究时发现，约50%的患者患有潜在疾病。常见病因包括遗传、内分泌、自身免疫性疾病、血栓形成和子宫结构异常。然而，除了胚胎染色体核型异常、抗磷脂综合征和子宫结构异常，其他疾病与复发性流产的相关性较弱，如内分泌、自身免疫性疾病和遗传性血栓形成。

遗传学

与偶发性流产相似，复发性流产尤其是反复早期流产的最常见原因是胚胎染色体异常[29-30]。复发性流产患者常见的异常核型有：21三体、16三体和18三体，还有三倍体和X单体[31]。复发性流产患者检测胚胎染色体核型不仅可揭示潜在的病因，对再次妊娠获得活产有较好的预测价值[29,31,32]。最近针对复发性流产测出非整倍体胚胎的患者，在随后的妊娠中，生育结局更好。提示，先进行胚胎染色体核型分析，当胚胎染色体核型为整倍体时，筛查常规相关联的疾病(如内分泌疾病、血栓形成倾向、抗磷脂综合征)[33-34]。常规先行胚胎染色体核型分析，可以使真正的不明原因的复发性流产发病率从50%下降至24.4%[29]。

夫妻双方染色体核型检查可以排除平衡易位或罗伯逊易位，但尚未证实其成本效益[35]。ASRM推荐筛查夫妻双方染色体核型[36]。RCOG推荐仅在胚胎染色体核型结构不平衡时才进行夫妻双方染色体检

41. Refaat B. Role of activins in embryo implantation and diagnosis of ectopic pregnancy: a review. *Reprod Biol Endocrinol* 2014;**12**:116.
42. Lekovich J, Witkin SS, Doulaveris G, et al. Elevated serum interleukin-1beta levels and interleukin-1beta-to-interleukin-1 receptor antagonist ratio 1 week after embryo transfer are associated with ectopic pregnancy. *Fertil Steril* 2015;**104**:1190–94.
43. Skubisz MM, Horne AW, Johns TG, et al. Combination gefitinib and methotrexate compared with methotrexate alone to treat ectopic pregnancy. *Obstet Gynecol* 2013;**122**:745–51.
44. Horne AW, Skubisz MM, Doust A, et al. Phase II single arm open label multicentre clinical trial to evaluate the efficacy and side effects of a combination of gefitinib and methotrexate to treat tubal ectopic pregnancies (GEM II): study protocol. *BMJ Open* 2013;**3**:e002902.

第40章

月经周期

Lucy H.R. Whitaker, Karolina Skorupskaite, Jacqueline A. Maybin, Hilary O.D. Critchley

引言

女性生殖系统包括下丘脑-垂体-卵巢(HPO)轴和生殖道(输卵管、子宫、子宫颈和阴道)。

该系统的主要功能是产生卵子,使其受精和着床,并且孕育和安全娩出胎儿。月经周期是促进女性生殖系统发挥其最初阶段作用的关键。

为什么女性会有月经

月经不是一个普遍存在的过程,所有有胎盘的雌性哺乳动物都有一层子宫内膜,在生育期处于容受状态,但月经主要限于灵长类动物、几种蝙蝠和象鼩。在没有月经来潮的物种中,发情周期之后是"隐性月经",其中子宫内膜被完全重吸收。目前还无法完全理解一个系统相对于另一个系统的优势所在。起初,认为月经是对抗精子携带病原体的进化防御[1],或者是源于维持子宫内膜的能量消耗超过了子宫内膜脱落和重建的能量消耗[2]。然而,目前的假说认为蜕膜反应是月经的先决条件。蜕膜反应是子宫内膜间质细胞转化为具有滋养胚胎能力的特殊蜕膜细胞的过程。有月经的女性受精前会出现蜕膜反应,相反,无月经的哺乳动物只有在胚胎着床时才会出现蜕膜反应。蜕膜反应被认为有利于健康胚胎的胎盘植入,从而促进了有月经物种子宫对胚胎的选择[3]。

为什么月经成为一个近代问题

月经和月经失调的影响在某些方面非但没有减少,反而增加了。这是由于月经频率增加,继发于月经初潮提前,产次减少(部分是由于采取避孕措施),以及哺乳期闭经的减少。我们的女性祖先一生大约来40次月经[4-7],但是在现代工业化国家,一个女人一生大约会有450次月经[8]。虽然家庭规模缩小对产科有显著好处,但缺点是对于女性及其临床医生,月经失调已经成为一种相对近代的现象。对这些常见临床症状的评估和循证医学治疗是基于对月经生理学的理解。

月经生理学

月经周期的生理学可以从不同的层面来考虑:下丘脑、垂体、卵巢和子宫内膜(图40.1)。肽类和甾体类激素通过在这些水平之间的相互影响和反馈来调节月经。月经周期的主要激素是促性腺激素释放激素(GnRH)、卵泡刺激素(FSH)、黄体生成素(LH)、雌激素(主要是雌二醇)和孕酮(表40.1)。内分泌系统的功能受生殖各阶段影响。

下丘脑-垂体对卵巢功能的调节

月经周期的经典模型从下丘脑和促性腺激素释放激素GnRH开始(图40.2)。内侧-基底下丘脑弓状核和下丘脑腹侧视前区的神经元产生和释放出GnRH。它通过轴突运输释放到垂体门静脉系统的毛细血管中,输送到垂体前叶,GnRH刺激促性腺激素合成和分泌,包括LH和FSH。

GnRH是以脉冲方式分泌的,这是实现包括青春期成熟和生育能力在内的正常成人生殖功能的绝对先决条件[9-10]。GnRH分泌的频率和幅度因生殖阶段和整个月经周期而异。在月经周期正常的女性中,

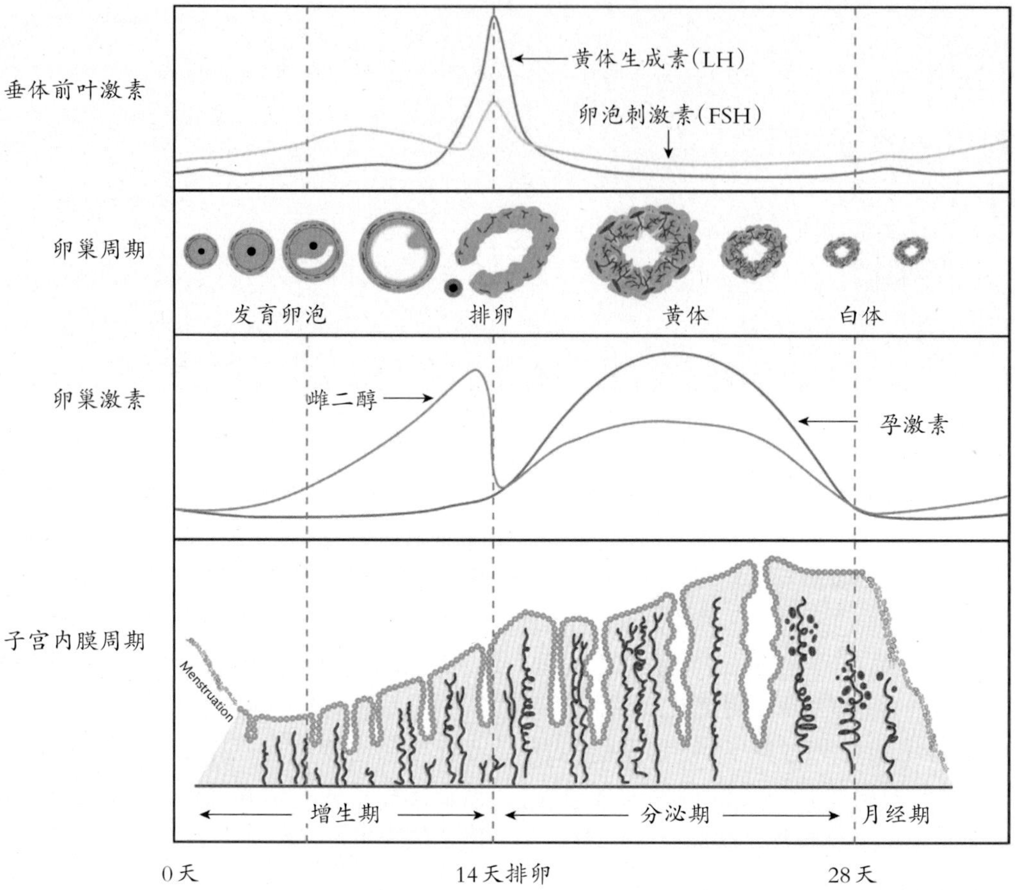

图40.1 整个月经周期中垂体和卵巢激素,以及卵巢和子宫内膜反应的示意图。

表40.1 月经周期的主要激素

	来源	类型	结构
促性腺激素释放激素	下丘脑(视前区)	十肽	10个氨基酸
卵泡刺激素	垂体前叶(促性腺激素)	糖蛋白	204个氨基酸
黄体生成素	垂体前叶(促性腺激素)	糖蛋白	204个氨基酸
雌二醇	卵巢(颗粒细胞) 肝脏,肾上腺,乳房和脂肪组织	性类固醇	18个碳原子 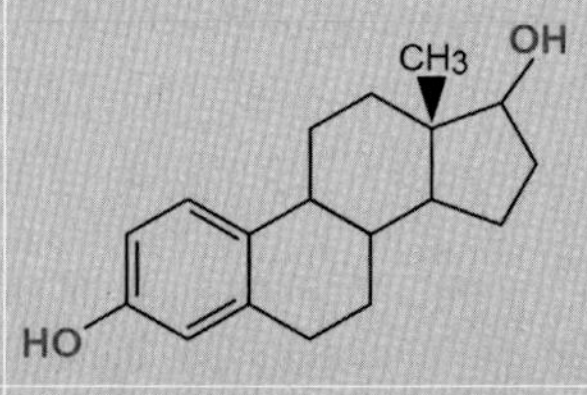
孕酮	卵巢(卵泡膜细胞,黄体) 肾上腺	性类固醇	21个碳原子 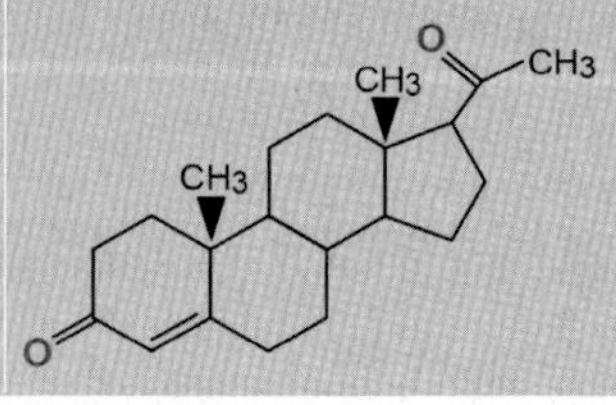

GnRH脉冲的振幅很低，但是在卵泡期，它们的频率增加，至卵泡晚期每60分钟1次。高的GnRH脉冲频率有利于LH的释放，LH也在GnRH脉冲中分泌，在排卵所需的卵泡晚期中，LH比FSH占优势。另一方面，黄体期GnRH的脉冲式分泌特征是高振幅和低频率（大约每216分钟1次）。低频率的GnRH脉冲性刺激以FSH主要构成的促性腺激素分泌，并在卵泡发育所必需的黄体期和早期卵泡阶段超过LH占主导地位。相反，持续暴露于GnRH（如给予GnRH类似物）会导致促性腺激素脱敏，抑制LH和FSH分泌。由于外周循环中的GnRH半衰期短（<3分钟），因此很难对其进行测量，而且在人类门静脉血液中测量GnRH于伦理和实践上都是不合理的。因此，外周循环中脉冲式分泌的LH仍然是一种得到充分验证而广泛使用的GnRH分泌替代检测物。

当GnRH与其同源的GnRH受体（G蛋白耦联受体）结合时，它激活磷脂酶C并招募次级细胞内信使、三磷酸肌醇（IP3）和二酰甘油（DAG），后者又介导细胞内钙的释放。这会放大下游信号级联，导致LH和FSH的转录和翻译。

LH通过与卵巢中的卵泡膜细胞结合，刺激雄激素的产生，雄激素是雌二醇的激素前体；FSH促进卵泡生长，激活芳香化酶，并诱导颗粒细胞上LH受体的表达，为排卵前LH激增做准备。颗粒细胞也产生抑制素B。

在月经周期中，GnRH和促性腺激素的活性受到卵巢反馈循环的高度调节。在卵泡期，雌激素在下丘脑水平发挥负反馈而抑制LH和FSH的分泌。抑制素B更是高选择性地抑制FSH的分泌。然而，在卵泡晚期，雌激素对FSH和LH负反馈转变为正反馈，最终形成排卵所需的排卵前LH激增（以及较小程度的FSH升高），但这个机制目前尚不清楚。排卵后，黄体中的孕酮介导负反馈，减缓GnRH的脉冲频率，进而降低LH的分泌。在黄体期，抑制素A也抑制FSH水平。在没有妊娠的情况下，随着黄体的退化，甾体类激素分泌下降，从而性激素负反馈解除，进而形成月经和刺激FSH分泌。

HPO轴的青春期前发育和月经初潮

卵巢生殖细胞（卵原细胞）在妊娠25天左右出

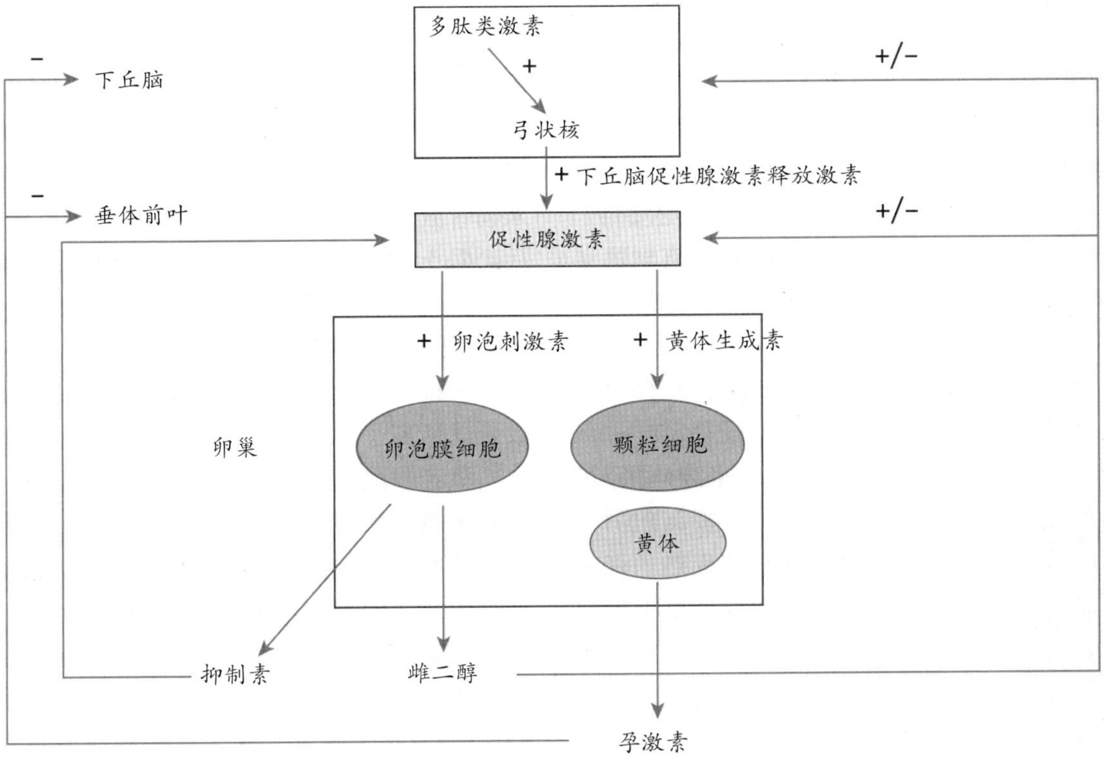

图40.2 下丘脑-垂体-卵巢轴。下丘脑促性腺激素释放激素（GnRH）向垂体前叶发出信号，进而诱发卵泡刺激素（FSH）和黄体生成素（LH）的分泌。这些激素刺激卵巢产生雌二醇和孕酮来调节子宫内膜功能。GnRH和促性腺激素信号由负反馈和正反馈性甾体激素环路严格调节，并由其他下丘脑神经肽（如Kisspeptin）进一步调节。

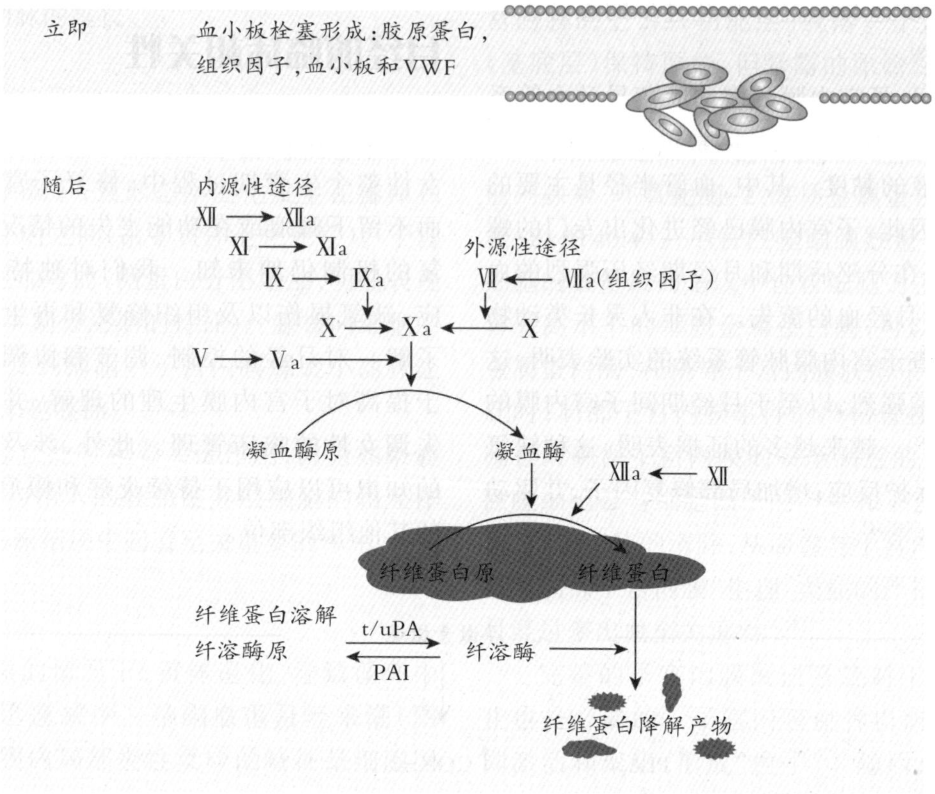

图40.5 内源性和外源性凝血途径导致纤维蛋白凝块的产生和止血。激活纤维蛋白溶解是必要的,以分解纤维蛋白凝块。这些途径的扰乱可能导致AUB-C。[Reproduced from JA Maybin and HO Critchley, Menstrual physiology: implications for endometrial pathology and beyond, Hum Reprod Update 2015;21:748-761(https://creativecommons.org/licenses/).]

怎样才能研究月经生理?

人体研究

子宫内膜组织

女性经常因良性疾病接受子宫切除术。这些包括异常子宫出血(AUB)、有症状的子宫肌瘤和子宫脱垂。在知情同意的情况下,患者可以(匿名)将多余的组织样本捐献给常规组织学实验室(分子和细胞生物学)进行研究。对这种子宫/子宫内膜组织进行钻研性的实验研究,以进行详细的形态学评估、用免疫组织化学进行蛋白质定位,以及提取用于研究基因表达的核糖核酸(包括基因芯片和更复杂的测序)。此外,可以使用组织采样器获得子宫内膜,该组织采样器允许在不同时间点连续收集来自同一个体的组织,从而在无须切除子宫的情况下对体内治疗的效果进行评估。

子宫内膜细胞

从子宫内膜组织样本中提取上皮细胞和间质细胞并进行体外培养。这为探索体外治疗机制提供了机会。细胞可以单独培养或共同培养,这样允许研究细胞类型之间的旁分泌作用和模拟体内环境。

无创成像——超声、CT和MRI

影像学在妇科领域已经很成熟。高分辨率经阴道超声扫描有助于评估卵泡的发育和释放,以及研究子宫内膜厚度对循环甾体激素的反应,发现可以导致月经紊乱的子宫肌层疾病(如子宫肌瘤和子宫腺肌病)。CT扫描较少用于月经生理的研究,但高分辨率MRI允许对生殖系统进行非侵入性和非电离辐射性评估,并有机会研究随时间的纵向变化。MRI的发展模式,如弥散、动态对比和分别评估水含量和血流的功能成像,正在提高我们对子宫/子宫内膜动态变化的认识。

动物模型

对人类进行研究有许多伦理和实践上的限制。为了获得关于月经生理的深刻数据，以便进一步转化为临床应用，月经的动物模型是必要的。

非人灵长类动物（恒河猴）

远古灵长类动物有自然形成的月经，但这种非人灵长类动物模型的主要贡献在于能够排除动物/女性之间自然发生的激素波动。研究者切除动物的卵巢，然后连续给予雌二醇和孕酮来模拟人类的增殖期和分泌期。孕酮撤退使月经以一种可预测的方式来潮[35]，这对于实验数据收集很有吸引力。这种激素暴露的均匀性允许数量较少的动物产生同样精确的实验数据，这比人体研究更具有显著优势。

模拟月经的小鼠模型

一个没有自然月经的物种并不能立即成为研究月经机制的直接模型。然而，通过切除卵巢、连续给予激素和向子宫内注入油以促进子宫内膜蜕膜反应来模拟小鼠的月经周期，会导致类似于月经出血的过程。现已存在对这种模型的各种改进，包括使子宫内膜蜕膜反应的假孕[36-38]。作为一种实验模型，小鼠具有主要的优势：繁殖时间短以限制成本，实验室试剂的易得性，以及能够容易地进行基因修饰，从而获得明确的实验结果。这些模型证实并增加了我们对月经和子宫内膜功能的认识。

月经病理学概述

月经周期的病理紊乱主要反映在月经出血模式的改变，现在总称为异常子宫出血（AUB）。此外，月经初潮的开始可能提前也可能推迟，而月经最终的停止也是如此。

异常子宫出血

慢性AUB被定义为“在过去6个月的大部分时间里存在月经的出血量、规律性和（或）月经出血时间不正常”[39-40]。

正常出血模式是指那些被认为在5%~95%的出血模式[39-40]（表40.2）。对于月经出血量而言，>80mL被视为异常。然而，在临床实践中，对损失的客观测量是多余的，而是使用一种更以患者为中心的方法来定义月经过多：“干扰女性身体、社会、情感和/或物质生活质量的过多经血损失”[41]。

异常子宫出血的分类

国际妇产科学联合会（FIGO）对AUB的病因进行了系统分类，用首字母缩写概括为PALM COEIN（表40.3）[40]。

PALM代表了AUB的结构性病因，COEIN代表非结构性病因。建议废用功能失调性子宫出血（DUB）这一术语。“DUB”通常由AUB-C、AUB-O或AUB-E组成。

除了使命名和定义标准化，还希望AUB的“PALM COEIN”分类系统将为临床评估和诊断提供一种结构化的方法。此外，根据病因规范划分患者群体，可以促进研究和荟萃分析。

AUB最常见的类型是月经过多。这是一种常见的情况，影响到20%～30%的育龄女性，在英国，这可能是女性转诊到妇科服务机构的最常见的第4种原因[42]。对于出血不可预测的患者，可能存在排卵性、医源性或“未分类”的原因或可能存在结构异常，如息肉或潜在的恶性肿瘤；典型的AUB-A、AUB-L、AUB-C和AUB-E的患者具有可预测的月经过多。

表40.2 月经参数的建议正常限值

临床参数	术语	正常范围（5%～95%）
月经周期频率	频发	<24天
	规律	24～38天
	稀发	>38天
月经周期的规律性（近12个月周期之间变化）	闭经	无出血
	规律	波动±（2～20）天
	不规律	波动>20天
月经持续时间	延长	>8天
	正常	4.5～8天
	缩短	<4.5天
月经失血量	量多	>80mL
	正常	5～80mL
	量少	<5mL

Adapted from Fraser IS, Critchley HO, Broder M, Munro MG. The FIGO recommendations on terminologies and definitions for normal and abnormal uterine bleeding. Semin Reprod Med. 2011; 29(5):383-390.

恐惧。

• HMB对女性和社会的影响：多项研究均证实HMB对女性生活产生了全方位的影响，包括性生活、身体活动、工作效率、睡眠模式、家庭效率、外出旅行能力、社交生活、饮食，以及与配偶和孩子的关系等均有明显的不利影响。

这些不利影响不可避免地影响经期女性周围的人、干扰其正常的社会角色，降低其社会"生产力"。这种常见症状每月发生，持续数天，极大地影响了女性在社会中的总体生产力，并使HMB女性的生活质量下降。英国国家健康与护理高级研究所关于HMB的指南[7]中明确强调，提高女性生活质量应该是HMB治疗的主要目标。

AUB的原因(FIGO PALM-COEIN体系对育龄期女性AUB的病因分类)

FIGO系统将AUB的主要原因分为两组："结构性"原因，可以通过盆腔超声、MRI或直接进行可视化成像的病变，以及无法"成像"的"非结构性"原因。这些原因由PALM-COEIN表进行说明(框41.6)。

结构性病变(PALM)

• AUB-P：子宫内膜息肉或宫颈息肉，通常会导致经间期出血，有时还会导致HMB。

• AUB-A：子宫腺肌病，通常与其他病因共存，可能导致HMB和盆腔疼痛。

• AUB-L：平滑肌瘤，这是月经期每天均大量出血的一个最常见病因。

• AUB-M：子宫内膜增生或恶性肿瘤，可导致不规则的轻度或重度出血。

非结构性原因(COEIN)

• AUB-C：凝血障碍是与遗传相关的因素，可导致大量月经出血。血友病是中度HMB的常见原因。

• AUB-O：排卵障碍，是异常出血(轻度或重度)的常见原因，尤其是在青春期和围绝经期。

• AUB-E：原发的子宫内膜病变，其所致的AUB主要与分子通路的内膜局部紊乱或轻度慢性感染(如衣原体感染)相关。"HMB"的大部分研究是在AUB-E女性中进行的。

• AUB-I：医源性原因，多种药物会导致不规则、轻度、重度或长时间出血。停药通常会迅速纠正AUB。宫内节育器也是AUB的一个重要医源性病因。

• AUB-N：未分类，尚未被明确定义或不易归入其他类别的罕见原因。如罕见的子宫内动静脉畸形等。

PALM-COEIN体系的灵活性表现为允许在需要时增加更加详细的诊断。对于AUB-L来说尤其如此，子宫不同部位的肌瘤，以及记录与子宫内膜的不同关系可能对AUB的症状和治疗产生非常不同的影响。该分类系统还允许对同一患者的多个病因进行识别和分级，允许通过新的研究修改其分类细节，并且要求进行每3年1次的内部审查。

并非所有的生殖道出血都是子宫出血

前面章节专门讨论了与"子宫"有关的出血，因为这是生殖道出血最常见且可能最复杂的方面。然而，外阴、阴道或子宫颈引起的异常出血并不少见，通常应在询问病史和盆腔检查时注意排除这类异常。另外，我们不应忽视盆腔恶性肿瘤导致异常出血的可能性。此外，也需注意排除未确定的早期妊娠，它也可以引起类似AUB的症状。

辅助检查

对于大多数的AUB患者，不需要进行大量的辅助检查。临床处理的关键通常是明确其月经模式特征和相关生活方式(例如，吸烟或宫颈感染等危险因素)的"详细临床病史"，以及临床检查，包括双合诊和窥器检查。具体的临床检查应包括以下内容(框41.7)：

框41.6 PALM-COEIN体系：育龄期女性异常子宫出血的根本原因

结构性原因

• AUB-P：子宫内膜或宫颈息肉。
• AUB-A：子宫腺肌病。
• AUB-L：平滑肌瘤。
• AUB-M：子宫内膜增生或恶性肿瘤。

非结构性原因

• AUB-C：凝血血栓性疾病。
• AUB-O：排卵障碍。
• AUB-E：原发性的子宫内膜异常。
• AUB-I：医源性。
• AUB-N：未分类。

1. 全血细胞计数，主要用于评估贫血和血小板计数。

2. 血涂片，以查看可能存在的小细胞低色素性红细胞和网织红细胞。

3. 铁缺乏相关检查，包括血清铁蛋白和血清转铁蛋白饱和度（见框41.5）。我们认为，大多数国家对铁缺乏的诊断不足。

4. 如果近期未做宫颈细胞学涂片，盆腔检查应该包括此项。盆腔检查可以评估外阴、阴道或子宫颈外可触及或可见的病变，并提供相关压痛的信息。

5. 经阴道超声检查已成为评估AUB的主要技术。盆腔超声检查已成为一项综合的技术，理想情况下需要由专家进行。使用先进设备并由专家评估的高质量超声检查可以发现盆腔病变及其结构的细节，而没必要再做其他类型的检查或内镜检查。通过将生理盐水注入子宫腔可以清晰地勾勒出子宫内膜表面和浸润性病变的轮廓。彩色多普勒超声可以提供子宫内膜息肉、肌瘤或其他结构的血管分布的证据，并可能发现罕见的动静脉畸形。

单纯的经阴道超声检查在评估子宫内膜息肉时误差较大，当可能存在息肉时应辅以超声宫腔造影，除非在彩色多普勒超声下清晰地观察到息肉中的滋养血管。

6. MRI可以提供非常清晰的大多数盆腔结构图像，并且可以比超声更清晰地评估结构性病变，例如，子宫肌瘤或子宫内膜异位症/子宫腺肌症。然而，MRI昂贵且不易预约，并且对于相对明确的功能障碍性的AUB来说是不必要的。

7. 宫腔镜检查是可视化检查宫腔内病变的重要工具，可以同时行病变切除或者活检并明确其病理。如果条件允许，可以在门诊进行无麻醉的宫腔镜检查。

8. 其他可能的检查包括凝血功能障碍的初步筛查。一份简单、具体、三问的问卷通常会明显提示是否需要进行凝血功能的实验室检查（框41.8）。

9. 少数中心扩大了这些检查的适用范围，将其以“一站式服务”的形式提供给新就诊的患者，在第一次就诊时就完成所有的相关检查，并迅速制定明确的治疗策略。

框41.7 AUB的进一步检查

- 全血细胞计数，包括血红蛋白、血涂片。
- 铁缺乏相关检查（铁蛋白；转铁蛋白饱和度）。
- 巴氏涂片。
- 阴道拭子/衣原体和淋球菌PCR。
- 盆腔/经阴道超声（常规项目）。
- MRI（很少需要）。
- 宫腔镜检查（单纯检查或者合并其他手术操作）。
- 诊断性腹腔镜检查（单纯检查或者合并其他手术操作）。

AUB的治疗

治疗目的

急性且严重的HMB及较常见的慢性又不太严重的HMB需要的是完全不同的治疗方法。

急性且严重HMB的处理

面对急性且严重的生殖道出血的女性时，需要紧急询问病史并行盆腔检查，并采取紧急措施，在防止进一步失血的同时维持循环系统稳态（框41.9和框41.10）。上述处理均应同时遵循“血液管理”原则（参见“慢性HMB的管理”）。

慢性HMB的处理

在大多数西方国家，“慢性”HMB表现比“急性且

框41.8 一份简单的调查问卷，可用于评估主诉月经出血过多的女性患有潜在凝血功能障碍性疾病的可能性

包含以下任何一项即视为筛查阳性

- 从初潮开始的HMB
- 以下之一：
  - 产后出血。
  - 手术期间出血过多。
  - 牙科手术出血。
- 以下症状中的两个或多个：
  - 每月1~2次明显瘀伤。
  - 每月1~2次鼻出血。
  - 牙龈经常出血。
  - 出血症状的家族史。
- 筛查结果呈阳性的患者应由血液学专家进一步评估。

Source data from Kouides PA, Conard J, Peyvandi F, Kadir R. Hemostasis and menstruation: appropriate investigation for underlying disorders of haemostasis in women with excessive menstrual bleeding. Fertil Steril 2005;84:1345-49.

种技术不一定能阻止术后新发肌瘤的生长。

预后

AUB患者，或更具体地说HMB患者，其预后与出血的潜在原因(PALM-COEIN)、严重程度及针对性治疗的有效性密切相关。因此，每例患者的预后是个体化的。如果根本的病因没有得到充分有效的治疗，大多数患者的症状在几年内会渐渐加重，直至绝经。

总结

本节主要关注了HMB，因为这是最常见也最危险的AUB情况，并且经常伴有盆腔疼痛。与HMB相关的主要危害是持续缺铁和持续缺铁性贫血。许多医生不知道没有导致贫血的缺铁在经期女性中如此普遍，而它对临床症状的影响与贫血同样重要。因此，在进行减少出血或止血的治疗同时，需要积极治疗缺铁。

闭经(月经缺如)和痛经(与月经有关的盆腔疼痛)简介

闭经和痛经是两种常见的症状，出现在月经周期症状谱的两端。闭经通常被理解为在该有月经的时间完全没有月经出血。因此，经常伴发AUB的围绝经期症状很少发生在这些女性身上。痛经是指伴随月经而来的盆腔疼痛。这两种症状在育龄女性中很常见，但根据定义，这两种症状不会同时发生在同一患者身上。这两种疾病的正确管理都需要对生殖道的解剖学、生理学和更深层次的病理生理学有充分的了解。

框41.12 需要外科手术治疗的子宫大量出血的病例

- 在过去的20年中，大多数国家的良性妇科手术已大幅减少(约50%)。
- 现在手术通常仅限于结构性病变(PALM)。
- 子宫切除术现在通常在腹腔镜下进行，除非存在巨大的结构性病变。
- 子宫动脉栓塞术在一些中心用于治疗单个肌瘤。
- 子宫内膜切除术对于AUB-E和AUB-C非常有效。
- 现代腹腔镜手术需要高级内镜培训。

闭经的定义

闭经是一种非常特殊的月经紊乱类型：月经在该来的时间没有来。该术语的字面意思是不流血或停止流血，而且需要持续一定时间。闭经可分为两个不同的类别：

• 原发性闭经：在正常青春期应该自然来月经时无月经来潮。如果在15岁时仍未来潮，则应进行检查。原发性闭经分为两种类型：

年轻女性在正常年龄出现其他青春期的症状和体征，例如，乳房和阴毛发育，但在15岁之前没有来月经，那么她需要进行“月经延迟”原因的检查。

青春期尚未出现青春期症状和体征的年轻女性，需要接受的是“青春期延迟”检查，这项检查通常应该在15岁之前开始。

• 继发性闭经：既往有过月经的女性至少6个月没有月经来潮。

其他3个与此处相关的术语：

• 月经稀发：此类别过去称为“月经过少”，但现在已不再用该术语。这个术语通常用于月经周期很长的女性。正常月经周期的上限为38天。超过这个天数分别是轻度(>38天)、中度(>50天)或严重(>90天)的月经稀发。此症状若合并继发性闭经，应以相同方式进行检查。

• 生理性闭经：这是指生理状态下的没有月经的情况，青春期前、绝经后、妊娠和母乳喂养(哺乳期)。

• 药物性闭经：由服用某些药物或进行某些外科手术导致的月经停止(框41.13)。

原发性闭经的病因

原发性闭经通常由体质性延迟、遗传因素或流出道阻塞引起，例如，处女膜闭锁、阴道横隔或宫颈阻塞(框41.14)。体质性延迟的特征是骨骼生长延迟，是青春期延迟和月经延迟的常见原因之一。糖尿病、肾功能不全和甲状腺疾病等慢性疾病和恶性肿瘤及其治疗等均导致月经异常。

原发性闭经的病史和体格检查

详细的病史询问，明确第二性征的出现及其出现时间或缺失是必不可少的。应详细询问既往史和现病史，如甲状腺疾病、肾病、糖尿病、恶性肿瘤和治疗方法。应询问其社会史、生活压力、过度运动、体重

框41.13 药物性闭经

药物

- 连续服用复方口服避孕药。
- 左炔诺孕酮宫内节育系统。
- 孕激素皮下植入物和注射剂。
- 服用某些抗抑郁药/抗精神病药。
- 服用某些抗高血压药。
- 许多化疗药物。

手术干预

- 子宫内膜破坏性技术,例如,消融或切除术。
- 子宫切除术。

变化、厌食症或贪食症的相关病史及详细的家族史。

对原发性闭经女性的检查包括记录生长、BMI和青春期阶段。评估乳房和阴毛发育的Tanner分期系统通常用于与正常人群比较第二性征的发育情况。除了这些检查外,对有性生活的患者进行盆腔检查也是必要的。

原发性闭经的辅助检查

经过全面的病史和检查后,患者可分为两类——青春期延迟者(第二性征尚未发育或部分发育)和青春期正常者(图41.1和框41.15)。

青春期延迟的检查和鉴别诊断

第二性征未发育或不明显的患者,首先要检查血清卵泡刺激素(FSH)水平。通常在初诊时,检查FSH的同时检测其他相关的内分泌激素,包括黄体生成素(LH),雌二醇,泌乳素,促甲状腺激素(TSH),血清游离三碘甲状腺原氨酸(FT3),血清游离甲状腺素(FT4)。

如果FSH低,则鉴别诊断应当包括:导致下丘脑开启GnRH脉冲分泌功能延迟的器质性病变和所有引起下丘脑功能异常的病因,如厌食,暴食和各类慢性或全身性疾病。这类疾病均可诊断为低促性腺激素性性腺功能减退症。目前研究在原发性GnRH缺陷的患者中确定了多个相关的基因突变,如KAL1、FGFR1和GNRHR[11]等。携带这些突变的患者可能在闭经的同时存在其他症状。Kallmann综合征是一种罕见但识别度很高的疾病,它是由GnRH分泌的神经元未能由胎儿期所在的额皮质迁移至成人期所在下丘脑部位导致的。这一类患者额皮质内的嗅觉神经元发育异常,因此,在闭经的同时合并先天性的嗅觉缺失。

如果患者血清FSH和LH升高(高促性腺激素性

框41.14 闭经的常见病因

- 下丘脑功能异常
  - –过度运动锻炼。
  - –体重急剧下降,神经性厌食。
  - –罕见的下丘脑疾病。
- 垂体功能异常
  - –高泌乳素血症。
  - –垂体腺瘤。
  - –药物性。
- 口服避孕药
- 服用抗抑郁药
- 服用降压药
- 卵巢功能异常
  - –多囊卵巢综合征。
  - –绝经/更年期。
  - –早发性卵巢功能不全。
- 自身免疫
- 内分泌
- 化疗,放疗
- 感染
- 遗传
- 生殖腔道(子宫、宫颈和阴道)异常
  - –米勒管发育不全。
  - –宫腔内瘢痕。
  - –宫腔感染。
  - –阴道横隔。
  - –宫颈狭窄。
- 生理性
  - –青春期前。
  - –妊娠。
  - –哺乳期。
  - –绝经。
- 其他
  - –甲状腺疾病。
  - –慢性系统性疾病。

框41.15 评估原发性闭经的两个关键问题

- 完全没有正常青春期发育的体征(青春期延迟)。
- 有青春期正常发育的体形改变和正常的乳房和阴毛发育(月经来潮延迟)。

其他病因

一些不常见的病因也会导致闭经。甲状腺功能亢进或减退能够导致闭经，可表现为原发性或者继发性闭经。适当的辅助检查常能发现甲状腺功能异常，建议这类患者转至内分泌专科医生处就诊治疗。纠正甲状腺功能的治疗可以恢复正常月经周期。

继发性闭经的诊断流程

继发性闭经的诊断首先要排除妊娠，尽管患者已经闭经较长一段时间，但也会有“意外发生”。尿检或者血β-hCG检测就可以简单做出判断。若结果为阴性则需进行详细的病史问诊和检查。

详细的病史有助于诊断继发性闭经

详细的病史通常是明确诊断的基础。闭经持续的时间和近期可能存在的加重闭经的因素（体重的变化、饮食、运动、应激）都很重要。详细的疾病史、手术史、妇科病史和家族史也很重要。有些信息需要根据特殊的体征和临床表现来寻找，如多毛、痤疮和不规则出血（PCOS），神经系统症状和视觉障碍（下丘脑-垂体疾病），雌激素缺乏的症状（POI），子宫手术（Asherman综合征），或溢乳（高泌乳素血症）。

继发性闭经的检查

体格检查应包括体重和BMI测定。针对PCOS、雌激素缺乏、溢乳、甲状腺疾病和其他全身性疾病的体征进行针对性的查体。

继发性闭经绝经的体格检查和检查方法

继发性闭经的检查规范见框41.18。

实验室检查

继发性闭经的基本实验室检查项目列于框41.19。

泌乳素和TSH正常伴有FSH正常或偏低的患者可能是由下丘脑-垂体异常或者PCOS导致的闭经。PCOS患者的内分泌结果有时较复杂，可能伴有轻、中度的血清泌乳素水平升高。下丘脑性闭经患者的FSH偏低但常高于LH水平，而PCOS患者的FSH比LH低。

FSH显著升高伴有雌激素下降，以及潮热和阴道萎缩的症状提示POI。

泌乳素升高可能由应激、饮食、运动或其他全身疾病引起，因此，首次发现泌乳素升高应当先予复查。泌乳素>50μg/L（或500IU/L）就需要行影像学检查。TSH测定适用于所有需排除甲状腺疾病（特别是甲状腺功能减退）的患者，确保患者及时接受正确的内分泌诊治。

显著升高的睾酮提示PCOS或一种罕见的雄激素分泌肿瘤。

盆腔器官和垂体的影像学检查

超声是在现代妇科学中用途极广的影像学手段，特别是有助于发现PCOS（多发小卵泡）或卵巢功能衰退（很少或无小卵泡）的特征表现。它也有助于评估子宫的外观，大小和形态，子宫腔内的粘连。年轻无性行为的女性不适宜行经阴道检查，腹部超声也能检查到所有需检查的器官，但是清晰度较差且难以分辨。

泌乳素升高的患者需行下丘脑垂体MRI检查排除垂体腺瘤。推荐有神经系统体征或症状的患者行MRI或CT检查，确定是否存在可能导致局部破坏症状或组织损伤的垂体或下丘脑病变。

框41.18 继发性闭经的检查规范

体格检查（体重和BMI）；多毛、痤疮、溢乳、甲状腺等症状
- 实验室检查（见框41.19）。
- 影像检查（例如，经阴道超声，垂体MRI）。
- 遗传学检测。
- 宫腔镜检查（Asherman综合征）。

框41.19 继发性闭经的实验室检查

以下项目的血清学水平：
- β-hCG。
- FSH。
- LH。
- 泌乳素。
- TSH、FT3和FT4。
- 雌二醇。
- 硫酸脱氢表雄酮（DHEAS）和17-羟孕酮。
- 总游离睾酮（如果怀疑PCOS）。
- 其他（HbA1c，空腹血糖水平），全血细胞计数，多种生化分析20（MBA-20）。

基因检测

对于POI且无明确病因的患者，建议行特纳综合征和脆性X综合征的基因检测。在不久的未来，基因检测将成为原发或继发性闭经患者管理中更加重要的一个环节，其目的是发现罕见的家族遗传性致病基因。

宫腔镜

宫腔镜可用于宫腔粘连的诊断和治疗，可在超声引导下行宫腔镜探查子宫腔并进行粘连的分离。

继发性闭经的治疗

继发性闭经的治疗原则列于框41.20。

恢复月经周期

下丘脑性闭经需要优化生活方式从而恢复月经，包括增加（或减少）热量摄入、限制（或增加）能量消耗、营养咨询。此外，适当的检查、就诊专科医生、全身性相关疾病的治疗都非常重要并有助于恢复月经。

改善生育力

有多种方案可以用于诱导排卵，包括抗雌激素药物克罗米芬和他莫昔芬、芳香化酶抑制剂来曲唑，或者来用更复杂的现代助孕方案。宫腔粘连的治疗通常采用宫腔镜直视下的宫腔粘连分离术，辅以周期性的雌激素治疗促进子宫内膜上皮的增殖。

不良事件的预防

建议POI患者运用雌孕激素序贯的激素替代方法或者口服避孕药以预防骨质丢失。

可以针对多毛和痤疮等体征和症状进行高雄激素血症的治疗，而预防子宫内膜增生或子宫内膜癌、代谢综合征、肥胖等PCOS的远期影响也很重要。建议在专科医生的指导下使用螺内酯等抗雄激素类固醇或者含有醋酸环丙孕酮的口服避孕药进行抗雄治疗。

框41.20 继发性闭经的治疗原则

- 恢复月经周期
- 治疗基础疾病
- 改善生育力（保护或治疗）
- 预防疾病未治疗时发生的不良事件

与闭经相关的社会问题及社会观念的改变

在大多数地区，闭经（哺乳期的除外）的出现通常会引起恐惧，不受人欢迎。而某些文化坚信月经不但是人体内部自净的必要条件，也是确认生育潜力的必要条件。

新近的证据支持使用口服避孕药和其他激素阻止月经来潮的安全性和有效性，这也将引导那些在备孕前更倾向无月经生活女性的理念改变与期望。而对许多女性来说，药物性闭经将在处理一系列良性妇科疾病、改善生活质量、减少月经相关症状方面具有重大优势，并在改善避孕依从性方面具有益处。

痛经

痛经的定义

痛经（dysmenorrhoea）源自希腊语（dys，困难；meno，每月；rhoea，流动），临床上指与月经有关的盆腔疼痛症状，并常伴随其他症状如头痛、AUB、恶心、呕吐和昏睡。原发性痛经指的是在没有明确的盆腔"器质性"病变的情况下发生的月经疼痛，而继发性痛经是与"器质性"的盆腔疾病有关。

原发性痛经和继发性痛经的症状都有很大的变异性。"原发性"或"继发性"痛经的患者们都有不同类型的疼痛感。原发性痛经是青春期女性最常见的妇科疾病之一，通常在月经初潮后1年开始出现，与其开始发生排卵的时间一致，并在17～18岁达到高峰，其痛经症状在20岁之后或首次妊娠后有自发改善的趋势。

继发性痛经通常归因于可诊断的潜在的盆腔"器质性"病变，可以通过影像学诊断。继发性痛经往往发生在生育年龄的中后期；而子宫内膜异位症引起的痛经通常始于青少年时期。因此，详细的病史有助于区分原发和继发性痛经，也是确定恰当治疗方案的关键点。

痛经的概述和症状

原发性和继发性痛经是一种症状或者症候群，不同类型的患者会有不同的临床表现（框41.21）。因

痛经的病史、辅助检查和调查研究

病史

痛经的初步评估始于结构化的病史(框41.23)。这对于描述疼痛和确定可能的病因很重要。

检查

当病史提示有以下情况时,通常不需要体检:典型的原发性痛经和无性生活史的患者。包括双合诊和窥器检查在内的全面体检对于诊断评估继发性痛经十分有意义(框41.24)。

辅助检查

初步的辅助检查包括与感染相关的巴氏涂片和阴道拭子,这是盆腔检查的一个组成部分。接下来是高质量的经阴道超声,超声结果可能提示需要进一步的宫腔镜或腹腔镜干预(框41.25)。宫腔镜检查可以观察息肉的外观(子宫内膜和宫颈的息肉)、肌瘤、子宫内膜增生、子宫内膜癌(虽然子宫内膜癌通常不会出现盆腔疼痛),以及感染。

框41.23 与痛经有关的病史

- 疼痛的性质:
-位置。
-发作和持续时间。
-疼痛类型。
-严重性。
-加重/缓解因素。
- 一般病史。
- 月经史和性生活史。
- 家族史(子宫内膜异位症、肠道疾病、间质性膀胱炎、炎症性疾病和恶性肿瘤)。
- 对生活质量的影响。

框41.24 痛经的体格检查

- 一般情况、腹部检查。
- 盆腔检查——外生殖器检查。
- 评估病变、分泌物、压痛点。
- 双合诊——宫颈举痛、子宫大小、活动度、附件肿块/压痛,子宫骶骨结节。
- 窥器检查。
- 有或没有直肠检查。

原发性痛经的治疗

医疗管理

一份详尽的病史通常足以诊断原发性痛经。这些患者应该通过合理运用止痛剂进行治疗(严格说明这些止痛剂的使用方法),通常在全科医生的指导下进行治疗即可。在最初的治疗无效或患者依从性较差时可以寻求专家的帮助。好的治疗效果依赖于精准的症状定义,以及尽可能排除潜在的器质性病因。

温和镇痛药

对乙酰氨基酚(扑热息痛)和多种市售的磷酸可待因、多西拉敏或右旋丙氧芬联合用药可有效治疗轻度痛经。

前列腺素抑制剂(NSAID)

一系列前列腺素抑制剂可以对约90%的患者产生良好的临床效果。常用的NSAID包括布洛芬、萘普生钠、甲芬那酸和双氯芬酸钠。通常建议起始用双倍剂量,达到最初的疼痛控制;持续剂量通常是根据原发性痛经患者的反应来调整。建议疼痛严重时,每6~8小时服用1~2片剂/胶囊。缓解原发性痛经的疼痛,通常不需要超过2~3天。一些患者会出现与药物剂量相关的副作用,主要包括恶心和其他胃肠道反应。

雌-孕激素联合口服避孕药

复方口服避孕药可以非常有效地抑制中度至重度原发性痛经。这类药物可降低前列腺素和加压素受体活性从而降低子宫收缩力和敏感性。具有强孕激素活性的药物往往最有效,可能归因于其更有效

框41.25 痛经的辅助检查

- 子宫颈涂片检查(在窥器检查时)。
- 阴道拭子/衣原体和淋病奈瑟菌PCR检查。
- 盆腔/经阴道超声(成为常规)。
- MRI(很少需要)。
- 宫腔镜(切除或不切除)。
- 诊断性腹腔镜(切除或不切除)。

的抑制子宫内膜增殖、发育和前列腺素产生的能力。

左炔诺孕酮宫内缓释系统

左炔诺孕酮宫内缓释系统对抑制子宫内膜增生和前列腺素产生方面效果显著。它可以让很多患者闭经并可显著缓解原发性痛经。

其他药物

过去还会运用包括达那唑、GnRH激动剂和常见的抗高血压药物，如钙通道阻滞剂和β受体阻滞剂等其他药物治疗原发性痛经。这些药物可诱发子宫内膜萎缩，抑制子宫收缩，促进子宫肌层松弛，减轻痛经的症状。然而，这些药物因为受到副作用的限制，已经很少使用。

手术管理

多种手术方法可用于痛经的辅助诊断和管理。

• 诊断性腹腔镜探查、病变部位活检和子宫内膜活检。

• 骶前神经切除术：现在很少使用，其作用有限并且可能对肠道功能产生永久性的不良影响。

• 腹腔镜下子宫神经激光消融术：因其作用有限也已很少使用。

• 宫腔镜子宫内膜消融或子宫切除术：这些相对比较大的外科手术在原发性痛经的治疗中被认为是不必要的。

• 宫颈扩张：对痛经症状的改善有限，并且可能撕裂宫颈部肌层和纤维组织造成宫颈损伤。

辅助治疗

许多其他缓解痛经的疗法如饮食改变、戒烟、运动、热敷、针灸和经皮神经刺激已经被应用。这些辅助疗法仅对少数患者有效，但效果有限。

继发性痛经的管理

继发性痛经的管理通常依赖于对基础病的有效管理。这可能需要药物和手术方法相结合。与原发性痛经相比，简单的镇痛药和前列腺素抑制剂（NSAID）通常对继发性痛经的疼痛效果较差，患者可能需要更高剂量的NSAID组合或更强的镇痛剂（如曲马多或羟考酮）以达到最佳的疼痛控制。

如今，参考最新的药理学关于剂量的建议是明智之举（可以借助当前的"应用程序"，例如，"iMIMS"等进行剂量的计算）。慢性盆腔疼痛表现的不稳定性进一步挑战了盆腔疼痛的管理，其可能会在月经期间加剧，但也可能在月经周期的其他时间出现。手术切除致病的器质性病变，如子宫内膜异位灶、子宫腺肌症、子宫肌瘤等，甚至子宫内膜息肉都需要高度专业化、熟练且准备充分的腹腔镜、宫腔镜或开腹手术方案。

社会影响

原发性痛经往往发生在女性生育年龄的早期（通常在青春期），而继发性痛经多见于生育年龄的晚期。这两种症状都会对女性的身体状况及其周围人的生活质量产生重要影响。甚至可能会影响女性的自尊心、与家人的相处，以及社交生活和性生活的质量。许多女性在痛经时，甚至影响学习和工作。在现代西方社会，尤其是年轻的职业女性，对"无月经"的渴望不断增加，并希望月经可以"无痛"存在。通过现代社交媒体的传播，这些期望在女性中正变得越来越普遍。

这里讨论的激素和其他疗法有附加的强大的社会效益，因为它们减少了每月发生的与月经相关的疼痛及其他经期症状，改善了女性的生活质量，减轻了社会影响，以及对家庭和工作的影响。

预后

原发性痛经往往会随着女性步入20岁，并在第一次足月妊娠后自发改善，但也可能会持续很多年。但是，对于许多继发性痛经的女性而言，如果得不到有效的治疗，症状将随着时间的推移而加重，可能严重影响患者的生活质量。

总结

本节介绍了两种妇科最常见疾病的临床表现，并重点强调了通过关键的检查可以发现的常见且重要的病因。这两种疾病的严重程度一旦达到中度或重度将严重影响患者的生活质量。

在为患者确定个体化的药物及外科治疗策略之前，充分知晓疾病的症状和鉴别诊断，尤为重要。

越来越多的现代年轻女性（在大多数文化中）对健康生活方式的社会认知都在发生改变。她们希望"无月经"直至有妊娠的需求时再恢复排卵。药物性调促黄体生成素受体[20]和卵巢胰岛素样生长因子1受体的水平[13]。因此,高胰岛素血症通过刺激卵巢类固醇生成,抑制胰岛素生长因子结合蛋白和性激素结合球蛋白(SHBG)的合成和分泌,从而增加雄激素水平[10]。根据De Leo及其同事的综述,临床实践中仅推荐二甲双胍和新型噻唑烷二酮类药物(罗格列酮和吡格列酮),可以同时改善PCOS患者的胰岛素敏感性低、高雄激素血症、月经不调、代谢紊乱等问题[10]。另一项研究也表明,在PCOS患者中,二甲双胍治疗可有效改善高胰岛素血症和高雄激素血症,并且在许多PCOS患者中有助恢复规律月经,但对多毛症无作用[21]。近期,Lautatzis及其同事的一项综述也肯定二甲双胍在PCOS女性整个妊娠期使用是安全而有效的,可降低早期流产率、早产率,并且可以防止胎儿生长受限。另外,在妊娠期使用二甲双胍没有明显的致畸、致胎儿宫内死亡或宫内发育迟缓等副作用[22]。根据目前的体外和临床研究,高胰岛素血症可能是PCOS的发病机制之一。

抗米勒管激素(AMH)

PCOS是一种以影响卵巢功能为主的异质性疾病,以多个小卵泡发育停滞导致无排卵为特征。有趣的是,AMH是人类卵巢特有的,仅在女性卵巢颗粒细胞中表达。妊娠25周左右时的胎儿即开始产生AMH,并持续到绝经[23,24]。AMH在卵泡发育的各个阶段都有表达,当原始卵泡被招募生长成小的窦前卵泡时,AMH就开始表达,在窦前和小窦卵泡中表达最高。此后,AMH的表达随着优势卵泡选择而减少,并在卵泡生长的FSH依赖阶段(排卵前卵泡的卵丘细胞除外)和闭锁卵泡中不再表达[25,26]。Dumont及其同事对AMH及其与PCOS关系展开了系统性的综述并得出结论:在PCOS患者中,高水平的AMH将导致多个层面的卵泡发育异常,最终导致小卵泡数量增加并抑制卵泡的最终生长。这将导致缺乏优势卵泡的选择即"卵泡发育停滞"。此外,潜在的卵泡凋亡缺陷可能导致发育中的小卵泡过多[27]。

因此,由于上述高AMH的可能作用,PCOS这一最引人注意的生殖障碍性疾病发生无排卵并表现有经期延长或闭经。Zhu及其同事最近的一项研究也发现较高的AMH水平与月经周期超过35天存在关联[28]。由于无排卵,PCOS患者还可能出现继发于雄激素过多和高胰岛素血症的其他内分泌紊乱问题。关于AMH信号转导通路的遗传变异研究发现此信号通路存在群体差异;然而,这些差异对卵巢功能、内分泌、代谢,以及生殖结局均没有显著影响[29]。

PCOS的临床表现

发病率

根据目前的诊断标准,如美国国立卫生研究院标准(1990年)和鹿特丹标准(2003年),在育龄女性中PCOS的发病率为6%~15%[1,3]。雄激素过多和多囊卵巢综合征协会标准(2006)将PCOS定义为在排除相关疾病后的高雄性激素血症[临床和(或)生化]和卵巢功能障碍[少排卵和(或)多囊卵巢][30]。此后,最常用的鹿特丹标准(2003年)包含了最多的PCOS表型群。

疾病谱

不同的诊断标准导致在PCOS患者中观察到的各种相关表型有不同的排列组合(表42.1)。值得注意的是,尽管如肥胖、胰岛素抵抗和血脂异常等内分泌、代谢紊乱均与PCOS有关,但目前的诊断标准均没有考虑这些因素。因此,PCOS患者的表型谱只包括:由于雄激素过多而受多毛困扰和(或)由于月经不规则、无排卵而无法受孕或者没有规律的月经。

PCOS患者的种族差异

根据目前的诊断标准,种族差异似乎对PCOS的发病率有显著影响。此种族差异在多毛症的临床表现和定义中的表现尤为明显。相比于白种人和中东女性,东亚女性(中国、日本、韩国、泰国)在修正后的Ferriman-Gallwey(mFG)评分较低[4]。研究发现,PCOS在亚洲人群中的发病率从中国南方女性的5.6%[31]、泰国女性的5.7%[32]、斯里兰卡女性的6.3%[33]到伊朗女性的14.3%[34]不等。而在针对白种人的研究中,PCOS的发病率也波动在6%~15%[3]。这些差异可能是由种族差异造成的。患有PCOS的南亚和中东女性也有更高的肥胖、糖尿病和代谢疾病发病率,而东亚女性则很少合并上述代谢问题[1]。因此,我们还需要进一步的研究来确定种族对PCOS女性的生殖、内分泌及代谢紊乱的影响。

疾病演变和生殖衰老的影响

关于生殖衰老对PCOS女性的影响,我们仍然知之甚少。研究表明,PCOS女性随着年龄增长,月经周期的规律性有所改善[35,36]。PCOS女性的血清睾酮水平从30~50岁下降。此外,随着年龄的增长,卵巢的大小和形态也有所改善[1]。PCOS表型似乎随着年龄的增长而改善,表现为临床表型和卵巢功能障碍的改善,如规律的月经周期增加,血清雄激素水平下降,胰岛素抵抗减轻[37]。尽管有研究报道PCOS女性的绝经年龄可能更晚,但关于PCOS女性长期生育能力和确切绝经年龄的数据仍然有限[38,39]。这需要进行长期的多中心队列研究,以了解PCOS女性是否存在绝经表型,以及相关的长期健康影响。

临床问题及其处理

PCOS的女性往往存在生殖障碍,如月经稀发或无排卵。当其无法自然受孕时,需要给予帮助。此外,PCOS女性可能有内分泌问题,如多毛,以及代谢问题,如肥胖、胰岛素抵抗、血脂异常等。以下部分旨在提供一种管理方式以解决PCOS女性一生中将面临的临床问题。

闭经/月经稀发

多达79%的PCOS女性会出现月经周期不规则[30];这些女性中的大多数会去找妇科医生来处理其月经问题。不规则的月经周期归因于无排卵,并且通常会导致高雌激素状态,这可能增加子宫内膜增生和子宫内膜癌的风险[40]。Haoula及其同事观察到PCOS女性患子宫内膜癌的风险增加到2.89倍(95% CI 1.52~5.48)[41],而月经周期超过3个月(即每年少于4次月经),易发生子宫内膜增生[42]。一项前瞻性研究对56例连续闭经的PCOS患者行经阴道超声评估子宫内膜厚度,发现子宫内膜厚度与子宫内膜增生的发生呈正相关;而当子宫内膜厚度小于7mm时,未发现子宫内膜增生病例[42]。

针对PCOS导致的子宫内膜增生问题,较合适的临床处理方式有:周期性使用12天以上的孕激素[43,44]、口服避孕药(各种配方含不同的孕激素替代制剂)或局部释放孕激素的宫内环,通常被称为曼月乐。以上处理均可诱导定期的撤退性出血,适用于稀发排卵的PCOS患者[45]。目前最有效的方案尚无定论,而治疗方案的选择尚需考虑患者的偏好及对风险的预测。然而,对上述各种方案的比较仍然缺乏随机临床试验[46]。

PCOS患者的另一个与月经周期不规则和其他内分泌及代谢紊乱的相关的影响因素是高BMI。据报道,PCOS的发病率随BMI增加呈一定的上升趋势,但无显著差异性[47]。肥胖,尤其是腹型肥胖可导致"相对"的高雄激素血症,以SHBG水平降低导致输送到靶组织的有生物活性的雄激素水平升高为特

表42.1 可能的PCOS表型

临床表现	PCOS的可能表型									
高雄激素血症	1	1	1	1	0	0	1	0	1	0
多毛症	1	1	0	0	1	1	1	1	0	0
月经不规则	1	1	1	1	1	1	0	0	0	1
超声检查发现多囊卵巢形态	1	0	1	0	1	0	1	1	1	1
诊断标准										
NIH标准1990	+	+	+	+	+	+				
鹿特丹标准2003	+	+	+	+	+	+	+	+	+	+
雄激素过多和多囊卵巢综合征协会标准(2006)	+	+	+	+	+	+	+	+	+	
1=有;0=无										

Source data from Azziz R, Carmina E, Dewailly D, Diamanti-Kandarakis E, Escobar-Morreale HF, Futterweit W, Janssen OE, Legro RS, Norman RJ, Taylor AE, Witchel SF; Task Force on the Phenotype of the Polycystic Ovary Syndrome of The Androgen Excess and PCOS Society. The Androgen Excess and PCOS Society criteria for the polycystic ovary syndrome: the complete task force report. Fertil Steril 2009;91(2):456-88.

征[48,49]。在成年超重和肥胖的PCOS女性中，月经异常和稀发排卵比正常体重的女性更常见[49]。在一项针对12例PCOS患者的小型研究中，减肥术后第1年，患者的体重平均减轻了41kg，而且改善了高雄激素血症、胰岛素抵抗、血脂异常和高血压，并撤销了PCOS的诊断[50]。

Cochrane的一篇综述总结道，生活方式干预（包括饮食、锻炼和行为改变）可以改善PCOS女性的身体组成、高雄激素血症（高雄激素和临床效应）和胰岛素抵抗。尚无证据表明生活方式干预对改善糖耐量或血脂水平有效果，也尚无文献评估PCOS患者的临床妊娠结局、生活质量和治疗满意度[51]。尽管目前还没有大型的PCOS女性运动的随机试验，Legro及其同事的另一项临床实践指南仍建议运用运动疗法治疗PCOS女性的超重和肥胖；在一般人群中，运动疗法可以减轻体重，降低心血管危险因素和糖尿病风险，不论是单独运用还是结合饮食干预。他们还提到，减肥可能有助于改善生殖和代谢功能障碍，但减肥可能不足以治愈正常体重的PCOS女性[52]。

生育力低下

PCOS女性更容易出现无排卵——在大量PCOS女性中，近1/2有原发不孕症，1/4有继发不孕症[53]。包括PCOS在内的排卵障碍性不孕症很常见，流行病学研究发现，排卵障碍占女性不孕症病因的25%～40%[53,54]。而PCOS是排卵障碍最常见的原因，占排卵障碍的70%～90%[55]，长时间无排卵又与不孕症相关[56]。

因此，对于PCOS女性，恢复生育的第一步是确保排卵，可以通过使用多种促排卵药物，如氯米芬、来曲唑和促性腺激素来实现。二甲双胍，是一种胰岛素增敏剂，也被用于PCOS患者的治疗，不仅可以纠正代谢紊乱，还可以纠正高雄激素血症，并有助于诱导排卵。

《内分泌学会临床实践指南》推荐枸橼酸氯米芬作为PCOS女性无排卵性不孕症的一线治疗药物[52]。多中心临床试验证明了氯米芬可以治疗无排卵[57-59]，其疗效与促性腺激素相似[60]。Palomba及其同事[61]回顾了二甲双胍在PCOS中应用的相关文献，总结为：在为初次接受治疗的PCOS患者促排卵时，二甲双胍联合枸橼酸氯米芬治疗并不优于枸橼酸氯米芬或二甲双胍单药治疗；而将二甲双胍作为二线药物时，二甲双胍可以减少促性腺激素的使用时间和所需剂量，增加单卵泡排卵率，降低月经不规则的风险。此外，当使用二甲双胍治疗接受体外受精的PCOS女性时，有助于降低卵巢过度刺激综合征的风险[61]。

芳香化酶抑制剂已被提议作为PCOS女性无排卵性不孕症的另一种口服治疗选择。一项纳入750名受试者，由大型国立卫生研究院赞助的多中心双盲随机临床试验表明，使用来曲唑治疗的PCOS女性无排卵性不孕症的活产率明显优于氯米芬，两种药物的安全性和耐受性相当[62]。尽管对来曲唑相对于氯米芬的致畸性仍然存在担忧，本试验和其他研究结果均有助于打消这个疑虑[63]。

对于BMI正常的无排卵患者，可以考虑采用卵巢电灼术作为诱导排卵的替代方法，因为PCOS引起的无排卵很早就被认为可以接受外科治疗[64]。一项长期队列研究表明，在腹腔镜卵巢电灼术后20年，超过60%的受试者持续排卵，血清雄激素和SHBG恢复正常，尤其是BMI正常的受试者[65]。

内分泌问题

具有显著的高雄激素血症和无排卵症状的PCOS女性发生代谢紊乱的概率最高[66]。65%～80%的PCOS患者存在胰岛素抵抗，PCOS患者中胰岛素抵抗的存在独立于肥胖因素[67]，但肥胖会进一步加重胰岛素抵抗[68]。也有报道显示PCOS患者有早期发生高血糖和迅速发展为2型糖尿病的可能[69]，并且PCOS被列为2型糖尿病的一个不可改变的危险因素[70]。不管是否合并高BMI[72]，伴有胰岛素抵抗的PCOS女性中发生2型糖尿病和心血管疾病的风险均较高[71]。生活方式治疗已被证明可以预防2型糖尿病或延缓2型糖尿病进展，因此，对PCOS女性进行早期的糖代谢相关筛查非常重要。口服葡萄糖耐量试验被认为是筛查PCOS女性糖尿病的合适方法。然而，如果PCOS患者不愿意进行口服糖耐量试验或资料不足，也可以测量糖化血红蛋白（HbA1c）[64]。尤其是南亚女性，因其很可能发生胰岛素抵抗，无论其BMI情况如何[73]，都应进行口服葡萄糖耐量试验（OGTT）；并建议每3～5年重新筛查1次，如果PCOS女性出现中心性肥胖、体重大幅增加和（或）糖尿病症状等临床表现，则应更频繁筛查OGTT[52]。新化合物如癸酸，已被证明可有效逆转来曲唑诱导的PCOS

大鼠模型中的内分泌和代谢异常，因此，在饮食中添加癸酸可能有助于改善PCOS的高雄激素血症和胰岛素抵抗[74]。

肥胖和代谢综合征

肥胖，尤其是腹型肥胖可导致“相对”的高雄激素血症，其特征是血清SHBG水平降低，输送到目标组织的具有生物活性的雄激素水平增加[48,49]。腹型肥胖还与睾酮生成率增加，以及非SHBG结合雄激素（脱氢表雄酮和雄烯二酮）生成率增加有关[75]。这些机制有助于解释PCOS与肥胖之间的关系。与年龄和BMI匹配的正常女性相比，PCOS女性似乎有更高的胰岛素抵抗、高胰岛素血症、葡萄糖不耐受、血脂异常和血栓前状态增加的风险，从而导致2型糖尿病、亚临床动脉粥样硬化、血管功能障碍、心血管疾病[76]的发生率更高。如前所述，在初次诊断时，所有PCOS女性应通过评估个人心血管疾病危险因素来评估心血管疾病风险。英国皇家妇产科医师学院建议，在PCOS患者的临床诊疗中，应常规治疗高血压，而高脂血症不建议常规治疗，应交由专科医生治疗[64]。尽管他汀类药物可以改善PCOS患者的血脂水平并降低睾酮水平，但根据Cochrane的一篇综述，没有证据表明他汀类药物可以改善月经规律或恢复自发排卵，也没有证据表明他汀类药物可以改善多毛症或痤疮[77]。对于超重或肥胖的青少年和PCOS患者，一线管理是通过运用限制热量的饮食来进行减肥（没有证据表明哪一种饮食策略更好）[52]。二甲双胍可作为治疗肥胖、伴或不伴有2型糖尿病或糖耐量受损且不能通过生活方式调整改善的PCOS女性的一线药物。如果标准减肥策略失败[64]，患有PCOS的病态肥胖女性（BMI≥40kg/m^{2}或≥35kg/m^{2}伴有高风险肥胖相关疾病）可以选择减肥手术。

多毛症及其处理

PCOS是女性多毛症的主要原因[52]，65%～75%的PCOS患者会表现出多毛症（尽管这个数字在亚洲人群中较低）[78,79]。多毛症可以预测PCOS的长远期的代谢风险[80]或不孕症治疗失败概率[81]，因此，多毛症的治疗目的是双重的——包括纠正高雄激素和代谢紊乱以及美容目的。根据van Zuuren及其同事在Cochrane发表的一篇综述，多毛症的治疗可能需要结合药物治疗、美容手术和心理支持[82]。对于轻度多毛症，有限的证据表明口服联合避孕药有效。尽管证据质量低，但使用氟他胺250mg，每日2次，螺内酯100mg，每日1次，似乎是有效且安全的。而每日服用5mg非那雄胺是否能改善多毛症，尚不能得出确切的结论。由于抗雄激素和非那雄胺的副作用众所周知，这类药物在治疗女性多毛症时必须谨慎使用。二甲双胍对多毛症无效的证据质量低[82]。因此，尽管激光和光脱毛疗法是有用的辅助疗法，也必须与药物治疗结合使用。

PCOS对女性的长期健康影响

衰老和更年期

PCOS女性的表型随着年龄的增长而改善，表现为规则月经周期的增加、血清雄激素水平的降低和胰岛素抵抗的减轻[37]。有研究报道，PCOS女性的绝经年龄可能更晚[38,39]，这可以用数据解释，PCOS女性相比于同龄的非PCOS女性有更大的卵泡群[1]。AMH水平是窦卵泡数量的标志，在患有PCOS的老年女性中表现出较不明显的下降，这导致其预估绝经年龄比对照组晚2年[83]。总的来说，PCOS女性的卵巢衰老似乎比对照组女性更晚，但还需要进一步的纵向证据。

PCOS绝经期表型的定义尚不明确，目前的诊断标准在绝经后不能使用。纵向数据表明，对照组女性的某些代谢参数随着时间的推移往往会恶化，达到PCOS受试者的范围，而PCOS女性在早期就会有更多的代谢综合征表现（胰岛素抵抗、血脂水平异常、高血压、肥胖），因此，将有更长的时间暴露于这些不利的心血管危险因素[83]。对于PCOS女性来说，育龄期心血管疾病风险的增加是否会转化为晚年心血管疾病发病率和死亡率的增加仍有待阐明；截止目前，相关数据仍然不一致[1,83]。即使在绝经后，保持较高雄激素水平的女性发生心血管疾病的风险也会增加。需要进一步的纵向数据随访PCOS女性，以确定其一生中发生代谢性疾病和心血管疾病的风险。

PCOS女性患癌症的风险

PCOS的女性有许多与子宫内膜癌发生相关的危险因素，如肥胖、高胰岛素血症、糖尿病和异常子宫出血[52]。患有子宫内膜癌的年轻女性更容易发生不孕，多毛症的发生率更高，月经稀发的概率略高[84]。考虑到月经周期不规则的女性发生子宫内膜增生和癌症的风险更高，英国皇家妇产科学院建议，这些女性应至少每3～4个月接受1次孕激素治疗诱导撤退性出血。

基于系统性评价，与未患PCOS的女性相比，PCOS女性患乳腺癌的风险没有显著增加(RR 0.88；95% CI 0.44～1.77)[85]。少数研究提出PCOS和上皮性卵巢癌风险之间存在关联的可能性，综合数据显示两者的关联性不大[86-88]。总之，PCOS似乎与乳腺癌或卵巢癌没有关联。因此，除了乳腺癌和卵巢癌患者需常规筛查外，不需要额外的监测。

要点总结

• 根据鹿特丹标准，育龄期女性满足以下3个标准中的两个，可诊断PCOS：①月经不规则；②临床/生化证据显示雄激素过多；③超声提示卵巢多囊样改变。

• PCOS的发病机制尚不明确，可能涉及雄激素、胰岛素和AMH途径。

• 在不同的女性人群(如东亚、高加索和南亚人群)中，种族差异可能导致PCOS发病率的差异。

• 根据目前的诊断标准，PCOS的疾病谱系涉及生殖、代谢和内分泌等多方面的表型，这可能导致在诊治各类PCOS患者时忽略其中某方面的临床表现，从而导致临床处理的不及时。

• 生殖问题包括月经周期不规则和无排卵。治疗方式包括改变生活方式，如锻炼、减肥和限制热量的饮食；以及使用诱导排卵的氯米芬、来曲唑和促性腺激素等药物。在某些情况下，尤其对于BMI正常的女性，可能需要卵巢电灼术。

• 所有被诊断为PCOS的女性都必须进行代谢紊乱的筛查，如胰岛素抵抗、肥胖、血脂异常和高血压等。治疗方式包括改变生活方式，如锻炼、减肥和限制热量饮食。对肥胖的PCOS女性给予二甲双胍等药物治疗有效，但一些女性可能需要进行减肥手术。

• PCOS患者存在内分泌问题，如2型糖尿病，必须治疗。

• 可以用不同的药物治疗多毛症，可从口服避孕药到抗雄激素，但要记住这些药物的副作用。物理方式，如激光和光脱毛治疗可能仍然是需要的。

• PCOS女性生殖衰老的发生率似乎增加了，而其绝经年龄似乎更晚。

• PCOS女性的代谢和内分泌紊乱的长期风险仍需要进一步的可靠数据证实。

• PCOS的女性患子宫内膜增生和子宫内膜癌的风险更高，但其他癌症，如乳腺癌和卵巢癌与PCOS无关。

(程艳香 陈丽萍 王众 译)

参考文献

1. Fauser BCJ, Tarlartzis BC, Rebar RW, et al. Consensus on Women's Health Aspects of polycystic ovarian syndrome (PCOS): the Amsterdam ESHRE/ASRM -Sponsored 3rd PCOS Consensus Workshop Group. *Fertil Steril* 2012;**97**:28–38.
2. The Rotterdam ESHRE/ASRM-Sponsored PCOS Consensus Workshop Group. Revised 2003 consensus on diagnostic criteria and long-term health risks related to polycystic ovary syndrome (PCOS). *Hum Reprod* 2004;**19**:41–47.
3. Zhao Y, Qiao J. Ethnic differences in the phenotypic expression of polycystic ovary syndrome. *Steroids* 2013;**78**:755–60.
4. Huang Z, Yong EL. Ethnic differences: is there an Asian phenotype for polycystic ovarian syndrome? *Best Pract Res Clin Obstet Gynaecol* 2016;**37**:46–55.
5. Walters KA. Androgens in polycystic ovary syndrome: lessons from experimental models. *Curr Opin Endocrinol Diabetes Obes* 2016;**23**:257–63.
6. Keefe CC, Goldman MM, Zhang K, Clarke N, Reitz RE, Welt CK. Simultaneous measurement of thirteen steroid hormones in women with polycystic ovary syndrome and control women using liquid chromatography-tandem mass spectrometry. *PLoS One* 2014;**9**:e93805.
7. Palomba S, Falbo A, Chiossi G, et al. Lipid profile in nonobese pregnant women with polycystic ovary syndrome: a prospective controlled clinical study. *Steroids* 2014;**88**:36–43.
8. Paradisi R, Fabbri R, Battaglia C, Venturoli S. Ovulatory effects of flutamide in the polycystic ovary syndrome. *Gynecol Endocrinol* 2013;**29**:391–95.
9. Mifsud A, Ramirez S, Yong EL. Androgen receptor gene CAG trinucleotide repeats in anovulatory infertility and polycystic ovaries. *J Clin Endocrinol Metab* 2000:**85**:3484–88.
10. De Leo V, la Marca A, Petraglia F. Insulin-lowering agents in the management of polycystic ovary syndrome *Endocr Rev* 2003;**24**:633–67.
11. Poretsky L, Smith D, Seibel M, Pazianos A, Moses AC, Flier JS. Specific insulin binding sites in human ovary. *J Clin Endocrinol Metab* 1984;**59**:809–11.
12. Poretsky L, Cataldo NA, Rosenwaks Z, Giudice LC. The insulin-related ovarian regulatory system in health and disease. *Endocr Rev* 1999;**20**:535–82.
13. Poretsky L, Grigorescu F, Seibel M, Moses AC, Flier JS. Distribution and characterization of insulin and insulin-like growth factor 1 receptors in normal human ovary. *J Clin Endocrinol Metab* 1985;**61**:728–34.
14. Bergh C, Carlsson B, Olsson JH, Selleskog U, Hillensjo T. Regulation of androgen production in cultured human thecal cells by insulin-like growth factor I and insulin. *Fertil Steril* 1993;**59**:323–31.
15. Duleba AJ, Spaczynski RZ, Olive DL. Insulin and insulin-like

growth factor I stimulate the proliferation of human ovarian theca interstitial cells. *Fertil Steril* 1998;**69**:335–40.

16. Cara JF, Rosenfield RL. Insulin-like growth factor I and insulin potentiate luteinizing hormone-induced androgen synthesis by rat ovarian thecal-interstitial cells. *Endocrinology* 1988;**123**:733–39.
17. Hernandez ER, Resnick CE, Svoboda ME, Van Wyk JJ, Payne DW, Adashi EY. Somatomedin-C/insulin-like growth factor I as an enhancer of androgen biosynthesis by cultured rat ovarian cells. *Endocrinology* 1988;**122**:1603–12.
18. Wrathall JH, Knight PG. Effects of inhibin-related peptides and oestradiol on androstenedione and progesterone secretion by bovine theca cells in vitro. *J Endocrinol* 1995;**145**:491–500.
19. Kristiansen SB, Endoh A, Casson PR, Buster JE, Hornsby PJ. Induction of steroidogenic enzyme genes by insulin and IGF-I in cultured adult human adrenocortical cells. *Steroids* 1997;**62**:258–65.
20. Adashi EY, Resnick CE, D'Ercole AJ, Svoboda ME, Van Wyk JJ. Insulin-like growth factors as intra-ovarian regulators of granulosa cell growth and function. *Endocr Rev* 1985;**6**:400–20.
21. Krstevska B, Dimitrovski CH, Pemovska G, et al. Metformin improves menstrual patterns, endocrine and metabolic profile in obese hyperinsulinemic women with a polycystic ovary syndrome. *Prilozi* 2006;**27**:57–66.
22. Lautatzis ME, Goulis DG, Vrontakis M. Efficacy and safety of metformin during pregnancy in women with gestational diabetes mellitus or polycystic ovary syndrome: a systematic review. *Metabolism* 2013;**62**:1522–34.
23. Rajpert-De Meyts E, Jorgensen N, Graem N, Muller J, Cate RL, Skakkebaek NE. Expression of anti-Mullerian hormone during normal and pathological gonadal development: association with differentiation of Sertoli and granulosa cells. *J Clin Endocrinol Metab* 1999;**84**:3836–44.
24. Kuiri-Hanninen T, Kallio S, Seuri R, et al. Postnatal developmental changes in the pituitary-ovarian axis in preterm and term infant girls. *J Clin Endocrinol Metab* 2011;**96**:3432–39.
25. Salmon NA, Handyside AH, Joyce IM. Oocyte regulation of anti-Mullerian hormone expression in granulosa cells during ovarian follicle development in mice. *Dev Biol* 2004;**266**:201–208.
26. Durlinger AL, Visser JA, Themmen AP. Regulation of ovarian function: the role of anti-Mullerian hormone. *Reproduction* 2002;**124**:601–609.
27. Dumont A, Robin G, Catteau-Jonard S, Dewailly D. Role of Anti-Müllerian hormone in pathophysiology, diagnosis and treatment of polycystic ovary syndrome: a review. *Reprod Biol Endocrinol* 2015;**13**:137.
28. Zhu R, Lee BH, Huang Z, et al. Anti-müllerian hormone, antral follicle count and ovarian volume predict menstrual cycle length in healthy women. *Clin Endocrinol (Oxf)* 2016;**84**:870–77.
29. Yu ED, Zhu H, Li Y, Chua SE, Indran IR, Li J, Yong EL. Polymorphisms of anti-Müllerian hormone signaling pathway in healthy Singapore women: population differences, endocrine effects and reproductive outcomes. *Gynecol Endocrinol* 2016;**32**:311–14.
30. Azziz R, Carmina E, Dewailly D, et al. The Androgen Excess and PCOS Society criteria for the polycystic ovary syndrome: the complete task force report. *Fertil Steril* 2009;**91**:456–88.
31. Li R, Zhang Q, Yang D, et al. Prevalence of polycystic ovary syndrome in women in China: a large community-based study. *Hum Reprod* 2013;**28**:2562–69.
32. Vutyavanich T, Khaniyao V, Wongtra-Ngan S, Sreshthaputra O, Sreshthaputra R, Piromlertamorn W. Clinical, endocrine and ultrasonographic features of polycystic ovary syndrome in Thai women. *J Obstet Gynaecol Res* 2007;**33**:677–80.
33. Kumarapeli V, Seneviratne Rde A, Wijeyaratne CN, Yapa RM, Dodampahala SH. A simple screening approach for assessing community prevalence and phenotype of polycystic ovary syndrome in a semi-urban population in Sri Lanka. *Am J Epidemiol* 2008;**168**:321–28.
34. Tehrani FR, Simbar M, Tohidi M, Hosseinpanah F, Azizi F. The prevalence of polycystic ovary syndrome in a community sample of Iranian population: Iranian PCOS prevalence study. *Reprod Biol Endocrinol* 2011;**9**:39.
35. Elting MW, Korsen TJ, Rekers-Mombarg LT, Schoemaker J. Women with polycystic ovary syndrome gain regular menstrual cycles when ageing. *Hum Reprod* 2000;**15**:24–28.
36. Elting MW, Kwee J, Korsen TJ, Rekers-Mombarg LT, Schoemaker J. Aging women with polycystic ovary syndrome who achieve regular menstrual cycles have a smaller follicle cohort than those who continue to have irregular cycles. *Fertil Steril* 2003;**79**:1154–60.
37. Brown ZA, Louwers YV, Fong SL, et al. The phenotype of polycystic ovary syndrome ameliorates with aging. *Fertil Steril* 2011;**96**:1259–65.
38. Dahlgren E, Johansson S, Lindstedt G, et al. Women with polycystic ovary syndrome wedge resected in 1956 to 1965: a long-term follow-up focusing on natural history and circulating hormones. *Fertil Steril* 1992;**57**:505–13.
39. Mulders AG, Laven JS, Eijkemans MJ, de Jong FH, Themmen AP, Fauser BC. Changes in anti-Müllerian hormone serum concentrations over time suggest delayed ovarian ageing in normogonadotrophic anovulatory infertility. *Hum Reprod* 2004;**19**:2036–42.
40. Chamlian DL, Taylor HB. Endometrial hyperplasia in young women. *Obstet Gynecol* 1970;**36**:659–66.
41. Haoula Z, Salman M, Atiomo W. Evaluating the association between endometrial cancer and polycystic ovary syndrome. *Hum Reprod* 2012;**27**:1327–31.
42. Cheung AP. Ultrasound and menstrual history in predicting endometrial hyperplasia in polycystic ovary syndrome. *Obstet Gynecol* 2001;**98**:325–31.
43. Sturdee DW, Wade-Evans T, Paterson ME, Thom M, Studd JW. Relations between bleeding pattern, endometrial histology, and oestrogen treatment in menopausal women. *Br Med J* 1978;**1**: 1575–77.
44. Judd HL, Mebane-Sims I, Legault C, et al. Effects of hormone replacement therapy on endometrial histology in postmenopausal women. The Postmenopausal Estrogen/Progestin Interventions (PEPI) Trial. *JAMA* 1996;**275**:370–75.
45. Gambrell RD Jr. Prevention of endometrial cancer with progestogens. *Maturitas* 1986;**8**:159–68.
46. Hickey M, Higham JM, Fraser I. Progestogens with or without oestrogen for irregular uterine bleeding associated with anovulation. *Cochrane Database Syst Rev* 2012;**9**:CD001895.
47. Yildiz BO, Knochenhauer ES, Azziz R. Impact of obesity on the risk for polycystic ovary syndrome. *J Clin Endocrinol Metab* 2008;**93**:162–68.
48. Gambineri A, Pelusi C, Vicennati V, Pagotto U, Pasquali R. Obesity and the polycystic ovary syndrome. *Int J Obes Relat Metab Disord* 2002;**26**:883–96.
49. Pasquali R, Gambineri A, Pagotto U. The impact of obesity on reproduction in women with polycystic ovary syndrome. *BJOG* 2006;**113**:1148–59.
50. Escobar-Morreale HF, Botella-Carretero JI, Álvarez-Blasco F, Sancho J, San Millán JL. The polycystic ovary syndrome associated with morbid obesity may resolve after weight loss induced by bariatric surgery. *J Clin Endocrinol Metab* 2005;**90**:6364–69.
51. Moran LJ, Hutchison SK, Norman RJ, Teede HJ. Lifestyle changes in women with polycystic ovary syndrome. *Cochrane Database Syst Rev* 2011;**2**:CD007506.
52. Legro RS, Arslanian SA, Ehrmann DA, et al. Endocrine Society Diagnosis and treatment of polycystic ovary syndrome: an Endocrine Society clinical practice guideline. *J Clin Endocrinol Metab* 2013;**98**:4565–92.
53. Balen AH, Conway GS, Kaltsas G, et al. Polycystic ovary syndrome: the spectrum of the disorder in 1741 patients. *Hum Reprod*

1995;**10**:2107–11.
54. Bhattacharya S, Porter M, Amalraj E, et al. The epidemiology of infertility in the North East of Scotland. *Hum Reprod* 2009;**24**:3096–107.
55. Hull MG Epidemiology of infertility and polycystic ovarian disease: endocrinological and demographic studies. *Gynecol Endocrinol* 1987;**1**:235–45.
56. Imani B, Eijkemans MJ, te Velde ER, Habbema JD, Fauser BC Predictors of patients remaining anovulatory during clomiphene citrate induction of ovulation in normogonadotropic oligoamenorrheic infertility. *J Clin Endocrinol Metab* 1998;**83**:2361–65.
57. Palomba S, Orio F Jr, Falbo A, et al. Prospective parallel randomized, double-blind, double-dummy controlled clinical trial comparing clomiphene citrate and metformin as the first-line treatment for ovulation induction in non-obese anovulatory women with polycystic ovary syndrome. *J Clin Endocrinol Metab* 2005;**90**:4068–74.
58. Moll E, Bossuyt PM, Korevaar JC, Lambalk CB, van der Veen F. Effect of clomifene citrate plus metformin and clomifene citrate plus placebo on induction of ovulation in women with newly diagnosed polycystic ovary syndrome: randomised double blind clinical trial. *BMJ* 2006;**332**:1485.
59. Zain MM, Jamaluddin R, Ibrahim A, Norman RJ. Comparison of clomiphene citrate, metformin, or the combination of both for first-line ovulation induction, achievement of pregnancy, and live birth in Asian women with polycystic ovary syndrome: a randomized controlled trial. *Fertil Steril* 2009;**91**:514–21.
60. Homburg R, Hendriks ML, König TE, et al. Clomifene citrate or low-dose FSH for the first-line treatment of infertile women with anovulation associated with polycystic ovary syndrome: a prospective randomized multinational study. *Hum Reprod* 2012;**27**:468–73.
61. Palomba S, Falbo A, Zullo F, Orio F Jr. Evidence-based and potential benefits of metformin in the polycystic ovary syndrome: a comprehensive review. *Endocr Rev* 2009;**30**:1–50.
62. NIH/NICHD Reproductive Medicine Network Effect of letrozole versus clomiphene on livebirth in women with anovulatory infertility due to polycystic ovary syndrome (PCOS): a randomized double-blind multicenter trial. *Fertil* Steril 2013;**100** Suppl 3:S51.
63. Tulandi T, Martin J, Al-Fadhli R, et al. Congenital malformations among 911 newborns conceived after infertility treatment with letrozole or clomiphene citrate. *Fertil Steril* 2006;**85**:1761–65.
64. Royal College of Obstetricians and Gynaecologists (RCOG). *Long-Term Consequences of Polycystic Ovary Syndrome*. Green-top Guideline No. 33. London: RCOG; 2014.
65. Gjønnaess H. Ovarian electrocautery in the treatment of women with polycystic ovary syndrome (PCOS). Factors affecting the results. *Acta Obstet Gynecol Scand* 1994;**73**:407–12.
66. Moran L, Teede H. Metabolic features of the reproductive phenotypes of polycystic ovary syndrome. *Hum Reprod Update* 2009;**15**:477–88.
67. DeUgarte CM, Bartolucci AA, Azziz R. Prevalence of insulin resistance in the polycystic ovary syndrome using the homeostasis model assessment. *Fertil Steril* 2005;**83**:1454–60.
68. Diamanti-Kandarakis E, Dunaif A. Insulin resistance and the polycystic ovary syndrome revisited: an update on mechanisms and implications. *Endocr Rev* 2012;**33**:981–1030.
69. Norman RJ, Masters L, Milner CR, Wang JX, Davies MJ. Relative risk of conversion from normoglycaemia to impaired glucose tolerance or non-insulin dependent diabetes mellitus in polycystic ovarian syndrome. *Hum Reprod* 2001;**16**:1995–98.
70. Alberti KG, Zimmet P, Shaw J. International Diabetes Federation: a consensus on Type 2 diabetes prevention. *Diabet Med* 2007;**24**:451–63.
71. Meyer C, McGrath BP, Teede HJ. Overweight women with polycystic ovary syndrome have evidence of subclinical cardiovascular disease. *J Clin Endocrinol Metab* 2005;**90**:5711–16.
72. Moran LJ, Misso ML, Wild RA, Norman RJ. Impaired glucose tolerance, type 2 diabetes and metabolic syndrome in polycystic ovary syndrome: a systematic review and meta-analysis. *Hum Reprod Update* 2010;**16**:347–63.
73. Wijeyaratne CN, Seneviratne Rde A, Dahanayake S, et al. Phenotype and metabolic profile of South Asian women with polycystic ovary syndrome (PCOS): results of a large database from a specialist Endocrine Clinic. *Hum Reprod* 2011;**26**:202–13.
74. Lee BH, Indran IR, Tan HM, et al. A dietary medium-chain fatty acid, decanoic acid, inhibits recruitment of Nur77 to the HSD3B2 promoter in vitro, and reverses endocrine and metabolic abnormalities in a rat model of polycystic ovary syndrome. *Endocrinology* 2016;**157**:382–94.
75. Pasquali R. Obesity and androgens: facts and perspectives. *Fertil Steril* 2006;**85**:1319–40.
76. Randeva HS, Tan BK, Weickert MO, et al. Cardiometabolic aspects of the polycystic ovary syndrome. *Endocr Rev* 2012;**33**:812–41.
77. Raval AD, Hunter T, Stuckey B, Hart RJ. Statins for women with polycystic ovary syndrome not actively trying to conceive. *Cochrane Database Syst Rev* 2011;**10**:CD008565.
78. Azziz R, Woods KS, Reyna R, Key TJ, Knochenhauer ES, Yildiz BO. The prevalence and features of the polycystic ovary syndrome in an unselected population. *J Clin Endocrinol Metab* 2004;**89**:2745–49.
79. Azziz R, Sanchez LA, Knochenhauer ES, et al. Androgen excess in women: experience with over 1000 consecutive patients. *J Clin Endocrinol Metab* 2004;**89**:453–62.
80. Ozdemir S, Ozdemir M, Görkemli H, Kiyici A, Bodur S. Specific dermatologic features of the polycystic ovary syndrome and its association with biochemical markers of the metabolic syndrome and hyperandrogenism. *Acta Obstet Gynecol Scand* 2010;**89**:199–204.
81. Rausch ME, Legro RS, Barnhart HX, et al. Predictors of pregnancy in women with polycystic ovary syndrome. *J Clin Endocrinol Metab* 2009;**94**:3458–66.
82. van Zuuren EJ, Fedorowicz Z, Carter B, Pandis N. Interventions for hirsutism (excluding laser and photoepilation therapy alone). *Cochrane Database Syst Rev* 2015;**28**;**4**:CD010334.
83. Welt CK, Carmina E. Clinical review: lifecycle of polycystic ovary syndrome (PCOS): from in utero to menopause. *J Clin Endocrinol Metab* 2013;**98**:4629–38.
84. Dahlgren E, Friberg LG, Johansson S, et al. Endometrial carcinoma; ovarian dysfunction—a risk factor in young women. *Eur J Obstet Gynecol Reprod Biol* 1991;**41**:143–50.
85. Chittenden BG, Fullerton G, Maheshwari A, Bhattacharya S. Polycystic ovary syndrome and the risk of gynaecological cancer: a systematic review. *Reprod Biomed Online* 2009;**19**:398–405.
86. Schildkraut JM, Schwingl PJ, Bastos E, Evanoff A, Hughes C. Epithelial ovarian cancer risk among women with polycystic ovary syndrome. *Obstet Gynecol* 1996;**88**:554–59.
87. Olsen CM, Green AC, Nagle CM, et al. Epithelial ovarian cancer: testing the 'androgens hypothesis'. *Endocr Relat Cancer* 2008;**15**:1061–68.
88. Bodmer M, Becker C, Meier C, Jick SS, Meier CR. Use of metformin and the risk of ovarian cancer: a case–control analysis. *Gynecol Oncol* 2011;**123**:200–204.

第43章

盆腔炎性疾病

Gillian Dean, Jonathan Ross

引言与定义

盆腔炎性疾病(PID)是一组女性上生殖道的感染性和炎性疾病,包括子宫内膜炎、卵巢输卵管炎、卵巢炎和盆腔膜炎。在破坏了子宫颈的物理黏液屏障后,感染可以扩散至这些结构中。疾病程度可以从无症状或轻症,发展到伴随着全身症状和输卵管卵巢脓肿的严重炎症。

在过去的10年中,英国的PID发生率下降了50%[1],美国的PID就诊人数预估从2004—2013年减少了39.8%[2]。对衣原体和淋病奈瑟菌的广泛筛查能发现还未形成PID的早期感染,被认为是患病减少的原因。尽管如此,诊治PID的成本仍然是卫生经济的主要负担。据估计,女性一生在该类疾病中的人均医疗费用为1060~3180美元(1美元≈7.16元),这取决于其是否会产生严重的后遗症[3]。

PID是一种多重微生物感染性疾病,且是女性并发症最显著的性传播感染(STI)疾病。目前,不到30%的病例存在衣原体和淋病奈瑟菌感染,还有许多病例的微生物病因不明。现今使用新的分子检测方法,可鉴定出新的潜在病原体,包括生殖支原体、奇异菌属、纤毛菌属和其他细菌性阴道病(BV)的相关细菌[4]。

PID的诊断基于临床评估,属于主观性评估,因评估者的知识、培训和经验而发生变化。其临床检查阳性预测值低至约65%,现在尚无足够敏感或特异的影像学手段能够进行明确诊断,也尚无高度准确的实验检测或检查手段能可靠地确认或排除疾病的诊断。为了尽量减少对年轻女性生殖健康的不利影响,需要降低诊断和治疗的门槛。有下腹痛的女性在没有其他明确病因,且有以下3种最低诊断标准中的一种或多种情况时[宫颈举痛、子宫压痛和(或)附件压痛],应作为PID治疗。美国疾病控制与预防中心(CDC)建议对于性活跃的年轻女性(≤25岁)以及存在有性传播感染风险的女性(多性伴侣或STI病史),在有盆腔疼痛或下腹痛且无法明确病因时,可以采用经验性PID治疗[2]。患者可以在门诊获得成功治疗。门诊治疗和住院治疗对轻中度PID的患者来说效果等同[5]。

PID可能会存在长期后遗症,包括输卵管性不孕症、异位妊娠和慢性盆腔疼痛,其仍然是一个对女性的健康有着深远影响、并增加医疗保健系统成本的重要公共卫生问题。

流行病学

由于存在许多无症状和非特异性的病例,PID发病率无法得到准确测算。更复杂的是,有症状的PID患者会到各种机构就诊,包括初级保健机构、妇科和性健康诊疗机构。这使得人们无法精准确定病例数,且有漏报之虞。

据1991—1992年英格兰和威尔士以全科医学为基础的发病率调查显示,在16~46岁的女性中,被诊断为PID的病例占总人群的1.7%[6]。在过去10年中,PID的确诊患者数量已经下降了至少50%以上。根据来自临床实践研究数据链的数据,在2000—2011年,英格兰15~44岁女性就诊全科诊所并确诊或疑似PID的发生率每年下降9%(从400:100 000下降至180:100 000)。在所有年龄组中都可以看到这

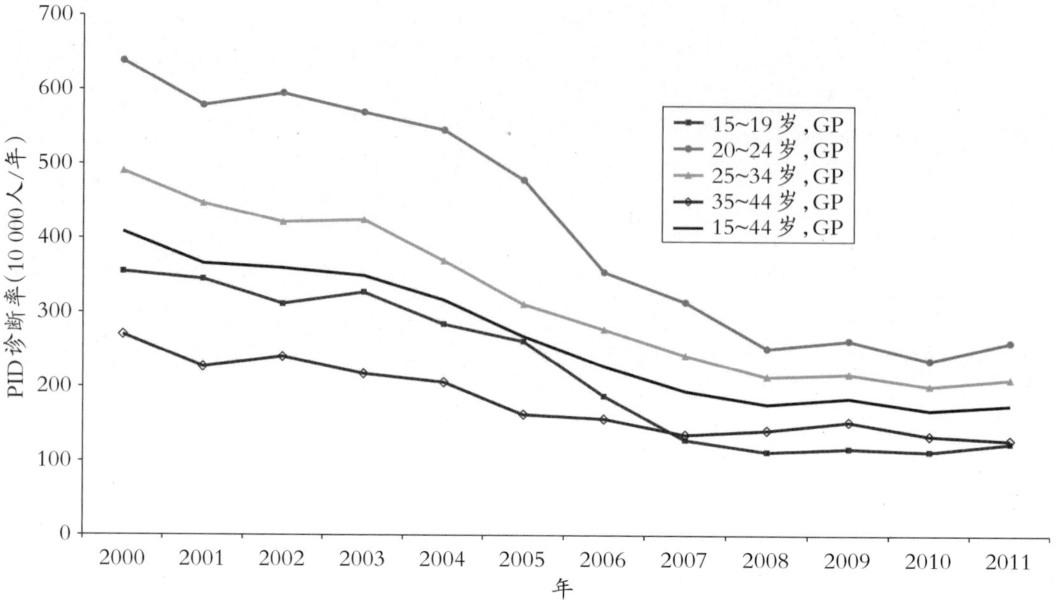

图43.1 2000—2011年英国公共卫生中心在全科医学(GP)中记录的PID诊断率。[Source data from Public Health England. Rates of pelvic inflammatory disease (PID) in England (2000-2013). HPR 2015;9:22.]

种减少,但在15~24岁年龄段的女性中最为显著(图43.1)[7]。在美国,2000年有120万次PID患者就诊。同样,在15~44岁的女性群体中,PID每年就诊量下降了39.8%(从2004年的123 000次到2013年的88 000次)[8]。从1992—2009年,加拿大PID患者住院率下降了80%,并且PID患者就诊费减少了70%[9]。瑞典、澳大利亚和丹麦在内的其他国家也报道了类似数据[10]。

在此期间,这些国家的衣原体确诊病例都有所提高,部分是因为性行为的改变,但也是因为通过广泛筛查提高了检出率。通过减少流行性感染和提高早期衣原体诊断,从而降低从单纯的宫颈感染发展为PID的风险。来自预防PID的衣原体筛查随机对照试验的数据表明,筛查和治疗是一种有效的干预

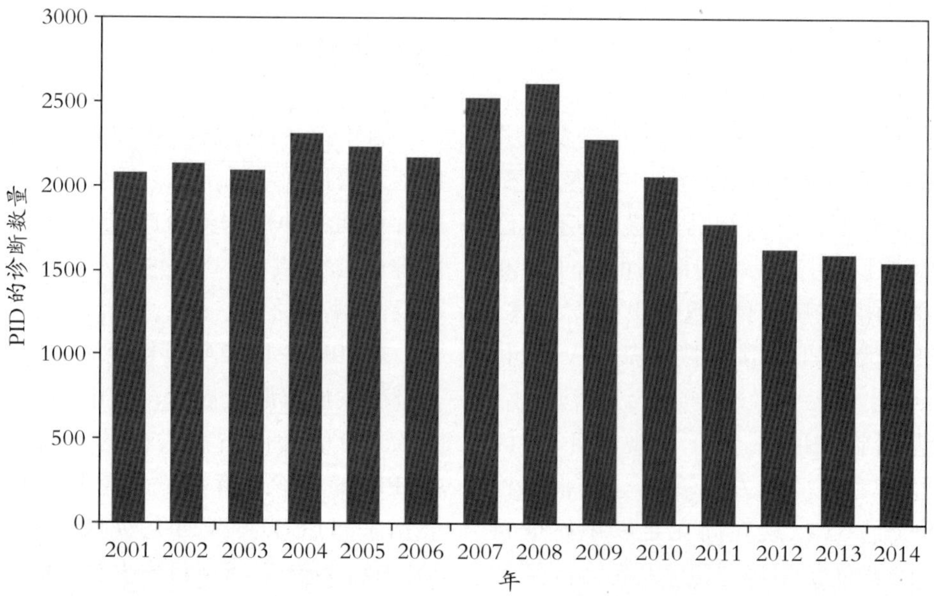

图43.2 2001—2014年在英格兰诊断出的由沙眼衣原体引起的PID。(Source data from https://www.gov.uk/government/statistics/sexually-mitted-infections-stis-annual-data-tables.)

措施，尽管这些研究存在局限性，其作用的大小尚不清楚。然而在许多国家，由沙眼衣原体引起的PID病例数已经下降，只有在10%的病例中检测到衣原体[11]。如果衣原体相关的PID发病率继续下降，衣原体筛查对未来PID发病率的影响可能需要重新评估（图43.2）。

PID的平均治疗费用从门诊患者的700美元到住院患者的8480美元不等[12]。如果存在后遗症，那么患者的治疗费用还要更高，在美国，预计每年因PID及其并发症产生的医疗保健费用超过20亿美元[13]。

PID的风险因素与感染性病的风险相同，这些因素包括与多个性伴侣进行无保护的性行为、性行为初始年龄较小、既往衣原体或淋病感染、社会经济地位低、受教育程度低及有PID病史。既往回顾性研究曾经报道阴道冲洗与PID相关；然而，2005年的一项前瞻性研究显示两者之间没有因果关系。作者认为之前的研究结论应该是由生殖器感染症状而进行的阴道冲洗，而不是阴道冲洗导致PID[14]。

病因学/微生物学

PID常常与淋病奈瑟菌和沙眼衣原体等性传播感染性病原体有关。20世纪80年代至90年代的研究表明，在超过50%的病例[15-17]和高达77%的输卵管卵巢囊肿[18]中检测到衣原体和（或）淋病奈瑟菌。最近的文献表明，由淋病奈瑟菌或沙眼衣原体引起的PID病例比例正在下降。Price等人根据多参数证据综合估计，2002年在英格兰，16～24岁女性中，35%的PID病例是由衣原体引起的，而在16～44岁女性中只有20%[19]。Burnett等人研究发现，2011年北美洲急诊科诊断为PID的患者中只有4.4%感染淋病奈瑟菌，10%感染衣原体，2.6%的病例同时感染这两种病原微生物[11]。其余83%的病例并没有明确病原微生物来源。这与人群中淋病奈瑟菌感染率的总体下降及衣原体筛查的普遍增加相符合。此外，随着治疗重心转移到门诊，实行侵入性试验的频率降低，病原微生物识别率也随之降低。

确定PID的病因与哪些病原微生物相关是个难题。首先，必须明确通常状况下女性上生殖道是否都是无菌状态。有证据表明，一些微生物可能存在于健康、无症状的个体中。即使被检测出来，这些生物体在疾病过程中可能发挥的作用仍不清楚。

急性PID现在被认为涉及多种病原微生物的感染，其中许多在临床中并未进行常规检测。这可以解释为什么临床中大部分PID病例的病原体为不明微生物。其中包括生殖道支原体属（尤其是生殖支原体）和厌氧/需氧细菌，包括内源性阴道菌群（例如，黑色素厌氧革兰阴性菌、阴道加德纳菌、大肠杆菌、流感嗜血杆菌和需氧链球菌）。Hebb等人通过使用较新的检测技术，以患有输卵管炎的肯尼亚女性的输卵管样本作为实验组，并将输卵管结扎术患者的输卵管样本作为对照[4]。使用16S rDNA聚合酶链反应实验发现了新型的、未培养的输卵管炎相关细菌的标本。这些是除了淋病奈瑟菌和沙眼衣原体以外主要的病原微生物群，包括纤毛菌属、阴道阿托波菌、普氏菌属、消化链球菌属和酿脓链球菌。

厌氧菌和BV在PID发病机制中的作用仍不清楚。乳酸杆菌在宿主对性传播感染的防御中起到关键作用，并且BV已被证明会增加淋病和衣原体感染的风险[20]。BV也常出现在患有PID的女性中（高达70%）。但BV的相关细菌是否独立地引发PID，是否促进了淋病奈瑟菌或沙眼衣原体感染的传播，或者是否仅仅只是单纯与其他病原体合并感染尚未明确。然而，数据表明厌氧菌能够引起输卵管的局部组织损伤[21]。患有PID的女性，在腹腔镜检查中检出厌氧菌的比例为13%～78%[20]。如此巨大的差异被认为是与不同的患者群体、不同的PID定义、不同程度的疾病严重程度及不同的微生物检测技术相关。

几项研究调查了BV在子宫内膜炎及临床诊断的PID中所起的作用。仅有一项前瞻性研究表明，携带BV的女性在3年内并不会增加患PID的风险[22]。这项研究使用了标准革兰染色法和显微镜检查用于BV诊断。然而，同一作者于1年后得出的结论是，有BV相关微生物大量生长以及有新的性伴侣的女性患PID的风险似乎特别高（校正后比率为8.77；95% CI 1.11～69.2）[23]。其他几项研究也发现，厌氧革兰阴性杆菌的存在与衣原体或淋病感染无关[24,25]。这些发现的差异可以用BV的不同定义来解释。虽然革兰染色法测定的BV相对较可靠，但它无法捕获BV生态系统中所有微生物成分，特别是厌氧革兰阴性杆菌。所以当通过微生物培养鉴定BV时，BV相关的微生物证明会显著增加PID的患病风险[23]。有大量证据表明厌氧菌感染与更严重的PID疾病有关，尤其是形成输卵管卵巢脓肿[26]。

20世纪80年代初，生殖支原体首次发现于男性非淋菌性尿道炎。从临床标本中分离该微生物极其困难，这也促进核酸扩增试验（NAAT）的发展，提高了对病因和疾病过程的认识。有研究发现，性伴侣间同时感染了相同的菌株类型，证明了生殖支原体可通过性传播[27]。在高危女性和临床诊断为PID的女性中，生殖支原体感染与沙眼衣原体感染一样常见，发生率为2.1%～16%[28,29]。越来越多的研究表明，它与子宫颈炎、PID和不孕症有关。曾有组织学确诊患子宫内膜炎的女性体内明显比未患子宫内膜炎的女性更有可能发现生殖支原体（16%对2%；P=0.02）[30]。同样，在PID评估和临床健康（PEACH）研究中，生殖支原体检测呈阳性的女性，组织学确诊子宫内膜炎的可能性是未感染女性的2倍以上[29]。最近，一项关于生殖支原体感染和女性生殖道疾病的荟萃分析表明，生殖支原体与PID患病风险的显著增加有关，OR为2.14（95% CI 1.31～3.49）[31]。女性患宫颈炎（OR 1.66；95% CI 1.35～2.04）、早产（OR 1.89；95% CI 1.25～2.85）和流产（OR 1.82；95% CI 1.10～3.03）的风险也增加。生殖支原体和PID之间显著的相关性对当前的检测方法以及推荐治疗均有影响，后者指定使用的抗生素对这种微生物效果不佳。

发病机制

沙眼衣原体感染的自然进程和个体自然清除沙眼衣原体感染的能力尚不完全清楚。研究表明，大约1/2的无症状感染在初次衣原体感染后的1年自然清除。然而，大多数衣原体的自然史研究缺乏最初感染时间的数据，以及确定随后检测到的衣原体是持续存在的或是新发感染的数据[32]。关于未治疗的宫颈衣原体感染后患PID的风险也缺乏共识。然而，最近对筛查试验数据的研究表明，14.9%的女性将继续发展为有症状的PID（图43.3），如果同时考虑有症状和无症状PID，则感染率为17.1%[19]。这一比例可能会因医源性操作而在上生殖道引入生物体而大幅度增加，如放置宫内避孕装置、子宫输卵管造影术、宫腔镜检查、体外受精和终止妊娠等。

病原微生物自发沿着阴道和子宫颈黏膜表面上行至上生殖道的机制目前尚不明确。在正常情况下，保护上生殖道的物理黏液屏障的破坏可能会受到月经周期中微生物和生理激素变化的影响，衣原体和淋病奈瑟菌都具有降解宫颈黏膜和相关抗菌肽的蛋白水解酶[33]。从生理上讲，在月经期间黏液栓被排出时，宫颈黏液屏障可能会失效。同样，在月经周期中期，当雌激素水平高而孕激素水平相对低时，会导致宫颈黏液生理性变薄，可能增加感染的风险。子宫内膜检测淋病奈瑟菌和衣原体更常见于月经周期的增生期阶段。此外，在这个阶段，子宫收缩主要从“宫底-宫颈”转变为“宫颈-宫底”，有利于精子向上生殖道运输的同时也增加了病原体上传的概率[34]。

当然也可能存在与生物体的毒力和宿主因素相关的免疫成分，如人类白细胞抗原类。虽然一部分女性可以清除没有组织损伤的沙眼衣原体感染，但在另一些女性机体中，衣原体会诱发慢性炎症。几乎可以肯定，衣原体毒力蛋白（表面暴露的多态膜蛋白或Pmp）起重要作用，这些蛋白已被证明能刺激炎症细胞因子和诱导不同的抗体反应，对炎症程度的

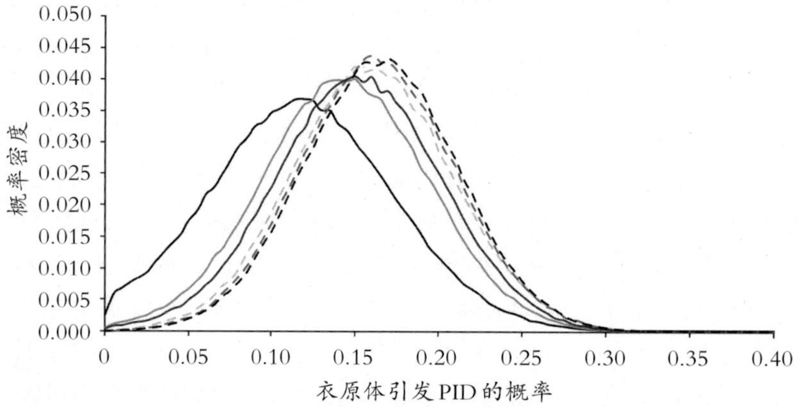

图43.3 从沙眼衣原体感染到PID进展风险。RCT，随机对照试验。（Source data from Price MJ，Ades AE，Soldan K，et al. The natural history of Chlamydia trachomatis infection in women：a multi-parameter evidence synthesis. Health Technol Assess 2016；20：1-250.）

影响各不相同。在一项研究中,具有PmpA抗体高表达遗传易感性的女性炎症标志物增加,妊娠率和活产率降低[35]。

在淋球菌病中,抗体与淋球菌表面的结构成分(脂寡糖和肽聚糖)结合,激活补体并启动输卵管中的前列腺素级联反应。在此我们要着重考虑到输卵管的直径变化很大,但在进入子宫腔开口处特别狭窄(<1mm)。伴随氧代谢物和蛋白酶释放的剧烈急性炎症反应导致细胞死亡和组织破坏。多形核白细胞(PMN)的涌入会导致脓性分泌物,并增加这些脆弱结构内的水肿和血管舒张。纤毛细胞因此被破坏,纤毛运动和输卵管发生不可逆转的损伤(图43.4)。

a

b

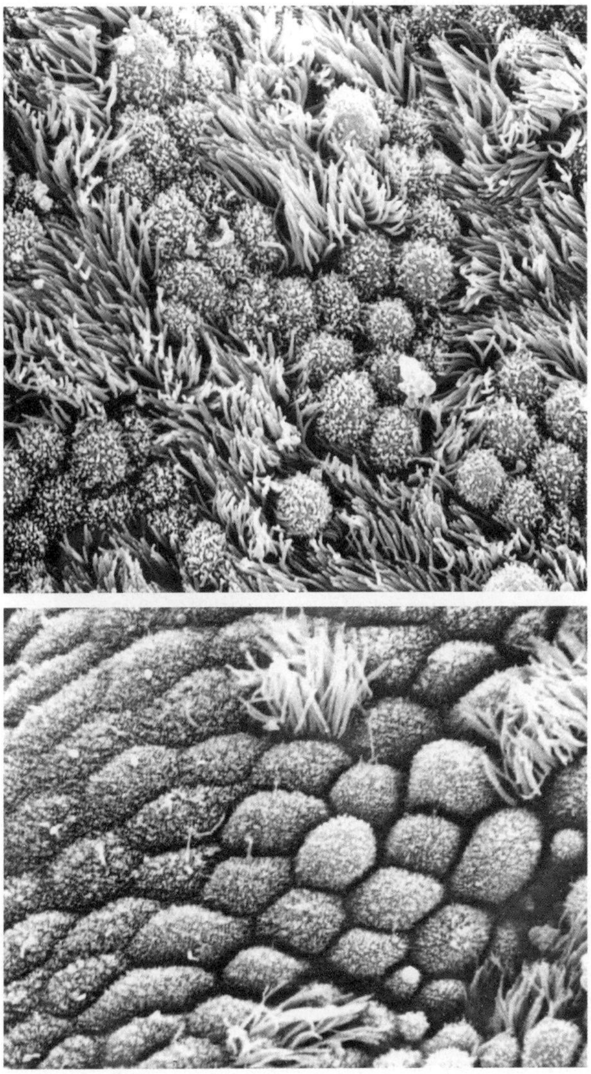

图43.4 PID输卵管上皮表面的病理变化。扫描电子显微照片显示正常人类输卵管上皮细胞(a)和PID后的输卵管上皮表面(b)。(Reproduced with permission from Dorothy L. Patton, University of Washington, Seattle.)

患有衣原体相关性输卵管炎的女性的临床症状通常较轻。与淋病不同,该微生物几乎没有直接的细胞毒性,尽管最初的感染也会导致PMN内流和急性炎症,但损伤和瘢痕形成被认为是由宿主的炎性反应引起的。有证据表明,初次感染期间获得的免疫可能会在再感染期间引起迟发型超敏反应,其特征是存在单核细胞(细胞介导免疫)。在一些研究中,重复接种衣原体后观察到更严重的炎性反应[36]。无论起始病原体如何,在修复过程中死亡的上皮细胞都会被成纤维细胞取代,从而导致输卵管瘢痕形成和功能障碍。

临床表现

PID的临床诊断具有挑战性,因为该疾病不具备任何特有的症状或体征。近年来,患有无症状衣原体感染的女性比例已上升70%~95%[19,37]。众所周知,衣原体、支原体和较少见的淋病奈瑟菌的无症状感染可导致PID,随后发生输卵管闭塞和不孕等长期并发症的风险增加。在接受体外受精的女性中,输卵管异常患者的衣原体、淋病和(或)支原体血清抗体的发病率(72%)远高于输卵管正常的不孕女性(21%)[38]。这是在临床实践中观察到的,其中患输卵管性不孕症的女性通常没有典型的急性PID症状和体征的病史,但在随后的不孕症检查期间可能首先发现输卵管损伤,例如,子宫输卵管造影检查(图43.5)。最近的研究表明,经子宫内膜活检证实,患有亚临床PID的女性妊娠的可能性比没有亚临床PID的女性低40%。

PID出现症状的范围可以从轻微的非特异性疾病到需要住院治疗的严重症状。通常女性在门诊就诊时症状轻微,包括下腹痛、性生活不满意、阴道分泌物和阴道异常出血。然而,即使存在临床症状和体征也缺乏敏感性和特异性;与腹腔镜诊断[40]相比,临床诊断的阳性预测值只有65%~90%,如果医护人员未能认识到这些症状的影响,则可能无法识别PID的症状发作[2]。因此,临床医生在做出诊断时必须具有高度的警惕性,并且放低初次治疗的门槛。如果性活跃的年轻女性和其他有性病风险的女性出现盆腔痛或下腹痛时,除PID之外无法确定其他病因,并且出现以下一种或多种情况,则应推定诊断为PID。盆腔检查的最低临床标准:宫颈举痛、子宫压痛或附件压痛[2]。

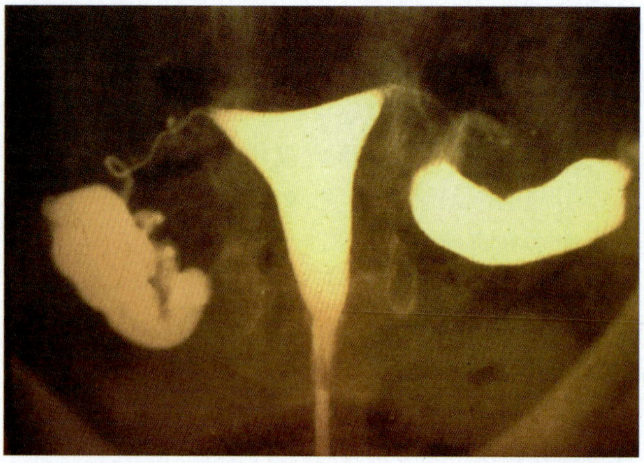

图 43.5 子宫输卵管造影显示左侧输卵管炎和右输卵管积水。(Reproduced with permission from Mr Peter Greenhouse, Bristol Sexual Health Centre.)

临床表现包括:

• 近期出现的双侧下腹痛,常被描述为持续、钝痛、疼痛或痉挛。

• 深部性交痛——尤其在近期发作。

• 异常阴道出血——尤其是月经间期出血、性交后出血或月经过多,继发于相关的宫颈炎和子宫内膜炎。

• 黏液脓性阴道分泌物——由相关宫颈炎引起。

• 双合诊时宫颈、子宫和(或)附件压痛。

以下一项或多项附加标准将提高最低标准的特异性:

• 体温>38.3℃。

• 异常宫颈黏液脓性分泌物或宫颈脆性。

• 阴道分泌物显微镜检查存在大量白细胞。

• 红细胞沉降率升高;C-反应蛋白水平升高[41]。

• 实验室检查证实宫颈有淋病奈瑟菌、沙眼衣原体或生殖器支原体感染

宫颈或阴道脓细胞的缺失对于PID的诊断具有良好的阴性预测值(95%),但它们的存在是非特异性的(阳性预测值为17%)[42]。

轻中度PID患者可出现高于38℃的发热,但全身表现并不是突出特征。感染和炎症可能通过右侧结肠旁沟从骨盆扩散到肝脏包膜。这被认为会影响4%~14%的女性,并表现为继发于肝周炎的右上腹疼痛(Fitz-Hugh-Curtis综合征)。随后粘连可能在肝包膜和横隔膜之间形成,经典描述为"琴弦状"粘连(图43.6)。

PID症状的存在和严重程度因微生物病原学而异。与衣原体或支原体引起的PID相比,淋球菌相关的PID女性的全身炎症标志物水平(包括红细胞沉降率和白细胞计数)更可能升高。患有淋球菌PID的女性也更可能出现发热、黏液脓性宫颈炎和附件压痛,盆腔疼痛评分较高[39,43-46]。这可以解释为什么在PEACH研究中,淋球菌相关PID的女性比沙眼衣原体或生殖支原体的女性提早近1周就诊[47]。患有淋球菌相关PID的女性也更有可能记住之前的PID发作情况。Miettinen等人报道称,淋球菌血清阳性的不孕女性中有50%有PID病史,而衣原体或支原体血清阳性的女性中只有1/4有PID病史[38]。随着许多国家淋病奈瑟菌感染率持续下降,非典型、较轻症的临床表现变得更加普遍[2,40,48]。

诊断

PID的症状和体征有很大的差异并可能与其他疾病重叠,因此,PID的诊断仍然是一个挑战。没有单一的症状、体格检查结果或实验室检查足够敏感或特异以明确诊断PID。诊断标准必须具有高灵敏度,即使以低特异性为代价减少漏诊率也是值得的,因为这样可以降低不良后遗症的风险(表43.1)。

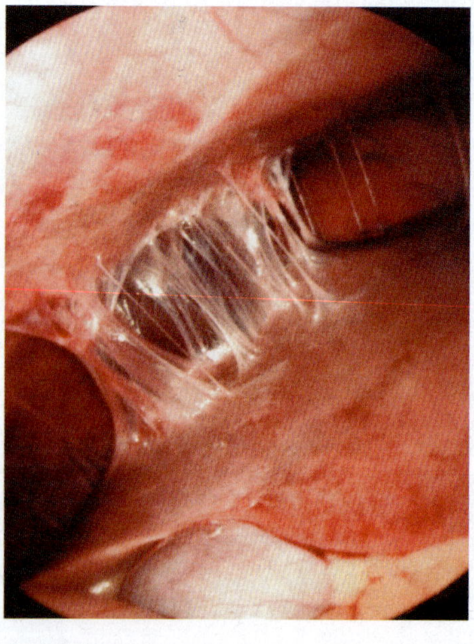

图 43.6 盆腔感染合并肝周围炎综合征显示肝包膜和膈下腹膜之间的"小提琴弦"粘连,胆囊正常。(Reproduced with permission from Mr Peter Greenhouse, Bristol Sexual Health Centre.)

表43.1 诊断标准

最低诊断标准(一项或多项)	附加诊断标准	最终诊断标准
下腹部压痛	口腔温度>38.3℃	具有子宫内膜炎组织学证据的内膜活检
附件压痛	(阴道分泌物/湿片)显微镜下有大量白细胞(白细胞>上皮细胞)	经阴道超声(或其他成像技术)显示游离盆腔积液或输卵管卵巢脓肿
宫颈举痛	异常宫颈黏液脓性分泌物或宫颈脆性	腹腔镜检查显示异常,例如,输卵管红斑±黏液脓性渗出液
	炎症标志物升高(红细胞沉降率,C-反应蛋白)	
	实验室病原诊断 淋病奈瑟菌或沙眼衣原体	

临床体征

如前所述,PID的临床诊断通常基于双合诊时盆腔压痛,表现为宫颈举痛、附件压痛和子宫压痛。与腹腔镜检查相比,PID临床诊断的阳性预测值为65%~90%。不出所料,临床诊断的准确性和临床医生的经验已被证明是正相关关系[49]。特异性可以通过发现下生殖道炎症的迹象而增加,例如,伴随接触性出血和黏液脓性宫颈内分泌物的宫颈脆性增加。发热和呕吐等全身特征在轻度至中度疾病中很少见,但在严重感染中更常见,尤其是在淋病奈瑟菌感染相关的PID中。

实验室检查

所有疑似PID的患者都应该进行妊娠试验以排除异位妊娠的可能。应进行淋病奈瑟菌和沙眼衣原体的外阴阴道NAAT检查,以及HIV和梅毒检测。生殖支原体的NAAT检查现已可用,并且还应在可能的情况下对患有PID的女性进行检测。应该对阴道分泌物的生理盐水试片("湿片法")进行显微镜检查,以检查白细胞数量的增加情况(每个上皮细胞有一个以上的白细胞)。宫颈或阴道脓细胞的缺失对诊断PID具有良好的阴性预测值(94.5%),但它们的存在是非特异性的,阳性预测值很低(17%)[41]。外周血白细胞计数升高是有意义的(>10 000mm^3),约60%的患者外周血白细胞计数有所升高[50],但在初级治疗和门诊中经常无法立刻实施。尽管不具特异性,炎症标志物如C反应蛋白(>10mg/L)的升高也是有意义的,并且在一些研究[51]中已被发现具有良好的敏感性(93%)和特异性(83%)。

影像学检查

经阴道超声(TVUS)扫描广泛可用、相对无创,可用于排除其他诊断,例如,卵巢囊肿破裂或异位妊娠。与标准的腹腔镜检查或子宫内膜活检(85%敏感性,100%特异性)相比,当盆腔结构可以被可视化时,输卵管壁增厚等迹象具有较高的敏感性和特异性[52]。然而,输卵管腔内必须存在积液才能评估该体征。其他特征,如游离盆腔积液、输卵管卵巢脓肿、输卵管积脓(管内有回声)和齿轮征(在横截面上看到增厚的黏膜突出到输卵管腔中)增加了TVUS扫描的特异性。

能量多普勒技术检测的血流增加与充血和炎症一致。在检查期间切换到这种模式可能会增加诊断的敏感性。在PID的典型超声征象出现之前,能量多普勒还可以在较早阶段检测PID。然而,该技术需要高水平的专业知识才能将重要的病理影像与附件附近的髂骨和其他盆腔血管产生的"闪烁伪影"区分开来[53]。

在通过腹腔镜检查确诊的PID女性中,MRI比TVUS有更高的敏感(95%对81%)和特异性(89%对78%)[54],但也更昂贵,通常不适用于轻度至中度病例。MRI在复杂或疑似病例中很有用,可以减少诊断性剖腹探查的发生。

CT不常用,因其相对不敏感、昂贵,并且会导致育龄女性接触不必要的辐射暴露。在住院患者中,如果诊断不确定,CT可用于确诊其他诊断,例如,急性阑尾炎或泌尿道疾病。

腹腔镜检查

相对其他检查而言,胸腔镜检查历来被认为是金标准。然而，随着PID的管理转移到门诊，它的使用逐渐减少。发现充血、水肿和有脓性渗出液的输卵管对于诊断PID具有高度特异性，尽管该过程的敏感性因疾病阶段和不同患者体验而异。轻度或早期疾病可能局限于输卵管腔，腹腔内观察到的宏观变化很少。这或许可以解释这样一个研究结果，与菌毛组织病理学诊断相比，腹腔镜检查在一组因盆腔疼痛就诊于初级保健机构的女性中的敏感性仅为50%[55]。此外，也使用经组织病理学证实的PID作为金标准参考，腹腔镜检查的整体诊断准确率仅为78%，临床医生在根据腹腔镜图像重现其以前的诊断决策时发现“不尽如人意”[56]。

腹腔镜检查的指征包括怀疑盆腔或输卵管卵巢脓肿，或不能排除其他诊断的情况。此外，当充分使用抗生素治疗3天后临床症状没有改善时，应考虑进行腹腔镜检查。除了确认（或排除）诊断外，它还提供了进行治疗的机会，例如，脓肿引流、冲洗和抽吸、粘连溶解或在需要时进行输卵管切除术。然而，腹腔镜检查具有侵入性、需要全身麻醉并且相对昂贵的缺点，使得它很少用于轻度或中度疾病的常规诊断。

组织学诊断

与腹腔镜检查相比，子宫内膜取样安全、相对便宜且侵入性更小。子宫内膜活检在组织学上诊断子宫内膜炎也被用作PID诊断的金标准。子宫内膜间质中浆细胞的典型发现对预测腹腔镜确诊的输卵管炎的敏感性为89%～92%[57,58]。然而，在PEACH研究中，与没有子宫内膜炎的患者相比，组织学明确存在的子宫内膜炎与更大的长期不良后遗症（异位妊娠和不孕症）风险无关[5]，这表明并非所有患有子宫内膜炎的女性都有输卵管炎症。人们还认识到，“无并发症”的宫颈内感染可导致子宫内膜炎，这可以解释该诊断报告较低的特异性（63%～87%）。其他缺点包括引入感染的风险、延迟的诊断报告及多变的组织病理学定义和解释。然而，样品可以进行传统的微生物分析或新生物的分子测试。将来，可以使用新的方法来评估病原体与不同个体宿主反应之间的相互作用。

鉴别诊断

年轻女性下腹痛的鉴别诊断包括以下内容：

• 异位妊娠——疑似患有PID的女性应尽量避免妊娠。

• 急性阑尾炎——与PID相比，厌食症更常与阑尾炎相关。大多数阑尾炎患者也会出现恶心和呕吐，但只有50%的PID患者会出现恶心和呕吐。约1/4的阑尾炎女性会出现宫颈举痛[59]。

• 子宫内膜异位症——病史通常是一种慢性、复发性疼痛，通常与月经早期有关，但可能发生在月经周期的任何阶段。月经过多和性交疼痛是子宫内膜异位症的常见症状。有发散至骶骨的疼痛史或排便疼痛（排便困难）可能是有用的鉴别指标。

• 卵巢囊肿的并发症（例如，扭转或破裂）。疼痛通常是突发和单侧的。

• 尿路感染——通常与排尿困难、尿频和血尿有关。

• 胃肠道疾病，如胃肠炎、肠易激综合征或憩室炎——通常与排便习惯紊乱和腹部绞痛有关。

• 功能性疼痛（经间痛）或排卵疼痛——一种排除性诊断，通常发生在月经周期中期，以单侧骨盆疼痛持续少于24小时为特征。

治疗

PID的治疗应该提高前文所提到的主要病原体微生物和临床症状的治愈率，并预防长期后遗症，如不孕症、异位妊娠和慢性盆腔疼痛。针对PID的治疗几乎是经验性的，因为一旦做出初步诊断，在获得微生物检测结果之前就必须开始治疗。为了尽量减少对年轻女性生殖健康的潜在不利后果，需要降低诊断标准。延迟治疗的女性患不孕症和宫外孕的可能性是其他女性的3倍[60]。在诊断不明确的情况下，早期抗生素的应用一般不会影响其他常见原因造成的下腹痛。

首先要考虑的是患者需要住院治疗还是门诊治疗。住院指征包括妊娠、病情较重、高热、不能口服药物、输卵管卵巢脓肿、不排除其他严重疾病、口服治疗无临床效果等。一旦治疗开始，静脉治疗应在临床症状改善后持续至少24小时。然而，没有证据表明在住院环境中治疗患有轻至中度PID的女性比门诊治疗更有效。在PEACH研究中，住院组和门诊组的短期临床和微生物治疗及长期生殖治疗的结果相似[5]。值得注意的是，受试者平均仅服用了规定剂量的70%[61]。

治疗的选择应反映药物的可用性和成本、抗生素敏感性、特定感染生物的当地流行病学和疾病严重程度。基于对多种微生物病因的理解，PID应使用广谱抗生素进行治疗。抗菌药物应对淋病奈瑟菌和沙眼衣原体有效，即使这些微生物的检测结果为阴性，因为女性可能患有实验室检测未呈阳性的上生殖道感染。

治疗方案中是否应该包括厌氧菌的治疗目前存在争议，这是由于对厌氧菌是否与PID的发病机制有关缺乏了解。虽然在患有PID的女性上生殖道中，厌氧菌的感染率是多变的，但公认的是，当它们存在时会导致局部组织损伤。尽管很少有试验专门记录厌氧微生物治愈数据，但提供足够厌氧覆盖的方案相对于不提供足够厌氧覆盖的方案，治疗试验显示出更加出色的临床和微生物治愈率。

虽然认识到严重疾病通常受多种微生物影响，并且通常包括厌氧菌，但厌氧菌在轻度至中度疾病中的作用尚不清楚。许多研究表明，在患有PID的女性中更常发现BV相关微生物。例如，在PEACH研究中，53.5%的女性同时患有BV，子宫内膜活检出患有急性子宫内膜炎的女性通常在上生殖道感染BV相关微生物（阴道杆菌30.9%，厌氧革兰阴性杆菌31.7%，和厌氧革兰阳性球菌22%）[24,25]。然而，PEACH研究中的门诊治疗方案只有单剂量的第二代头孢菌素（头孢西丁2g肌内注射，加上丙磺舒1g口服），这可能不足以清除上生殖道厌氧菌感染。尽管住院和门诊治疗组的短期和长期结果相似，但两组中有很大比例的女性在治疗30天时仍患有持续性子宫内膜炎（门诊患者为45.9%，住院患者为37.6%；P=0.09）[5]。如果在使用次优抗生素方案治疗后厌氧菌可以持续存在并引起持续的炎症，那么覆盖足够的厌氧菌似乎是必不可少的。根据这些发现，PEACH研究作者得出结论，BV相关微生物在患有轻度至中度PID的女性中非常普遍，并建议所有PID女性的治疗方案中包括对厌氧菌有效的抗菌药物[25]。目前，尚无研究说明厌氧生物的短期治疗是否会影响长期结果。因此，2015年CDC指南指出，“除非不包括厌氧微生物的治疗方案被证明可以与其他有效针对这些微生物的方案一样成功预防长期后遗症（如不孕症和异位妊娠），否则应该考虑使用覆盖厌氧菌的治疗”[2]。在发现患有BV或输卵管卵巢脓肿的女性中尤其如此。

当前的欧洲和英国的指南涵盖了淋病奈瑟菌、沙眼衣原体和厌氧菌感染的病原体[40,59]（表43.2和表43.3）。由于耐喹诺酮类淋病奈瑟菌的出现，不再常规推荐包含喹诺酮类药物的方案[2]，或仅在淋病奈瑟菌成为病原体的可能性较低时才推荐使用。伴侣患有淋病、临床严重疾病或在国外发生性接触的患者应避免使用喹诺酮类药物。在由耐喹诺酮类的淋病奈瑟菌引起的PID超过5%的地区，也应避免将喹诺酮类药物作为PID的一线经验性治疗方案[40,59]。2018年，欧洲药品管理局强调了使用喹诺酮类抗生素后致残和永久性副作用的可能性[62]，随后在英国指南中将氧氟沙星降级为二线治疗[59]。对于门诊治疗方案，欧洲和CDC指南之间推荐的肌内注射头孢曲松剂量存在差异。欧洲指南建议肌内注射更高剂量的头孢曲松，以降低淋病产生耐药性的风险。

在大多数国家的指南中，目前推荐的治疗都指定使用对生殖支原体疗效低的抗生素。已有充分证据表明，多西环素对生殖支原体的清除率很低，而较老的氟喹诺酮类药物（环丙沙星、氧氟沙星）对生殖支原体的作用有限。在PEACH研究中，生殖支原体检测呈阳性的女性，41%在肌内注射头孢西丁和口服多西环素后30天再次检测呈阳性[63]。在子宫内膜中发现支原体的女性出现短期治疗失败的可能性是未发现支原体女性的4.5倍。这是由子宫内膜炎和持续30天盆腔疼痛的组织学证据确定的。阿奇霉素的治疗疗程（单剂500mg，然后每天250mg，连续4天）在过去已成功用于治疗支原体感染，但过去5年治疗失败率的增加表明出现了抗生素耐药性[64]。现在似乎在某些地区普遍出现了大环内酯类的耐药性[65]，

表43.2 盆腔炎的口服治疗方案

	药物	剂量/途径/频率	时间
一线治疗	头孢曲松	1g肌内注射，单次	单剂量单次
	多西环素	100mg口服，2次/天	14天
	甲硝唑	400mg口服，2次/天	14天
二线治疗	氧氟沙星[a]	400mg口服，2次/天	14天
	甲硝唑	400mg口服，2次/天	14天[b]

[a] 有高风险的PID患者应避免使用氧氟沙星和莫西沙星，因为其增加了喹诺酮类药物的耐药性（例如，当患者的伴侣患有临床上病情较重的淋病，又与其发生性行为）。喹诺酮类药物也应避免作为经验性治疗PID的一线药物，>5%的PID是由耐喹诺酮的淋病奈瑟菌引起的。

[b] 不能耐受的轻至中度PID患者可停药。

表43.3 盆腔炎性疾病的静脉治疗方案

	药物	剂量/途径/频率	时间
方案1	头孢曲松	2g,静脉注射,1次/天	症状改善后24小时
	多西环素	100mg,静脉注射,2次/天(如果耐受也可口服)	完整14天
	甲硝唑	400mg,口服,2次/天	头孢曲松结束时开始;完整14天
方案2	庆大霉素[a]	2mg/kg负荷剂量,1.5mg/kg,3次/天,维持	症状改善后24小时
	克林霉素	900mg,静脉注射,3次/天	症状改善后24小时
	克林霉素	450mg,口服,1次/天	完整14天
	多西环素/甲硝唑	100mg,口服,2次/天或者,400mg,口服,2次/天	完整14天
证据较少的替代方案			
方案3	氧氟沙星[b]	400mg,静脉注射,2次/天	症状改善后24小时
	甲硝唑	500m,静脉注射,3次/天	症状改善后24小时
	氧氟沙星/甲硝唑	400mg,口服,2次/天 400mg,口服,2次/天	完整14天

[a] 如果使用该方案,则需要监测庆大霉素水平。

[b] 在英国,喹诺酮类耐药性增加导致的淋球菌PID高风险的患者应避免使用氧氟沙星和莫西沙星(当患者的伴侣患有临床上病情较重的淋病,又与其发生性行为后)。>5%的PID是由耐喹诺酮的淋病奈瑟菌引起的。

继续使用1g阿奇霉素治疗简单的衣原体感染和非特异性尿道炎将加速这一现象。莫西沙星是目前对抗生殖支原体最有效的药物之一,并已被用作阿奇霉素治疗失败时的二线药物。在一项研究中,莫西沙星对88%的阿奇霉素治疗失败的病例有效,尽管令人担忧的是,接受这种抗生素治疗的患者中有12%未能清除支原体,所有这些失败的病例都检测到氟喹诺酮突变。所有患者都能够通过口服原始霉素1g,每天4次,持续10天,清除感染[65]。根据EMA指南,在没有替代抗生素的情况下,莫西沙星仍是生殖支原体相关PID的一线治疗药物[59,62]。

总之,为淋球菌、衣原体、支原体和厌氧菌感染提供抗生素覆盖仍然是一个挑战。在对标准方案无反应的持续性病例中,可能需要使用莫西沙星进行治疗,以覆盖生殖支原体。联合治疗方案虽然可能更有效,但与目前推荐的治疗方法相比,可能会增加药物成本和更多不良反应。

特别注意事项

输卵管卵巢脓肿

输卵管卵巢脓肿是PID的一种严重且可能危及生命的并发症(图43.7)。患者更有可能出现全身不适,并且骨盆疼痛程度更高。在触诊附件肿块或对治疗缺乏反应时,应立即进行影像学检查。输卵管卵巢脓肿是入院进行静脉抗菌治疗的指征,有适当的厌氧菌覆盖,并监测脓肿破裂或败血症的迹象。研究显示70%~84%的女性,尤其是脓肿较小(直径<9cm)的女性[66]保守治疗可能有效。在挪威一项研究队列中,93.4%的患者在TVUS引导下抽吸脓液并结合抗生素治疗后成功治疗并避免手术干预[67]。如果72小时内症状没有改善,或在此期间临床症状加重应该是手术探查的指征。

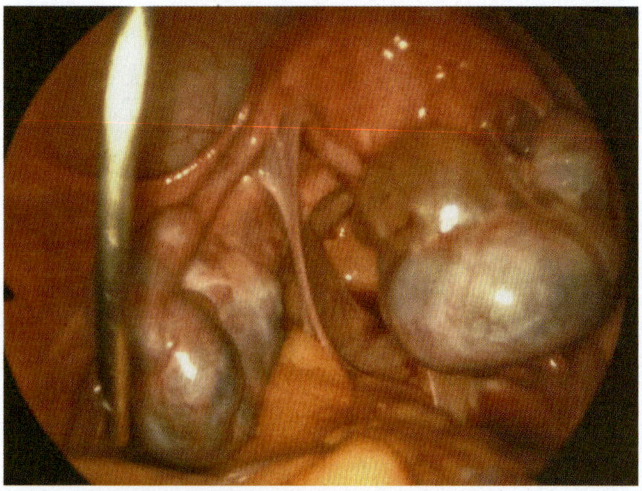

图43.7 右侧输卵管卵巢脓肿/复合体的腹腔镜表现。(Reproduced with permission from Mr Peter Greenhouse, Bristol Sexual Health Centre.)

妊娠相关

疑似患有PID的妊娠女性处于发病率和早产的高风险中。这些女性应该住院并接受静脉注射抗生素治疗。妊娠女性(和哺乳期女性)禁用喹诺酮类和多西环素。妊娠女性在无药物过敏时应接受头孢曲松、红霉素和甲硝唑治疗。重点注意的是,在妊娠试验呈阳性之前的极早期妊娠中可以使用多西环素。

艾滋病

综合观察和对照研究表明,艾滋病(HIV)阳性的PID女性与HIV阴性的女性具有相似的症状。目前尚无证据表明HIV阳性且无并发症的PID女性可以从常规住院治疗或静脉用药治疗获益,甚至2项肯尼亚的研究表明,HIV阳性合并严重PID症状更为常见,尤其是HIV晚期免疫抑制的患者,且住院时间会更长[68,69]。

宫内节育器

宫内节育器(IUD)使用者患PID的病风险与IUD置入过程和STI的背景风险密切相关。一项对22 908例IUD置入女性的(总计51 399例女性)随访荟萃分析显示,在节育器置入后的前20天内,PID患病率高出6倍,此后则很少发生(每年1.6/1000例女性)[69]。如果IUD使用者被诊断出患有PID,不需要立即取出节育器。如果48~72小时后症状没有改善,则应考虑在继续使用抗生素治疗同时取出IUD[70]。系统性回顾分析发现,保留IUD的PID女性和取出IUD的PID女性的治疗结果通常没有差异[70]。

性伴侣治疗和其他管理注意事项

建议对所有近期的男性伴侣进行经验性治疗,这在CDC 2015指南[2]中阐述为过去60天(或最近的性伴侣,包括>60天前)。欧洲和英国的指南均建议在6个月内追踪接触者,但该时间区间尚无证据支持[40,59]。最近的伴侣应该接受衣原体感染的经验性治疗,无论其症状或实验室结果如何[59]。如果无法进行充分的淋病筛查,那也应对这种感染进行经验性治疗[40]。

为尽量减少疾病传播,应指导女性在治疗完成、症状消失且性伴侣得到充分治疗之前避免性交。病情严重者应注意休息,给予适当镇痛。PID的诊断和治疗,提供有助于提升健康促进的信息,包括明确的书面材料(框43.1)。

随访

开始使用抗生素后,临床症状应在3天内改善。如果不是这样的话,应该建议门诊患者回来做进一步的评估。可能考虑影像学检查、住院接受静脉治疗或手术干预。治疗2~4周后,建议从以下情况进行评估:临床反应、对抗生素的依从性、个人避免性接触及其伴侣接受治疗的情况。这也是一个检查PID及了解其后遗症的机会。对于微生物测试呈阳性反应的人士,尤其是那些持续出现症状、怀疑对抗生素的依从性不佳或伴侣通知不足,或没有使用一线抗生素治疗的人士,适宜在2~4周后重复测试。

后遗症及预后

PID发作一次后,很大比例的女性(高达1/4)会出现长期并发症,包括不孕症、异位妊娠和慢性盆腔疼痛(定义为疼痛持续超过6个月)。经过反复发作,这个比例增加到接近1/2。Weström等人的开创性论文中展示,他们以随访的1844例腹腔镜检查异常的女性的长期生殖结果作为实验组,而以随访的657例接受正常腹腔镜检查的女性的长期生殖结果作为对照组进行[71]比较。在这些女性中,16%的患者和2.7%的对照者未能妊娠。共有10.8%的患者和0%的对照者确诊为输卵管因素不孕症。PID的每一次

框43.1 对患者的健康促进信息

- 对正在接受的治疗及其可能的不利影响的解释。
- 治疗后,生育能力通常得以维持,但未来仍有不孕、慢性盆腔痛或宫外孕的风险。
- 临床上病情越严重,后遗症的风险越大。
- PID的重复发作与不孕风险的指数增加有关。
- 越早进行治疗,未来出现生育问题的风险就越低。
- 未来使用屏障避孕法将显著降低PID的风险。
- 需要筛查患者的性接触者是否受到感染,以防止再次感染。

Source data from Ross J, McCarthy G. UK National Guidelines for the Management of Pelvic Inflammatory Disease 2011. London, United Kingdom: British Association for Sexual Health & HIV; 2011. (http://www.bashh.org/documents/3572.pdf). (Accessed 8 March 2016).

重复发作都会使输卵管因素不孕的发病率增加1倍。PID一次发作后，此类不孕症的发病率为8%，二次发作后增加到19.5%，PID发作4次或更多次后增加到40%。患者首次妊娠的异位妊娠率为9.1%，对照组为1.4%（$P<0.0001$）。

在同一队列中，症状的持续时间被证明是随后不孕的主要决定因素。Hillis及其同事证明，在调整年龄、机体、诊断年份和近期妇科病史后，延迟就诊的PID（症状≥3天）女性的不孕率显著高于那些及时接受治疗的女性（从症状出现起<3天，19.7%对8.3%）[60]。这种关联在114例感染衣原体的女性中最为明显，延迟寻求治疗的沙眼衣原体阳性患者中有17.8%生育力受损，而及时寻求治疗的则为0%。这些数据表明，及时评估和治疗衣原体相关的PID可以预防这些后遗症。

PEACH研究还报道了长期结果，经过7年的随访，19%的女性被归类为不孕症，42.7%报道有慢性盆腔疼痛（最短持续时间6个月）[12]，0.6%有异位妊娠[74]。复发性PID与不孕症几乎增加了2倍（校正后的比值比1.8；95% CI 1.2～2.8），慢性盆腔疼痛增加了4倍以上（校正后比值比4.2；95% CI 2.8～6.2）。此外，与后续没有STI的女性相比，下生殖道发生STI的女性经历慢性盆腔疼痛的可能性也高出2.3倍[12]。最近，Price等人使用多参数分析统计预估，16～44岁女性的异位妊娠中27%（95% CI 11%～46%）是由输卵管炎引起的，而输卵管性不孕的患者中有29%（95% CI 9%～56%）可归因于沙眼衣原体[19]。

不同病原微生物在发生后遗症中的作用尚不清楚。如前所述，衣原体或支原体患者更有可能延误治疗，这可能会增加低水平炎症和长期并发症的风险。在对PEACH研究的进一步分析中，Taylor等人着眼于治疗时间的研究，据报道，患者平均等待7天才寻求治疗，其中衣原体单一感染（12.3±9.4天）和支原体（10.9±8.9天）女性的等待治疗时间最长，淋病女性（4.6±5天）或合并感染（5.6±5.1天；$P<0.001$）的等待治疗时间最短。不孕症、复发性PID和慢性盆腔疼痛的发病率较高（分别为17%、20%和36%），并且在延迟治疗后的概率往往更高。

预防

理论上，如果早期感染局限于宫颈，则可以在其蔓延到子宫内膜和输卵管之前进行治疗，那么PID应该是可以预防的。自衣原体筛查和治疗计划启动以来，大多数国家的PID发病率已经下降，并且有大量证据表明它们所导致PID、异位妊娠和输卵管因素不孕症的发病率下降。1996年由Scholes等人首次研究表明，衣原体筛查可以预防PID，女性随机接受筛查或常规治疗，并随访12个月，研究发现被分配到筛查组的女性的PID发病率比常规治疗组低56%（相对风险0.44；95% CI 0.2～0.9）[75]。丹麦2000年的一项研究将家庭抽样（93%的女性测试）与标准治疗（只有7.6%的女性测试）进行了比较。在干预组中发现了43例感染，而在标准治疗组中仅发现了5例。随访1年时，干预组2.1%的患者接受了PID治疗，而对照组为4.2%（威尔科克森精确值，$P=0.045$）[76]。这两项研究都基于自我感受或医疗记录来确诊PID，这可能会影响结果，并且一些女性可能患有未确诊的无症状感染，尽管这些偏倚应该在各组之间平均分配。然而，在预防盆腔感染（POPI）试验中，接受筛查的女性中PID的发病率为1.3%（15/1191），而在1年时对对照组的储存样本进行衣原体检测，PID的发病率为1.9%（23/1186）（相对风险0.65；95%CI 0.34～1.22）。作者得出的结论是，接受衣原体筛查的女性在12个月以上患PID的风险降低了35%，差异没有显著性[77]。在这项研究中，由于对照组中的女性意识到PID症状的出现，干预效果可能会降低。事实上，一般来说，如果公众对PID的风险和症状有更好的了解，下腹痛的女性会尽早就医，就可以避免生殖损伤的风险[19]。

当女性患有PID时，是一个提升健康、促进和鼓励使用安全套的宝贵机会。有一些证据表明，在初次访问时，让青少年随机观看一段简短的视频，学习关于PID自我护理的障碍和益处，她们将来更有可能参加随访（32%对16%）。其伴侣接受治疗的可能性也是对照组的3倍，因此有可能减少疾病的复发[78]。对PEACH研究的进一步分析表明，在研究期间持续使用避孕套可降低PID复发、慢性骨盆疼痛和不孕症的风险。在日常生活中持续使用安全套也将这些风险降低了30%～60%。作者得出结论，使用避孕套对于预防PID后遗症很重要[79]。

（陈琼华 林典超 译）

参考文献

1. Ross J, Hughes G. Why is the incidence of pelvic inflammatory disease falling? *BMJ* 2014;**348**:g1538.
2. Centers for Disease Control and Prevention. Pelvic inflammatory disease (PID). 2015. Available at: http://www.cdc.gov/std/tg2015/pid.htm. (Accessed 16th July 2019).
3. Yeh JM, Hook EW, Goldie SJ. A refined estimate of the average lifetime cost of pelvic inflammatory disease. *Sex Transm Dis* 2003;**30**:369–78.
4. Hebb JK, Cohen CR, Astete SG, Bukusi EA, Totten PA. Detection of novel organisms associated with salpingitis, by use of 16S rDNA polymerase chain reaction. *J Infect Dis* 2004;**190**:2109–20.
5. Ness RB, Soper DE, Holley RL, et al. Effectiveness of inpatient and outpatient treatment strategies for women with pelvic inflammatory disease: results from the Pelvic Inflammatory Disease Evaluation and Clinical Health (PEACH) Randomized Trial. *Am J Obstet Gynecol* 2002;**186**:929–37.
6. Simms I, Rogers P, Charlett A. The rate of diagnosis and demography of pelvic inflammatory disease in general practice: England and Wales. *Int J STD AIDS* 1999;**10**:448–51.
7. Public Health England. Rates of pelvic inflammatory disease (PID) in England (2000–2013). *HPR* 2015;**9**:22.
8. Centers for Disease Control and Prevention. Pelvic inflammatory disease—initial visits to physicians' offices among women aged 15–44 years, United States, 2004–2013. Sexually Transmitted Disease Surveillance 2014. Available at: http://www.cdc.gov/std/stats14/figures/e.htm. (Accessed 16th July 2019).
9. Rekart, ML, Gilbert, M, Meza, R, et al. Chlamydia public health programs and the epidemiology of pelvic inflammatory disease and ectopic pregnancy. *J Infect Dis* 2013;**207**:30–38.
10. Bender N, Herrmann B, Andersen B, et al. Chlamydia infection, pelvic inflammatory disease, ectopic pregnancy and infertility: cross-national study. *Sex Transm Infect* 2011;**87**:601–608.
11. Burnett AM, Anderson CP, Zwank MD. Laboratory-confirmed gonorrhea and/or chlamydia rates in clinically diagnosed pelvic inflammatory disease and cervicitis. *Am J Emerg Med* 2012;**30**:1114–17.
12. Trent M, Bass D, Ness RB, Haggerty C. Recurrent PID, subsequent STI, and reproductive health outcomes: findings from the PID evaluation and clinical health (PEACH) study. *Sex Transm Dis* 2011;**38**:879–81.
13. Sweet RL. Treatment of acute pelvic inflammatory disease. *Infect Dis Obstet Gynecol* 2011;**2011**:561909.
14. Ness RB, Hillier SL, Kip KE, et al. Douching, pelvic inflammatory disease, and incident gonococcal and chlamydial genital infection in a cohort of high-risk women. *Am J Epidemiol* 2005;**161**:186–95.
15. McCormack W. Pelvic inflammatory disease. *N Engl J Med* 1994;**330**:115–19.
16. Bowie WR, Jones H. Acute pelvic inflammatory disease in outpatients: association with Chlamydia trachomatis and Neisseria gonorrhoeae. *Ann Intern Med* 1981;**95**:685–88.
17. Bevan CD, Johal BJ, Mumtaz G, Ridgway GL, Siddle NC. Clinical, laparoscopic and microbiological findings in acute salpingitis: report on a United Kingdom cohort. *Br J Obstet Gynaecol* 1995;**102**:407–14.
18. Soper DE, Brockwell NJ, Dalton HP, Johnson D. Observations concerning the microbial etiology of acute salpingitis. *Am J Obstet Gynecol* 1994;**170**:1008–14.
19. Price MJ, Ades AE, Soldan K, et al. The natural history of Chlamydia trachomatis infection in women: a multi-parameter evidence synthesis. *Health Technol Assess* 2016;**20**:1–250.
20. Taylor BD, Darville T, Haggerty CL. Does bacterial vaginosis cause pelvic inflammatory disease? *Sex Transm Dis* 2013;**40**:117–22.
21. Walker CK, Workowski KA, Washington AE, Soper D, Sweet R. Anaerobes in pelvic inflammatory disease: implications for the Centers for Disease Control and Prevention's guidelines for treatment of sexually transmitted diseases. *Clin Infect Dis* 1999;**28** Suppl 1:S29–36.
22. Ness RB, Hillier SL, Kip KE, et al. Bacterial vaginosis and risk of pelvic inflammatory disease. *Obstet Gynecol* 2004;**104**:761–69.
23. Ness RB, Kip KE, Hillier SL, et al. A cluster analysis of bacterial vaginosis-associated microflora and pelvic inflammatory disease. *Am J Epidemiol* 2005;**162**:585–90.
24. Hillier SL, Kiviat NB, Hawes SE, et al. Role of bacterial vaginosis-associated microorganisms in endometritis. *Am J Obstet Gynecol* 1996;**175**:435–41.
25. Haggerty CL, Hillier SL, Bass DC, Ness RB. Bacterial vaginosis and anaerobic bacteria are associated with endometritis. *Clin Infect Dis* 2004;**39**:990–95.
26. Lareau SM, Beigi RH. Pelvic inflammatory disease and tubo-ovarian abscess. *Infect Dis Clin North Am* 2008;**22**:693–708.
27. Hjorth SV, Björnelius E, Lidbrink P, et al. Sequence-based typing of Mycoplasma genitalium reveals sexual transmission. *J Clin Microbiol* 2006;**44**:2078–83.
28. Bjartling C, Osser S, Persson K. Mycoplasma genitalium in cervicitis and pelvic inflammatory disease among women at a gynecologic outpatient service. *Am J Obstet Gynecol* 2012;**206**:476.e1–8.
29. Haggerty CL, Taylor BD. Mycoplasma genitalium: an emerging cause of pelvic inflammatory disease. *Infect Dis Obstet Gynecol* 2011;**2011**:959816.
30. Cohen CR, Manhart LE, Bukusi EA, et al. Association between Mycoplasma genitalium and acute endometritis. *Lancet* 2002;**359**:765–66.
31. Lis R, Rowhani-Rahbar A, Manhart LE. Mycoplasma genitalium infection and female reproductive tract disease: a meta-analysis. *Clin Infect Dis* 2015;**61**:418–26.
32. Geisler WM. Duration of untreated, uncomplicated Chlamydia trachomatis genital infection and factors associated with chlamydia resolution: a review of human studies. *J Infect Dis* 2010;**201** Suppl 2;S104–13.
33. Rice PA, Schachter J. Pathogenesis of pelvic inflammatory disease. What are the questions? *JAMA* 1991;**266**:2587–93.
34. Kunz G, Leyendecker G. Uterine peristaltic activity during the menstrual cycle: characterization, regulation, function and dysfunction. *Reprod Biomed Online* 2002; **4** Suppl 3:5–9.
35. Taylor BD, Darville T, Tan C, Bavoil PM, Ness RB, Haggerty CL. The role of chlamydia trachomatis polymorphic membrane proteins in inflammation and sequelae among women with pelvic inflammatory disease. *Infect Dis Obstet Gynecol* 2011;**2011**:989762.
36. Tuffrey M, Alexander F, Taylor Robinson D. Severity of salpingitis in mice after primary and repeated inoculation with a human strain of Chlamydia trachomatis. *J Exp Pathol (Oxford)* 1990;**71**:403–10.
37. Lanjouw E, Ouburg S, de Vries HJ, Stary, A, Radcliffe K, Unemo M. Background review for the 2015 European guideline on the management of Chlamydia trachomatis infections. *Int J STD AIDS* 2015;Nov 24:0956462415618838.
38. Miettinen A, Heinonen PK, Teisala K, Hakkarainen K, Punnonen R. Serologic evidence for the role of Chlamydia trachomatis, Neisseria gonorrhoeae, and Mycoplasma hominis in the etiology of tubal factor infertility and ectopic pregnancy. *Sex Transm Dis* 1990;**17**:10–14.
39. Wiesenfeld HC, Hillier SL, Meyn LA, Amortegui AJ, Sweet RL. Subclinical PID and infertility. *Obstet Gynecol* 2012;**120**:37–43.
40. Ross J, Judlin P, Jensen J. 2012 European guideline for the management of pelvic inflammatory disease. *Int J STD AIDS* 2014;**25**:1–22.
41. Miettinen AK, Heinonen PK, Laippala P, Paavonen J. Test performance of erythrocyte sedimentation rate and C-reactive protein in assessing the severity of acute pelvic inflammatory disease. *Am J Obstet Gynecol* 1993;**169**:1143–49.
42. Yudin MH, Hillier SL, Wiesenfeld HC, Krohn MA, Amortegui AA, Sweet RL. Vaginal polymorphonuclear leukocytes and bacterial vaginosis as markers for histologic endometritis among

women without symptoms of pelvic inflammatory disease. *Am J Obstet Gynecol* 2003;**188**:318–23.
43. Short VL, Totten PA, Ness RB, Astete SG, Sheryl F, Haggerty CL. Clinical presentation of Mycoplasma genitalium infection versus Neisseria gonorrhoeae infection among women with pelvic inflammatory disease. *Clin Infect Dis* 2010;**48**:41–47.
44. Peipert JF, Ness RB, Blume J, et al. Clinical predictors of endometritis in women with symptoms and signs of pelvic inflammatory disease. *Am J Obstet Gynecol* 2001;**184**:856–63.
45. Eschenbach DA, Wölner-Hanssen P, Hawes SE, Pavletic A, Paavonen J, Holmes KK. Acute pelvic inflammatory disease: associations of clinical and laboratory findings with laparoscopic findings. *Obstet Gynecol* 1997;**89**:184–92.
46. Simms I, Warburton F, Weström L. Diagnosis of pelvic inflammatory disease: time for a rethink. *Sex Transm Infect* 2003;**79**:491–94.
47. Taylor BD, Ness RB, Darville T, Haggerty CL. Microbial correlates of delayed care for pelvic inflammatory disease. *Sex Transm Dis* 2011;**38**:434–38.
48. Brunham R, Gottlieb SL, Paavonen J. Pelvic inflammatory disease. *N Engl J Med* 2015;**372**:2039–48.
49. Morris GC, Stewart CMW, Schoeman SA, Wilson JD. A cross-sectional study showing differences in the clinical diagnosis of pelvic inflammatory disease according to the experience of clinicians: implications for training and audit. *Sex Transm Infect* 2014;**90**:445–51.
50. Jaiyeoba O, Soper DE. A practical approach to the diagnosis of pelvic inflammatory disease. *Infect Dis Obstet Gynecol* 2011;**2011**:753037.
51. Hemilä M, Henriksson L, Ylikorkala O. Serum CRP in the diagnosis and treatment of pelvic inflammatory disease. *Arch Gynecol Obstet* 1987;**241**:177–82.
52. Cacciatore B, Leminen A, Ingman-Friberg S, Ylöstalo P, Paavonen J. Transvaginal sonographic findings in ambulatory patients with suspected pelvic inflammatory disease. *Obstet Gynecol* 1992;**80**:912–16.
53. Molander P, Sjöberg J, Paavonen J, Cacciatore B. Transvaginal power Doppler findings in laparoscopically proven acute pelvic inflammatory disease. *Ultrasound Obstet Gynecol* 2001;**17**:233–38.
54. Tukeva TA, Aronen HJ, Karjalainen PT, Molander P, Paavonen T, Paavonen J. MR imaging in pelvic inflammatory disease: comparison with laparoscopy and US. *Radiology* 1999;**210**:209–16.
55. Sellors J, Mahoney J, Goldsmith C, et al. The accuracy of clinical findings and laparoscopy in pelvic inflammatory disease. *Am J Obstet Gynaecol* 1991;**164**:113–20.
56. Molander P, Finne P, Sjöberg J, Sellors J, Paavonen J. Observer agreement with laparoscopic diagnosis of pelvic inflammatory disease using photographs. *Obstet Gynecol* 2003;**101**:875–80.
57. Kivia, NB, Wølner-Hanssen P, Eschenbach DA, et al. Endometrial histopathology in patients with culture-proved upper genital tract infection and laparoscopically diagnosed acute salpingitis. *Am J Surg Pathol* 1990;**14**:167–75.
58. Mitchell C, Prabhu M. Pelvic inflammatory disease: current concepts in pathogenesis, diagnosis and treatment. *Infect Dis Clin North Am* 2013;**27**:793–809.
59. Ross J, Cole M, Evans C et al. *United Kingdom National Guideline for the Management of Pelvic Inflammatory Disease 2019*. London: British Association of Sexual Health and HIV. Available at: https://www.bashhguidelines.org/media/1217/pid-update-2019.pdf (accessed 16th July 2019).
60. Hillis SD, Joesoef R, Marchbanks PA, Wasserheit JN, Cates W, Westrom L. Delayed care of pelvic inflammatory disease as a risk factor for impaired fertility. *Am J Obstet Gynecol* 1993;**168**:1503–509.
61. Dunbar-Jacob J, Sereika SM, Foley SM, Bass DC, Ness RB. Adherence to oral therapies in pelvic inflammatory disease. *J Womens Health* 2004;**13**:285–91.
62. European Medicines Agency. Disabling and potentially permanent side effects lead to suspension or restrictions of quinolone and fluoroquinolone antibiotics. EMA/175398/2019. (https://www.ema.europa.eu/en/medicines/human/referrals/quinolone-fluoroquinolone-containing-medicinal-products). Accessed 16th July 2019.
63. Haggerty CL, Totten PA, Astete SG, et al. Failure of cefoxitin and doxycycline to eradicate endometrial Mycoplasma genitalium and the consequence for clinical cure of pelvic inflammatory disease. *Sex Transm Infect* 2008;**84**:338–42.
64. Jensen JS, Bradshaw CS, Tabrizi SN, Fairley CK, Hamasuna R. Azithromycin treatment failure in Mycoplasma genitalium-positive patients with nongonococcal urethritis is associated with induced macrolide resistance. *Clin Infect Dis* 2008;**47**:1546–53.
65. Bissessor M, Tabrizi SN, Twin J, et al. Macrolide resistance and azithromycin failure in a mycoplasma genitalium-infected cohort and response of azithromycin failures to alternative antibiotic regimens. *Clin Infect Dis* 2015;**60**:1228–36.
66. Reed SD, Landers DV, Sweet RL. Antibiotic treatment of tuboovarian abscess: comparison of broad-spectrum beta-lactam agents versus clindamycin-containing regimens. *Am J Obstet Gynecol* 1991;**164**:1556–61.
67. Gjelland K, Ekerhovd E, Granberg S. Transvaginal ultrasound-guided aspiration for treatment of tubo-ovarian abscess: a study of 302 cases. *Am J Obstet Gynecol* 2005;**193**:1323–30.
68. Cohen CR, Sinei S, Reilly M et al. Effect of human immunodeficiency virus type 1 infection upon acute salpingitis: a laparoscopic study. *J Infect Dis* 1998;**178**:1352–58.
69. Mugo NR, Kiehlbauch JA, Nguti R, et al. Effect of human immunodeficiency virus-1 infection on treatment outcome of acute salpingitis. *Obstet Gynecol* 2006;**107**:807–12.
70. Farley TM, Rosenberg MJ, Rowe PJ, Chen JH, Meirik O. Intrauterine devices and pelvic inflammatory disease. *Lancet* 1992;**3**:280–87.
71. Centers for Disease Control and Prevention. U.S. Selected practice recommendations for contraceptive use, 2013: adapted from the World Health Organization Selected Practice Recommendations for Contraceptive Use, 2nd edition. June 21, 2013. Available at: http://www.cdc.gov/mmwr/preview/mmwrhtml/rr6205a1.htm. (Accessed 16th July 2019).
72. Tepper NK, Steenland MW, Gaffield ME, Marchbanks PA, Curtis KM. Retention of intrauterine devices in women who acquire pelvic inflammatory disease: a systematic review. *Contraception* 2013;**87**:655–60.
73. Weström L, Joesoef R, Reynolds G, Hagdu A, Thompson SE. Pelvic inflammatory disease and fertility. A cohort study of 1,844 women with laparoscopically verified disease and 657 control women with normal laparoscopic results. *Sex Transm Dis* 1992;**19**:185–92.
74. Ness RB, Trautmann G, Richter HE, et al. Effectiveness of treatment strategies of some women with pelvic inflammatory disease: a randomized trial. *Obstet Gynecol* 2005;**106**:573–80.
75. Scholes D, Stergachis A, Heidrich F, Andrilla H, Holmes KK, Stamm W. Prevention of pelvic inflammatory disease by screening for cervical chlamydial infection. *N Engl J Med.* 1998;**334**:1362–66.
76. Ostergaard L, Andersen B, Møller JK, Olesen F. Home sampling versus conventional swab sampling for screening of Chlamydia trachomatis in women: a cluster-randomized 1-year follow-up study. *Clin Infect Dis* 2000;**31**:951–57.
77. Oakeshott P, Kerry S, Aghaizu A et al. Randomised controlled trial of screening for Chlamydia trachomatis to prevent pelvic inflammatory disease: the POPI (prevention of pelvic infection) trial. *BMJ (Clin Res Ed)* 2010;**340**:c1642.
78. Trent M, Chung S, Burke M, Walker A, Ellen JM. Results of a randomized controlled trial of a brief behavioral intervention for pelvic inflammatory disease in adolescents. *J Pediatr Adolesc Gynecol* 2010;**23**:96–101.
79. Ness RB, Randall H, Richter HE, et al. Condom use and the risk of recurrent pelvic inflammatory disease, chronic pelvic pain, or infertility following an episode of pelvic inflammatory disease. *Am J Public Health* 2004;**94**:1327–29.

第44章

慢性盆腔疼痛

Jacqueline Pui Wah Chung, Tin Chiu Li

引言

慢性盆腔疼痛(CPP)对妇科医生来说仍然是一个难题。到目前为止,CPP还没有普遍认可的定义。根据最新的2015年国际妇产科学会欧洲共识声明,CPP定义为:

一种持续至少6个月,严重和令人苦恼的疼痛。它可能周期性地、间歇性地或长期地发生。它会导致生活质量大幅下降。对于部分患者,可将身体变化/障碍视为主要原因;而在其他情况下,疼痛似乎主要与情绪冲突和社会心理压力有关。这两种情况也会同时发生[1]。

重要的是要记住,这是一种症状,而不是对疾病本身的诊断[2]。

流行病学

CPP是一种常见的妇科疾病,其就诊率与腰痛、哮喘或偏头痛相近。据估计,多达15%~20%的18~50岁女性经历CPP超过1年[3]。然而,由于报道不足,CPP的发病率可能被低估。

病因及鉴别诊断

CPP的病理生理学包含生理、心理和社会多种因素。框44.1显示了CPP的鉴别诊断。

框44.1 慢性盆腔疼痛的鉴别诊断

妇科疾病
- 子宫内膜异位症
- 粘连
- 盆腔炎
- 慢性子宫内膜炎
- 卵巢囊肿
- 残留卵巢综合征
- 盆腔淤血综合征
- 卵巢残余综合征
- 子宫肌瘤
- 外阴疼痛
- 前庭炎
- 子宫腺肌病
- 宫颈狭窄

泌尿系统疾病
- 慢性尿路感染
- 间质性膀胱炎
- 尿石症
- 膀胱癌

胃肠道疾病
- 便秘
- 疝气
- 炎性肠病
- 肠易激综合征

肌肉骨骼疾病
- 神经卡压综合征
- 肌筋膜疼痛
- 盆底肌痛
- 手术瘢痕

心理状况
- 焦虑
- 沮丧
- 人格障碍
- 身体虐待/性虐待
- 压力

妇科病因

子宫内膜异位症

子宫内膜异位症是有活性的子宫内膜存在于子宫腔以外，引起慢性炎性反应。该病主要见于所有种族和社会群体的育龄女性。多达30%的因CPP接受腹腔镜检查的女性被发现患有子宫内膜异位症[4,5]。子宫内膜异位症引起CPP的机制尚不完全清楚，但可能与其引起的炎症和粘连有关。

盆腔炎性疾病

盆腔炎性疾病是由宫颈管和阴道上行感染子宫、输卵管和周围结构引起的。炎症可能引发粘连从而导致CPP、输卵管上皮损伤，并可能增加异位妊娠的发生乃至不孕。大约85%的病例是通过性生活感染的，15%的病例则是医源性的，可能发生在子宫内膜活检、刮宫或宫内节育器放置等侵入性手术后。主要病原体包括淋病奈瑟菌和沙眼衣原体，高达40%的女性可能同时感染。次要病原体包括阴道加德纳菌、支原体和其他需氧和厌氧生物[6]。患者还应接受其他性传播疾病的筛查，其性伴侣也应酌情接受筛查和治疗。下腹痛、附件压痛和宫颈触痛三联征通常提示盆腔炎性疾病。及时诊断和治疗很重要，因为延迟几天治疗可能会增加发病概率。

粘连

粘连是指由纤维组织的存在而导致的两个组织之间的异常附着。盆腔粘连是盆腔内的粘连，可能由既往手术、盆腔炎性疾病、子宫内膜异位症、既往放疗、腹膜透析或腹腔内脓肿产生。粘连并不一定会引起疼痛，但如果粘连致密且有血管，涉及对疼痛敏感的器官，如卵巢或腹膜壁层，或限制活动，则粘连就有可能引起疼痛。当某些运动导致粘连组织拉伸，牵动附着在其上的组织时，疼痛可能会更加明显[7,8]。

子宫腺肌病

子宫腺肌病的定义是子宫肌层中存在异位子宫内膜腺体和间质，并伴有相邻的平滑肌增生。约1%的女性受累。该疾病通常见于近50岁的经产女性。除盆腔疼痛外，子宫腺肌症还可引起痛经、月经过多和性交疼痛。临床检查常显示子宫有压痛。超声检查可能显示涉及交界区和子宫肌层的局灶性或弥漫性等特征性病变。最好的诊断工具是MRI[9]。

盆腔淤血综合征

这是一种综合征，其特征是盆腔静脉曲张和盆腔静脉充血，并伴有盆腔静脉排空延迟。疼痛可能是单侧或双侧的；如果它是单侧的，它更常位于左侧髂窝而不是右侧，因为骨盆静脉曲张更可能发生在左侧。疼痛通常被描述为骨盆区域的钝痛或沉重感。它通常会因月经、性交或长时间站立而加剧[10]。

卵巢残余综合征

卵巢残余综合征是指单侧或双侧卵巢切除术后存在功能性卵巢组织。它通常与严重的子宫内膜异位症和盆腔粘连导致的卵巢切除术中不能完全切除卵巢有关。未接受激素替代疗法（HRT）的女性没有血管舒缩症状或双侧卵巢切除术后出现周期性疼痛，应怀疑这种情况。症状可能在手术后数月至数年间出现[11]。尽管进行了双侧卵巢切除术，但血液检查通常显示促卵泡激素和雌二醇水平处于绝经前范围。如队列研究所示，切除残余卵巢可能解决80%病例的CPP问题[12]。

残余卵巢综合征

残余卵巢综合征的特征是在保留卵巢的子宫切除术后出现复发性或间歇性骨盆疼痛或性交困难。疼痛通常是由于粘连的卵巢功能性囊肿的发展。疼痛通常是周期性的或间歇性的，在子宫切除术后几个月到几年内会再次发生。

非妇科病因

间质性膀胱炎和膀胱疼痛综合征

不同的中心和单位对“间质性膀胱炎”一词有不同的定义。国际尿失禁协会认为，“膀胱疼痛综合征”可能是一个更好的名称，来描述“一种与膀胱充溢有关的耻骨上疼痛状况，伴有其他症状，如在没有被证实的尿路感染或其他明显病理的情况下，白天和晚上的时间频率增加”。另一方面，“间质性膀胱炎”最适合用来描述“具有典型膀胱镜检查和组织学特征的膀胱疼痛综合征”。症状通常持续6周以上[13]。间质性膀胱炎或膀胱疼痛综合征的确切病因尚不清楚,可能是多因素的。

肠易激综合征

这是一种常见的胃肠道疾病,其特征是慢性复发性盆腔疼痛,伴有肠功能改变,包括便秘或腹泻。它由罗马Ⅲ标准(网址:https://www.theromefoundation.org/assets/pdf/19_RomeIII_apA_885-898.pdf)定义为,在过去3个月内每月至少有3天反复腹痛、不适,在诊断前至少6个月出现症状并与以下2项或多项相关:①排便能改善;②症状发生伴随排便频率改变;③症状发生伴随粪便外观改变。使用症状筛查问卷可能会有所帮助。发病通常在青春期晚期到成年早期,很少发生在晚年。

肌肉骨骼相关

肌肉骨骼疾病表现为CPP的情况并不少见。背部和下肢的许多肌肉骨骼结构与泌尿生殖结构由共同的节段性神经支配,并可能导致下腹部和骨盆底的牵涉痛,类似于骨盆疼痛[14]。常见于直接外伤、手术、劳损或姿势错误。肌筋膜疼痛综合征是一种由骨骼肌中的肌筋膜触发点引起疼痛的病症。触发点是在任何骨骼肌或其相关筋膜中发现的易激惹的局部痛点,并且在受压或刺激后会引起疼痛。盆底张力肌疼痛是另一种情况,其中盆底疼痛与盆底肌肉(包括肛提肌、尾骨或梨状肌)或其相关筋膜或插入物的压痛有关。这些肌肉张力过高可能会导致会阴、下腹部和大腿内侧区域的疼痛。当神经组织被附近的肌肉骨骼组织困住或撞击时,神经卡压综合征也可能引起疼痛。髂腹股沟神经、髂腹下神经和生殖股神经由于靠近髂腰肌,通常是受压的神经。手术后瘢痕形成和不经意间的缝合结扎可能会导致神经组织被卡住,从而引发疼痛[15,16]。

社会心理因素

社会心理因素在CPP的发生和发展中起着重要作用。患者的性格、精神疾病和应对技巧都会影响女性患者对疼痛的感知和对治疗的反应。抑郁可能是CPP的原因或结果。性虐待或身体虐待的既往史以及不愉快的生活经历或生活压力与CPP的高发生率相关[17]。

临床评估

病史记录

病史记录和建立良好的医患关系是CPP控制成功的关键。与患者建立良好的关系能提高接受度、配合度和治疗结果。

面谈应在舒适、无恐惧成分的私密房间内进行,患者可以放松并能够向医生透露敏感信息。患者应该感受到被尊重和信任,因为许多患者担心医生可能认为其病情“完全是她们的想象”。有时,如果医生是富有同情心的倾听者,能够体会患者的感受,并为其提供表达自己感受的机会,那么患者可能会进行咨询治疗。CPP的咨询通常很耗时,因此,应为面谈安排足够的时间。

从基本的社会人口史切入是有帮助的,因为它可以提供基本背景信息的一般情况。有时,让患者完成结构化的问卷调查也很有用,这不仅可以节省时间,还可以引出患者在会诊期间可能感到不安的敏感信息。国际骨盆疼痛协会制作了一份非常详尽和有用的问卷,可以从相关网站(http://www.pelvicpain.org.uk)下载。

应询问有关疼痛的详细信息,包括发作、持续时间、严重程度、位置、辐射及任何加重或缓解因素。

确切的疼痛开始时间是一个重要的信息,因其可能提供其与特定事件的联系线索,如手术事件,医疗疾病,创伤,事故,或紧张的生活经历。在不利的生活事件之后发生的CPP可能指向心理原因。手术后不久开始的疼痛可能表明术后粘连是潜在原因。

病史应包括对不同器官的一般系统回顾。特定相关症状的存在及其与月经周期、性交、姿势、排尿或排便的时间关系将指向可能的根本原因。周期性疼痛仅发生在月经周期的特定时间,很可能是由妇科疾病引起的,而与特定姿势或身体活动相关的疼痛更有可能起源于肌肉骨骼。与尿频、尿急或夜尿有关的骨盆疼痛通常是由间质性膀胱炎引起的。排便疼痛的改善和与排便改变相关的疼痛是肠易激综合征的指标。

应评估疼痛的严重程度。可以通过使用0~10或0~100的疼痛评分、视觉模拟量表(在10cm长的线上标记疼痛严重程度)或疼痛问卷(例如,McGill

疼痛问卷）来量化疼痛的严重程度或者现在更常见的McGill疼痛问卷简表[18,19]，后者更省时且更容易完成。要求患者完成疼痛日记也有助于确定潜在的加重因素并评估对治疗的反应。

应评估疼痛对日常活动的影响。对生活质量的影响可以通过使用与健康相关的生活质量问卷调查来确定，例如，简表36[20]。否则，应询问有关疼痛对工作、休闲、睡眠和性关系的影响等简单问题。加拿大妇产科医师协会建议问2个简单而有效的问题："在0～10的范围内，0表示没有疼痛，10表示可以想象的最严重的疼痛，您今天的疼痛如何以及2周前您的疼痛如何？"[15,16]。测量疼痛程度及其对日常活动的影响不仅有助于确定问题的严重程度，而且有助于监测治疗后的病情控制情况。

应该引出敏感问题，包括身体或性虐待史。性功能障碍也可导致CPP。不频繁的性交可能表明需要进一步了解女性的性史。患者可能不愿意在第一次就诊时说出其隐私方面的内容，但在与医生建立了一定程度的信任之后，可能会在随后的就诊中说出来。在其伴侣总是陪伴患者的情况下，需要单独与患者单独协商，让患者自由讨论任何隐秘的事情。

社会历史是另一个重要方面。患者的职业、生活方式，以及从伴侣、家人和朋友那里获得的支持都会影响治疗选择。

仔细了解用药史，尤其是患者对各种镇痛剂的反应，对于计划是否应提供额外或替代镇痛剂是必要的。激素处理后的疼痛改善与潜在的妇科疾病一致。

在访谈结束时，询问患者对疼痛根本原因的自我认知以及对治疗结果的期望是有用的。任何的恐惧和担忧都应该得到解决。有时，患者需要保证没有癌症或危及生命的疾病。与患者一起设定一个现实的目标是与其建立良好关系的关键。

体格检查

检查过程应在患者进入咨询室时开始。应观察患者的步态、姿势、肢体语言和面部表情。异常的步态或姿势强烈表明潜在的肌肉骨骼疾病。此外，在面谈和检查期间持续观察患者的反应将使检查者能够了解其性格和个性。

CPP女性的体格检查可能需要使用与其他妇科患者不同的方法。根据初次咨询的结果和与患者达成的融洽关系，骨盆检查可能需要推迟到以后的就诊中进行。

在进行检查时，保持开放的态度并在脑海中列出鉴别诊断列表是很好的。在进行检查时倾听患者的心声，因为她可能会在检查期间自愿提供有价值的线索。首先进行一般检查，最后进行最不舒服的双合诊检查和窥阴器检查。

向患者解释检查过程中会发生什么，让她知道如果感到不舒服，可以随时停止检查。检查应该有信心和有系统地进行。将患者的检查结果记录在图表上可能是有用的，并且可以让医生和患者之间更好地沟通和参考。拥有检查表也将使检查更容易，并确保检查的完整性。

检查应在患者站立时开始。应注意任何脊柱侧弯的存在和髂嵴的对称性。在要求患者进行瓦尔萨尔瓦动作时，应触诊腹股沟疝和股疝多发部位。应仔细寻找腹壁或腰部或骶髂关节的任何局部压痛。如果存在下肢静脉曲张或水肿，应记录在案。在某些情况下，应进行下肢神经系统检查。

当患者处于仰卧位时，除了常规腹部检查外，还应在四个象限进行单指触诊，探查腹部上方的触发点。大约75%的盆腔淤血综合征患者在腹部触诊时卵巢点有压痛。卵巢点位于从髂前上棘到脐的假想线的上、中1/3的交界处[11]。应触诊腹壁上的任何瘢痕；如果有明显的压痛，则可能是神经卡压综合征。轻触每个皮节的皮肤有助于识别任何超敏反应和牵涉痛。"抬头试验"可用于区分腹腔或腹壁疼痛：如果抬起头时疼痛减轻，则疼痛可能来自腹膜内结构；然而，如果疼痛持续存在，则很可能源自腹壁[15,16]。还应将患者置于截石位，触诊耻骨联合是否有任何压痛。应为患者提供一面镜子参与检查，以便更好地了解其解剖结构以及更好地识别疼痛部位。进行外生殖器检查以识别任何扭曲的解剖结构、瘢痕、变色、创伤或病变。采用棉拭子或"棉签试验（Q-tip试验）"用于识别任何触发点或感觉改变，包括尿道和阴蒂区域。应注意识别可能的外阴前庭炎，有时可能需要进一步的阴道镜检查。同样，之前会阴切开术或会阴修复术留下的任何瘢痕都应轻轻触诊以引发局部过度压痛。完整的肛门反射表明阴部神经完好，提肛肌功能良好。

在某些情况下，阴道检查可能会推迟到后续的诊治中，以便有时间建立融洽的关系。从"单手检查”开始很有用，即将一根手指插入阴道进行检查，以验证是否有任何阴道痉挛的迹象。触摸阴道侧壁检查是否有任何压痛，这可能表明反射性交感神经过敏。接下来应触诊肛提肌和尾骨肌肉以检测任何触发点或可能的盆底疼痛综合征。然后应触诊尿道和膀胱底部，该区域的任何压痛都可能提示泌尿系统源性疼痛。触诊闭孔肌和梨状肌后，应继续检查宫颈、宫颈旁区域和阴道穹隆有无结节或压痛。

最后，应进行双合诊检查。应系统地检查子宫以确定位置、大小、轮廓、一致性、活动度、支撑和任何压痛。固定后倾的子宫表面可能有子宫内膜异位症，剧烈的子宫压痛提示子宫腺肌病。还需评估附件区域的任何压痛或肿块。窥器检查按常规方式进行。有时可能需要较小的窥器。直肠检查并非常规进行，但如果有明显的肠道症状，则可能需要进行直肠检查。

检查

检查的目的是确定根本原因并排除双重病理导致症状的可能性。在初始阶段进行常规感染筛查，例如，全血细胞计数、炎症标志物、尿液分析或中段尿的培养和药敏。获得宫颈和阴道拭子以排除淋病奈瑟菌和沙眼衣原体。还应为性活跃的女性提供其他性传播感染的筛查。在血尿的情况下，进行尿液细胞学检查，患者应转诊至泌尿外科进行进一步检查。

超声检查

超声检查对患有CPP的女性非常有用。它可以检测许多盆腔结构病变，如子宫肌瘤、子宫腺肌病、卵巢囊肿和输卵管积水。然而，对于患有子宫内膜异位症或盆腔粘连的女性，盆腔超声检查可能是正常的。使用经阴道超声诊断子宫腺肌病和盆腔淤血综合征需要特殊的专业知识。框44.2[9]总结了子宫腺肌病的特征性超声特征。现在公认经阴道超声诊断子宫腺肌病的敏感性为53%～89%，特异性为50%～99%[9]。多普勒超声可进一步鉴别子宫肌瘤和子宫腺肌症：子宫肌瘤通常具有明确的边缘，很少有血管进入肿块体内，而子宫腺肌病的血管垂直进入子宫腺肌瘤[9]。与二维超声相比，三维超声的使用可以更好地显示冠状面中的交界区，因此提高了子宫腺肌病的诊断准确性[21]。

经直肠超声检查在评估直肠阴道隔膜病变方面特别有用，应提供给有深度浸润性子宫内膜异位症的症状和体征的女性。在深部浸润性子宫内膜异位症中经常发现环面和子宫骶韧带的低回声增厚[22]。

超声软指标，如卵巢活动度、探头压痛和道格拉斯闭塞囊可能有助于评估子宫内膜异位症的严重程度。这些软指标已被用于建立基于超声的子宫内膜异位症分期系统（UBESS），以帮助预测子宫内膜异位症腹腔镜手术的复杂程度。超声软标记的存在将诊断性腹腔镜检查阳性结果的概率从58%提高到73%，并可能有助于识别可能从中受益的女性[23]。

腹腔镜检查

腹腔镜检查仍然是诊断CPP根本原因的金标准。在某些报道中，妇科医生进行的腹腔镜检查的适应证中，高达40%是CPP[3]。子宫内膜异位症、粘连和盆腔炎是患有CPP女性的最常见疾病。

子宫内膜异位症的阶段与女性所经历的疼痛的严重程度无关。许多患有严重子宫内膜异位症的女性可能不会感到疼痛。而一些患有轻微或轻度子宫内膜异位症的女性可能会受到剧烈疼痛的困扰。

腹腔镜检查不仅提供了诊断机会，还提供了在同一环境下进行治疗的机会。此外，腹腔镜检查本身已被证明具有安慰剂效应，并且数据证实腹腔镜

框44.2 子宫腺肌病的超声特征

- 球状增大的子宫。
- 不对称的子宫肌层增厚。
- 界限不清、不规则加厚的交界区。
- 线性条纹。
- 子宫肌层囊肿（1~7 mm的无回声圆形区域）。
- 腺肌瘤：边界不清的结节异质性子宫肌层肿块。

Source data from Dueholm M. Transvaginal ultrasound for diagnosis of adenomyosis: a review. Best Practice & Research Clinical Obstetrics and Gynaecology Vol. 20, No. 4, pp. 569–582, 2006.

Levy G, Dehaene A, Laurent N, et al. An update on adenomyosis. Diagn Interv Imaging 2013;94:3–25.

检查结果为阴性可以改善30%患者的疼痛，且与疾病的严重程度无关[24]。

然而，腹腔镜检查并非没有风险。100 000例接受该检查的患者中有3～8例因此死亡，1000例中有2例出现肠、膀胱或主要血管损伤[25]。并非所有出现CPP的患者都需要进行腹腔镜检查。进行腹腔镜检查的决定应在仔细、个体化评估后做出，部分取决于骨盆出现病变的可能性，部分取决于对预期治疗的反应。框44.3强调了建议进行腹腔镜检查的一些情况。在较早的报道中，大约40%接受腹腔镜检查的CPP患者有阴性结果，一些阳性结果可能是巧合，不一定是CPP的根本原因[3]。然而，腹腔镜检查阴性可能更加提示CPP的非妇科原因。腹腔镜检查期间应拍摄录像或照片，因为它们可能有助于向患者解释病情和未来的治疗计划。

腹腔镜疼痛映射

患者辅助下的腹腔镜检查已被尝试用来识别CPP的潜在来源。该过程是在清醒镇静和局部镇痛的情况下通过探查和牵引组织来尝试重现患者的症状。然而，由于该过程可能相当不舒服，因此仔细选择需要接受该检查的患者至关重要。患有慢性阻塞性气道疾病、肺动脉高压和心力衰竭等严重心肺疾病者禁用。该过程在别处有详细描述[26]。充气压力限制在10mmHg以下。在机械刺激下系统地检查整个骨盆的压痛，并给出从0～10的疼痛评分。可以在压痛部位注射局部麻醉剂并记录反应。一项前瞻性队列研究表明，根据疼痛映射结果，74%的患者感觉其症状在治疗后得到了改善[27]。当然，还需要进一步的具有长期结果的随机对照试验（RCT）来评估腹腔镜疼痛映射实验的作用。

框44.3 慢性盆腔疼痛女性腹腔镜检查的指征

- 既往史：
  - 子宫内膜异位症伴中度至重度痛经、性交痛。
  - 既往盆腔炎。
  - 既往盆腔或腹部手术。
  - 卵巢残余综合征。
- 尽管进行了彻底的检查，但疼痛的根本原因仍然无法通过检查来解释。
- 药物治疗后仍持续疼痛。
- 怀疑附件包块或其他盆腔病变。

宫腔镜检查

宫腔镜检查在CPP诊断中的作用有限。它允许直接观察子宫腔，可能有助于确定子宫腺肌病的诊断。宫腔镜检查结果中的不规则子宫内膜，如子宫内膜缺损、血管增生、草莓状或囊性出血性病变与子宫腺肌病有关[28]。宫腔镜检查还可以在视觉引导下进行子宫肌层活检，以确认诊断。

盆腔静脉造影

盆腔静脉造影是盆腔淤血综合征的金标准检查。它提供骨盆静脉解剖结构的评估，并允许测量静脉直径、静脉功能和静脉丛的分级。设有评分系统对盆腔静脉充血的严重程度进行分级；6分被认为是盆腔充血的诊断标准。该评分系统的诊断敏感性为91%，特异性为89%[29]。双氢麦角碱（DHE）是一种选择性静脉收缩剂，以前曾被用于引起盆腔静脉血管收缩以减轻盆腔充血综合征，并且在先前的研究中被认定具有诊断和治疗价值。在这项研究中，12名有骨盆充血证据的女性静脉注射了DHE。在6名女性中，DHE给药后，骨盆静脉直径平均减少35%，造影剂被迅速清除，骨盆静脉充血明显减少。在另外6名女性中，在骨盆疼痛急性发作期间给予了DHE。DHE治疗后4小时和8小时以及2天和4天的疼痛显著低于安慰剂组[30]。遗憾的是，DHE现已退出市场。

膀胱镜检查

如果CPP与泌尿系统症状相关，应考虑膀胱镜检查。它可用于诊断间质性膀胱炎、膀胱结石、肉芽肿性炎症和泌尿系统肿瘤。膀胱扩张后，系统地检查膀胱，包括三角区和尿道口。仔细检查充血程度、小梁形成和黏膜状态。Hunner溃疡是间质性膀胱炎的典型特征。它们是发红的膀胱黏膜的圆形区域，小血管向中央的苍白瘢痕放射。这些溃疡可能在膀胱膨胀时破裂，导致出血。膀胱镜检查期间可以进行电灼疗法或激光电灼疗法、切除术或黏膜下注射类固醇。然而，这些溃疡是间质性膀胱炎的最严重形式，可能仅见于5%～10%的患者。应始终对其他可疑溃疡进行活检以排除恶性肿瘤可能。水扩张后的肾小球形成（膀胱内膜点状出血）不再被认为是间质性膀胱炎的特征并且诊断价值有限[31]。

其他检查

当超声检查不明确或不能诊断时，应考虑使用CT和MRI。MRI有助于更好地呈现软组织图像，并且在疑似子宫腺肌病的情况下可能有用。子宫腺肌病的MRI特征见框44.4[9]。然而，MRI价格昂贵，且不适合体内有金属植入物或幽闭恐惧症的患者。激素测试有时可能会有所帮助，例如，通常情况下，在绝经前范围内发现的低促卵泡激素水平或高雌二醇水平，与接受双侧卵巢切除术的女性的卵巢残余综合征一致。注射局部麻醉(局麻)药触发点或瘢痕后疼痛的改善可能有助于诊断肌筋膜疼痛综合征或神经卡压综合征。

治疗管理

CPP的治疗应以患者为导向，为每例患者制订个性化治疗方案。

药物治疗

非甾体抗炎药

非甾体抗炎药(NSAID)的作用是抑制环氧合酶(COX-1和COX-2)并阻止参与疼痛途径的前列腺素和血栓素的产生。在治疗原发性痛经的随机对照试验中，NSAID已被证明是有效的[32]。NSAID被许多医生广泛用作CPP的一线治疗。

框44.4 子宫腺肌病的MRI特征

- 球状增大的子宫，轮廓光滑。
- 不对称的子宫肌层增厚。
- 连接区加厚，厚度至少为12mm。
- 最大的交界区厚度与总子宫肌层的比率超过50%。
- 在T2加权MRI中子宫肌层中的低信号强度区域不明确。
- 异位子宫内膜组织被确定为T1加权图像上高信号强度的点状病灶。

Source data from Dueholm M. Transvaginal ultrasound for diagnosis of adenomyosis: a review. Best Practice & Research Clinical Obstetrics and Gynaecology Vol. 20, No. 4, pp. 569-582, 2006.

Levy G, Dehaene A, Laurent N, et al. An update on adenomyosis. Diagn Interv Imaging 2013;94:3-25.

口服避孕药

复方口服避孕药(OCP)通过抑制促性腺激素的释放来抑制排卵。许多研究表明，它们对治疗痛经有效。然而，仅有有限的证据表明它可有效治疗CPP。到目前为止，只有一项RCT报道了低剂量OCP对CPP和子宫内膜异位症的疗效[33]。在这项研究中，一项为期6个月的低剂量OCP试验与促性腺激素释放激素(GnRH)激动剂治疗经腹腔镜证实的子宫内膜异位症的女性进行了比较。OCP在缓解性交困难和非经期疼痛方面与GnRH激动剂相似，但在减轻痛经方面效果较差。

一项前瞻性观察性试验表明，子宫内膜异位症手术治疗后，在缓解患者的子宫内膜异位症症状方面连续低剂量OCP比周期性低剂量OCP更有效，但需要进一步研究来证实这一发现[34]。一般而言，OCP是周期性CPP女性的一线激素治疗方法，因为OCP具有低风险、相对便宜且广泛可用的优势。

达那唑

达那唑是一种合成雄激素，可抑制卵巢类固醇生成和垂体促性腺激素的释放。Cochrane的一项综述表明，在腹腔镜确诊的子宫内膜异位症患者和未接受手术的患者中，达那唑比安慰剂更有效[35]。每日剂量400~800mg可有效治疗CPP，但应至少服用3个月。然而，应告知患者可能存在的常见的高雄激素副作用，包括多毛症、痤疮、体重增加和声音变低沉[36]。

孕激素

孕激素如醋酸甲羟孕酮(MPA)对子宫内膜异位症患者很有用。之前的一项研究表明，在一项为期12个月的试验中，MPA长效剂(每3个月150mg)的效果与GnRH激动剂相当。尽管该益处并未持续，但研究发现每天口服50mg MPA可有效降低治疗结束时的疼痛评分[37]。地诺孕素(每天2mg)也被证明可以改善子宫内膜异位症相关盆腔疼痛患者的性功能和生活质量[38]。

Mirena，即左炔诺孕酮宫内缓释系统(LNGIUD)，是治疗子宫内膜异位症的另一种常用选择。2013年3项RCT的Cochrane综述得出结论，称证据有限，但一致表明，术后使用LNGIUD可减少子宫内膜异位症女性疼痛期的复发，但需要设计更加完善的RCT来证实这些发现[39]。

促性腺激素释放激素激动剂

GnRH激动剂，如戈舍瑞林、亮丙瑞林、布舍瑞林和曲普瑞林，通过下调垂体-卵巢轴，导致随后的雌激素分泌减少，从而产生类似于绝经后状态的激素环境。它可以作为鼻喷雾剂给药，通过注射短效制剂，或每1～3个月注射1次长效制剂。已发现每月进行1次注射时，抑制效果会更加明显和持续。同样，GnRH激动剂的大多数可用证据主要用于子宫内膜异位症相关的盆腔疼痛，并与达那唑、孕激素或OCP进行比较。一项RCT对100例患有非周期性骨盆疼痛和临床疑似子宫内膜异位症的女性的GnRH激动剂的经验使用进行了评估，使用长效醋酸亮丙瑞林（3.75毫克/月）治疗12周后，治疗组的痛经、盆腔疼痛和触痛明显减轻。78%的亮丙瑞林治疗组和87%的安慰剂组在随后的腹腔镜检查中发现子宫内膜异位症。即使是那些没有明显子宫内膜异位症的患者，对GnRH激动剂的治疗也反应良好[32,40]。

Cochrane综述还证实，GnRH激动剂在缓解疼痛方面比不治疗或安慰剂更有效。GnRH激动剂和达那唑之间或GnRH激动剂和左炔诺孕酮之间的疼痛缓解没有差异。然而，与达那唑相比，GnRH激动剂组的不良反应更多[35]。由于GnRH激动剂引起的低雌激素状态，经常有报道称出现包括潮热、阴道干燥、性欲减退、情绪波动、头痛和骨质疏松症在内的副作用，并可能最终影响患者对治疗的配合。

使用甾体和非甾体药物的反向添加疗法已与GnRH激动剂一起使用，以完全抑制血管舒缩症状并防止骨密度降低，而不影响其控制疼痛缓解的功效。当延长使用GnRH激动剂超过6个月时，通常会考虑反向添加疗法。许多RCT已经显示了在6个月疗程期间使用各种GnRH激动剂治疗子宫内膜异位症，并使用反向添加疗法方案的功效。一项前瞻性随机试验表明，长期使用GnRH激动剂并立即添加HRT是治疗顽固性周期性盆腔疼痛的安全且可接受的方法[41]。在这项研究中，在18个月内用诺雷德（Zoladex）10.8mg的女性随机立即接受或6个月后接受HRT（替勃龙2.5mg），并在治疗后12个月进行随访。在6个月、治疗结束（18个月）和12个月后，测量骨矿物质密度、疼痛和评估生活质量，与延迟HRT反向添加治疗的女性相比，立即HRT反向添加治疗的女性在6个月时骨矿物质密度损失和血管舒缩症状减少。长期随访表明，两组的骨矿物质密度损失相同。两组的疼痛和生活质量也有改善，并且有证据表明在结束治疗后恢复到基线水平。

其他

抗生素的临床价值有限，除非有充分的感染证据，否则不应使用抗生素。与其他慢性疼痛综合征一样，抗抑郁药，如三环类抗抑郁药已被证明对腹腔镜检查阴性的CPP女性有用。

手术治疗

粘连

粘连松解术在CPP患者中的作用仍存在争议。Peters等人早期进行的RCT显示粘连松解术是有益的[42]，而随后Swank等人的RCT发现腹腔镜粘连松解术并不比诊断性腹腔镜检查好[43]。Cheong等人在最近发表的一项双盲随机对照试验中，遗憾的是，该试验在达到统计有效的样本量之前就停止了。据报道，对患有CPP的女性进行粘连松解术似乎对改善疼痛和生活质量有益[7]。总体而言，目前的数据表明，应为患有CPP和粘连的女性提供手术去除粘连。

子宫内膜异位症

Cochrane的荟萃分析表明，腹腔镜治疗子宫内膜异位症后疼痛的改善明显优于仅接受诊断性腹腔镜检查的患者。中度和轻度子宫内膜异位症患者的疼痛缓解率明显高于轻微疾病患者[44]。

子宫内膜异位症的药物治疗可能会暂时缩小囊肿，但不能完全消除，因此手术是对于大的、有症状的子宫内膜异位症的最终治疗方法。腹腔镜卵巢囊肿切除术和剥除术已被证明比单独开窗和消融术更有效。腹腔镜卵巢囊肿切除术和剥除术也显示可显著改善痛经、深度性交痛和非经期疼痛。然而，该手术有严重损害卵巢储备的风险[45]。对于希望保留生育能力的女性，应考虑使用FloSeal（一种明胶止血基质）止血，而不是使用电凝止血[46]。

疼痛传递

子宫骶韧带中的Lee-Frankenhauser感觉神经丛

和副交感神经节会引起子宫疼痛[47]。人们认为,腹腔镜子宫骶神经消融术(LUNA)可以通过破坏子宫骶骨韧带中的传出神经纤维来减轻子宫疼痛。Daniels等人对随机试验进行了个体患者数据荟萃分析,以评估LUNA在治疗CPP中的有效性[48],原始数据来自5项随机试验中的862例女性,疼痛评分校准为10分制,并使用允许重复测量的多级模型进行分析。他们发现接受过LUNA手术的女性和未接受过LUNA手术的女性的结果没有显著差异。目前的证据似乎不支持在患有CPP的女性中使用LUNA手术。然而,国际LUNA IPD荟萃分析协作组正在从随机试验中收集更多的原始个体患者数据,以重新评估其有效性[47]。

骶前神经切除术(PSN)会破坏来自子宫的交感神经通路。LUNA与腹腔镜PSN治疗原发性痛经的比较显示短期内疼痛缓解没有差异。然而,长期腹腔镜PSN被证明比LUNA更有效。PSN联合子宫内膜异位症治疗似乎比单独治疗子宫内膜异位症能更好地缓解疼痛,尽管数据表明这可能仅针对腹腔镜检查和腹中线腹痛。此外,该手术并非没有风险,例如包括骶中静脉意外撕裂引起的出血、内脏损伤,以及膀胱和肠道功能障碍。不应在临床试验范围之外推荐PSN[49]。

子宫切除术和卵巢切除术

对于已完成生育、且疼痛剧烈的女性来说,有时会考虑行子宫切除术,伴或不伴卵巢切除术。与子宫切除术和卵巢切除术相比,不进行卵巢切除术的子宫切除术通常效果较差,复发率和后续再手术率更高。然而,卵巢切除术的影响需要与患者充分讨论,决定时应考虑手术绝经的后果。在做出最终决定之前,可以考虑试用GnRH激动剂。对GnRH激动剂治疗有反应的女性更有可能从子宫切除术和卵巢切除术中受益。

其他

盆腔静脉充血

已显示每天使用50mg剂量的MPA在4个月的治疗期间可显著缓解疼痛,报道显示在73%的女性中至少有50%的益处。如果MPA治疗与心理治疗一起进行,疼痛减轻会更好,这也产生了更持久的好处[50]。如果药物治疗失败,可以考虑结扎、栓塞或硬化剂治疗盆腔血管的手术治疗。

心理治疗

放松疗法、行为矫正和认知行为疗法有时会改善患者对疼痛的感知、应对能力并促进整体健康,从而改善患者对疼痛管理的反应。然而,最近的一项系统分析尚未能证实心理干预对CPP女性自我报道的疼痛评分有益[51]。

替代治疗方案

当药物或手术治疗失败时,女性通常会寻求补充或替代治疗方案,其中可能包括多种治疗方法,例如,针灸、草药、催眠疗法、物理疗法、整骨疗法或脊椎按摩疗法。

中草药包括使用含有几种不同草药的配方,以草药汤、粉末或药丸的形式食用。Cochrane综述表明,作为子宫内膜异位症手术后的术后辅助治疗,它与抗孕激素孕酮具有相当的益处,但副作用较少。与达那唑相比,还发现使用草药可以显著减少痛经[52]。

针灸涉及将细针插入体表上特定的(针)点。尽管它可能通过改变大脑和脊髓的疼痛处理、促进血管或免疫调节因子的释放、释放有助于降低对疼痛刺激的敏感性的腺苷来发挥作用,但作用的确切机制仍然未知。有初步证据表明,针灸可以改善微循环,从而减少肌肉僵硬和紧张,与未治疗组相比,针灸可有效减轻痛经的严重程度[53]。Cochrane综述中的两项小型试验表明,针灸在减轻月经症状方面优于标准的NSAID[54]。

然而,由于缺乏涉及这些各种补充替代医学疗法的高质量临床试验,除了将以上治疗方案视为经验性措施之外,无法提出建议。

多学科方法

对于持续的、原因不明的CPP对常规治疗无效的女性,应采用多学科团队方法。有充分证据表明,将心理干预纳入慢性疼痛综合征的管理是有益的。对于CPP,多学科团队方法已被证明比单一治疗方式更有效[55,56]。该团队可以临时组建,可能包括妇科医生、外科医生、放射科医生、麻醉师、心理学家、物理治疗师和专科护士。如此可以加快治疗过程,提高患者的信心、依从性，并且在某些情况下，人们最终会接受，可能不存在奇迹般的治疗方法。

结论

通常CPP的管理可能很简单，但在多数情况下，根本原因仍然未知，尽管进行了常规治疗，但疼痛仍然使患者苦不堪言。在这种情况下，需要采用多学科方法来帮助管理这种具有挑战性的情况。建立良好的医患关系是成功治疗的基石。

（陈琼华 林典超 译）

参考文献

1. Siedentopf F, Weijenborg P, Engman M, et al. ISPOG European Consensus Statement—chronic pelvic pain in women (short version). *J Psychosom Obstet Gynaecol* 2015;**36**:161–70.
2. Royal College of Obstetricians and Gynaecologists (RCOG). *The Initial Management of Chronic Pelvic Pain*. Green-top Guideline No. 41. London: RCOG; 2012.
3. Garry R. Diagnosis of endometriosis and pelvic pain. *Fertil Steril* 2006;**86**:1307–309.
4. Howard FM. The role of laparoscopy as a diagnostic tool in chronic pelvic pain. *Baillieres Best Pract Res Clin Obstet Gynaecol* 2000;**14**:467–94.
5. Howard FM, El-Minawi AM, Sanchez RA. Conscious pain mapping by laparoscopy in women with chronic pelvic pain. *Obstet Gynecol* 2000;**96**:934–39.
6. Paterson N, Jarrell J. Pelvic infections and chronic pelvic pain. In: Vercellini P (ed), *Chronic Pelvic Pain*, pp. 50–64. Chichester: Wiley; 2011.
7. Cheong YC, Reading I, Bailey S, Sadek K, Ledger W, Li TC. Should women with chronic pelvic pain have adhesiolysis? *BMC Womens Health* 2014;**14**:36.
8. Cheong Y, William Stones R. Chronic pelvic pain: aetiology and therapy. *Best Pract Res Clin Obstet Gynaecol* 2006;**20**:695–711.
9. Dueholm M. Transvaginal ultrasound for diagnosis of adenomyosis: a review. *Best Pract Res Clin Obstet Gynaecol* 2006;**20**:569–82.
10. Borghi C, Dell'Atti L. Pelvic congestion syndrome: the current state of the literature. *Arch Gynecol Obstet* 2016;**293**:291–301.
11. Howard FM. The differential diagnosis of chronic pelvic pain. In: Vercellini P (ed), *Chronic Pelvic Pain*, pp. 7–28. Chichester: Wiley; 2011.
12. Abu-Rafeh B, Vilos GA, Misra M. Frequency and laparoscopic management of ovarian remnant syndrome. *J Am Assoc Gynecol Laparosc* 2003;**10**:33–37.
13. Abrams P, Cardozo L, Fall M, et al. The standardisation of terminology of lower urinary tract function: report from the Standardisation Sub-committee of the International Continence Society. *Neurourol Urodyn* 2002;**21**:167–78.
14. Baker PK. Musculoskeletal problems. In: Steege J, Metzger DA, Levy BS (eds), *Chronic Pelvic Pain: An Integrated Approach*, Vol. **24**, pp. 215–40. Philadelphia, PA: Saunders Company; 1998.
15. Jarrell JF, Vilos GA, Allaire C, et al. Consensus guidelines for the management of chronic pelvic pain. *J Obstet Gynaecol Can* 2005;**27**:781–826.
16. Jarrell JF, Vilos GA, Allaire C, et al. Consensus guidelines for the management of chronic pelvic pain. *J Obstet Gynaecol Can* 2005;**27**:869–910.
17. Lampe A, Doering S, Rumpold G, et al. Chronic pain syndromes and their relation to childhood abuse and stressful life events. *J Psychosom Res* 2003;**54**:361–67.
18. Melzack R. The McGill Pain Questionnaire: major properties and scoring methods. *Pain* 1975;**1**:277–99.
19. Melzack R. The short-form McGill Pain Questionnaire. *Pain* 1987;**30**:191–97.
20. Jenkinson C, Layte R, Wright L, Coulter A. *Manual and Interpretation Guide for the UK SF-36*. Oxford: Health Services Research Unit; 1996.
21. Levy G, Dehaene A, Laurent N, et al. An update on adenomyosis. *Diagn Interv Imaging* 2013;**94**:3–25.
22. Guerriero S, Ajossa S, Gerada M, D'Aquila M, Piras B, Melis GB. 'Tenderness-guided' transvaginal ultrasonography: a new method for the detection of deep endometriosis in patients with chronic pelvic pain. *Fertil Steril* 2007;**88**:1293–97.
23. Menakaya U, Reid S, Lu C, Gerges B, Infante F, Condous G. Performance of an Ultrasound Based Endometriosis Staging System (UBESS) for predicting the level of complexity of laparoscopic surgery for endometriosis. *Ultrasound Obstet Gynecol* 2016;**48**:786–95.
24. Baker PN, Symonds EM. The resolution of chronic pelvic pain after normal laparoscopy findings. *Am J Obstet Gynecol* 1992;**166**:835–36.
25. Ahmad G, O'Flynn H, Duffy JM, Phillips K, Watson A. Laparoscopic entry techniques. *Cochrane Database Syst Rev* 2012;**2**:CD006583.
26. Yunker A, Steege J. Practical guide to laparoscopic pain mapping. *J Minim Invasive Gynecol* 2010;**17**:8–11.
27. Swanton A, Iyer L, Reginald PW. Diagnosis, treatment and follow up of women undergoing conscious pain mapping for chronic pelvic pain: a prospective cohort study. *BJOG* 2006;**113**:792–96.
28. Di Spiezio Sardo A, Guida M, Bettocchi S, et al. Role of hysteroscopy in evaluating chronic pelvic pain. *Fertil Steril* 2008;**90**:1191–96.
29. Stones RW, Rae T, Rogers V, Fry R, Beard RW. Pelvic congestion in women: evaluation with transvaginal ultrasound and observation of venous pharmacology. *Br J Radiol* 1990;**63**:710–11.
30. Reginald PW, Beard RW, Kooner JS, et al. Intravenous dihydroergotamine to relieve pelvic congestion with pain in young women. *Lancet* 1987;**2**:351–53.
31. Wittmann D, Clemens JQ. Bladder pain syndrome and other urological causes of chronic pelvic pain. In: Vercellini P (ed), *Chronic Pelvic Pain*, pp. 86–97. Chichester: Wiley; 2011.
32. Gambone JC, Mittman BS, Munro MG, Scialli AR, Winkel CA, Chronic Pelvic Pain/Endometriosis Working Group. Consensus statement for the management of chronic pelvic pain and endometriosis: proceedings of an expert-panel consensus process. *Fertil Steril* 2002;**78**:961–72.
33. Vercellini P, Trespidi L, Colombo A, Vendola N, Marchini M, Crosignani PG. A gonadotropin-releasing hormone agonist versus a low-dose oral contraceptive for pelvic pain associated with endometriosis. *Fertil Steril* 1993;**60**:75–79.
34. Vercellini P, Frontino G, De Giorgi O, Pietropaolo G, Pasin R, Crosignani PG. Continuous use of an oral contraceptive for endometriosis-associated recurrent dysmenorrhea that does not respond to a cyclic pill regimen. *Fertil Steril* 2003;**80**:560–63.
35. Brown J, Pan A, Hart RJ. Gonadotrophin-releasing hormone analogues for pain associated with endometriosis. *Cochrane Database Syst Rev* 2010;**12**:CD008475.
36. Selak V, Farquhar C, Prentice A, Singla A. Danazol for pelvic pain associated with endometriosis. *Cochrane Database Syst Rev* 2007;**4**:CD000068.
37. Stones RW, Mountfield J. Interventions for treating chronic pelvic pain in women. *Cochrane Database Syst Rev* 2000;**4**:CD000387.
38. Caruso S, Iraci M, Cianci S, Casella E, Fava V, Cianci A. Quality of life and sexual function of women affected by endometriosis-associated pelvic pain when treated with dienogest. *J Endocrinol Invest* 2015;**38**:1211–18.
39. Abou-Setta AM, Houston B, Al-Inany HG, Farquhar C. Levonorgestrel-releasing intrauterine device (LNG-IUD) for symptomatic endometriosis following surgery. *Cochrane Database*

Syst Rev 2013;**1**:CD005072.
40. Ling FW. Randomized controlled trial of depot leuprolide in patients with CPP and clinically suspected endometriosis. Pelvic Pain Study Group. *Obstet Gynecol*. 1999;**93**:51–58.
41. Al-Azemi M, Jones G, Sirkeci F, Walters S, Houdmont M, Ledger W. Immediate and delayed add-back hormonal replacement therapy during ultra-long GnRH agonist treatment of chronic cyclical pelvic pain. *BJOG* 2009;**116**:1646–56.
42. Peters AA, Trimbos-Kemper GC, Admiraal C, Trimbos JB, Hermans J. A randomized clinical trial on the benefit of adhesiolysis in patients with intraperitoneal adhesions and chronic pelvic pain. *Br J Obstet Gynaecol* 1992;**99**:59–62.
43. Swank DJ, Swank-Bordewijk SC, Hop WC, et al. Laparoscopic adhesiolysis in patients with chronic abdominal pain: a blinded randomised controlled multi-centre trial. *Lancet* 2003;**361**:1247–51.
44. Jacobson TZ, Duffy JM, Barlow D, Koninckx PR, Garry R. Laparoscopic surgery for pelvic pain associated with endometriosis. *Cochrane Database Syst Rev* 2009;7:CD001300.
45. Jones KD, Sutton CJ. Laparoscopic management of ovarian endometriomas: a critical review of current practice. *Curr Opin Obstet Gynecol* 2000;**12**:309–15.
46. Ebert AD, Hollauer A, Fuhr N, Langolf O, Papadopoulos T. Laparoscopic ovarian cystectomy without bipolar coagulation or sutures using a gelantine-thrombin matrix sealant (FloSeal): first support of a promising technique. *Arch Gynecol Obstet* 2009;**280**:161–65.
47. Xiong T, Daniels J, Middleton L, et al. Meta-analysis using individual patient data from randomised trials to assess the effectiveness of laparoscopic uterosacral nerve ablation in the treatment of CPP: a proposed protocol. *BJOG* 2007;**114**:1580.e1–7.
48. Daniels JP, Middleton L, Xiong T, et al. Individual patient data meta-analysis of randomized evidence to assess the effectiveness of laparoscopic uterosacral nerve ablation in CPP. *Hum Reprod Update* 2010;**16**:568–76.
49. Practice Committee of the American Society for Reproductive Medicine. Treatment of pelvic pain associated with endometriosis: a committee opinion. *Fertil Steril* 2014;**101**:927–35.
50. Farquhar CM, Rogers V, Franks S, Pearce S, Wadsworth J, Beard RW. A randomized controlled trial of medroxyprogesterone acetate and psychotherapy for the treatment of pelvic congestion. *Br J Obstet Gynaecol* 1989;**96**:1153–62.
51. Champaneria R, Daniels JP, Raza A, Pattison HM, Khan KS. Psychological therapies for chronic pelvic pain: systematic review of randomized controlled trials. *Acta Obstet Gynecol Scand* 2012;**91**:281–86.
52. Flower A, Liu JP, Lewith G, Little P, Li Q. Chinese herbal medicine for endometriosis. *Cochrane Database Syst Rev* 2012;**5**:CD006568.
53. Zhu X, Hamilton KD, McNicol ED. Acupuncture for pain in endometriosis. *Cochrane Database Syst Rev* 2011;**9**:CD007864.
54. Smith CA, Zhu X, He L, Song J. Acupuncture for primary dysmenorrhoea. *Cochrane Database Syst Rev* 2011;**1**:CD007854.
55. Miller-Matero LR, Saulino C, Clark S, Bugenski M, Eshelman A, Eisenstein D. When treating the pain is not enough: a multidisciplinary approach for chronic pelvic pain. *Arch Womens Ment Health* 2016;**19**:349–54.
56. Twiddy H, Lane N, Chawla R, et al. The development and delivery of a female chronic pelvic pain management programme: a specialised interdisciplinary approach. *Br J Pain* 2015;**9**:233–40.

第45章

子宫内膜异位症

Arne Vanhie，Thomas D'Hooghe

引言

子宫内膜异位症的定义是指在子宫外的其他部位出现子宫内膜样组织，最常见的是出现于盆腔脏器和腹膜。尽管子宫内膜异位症是一种良性的雌激素依赖性疾病，但由于药物选择的局限性，外科手术治疗的复杂性及手术和药物治疗后的高复发性，其治疗效果往往不理想[1]。有的子宫内膜异位症患者会表现为疼痛和（或）不孕，而有的患者则没有任何症状[2]。本章首先讨论子宫内膜异位症的发病率、危险因素和遗传易感性，然后重点讨论该病的发病机制和临床表型，接着介绍该病的诊断和分期，最后介绍子宫内膜异位症的药物和手术治疗。

发病率和危险因素

子宫内膜异位症是最常见的妇科良性疾病之一，但因为子宫内膜异位症需要依靠外科手术来确诊，其发病率很难准确评估。子宫内膜异位症主要见于育龄期女性，但有报道青少年和绝经后接受激素替代治疗的女性也有发病[3]。据估计，育龄期女性中子宫内膜异位症的发病率为2%～10%。但在有不孕和（或）疼痛症状的女性中，子宫内膜异位症发病率可上升至50%[4,5]。世界子宫内膜异位症研究基金会的研究表明，治疗子宫内膜异位症所需的医疗费用与糖尿病、克罗恩病和类风湿关节炎的费用相近[4]。子宫内膜异位症除了给患者带来经济负担，也深深影响了患者的社会关系、性关系、工作和学习等各个方面[2]。

遗传基因、炎症、月经周期和免疫等各种因素被认为在子宫内膜异位症的病理生理机制中起着作用[6]。从流行病学研究来看，未产妇和周期短、经量大的月经周期是最常被报道的危险因素[3]。表45.1总结了子宫内膜异位症的危险因素。

遗传易感性

有相一致的证据表明，子宫内膜异位症患者常有家族史，若有母亲或姐妹曾患子宫内膜异位症，其患子宫内膜异位症的风险更高[3,7]。对双胞胎的研究表明，相较于异卵双胞胎，同卵双胞胎发生子宫内膜异位症的一致性更高，遗传因素导致的疾病变异比例约为52%[9]。对恒河猴的研究构建了一个详细的多代系谱，该系谱中患病动物具有高显著亲缘关系系数，并且其同胞发生子宫内膜异位症的风险也较高，这凸显了子宫内膜异位症的家族聚集性[10]。

针对8项子宫内膜异位症患者全基因组关联研究的荟萃分析显示，子宫内膜异位症与6个风险位点存在显著关联：在7p15.2上的rs12700667，在WNT4基因附近的rs12700667（无翼型MMTV整合位点家族成员4），在VEZT（vezatin蛋白基因）附近的rs10859871，在CDKN2B-AS1（周期蛋白依赖性激酶抑制剂2b反义RNA）附近的rs10859871，在DNA结合抑制因子4（ID4）附近的rs7739264，在乳腺癌雌激素调控蛋白1（GREB1）基因附近的rs13394619。7p15.2区域包含几个潜在的候选基因，如核因子红细胞2相关因子3（NFE2L3）、microRNA 148a（MIR148A）、同源异型盒基因A10（HOXA10）和同源异型盒基因A11（HOXA11）。NFE2L3蛋白被认为是

表45.1 子宫内膜异位症危险因素

危险因素		关联描述	关联强度
社会经济地位		较高的社会经济地位会增加风险	有限
家族史		家族中有子宫内膜异位症的亲属会增加患病风险	一致
个体体质			
	初潮年龄	初潮年龄小增加患病风险	一致
	周期长度	月经周期短增加患病风险	一致
	月经量	月经量多增加患病风险	有限
	痛经	强预测因素	一致
	妊娠次数	妊娠次数多降低患病风险	一致
	体重和BMI	BMI低增加患病风险	有限
	身高	身高高增加患病风险	有限
生活方式			
	体育活动	规律的体育活动降低患病风险	有限
	饮食	蔬菜和水果可能有保护作用,红肉、乳制品和不饱和脂肪可能产生不利影响	有限
	吸烟	尚无证据表明两者有联系	有限
	酒精	酒精增加患病风险	有限
	咖啡因	尚无证据表明两者有联系	有限
避孕药		复方口服避孕药为保护因素	有限
环境			
	PCB暴露	PCB暴露增加患病风险	有限
	二噁英暴露	二噁英暴露增加患病风险	有限
合并症			
	消化道疾病	可能增加患病风险	有限
	免疫性疾病	可能增加患病风险	有限
	心血管疾病	可能增加患病风险	有限

BMI,体重指数;PCB,多氯联苯。

Source data from Missmer SA, Cramer DW. Obstet Gynecol Clin North Am 2003;30:1-19;Vigano et al. Best Pract Res Clin Obstet Gynaecol 2004;18:177-200;Parazzini et al. Eur J Obstet Gynecol Reprod Biol 2017;209:3-7.

一种参与细胞分化、炎症和癌变的转录因子。MIRNA 148a可能在Wnt/β-catenin信号通路中发挥作用,而Wnt/β-catenin信号通路在子宫内膜上皮细胞和间质细胞之间的通讯、纤维化和性激素稳态调节中发挥重要作用。HOXA10和HOXA11是同源异型盒转录因子家族的成员,在子宫发育中发挥作用[11]。WNT4编码无翼MMTV整合位点家族中的一员,该位点对女性生殖道发育和类固醇生成具有重要意义[12]。VEZT编码一种黏附连接跨膜蛋白,一种针对细胞迁移和侵袭基因、生长基因、细胞黏附基因发挥作用的假定肿瘤抑制基因,以及一种名为转录因子19(TCF19)的功能验证细胞周期基因[11]。研究表明,CDKN2B-AS1参与调控p15、p16-INK4a和p14ARF基因表达,而这些基因所表达的都是公认的肿瘤抑制蛋白[12]。rs7739264位于lncRNA RP1-167F1.2(794 bp)的内含子区域,其生物学功能尚未发现。它位于ID4下游52 kb处,ID4是一个在大多数原发性卵巢癌中过表达的卵巢癌致癌基因[11]。GREB1编码雌激素受体调节通路中的早期应答基因,而该通路与激素依赖性乳腺癌有关[12]。

超过1300多个家庭参与的大型全基因组连锁分析已经确定了与子宫内膜异位症相关的3个连锁区域:染色体10q26、染色体20p13和染色体7p13-15。对染色体10q26上的连锁区域进行更详细的研究,发现CYP2C19基因可能参与药物和雌激素代谢过程。7p13-15染色体连锁区有3个候选基因:INHBA、

SFRP4和HOXA10,它们在子宫内膜的发育中发挥作用。为了明确这些连锁区域基因的确切作用,并确定变异在潜在通路中产生的效应,我们还需进一步进行功能研究和测序[13]。

发病机制

子宫内膜异位症的确切发病机制和病理生理机制尚未完全清楚。关于子宫内膜异位症发病机制的理论通常可以分为两类:一类认为异位子宫内膜来源于经血逆流、淋巴/静脉播散或子宫内膜干细胞种植,另一类认为异位子宫内膜是由从子宫以外的体腔上皮化生而成或是因为米勒管残体异常而产生的[14]。

关于子宫内膜异位症的发病机制,最广为接受的是由Sampson在20世纪20年代提出的理论,该理论认为子宫内膜异位症发病是源于子宫内膜组织通过输卵管逆行脱落进入腹膜腔[15]。研究经血排出受阻或受损的患者,发现子宫内膜异位症的发病率较高,因而支持了这一理论[14]。此外,在非人类灵长类动物模型中,腹腔内注射经血或医源性阻塞经血流出道已被证实会导致腹膜腔出现子宫内膜异位症病变[16,17]。但值得注意的是,高达90%的女性有经血逆流,却只有2%～10%的女性患有子宫内膜异位症,这表明子宫内膜异位植入的发生还存在其他的机制[14]。

有大量证据表明,子宫内膜异位症患者的子宫内膜在遗传、环境、免疫等一系列复杂因素的相互作用下会出现异常,导致经血逆流时出现子宫内膜异位症病变[15]。事实上,子宫内膜异位症患者的在位子宫内膜与异位子宫内膜病灶存在某些相同的改变,而健康女性的子宫内膜则没有这种改变[14]。比较子宫内膜异位症患者与健康女性在位子宫内膜基因和蛋白表达的研究显示,子宫内膜异位症患者在一些导致细胞凋亡减少和细胞增殖增加的通路上与健康女性存在差异[14]。子宫内膜异位症患者的子宫内膜细胞在腹腔生存力提高,这也可能是导致腹腔高种植率的一个重要因素[14]。此外,腹膜基因表达谱显示子宫内膜异位症患者的一些细胞因子和蛋白质(基质金属蛋白酶、细胞内黏附分子1、转化生长因子-β、白细胞介素-1-β、白细胞介素-6、RANTES和血管细胞黏附分子-1)呈周期性上调[18,19]。这些细胞因子和生长因子的差异性表达可能会创造一个微环境,促进子宫内膜细胞的植入或保护它们免受免疫介导的清除[18,19]。

正常情况下,免疫系统会将逆流的子宫内膜组织从腹膜清除,这种清除机制的失调将会让子宫内膜细胞更易植入和生长[15]。研究发现,子宫内膜异位症患者的子宫内膜比非内异症女性的子宫内膜更能抵抗自然杀伤细胞的溶解[20-22]。子宫内膜异位症患者的巨噬细胞功能受损可能进一步导致免疫系统清除病变的能力下降[23]。研究表明,子宫内膜异位症的患者很大程度上也患有自身免疫性疾病(系统性红斑狼疮、类风湿关节炎、Sjögren综合征和自身免疫性甲状腺疾病)和特应性疾病(过敏、哮喘和湿疹),进一步支持免疫系统的基础改变导致了子宫内膜异位症的易感性这一理论[14]。

免疫系统、子宫内膜和腹膜的改变导致对逆流子宫内膜组织的免疫清除减少,子宫内膜细胞存活率增加,以及其在腹膜植入的机会增加,都是解释子宫内膜异位植入最初发展的重要机制[14]。这些异位植入的子宫内膜,其随后的存活和生长依赖于血管生成和激素环境的改变[24]。异位植入的子宫内膜需要新生的血管保证氧气和必要的营养供应[24]。与之对应,子宫内膜异位病变的典型临床特征是血管密集[24]。雌激素对在位子宫内膜和异位子宫内膜的生长都有着重要作用。雌二醇促进异位组织的生长,由已知的类固醇生成器官和局部异位的子宫内膜产生[12]。与在位子宫内膜组织相比,异位子宫内膜组织表达雌激素受体(ER)-α和ERβ的水平不同,在异位子宫内膜组织中ERβ的表达水平明显更高[12]。子宫内膜异位症中ERβ的病理性过表达减少了异位子宫内膜细胞孕酮受体的产生,从而导致异位子宫内膜对孕酮产生抵抗[12]。此外,继发于子宫内膜异位症的炎症可通过竞争或干扰促炎转录因子,改变孕酮信号通路,从而诱导子宫内膜对孕酮产生抵抗[12]。

炎症是子宫内膜异位症的另一个典型特征,腹腔内异位组织的出现与前列腺素、细胞因子和趋化因子的过度产生是相关的[16]。浸润在异位子宫内膜组织的巨噬细胞会表达典型的选择性激活标记物,有利于病变内膜组织的生长,并促进其血管生成[12]。可能是因为子宫内膜异位症患者的盆腔过度充血,铁沉积在了其腹膜腔内的巨噬细胞里[12]。非蛋白结合铁促进活性氧的生成,进而通过损伤腹膜、暴露间皮下结缔组织、促进血管生成和增强子宫内膜细胞的增殖来推动子宫内膜异位症的发展[12]。

综上所述，现有证据表明子宫内膜异位症源于子宫内膜组织的经血逆行[15]（图45.1）。子宫内膜异位症患者的免疫系统、子宫内膜和腹膜的内在改变导致子宫内膜组织植入腹膜表面。类固醇产生和血管新生的局部改变有利于病变的进一步生长。这些生长的子宫内膜组织会引起炎性反应，伴随着粘连、纤维化、瘢痕化、神经元浸润和解剖学改变的发生，导致患者疼痛和不孕[15]。

子宫内膜异位症的表型和分期

表型

子宫内膜异位症可分为3种不同的表型：浅表型子宫内膜异位症、深部型子宫内膜异位症和卵巢囊性子宫内膜异位症。浅表型子宫内膜异位症或腹膜型子宫内膜异位症包括散布在腹膜、浆膜和卵巢表面的浅表病变。浅表型子宫内膜异位症病变通常分为典型的黑褐色病变和不典型或微小的红色息肉样或透明小泡样病变（图45.2和图45.3）。卵巢囊性子宫内膜异位症指以异位子宫内膜为假囊肿壁的子宫内膜异位囊肿或内含深色血液（巧克力样液体）的卵巢囊肿（图45.4和图45.5）。深部型子宫内膜异位症指病灶浸润深度达5mm以上的子宫内膜异位症，是一种可能浸润不同器官的多病灶性病理类型（图45.6和图45.7），最常见的病变累及部位是肠道、阴道、宫骶韧带、膀胱和输尿管，但深部型子宫内膜异位症偶尔也见于淋巴结、脐和肺等远处器官[25]。在深部型子宫内膜异位症的患者中，肠道和尿路受累率分别为3.8%～37%和12%[26,27]。

只有在肠道的肌层受累时，肠道的深部型子宫内膜异位症才定义为肠道子宫内膜异位症[26]。与肠浆膜层致密粘连的病变和（或）子宫内膜异位病灶浸润深度仅至肠壁浆膜层的病变不属于肠道子宫内膜异位症，因为这些病变的浸润深度通常<5mm[28]。发生在直肠和直肠乙状结肠交界处的子宫内膜异位症共占所有肠道子宫内膜异位部位的70%～93%。除直肠乙状结肠交界处外，最常见累及的肠道部位是阑尾（2%～18%）、回肠远端（2%～16%）和盲肠（<2%）[26]。在泌尿系统中，膀胱是最常受累的部位。膀胱有结节不代表泌尿系统其他部位也存在病变的风险。然而，不同部位的泌尿系子宫内膜异位症也有可能同时存在，尤其是膀胱和输尿管。膀胱子宫内膜异位症通常分为原发性（自发出现的疾病）或继发性（盆腔手术如剖宫产、子宫切除术等的医源性植入）[29]。输尿管子宫内膜异位症通常局限于输尿管远端1/3，但子宫内膜植入近端输尿管的情况也有发生[30]。病变常见于左侧输尿管，但有高达20%～25%的病例报道双侧病变[27]。输尿管子宫内膜异位症通常分为内生型（病变浸润输尿管壁肌层）和外生型（病变导致严重的输尿管梗阻，但不累及输尿管肌层）[31]。外生型病变比内生型病变多见，但内生型病变的患者出现症状更常见[27]。

子宫内膜异位症的分期和分类

子宫内膜异位症是一种复杂的疾病，目前尚无“完美”的分期系统。到目前为止，最常用和最知名的分期系统是修订后的美国生殖医学协会（rASRM）分期系统（图45.8）[32]。该分期系统按疾病累及的部位进行评分，从而分出4个阶段：微型、轻型、中型和重型[32]。rASRM分类的主要局限性是其可重复性有限，与盆腔疼痛和不孕的症状相关性差[33]。子宫内膜异位症生育指数（EFI）（图45.9）已被证明可以预测子宫内膜异位症手术分期和治疗后患者的非体外受精（IVF）妊娠率，并已得到外界的验证[34,35]。但对于深部浸润型子宫内膜异位症，rASRM和EFI分期系统均未能进行分期。为了弥补rASRM分期系统未对深部浸润型子宫内膜异位症进行分期的缺陷，ENZIAN评分于2003年引入，并于2011年进行了修订[36,37]。虽然在深度浸润型子宫内膜异位症的形态学描述和手术计划方面，ENZIAN评分似乎是对rASRM分期系统的一个很好的补充，但它尚未得到验证，并且很少在德语系的欧洲国家之外使用。

诊断

对于子宫内膜异位症，诊断的金标准仍为在腹腔镜检查中直视并通过组织学检查证实有子宫内膜腺体和（或）间质的存在[2,38]。经阴道超声（TVUS）和MRI可检测到深部型子宫内膜异位症和卵巢子宫内膜异位囊肿[39]。如果临床上怀疑有深部浸润型子宫内膜异位症或怀疑其复发，为了评估输尿管，膀胱和肠道是否受累，必要时也可能进行钡剂灌肠和静脉肾盂造影检

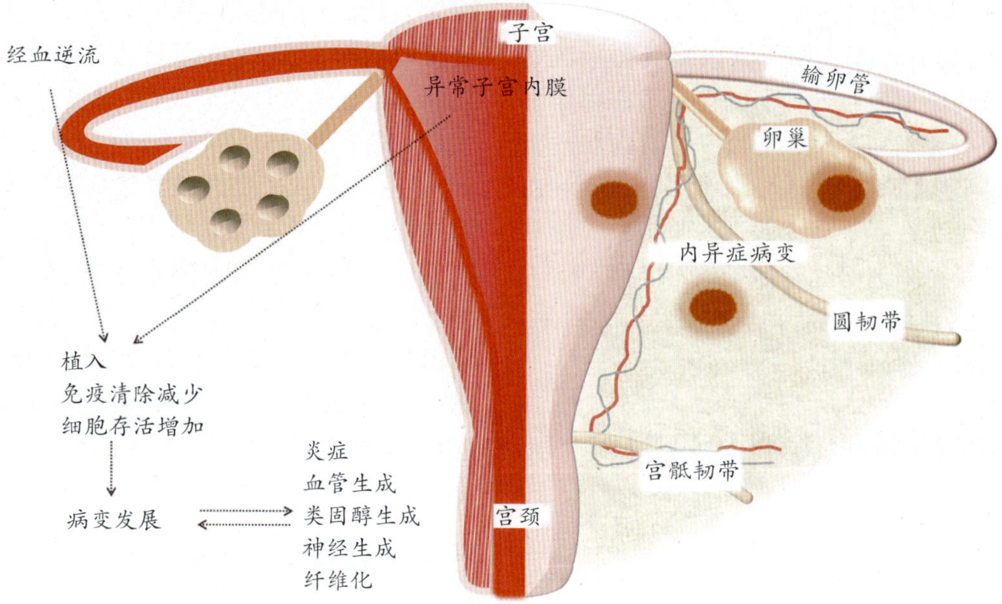

图45.1 子宫内膜异位症的病理机制。(Courtesy of Dr Arne Vanhie)

查[40,42]。最近的一项Cochrane综述表明,尚无任何一种影像学检查能取代手术活检,去足够准确地诊断腹膜子宫内膜异位症[39]。同时,为了制订合理的手术诊疗计划,通过影像学评估子宫内膜异位症的部位和严重程度也是必不可少的[43,44]。

临床症状和体征

患者有盆腔疼痛的症状,临床上就会怀疑子宫内膜异位症。然而有时即使患者的子宫内膜异位症已处于最晚期,患者也有可能没有症状。子宫内膜异位症的典型症状包括不孕症、痛经、性交不适、肠道症状(周期性腹胀、腹泻、便秘)、血尿、排尿困难、慢性疲劳和慢性盆腔疼痛。疼痛的范围主要取决于异位子宫内膜所处的位置,并且通常在月经期加重。Bellelis团队报道有62%的腹腔子宫内异症患者最先主诉的症状是痛经[45]。

一些研究试图分析某些症状在子宫内膜异位症诊断中的预测价值。总的来说,将症状作为诊断子宫内膜异位症的指征的证据较薄弱,其特异性和敏感性较低[2]。欧洲人类生殖和胚胎学会(ESHRE)关于子宫内膜异位症女性管理的指南指出,下列症状和患者特征是子宫内膜异位症的危险因素:腹盆腔痛、痛经、月经量大、不孕症、性交不适、性交后出血、卵巢囊肿史、肠易激综合征和盆腔炎症[2]。ESHRE还指出,多因素的存在增加了子宫内膜异位症发病率[2]。在一项前瞻性研究中,在月经期出现排便困难是子宫内膜异位症处于较晚分期的一个强有力的预测因子(ASRM分期Ⅲ期和Ⅳ期)[46]。

临床检查可进一步明确子宫内膜异位症存在的可能性,指导下一步影像学检查。但临床检查对于诊断子宫内膜异位症的特异性和敏感度较低,尤其是对腹膜型内异症。即使临床检查正常,临床医生也应考虑对怀疑患有该病的女性进行诊断[2]。有证据表明,在月经期时进行临床检查准确性较高[47]。虽然许多子宫内膜异位症女性的临床检查结果可能是正常的,但还是建议使用阴道窥镜、双合诊和三合诊进行妇科常规检查[2,48,49]。一些研究强调,检查阴道后穹隆和三合诊对诊断阴道、宫骶韧带和道格拉斯窝的浸润性结节,直肠阴道隔和卵巢的结节和肿块,以及异位子宫、子宫颈具有重要意义[47,48]。

影像学检查

经阴道超声

ESHRE和美国妇产科医师学会(ACOG)都推荐使用TVUS对疑似子宫内膜异位症的女性进行诊断[2,50]。TVUS有助于鉴别子宫内膜异位症,但是检查的敏感性和特异性取决于超声医生的专业方向和经验及超声设备的质量[51,52]。

Nisenblat等人最近的Cochrane综述表明,TVUS

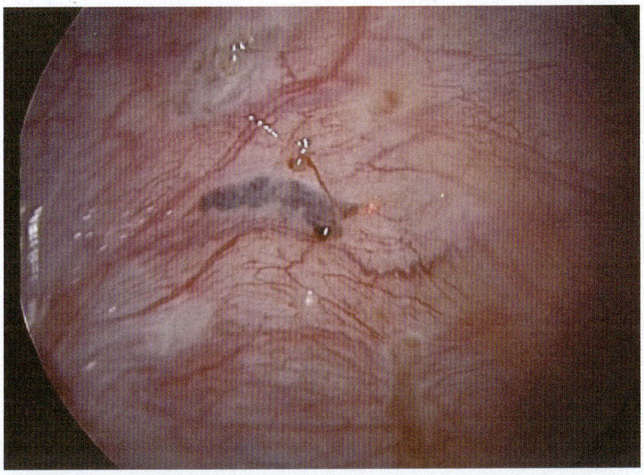

图 45.2 典型黑褐色病变。(Courtesy of Prof Dr Christel Meuleman.)

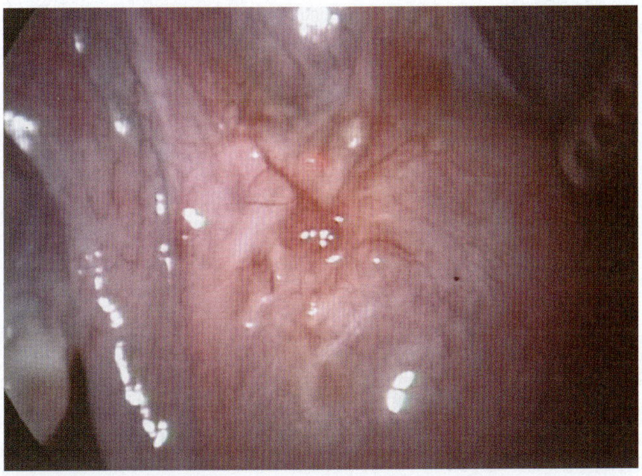

图 45.3 典型红色息肉样病变。(Courtesy of Prof Dr Christel Meuleman.)

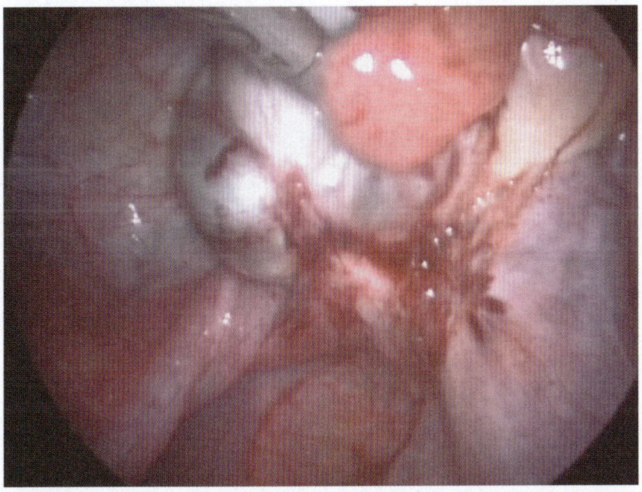

图 45.4 子宫内膜异位囊肿。(Courtesy of Prof Dr Christel Meuleman.)

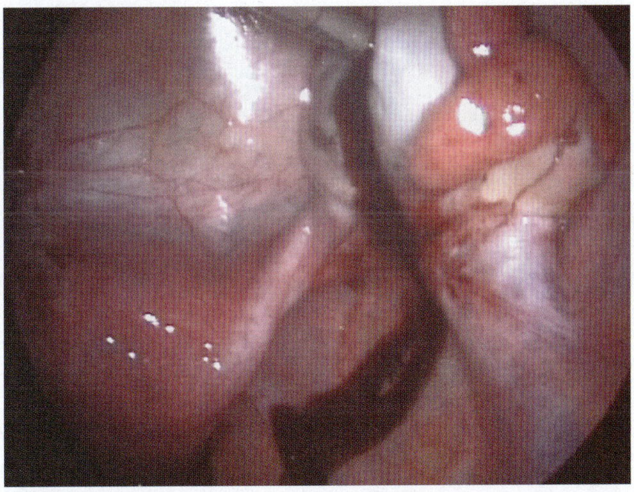

图 45.5 (囊肿破裂后的巧克力样液体。(Courtesy of Prof Dr Christel Meuleman.)

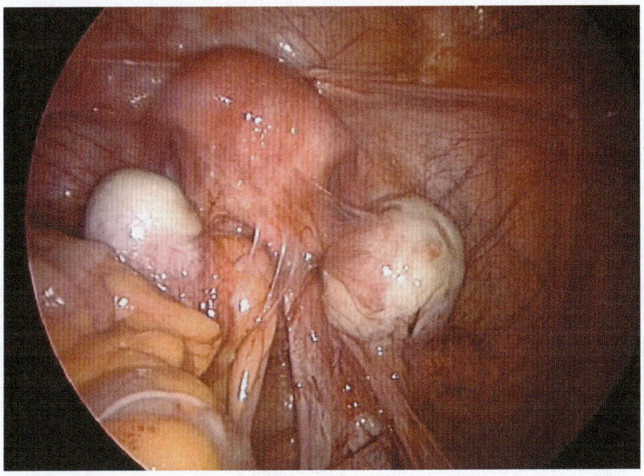

图 45.6 深部浸润结节引起的盆腔严重粘连。(Courtesy of Prof Dr Christel Meuleman.)

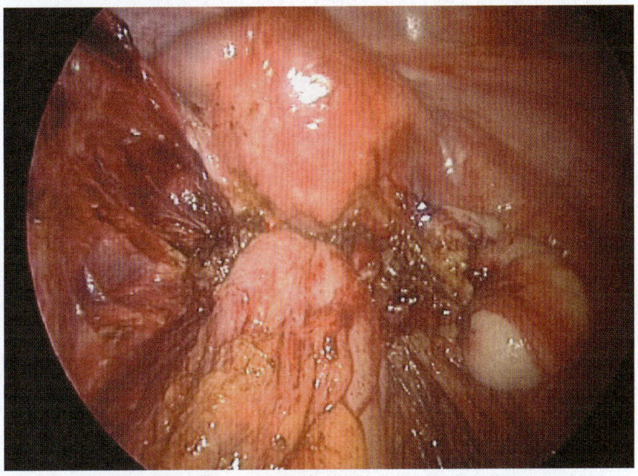

图 45.7 子宫和乙状结肠之间的深部浸润结节。(Courtesy of Prof Dr Christel Meuleman.)

美国生殖医学学会子宫内膜异位症修订分类

患者姓名________________ 日期________________

Ⅰ期(微型):1～5分

Ⅱ期(轻型):6～15分

Ⅲ期(中型):16～40分

Ⅳ期(重型):>40分

总分________________

腹腔镜__________ 开腹手术__________ 影像__________

推荐方案________________

____

预后________________

腹膜	异位病灶		<1cm	1～3cm	>3cm
	浅		1	2	3
	深		2	4	6
卵巢	右	浅	1	2	4
		深	4	16	20
	左	浅	1	2	4
		深	4	16	20
	直肠子宫陷凹		部分消失		完全消失
			4		40
卵巢	粘连		<1/3包裹	1/3～2/3包裹	>2/3包裹
	右 薄膜		1	2	4
	致密		4	8	16
	左 薄膜		1	2	4
	致密		4	8	16
输卵管	右 薄膜		1	2	4
	致密		4[a]	8[a]	16
	左 薄膜		1	2	4
	致密		4[a]	8[a]	16

[a]如果输卵管的伞状端完全封闭,将此点改为16分。

将表面种植类型的外观表示为红色[(R),红色、红粉色、火焰状、小水泡、透明小泡]、白色[(W),不透明、腹膜缺损、黄棕色]或黑色[(B),黑色、含铁血黄素沉积、蓝色]。表示总量的百分比,描述为R%、W%和B%,总量应等于100%。

其他子宫内膜异位症:________________

____

相关病理学:________________

____

用于正常输卵管和卵巢

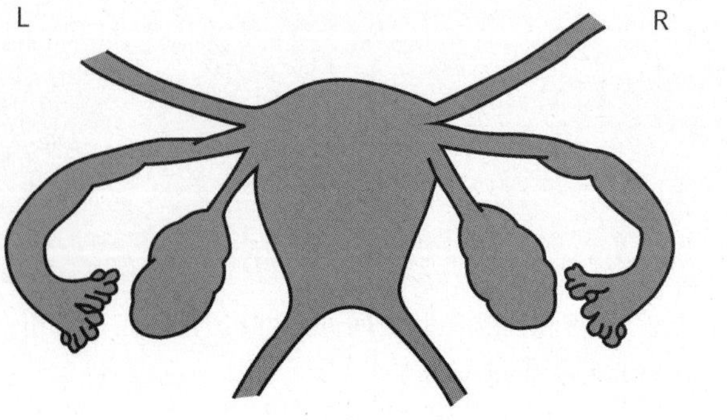

用于异常输卵管和(或)卵巢

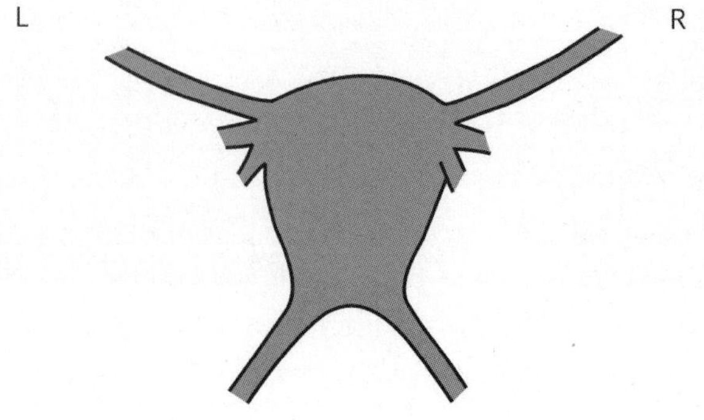

图45.8 子宫内膜异位症ASRM分类表。

子宫内膜异位症生育指数(EFI)

手术表格

术后最低功能评分(LF)

评分	描述		左	右
4	=功能正常	输卵管	☐	☐
3	=轻度功能障碍			
2	=重度功能障碍	伞端	☐	☐
1	=重度功能障碍			
0	=缺失或无功能	卵巢	☐	☐

要计算最低分值,请将左侧的最低分值和右侧的最低分值相加。如果一侧卵巢缺失,则通过将卵巢一侧的最低分值乘以2来获得LF分值。

最低分值 ☐ + ☐ = ☐
左 右 LFS分值

子宫内膜异位症生育指数(EFI)

病史因素			手术因素		
因素	描述	分值	因素	描述	分值
年龄			LF分值 ☐		
	年龄≤35岁	2		分值=7~8分(高分)	3
	36岁≤年龄≤39岁	1		分值=4~6分(中等分值)	2
	年龄≥40岁	0		分值=1~3分(低分)	0
不孕年限			AFS子宫内膜异位症分值		
	不孕年限≤3年	2		AFS子宫内膜异位症病变评分<16	1
	不孕年限>3年	0		AFS子宫内膜异位症病变评分≥16	0
既往妊娠			AFS总分值		
	既往有妊娠	1		AFS总分<71	1
	既往无妊娠	0		AFS总分≥71	0
总的病史因素		☐	总的手术因素		☐

EFI=总的病史因素+总的手术因素: ☐ + ☐ = ☐
病史 手术 EFI分值

图45.9 子宫内膜异位症生育指数和手术表格。

检测卵巢型子宫内膜异位症的敏感性和特异性分别为0.93(95% CI 0.87~0.99)和0.96(95% CI 0.92~0.99)[39]。TVUS检测深部浸润型子宫内膜异位症的敏感性和特异性分别为0.79(95% CI 0.69~0.89)和0.94(95% CI 0.88~1.00)[39]。作者的结论是,TVUS检测到病灶的存在可以高度确诊子宫内膜异位症(盆腔、卵巢、浸润性子宫内膜异位症),但没有影像学证据时并不能排除子宫内膜异位症的诊断[39]。

国际卵巢肿瘤分析组织(IOTA)开展了一项纳入大量患者的队列研究,评估了子宫内膜异位囊肿的典型超声特点[51]。基于这些特点,得出诊断子宫内膜异位囊肿的简易标准:卵巢囊肿液呈毛玻璃样回声,1~4个囊腔,无实质性部分[51]。该诊断标准的敏感性为61.4(95% CI 57.8~64.9),特异性为98.3(95% CI 97.7~98.7),阳性预测值为90.1((95% CI 87.1~92.5)[51]。很少发现有孤立的子宫内膜异位囊肿,因为有子宫内膜异位囊肿的患者通常有其他子宫内膜异位症病变[53]。因此在诊断子宫内膜异位囊肿时,应注意对腹膜型和深部型子宫内膜异位症病变进行详细检查[2]。

由于深部型子宫内膜异位症可能发生的部位较多,TVUS在诊断该型内异症的过程中发挥着重要的作用。ESHRE指南推荐使用TVUS来识别或排除直肠子宫内膜异位症[2]。关于使用TVUS诊断其他肠道子宫内膜异位症病变准确性的数据有限，但小型个例研究证明，其他肠道子宫内膜异位症病变与直肠乙状结肠子宫内膜异位症有相似的TVUS表现[39]。

以往研究TVUS在深部子宫内膜异位症中作用的重点大多集中在判定TVUS诊断的敏感性和特异性上[54]。但近年来，研究关注的重点已经转移到改进TVUS技术上，与标准的阴道超声不同，其通过将造影剂引入阴道或直肠、检查前的肠道准备或寻找与超声探头运动一致的标记（滑动征）从而进行诊断[39,54]。这些有前景的新技术在研究环境中表现良好，但也与操作者有很大关联，在更常规的临床实践环境中测试时，其可重复性较差，操作者间的可变性很高[54]。

MRI

由于MRI检查成本高且可用性有限，不将MRI作为诊断子宫内膜异位症的一线影像学检查[55,56]。然而，越来越多的研究表明MRI对微小病变的检测能力更强，它对子宫内膜异位症的诊断也发挥着一定作用。但是，只有在腹膜子宫内膜异位症病变出血、病灶>5mm或病灶引起广泛的粘连导致正常解剖结构完全扭曲时，MRI才能识别出来[39]。

因为MRI对腹膜疾病诊断不太准确，因此，MRI一般不能替代手术去诊断子宫内膜异位症。MRI在诊断深部型子宫内膜异位症和子宫内膜异位囊肿方面具有良好的敏感性和特异性，但MRI在TVUS之外的附加价值是有限的[39]。MRI检查对手术风险/获益比不明确的人群有帮助[39]。ACOG组织目前建议将MRI检查作为非常规检查，只适用于超声检查结果不能确定，但又高度怀疑直肠阴道子宫内膜异位症或膀胱子宫内膜异位症的患者[50]。

腹腔镜

腹腔镜下直视观察和组织学检查确认仍是确诊子宫内膜异位症的金标准[2,38]。诊断性腹腔镜检查阴性结果可高度排除子宫内膜异位症，但用未经组织学证实的诊断性腹腔镜检查阳性结果去诊断是不准确的。关于应用腹腔镜诊断子宫内膜异位症引起的并发症的发生率的数据是有限的。在一项应用腹腔镜诊断子宫内膜异位症的系统性综述中，所有纳入的研究均未报道有出现直接的主要并发症。这表明，尽管研究报告可能存在偏倚，但腹腔镜是一种安全的诊断手段[57]。

腹腔镜检查时，应系统评估腹腔及盆腔是否存在子宫内膜异位症病变。高质量的腹腔镜检查应包括系统检查：①子宫和附件；②卵巢窝、膀胱子宫陷凹、道格拉斯窝和直肠旁间隙的腹膜；③直肠和乙状结肠（孤立的乙状结肠结节）；④阑尾和盲肠；⑤横膈。为检查是否有隐匿的结节，还应在腹腔镜控制下进行阴窥器检查并触诊阴道和宫颈。通过至少一个辅助口使用合适的抓钳清理阻挡盆腔视野的肠袢或吸尽液体，来确保完整检查道格拉斯窝，这样的腹腔镜检查才是高质量的[2]。当发现卵巢有病变时，术者应该注意有无深层浸润病灶、广泛盆腔病灶和肠道病灶。在所有卵巢子宫内膜异位症患者中，仅有1%的患者的病变是单发且局限于卵巢的[53]。所有肉眼所见的病灶都可能伴有回缩、色素沉着和周围腹膜粘连的征象。组织学确诊对于诊断子宫内膜异位症是必要的，因为在外科医生报道为“典型病变”的病例中，有高达24%在显微镜下呈阴性结果[58]。

有慢性盆腔疼痛、痛经和性交不适症状并高度怀疑有子宫内膜异位症的女性，经常在没有腹腔镜诊断的情况下使用激素药物和止痛剂。如若患者对处方药或激素治疗反应不佳，通常应进行腹腔镜检查。一项回顾性研究表明，术前应用激素治疗，无论慢性盆腔疼痛症状能否得到缓解，都不能准确预测腹腔镜检查结果中是否存在组织学证实的子宫内膜异位症。此外，经验性的治疗可能贻误诊断，导致严重的社会和心理缺陷[59]。ESHRE 2014指南建议尽可能排除盆腔疼痛的其他原因，并在开始经验性治疗前与可疑子宫内膜异位症患者进行充分商讨[2]。

子宫内膜异位症的治疗

子宫内膜异位症的患者往往面临两个主要问题：子宫内膜异位症相关的疼痛和不孕症。虽然子宫内膜异位症是一种良性妇科疾病，但由于子宫内膜异位症的侵袭性和高复发的特点，其治疗复杂且往往效果不佳。子宫内膜异位症的治疗，部分基于循证实践，部分基于尚未经证实的疗法。许多国家和国际机构已经制定了若干准则，虽仍存在有争议和不确定的领域，但至少不是因为缺乏确凿的证据[38,50,60]。

应将子宫内膜异位症视为一种需要终生管理的

慢性疾病,治疗目标是最大限度地利用药物进行治疗并避免重复的外科手术[61]。子宫内膜异位症的治疗方案根据患者是否有疼痛、不孕症状或两者兼有而存在很大的不同。因此,个体化治疗很重要,要关注患者的症状和意愿,疾病和治疗效果对患者生活的影响。

子宫内膜异位症治疗的理想状态应该是根除子宫内膜异位症,而不仅仅是缓解其症状。然而,目前可用的药物只能抑制子宫内膜异位症的发展,而不能根治病变,并能实现两个目标:长期缓解疼痛症状和预防疾病进展。有权威证据表明,抑制卵巢功能可以减少与子宫内膜异位症相关的疼痛,目前在临床上使用的有联合口服避孕药(COC)、孕激素、抗孕激素、促性腺激素释放激素(GnRH)激动剂和芳香化酶抑制剂。尚无证据表明任何一种药物优于其他药物,药物的副作用和所需费用也不尽相同[61]。因此,建议临床医生在选择激素治疗子宫内膜异位症相关疼痛时,将患者意愿和药物的副作用、费用与有效性都加以考虑[2]。与药物治疗相比,手术治疗通过手术切除和消融病灶的方式,有可能达到治愈疾病的效果,并且恢复正常的骨盆解剖关系。

子宫内膜异位症相关的疼痛治疗

药物治疗

非甾体抗炎药

治疗子宫内膜异位症引起的疼痛的一线药物通常是非甾体抗炎药(NSAID)。有充分的证据支持使用NSAID能治疗原发性痛经[62],但在一项Cochrane的荟萃分析中,尚无足够的数据表明NSAID能显著减少与子宫内膜异位相关疼痛。需要注意的是,只有两项研究调查了NSAID在缓解子宫内膜异位症相关疼痛中的作用[63]。尽管如此,由于NSAID对原发性痛经有良好的疗效,ESHRE 2014指南仍建议临床医生考虑使用NSAID或其他镇痛药来减轻子宫内膜异位症相关疼痛[2]。

雌激素和孕激素

临床观察到妊娠期间患者疼痛症状明显缓解,于是用“假孕疗法”治疗子宫内膜异位症的想法出现了。1958年,Kistner首先联合使用高剂量雌激素和孕激素治疗子宫内膜异位症,后期改为单独使用孕激素[64]。普遍认为假孕疗法的作用机制是使在位和异位子宫内膜组织蜕膜化并萎缩[38]。此外,COC可能是通过减少月经血流量、下调异位子宫内膜细胞增殖和增加细胞程序性死亡的机制,从而治疗子宫内膜异位症[65]。与COC相似,长期孕激素治疗可使子宫内膜组织蜕膜化和萎缩。最近的研究也表明,孕激素可能会抑制基质金属蛋白酶,这类酶在异位子宫内膜的生长和植入过程中起重要作用,并抑制血管的生成[38]。

2007年的一篇Cochrane系统综述探讨了COC在治疗子宫内膜异位症相关疼痛的应用[64]。令人惊讶的是,尽管COC已在临床实践中广泛应用,但只找到了这一项相关研究。在纳入的研究中,COC与GnRH激动剂治疗子宫内膜异位症相比之下没有显著差异[66]。基于这项研究和COC的广泛应用,2013年ESHRE和2014年ASRM指南都建议考虑使用COC、阴道避孕环或经皮贴片治疗子宫内膜异位相关疼痛。

支持使用孕激素和抗孕激素治疗子宫内膜异位症相关疼痛的证据比使用COC治疗的更多。在2012年的系统综述中,Brown团队共纳入了13篇评估孕激素和抗孕激素治疗效果的文章。在两项比较孕激素和安慰剂疗效研究中,只有一项显示有显著的效果。尚无总体证据表明孕激素疗效优于其他药物(COC、GnRH激动剂)。作者的结论是,使用孕激素治疗子宫内膜异位症疼痛的证据有限[67]。ESHRE 2014指南认为这一证据足以推荐使用某些特定的孕激素(醋酸甲羟孕酮、双炔孕酮、醋酸环丙孕酮、醋酸诺昔孕酮、左炔诺孕酮宫内释放系统或达那唑)和抗孕激素(孕酮)治疗子宫内膜异位症。由于达那唑有严重的副作用(痤疮、水肿、少量阴道流血、体重增加、肌肉痉挛),一般不推荐使用达那唑,只有当没有其他药物可用时才予考虑[2]。

促性腺激素释放激素激动剂

促性腺激素释放激素激动剂是天然GnRH在特定氨基酸序列有所不同的合成类似物。这旨在增加对GnRH的受体亲和力或减少GnRH的降解。因此,促性腺激素释放激素激动剂的使用会导致GnRH受体持续激活。这种激活使得先前在垂体产生和储存的促性腺激素开始释放[68]。然而,促性腺激素释放后GnRH受体表达会迅速下降,促性腺激素的分泌受会到严重抑制。最后,卵巢中性类固醇的分泌下降到与切除卵巢后相似的水平。这种严重的低雌激素状态抑制了子宫内膜异位症的发展、维持和生长,进而改变了对免疫、神经和内分泌系统的影响。低雌激素血症也对这些系统有直接效应,进一步改变活动性子宫内膜异位症患者的状态[68]。GnRH激动剂引起的低雌激素作用可导致骨质疏松和严重的低雌激素症状(睡眠模式紊乱、潮热、阴道干燥等)。为了减少雌激素缺乏的负面影响,建议使用雌激素和(或)孕激素或替勃龙进行激素反向添加治疗[2]。这是基于阈值理论——在极低的雌激素水平状态下,比起激素激活子宫内膜异位症组织的作用,更需要的是激素保护骨骼和认知功能,避免或最小化绝经期症状的作用[69]。

GnRH激动剂在治疗子宫内膜异位症相关疼痛方面的研究比其他药物更为广泛[68]。多个随机试验将GnRH激动剂与其他已知的治疗子宫内膜异位症的药物包括COC、孕激素和达那唑进行了对比。一项Cochrane综述比较了在不同剂量、方案和给药途径方面,GnRH激动剂与达那唑、宫内孕激素、安慰剂和止痛剂缓解子宫内膜异位症相关疼痛症状的效果[70]。荟萃分析显示,GnRH激动剂对痛经和盆腔压痛的治疗优于不治疗或安慰剂,并显著改善子宫内膜异位症严重症状评分。GnRH激动剂与左炔诺孕酮宫内缓释系统或口服达那唑相比,在治疗痛经、性交不适、盆腔疼痛、盆腔压痛方面,差异无统计学意义。使用宫内孕激素和口服达那唑产生的副作用,比使用无激素反向添加治疗的GnRH激动剂治疗更少[70]。一些研究表明,激素反向添加治疗可以减少GnRH激动剂治疗的副作用,并且不会对GnRH激动剂治疗的疗效产生负面影响[71-74]。所以可以得出结论,GnRH激动剂在缓解子宫内膜异位症相关疼痛方面是有效的,但其剂量或疗程方面的数据仍有限。考虑到单独使用GnRH激动剂会带来严重的绝经症状,ESHRE指南建议从选择使用GnRH激动剂治疗开始就应进行激素反向添加治疗[2]。未来的研究应将新的疗法与含有激素反向添加治疗GnRH激动剂疗法进行比较,使其具有临床意义。

芳香化酶抑制剂

芳香化酶抑制剂(AI)是另一类可引起低雌激素化,治疗子宫内膜异位症的药物。AI通过可逆(阿那曲唑、来曲唑)或不可逆(依西美坦)途径抑制芳香化酶P450酶,从而抑制雌二醇(E2)的产生,导致低雌激素化[75]。芳香化酶P450酶将雄烯二酮转化为雌酮(E1)[76],在雌二醇的产生中起重要作用。随后,17-OH甾体脱氢酶的激活将E1转化为E2[76]。E2主要由卵巢周期性产生,由排卵前卵泡分泌。此外,在脂肪、皮肤和骨骼肌等外周组织中还存在肾上腺来源的循环雄烯二酮转化为E1的途径[76]。有一些证据表明,子宫内膜异位症患者的内膜组织与正常人的子宫内膜不同,可能表现出高水平的芳香化酶活性,这可能导致局部雌二醇浓度增加,使子宫内膜异位症的发病率提高[77]。尽管芳香化酶P450表达增加的证据有限且仍有争议,AI已被研究用于治疗绝经前子宫内膜异位症女性的疼痛症状。

一项评估AI治疗子宫内膜异位症相关疼痛的系统综述得出结论,现有的证据质量适中,缺乏关于AI长期疗效的证据[78]。与未添加激素反向治疗的GnRH激动剂疗法相同,AI也有严重的副作用,如阴道干燥、潮热和骨质疏松。此外,在绝经前的女性中,AI提高了卵泡刺激素的水平,促进卵泡发育,因此,必须与其他药物(孕激素、COC或GnRH激动剂)联合使用以下调卵巢功能[38]。使用AI治疗子宫内膜异位症相关疼痛被认为是实验性的,只有在所有其他药物和手术治疗方案都无效后才可考虑使用[2,38]。

手术治疗

手术治疗子宫内膜异位症的目标必须是移除所有的病变和松解相关的粘连,恢复正常的解剖结构,同时注意保留生育能力。治疗子宫内膜异位症的手术选择包括手术切除和消融术,可通过机器人手术、腹腔镜手术或剖腹手术进行。虽然腹腔镜手术和剖腹手术同样有效,但因为腹腔镜手术能减少疼痛、缩短恢复时间和达到更好的美观效果,其现在被认为是诊断和治疗子宫内膜异位症的常规方法[79]。

腹膜型子宫内膜异位症

一些随机对照试验对比了腹腔镜治疗与单独诊断性腹腔镜在减少子宫内膜异位症相关疼痛方面的疗效[80]。一项对Cochrane综述中数据的荟萃分析表明,手术切除、电凝或激光消除子宫内膜异位症病变可减少与子宫内膜异位症相关的整体疼痛,且比单独使用诊断性腹腔镜更有效[80]。

当考虑有不同类型的疼痛时,包括盆腔疼痛、痛经、性交不适和排便困难,尚无足够的证据来确定腹腔镜手术对哪种疼痛类型最有效[80]。两项随机对照试验比较了子宫内膜异位症的切除术和消融术,发现术后1年疼痛评分无差异[81,82]。但是应谨慎对待这些研究结论,因为Wright团队的实验对象较少,Healy团队的实验设计不佳。因此,ASRM和ESHRE都建议在腹腔镜下确诊为子宫内膜异位症时进行手术治疗,因为其能有效减少子宫内膜异位症相关疼痛[2,38]。这两份指南都未表明倾向于切除还是消融病灶,但是ESHRE指南指出,就获取组织学样本的可能性而言,可能首选病灶切除[2,38]。

子宫内膜异位囊肿

药物治疗卵巢子宫内膜异位囊肿可能使得囊肿暂时缩小,但不能完全治愈[38]。因此,手术是治疗伴随有症状的或较大的卵巢子宫内膜异位囊肿的首选方法[38]。有两种手术方法可用于卵巢子宫内膜异位囊肿:引流凝固和囊肿切除术。简单的引流和凝固包括打开囊肿、抽吸和冲洗囊内容物,然后破坏/消融/凝固囊肿黏膜内壁。在囊肿切除术中,打开子宫内膜异位囊肿并抽吸,然后从卵巢皮质切除囊肿壁,最大限度地保留正常卵巢组织。

囊肿切除术优于简单的引流和凝固,因为囊肿切除术减少了子宫内膜异位症相关的疼痛,相较于二氧化碳激光汽化减少了子宫内膜异位囊肿的复发率[83,84]。然而,囊肿切除术存在损伤卵巢和损害卵巢储备功能的风险。一篇对8项卵巢内膜异位囊肿切除术研究进行的荟萃分析发现,术后抗缪勒激素水平显著降低[85]。双侧卵巢内膜异位囊肿切除术造成卵巢功能衰竭的相关风险为2.4%[86]。因此,当子宫内膜异位囊肿患者咨询时,临床医生应告知患者子宫内膜异位囊肿手术后卵巢功能受损和卵巢衰竭的风险[2]。

深部型子宫内膜异位症

深部型子宫内膜异位症的特点是其累及不同的盆腔内及盆腔外器官,常常有多种多样严重的解剖畸形,使得手术切除深部子宫内膜异位病灶困难且充满挑战[43]。与浅表型子宫内膜异位症和子宫内膜异位囊肿的手术相似,手术治疗深部型子宫内膜异位症的最终目标是完全切除所有深部型子宫内膜异位症病变[87]。为了避免多次手术,应在一次手术中完全切除病灶[87]。考虑到深部型子宫内膜异位症的多灶性,通常需要一些相关的手术进行干预。表45.2列出了治疗深部型子宫内膜异位症最常用的手术干预方法。

已有大量关于深部型子宫内膜异位症手术切除的研究发表,但主要都是回顾性研究。Meuleman等人的系统回顾发现,大多数研究报告了手术切除后患者的疼痛和生活质量得到改善[88]。在另一篇关于结直肠子宫内膜异位症肠切除的综述中,作者发现在大多数研究中患者的疼痛得到了很好的缓解[89]。因此,手术治疗被认为是伴随症状的深部型子宫内膜异位症的首选治疗方法,但手术复杂且有显著的并发症发生率[43]。ESHRE指南在子宫内膜异位症患者的管理方面建议对深部型子宫内膜异位的治疗应由以此领域的专业知识为中心的多学科团队实施[2]。

一些深部子宫内膜异位病灶的切除技术已被介绍和评估,但目前还缺乏比较不同技术的、设计良好的大型前瞻性随机对照试验[43]。因此,适合深部型子宫内膜异位症的手术方法仍存在争议,这是由于不同类型手术对并发症、疼痛、患者生活质量、再干预和复发率的影响尚不清楚[87]。最近发表的关于深部型子宫内膜异位症手术记录共识(CORDES)声明提供了一份深部型子宫内膜异位症手术单(DESS),以详细记录深部型子宫内膜异位症的手术过程,以及就深部型子宫内膜异位症手术试验中应记录的术前、术中和术后数据达成国际共识[43]。对于深部型子宫内膜异位症的手术治疗,今后的研究应考虑到广泛的深部型子宫内膜异位症手术对患者生活质量、性生活,以及肠、膀胱功能的影响。

子宫切除术和盆腔神经通路阻断

子宫切除术不一定能减轻或消除子宫内膜异位症的症状。此外,有报道称未行双侧输卵管卵巢切除(BSO)的子宫切除术发生慢性疼痛复发风险为原来的6倍,甚至再次手术的风险为8倍[90]。因此,包含BSO的子宫切除术适用于无生育要求、症状严重且其他治疗方案无效的女性[38]。若行子宫切除术治疗子宫内膜异位症,应告知患者子宫切除术的局限性[2]。

腹腔镜下子宫骶神经消融术(LUNA)是一种旨在破坏子宫骶韧带的传出神经纤维以减少顽固性痛

表45.2 深部型子宫内膜异位症最常用的手术治疗方案

肠道子宫内膜异位症	
肠道搔刮	不需要缝合/闭合的肠道浆膜和浆膜下子宫内膜异位症的浅表切除术(机械地、用透热疗法、激光或其他能源)
肠壁部分盘状切除术	在不进入肠腔的情况下选择性切除肠子宫内膜异位病灶(机械地、用透热疗法、激光或其他能量源),这需要缝合/闭合(即闭合肠管肌层缺损而无须闭合黏膜缺损)
肠壁全层盘状切除术	肠子宫内膜异位症病变的选择性切除术(机械地、用透热疗法、激光或其他能量源):打开肠腔,然后闭合肠道 类型: 开放式全层盘状切除术:打开肠腔,随后闭合肠道 封闭式全层盘状切除术:用吻合器切除
肠道切除、再吻合术	切除受子宫内膜异位症侵犯的肠段,然后通过任何方式重新吻合
尿道子宫内膜异位症	
输尿管松解术	通过切除粘连和选择性切除病变的输尿管来恢复输尿管的正常活动度和解剖位置,可采用机械方法或透热疗法、激光或任何其他能量疗法 亚型: 不打开输尿管壁 切开并重新缝合输尿管壁
输尿管部分切除术	切除受子宫内膜异位症影响的输尿管段,然后进行同侧输尿管–输尿管吻合或输尿管重新与膀胱吻合
膀胱子宫内膜异位症	
膀胱搔刮	不需要缝合/闭合的膀胱浆膜和浆膜下子宫内膜异位症的浅表切除术(机械性,用透热疗法、激光或其他能源)
膀胱壁部分切除术	膀胱子宫内膜异位病灶的选择性切除术(机械性、透热疗法、激光或其他能量来源),无须打开膀胱黏膜,不需要缝合/闭合(即没有黏膜缺损,仅需闭合肌层缺损)
膀胱壁全层切除术	通过膀胱壁全层部分切除术切除子宫内膜异位症结节,包括黏膜,并通过缝合或其他方法闭合缺损

Source data from Vanhie, A., et al., Consensus on Recording Deep Endometriosis Surgery: the CORDES statement. Hum Reprod 2016; 31(6):1219–23.

经女性子宫疼痛的技术[38]。骶前神经切断术(PSN)是在上腹下神经丛水平切断子宫的交感神经支配[38]。一项Cochrane综述分析了手术切断盆腔神经通路的有效性[91]。未发现LUNA作为子宫内膜异位症保守手术的辅助治疗的任何优势。因此,临床医生不应该为减少子宫内膜异位症相关疼痛将LUNA作为子宫内膜异位症保守手术的辅助治疗[91]。PSN作为保守手术的辅助治疗确实可以缓解疼痛症状,但也可能造成特定的中线疼痛,并增加其并发症相关风险(出血、便秘、尿急等)[2]。

子宫内膜异位症相关不孕的治疗

药物和手术治疗

一项Cochrane综述评估了激素治疗(即卵巢抑制)在治疗子宫内膜异位症相关不孕症中的作用[92]。作者发现,评估的任何一种医疗干预措施,其活产率或替代指标(受孕、妊娠率等)均无显著差异[92]。所有纳入分析的试验都是在ASRM Ⅰ期和Ⅱ期子宫内膜异位症患者中进行的,目前还没有针对Ⅲ期和Ⅳ期患者的试验。基于这一综述,ASRM和ESHRE指南均得出结论:药物治疗并不能改善子宫内膜异位症患者的生育能力,不应采用药物治疗[2,60]。

国际指南一致认为腹腔镜手术有利于治疗内异症相关不孕[2,60]。2010年的一篇Cochrane综述讨论了腹腔镜手术在子宫内膜异位症相关不孕症中的作用,作者的结论是,对于Ⅰ期和Ⅱ期子宫内膜异位症患者,腹腔镜手术能有效提高活产率[93]。尚无针对Ⅲ期和Ⅳ期子宫内膜异位症患者在术后和期待治疗后生殖结果的对照研究试验。观察性研究表明,对于Ⅲ期和Ⅳ期疾病患者,手术可能增加自然妊娠率,但这种复杂手术显著的并发症发生率也需要考虑在内[2,94]。因此，ASRM和ESHRE指南都建议Ⅰ期和Ⅱ期子宫内膜异位症患者进行手术治疗，而Ⅲ期和Ⅳ期子宫内膜异位症的患者可以考虑行腹腔镜手术以增加自然妊娠率[2,60]。

Furness团队对子宫内膜异位症患者术前和术后激素治疗的作用进行了评估。术前激素治疗对不孕症的影响未见报道，术后治疗的研究未见妊娠率增加[95]。因此，不推荐子宫内膜异位症手术辅助术前或术后激素治疗改善生殖结局[2]。此外，术前和术后辅助激素治疗可能会不必要地推迟进一步的生育治疗[60]。

医学辅助生殖

医学辅助生殖的定义是通过诱导排卵、控制性刺激卵巢、诱发排卵、辅助生殖技术程序，以及向宫内、宫颈内和阴道内注入丈夫/伴侣或捐赠者的精液授精进行生殖[96]。辅助生殖技术（ART）是指涉及体外处理卵子、精子或胚胎，以达到妊娠目的的所有治疗或方法[96]。

子宫内膜异位症患者宫腔内人工授精

促排卵和宫腔内人工授精（IUI）已被用于治疗子宫内膜异位症相关不孕的夫妇，尤其是极轻度和轻度的子宫内膜异位症。这得到了观察性研究和小型随机对照试验的有限数据的支持[2]。ESHRE指南指出，在极轻度至轻度子宫内膜异位症的女性中，与期待治疗相比，控制性刺激卵巢和IUI可有效提高活产率[2]。若干应用IUI治疗子宫内膜异位症相关不孕症的研究纳入了已经接受子宫内膜异位症治疗的女性。一项病例对照研究显示，在不明原因的不孕女性和经手术治疗的轻微或轻度子宫内膜异位症不孕女性之间，控制性刺激卵巢联合IUI治疗的妊娠率没有差异[97]。因此，ASRM和ESHRE指南都建议，就接受过手术诊断和治疗的Ⅰ/Ⅱ期子宫内膜异位症患者而言，控制性卵巢刺激加IUI是一种可行的选择[60]。

子宫内膜异位症患者辅助生殖技术

关于子宫内膜异位症对辅助生殖技术（ART）成功率影响的数据资料并不一致。一项观察性研究报道，子宫内膜异位症患者比输卵管性不孕患者的妊娠率低[98]。然而，在监测ART结果的大型数据库中观察到的妊娠率并不支持这一报道[2,60]。虽然子宫内膜异位症可能影响或不影响ART结果，但体外受精可能使子宫内膜异位症患者的周期生育力最大化[60]。所有评估ART刺激卵巢后子宫内膜异位症复发风险的研究均未发现复发风险增加[99-102]。

已有报道提出在ART之前进行药物治疗对子宫内膜异位症有潜在作用。在这方面对GnRH激动剂的研究最为广泛，Sallam团队对此进行了综述[103]。尽管研究的质量很差，但结果都一致显示GnRH治疗产生了有益的影响。作者总结说，在ART前接受3~6个月的GnRH激动剂治疗可使临床妊娠的概率增加4倍以上[103]。

手术治疗子宫内膜异位症有利于治疗与子宫内膜异位症相关的不孕，因此也可能改善ART预后。与腹腔镜手术增加Ⅰ/Ⅱ期子宫内膜异位症患者（自然）活产率的研究结果一致，Opoien和同事们的研究发现，在ART前完全切除病灶的Ⅰ/Ⅱ期子宫内膜异位症患者，其活产率显著提高[104]。就发现有卵巢子宫内膜异位囊肿（无症状性）并计划进行体外受精/胞浆内精子注射的患者而言，尚无充分的证据表明移除子宫内膜异位囊肿能提高IVF的成功率[2,60]。但如果卵巢子宫内膜异位囊肿很大（>4cm），应考虑手术进行组织学确诊，以改善取卵过程，并改善卵巢反应[60]。然而，术前应告知患者广泛的卵巢手术可能损害卵巢功能，减少刺激卵巢产生的促排卵反应[2]。

在文献中，尚无合适的证据表明在ART之前手术切除深部型子宫内膜异位症可以改善生殖结果，但大多数深部型子宫内膜异位症患者会有疼痛症状，这些症状是子宫内膜异位症手术的有效指征。除了ART治疗外或在ART治疗之前，手术治疗被认为是首选治疗。

子宫内膜异位症的预防

一级预防

一级预防是指保护健康个体免受疾病的措施。典型的例子是传染病的免疫接种，但一级预防也包括健康促进和管控环境污染。

鉴于子宫内膜异位症发病的确切原因和发病机制尚不清楚，潜在的一级预防干预措施是有限的。根据经血逆行理论，建议使用COC进行一级预防[105]。

COC抑制排卵，显著减少每月子宫血流量。它们已被成功用于治疗疼痛症状，孕激素也可能抑制基质金属蛋白酶的表达和血管生成[105]。Vercellini团队在2011年的一项系统综述中评估了使用COC与子宫内膜异位症风险之间的关系。作者认为，在使用COC期间，子宫内膜异位症的风险似乎降低了，但不能排除COC对子宫内膜异位症的保护作用是暂时抑制疼痛症状而推迟手术评估的结果[105]。基于这一荟萃分析，ESHRE指南指出COC对子宫内膜异位症一级预防的有效性尚不确定[2]。

第二个研究的因素是运动水平与子宫内膜异位症之间可能存在的联系。据推测，体力活动可以预防子宫内膜异位症，因其可能增加性激素结合球蛋白的水平，从而降低生物可利用的雌激素，并降低胰岛素抵抗和高胰岛素血症，而这些因素被猜测与子宫内膜异位症有关[106]。一些病例对照研究表明，体力活动可以显著降低子宫内膜异位症的风险[107-110]。基于护士健康研究Ⅱ的收集的前瞻性数据，Vitonis团队无法重现其中强烈的关联。他们观察到，在诊断前2年报道的育龄参与者中，总体休闲活动的保护作用较弱，而有氧运动对腹腔镜确诊的子宫内膜异位症的保护作用略强[106]。基于这些前瞻性数据，ESHRE指南指出，体育锻炼对子宫内膜异位症一级预防的有效性尚不确定[2]。

二级预防

二级预防措施是指那些用于预防疾病复发、恶化或防治并发症的干预措施。ESHRE指南指出，子宫内膜异位症的二级预防定义为长期(超过术后6个月)预防疼痛症状(痛经、性交不适、非月经期的盆腔疼痛)和疾病的复发(卵巢内膜异位囊肿的超声影像、腹腔镜下所有发现的内膜异位症病变等子宫内膜异位症复发的证据)[2]。

子宫内膜异位症手术治疗的一个难点是其多变的复发率，经专家进行的子宫内膜异位症手术后12个月内，子宫内膜异位症的复发率在10%~55%，术后每增加1年，复发率额外增加10%[111]。按理说，术前和术后药物治疗应该能显著降低子宫内膜异位症手术后的复发率和并发症发生率，但一项Cochrane综述将术前和术后药物治疗对囊肿、疼痛和不孕症的影响考虑在内，得出的结论是，尚无证据表明术前药物治疗有益于手术结果[95]。ESHRE指南认同临床上常见的术前使用GnRH类似物有利于手术治疗，尽管尚无对照研究支持这一点[2]。基于同一篇Cochrane综述，ESHRE和ASRM指南都建议术后长期(超过6个月)使用激素治疗(COC，左炔诺孕酮释放宫内节育器，孕激素)作为症状和病变复发的二级预防[2,38]。值得注意的是，术后药物治疗并不能改善手术的结果，尚无明确的理论依据支持进行术后短期(<6个月)辅助治疗[2]。

(况燕 杨文梅 译)

参考文献

1. Vanhie A, Tomassetti C, Peeraer K, Meuleman C, D'Hooghe T. Challenges in the development of novel therapeutic strategies for treatment of endometriosis. *Expert Opin Ther Targets* 2016;**20**:593–600.
2. Dunselman GA, Vermeulen N, Becker C, et al. ESHRE guideline: management of women with endometriosis. *Hum Reprod* 2014;**29**:400–12.
3. Viganò P, Parazzini F, Somigliana E, Vercellini P. Endometriosis: epidemiology and aetiological factors. *Best Pract Res Clin Obstet Gynaecol* 2004;**18**:177–200.
4. Simoens S, Dunselman G, Dirksen C, et al. The burden of endometriosis: costs and quality of life of women with endometriosis and treated in referral centres. *Hum Reprod* 2012;**27**:1292–99.
5. Meuleman C, Vandenabeele B, Fieuws S, Spiessens C, Timmerman D, D'Hooghe T. High prevalence of endometriosis in infertile women with normal ovulation and normospermic partners. *Fertil Steril* 2009;**92**:68–74.
6. Giudice LC. Clinical practice. Endometriosis. *N Engl J Med* 2010;**362**:2389–98.
7. Parazzini F, Esposito G, Tozzi L, Noli S, Bianchi S. Epidemiology of endometriosis and its comorbidities. *Eur J Obstet Gynecol Reprod Biol* 2017;**209**:3–7.
8. Missmer SA, Cramer DW. The epidemiology of endometriosis. *Obstet Gynecol Clin North Am* 2003;**30**:1–19, vii.
9. Treloar SA, O'Connor DT, O'Connor VM, Martin NG. Genetic influences on endometriosis in an Australian twin sample. *Fertil Steril* 1999;**71**:701–10.
10. Zondervan KT, Weeks DE, Colman R, et al. Familial aggregation of endometriosis in a large pedigree of rhesus macaques. *Hum Reprod* 2004;**19**:448–55.
11. Rahmioglu N, Nyholt DR, Morris AP, Missmer SA, Montgomery GW, Zondervan KT. Genetic variants underlying risk of endometriosis: insights from meta-analysis of eight genome-wide association and replication datasets. *Hum Reprod Update* 2014;**20**:702–16.
12. Vercellini P, Viganò P, Somigliana E, Fedele L. Endometriosis: pathogenesis and treatment. *Nat Rev Endocrinol* 2014;**10**:261–75.
13. Rahmioglu N, Montgomery GW, Zondervan KT. Genetics of endometriosis. *Womens Health (Lond)* 2015;**11**:577–86.
14. Burney RO, Giudice LC. Pathogenesis and pathophysiology of endometriosis. *Fertil Steril* 2012;**98**:511–19.
15. Giudice LC, Kao LC. Endometriosis. *Lancet* 2004;**364**:1789–99.
16. Tirado-González I, Barrientos G, Tariverdian N, et al. Endometriosis research: animal models for the study of a complex disease. *J Reprod Immunol* 2010;**86**:141–47.
17. D'Hooghe TM, Bambra CS, Raeymaekers BM, De Jonge I, Lauweryns JM, Koninckx PR. Intrapelvic injection of menstrual endometrium causes endometriosis in baboons (Papio cynocephalus and Papio anubis). *Am J Obstet Gynecol* 1995;**173**:125–34.
18. Kyama CM, Overbergh L, Debrock S, et al. Increased peritoneal

and endometrial gene expression of biologically relevant cytokines and growth factors during the menstrual phase in women with endometriosis. *Fertil Steril* 2006;**85**:1667–75.

19. Kyama CM, Overbergh L, Mihalyi A, et al. Endometrial and peritoneal expression of aromatase, cytokines, and adhesion factors in women with endometriosis. *Fertil Steril* 2008;**89**:301–10.
20. Oosterlynck DJ, Cornillie FJ, Waer M, Vandeputte M, Koninckx PR. Women with endometriosis show a defect in natural killer activity resulting in a decreased cytotoxicity to autologous endometrium. *Fertil Steril* 1991;**56**:45–51.
21. Somigliana E, Viganò P, Gaffuri B, Guarneri D, Busacca M, Vignali M. Human endometrial stromal cells as a source of soluble intercellular adhesion molecule (ICAM)-1 molecules. *Hum Reprod* 1996;**11**:1190–94.
22. Somigliana E, Viganò P, Gaffuri B, et al. Modulation of NK cell lytic function by endometrial secretory factors: potential role in endometriosis. *Am J Reprod Immunol* 1996;**36**:295–300.
23. Sharpe-Timms KL, Zimmer RL, Ricke EA, Piva M, Horowitz GM. Endometriotic haptoglobin binds to peritoneal macrophages and alters their function in women with endometriosis. *Fertil Steril* 2002;**78**:810–19.
24. Laschke MW, Menger MD. In vitro and in vivo approaches to study angiogenesis in the pathophysiology and therapy of endometriosis. *Hum Reprod Update* 2007;**13**:331–42.
25. Suginami H. A reappraisal of the coelomic metaplasia theory by reviewing endometriosis occurring in unusual sites and instances. *Am J Obstet Gynecol* 1991;**165**:214–18.
26. Meuleman C, Tomassetti C, D'Hoore A, et al. Clinical outcome after CO laser laparoscopic radical excision of endometriosis with colorectal wall invasion combined with laparoscopic segmental bowel resection and reanastomosis. *Hum Reprod* 2011;**26**:2336–43.
27. Kumar S, Tiwari P, Sharma P, et al. Urinary tract endometriosis: review of 19 cases. *Urol Ann* 2012;**4**:6–12.
28. Abrão MS, Petraglia F, Falcone T, Keckstein J, Osuga Y, Chapron C. Deep endometriosis infiltrating the recto-sigmoid: critical factors to consider before management. *Hum Reprod Update* 2015;**21**:329–39.
29. Maccagnano C, Pellucchi F, Rocchini L, et al. Diagnosis and treatment of bladder endometriosis: state of the art. *Urol Int* 2012;**89**:249–58.
30. Ghezzi F, Cromi A, Bergamini V, Bolis P. Management of ureteral endometriosis: areas of controversy. *Curr Opin Obstet Gynecol* 2007;**19**:319–24.
31. Chapron C, Chiodo I, Leconte M, et al. Severe ureteral endometriosis: the intrinsic type is not so rare after complete surgical exeresis of deep endometriotic lesions. *Fertil Steril* 2010;**93**:2115–20.
32. [No authors listed] Revised American Society for Reproductive Medicine classification of endometriosis: 1996. *Fertil Steril* 1997;**67**:817–21.
33. Adamson GD. Endometriosis classification: an update. *Curr Opin Obstet Gynecol* 2011;**23**:213–20.
34. Adamson GD, Pasta DJ. Endometriosis fertility index: the new, validated endometriosis staging system. *Fertil Steril* 2010;**94**:1609–15.
35. Tomassetti C, Geysenbergh B, Meuleman C, Timmerman D, Fieuws S, D'Hooghe T. External validation of the endometriosis fertility index (EFI) staging system for predicting non-ART pregnancy after endometriosis surgery. *Hum Reprod* 2013;**28**:1280–88.
36. Tuttlies F, Keckstein J, Ulrich U, et al. [ENZIAN-score, a classification of deep infiltrating endometriosis.] *Zentralbl Gynakol* 2005;**127**:275–81.
37. Haas D, Shebl O, Shamiyeh A, Oppelt P. The rASRM score and the Enzian classification for endometriosis: their strengths and weaknesses. *Acta Obstet Gynecol Scand* 2013;**92**:3–7.
38. Practice Committee of the American Society for Reproductive Medicine. Treatment of pelvic pain associated with endometriosis: a committee opinion. *Fertil Steril* 2014;**101**:927–35.
39. Nisenblat V, Bossuyt PM, Farquhar C, Johnson N, Hull ML. Imaging modalities for the non-invasive diagnosis of endometriosis. *Cochrane Database Syst Rev* 2016;**2**:CD009591.
40. Faccioli N1, Foti G, Manfredi R, et al. Barium enema evaluation of colonic involvement in endometriosis. *AJR Am J Roentgenol* 2008;**190**:1050–54.
41. Ribeiro HS, Ribeiro PA, Rossini L, Rodrigues FC, Donadio N, Aoki T. Double-contrast barium enema and transrectal endoscopic ultrasonography in the diagnosis of intestinal deeply infiltrating endometriosis. *J Minim Invasive Gynecol* 2008;**15**:315–20.
42. Savelli L, Manuzzi L, Coe M, et al. Comparison of transvaginal sonography and double-contrast barium enema for diagnosing deep infiltrating endometriosis of the posterior compartment. *Ultrasound Obstet Gynecol* 2011;**38**:466–71.
43. Vanhie A, Meuleman C, Tomassetti C, et al. Consensus on recording deep endometriosis surgery: the CORDES statement. *Hum Reprod* 2016;**31**:1219–23.
44. Exacoustos C, Malzoni M, Di Giovanni A, et al. Ultrasound mapping system for the surgical management of deep infiltrating endometriosis. *Fertil Steril* 2014;**102**:143–50.e2.
45. Bellelis P, Dias JA Jr, Podgaec S, Gonzales M, Baracat EC, Abrão MS. Epidemiological and clinical aspects of pelvic endometriosis-a case series. *Rev Assoc Med Bras* 2010;**56**:467–71.
46. Nnoaham KE, Hummelshoj L, Kennedy SH, et al. Developing symptom-based predictive models of endometriosis as a clinical screening tool: results from a multicenter study. *Fertil Steril* 2012;**98**:692–701.e5.
47. Koninckx PR1, Meuleman C, Oosterlynck D, Cornillie FJ. Diagnosis of deep endometriosis by clinical examination during menstruation and plasma CA-125 concentration. *Fertil Steril* 1996;**65**:280–87.
48. Bazot M, Lafont C, Rouzier R, et al. Diagnostic accuracy of physical examination, transvaginal sonography, rectal endoscopic sonography, and magnetic resonance imaging to diagnose deep infiltrating endometriosis. *Fertil Steril* 2009;**92**:1825–33.
49. Chapron C, Dubuisson JB, Pansini V, et al. Routine clinical examination is not sufficient for diagnosing and locating deeply infiltrating endometriosis. *J Am Assoc Gynecol Laparosc* 2002;**9**:115–19.
50. [No authors listed] Practice bulletin no. 114: management of endometriosis. *Obstet Gynecol* 2010;**116**:223–36.
51. Van Holsbeke C, Van Calster B, Guerriero S, et al. Endometriomas: their ultrasound characteristics. *Ultrasound Obstet Gynecol* 2010;**35**:730–40.
52. Hudelist G, English J, Thomas AE, Tinelli A, Singer CF, Keckstein J. Diagnostic accuracy of transvaginal ultrasound for non-invasive diagnosis of bowel endometriosis: systematic review and meta-analysis. *Ultrasound Obstet Gynecol* 2011;**37**:257–63.
53. Redwine DB. Ovarian endometriosis: a marker for more extensive pelvic and intestinal disease. *Fertil Steril* 1999;**72**:310–15.
54. Noventa M, Saccardi C, Litta P, et al. Ultrasound techniques in the diagnosis of deep pelvic endometriosis: algorithm based on a systematic review and meta-analysis. *Fertil Steril* 2015;**104**:366–83.e2.
55. Saba L, Sulcis R, Melis GB, et al. Endometriosis: the role of magnetic resonance imaging. *Acta Radiol* 2015;**56**:355–67.
56. Kinkel K, Frei KA, Balleyguier C, Chapron C. Diagnosis of endometriosis with imaging: a review. *Eur Radiol* 2006;**16**:285–98.
57. Wykes CB, Clark TJ, Khan KS. Accuracy of laparoscopy in the diagnosis of endometriosis: a systematic quantitative review. *BJOG* 2004;**111**:1204–12.
58. Clement PB. The pathology of endometriosis: a survey of the many faces of a common disease emphasizing diagnostic pitfalls and unusual and newly appreciated aspects. *Adv Anat Pathol* 2007;**14**:241–60.
59. Jenkins TR, Liu CY, White J. Does response to hormonal therapy predict presence or absence of endometriosis? *J Minim Invasive Gynecol* 2008;**15**:82–86.
60. Practice Committee of the American Society for Reproductive Medicine. Endometriosis and infertility: a committee opinion.

Fertil Steril 2012;**98**:591–98.
61. Vercellini P, Crosignani P, Somigliana E, Viganò P, Frattaruolo MP, Fedele L. 'Waiting for Godot': a commonsense approach to the medical treatment of endometriosis. *Hum Reprod* 2011;**26**:3–13.
62. Marjoribanks J, Proctor M, Farquhar C, Derks RS. Nonsteroidal anti-inflammatory drugs for dysmenorrhoea. *Cochrane Database Syst Rev* 2010;**1**:CD001751.
63. Allen C, Hopewell S, Prentice A. Nonsteroidal anti-inflammatory drugs for pain in women with endometriosis. *Cochrane Database Syst Rev* 2009;**2**:CD004753.
64. Davis L, Kennedy SS, Moore J, Prentice A. Oral contraceptives for pain associated with endometriosis. *Cochrane Database Syst Rev* 2007;**3**:CD001019.
65. Meresman GF, Augé L, Barañao RI, Lombardi E, Tesone M, Sueldo C. Oral contraceptives suppress cell proliferation and enhance apoptosis of eutopic endometrial tissue from patients with endometriosis. *Fertil Steril* 2002;**77**:1141–47.
66. Vercellini P, Trespidi L, Colombo A, Vendola N, Marchini M, Crosignani PG. A gonadotropin-releasing hormone agonist versus a low-dose oral contraceptive for pelvic pain associated with endometriosis. *Fertil Steril* 1993;**60**:75–79.
67. Brown J, Kives S, Akhtar M. Progestagens and anti-progestagens for pain associated with endometriosis. *Cochrane Database Syst Rev* 2012;**3**:CD002122.
68. Olive DL. Gonadotropin-releasing hormone agonists for endometriosis. *N Engl J Med* 2008;**359**:1136–42.
69. Barbieri RL. Hormone treatment of endometriosis: the estrogen threshold hypothesis. *Am J Obstet Gynecol* 1992;**166**:740–45.
70. Brown J, Pan A, Hart RJ. Gonadotrophin-releasing hormone analogues for pain associated with endometriosis. *Cochrane Database Syst Rev* 2010;**12**:CD008475.
71. Makarainen L, Ronnberg L, Kauppila A. Medroxyprogesterone acetate supplementation diminishes the hypoestrogenic side effects of gonadotropin-releasing hormone agonist without changing its efficacy in endometriosis. *Fertil Steril* 1996;**65**:29–34.
72. Moghissi KS, Schlaff WD, Olive DL, Skinner MA, Yin H. Goserelin acetate (Zoladex) with or without hormone replacement therapy for the treatment of endometriosis. *Fertil Steril* 1998;**69**:1056–62.
73. Taskin O, Yalcinoglu AI, Kucuk S, Uryan I, Buhur A, Burak F. Effectiveness of tibolone on hypoestrogenic symptoms induced by goserelin treatment in patients with endometriosis. *Fertil Steril* 1997;**67**:40–45.
74. Bergqvist A, Jacobson J, Harris S. A double-blind randomized study of the treatment of endometriosis with nafarelin or nafarelin plus norethisterone. *Gynecol Endocrinol* 1997;**11**:187–94.
75. Ferrero S, Venturini PL, Ragni N, Camerini G, Remorgida V. Pharmacological treatment of endometriosis: experience with aromatase inhibitors. *Drugs* 2009;**69**:943–52.
76. Ferrero S, Remorgida V, Maganza C, et al. Aromatase and endometriosis: estrogens play a role. *Ann N Y Acad Sci* 2014;**1317**:17–23.
77. Bulun SE, Fang Z, Imir G, et al. Aromatase and endometriosis. *Semin Reprod Med* 2004;**22**:45–50.
78. Ferrero S, Gillott DJ, Venturini PL, Remorgida V. Use of aromatase inhibitors to treat endometriosis-related pain symptoms: a systematic review. *Reprod Biol Endocrinol* 2011;**9**:89.
79. Crosignani PG, Vercellini P, Biffignandi F, Costantini W, Cortesi I, Imparato E. Laparoscopy versus laparotomy in conservative surgical treatment for severe endometriosis. *Fertil Steril* 1996;**66**:706–11.
80. Duffy JM, Arambage K, Correa FJ, et al. Laparoscopic surgery for endometriosis. *Cochrane Database Syst Rev* 2014;**4**:CD011031.
81. Healey M, Ang WC, Cheng C. Surgical treatment of endometriosis: a prospective randomized double-blinded trial comparing excision and ablation. *Fertil Steril* 2010;**94**:2536–40.
82. Wright J, Lotfallah H, Jones K, Lovell D. A randomized trial of excision versus ablation for mild endometriosis. *Fertil Steril* 2005;**83**:1830–36.
83. Carmona F, Martínez-Zamora MA, Rabanal A, Martínez-Román S, Balasch J. Ovarian cystectomy versus laser vaporization in the treatment of ovarian endometriomas: a randomized clinical trial with a five-year follow-up. *Fertil Steril* 2011;**96**:251–54.
84. Hart RJ, Hickey M, Maouris P, Buckett W. Excisional surgery versus ablative surgery for ovarian endometriomata. *Cochrane Database Syst Rev* 2008;**2**:CD004992.
85. Raffi F, Metwally M, Amer S. The impact of excision of ovarian endometrioma on ovarian reserve: a systematic review and meta-analysis. *J Clin Endocrinol Metab* 2012;**97**:3146–54.
86. Busacca M, Riparini J, Somigliana E, et al. Postsurgical ovarian failure after laparoscopic excision of bilateral endometriomas. *Am J Obstet Gynecol* 2006;**195**:421–25.
87. Meuleman C, Tomassetti C, D'Hooghe TM. Clinical outcome after laparoscopic radical excision of endometriosis and laparoscopic segmental bowel resection. *Curr Opin Obstet Gynecol* 2012;**24**:245–52.
88. Meuleman C, Tomassetti C, D'Hoore A, et al. Surgical treatment of deeply infiltrating endometriosis with colorectal involvement. *Hum Reprod Update* 2011;**17**:311–26.
89. De Cicco C, Corona R, Schonman R, Mailova K, Ussia A, Koninckx P. Bowel resection for deep endometriosis: a systematic review. *BJOG* 2011;**118**:285–91.
90. Martin DC. Hysterectomy for treatment of pain associated with endometriosis. *J Minim Invasive Gynecol* 2006;**13**:566–72.
91. Proctor ML, Latthe PM, Farquhar CM, Khan KS, Johnson NP. Surgical interruption of pelvic nerve pathways for primary and secondary dysmenorrhoea. *Cochrane Database Syst Rev* 2005;**4**:CD001896.
92. Hughes E, Brown J, Collins JJ, Farquhar C, Fedorkow DM, Vandekerckhove P. Ovulation suppression for endometriosis. *Cochrane Database Syst Rev* 2007;**3**:CD000155.
93. Jacobson TZ, Duffy JM, Barlow D, Farquhar C, Koninckx PR, Olive D. Laparoscopic surgery for subfertility associated with endometriosis. *Cochrane Database Syst Rev* 2010;**1**:CD001398.
94. Vercellini P, Fedele L, Aimi G, De Giorgi O, Consonni D, Crosignani PG. Reproductive performance, pain recurrence and disease relapse after conservative surgical treatment for endometriosis: the predictive value of the current classification system. *Hum Reprod* 2006;**21**:2679–85.
95. Yap C, Furness S, Farquhar C. Pre and post operative medical therapy for endometriosis surgery. *Cochrane Database Syst Rev* 2004;**3**:CD003678.
96. Zegers-Hochschild F, Adamson GD, de Mouzon J, et al. International Committee for Monitoring Assisted Reproductive Technology (ICMART) and the World Health Organization (WHO) revised glossary of ART terminology, 2009. *Fertil Steril* 2009;**92**:1520–24.
97. Werbrouck E, Spiessens C, Meuleman C, D'Hooghe T. No difference in cycle pregnancy rate and in cumulative live-birth rate between women with surgically treated minimal to mild endometriosis and women with unexplained infertility after controlled ovarian hyperstimulation and intrauterine insemination. *Fertil Steril* 2006;**86**:566–71.
98. Barnhart K, Dunsmoor-Su R, Coutifaris C. Effect of endometriosis on in vitro fertilization. *Fertil Steril* 2002;**77**:1148–55.
99. D'Hooghe TM, Denys B, Spiessens C, Meuleman C, Debrock S. Is the endometriosis recurrence rate increased after ovarian hyperstimulation? *Fertil Steril* 2006;**86**:283–90.
100. Coccia ME, Rizzello F, Gianfranco S. Does controlled ovarian hyperstimulation in women with a history of endometriosis influence recurrence rate? *J Womens Health (Larchmt)* 2010;**19**:2063–69.
101. Benaglia L, Somigliana E, Vercellini P, et al. The impact of IVF procedures on endometriosis recurrence. *Eur J Obstet Gynecol Reprod Biol* 2010;**148**:49–52.
102. Benaglia L, Pasin R, Somigliana E, Vercellini P, Ragni G, Fedele

L. Unoperated ovarian endometriomas and responsiveness to hyperstimulation. *Hum Reprod* 2011;**26**:1356–61.
103. Sallam HN, Garcia-Velasco JA, Dias S, Arici A. Long-term pituitary down-regulation before in vitro fertilization (IVF) for women with endometriosis. *Cochrane Database Syst Rev* 2006;**1**:CD004635.
104. Opøien HK, Fedorcsak P, Byholm T, Tanbo T. Complete surgical removal of minimal and mild endometriosis improves outcome of subsequent IVF/ICSI treatment. *Reprod Biomed Online* 2011;**23**:389–95.
105. Vercellini P, Eskenazi B, Consonni D, et al. Oral contraceptives and risk of endometriosis: a systematic review and meta-analysis. *Hum Reprod Update* 2011;**17**:159–70.
106. Vitonis AF, Hankinson SE, Hornstein MD, Missmer SA. Adult physical activity and endometriosis risk. *Epidemiology* 2010;**21**:16–23.
107. Cramer DW, Wilson E, Stillman RJ, et al. The relation of endometriosis to menstrual characteristics, smoking, and exercise. *JAMA* 1986;**255**:1904–908.
108. Signorello LB1, Harlow BL, Cramer DW, Spiegelman D, Hill JA. Epidemiologic determinants of endometriosis: a hospital-based case-control study. *Ann Epidemiol* 1997;**7**:267–74.
109. Dhillon PK, Holt VL. Recreational physical activity and endometrioma risk. *Am J Epidemiol* 2003;**158**:156–64.
110. Heilier JF, Donnez J, Nackers F, et al. Environmental and host-associated risk factors in endometriosis and deep endometriotic nodules: a matched case-control study. *Environ Res* 2007;**103**:121–29.
111. Johnson NP, Hummelshoj L, World Endometriosis Society Montpellier Consortium. Consensus on current management of endometriosis. *Hum Reprod* 2013;**28**:1552–68.

第46章

绝经

Jenifer Sassarini, Mary Ann Lumsden

引言

定义

绝经是在所有中老年女性身上都会发生的正常衰老过程，它的诊断是临床性的。自然绝经诊断是在闭经12个月后，确定闭经与其他生理性原因（如哺乳）或病理性原因无关才能做出的回顾性诊断。在英国，女性平均的绝经年龄为51岁。

STRAW+10

绝经是卵巢内卵泡耗竭的结果，与循环中卵泡刺激素（FSH）的增加和雌激素的减少有关。2001年，WHO和生殖衰老分期专题研讨会（STRAW）工作小组将绝经定义为自然发生的或由手术、化疗或放疗所引起的月经永久性停止。

WHO在1996年建议使用“围绝经期”和“绝经过渡期”代替“更年期”，并在2001年建立了一个描述绝经过渡期各个阶段的模型。该模型主要根据月经周期的特征，其次基于循环中测量的卵泡期FSH的浓度，划分了生殖系统的七个阶段。该模型，即STRAW+10，于2011年接受审查，并已被推荐适用于任何年龄、种族、体型或生活方式的女性（表46.1）。

随着女性迈入绝经过渡期，月经周期会变得不规律，而且通常在38岁左右的时候，FSH随着卵巢激素浓度的降低而反馈性升高。随后月经紊乱，直至停止，排卵也是如此；然而，促性腺激素和性固醇类激素的水平实际上在女性30岁左右时就已经发生了变化，并随着卵巢卵泡数量的减少而增加。围绝经期FSH水平可能会因卵巢间歇性分泌雌激素而有相当大的波动[2]。

生理学

图46.2显示了女性40岁以后始基卵泡数量急速下降。卵泡减少引起抑制素B的分泌减少，随后FSH分泌增加，维持雌二醇的分泌，直至卵泡耗竭。在仍有规律月经周期的女性表现为血清FSH水平开始升高。

诊断

2015年版国家健康和保健医学研究所（NICE）指南建议，根据患者的年龄和月经史进行临床诊断绝经。45岁以上的女性不需要进行生化检查。血管舒缩症状和月经不规律提示围绝经期，发生在闭经未超过12个月的女性身上提示可能诊断为绝经。

NICE建议，年龄在40~45岁、有症状（包括月经周期改变）的和40岁以下并怀疑绝经的女性需要监测FSH水平。

早发性卵巢功能不全

早发性卵巢功能不全（POI），既往被称为卵巢早衰，指女性在40岁以前出现卵巢功能减退。英国大约有1%的女性会因多种病因而出现早发的卵巢功能减退，30岁以下的女性中约有千分之一受到影响。

POI病因

POI主要有3个明确的病因——遗传、自身免疫和医源性因素：

初潮（n） 末次月经潮（FMP）（0）

分期	-5	-4	-3b	-3a	-2	-1	+1a	+1b	+1c	+2
术语	**生育期**				**绝经过渡期**		**绝经后期**			
	早期	峰期	晚期		早期	晚期	早期			晚期
					围绝经期					
持续时间	可变				可变	1~3年	2年（1+1）		3~6年	余生
主要标准										
月经周期	可变到规律	规律	规律	经量周期长度轻微变化	邻近周期长度变异≥7天，10个月经周期内重复出现	月经周期长度≥60天				
支持标准										
内分泌 FSH AMH 抑制素B			低 低	可变 低 低	↑可变 低 低	↑≥25IU/L 低	↑可变 低 低		稳定 极低 极低	
窦卵泡数			少	少	少	少	极少		极少	
描述性特征										
症状						血管舒缩症状	血管舒缩症状			泌尿生殖道萎缩症状

图46.1 生殖衰老STRAW+10分期。(Reproduced from Executive summary of the Stages of Reproductive Aging Workshop+10: addressing the unfinished agenda of staging reproductive aging. Harlow SD, Gass M, Hall JE, Lobo R, et al. for the STRAW+10 Collaborative Group. Climacteric 2012;15;105–114)

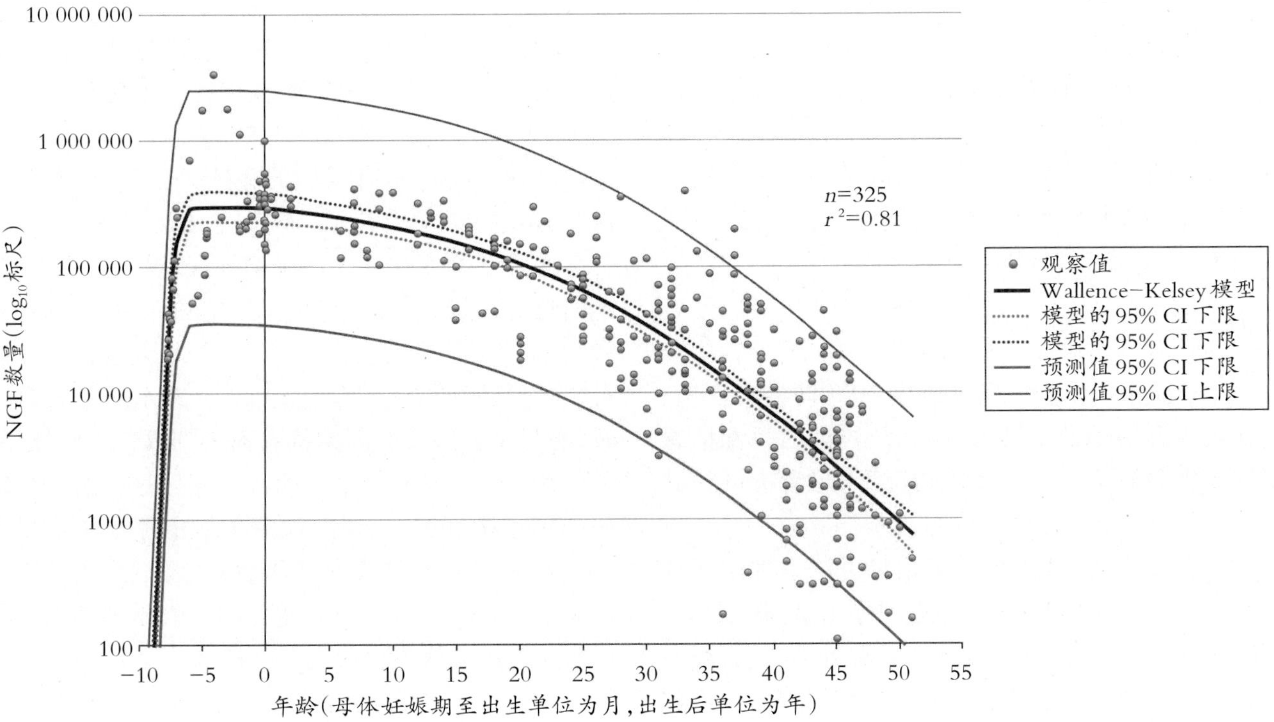

图46.2 从母体妊娠期至绝经期的未发育卵泡数量。(Reproduced from Wallace WH, Kelsey W. Human ovarian reserve from conception to the menopause. PLoS One 2010;5:e8772.)

• 遗传因素包括母系家族史；45X，46XX 和 46XY POI；以及与半乳糖血症和FMR1（脆性X智力低下蛋白1）基因前突变相关的POI。

• 自身免疫性失调的女性有可能发生自身免疫性POI，可合并或不合并其他自身免疫性疾病（糖尿病、Addison病、甲状腺疾病）。

• 医源性绝经的女性人群越来越多。接受癌症治疗（激素、化疗或放疗）的女性会提前出现绝经。

对于大多数女性而言，导致绝经提前出现的原因尚未清楚。

POI与骨密度降低和骨折、心血管疾病过早死亡风险增加以及痴呆、帕金森症密切相关[3-5]。生育力的受损不仅与卵巢功能减退有关，而且与青春期前POI患者子宫形态发育不良相关。

除了解决临床和生理问题外，年轻女性还需要全面的心理支持和护理，以应对如不孕不育、性生活和心理困扰等社会心理问题。

POI诊断

应根据月经紊乱的出现和生化指标对POI做出诊断。诊断早发性卵巢功能不全时，要结合内、外科治疗史和家族史。

欧洲人类生殖与胚胎学学会[6]建议40岁以下女性POI的诊断依据为：

• 月经稀发或停经至少4个月及以上。

• 至少2次FSH均>25IU/L（间隔>4周）。

抗米勒管激素试验不应常规用于诊断早发性卵巢功能不全，尽管该试验在生殖医学中常被广泛用于评估女性在体外受精前对促性腺激素刺激的"卵巢储备"和可能反应（或缺乏反应）。

POI处理

治疗应采取多学科联合治疗，将预防潜在疾病、包括生育和避孕的生殖保健，以及咨询项目和情感支持的内容考虑在内。理想情况下，患者应前往具有多学科团队的专业医疗机构就诊。

人们普遍认为POI的主要治疗方法是性激素补充疗法。相对于炔雌醇或妊马雌酮，17β-雌二醇是雌激素补充疗法的首选激素[6]。在开处方时，必须考虑到患者对激素补充疗法（HRT）各部分给药途径和方式的倾向性，开具避孕药时也应进行考虑。尽管只有5%～10%的女性能够自然妊娠[8]，但大约还有50%的自发性POI的年轻女性有间歇性排卵，并且卵巢功能不可预知[7]。这在选择治疗方案时是至关重要的，HRT不是避孕药，因此，相较于HRT，联合口服避孕药可能是首选的治疗方案。两种治疗方案都有保护骨骼的作用，但相较联合口服避孕药，HRT更有益于控制血压[9]。治疗疗程应至少持续到女性绝经平均年龄。

女性健康倡议组织（WHI）和百万女性研究的报道表明，由于卵巢衰竭发生得太早，且并无证据表明研究组女性乳腺癌风险会超过正常月经周期的同龄女性，关于使用HRT带来潜在风险的担忧实际上与所纳入研究的女性无关。

绝经症状

围绝经期可能会出现一系列相关症状，主要包括潮热、盗汗（血管舒缩症状）、泌尿生殖系统症状、抑郁、焦虑、易激和情绪波动（心理影响）、关节疼痛、偏头痛或头痛及睡眠问题，部分女性并不会经历这些症状。

短期症状

血管舒缩症状

在西方，最常见的绝经症状是潮热和盗汗。最近有研究表明，女性经历绝经症状的平均持续时间为7.4年。

潮热的特点是有强烈的暖感，通常伴随着大量出汗、焦虑、皮肤发红和心悸，偶尔出现寒战。

血管舒缩症状其背后确切的病理生理学机制尚不清楚，但雌激素无疑起到了一定的作用，因为在雌激素相对撤退时就会出现潮热，而雌激素补充疗法可以使其得到改善。然而，当雌激素水平一直较低时，潮热也会随着时间的推移而得到改善。此外，从未使用过雌激素的女性并不会出现潮热的表现，除非先用雌激素进行治疗，然后再撤退停药。这提示了是雌激素撤退导致的潮热症状，而不是循环中的低雌激素水平。这一点在绝经前女性手术切除卵巢后所经历的症状中也得到了支持。

外科手术诱导性绝经在术后第1年内出现潮热的可能性约为90%，手术性绝经相关的症状通常更突然、更严重，且持续时间可能比非手术性绝经更长。

潮热是激素疗法(HT)最常见的适应证,因为激素疗法对80%以上的病例是有效的。在WHI试验发表后,人们担忧应用HT的风险大于其益处[10],导致了HT的使用急剧减少。然而在对研究数据及亚组进行重新分析后,得出了一项全球共识声明。该声明获得了国际绝经协会认可,并于2013年发表,称"MHT(绝经激素疗法)是治疗任何年龄女性与绝经相关的血管舒缩症状最有效的疗法,在60岁之前或绝经后10年内有症状的女性用此疗法其利大于弊[11]。最新版NICE指南在探讨了绝经短期(小于5年)和长期的女性应用HRT的益处和风险后,建议可以使用HRT治疗血管舒缩症状[2]。

HRT可能不适用于患乳腺癌等激素依赖型癌症的女性,对这类人群可以考虑采用其他方式治疗,但是其治疗效果不如激素补充疗法理想。

NICE不推荐使用选择性5-羟色胺再摄取抑制剂(SSRI)、5-羟色胺去甲肾上腺素再摄取抑制剂(SNRI)或可乐定单独作为治疗血管舒缩症状的一线药物[2]。虽然有证据表明异黄酮或黑升麻可以缓解血管舒缩症状,但应谨慎使用,因为有报道称其可能与其他药物发生相互作用。除此之外还有多种制剂可供选择,各种制剂有所不同,其安全性也不确定。

泌尿生殖症状

女性泌尿生殖道源自胚胎期泌尿生殖窦,可在阴道、尿道、膀胱三角和盆底肌肉中发现具有高亲和力的雌激素和孕激素受体。

雌激素降低致使泌尿生殖系统衰退,胶原和弹性蛋白减少,上皮细胞变薄,阴道壁变薄且呈苍白样改变。阴道的弹性减弱及分泌物减少,导致患者对创伤和性交痛的易感性增加,反过来又会导致性交后疼痛和刺激。

阴道pH值升高导致尿路感染的可能性增加,出现尿频、尿急及夜尿,因此,绝经相关的泌尿生殖系统的改变并不仅局限于外阴和阴道。2014年国际女性性健康研究协会和北美绝经学会组成的术语共识会议正式批准了"绝经期泌尿生殖系统综合征"这一新术语,取代了长期以来的"外阴阴道萎缩"或"萎缩性阴道炎"等称呼。

由绝经引起的泌尿生殖症状可影响多达50%的女性,然而,这些症状不足以做出诊断并进行治疗。这些症状可能是慢性的,如果不进行治疗,其随着时间的推移而改善的可能性很小。可以通过增加皮肤胶原蛋白的含量,增加酸性黏多糖和透明质酸,采用雌激素疗法促进阴道上皮细胞的生长和发育,从而使阴道壁增厚,并形成阴道内湿润、柔软、有弹性的环境。

阴道症状和性功能障碍

25% ~ 50%女性在绝经后4年会出现明显的阴道症状,包括阴道干燥(75%)、性交困难(38%)、阴道瘙痒、烧灼感和疼痛(15%)。性交困难严重影响绝经后女性的性生活质量或加重原有的性功能障碍。

阴道雌激素是治疗绝经相关外阴和阴道症状的有效手段,一项Cochrane综述报道了具有相同功效的雌激素剂型:霜剂、阴道栓剂、片剂和阴道环[12]。国际绝经协会写作小组代表Sturdee和Panay建议[13],治疗已明确的阴道萎缩以缓解症状和恢复生理功能,这一点随后也得到了NICE的支持。局部雌激素治疗可以降低阴道pH值,增厚阴道上皮,增加血流供应,改善阴道润滑度。阴道雌激素适用于泌尿生殖系统萎缩的女性(包括接受全身HRT的女性),并且应根据需要持续治疗以缓解症状[2]。应当告知患者,当治疗中止时,症状往往会再次出现。

一篇2009年的关于局部雌激素的综述表明,尚无证据能证实使用6个月的局部雌激素之后,会出现子宫内膜增生。因此,使用局部雌激素不需要监测孕激素和子宫内膜厚度[2,14]。但若有任何绝经后出血,都应按常规检查处理。

有乳腺癌病史的女性在能否使用阴道雌激素的问题上具有争议。外阴和阴道症状在这类患者中十分常见,尤其是接受如芳香酶抑制剂和抗雌激素等内分泌治疗的患者。在一项病例对照研究中,相对空白对照组,接受内分泌治疗和使用局部雌激素的女性复发率并无显著增加[15]。然而,在另一项乳腺癌生存分析中,在使用超敏感雌激素测定法测量循环中雌激素水平时,循环中雌激素的浓度在初始时就出现上升,虽然这并不是持续性的[16]。这类患者应由专科诊室进行诊疗,探讨治疗的风险和益处。

非激素治疗包括润滑剂和保湿剂。润滑剂是非生理性的,可以减少摩擦引起的对阴道组织的刺激,而保湿剂是不溶的、亲水性交联聚合物,可以降低阴道pH值。在一项阴道保湿剂与低剂量阴道雌激素的对比试验中，两种制剂都被证实是有效的，但保湿剂对阴道产生的积极影响只是暂时的。

尿路症状

膀胱过度活动症是一种非常普遍的疾病，绝经后女性的发病率越高、症状更严重。雌激素缺乏与尿路症状的病因学联系密切，高达70%女性的尿失禁发作与末次月经有关。几十年来，雌激素一直被用于治疗膀胱过度活动症，然而一项Cochrane综述称，目前尚无足够的证据支持使用局部雌激素治疗膀胱过度活动症，并且全身性雌激素的使用可能会使尿失禁病情恶化[17]。WHI研究表明，HT对尿失禁没有保护性作用。事实上，在基线上患有尿失禁的女性中，在上述两项研究中都发现尿失禁发作增加。然而，WHI研究中女性的平均年龄为63.3岁，且发生并发症的数量高于平均水平。此外，这些数据都是二次分析的结果，并不是原始结论。

第四届国际尿失禁咨询委员会根据患者有二级膀胱过度活动症的证据，给予了雌激素C级建议，并表明还没有确凿的证据支持使用口服或阴道HT治疗急迫性尿失禁。A级建议包括减重、盆底肌肉训练、膀胱训练和抗毒蕈碱[18]。

长期症状

骨质疏松

绝经一旦开始，随着雌激素的下降，骨密度逐渐降低，骨质疏松发病率显著增高，并且发病率在绝经后期持续增高。预计到2050年，全球因骨质疏松导致的髋部骨折数量将增加3倍，即从1990年的170万例增加到630万例。

国家骨质疏松症指南小组建议，对于骨质疏松评估可能会影响治疗的案例，应采取骨折风险评估工具(FRAX)对绝经后女性的骨折概率进行评估[19]。

骨质疏松症的理想化管理旨在对存在风险的患者进行一级预防，而一般管理包括评估跌倒的风险及其预防、维持活动能力和纠正营养不足，特别是钙、维生素D和蛋白质的缺乏。

药物干预包括双膦酸盐、地诺单抗、甲状旁腺激素肽、雷洛昔芬和雷尼酸锶。如前所述药物均被证明可以降低脊椎骨折的风险，且部分药物还被证明可以降低非脊椎骨折的风险[19]。

包括WHI在内的随机对照试验(RCT)有证据表明，即使在骨折低风险女性中，HT也能够降低脊柱和髋部以及其他部位骨质疏松性骨折的风险。虽然雌激素对骨量的作用呈剂量依赖型关系，但传统剂量的一半(雌二醇2mg、妊马雌酮0.625mg、经皮每贴片50μg)也具有保护骨量的作用。

监管机构并不建议将HT作为预防骨质疏松症的一线治疗，因为其弊大于利；然而，英国绝经协会发布的一份声明宣称，“对于骨质疏松症风险没有增加的人群来说，这可能是正确的，但当目标人群的骨质疏松风险增加时，那么利将会大于弊。”雌激素仍然是卵巢早衰的首选治疗方法，并且对60岁以下的女性而言可能是最佳选择，然而，“针对60岁以上的女性，不推荐仅将初始标准剂量的HT单独用于预防骨折”[20]。应告知所有使用雌激素治疗的女性，雌激素具有保护骨骼的作用[2]。

心血管疾病

心血管疾病是全球女性过早死亡的主要原因，但在55岁之前的女性中鲜少报道。在Framingham危险评分中，绝经已作为一个独立的风险因素存在，而过早绝经的女性其发生心血管疾病的风险翻倍。虽然已有研究提出低雌激素在心血管疾病的发生发展中起着一定的作用，但多年来关于雌激素补充疗法的利弊仍存在着一些争议。

WHI试验是美国最常用于评估HT的一组随机对照一级预防试验，在WHI研究结果发布之前，HT被认为可以降低心血管疾病的风险，尤其是冠心病。然而，WHI试验的主要结果表明使用HT进行治疗后，冠心病和卒中事件的数量增加，并由此得出了HT治疗弊大于利的结论。

然而，实际上WHI试验参与者的平均年龄为63岁，比英国绝经平均年龄高12岁，因此，参与者很有可能在进入试验时就已经出现了亚临床阶段的动脉粥样硬化。

按照年龄和绝经时间分层对WHI试验数据进行亚组分析，研究了HT的使用情况，发现对于50~59岁和接近绝经期的女性，其全因死亡率和心肌梗死的数据体现了HT治疗更有益[21]。这一发现也得到了丹麦骨质疏松症试验(DOPS)的支持，该试验表明，在绝经后不久即开始采取激素补充疗法维持10年后，其死亡、心力衰竭或心肌梗死的风险降低[22]。

目前，60岁以下的女性使用HT后心血管疾病的风险没有增加，但还没有充分的证据表明HT能够预防心血管疾病。我们应当告知患者，口服雌激素（不是经皮）会使卒中的风险略微增加，但也应注意的是，60岁以下女性卒中的基线风险非常低。

痴呆

痴呆不是正常衰老的一个过程。痴呆指当大脑受到某些疾病或条件的影响时患者所出现的一系列症状，其中阿尔茨海默病是最常见的。

雌激素可以促进突触形成，诱导生长因子的产生，防止氧化应激，并调节与大脑认知和情绪相关的神经递质（如5-羟色胺、去甲肾上腺素和乙酰胆碱）。

虽然雌激素可以影响脑组织和神经传递的方式，从而有望于降低痴呆发生的风险及改善认知衰退进程，但雌激素治疗痴呆尚未得到临床证据支持。许多观察性研究表明，雌激素可以减缓阿尔茨海默病的进展；然而，目前更高质量的证据表明，激素治疗对阿尔茨海默病患者没有带来任何益处[23]。

将衰老的影响与绝经带来的影响分开是十分困难的，但目前还没有任何证据支持使用HT可以改善或预防认知衰退[2]。

治疗

激素疗法

激素治疗起始量

目前对激素疗法的共识是，应该在最短持续时间内使用缓解症状的最小有效剂量。

雌激素推荐起始量为：

- 口服0.3mg妊马雌酮。
- 口服1mg微粒化雌二醇或戊酸雌二醇。
- 25～50μg经皮雌二醇。
- 雌二醇凝胶两次剂量（0.5mg）。
- 25～50μg雌二醇植入剂。

由存在子宫内膜增生与未对抗雌激素引起子宫内膜相关癌症的风险，保留子宫的女性必须使用HT联合治疗（雌激素和孕酮）。而既往行全子宫切除术的女性可以使用仅含雌激素的制剂。

如果距末次月经已超过1年，可采取连续联合治疗；否则，应开始序贯治疗（连续性服用雌激素和孕酮，每月12～14天）。疗程达1年后，如果患者期望避免周期性出血，可将序贯治疗转换为连续联合治疗。

保留子宫的女性在接受HT治疗的前3个月出现不规则的阴道出血是很常见的，但复诊时应对患者说明情况。

HT风险

乳腺

乳腺癌是最常见的女性癌症，据估计目前英国大约有55万例女性患有乳腺癌。

性别和年龄是乳腺癌最重要的危险因素，而家族史与乳腺癌的发生发展高度相关，尤其是与BRCA1和BRCA2基因突变相关的家族史。同时，个人因素也必须考虑在内：酒精和肥胖被认为是危险因素，而体育锻炼和母乳喂养可能具有保护作用。在随机对照研究和观察性研究中，HT也被认为是发生乳腺癌的潜在危险因素。

目前，对于50岁以上的女性，HT使用和乳腺癌之间的关系十分复杂。NICE建议我们应当向患者说明，单独使用雌激素的HRT发生乳腺癌风险很小甚至没有，但雌激素和孕酮联合的HRT可能会增加乳腺癌的风险[2]。HT所引起的乳腺癌风险很小，具有持续时间依赖性，停药后其风险降低。在和咨询的患者沟通时，我们应当向患者强调乳腺癌的风险基线因人而异，同时必须考虑其他危险因素（表46.1）。

静脉血栓栓塞症

静脉血栓栓塞症（VTE）包括深静脉血栓和肺栓塞，可由长期制动、血管压迫或血液黏性增加等导致血液流动缓慢的病因引起。

HT使得VTE发生的风险呈双倍增加，在HT使用的第1年和体重指数（BMI）增加的人群中表现尤为明显。

口服型HT必须在肝脏经历首过效应，经此增加蛋白C和蛋白S（抗凝剂）的抵抗效应和纤维蛋白含量，从而影响凝血级联反应，凝血风险增加。经皮制剂通过皮肤直接进入血液，不经过肝脏的首过

表46.1 不同类型HRT的乳腺癌绝对风险、不同HRT使用持续时间及绝经女性停止HRT后的时间与不使用HRT(或安慰剂)相比

		7.5年以上每1000名绝经女性的乳腺癌发病率差异(95% CI)(英国超过7.5年的基线人口风险:22.48/1000[a])			
		当前HRT使用者	治疗持续时间<5年	治疗持续时间5~10年	停止治疗后5年以上
单独服用雌激素的女性	RCT评估[b]	少于4个(-11~8)	无可用数据	无可用数据	少于5个(-11~2)
	观察评估[c]	6个以上(1~12)[d]	4个以上(1~9)	5个以上(-1~14)	少于5个(-9~-1)
服用雌激素+孕的女性	RCT评估[b]	5个以上(-4~36)	无可用数据	无可用数据	8个以上(1~17)
	观察评估[c]	17个以上(14~20)	12个以上(6~19)	21个以上(9~37)	少于9个(-16~13)[e]

[a]国家统计局(2010)乳腺癌发病率统计。
[b]适用于参加RCT时50~59岁的女性。
[c]观察评估基于对数千名女性的队列研究。
[d]观察评估的证据证明了非常严重的异质性,而亚组分析没有合理的解释。
[e]观察评估的证据表明效果评估非常不精确。

效应,在标准剂量下发生VTE的风险不超过基线风险水平。

BMI>30kg/m^{2}的女性应考虑采用经皮制剂,但VTE高风险者(如遗传性血栓形成)在考虑采用HT前应咨询相关专家。

治疗潮热的非激素补充药

有证据表明单胺类在体温调节中起重要作用,并且动物研究表明去甲肾上腺素可缩小体温调节区域。去甲肾上腺素能刺激灵长类动物下丘脑内侧视前区,致使外周血管扩张、热量散失和核心温度下降,类似于女性潮热期间产生的变化。

可乐定是肾上腺素α2受体激动剂,可作为治疗潮红的非激素替代药物。一项低至中等质量试验的荟萃分析表明,4周和8周疗程可降低潮热的频率和严重程度[24]。然而,药物也有口干、失眠和乏力的副作用。

5-羟色胺参与调节许多包括情绪、焦虑、睡眠、性行为和体温调节在内的机体功能。雌激素撤退与血液中5-羟色胺水平的降低有关,短期雌激素治疗已被证明可以提高血液中5-羟色胺的水平。

一项荟萃分析评估了两项使用帕罗西汀与安慰剂的随机对照试验,其结论是帕罗西汀在减少潮热的频率和严重程度方面比安慰剂更为有效[24]。此项荟萃分析更进一步评估了另外两项比较文拉法辛和安慰剂的随机对照试验。在一项研究中,尽管文拉法辛组相较于安慰剂组没有减少潮热的频率,但患者生活质量有所改善;而在另一项研究中,文拉法辛组潮热发作的频率比安慰剂组低。用药的副作用包括口干、便秘、食欲下降、恶心和失眠。恶心通常在2~3天改善,而且可以通过缓慢增加剂量得到改善。

NICE不主张单独使用SSRI/SNRI或可乐定作为血管舒缩症状的一线治疗药物[2]。

在使用他莫昔芬治疗乳腺癌的女性中使用这些药物是很常见的,因此,必须考虑这些药物潜在的相互作用。他莫昔芬必须经过细胞色素P450酶系统进行代谢,主要是细胞色素P450同工酶2D6(CYP2D6)激活,而SSRI对CYP2D6有不同程度的抑制作用。帕罗西汀是一种强效抑制剂,舍曲林的抑制效能较小,而西酞普兰和艾司匹兰只有微弱的抑制作用。当同时使用SSRI时,与他莫昔芬能成功预防乳腺癌复发的证据是相互矛盾的。对于那些将要使用SSRI治疗抑郁症的女性而言,西酞普兰或艾司匹兰可能是最安全的选择;然而,文拉法辛和地文拉法辛对潮热具有更好的改善效果,似乎也是安全的选择。

非处方药

一篇关于植物雌激素的Cochrane系统综述涵盖

了5项试验进行荟萃分析，证实植物雌激素并没有显著降低潮热发作的频率[25]。

黑升麻是一种美国本土草本植物，被认为是一种选择性雌激素受体调节剂，具有温和的中枢雌激素样效应。一项对几个短期且相对较小的随机对照试验（RCT）的荟萃分析将黑升麻与安慰剂进行对比，"揭示其有减轻血管舒缩症状的趋势"，但仅适用于轻、中度症状的情况[26]。当潮热与睡眠和情绪紊乱相关时，症状缓解表现得尤其明显。这一点也在另一项对304名女性进行为期12周的研究中得到了证实。此外，情绪、睡眠障碍、性功能障碍和出汗方面也得到了改善。但相反的是，最近的一项为期12个月的选择性本草植物治疗绝经试验（HALT）[27]将黑升麻和雌激素补充药物、安慰剂进行比较，结果发现黑升麻在缓解血管舒缩症状方面无效。然而，使用黑升麻还需谨慎，因为关于它潜在影响乳腺癌发生发展的信息仍有限。

NICE建议，当有使用黑升麻和异黄酮的指征时，应向患者解释清楚有多种制剂，各种制剂可能会有所不同，而且其安全性尚不明确[2]，还应说明与其他药物之间的相互作用。

与安慰剂相比，维生素E和月见草油并没有减少潮热发作的频率和严重程度[28,29]。

替代疗法

针灸是一种流行的治疗绝经的补充疗法。针灸是将针插入特定部位的皮肤或皮下组织，即穴位，从而达到预防或治疗的目的。由6项随机对照试验构成的系统性综述揭示，只有1项针灸试验取得了有利的结果，但这项试验被认为数据太少，以至于无法产生可靠的结果[30]。

（况燕 杨文梅 译）

参考文献

1. Harlow SD, Gass M, Hall JE, et al. Executive summary of the Stages of Reproductive Aging Workshop + 10: addressing the unfinished agenda of staging reproductive aging. *Climacteric* 2012;**15**:105–14.
2. National Institute for Health and Care Excellence (NICE). *Menopause: Diagnosis and Management of Menopause.* NICE guideline [NG23]. London: NICE: 2015. Available at: https://www.nice.org.uk/guidance/ng23.
3. Rocca WA, Grossardt BR, de Andrade M, Malkasian GD, Melton LJ 3rd. Survival patterns after oophorectomy in premenopausal women: a population-based cohort study. *Lancet Oncol* 2006;**7**:821–28.
4. Rivera CM, Grossardt BR, Rhodes DJ, et al. Increased cardiovascular mortality after early bilateral oophorectomy. *Menopause* 2009;**16**:15–23.
5. Rivera CM, Grossardt BR, Rhodes DJ, Rocca WA. Increased mortality for neurological and mental diseases following early bilateral oophorectomy. *Neuroepidemiology* 2009;**33**:32–40.
6. European Society for Human Reproduction and Embryology (ESHRE). Management of women with premature ovarian insufficiency. 2015. Available at: https://www.eshre.eu/-/media/sitecore-files/Guidelines/POI/ESHRE-guideline_POI-2015_FINAL_11122015.pdf?la=en&hash=4956225FEC25B0A0752F79EDEAD1A3D4237D1568.
7. Panay N, Kalu E. Management of premature ovarian failure. *Best Pract Res Clin Obstet Gynaecol* 2009;**23**:129–40.
8. van Kasteren YM, Schoemaker J. Premature ovarian failure: a systematic review on therapeutic interventions to restore ovarian function and achieve pregnancy. *Hum Reprod Update* 1999;**5**:483–92.
9. Langrish JP, Mills NL, Bath LE, et al. Cardiovascular effects of physiological and standard sex steroid replacement regimens in premature ovarian failure. *Hypertension* 2009;**53**:805–11.
10. Rossouw JE, Anderson GL, Prentice RL, et al. Risks and benefits of estrogen plus progestin in healthy postmenopausal women: principal results from the Women's Health Initiative randomized control trial. *JAMA* 2002;**288**:321–33.
11. de Villiers TJ, Gass ML, Haines CJ, et al. Global consensus statement on menopausal hormone therapy. *Climacteric* 2013;**16**:203–204.
12. Suckling J, Lethaby A, Kennedy R. Local oestrogen for vaginal atrophy in postmenopausal women. *Cochrane Database Syst Rev* 2006;**4**:CD001500.
13. Sturdee DW, Panay N. Recommendations for the management of postmenopausal vaginal atrophy. *Climacteric* 2010;**13**:509–22.
14. Board of the International Menopause Society, Pines A, Sturdee DW. IMS updated recommendations on postmenopausal hormone therapy. *Climacteric* 2007;**10**:181–94.
15. Le Ray I, Dell'Aniello S, Bonnetain F, Azoulay L, Suissa S. Local estrogen therapy and risk of breast cancer recurrence among hormone-treated patients: a nested case–control study. *Breast Cancer Res Treat* 2012;**135**:603–609.
16. Wills S, Ravipati A, Venuturumilli P, et al. Effects of vaginal estrogens on serum estradiol levels in postmenopausal breast cancer survivors and women at risk of breast cancer taking an aromatase inhibitor or a selective estrogen receptor modulator. *J Oncol Pract* 2012;**8**:144–48.
17. Cody JD, Richardson K, Moehrer B, Hextall A, Glazener CM. Oestrogen therapy for urinary incontinence in post-menopausal women. *Cochrane Database Syst Rev* 2009;**4**:CD001405.
18. Abrams P, Andersson KE, Birder L, et al. Fourth International Consultation on Incontinence Recommendations of the International Scientific Committee: evaluation and treatment of urinary incontinence, pelvic organ prolapse, and fecal incontinence. *Neurourol Urodyn* 2010;**29**:213–40.
19. Compston J, Bowring C, Cooper A, et al. Diagnosis and management of osteoporosis in postmenopausal women and older men in the UK: National Osteoporosis Guideline Group (NOGG) update 2013. *Maturitas* 2013;**75**:392–96.
20. Writing Group on Osteoporosis for the British Menopause Society Council, Farook Al-Azzawi DB, Hillard T, Rees M, Studd J, Williamson J. Prevention and treatment of osteoporosis in women. BMS Consensus Statements 2015. Available at: https://thebms.org.uk/members/full-consensus-statements/prevention-and-treatment-of-osteoporosis-in-women/ (accessed 26 April 2015).
21. Manson JE, Chlebowski RT, Stefanick ML, et al. Menopausal hormone therapy and health outcomes during the intervention and extended poststopping phases of the Women's Health Initiative randomized trials. *JAMA* 2013;**310**:1353–68.
22. Schierbeck LL, Rejnmark L, Tofteng CL, et al. Effect of hormone replacement therapy on cardiovascular events in recently postmenopausal women: randomised trial. *BMJ* 2012;**345**:e6409.

23. Henderson VW. Action of estrogens in the aging brain: dementia and cognitive aging. *Biochim Biophys Acta* 2010;**1800**:1077–83.
24. Nelson HD, Vesco KK, Haney E, et al. Nonhormonal therapies for menopausal hot flashes: systematic review and meta-analysis. *JAMA* 2006;**295**:2057–71.
25. Lethaby AE, Brown J, Marjoribanks J, Kronenberg F, Roberts H, Eden J. Phytoestrogens for vasomotor menopausal symptoms. *Cochrane Database Syst Rev* 2007;**4**:CD001395.
26. Wong VC, Lim CE, Luo X, Wong WS. Current alternative and complementary therapies used in menopause. *Gynecol Endocrinol* 2009;**25**:166–74.
27. Newton KM, Reed SD, LaCroix AZ, Grothaus LC, Ehrlich K, Guiltinan J. Treatment of vasomotor symptoms of menopause with black cohosh, multibotanicals, soy, hormone therapy, or placebo: a randomized trial. *Ann Intern Med* 2005;**145**: 869–79.
28. Barton DL, Loprinzi CL, Quella SK, et al. Prospective evaluation of vitamin E for hot flashes in breast cancer survivors. *J Clin Oncol* 1998;**16**:495–500.
29. Chenoy R, Hussain S, Tayob Y, et al. Effect of oral gamolenic acid from evening primrose oil on menopausal flushing. *BMJ* 1994;**308**:501–503.
30. Lee MS, Shin BC, Ernst E. Acupuncture for treating menopausal hot flushes: a systematic review. *Climacteric* 2009;**12**:16–25.

第6部分
外科手术与术后护理

第47章　腹腔镜　611
第48章　宫腔镜　621

第47章

腹腔镜

Stephanie S. Andriputri, Stephen D. Lyons, Jason A. Abbott

腹腔镜手术前的肠道准备

目前的机械性肠道准备多使用高渗泻药，可通过口服或肠道给药。腹部手术前的肠道准备在各种外科手术中均有应用，并不局限于妇科，其主要作用有以下3点：

- 有利于针对肠道的操作。
- 有利于手术野的暴露。
- 可减少因发生肠道并发症而导致的粪便污染风险。

开腹手术中可以通过排垫和牵拉肠管暴露手术野，然而在腹腔镜手术中却难以做到这一点。所以针对肠道的操作和暴露是腹腔镜手术的一个难点[1]。尽管如此，文献报道妇科腹腔镜手术损伤肠道进而导致腹腔感染和败血症的发生率很低[2]。有7项随机对照试验（RCT）对术前行肠道准备和未行肠道准备进行了对比研究，结果总结在表47.1中。总的来说，结果都表明在妇科良性疾病的腹腔镜手术前做机械性肠道准备并无益处。

在切开肠道的结直肠手术中，文献报道的吻合口瘘和术野暴露方面也显示出相似的结果。这些机械性肠道准备在实际运用和循证研究中并未显示出有明显作用，也没有对患者健康有重大影响，所以在妇科腹腔镜手术中不作为常规术前准备[3]。

患者体位

腹腔镜手术中的正确体位可减少麻醉患者的压力相关性损伤，还可以更好地暴露手术野。术中体位不当可导致压疮、受压的神经损伤等问题，虽然发生率低，但一旦发生，会给患者带来痛苦，还会产生医疗纠纷[8]。有一项前瞻性队列研究纳入了616例患者，结果显示因体位原因引起的术后神经损伤的发生率为1.8%，神经恢复的中位时间为32天（1天至6个月），除1例患者外，其余患者都完全恢复（91%）[9]。

妇科腹腔镜手术中因体位问题导致的神经损伤发生率低，并且相应临床研究需要大量患者，所以很难获得一个公认的标准体位。普遍更重视实用性，包括头部平直，手臂自然内旋放于身体两侧，外展角度不超过90°[10]。膀胱截石位时髋关节屈曲80°~100°，外展30°~45°，膝盖弯曲至小腿与身体平行（图47.1）[11]。双下肢应放在覆有衬垫的脚架上，脚架可移动并防止下肢局部受压。过去固定的Allen型脚架只能使足部旋前、内旋，可能导致腓总神经受压，造成严重的神经病变损伤，下肢的位置在术中也不允许随意改变[12]。在一项针对198 461例膀胱截石位患者的大型回顾性研究中，神经损伤的发生率为1/3608，其中腓总神经占78%，坐骨神经占15%，股神经占7%[13]。

正确的体位可以减少身体局部受压，从而避免局部神经受到过度牵拉而导致的缺血性损伤和雪旺细胞脱髓鞘。神经损伤一般是可逆的，但恢复时间有差异，平均为1mm/d[14]。各种神经损伤均有报道，股神经损伤多因髋关节过度外展和外旋引起，坐骨神经损伤多因膝关节过度外展、髋关节过度外展和外旋引起。如果术中将上肢放在臂板上，也可能因肩关节过度伸展而损伤臂丛。肩托可能导致颈椎神经受压，应尽量避免使用。外科医生应在开始手术前检查四肢的位置，并根据需要在手、足和手臂上放置额外的棉垫以降低神经损伤风险[15]。手术时间与

表47.1 妇科手术前行机械性肠道准备(MBP)的随机对照研究

第一作者和年份	患者例数	技术方法	主要研究终点	结论
Muzii 2006[4]	162	行MBP对未行MBP	手术野暴露情况、手术时间、术后并发症、术后不适	MBP术后不适增加;其他结果无显著性差异
Lijoi 2009[5]	83	MBP对7天低纤维饮食	手术暴露情况、手术时间、术后并发症、住院时间	无显著性差异;低纤维饮食的耐受性更好
Won 2013[1]	308	MBP+3天低纤维饮食对未行MBP	手术、肠道处理、患者不适	MBP改善了手术视野,但临床意义不大,并且增加了患者的不适感
Siedhoff 2014[6]	73	MBP对未行MBP	手术视野暴露情况,手术难度	无显著性差异
Ryan 2015[7]	78	MBP对清流质饮食	手术视野暴露情况、肠道处理、易操作性、胃肠不适、患者依从性	无显著性差异

神经损伤成正相关,每增加1小时风险增加100倍[13,16]。若手术时间过长,应在术中定时变换体位,以避免局部受到持续性压力而导致神经损伤[15]。

体重指数对神经损伤也有重要意义:体重指数过低的女性脂肪较少,术中需要用更多棉垫进行保护;体重指数较高的女性,术中改变床位置时身体更容易滑动。所以这两类患者更容易发生神经损伤,在护理时要更加予以关注[15]。

19世纪Friedrich Trendelenburg描述了一种头低足高的体位,这种体位可以给膀胱阴道瘘手术提供更好的视角。这种倾斜的Trendelenburg体位可以使肠道从盆腔移到腹腔,但也增加了心血管系统的阻力和平均动脉压,可能造成肾脏低灌注等生理变化。Trendelenburg体位还会增加气道峰值压力[18],而腹腔镜手术中的气腹也会增加气道峰值压力和颅内压从而降低肺顺应性[19]。对于有心脏病的患者,两者的协同作用还会引起不利的血流动力学变化[20],所以在手术中需要麻醉团队配合,使患者的体位既能顺利满足手术又不带来更大风险。在Trendelenburg体位中需要沙袋[21]或防滑垫等设施来防止患者在术中移动[22]。

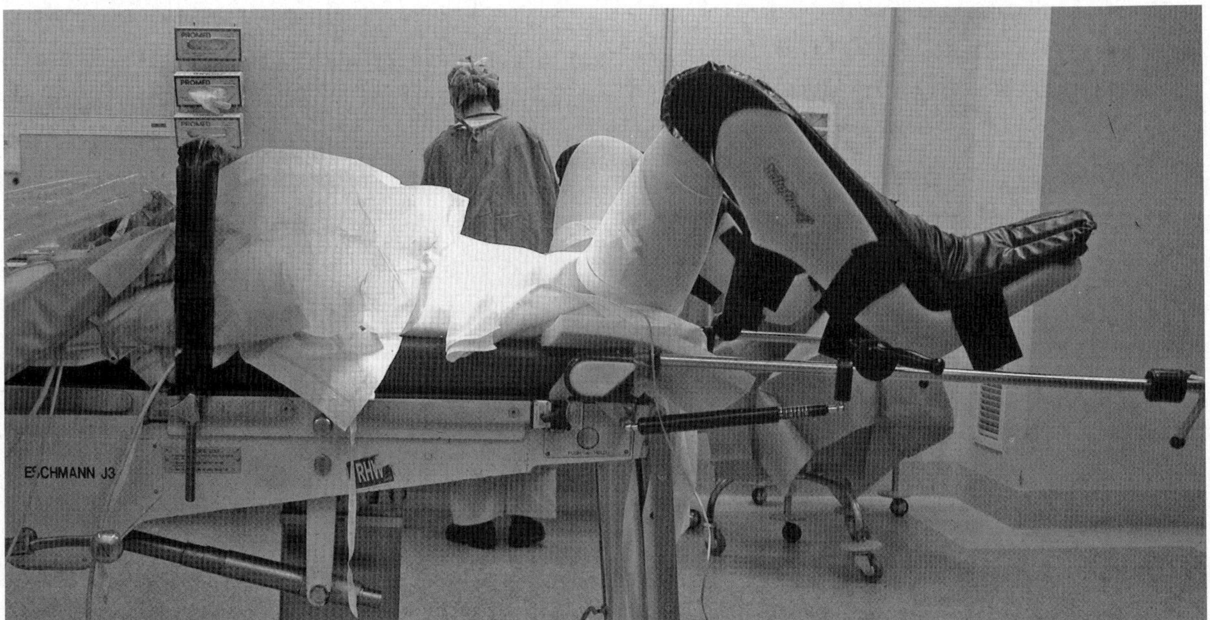

图47.1 妇科腹腔镜手术中使用的膀胱截石位。

举宫器

腹腔镜手术中使用到的各种类型的举宫装置都可以给手术提供更好的视野。腹腔镜手术器械都是通过前腹壁固定的穿刺器进入腹腔的,子宫位置的可操纵性更利于器械的手术操作[23](图47.2)。目前报道的举宫装置较多[24],但每种装置的特点和功效却不甚明了[25]。临床上某些特殊情况,如宫腔积脓、宫颈狭窄、子宫解剖变异或宫内妊娠等,都不能使用举宫器[23]。举宫并发症主要有子宫穿孔和肠道损伤,而这些并发症都与放置不当相关,所以放置举宫器时需特别小心[26]。已有研究表明,在早期子宫内膜癌手术中使用举宫器并不增加淋巴血管间隙的侵犯,在腹水细胞学阳性,肿瘤复发方面也没有显著差异[27-29]。

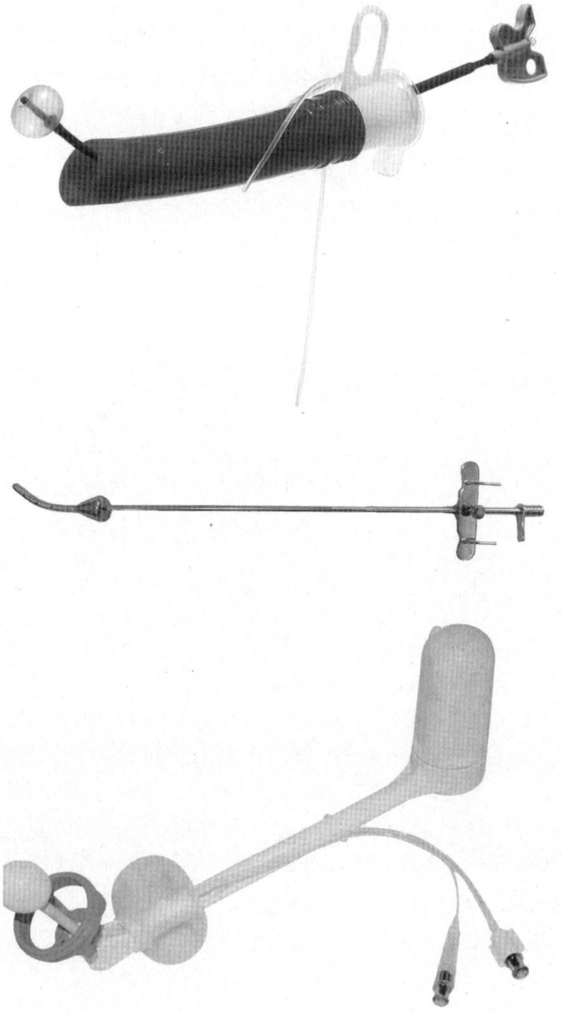

图47.2 各种举宫器。(a)ColpotomizOR Tube。(b)Spackman cannula。(c)Clear View Total。

腹腔镜进腹技术

进腹并发症

腹腔镜手术主要并发症的一半以上发生在进腹过程中。其中血管损伤和肠道损伤最为严重,一旦发生有可能危及患者生命;泌尿道损伤发生率较低,其发生后的致病率也较低;其他并发症还包括进腹失败和腹膜外气肿[30,31]。

腹腔镜手术中血管损伤的发生率为0.02%~0.5%,死亡率高达15%[30,31]。最易受到损伤的血管分别是主动脉远端和右髂总动脉,这可能与这些血管距离脐孔较近且大多数手术通过左侧腹壁进入,操作时容易误伤有关。在放置腹壁穿刺器时,腹壁下血管可能受到损伤,建议在镜监视下进行放置和拔出穿刺器的操作以降低损伤风险[31]。

腹腔镜下肠道损伤的发生率为0.04%~0.5%,其中小肠损伤占58%,结肠损伤占32%,胃损伤占8%[30-32]。1/3~1/2的胃肠道损伤发生在进腹时[30,31],但仅有30%~50%在术中能够发现和诊断,而大多数要在术后1~30天才能获得确诊,导致患者出现严重后果[30,32]。

腹膜外气肿的发生是气腹针放置不当或二氧化碳从气腹针部位周围漏入组织中造成的。广泛的腹膜外气肿可能导致进腹困难,以及影响腹腔镜手术视野。但这种气肿通常会自行消失,不会造成严重后果[33]。

进腹技巧

腹腔镜进腹技术可分为闭合式进腹(使用Veress针或直接进腹技术)、开放式进腹(使用Hasson法)或腹腔镜监视下进腹。

Veress针进腹

自1938年起,Veress针就开始应用并不断发展,目前已是一种常见的用于妇科腹腔镜手术中建立气腹的穿刺器械[32,34]。它由外鞘和内针组成,外鞘是直径2mm的锋利针头,内针是钝头,两者之间带有弹簧,通过腹壁时,因遇阻力,外鞘突出,可锐性穿过腹壁组织,进入腹腔落空后,阻力消失,内针弹出,变为钝头,从而避免损伤腹腔内器官。气体可通过气腹针进入腹腔，增加腹壁和腹腔脏器之间的空间。这种进腹方法分为置入气腹针和置入穿刺器两个步骤。

脐部是应用最广泛的进腹部位，但也有报道经Palmer点、耻骨上和侧腹等部位进腹。对于已知或怀疑脐部周围粘连的女性，可以从锁骨中线肋缘以下3cm处的Palmer点进腹，因为在这个位置很少形成粘连[37]。但对于胃增大、肝大或脾大[38]的女性不应通过Palmer点进腹，应考虑其他方式[39]。

对于如何判断气腹针是否进腹有多种检验方法，包括腹压读数法、抽吸法、悬滴法等。有两项前瞻性观察来研究哪种方法最为可靠，两个研究均提示腹压读数法最为可靠[40,41]。

直接穿刺器法进腹

首次报道于1978年，方法是在脐部切开皮肤，用穿刺器直接穿入腹腔，用腹腔镜进行查看，确认进腹后再开始充气[42]。

Hasson开放式进腹

Hasson开放式进腹避免了盲穿。在直视下通过脐部小切口进入腹腔，直接插入钝性穿刺器，再插入腹腔镜，建立气腹[43]。

其他进腹技术

可视化下的直接进腹需要一个专门的套管针和套管系统，将腹腔镜镜头放置于其中，两者一起通过腹壁插入[44,45]；建立气腹之后也可用此方法进腹。还有一种扩张性进腹方式，这需要在气腹针上加装一个逐渐扩张的套筒[46]。

各种进腹技术的比较

这些进腹技术的安全性一直是讨论的热点话题，但仍然没有强有力的证据表明哪种技术更好。加拿大妇产科医师协会和美国妇产科医师协会认为，执业医师应精通气腹针进腹、开放式进腹和直接进腹等多种进腹方式。英国皇家妇产科学院和法国妇产科学院对此也有共识，认为气腹针进腹、开放式进腹和直接进腹均是可采用的一线方式，而扩张式进腹和可视化进腹因缺乏有效证据而没有得到推荐。澳大利亚和新西兰皇家妇产科学院建议采用脐部、耻骨上和Palmer点的气腹针进腹以及Hasson开放式进腹和直接进腹，尽量采用自己熟悉的方式进腹[47]。表47.2总结了多年来发表的各种荟萃分析，这些荟萃分析都包括了安全性数据；随机对照研究非常困难，因为所需

表47.2 腹腔镜手术入路技术的比较研究

第一作者和年份	研究类型	患者例数	进腹技术	主要终点	结论
Molloy 2002[32]	荟萃分析	85 350	直接穿刺器法进腹与Veress针进腹对比	死亡率、内脏损伤、血管损伤、并发症的延迟诊断	与Veress针和直接穿刺器法相比，开放式进腹肠损伤风险增加。Veress针进腹组血管损伤风险增加。并发症的延迟诊断无显著差异
Merlin 2003[34]	系统回顾	129 677	Hasson开放式进腹与封闭式入路（直接穿刺器法和Veress针）进腹对比	主要并发症、中转开腹率、轻微并发症	开放进腹组有主要并发症和中转开腹手术发生率降低的趋势（无统计学意义）。开放式进腹较封闭式进腹并发症少
Merlin 2003[34]	荟萃分析	4860	直接穿刺器法与Veress针与Hasson开放式进腹对比	主要并发症（死亡率、内脏损伤、血管损伤）、轻微并发症（腹膜下气肿、网膜损伤）、进腹失败	主要并发症无显著差异 直接进腹的轻微并发症发生率低于Veress针进腹 Hasson法的进腹失败率低于Veress针进腹
Ahmad 2012[49]	荟萃分析	2940	直接穿刺器法进腹与Veress针进腹对比	主要并发症（死亡率、内脏损伤、血管损伤、轻微并发症（腹膜下气肿、皮下气肿、大网膜损伤）、进腹失败	主要并发症无显著差异 Veress针进腹法的轻微并发症和穿刺失败率较高

的研究对象需要超过800 000人[48]。

有证据表明，与Hasson进腹相比，使用Veress气腹针在进腹术中发生轻微并发症和进腹失败的风险更高[34,49,50]但这两种进腹方法的主要并发症或死亡率并没有统计学差异。尽管研究已包含了妇科手术和普通外科手术，但对于极端体重指数和有腹部手术史的患者，其数据仍有限，并且不同的研究采用了不同的气腹针技术，结果存在偏差（表47.2）[47]。

建立气腹

气腹的建立通常使用二氧化碳，可分开腹壁和腹腔内脏器，为手术提供视野和操作空间。二氧化碳气腹会导致腹内压升高，还会引起高碳酸血症，对心血管系统和呼吸系统有一定影响。腹内压升高可导致全身血管阻力增加，后负荷增加，心输出量减少，膈肌向上移位会降低肺的功能残气量[51,52]。高碳酸血症可能导致酸中毒，降低心脏收缩力。气腹还可能压迫肾血管和肾实质，导致肾素-血管紧张素系统激活和肾血管收缩[51]。这些影响还与气腹的压力和持续时间、患者的体位，以及患者术前的心肺功能有关[52]。

有几项妇科手术中关于气腹压力的前瞻性研究，对4000多例患者进行了相对较高的气腹压力（术中常用的25mmHg压力）对心肺功能影响进行研究，结果表明在25～30mmHg压力下进行妇科手术并不会增加心肺不良事件[35,53,54]。

能量源

二十世纪上半叶单极电外科器械已用于腹腔镜手术[55]，1973年后双极电外科器械用于腹腔镜绝育术[56]。随着电外科器械的进步和知识的普及，使更复杂的腹腔镜手术包括腹腔镜胆囊切除术[57]和腹腔镜子宫切除术[58]成为可能。

随着科技进步，电外科技术和超声波添加了额外增压等不同的功能，成为新型混合能源，能更好闭合血管，更为安全[59]。新型电外科器械效率更高，可以减少手术仪器的数量，多方面降低手术成本[59,60]。

在腹腔镜下使用单极进行手术操作较为简单，组织效应明确，不需要复杂的仪器和设备，可以尽量降低手术成本。但是单极在使用时可能产生意想不到的电损伤，所以必须警惕，最好有电流监测的设备[60,62-65]。所有腹腔镜下的能量器械最终都是通过产热来达到组织效应的。尽管双极电、超声波、激光不会像单极电产生电损伤风险，但它们可能会因产生热量而发生横向热损伤[59]。

对于在腹腔镜手术中使用的各种能量器械的研究较多，大多集中于临床结果的比较，如手术时间、出血量、术后疼痛和并发症等。研究的结果均提示新一代能量器械，如超声刀和高级双极优于传统的单极和双极能量机械[59]。但这些结果的临床价值有限，因为有的研究结果仅仅显示术中出血量减少数十毫升，具有显著性差异，而这些发现对于临床结局没有实质性的影响。

对于能量器械的实验室研究通常关注于血管爆破压力，血管闭合时间，横向热效应和生烟指数等[59,60]。目前几乎所有新型能量器械都能达到超生理范围的爆破压力（高于平均动脉压），所以血管爆破压的差异没有临床意义。横向热效应在各种研究中表现出的数据一致性较差，尚未显示出哪种器械更优越。研究显示，各种能量器械均会产生烟雾，从少到多的顺序依次是：超声刀、高级双极、传统双极和单极。

在选择能量器械时，还要考虑经济成本问题，这包括直接成本和间接成本两方面[66]。间接成本包括与工作时间、出院后护理、生产力损失等相关的成本。直接成本包括购买设备的投资，可重复使用设备的消毒灭菌，一次性耗材及设备维修等成本，另外，因器械相关并发症再次入院产生的费用也算入直接成本。在选择能量器械时，上述所有因素都需要考虑，没有哪一个单一器械适用于所有腹腔镜手术。外科医生通常会根据学习经历、个人经验、手术类型、解剖结构等选择各种不同的能量器械[60]。

围术期镇痛

引起腹腔镜手术后疼痛的主要原因包括切口疼痛、气腹后腹膜牵拉、腹腔炎症和腹腔或盆腔脏器切除后的疼痛。因此，需要多模式镇痛来解决术后疼痛问题，尽量避免使用有潜在副作用的全身镇痛药物[67]。对患者进行多时间点的疼痛评分并鼓励患者积极进行术后镇痛也是麻醉的重要组成部分[68]。

虽然在各种研究中，多模式阵痛对于术后疼痛、恶心、呕吐等的治疗效果有矛盾的结果，但总的来说，它可以显著减少术后疼痛、恶心、呕吐，以及术后麻醉药品使用的总量（表47.3）。目前认为选择正确的镇痛方法和镇痛部位非常重要，若使用多种镇痛方法是安全并符合规范的，临床上就会应用多种方法镇痛，单纯的学术讨论才会研究哪种方法效果最好。表47.3总结了各个RCT研究中达到术后镇痛目的的方式和最小药物剂量。

表47.3 各种手术镇痛方式的RCT研究

第一作者和年份	患者例数	镇痛模式	主要研究终点	结论
Benhamou 1994[69]	25	腹腔内和输卵管系膜局部麻醉对比安慰剂	术后疼痛、镇痛需求和恢复正常活动时间	多模式镇痛组术后疼痛、镇痛需求和恢复正常活动的时间均较少
Michaloliakou 1996[70]	49	多模式镇痛（静脉注射，肌内注射）与安慰剂相比	术后疼痛，恶心，出院时间	术后疼痛和恶心明显减轻，出院更快
Einarsson 2004[71]	82	术前对比术后穿刺孔局部麻醉	术后疼痛	穿刺孔局部麻醉组术后1小时内疼痛减轻
Grube 2004[72]	163	术前穿刺孔局部麻醉对比安慰剂	术后疼痛、镇痛、功能障碍	没有显著性差异
Lam 2004[73]	144	术前穿刺孔局部麻醉对比术后穿刺孔局部麻醉对比安慰剂	术后疼痛、出院前镇痛和总镇痛药物量	术前注射组疼痛较轻
Chou 2005[74]	91	术后麻醉药腹腔滴注与术前术后均喷注与安慰剂比较	肩部疼痛、内脏痛、腹壁痛、住院时间、术后镇痛用量、副作用	术前和术后滴注布鲁卡因可显著减少术后8小时内的腹部内脏疼痛。住院时间无显著差异
Ghezzi 2005[75]	170	术前穿刺孔局部麻醉对比安慰剂	术后疼痛、镇痛、术后第一次需要镇痛药物的时间	没有显著差异
Jabbour 2005[76]	100	多模式镇痛（腹腔内喷雾、静脉注射）与安慰剂比较	术后疼痛、恶心、呕吐	多模式镇痛组术后疼痛和呕吐显著减轻
Kim 2005[77]	83	多模式镇痛（穿刺孔局部注射、肌内注射）与安慰剂相比	术后疼痛、首次镇痛需求时间	多模式镇痛组术后疼痛轻、距首次镇痛需求的时间长
Louizos 2005[78]	214	穿刺孔注射、腹膜内注射与安慰剂比较	术后疼痛、镇痛需求、患者满意度	治疗组较少疼痛、较少镇痛、较多患者满意
Alessandri 2006[79]	74	穿刺孔注射与安慰剂对比	术后疼痛、麻醉到下床活动的时间、住院时间	术后疼痛、镇痛均减轻。出院时间没有显著性差异
Costello 2010[67]	66	多模式镇痛（栓剂、穿刺孔、腹腔内和膈下局部麻醉剂）与安慰剂	阿片类药物需求量、恶心、呕吐、镇静、住院时间	多模式镇痛组术后疼痛、术后阿片需求量少。其他无显著差异
Kane 2012[80]	58	腹横肌平面阻滞和安慰剂	术后疼痛、镇痛要需求总量、手术时间	治疗组手术时间短、其他无差异
Kwon 2012[81]	40	表面局部麻醉和安慰剂	术后疼痛、镇痛药需求总量、恶心、呕吐、住院时间	治疗组疼痛较轻，其他无差异
Manjunath 2012[82]	196	腹腔内局部麻醉和安慰剂对比	术后疼痛、镇痛药需求总量、恶心	治疗组疼痛和呕吐较轻、镇痛药需求总量没有差异
Arden 2013[83]	157	腹腔内局部麻醉和安慰剂对比	术后疼痛、阿片类药需求量、住院时间、患者满意度	没有显著差异
Tam 2014[84]	135	穿刺口局部麻醉与安慰剂	术后疼痛	没有显著差异
Hotujec 2015[85]	64	腹横肌阻滞与安慰剂	术后疼痛、镇痛需求	没有显著差异

穿刺口的闭合

切口疝是一种术后并发症，可能导致小肠绞窄或嵌顿，需要紧急干预，若未及时诊断还可能导致死亡[86]。妇科腹腔镜手术后穿刺孔疝发生率较低，据报道为0.06%～1%。当穿刺孔大于7 mm，且孔的位置不在脐部时更容易发生穿刺孔疝。切口疝发生的危险因素包括：既往曾经发生过切口疝、术后伤口感染、伤口愈合不良、腹水、肥胖、结缔组织病和在切口部位频繁操作[88]。有危险因素的患者，无论切口大小，均应谨慎缝合筋膜[63]。直径<5mm的穿刺孔很少发生切口疝，故通常不需要缝合，但文献中也偶有报道。对7mm以上的穿刺孔都建议缝合筋膜以降低风险[89,90]。大多数切口疝发生在直径>10mm的穿刺口，12mm塑料Trocar造成的筋膜缺损最大，但只要谨慎缝合筋膜便可减少疝的发生。

筋膜缝合是避免切口疝的关键，缝合技术主要取决于外科医生的操作水平，在工具的选择上并没有哪种缝合工具明显优于另一种[91]。皮肤缝合可以通过缝合线、带氰基丙烯酸酯的组织黏合剂和微孔胶带等完成。后两种可保持表皮的完整性，距伤口边缘更近且张力更小，具有更好的美容效果，减少伤口早期并发症，如红斑、压痛和流液等[91,92]。

术后气腹

尽管二氧化碳具有高溶解性[93]，术后腹腔中残余的二氧化碳气体仍可持续数小时甚至术后24天。膈下气体的来源除了气腹残留外，还有可能是能量器械产生的气体和手术室空气中的水蒸气。膈下气体的存在会影响对术后肠穿孔的诊断，但出现肠穿孔时，膈下气体往往突然出现并且持续时间较长。立位X线片发现膈下游离气体对诊断腹腔镜手术后肠穿孔意义不大，但没有膈下游离气体则有助于排除肠穿孔[93]。

35%～60%的腹腔镜手术后都会出现肩膀疼痛，这与腹腔内的残余气体使腹膜受到牵拉、膈肌和膈神经受到刺激相关[94]。有研究认为引流管有助于排除残余气体，但研究数据一致性较差（表47.4）。也有研究表明，口服镇痛药物比用引流管更具成本效益，因为留置引流管会出现相关并发症，需要的住院时间也较长，所以不主张放置引流管[95,96]。减少术后肩膀疼痛还有一些其他方法，包括腹腔内注入生理盐水[93,97,98]，肺复张术[98,99]，无气腹腹腔镜[100]，低压腹腔镜[101]或用抽吸套管进行气体排空[102]等。这些在文献中均有描述，但也有其自身的问题和并发症，并没有在严格的随机试验中进行评估。

表47.4 减少残余气腹方法的研究比较

第一作者和年份	研究类型	患者例数	方法	主要终点指标	结论
Abbott 2001[95]	RCT	158	腹腔引流和模拟引流	术后恶心、呕吐、疼痛部位、止痛药和止吐药的使用、止痛药、费用	安慰剂组4小时和8小时时肩部疼痛明显更重，需要更多的总镇痛药量。总体疼痛评分、术后恶心呕吐无显著差异。使用简单的口服镇痛比插入腹腔引流管更具成本效益
Swift 2002[103]	RCT	67	非负压引流管与防返流式引流	术后疼痛	非负压引流管组术后12～72小时肩部疼痛明显减轻
Shen 2003[96]	RCT	164	负压引流管与无引流	术后疼痛、总镇痛需求、成本效益	负压引流组在24小时和48小时的总镇痛和肩部疼痛显著减少。简单的口服镇痛比负压引流更具成本效益
Raymond 2010[104]	RCT	168	负压引流与非负压引流	术后疼痛、恶心、呕吐、总镇痛要求	所有结果无显著差异，但负压引流在取出引流管时更痛
Kerimoglu 2015[105]	前瞻性研究	111	非负压引流与无引流	术后疼痛、术后并发症	无差异

腹腔镜的未来

目前腹腔镜手术已在妇科领域获得了广泛认可，甚至在某些手术中被认为是金标准，如附件手术和宫外孕手术。还出现了一些更为先进的技术，如机器人辅助腹腔镜手术。来自世界各地的患者和医疗机构的研究数据也证实了腹腔镜在某些手术中的有效性优于开腹手术。

单孔腹腔镜手术是否优于多孔腹腔镜手术还有待进一步研究。目前的研究认为其术后疼痛、住院时间和美容效果无显著差异[106-108]。机器人辅助腹腔镜是一种技术平台，其优点包括更好的视觉效应，机器手更好的精确度，还可以减少外科医生的手震颤[109]，其缺点是医疗成本增加、缺乏触觉反馈、患者与笨重的机械臂连接后手术台和患者均无法再移动等[109]。有研究证明机器人手术需要更长的手术时间[110-113]和更高的总成本[113-115]，患者从中获益有限[113]。机器人应应用于更精细、更富有挑战性的手术，而不是取代传统腹腔镜[116]。要在妇科手术领域广泛开展机器人手术还需要更多高质量的研究加持[113]。

（王延洲 译）

参考文献

1. Won H, Maley P, Salim S, Rao A, Campbell NT, Abbott JA. Surgical and patient outcomes using mechanical bowel preparation before laparoscopic gynecologic surgery: a randomized controlled trial. *Obstet Gynecol* 2013;**121**:538–46.
2. Yang LC, Arden D, Lee TT, et al. Mechanical bowel preparation for gynecologic laparoscopy: a prospective randomized trial of oral sodium phosphate solution vs. single sodium phosphate enema. *J Minim Invasive Gynecol* 2011;**18**:149–56.
3. Arnold A, Aitchison LP, Abbott J. Preoperative mechanical bowel preparation for abdominal, laparoscopic, and vaginal surgery: a systematic review. *J Minim Invasive Gynecol* 2015;**22**:737–52.
4. Muzii L, Bellati F, Zullo MA, Manci N, Angioli R, Panici PB. Mechanical bowel preparation before gynecologic laparoscopy: a randomized, single-blind, controlled trial. *Fertil Steril* 2006;**85**:689–93.
5. Lijoi D, Ferrero S, Mistrangelo E, et al. Bowel preparation before laparoscopic gynaecological surgery in benign conditions using a 1-week low fibre diet: a surgeon blind, randomized and controlled trial. *Arch Gynecol Obstet* 2009;**280**:713–18.
6. Siedhoff MT, Clark LH, Hobbs KA, Findley AD, Moulder JK, Garrett JM. Mechanical bowel preparation before laparoscopic hysterectomy: a randomized controlled trial. *Obstet Gynecol* 2014;**123**:562–67.
7. Ryan NA, Ng VS, Sangi-Haghpeykar H, Guan X. Evaluating mechanical bowel preparation prior to total laparoscopic hysterectomy. *JSLS* 2015;**19**:e2015.00035.
8. Cheney FW, Domino KB, Caplan RA, Posner KL. Nerve injury associated with anesthesia: a closed claims analysis. *Anesthesiology* 1999;**90**:1062–69.
9. Bohrer JC, Walters MD, Park A, Polston D, Barber MD. Pelvic nerve injury following gynecologic surgery: a prospective cohort study. *Am J Obstet Gynecol* 2009;**201**:531.e1–7.
10. Winfree CJ, Kline DG. Intraoperative positioning nerve injuries. *Surg Neurol* 2005;**63**:5–18.
11. Miller R (ed). *Miller's Anesthesia*. New York: Elsevier Churchill Livingstone; 2007.
12. Akhavan A, Gainsburg DM, Stock JA. Complications associated with patient positioning in urologic surgery. *Urology* 2010;**76**:1309–16.
13. Warner MA, Martin JT, Schroeder DR, Offord KP, Chute CG. Lower-extremity motor neuropathy associated with surgery performed on patients in a lithotomy position. *Anesthesiology* 1994;**81**:6–12.
14. Stewart J. *Focal Peripheral Neuropathies*, 3rd edn. Philadelphia, PA: Lippincott Williams & Wilkins; 2000.
15. Irvin W, Andersen W, Taylor P, Rice L. Minimizing the risk of neurologic injury in gynecologic surgery. *Obstet Gynecol* 2004;**103**:374–82.
16. Koç G, Tazeh NN, Joudi FN, Winfield HN, Tracy CR, Brown JA. Lower extremity neuropathies after robot-assisted laparoscopic prostatectomy on a split-leg table. *J Endourol* 2012;**26**:1026–29.
17. Kompanje EJO, van Genderen M, Ince C. The supine head-down tilt position that was named after the German surgeon Friedrich Trendelenburg. *Eur Surg* 2012;**44**:168–71.
18. Kundra P, Kanna V, Bupathi A, Sudeep K. Evaluation of pelvic wedge for gynaecological laparoscopy. *Anaesthesia* 2008;**63**:1087–91.
19. Gould C, Cull T, Wu YX, Osmundsen B. Blinded measure of Trendelenburg angle in pelvic robotic surgery. *J Minim Invasive Gynecol* 2012;**19**:465–68.
20. Odeberg S, Ljungqvist O, Svenberg T, et al. Haemodynamic effects of pneumoperitoneum and the influence of posture during anaesthesia for laparoscopic surgery. *Acta Anaesthesiol Scand* 1994;**38**:276–83.
21. Suozzi BA, Brazell HD, O'Sullivan DM, Tulikangas PK. A comparison of shoulder pressure among different patient stabilization techniques. *Am J Obstet Gynecol* 2013;**209**:478.e1–5.
22. Ritch JMB, Son M, Wright JD, et al. Evaluation of anti-slide methods to avoid patient shifting during trendelenburg lithotomy position for minimally invasive gynecologic surgery. *J Minim Invasive Gynecol* 2011;**18**:S70.
23. Eltabbakh GH. Uterine manipulation in laparoscopic hysterectomy. In: *The Female Patient*, pp. 18–23. Parsippany, NJ: Quadrant HealthCom Inc; 2010.
24. Mettler L, Nikam YA. A comparative survey of various uterine manipulators used in operative laparoscopy. *Gynecol Surg* 2006;**3**:239–43.
25. van den Haak L, Alleblas C, Nieboer TE, Rhemrev JP, Jansen FW. Efficacy and safety of uterine manipulators in laparoscopic surgery: a review. *Arch Gynecol Obstet* 2015;**292**:1003–11.
26. Akdemir A, Cirpan T. Iatrogenic uterine perforation and bowel penetration using a Hohlmanipulator: a case report. *Int J Surg Case Rep* 2014;**5**:271–73.
27. Lee M, Kim YT, Kim SW, et al. Effects of uterine manipulation on surgical outcomes in laparoscopic management of endometrial cancer: a prospective randomized clinical trial. *Int J Gynecol Cancer* 2013;**23**:372–79.
28. Rakowski JA, Tran TA, Ahmad S, et al. Does a uterine manipulator affect cervical cancer pathology or identification of lymphovascular space involvement? *Gynecol Oncol* 2012;**127**:98–101.
29. Canton-Romero JC, Anaya-Prado R, Rodriguez-Garcia HA, et al. Laparoscopic radical hysterectomy with the use of a modified uterine manipulator for the management of stage IB1 cervix cancer. *J Obstet Gynaecol* 2010;**30**:49–52.
30. Lam A, Kaufman Y, Khong SY, Liew A, Ford S, Condous G. Dealing with complications in laparoscopy. *Best Pract Res Clin Obstet Gynaecol* 2009;**23**:631–46.
31. Philips PA, Amaral JF. Abdominal access complications in laparoscopic surgery. *J Am Coll Surg* 2001;**192**:525–36.
32. Molloy D, Kaloo PD, Cooper M, Nguyen TV. Laparoscopic entry: a

literature review and analysis of techniques and complications of primary port entry. *Aust N Z J Obstet Gynaecol* 2002;**42**:246–54.
33. Munro MG. Laparoscopic access: complications, technologies, and techniques. *Curr Opin Obstet Gynecol* 2002;**14**:365–74.
34. Merlin TL, Hiller JE, Maddern GJ, Jamieson GG, Brown AR, Kolbe A. Systematic review of the safety and effectiveness of methods used to establish pneumoperitoneum in laparoscopic surgery. *Br J Surg* 2003;**90**:668–79.
35. Phillips G, Garry R, Kumar C, Reich H. How much gas is required for initial insufflation at laparoscopy? *Gynaecol Endosc* 1999;**8**:369–74.
36. Thomson AJ, Shoukrey MN, Gemmell I, Abbott JA. Standardizing pneumoperitoneum for laparoscopic entry. Time, volume, or pressure: which is best? *J Minim Invasive Gynecol* 2012;**19**:196–200.
37. Granata M, Tsimpanakos I, Moeity F, Magos A. Are we underutilizing Palmer's point entry in gynecologic laparoscopy? *Fertil Steril* 2010;**94**:2716–19.
38. Vilos GA, Ternamian A, Dempster J, Laberge PY, Clinical Practice Gynaecology Committee. Laparoscopic entry: a review of techniques, technologies, and complications. *J Obstet Gynaecol Can* 2007;**29**:433–65.
39. La Chapelle CF, Bemelman WA, Rademaker BM, et al. A multidisciplinary evidence-based guideline for minimally invasive surgery. Part 1: entry techniques and the pneumoperitoneum. *Gynecol Surg* 2012;**9**:271–82.
40. Yoong W, Saxena S, Mittal M, Stavroulis A, Ogbodo E, Damodaram M. The pressure profile test is more sensitive and specific than Palmer's test in predicting correct placement of the Veress needle. *Eur J Obstet Gynecol Reprod Biol* 2010;**152**:210–13.
41. Teoh B, Sen R, Abbott J. An evaluation of four tests used to ascertain Veres needle placement at closed laparoscopy. *J Minim Invasive Gynecol* 2005;**12**:153–58.
42. Dingfelder JR. Direct laparoscope trocar insertion without prior pneumoperitoneum. *J Reprod Med* 1978;**21**:45–47.
43. Hasson HM. A modified instrument and method for laparoscopy. *Am J Obstet Gynecol* 1971;**110**:886–87.
44. Ternamian AM, Vilos GA, Vilos AG, Abu-Rafea B, Tyrwhitt J, MacLeod NT. Laparoscopic peritoneal entry with the reusable threaded visual cannula. *J Minim Invasive Gynecol* 2010;**17**:461–67.
45. Ternamian AM. Laparoscopy without trocars. *Surg Endosc* 1997;**11**:815–18.
46. Bhoyrul S, Payne J, Steffes B, Swanstrom L, Way LW. A randomized prospective study of radially expanding trocars in laparoscopic surgery. *J Gastrointest Surg* 2000;**4**:392–97.
47. Cuss A, Bhatt M, Abbott J. Coming to terms with the fact that the evidence for laparoscopic entry is as good as it gets. *J Minim Invasive Gynecol* 2015;**22**:332–41.
48. Abbott JA, Garry R. Consensus on the prevention of laparoscopic surgical accidents. *Gynaecol Obstet* 1999;**6**:357–63.
49. Ahmad G, O'Flynn H, Duffy JM, Phillips K, Watson A. Laparoscopic entry techniques. *Cochrane Database Syst Rev* 2012;**2**:CD006583.
50. Jiang X, Anderson C, Schnatz PF The safety of direct trocar versus Veress needle for laparoscopic entry: a meta-analysis of randomized clinical trials. *J Laparoendosc Adv Surg Tech A* 2012;**22**:362–70.
51. Gutt CN, Oniu T, Mehrabi A, et al. Circulatory and respiratory complications of carbon dioxide insufflation. *Dig Surg* 2004;**21**:95–105.
52. O'Malley C, Cunningham AJ. Physiologic changes during laparoscopy. *Anesthesiol Clin North Am* 2001;**19**:1–19.
53. Reich H, Ribeiro SC, Rasmussen C, Rosenberg J, Vidali A. High-pressure trocar insertion technique. *JSLS* 1999;**3**:45–48.
54. Tsaltas J, Pearce S, Lawrence A, Meads A, Mezzatesta J, Nicolson S. Safer laparoscopic trocar entry: it's all about pressure. *Aust N Z J Obstet Gynaecol* 2004;**44**:349–50.
55. Munro MG. Fundamentals of electrosurgery. Part I: principles of radiofrequency energy for surgery. In: Feldman L, Fuchshuber P, Jones DB (eds), *The SAGES Manual on the Fundamental Use of Surgical Energy (FUSE)*, pp. 15–59. New York: Springer; 2012.
56. Rioux JE, Cloutier D. [Tubal sterilization using laparoscopy: presentation of a new bipolar instrument.] *Vie Med Can Fr* 1973;**2**:760–65.
57. Muhe E. [Laparoscopic cholecystectomy—late results.] *Langenbecks Arch Chir Suppl Kongressbd* 1991:416–23.
58. Reich H. Laparoscopic hysterectomy. *Surg Laparosc Endosc* 1992;**2**:85–88.
59. Law KS, Lyons SD. Comparative studies of energy sources in gynecologic laparoscopy. *J Minim Invasive Gynecol* 2013;**20**:308–18.
60. Law KS, Abbott JA, Lyons SD. Energy sources for gynecologic laparoscopic surgery: a review of the literature. *Obstet Gynecol Surv* 2014;**69**:763–76.
61. Voyles CR. The art and science of monopolar electrosurgery. In: Feldman L, Fuchshuber P, Jones DB (eds), *The SAGES Manual on the Fundamental Use of Surgical Energy (FUSE)*, pp. 81–90. New York: Springer; 2012.
62. Brunt ML. Fundamentals of electrosurgery. Part II: thermal injury mechanisms and prevention. In: Feldman L, Fuchshuber P, Jones DB (eds), *The SAGES Manual on the Fundamental Use of Surgical Energy (FUSE)*, pp. 61–80. New York: Springer; 2012.
63. La Chapelle CF, Bemelman WA, Rademaker BM, et al. A multidisciplinary evidence-based guideline for minimally invasive surgery: part 2—laparoscopic port instruments, trocar site closure, and electrosurgical techniques. *Gynecol Surg* 2013;**10**:11–23.
64. Odell RC. Surgical complications specific to monopolar electrosurgical energy: engineering changes that have made electrosurgery safer. *J Minim Invasive Gynecol* 2013;**20**:288–98.
65. Vancaillie TG. Active electrode monitoring. How to prevent unintentional thermal injury associated with monopolar electrosurgery at laparoscopy. *Surg Endosc* 1998;**12**:1009–12.
66. Munro MG. Economics and energy sources. *J Minim Invasive Gynecol* 2013;**20**:319–27.
67. Costello MF, Abbott J, Katz S, Vancaillie T, Wilson S. A prospective, randomized, double-blind, placebo-controlled trial of multimodal intraoperative analgesia for laparoscopic excision of endometriosis. *Fertil Steril* 2010;**94**:436–43.
68. Gibbison B, Kinsella SM. Postoperative analgesia for gynecological laparoscopy. *Saudi J Anaesth* 2009;**3**:70–76.
69. Benhamou D, Narchi P, Mazoit JX, Fernandez H. Postoperative pain after local anesthetics for laparoscopic sterilization. *Obstet Gynecol* 1994;**84**:877–80.
70. Michaloliakou C, Chung F, Sharma S. Preoperative multimodal analgesia facilitates recovery after ambulatory laparoscopic cholecystectomy. *Anesth Analg* 1996;**82**:44–51.
71. Einarsson JI, Sun J, Orav J, Young AE. Local analgesia in laparoscopy: a randomized trial. *Obstet Gynecol* 2004;**104**:1335–39.
72. Grube JO, Milad MP, Damme-Sorenen J. Preemptive analgesia does not reduce pain or improve postoperative functioning. *JSLS* 2004;**8**:15–18.
73. Lam KW, Pun TC, Ng EH, Wong KS. Efficacy of preemptive analgesia for wound pain after laparoscopic operations in infertile women: a randomised, double-blind and placebo control study. *BJOG* 2004;**111**:340–44.
74. Chou YJ, Ou YC, Lan KC, Jawan B, Chang SY, Kung FT. Preemptive analgesia installation during gynecologic laparoscopy: a randomized trial. *J Minim Invasive Gynecol* 2005;**12**:330–35.
75. Ghezzi F, Cromi A, Bergamini V, et al. Preemptive port site local anesthesia in gynecologic laparoscopy: a randomized, controlled trial. *J Minim Invasive Gynecol* 2005;**12**:210–15.
76. Jabbour-Khoury SI, Dabbous AS, Gerges FJ, Azar MS, Ayoub CM, Khoury GS. Intraperitoneal and intravenous routes for pain relief in laparoscopic cholecystectomy. *JSLS* 2005;**9**:316–21.
77. Kim JH, Lee YS, Shin HW, Chang MS, Park YC, Kim WY. Effect of administration of ketorolac and local anaesthetic infiltration for pain relief after laparoscopic-assisted vaginal hysterectomy. *J Int Med Res* 2005;**33**:372–78.
78. Louizos AA, Hadzilia SJ, Leandros E, Kouroukli IK, Georgiou LG, Bramis JP. Postoperative pain relief after laparoscopic chole-

cystectomy: a placebo-controlled double-blind randomized trial of preincisional infiltration and intraperitoneal instillation of levobupivacaine 0.25%. *Surg Endosc* 2005;**19**:1503–506.

79. Alessandri F, Lijoi D, Mistrangelo E, Nicoletti A, Ragni N. Effect of presurgical local infiltration of levobupivacaine in the surgical field on postsurgical wound pain in laparoscopic gynecological surgery. *Acta Obstet Gynecol Scand* 2006;**85**:844–49.
80. Kane SM, Garcia-Tomas V, Alejandro-Rodriguez M, Astley B, Pollard RR. Randomized trial of transversus abdominis plane block at total laparoscopic hysterectomy: effect of regional analgesia on quality of recovery. *Am J Obstet Gynecol* 2012;**2074**19.e1–5.
81. Kwon YS, Kim JB, Jung HJ, et al. Treatment for postoperative wound pain in gynecologic laparoscopic surgery: topical lidocaine patches. *J Laparoendosc Adv Surg Tech A* 2012;**22**:668–73.
82. Manjunath AP, Chhabra N, Girija S, Nair S. Pain relief in laparoscopic tubal ligation using intraperitoneal lignocaine: a double masked randomized controlled trial. *Eur J Obstet Gynecol Reprod Biol* 2012;**165**:110–14.
83. Arden D, Seifert E, Donnellan N, Guido R, Lee T, Mansuria S. Intraperitoneal instillation of bupivacaine for reduction of postoperative pain after laparoscopic hysterectomy: a double-blind randomized controlled trial. *J Minim Invasive Gynecol* 2013;**20**:620–26.
84. Tam T, Harkins G, Wegrzyniak L, Ehrgood S, Kunselman A, Davies M. Infiltration of bupivacaine local anesthetic to trocar insertion sites after laparoscopy: a randomized, double-blind, stratified, and controlled trial. *J Minim Invasive Gynecol* 2014;**21**:1015–21.
85. Hotujec BT, Spencer RJ, Donnelly MJ, et al. Transversus abdominis plane block in robotic gynecologic oncology: a randomized, placebo-controlled trial. *Gynecol Oncol* 2015;**136**:460–65.
86. Karthik S, Augustine AJ, Shibumon MM, Pai MV. Analysis of laparoscopic port site complications: a descriptive study. *J Minim Access Surg* 2013;**9**:59–64.
87. Magrina JF. Complications of laparoscopic surgery. *Clin Obstet Gynecol* 2002;**45**:469–80.
88. Tonouchi H, Ohmori Y, Kobayashi M, Kusunoki M. Trocar site hernia. *Arch Surg* 2004;**139**:1248–56.
89. Kadar N, Reich H, Liu CY, Manko GF, Gimpelson R. Incisional hernias after major laparoscopic gynecologic procedures. *Am J Obstet Gynecol* 1993;**168**:1493–95.
90. Abbott JA, Phillips AG. Herniation following laparoscopic sterilisation. *Gynae Endosc* 2000;**9**:271–72.
91. Natalin RA, Lima FS, Pinheiro T, et al. The final stage of the laparoscopic procedure: exploring final steps. *Int Braz J Urol* 2012;**38**:4–16.
92. Chen K, Klapper AS, Voige H, Del Priore G. A randomized, controlled study comparing two standardized closure methods of laparoscopic port sites. *JSLS* 2010;**14**:391–94.
93. Thomson AJ, Abbott JA, Lenart M, et al. Assessment of a method to expel intraperitoneal gas after gynecologic laparoscopy. *J Minim Invasive Gynecol* 2005;**12**:125–29.
94. Berberoğlu M, Dilek ON, Ercan F, Kati I, Ozmen M. The effect of CO2 insufflation rate on the postlaparoscopic shoulder pain. *J Laparoendosc Adv Surg Tech A* 1998;**8**:273–77.
95. Abbott J, Hawe J, Srivastava P, Hunter D, Garry R. Intraperitoneal gas drain to reduce pain after laparoscopy: randomized masked trial. *Obstet Gynecol* 2001;**98**:97–100.
96. Shen CC, Wu MP, Lu CH, et al. Effects of closed suction drainage in reducing pain after laparoscopic-assisted vaginal hysterectomy. *J Am Assoc Gynecol Laparosc* 2003;**10**:210–14.
97. Suginami R, Taniguchi F, Suginami H. Prevention of postlaparoscopic shoulder pain by forced evacuation of residual CO. *JSLS* 2009;**13**:56–59.
98. Tsai HW, Wang PH, Yen MS, Chao KC, Hsu TF, Chen YJ. Prevention of postlaparoscopic shoulder and upper abdominal pain: a randomized controlled trial. *Obstet Gynecol* 2013;**121**:526–31.
99. Sharami SH, Sharami MB, Abdollahzadeh M, Keyvan A. Randomised clinical trial of the influence of pulmonary recruitment manoeuvre on reducing shoulder pain after laparoscopy. *J Obstet Gynaecol* 2010;**30**:505–10.
100. Guido RS, Brooks K, McKenzie R, Gruss J, Krohn MA. A randomized, prospective comparison of pain after gasless laparoscopy and traditional laparoscopy. *J Am Assoc Gynecol Laparosc* 1998;**5**:149–53.
101. Bogani G, Uccella S, Cromi A, et al. Low vs. standard pneumoperitoneum pressure during laparoscopic hysterectomy: prospective randomized trial. *J Minim Invasive Gynecol* 2014;**21**:466–71.
102. Leelasuwattanakul N, Bunyavehchevin S, Sriprachittichai P. Active gas aspiration versus simple gas evacuation to reduce shoulder pain after diagnostic laparoscopy: a randomized controlled trial. *J Obstet Gynaecol Res* 2016;**42**:190–94.
103. Swift G, Healey M, Varol N, Maher P, Hill D. A prospective randomised double-blind placebo controlled trial to assess whether gas drains reduce shoulder pain following gynaecological laparoscopy. *Aust N Z J Obstet Gynaecol* 2002;**42**:267–70.
104. Raymond AP, Chan K, Deans R, Bradbury R, Vancaillie TG, Abbott JA. A comparative, single-blind, randomized trial of pain associated with suction or non-suction drains after gynecologic laparoscopy. *J Minim Invasive Gynecol* 2010;**17**:16–20.
105. Kerimoglu OS, Yilmaz SA, Pekin A et al. Effect of drainage on postoperative pain after laparoscopic ovarian cystectomy. *J Obstet Gynaecol* 2015;**35**:287–89.
106. Hoyer-Sorensen C, Vistad I, Ballard K. Is single-port laparoscopy for benign adnexal disease less painful than conventional laparoscopy? A single-center randomized controlled trial. *Fertil Steril* 2012;**98**:973–79.
107. Choi YS, Park JN, Oh YS, Sin KS, Choi J, Eun DS. Single-port vs. conventional multi-port access laparoscopy-assisted vaginal hysterectomy: comparison of surgical outcomes and complications. *Eur J Obstet Gynecol Reprod Biol* 2013;**169**:366–69.
108. Mencaglia L, Mereu L, Carri G, et al. Single port entry – are there any advantages? *Best Pract Res Clin Obstet Gynaecol* 2013;**27**:441–55.
109. Nezhat C, Lewis M, Kotikela S, et al. Robotic versus standard laparoscopy for the treatment of endometriosis. *Fertil Steril* 2010;**94**:2758–60.
110. Gobern JM, Rosemeyer CJ, Barter JF, Steren AJ. Comparison of robotic, laparoscopic, and abdominal myomectomy in a community hospital. *JSLS* 2013;**17**:116–20.
111. Paraiso MF, Ridgeway B, Park AJ, et al. A randomized trial comparing conventional and robotically assisted total laparoscopic hysterectomy. *Am J Obstet Gynecol* 2013;**208**:368.e1–7.
112. Sarlos D, Kots L, Stevanovic N, von Felten S, Schär G. Robotic compared with conventional laparoscopic hysterectomy: a randomized controlled trial. *Obstet Gynecol* 2012; **120**:604–11.
113. Liu H, Lawrie TA, Lu D, Song H, Wang L, Shi G. Robot-assisted surgery in gynaecology. *Cochrane Database Syst Rev* 2014;**12**:CD011422.
114. Pasic RP, Rizzo JA, Fang H, Ross S, Moore M, Gunnarsson C. Comparing robot-assisted with conventional laparoscopic hysterectomy: impact on cost and clinical outcomes. *J Minim Invasive Gynecol* 2010;**17**:730–38.
115. Sarlos D, Kots L, Stevanovic N, Schaer G. Robotic hysterectomy versus conventional laparoscopic hysterectomy: outcome and cost analyses of a matched case-control study. *Eur J Obstet Gynecol Reprod Biol* 2010;**150**:92–96.
116. Smorgick N, Patzkowsky KE, Hoffman MR, Advincula AP, Song AH, As-Sanie S. The increasing use of robot-assisted approach for hysterectomy results in decreasing rates of abdominal hysterectomy and traditional laparoscopic hysterectomy. *Arch Gynecol Obstet* 2014;**289**:101–105.

第48章

宫腔镜

O. A. O'Donovan, Peter J. O'Donovan

引言和历史背景

宫腔镜"hysteroscopy"的两个词根来自希腊语，一个是"hysteros"，指"子宫"；另一个"scopy"指"看"，这是现代妇科门诊内镜检查和治疗的起源[1]。1869年，Pantaleoni第一次成功完成宫腔镜诊断和手术。他用改良的膀胱镜反射烛光对一例绝经后阴道出血患者进行了宫腔检查，发现并治疗了这例患者的息肉[2]。这一创举为泌尿科和妇科内镜技术进一步发展铺平了道路。1907年Charles David首次描述了一种宫腔可视化的透镜系统[3]；1943年Fourestier[4]开发出冷光源，Hopkins开发出棒状透镜系统，两者的结合为现代妇科内镜技术奠定了基础，使宫腔评估变得更为便捷。

既往的宫腔镜手术需要患者住院，并在全身麻醉下进行。随着技术的进步，特别是光学系统的小型化，目前宫腔镜检查和小手术均可在门诊或小手术室完成[5-8]。已有充分的证据表明其安全性，患者接受度也比较高。宫腔镜简便快捷，接受度广，对一些妇科疾病可以达到"即查即治"。

诊断性宫腔镜的适应证

• 异常子宫出血的评估：在妇科门诊中，有20%的患者是因为异常子宫出血就诊。而25%的患者因为异常子宫出血接受手术治疗[12]。异常子宫出血存在多种情况，包括绝经前出血、绝经后出血和因激素替代治疗或他莫昔芬治疗而出现的异常出血。无论是哪种情况，门诊宫腔镜检查都是寻找出血原因的重要手段，另外可能还需要结合盆腔超声检查和子宫内膜活检等诊断方法。

• 宫内局灶性病变的诊断（如息肉和子宫肌瘤）：导致异常子宫出血的子宫结构性病变多发生于围绝经期，最常见的为子宫内膜息肉和黏膜下肌瘤。40岁以下的女性很少罹患子宫内膜癌，但45～55岁是子宫内膜癌的高发年龄[13,14]。若出现绝经后阴道出血，要高度警惕子宫内膜癌，其发病风险为5%~10%[15]。

• 不孕症的检查：当宫腔镜检查用于不孕症的评估时，主要针对影像学诊断为异常的宫腔进行进一步检查，例如，子宫内膜息肉、黏膜下肌瘤、宫内粘连或纵隔。

• 复发性流产的检查：先天性的子宫结构异常与不孕症相关，增加了自发性流产与早产的概率[16,17]。宫腔镜检查可以识别宫颈粘连、宫腔粘连和子宫内膜息肉，但对诊断宫颈功能不全基本没有价值，但当膨宫困难，膨宫液从宫颈口泄漏时，可怀疑宫颈功能不全。

• 移位宫内节育器（IUD）的定位和取出：盆腔超声可对大多数IUD的位置进行确认，当无法判断时，也可以采用腹部X线进行定位。门诊宫腔镜在取出移位节育器上具有重要作用，特别是带操作侧孔的宫腔镜，可将取物钳置入宫腔，夹住IUD尾丝或IUD，将宫腔镜和IUD一起取出。

• 子宫内膜消融术前：子宫内膜消融术可用于没有子宫内膜癌变的异常子宫出血患者。通常需要先进行宫腔镜检查，排除子宫内膜癌。

• 宫腔镜绝育术：宫腔镜绝育术一般在门诊进行，不需要全身麻醉，恢复时间较短，具有较大的成本效益。见后文详述[15]。

宫腔镜检查和治疗的禁忌证

绝对禁忌证

• 宫颈癌：宫颈癌患者不应进行宫腔镜检查，开放的血管或淋巴管可导致癌细胞全身扩散。

• 严重子宫出血：月经期间或子宫出血多时应避免宫腔镜检查，其原因有二，一是避免膨宫液携带子宫内膜进入盆腔而发生子宫内膜异位症的风险；二是出血多会影响镜下视野，不能满意观察。中度子宫出血并不妨碍宫腔镜检查。

• 盆腔炎：可有引起感染加重和腹膜炎的风险。

相对禁忌证

• 妊娠：妊娠通常被认为是宫腔镜检查的禁忌证，但当带环受孕时也可以通过宫腔镜取出宫内节育器。

• 近期子宫穿孔：子宫穿孔愈合过程中可能有薄弱的瘢痕，发生再次子宫穿孔的风险较大。

• 宫颈狭窄：宫颈狭窄时发生子宫穿孔的风险增大，所以应由有经验的医生来进行操作。

• 心肺疾病。

• 不能配合的患者：对于放置窥阴器困难或难以耐受宫颈钳夹的患者，可通过阴道内镜技术克服。

治疗性宫腔镜适应证

宫腔镜技术的不断进步和设备上的改进使得清醒患者可以耐受宫腔镜手术；能量器械从单极变为了双极和等离子，从而使膨宫介质不仅仅局限于非离子扩张介质，还可以使用生理盐水，更加安全。

• 定点活检：对于子宫内膜外观异常的局灶性病变最好从操作孔使用抓钳取活检，尽量避免病变组织掉落在宫腔中。

• 宫颈和子宫内膜息肉切除术：宫颈息肉可以实施摘除术，但如果根部较大，则可采用环形电刀切除。子宫内膜息肉是子宫内膜基底层增生形成，具有不同程度的恶性可能[18]。宫腔镜检查时，息肉光滑柔软，或无蒂或有蒂，可以用剪刀、抓取器或双极去除。双极去除后的标本不能做病理学检查，故大多数专家建议对直径<3cm的息肉才考虑用这种方法切除。

• 黏膜下肌瘤的治疗：黏膜下肌瘤可通过宫腔镜手术切除。大多数专家建议，如果肌瘤直径>2cm，应住院治疗。手术时可使用冷刀切除，也可以用双极烧灼。

• 分离宫腔粘连：宫腔粘连分为轻度、中度和重度。轻度者粘连较薄，粘连时间较短，容易分离；中度者粘连较厚，分离时易出血。严重粘连一般由结缔组织形成，分离时也不出血。分离中度和重度粘连通常需要全身麻醉，并同时进行腹腔镜检查和（或）术中超声检查。在宫腔镜监视下，可使用冷刀或电刀进行分离。治疗后的妊娠率为60%～70%，主要取决于治疗前粘连严重程度。

• 去除子宫纵隔：约25%有子宫纵隔的患者会出现复发性流产[16]。子宫纵隔可在全身麻醉或局部麻醉下用冷刀或电刀在宫腔镜下进行切割。该手术可能需要在腹腔镜或超声监视下进行。该手术一般成功率较高，妊娠率高达85%～90%[19,20]。一般情况下，建议患者术后至少4～7周后再妊娠。

• 宫腔镜绝育术：该手术可在门诊进行，可减少全身麻醉风险，快速恢复，具有成本效益。绝育装置包括一个微型插入物和一个可通过宫腔镜传送的一次性传送系统组成。微型插入物由不锈钢内卷、镍钛合金和超弹性外卷以及聚乙烯纤维组成。微型插入物被插入输卵管，并固定在子宫输卵管连接处。纤维组织增生可将微插入物固定在输卵管中，阻塞导致绝育。研究表明，96%的病例在6个月时有双侧闭塞，随访3个月后绝育有效率为99.8%[21,22]。手术时间15～20分钟，双侧放置率90%。但注意术后3个月内必须使用其他方法避孕[23]。

子宫内膜消融术/切除术

自1981年以来，子宫内膜消融术成为治疗月经过多的一种方法。在过去的20年中，这一技术也不断发展。1981年，Milton Goldrath第一次描述了子宫内膜消融术，他用激光能量消除了22例月经过多患者的子宫内膜[24]。20世纪80年代中期，来自巴黎的著名宫腔镜专家Jacques Hamou将子宫内膜部分切除术引入欧洲。Hamou在欧洲推广了子宫内膜切除术和宫腔镜子宫肌瘤切除术，并在1988年的牛津学术会议向英国临床医生传授了这项技术，并将其称之为“经宫颈子宫内膜切除术（TCRE）”[25]。

患者的选择

仔细选择患者很重要。表48.1总结了此类手术患者选择的标准。

宫腔镜子宫内膜消融技术

本章节简要介绍了子宫内膜消融术。简单而言,其主要类型有二:电切法和激光烧灼法。激光烧灼法因其设备较为昂贵且难以掌握,目前基本无人使用。而电切法又分为两种手段:热球消融和环形电极子宫内膜切除。

子宫内膜热球消融术

这项技术使用球形电极烧灼子宫内膜,与激光烧灼相比,它相对简单且具有成本优势,因而受到欢迎[26,27]。

该手术安全有效,可快速完成[28]。有几项研究已充分证实了其安全性和有效性,研究中对200例患者进行了2年的随访,成功率为90%,再次手术率为4%,有5%的女性最终还是进行了子宫切除术[29]。

子宫内膜热球消融术有以下优点和缺点。

优点

• 比子宫内膜电切术更容易掌握和操作。

• 子宫穿孔、水中毒和出血的风险均低于子宫内膜切除术。

• 手术时间更短。

缺点

• 不能获得子宫内膜组织学标本。

表48.1 宫腔镜子宫内膜消融术的纳入和排除标准

纳入标准	排除标准
异常子宫出血	存在其他妇科疾病(如子宫阴道脱垂、卵巢疾病、盆腔炎、宫颈不典型增生)
不愿意闭经	子宫内膜不典型增生与癌症
其他治疗方法失败	黏膜下肌瘤>2cm
子宫内膜活检无不典型增生和癌症	子宫大小>12周
家庭完整	无排卵,子宫内膜增生

• 不能治疗黏膜下肌瘤。

• 使用单极能量,其安全性低于双极能量。

环状电极子宫内膜电切术

TCRE是一种治疗严重子宫出血的重要手段,该手段安全有效[30-32]。

宫腔镜下采用环状电极有效切除子宫内膜及其下的浅肌层,还可获得病变组织进行病理检查。环状电极的能量可为单极也可为双极。

在宫腔镜手术中引入双极能量提高了手术安全性,因为其所需的膨宫介质可为生理盐水,而生理盐水引起的电解质紊乱明显低于无电解质溶液,减少了水中毒的发生。

用环状电极进行子宫内膜切除时,应注意一个重要的操作原则,即只能在向着宫颈方向移动电极时才能激活电极。这样才不会因操作失误引起子宫穿孔。对于月经量过多合并黏膜下肌瘤的患者,术中还可同时进行肌瘤切除。

TCRE是一种肯定的子宫切除术的替代方案,满意率高达70%~94%[31]。

子宫内膜切除术的优缺点如下。

优点

• 可获得子宫内膜组织以进行病理学检查。

• 可同时切除黏膜下肌瘤或息肉。

• 更适用于子宫内膜较厚的患者。

缺点

• 技术要求较高。

• 子宫穿孔风险较大。

• 若使用单极电切则需要无电解质膨宫介质。

子宫内膜切除术的预后评估

尽管在单个患者中看来,子宫内膜切除术或消融术成功率很高,很有效,但对于前来咨询的患者,我们还是要谨慎对其情况进行分析,根据公认的预后评估因素来帮助患者了解手术后的预后情况。

表48.2列举了有较好预测价值的参数和尚不清楚预测价值的因素。

• 子宫腺肌病:子宫腺肌病在治疗前不易诊断,但与子宫内膜切除术后治疗失败有关[33]。

表48.2 子宫内膜切除术预后评估因素

有较好预测价值的参数	较差预测价值的因素
绝育 年龄 体重指数 超声宫腔深度 肌瘤 吸烟 产次 术前痛经	图形失血量评估表 子宫内膜厚度 子宫腺肌病

• 绝育:如果患者在子宫内膜消融术前进行绝育,则失败的概率更高[34,35]。所有研究都是进行的腹腔镜绝育术,所以对宫腔镜绝育术的影响知之甚少。

• 年龄:年龄越大,子宫内膜切除术的成功率越高[36-39]。研究中的年龄截断值大多选择在45岁。

• 体重指数(BMI):BMI较高的女性子宫内膜组织的再生能力较强。

• 宫腔深度:宫腔深度越深,消融越困难,治疗结局越差[34]。

• 吸烟:吸烟患者子宫内膜切除术的治疗结局较差,但吸烟与手术之间的关系尚不清楚。

• 肌瘤:有子宫肌瘤时,内膜消融的结局较差;有黏膜下肌瘤时,子宫内膜切除术后不满意的概率较高[34,40]。

• 胎次:胎次大于5次的患者再次手术的概率较高[36,37]。

• 术前痛经:子宫内膜切除术后失败或再次手术的更常见于术前有痛经的女性[34,36-38,40,41]。

诊断性和治疗性宫腔镜的并发症

宫腔镜手术相关并发症的发生率是多少?

不同的手术有不同的并发症发生率。已经有多个基于大规模的国家数据库的统计报告(表48.3)[42-44]。Jansen等人在2000年发表了一份荷兰国家数据库的统计报告,其中包括11 000多例诊断性宫腔镜和2500多例治疗性宫腔镜。文中指出,治疗性宫腔镜术中并发症明显多于诊断性宫腔镜。0.2%的宫腔镜手术中会发生有临床意义的水中毒,尤其是在子宫肌瘤切除术中。子宫穿孔发生在0.13%的诊断性宫腔镜和0.76%的治疗性宫腔镜中,但与其发生相关的各种技术原因之间无统计学差异。诊断性宫腔镜在扩张宫颈管时最容易发生穿孔,占穿孔的70%。最容易发生子宫穿孔的手术是宫腔粘连松解术,发生风险为4.5%,穿孔发生率最低的是子宫内膜息肉切除术,约0.4%。而在Jenson的这篇文章中报道没有因宫腔镜手术而导致死亡的病例。

术中并发症

迷走神经反应

通常发生在扩张宫颈或置入宫腔镜时。发生率不高,文献报道为300例中发生1例,其发生与宫腔镜医生的操作能力和宫腔镜杆直径相关。

宫颈裂伤

检查性宫腔镜一般不需要扩张宫颈,特别是Bettocchi等人在文献中报道了阴道内镜技术,甚至不用窥阴器可顺利通过宫颈进入宫腔[45]。手术性宫腔镜多需要进行宫颈扩张,如发生宫颈损伤可行纱布压迫止血,硝酸银止血或进行缝合。要避免过度扩张宫颈,否则会导致膨宫液外漏。尤其需要注意的是必须在直视下置入宫腔镜。

子宫穿孔

子宫穿孔是罕见并发症,在治疗性宫腔镜中发生率高于检查性宫腔镜。在一项对25 000多名女性进行的大型系统回顾中,仅有4例(6000名女性中有1例)发生子宫穿孔[46]。穿破子宫的包括扩宫棒、宫腔镜或能量器械。子宫穿孔的处理取决于穿孔的大小、部位及是否损伤其他器官。穿孔多发于宫底,并无明显出血。未引起其他损伤的单纯穿孔可保守治疗,如住院观察并适当使用广谱抗生素,也可用腹腔镜观察排除出血。机械性损伤或能量器械的热损伤

表48.3 大规模国家审计

年份	作者	患者例数	穿孔(%)	出血(%)	水中毒(%)
1995	苏格兰宫腔镜检查审计组	978	1.1	3.6	0.6
1997	MISTLETOE	10 686	1.5	2.4	1.9
2000	Jansen等	2515	1.3	0.16	0.2

引起的穿孔可能导致邻近器官的损伤,损伤部位可能为肠道或大血管。目前门诊宫腔镜使用的能量器械多为双极,能量传播和热辐射较低,安全性较高。

出血

术中或术后出血可由以下原因引起:

- 窥阴器使用时。
- 子宫穿孔。
- 手术操作。

根据出血部位、严重程度和出血原因不同采用不同的处理方法。术中的宫腔内出血一经发现,即可用双极电凝止血;若止血困难则应放弃手术,置入Foley导尿管,用其球囊压迫止血。一般放置球囊后4小时可达止血目的。

膨宫介质导致的并发症

宫腔镜手术需要气体或液体作为膨宫介质,使得子宫壁分离,获得清晰视野。但膨宫介质会产生一些特有的并发症。既往在诊断性宫腔镜中曾用二氧化碳作为膨宫介质,有报道二氧化碳气体栓塞而导致患者死亡的病例。目前宫腔镜都使用液体作为膨宫介质,会发生水中毒的风险,但比较少见,文献报道的发生率为0.1%~0.2%。水中毒一旦发生,后果可能非常严重,会导致患者死亡[47]。几乎所有类型的液体膨宫介质都有水中毒风险,包括出现稀释性低钠血症和心力衰竭等。如不及时认识和处理,会非常危险。泌尿科医生在做前列腺电切时也会遇到相似的情况。Istre的研究表明,吸收1L 1.5%的甘氨酸可以使50%以上的患者的血钠浓度降低,通过计算机断层扫描发现这些患者都出现了脑水肿[48,49]。根据以上研究,将膨宫介质引起的并发症的风险因素归为以下方面:

- 大肌瘤切除或深部切除。
- 手术持续时间长。
- 膨宫压力高。
- 子宫穿孔。
- 使用麻醉剂。

重点关注以下3个方面可预防水中毒或减少永久性损伤风险:

- 合理选择膨宫介质。
- 尽量减少液体吸收。
- 及时识别和处理出现的问题。

迟发型并发症

- 感染:有文献对4000多例诊断性宫腔镜进行了分析,感染的发生率为2∶1000。宫腔镜手术后发生急性盆腔炎较罕见。一旦发生,可根据症状和体征进行诊断,若血液中或阴道拭子培养出细菌可适当使用抗生素治疗。
- 阴道分泌物增多:阴道分泌物增多在各种消融术后都很常见,有时会持续较长时间(2~3周),但通常是自限性的。应告知患者,如果阴道分泌物很让人困扰或出现发热、出血多或严重下腹痛,要及时就诊。
- 宫腔粘连:宫腔内粘连比较常见,特别是当切除的肌瘤位于相对的子宫壁上时更容易发生相互粘连。在这种情况下,肌瘤切除术最好分阶段进行。研究发现,术后放置宫内节育器以及术后连续口服避孕药2个月可有助于预防术后宫腔粘连。

宫腔镜的近期发展

宫腔镜检查的新设备:带有便携式摄像机和光源的成像系统可用于诊室或检查室,不占用空间,比较灵活。

Endosee

Endosee设备(Cooper Surgical)是一种手持式、电池供电的宫腔镜系统,由两个主要部分组成。"手持塔"包含一个小型液晶触摸显示屏[3.5英寸(1英寸≈2.54厘米)]和一个可充电电池;显示屏包括可视系统和电子控制系统。宫腔镜是一次性半刚性弯曲套管,直径3.5mm,长度287mm。摄像机和光源都位于宫腔镜的尖端,其中还包括一个数字处理芯片。套管近端有进水口,也可以连接注射器。有观察性研究证实此设备在宫腔镜检查中有较为乐观的前景[50-52]。

TELE PACK X LED

TELE PACK X LED(Karl Storz)不是全新系统,但目前升级集成了新的LED光源和15英寸LED背光显示器(图48.1)。还可以通过USB端口或SD卡插口下载和记录手术过程。此设备是一种便携式、多功能一体系统,包括光源和监视器,与Karl Storz其他镜头可以通用,可用于诊室和手术室。

宫腔内粉碎术

宫腔内粉碎装置的使用已获得广泛认可，一般在直视下进行机械性粉碎切除，膨宫液为生理盐水。目前此设备体积较小，可用于门诊手术室。有研究比较了粉碎术和电切术两种手术方式，结果表明粉碎术对绝经前和绝经后患者的息肉切除更为有效，与电切术相比，粉碎术切除息肉更快，更容易完成，患者的痛苦更小[53]。用粉碎术还可进行黏膜下肌瘤、残留胎盘、宫腔粘连和子宫中隔的切除。

粉碎术的并发症通常是自限性的，包括迷走神经反应和子宫内膜炎。宫腔镜下粉碎术的安全性还需要通过扩大患者人群来进行进一步的评估，另外还需要评估并发症的发生和治疗情况[54-56]。

a

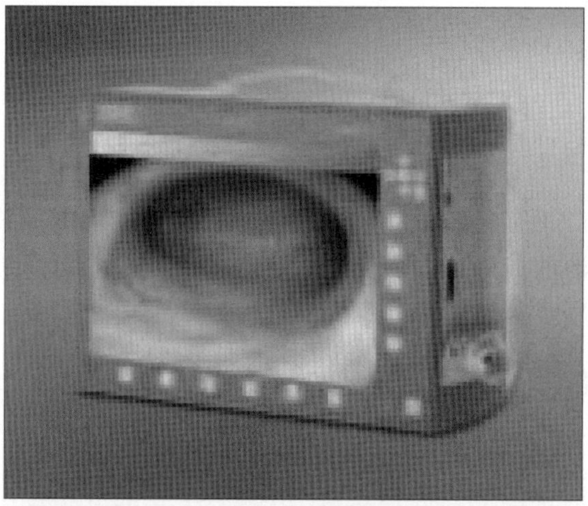

b

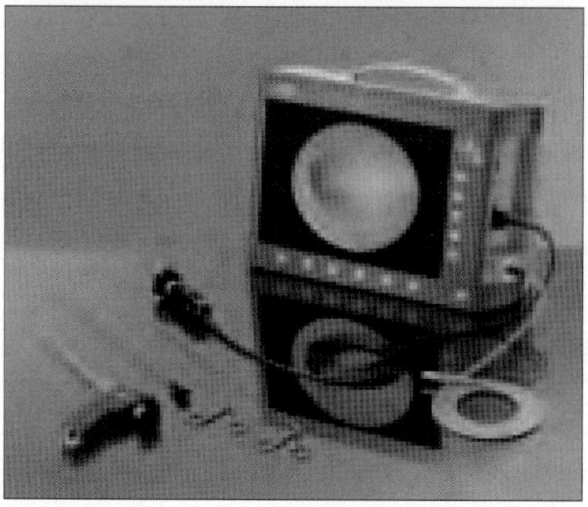

图48.1 (a)TELEPACK X LED；(b)TELEPACK X LED门诊宫腔镜设备。(Reproduced from Mencaglia, L., Cavalanti de Albuquerque Neto, L., and Arias Alvarez, R., *Manual of Hysteroscopy*, 2011, with permission from Endo Press.)

仪器和设置

宫腔镜检查

基础设施

宫腔镜检查涉及多学科的设备，如超声检查就非常重要，尤其需要同一医院的阴道超声结果来进行指导。

理想的就诊环境

宫腔镜检查涉及女性的私密，所以会让患者感到焦虑不安[57]，这就对检查环境提出了更高的要求。宫腔镜检查应在有条件的医院开展，并由冷静、称职、经验丰富的医生和护理人员操作进行。要向患者讲明即将进行的手术流程和其他适当的信息；可播放背景音乐帮助患者克服紧张情绪[58]。尽量给患者提供舒适的环境，包括更衣室、卫生间及茶点等[59]。如果发生意外情况，如发生迷走神经反应，应有观察床或躺椅给患者以进一步观察。

设备

必要的设备包括：

• 妇科检查床：舒适的检查床有助于患者在手术过程中放松。目前有可以电动控制的手术床，可任意调节体位。在进行宫腔镜检查和治疗时，患者正确的体位非常重要，特别是针对那些肥胖的患者，正确的体位可以使医生操作起来更轻松，避免医生手臂及手的劳损。

• 摄像机和监视器：使用打印和存储设备获取高质量图像非常重要。现在的摄像机和监视器越来越小型化，可最大程度的利用空间。理想情况下，摄像系统和监视器应安装在单个视频车上。

• 光源和电缆：大多数宫腔镜需要冷氙气光源(175W)。轻电缆容易损坏，需要小心使用。

• 液体膨宫介质加压带：生理盐水相对于二氧化碳作为膨宫介质而言，成像质量更好，手术速度更快，还可以使用双极能量器械，所以目前使用更广泛。研究发现这两种膨宫介质患者的疼痛感知没有显著差异[60]。一般将1～3L的袋装生理盐水加热至室温，用加压带进行加压输注，维持80～120mmHg

的宫腔压力。当进行肌瘤切除时，建议使用专门的液体泵进行液体流速和宫腔压力的管理，并准确监测液体平衡。如果使用气体作为膨宫介质，则需要二氧化碳喷射器和管道，以达到100mL/min的流速。

• 其他基本器械：包括Cusco窥镜、扩宫棒、取物钳、无菌清洗液、Hegar宫颈扩张器（1/2mm以上）。

• 流入和流出管道、牙科注射器、局部麻醉药、Pipelle子宫内膜活检取样器、剪刀和硝酸银棒。

• 宫腔镜：可使用各种诊断性或治疗性宫腔镜。从3mm的诊断性硬性宫腔镜到5mm操作性宫腔镜不等。

• 宫腔镜杆粗细在患者接受程度以及手术效果两方面都起到了重要的作用[61]。有随机对照试验比较了不同大小的外鞘对患者疼痛的影响及对宫腔镜检查成功率的影响[61-65]。结果显示：

–当外鞘直径<3.5mm时，宫腔镜术中疼痛明显减少[62-64]。因大多数诊断性宫腔镜均为30°镜，可以通过旋转对子宫内壁进行全面观察，所以镜杆的平移等操作也比较少。因为诊断性和治疗性宫腔镜可能都需要双极或其他外科电设备进行操作，所以需要硬性镜杆以及4F大小的手术通道。

–粉碎器：宫腔镜下的微型机械粉碎器是宫腔镜手术的最新进展。目前市场上有三种不同的产品：Truclear、MyoSure和宫内Bigatti刀。该技术在多发性子宫内膜息肉或较大息肉的切除中尤其有用。其安全性、有效性、治疗速度、患者的接受度等都得到了证实，具有较高的成本效益[66,67]。

培训和认证

一个针对欧洲不同国家宫腔镜培训和认证情况的综述指出，各国培训和认证五花八门，没有一致的标准。近来，欧洲妇科内镜学会出台了一个宫腔镜的培训标准，但这些标准有的比较武断，难以实施。2010年以来，英国皇家妇产科学院为所有希望接受宫腔镜培训的妇产科学员提供了宫腔镜（诊断性/治疗性以及门诊/住院）高级培训模块，选修了此模块的医生可以获得各种培训方案。目前还开发出了一些新的技能训练方法，如虚拟现实训练。有多项研究评估了这种训练的效果，证明其确实有利于手术技能的提升[59,68-74]。HystSim（Virtamed，Symbonic）就是一种虚拟现实设备，可以模拟宫腔镜手术中的各种真实场景，如模糊的视野、术中出血，以及出血时的处理、检查性宫腔镜、息肉切除术、肌瘤切除术、消融术和宫腔镜下绝育术等。

审核、患者满意度调查和风险管理

审核是监督和改进服务成果的有效工具。英国皇家妇产科学院《门诊宫腔镜检查最佳实践》指南[59]制定了多个标准来审核各个从业单位的工作绩效，包括门诊和住院患者行宫腔镜的数量和质量。患者满意度调查从患者的角度对医疗服务进行了评估，包括了患者的疼痛体验、患者的接受度及对服务质量的看法。这些对提高医疗服务质量都是至关重要的。

风险管理是患者安全的重要组成部分；应定期评估设备情况、感染控制、修订员工培训指南等。

研究/当前和未来发展

宫腔镜已经从一种纯粹的诊断工具发展成为有治疗价值的手术方法。此外，很多宫腔镜手术都可以在门诊进行；以前的子宫内膜消融术只有通过宫腔镜才能完成，现在已经报道有不需内镜完成的子宫内膜消融术。目前第一代宫腔镜手术切除内膜仍然是治疗月经过多的重要方法[73]，但第二代宫腔镜的内膜消融法因其技术容易掌握更受大家欢迎。

门诊宫腔镜检查

宫腔镜检查可直接显示整个子宫腔，并可对搔刮遗漏的可疑病变进行活检。研究表明，有62%的子宫内病变在搔刮中可能遗漏[74]。

循证实践

门诊宫腔镜检查的最佳实践

皇家妇产科学院和英国妇科内镜检查学会[59]的联合指南建议如下：

医疗服务

• 所有妇科从业机构应提供专门的门诊宫腔镜检查项目，对异常子宫出血的患者进行管理。这类服务极具临床和经济效益。

• 门诊宫腔镜检查应在大手术室之外的大小适当、设备和人员齐全的治疗室中进行，治疗室旁应配有独立更衣室和卫生间。

• 医疗专业人员应具备宫腔镜检查所需的技能和专业知识。

• 无论临床医生的性别如何，都应该有护士陪同。

• 预约前应有患者病历和手术同意书。

镇痛

• 门诊宫腔镜检查前应避免常规使用阿片类药物镇痛，会导致不良反应。

• 建议无禁忌证患者在宫腔镜检查前1小时口服标准剂量的非甾体抗炎药，减少术后疼痛。

宫颈准备

• 门诊宫腔镜检查前不建议常规行宫颈准备，尚无证据表明宫颈准备对减轻患者疼痛、增加手术成功率和减少子宫创伤等各方面存在益处。

宫腔镜类型

• 门诊诊断性宫腔镜应使用微型宫腔镜（2.7mm，带3～3.5mm外鞘），可显著减少患者不适。

• 与硬性宫腔镜相比，软性宫腔镜导致的疼痛更轻，但硬性宫腔镜成像质量更好，手术操作失败率低，手术时间更短，成本效益也更高。

膨宫介质

• 门诊宫腔镜检查可选择二氧化碳或生理盐水作为膨宫介质，虽然两者在减轻疼痛方面都无优势，但生理盐水似乎可以减少血管迷走神经反应的发生率。

• 与二氧化碳相比，生理盐水作为膨宫介质的图像质量更佳，使得门诊宫腔镜检查能更快完成。

局部麻醉和宫颈扩张

• 门诊宫腔镜检查术前滴注局部麻醉剂至宫颈管不会减轻疼痛，但可能会降低血管迷走神经反应的发生率。

• 当需要使用扩宫棒时，可考虑宫颈注射局部麻醉药。

• 在宫颈或其周围注射局部麻醉药可以降低门诊宫腔镜检查时的疼痛感，但对其临床意义还没有深入研究。推荐对于绝经后女性常规给予宫颈或其周围进行局部麻醉。

• 在宫颈或其周围注射局部麻醉药对于降低血管迷走神经反应的发生率的意义还不明确。

镇静

• 门诊宫腔镜手术中不应常规镇静，与局部麻醉相比，镇静在疼痛控制和患者满意度方面没有优势。

阴道内镜

• 阴道内镜可减轻硬性宫腔镜检查期间的疼痛。

结论

• 宫腔镜对于异常子宫出血的诊断和治疗具有重要作用

• 宫腔镜下息肉切除术、黏膜下肌瘤切除术和子宫内膜消融术是安全有效的。

• 在进行子宫内膜去除术前，应充分考虑影响预后的因素。

• 重要的预后因素包括年龄（满意度随年龄增加而增加）、术前是否有痛经（有痛经时满意度会降低）。

• 选择合适的患者是门诊宫腔镜手术成功的关键。

（邓黎 译）

参考文献

1. Zacur HA, Murray D. Techniques and instrumentation of operative hysteroscopy. In: Azziz R, Murphy AA (eds), *Practical Manual of Operative Laparoscopy and Hysteroscopy*, pp. 151–65. New York: Springer; 1992.
2. Pantaleoni D. On endoscopic examination of the cavity of the womb. *Med Press Circ* 1869;**8**:26–27.
3. David C. De l'endoscopie de l'uterus après avortement et dans les suites de couches a l'etat pathologique. *Bull Soc Obstet* 1907;Dec.
4. Fourestier M, Gladau A, Vulmiere J. Perfectionments de l'endoscope medicale. *Presse Med* 1943;**5**:46–47.
5. Kremer C, Duffy S, Moroney M. Patient satisfaction with outpatient hysteroscopy versus day case hysteroscopy: randomised controlled trials. *BMJ* 200;**320**:279–82.
6. Clark TJ, Bakour SH, Gupta JK, et al. Evaluation of outpatient hysteroscopy and ultrasonography in the diagnosis of endometrial disease. *Obstet Gynaecol* 2002:**99**:1001–1007.
7. Clark TK, Gupta JK. *Handbook of Outpatient Hysteroscopy: A Complete Guide to Diagnosis and Therapy*. Boca Raton, FL: CRC Press; 2005.
8. Clark TJ, Cooper NA, Kremer C. *Best Practice in Outpatient Hysteroscopy*. London: RCOG Press; 2011.
9. Cooper NAM, Clark TJ. Cost effectiveness of diagnostic strategies for the management of abnormal uterine bleeding (heavy men-

strual bleeding and post menopausal bleeding): systematic reviews, IPD meta analysis and model based economic evaluation. Available at: http://www.hta.ac.uk/2145 (accessed 27 September 2013).
10. Moawad NS, Santamaria E, Johnson M, et al. Cost effectiveness of office hysteroscopy for abnormal uterine bleeding. *JSLS* 2014;**18**:e2014.00393.
11. Timmermans A, Opmeer BC, Veersema S, Mol BW. Patients' preferences in the evaluation of postmenopausal bleeding. *BJOG* 2007;**114**:1146–49.
12. Hatasaka H. The evaluation of abnormal uterine bleeding. *Clin Obstet Gynecol* 2005;**48**:258–73.
13. Royal College of Obstetricians and Gynaecologists (RCOG). *The Management of Menorrhagia in Secondary Care*. Evidence-based Clinical Guideline No. 5. London: RCOG Press; 1999.
14. Somoye G, Olaitan A, Morcrost A, et al. Age related trends in the incidence of endometrial cancer in South East England 1962–1997. *J Obstet Gynaecol* 2005;**25**:35–38.
15. Goldstein RB, Bree RL, Benson CB, et al. Evaluation of the woman with postmenopausal bleeding: Society of Radiologists in Ultrasound-Sponsored Consensus Conference statement. *J Ultrasound Med* 2001;**20**:1025–36.
16. Royal College of Obstetricians and Gynaecologists (RCOG). *The Management of Recurrent Miscarriage*. Green-top Guideline No. 17. London: RCOG; 2003.
17. Zikopoulos KA, Kolibianakis EM, Platteau P, et al. Live delivery rates in subfertile women with Asherman's syndrome after hysteroscopic adhesiolysis using the resectoscope or the Versapoint system. *Reprod Biomed Online* 2004;**8**:720–25.
18. Bakour SH, Khan KS, Gupta JK. The risk of premalignant and malignant pathology in endometrial polyps. *Obstet Gynecol Surv* 2000;**55**:486–87.
19. Saygili-Yilmaz E, Yildiz S, Erman-Akar M. Reproductive outcome of separate uterus after hysteroscopic metroplasty. *Arch Gynecol Obstet* 2003;**268**:289–92.
20. Homer HA, Li TC, Cooke ID. The separate uterus: a review of management and reproductive outcome. *Fertil Steril* 2000;**73**:1–14.
21. Conceptus, Inc. ESSURE™ System. Available at: http://www.conceptus.com.
22. Food and Drug Administration. Essure. Available at: http://www.fda.gov/cdrh/pdf2/p020014.html.
23. Kerin J, Cooper J, Price T, et al. Hysteroscopic sterilisation using a micro insert device: results of a multicultural phase III study. *Hum Reprod* 2003;**18**:1223–30.
24. Goldrath MH, Fuller TA, Segal S. Laser photovaporization of endometrium for the treatment of menorrhagia. *Am J Obstet Gynecol* 1981;**140**:14–19.
25. Magos AL, Baumann R, Turnbull AC. Transcervical resection of the endometrium in women with menorrhagia. *Br Med J* 1989;**298**:1209–12.
26. Vancaillie TG. Electrocoagulation of the endometrium with the ball end resectoscope. *Obstet Gynecol* 1989:**74**;425–27.
27. Valle RF. Rollerball endometrial ablation in the treatment of menorrhagia. *Baillieres Clin Obstet Gynaecol* 1995;**9**:299–316.
28. Townsend DE, Richart RM, Paskowitz RA, et al. Rollerball coagulation of the endometrium. *Obstet Gynecol* 1990;**76**:310–13.
29. Paskowitz RA. Rollerball ablation of the endometrium. *J Reprod Med* 1995;**40**:333–36.
30. Lethaby A, Hickey M, Garry R. Endometrial destruction techniques for heavy menstrual bleeding. *Cochrane Database Syst Rev* 2005;**4**:CD0015101.
31. O'Connor H, Magos AL. Endometrial resection for menorrhagia. *N Engl J Med* 1996;**335**:151–56.
32. Sutton C. Hysteroscopic surgery. *Best Practice Res Clin Obstet Gynaecol* 2006;**20**;105–37.
33. Mengerink BB, van der Wurff AA, Ter Haar JF, et al. Pijnenborg affect of undiagnosed deep adenomyosis after failed NovaSure endometrial ablation. *J Minim Invasive Gynecol* 2015;**22**:239–44.
34. Peeters JA, Penninx JP, Mol BW, et al. Prognostic factors for the success of endometrial ablation in the treatment of menorrhagia with special reference to previous caesarean section. *Eur J Obstet Gynaecol Reprod Biol* 2013;**167**:100–103.
35. Kreider SE. Endometrial ablation: is tubal ligation a risk factor for hysteroscopy. *J Minim Invasive Gynaecol* 2013;**20**:616–19.
36. El-Nashar SA, Hopkins MR, Creedon DJ, et al. Prediction of treatment outcomes after global endometrial ablation. *Obstet Gynaecol* 2009;**113**:97–106.
37. Madsen AM, El-Nashar SA, Hopkins MR, et al. Endometrial ablation for the treatment of heavy menstrual bleeding in obese women. *Int J Gynaecol Obstet* 2013;**121**:20–23.
38. Thomassee MS, Curlin H. Predicting pelvic pain after endometrial ablation: which preoperative patient characteristics are associated? *J Minm Invasive Gynecol* 2013;**20**:642–47.
39. Longginotti MK, Jacobson GF, Hung YY, et al. Probability of hysteroscopy after endometrial ablation. *Obstet Gynecol* 2008;**112**:1214–20.
40. Smithling KR, Savella G, Raker CA, et al. Preoperative uterine bleeding pattern and risk of endometrial ablation failure. *Am J Obstet Gynaecol* 2014;**211**:556.e1–6.
41. Wishall KM, Price J, Pereira N, et al. Postablation risk factors for pain and subsequent hysterectomy. *Obstet Gynaecol* 2014;**124**:904–10.
42. Overton C, Hargreaves J, Maresh M. A national study of the complications of endometrial destruction for menstrual disorders: the MISTLETOE study. Minimally invasive surgical techniques – laser endothermal or endoresection. *Br J Obstet Gynaecol* 1997;**104**:1351–59.
43. Jansen FW, Vredevoogd CB, Van Ulzen K, et al. Complications of hysteroscopy: a prospective multicentre study. *Obstet Gynaecol* 2000:**96**:266–70.
44. Scottish Hysteroscopy Audit Group. A Scottish audit of hysteroscopic surgery for menorrhagia: complications and follow up. *BJOG* 1995;**102**;249–54.
45. Bettocchi S, Selvaggi L. A vaginoscopic approach to reduce the pain of office hysteroscopy. *J Am Assoc Gyecol Laparosc* 1997;**4**:255–58.
46. Clark TJ, Voit D, Gupta JK, et al. Accuracy of hysteroscopy in the diagnosis of endometrial cancer and hyperplasia: a systematic quantitative review. *JAMA* 2002;**288**:1610–21.
47. Arieff AI, Ayus JC. Endometrial ablation complicated by fatal hyponatraemia encephalopathy. *JAMA* 1993;**270**:1230–32.
48. Istre O, Bjoennes J, Naess R, Hornbaek K, Forman A. Postoperative cerebral oedema after transcervical resection and uterine irrigation with 1.5% glycine. *Lancet* 1994;**344**:1187–89.
49. Istre O, Skjaaa K, Schjoensby AP, Forman A. Changes in serum electrolytes after transcervical resection of the endometrium and sub mucous fibroids with the use of glycine 1.5% for uterine irrigation. *Obstet Gynaecol* 1992;**80**:218–22.
50. Harris MS. Experience with EndoSee: a novel hand-held digital hysteroscope for use in diagnostic office hysteroscopy. *J Minim Invasive Gyanecol* 2013;**20**:S67.
51. Munro MG. Pilot evaluation of the Endosee hand held hysteroscopic system for diagnostic hysteroscopy. *J Minim Invasive Gynecol* 2013;**20**:S68.
52. Wortman M. The Endosee hysteroscope: initial experience with a self-contained hand held hysteroscopy system. *J Minim Invasive Gynecol* 2013;**20**:S68.
53. Smith PP, Middelton LJ, Connor ME, et al. Hysteroscopic morcellation compared with electrical resection of endometrial polyps. *Obstet Gynaecol* 2014;**123**:745–51.
54. Hamerlynck TWO, Dietz V, Schoot BS. Clinical implantation of the hysteroscopic morcellator for removal of intrauterine myomas and polyps. *Gynaecol Surgery* 2011;**8**:193–96.
55. Hamerlynck T, Blikkendaal M, Schoot B, et al. An alternative approach for the removal of placental remnants: hysteroscopic

morcellation. *J Minim Invasive Gynecol* 2013;**20**:796–802.
56. Simons M, Hamerlynck TW, Abdulkadir L, et al. Hysteroscopic morcellator system can be used for the removal of a uterine septum. *Fertil Steril* 2011;**96**:e118–21.
57. Gupta JK, Clark TJ, More S, et al. Patient anxiety and experiences associated with an outpatient one stop and see and treat hysteroscopy clinic. *Surg Endosc* 2004;**18**:1099–104.
58. Angioli R, De Cicco Nardone C, Plotti F, et al. Use of music to reduce anxiety during office hysteroscopy: prospective randomised control trial. *J Minim Invasive Gynecol* 2014;**21**:454–59.
59. Royal College of Obstetricians and Gynaecologists (RCOG). *Best Practice in Outpatient Hysteroscopy*. Green-top Guideline No. 59. London: RCOG; 2015. Available at: https://www.rcog.org.uk/globalassets/documents/guidelines/gtg59hysteroscopy.pdf.
60. Cooper NA, Smith P, Khan KS, et al. A systematic review of the effect of the distention medium on pain during outpatient hysteroscopy. *Feril Steril* 2011;**95**:264–71.
61. Romani F, Guido M, Morciano A, et al. The use of different size-hysteroscope in office hysteroscopy; our experience. *Arch Gynecol Obstet* 2013;**288**:1355–59.
62. Campo R, Molinas CR, Rombatus L, et al. Prospective multicentre randomized controlled trial to evaluate factors influencing the success rate of office diagnostic hysteroscopy. *Hum Reprod* 2005;**20**:258–63.
63. Giorda G, Scarabelli C, Franceschi S, et al. Feasibility and pain control in outpatient hysteroscopy in postmenopausal women; a randomised trial. *Acta Obstet Gynecol Scand* 2000;**79**:593–97.
64. De Angelis C, Santoro G, Re Me, et al. Office hysteroscopy and compliance: mini hysteroscopy versus traditional hysteroscopy in a randomised trial. *Hum Reprod* 2003;**18**:2441–45.
65. Rullo S, Sorrenti G, Marziali M, et al. Office hysteroscopy comparison of 2.7 and 4mm hysteroscopes for acceptability, feasibility and diagnostic accuracy. *J Reprod Med* 2005;**50**;45–48.
66. Smith PP, Middleton LJ, Connor M, et al. Hysteroscopic morcellation compared with electrical resection of endometrial polyps; a randomised controlled trial. *Obstet Gyneol* 2014;**123**:745–51.
67. Rubino RJ, Lukes AS. Twelve month outcomes for patients undergoing hysteroscopic morellation of uterine polyps and myomas in an office or ambulatory surgical centre. *J Minim Invasive Gynecol* 2015;**22**:285–90.
68. Lim F, Brown I, McColl R, et al. Hysteroscopic stimulator for training and educational purposes. *Conf Proc IEEE Eng Med Biol Soc* 2006;**1**:1513–16.
69. Burchard ER, Lockrow EG, Zahn CM, et al. Simulation training improves resident performance in operative hysteroscopic resection techniques. *Am J Obstet Gynecol* 2007;**197**:e-1–4.
70. Bajka M, Tuchschmind S, Fink D, et al. Establishing construct validity of a new virtual-reality training stimulator for hysteroscopy. *Surg Endosc* 2009;**23**:2026–33.
71. Bajka M, Tuchschmind S, Fink D, et al. Establishing construct validity of a virtual reality training stimulation via a multimetric scoring system. *Surg Endosc* 2010;**24**:79–88.
72. Chudnoff SG, Liu CS, Levie MD, et al. Efficacy of a novel educational curriculum using a simulation laboratory on resident performances of hysteroscopic sterilisation. *Ferti Steril* 2010;**94**:1521–54.
73. Lethaby A, Penninx J, Hickey, et al. Endometrial resection and ablation and techniques for heavy menstrual bleeding. *Cochrane Database Syst Rev* 2013;**8**:CD001501.
74. Bettocchi S, Ceci O, Vicino M, et al. Diagnostic inadequacy of dilatation and curettage. *Feril Steril* 2001;**75**;803–805.

第7部分
子宫良性疾病

第49章　子宫良性疾病　633

第49章
子宫良性疾病

Sahana Gupta, Isaac Manyonda

子宫内膜息肉

子宫内膜息肉是一种常见的妇科疾病，与异常出血和不孕有关。它也可以表现为无症状，在影像学检查中被偶然发现。子宫内膜息肉是子宫内膜局部的过度生长，形成带或不带蒂的突起。它通常自宫底部凸向宫颈内口，有时会经宫颈外口脱出于阴道。

病因学

子宫内膜息肉形成可能是多因素的，年龄、高血压、肥胖和服用他莫昔芬是其中的一些危险因素[1-3]。因此，在肥胖女性中，子宫内膜息肉的形成往往与雌激素相关，而高血压可能是一个混杂因素。在使用他莫昔芬的女性中，子宫内膜息肉的发病率为30%~60%。在不孕症女性中，使用促性腺激素可能与子宫内膜息肉的发生有关。在24%~27%的病例中，子宫内膜息肉也与宫颈息肉相关，随着年龄的增长和异常阴道出血，这种关联性会增强[4]。宫颈涂片中的非典型腺细胞也与子宫内膜息肉相关，占3.4%~5%[5]。遗传因素也起作用，子宫内膜增生和过度生长与6号和12号染色体上的特定等位基因有关[6]。据推测，过量的子宫内膜细胞因子和金属蛋白酶可能增加息肉、纤维瘤和子宫腺肌病的发病风险，这些介质与不孕症相关的宫内疾病有关。绝经后女性体内存在过量的生长调节蛋白P63，该蛋白也是基底层储备细胞的标志物。后者被认为是息肉的前身[7,8]。

虽然雌激素和孕酮是子宫内膜增殖和凋亡的关键因素，但它们在子宫内膜息肉病因学和病理生理学中的作用仍存在争议。这两种激素都有助于腺体、间质和螺旋动脉的伸长，从而使子宫内膜息肉具有典型的息肉样外观。绝经后女性雌激素受体过多，但孕酮受体过多的证据有限。在子宫内膜腺上皮中似乎也有过多的这些受体，而在间质中没有。月经周期也会起到一定作用。尽管存在争议，息肉和正常子宫内膜在功能上有明显的相似之处，以及类似的周期性功能变化[9]。

流行病学

据报道，子宫内膜息肉的发病率为7.8%~34.9%，这取决于所选择的人群、使用的诊断设备和息肉的定义。虽然人们普遍认为，与绝经前女性相比，绝经后女性息肉更为普遍(11.8%)，但这可能只是表面现象，因为绝经后女性的任何异常出血都将被排查，而绝经前女性并非如此[10]。

临床表现

大约68%的子宫内膜息肉患者会出现异常阴道出血[11]，6%~88%的绝经前患者表现为月经过多、经间期出血或性交后出血[11]。子宫内膜息肉占绝经前女性所有异常阴道出血的39%，这是由间质充血引起静脉淤滞息肉顶端坏死导致的出血。

相比之下，绝经后子宫内膜息肉患者通常无症状，约56%出现异常出血[11]。息肉引起的出血仅占绝经后女性异常阴道出血的21%~28%[11]。在绝经前女性中，息肉与不孕有关[12]。这可能是由于输卵管开口处的机械性阻塞，或由于息肉对发育中胚胎着床的机械或生物化学效应，也可能是由于与息肉相关的宫内金属蛋白酶和细胞因子过多[7]。子宫内膜息肉的发生率在原发性不孕症中为3.8%~38.5%，在继发性不孕症中为1.8%~17%，总体为1.9%~24%[12]。

自然史

子宫内膜息肉可自然消退，一项研究报告其消退率为27%，息肉大小与消退之间存在相关性：直径<1cm的息肉比大的息肉更容易消退[13]。

虽然大多数息肉是良性的，但在0~12.9%的病例中，一些息肉会增生并发生恶变[1]，有症状的绝经后女性的风险最高，绝经前女性的风险较低。年龄、绝经状态、肥胖、高血压、他莫昔芬的使用、息肉的大小与恶变的发生率之间存在显著相关性[2]。在一项研究中，有症状和无症状的患者患恶性肿瘤的风险相似，这表明无论何时发现息肉都应该切除[14]。超声检查有助于鉴别恶性肿瘤，其敏感性为67%~100%，特异性为71%~89%。范围的变化取决于进行进一步侵入性检查的子宫内膜厚度。

诊断

经阴道超声

经阴道超声（TVUS）显示，子宫内膜息肉通常表现为高回声病变，在子宫腔内有规则的轮廓，勾勒出其所在的子宫内膜壁，周围环绕高回声晕。可见息肉内的囊性空腔，与充满蛋白质物质的扩张腺体相对应，也可能表现为子宫内膜增厚或子宫内膜腔内的局灶性肿块。然而，这种表现不是子宫内膜息肉特有的，因为黏膜下肌瘤看起来也与其相似。为了减少绝经前女性的假阳性或假阴性结果，应在月经周期的前10天内进行TVUS检查。

研究表明，与宫腔镜检查和活检相比，TVUS的敏感性为19%~96%，特异性为53%~100%，阳性预测值为75%~100%，阴性预测值为87%~97%。如此大的差异反映了研究质量的低下，也包括了其他疾病，如黏膜下肌瘤。在一项评估月经过多原因的单一、大型前瞻性研究中，TVS诊断息肉的敏感性、特异性、阳性预测值和阴性预测值分别为86%、94%、91%和90%[15]。

支持彩色多普勒超声或能量多普勒在诊断息肉的增生或恶变中的数据有限。在一项研究中，TVUS彩色血流多普勒识别单个大供血血管的特异性和阴性预测值分别为95%和94%[16]，而其他一些研究表明TVUS在子宫内膜癌诊断中的价值有限，息肉在阻力指数和搏动指数上无显著差异。

能量多普勒似乎是描述血管网络的一种更有前景的技术[17]，在一项研究中，与增生或恶性肿瘤的多个或分散的血管网络相比，识别单个大供血血管作为子宫内膜息肉标记物的敏感性和特异性分别为87%和85%。[17]。然而，研究表明，这对偶然发现息肉的女性更有效。最终确认或排除恶性肿瘤的唯一方法是切除肿瘤后进行组织学检查。

盐水灌注超声造影

盐水灌注超声（SIS；也被称为超声子宫造影术）增加了超声对比度，有助于描绘子宫内膜息肉的大小、位置和其他特征。息肉表现为腔内回声增强的肿块，基底部较宽或有细的蒂漂浮在液体中。这项技术可以提高诊断的准确性，在SIS上可以发现灰阶超声漏诊的小息肉。鉴别息肉和黏膜下肌瘤可能很困难，但检查回声结构和鉴别息肉上的子宫内膜回声可能会有所帮助。

多项研究比较了诊断性宫腔镜与SIS的诊断准确性，两者无显著性差异[18]。SIS和宫腔镜检查及活检相比，敏感性、特异性、阳性预测值和阴性预测值分别为58%~100%、35%~100%、70%~100%和83%~100%[18]。

与宫腔镜相比，SIS具有评估子宫肌层和其他盆腔脏器的优势。据报道，在相似的条件下：两种技术都涉及通过宫颈插入器械和用液体扩张宫腔，将SIS作为门诊手术时，痛苦比诊断性宫腔镜小。然而，这些报道来自在直径更小的宫腔镜出现之前的早期研究[19]。SIS的缺点包括无法进行组织学诊断，学习曲线较长，液体泄漏引起的不适或球囊导管扩张引起的疼痛。

三维TVUS与三维SIS

三维（3D）超声可以生成多平面重建的子宫图像，包括冠状位视图，因此与二维（2D）超声相比，可以提高诊断准确性。3D SIS是在3D超声中添加生理盐水灌注。然而，该技术已被证明仅略微提高了诊断准确性，并且考虑到3D SIS的更高费用和更低使用频率，带有宫内对比剂的2D超声仍然是诊断息肉的首选有效和可靠的非侵入性方法。

组织学诊断

盲目活检

在当代实践中，与宫腔镜引导活检相比，盲目刮宫术的敏感性和阴性预测值较差，不应再用作诊断技术，宫腔镜引导活检具有100%的特异性和阳性预测值[20]。使用子宫内膜取样器或刮匙可能会遗漏带蒂息肉或导致无蒂息肉碎裂，从而导致组织学诊断困难。这在绝经后女性中尤为重要，她们的息肉基底部较宽，表面凹凸不平，被萎缩的子宫内膜覆盖。

宫腔镜引导下的活检术

宫腔镜引导下的活检术被认为是诊断子宫内膜息肉的金标准[21]。同时诊断和切除息肉的能力使其优于单独诊断性宫腔镜。尽管门诊宫腔镜检查越来越普及，但大多数诊断性宫腔镜检查仍在全身麻醉下进行，特别是在需要宫腔镜手术的情况下。现有证据支持使用门诊宫腔镜进行诊断，报道的成功率为92%~96%，在绝经前和绝经后女性之间没有差异[22]。研究表明，门诊宫腔镜检查在费用和患者偏好方面都具有优越性。

与硬质宫腔镜相比，纤维宫腔镜对患者来说痛苦更小，并且更容易通过宫颈管，更适合门诊手术。但它的图像质量比硬质宫腔镜差，因为光线和图像通过相同的纤维束传输。带有视频芯片的新型纤维宫腔镜在这方面具有优势，尽管它们可能容易受损，手术范围有限，并且成本可能比硬质宫腔镜更高。有了新的、技术改进的纤细的宫腔镜，越来越多的宫腔镜手术可以在门诊进行。较小的子宫内膜息肉切除时患者的不适感很小，但大于宫颈内口的息肉最好在全身麻醉下切除。

膨宫介质的选择是门诊患者舒适度和诊断准确性的重要考虑因素。与二氧化碳相比，生理盐水引起的不适和肩痛更少，因此成像清晰可靠。使用宫颈旁阻滞和宫腔内麻醉也有助于门诊宫腔镜手术。

宫腔镜息肉切除术并发症发生率低。与宫腔镜子宫肌瘤切除术、子宫内膜切除术和宫腔镜粘连松解术相比，穿孔、宫颈撕裂、感染和出血的风险较低[23]。

处理手段

子宫内膜息肉的处理取决于有无症状、未来的生育要求、恶变的风险和医生的操作技术。可选择保守性非手术、保守性手术和根治性手术治疗。

保守性非手术治疗

虽然息肉切除的并发症风险较低，但也并非完全无风险，因此，有义务在干预前给患者提供建议。直径<10mm的息肉在12个月内的消退率为27%，恶变风险非常低：因此，此类息肉无症状者可保守治疗[13]。

药物治疗在息肉的处理中可能有一定的作用。促性腺激素释放激素（GnRH）激动剂可导致息肉暂时消退，可作为息肉切除术前的辅助治疗。但这种治疗的成本和副作用需要与不使用此药物的简单根除治疗进行比较。多种孕酮制剂，包括炔诺酮、甲羟孕酮和替勃龙，已用于绝经后女性的激素替代治疗，而替勃龙雄激素活性最高，被认为可以导致息肉消退。治疗后3年的宫腔镜检查显示使用这些药物后复发的风险较低。然而，这些治疗并非没有副作用，需要高质量的研究来进一步确定其地位。

在一项关于左炔诺孕酮宫内释放系统（LNG-IUS）的随机对照试验中，与观察组相比，LNG-IUS组息肉复发率有所降低。在为期4.5年的研究观察期内，观察组出现8例息肉，而LNG-IUS组出现3例息肉。在这3例患者中，有1例患者未放置IUS，另外2例患者由于副作用在1年后取出了IUS。孕酮抑制导致的子宫内膜厚度减少被认为有助于息肉的消退或生长延缓[24]。

保守性手术治疗

多年来，子宫内膜息肉的治疗一直采用非直视下的诊刮术（盲刮术）。2002年在英国进行的一项实践调查显示，2%的妇科医生使用这种技术，51%的医生在宫腔镜检查后使用盲刮术[21,25]。有证据表明，该技术并发症发生率高，穿孔率约为1/100，感染率约为1/200[21]。研究表明，单用盲刮术，息肉切除率仅为4%，如果同时使用息肉切除钳，息肉切除率将增加到41%。不完全切除率也很高[26]。TVUS引导下的息肉切除术被认为是提高息肉切除率的一种替代方法，但这一方法很少被采用[27]。宫腔镜下息肉切除术安全，并发症发生率低，应用广泛，可在门诊进行，因此应取代盲法息肉切除术。

宫腔镜下息肉切除术

这是一种安全有效的息肉切除方法，可快速恢复，有时可在门诊进行[28]。根据使用器械的不同，息肉切除术有多种方式。这取决于治疗方法的有效性、费用、外科专业知识以及息肉的大小和位置。大而固定的息肉最好用宫腔镜上安装的电切环切除，而较小的息肉最好在宫腔镜直视下用剪刀或息肉钳切除[28]。宫腔镜切除术的并发症更多，可能是因为这些病例需要将宫颈扩张得更大。然而，使用电切镜后息肉复发率几乎为零，而使用息肉钳的复发率约为15%[28]。

其他可考虑的器械包括双极Versapoint，能减小宫颈扩张程度，并使用生理盐水代替甘氨酸，降低了术后低钠血症的潜在风险[11]。宫腔镜粉碎器在切除息肉时可去除息肉碎片，从而减少手术时间、液体流失和避免反复通过宫颈取出组织。但此类器械价格昂贵且难以获取，疗效与其他宫腔镜切除方法并无显著差异。

根治性手术治疗

子宫切除术是确保子宫内膜息肉不会复发的终极治疗方法。考虑到该手术相关的并发症，仅在子宫合并有其他病症如症状性肌瘤的情况下才可使用。

治疗结果

治疗效果通常良好，治疗后异常阴道出血减少或消失。由于子宫肌层未受损且子宫内膜具有良好的再生能力，息肉切除术后宫腔粘连形成的风险较低。因生育力下降接受息肉切除术治疗的女性中，术后妊娠率在43%~80%波动，自然受孕和辅助受孕概率均有改善[28]。在一项1级证据的研究中，宫内人工授精前息肉切除术显著增加了随后的妊娠率[29]。研究组的妊娠率为51%，其中65%在首次人工授精前自然受孕，而对照组的所有妊娠均在辅助生殖治疗期间获得[29]。目前对于可能影响生育能力的息肉的大小缺乏共识，数据表明切除小于2cm的息肉不会提高生育能力[30]。

结论

子宫内膜息肉是一种常见的妇科疾病，其发病率随年龄增长而增加，极少恶变。与生育能力低下和异常子宫出血有关。非侵入性诊断技术中使用TVUS检查通常足矣，使用盐水灌注超声造影可进一步提高诊断的准确性。在息肉的治疗中，宫腔镜下子宫内膜息肉切除是安全有效的，并可同时进行组织学检查。由于诊刮可能会造成息肉切除不完全和子宫穿孔等并发症，应避免使用。子宫内膜息肉切除术是治疗不孕症的一种有效方法，但还需要随机对照试验的证据来证明体外受精结果的改善。保守治疗是手术前可行的选择。不必要选择根治性手术，如子宫切除术来治疗子宫内膜息肉。

子宫腺肌病

子宫腺肌病是一种常见的良性子宫病变，其特征是子宫内膜腺体及间质出现在子宫肌层。约2/3的子宫腺肌病患者表现为痛经和月经过多。高质量的经阴道超声检查和MRI能提供可靠的影像学评估。子宫腺肌病的治疗仍然是一个挑战，可以选择手术或药物治疗，但最终的根治性治疗仍然是子宫切除术。

流行病学

子宫腺肌病多见于年龄>30岁的绝经前经产妇[31]，但也可发生于未产妇，并可能导致其生育力下降。

发病机制

子宫腺肌病通常与激素依赖性盆腔病变有关，如肌瘤、子宫内膜增生和子宫内膜异位症。据推测，这些其他病变可能是“外部”子宫腺肌病，与从外向内侵入子宫肌层的深盆腔子宫内膜异位症有关。已经发现子宫腺肌病与直肠阴道隔病变之间存在特殊的相关性，并且认为子宫腺肌病和子宫内膜异位症均受单一病理生理学/遗传过程控制[32-35]。许多因素促进子宫腺肌病的发展，包括多产、自然流产、手术终止妊娠、刮宫、宫腔镜子宫内膜切除术、子宫肌瘤切除术、剖宫产和他莫昔芬的使用。同时，有学者提出了子宫腺肌病的遗传易感性[36]。除了高雌激素水平外，子宫腺肌病与高水平的人类白细胞抗原2型免疫应答蛋白，白细胞介素-18和白血病抑制因子之间也存在相关性，但不一定意味着存在因果关系。子宫内膜间质细胞白细胞介素-6的异常分泌和环氧化酶-2的过度表达是与子宫腺肌病发病机制有关的其他因素。然而,确切的机制尚未阐明。

组织学

子宫腺肌病的特征是子宫肌层内存在异位内膜(浸润深度至少在子宫内膜基底面以下2.5mm),导致平滑肌肥大。增厚的肌层由围绕异位子宫内膜组织的不规则分布的肥厚肌小梁组成。子宫腺肌病可呈单灶或多灶结节状散在肌层内或呈弥漫性多灶性,影响整个肌层。它通常是不对称的,最常影响子宫体后壁[36]。可能存在浅表病变,其范围不超过子宫肌层深度的1/3,而深部病变则侵犯更深的部位[36]。子宫腺肌症区域内可能含有与血液和血黄素沉积相对应的褐色陈旧性出血灶。

症状

1/3的女性仍然没有症状,这些女性可能患有浅表性子宫腺肌病,而不是深部子宫腺肌病。剩下的2/3的女性出现过月经过多、痛经,有时还出现性交困难。检查时,子宫呈球形,女性在阴道检查时常主诉触诊子宫时疼痛[36]。

子宫腺肌病在不孕症中的作用是什么?

子宫腺肌病与生育能力低下的关系尚不清楚,但据报道,高达14%的子宫腺肌病女性患有不孕症[37]。针对其病理生理学机制,一些学者提出了各种各样的理论:一种是子宫的过度活动,它可以抑制精子转移到输卵管、受精卵的移动、胚胎的正常植入,以及滋养细胞有效侵入子宫肌层从而有效形成胎盘的能力;另一种是可能存在连接区功能障碍(JZ)[37]。

成像特征

超声成像

有下列3种或3种以上征象提示存在子宫腺肌病:

1. 子宫肌层内扩张的异位子宫内膜腺体表现为子宫内膜下微囊,直径2~4mm。如果内容物是血性的,则回声更强[36]。

2. 肌层表现各异,有高回声线状条纹、子宫内膜下微小的高回声结节、轮廓不清的假结节状低回声区、子宫内膜-肌层连接处增厚。异质性外观是由异位子宫内膜组织和子宫肌层细胞肥大所致[36]。

3. 子宫增大,轮廓平滑规则,子宫壁不对称肥大,后壁通常比前壁厚。这就是所谓的"伪加宽标志"[38]。

4. 子宫内膜-子宫肌层(连接)区不明显。这种外观类似于子宫内膜增生。SIS可用于鉴别诊断,显示所谓的假性子宫内膜增厚[39]。

5. 多普勒超声可显示子宫腺肌病病变内穿过肌层的线性条纹[36]。

6. 子宫体向后弯曲,子宫底朝向臀部,宫颈向前朝向膀胱。这种征象称为"问号型子宫",对子宫腺肌病具有高度的敏感性和特异性[40]。

3D超声(和MRI,见"子宫腺肌病的MRI诊断")评估子宫的冠状位,使JZ的改变可视化。表现为子宫内膜周围的低回声晕,可在3D超声下评估子宫内膜的增厚和完整性。据报道,当连接区的厚度>8mm或较厚和较薄部分之间的差异>4mm时,可能发生子宫腺肌病[41]。

超声鉴别诊断

1. 多发性平滑肌瘤:局限性子宫腺肌病更难诊断,因其类似于肌瘤。然而,局限性子宫腺肌病呈椭圆形,无钙化。彩色和能量多普勒有助于区分这两种疾病:在子宫腺肌病中,血管穿过子宫肌层,而在肌瘤中,血管围绕病变而不穿透[36]。

2. 囊性腺体肥大,通常由他莫昔芬等药物引起,较难与子宫腺肌病中的子宫内膜下囊肿区分。MRI可能可以有效鉴别这两种情况[36]。

3. 子宫内膜增厚与弥漫性子宫腺肌病类似,在这种情况下SIS可能是有用的。盐水灌注使子宫内膜下囊肿不透明。显示了子宫内膜下囊腔与子宫内膜腔的连续性,即浅部保持连续性而深部失去连续性。

子宫腺肌病的MRI诊断

MRI被认为是诊断子宫腺肌病最准确的非侵入性技术(敏感性78%~88%,特异性67%~93%)[42],尽管最近的研究表明其检查效力与TVUS相当,尤其是在进行3D TVS时[41]。TVS经常用于筛查患者并挑选出需要进行MRI检查以确诊的患者。

需要注意的是,由于连接区厚度的自然变化,使用MRI诊断子宫腺肌病存在缺陷[43]。在以下情况下尤其如此：

• 月经周期的时期（连接区在第8~16天最厚，在月经期间多变）。

• 衰老和更年期：连接区在更年期前增厚，更年期后变薄甚至可能消失。

• 妊娠：连接区变薄，并经常在妊娠晚期消失。

• 使用口服避孕药或GnRH激动剂可使连接区变薄。

• 肌层收缩可导致连接区假性增厚。

因此，MRI应在患者非月经期进行。

子宫腺肌病的治疗

治疗取决于症状以及是否有生育需求。有多种药物疗法和手术可供选择[44]。

药物治疗

口服孕激素，如地屈孕酮，可用于治疗绝经前月经过多。由于其抗雌激素作用，可导致子宫内膜萎缩，从而缓解不规则出血、痛经和疼痛。然而，50%的病例在3~6个月再次出现功能性症状[45]。

LNG-IUS（曼月乐-IUS）

曼月乐-IUS是一种耐受性良好且有效的治疗月经过多的药物，可减少子宫增大、疼痛和痛经。由于快速抗药反应，可能需要在5年建议间隔之前更换[46]。

GnRH激动剂

GnRH激动剂诱发低雌激素，进而导致子宫大小、连接区厚度和导致痛经的子宫内膜淤积减少。对于不希望立即生育，但希望保守治疗的女性，它们也可用于缓解症状。它们通常使用长达6个月，很少长达1年，其间辅以雌激素/孕激素补充疗法以预防更年期症状[44]。在子宫切除术前，它们也被用于术前缩小子宫或使腺肌病变的切除更容易。

外科治疗

患者年龄和是否需要保留生育能力是决定手术类型的因素，手术类型包括根治性手术和保守手术。

根治性手术

根治性手术包括全子宫或次全子宫切除术，主要根据宫颈、道格拉斯窝和直肠阴道隔的情况进行[44]。是否切除附件取决于有无子宫内膜异位症、腹膜深部子宫内膜异位症和患者年龄。

保守性手术

包括子宫腺肌病病变的局部切除。由于子宫内膜-肌层界限不清，想要保持生育能力是很困难[47]。手术通常会导致周围健康组织出现纤维瘢痕和缝线痕迹，从而对未来的生育能力产生不利影响。宫腔镜切除术可用于患有浅表子宫腺肌病的女性。然而，深部子宫腺肌病不能通过这种干预措施去除。此外，保守性手术最多只对50%的患者有效，并且没有长期随访的数据[48]。

最近，子宫内膜消融术、腹腔镜子宫内膜电凝术和切除术已被尝试作为局部子宫腺肌病患者的替代治疗选择。经宫颈子宫内膜消融术或切除术仅适用于黏膜下或浅表局限性子宫腺肌病患者[48]。但当病变深度>2.5mm时，使用该方法后症状可能持续，这表明该方法在深部病变的治疗中存在局限性。尽管腹腔镜电切术可以显著减轻疼痛，并发症发生率低，但通常需要进行第二次手术[49]。

子宫动脉栓塞术

这涉及使用非标准化聚乙烯醇栓塞微球和标准化三丙烯醇（含或不含吸收性明胶海绵）选择性栓塞两侧子宫动脉。在有限的证据基础上，似乎有短期的临床症状缓解，尤其是月经过多，但疼痛没有缓解[50]。2年后症状似乎经常复发，可能需要以子宫切除术的形式重复治疗[51]。MRI显示治疗后的变化，包括子宫缩小、连接区厚度减小、T2加权图像上低信号的非血管区域的病变完全或部分梗死。

高强度聚焦超声消融

高强度聚焦超声（HIFU）消融术已被用于治疗多种恶性肿瘤患者，可通过超声、MR引导或最近的实验超声进行。HIFU利用热能通过完整组织消融不同深度的肿瘤。与使用凝固性坏死的其他消融技术（如射频、激光微波和冷冻疗法）的根本区别在于，它不需要使用治疗探头来传递能量。其优点是无出血或种植转移风险，能够治疗灌注不良的肿瘤、体积大或不规则肿瘤。HIFU可通过两种机制作用于子宫腺肌病，一是子宫腺肌病细胞的凝固性坏死，二是通过在供血血管中引起坏死和栓塞影响病灶的血液供应。有报道使用MR引导聚焦超声手术(MRgFUS)治疗局灶性子宫腺肌病的病例，取得了令人满意的结果[52]。然而，所使用的高能量水平可能会影响波束路径中的组织，可能导致子宫内膜或子宫内膜血管的意外消融。由于子宫内膜和连接区在胚胎学上是一个单一的单位，因此，子宫内膜的暂时性灌注丧失是不可避免的。与其他子宫内膜消融方法相比，MRgFUS侵袭性更小，可以安全地消融接近子宫内膜或浆膜表面的子宫腺肌病。它减少了子宫体积及子宫肌层带和连接区的宽度。患者疼痛减轻，且副作用极小。

超声引导HIFU和最近的腹腔镜HIFU方法也被安全有效地用于子宫腺肌病的治疗[53]。作为一种非侵入性方法，HIFU可以完全消融子宫腺肌瘤，并且成本低、并发症少、创伤小、住院时间短。然而，在将其引入临床实践之前，有必要进行高质量的随机试验。

结论

子宫腺肌病是一种常见的良性疾病，可引起月经过多、痛经和性交困难。其在不孕症中的作用目前尚不完全清楚，但子宫的过度活动和连接区被认为发挥了作用。子宫腺肌病主要有两种诊断方法：TVUS和MRI。用超声很难区分平滑肌瘤和子宫腺肌病。使用孕激素的药物治疗在控制月经过多和疼痛方面是有效的，曼月乐-IUS似乎更有效，但至少有一半的女性在停止用药后症状会再次出现。保守治疗如局部切除和高能消融是有希望的，但需要进一步严格评估。目前，子宫切除术是唯一确定的解决方案。

子宫肌瘤

概述

肌瘤是育龄女性最常见的肿瘤[54,55]。近年来，生育趋势发生了人群变化，许多女性将生育推迟到30岁或40岁[56,57]。这个年龄是肌瘤多发和出现症状的时期[58,59]。因此，“生育-肌瘤-切宫”不再适用于许多女性，有症状的子宫肌瘤患者保留生育能力的需求越来越大。

近年来，保留子宫治疗症状性肌瘤的方法越来越多。子宫动脉栓塞(UAE)的使用在二十多年前首次报道[60]。英国国家卫生与保健优化研究所(NICE)已对其疗效进行了评估，并推荐UAE作为子宫切除术和肌瘤切除术的替代疗法[61]。磁性MRgFUS[62]是另一项新技术，但其采用速度较慢，部分原因是建立此类服务的基础设施成本较高，以及在治疗大的和(或)数量多的肌瘤方面的局限性[63,64]。药物制剂继续被开发。虽然最初是作为子宫肌瘤切除术前治疗引入的[65]，但醋酸乌利司他最近被批准可独立治疗有症状的子宫肌瘤[66]，并且被许多人视为“一流”的肌瘤治疗药物[67]。尽管出现了这些治疗症状性子宫肌瘤的新方法，但实际操作中如果需要保留子宫，子宫肌瘤切除术，尤其是开腹手术，仍然会成为许多妇科医生的治疗选择。

肌瘤的发病率、病因学和流行病学

发病率

尽管肌瘤无疑是女性最常见的良性肿瘤，但由于各种原因，包括取样方法、所研究的人群、取样时间，尤其是有相当一部分的患有肌瘤的患者完全没有症状(通常引用为50%)，而未被纳入确定受试者的研究。因此，基于临床诊断或诊断试验的报道低估了肌瘤的真实发病率，但据估计，45岁以上女性患肌瘤的终生风险>60%[68]。一种实用的方法是认识到肌瘤在女性的30岁和40岁时最常见且最易合并有临床症状的，并且估计来说，到50岁时多达50%的白种人女性会有肌瘤，而相应的非裔美国人女性为60%~70%[69]。肌瘤的发病率很可能被低估：组织学分析的发病率是临床发病率的2倍以上，并且发病率随着年龄的增长而增加[70]。

病因学

尽管有大量的研究，子宫肌瘤的病因仍不清楚。没有合适的动物模型来辅助实验室研究。众所周知，一个肌瘤内的所有细胞都起源于同一单个细胞(平滑肌瘤的单克隆起源)[71,72]——但究竟是什么导致了正常肌层细胞转变为平滑肌瘤细胞仍然是个谜。虽然卵巢类固醇激素促进肌瘤生长是显而易见的，但尚无证据表明有和没有肌瘤的女性之间这些激素的循环浓度存在差异。体外研究表明，孕酮而非雌激素是子宫肌瘤的主要有丝分裂原，事实上，这些研究已导致最近引入了第一种选择性孕酮受体调节剂（SPRM）（见“肌瘤的药物治疗”）。肽生长激素和一系列生长因子也被认为在性类固醇之外影响肌瘤的生长（见“肌瘤的病理生理学”）。在高达50%的肌瘤中也发现了细胞遗传学的染色体改变，包括易位、重复和缺失。最常见的细胞遗传学异常是7号染色体的缺失，以及涉及7号、12号和14号染色体的易位[73-75]。显然，肌瘤不是一种单基因疾病，这可能部分解释了个体之间，以及不同种族之间肌瘤表型的异质性。

流行病学

非裔美国人、白种人和亚洲女性在发病年龄、肌瘤数量和大小方面存在明显的种族差异[76,77]。种族差异的原因尚不清楚，虽然认为与肌瘤相关的流行病学因素除了种族起源外，还包括生殖因素、性激素、生活方式/环境因素，但应谨慎解释现有信息。例如，种族差异并没有反映在激素浓度或雌激素受体表达上。换句话说，种族差异的基础尚不清楚。许多观察结果表明，肌瘤具有家族易感性：患有肌瘤的女性亲属患肌瘤的风险显著增加；双胞胎研究表明，同卵双胞胎患肌瘤的风险比异卵双胞胎更高[78,79]；与无子宫肌瘤家族史相比，有子宫肌瘤家族史患者的临床症状、手术结果和组织分子特征具有一致的模式[77]。肌瘤和多囊卵巢综合征、高血压和肥胖症有关，而吸烟对白种人（非裔美国人）女性似乎具有保护作用[80]。没有任何饮食因素被证明能改变患肌瘤的风险。子宫肌瘤在未产妇中较为常见，随着足月妊娠次数的增加，相对风险降低。肌瘤在妊娠的前3个月增大，然后在接下来的6个月缩小。因此，妊娠期间子宫肌瘤体积总体相对减小[81,82]。口服避孕药对子宫肌瘤风险的影响尚不清楚，一些研究显示子宫肌瘤风险增加，一些研究显示子宫肌瘤风险降低，还有一些研究则显示完全没有相关性。

肌瘤的病理生理学

目前对肌瘤的病理生理学了解甚少。但平滑肌细胞增殖可能与血管生成紊乱有关[83]。与邻近的肌层相比，肌瘤的血管结构似乎发生了显著改变[84-86]。较小的肌瘤被致密的组织血管围绕，但实性肌瘤的瘤体内部血管较少[87,88]。肌瘤组织内的血管供应随着肌瘤的生长而增加，但未达到相邻肌层的密度。可能是由于肌瘤组织内血管生成促进因子和抑制因子水平的差异，从致密的肌瘤周围组织血管穿过肌瘤组织的血管直径异常狭窄，缺乏肌层内血管的正常结构[89,90]。有趣的是，推测这种血管的异常和减少可能导致UAE后肌瘤组织容易发生缺血性坏死。

与邻近的子宫肌层相比，肌瘤中的平滑肌细胞增殖也发生了改变，并且对孕酮和雌激素的反应强烈。此外，多种生长因子（IGF、EGF、bFGF、PDGF、TGF-β）通过多种机制（包括受体水平和信号通路的改变）对肌瘤细胞与正常子宫肌层细胞具有不同的作用[91-95]。

从根本上说，了解肌瘤病理生理学有助于制订有效的干预策略。最近出现的SPRM作为肌瘤的潜在有效治疗方法就是例证。

肌瘤的临床表现

虽然50%患有肌瘤的女性没有症状[96-98]，但那些受影响的女性生活质量显著降低。肌瘤的临床症状多种多样，包括月经紊乱（月经过多、痛经和经间出血）、与月经无关的盆腔疼痛、腹胀、尿频和肠道紊乱等压迫症状、生育能力低下等生殖功能损害、早孕丢失，以及之后的妊娠并发症（如疼痛、早产、胎位不正、剖宫产需求增加和产后出血）[99]。大的肌瘤可能会引起腹部膨隆，许多女性会觉得不甚美观。有症状的女性中30%表现为异常出血[100]，最常见的症状是占位效应引起的腹胀和骨盆不适。非裔美国人女性发病率最高，并且往往有多个较大的肌瘤，在诊断时也往往有更多的症状性肌瘤[101-103]。有临床意义的肌瘤发病率在围绝经期达到高峰，绝经后下降。目前尚不清楚为什么一些肌瘤有症状，而另一些则处于静止状态。毫无疑问，肌瘤的大小、数量和位置决定了它们的临床表现[104-105]，但研究尚未将这些参数与肌瘤的临床表现联系起来。

子宫肌瘤的诊断和影像学表现

成像

影像学检查对确诊至关重要，尤其是随着对保留子宫治疗的需求增加，在指导临床治疗决策中也是不可或缺的。因此，成像的目标包括排除其他病变，特别是恶性肿瘤，并确定肌瘤的数量、大小和位置，以及子宫的总体尺大小。成像也可用于评估纤维瘤的血管供应，尤其是在考虑UAE等治疗时。选择影像学检查方式时需考虑到个人和总体的成本，以及涉及辐射的安全方面。当前和最常用的成像方式是超声和MRI，而计算机断层扫描目前不是肌瘤的主要成像方式[106]。

超声

超声是最广泛使用的成像方式，由于价格相对便宜，通常是常规妇科检查的一部分，检查程序也比较快，并且不使用电离辐射，因此可以在妊娠期间使用。虽然经腹超声（TAUS）和TVUS两种入路都是可行的，但TAUS提供了广阔的视野，增加了信号穿透深度，传感器运动更加灵活及具有检查其他器官的能力。TAUS视图比TVUS更有效地显示延伸至腹腔的带蒂浆膜下肌瘤，并且在存在非常大的肌瘤时也更有效[107]。在TVUS中，探头放置在目标器官附近，因此与TAUS方法相比，图像分辨率有所提高。TVUS可以更好地观察子宫内膜[108]，不需要使用膀胱作为声窗，并且不受肥胖、肠道气体或子宫后倾的影响[108,109]。TVUS被认为是可靠的，在测量子宫大小和子宫内膜厚度方面具有较高的观察者间一致性[111]。TVUS和TAUS联合成像是检测、定位和表征肌瘤应用最广泛的技术[107]。使用子宫超声检查（HSE），也称为SIS[110]，可以增强TVUS的能力。当与TVUS一起使用时，HSE可以识别子宫内膜病理、黏膜下肌瘤和粘连[107,109,110,111]。结合影像学也可以有效地评估黏膜下肌瘤的位置、附着的宽度和向宫腔突出的程度[113]。彩色多普勒可用于器官血管的超声评估，这可能有助于区分实性和囊性肿块[5,34]，并有助于子宫腺肌病的鉴别诊断。

超声并非没有局限性。当TAUS法在测量总容积>300mL的子宫时，可能不太有效[113]。当存在多个肌瘤时，由于肿瘤可能产生声影，超声也可能不太有效[108,113]。

MRI

这是目前公认的最好的肌瘤成像技术，可以精确定位单个肌瘤的位置，包括评估黏膜下肌瘤的穿透深度[39]。它也有助于评估非常大的肌瘤。MRI是超声在子宫腺肌病鉴别诊断中的有效辅助手段。如果超声显示低强度、边界不清的病变，进一步使用MRI可证实子宫腺肌病的存在[114-116]。MR血管造影（MRA）可用于评估子宫和肌瘤的血管化。MRA可能有助于确定是否存在子宫外肌瘤的血液供应。当UAE被认为是症状性肌瘤的一种保留子宫的治疗方法时，对肌瘤血管的评估是有益的[117]。MRI在肌瘤成像中的主要局限性是成本高。

症状性肌瘤的外科治疗

子宫切除术

在全球范围内，对绝大多数有症状的肌瘤仍然采用手术治疗，主要是子宫切除术。因此，子宫切除术仍然是全世界最常见的主要妇科手术。美国每年约有600 000例子宫切除术，英国每年有40 000例[118]。全世界40%的女性在64岁之前将进行子宫切除术，大多数女性的适应证将是缓解因肌瘤引起的症状并提高生活质量。尽管有证据表明经阴道子宫切除术有很多好处，但大多数子宫切除术是经腹进行的[119]。与其他治疗方式[120,121]相比，子宫切除术的满意度得分最高，尤其是在功能失调性子宫出血的治疗中。此外，在肌瘤的治疗中，子宫切除术提供了无复发可能性的最终治愈。因此，对于家庭完整或没有生育意愿的女性来说，这是一种理想的治疗方法。

至少在英国等发达国家，生育人口结构的变化是可能对子宫切除术治疗肌瘤疾病的使用产生重大影响的。随着越来越多的女性将分娩推迟到30岁末和40岁初，越来越多的女性倾向于保留子宫/生育能力的治疗。基于卵子捐献的辅助生殖技术的发展意味着如果女性能够保留子宫，她们就可以在50多岁时妊娠[122]。放射治疗和肌瘤切除术为治疗肌瘤疾病提供了保留子宫/生育能力的选择。

肌瘤切除术

大多数肌瘤切除术仍采用开腹手术。根据肌瘤的大小、数量和位置，这是一项相当需要技巧的手术，可能伴有严重失血[123,124]。由技术熟练的医生操作，这种手术使许多继续妊娠的女性受益，但如果由于手术在骨盆和（或）子宫腔中形成致密粘连，也可能会损害生育能力。关于开放性子宫肌瘤切除术的技术已经有很多文章，包括减少失血和避免盆腔与宫内粘连的方法[125-127]。

肌瘤切除术也可以通过微创手术进行，包括腹腔镜手术和机器人辅助手术。腹腔镜子宫肌瘤切除术与较低的粘连发生率、较短的住院时间、较低的费用和较高的生活质量相关[128,129]，但需要的技能并不总是容易获得的，而且这种方法治疗的肌瘤数量和大小有限。关于机器人辅助子宫肌瘤切除术相对于腹腔镜手术的临床和成本效益，与使用机器人手术相关的成本引起了的激烈争论。

宫腔镜子宫肌瘤切除术

关于宫腔镜治疗黏膜下肌瘤很少有争议。人们普遍认为，黏膜下和腔内肌瘤是月经过多和经间期出血的常见原因，可导致生育能力低下和(或)流产。在熟练的操作下，宫腔镜手术是一种相对简单和安全的手术，在缓解症状和改善生育能力方面已被证实有效[130,131]。

症状性肌瘤的放射治疗

UAE和MRgFUS是肌瘤的主要放射治疗方法，比较少用的方法包括MR引导下经阴道冷冻治疗和射频消融。在本节中，重点介绍前两种方法，因为其他方法很少用于临床实践。两者的适应证均为肌瘤引起的严重月经过多、痛经、贫血和膀胱/肠道的压迫症状。其使用的禁忌症包括妊娠、怀疑子宫或卵巢恶性肿瘤、造影剂过敏/肾损害(UAE)，以及在任何情况下拒绝接受子宫切除术。两种治疗后成功妊娠的病例系列已经发表，但两种治疗之间或两者与子宫肌瘤切除术之间的妊娠结局尚未进行直接比较。

Ravina及其同事于1995年首次报道了UAE治疗症状性子宫肌瘤[132]。该技术包括经皮股动脉穿刺，并在放射学引导下依次选择子宫各动脉穿刺[133]。然后注入栓塞颗粒，直到子宫动脉闭塞。非球形聚乙烯醇颗粒是早期UAE最常用的栓塞剂，但现在有一系列具有不同性质的栓塞剂，尽管比较数据很少[134,135]。有一个共识是，为了得到有效的治疗，所有肌瘤的血供必须完全阻断[136,137]。虽然部分断流术可以改善临床症状及缩小肌瘤体积，但长期复发率较高[138]。

UAE的优势包括对子宫的全面治疗能力(与肌瘤的数量和大小无关)、微创性及可在局部麻醉下进行。此外，它与快速恢复有关(2~3周，而肌瘤切除术为6~8周)，如果出现新的症状性肌瘤，则可以重复治疗[133]。有1级证据表明，UAE可以实现与子宫切除术相似的症状控制[139-141]，并且与子宫切除术相比，即使加上UAE之后的其他干预措施，UAE的成本更低[142]。因此，NICE已批准UAE作为子宫切除术和肌瘤切除术的替代疗法[143]。

UAE术后症状缓解

症状的改善通常非常显著，一些女性注意到在治疗后的第1次月经和第2次月经时，月经过多和痛经的症状减少。85%~90%[133]的患者月经症状得到改善，其中70%~90%[133]的患者月经过多症状得到改善。然而，患有巨大肌瘤的女性可能会发现，绝对体积减小可能达不到她们的预期。

如症状复发，可能需要进一步治疗，而女性的年龄似乎是一个重要因素。首次治疗的年龄越小，复发的可能性越大，首次治疗年龄小于40岁的患者在5年内复发的风险为25%，40~50岁的患者复发的风险为10%[133]。

UAE相较于子宫肌瘤切除术的预后

迄今为止的研究表明，UAE术后的生活质量改善与肌瘤切除术后相似，但UAE术后的主要并发症发生率为3%，而肌瘤切除术后为8%。14%的UAE术后患者需要在2年内再次干预，而子宫肌瘤切除术后的这一发生率为3%[144]。

UAE的副作用和并发症

这些都有很好的记录。栓塞后综合征非常常见，因此应将其视为UAE的预期副作用，而不是真正的并发症[133]。该综合征的特点是在治疗后第3~7天出现低热、不适和精神萎靡，大多数病例通过保守措施缓解。真正的并发症包括暂时性闭经，据报道，出现这类并发症的患者占5%~10%，而永久性闭经的发生率与患者的年龄有关，报道显示，45岁以上女性的发生率为7%~14%，年轻女性的发生率为0~3%。因此，主要关注的风险是卵巢血管供应的意外栓塞对生育能力的潜在负面影响。经宫颈子宫肌瘤排出率为0~3%，子宫内膜或子宫感染发生率为1%~2%。非传染性子宫内膜炎发生率为1%~2%，高达5%的接受治疗女性可能诉有慢性阴道分泌物[133]。子宫颈处的肌瘤嵌塞可引起明显疼痛和痛苦，需要行宫腔镜检查并切除嵌塞的肌瘤[133]。介入放射科医生和妇科医生应密切合作，防止并发症的发生。

MR引导聚焦超声手术

MRgFUS使用聚焦高能超声对肌瘤组织进行超声处理或消融。与传统的诊断超声一样，超声波通过前腹壁而不会造成任何损伤，只有超声波会聚在病灶处时才会产生显著的热量[145,146]。MR引导可连续成像肌瘤和其他重要结构，如肠、膀胱和骶神经[147,148]。因此，MRgFUS是一种真正的非侵入性手术，迄今为止的研究已经报道了临床症状和生活质量参数的显著改善[149,150]。并发症发生率非常低，女性可以在治疗后一天内重返工作岗位，这与UAE术后13天和经腹子宫肌瘤切除术或子宫切除术后至少6周恢复相比具有显著优势[133]。然而，MRgFUS是一种相对较新的治疗方法，需要进一步评估。它在2004年获得美国食品药品监督管理局(FDA)的批准，但在英国，NICE仍然建议仅在检查和研究中使用该手术。MRgFUS是一种局部治疗，而不像UAE是一种全面治疗，治疗后的肌瘤体积减小水平相比于肌瘤切除术和UAE后的平均水平来说很小。同样，由于它是一种局部治疗，不适用于非常大的肌瘤，因为实现肿瘤超声治疗需要时间。与UAE和其他已建立的治疗模式相比，使用MRI引导可能在成本方面令人望而却步[151]。

症状性肌瘤的药物治疗

长期以来，人们一直需要一种简单、有效、安全的药物治疗方法来治疗症状性子宫肌瘤，从而在不影响生育的情况下消除症状。目前大多数药物治疗方法都利用了以下观察结果：子宫肌瘤与正常子宫肌层相比，雌激素和孕酮受体的浓度显著增加[152,153]，卵巢类固醇影响肌瘤的生长。因此，大多数可用的疗法是激素疗法，或作用于相关激素或其受体，以干扰肌瘤生长。因此，GnRH激动剂已被用于有症状女性实现闭经和缩小肌瘤，但由于骨密度降低和血管舒缩症状等显著副作用，其使用受到限制。停止治疗后，肌瘤也会反弹生长。本章的作者主张GnRH激动剂在肌瘤疾病的治疗中没有作用，因为它们不具有成本效益[154]并使肌瘤切除术更加困难，因为它们破坏组织平面[155,156]，增加围术期出血量和手术时间。当在子宫肌瘤切除术前使用时，它们可能会增加“复发”的风险，因为它们掩盖了当GnRH抑制剂的作用减弱时“复发”的较小肌瘤[157-159]。还有更便宜、副作用更少的药物。选择性雌激素受体调节剂，如雷洛昔芬，已被证明可诱导绝经后女性肌瘤消退，但在绝经前女性中不起作用，拮抗雌激素对绝经前女性肌瘤生长影响的药物治疗尚未成功。相反，利用培养的平滑肌瘤和正常子宫肌层细胞进行的一系列细致的体外研究推动了SPRM的发展。这类药物已经证明了两个重要的作用：首先，它们对平滑肌瘤细胞和正常子宫肌层有不同的影响，对后者没有负面影响；其次，SPRM通过多种机制抑制平滑肌瘤细胞生长[160-163]。这种转化研究导致了醋酸乌利司他的出现，成为临床使用的第一类SPRM。每日5mg或10mg的剂量在减少月经失血方面非常有效，在10天内5%的受试者闭经，并且许多特性可以证明它不仅不比GnRH类似物效果差，而且可能优于GnRH类似物。重要的是，它能提高生活质量[164,165]。最初欧洲批准在子宫肌瘤切除术前使用醋酸乌利司他来缩小肌瘤，纠正贫血，提高后续子宫肌瘤切除术的疗效。最近，醋酸乌利司他已获得许可证，可作为独立疗法使用，可用于长达四个治疗周期，每个周期3个月，中断1个月[166,167]。到目前为止，大多数关于其临床应用的研究都是由行业主导的，因此迫切需要由研究者主导的研究来复制前面描述的结果。长期研究是必须的，尤其是孕酮受体无处不在，在乳房、骨骼、心脏、大脑、血细胞，以及生殖器官都发现了孕酮受体。因此，长期使用SPRM的影响需要进一步研究。此外，已经证明，醋酸乌利司他可引起一小部分女性子宫内膜的变化，这种变化在停止服用醋酸乌利司他后是可逆的，在NIH主办的研讨会上，某小组将其特指为孕酮受体调节剂相关的子宫内膜变化[168-170]。如果在子宫肌瘤切除术前使用醋酸乌利司他，其对手术本身的影响还有待仔细和系统地评估。

结论

肌瘤是女性最常见的良性肿瘤，由于其引起的临床症状对女性的生活质量有重大影响，并且其治疗对健康也有重大影响。关于它们是否对生育问题(如生育能力低下、流产和不良妊娠结局)有很大的影响，一直存在争议。越来越多的女性将生育推迟到三十至四十岁，此阶段子宫肌瘤的发生更为普遍和并且常常伴有相应症状。在过去二十年左右的时间里，子宫肌瘤的治疗方案取得了突破性的进展。介入性放射治疗、有效药物治疗的出现、肌瘤切除术微创方法的完善，以及辅助生殖技术的并行发展，所有这些都为女性提供了越来越多的选择，在这个时代，她们可以推迟分娩。然而，肌瘤的确切病因仍然是一个谜，也许是因为肿瘤的良性性质，研究和基金尚未优先考虑肌瘤，新的治疗方案需要进一步严格评估。

（申震 彭程 译）

参考文献

1. Cohen I. Endometrial pathologies associated with postmenopausal tamoxifen treatment. *Gynecol Oncol* 2004;**94**:256–66.
2. Onalan R, Onalan G, Tongue E, Ozdener T, Dogan M, Mollamahmutoglu L. Body mass index is an independent risk factor for the development of endometrial polyps in patients undergoing in-vitro fertilization. *Fertil Steril* 2009;**91**:1056–60.
3. Spiewankiewicz B, Stelmachow J, Sawicki W, Cendrowski K, Kuzlik R. Hysteroscopy in cases of cervical polyps. *Eur J Gynaecol Oncol* 2003;**24**:67–69.
4. Km TJ, Kim HS, Park CT, Park IS, Hong SR, Park JS, et al. Clinical evaluation of follow-up methods and results of atypical glandular cells of undetermined significance (AGUS) detected on cervicovaginal Pap smears. *Gynecol Oncol* 1999;**73**:292–98.
5. Vanni R, Dal Cin P, Marras S, et al. Endometrial polyp: another benign tumor characterized by 12q13–q15 changes. *Cancer Genet Cytogenet* 1993;**68**:32–33.
6. Inagaki N, Ung L, Otani T, Wilkinson D, Lopata A. Uterine cavity matrix metalloproteinases and cytokines in patients with leiomyoma, adenomyosis or endometrial polyp. *Eur J Obstet Gynecol Reproduct Biol* 2003;**111**:197–203.
7. Nogueira AA, Sant'Ana de Almeida EC, Poli Neto OB, Zambelli Ramalho LN, Rosa e Silva JC, Candido dos Reis FJ. Immunohistochemical expression of p63 in endometrial polyps: evidence that a basal cell immunophenotype is maintained. *Menopause* 2006;**13**:826–30.
8. Jakab A, Ovari L, Juhasz B, Birinyi L, Bacsko G, Toth Z. Detection of feeding artery improves the ultrasound diagnosis of endometrial polyps in asymptomatic patients. *Eur J Obstet Gynecol Reproduct Biol* 2005;**119**:103–107.
9. Haimov-Kochman R, Deri-Hasid R, Hamani Y, Voss E. The natural course of endometrial polyps: could they vanish when left untreated? *Fertil Steril* 2009;**92**:828.e11–12.
10. Fabres C, Alam V, Balmaceda J, Zegers-Hochschild F, Mackenna A, Fernandez E. Comparison of ultrasonography and hysteroscopy in the diagnosis of intrauterine lesions in infertile women. *J Am Assoc Gynecol Laparosc* 1998;**5**:375–78.
11. Valle RE. Hysteroscopy for gynecologic diagnosis. *Clin Obstet Gynecol* 1983;**26**:253–76.
12. Shokeir TA, Shalan HM, El-Shafei MM. Significance of endometrial polyps detected hysteroscopically in eumenorrheic infertile women. *J Obstet Gynaecol Res* 2004;**30**:84–89.
13. DeWaay DJ, Syrop CH, Nygaard IE, Davis WA, Van Voorhis BJ. Natural history of uterine polyps and leiomyomata. *Obstet Gynecol* 2002;**100**:3–7.
14. Papadia A, Gerbaldo D, Fulcheri E, et al. The risk of premalignant and malignant pathology in endometrial polyps: should every polyp be resected? *Minerva Ginecologica* 2007;**59**:117–24.
15. Alcazar JL, Castillo G, Minguez JA, Galan MJ. Endometrial blood flow mapping using transvaginal power Doppler sonography in women with postmenopausal bleeding and thickened endometrium. *Ultrasound Obstet Gynecol* 2003;**21**:583–88.
16. Goldstein SR, Monteagudo A, Popiolek D, Mayberry P, Timor-Tritsch I. Evaluation of endometrial polyps. *Am J Obstet Gynecol* 2002;**186**:669–74.
17. De Kroon C. Power Doppler area in the diagnosis of endometrial cancer. *Int J Gynecol Cancer* 2010;**20**:1160–65.
18. Anastasiadis PG, Koutlaki NG, Skaphida PG, Galazios GC, Tsikouras PN, Liberis VA. Endometrial polyps: prevalence, detection, and malignant potential in women with abnormal uterine bleeding. *Eur J Gynaecol Oncol* 2000;**21**:180–83.
19. Exalto N, Stappers C, van Raamsdonk LAM, Emanuel MH. Gel instillation sonohysterography: first experience with a new technique. *Fertil Steril* 2007;**87**:152–55.
20. O'Connell LP, Fries MH, Zeringue E, Brehm W. Triage of abnormal postmenopausal bleeding: a comparison of endometrial biopsy and transvaginal sonohysterography versus fractional curettage with hysteroscopy. *Am J Obstet Gynecol* 1998;**178**:956–61.
21. Clark TJ, Khan KS, Gupta JK. Current practice for the treatment of benign intrauterine polyps: a national questionnaire survey of consultant gynaecologists in UK. *Eur J Obstet Gynecol Reprod Biol* 2002;**103**:65–67.
22. Agostini A, Bretelle F, Cravello L, Maisonneuve AS, Roger V, Blanc B. Acceptance of outpatient flexible hysteroscopy by premenopausal and postmenopausal women. *J Reproduct Med* 2003;**48**:441–43.
23. Jansen FW, Vredevoogd CV, Van Ulzen K, Hermans J, Trimbos JB, Trimbos-Kemper TCM. Complications of hysteroscopy: a prospective, multicenter study. *Obstet Gynecol* 2000;**96**:266–70.
24. Moghal N. Diagnostic value of endometrial curettage in abnormal uterine bleeding – a histopathological study. *J Pak Med Assoc* 1997;**47**:295–99.
25. Lo KW, Yuen PM. The role of outpatient diagnostic hysteroscopy in identifying anatomic pathology and histopathology in the endometrial cavity. *J Am Assoc Gynecol Laparosc* 2000;**7**:381–85.
26. Loffer FD. Hysteroscopy with selective endometrial sampling compared with D&C for abnormal uterine bleeding: the value of a negative hysteroscopic view. *Obstet Gynecol* 1989;**73**:16–20.
27. Lee C, Ben-Nagi J, Ofili-Yebovi D, Yazbek J, Davies A, Jurkovic D. A new method of transvaginal ultrasound guided polypectomy: a feasibility study. *Ultrasound Obstet Gynecol* 2006;**27**:198–201.
28. Preutthipan S, Herabutya Y. Hysteroscopic polypectomy in 240 premenopausal and postmenopausal women. *Fertil Steril* 2005;**83**:705–709.
29. Perez-Medina T, Bajo-Arenas J, Salazar F, et al. Endometrial polyps and their implication in the pregnancy rates of patients undergoing intra-uterine insemination: a prospective, randomized study. *Hum Reprod* 2005;**20**:1632–35.
30. Isikoglu M, Berkkanoglu M, Senturk Z, Coertzee K, Ozgur K. Endometrial polyps smaller than 1.5 cm do not affect ICSI outcome. *Reprod Biomed Online* 2006;**12**:199–204.
31. Matalliotakis IM, Kourtis AI, Panidis DK. Adenomyosis. *Obstet Gynecol Clin North Am* 2003;**30**:63–82.
32. Togashi K, Ozasa H, Konishi I, et al. Enlarged uterus: differentiation between adenomyosis and leiomyoma by MR imaging. *Radiology* 1989;**171**:531–34.
33. Togashi K. Adenomyosis. In: Togashi K (ed), *MRI of the Female Pelvis*, pp. 105–20. Tokyo: Igaku Shoin; 1993.
34. Ota H, Igarashi S, Hatarzawa J, et al. Is adenomyosis an immune disease? *Hum Reprod Update* 1998;**4**:360–67.
35. Byun JY, Kim SE, Choi BG, et al. Diffuse and focal adenomyosis: MR imaging findings. *Radiographics* 1999;**19**:S161–70.
36. Levy G, Dehaene A, Laurent N, et al. An update on adenomyosis. *Diagn Interv Imaging* 2013:**94**:3–25.
37. Valentini AL, Speca S, Gui B, Sogua G, Micco M, Bonomo L. Adenomyosis: from the sign to the diagnosis. Imaging, diagnostic pitfalls and differential diagnosis: a pictorial review. *Radiol Med*

2011;**116**:1267–87.
38. Reves MF, Goldstein RB, Jones KD. Communications of adenomyosis with the endometrial cavity: visualization with saline contrast sonohysterography. *Ultrasound Obstet Gynecol* 2010;**36**:115–19.
39. Lo Monte G, Capobianco G, Piva I, Caserta D, Dessole S, Marci R. Hysterosalpingo contrast sonography (HyCoSy): let's make the point! *Arch Gynecol Obstet* 2015;**291**:19–30.
40. Di Donato N, Seracchioli R. How to evaluate adenomyosis in patients affected by endometriosis? *Minim Invasive Surg* 2014;**2014**:507230.
41. Exacoustos C, Brienza L, Giovanni A, et al. Adenomyosis: three dimensional sonographic findings of the junctional zone and correlation with histology. *Ultrasound Obstet Gynecol* 2011;**37**:471–79.
42. Bazot M, Cortez A, Darai E, et al Ultrasonography compared with magnetic resonance imaging for the diagnosis of adenomyosis: correlation with histopathology. *Hum Reprod* 2001;**16**:2427–33.
43. Taorel P, Laffargue, Dechaud H. Adenomyosis: what imaging modality in the diagnosis and staging? *Gynecol Obstet Fertil* 2004;**32**:976–80.
44. Schweppe KW. The place of dydrogesterone in the treatment of endometriosis and adenomyosis. *Maturitas* 2009;**65**:523–27.
45. He SM, Wei MX, et al. Effect of levonorgestrel-releasing intrauterine system in the treatment of adenomyosis. *Zhonghua Fu Chan Ke Za Zhi* 2005;**40**:536–38.
46. Cho S, Nam A, Kim H, et al. Clinical effects of the levonorgestrel releasing intrauterine device in patients with adenomyosis. *Am J Obst Gynecol* 2008;**198**:373.
47. Keckstein J. Hysteroscopy and adenomyosis. *Contrib Gynecol Obstet* 2000;**20**:41–50.
48. Farquhar C, Brosens I. Medical and surgical management of adenomyosis. *Best Pract Res Clin Obstet Gynecol* 2006;**20**:603–16.
49. Lohle PN, De Vries J, Klazen CA, et al. Uterine artery embolization for symptomatic adenomyosis with or without uterine leiomyomas with the use of calibrated trisacryl gelatin microspheres: midterm clinical and MR imaging follow up. *J Vasc Interv Radiol* 2007;**18**;835–41.
50. Bratby MJ, Walker WJ. Uterine artery embolization for symptomatic adenomyosis: mid-term results. *Eur J Radiol* 2009;**70**:128–32.
51. Kitamura Y, Alison SJ, Jha RC, Spies JB, Flick PA, Ascher SM. MRI of adenomyosis: changes with uterine artery embolization. *AJR Am J Roentgenol* 2006;**186**:855–64.
52. Yoon SW, Kim KA, Cha SH, et al. Successful use of magnetic resonance-guided focused ultrasound surgery to relieve symptoms in a patient with symptomatic focal adenomyosis. *Fertil Steril* 2008;**90**:2018.e13–15.
53. Wang W, Wag YX, Tang J. Safety and efficacy of high intensity focused ultrasound ablation therapy for adenomyosis. *Acad Radiol* 2009;**16**:1416–23.
54. Baird DD, Dunson DB, Hill MC, Cousins D, Schectman JM. High cumulative incidence of uterine leiomyoma in black and white women: ultrasound evidence. *Am J Obstet Gynecol* 2003;**188**: 100–107.
55. Laughlin SK, Schroeder JC, Baird DD. New directions in the epidemiology of uterine fibroids. *Semin Reprod Med* 2010;**28**:204–17.
56. Schmidt L, Sobotka T, Bentzen JG, Nyboe Andersen A. ESHRE Reproduction and Society Task Force. Demographic and medical consequences of the postponement of parenthood. *Hum Reprod Update* 2012;**18**:29–43.
57. Office for National Statistics. Births in England in 2013. Available at: http://www.ons.gov.uk/ons/rel/vsob1/birth-summary-tables--england-and-wales/2013/info-births-2013.html.
58. Marshall LM, Spiegelman D, Barbieri RL, et al. Variation in the incidence of uterine leiomyoma among premenopausal women by age and race. *Obstet Gynecol* 1997;**90**:967–73.
59. Okolo S. Incidence, aetiology and epidemiology of uterine fibroids. *Best Pract Res Clin Obstet Gynaecol* 2008;**22**:571–88.
60. Ravina JH, Herbreteau D, Ciraru-Vigneron N, et al. Arterial embolisation to treat uterine myomata. *Lancet* 1995;**346**:671–72.
61. National Institute for Health and Care Excellence. Uterine artery embolisation for fibroids. Interventional procedures guidance [IPG367]. 2010. Available at: https://www.nice.org.uk/guidance/ipg367.
62. Stewart EA, Gedroyc WM, Tempany CM, et al. Focused ultrasound treatment of uterine fibroid tumors: safety and feasibility of a noninvasive thermoablative technique. *Am J Obstet Gynecol* 2003;**189**:48–54.
63. Schlesinger D, Benedict S, Diederich C, Gedroyc W, Klibanov A, Larner J. MR-guided focused ultrasound surgery, present and future. *Med Phys* 2013;**40**:080901.
64. Gizzo S, Saccardi C, Patrelli TS, et al. Magnetic resonance-guided focused ultrasound myomectomy: safety, efficacy, subsequent fertility and quality-of-life improvements, a systematic review. *Reprod Sci* 2014;**21**:465–76.
65. Donnez J, Tatarchuk TF, Bouchard P, et al. Ulipristal acetate versus placebo for fibroid treatment before surgery. *N Engl J Med* 2012;**366**:409–20.
66. Donnez J, Donnez O, Matule D, et al. Long-term medical management of uterine fibroids with ulipristal acetate. *Fertil Steril* 2016;**105**:165–73.e4.
67. Levens ED, Potlog-Nahari C, Armstrong AY, et al. CDB-2914 for uterine leiomyomata treatment: a randomized controlled trial. *Obstet Gynecol* 2008;**111**:1129–36.
68. Day BD, Dunson DB, Hill MC, Cousins D, Schectman JM. High cumulative incidence of uterine leiomyoma in black and white women: ultrasound evidence. *Am J Obstet Gynecol* 2003;**188**:100–107.
69. Marshall LM, Spiegelman D, Barbieri RL, et al. Variation in the incidence of uterine leiomyoma among premenopausal women by age and race. *Obstet Gynecol* 1997;**90**:967–73.
70. Cramer SF, Patel A. The frequency of uterine leiomyomas. *Am J Clin Pathol* 1990;**94**:435–38.
71. Townsend DE, Sparkes RS, Baluda MC, McClelland G. Unicellular histogenesis of uterine leiomyomas as determined by electrophoresis by glucose-6-phosphate dehydrogenase. *Am J Obstet Gynecol* 1970;**107**:1168–73.
72. Hashimoto K, Azuma C, Kamiura S, et al. Clonal determination of uterine leiomyomas by analyzing differential inactivation of the X-chromosome-linked phosphoglycerokinase gene. *Gynecol Obstet Invest* 1995;**40**:204–208.
73. Ozisik YY, Meloni AM, Powell M, Surti U, Sandberg AA. Chromosome 7 biclonality in uterine leiomyoma. *Cancer Genet Cytogenet* 1993;**67**:59–64.
74. Sargent MS, Weremowicz S, Rein MS, Morton CC. Translocations in 7q22 define a critical region in uterine leiomyomata. *Cancer Genet Cytogenet* 1994;**77**:65–68.
75. Andersen J, Barbieri RL. Abnormal gene expression in uterine leiomyomas. *J Soc Gynecol Investig* 1995;**2**:663–72.
76. Okolo SO, Gentry CC, Perrett CW, Maclean AB. Familial prevalence of uterine fibroids is associated with distinct clinical and molecular features. *Hum Reprod* 2005;**20**:2321–24.
77. Kjerulff KH, Langenberg P, Seidman JD, Stolley PD, Guzinski GM. Uterine leiomyomas. Racial differences in severity, symptoms and age at diagnosis. *J Reprod Med* 1996;**41**:483–90.
78. Vikhlyaeva EM, Khodzhaeva ZS, Fantschenko ND. Familial predisposition to uterine leiomyomas. *Int J Gynaecol Obstet* 1995;**51**:127–31.
79. Luoto R, Kaprio J, Rutanen EM, Taipale P, Perola M, Koskenvuo M. Heritability and risk factors of uterine fibroids—the Finnish Twin Cohort study. *Maturitas* 2000;**37**:15–26.
80. Wise LA, Palmer JR, Harlow BL, et al. Reproductive factors, hormonal contraception, and risk of uterine leiomyomata in African-American women: a prospective study. *Am J Epidemiol*

2004;**159**:113–23.
81. Hammoud AO, Asaad R, Berman J, Treadwell MC, Blackwell S, Diamond MP. Volume change of uterine myomas during pregnancy: do myomas really grow? *J Minim Invasive Gynecol* 2006;**13**:386–90.
82. Cooper NP, Okolo S. Fibroids in pregnancy—common but poorly understood. *Obstet Gynecol Surv* 2005;**60**:132–38.
83. Huang SC, Yu CH, Huang RT, et al. Intratumoral blood flow in uterine myoma correlated with a lower tumor size and volume, but not correlated with cell proliferation or angiogenesis. *Obstet Gynecol* 1996;**87**:1019–24.
84. Forssman L. Blood flow in myomatous uteri as measured by intra-arterial ^{133}Xenon. *Acta Obstet Gynecol Scand* 1976;**55**:21–14.
85. Forssman L. Distribution of blood flow in myomatous uteri as measured by locally injected ^{133}Xenon. *Acta Obstet Gynecol Scand* 1976;**55**:101–104.
86. deSouza NM, Williams AD. Uterine arterial embolization for leiomyomas: perfusion and volume changes at MR imaging and relation to clinical outcome. *Radiology* 2002;**222**:367–74.
87. Farrer-Brown G, Beilby JOW, Rowles PM. Microvasculature of the uterus: an injection method of study. *Obstet Gynecol* 1970;**35**:21–30.
88. Farrer-Brown G, Beilby JOW, Tarbit MH. The vasculature patterns in myomatous uteri. *J Obstet Gynaecol Br Comnwlth* 1970;**77**:967–75.
89. Walocha JA, Litwin JA, Miodonski AJ. Vascular system of intramural leiomyomata revealed by corrosion casting and scanning electron microscopy. *Hum Reprod* 2003;**18**:1088–93.
90. Casey R, Rogers PAW, Vollenhoven BJ. An immuohistochemical analysis of fibroid vasculature. *Hum Reprod* 2000;**15**:1469–75.
91. Lee BS, Stewart EA, Sahakian M, et al. Interferon-alpha is a potent inhibitor of basic fibroblast growth factor-stimulated cell proliferation in human uterine cells. *Am J Reprod Immunol* 1998;**40**:19–25.
92. Strawn EY, Novy MJ, Burry KA, et al. Insulin-like growth factor I promotes leiomyoma cell growth in vitro. *Am J Obstet Gynecol* 1995;**172**:1837–44.
93. Swartz CD, Afshari CA, Yu L, et al. Estrogen-induced changes in IGF-I, Myb family and MAP kinase pathway genes in human uterine leiomyoma and normal uterine smooth muscle cell lines. *Mol Hum Reprod* 2005;**11**:411–50.
94. Vollenhoven BJ, Herington AC, Healy DL. Messenger ribonucleic acid expression of the insulin-like growth factors and their binding proteins in uterine fibroids and myometrium. *J Clin Endocrinol Metab* 1993;**76**:1106–10.
95. Gao Z, Matsuo H, Wang Y, et al. Up-regulation by IGF-I of proliferating cell nuclear antigen and Bcl-2 protein expression in human uterine leiomyoma cells. *J Clin Endocrinol Metab* 2001;**86**:5593–99.
96. Parker WH. Etiology, symptomatology, and diagnosis of uterine myomas. *Fertil Steril* 2007;**87**:725–36.
97. Stovall DW. Clinical symptomatology of uterine leiomyomas. *Clin Obstet Gynaecol* 2001;**44**:364–71.
98. Christiansen JK. The facts about fibroids. *Postgrad Med* 1993;**9**:129–37.
99. Gupta S, Jose J, Manyonda IT. Clinical presentation of fibroids. *Best Pract Res Clin Obstet Gynaecol* 2008;**22**:615–26.
100. Lacey CG. Benign disorders of the uterine corpus. In: Pernoll ML (ed), *Current Obstetric and Gynaecologic Diagnosis and Treatment*, 7th edn, pp. 732–38. Norwalk, CN: Appleton & Lange; 1991.
101. Day Baird D, Dunson DB, Hill MC, et al. High cumulative incidence of leiomyoma in black and white women: ultrasound evidence. *Am J Obstet Gynecol* 2003;**188**;100–107.
102. Kjerulff KH, Langenberg P, Seidman JD, et al. Uterine leiomyomas: racial differences in severity, symptoms and age at diagnosis. *J Reprod Med* 1996;**41**:483–90.
103. Marshall LM, Spiegelman D, Barbieri RL, et al. Variation in the incidence of uterine leiomyoma among premenopausal women by age and race. *Obstet Gynecol* 1997;**90**:967–73.
104. Ozumba BC, Megafu UC, Igwegbe AO. Uterine fibroids: clinical presentation and management in a Nigerian teaching hospital. *Ir Med J* 1992;**85**:158–59.
105. Flake GP, Andersen J, Dixon D. Etiology and pathogenesis of uterine leiomyomas: a review. *Environ Health Perspect* 2003;**111**:1037–54.
106. McLucas B. Diagnosis, imaging and anatomical classification of uterine fibroids. *Best Pract Res Clin Obstet Gynaecol* 2008;**22**:627–42.
107. Hurley V. Imaging techniques for fibroid detection. *Bailliere's Clin Obstet Gynaecol* 1998;**12**:213–24.
108. Freimanis MG, Jones AF. Transvaginal ultrasonography. *Radiol Clin North Am* 1992;**30**:955–76.
109. Schiller VL, Grant E. Doppler ultrasonography of the pelvis. *Radiol Clin North Am* 1992;**30**:735–42.
110. Sohaey R, Woodward P. Sonohysterography: technique, endometrial findings, and clinical applications. *Semin Ultrasound CT MR* 1999;**20**:250–58.
111. Dueholm M, Lundorf E, Olesen F. Imaging techniques for evaluation of the uterine cavity and endometrium in premenopausal patients before minimally invasive surgery. *Obstet Gynecol Surv* 2002;**57**:389–403.
112. Dueholm M, Lundorf E, Hansen E, et al. Accuracy of magnetic resonance imaging and transvaginal ultrasonography in the diagnosis, mapping, and measurement of uterine myomas. *Am J Obstet Gynecol* 2002;**186**:409–15.
113. Kugligowska E, Deeds L, Lu K. Pelvic pain: overlooked and underdiagnosed gynecologic conditions. *Radiographics* 2005;**25**:3–20.
114. Spies JB, Ascher SA, Roth AR, et al. Uterine artery embolization for leiomyomata. *Obstet Gynecol* 2001;**98**:29–34.
115. Ascher SM, Arnold LL, Patt RH, et al. Adenomyosis: prospective comparison of MR imaging and transvaginal sonography. *Radiology* 1994;**190**:803–806.
116. Fedele L, Bianchi S, Dorta M, et al. Transvaginal ultrasonography in the differential diagnosis of adenomyoma versus leiomyoma. *Am J Obstet Gynecol* 1992;**167**:603–606.
117. Pelage JP, Cazejust J, Pluot E, et al. Uterine fibroid vascularization and clinical relevance to uterine fibroid embolization. *Radiographics* 2005;**25**:S99–117.
118. Wu JM, Wechter ME, Geller EJ, et al. Hysterectomy rates in the United States, 2003. *Obstet Gynecol* 2007;**110**:1091–95.
119. Wright KN, Jonsdottir GM, Jorgensen S, et al. Costs and outcomes of abdominal, vaginal, laparoscopic and robotic hysterectomies. *JSLS* 2012;**16**:519–24.
120. Thakkar R, Ayers S, Clarkson P, et al. A comparison of outcomes following total or subtotal hysterectomy. *N Engl J Med* 2002;**347**:1318–25.
121. Carlson K, Miller B, Fowler F. The Maine women's health study: outcomes of hysterectomy. *Br J Obstet Gynaecol* 1994;**83**:556–65.
122. Talaulikar VS, Gupta S, Manyonda IT. Pregnancy after complex myomectomy: neither age of patient nor size, number or location of fibroids should be a barrier. *JRSM Short Rep* 2012;**3**:19.
123. Mukhopadhaya N, De Silva C, Manyonda IT. Conventional myomectomy. *Best Pract Res Clin Obstet Gynaecol* 2008;**22**:677–705.
124. Bonney V. A clamp forceps for controlling haemorrhage when performing myomectomy. *Br J Obstet Gynaecol* 1923;**30**:447–49.
125. Ngeh N, Belli AM, Morgan R, Manyonda IT. Pre-myomectomy uterine artery embolization minimizes operative blood loss. *Br J Obstet Gynaecol* 2004;**111**:1139–40.
126. Taylor A, Sharma M, Tsirkas P, et al. Reducing blood loss at open myomectomy using triple tourniquets: a randomized controlled

trial. *Br J Obstet Gynaecol* 2005;**112**:340–45.
127. Tsuji S, Takahashi K, Yomo H, et al. Effectiveness of anti-adhesion barriers in preventing adhesions after myomectomy in patients with uterine leiomyoma. *Eur J Obstet Gynecol Reprod Biol* 2005;**123**:244–48.
128. Agdi M, Tulandi T. Endoscopic management of uterine fibroids. *Best Pract Res Clin Obstet Gynaecol* 2008;**22**:707–16.
129. Rosetti A, Sizzi O, Soranna L, et al. Long-term results of laparoscopic myomectomy: recurrence rates in comparison with abdominal myomectomy. *Hum Reprod* 2001;**16**:770–74.
130. Loffer FD. Improving the results of hysteroscopic submucosal myomectomy for menorrhagia by concomitant endometrial ablation. *J Minim Invasive Gynecol* 2005;**12**:254–60.
131. Emmanuel MH, Wamsteker K, Hart AA, et al. Long-term results of hysteroscopic myomectomy for abnormal uterine bleeding. *Obstet Gynecol* 1999;**93**:743–48.
132. Ravina JH, Herbreteau D, Ciraru-Vigneron N, et al. Arterial embolisation to treat uterine myomata. *Lancet* 1995;**346**:671–72.
133. Bratby MJ, Belli A-M. Radiological treatment of symptomatic fibroids. *Best Pract Res Clin Obstet Gynaecol* 2008;**22**:717–34.
134. Chua GC, Wilsher M, Young MP, Manyonda I, Morgan R, Belli AM. Comparison of particle penetration with non-spherical polyvinyl alcohol versus trisacryl gelatin microspheres in women undergoing premyomectomy uterine artery embolization. *Clin Radiol* 2005;**60**:116–22.
135. Pelage JP, Guaou NG, Jha RC, Ascher SM, Spies JB. Uterine fibroid tumors: long-term MR imaging outcome after embolization. *Radiology* 2004;**230**:803–809.
136. Spies JB, Allison S, Flick P, et al. Spherical polyvinyl alcohol versus tris-acryl gelatin microspheres for uterine artery embolization for leiomyomas: results of a limited randomized comparative study. *J Vasc Interv Radiol* 2005;**16**:1431–37.
137. Marret H, Alonso AM, Cottier JP, Tranquart F, Herbreteau D, Body G. Leiomyoma recurrence after uterine artery embolization. *J Vasc Interv Radiol* 2003;**14**:1395–99.
138. Nicholson T. Outcome in patients undergoing unilateral uterine artery embolization for symptomatic fibroids. *Clin Radiol* 2004;**59**:186–91.
139. Volkers NA, Hehenkamp WJ, Birnie E, Ankum WM, Reekers JA. Uterine artery embolization versus hysterectomy in the treatment of symptomatic uterine fibroids: 2 years' outcome from the randomized EMMY trial. *Am J Obstet Gynecol* 2007;**196**:519.e1–11.
140. Hehenkamp WJ, Volkers NA, Donderwinkel PF, et al. Uterine artery embolization versus hysterectomy in the treatment of symptomatic uterine fibroids (EMMY trial): peri- and postprocedural results from a randomized controlled trial. *Am J Obstet Gynecol* 2005;**193**:1618–29.
141. Hehenkamp WJ, Volkers NA, Birnie E, Reekers JA, Ankum WM. Pain and return to daily activities after uterine artery embolization and hysterectomy in the treatment of symptomatic uterine fibroids: results from the randomized EMMY trial. *Cardiovasc Intervent Radiol* 2006;**29**:179–87.
142. Edwards RD, Moss JG, Lumsden MA, et al. Uterine-artery embolization versus surgery for symptomatic uterine fibroids. *N Engl J Med* 2007;**356**:360–70.
143. National Institute for Health and Care Excellence: Uterine artery embolisation for fibroids. Interventional procedures guidance [IPG367]. Available at: https://www.nice.org.uk/guidance/ipg367.
144. Manyonda IT, Bratby M, Horst JS, et al. Uterine artery embolization versus myomectomy: impact on quality of life–results of the FUME (Fibroids of the Uterus: myomectomy versus Embolization) Trial. *Cardiovasc Intervent Radiol.* 2012;**35**:530–36
145. Fruehauf JH, Back W, Eiermann A, et al. High-intensity focused ultrasound for the targeted destruction of uterine tissues: experiences from a pilot study using a mobile HIFU unit. *Arch Gynecol Obstet* 2008;**277**:143–50.
146. Leslie TA, Kennedy JE. High intensity focused ultrasound in the treatment of abdominal and gynaecological diseases. *Int J Hyperthermia* 2007;**23**:173–82.
147. Funaki K, Fukunishi H, Funaki T, Sawada K, Kaji Y, Maruo T. Magnetic resonance-guided focused ultrasound surgery for uterine fibroids: relationship between the therapeutic effects and signal intensity of preexisting T2-weighted magnetic resonance images. *Am J Obstet Gynecol* 2007;**196**:184.e1–6.
148. Gedroyc WM, Anstee A. MR-guided focused ultrasound. *Expert Rev Med Devices* 2007;**4**:539–47.
149. Rabinovici J, Inbar Y, Revel A, et al. Clinical improvement and shrinkage of uterine fibroids after thermal ablation by magnetic resonance-guided focused ultrasound surgery. *Ultrasound Obstet Gynecol* 2007;**30**:771–77.
150. Hindley JT, Law PA, Hickey M, et al. Clinical outcomes following percutaneous magnetic resonance image guided laser ablation of symptomatic uterine fibroids. *Hum Reprod* 2002;**17**:2737–41.
151. Manyonda IT, Gorti M. Costing magnetic resonance-guided focused ultrasound surgery, a new treatment for symptomatic fibroids. *BJOG* 2008;**115**:551–53.
152. Wilson EA, Yang F, Rees ED. Estradiol and progesterone binding in uterine leiomyomata and in normal uterine tissue. *Obstet Gynecol* 1980;**55**:20–24.
153. Tamaya T, Fujimoto J, Okada H. Comparison of cellular levels of steroid receptors in uterine leiomyomas and myometrium. *Acta Gynaecol Scand* 1985;**64**:307–309.
154. Talaulikar VS, Belli A, Manyonda I. GnRH agonists: do they have a place in the modern management of fibroid disease? *J Obstet Gynecol India* 2012;**62**:506–10.
155. Dubuisson JB, Fauconnier A, Fourchotte V, Babaki-Fard K, Coste J, Chapron C. Laparoscopic myomectomy: predicting the risk of conversion to an open procedure. *Human Reprod* 2001;**16**:1726–31.
156. Campo S, Garcea N. Laparoscopic myomectomy in premenopausal women with and without preoperative treatment using gonadotrophin-releasing hormone analogues. *Human Reprod* 1999;**14**:1:44–48
157. Vercellini P, Maddalena S, Giorgi OD, Aimi G, Crosignani PG. Abdominal myomectomy for infertility: a comprehensive review. *Human Reprod* 1998;**13**:873–79.
158. Fauconnier A, Chapron C, Babaki-Fard K, Dubuisson JB. Recurrence of leiomyomata after myomectomy. *Hum Reprod Update* 2000;**6**:595–602.
159. Lethaby A, Vollenhoven B. Fibroids (uterine moyamtosis, leiomyomas). *Clin Evid* 2002;**7**:1666–78.
160. Ohara N, Xu Q, Matsuo H, Maruo T. Progesterone and progesterone receptor modulator in uterine leiomyoma growth. In: Maruo T, Mardon H, Stewart C (eds), *Translational Research in Uterine Biology*. Amsterdam: Elsevier; 2008.
161. Ohara N, Morikawa A, Chen W, et al. Comparative effects of SPRM asoprisnil (J867) on proliferation, apoptosis, and the expression of growth factors in cultured uterine leiomyoma cells and normal myometrial cells. *Reprod Sci* 2007;**14** Suppl 8:20–27.
162. Xu Q, Ohara N, Liu J, et al. Progesterone receptor modulator CDB-2914 induces extracellular matrix metalloproteinase inducer in cultured human uterine leiomyoma cells. *Mol Hum Reprod* 2008;**14**:181–91.
163. Yoshida S, Ohara N, Xu Q, et al. Cell-type specific actions of progesterone receptor modulators in the regulation of uterine leiomyoma growth. *Semin Reprod Med* 2010;**28**:260–73.
164. Donnez J, Tatarchuk TF, Bouchard P, et al. Ulipristal acetate versus placebo for fibroid treatment before surgery. *N Engl J Med* 2012;**366**:409–20.
165. Donnez J, Tomaszewski J, Vázquez F, et al. Ulipristal acetate

第50章

外阴良性疾病

Rosalind Simpson, David Nunns

引言

外阴疾病长期以来一直是医学研究中被忽视的一个领域，甚至连患病率这样的基本数据都是缺乏的。此外，患者也常常因为害怕或者尴尬而延迟就医。目前因在培训[1]方面的不足导致医疗专业人员未能充分探讨外阴症状。女性可能会出现一系列不同程度的症状，做出正确的诊断可能需要相当长的时间。一些妇科医生在评估和管理外阴疾病（如慢性疼痛和随之而来的性心理问题的处置）方面的培训需求未得到满足。因此评估患者病情并对疑难病例以及对治疗无反应的患者进行多学科会诊至关重要。临床上不当治疗并不少见。

调查研究表明，外阴疾病比想象中普遍的多。在一项针对79名英国全科医生的调查中，超过一半的人每月接诊超过3名外阴疾病患者[2]，一项针对美国303名女性的社区调查报道称，18.5%的患者下生殖道不适持续超过3个月[3]。

外阴疾病的诊治很重要，因其能造成相当大的痛苦，可以影响身体、心理和性健康[4,5]。此外，某些外阴炎性疾病有可能发展为恶性肿瘤。外阴疾病在妇科很常见。本章旨在让普通妇科医生提高在患者病情评估、外阴检查和治疗方面的知识和临床技能。

病史采集

结合临床检查结果，对症状全面评估后，往往可以做出诊断。表50.1概述了一些在病史和病因上的关键问题。常规问题是外阴症状对功能的影响。“这些症状对你有什么影响呢?”或者“你因为这个问题而错过了什么?”等都是一些有用的问题。必要时，应调查性心理史。因外阴问题转诊的患者常常以性生活疼痛为主诉，其次是性心理问题，如阴道痉挛、回避、触摸恐惧症、性欲丧失等[6]。认识到这些症状是患者的主要问题很重要，因此可以将治疗集中在自我管理或性心理咨询上。

患有外阴疼痛的女性应该有详细的疼痛病史，包括疼痛的性质、严重程度、部位和加重或缓解因素。一些外阴痛患者在身体其他部位有疼痛，外阴痛可能是慢性区域疼痛综合征[7]的一部分。患者经常会感到沮丧和失望，某种程度上可能是因为护理脱节、无效治疗以及临床医生缺乏对病情的了解。

外阴检查

完整的外阴检查需要良好的照明，外阴的每个部分应系统检查，包括阴阜、腹股沟褶皱、大小阴唇、阴蒂（阴蒂体和阴蒂包皮）、会阴、前庭和肛门（图50.1）。哈特线是前庭和小阴唇之间的连接处，标志着上皮细胞类型从黏膜到鳞状上皮的变化。最好应进行指诊和窥阴器检查，以排除糜烂、黏膜增厚、粘连和瘢痕，因为这些特征可以出现在糜烂性扁平苔藓和硬化性苔藓等疾病中[8]。电子阴道检查可能有助于评估盆底肌肉高张力[9]。

外阴皮肤问题可能是全身皮肤疾病的一种表现，因此应考虑进行完整的皮肤检查，以便更全面地评估疾病的程度和诊断。例如，牛皮癣可出现在“隐藏的”部位，如脐和臀沟，湿疹发生在皮肤弯

表50.1 外阴病史记录

问题	推理
主要症状是什么，严重程度怎么样？对患者的功能有什么影响？	重要的是要清楚最初的症状。瘙痒可能暗示皮肤疾病或感染。疼痛可能是次要的皮肤损伤引起的瘙痒。疼痛作为主要症状可能表明疼痛综合征。减少症状和功能(包括性)的改善是重要的临床结果
出现这些症状多久了？	急性症状可能提示外阴阴道鹅口疮或接触性皮炎。慢性症状(超过6个月)可能是由于硬化苔藓或扁平苔藓
还有其他外阴症状吗？	有助于做出诊断。例如，阴道分泌物可能是由感染引起的
以前用过什么治疗方法？	不适当的局部治疗会加重症状，并可能引起刺激反应的病史应探讨"失败的"治疗，例如局部类固醇类型、频率、持续时间和数量(与这些治疗方法一起使用是常见的)
患者是如何清洗外阴的？	许多女性觉得自己不干净，过度清洗会导致皮肤损伤和进一步刺激
有接触刺激物的可能吗，比如肥皂、洗发水、尿液和香水阴道湿巾？	这些都是潜在的刺激物，会损害皮肤，可能导致炎症。尿液是一种有效的皮肤刺激物
还有其他皮肤问题吗？	例如，湿疹(见于皮肤弯曲的其他部位)或牛皮癣(有时以皲裂的形式隐藏在耳朵后面、头皮或脐部红斑)
有什么系统性疾病吗？	其他全身性疾病也会影响治疗效果，如糖尿病、肾衰竭、贫血、自身免疫性疾病(包括自身免疫性家族史)，其他慢性疼痛综合征
这些症状与压力有关吗？	单纯性苔藓和外阴痛，症状在有压力时会更严重，承认这一点，可以成为治疗计划的一部分

曲处。其他非角化区域或黏膜表面，包括口腔、眼睛和嘴唇，也应进行检查，因为在某些情况下，如寻常天疱疮、类天疱疮和糜烂扁平苔藓可能影响这些区域。

检查结果术语

用来描述外阴疾病外观的术语基本上是皮肤学术语的同义词。例如：

- "红斑"指的是皮肤变红，可界限不清，如湿疹(图50.2接触性皮炎的红斑分界不清)，也可界限清晰，如银屑病(图50.3)。红斑的存在通常表明潜在的炎症过程。如伴有疼痛，应考虑感染。
- 皮肤变白可发生在正常表皮存在的情况下，如白癜风，也可伴有表皮变化，如硬化性苔藓。
- 苔藓样变是用来描述皮肤像皮革一样增厚，因持续存在的摩擦，导致皮肤纹理增加。
- 鳞屑是指皮肤表面死细胞增加。外阴通常是潮湿的，鳞屑也比其他部位的皮肤少。发生在阴阜的鳞屑最常见，是牛皮癣的一种表现。其他部位如臀沟，鳞屑和苔藓样变可导致皮肤变白、皲裂，这使

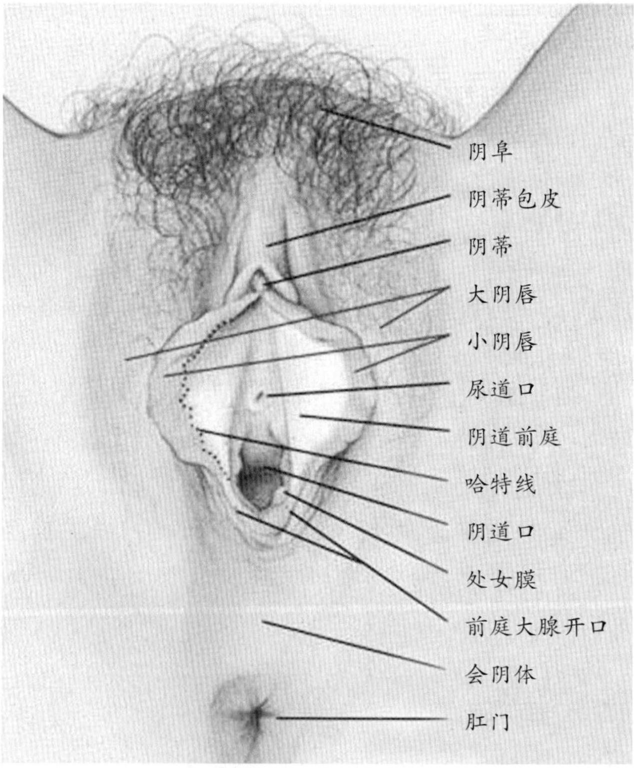

图50.1 正常成人外阴示意图。(Courtesy of Dawn Danby and Paul Waggone.)

常见的疾病更难以诊断[10]。

还有一些附加术语用来描述皮肤和外阴部位的特殊病变（表50.2）。外阴痛女性的外阴皮肤表面外观正常；但是，外阴痛的一个亚群是前庭痛，只要接触前庭就会感到疼痛。这种现象被称为异位痛，是由于神经元的感觉阈值降低，从而对无害刺激产生的疼痛[11]。患者也可能表现出痛觉过敏，这是由于组织反应性提高，对有害物质产生的过度反应。

检查

阴道拭子

当病史提示可能有原发或继发的细菌性、念珠菌性和病毒性感染时，应使用微生物拭子。感染是炎症性皮肤病症状不能很好控制的常见原因。例如，如果硬化性苔藓患者最初用强效类固醇可以很好地控制，然后复发，则应考虑继发念珠菌感染[12]。生殖器疱疹偶尔是外阴症状的一个原因，病毒培养拭子是有必要做的。一般在开始抗菌治疗前应采集拭子。

外阴活检

以下情况应做外阴活检：①不对称的色素沉着病变；②持续性糜烂；③变硬或可疑癌；④治疗无效时。活检部位应选择病变或异常区域的代表组织，通常是在病变的边缘，应包括一些正常的组织。最中心的区域可能是炎症或坏死，由于炎症导致用于诊断组织减少。如果随后诊断为癌或者外阴上皮内瘤变，切除活检可能会存在问题，可能需要再次切除，这将导致更多的皮肤缺损，可能危及功能。可疑多灶性疾病时，应在全身麻醉下多点活检。一块4毫米Keyes打孔活检组织是足够的，理想情况是应在初次就诊时在局部麻醉下进行。这为组织学诊断提供了足够的组织。但如果存在可疑免疫缺陷疾病，需要直接免疫荧光的情况下，则需要两块活检组织。值得注意的是，虽然组织学标本应该用福尔马林运送，但用于直接免疫荧光的标本必须用生理盐水或液氮冷冻运送[13]。

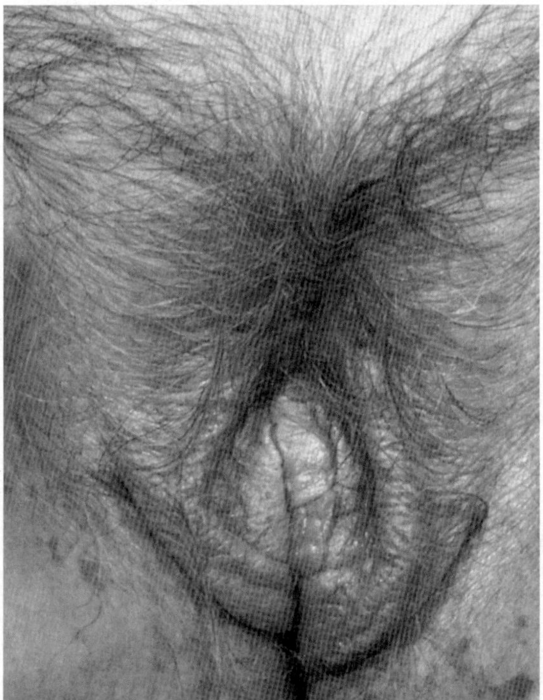

图50.2 女性生殖器的接触性皮炎。请注意生殖器外周皮肤上界限不清的红斑，炎性皮肤上的擦伤引起的糜烂，以及由刮擦引起的大阴唇皮肤变白增厚（苔藓样变）。

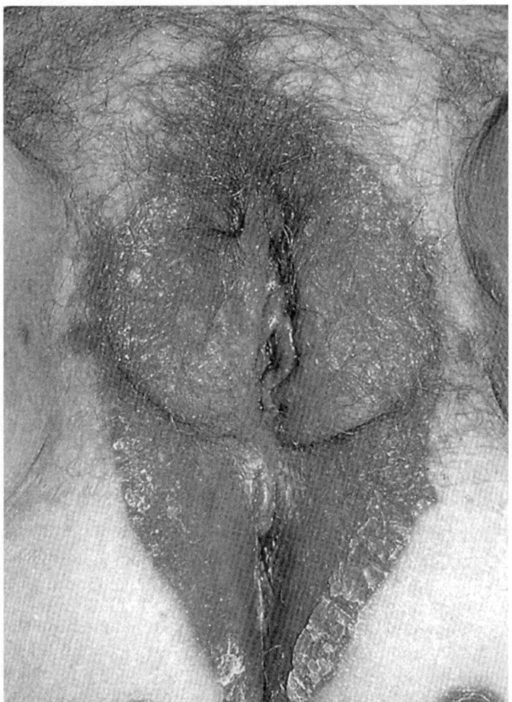

图50.3 女性生殖器的银屑病。肛门–生殖器区周围界限清楚的红斑，周围皮肤上有典型的银屑病斑块。在肛门周围区有典型的鳞屑，但在会阴区和外阴区缺乏鳞屑。

表50.2 外阴区可能出现的病变的术语

病变术语	描述	举例
皲裂	皮肤表面的一条线性裂缝，可能是由于过度干燥	银屑病和硬皮癣
抓痕	抓痕，可能是单一的或多个	在任何发痒的皮肤上都能看到，如过敏性湿疹、硬化性苔藓
糜烂	由于表皮的丧失（皮肤表层）造成的浅层剥脱的区域	糜烂性扁平苔藓
溃疡	表皮（皮肤表层）全层损失±真皮全层损失	口腔溃疡
斑点（斑疹）	皮肤颜色变化的扁平区域	外阴黑变病（黑色素沉着病） 硬化性苔藓可见的瘀斑（皮下紫癜）
结节	巨大可触及病灶，直径>0.5cm	鳞状细胞癌 疥疮
丘疹	可触及的小病变，直径<0.5cm	生殖器疣 接触传染性软疣 脂溢性角化病
斑块	可触及扁平病灶，直径>0.5cm 它可以是一个隆起或者是一个增厚的区域。没有肉眼可见的皮肤表面升高	外阴上皮内瘤变 鳞状细胞癌
囊泡	直径<0.5cm的液体小泡	大疱性类天疱疮

斑贴试验

当考虑过敏性接触性皮炎时，皮肤科医生需要进行斑贴试验（见“接触性皮炎”）。常见的过敏原包括局部麻醉剂、香水、月桂硫酸钠和局部新霉素[14,15]。卫生巾中使用的黏合剂可能会引起过敏性接触性皮炎，应被重视[16]。由于对局部过敏原的致敏作用可以在任何时候发生，这也是最初类固醇等局部治疗很好控制症状后，突然症状暴发的另一个原因。询问病史对确定潜在的过敏原非常重要，这些过敏原可以在后续的斑贴试验中应用于皮肤。

炎性外阴皮肤疾病

外阴瘙痒通常是外阴皮肤炎症的症状。病因可分为皮肤病（外阴皮肤病）、感染和癌前/恶性疾病。图50.4中概述的原则在评估患者时很有用。表50.3中列出的许多情况都需要使用局部类固醇和润肤剂进行治疗，重点是患者的教育和依从性。“炎性外阴皮肤疾病的治疗原则”部分概述了这些治疗的一般原则。

特定的炎症条件

以下详细描述炎症性皮肤疾病，因为在外阴诊所经常会看到，普通妇科医生的日常实践中也常常会遇到。

硬化性苔藓

硬化性苔藓是一种慢性炎症性皮肤疾病，常见于男女生殖器皮肤（图50.5）。早期疾病可能是隐匿的，特别是如果在转诊前使用过外用类固醇。大约15%的患者患有生殖器外疾病。硬化性苔藓的一般治疗方案是强效局部类固醇和润肤剂[18]。最初3个月的超强效局部皮质类固醇（如0.05%丙酸氯倍他索），一个指尖单位（从指尖到第一个折痕），每晚一次持续4周，每隔一晚一次持续4周，然后每周两次，持续4周。2011年发表了一篇关于硬化性苔藓治疗的综述[19,20]。包括7项涉及249名患者的临床试验，包括6种治疗方法；然而，关于最佳治疗的证据有限。有效的治疗方法包括局部超强效的（0.05%丙酸氯倍他索）和强效的糠酸莫米松（0.1%）。局部钙调磷酸酶抑制剂可能在硬化性苔

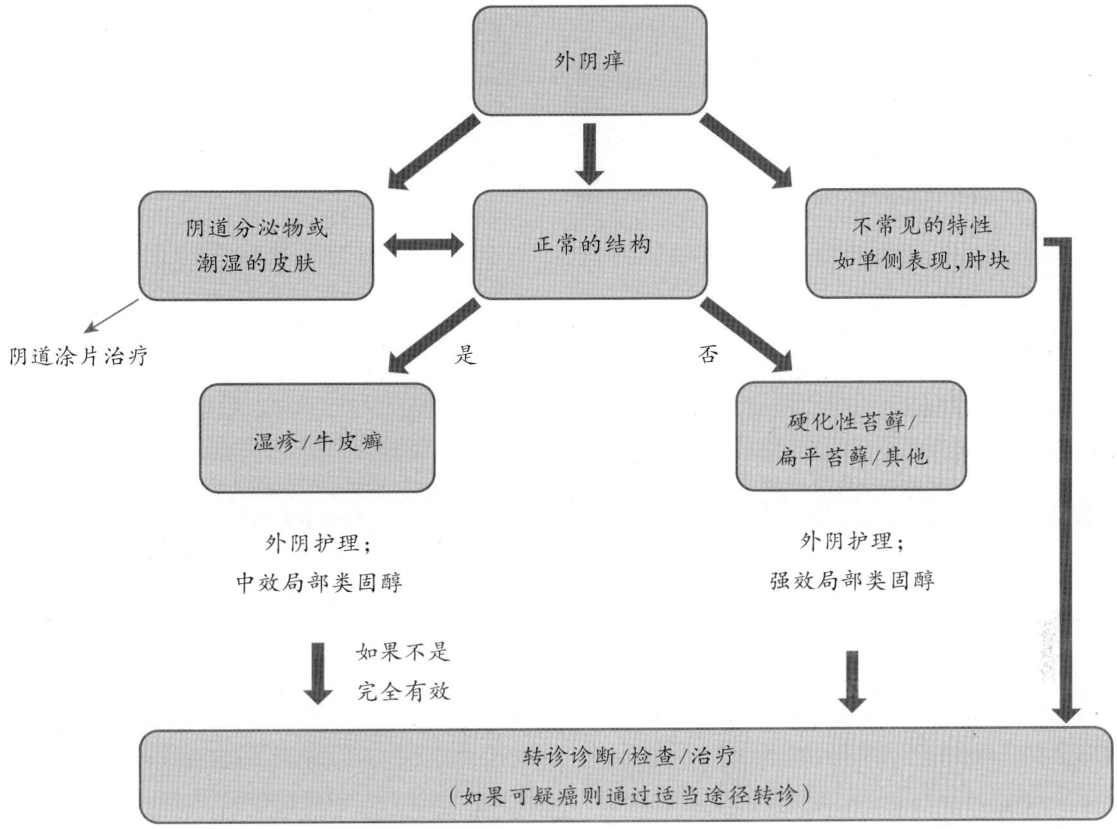

图50.4 外阴瘙痒的处理原则。

藓的治疗中有一席之地，这些通常是在皮肤科医生的监督下开的处方。局部使用睾酮或孕酮没有任何益处。需要进一步的试验来确定类固醇的确切效力、使用频率和治疗持续时间。规律使用的润肤剂可以为皮肤提供一个屏障，抵抗潜在的刺激物（如尿液），并保持皮肤水分。

3个月疗程后症状缓解率会很高，但硬化性苔藓是一种慢性皮肤病，如果停止治疗，症状很可能复发。长期定期使用局部类固醇已被证明是安全的，并可能降低外阴癌的潜在小风险（见“局部类固醇使用”）[21]。

患者可在臀部及阴唇系带出现有症状的皮肤裂。可每天将类固醇涂抹在皲裂部位然后手指按摩。应该鼓励使用阴道扩张器和润滑剂来帮助瘢痕重塑和帮助该区域脱敏。如果这些方法治疗都无效，那么应该考虑使用手术分割或重塑裂缝或皮桥。

硬化性区域苔藓发生恶变的风险很小（<5%风险）[12]。因此，应鼓励患者定期（建议每月）进行体检以发现皮肤癌。癌前/恶性改变的皮肤表现包括表皮隆起、不规则病损、溃疡和持续的糜烂等。

扁平苔藓

扁平苔藓是一种自身免疫性慢性疾病[8]。扁平苔藓主要以两种形式影响外阴区域。表50.2中列出的“经典”型扁平苔藓通常用局部类固醇和润肤剂治疗非常成功。相比之下，糜烂型扁平苔藓通常发生在阴道口，并可能累及阴道黏膜上皮，患者表现为疼痛和灼烧。这种变异会导致相当大的瘢痕和解剖结构的丧失（图50.6）。糜烂型扁平苔藓治疗效果较差[22]，转诊给外阴专家对优化疾病治疗很重要。虽然证据不像硬化性苔藓那么明确，扁平苔藓恶变的可能性很小[23]。目前还没有关于扁平苔藓治疗的具体指南，标准治疗方案是使用与治疗硬化性苔藓类似的超强效局部类固醇，系列病例证据支持这一方案[24,25]。

外阴皮炎

“皮炎”和“湿疹”这两个术语经常互换使用。外阴区可以出现不同类型的皮炎。值得注意的是，在湿疹条件下外阴解剖正常、无瘢痕发生。

表50.3 特定皮肤病的临床特征及治疗总结

诊断	临床表现	诊断方法	一线治疗
硬化性苔藓	•瓷质白色丘疹和斑块 •瘀斑(皮下紫癜) •糜烂(表皮缺损) •皲裂 •苔藓样变(图50.5) •晚期症状:解剖结构丧失、融合、粘连。该疾病可能会出现“8字”形的外观	•临床即可确诊,否则需依靠外阴活检确诊 •在硬化部位或可疑恶变部位进行活检	•超强效局部类固醇(如0.05%丙酸氯倍他索)(见“局部类固醇及其在治疗外阴皮肤病中的使用”) •润肤剂
接触性皮炎	•刺激型:在刺激物所在处出现界限不清的红斑 •过敏型:红斑向过敏原区域以外延伸	•临床病史及体格检查。 •如果怀疑是过敏性接触性皮炎则可做斑贴试验	•中效局部类固醇(如0.05%丁酸氯倍他松)或强效局部类固醇(如0.1%糠酸莫米松)(见“局部类固醇及其在治疗外阴皮肤病中的使用”) •润肤剂 •严格避免使用刺激物/过敏原
系统性湿疹	•唇沟内有光滑釉质的皮肤	•其他部位的临床检查:头皮、眉毛、鼻唇沟红斑和细鳞	•中效局部类固醇(如0.05%丁酸氯倍他松)或强效局部类固醇(如0.1%糠酸莫米松)(见“局部类固醇及其在治疗外阴皮肤病中的使用”) •润肤剂
银屑病	•典型的,界限清楚的鳞状红斑,但外阴银屑病斑块是光滑的、有光泽的,通常为粉红色。外阴折痕处通常没有鳞屑,但周围的皮肤可能有典型的银屑病鳞屑性病变 •没有瘢痕或解剖结构丧失(图50.3)	•临床评估包括检查其他“隐藏部位”,如膝盖、肘部、脐部、头皮、耳朵,下背部和指甲等处的银屑病的其他体征。如果不确定,则进行活检	•NICE指南[17]推荐的中效局部类固醇 •由于皮肤褶皱会变得特别湿润,有可能继发细菌或真菌感染。外用复方制剂(如0.05%丁酸氯倍他米松/3%土霉素/制霉菌素)可能有帮助 •润肤剂
单纯苔藓	•皮肤苔藓样变伴慢性搔抓引起的糜烂 •通常不会失去解剖结构,但会出现厚厚的“皮革”皮肤 •可以叠加在其他发痒的皮肤疾病上,如湿疹和硬化性苔藓	•临床病史及体格检查	•超强效局部类固醇(如0.05%丙酸氯倍他索)(见“局部类固醇及其在治疗外阴皮肤病中的使用”) •润肤剂 •一旦症状控制,可能需要间歇性使用中-强效局部类固醇 •继发念珠菌或细菌感染是常见的,需要治疗

外阴特应性湿疹常伴发身体其他部位典型湿疹。当其他部位有严重的湿疹时,患者很少以外阴湿疹为主诉。然而,对于一个主诉外阴瘙痒且有特应性湿疹病史的患者,它值得被单独诊断。外阴特应性湿疹临床上常表现为阴唇内、肛周和臀沟红斑。红斑通常较轻微。其他部位的特应性湿疹体征包括皮肤皱褶处界限不清的、对称的、鳞状红斑区域(特别是肘前窝和膝盖后面)。可有小的皲裂和糜烂。皮肤通常明显干燥。严重的湿疹更广泛地分布于躯干和四肢。特应性外阴炎是引起儿童外阴瘙痒最常见的原因。

接触性皮炎可以是“刺激性”的或“过敏性接触”的。刺激性接触性皮炎特别常见,可由肥皂、香水、药物、尿液、粪便和汗液引起。皮肤的屏障功能因局部刺激物而受损,随后会因继续使用该产品而恶化。外阴刺激性皮炎的临床体征包括界限不清的阴唇内

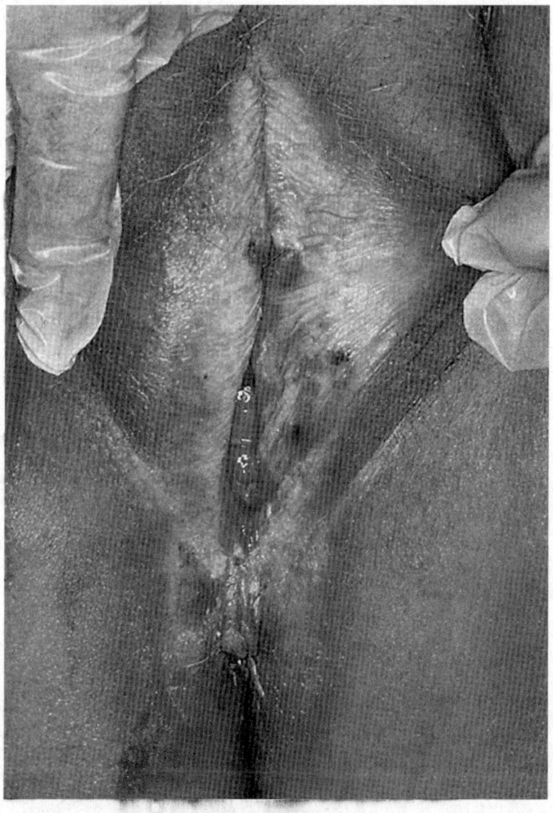

图50.5 晚期外阴硬化性苔藓。皮肤发白，解剖结构丧失，左阴唇上有瘀斑，阴蒂包皮上有瘢痕。

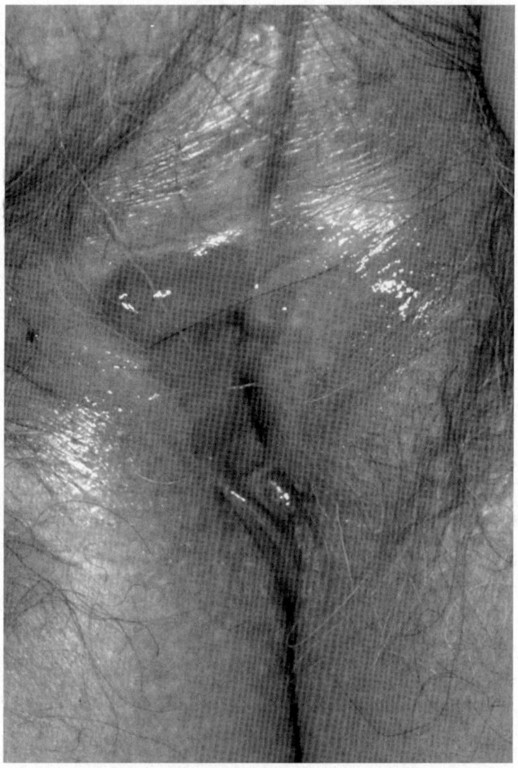

图50.6 糜烂性扁平苔藓。阴道内有界限清楚的对称侵蚀糜烂。注意解剖变化，小阴唇和阴蒂包皮的消失，前联合融合和阴道口狭窄。

红斑，可发生在任何部位。可有小的皲裂和糜烂，在长期病程中可出现苔藓样变[15]。所有这些临床特征均如图50.2所示。皲裂处常继发皮肤病原体或念珠菌感染。在治疗过程中认识到这一点很重要。过敏性接触性皮炎并不太常见，约1/5的外阴皮肤病患者斑贴试验结果为阳性[15]。它在临床上很难与刺激性接触性皮炎进行区分，但受累的皮肤通常延伸到生殖器区域以外的“非接触性”区域。这是因为它是一种免疫介导的过敏反应。诊断过敏性接触性皮炎的唯一方法是通过斑贴试验（见“检查”）。

外阴脂溢性湿疹很难与牛皮癣区分。双侧常表现为阴唇间沟的釉面皮肤。身体其他部位如鼻唇沟、头皮和眉毛）的细鳞和红斑有助于诊断[26]。

炎性外阴皮肤疾病的治疗原则

目前还没有针对外阴皮肤病临床转归的核心衡量指标[24]，建议的临床转归包括：

• 症状减轻：如瘙痒减轻，疼痛减轻，症状复发减少。

• 功能改善：如性功能、活动能力、膀胱和肠功能正常化。

• 自我管理的信心增强：如症状复发的管理和自我检查的管理。

一般原则

所有的外阴皮肤疾病的基本管理原则都是相同的，都需要一个全面的病史。良好的宣教、支持和咨询是很重要的，给予额外的时间来解决疾病过程，讨论常规的外阴护理方法，并管理患者的期望[1]。提供信息宣传单、引导患者到相关的面向患者的网站、写出局部药物的使用说明是很有用的（参见“附加资源”获取患者信息）。在诊室使用镜子或模型有助于向患者展示在哪些部位进行局部治疗。

纠正屏障功能

治疗的目的是纠正屏障功能和减少炎症。清洗时，应避免使用肥皂和其他常规清洁剂（如湿巾），因为它们可能是刺激物或者致敏过敏原。尿失禁和大便失禁引起的刺激需要加以解决，因为这是外阴炎症的常见原因，并使外阴皮肤病变恶化。

用温和的乳霜或软膏代替肥皂是最好的清洁方法。用同样的药剂作为一种润肤剂，既能提供一个屏障也能舒缓发炎的皮肤。没有优选的润肤剂，有些润肤剂可能引起刺激。润肤霜(不是软膏)可以放在冰箱里。患者发现，这种舒缓和降低皮肤温度的方法可减少瘙痒，被认为是通过中枢抑制途径来起作用的[27]。

局部使用类固醇

使用局部类固醇，可以减少皮肤病(如扁平苔藓、硬化性苔藓和湿疹)相关的炎症。由于患者和非专家担心局部类固醇的副作用，特别是皮肤或黏膜萎缩，局部使用类固醇在外阴皮肤病中经常无效使用。因此，在适当的身体部位使用适当强度的类固醇是很重要的。黏膜表面如外阴前庭对类固醇引起的萎缩有很强的抵抗力。相比之下，角化的表面，如阴唇皱褶、会阴、肛周和大腿，可出现皮肤变薄和条痕(白纹)，不适合使用强效的局部类固醇[1]。过度使用局部类固醇会使皮肤变薄、变红，在早期阶段是可逆的。在后期，可以发生永久性的毛细血管扩张和条纹。外阴区局部钙磷酸酶抑制剂可减少炎症，且不引起皮肤萎缩。然而，它们的作用尚不完全明晰，理论上这些药物长期局部使用，免疫抑制有导致皮肤癌的风险[28]。

局部类固醇每日使用一次。没有证据表明每日两次的疗效会更好，且每日两次用法可能会导致更大副作用[29]。乳膏比霜剂更好，因为它们含有的成分更少，引起刺激/接触性过敏的机会更低。一旦控制了炎症和症状，局部类固醇应减少到维持缓解所需的最低频率。"周末治疗"的概念，即每周连续两天应用局部类固醇，对特应性湿疹患者有效[30]，可以外推到慢性外阴炎性疾病，如硬化性苔藓和扁平苔藓，这需要长期维持治疗。伴有这些情况的患者每年将使用30~60g的局部类固醇作为维持治疗[12]。局部类固醇应该只在受累的区域使用，以防止对邻近皮肤的副作用，使用镜子通常有助于在正确的区域使用。

治疗无效

如果患者对恰当的治疗无效，应考虑以下因素：

1. 处方依从性差："类固醇恐惧症"是治疗皮肤疾病时一个公认的问题。包括药剂师在内的许多医疗保健专业人员通常建议患者谨慎使用，并建议不要在"敏感部位"使用。这种谨慎的建议可能会影响患者的治疗计划。应建议患者使用指尖单位的局部类固醇(指尖是指从手指的最末端到手指上的第一个折痕处，并不是指尖上的一个点)。通常需要一到两个指尖单位，但也要根据受累皮肤面积专门为患者定制。

2. 局部类固醇使用部位不准确：患者可能在未受累部位进行局部治疗。如果患者年纪大了，不方便用镜子来看他们的操作，这种情况尤其常见。在临床上将药物使用的确切位置跟患者解释清楚，图表、照片或模型可以作为辅助手段。

3. 持续暴露于刺激物：尿液或粪便、外部产品，如湿巾或非处方的局部治疗，以及用水过度冲洗，都可能导致刺激和症状持续存在。

4. 诊断错误。如果依从性很好，皮肤护理也是足够的，则诊断可能是不正确的。局部治疗可能会引起过敏性接触性皮炎(见"斑贴试验")，或受累部位皮肤可能发生癌前或恶性变化。如果有任何问题，应进行活检。

多学科团队

虽然许多患者对局部治疗反应很好，但也有许多女性有复杂的需求可能被忽视。这些患者倾向于不遵循任何公认的临床路径，需求未得到满足，需要充分的评估和管理[31]。

在合适的多学科外阴诊疗服务中，这些女性需要一名对外阴疾病的管理有特殊兴趣的妇科医生的照顾。多学科投入的适应证包括：

- 尽管正确使用局部类固醇，但症状仍持续存在。
- 需要妇科病理学家回顾病理结果。
- 一种相关的外阴上皮内瘤变(普通型或分化型)。
- 斑贴试验。
- 考虑手术。
- 为了解决持续存在的性问题。

外阴诊疗服务的其他成员可能包括皮肤科、泌尿生殖医学、物理治疗、疼痛管理、性心理治疗、病理学和泌尿妇科。

外阴疼痛

外阴疼痛是常见的主诉。有疼痛问题的患者可能会就诊于普通妇科医生,这些医生可能在诊断和管理慢性疼痛问题上没有特殊经验。重要的是要区分那些患有外阴疼痛综合征的患者和那些继发于活动性皮肤病(如皲裂或糜烂)的疼痛患者。外阴痛被定义为“外阴不适,通常被描述为灼痛,缺乏相关可见皮肤病变或特定的、临床可识别的神经障碍”[32]。外阴痛是一种神经性疼痛综合征,类似于其他神经性疼痛综合征。患者可以根据疼痛是无缘无故发生的还是由刺激诱发的进行分类。无缘无故发生疼痛的患者可能会经历自发性疼痛,而诱发性疼痛的患者通常会抱怨性生活疼痛,以前被诊断为“前庭炎”,这是不正确的,因为没有证据表明外阴痛是一种炎性疾病。患有刺激性疼痛的患者现在应该被诊断为“前庭痛”。患者可能会对卫生专业人员失去信心,并可能由于尴尬不愿意讨论这个问题。这会导致患者心理上的不安。有些患者可能同时患有外阴痛和其他外阴问题(如刺激性皮炎或鹅口疮),这两种情况都需要治疗。

疼痛病理生理学

急性疼痛具有重要的保护功能,因其限制了进一步的伤害和促进愈合。这种疼痛通常是炎症性的,与组织损伤或受伤有关,并且是自限性的。如果疼痛持续超过6个月,一些患者可能会由于中枢或周围神经系统致敏而出现周期性神经疼痛。这种神经性疼痛通常不是炎症性的,痛觉过敏和异常痛的现象可能存在,也可能不存在。值得注意的是,一些患者并不总是能识别“疼痛”一词与神经性疼痛症状,但可以描述各种感觉,包括灼烧、刺伤、射击、疼痛和电击感觉。不寻常的是,这些可能包括生殖器唤醒状态[33]。

前庭痛(诱发的疼痛)

前庭痛是引起浅表性交困难的一个原因,其特征是轻触时前庭压痛。这种过度敏感可以累及整个前庭,也可以更局灶,主要涉及前庭腺导管开口或后阴唇系带[34]。通常是育龄女性,主诉为浅表性交困难、卫生棉条不耐受和妇科检查时疼痛[35]。在出现症状和得到诊断之间通常有时间延迟,从数月到数年不等。由于前庭痛通常是慢性的,通常心理疾病发病率较高。一些患者容易出现紧张和焦虑,这可能在症状的发展中发挥作用[36]。前庭痛时性功能障碍也是常见的和经常报道的[37]。外阴的皮肤看起来正常,用棉签轻轻触碰,即可识别前庭部位的异常疼痛。

无诱因外阴痛

与有诱发后产生疼痛的女性不同,那些无诱发因素而自发外阴痛的女性,外阴神经性疼痛更持续。所有年龄段均可患病(儿童罕见),可出现间歇性或持续的症状。患者可能会描述刺痛感或“触电”型的症状。浅表性交困难的报道并不一致,一些人会有直肠、会阴和尿道不适。因为是慢性疼痛,心理疾病发病率较高,并经常对功能产生影响。外阴临床检查未见皮肤变化。

外阴痛患者的治疗原则

外阴痛患者的管理方法与慢性外阴皮肤病患者相似,关注的临床结局相同。由于外阴痛是一种慢性疼痛疾病,治疗的重点是缓解疼痛,可使用改善疼痛药物,盆底肌肉康复,心理和性心理辅导。许多妇科医生缺乏提供慢性疼痛管理的知识、技能和能力,所以如果没有信心,一定要将患者转诊到其他健康专业人员那里。应该期待妇科医生对患者进行评估,并开始基本的治疗。最佳治疗的证据基础很薄弱,但英国外阴疾病研究协会,一个代表对外阴疾病感兴趣的卫生专业人员的协会,已经根据现有证据制定了关于外阴痛管理的国家指南[9]。本指南侧重于根据患者需求和多学科团队的作用为患者进行分层护理。框50.1总结了外阴痛的治疗原则(图50.7)。

诱发性疼痛的手术治疗

手术切除前庭可能适用于一小部分局部诱发的疼痛(前庭痛)。有证据支持这种治疗[41]。改良前庭切除术是前庭痛患者的一种选择。它包括切除前庭的马蹄形区域,然后剥离阴道后壁以覆盖皮肤缺损。在最大规模的调查中发现,59%的人可长期达到无痛性生活[41]。在一项随机对照试验中,78名前庭痛患者被随机分为三组:认知行为治疗(连续12周)组、盆底生物反馈治疗(连续12周)组和前庭切除术组[42]。在第6个月时,所有患者的疼痛评分均有显著改善。性功能恢复的成功率手术组最

框50.1 外阴痛(所有类型):治疗策略概要

患者宣教

- 解释慢性疼痛通路。
- 非正式的患者支持和通过患者组织传递信息,如外阴痛协会(http://www.vulvalpainsociety.org)、国家外阴痛协会(http://www.nva.org)也可以有所帮助。

缓解疼痛的治疗

- 缓解疼痛的药物[阿米替林和(或)加巴喷丁]可用来治疗中至重度的自发性疼痛。应考虑阿米替林的滴定剂量[38]。副作用通常在2周内消失。
- 对药物不耐受、疼痛严重或功能下降的患者应转介到疼痛管理服务(神经阻滞、病灶内注射、经皮神经电刺激和针灸)。
- 在性行为前应该考虑局部麻醉凝胶/软膏。偶尔会发生接触性皮炎,因此应谨慎使用。

物理治疗

- 盆底肌高张力可加重疼痛[39]。治疗目的是放松和脱敏这些肌肉。文献中证明的技术包括盆底锻炼、使用阴道扩张器和由理疗师提供的数字盆底扳机点治疗。

心理和性心理治疗和支持

- 所有卫生专业人员都应提供基本的心理支持,包括保证不存在潜在的医疗问题,挑战对症状的异常信念,压力的作用以及它如何放大疼痛感知。
- 一些患者需要正念/认知行为疗法自我管理或正式转诊给临床心理学家[39,40]。图50.7概述了"相互联系"图,它可以连接思想、情感、身体感觉和行为。

高;当然,要注意一个问题,大量随机接受手术的受试者拒绝纳入性功能研究。该研究支持前庭痛的非手术治疗,提示患者更喜欢行为治疗而不是手术治疗。对于手术治疗这种疾病的价值,医疗界仍存在分歧。

总结

外阴皮肤病很常见,通过准确的病史和检查很容易诊断。有时需要进一步的检查,如外阴拭子、斑贴试验和活组织检查。对于临床特征不常见或常规治疗无效的患者,应考虑癌前病变或恶性肿瘤。复杂或罕见疾病的患者理想情况下需要采用多学科诊疗来改善临床结局,通过提供明确的诊疗方案来改善患者体验。护理的提供不应仅限于妇科医生,还应包括在个人知识、技能和能力范围内从事女性护理工作的所有卫生专业人员。

附加资源

更多信息可从以下资源网上获取:

新西兰皮肤网–皮肤病学资源:http://www.dermnetnz.org。

英国外阴病研究学会:http://www.bssvd.org。

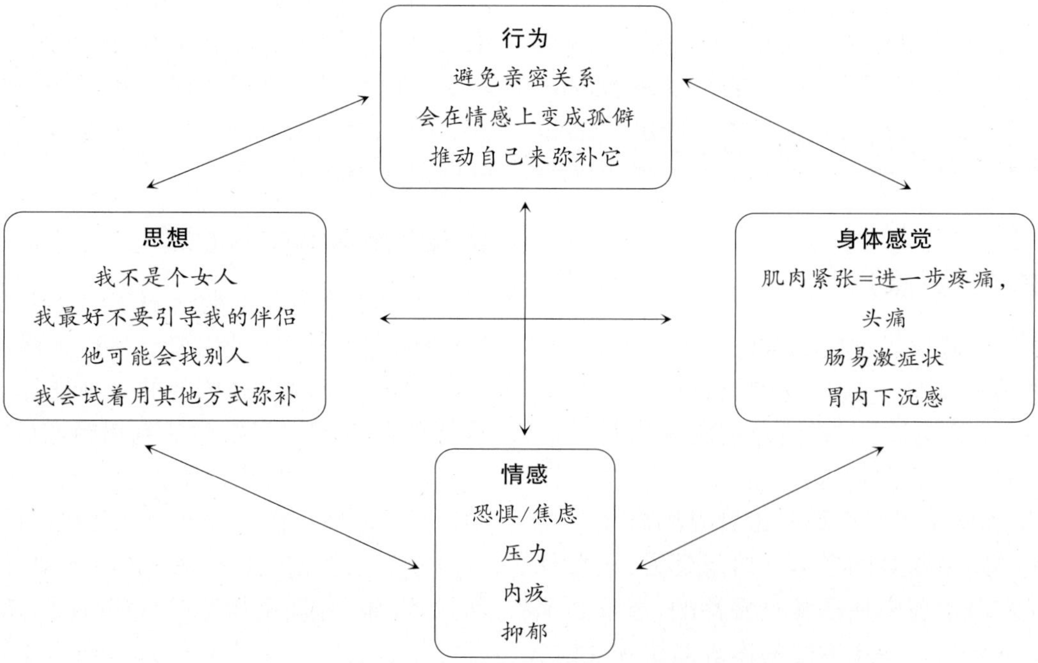

图50.7 外阴痛患者的行为、思想、身体感觉和情感之间如何相互联系的。

国际外阴阴道病研究学会 http://www.issvd.org。

国家健康和护理卓越研究所（NICE）–临床知识总结：https://cks.nice.org.uk。

（赵丽君 顾璇 译）

参考文献

1. Murphy R. Training in the diagnosis and management of vulvovaginal diseases. *J Reprod Med* 2007;**52**:87–92.
2. Nunns D, Mandal D. The chronically symptomatic vulva: prevalence in primary health care. *Genitourin Med* 1996;**72**:343–44.
3. Harlow BL, Wise LA, Stewart EG. Prevalence and predictors of chronic lower genital tract discomfort. *Am J Obstet Gynecol* 2001;**185**:545–50.
4. Hickey S, Bell H. Quality of life in the vulvar clinic: a pilot study. *J Low Genit Tract Dis* 2010;**14**:225–29.
5. Sargeant HA, O'Callaghan FV. The impact of chronic vulval pain on quality of life and psychosocial well-being. *Aust N Z J Obstet Gynaecol* 2007;**47**:235–39.
6. Coulson C, Crowley T. Current thoughts on psychosexual disorders in women. *Obstet Gynaecol* 2007;**9**:217–22.
7. Bair E, Simmons E, Hartung J, Desia K, Maixner W, Zolnoun D. Natural history of comorbid orofacial pain among women with vestibulodynia. *Clin J Pain* 2015;**31**:73–78.
8. McPherson T, Cooper S. Vulval lichen sclerosus and lichen planus. *Dermatol Ther* 2010;**23**:523–32
9. Nunns D, Mandal D, Byrne M, et al. British Society for the Study of Vulval Disease (BSSVD) Guideline Group. Guidelines for the management of vulvodynia. *Br J Dermatol* 2010;**162**:1180–85.
10. Margesson LJ. Overview of treatment of vulvovaginal disease. *Skin Therapy Lett* 2011;**16**:5–7.
11. Hampson JP, Reed BD, Clauw DJ, et al. Augmented central pain processing in vulvodynia. *J Pain* 2013;**14**:579–89.
12. Neill SM, Lewis FM, Tatnall FM, Cox NH. British Association of Dermatologists' guidelines for the management of lichen sclerosus 2010. *Br J Dermatol* 2010;**163**:672–82.
13. Patel AN, Simpson RC, Cohen SN. In a patient with an immunobullous disorder, is transportation of the skin biopsy in normal saline adequate for direct immunofluorescence analysis? A critically appraised topic. *Br J Dermatol* 2013;**169**:6–10.
14. Bhate K, Landeck L, Gonzalez E, Neumann K, Schalock PC. Genital contact dermatitis: a retrospective analysis. *Dermatitis* 2010;**21**:317–20.
15. O'Gorman SM, Torgerson RR Allergic contact dermatitis of the vulva. *Contact Dermatitis* 2013;**24**:64–72.
16. Wujanto L, Wakelin S. Allergic contact dermatitis to colophonium in a sanitary pad-an overlooked allergen? *Contact Dermatitis* 2012;**66**:161–62.
17. National Institute for Health and Care Excellence (NICE). *The Assessment and Management of Psoriasis*. Clinical guideline [CG153], last updated September 2017. London: NICE; 2012. Available at: https://www.nice.org.uk/guidance/cg153.
18. Kirtschig G, Becker K, Günthert A, et al. Evidence-based (S3) guideline on (anogenital) lichen sclerosus. *J Eur Acad Dermatol Venereol* 2015;**29**:e1–43.
19. Cheng S, Kirtschig G, Cooper S, Thornhill M, Leonardi-Bee J, Murphy R. Interventions for erosive lichen planus affecting mucosal sites. *Cochrane Database Syst Rev* 2012;**2**:CD008092.
20. Chi CC, Kirtschig G, Baldo M, Brackenbury F, Lewis F, Wojnarowska F. Topical interventions for genital lichen sclerosus. *Cochrane Database Syst Rev* 2011;**12**:CD008240.
21. Bradford J, Fischer G. Long-term management of vulval lichen sclerosus in adult women. *Aust N Z J Obstet Gynaecol* 2010;**50**:148–52.
22. Simpson RC, Littlewood SM, Cooper SM, et al. Real-life experience of managing vulval erosive lichen planus: a case-based review and U.K. multicentre case note audit. *Br J Dermatol* 2012;**167**:85–91.
23. Simpson RC, Murphy R. Is vulval erosive lichen planus a premalignant condition? *Arch Dermatol* 2012;**148**:1314–16.
24. Simpson RC, Thomas KS, Murphy R. Outcome measures for vulval skin conditions: a systematic review of randomized controlled trials. *Br J Dermatol* 2013;**169**:494–501.
25. Cooper SM, Wojnarowska F. Influence of treatment of erosive lichen planus of the vulva on its prognosis. *Arch Dermatol* 2006;**142**:289–94.
26. Farage MA, Miller KW, Ledger WJ. Determining the cause of vulvovaginal symptoms. *Obstet Gynecol Surv* 2008;**63**:445–64.
27. Carstens E, Jinks SL. Skin cooling attenuates rat dorsal horn neuronal responses to intracutaneous histamine. *Neuroreport* 1998;**9**:4145–49.
28. Thaçi D, Salgo R. Malignancy concerns of topical calcineurin inhibitors for atopic dermatitis: facts and controversies. *Clin Dermatol* 2010;**28**:52–56.
29. Green C, Colquitt JL, Kirby J, Davidson P. Topical corticosteroids for atopic eczema: clinical and cost effectiveness of once-daily vs. more frequent use. *Br J Dermatol* 2005;**152**:130–41.
30. Berth-Jones J, Damstra RJ, Golsch S, et al. Twice weekly fluticasone propionate added to emollient maintenance treatment to reduce risk of relapse in atopic dermatitis: randomised, double blind, parallel group study. *BMJ* 2003;**326**:1367.
31. Cheung ST, Gach JE, Lewis FM. A retrospective study of the referral patterns to a vulval clinic: highlighting educational needs in this subspecialty. *J Obstet Gynaecol* 2006;**26**:435–37.
32. Haefner HK. Report of the International Society for the Study of Vulvovaginal Disease terminology and classification of vulvodynia. *J Low Genit Tract Dis* 2007;**11**:48–49.
33. Pink L, Rancourt V, Gordon A. Persistent genital arousal in women with pelvic and genital pain. *J Obstet Gynaecol Can* 2014;**36**:324–30.
34. Peckham BM, Mak DG, Patterson JJ. Focal vulvitis: a characteristic syndrome and a cause of dyspareunia. *Am J Obstet Gynecol* 1986;**154**:855–64.
35. Marinnoff SC, Turner MLC. Vulvar vestibulitis syndrome: an overview. *Am J Obstet Gynecol* 1991;**165**:1228–33.
36. Nunns D, Mandal D. Psychological and psychosexual aspects of vulval vestibulitis. *Genitourin Med* 1997;**73**:541–44.
37. Rosen NO, Muise A, Bergeron S, Impett EA, Boudreau GK. Approach and avoidance sexual goals in couples with provoked vestibulodynia: associations with sexual, relational, and psychological well-being. *J Sex Med* 2015;**12**:1781–90.
38. Leo RJ, Dewani S. A systematic review of the utility of antidepressant pharmacotherapy in the treatment of vulvodynia pain. *J Sex Med* 2013;**10**:2497–505.
39. Goldfinger C, Pukall CF, Thibault-Gagnon S, McLean L, Chamberlain S. Effectiveness of cognitive-behavioral therapy and physical therapy for provoked vestibulodynia: a randomized pilot study. *J Sex Med* 2016;**13**:88–94.
40. Masheb RM, Kerns RD, Lozano C, et al. A randomized clinical trial for women with vulvodynia: cognitive behavioral therapy vs. supportive psychotherapy. *Pain* 2009;**141**:31–40.
41. Eva LJ, Narain S, Orakwue CO, Luesley DM. Is modified vestibulectomy for localized provoked vulvodynia an effective long-term treatment? A follow-up study. *J Reprod Med* 2008;**53**:435–440.
42. Bergeron S, Bionic YM, Khalife S, et al. A randomised comparison of group cognitive–behavioural therapy, surface electromyographic biofeedback and vestibulectomy in the treatment of dyspareunia resulting from vulvar vestibulitis. *Pain* 2001;**91**:297–306.

第9部分
生殖医学

第51章　不孕症　665

第52章　辅助生殖　681

表51.1 不孕的类型

类型	定义	患病率(95%CI) 31~50岁 n=4466 持续>12个月	患病率(95%CI) 31~50岁 n=4449 持续>24个月
原发不孕	从未受孕	10.5(9.5~11.4)	5.9(5.2~6.6)
继发不孕	既往有过妊娠,现在无法受孕	5.3(4.7~6.0)	2.9(2.4~3.4)
原发和继发不孕	同时包括上述两种情况	1.7(1.3~2.0)	0.3(0.2~0.5)

生活方式对生育的影响

年龄与生育

女性的年龄是影响生育力最重要的因素。随着年龄的增大,卵母细胞的数量和质量都明显下降。女性的最佳生育年龄是20~30岁。生育力在30岁后逐渐下降,35岁后更为明显(图51.1)[12]。

与女性不同的是,男性精子的生成会持续一生。但是随着男性年龄的增长,精子的质量会发生下降。精子质量的下降与性活动减少均被认为是40岁以上男性生育能力下降的主要原因[13]。

体重指数(BMI)

肥胖对女性和男性的生育力都有显著的影响。女性BMI过低(<18kg/m²)和BMI过高(>30kg/m²)都会导致内分泌和排卵异常。与BMI正常的女性相比,超重(BMI≥25~29.9kg/m²)和肥胖(BMI≥30kg/m²)的女性行IVF助孕的妊娠率较低(RR 0.84;P=0.0002)、流产率较高(RR 1.31;P<0.0001)[14]。改善体重,包括肥胖女性的减重及过低BMI女性的增重,均可以改善生育力。

研究表明,男性的高BMI与精液质量存在负相关。与体重正常的男性(OR 1.28;95%CI 1.06~1.55)相比,超重和肥胖男性更容易出现精液参数的异常(OR 1.11;95%CI 1.01~1.21)[15]。

吸烟

吸烟对女性和男性的生育力都有负面的影响。与非吸烟者相比,吸烟者患不孕症的风险明显增加(OR 1.6 95%CI 1.34~1.91)[16]。

据报道,吸烟女性易发生卵巢储备功能减退、排卵障碍、输卵管功能异常,并会导致子宫内环境改变而影响胚胎种植率。因此,主动吸烟(OR 1.54;95%CI 1.19~2.01)或被动吸烟女性(OR 1.14;95%CI 0.92~1.42)的受孕概率均下降[17]。吸烟还会对IVF的结局产生不利影响,显著降低IVF周期的活产率(OR 0.54;95%CI 0.30~0.99)[18]。吸烟者发生早期流产和异位妊娠等不良妊娠结局的风险也较高[18]。另

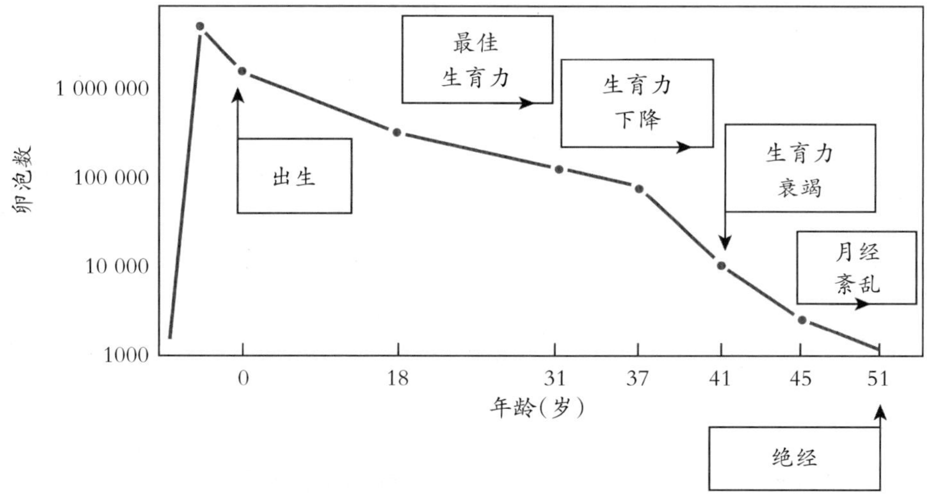

图51.1 生育力。[Reproduced from teVelde ER, Scheffer GJ, Dorland M, Broekmans FJ, Fauser BC. Developmental and endocrine aspects of normal ovarian aging. Cell Endocrinol. 1998 Oct 25;145(1-2):67-73 with permission from Elsevier.]

外，据报道，与不吸烟者相比，吸烟女性的绝经年龄提前。

对男性而言，吸烟会影响精液检查的各项参数，包括精子的浓度、运动和形态[20]。研究发现，烟草燃烧后释放的自由基和有害代谢物是吸烟影响精子质量的主要原因。

酒精

普遍认为，饮酒会损害生育能力[21]，但此结论尚有争议。酒精影响生育力的可能机制包括酒精升高雌激素水平，抑制卵泡刺激素（FSH）水平以及影响胚胎发育和植入[22]。影响生育力的具体酒精摄入量尚不清楚。近期公布的英国政府指南建议备孕期禁酒。

压力

不孕给夫妇带来了相当大的精神压力，而寻求生育治疗很可能带来更多的精神压力[23]。由于尚无明确的关于压力的确切定义，且缺乏适当的衡量工具，目前很难得出关于不孕和压力之间因果关系的明确结论。

研究表明，心理压力可能会通过影响生殖轴的激素调控过程或影响免疫系统而损害生育力[24]。已证实，压力可致男性勃起功能障碍，并影响射精。

咖啡因摄入

研究表明，大量摄入咖啡因（每天超过5杯咖啡）与不孕症的发生相关。现有的研究无法衡量具体的咖啡因摄入量，且存在吸烟等混杂因素的影响，因此，咖啡与不孕症相关的研究证据等级较低[25]。

病史和临床检查

建议夫妻双方应一同前往医院就诊，并留出足够的时间用于咨询，以便进行全面的病史采集和临床检查。

病史

表51.2详细列出了病史采集的要点。包括性关系持续的时间、性生活史和不孕年限等夫妇共同的问题，而生育史、既往史、手术史及家族史等需分别询问。女方的月经史对于明确排卵情况或发现潜在

表51.2 病史采集要点

一般情况	女方要点	男方要点
年龄	月经史（包括频率、规律性、经期时长及是否闭经）	输精管切除/扭转
不孕类型（原发/继发）	既往避孕措施	腹股沟疝
不孕时间	既往妊娠史（如果存在）及其结局	睾丸外伤/手术
既往生育史（非此伴侣）	性传播疾病或盆腔炎性疾病史	性传播疾病史
既往史（包括疾病史、用药史、手术史等）	乳房问题（肿块、溢乳等）	精索静脉曲张
家族史	宫颈涂片检查/治疗	勃起/射精功能障碍
社会史（职业，吸烟、酒精暴露）	性交后出血/性交痛	

的妇科问题来说至关重要。

临床检查

一般检查

一般检查包括BMI和基础血压，对月经周期不规则的女性需进行基础内分泌评估。体检中需注意是否有雄激素过多的临床表现，如痤疮和多毛，这有助于发现多囊卵巢综合征（PCOS）的病例。有溢乳史的需要进行乳房检查。合并其他相关疾病者需进行相应的临床检查。

女性专科查体

女方的专科查体应包括腹部和盆腔检查。由于常规进行阴道超声检查，临床医生常常忽视盆腔检查的结果。腹部查体可以发现较大的子宫肌瘤和卵巢囊肿，两者在盆检时均可能被漏诊。

窥器检查

有月经间期出血、性交后出血或异常阴道分泌物病史的，应进行窥器检查以排除感染、息肉、宫颈或下生殖道的疾病。双合诊和三合诊有助于临床医生发现深部子宫内膜异位症的存在。

经阴道盆腔超声检查

经阴道的盆腔二维超声现在通常用于评估子宫

双附件(包括子宫内膜)及盆腔的一般情况。

10%~15%的不孕女性存在子宫异常[26],最常见的是子宫内膜息肉,其次是黏膜下肌瘤。在大多数情况下,可以通过超声评估肌瘤的大小和部位,必要时可以通过MRI提供更多信息。行辅助生殖技术助孕的女性中,先天性子宫异常相对普遍,其中弓形子宫最常见(约12%)[27]。其他的先天性子宫异常包括纵隔子宫、双角子宫和单角子宫,其发生率<1%[27]。子宫输卵管碘油造影(HSG)、经阴道三维超声、子宫输卵管超声造影、MRI和宫腔镜检查都有助于这些疾病的确诊。

超声测量窦卵泡计数可用于评估卵巢储备功能,且有助于卵巢囊肿、卵巢多囊样改变的诊断,并可为需IVF治疗的患者进行经阴道取卵可行性的评估。

男科检查

对于少精子症或无精子症的男性患者,生殖器的检查是有帮助的。应记录睾丸的位置和体积以及睾丸内的肿块。睾丸体积减小(<15mL)可能与非梗阻性无精子症相关。触诊附睾和输精管有助于排除输精管缺如和附睾增大,这与生殖器感染或远端精子运输通路阻塞相关。通过仔细的生殖器检查也可以排除腹股沟疝、精索静脉曲张或任何阴茎异常,如尿道下裂。

检查

对于备孕12个月以上仍未妊娠者,应进行不孕症相关检查。但是36岁以上的女性或存在明显的不孕原因(如闭经)者,应尽早采取措施助孕[10]。这些检查的目的是确定不孕的根本原因,并为这对夫妇提供预后判断。初步检查包括男性的精液分析,女性黄体中期的血清孕酮以及风疹筛查。如果这些都正常,下一步需检查输卵管情况。

监测排卵

规律的月经周期往往意味着有排卵。确认排卵的常用生物学标志物是血清孕酮。排卵后血清孕酮水平升高,并在黄体中期达到峰值。在28天的月经周期中,孕酮峰值通常在第21天,≥30nmol/L认为有排卵。单次检测与多次重复检测一样有效[28]。由于检测时间点的不正确,单次检测的低孕酮并不能确定是无排卵周期。检测血清孕酮的正确时间是下次月经开始的前1周,即30天月经周期的第23天。对于有闭经或月经周期不规则的女性,考虑其排卵稀发可能,可不必进行该项检测。

对无排卵或稀发排卵女性的进一步检查

对于月经周期不规则或血清孕酮测量结果未确认排卵的女性,进一步的激素检查有助于鉴别可能的原因。由于卵泡刺激素(FSH)和黄体生成素(LH)呈周期性变化,最好在早卵泡期(月经周期的第1~5天)测量这些激素的基础水平,并根据结果分析排卵障碍的可能原因(图51.2)。

输卵管通畅性检查

评价输卵管通畅性的常用检查包括输卵管碘油造影(HSG)、子宫输卵管超声造影(HyCoSys)、诊断性腹腔镜检查和输卵管通液术。然而,这些检查只能评估输卵管的通畅性,无法真正确定输卵管的功能是否正常。

HSG(图51.3)可用于患相关盆腔炎性疾病、子宫内膜异位症或卵巢囊肿可能性低的女性的输卵管检查。它通过向子宫颈注射不透射线的碘基染料,并运用X线跟踪染料通过子宫腔和输卵管的流动并最终溢出到腹腔的情况。理想情况下,该检查应在月经结束后的1周或在使用屏障避孕的周期中进行,以避免任何妊娠机会。在HSG前筛查生殖道衣原体感染可以最大限度地降低盆腔上行感染的风险。接受HSG的女性可能会有轻到中度的不适,因此建议手术前使用口服镇痛药。与腹腔镜下输卵管通畅评估相比,HSG的敏感性和特异性估计分别为0.94(95% CI 0.74~0.99)和0.92(95% CI 0.87~0.95)[29]。

HyCoSy可用作传统HSG的替代方法。这是一种在超声引导下使用造影剂(例如简单的盐水或泡沫)来显示子宫腔和输卵管腔的方法。在月经间期安排检查、避免妊娠风险以及筛查性传播疾病和盆腔感染指标等要求与HSG相似。与腹腔镜下输卵管评估相比,HyCoSy的估计敏感性和特异性分别为0.95(95% CI 0.78~0.99)和0.93(95% CI 0.89~0.96)[29]。

诊断性腹腔镜检查和输卵管通液术被认为是评价输卵管通畅性的金标准(表51.3)。它可以作为疑

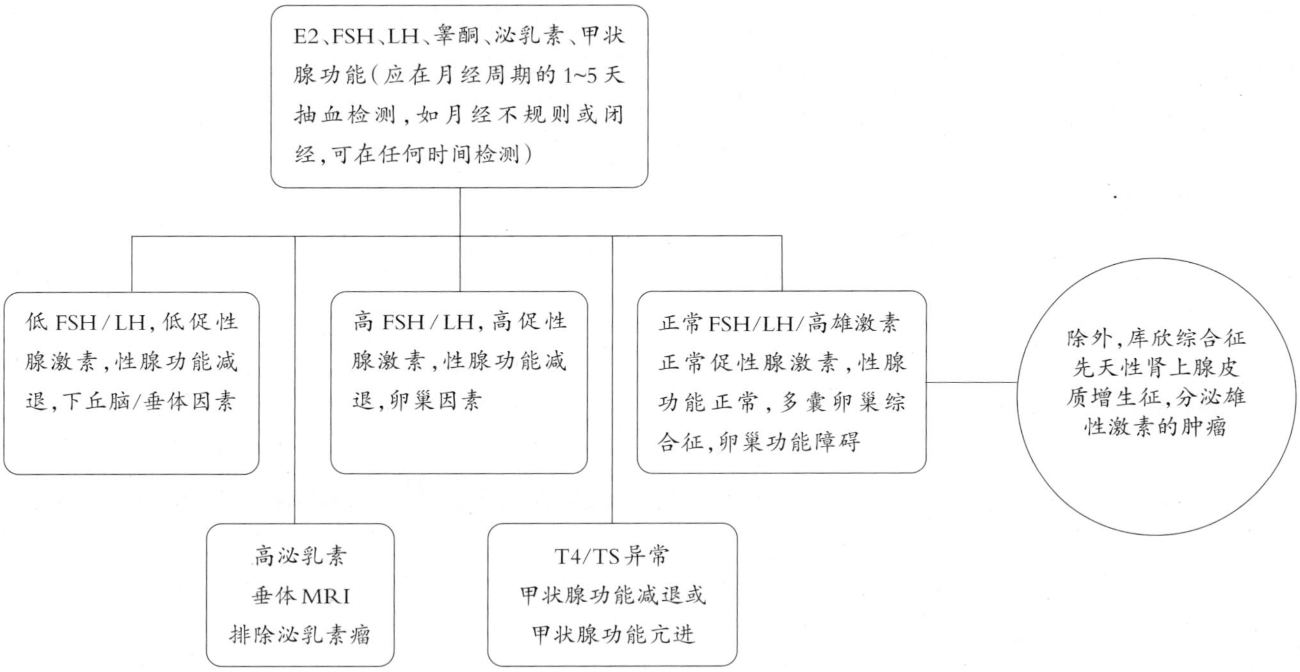

图51.2 稀发排卵/无排卵病因的筛查和诊断。E2,雌二醇;FSH,卵泡刺激素;LH,黄体生成素;MRI,磁共振成像;T4,甲状腺激素。

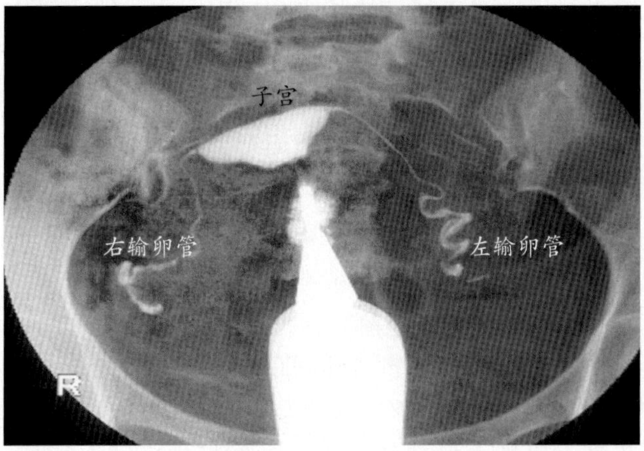

图51.3 HSG示例。

似有盆腔病变的女性的首选诊疗方法。

腹腔镜检查通常在全身麻醉下进行。在腹腔内注入二氧化碳气体后,置入腹腔镜,可以直接探查盆腔器官。然后通过宫颈套管注射亚甲蓝染料,观察染料通过输卵管的情况。如果输卵管是通畅的,则输卵管伞端可见染料溢出。

腹腔镜检查还可以评估整个盆腔情况,以排除子宫内膜异位症或盆腔粘连。同时可以进行手术治疗,如盆腔粘连分离或微小子宫内膜异位灶消融。

表51.3 输卵管通畅性检查方法及利弊

检查方法	利	弊
输卵管碘油造影(HSG)	微创 经济 冲洗管道并缓解轻微阻塞 提供有关子宫腔异常的其他信息	射线暴露 亚甲蓝过敏 盆腔感染 由于输卵管痉挛导致的假阳性结果 无法评估盆腔情况
子宫输卵管超声造影(HyCoSy)	微创 避免射线暴露 可以提供有关子宫腔异常的其他信息 可以评估卵巢和盆腔的其他病理改变	昂贵——导管和对比剂 由于输卵管痉挛导致的假阳性结果 由于肠气影响或高BMI导致的超声视野不佳
腹腔镜检查和输卵管通液术	金标准 可以明确盆腔情况,必要时做进一步处理	侵入性 需要全身麻醉 昂贵 血管、膀胱和肠道损伤的风险

男性不育的检查

精液分析

精液分析是评估男性生育能力的主要方法。建议男性在禁欲2~7天后进行精液分析。在家中取得的精液样本应在取精后1小时内提交给实验室，延迟提交会影响精液检测结果。因为男性的精液质量可能出现较大波动，若检查的精液参数存在异常，男性需要至少间隔3个月进行两次精液分析（如果异常严重，则需要更早）以正确评估精液质量。主要参数包括精子的浓度、活力和形态。计算机辅助精液分析取代了传统的手动计数（血细胞计数器和Makler计数板）来测量精子浓度和活力。通过观察已风干和染色的精液薄膜载玻片来评估形态。

WHO根据已生育男性[30]的数据，制定了精液参数的正常参考范围（表51.4），将低于正常下限（第5个百分位数）定为异常。

在临床实践中，精子浓度和活力是评估自然受孕能力的重要参数。精子形态学分析有赖于所使用的染色技术，且存在主观和实验室间的偏差，同时难以量化评估。

除无精子症外，没有任何精液参数能够可靠地预测男性的真实生育潜力[31]，但可作为识别不育夫妇中男性因素的一种方法[32]。

精液分析异常

• 少精子症：精子数量<1500万/毫升称为少精子症，通常与精子活力和形态较差有关。在大多数情况下，少精子症的原因是未知的（特发性）。其他已知的原因如图51.4所示。

• 无精子症：精液样本中没有发现精子的可能原因是精子产生障碍（非梗阻性无精子症）或精子运输障碍（梗阻性无精子症）。与无精子症相关的原因如图51.5所示。

表51.4 WHO精液质量标准

分类	正常参考值（参考范围下限）
体积	1.5mL
浓度（每毫升精液的精子数）	1500万/毫升
前向运动比例	32%
形态（正常形态百分比）	4%

Source data from Cooper TG, Noonan E, von Eckardstein S, Auger J, Baker HW, Behre HM, Haugen TB, Kruger T, Wang C, Mbizvo MT, Vogelsong KM. World Health Organization reference values for human semen characteristics. Reprod Update.2010; 16 (3):231-45.

• 弱精子症（精子活力降低）：从a级到d级（WHO分类），精子的运动能力逐渐下降，a级意味着快速活动，d级意味着完全不动。正常运动的标准包括a级（直线快速游动）和b级（稍慢的曲线移动），它们应占所见精子总数的2%。精子的活动率由钙旁路调节，并受活性氧、细胞渗透压和鞭毛功能的影响[33]。导致精子活力差的遗传因素未明确，同时，生活方式也会影响精子活力。

• 畸形精子症：来自不育男性的精液样本能检出更高比例的畸形精子，包括头部、顶体、中段或尾部的异常。这些可能与遗传、生活方式和环境因素有关，但在大多数情况下仍然无法解释原因。有人提出，精子形态异常的类型比异常的比例更重要，最近的一项研究试图建立正常男性和不育男性精子形态异常的参考范围[34]。

男性不育的其他辅助检查

内分泌检查

检测血清FSH、LH、睾酮和泌乳素有助于确定严重少精子症或无精子症的患病原因。高FSH水平表明睾丸生精功能减退，而低FSH水平表明存在下丘脑或垂体相关的病因。睾酮水平低下与原发于睾丸的疾病或外源性雄激素的滥用有关。应重复测定清晨睾酮水平以进行确认。高泌乳素血症可能与少精子症或性功能障碍有关，但对于泌乳素持续升高者应行垂体MRI检查以排除泌乳素瘤。

基因和染色体检测

无精子症或严重的少、弱精子症可能源于遗传因素，例如性染色体异常或特定基因的缺陷。在一些不育男性中发现的核型异常包括克氏综合征，表现为多一条X染色体（47，XXY）或呈男性表型的46，XX。

Y染色体长臂AZF区域的基因与精子发生相关，在手术取精和卵胞浆内单精子注射（ICSI）治疗之前对无精子症男性进行相关基因检测，应告知AZFa和AZFb区域发生的微缺失在取精过程中获得可用精子的可能性很小，而AZFc区域的微缺失获得可用精子的可能性较大。这些微缺失可以通过ICSI传递给男性后代。

无精子症也可能与卡尔曼综合征有关，该综合征是X连锁的，是由促性腺激素释放激素（GnRH）神经元迁移到下丘脑失败引起的。纤毛运动障碍（精

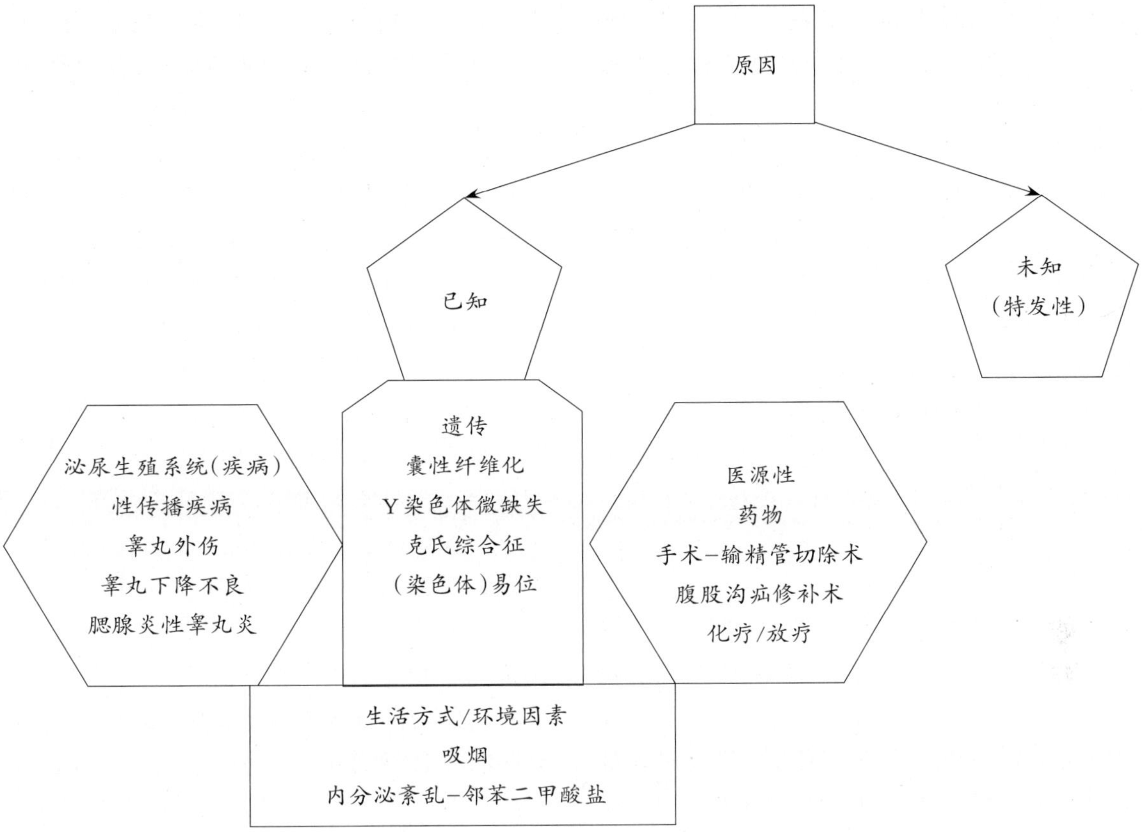

图51.4 男性不育的病因。

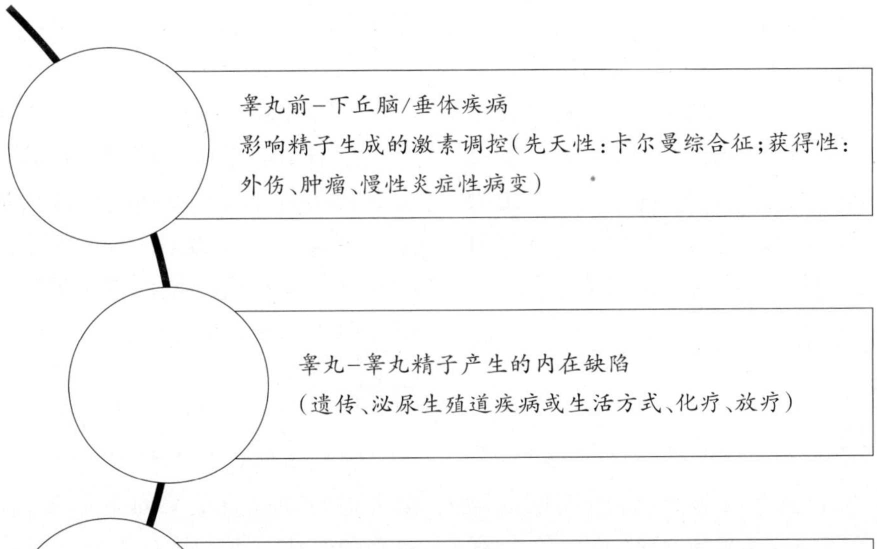

图51.5 无精子症的病因。

子鞭毛中的常染色体隐性动力蛋白缺乏)可与弱精子症相关,而肌强直性营养不良(常染色体显性遗传)可表现为少精子症。

囊性纤维化筛查

检查男性生殖器时若发现双侧输精管缺失应筛查是否患有囊性纤维化。在这些病例中存在囊性纤维化跨膜调节基因(CFTR)的表达减少或突变增加,而CFTR在调节精子发生中起重要作用。

抗精子抗体

常规精液分析中发现精子凝集现象,需进行抗精子抗体的检测。常用的技术是混合凝集素反应和免疫珠试验,使用红细胞或包被有免疫球蛋白(Ig)-A/IgG的抗体珠来检测含有抗精子抗体的精子。

精子DNA碎片

精子DNA损伤的检测不是常规进行的,该检测以精子DNA碎片指数(DFI)表示出现DNA损伤的精子百分比。精子DNA的损伤可能是由于活性氧或精子发生过程中的内在缺陷所致。DNA碎片增多被认为与出生缺陷风险增加、流产率增加以及IVF期间受精和植入失败有关,但相关证据尚有争议。另外,对于DFI临界值的界定和有效的干预措施也缺乏相关共识。

男性生殖道影像学检查

对于阻塞性无精子症的患者,可以行输精管造影以评估阻塞部位。由于睾丸取精手术和ICSI技术的建立,输精管造影目前使用较少。如怀疑有睾丸肿瘤或精索静脉曲张,可采用超声检查。可采用静脉造影评估精索静脉曲张情况,但由于该检查具有侵入性,仅适用于治疗目的而不常用于诊断目的。

女性不孕的其他检查

卵巢储备功能评估

目前使用的指标包括FSH水平(月经周期的第1~5天)、窦卵泡计数(AFC)和血清抗米勒管激素(AMH)水平。AFC和AMH是预测IVF过程中发生卵巢过度刺激综合征发生的较好指标,但对助孕结局,其预测能力较差。

月经周期规律的女性,基础FSH水平可以预测卵巢对药物促排卵的反应性,但仅在FSH水平较高时较为准确[35]。

AFC是在早卵泡期通过经阴道超声测量直径为2~10mm的窦卵泡。常规使用二维超声检查,但已证明三维超声检查也是有帮助的。超声测量受患者盆腔情况影响,不同操作者的测量结果存在差异。AFC<4的女性IVF失败的概率是AFC>4的女性的8.7倍(95% CI 2.4~31.7)[36]。已发现AFC预测周期取消的敏感性和特异性分别为66.7%和94.7%[37]。

AMH由卵巢窦卵泡和窦前卵泡的颗粒细胞分泌,常用于评估始基卵泡池的储备。每个周期中卵泡的募集启动由AMH调控,AMH水平随着年龄的增长而下降。相较于FSH,AMH的优点是,它的浓度在整个月经周期中变化很少,故可以在月经周期的任何一天抽血检测。多项研究报道,与其他指标相比,AMH是更好的卵巢储备标志物,但并未完全明确。在临床,AMH主要用于预测IVF治疗中卵巢的反应性,其敏感性和特异性估计分别为82%和76%[37]。此外,还可用于预测绝经年龄[38]、化疗或手术后的卵巢储备功能,以及PCOS的筛查。然而,早期的AMH测定技术存在一定的局限性,新的检测方法正在不断发展,但其可靠性和有效性有待进一步验证。此外,关于不同检测方法的参考范围也没有界定的标准。

宫腔镜检查

在盆腔超声检查怀疑有宫腔病变的情况下,进一步的宫腔镜检查是金标准,敏感性约为98%[39]。

在不孕治疗前,行宫腔镜切除子宫内膜息肉、黏膜下肌瘤和分离宫腔粘连可能增加不明原因不孕女性的妊娠率[40]。既往IVF失败的女性,在下次IVF治疗之前进行宫腔镜检查可能提高妊娠率(RR 1.7;95% CI 1.5~2.0)[40]。

总结

图51.6概述了不孕夫妇检查的具体流程。应着重考虑每项检查结果对下一步临床决策的影响,并权衡费效比与可能的有创操作风险。

不孕症的分类诊断

根据以上检查,不孕可分为五大类别,其中男性因素占30%,排卵障碍占25%,输卵管因素占20%[10],另有2%~10%的不孕女性可能患有潜在的子宫内膜异位症。而1/4的夫妇经过规范的不孕症病因筛查

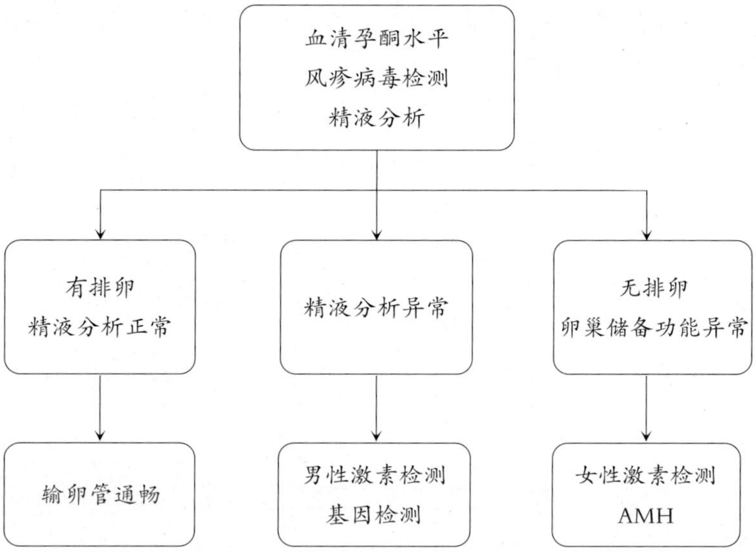

图51.6 不孕症的筛查流程。

后未发现明显的原因,诊断为不明原因不孕症[10]。

排卵障碍

在每个月经周期中,下丘脑-垂体-卵巢轴调控卵泡募集和排卵的过程。此正常的调节过程被打乱,就会导致排卵障碍,WHO将排卵障碍分为3类(表51.5)。

输卵管性不孕

输卵管在自然受孕的过程中发挥着重要作用,它负责拾卵,并提供精卵受精的场所。另外,输卵管内的纤毛摆动有助于受精卵迁移至子宫腔内进行植入。

包括衣原体感染在内的盆腔炎性疾病可能导致

表51.5 排卵障碍

WHO分类	本质	原因	举例
Ⅰ型	低促性腺激素性性腺功能减退症	下丘脑和垂体功能障碍	功能性下丘脑功能障碍——神经性厌食症导致的过度减重,运动,压力,药物,医源性 Kallmann综合征(伴有嗅觉缺失或减退的低促性腺激素性性腺功能减退症)、垂体瘤、垂体梗死(例如,Sheehan综合征) 特发性
Ⅱ型	正常促性腺激素性性腺功能减退症	卵巢功能障碍	多囊卵巢综合征 甲状腺功能障碍 高泌乳素血症 雄激素过多(先天性肾上腺皮质增生、分泌雄激素的肾上腺和卵巢肿瘤)
Ⅲ型	高促性腺激素性性腺功能减退症	卵巢功能衰竭	医源性(例如,手术绝经,放疗或化疗后) 遗传(例如,特纳综合征) 自身免疫原因 感染 特发性

Source data from World Health Organization. 1975. The Epidemiology of Infertility. Report of WHO Scientific Group on the Epidemiology of Infertility. Technical Report Series No. 582.Geneva: World Health Organization.

输卵管损伤或阻塞。阑尾炎或肠道问题所致的盆腔感染或脓肿以及与盆腹腔手术相关的粘连也可能导致输卵管损伤,并引起不孕症。

男方因素

精子产生或运输受损均可导致男性不育。除了已知的原因包括遗传因素、睾丸病变或外伤、先天性输精管缺失(通常与囊性纤维化有关)、性传播疾病和医源性原因之外(见图51.4),大多数男性不育是特发性的。

不明原因的不孕

有1/4的夫妇被诊断为不明原因不孕症,但他们的精液分析、排卵情况和输卵管通畅性等检查结果都是正常的。其不孕的可能原因包括轻度排卵障碍、输卵管运送功能受损、潜在的配子质量异常以及免疫原因等,但应用目前的常规检测手段无法明确原因。

无法明确不孕原因对这些夫妇而言是不小的挑战,但值得欣慰的是,在没有绝对受孕障碍的情况下,这类夫妇自然妊娠的机会相对较高[41]。对于不孕年限短、女方年龄较小或有妊娠史的患者,其预后更好。

子宫内膜异位症

子宫内膜异位症是一种常见的疾病,其特征是子宫内膜组织在宫腔外的组织生长,如卵巢窝、盆腔腹膜、膀胱子宫陷凹和直肠子宫陷凹等部位。临床表现包括盆腔疼痛、痛经、性交痛或不规则出血,但有些女性可能无任何症状。不孕女性患子宫内膜异位症的可能性较正常女性要高出6~8倍[42]。子宫内膜异位症影响生育的确切机制尚未阐明(表51.6)[43],已知的原因包括异常的免疫反应影响着床、盆腔粘连阻碍拾卵和卵子在输卵管中的运送、腹膜和卵泡液中细胞因子水平升高影响卵母细胞质量等。

表51.6 子宫内膜异位症影响生育能力的机制

机制	可能的影响
盆腔解剖异常/盆腔粘连	排卵、拾卵、受精卵在输卵管内的输送
腹腔液中的炎症标志物如前列腺素和细胞因子的浓度增加	会影响卵子、精子、胚胎或输卵管的功能
改变细胞免疫介导,增加子宫内膜中的IgA、IgG和淋巴细胞	子宫内膜容受性受损
内分泌和排卵障碍	黄体功能障碍,卵泡生长异常
卵泡液中孕酮和细胞因子的改变	卵母细胞质量差从而影响胚胎发育
植入所需的整合素和酶的表达减少	(胚胎)植入失败

Source data from Endometriosis and infertility: a committee opinion. The Practice Committee of the American Society for Reproductive Medicine. Fertility and Sterility, 2006; 86 Suppl 5:S156–60.

管理

建议不育夫妇的管理从改善生活方式入手,如优化BMI、戒烟等。对部分夫妇进行同房时机及频率的指导可能有助于受孕。建议妊娠前补充叶酸以降低新生儿神经管缺陷的风险。应在条件允许的情况下引入专科医生进行生育指导和针对不孕症的常规诊疗。其次,准备妊娠前宫颈涂片检查是必须的,如有异常,应在开始生育治疗之前处理。

排卵障碍的治疗

WHO I型排卵障碍(低促性腺激素性性腺功能减退症)

BMI<18kg/m^{2}的女性,无论是否有饮食失调症,当体重增加到19kg/m^{2}或更高,其妊娠率会有明显的提高。下丘脑性无排卵女性可以通过GnRH-α或促性腺激素的脉冲给药来诱导排卵。便携式药泵可以实现GnRH静脉脉冲给药,从而模拟正常的生理周期,诱导单卵泡排卵。与使用促性腺激素相比,这是一个优势,因为促性腺激素可能导致多卵泡排卵,从而增加多胎妊娠和卵巢过度刺激的风险。其缺点是使用药泵可能给许多女性带来不便。

WHO II型排卵障碍(PCOS)

调整生活方式,如减重和规律锻炼,有利于改善患有PCOS的肥胖女性的激素水平和胰岛素抵抗[44]。

口服药物诱导排卵

多囊卵巢综合征引起的稀发排卵或无排卵的病例可予以促排卵药物治疗，目的是诱导单卵泡排卵。

诱发排卵的一线治疗通常是使用枸橼酸氯米芬，它是一种选择性雌激素受体调节剂。它阻断雌激素对下丘脑的负反馈作用，致促性腺激素分泌增加和诱导排卵。氯米芬从月经周期的第2~3天开始口服，起始剂量为50mg，持续5天。如果没有排卵，以后每月50mg递增，最大剂量150mg。副作用包括轻微的恶心、头痛、潮热和视力模糊，主要副作用是多胎妊娠。氯米芬的使用与交界性卵巢癌发生风险增加的关联尚未被证实[45]。可以通过LH试剂盒或检测血清LH水平来预测排卵，并且在LH峰值安排同房。大多数患者均在6个周期内妊娠，因此，使用氯米芬最多不超过6个周期。据报道，使用氯米芬促排卵的女性，每个周期的受孕率高达22%[46]。如果没有受孕，则应进行进一步的检查以排除输卵管因素。他莫昔芬可作为氯米芬的替代品，建议从周期的第3天开始，每次20~40mg，服用5天。他莫昔芬的抗雌激素作用比氯米芬温和，因此减少了对宫颈黏液的影响。据报道，他莫昔芬的妊娠率与氯米芬相似（OR 1.00；95% CI 0.48~2.09）[47]。

单用氯米芬无效的PCOS患者，联合二甲双胍可以增加排卵率和妊娠率，但可能不会提高活产率[48]。

无排卵的PCOS患者还可以采用芳香化酶抑制剂——来曲唑诱导排卵。从周期的第2~3天开始口服，持续5天，剂量为每天2.5~7.5mg。目前，针对来曲唑在改善妊娠和活产率方面的作用已开展广泛的研究，相关证据水平有待进一步加强[49]。因此，临床上尚未常规应用来曲唑促排卵。

二线促排卵策略

对于氯米芬治疗效果不佳的女性，可以使用促性腺激素或腹腔镜下卵巢打孔术作为二线选择。但促性腺激素的使用可能导致多胎妊娠和卵巢过度刺激综合征。因此，促排卵过程必须超声监测。

卵巢打孔术可以降低睾酮和LH水平，纠正与PCOS相关的激素失衡，从而恢复排卵。有研究表明，该治疗与药物疗效相同，且无卵巢过度刺激的风险。然而，该手术和麻醉的风险依然存在。也有人担心该手术对卵巢功能的远期影响可能会损害患者未来的生育力[50]。

WHO Ⅲ型排卵障碍（卵巢功能衰竭）

诊断为卵巢功能衰竭的女性需要通过激素替代疗法或联合其他药物的形式补充雌激素。有生育要求的，通常需通过赠卵实现妊娠。

高泌乳素血症

泌乳素水平升高会降低促性腺激素的脉冲分泌，导致无排卵和生育力降低。多巴胺激动剂如溴隐亭、卡麦角林、培高利特和喹高利特已被用于治疗高泌乳素血症。卡麦角林因其疗效佳、耐受性好而被广泛使用；因其血浆半衰期长，1周一至两次给药。超过80%的病例使用多巴胺激动剂后可使泌乳素水平降至正常，并恢复排卵。其副作用包括恶心、头痛、直立性低血压和疲劳。

甲状腺功能障碍

临床甲状腺疾病、亚临床甲状腺功能障碍和自身免疫性甲状腺疾病都与生育治疗预后差和不良妊娠结局相关。不孕女性由于甲状腺过氧化物酶抗体阳性发生率较高，IVF治疗后自然流产的风险增加（RR 1.99；95% CI 1.42~2.79；$P<0.001$）[51]。然而，补充左甲状腺素是否为这组患者带来益处尚无明确定论；因此，是否对所有不孕女性进行甲状腺疾病的筛查尚存争议[52]。

输卵管性不孕症的治疗

试管婴儿是输卵管性不孕的一线治疗。试管婴儿的优势在于可以绕过所有与输卵管阻塞或功能不全相关的问题。试管婴儿的成功率在很大程度上取决于女性的年龄以及其他不孕的因素。胚胎移植的数量受到法规的限制，并且成功率在过去十年中一直保持不变。除此之外，需要注意的是，一些夫妇可能无法承受试管婴儿相关的昂贵费用。

与试管婴儿相比，在合适的情况下进行输卵管手术相对实惠[53]。然而，输卵管手术只能恢复输卵管的解剖结构，如果输卵管功能受损，单纯的解剖结构恢复是没有意义的。适合手术矫正的输卵管疾病包括既往输卵管绝育术、卵巢周围粘连、近端输卵管阻塞和输卵管积水。

既往做过绝育手术且没有其他不孕原因的女性，其输卵管复通率最高。腹腔镜下输卵管吻合术的成功率可高达70%；输卵管复通的成功率与受绝育的时间、手术的类型以及吻合术后输卵管的长度等相关。绝育时间较短和吻合术后输卵管长度>4cm的预后较好。

输卵管和卵巢周围的粘连会影响排卵和拾卵。可以选择腹腔镜下的粘连松解术，手术的成功与否取决于粘连的类型（膜状或致密）、炎症的情况以及输卵管的损伤程度。膜状的粘连最容易分离成功，且粘连分离术后6~12个月内的受孕率可提高60%[54]。

输卵管积水会影响胚胎的种植率，其主要机制是积水的胚胎毒性作用以及积水对胚胎和子宫内膜之间相互作用的干扰。在IVF治疗前，为输卵管积水的女性进行腹腔镜下输卵管切除有助于提高持续妊娠率（OR 2.14；95% CI 1.23~3.73）和临床妊娠率（OR 2.31；95% CI 1.48~3.62）[55]。对于有输卵管积水的女性，腹腔镜下输卵管阻塞可作为输卵管切除术的替代方法，妊娠率也较为理想[55]。

过去，近端输卵管梗阻可行经腹或腹腔镜下输卵管宫角吻合术。现在，这项手术已被输卵管造影术和经宫颈输卵管插管术所取代。观察性研究发现近端输卵管梗阻治疗后的妊娠率可达85%，但是该结果在进一步的临床试验中并未得到验证，且术后异位妊娠率高达9%。

尽管针对输卵管的微创手术取得了长足的进展，但术者的手术技巧以及手术无法处理的输卵管问题均会影响其疗效。此外，输卵管手术无法解决输卵管功能性损害。因此，IVF在输卵管性不孕症方面仍具有明显优势。

男方因素不孕的管理

常规的建议包括戒烟和限酒。抗氧化补充剂可能有助于提高临床妊娠率和活产率（OR 4.21；95% CI 2.08~8.5），但相关证据尚不充足[56]。低促性腺激素性性腺功能减退、勃起功能障碍和射精功能障碍所致的无精子症病例中，使用药物治疗效果有限。手术仅适用于特定情况，例如梗阻性无精子症或精索静脉曲张。在大多数男性不育的病例中，辅助生殖是唯一的选择。下面将具体讨论特定疾病的诊疗。

无精子症

药物治疗

GnRH或促性腺激素可以治疗低促性腺激素性性腺功能减退引起的无精子症。用于诱导精子发生的促性腺激素包括单独使用人绒毛膜促性腺激素或与重组FSH、尿FSH或hMG的组合。开始治疗到恢复精子发生需要6~12个月，恢复精子发生的总体成功率为75%[57]，促性腺激素和GnRH治疗后的平均精子浓度分别为5.92（4.72~7.13）$\times 10^7$/mL和4.27（1.80~6.74）$\times 10^7$/mL[57]。基础促性腺激素水平较低的男性同时使用hCG和FSH的成功率更高[57]。

手术治疗

先前接受过输精管结扎术的患者可以选择输精管显微外科重建手术，如输精管吻合术或输精管附睾吻合术。报道的通畅率达60%，成功（妊娠）率可达85%。如果重建不成功，这些患者还可以选择手术取精。

对于无精子症的病例，建议通过手术取精用于IVF/ICSI周期。与非梗阻性无精子症（NOA）病例相比，梗阻性无精子症（OA）病例成功提取精子的机会更高。精子可以从附睾或睾丸中提取。全身麻醉下的显微外科附睾精子抽吸术（MESA）或局部麻醉下的经皮附睾精子抽吸术（PESA）是从OA男性附睾中取出精子的常用技术。PESA从技术水平上来说更为简单，不需要显微外科培训，成功率高达84%[58]，但是，抽取到的精子数量远低于MESA。睾丸取精术包括睾丸精子抽吸术（TESA）、睾丸切开取精术（TESE）或显微镜下睾丸切开取精术（Micro-TESE），适用于MESA/PESA失败的OA男性或NOA男性。MicroTESE的优势在于放大生精小管的手术视野，从而提高睾丸内精子提取率和降低睾丸组织去除率。取精手术的选择取决于手术的适应证和外科医生的选择倾向，因为尚未确定一种技术是否优于另一种技术[59]。

经尿道射精管切除术可用于射精管炎症后引起的梗阻。

轻度男性因素不孕

宫腔内人工授精（IUI）通常用于精液参数显示出轻微异常的夫妇（与表51.4中列出的标准参考范围相比）。IUI是在自然周期或促排卵周期中的排卵时间前后，将准备好的洗涤过的活动精子样本注入子宫。最近的荟萃分析发现，与指导同房相比，IUI不会增加妊娠率（OR 4.57；95% CI 0.21~102）[60]。与自然周期IUI相比，促排卵周期IUI也未发现会增加妊娠率（OR 1.68；95% CI 1.00~2.82）或活产率（OR 1.34；

95% CI 0.77~2.33)[60]。IUI的侵入性低于IVF,并且来自基于两项随机试验的证据表明,促排卵周期IVF与IUI相比,活产率没有差异(两项随机对照试验,86对夫妻:OR 1.03;95%CI 0.43~2.45)[60]。

勃起功能障碍

治疗勃起功能障碍的主要药物是5型磷酸二酯酶抑制剂,包括西地那非、他达拉非、伐地那非和阿伐那非。口服用药,通过释放c-GMP引起血管扩张而发挥作用。由于与多种不同的磷酸二酯酶受体发生交叉反应,副作用可能包括视力、嗅觉、血管张力或血小板聚集的变化。前列地尔是口服药物的注射替代品,10~20μg的剂量可使多达80%的患者勃起。微血管动脉搭桥阴茎血运重建或阴茎植入物形式的手术方法可用于药物治疗无效的病例。

射精障碍

射精障碍可表现为早泄、延迟射精或不射精。联合使用行为心理治疗和5-羟色胺再摄取抑制剂(SSRI)(包括帕罗西汀、氟西汀、舍曲林、西酞普兰和氟伏沙明)治疗早泄。达泊西汀是一种专门用于按需治疗早泄的SSRI,因为它的半衰期很短,可在计划性交前1~3小时使用。替代药物包括局部使用利多卡因、磷酸二酯酶抑制剂或坦索罗辛。心理治疗是治疗延迟射精的主要方法。不射精或逆行射精难以治疗,药物治疗效果有限。在逆行射精的情况下,可以从尿液中回收精子,用于IVF/ICSI周期。对于因神经功能障碍而导致不射精的男性,可以考虑通过电刺激射精来治疗。如果其他措施不成功,可采用手术取精。

男性因素不孕的辅助生殖

20世纪90年代初应用ICSI技术辅助精子受精,彻底改变了精子数量和运动能力极低的男性不育病例的治疗方式,它允许每个卵子注射单个精子以实现受精。尽管没有足够的证据支持,但现在的重点正在转向将其用于非男性因素的不孕症的治疗。

ICSI技术的主要问题是属侵入性操作、缺乏选择注射精子的有效方法以及子代遗传缺陷的风险,后者现在被归因于男方本身存在潜在的遗传学异常,目前ICSI后出生的婴儿的整体健康状况尚令人满意。

不明原因不孕症的管理

大多数患有不明原因不孕症的夫妇无须积极的生育治疗即可妊娠。荷兰的一项观察性研究发现,81%(356/437)的不明原因不孕夫妇可在5年内妊娠,其中74%(263/356)可以自然妊娠[41]。

准确预测这些夫妇自然妊娠的预后有助于咨询,避免不必要的治疗[61]。目前主流的预测模型[62]认为女性年龄<35岁、不孕年限<2年以及继发性不孕是自然妊娠的积极预后因素。

期待治疗

对于自然妊娠预后良好的夫妇,建议将期待治疗作为一线治疗。与积极治疗相比,期待治疗更具有成本效益[63]。期待治疗的时限需要考虑女性的年龄、不孕年限和夫妻双方的治疗意愿。英国国家健康与临床优化研究所的指南建议期待治疗2年,如果未孕,再进行积极的治疗[10]。

枸橼酸氯米芬

口服枸橼酸氯米芬治疗已经验性用于治疗不明原因的不孕症。它可以纠正轻微的排卵功能障碍。与其他生育治疗相比,氯米芬价格低廉、无创且需要较少的临床监测,因此氯米芬倍受欢迎。

然而,氯米芬与期待治疗相比,活产率相当(OR 0.79,95% CI 0.45~1.38)[66],且成本效益较低[63],因此对于不明原因不孕夫妇而言,使用氯米芬没有明显益处。Cochrane的综述也显示,较之期待治疗,使用氯米芬的妊娠率没有明显优势[64]。

宫腔内人工授精

IUI是另一种常用的治疗方法,理论上可以让精子避开任何不利的宫颈因素,并在自然周期或促排卵周期的排卵前后增加进入宫腔的活动精子数量。自然周期的IUI是从治疗周期的第10天到第12天监测尿或血清LH以监测LH峰,并在检测到LH峰后20~30小时进行授精。在促排卵周期中,氯米芬或促性腺激素可用于诱导一个以上(最好是两个)成熟卵泡的排卵。待卵泡成熟后,给予人绒毛膜促性腺激素以诱发排卵,并在36~40小时后安排IUI。

与期待治疗相比,自然周期的IUI在临床效果不佳[65],也不具有成本效益[63]。与促排卵周期的IUI相比，自然周期下的IUI可能会导致较低的活产率[66]。值得一提的是，促排卵周期IUI的多胎妊娠风险与IVF周期单胚移植或IVF周期使用低剂量促性腺激素卵巢刺激（改良自然周期IVF）的几乎相似[67]。

体外受精

常规IVF治疗不明原因不孕的基本原理是它能够绕过已知和未知的受孕障碍，但与IUI相比，它是一种侵入性且更昂贵的操作，且具有多胎妊娠和卵巢过度刺激的风险。与口服药物或促性腺激素治疗相比，不明原因不孕在经过一段时间的期待治疗后立即给予IVF治疗，能获得更短的达妊娠时间和更高的每周期妊娠率[68]。然而，与使用氯米芬或促性腺激素促排卵周期IUI相比，将IVF作为不明原因不孕的首选治疗手段，其活产率方面并没有明显差异[69]。

子宫内膜异位症的管理

微小/轻度子宫内膜异位症

治疗微小至轻度子宫内膜异位症的药物包括孕激素、复方口服避孕药、达那唑和GnRH激动剂。这些药物抑制排卵，与安慰剂或期待治疗相比，没有一种药物能有效提高妊娠率[70]。但是，药物治疗有助于缓解疼痛症状。对于微小至轻度子宫内膜异位症，腹腔镜下消融/切除（异位灶）可增加活产率[71]；与期待治疗或自然周期IUI相比，控制性卵巢刺激后IUI可以提高妊娠率[72]。

卵巢子宫内膜异位症

卵巢子宫内膜异位症可以通过手术抽取囊液或囊肿剥除进行治疗。与抽液相比，囊肿剥除可以增加自然妊娠率[73]。应告知患有子宫内膜异位症的女性术后可能出现卵巢功能降低和卵巢功能衰竭的风险[72]。因此，只有对有症状的较大的子宫内膜异位囊肿（>4cm）或怀疑恶性肿瘤时才进行手术[74]。

中度/重度子宫内膜异位症

患有中度或重度子宫内膜异位症的女性通常会考虑进行腹腔镜下子宫内膜异位灶切除术，以增加自然妊娠概率并改善症状。鉴于内异症患者卵巢和输卵管功能受损，建议术后应尽早IVF助孕。已证实IVF前使用GnRH-α降调节下丘脑-垂体功能3~6个月可提高临床妊娠率[75]。然而，子宫内膜异位症合并不孕症女性的IVF妊娠率仍低于输卵管因素不孕症女性（OR 0.56；95% CI 0.44~0.70）[76]。

辅助生殖技术

对于长期不孕且其他治疗方法均无效的夫妇，建议使用IVF治疗。该过程包括控制性卵巢刺激、垂体降调节和扳机，以及后续的手术取卵。取出的卵子在实验室中使用伴侣的精子受精，并在培养液中培养以形成胚胎，随后将胚胎移植到子宫腔中。相关的并发症包括卵巢过度刺激综合征和多胎妊娠。

尽管随着时间的推移，IVF技术不断改进，但其新鲜周期的活产率仍略<30%[77]。如有可移植的冷冻胚胎，重复进行多次移植会增加成功率。进行3个完整的试管婴儿周期后活产的概率达到42.3%[78]。已证实6个周期[77]后的累积活产率可达到65.3%（95% CI 64.8%~65.8%），到第8个周期[78]时增加到83%。不孕时间较长且既往未曾妊娠的高龄女性预后较差。一个或多个周期的反应不佳不建议进一步治疗。放弃治疗的常见原因是失败后的心理困扰和经济压力。

总结

不孕症更多是预后判断而不是严格意义上的诊断，并且涵盖范围较为广泛，从受孕延迟到绝对无法自然受孕都包含在内。潜在的影响因素包括男女双方的生活方式、年龄或病理状况。传统的检查有助于确定不孕症的原因并为针对性治疗提供选择信息，但辅助生殖仍然是不孕年限长的不孕症的首选干预措施。不孕症治疗时需考虑到夫妇自然妊娠的可能性以及他们的身体、情感以及经济需求，从而制订个性化的助孕策略。

（郑备红 周园 译）

参考文献

1. Gnoth C, Godehardt E, Frank-Herrmann P, Friol K, Tigges JG. Definition and prevalence of subfertility and infertility. *Hum Reprod* 2005;**20**:1144–47.
2. Te Velde ER, Eijkemans R, Habbema HD. Variation in couple fecundity and time to pregnancy, an essential concept in human reproduction. *Lancet* 2000;**355**:1928–29.

3. Habbema JDF, Collins J, Leridon H, Evers JLH, Lunenfeld B, teVelde ER. Towards less confusing terminology in reproductive medicine: a proposal. *Hum Reprod* 2004;**19**:1497–501.
4. Joffe M. Time trends in biological fertility in Britain. *Lancet* 2000;**355**:1961–65.
5. Zegers-Hochschild F, Adamson GD, de Mouzon J, et al. International Committee for Monitoring Assisted Reproductive Technology (ICMART) and the World Health Organization (WHO) revised glossary of ART terminology, 2009. *Fertil Steril* 2009;**92**:1520–24.
6. World Health Organization. *The Epidemiology of Infertility. Report of WHO Scientific Group on the Epidemiology of Infertility*. Technical Report Series No. 582. Geneva: World Health Organization; 1975.
7. Mascarenhas MN, Flaxman SR, Boerma T, Vanderpoel S, Stevens GA. National, regional, and global trends in infertility: a systematic analysis of 277 health surveys. *PLoS Med* 2012;**9**:e1001356.
8. Gurunath S, Pandian Z, Anderson Richard A, Bhattacharya S. Defining infertility—a systematic review of prevalence studies. *Hum Reprod Update* 2011;**17**:575–88.
9. Boivin J, Bunting L, Collins JA, Nygren KG. International estimates of infertility prevalence and treatment-seeking: potential need and demand for infertility medical care. *Hum Reprod* 2007;**22**:1506–12.
10. National Institute for Health and Clinical Excellence (NICE). *Fertility: Assessment and Treatment for People with Fertility Problems*. Clinical guideline [CG156], last updated September 2017. London: NICE; 2013.
11. Bhattacharya S, Porter M, Amalraj E, et al. The epidemiology of infertility in the North East of Scotland. *Hum Reprod* 2009;**24**:3096–107.
12. te Velde ER, Scheffer GJ, Dorland M, Broekmans FJ, Fauser BC. Developmental and endocrine aspects of normal ovarian aging. *Cell Endocrinol* 1998;**145**:67–73.
13. Sartorius GA, Nieschlag E. Paternal age and reproduction. *Hum Reprod Update* 2010;**16**:65–79.
14. Rittenberg V, Seshadri S, Sunkara SK, et al. Effect of body mass index on IVF treatment outcome: an updated systematic review and meta-analysis. *Reprod Biomed Online* 2011;**23**:421–39.
15. Sermondade N, Faure C, Fezeu L, et al. BMI in relation to sperm count: an updated systematic review and collaborative meta-analysis. *Hum Reprod Update* 2013;**19**:221–31.
16. Augood C, Duckitt K, Templeton AA. Smoking and female infertility: a systematic review and meta-analysis. *Hum Reprod* 1998;**13**:1532–39.
17. Hull MG, North K, Taylor H, Farrow A, Ford WC. Delayed conception and active and passive smoking. The Avon Longitudinal Study of Pregnancy and Childhood Study Team. *Fertil Steril* 2000;**74**:725–33.
18. Waylen AL, Metwally M, Jones GL, Wilkinson AJ, Ledger WL. Effects of cigarette smoking upon clinical outcomes of assisted reproduction: a meta-analysis. *Hum Reprod Update* 2009;**15**:31–44.
19. Hyland A, Piazza K, Hovey KM, et al. Associations between lifetime tobacco exposure with infertility and age at natural menopause: the Women's Health Initiative Observational Study. *Tob Control* 2016;**25**:706–14.
20. Künzle R, Mueller MD, Hänggi W, Birkhäuser MH, Drescher H, Bersinger NA. Semen quality of male smokers and nonsmokers in infertile couples. *Fertil Steril* 2003;**79**:287–91.
21. Tolstrup JS, Kjaer SK, Holst C, et al. Alcohol use as predictor for infertility in a representative population of Danish women. *Acta Obstet Gynecol Scand* 2003;**82**:744–49.
22. Eggert J, Theobald H, Engfeldt P. Effects of alcohol consumption on female fertility during an 18-year period. *Fertil Steril* 2004;**81**:379–83.
23. Brandes M, van der Steen JO, Bokdam SB, et al. When and why do subfertile couples discontinue their fertility care? A longitudinal cohort study in a secondary care subfertility population. *Hum Reprod* 2009;**24**:3127–35.
24. Lynch CD, Sundaram R, Maisog JM, Sweeney AM, Buck Louis GM. Preconception stress increases the risk of infertility: results from a couple-based prospective cohort study—the LIFE study. *Hum Reprod* 2014;**29**:1067–75.
25. Peck JD, Leviton A, Cowan LD. A review of the epidemiologic evidence concerning the reproductive health effects of caffeine consumption: a 2000–2009 update. *Food Chem Toxicol* 2010;**48**:2549–76.
26. Bosteels J, Kasius J, Weyers S, Broekmans FJ, Mol BW, D'Hooghe TM. Hysteroscopy for treating subfertility associated with suspected major uterine cavity abnormalities. *Cochrane Database Syst Rev* 2015;**2**:CD009461.
27. Jayaprakasan K, Chan YY, Sur S, Deb S, Clewes JS, Raine-Fenning NJ. Prevalence of uterine anomalies and their impact on early pregnancy in women conceiving after assisted reproduction treatment. *Ultrasound Obstet Gynecol* 2011;**37**:727–32.
28. Guermandi E, Vegetti W, Bianchi MM, Uglietti A, Ragni G, Crosignani P. Reliability of ovulation tests in infertile women. *Obstet Gynecol* 2001;**97**:92–96.
29. Maheux-Lacroix S, Boutin A, Moore L, et al. Hysterosalpingosonography for diagnosing tubal occlusion in subfertile women: a systematic review with meta-analysis. *Hum Reprod* 2014;**29**:953–63.
30. Cooper TG, Noonan E, von Eckardstein S, et al. World Health Organization reference values for human semen characteristics. *Reprod Update* 2010;**16**:231–45.
31. Guzick DS, Overstreet JW, Factor-Litvak P, et al. Sperm morphology, motility, and concentration in fertile and infertile men. *N Engl J Med* 2001;**345**:1388–93.
32. Silber SJ. The relationship of abnormal semen parameters to male fertility. *Hum Reprod* 1989;**4**:947–53.
33. Pereira R, Sá R, Barros A, Sousa M. Major regulatory mechanisms involved in sperm motility. *Asian J Androl* 2017;**19**:5–14.
34. Auger J, Jouannet P, Eustache F. Another look at human sperm morphology. *Human Reprod* 2016;**31**:10–23.
35. Broekmans FJ, Kwee, J, Hendriks DJ, Mol BW, Lambalk CB. A systematic review of tests predicting ovarian reserve and IVF outcome. *Hum Reprod Update* 2006;**12**:685–718.
36. Gibreel A, Maheshwari A, Bhattacharya S, Johnson NP. Ultrasound tests of ovarian reserve; a systematic review of accuracy in predicting fertility outcomes. *Hum Fertil (Camb)* 2009;**12**:95–106.
37. Broer SL, Dólleman M, Opmeer BC, Fauser BC, Mol BW, Broekmans FJ. AMH and AFC as predictors of excessive response in controlled ovarian hyperstimulation: a meta-analysis. *Hum Reprod Update* 2011;**17**:46–54.
38. Depmann M, Broer SL, van der Schouw YT, et al. Can we predict age at natural menopause using ovarian reserve tests or mother's age at menopause? A systematic literature review. *Menopause* 2016;**23**:224–32.
39. Bingol B, Gunenc Z, Gedikbasi A, Guner H, Tasdemir S, Tiras B. Comparison of diagnostic accuracy of saline infusion sonohysterography, transvaginal sonography and hysteroscopy. *Obstet Gynaecol* 2011;**31**:54–58.
40. Bosteels J, Weyers S, Puttemans P, et al. The effectiveness of hysteroscopy in improving pregnancy rates in subfertile women without other gynaecological symptoms: a systematic review. *Hum Reprod Update* 2010;**16**:1–11.
41. Brandes M, Hamilton CJ, van der Steen JO, et al. Unexplained infertility: overall ongoing pregnancy rate and mode of conception. *Hum Reprod* 2011;**26**:360–68.
42. Verkauf BS. Incidence, symptoms, and signs of endometriosis in fertile and infertile women. *J Fla Med Assoc* 1987;**74**:671–75.
43. Endometriosis and infertility: a committee opinion. The Practice Committee of the American Society for Reproductive Medicine. *Fertil Steril* 2006;**86** Suppl 6: S156–60.
44. Moran LJ, Hutchison SK, Norman RJ, Teede HJ. Lifestyle changes in women with polycystic ovary syndrome. *Cochrane Database Syst Rev* 2011;**7**:CD007506.
45. Bjørnholt SM, Kjaer SK, Nielsen TS, Jensen A. Risk for borderline ovarian tumours after exposure to fertility drugs: results of a

population-based cohort study. *Hum Reprod* 2015;**30**:222–31.
46. Thessaloniki ESHRE/ASRM-Sponsored PCOS Consensus Workshop Group. Consensus on infertility treatment related to polycystic ovary syndrome. *Hum Reprod* 2008;**23**:462–77.
47. Beck JI, Boothroyd C, Proctor M, Farquhar C, Hughes E. Oral anti-oestrogens and medical adjuncts for subfertility associated with anovulation. *Cochrane Database Syst Rev* 2005;**1**:CD002249.
48. Tang T, Lord JM, Norman RJ, Yasmin E, Balen AH. Insulin-sensitising drugs (metformin, rosiglitazone, pioglitazone, D-chiro-inositol) for women with polycystic ovary syndrome, oligo amenorrhoea and subfertility. *Cochrane Database Syst Rev* 2012;**5**:CD003053.
49. Franik S, Kremer JA, Nelen WL, Farquhar C. Aromatase inhibitors for subfertile women with polycystic ovary syndrome. *Cochrane Database Syst Rev* 2014;**2**:CD010287.
50. Farquhar C, Brown J, Marjoribanks J. Laparoscopic drilling by diathermy or laser for ovulation induction in anovulatory polycystic ovary syndrome. *Cochrane Database Syst Rev* 2012;**6**:CD001122.
51. Toulis KA, Goulis DG, Venetis CA, et al. Risk of spontaneous miscarriage in euthyroid women with thyroid autoimmunity undergoing IVF: a meta-analysis. *Eur J Endocrinol* 2010;**162**:643–52.
52. Spencer L, Bubner T, Bain E, Middleton P. Screening and subsequent management for thyroid dysfunction pre-pregnancy and during pregnancy for improving maternal and infant health. *Cochrane Database Syst Rev* 2015;**9**:CD011263.
53. Gomel V. The place of reconstructive tubal surgery in the era of assisted reproductive techniques. *Reprod Biomed Online* 2015;**31**:722–31.
54. Li X, Dong L, Yong S, Wei H. Reproductive outcomes after operative laparoscopy of patients with tubal infertility with or without hydrosalpinx. *Chin Med J* 2014;**127**:593–94.
55. Johnson N, van Voorst S, Sowter MC, Strandell A, Mol BW. Surgical treatment for tubal disease in women due to undergo in vitro fertilisation. *Cochrane Database Syst Rev* 2010;**1**:CD002125.
56. Showell MG, Mackenzie-Proctor R, Brown J, Yazdani A, Stankiewicz MT, Hart RJ. Antioxidants for male subfertility. *Cochrane Database Syst Rev* 2014;**12**:CD007411.
57. Rastrelli G, Corona G, Mannucci E, Maggi M. Factors affecting spermatogenesis upon gonadotropin-replacement therapy: a meta-analytic study. *Andrology* 2014;**2**:794–808.
58. Yafi FA, Zini A. Percutaneous epididymal sperm aspiration for men with obstructive azoospermia: predictors of successful sperm retrieval. *Urology* 2013;**82**:341–44.
59. Van Peperstraten A, Proctor ML, Johnson NP, Philipson G. Techniques for surgical retrieval of sperm prior to ICSI for azoospermia. *Cochrane Database Syst Rev* 2006;**3**:CD002807.
60. Cissen M, Bensdorp A, Cohlen BJ, Repping S, de Bruin JP, van Wely M. Assisted reproductive technologies for male subfertility. *Cochrane Database Syst Rev* 2016;**2**:CD000360.
61. Kersten FA, Hermens RP, Braat DD, et al. Overtreatment in couples with unexplained infertility. *Hum Reprod* 2015;**30**:71–80.
62. Hunault CC, Habbema JD, Eijkemans MJ, et al. Two new prediction rules for spontaneous pregnancy leading to live birth among subfertile couples, based on the synthesis of three previous models. *Hum Reprod* 2004;**19**:2019–26.
63. Wordsworth S, Buchanan J, Mollison J, et al. Clomiphene citrate and intrauterine insemination as first-line treatments for unexplained infertility: are they cost-effective? *Hum Reprod* 2011;**26**:369–75.
64. Hughes E, Brown J, Collins JJ, et al. Clomiphene citrate for unexplained subfertility in women. *Cochrane Database Syst Rev* 2010;**1**:CD000057.
65. Bhattacharya S, Harrild K, Mollison J, et al. Clomifene citrate or unstimulated intrauterine insemination compared with expectant management for unexplained infertility: pragmatic randomised controlled trial. *BMJ* 2008;**337**:a716.
66. Veltman-Verhulst SM, Cohlen BJ, Hughes E, et al. Intrauterine insemination for unexplained subfertility. *Cochrane Database Syst Rev* 2013;**10**:CD001502.
67. Bensdorp AJ, Tjon-Kon-Fat RI, Bossuyt PM, et al. Prevention of multiple pregnancies in couples with unexplained or mild male subfertility: randomised controlled trial of in vitro fertilisation with single embryo transfer or in vitro fertilisation in modified natural cycle compared with intrauterine insemination with controlled ovarian hyperstimulation. *BMJ* 2015;**350**:g7771.
68. Reindollar RH, Regan MM, Neumann PJ, et al. A randomized clinical trial to evaluate optimal treatment for unexplained infertility: the fast track and standard treatment (FASTT) trial. *Fertil Steril* 2010;**94**:888–99.
69. Pandian Z, Gibreel A, Bhattacharya S. In vitro fertilisation for unexplained subfertility. *Cochrane Database Syst Rev* 2015;**11**:CD003357.
70. Hughes E, Brown J, Collins JJ, Farquhar C, Fedorkow DM, Vandekerckhove P. Ovulation suppression for endometriosis. *Cochrane Database Syst Rev* 2007;**3**:CD000155.
71. Jacobson TZ, Duffy JM, Barlow D, Farquhar C, Koninckx PR, Olive D. Laparoscopic surgery for subfertility associated with endometriosis. *Cochrane Database Syst Rev* 2010;**1**:CD001398.
72. Dunselman GA, Vermeulen N, Becker C, et al. ESHRE guideline: management of women with endometriosis. *Hum Reprod* 2014;**29**:400–12.
73. Hart RJ, Hickey M, Maouris P, Buckett W. Excisional surgery versus ablative surgery for ovarian endometriomata. *Cochrane Database Syst Rev* 2008;**2**:CD004992.
74. Garcia-Velasco JA, Somigliana E. Management of endometriomas in women requiring IVF: to touch or not to touch. *Hum Reprod* 2009;**24**:496–501.
75. Sallam HN, Garcia-Velasco JA, Dias S, Arici A. Long-term pituitary down-regulation before in vitro fertilization (IVF) for women with endometriosis. *Cochrane Database Syst Rev* 2006:CD004635.
76. Barnhart K, Dunsmoor-Su R, Coutifaris C. Effect of endometriosis on in vitro fertilization. *Fertil Steril* 2002;**77**:1148–55.
77. Smith AD, Tilling K, Nelson SM, Lawlor DA. Live-birth rate associated with repeat in vitro fertilization treatment cycles. *JAMA* 2015;**314**:2654–62.
78. McLernon DJ, Maheshwari A, Lee AJ, Bhattacharya S. Cumulative live birth rates after one or more complete cycles of IVF: a population-based study of linked cycle data from 178 898 women. *Hum Reprod* 2016;**31**:572–81.

第52章
辅助生殖

William Ledger

历史视角

1978年7月25日，世界上第一个通过体外受精-胚胎移植技术（IVF-ET）出生的婴儿——路易丝·布朗在英国兰开夏郡奥尔德姆综合医院通过选择性剖宫产降临人世，这主要是因为她的母亲因输卵管阻塞无法生育。IVF技术的诞生意味着可以绕过输卵管完成生育。它是将卵子从卵巢中取出，通过体外受精和培养，发育成胚胎，并将胚胎移植入宫腔里。路易丝母亲的成功受孕是腹腔镜手术的先驱帕特里克·斯特普托医生和剑桥大学胚胎学家罗伯特·爱德华教授共同合作的结果，爱德华教授因这项工作获得了2010年的诺贝尔医学奖[1]。

路易丝母亲人工助孕成功发生在该小组尝试200多次IVF失败后。在她之前，墨尔本的另一例IVF成功妊娠，但以异位妊娠告终。自从路易丝出生以来，IVF中使用的基本原则并没有改变，但是具体实施过程已经在许多方面得到了提升和改进。第一次IVF的实施过程大致如下：通过多次的抽血检查确定LH峰并在腹腔镜下经腹穿刺一个排卵前卵泡，吸取卵泡液并在显微镜下捡出卵子，将其放入培养基中，然后与伴侣的精子样本一起孵育，待卵子受精并形成胚胎后，通过移植管，在直视下将胚胎从宫颈移植入子宫腔。

早期IVF所涉及的程序复杂且低效，每个步骤都容易出错。通过完善和改进各个步骤IVF进行着演变。表52.1概述了人类辅助生殖技术（ART）的主要发展，显示出临床妊娠率、患者的接受度以及安全性逐渐提高。

表52.1 ART的一些重要进展

1980年	2017年
自然周期获得一个卵子	促排卵周期获得多个卵子
多次抽血检查以监测自然排卵	经阴道超声监测、最少的抽血检查
无法有效控制排卵时间	垂体降调节或GnRH拮抗剂抑制过早排卵
全身麻醉下经腹腔镜取卵	镇静状态经阴道超声引导取卵
简单的培养液，简易的培养箱	阶段特定的培养液，精密控制温度、湿度、气体的培养箱
加精子共同孵育	卵胞浆内单精子注射治疗男性不育
取卵后2天胚胎移植	将胚胎体外培养延长到第5天囊胚
盲法胚胎移植	超声引导下胚胎移植
自然周期移植	用孕激素或hCG进行黄体支持
一次助孕尝试，一个卵子	多个卵子，允许胚胎冷冻和随后的冷冻胚胎移植
多胚胎移植，多胎妊娠率高	单胚胎移植，后续可行冷冻胚胎移植
新鲜胚胎移植，非生理水平激素影响子宫内膜	全胚冷冻策略，有规律排卵的女性可行自然周期冷冻胚胎移植
通过简单的形态学标准选择胚胎	延时视频摄像和胚胎活检/PGS用于胚胎选择
卵巢过度刺激综合征（OHSS）的显著风险	GnRH拮抗剂方案、激动剂扳机和“全胚冷冻”消除严重OHSS的发生

自IVF诞生以来，通过辅助生殖技术（ART）出生的婴儿已超过700万。一些国家超过3%的新生儿通过ART出生。随着中国、印度、东南亚、欧洲和美

国ART中心数量的大幅增长，ART已在全球范围内普及。ART技术已经变得越来越复杂，许多辅助生殖中心现在有超过50%的周期采用卵胞浆内单精子注射(ICSI)，并且越来越多的周期进行胚胎活检以进行植入前遗传学诊断(PGD)或植入前遗传学筛查(PGS)[2]。许多临床医生应用各种辅助治疗来尝试改善卵子的数量或质量，尽管这些治疗的有效性大多数仍未得到证实。

谁应该接受体外受精治疗？

ART的适应证仍然是一个备受争议的问题。IVF费用高昂，伤害风险虽小但确实存在。而且人们对通过ART出生的子代的长期健康存在担忧，尽管这些担忧在很大程度上仍停留在理论上。IVF成功的最重要决定因素是女性的年龄。面对不明原因不孕的年轻夫妻时，可给予保守的策略建议而慎重推荐ART助孕；当女方年龄接近或超过35岁时，尽快进行ART助孕则是更好的选择。一对夫妇要在他们生命中的某个特定时间完成生育，将面临许多强大的社会压力：来自已有子女的弟弟妹妹和朋友的压力，来自希望成为祖父母的父母的压力以及大众媒体每天都在讨论的"生育钟"所带来的压力。因此，关于是否进行ART助孕应该与夫妇协商，尊重他们希望使用ART尽快建立家庭的愿望，同时利用统计学数据，来共同制订双方均认可的、合理可行的ART治疗方案。

IVF的替代方法应当一直在助孕治疗的考虑范围内。许多夫妇因其宗教信仰或者道德观念拒绝常规的IVF，只同意进行简化的IVF。比如，这些夫妇需要冷冻胚胎时，可能只同意将一个或两个卵子授精，以免出现大量剩余的冷冻胚胎。替代IVF的治疗方案包括口服或注射诱导排卵药物、卵巢打孔术、宫内人工授精，或输卵管及其他生殖外科手术。然而，随着IVF的广泛应用，它已成为大多数不孕症的主要治疗方式。正因为它可以发现在非IVF周期无法检测到的患者卵巢低储备、精子授精能力异常以及胚胎发育异常等问题，目前，IVF是一种广泛用于不明原因不孕症的治疗方法。

社会发展引起西方国家辅助生育中心接诊病例构成发生了巨大变化。结婚年龄延迟成为一种普遍的社会趋势，因而许多发达国家的女性首次生育的平均年龄已经超过30岁。女性生育年龄的增长又会导致由卵子质量差引起的"不明原因"不孕症增加、胚胎非整倍体的比例增加、卵子中线粒体的质量和数量下降。流产率和胚胎染色体异常率的增加与女性生育年龄的增加有关[3](图52.1)。在过去的三十年中，男性不育症似乎也有所增加，这个的主要原因可能是环境因素和生活方式问题，如肥胖、吸烟和吸毒(包括酒精)[4]。全球肥胖症人群的增加也导致患有多囊卵巢综合征的无排卵女性人数增加[5]。

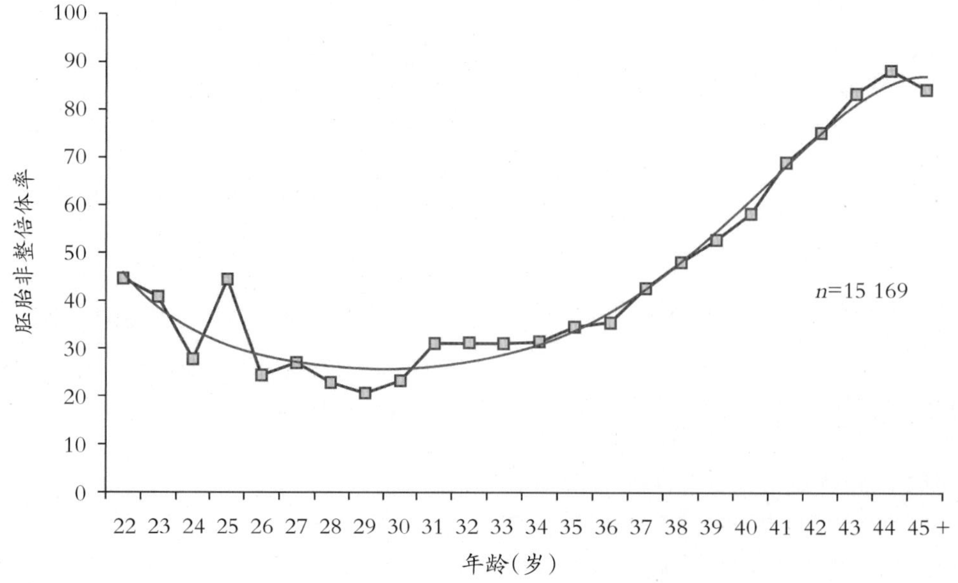

图52.1 女性年龄和胚胎非整倍体率的关系。

标准的体外受精治疗周期

患者选择和检查

IVF治疗中最重要的部分是在启动周期之前进行的工作。患者必须充分了解IVF的相关内容，包括所涉及的操作过程、风险和收益、妊娠的可能性以及费用。患者在做出IVF治疗的决定之前，应该有训练有素的生育顾问提供独立的咨询，并给予足够的时间与临床专家进行讨论。临床医生将运用卵巢储备标记物抗米勒管激素（AMH）和窦卵泡计数（AFC）[6,7]，结合患者的年龄和既往病史来决定促卵泡激素（FSH）的使用剂量。目前各项研究已经开发了多种算法来优化FSH的剂量选择，但迄今为止尚未获得广泛认可。

卵巢刺激

ART中心广泛使用两种主要类型的卵巢刺激方案。早期的长方案（图52.2）于20世纪80年代末开始推广。长方案先使用促性腺激素释放激素激动剂（GnRH-α，例如，布舍瑞林、那法瑞林或亮丙瑞林等）[8]进行预处理。GnRH-α从前一个月经周期的黄体期中期通过注射或鼻喷雾给药。GnRH-α首次用药初期会引起血循环中FSH和LH的短暂增加（点火效应），紧接着是垂体降调节，显著抑制促性腺激素分泌。GnRH-α用药几天后会出现正常的月经出血，此时可以抽血检查垂体降调节效果，B超检查排除卵巢囊肿，确认子宫内膜是否变薄。随后每天注射外源性促性腺激素，即重组FSH或具有LH活性的尿源性FSH。尽管制药公司通过不同的评估方法和不同研究都声称其产品具有优势，但临床结果显示两种促性腺激素制剂刺激卵泡生长的效果相当。

卵巢刺激的目的是产生多个卵泡，采集到多个卵子。不同的女性对促性腺激素治疗的反应差别非常大。有些人，主要是老年女性或AMH和AFC水平低的女性，需要大剂量的促性腺激素才能获得足量的刺激。而年轻女性或伴有多囊卵巢综合征表现的，即使使用适度的剂量，也存在卵巢高反应甚至卵巢过度刺激综合征的风险。因此，在开具促性腺激素处方时必须谨慎，在刺激期间必须通过经阴道超声和血清中雌二醇的测定密切监测卵巢反应。一次理想的促排卵应有6~10个优势卵泡的生长，同时伴随血清雌二醇水平的升高和超声下子宫内膜厚度的增加。促性腺激素的用药持续时间因人而异，平均10~12天。

一旦主导卵泡直径达到18~20mm，单次注射hCG 5000~10 000 IU，这也称为“hCG扳机”。“扳机”会诱发第一极体的排出并介导最终的卵子成熟，且排卵将在38~42小时后发生。因此应在注射hCG后

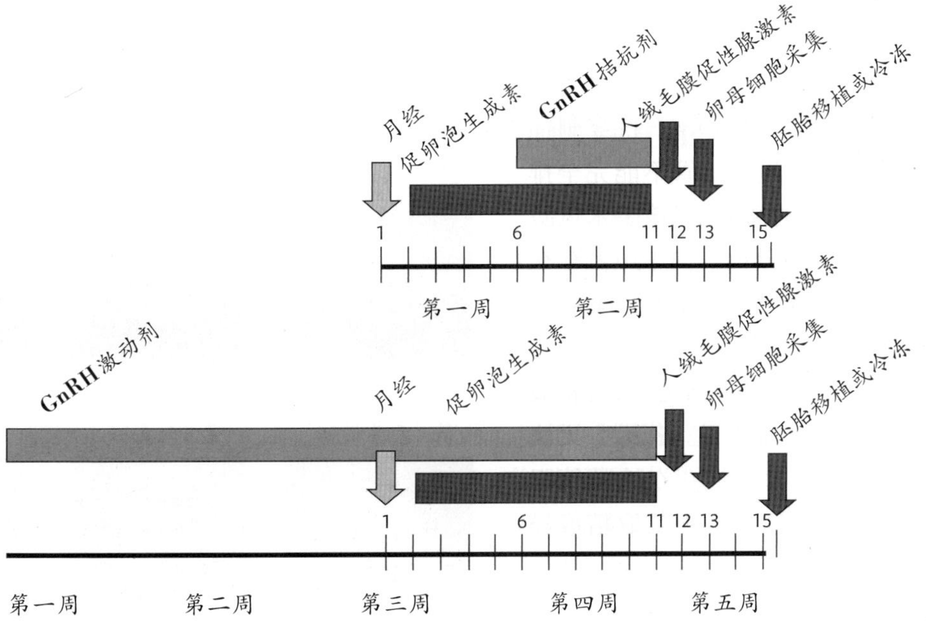

图52.2 GnRH拮抗剂和GnRH激动剂长方案的过程示意图。

能出现的所有问题，包括卵巢低反应或卵巢过度刺激所导致的周期取消、受精失败、种植失败、流产或宫外孕。该衡量标准得到了英国人类受精和胚胎学管理局(http://www.hfea.gov.uk)的支持，并成为他们统计比较的基础。然而，这个衡量标准也面临挑战。如前所述，目前认为IVF的最佳方案是使用激动剂扳机和全胚冷冻的拮抗剂方案，从而最大限度地降低OHSS风险。每个起始周期的活产率必须包括周期启动后产生的新鲜和冷冻胚胎移植后的总活产率，这种“累积妊娠率”成为适用性相对广泛的统计指标。冷冻胚胎移植的“累积妊娠率”只有在延迟数月的移植周期启动后才能计算[20]，因此更经常采用的是每次新鲜周期移植的活产率。

各辅助生殖中心必须对他们的各个临床操作过程进行质控，因而其他的相关评价指标也很重要。着床率是胚胎学实验室质量的最佳标志，它的定义是每个移植胚胎的妊娠试验阳性率。临床妊娠率即每个移植胚胎妊娠早期B超观察到胎心搏动的比率也很重要。然而，这些指标无法反映卵巢低反应或过度反应时的特殊情况。因此，任何以“每次胚胎移植”为分母统计的中心成功率数据都需谨慎看待。

辅助生殖技术的新用途

体外受精的过程使临床科学家第一次可以直接接触人类胚胎。显微操作广泛应用于胚胎活检，在第3天胚胎中抽取一或两个细胞，或对第5天囊胚进行滋养外胚层活检，该技术已应用于胚胎植入前遗传学诊断/胚胎植入前遗传学筛查(PGD和PGS)。PGD可以针对性地筛选进行体外受精的家庭中存在的已知致病突变，诸如囊性纤维化、泰-萨克斯病、地中海贫血、神经纤维瘤病以及其他数百种对子代健康和预期寿命有重大影响的特定突变。PGD还可以在染色体水平上应用于性别选择，比如家系中存在X连锁疾病(例如杜氏肌营养不良症)可选择移植女性胚胎。进行PGD的夫妇不一定不育，而是运用体外受精技术获取胚胎的DNA以筛选出携带致病突变的胚胎。与妊娠后筛查出致病胎儿后终止妊娠相比，这种方法在伦理上更容易被许多夫妇接受[21]。

尽管存在很大的伦理学争议，胚胎性别选择在美国等部分国家被广泛运用于“家庭平衡”，但是英国和澳大利亚等其他国家不允许无医学指征的性别选择。

PGS利用胚胎的部分细胞筛查胚胎染色体是否存在非整倍体的情况[22]。胚胎发生染色体非整倍体的概率随着女性年龄的增长而增加。现在，越来越多的女性在30多岁甚至更高年龄才开始IVF之旅，通过PGS筛选整倍体胚胎移植可以让这些高龄女性获益，提高着床率，降低早期流产率。

ART使采集卵子和胚胎用于选择性冷冻保存成为可能。自从早期的慢速冷冻方法被“快速冷冻”或玻璃化冷冻法取代后，冷冻保存的效率显著提高。该过程需要像常规IVF一样进行卵巢刺激和卵子采集，然后对卵子进行冷冻保存或受精后对胚胎进行冷冻保存。因为肿瘤治疗可能会导致卵巢储备功能的明显减退以及日后的不孕症，这种方法最初就是为接受化疗或放疗的年轻癌症女性保存生育力而开发的。即使因为肿瘤治疗卵巢储备完全衰竭，储存卵子或胚胎将使这类患者在成功治疗癌症后有机会生育孩子。现在已有许多卵子或者胚胎冷冻患者成功妊娠和分娩的病例报道，促进了肿瘤患者生育力保护的技术推广[24,25]。

越来越多健康的年轻女性选择卵子冷冻技术用于生育力保存。她们中有些人担心在结婚前卵巢储备功能衰竭[26]；有些人有明确的更年期过早家族史；另外有些人有稳定的伴侣，但出于职业或家庭原因希望推迟妊娠。随着IVF安全性和社会接受度的提高，加之卵子玻璃化冷冻技术保证提高了冻融卵子的存活率和发育潜能，即使部分生殖专家对玻璃化冷冻卵子的受孕率持怀疑态度，卵子冷冻仍备受青睐。

卵子冷冻也被广泛应用于创建“捐赠卵子库”[27]。高龄或过早绝经造成卵巢储备不足或卵巢功能衰竭的人群以及希望利用供卵组建家庭的女性有此需求。因为从卵子库中获取卵子之前，可以检测捐赠者的HIV和肝炎病毒携带情况，使用冷冻保存的卵子可以避免罹患相关传染病。卵子的捐赠者是愿意无私捐赠或有偿捐赠的年轻女性，卵子的有偿捐赠在美国和许多欧洲国家是合法的，但包括澳大利亚在内的其他国家仅允许支付相关费用。与供精后出生的孩子一样，现代做法鼓励供者信息透明化。等孩子成年后，他们有权知晓捐赠精子/卵子的身份，孩子通过与捐赠精子/卵子“父母”的会面可以了解到他们的生物学父亲/母亲。

展望

目前ART技术应用的增长趋势并没有放缓，辅助生殖中心在世界各地开放，各个国家的监管系统正在努力跟上日益复杂的助孕治疗以及跨国助孕治疗。一些夫妇会选择到其他国家寻求在本国禁止的助孕相关治疗及服务，比如性别选择、代孕和供精或供卵治疗。近期，运用IVF技术进行细胞核移植以预防线粒体疾病的助孕方式也引起了媒体的广泛关注。

随着ART技术的进步，只要女方年龄不太大，夫妇通过IVF受孕的机会都会比较高。专业人士的关注焦点开始转向母儿安全。单胚胎移植可避免多胎妊娠，降低早产和脑瘫的发生率，最大限度地提高IVF子代安全性。单胚胎移植在斯堪的纳维亚半岛和澳大利亚已广泛使用，在英国较少使用，在美国和发展中国家则很少使用。目前，越来越多的生殖中心在卵巢刺激和取卵后不行新鲜胚胎移植，而选择性地冷冻“所有”囊胚，并在之后的周期中进行冻融胚胎移植。这几乎完全消除了严重OHSS的发生风险，并可以维持较为理想的妊娠率。当然，其前提是生殖中心的胚胎实验室能够提供高质量的胚胎冷冻保存技术。

助孕临床实践过程中的质量管理以及标准化操作程序(SOP)的运用也越来越受到关注。SOP的运用可以最大限度地减少IVF实践中的错误风险。胚胎实验室现在设置在空气质量高的“洁净室”中，以尽量减少胚胎接触挥发性的有机化合物。这种做法使得每年数量庞大超过20 000个的IVF周期在日本、中国和欧洲的部分地区得以有效运行。

自20世纪70年代至20世纪80年代先驱者们蹒跚地迈出IVF的第一步以来，IVF已经走过了漫长的道路。目前最大的挑战或许是使得IVF技术维持其医疗的本性，而不是沦为大型企业的赚钱工具。这些商业实体通常将IVF视作纯粹的商品。对那些必须通过助孕才能受孕的夫妇而言，拥有一个完整的家庭是他们生命中最重要的一步。但是不应该让他们为此背负不必要的经济负担。

（张迎春　武斌　田姗　译）

参考文献

1. Brinsden PR. Thirty years of IVF: the legacy of Patrick Steptoe and Robert Edwards. *Hum Fertil (Camb)* 2009;**12**:137–43.
2. Dyer S, Chambers GM, de Mouzon J, et al. International Committee for Monitoring Assisted Reproductive Technologies world report: Assisted Reproductive Technology 2008, 2009 and 2010. *Hum Reprod* 2016;**31**:1588–609.
3. Franasiak JM, Forman EJ, Hong KH, et al. Aneuploidy across individual chromosomes at the embryonic level in trophectoderm biopsies: changes with patient age and chromosome structure. *J Assist Reprod Genet* 2014;**31**:1501–509.
4. Skakkebaek NE, Rajpert-De Meyts E, Buck Louis GM, et al. Male reproductive disorders and fertility trends: influences of environment and genetic susceptibility. *Physiol Rev* 2016;**96**:55–97.
5. Dumesic DA, Oberfield SA, Stener-Victorin E, et al. Scientific statement on the diagnostic criteria, epidemiology, pathophysiology, and molecular genetics of polycystic ovary syndrome. *Endocr Rev* 2015;**36**:487–525.
6. Tobler KJ, Shoham G, Christianson MS, et al. Use of anti-mullerian hormone for testing ovarian reserve: a survey of 796 infertility clinics worldwide. *J Assist Reprod Genet* 2015;**32**: 1441–48.
7. Li HW, Lee VC, Lau EY, et al. Role of baseline antral follicle count and anti-mullerian hormone in prediction of cumulative live birth in the first in vitro fertilisation cycle: a retrospective cohort analysis. *PLoS One* 2013;**8**:e61095.
8. Rutherford AJ, Subak-Sharpe RJ, Dawson KJ, et al. Improvement of in vitro fertilisation after treatment with buserelin, an agonist of luteinising hormone releasing hormone. *Br Med J (Clin Res Ed)* 1988;**296**:1765–68.
9. Damewood MD, Shen W, Zacur HA, et al. Disappearance of exogenously administered human chorionic gonadotropin. *Fertil Steril* 1989;**52**:398–400.
10. McClure N, Healy DL, Rogers PA, et al. Vascular endothelial growth factor as capillary permeability agent in ovarian hyperstimulation syndrome. *Lancet* 1994;**344**:235–36.
11. Seng SW, Ong KJ, Ledger WL. Gonadotropin-releasing hormone antagonist in in vitro fertilization superovulation. *Womens Health (Lond)* 2006;**2**:881–88.
12. Fauser BC, de Jong D, Olivennes F, et al. Endocrine profiles after triggering of final oocyte maturation with GnRH agonist after cotreatment with the GnRH antagonist ganirelix during ovarian hyperstimulation for in vitro fertilization. *J Clin Endocrinol Metab* 2002;**87**:709–15.
13. Devroey P, Polyzos NP, Blockeel C. An OHSS-free clinic by segmentation of IVF treatment. *Hum Reprod* 2011;**26**:2593–97.
14. Catford SR, McLachlan RI, O'Bryan MK, Halliday JL. Long-term follow-up of intra-cytoplasmic sperm injection-conceived offspring compared with in vitro fertilization-conceived offspring: a systematic review of health outcomes beyond the neonatal period. *Andrology* 2017;**5**:610–21.
15. Wong CC, Loewke KE, Bossert NL et al. Non-invasive imaging of human embryos before embryonic genome activation predicts development to the blastocyst stage. *Nat Biotechnol* 2010;**28**:1115–21.
16. Chambers GM, Wand H, Macaldowie A, et al. Population trends and live birth rates associated with common ART treatment strategies. *Hum Reprod* 2016;**31**:2632–41.
17. hfeaarchive.uksouth.cloudapp.azure.com/www.hfea.gov.uk/10516.html
18. Wong KM, van Wely M, Mol F, Repping S, Mastenbroek S. Fresh versus frozen embryo transfers in assisted reproduction. *Cochrane Database Syst Rev* 2017;**3**:CD011184.
19. van der Linden M, Buckingham K, Farquhar C, Kremer JA,

Metwally M. Luteal phase support for assisted reproduction cycles. Cochrane Database Syst Rev 2015;7:CD009154.
20. Chambers GM, Paul RC, Harris K, et al. Assisted reproductive technology in Australia and New Zealand: cumulative live birth rates as measures of success. *Med J Aust* 2017;**207**:114–18.
21. Sharpe A, Avery P, Choudhary M. Reproductive outcome following pre-implantation genetic diagnosis (PGD) in the UK. *Hum Fertil (Camb)* 2018;**21**:120–27.
22. Sermon K, Capalbo A, Cohen J, et al. The why, the how and the when of PGS 2.0: current practices and expert opinions of fertility specialists, molecular biologists, and embryologists. *Mol Hum Reprod* 2016;**22**:845–57.
23. Mastenbroek S, Twisk M, van Echten-Arends J, et al. In vitro fertilization with preimplantation genetic screening. *N Engl J Med* 2007;**357**:9–17.
24. Woodruff TK. Oncofertility: a grand collaboration between reproductive medicine and oncology. *Reproduction* 2015;**150**:S1–10.
25. Ataman LM, Rodrigues JK, Marinho RM, et al. Creating a global community of practice for oncofertility. *J Glob Oncol* 2016;**2**:83–96.
26. Birch Petersen K, Hvidman HW, Sylvest R, et al. Family intentions and personal considerations on postponing childbearing in childless cohabiting and single women aged 35–43 seeking fertility assessment and counselling. *Hum Reprod* 2015;**30**:2563–74.
27. Nagy ZP, Chang CC, Shapiro DB, et al. Clinical evaluation of the efficiency of an oocyte donation program using egg cryo-banking. *Fertil Steril* 2009;**92**:520–26.

第10部分

性与生殖护理

第53章　避孕　691

第54章　终止妊娠　704

第55章　暴力侵害女性和女性儿童的行为　710

第53章
避孕

Zephne M. van der Spuy, Petrus S. Steyn

引言

尽管人们普遍认为安全有效的避孕是近千年来女性健康的重大成果之一，但全世界范围内仍有2.25亿名女性未满足避孕需求，这导致每年约8000万人发生意外妊娠，其中大约50%女性最终选择终止妊娠，并且通常采用不安全的流产方式。这种未满足的避孕需求在社会弱势群体中尤其明显，包括青少年、HIV感染者、贫困人群和其他边缘化群体。

联合国千年发展计划（MDG）是在2000年的千年峰会上制定的，其中第五项计划（MDG 5）旨在“改善孕产妇健康”。该计划特别提到在2015年之前降低孕产妇死亡率和患病率。随后对其进行细化，2007年确定的MDG 5b中明确提出生殖健康目标，其中一项为避孕普及率[1]。目前MDG被17个可持续发展目标（SDG）所代替，并在“人类、地球及繁荣”2030年可持续发展议程中具体体现。SDG 3的目标是“保障人类全生命周期的健康生活和提升幸福感”，其中包括提供避孕途径和推广避孕措施。尽管有效避孕能避免意外妊娠以及显著改善孕产妇死亡率和患病率，但令人担忧的是，它目前尚未获得足够的关注[2]。

在西方国家，最初采取的避孕方式大部分以男性为主导，使用阴茎套或者体外射精，随着新型安全的女性避孕方法的普及，这些技术和服务在发达国家和发展中国家都得到了推广。世界各地对生育调控的方式不同，伴随一些成功和失败的案例。在发展中国家，政府资助女性健康的资源往往是有限的。Darroch和Singh回顾了发展中国家的避孕需求及使用趋势，发现对于那些希望避免意外妊娠和需要有效避孕的女性，在她们可及的范围内通常不能充分满足需求[3]。有大量文献报道了过早成为母亲对女性及其子女的影响，有证据表明这将使年轻女性教育质量不达标及经济地位受到偏见[4]。这也会显著影响她们的孩子，并且可能形成一个剥夺和需求的恶性循环。因此，非常有必要在全球推广有效的避孕方式及恰当的咨询。意外妊娠的影响是显而易见的，并且会同时影响母亲和子女的生活[5,6]。

根据WHO“在提供避孕信息和服务方面确保人权”的指导方针，必须考虑九项关键的健康和人权标准[7]，这些标准在框53.1中列出。将人权原则落实在提供避孕服务方面是至关重要的，也可用于确认、减少和消除障碍进而实现避孕[8]。

框53.1 提供避孕信息和服务方面的人权原则

1. 拒绝歧视
2. 有效性
3. 可行性
4. 可接受性
5. 医疗质量
6. 参与
7. 知情决策与选择
8. 隐私/保密性
9. 问责制

Source data from World Health Organization. Ensuring Human Rights in the Provision of Contraceptive Information and Services: Guidance and Recommendations. Geneva: World Health Organization; 2014. http://apps.who.int/iris/bitstream/10665/102539/1/9789241506748_eng.pdf (accessed 10 September 2015).

避孕有效性取决于很多因素，包括有效性（理论上预防妊娠的能力）、顺应性、持续性、生殖力（受孕的能力）和受孕时机。所有方法都需要利用这些参数进行评价[9]（表53.1）。目前有一种做法是根据方法的有效持续时间来分类，但尚未普及。

医疗资格标准（MEC）中的避孕药具使用是WHO提供避孕方法提升避孕质量的一部分。2015年出版的第5版介绍了WHO针对各种避孕方法安全性的指南，指出在特定的情况下是否可以使用[10]。

表53.1 女性在常规使用和完美使用避孕方法的第1年内发生非意愿妊娠的百分率和第1年末续用的百分率

避孕方法	第1年内非意愿妊娠发生率		第1年末续用的百分率（%）
	常规使用（%）	完美使用（%）	
不采用避孕方法	85	85	
杀精剂	28	18	42
体外射精法	22	4	46
易受妊娠期知晓法 a. 标准日法[a] b. 两日法[b] c. 排卵日法[b] d. 症状体温避孕法[b]	24	 5 4 3 0.4	47
阴茎套（男用）	18	2	43
复方片和孕激素药片	9	0.3	67
复方激素贴剂（Evra）	9	0.3	67
复方激素缓释阴道避孕环（Nuvaring）	9	0.3	67
长效醋酸甲羟孕酮，DMPA（Depo-provera）	6	0.2	56
含铜节育环（Copper T）	0.8	0.6	78
曼月乐环（Mirena）	0.2	0.2	80
皮下埋植剂（Implanon）	0.05	0.05	84
女性绝育术	0.5	0.5	100
男性绝育术	0.15	0.1	100

[a]标准日法为在月经周期的第8~19日避免性交。

[b]排卵日法和两日法均根据宫颈黏液评估。症状体温法是双重核对法，通过宫颈黏液评估决定第1个可育日和通过宫颈黏液及体温双重评估决定最后1个可育日。

Source data from Trussell J. Contraceptive efficacy. In: Hatcher RA, Trussell J, Nelson AL, Cates W, Kowal D, Policar M, eds. Contraceptive Technology, 20th revised edn, pp. 779 - 844. New York: Ardent Media; 2011.

指南结合了医疗条件和医疗相关特点，分析每种避孕方法的安全性。同时考虑到了避孕方法是否会恶化身体状况或造成额外的健康风险，医疗相关特点是否会对避孕方法的有效性产生影响。避孕方法的安全性应始终与防止意外妊娠的获益相权衡。这些推荐涵盖了多种避孕方法，并针对每种情况或者特点列出4种分类[11]（表53.2）。每位女性都应该进行个体化评估，考虑多种因素以确定避孕建议。该指南为临床医生和决策者提供了有价值的信息，应定期查阅。

向女性提供可行和合适的生育调控仍然面临着全球性挑战。尽管已有声明"女性不能死于非意愿妊娠"，但预防意外妊娠也会影响围生期和儿童死亡率。避孕对女性健康至关重要，我们也意识到发展中国家在获取生殖健康进展方面的需求。健康卫生预算有限，诸如左炔诺孕酮宫内释放系统（LNG-IUS）等新技术往往难以负担。另外，尤其影响非洲的艾滋病病毒大流行对生殖健康的各个方面均造成影响。为全世界提供良好避孕建议时，我们必须认识到面临的挑战是什么，预算的有限性以及不同国家和文化的可接受度。

避孕方式

激素避孕方法

尽管复方口服避孕药（COC）是一种普遍的避孕方法，但其效果取决于规范和正确的使用[11]。自从

表53.2 WHO医疗资格标准（MEC）的避孕适用分类

1	对该方法的使用无限制，即适用
2	使用该方法的益处一般大于理论或已证实的风险，即慎用
3	理论上或已证实的风险通常大于使用该方法的获益，即属于相对禁忌证
4	使用该避孕方法对健康有不可接受的风险，即属于绝对禁忌证

Source data from World Health Organization. Medical Eligibility Criteria for Contraceptive Use: A WHO Family Planning Cornerstone (2015). World Health Organization, 5th edition. http://apps.who.int/iris/bitstream/10665/181468/1/9789241549158_eng.pdf?ua=1 (accessed 26 May 2016).

20世纪50年代COC问世以来，已经被超过8000万名女性所使用，其有效性、安全性和可接受性主要通过观察性研究获得。COC包括两种激素，雌激素和孕激素。雌性激素、雌二醇和美雌醇是合成激素。美雌醇本身没有活性，需代谢成乙炔基雌二醇才能发挥功能，现已很少使用。低剂量复方药片含有<50μg乙炔基雌二醇。戊酸雌二醇(E2V)作为一种COC新的添加剂，被认为是一种天然雌激素，经代谢成为雌二醇。早期有限的证据表明，相比乙炔基雌二醇，E2V可能在脂质代谢、凝血因子和糖代谢方面影响更小，且与雌二醇相关的副作用更少。但在现阶段，E2V使用禁忌证与其他雌激素相同。

人工合成孕激素被用于激素避孕方法，因为强效孕激素可以低剂量使用，并且可以通过长效缓释给药系统释放。它们在结构上与睾酮有关(19-去甲睾酮衍生物，包括雌烷类和甾烷类)和孕激素(17-OH孕酮衍生物或孕烷类，和19-去甲孕酮或去甲孕酮)[13,14]。其主要作用机制是抑制排卵，同时这些制剂也使宫颈黏液变稠，阻止精子穿透。孕激素通常与雌激素联合使用，具有更好的周期性调控，或作为仅孕激素的避孕药单独使用[15]。

最近开发的孕激素旨在模仿孕激素的疗效，针对子宫内膜提供更强效的孕激素作用、抗雌激素作用以及抗促性腺激素作用，但是没有任何雄激素、雌激素、糖皮质激素受体相互作用，以防止不必要的副作用[13,14]。孕激素的影响存在个体差异，包括与常见不良反应和一些已被广泛研究的风险密切相关的系统和生化影响。常见的不良反应如头痛、恶心、头晕和乳房胀痛，往往是自限性的且随使用时间延长而减少[16]。

轻微副作用包括不规则的、没有预期的阴道流血和体重增加。月经异常随着COC配方和方案的不同而不同，并且往往发生在避孕药使用的开始阶段，第1个月发生率10%~30%，第3个月下降到10%左右[17]。体重增加常常被认为是使用COC的副作用，但有证据表明使用低剂量的COC和安慰剂所致的体重改变是相同的[18]。

严重不良事件，包括静脉血栓栓塞(VTE)，在使用COC的健康人群中非常罕见。避孕药对意外妊娠的风险和获益是选择避孕方法的关键。复方避孕药的使用与静脉血栓、肺栓塞、心肌梗死的发生率增加有关。VTE的发生率〔(8~10)∶10 000女性/年〕和包括心肌梗死和卒中在内的动脉血栓事件〔(1~4)∶10 000女性/年)〕，在使用现代COC的健康、生育期女性中非常罕见[19]。

COC除了避孕作用，还有相当多的其他功效。包括调节月经周期，缓解月经症状，预防和减少痤疮、多毛症，改善骨骼健康，预防卵巢癌和子宫内膜癌[19]。

目前已制定一些方式和指南以使激素避孕方法的安全性最大化[11,20]。参照这些指南，不同的国家根据自身国情制定当地的建议或指导。框53.2显示的是南非所制定的绝对禁忌证[21]。确保患者知情后做出选择，同时能减少处方医生因药物带来的并发症而需承担的责任。首次问诊需收集所有相关临床信息和患者需求以排除绝对禁忌证和相对禁忌证。考虑到多相COC制剂缺乏临床优势同时潜在不正确使用的可能性，单相COC制剂可能更有优势[22]。单相避孕药的优势还包括使用简便，以及便于通过排除无药间隔时间来推迟月经[23]。

框53.2 复方激素类避孕方法的绝对禁忌证(药片、贴片环)/WHO MEC 4：不使用的情况

- 吸烟(≥15支/天)，且年龄≥35岁者
- 先兆性偏头痛者，没有年龄限制
- 心血管状况：
  - 血压升高(收缩压>160mmHg或舒张压>100mmHg)
  - 既往或现在有血栓栓塞性疾病(深静脉血栓或肺栓塞)或脑卒中的病史
  - 已知的与血栓形成相关的突变
  - 既往或现在有缺血性心脏病病史
  - 既往或现在合并瓣膜性心脏病有并发症(肺动脉高压、心房颤动高危因素、亚急性细菌性心内膜炎病史)
- 慢性疾病或其他状况：
  - 肝脏良恶性肿瘤(局灶性结节增生除外)
  - 活动性病毒性肝炎或严重肝硬化
  - 糖尿病合并血管并发症(肾病、神经病变、视网膜病变)或病程超过20年
  - 系统性红斑狼疮合并抗磷脂抗体阳性
  - 既往出现急性卟啉症危象
  - 较大手术后长时间制动

Source data from National Department of Health, Republic of South Africa. National contraception clinical guidelines. 2012. Available at: https:// www.gov.za/ sites/ default/ files/ gcis_document/201409/contraceptionclinicalguidelines28jan2013-2.pdf.

当开始采用一种避孕方法时，推荐使用指南来帮助提供医疗服务，例如WHO MEC的循证建议。此外，WHO编制的效果图表可作为一种咨询工具，为不同层次的避孕效果提供咨询[24]（表53.3）。这份表以可视化形式指出每种避孕方法的效果，从而更好地进行比较以及协助后续的选择。

经皮复方避孕药系统

通过20cm²贴片经皮传递使每日血清中稳定含有20μg乙炔基雌二醇和150μg甲基孕酮（诺孕酯的主要代谢产物），该贴片每周1个，持续使用3周，停1周，会出现撤退性出血。该避孕方法较COC有更好的依从性和持续性，同时效果和副作用与COC相仿。

复方激素阴道环

这种伸缩性的阴道环，横截面为4mm，直径54mm，每天通过阴道释放15μg乙炔雌二醇和120μg依托孕烯，禁忌证与COC相同。将环插入阴道内并放置3周，随后将其取出1周，在此期间通常会发生撤退性出血。其有效性、持续性和依从性与COC相似。

表53.3 计划生育方法有效性的比较

效果佳 每年每100位女性妊娠少于1次	第一	植入 输精管结扎术 女性绝育术 宫内节育器（铜制宫内节育器，曼月乐环）
	第二	注射剂 哺乳期闭经法 口服避孕药 避孕贴片 阴道环
	第三	避孕套（男用和女用） 宫颈帽 阴道海绵 基于生育知识的方法
效果欠佳 每年每100位女性妊娠大约30次	第四	体外射精 杀精剂

Source data from World Health Organization (WHO). Comparing Typical Effectiveness of Contraceptive Methods. Geneva: World Health Organization; 2006. Available at: http:// www.fhi.org/ nr/ shared/ enFHI/ Resources/ EffectivenessChart.pdf.

每月复方注射剂

也可用一些将雌激素与孕激素联合使用的注射制剂。孕激素相关的副作用更少，且2/3以上的患者会有月经来潮。使用的第1年失败率在0.2%~0.4%。

单孕激素避孕药

这种方法主要通过增加宫颈黏液黏稠度发挥作用，大多数使用者排卵不会受到抑制。鉴于该药对宫颈黏液的维持时间是22小时，因此应该每天在同1个时间点服用。纯孕激素避孕药通常推荐给哺乳期女性、年龄>40岁或者雌激素禁忌者使用。

孕激素注射剂

孕激素注射剂中使用长效醋酸甲羟孕酮（DMPA）（每12周）及庚炔诺酮（每8周）。醋酸甲羟孕酮在一些特定情况下被广泛应用。除了抑制排卵，同时改变宫颈黏液以阻止精子穿透。尽管从理论上来说该避孕方法失败率非常低，但其续用率低，主要归咎于其出血模式的改变。

副作用包括通常发生在第一次给药后的不规则阴道流血，以及闭经。食欲增加导致体重增加。有时有头痛、性欲减退和抑郁。长期使用者会有暂时的骨密度丢失的风险，停用后骨量会恢复。绝对禁忌证极少（WHO MEC4）。

皮下埋植剂

皮下埋植剂包括左炔诺孕酮（LNG）或者依托孕烯。它提供了1个长效、可逆的避孕方式（LARC），主要副作用是不规则阴道流血或者淋漓不净，主要作用机制是抑制排卵，同时也使宫颈分泌物黏稠。与口服复合避孕药或者注射剂相比，皮下埋植是一种非常有效的避孕方式，续用率高，弃用的主要原因是异常子宫出血。

紧急避孕

据统计，2005年15~44岁女性中发生4380万例人工流产，其中49%被认为是不安全的[25]。临床提供服务的目的是通过适当的建议和教育来避免不安全流产。虽然，紧急避孕不能实现100%避孕，但对于许多避孕方式的补救以及非意愿性交的女性来说也是一种非常重要的避孕方式[25]。关于紧急避孕有非常多的误解，使服务提供者和消费者常常获得错误的信息。

最初Yuzpe采用了一种方式：将100μg乙炔基雌二醇联合1mg炔诺孕酮在无保护性交的72小时内服用，12小时后再服用1次[26]。这个剂量可以通过联合避孕制剂获得，并且迅速在全世界得以推广。其治疗的成功率依赖于性交后服用的时间，以及可能和所处的月经周期阶段。其主要副作用是恶心和呕吐。

随后，单左炔诺孕酮片被应用于紧急避孕。最初的方案是0.75mg每12小时一次，共服用两次，第一次服用时间最好是在无保护性交后的24小时内。后续研究证实单剂量与Yuzpe方案相比具有相同的避孕效果，更低的失败率。现今，推荐使用1.5mg单剂量左炔诺孕酮，以避免服用者的不依从性[27]。

含铜宫内节育器也是一种非常有效的紧急避孕方法，其优势是应用的时间可以延长到性暴露5天内，但推荐尽早使用。除此之外，它可以作为日常避孕方法使用[28]。

米非司酮是一种孕激素受体调节剂，也是一种有效的紧急避孕方式[29]。最新的WHO建议中指出，用作紧急避孕药时其单次推荐剂量为50mg。尽管最初的研究采用非常高的剂量(600mg)，但目前认为低剂量也是非常有效的。目前许多国家采用的是200mg的方案[30]。

醋酸乌利司他作为一种新型的孕激素受体调节剂，已成功用于紧急避孕，且取得非常好的效果。已证实对于多次妊娠的女性，其效果会减弱，但副作用较少，等同或优于左炔诺孕酮。必须指出的是米非司酮或者醋酸乌利司他使用后不能直接采用单纯的孕激素避孕。目前，我们推荐在资源缺乏下使用左炔诺孕酮，否则使用米非司酮或者醋酸乌利司他(表53.4)。

紧急避孕的有效性常常依赖于服用时所处的月经周期阶段，但这一般不会被记录[32]。服用紧急避孕药的女性是否会增加妊娠风险，这是学者们常常争论的话题，也显然会影响所有研究的结果，这使对有效性的评估变得更为困难。

男性避孕

目前可用的男性避孕方法有阴茎套、体外射精和输精管结扎术(被认为不可逆的)。在全世界范围内的男性避孕使用率是10%，而在发达国家使用率上升到25%。大多数使用男性避孕的夫妇会采用阴茎套，使用第1年的失败率高达18%[33]。对于男性来说，可逆性避孕方法的需求尚未得到满足，国际调查已经证实，许多男性和女性希望使用新的男性避孕方法[34-36]。

关于男性激素避孕的发展已进行了大量的研究。一些早期开展的临床试验使用睾酮抑制促性腺激素释放激素、黄体生成素、卵泡刺激素的脉冲性释放，从而抑制内源性睾酮的产生和精子发生。睾酮给药的目的是抑制精子生成但能维持第二性特征和非性腺雄激素效应。要实现避孕效果，需达到无精症或严重少精子症(精子浓度$<1\times10^6$/mL)[37]。单用睾酮的方案在启动抑制精子发生方面有相当大的延迟性，而且往往需要超生理循环睾酮水平来实现。随后，研究集中在睾酮与孕激素联合使用上。这允许使用更低剂量的睾酮，增强精子抑制作用，减少雄激素副作用。许多不同的制剂已经被应用，给药途径包括肌内注射、植入物和凝胶。新型制剂和组合正在研究中[37-39]。

但在生产有效激素避孕药方面存在巨大挑战，例如男性精子抑制作用存在变异性，这可导致10%~15%的男性不能充分抑制精子活性而成功避孕。另外，避孕效果存在较大的种族差异，且存在血脂变

表53.4 紧急避孕方法

方法	性交后使用时间限制	副作用
Yuzpe方案(乙炔基雌二醇+炔诺孕酮)	72小时内	恶心、呕吐 可采用更好的方式
单左炔诺孕酮(1.5mg单剂量)	72小时内	较少副作用 优于Yuzpe方案 应用范围广
中低剂量米非司酮(25~50mg)(拮抗孕激素)	120小时内	优于左炔诺孕酮 月经推迟 常常大剂量使用
醋酸乌利司他30mg(拮抗孕激素)	120小时内	优于左炔诺孕酮 具有更大的窗口期 尚未普遍应用
含铜避孕器(受孕前后机制)	120小时内(最长可使用5天)	普遍应用 可作为后续常规避孕 120小时内使用大多有效 使用时间可达5天

化、体重增加、痤疮、雄性秃顶等副作用。

已被清楚证明的是,随着治疗的停止,抑制精子发生的作用可以完全逆转。迄今为止,所有研究都是在精液分析正常的男性身上进行的,因此尚不知道对精液参数低下的男性可能产生的影响。几项研究比较了在睾酮和孕激素联合方案中添加促性腺激素释放激素激动剂或拮抗剂类似物的效果,但结果显示精子发生的抑制作用没有显著改善。同样,使用5-α还原酶抑制剂并没有改善避孕方案的整体效果[37,39]。

另外,还对男性避孕的非激素可能性进行了研究。这些研究集中于识别精子发育、成熟和功能的过程,但这些过程可能会破坏生育能力。目前这种方法仍被广泛用于动物模型。这项研究调查了许多可能的睾丸靶点或靶向精子活力或精卵融合的位点[39]。

为男性提供一种有效、可逆的避孕方式将会给合理避孕措施的开展带来巨大帮助。尽管目前存在很有应用前景的研究,但除非获得大量研究资金,否则男性激素避孕药仍然不太可能获得广泛应用。

宫内节育器和宫内节育系统

目前的宫内节育器(IUD)含有左炔诺孕酮,或含有铜,都是极其安全、高效、持久的,并且可逆的[40]。

LNG-IUS会不断在宫腔内局部释放孕激素。其可在体内放置5年,非常有效,并且具有很好的续用率。常见的副作用是不规则流血、头痛、恶心和乳房压痛,但这些通常在数月后消失。该装置可用于特发性重度子宫出血的治疗,使用12个月后可以减少90%的出血量。除了避孕作用,它还能减少痛经和改善子宫内膜异位症症状。对于未育女性,更小的LNG-IUS会更合适,其有效期为3年。

有几种含铜宫内节育器可用,其主要作用机制是对影响精子的活性和形态。CuT380A被认为是金标准,5年妊娠率<2%[41],主要的不良反应是疼痛、点状出血、轻度出血和月经过多,常常发生在最初的3~6个月,且会随着时间的推移而好转。

关于宫内节育器常有一些误解,如引起异位妊娠、不孕、盆腔感染等,以及禁止在青少年和未育女性中使用。在置入20天内的感染风险增加是由于宫颈管内在置入之前已存在微生物感染[42]。患性传播疾病(STI)风险较高的女性,建议根据性生活史进行筛查和治疗。常规预防性抗生素使用并不能减少上行性生殖道感染或提高续用率[43]。IUD发生子宫穿孔的风险低于0.2%,脱落率为5%,且一般发生在放置的前3个月内[40]。

IUD可用于临床上抗反转录病毒药物治愈的艾滋病患者[11],还可在产后及早、中期流产后置入。

男性和女性绝育

有些夫妇要求永久避孕,可选择男性或女性绝育。必须进行详细的咨询,并提供有关LARC的资料,需要让他们明白的是,采取永久性绝育方式之后他们可能会后悔,且这种方式多为不可逆或逆转失败。据统计,有7%的女性在接受绝育后后悔,2%~6%的男性在接受输精管结扎术后后悔。年轻的绝育年龄是预测后悔的最重要的因素之一。女性绝育比男性更常见,在发达国家是男性绝育的2倍,在亚洲是8倍,在拉丁美洲和加勒比地区是15倍[44]。虽然女性永久性避孕是世界上最流行的避孕方法,但其实际应用情况差别很大,在日本约有43%的女性使用,而在津巴布韦仅有1%[45]。

女性绝育的总体失败率低于2%,CREST研究显示,5年累积失败率为1.3%,10年累积失败率为1.85%[46]。目前没有证据表明绝育会增加月经功能障碍风险。

女性绝育的方法有多种可选,包括腹腔镜技术(如双极和单极电凝)、硅橡胶节育环、弹簧片和肽夹。腹腔镜经腹路径可用于部分或全输卵管切除术或输卵管伞端切除术,宫腔镜经宫颈路径可将微型嵌件插入双侧输卵管近端。不同方法的避孕失败率不同,其中肽夹和微型嵌件的失败率最低[47-49]。女性绝育可在排除妊娠、产后或终止妊娠后进行。有证据表明输卵管切除术对卵巢癌有一定的保护作用,在决定避孕方式时可结合这点考虑[49]。

与女性绝育术相比,输精管结扎术更有效、安全、创伤小、并发症少,且第1年失败率为0.15%。一旦输精管结扎术后无精子症被证实,其绝育失败率仅为0.5‰。需强调的是,建议夫妇双方在输精管结扎术后的3个月内采用其他方式避孕,因为3个月后才能实现无精症或者射精时精子低于10万个且为非活动性。

所有形式的绝育术术后并发症发生率均较低,为1%~2%。有时夫妇要求逆转绝育,我们建议咨询时必须告知:绝育被视为永久性避孕方式,逆转可能无法实现,而且必须认识到这在许多医疗机构中是不可行的[50]。

只有客户充分知情同意后，才能进行永久避孕。不建议向有智力障碍的个体提供绝育服务。随着非常有效的LARC方法的应用，绝育在未来很可能会成为一种不太受欢迎的避孕选择。

屏障避孕法

这种类型的避孕方法提供了机械屏障或化学屏障，以防止精子进入子宫和输卵管与卵子受精。这些避孕方法必须正确和持续地使用，夫妇也必须非常清楚其选择的局限性。可用的屏障方法包括男女避孕套、杀精剂、宫颈帽或阴道隔膜以及阴道海绵[47]。

阴茎套的使用非常广泛，并被推广应用于预防HIV和STI的传播。它提供了物理屏障，阻止精子进入阴道。尽管避孕效果可能有限，但预防STI的作用非常重要。所有采用避孕措施的夫妇都应清楚屏障避孕的必要性和重要性。

乳胶阴茎套能预防多种STI的传播，但在预防通过皮肤接触传播的疾病（如疱疹病毒和人乳头状瘤病毒）方面的效果较差。聚氨酯阴茎套在性交时破损或滑脱的发生率较高，且在感染防护方面较为逊色[51]。羊皮阴茎套不推荐用于预防STI的传播，希望避免感染的大部分病毒（如乙型肝炎、单纯疱疹病毒、HIV等）都能通过小孔传播。总之，乳胶阴茎套被认为优于其他任何可选择的阴茎套。阴茎套的使用在生育调控方面是有效的，其完美使用的失败率低至2%，但常规使用有18%的失败率。

女性避孕套在许多资源缺乏环境中应用相当广泛。完美使用的失败率是5%，而常规使用的失败率为21%。其失败原因主要为安全套断裂、滑脱、使用不当及内陷。

阴道隔膜和宫颈帽在许多国家仍被使用，但在资源缺乏环境中往往无法使用。阴道隔膜提供了一种阴道内屏障，且随着杀精剂的应用而获得改进。隔膜有几种类型，其常规使用的成功避孕率为12%。宫颈帽在一些国家是可用的，这有助于屏障避孕。

屏障避孕缺乏其他避孕方式的优势，建议每位选择该方式避孕的女性也都对紧急避孕进行咨询，并获取干预机会。

我们建议屏障避孕联合杀精剂使用，但最常见的杀精剂（壬苯醇醚凝胶）可能会导致阴道病变，从而增加HIV的传播风险[52]。使用阴道杀菌剂降低女性的HIV感染风险的方式已被广泛报道[53]。既能达到避孕效果，又能兼顾HIV和STI的感染防护，这种方式显然较为理想。目前，可接受的避孕方法和杀精剂的联合使用方式尚未开发，这是未来研究和临床试验的一个领域。

目前，我们建议任何可能接触HIV或STI感染的女性都应采用现代避孕方式联合屏障避孕方式进行避孕。在许多HIV发病率较高的发展中国家，人们没有获取杀精剂的途径，对HIV传播的担忧也限制了它的使用[54]。

自然避孕法

尽管已经有许多现代避孕方法，但在大多数国家，仍有相当一部分的育龄夫妇实行自然避孕，包括基于生育知识的避孕方法和体外射精。基于生育知识进行避孕，其完美使用的每年妊娠率是0.3%~5%。但常规使用时其妊娠率大幅上升，因此这不是一种非常有效的避孕方法[55]。

所使用的方法包括评估宫颈黏液的比林斯法（Billings）和结合基础体温变化、周期长度以及宫颈黏液性状判断的症状体温避孕法。此外，还可以采用标准日法或日历日法，需结合月经周期告知女性避免性交的时间。基础体温的变化可能预示着排卵发生，一些夫妇采用该方法避孕。仅关注宫颈分泌物的两日法也得到了应用[56]。

哺乳期闭经法（LAM）也是避孕的重要方法之一，并在世界范围内使用。LAM仅在女性产后时间<6个月、完全或几乎完全母乳喂养且仍为闭经状态时才有效。如果正确使用，LAM的有效性是98%。但LAM也存在一些使用问题和禁忌证，HIV阳性的女性必须非常仔细地咨询如何使用这种方法；此外，使用某些药物（包括细胞毒性治疗和大剂量类固醇药物）的女性可能不适合这种避孕方式[47]。

提供避孕建议的临床医生往往低估了体外射精的使用情况。据估计，超过10%的加拿大女性将此作为避孕方法，在美国采用性交中断的比例甚至更高[47]。其有效性取决于夫妇双方在每次性交时撤退的意愿是否保持一致。常规使用的失败率可能高达22%。禁欲也被作为自然避孕的一种选择，但受到夫妇个人情况的限制。

许多临床医生旨在说服夫妇使用除自然避孕外

的更可靠的避孕形式，我们要认识到非常重要的一点是，对于一些夫妇而言，宗教或哲学上的考虑使得他们不愿使用现代避孕方法。此外，被认为没有采用避孕的群体实际上通常是在利用“自然”或“传统”的方法避孕[57]。虽然这在一定程度上反映了服务提供的失败，但也表明了他们对避孕的需求。在可能的情况下，应告知夫妇，自然避孕方式无法对STI或HIV的传播提供保护，如果屏障方法是可以接受的，应鼓励夫妇将其与传统或自然避孕方法结合使用[58]。

长效可逆的避孕方法(LARC)概述

LARC是指每个周期或每月的管理少于一次的避孕方法。这些方法具备可逆性与高效性，相比COC等短效方法而言，它们对使用者的依从性或正确使用性的要求低[59,60]。LARC方法包括含铜宫内节育器、曼月乐环、单孕激素注射剂和单孕激素皮下埋植法。

LARC方法的益处有很多，即使只用1年，它的性价比也要优于COC。有研究报道，与其他避孕方式相比，其满意度和延续性较高。但这些方式不包括续用率较低的单孕激素注射剂。LARC方法为女性提供了一种有效的、长期的方法，且无须使用者投入高成本。

特殊避孕需求

流产后和产后避孕

提供易获取的产后避孕措施对母亲及其子女的健康都有益处。适当的妊娠间隔可以降低早产、低出生体重、死胎和新生儿早期死亡的风险[61]。孕产妇健康也有助于降低子宫破裂和子宫胎盘出血的风险[62]。但目前产后避孕的高需求尚未得到满足[63]。

所有情况都应考虑母乳喂养、现代避孕方法、绝育和紧急避孕。WHO的MEC描述了有关复方激素避孕药对抑制母乳的数量和质量以及婴儿可能吸收方面的担忧。如使用COC或含雌激素的避孕方法，产后血栓栓塞的风险会增加。如果排除血栓形成等风险，建议最早开始使用的时间为产后21天[63]。2015年WHO更新的指南中指出，目前对含雌激素避孕方式的使用限制较多，对含孕激素方法的使用限制较少(表53.5)。

根据英国国家临床医学研究所(NICE)指南，开始避孕的方法和时机应在分娩后第1周内进行讨论，并包括提供避孕细节的咨询[64,65]。

IUD作为LARC法，可在剖宫产后立即作为避孕方法置入，每年使用率是5%~15%。IUD不影响母乳喂养，而且容易置入在产后女性的子宫中，但似乎与较高的穿孔率有关(>1%)[66]。

流产后的避孕建议应在初步评估时与女性讨论并加以记录。应告知女性长效避孕方法更有效。IUD在早中期人流术后使用都是一种安全、良好的避孕方法。绝育手术可以在人工流产时安全地实施，但它比间断避孕更容易后悔[67]。

HIV/AIDS患者的避孕方法

WHO提倡为HIV阳性女性提供有效的避孕措施以作为预防母婴垂直传播的重要部分。这些建议会进行定期更新。指南为HIV感染高危女性、与HIV感染者生活的女性以及经HIV感染并使用逆转录病毒治疗者在激素避孕及HIV方面提供了建议[11,68]。

HIV感染高危女性应能获得最有效的激素避孕方法，但除此之外，必须建议全程使用男用或女用避孕套。

由于人体证据表明单孕激素注射避孕法与HIV获得的风险相关，应当强烈建议使用该方法的女性使用男用或女用避孕套，并同时采取其他预防措施[69]。

随着对更好的方法和对新的抗反转录病毒药物不断被探索、研发，这一领域正在不断被更新。表53.6和表53.7汇总了WHO MEC的最新建议和指南。该指南目前正在审查中，将于2019年底在WHO网站上公布。

青少年避孕

青春期定义为10~19岁，是一个身体、性、情感发展和经历的时期。青少年可能面临着参与高风险行为，包括性行为，他们有权要求并获得无偏见的避孕咨询，并对采用哪种避孕方式有选择权。值得注意的是，执业医生应该知道发布这些指南的特定法定机构及出处[70]。

大多数避孕方法都适用于青少年，但永久性避孕方法因其不可逆转性而几乎不被建议。青少年应被告知LARC方法，但她选择的避孕类型将决定她所

表53.5 WHO MEC第5版关于产后激素避孕的最新建议

关于母乳喂养者使用复方激素避孕药(CHC)的建议		
产后<6周	母乳喂养者产后<6周不建议使用	MEC 4
产后6周至6个月	母乳喂养者(主要为母乳喂养者)产后6周至6个月不建议使用	MEC 3
产后≥6个月	母乳喂养者产后6个月一般可使用	MEC 2
关于产后女性使用复方激素避孕药(CHC)的建议		
产后<21天且无其他VTE的危险因素	产后<21天且无其他VTE的危险因素一般不能使用	MEC 3
产后< 21天合并其他VTE的危险因素	产后<21天合并其他VTE的危险因素不能使用	MEC 4
产后21~42天无其他VTE的危险因素	产后21~42天无其他VTE的危险因素一般可使用	MEC 2
产后21~42天合并其他VTE的危险因素	产后21~42天合并其他VTE的危险因素一般不建议使用	MEC 3
产后>42天	产后>42天没有使用限制	MEC 1
关于母乳喂养者使用POC (POC包括单孕激素的口服避孕药、皮下埋植物和注射剂)的建议		
产后<6周	产后<6周可常规使用POP、LNG、ETG皮埋物	MEC 2
	产后<6周一般不能使用POI(DMPA或NET-EN)	MEC 3
产后6周至6个月	产后6周至6个月使用POP、POP、LNG、ETG皮埋物没有限制	MEC 1
产后≥6个月	产后≥6个月使用POP、POI、LNG、ETG皮埋物没有限制	MEC 1

CIC,联合注射避孕药;COC,联合口服避孕药;DPMA,长效醋酸甲羟孕酮;ETG,依托孕烯;LNG,左炔诺孕酮;LNG-IUD,左炔诺孕酮宫内缓释系统;NET-EN,庚酸炔诺酮;POC,单孕激素避孕法;POI,单孕激素注射剂;POP,单孕激素口服避孕药;VTE,静脉血栓栓塞。

Source data from World Health Organization. Medical Eligibility Criteria for Contraceptive Use: A WHO Family Planning Cornerstone (2015). World Health Organization, 5th edition. http://apps.who.int/iris/bitstream/10665/181468/ 1/ 9789241549158_ eng.pdf?ua=1 (accessed 26 May 2016).

表53.6 WHO对感染HIV高风险女性和HIV阳性女性使用激素类避孕的建议[11,68]

感染HIV高风险女性	感染HIV高风险女性可不受限制使用以下激素避孕方法:COC、CIC、复方避孕贴和环、POP、LNG和ETG植入物	1类
	感染HIV高风险女性通常建议使用POI(DMPA和NET- EN)和LNG-IUD	2类
无症状或轻度临床表现的HIV女性(WHO分期1~2期)	无症状或轻度临床表现的HIV女性(WHO分期1~2期)可不受限制使用以下激素类避孕方法:COC、CIC、复方避孕贴片和环、POP、POI (DMPA和NET-EN)以及LNG和ETG植入物	1类
	无症状或轻度临床表现的HIV女性(WHO分期1~2期)一般可使用LNG-IUD	2类
严重或晚期HIV女性(WHO分期3~4期)	严重或晚期HIV女性(WHO分期3~4期)不受限制使用以下激素避孕方法:COC、CIC、复方避孕贴片和环、POP、POI(DMPA和NET- EN)以及LNG和ETG植入物	1类
	严重或晚期HIV女性(WHO分期3~4期)一般不建议使用LNG-IUD,除非病情转归至无症状或轻度(WHO分期1或2期)	3类 2类
	已放置LNG-IUD并出现严重或晚期HIV临床表现的女性不需要取出IUD	2类(长期)

CIC,联合注射避孕药;COC,联合口服避孕药;DPMA,长效醋酸甲羟孕酮;ETG,依托孕烯;LNG,左炔诺孕酮;LNG-IUD,左炔诺孕酮宫内缓释系统;NET-EN,庚酸炔诺酮;POI,单孕激素注射剂;POP,单孕激素口服避孕药。

Source data from World Health Organization. Hormonal contraceptive eligibility for women at high risk of HIV Guidance - Recommendations concerning the use of hormonal contraceptive methods by women at high risk of HIV(2017).https://www.who.int/reproductive-health/publications/family_planning/HC-and-HIV-2017/en/.

表53.7 使用抗反转录病毒疗法的HIV女性[11]

核苷/核苷酸反转录酶抑制剂(NRTI)	服用任何NRTI的女性可以不受限制地使用所有激素避孕方法:COC、CIC、复方避孕贴片和环、POP、POI(DMPA和NET-EN)、LNG和ETG植入	1类
	HIV临床表现无症状或轻微(WHO分期1~2期)服用任何NRTI的女性一般可使用LNG-IUD	MEC 2类
	严重或晚期(WHO分期3~4期)并服用NRTI的HIV女性一般在病情转归至无症状或轻度HIV临床表现之前不应开始使用LNG-IUD	MEC 3类(起始)
	已放置LNG-IUD并出现严重或晚期HIV临床表现,服用NRTI的女性不需要取出IUD	MEC 2类(长期)
非核苷类反转录酶抑制剂(NNRTI)	服用含依曲韦林或利匹韦林的NNRTI的女性一般可以使用COC、CIC、联合避孕贴片和环、POP、NET-EN、LNG和ETG种植体	MEC 2类
	服用含依曲韦林或利匹韦林的NNRTI的女性使用DMPA没有限制	MEC 1类
	HIV临床表现无症状或轻微(WHO分期1~2期)服用NNRTI的女性一般可使用LNG-IUD	MEC 2类
	严重或晚期(WHO分期3~4期)并服用NNRTI的HIV女性,一般在病情转归至无症状或轻度HIV临床表现之前不应开始使用LNG-IUD	MEC 3类(起始)
	已放置LNG-IUD并出现严重或晚期HIV临床表现,服用NNRTI的女性不需要取出IUD	MEC 2类(长期)
含依曲韦林和利匹韦林的NNRTI	使用含依曲韦林和利匹韦林的新型NNRTI的女性可以使用所有激素避孕方法,不受限制	MEC 1类

CIC,联合注射避孕药;COC,联合口服避孕药;DPMA,长效醋酸甲羟孕酮;ETG,依托孕烯;LNG,左炔诺孕酮;LNG-IUD,左炔诺孕酮宫内缓释系统;NET-EN,庚酸炔诺酮;POI,单孕激素注射剂;POP,单孕激素口服避孕药。

Source data from World Health Organization. Medical Eligibility Criteria for Contraceptive Use: A WHO Family Planning Cornerstone (2015). World Health Organization, 5th edition. http:// apps.who.int/ iris/ bitstream/ 10665/ 181468/ 1/ 9789241549158_eng.pdf?ua=1 (accessed 26 May 2016).

使用的方法[71,72]。

应给予青少年足够的咨询时间,并鼓励他们在选择避孕措施时若遇到问题可以随时咨询。研究发现,年轻女性对副作用的容忍度较低,但放弃避孕将使她们面临意外妊娠的风险。必须提倡正确、持续的使用避孕套以预防性传播疾病,并鼓励同时采用另一种有效的避孕方法来预防妊娠,以起到双重保障作用。青少年可能存在特定的健康问题或风险,需要在第一次咨询时加以解决。他们需要能便捷地获得紧急避孕措施。

性活跃的年轻人更容易与更多的伴侣发生短暂的性关系,导致发生STI感染的风险更大,包括HIV的感染。在提供关于预防感染的咨询和其他医学建议时,应对所有非意愿性交的受害者给予事后避孕以及接触后预防HIV的感染。

育龄末期的避孕

围绝经期女性的避孕需求往往得不到足够的重视。她们面对意外妊娠时仍然表现脆弱,她们通常仍处于性活跃状态,可能有新的伴侣使她们面临感染性传播疾病的风险。理想情况下,他们所采用的避孕措施应既能为他们提供健康益处,又能提供避孕保护。发生在育龄末期的妊娠,往往是意想不到的,且可引起极大的痛苦和担忧。许多女性虽然没有计划在40~50多岁时受孕,但却不能接受终止妊娠[45,73,74]。

在回顾老年女性的避孕选择时,我们发现年龄本身并不是大多数避孕方法的禁忌证。然而,目前的建议是:除非有早期禁忌证,否则50岁时应停止使用复方避孕药或注射孕激素。体重指数、医疗问题、心血管和高血压疾病等因素会影响避孕措施的选择[75]。使用激素避孕对某些癌症也有保护作用[76-78]。

在没有额外危险因素的情况下，COC通常可在50岁之后使用，但应考虑使用低剂量[79]。遗憾的是，这并没有普遍应用，甚至在发展中国家的许多公共卫生体系中不被采用。同样地，其他的给药方式如透皮贴剂在低资源环境下也不可用[80]。

复方避孕药的优点是对骨代谢产生积极影响，且减少卵巢癌和子宫内膜癌的发生。遗憾的是，对血栓栓塞性疾病和动脉疾病存在相当大的风险，对乳腺癌和宫颈癌可能产生一定影响[81]。

单孕激素避孕有许多给药途径，包括口服、皮下和肌内注射。许多女性有不规则流血，这种需要与有意向使用的女性详细讨论副作用的情况[73,82]。

围绝经期女性使用含铜宫内节育器无全身影响，且能提供长期避孕。遗憾的是，很多咨询者不选择这种方法，尽管记录的效果非常不错。

对于老年女性，屏障避孕可能非常重要，因为她们经常参与新的人际关系，需要预防人乳头状瘤病毒和HIV的感染。据报道，可能有勃起功能障碍的老年伴侣使用阴茎套困难，改为使用女用避孕套会更易接受。在许多国家没有阴道隔膜和宫颈帽，人们也担心使用杀精剂会增加HIV的传播。自然避孕总是有问题的，虽然绝育法适用于老年女性，但她们可能会不能接受。

在这个年龄段建议何时停止避孕很重要，目前普遍认为，如果女性为50岁及以上，距离最后一次月经1年及以上是终止避孕的合理时间。对于相对年轻的女性，建议继续避孕至少2年。当女性满55岁，不管月经状态如何，她们可以选择不避孕。但是如果有持续阴道流血需要行进一步检查。必须强调的是，激素替代疗法不是老年女性的避孕选择，医疗专业人员应关注患者的特殊需求。

患有合并症的女性的避孕

过去，一些疾病常常被视为避孕和妊娠的禁忌证。随着治疗的改善，许多医疗疾病的管理也得到了优化，以前不考虑妊娠的女性现在要求避孕和进行妊娠管理。这涉及跨学科的咨询，和对妊娠潜在状况和妊娠现状的影响的了解。

妊娠可能诱发心血管疾病或加重自身免疫性疾病等基础问题[83,84]。至关重要的是，所有医务人员都应考虑到患有并发症的女性的需求。某些情况是禁止妊娠的，需要对女性及其伴侣进行适当的建议。在许多情况下，先进的医疗服务可以使病情稳定，进而考虑妊娠的可能性。需注意的是，在女性想要妊娠之前，避免出现意外妊娠的情况，应当向她们提供适当的避孕方法并结合她们的身体状况选择适合的方式。对患有严重疾病的女性，必须充分讨论并采取合理的产后避孕措施[85,86]。

WHO MEC制定的避孕药具使用规范为医疗保健人员提供了宝贵的资源。重要的是，我们要认识到推迟妊娠的最好时机以优化医疗条件和禁止妊娠的时机以避免影响母亲的生命。一旦患有疾病的女性完成生育计划，应考虑行永久性或长效避孕[11]。

母亲因意外妊娠而死亡是一场悲剧，它不仅影响母体及其伴侣，而且影响所有幸存的孩子，会导致更高的婴幼儿死亡率。确保向患有严重疾病的女性提供充足的、安全的避孕药和持续的医疗投入是良好生殖健康的基石。

结论

在许多情况下，未满足的避孕需求仍然很高。此外，许多采取避孕措施的女性对自己的避孕方法并不满意，这可能会使她们停止避孕，而不是采用更能接受的方法进行替代，从而导致意外妊娠。

解决未满足的避孕需求仍然是一件全球应当优先考虑的事情。SDGs的健康目标之一是确保到2030年实现普及性健康和生殖健康服务（包括避孕的信息和教育），并将生殖健康整合纳入国家战略和全球方案。2020年计划生育承诺到2020年增加1.2亿女性可及的现代避孕措施，并得到许多资助方和国家政府的支持，这将很好地满足避孕知识极大的需求性、可及性和使用性[87]。

（王新宇 徐姗姗 译）

参考文献

1. United Nations. *The Millennium Development Goals Report: 2015.* New York: United Nations; 2015. Available at: http://www.un.org/milleniumgoals/2015_MDG_Report.
2. United Nations. Sustainable development. Available at: http://sustainabledevelopment.un.org.
3. Darroch JE, Singh S. Trends in contraceptive need and use in developing countries in 2005, 2008, 2012: an analysis of national surveys. *Lancet* 2013;**381**:1756–62.

4. Boden JM, Fergusson DM, Horwood LJ. Early motherhood and subsequent life outcomes. *J Child Psychol Psychiatry* 2008;**49**:151–60.
5. Sedgh G, Singh S, Hussain R. Intended and unintended pregnancies worldwide in 2012 and recent trends. *Stud Fam Plann* 2014;**45**:301–14.
6. Vollmer LR, van der Spuy ZM. Contraceptive usage and timing of pregnancy among pregnant teenagers in Cape Town, South Africa. *Int J Gynecol Obstet* 2016;**133**:334–37.
7. World Health Organization (WHO). *Ensuring Human Rights in the Provision of Contraceptive Information and Services: Guidance and Recommendations*. Geneva: WHO; 2014. Available at: http://apps.who.int/iris/bitstream/10665/102539/1/9789241506748_eng.pdf (accessed 10 September 2015).
8. Cottingham J, Germain A, Hunt P. Use of human rights to meet the unmet need for family planning. *Lancet* 2012;**380**:172–80.
9. Trussell J. Contraceptive efficacy. In: Hatcher RA, Trussell J, Nelson AL, Cates W, Dowal D, Policar M (eds), *Contraceptive Technology*, 20th rev edn, pp. 779–844. New York, NY: Argent Media; 2011.
10. World Health Organization. Medical eligibility criteria for contraceptive use, executive summary, 5th edn. 2015. Available at: http://apps.who.int/iris/bitstream/10665/172915/1/WHO_RHR_15.07_eng.pdf?ua=1&ua=1 (accessed 10 September 2015).
11. World Health Organization (WHO). *Medical Eligibility Criteria for Contraceptive Use: A WHO Family Planning Cornerstone*, 5th edn. Geneva: WHO; 2015. Available at: http://apps.who.int/iris/bitstream/10665/181468/1/9789241549158_eng.pdf?ua=1 (accessed 26 May 2016).
12. Meuck AO, Seeger H. Pharmacology of dienogest. *Gynaecol Forum* 2009;**14**:2.
13. Sitruk-Ware R. Pharmacological profile of progestins. *Maturitas* 2008;**61**:151–57.
14. Sitruk-Ware R. New progestagens for contraceptive use. *Hum Reprod Update* 2006;**12**:169–78.
15. Sitruk-Ware R, Nath A. The use of newer progestins for contraception. *Contraception* 2010;**82**:410–17.
16. Coney P, Washenik K, Langley RG, et al. Weight change and adverse event incidence with a low-dose oral contraceptive: two randomized, placebo-controlled trials. *Contraception* 2001;**63**:297–302.
17. Westhoff C, Morroni C, Kerns J, et al. Bleeding patterns after immediate vs. conventional oral contraceptive initiation: a randomized, controlled trial. *Fertil Steril* 2003;**79**:322–29.
18. Gallo M, Lopez L, Grimes D, et al. Combination contraceptives: effects on weight. *Cochrane Database Syst Rev* 2014;**1**:CD003987.
19. Dragoman, Monica V. The combined oral contraceptive pill- recent developments, risks and benefits. *Best Prac Res Clini Obstet Gynaecol* 2014;**28**:825–34.
20. Faculty of Sexual and Reproductive Healthcare of the Royal College of Obstetricians and Gynaecologists (FSRH). *UK Medical Eligibility Criteria for Contraceptive Use (UKMEC 2016)*. London: FSRH; 2016. Available at: https://www.fsrh.org/documents/ukmec-2016/ (accessed 25 May 2016).
21. National Department of Health, Republic of South Africa. National contraception clinical guidelines. 2012. Available at: https://www.gov.za/sites/default/files/gcis_document/201409/contraceptionclinicalguidelines28jan2013-2.pdf.
22. Van Vliet HA, Grimes DA, Helmerhorst FM, et al. Biphasic versus triphasic oral contraceptives for contraception. *Cochrane Database Syst Rev* 2006;**3**:CD003283.
23. Van Vliet HA, Grimes DA, Lopez LM, et al. Triphasic versus monophasic oral contraceptives for contraception. *Cochrane Database Syst Rev* 2006;**11**:CD003553.
24. World Health Organization (WHO). *Comparing Typical Effectiveness of Contraceptive Methods*. Geneva: WHO; 2006. Available at: http://www.fhi.org/nr/shared/enFHI/Resources/EffectivenessChart.pdf.
25. Li HWR, Lo SST, Ho PC. Emergency contraception. *Best Prac Res Clin Obstet Gynaecol* 2014;**28**:835–44.
26. Yuzpe AA, Thurlow HJ, Ramzy I, et al. Post coital contraception: a pilot study. *J Reprod Med* 1974;**13**:53–59.
27. Task Force on Postovulatory Methods of Fertility Regulation. Randomised controlled trial of levonorgestrel versus the Yuzpe regimen of combined oral contraceptives for emergency contraception. *Lancet* 1998;**352**:428–33.
28. Cleland K, Zhu H, Goldstuck N, Cheng L, Trussell J. The efficacy of intrauterine devices for emergency contraception: a systematic review of 35 years of experience. *Human Reprod* 2012;**37**:1994–2000.
29. Hamoda H, Ashok PW, Stalder C, Flett GMN, Kennedy E, Templeton A. A randomized trial of mifepristone (10mg) and levonorgestrel for emergency contraception. *Obstet Gynecol* 2004;**104**:1307–15.
30. Glasier A, Thong KJ, Dewar M, et al. Mifepristone (RU 486) compared with high-dose estrogen and progestogen for emergency contraception: a randomized trial. *N Engl J Med* 1992;**327**:1041–44.
31. Moreau C, Trussell J. Results from pooled phase III studies of ulipristal acetate for emergency contraception. *Contraception* 2012;**86**:673–80.
32. Noé G, Croxatto HB, Salvatierra AM, et al. Contraceptive efficacy of emergency contraception with levonorgestrel given before and after ovulation. *Contraception* 2010;**81**:414–20.
33. Trussell J. Contraceptive failure in the United States. *Contraception* 2011;**83**:397–404.
34. Peterson HB, Darmstadt GL, Bongaarts J, et al. Meeting the unmet need for family planning: now is the time. *Lancet* 2013;**381**;1696–99.
35. Glasier AF, Anakwe R, Everington D, et al. Would women trust their partners to use a male pill? *Hum Reprod* 2000;**15**:646–49.
36. Martin CW, Anderson RA, Cheng L, et al. Potential impact on hormonal male contraception: cross-cultural implications for development of novel preparations. *Hum Reprod* 2000;**15**:637–45.
37. Roth MY, Page ST, Bremner WJ. Male hormonal contraception: looking back and moving forward. *Andrology* 2016;**4**:4–12.
38. Wang C, Festin MPR, Swerdloff RS. Male hormonal contraception: where are we now? *Curr Obstet Gynecol Rep* 2016;**5**:38–47.
39. Chao J, Page ST, Anderson RA. Male contraception. *Best Prac Res Clin Obstet Gynaecol* 2014;**28**:845–57.
40. Faculty of Sexual and Reproductive Healthcare of the Royal College of Obstetricians and Gynaecologists (FSRH). *Intrauterine Contraception*. London: FSRH; 2015.
41. Kulier R, O'Brien P, Helmerhorst FM, Usher-Patel M, d'Arcangues C. Copper containing, framed intrauterine devices for contraception. *Cochrane Database Syst Rev* 2007;**7**;CD005347.
42. Farley TMM, Rosenberg MJ, Rowe P, Chen JH, Meirik O. Intrauterine devices and inflammatory disease: an international perspective. *Lancet* 1992;**339**:785–88.
43. Grimes DA, Schulz KF. Antibiotic prophylaxis for intrauterine contraceptive device insertion. *Cochrane Database of Syst Rev* 1999;**3**:CD001327.
44. Pile JM, Barone MA. Demographics of vasectomy – USA and international. *Urol Clin North Am* 2009;**36**:295–305.
45. Hardman SMR, Gebbie AE. The contraceptive needs of the perimenopausal woman. *Best Prac Res Clin Obstet Gynaecol* 2014;**28**:903–15.
46. Peterson HB, Xia Z, Highes JM, Wilcox IS, Tylor LR, Trussell J. The risk of pregnancy after tubal sterilization: findings from the US Collaborative Review of Sterilization. *Am J Obstet Gynecol* 1996;**174**:1611–70.
47. Black A, Guilbert E. Canadian Contraception Consensus (Part 2 of 4) [SOGC Clinical Practice Guideline No 329. November 2015]. *J Obstet Gynaecol Can* 2015;**37**:S1–39.
48. Kovacs GT, Krins AJ. Female sterilizations with Filshie clips: what is the risk of failure? A retrospective survey of 30 000 applications. *J Fam Plann Reprod Health Care* 2002;**28**:34–35.

49. Faculty of Sexual and Reproductive Healthcare of the Royal College of Obstetricians and Gynaecologists (FSRH). Male and female sterilisation summary of recommendations. 2014. Available at: http://www.fsrh.org/pdfs/MaleFemaleSterilisationSummary.pdf (accessed April 2016).
50. Moss C, Isley MM. Sterilization. A review and update. *Obstet Gynecol Clin N Am* 2015;**42**:713–24.
51. Beksinska M, Smit J, Mabude Z, Vijayakumar G, Joanis C. Performance of the Reality polyurethane female condom and a synthetic latex prototype: a randomized crossover trial among South African women. *Contraception* 2006;**73**:386–93.
52. Van Damme L, Ramjee G, Alary M, et al. Effectiveness of COL-1492, a nonoxynol-9 vaginal gel, on HIV-1 transmission in female sex workers: a randomised controlled trial. *Lancet* 2002;**360**:971–77.
53. Obiero J, Murethera PG, Hussey GD, Wiysonge CS. Vaginal microbicides for reducing the risk of sexual acquisition of HIV infection in women: systematic review and meta-analysis. *BMC Infect Dis* 2012;**12**:289.
54. Raymond EG, Trussell J, Weaver MA, Reeves MF. Estimating contraceptive efficacy: the case of spermicides. *Contraception* 2013;**87**:134–37.
55. Freundl G, Sivin I, Batár I. State-of-the-art of non-hormonal methods of contraception. *Eur J Contracept Reprod Health Care* 2010;**15**:113–23.
56. Arévalo M, Jennings V, Sinai I. Efficacy of a new method of family planning: the standard days method. *Contraception* 2002;**65**:333–38.
57. Oosterhoff P, Dkhar B, Albert S. Understanding unmet contraceptive needs among rural Khasi men and women in Meghalaya. *Cult Health Sex* 2015;**17**:1105–18.
58. Grimes DA, Gallo MF, Halpern V, Nanda K, Schulz KF, Lopez LM. Fertility awareness-based methods for contraception. *Cochrane Database Syst Rev* 2004;**4**:CD004860.
59. Winner B, Peipert JF, Qiuhong Z, et al. Effectiveness of long- acting reversible contraception. *N Eng J Med* 2012;**366**:1998–2007.
60. Kluge J, Steyn PS. Long acting reversible contraception. *Obstet Gynaecol Forum* 2010;**20**:21–27.
61. Conde-Agudelo A, Rosas-Bermúdez A, Kafury-Goeta AC. Birth spacing and risk of adverse perinatal outcomes: a meta-analysis. *JAMA* 2006;**295**:1809–23.
62. Conde-Agudelo A, Rosas-Bermúdez A, Kafury-Goeta AC. Effects of birth spacing on maternal health: a systematic review. *Am J Obstet Gynecol* 2007;**196**:297–308.
63. Steyn PS, Goldstuck NM. Postpartum contraception. *Obstet Gynaecol Forum* 2013;**23**:9–13.
64. National Institute for Health and Care Excellence (NICE). *Postnatal Care up to 8 Weeks after Birth*. Clinical guideline [CG37], last updated February 2015. London: NICE; 2006. Available at: https://www.nice.org.uk/guidance/cg37.
65. Royal College of Obstetricians and Gynaecologists (RCOG). *Leading Safe Choices: Best Practice in Postpartum Family Planning*. Best Practice Paper No. 1. London: RCOG; 2015.
66. Goldstuck ND, Steyn PS. Intrauterine contraception after cesarean section and during lactation: a systematic review. *Int J Womens Health* 2013;**5**:811–18.
67. Royal College of Obstetricians and Gynaecologists (RCOG). *Leading Safe Choices: Best Practice in Comprehensive Abortion Care*. Best Practice Paper No. 2. London: RCOG; 2015.
68. World health Organization. Hormonal contraceptive eligibility for women at high risk of HIV Guidance–Recommendations concerning the use of hormonal contraceptive methods by women at high risk of HIV (2017). https://www.who.int/reproductivehealth/publications/family_planning/HC-and-HIV-2017/en/ (accessed 28 July 2019).
69. Polis CB, Curtis KM, Hannaford P, et al. Update on hormonal contraceptive methods and risk of HIV acquisition in women: a systematic review of epidemiological evidence. *AIDS* 2016;**30**(17):2665–83.
70. Steyn PS, Goldstuck ND. Contraceptive needs of the adolescent. *Best Pract Res Clin Obstet Gynaecol* 2014;**28**:891–901.
71. Dodson NA, Gray SN, Burke PJ. Teen pregnancy prevention on a LARC: an update on long- acting reversible contraception for the primary care provider. *Curr Opin Paediatr* 2012;**24**:439–45.
72. McNicholas C, Peipert JF. Long acting reversible contraception for adolescents. *Curr Opin Obstet Gynecol* 2012;**24**:293–98.
73. Lumsden MA, Gebbie A, Holland C. Managing unscheduled bleeding in non-pregnant premenopausal women. *BMJ* 2013;**346**:f3251.
74. Gebbie AE, Glasier A, Sweeting V. Incidence of ovulation in perimenopausal women before and during replacement therapy. *Contraception* 1995;**52**:221–22.
75. Beksinska ME, Smit JA, Kleinschmidt I, Farlay TMM. Assessing menopausal status in women aged 40-49 using depot-medroxyprogestrone acetate, norethisterone enantiate or combined oral contraception. *S Afr Med J* 2011;**101**:131–34.
76. Vessey M, Yeates D. Oral contraceptive use and cancer: final report from the Oxford-Family Planning Association Contraceptive Study. *Contraception* 2013;**88**:678–83.
77. Cibula P, Gompel A, Mueck AO, et al. Hormonal contraception and risk of cancer. *Hum Reprod Update* 2010;**16**:631–50.
78. Wilailak S, Vipupinyo C, Suraseramvong V, et al. Depot medroxyprogesterone acetate and epithelial ovarian cancer: a multicentre case-control study. *BJOG* 2012;**119**:672–77.
79. Blümel JE, Castelo-Branco C, Binfa L, Aparicio R, Mamami L. A scheme of combined oral contraceptives for women more than 40 years old. *Menopause* 2001;**8**:286–89.
80. Faculty of Sexual and Reproductive Healthcare of the Royal College of Obstetricians and Gynaecologists (FSRH). Contraception for women aged over 40 years. 2010. Available at: http://www.fsrh.org/pdfs/ContraceptionOver40July10.pdf (accessed April 2016).
81. Stegeman BH, de Bastos M, Rosendaal FR, et al. Different combined oral contraceptives and the risk of venous thrombosis: systematic review and network meta-analysis. *BMJ* 2013;**347**:f5298.
82. Mansour D, Korver T, Marintcheva-Petrova, Fraser IS. The effects of Implanon® on bleeding patterns. *Eur J Contracept Reprod Health Care* 2008;**13** Suppl 1:13–28.
83. Espey E, Ogburn T, Fotieo D. Contraception: what every internist should know. *Med Clin N Am* 2008;**92**:1037–58.
84. Sliwa K, Anthony J. Late maternal deaths: a neglected responsibility. *Lancet* 2016;**387f**:2072–73.
85. Thorne S, Nelson-Piercy C, MacGregor A, et al. Pregnancy and contraception in heart disease and pulmonary arterial hypertension. *J Fam Plann Reprod Health Care* 2006;**32**:75–81.
86. Folger SG, Curtis KM, Tepper NK, Gaffield ME, Marchbanks PA. Guidance on medical eligibility criteria for contraceptive use: identification of research gaps. *Contraception* 2010;**82**:113–18.
87. Family Planning 2020. Accelerating access. Available at: http://www.familyplanning2020.org/ (accessed 30 May 2016).

第54章

终止妊娠

Hang Wun Raymond Li, Pak Chung Ho

引言

尽管现今有效的避孕措施很普及，但因各种原因导致的避孕遗漏或失败，使得计划外妊娠时有发生。出现这种情况时，女性会选择终止妊娠。即使是计划妊娠，也会因为胎儿畸形或母体异常状况而不得不终止妊娠。然而世界上很多地方，由于受到法律法规的限制，女性无法得到安全的流产。因此，意外妊娠的女性可能不得不求助于不安全的非法流产程序，这可能导致流产发病率显著增加甚至死亡。

根据WHO的定义，不安全流产是指非意愿妊娠的终止程序由缺乏必要技能的人员或在不符合最低医学标准的环境中实施。据估计，2008年全球范围内约有43 800 000次人工流产，其中不安全流产约21 500 000次，导致约13%的孕产妇死亡。不安全流产大多数发生在发展中国家[1,2]，实际上是可以避免的。目前亟须为女性安全流产扫除障碍、提供便利，并建立以循证医学为基础的指南，以降低相关并发症的发生。

尽管不同国家关于合法流产的规定不同，但即使是在存在流产限制性法规的国家，也不会在任何情况下都限制流产。大部分国家允许为了挽救母亲性命或胎儿存在显著异常时的流产。医生应该熟知当地的法律，尽可能依照当地的法律条款帮助女性进行合法流产。医生应当客观地为需要终止妊娠的女性提供基本的咨询服务，并帮助她们在法律约束的条款范围内做出明智的决定。如果出于道德或宗教的原因而使某医生从心底反对人工流产，应该尽量避免由此类医生提供人工流产的相关咨询或治疗，而应选择能够真诚地提供不偏倚的咨询的医生。

大约2/3的人工流产并发症发生在妊娠中期。并发症发生的概率随着流产孕周的增大而增加，卫生机构应尽早评估妊娠女性终止妊娠的倾向并尽可能避免不必要的拖延。妊娠中期人工流产发生严重并发症的概率更高，必需在具备输血条件和可行急诊开腹探查术的医疗机构进行。

流产前咨询和评估

病史采集

明确导致非计划妊娠和避孕失败的原因十分重要。详细的避孕信息是将来进一步教育和指导正确计划生育及安全性行为的基础。应了解女性的社交情况，最好也能知晓其性伴侣的社交史。月经史有助于推测预产期。妇产科情况、性交史和既往史，这些信息都关乎本次妊娠能否继续，应详细记录。

咨询程序

咨询的目的是帮助女性（或夫妻）对非计划妊娠做出明智决定。咨询应在相对隐私的环境中展开，尊重并重视患者的隐私权。医生在咨询过程中应该采取理解、同情、包容的态度，注意不要使用暗示其不检点、性生活随意或可能导致其内疚心理的词语。如果不终止妊娠，应该讨论继续妊娠、抚养孩子或孩子收养问题。女性有自主做出决定的权利，应获得伴侣或家庭的支持。应当关注并妥善处理某些提示该女性是一名性暴力受害者或者以任何形式胁迫做出终止妊娠决定的信息。案例中出现经济纠纷时需要申请社会保障援助。专业的心理咨询师或社会工作者可以及时发现并处理患者是否存在病态的矛盾心理或不利的社会环境等。

我们应当尊重女性或夫妻在充分知情的情况下做出的终止妊娠决定。应当详细告知其流产程序的细节,包括护理、治疗方法、风险、远期并发症等,并指导以后的避孕措施。

流产前评估和准备

做出流产决定后,应按照以下步骤进行评估:

1. 需准确采集并记录既往史、用药史及过敏史,这些信息可能会影响流产的方式。

2. 需行妊娠试验,以确认妊娠状态。

3. 尽管贫血是否影响流产后健康状况的证据不足[3],仍需行血红蛋白检测以排除潜在贫血状态。

4. 妊娠10周以后的流产或人工流产应检测RH血型,若为RH阴性应在流产后预防性应用抗D免疫球蛋白。

5. 预防感染:筛查性传播疾病或预防性经验性应用抗生素。流产后感染通常是潜在下生殖道上行感染引起的。病原体筛查或预防性应用可以显著降低感染风险。预防性应用广谱抗生素,或普遍筛查和治疗阳性病例("筛查和治疗"方法),两者都可以预防感染的发生。

预防性抗生素应用的方法有很多种。目前尚不清楚哪种抗生素是最优选择,但使用的抗生素应能覆盖支原体和厌氧菌。英国妇产科皇家学院(RCOG)推荐以下方法[3]:

- 流产当日阿奇霉素1g口服,术前或术中加甲硝唑800mg口服或1g直肠给药。
- 流产当日开始口服多西环素100mg 2次/天共7天,术前或术中加甲硝唑800mg口服或1g直肠给药。
- 支原体感染阴性的患者术前或术中加甲硝唑800mg口服或1g直肠给药。

单次用药有助于减少并发症的发生。尽管在英国,RCOG主张不管何种方式的流产均预防性使用抗生素,医疗性流产是否应该常规预防性应用抗生素仍有争议。英国国家卫生保健研究所(NICE)发布的新版指南(2019)中指出,不主张甲硝唑与其他广谱抗生素联用,仅推荐在性传播疾病高风险的女性中预防性应用抗生素。未来还需进一步研究以探求最佳抗生素使用方案。

尽管目前常规预防性应用广谱抗生素被普遍接受,但有人建议"筛查和治疗"(screen and treat)是更加合理和经济的做法。RCOG推荐所有实施流产的女性进行沙眼衣原体的筛查[3]。如果条件允许,可以采用双管齐下的政策,即应用广谱抗生素预防的同时也进行敏感抗生素的筛查,以减少感染漏诊的可能性,并对其密切接触者进行追踪和治疗。若病史存在一些高危因素,也应考虑筛查其他性传播疾病,包括HIV。

单纯支原体感染可以用阿奇霉素1g顿服或多西环素100mg每日2次口服7天进行治疗。细菌性阴道病可使用甲硝唑2g顿服或400mg每天2次口服5~7天进行治疗[3]。

6. 推算孕周:孕周可根据月经史和盆腔超声检查进行推算。一篇Cochrane综述指出,妊娠早期超声检查有助于推算孕周[4],但超声检查可能使费用增加,并对后续流产程序的实施造成一定限制,特别是在一些经济欠发达地区。而且,孕周的小偏差并不会改变临床治疗的结局[5,6]。因此,RCOG并不常规推荐流产前行盆腔超声检查[3]。但一些特殊病例,如停经时间和子宫大小存在显著差异,或存在阴道流血、腹痛等症状需排除流产、葡萄胎或异位妊娠时,需行盆腔超声检查以明确孕周、胎儿是否存活及孕囊的位置。一项系统性综述[7]指出,如果女性愿意,可以让其看到流产前的胚胎超声图像。

7. 对于有指征需进行宫颈癌筛查但未能在推荐时间内进行筛查的女性,应提醒或完善此项检查。

流产方式

妊娠早期终止妊娠(孕周≤12周)

妊娠早期终止妊娠的方法包括手术和药物流产。

手术流产

孕周<12周的手术流产方式主要是负压吸宫术(真空抽吸)。尽管负压电吸引是最普遍的方法,手动负压吸引也是一种有效的方法。手动负压吸引将吸引管连接到负压注射器中,更加适用于孕周小的流产。负压电吸引或手动负压吸引均优于人工流产刮宫术[3,8]。

推荐手术前3小时阴道内使用400mg米索前列

醇，可以减少机械扩张引起的宫颈损伤。这种方法临床证实有效，但米索前列醇的药品说明书中并未提及，且米索前列醇可能导致子宫痉挛、出血、妊娠物意外排出。近期一项研究表明术前1小时舌下含服400mg米索前列醇也可以帮助扩张宫颈。用药间隔的缩短有利于日间流产手术的展开[9]。非甾体抗炎药(NSAID)可以缓解米索前列醇用药后的疼痛，但不降低其软化宫颈的效能[10]。

全身或局部麻醉都可以减轻疼痛。局部麻醉的优点是经济，不需依赖麻醉医师，麻醉并发症少。可以通过宫旁阻滞或局部麻醉凝胶实现，可以辅以静脉镇静或笑气吸入[8,11,12]。

术中应注意无菌操作，子宫内置入器械前应注意消毒宫颈[8]。术前双合诊了解子宫的大小和位置。宫颈逐渐扩张至与孕周相匹配的吸管能通过的大小。将吸引套管缓慢插入宫颈直至宫底。使用负压，旋转吸引套管，清除宫腔内容物，直到感觉到吸引套管被吸空的子宫紧紧抱住的感觉。随机对照实验表明，在负压吸引过程中使用促进子宫收缩的药物，如缩宫素，并不能显著改善出血量，不应常规使用。但在一些出血多的病例中仍应考虑使用。尽量避免刮宫。吸出的组织应检查是否存在和孕周相符的妊娠物。如果肉眼可以分辨妊娠物，因临床价值有限，不主张流产组织进行常规病理检查[13]。然而，如果存在一些不确定情况，特别是孕7周前的流产，需进行组织病理学检查。

手术流产的急性并发症包括麻醉相关并发症、迷走神经反射、宫颈或下生殖道损伤、大出血、子宫穿孔甚至脏器损伤等。手术流产的远期并发症包括子宫内膜炎、盆腔感染、继发出血、妊娠物残留、宫颈狭窄或宫颈功能不全、Asherman综合征。

药物流产

药物流产推荐的方法是服用米非司酮24~48小时后使用米索前列醇。米非司酮是一种化学合成物，可以阻断孕激素受体。它的引入彻底改变了药物流产的方法。单独使用米非司酮诱导妊娠早期流产的成功率大约在60%。然而，米非司酮可以增加子宫肌对前列腺素的敏感性，米非司酮后使用米索前列醇可以提高流产的成功率。米索前列醇是前列腺素E1类似物，最早用于消化性溃疡的治疗，但随后作为一种流产的有效药物而被广泛研究。不过值得注意的是，米非司酮的药品适应证不包括流产。相较于其他前列腺素类似物，米索前列醇因其高效、经济、易获得、室温下性质稳定、可通过口服、经阴道、舌下、口含给药多种途径起效等优点，而被认为是人工流产的首选药物[14]。

WHO推荐的使用方法如下：

• 孕周≤7周：米非司酮200mg顿服，24~28小时后米索前列醇400mg顿服。

• 7周<孕周≤9周：米非司酮200mg顿服，24~48小时后米索前列醇800mg经阴道、口含或舌下给药。

• 9周<孕周≤12周：米非司酮200mg顿服，24~48小时后米索前列醇800mg经阴道给药，以后米索前列醇400mg每隔3小时经阴道或舌下给药(存在明显阴道流血时)，最多4次。

米索前列醇联合米非司酮用于药物流产时，经阴道用药相比于口服，副作用发生率更低，流产成功率高于95%[15]。没有阴道流血时，米索前列醇阴道给药和舌下给药的流产成功率相当，但舌下给药产生的药物副作用更多[16]。有研究证明缩短米非司酮-米索前列醇的用药间隔至24小时不会降低流产成功率[17,18]，因此可以根据实际需要进行调节。

由于在很多国家米非司酮不易获得，前列腺素单药用于药物流产也有研究。米索前列醇单独使用时，经阴道给药比口服有效，可以间隔6、12、24小时分3次给药，最大剂量800mg，流产成功率60%~90%[19]。某些情况下不方便阴道给药时，可以米索前列醇每3小时舌下给药，但可能出现更多副作用[19]。米索前列醇使用后24和48小时流产的概率大约为80%和95%，孕周大于9周后流产失败率为4%~8%。

根据当地的法律，米索前列醇可以在住院或者门诊使用。门诊患者使用米非司酮时，应告知如何识别并报告副反应，并进行随访护理，以保障流产成功。

不全流产的女性可以选择吸宫术或者重复使用米索前列醇。米非司酮的副作用如大出血、过敏反应、胃肠道不适等较少发生。尽管子宫痉挛、出血不可避免会出现，其他较轻的药物副作用包括发热、寒战、胃肠道不适、腹泻等均为一过性、自限性，米索前列醇仍相对安全，且耐受性好。NSAID可用于改善米索前列醇的副作用而不影响其药物效能[20]。对乙酰氨基酚缓解流产引起的疼痛效果欠佳。严重并发症如大出血、过敏、败血症十分罕见。据报道妊娠早期使用米索前列醇和多发先天性畸形相关(表54.1),其中值得一提的是默比乌斯综合征(Mobius Syndrome),发生率约为1%[21]。所以一旦开始流产程序便不可终止。

妊娠中期终止妊娠(孕周>12周)

以往的方法如羊膜腔内注射高渗性盐水、尿素或依沙吖啶,多为有创操作,效率低于前列腺素,且明显增加严重并发症如弥散性血管内凝血的发生概率,现在已不再推荐使用。妊娠中期由有经验的医师进行扩张宫颈和清宫术等是安全有效的。药物流产普遍应用于妊娠中期流产。剖宫产术和子宫切除术只在一些特殊情况下使用。

手术流产(宫颈扩张及吸宫术)

妊娠中期流产应由经过专业训练且有经验的医师进行宫颈扩张和吸宫术(D & E)[3,8]。手术前的宫颈准备是必需的。推荐使用渗透性宫颈扩张器如Lamicel棒或Dilapan,孕周<18周的流产也可以选择使用米索前列醇。

麻醉、无菌操作以及宫颈的消毒准备同妊娠早期流产。小心将宫颈扩张至12~16mm。用大的吸管(14~16mm),先吸尽羊水,再用钳子清出胎儿部分。需检查吸出物的完整性。D&E手术最常见的并发症是出血,子宫收缩剂可以用来控制手术中的出血。其他并发症包括宫颈裂伤、子宫穿孔、吸宫不全和术后感染。推荐在D&E操作过程中持续超声引导,以减少并发症如子宫穿孔等的发生[3,8,22]。

表54.1 妊娠早期药物流产和手术流产的比较

药物流产	手术流产
非侵入性操作,宫颈或子宫损伤的风险小	侵入性操作,子宫或宫颈损伤风险增加
不需麻醉	需要镇静或麻醉
时间较长(几周或几天)	时间短
流产成功率约95%	流产成功率约99%
米索前列醇单独使用时需随访至流产完成,米非司酮联合米索前列醇时不需常规随访	无需随访
可控,自主,隐私性好,可以在家完成(需依据当地法律)	依赖于专业医师,自主性和隐私性较差

药物流产

广泛推荐单独使用米索前列醇或联合米非司酮的方法用于妊娠中期药物引产。米索前列醇刺激子宫收缩,最终导致妊娠物排出,该过程持续的时间因人而异。可以肯定的是,米非司酮预处理可以增加子宫对前列腺素的敏感性。

推荐方法是米非司酮200mg口服,36~48小时后经阴道给米索前列醇800mg(或口服米索前列醇400mg),以后每3小时经阴道或舌下给予米非司酮400mg,最多给药4次[8]。有研究表明缩短米非司酮-米索前列醇的用药间隔至12~24小时会使诱导时间(米索前列醇-流产的时间间隔)延长1~2小时,但总体的流产时间(米非司酮-流产时间间隔)缩短,所以可以根据患者的个体差异和医疗机构的具体情况调整米非司酮-米索前列醇的用药时间间隔[23]。米非司酮和米索前列醇同时给药会显著降低流产效率[24]。该方案的平均引产时间间隔约为6小时,24小时内流产率97%。

如果米非司酮无法获得,可以每3小时经阴道或舌下给米索前列醇400mg,最多5次。相较于米非司酮预处理,单独使用米索前列醇引产的时间间隔更长(10~15小时),24小时内的流产成功率更低(80%~90%),但仍被认为是一种有效的方法。如果存在明显阴道流血,给药途径可以换成舌下或口服。24小时未能流产的女性可以在最后一次用药后12小时再给予第二个疗程的米索前列醇,如果仍然失败,可以考虑使用其他前列腺素或缩宫素。对于孕周>20周的妊娠女性,因子宫对前列腺素的敏感性随着孕周增加而增加,前列腺素的使用剂量和频率应适当减少(虽然没有最好方案的证据)。前列腺素使用前也推荐胎儿心脏注射氯化钾使胎儿死亡。

前列腺素相关的常见副反应包括恶心、呕吐、发热、寒战、腹泻,以及偶有发生的大出血。感染和过敏反应不常见。子宫破裂很罕见,但却危及生命。有剖宫产史的女性在妊娠中期使用米索前列醇流产发生子宫破裂的概率为0.28%。NSAID可用于镇痛而不会影响前列腺素的效能,必要时也可使用麻醉药。如果胎儿娩出2小时后胎盘仍未娩出,可考虑静脉滴注缩宫素。只有发生严重大出血或胎盘滞留时才考虑手术清宫。

流产后护理

D抗体致敏预防(Rhesus prophylaxis)

孕周>10周的Rh阴性女性应在流产后72小时内肌内注射抗D免疫球蛋白。孕周<20周的推荐剂量是250IU,20周后的推荐剂量是500IU。孕周>20周的流产,推荐用Kleihauer测试来评估出血量,如果出血量>4mL,需额外注射125IU/mL抗D免疫球蛋白[25]。因缺乏有效的证据,新版英国NICE指南(2019)不推荐10周以前的流产使用抗D免疫球蛋白。

患者信息告知

当患者从医疗机构出院时,需告知其可能出现的副反应以及何时该进行进一步治疗。需强调应急诊就医并发症的症状,以及流产不完全的症状,以便患者寻求进一步治疗。详细记录患者的治疗经过,以便其他医疗机构能够在出现流产并发症时进行更好地治疗。出院前应进行避孕方法宣教,并指导患者选择适合的方法,并告知关于长效避孕措施的相关信息。

流产后避孕

实施流产的医疗机构应提供多种避孕方式,并在流产后尽早进行。如果确认本次妊娠已经结束,可以在流产的同时放入子宫内避孕装置,也可以在流产后置入。如果是在流产后置入宫内避孕装置,应该向患者提供一种短期的避孕药具。激素类避孕药可以在流产后立即开始服用。排除一些严重并发症如感染、严重出血、生殖道损伤后,在流产后立即实施绝育手术也是安全的。然而,绝育手术后也可能出现后悔和绝育失败的高风险。

随访

手术流产或米非司酮药物流产不需进行常规随访[3,8]。如不能确定是否完全流产或者患者不确定是否完全流产或者有其他症状,需要进行随访,必要时进行医学干预。

随访期间医务人员应评估是否存在流产相关并发症,包括流产失败或不全流产、感染等的症状和体征。随访中超声检查不是常规。要根据患者的临床症状体征决定是否存在不全流产而进行医疗措施,而不是依赖于超声检查。超声显示存在宫腔内容物与不全流产的症状不相符时,如果患者没有相关症状可处理,大部分患者可自行排出[30-32]。盆腔超声检查的目的是排除继续妊娠的可能性。

此外,需强调后续正确的避孕计划、避孕措施的可行性和可能出现的问题。有高危性行为的女性应接受安全性行为的咨询。如果合并有性传播疾病,合理治疗以及随访、筛查、性伴侣的治疗都是必需的。也要考虑心理障碍如情绪问题、负罪感、悔恨以及社会问题。

总结

现代社会避孕失败和非计划妊娠时有发生,合法、安全的人工流产有助于降低流产并发症的发病率和死亡率。流产实施者需熟知最新的循证医学指南。流产不是避孕方法,流产前后应进行正确避孕宣教。

(王新宇 陈婷婷 译)

参考文献

1. World Health Organization (WHO). *Unsafe Abortion: Global and Regional Estimates of the Incidence of Unsafe Abortion and Associated Mortality in 2008*, 6th edn. Geneva: WHO; 2011.
2. World Health Organization (WHO). *Safe and Unsafe Induced Abortion: Global and Regional Levels in 2008, and Trends during 1995–2008*. Geneva: WHO; 2012.
3. Royal College of Obstetricians and Gynaecologists (RCOG). *The Care of Women Requesting Induced Abortion*. Evidence-based Clinical Guideline No. 7. London: RCOG; 2011.
4. Whitworth M, Bricker L, Neilson JP, Dowswell T. Ultrasound for fetal assessment in early pregnancy. *Cochrane Database Syst Rev* 2010;**4**:CD007058.
5. Bracken H, Clark W, Lichtenberg ES, et al. Alternatives to routine ultrasound for eligibility assessment prior to early termination of pregnancy with mifepristone–misoprostol. *BJOG* 2011;**118**:17–23.
6. Kaneshiro B, Edelman A, Sneeringer RK, Ponce de Leon RG. Expanding medical abortion: can medical abortion be effectively provided without the routine use of ultrasound? *Contraception* 2011;**83**:194–201.
7. Kulier R, Kapp N. Comprehensive analysis of the use of pre-procedure ultrasound for first- and second-trimester abortion. *Contraception* 2011;**83**:30–33.
8. World Health Organization (WHO). *Clinical Practice Handbook for Safe Abortion*. Geneva: WHO; 2014.
9. Sääv I, Kopp Kallner H, Fiala C, Gemzell-Danielsson K. Sublingual versus vaginal misoprostol for cervical dilatation 1 or 3 h prior to surgical abortion: a double-blinded RCT. *Hum Reprod* 2015;**30**:1314–22.
10. Li CFI, Wong CYG, Chan CP, Ho PC. A study of co-treat-

ment of nonsteroidal anti-inflammatory drugs (NSAIDs) with misoprostol for cervical priming before suction termination of first trimester pregnancy. *Contraception* 2003;**67**:101–105.
11. Li HWR, Wong CYG, Lo SST, Fan SYS. Effect of local lignocaine gel application for pain relief during suction termination of first-trimester pregnancy: a randomized controlled trial. *Hum Reprod* 2006;**21**:1461–66.
12. Kan ASY, Ho PC. Pain control in first-trimester suction evacuation. *IPPF Med Bull* 2006;**40**:4.
13. Royal College of Pathologists (RCPath). *Histopathology of Limited or No Clinical Value: Report of a Working Group*, 2nd edn. London: RCPath; 2005.
14. Li HWR, Ng EHY, Ho PC. Clinical applications of misoprostol in gynaecology. *J Paed Obstet Gynaecol* 2010;**36**:81–88.
15. el-Refaey H, Rajasekar D, Abdalla M, Calder L, Templeton A. Induction of abortion with mifepristone (RU 486) and oral or vaginal misoprostol. *N Engl J Med* 1995;**332**:983–87.
16. Tang OS, Chan CC, Ng EH, Lee SW, Ho PC. A prospective, randomized, placebo-controlled trial on the use of mifepristone with sublingual or vaginal misoprostol for medical abortions of less than 9 weeks gestation. *Hum Reprod* 2003;**18**:2315–18.
17. Schaff EA, Fielding SL, Westhoff C, et al. Vaginal misoprostol administered 1, 2, or 3 days after mifepristone for early medical abortion: a randomized trial. *JAMA* 2000;**284**:1948–53.
18. von Hertzen H, Piaggio G, Wojdyla D, et al. Two mifepristone doses and two intervals of misoprostol administration for termination of early pregnancy: a randomised factorial controlled equivalence trial. *BJOG* 2009;**116**:381–89.
19. Faúndes A, Fiala C, Tang OS, Velasco A. Misoprostol for the termination of pregnancy up to 12 completed weeks of pregnancy. *Int J Gynaecol Obstet* 2007;**99** Suppl 2:S172–77.
20. Fiala C, Swahn ML, Stephansson O, Gemzell-Danielsson K. The effect of non-steroidal anti-inflammatory drugs on medical abortion with mifepristone and misoprostol at 13-22 weeks gestation. *Hum Reprod* 2005;**20**:3072–77.
21. Tang OS, Gemzell-Danielsson K, Ho PC. Misoprostol: pharmacokinetic profiles, effects on the uterus and side-effects. *Int J Gynaecol Obstet* 2007;**99** Suppl 2:S160–67.
22. Lee VCY, Ng EHY, Ho PC. Issues in second trimester induced abortion (medical/surgical methods). *Best Pract Res Clin Obstet Gynaecol* 2010;**24**:517–27.
23. Shaw KA, Topp NJ, Shaw JG, Blumenthal PD. Mifepristone-misoprostol dosing interval and effect on induction abortion times: a systematic review. *Obstet Gynecol* 2013;**121**:1335–47.
24. Chai J, Tang OS, Hong QQ, Chen QF, Cheng LN, Ng E, Ho PC. A randomized trial to compare two dosing intervals of misoprostol following mifepristone administration in second trimester medical abortion. *Hum Reprod* 2009;**24**:320–24.
25. Royal College of Obstetricians and Gynaecologists. *The Use of Anti-D Immunoglobulin for Rhesus D Prophylaxis*. London: RCOG; 2011.
26. Stanek AM, Bednarek PH, Nichols MD, Jenson JT, Edelman AB. Barriers associated with the failure to return for intrauterine device insertion following first-trimester abortion. *Contraception* 2009;**79**:216–20.
27. Grimes DA, Lopez LM, Schulz KF, Stanwood NL. Immediate postabortal insertion of intrauterine devices. *Cochrane Database Syst Rev* 2010;**6**:CD001777.
28. Gaffield ME, Kapp N, Ravi A. Use of combined oral contraceptives post abortion. *Contraception* 2009;**80**:355–62.
29. World Health Organization. *Medical Eligibility Criteria for Contraceptive Use*. Geneva: WHO; 2015.
30. McEwing RL, Anderson NG, Meates JB, Allen RB, Phillipson GT, Wells JE. Sonographic appearances of the endometrium after termination of pregnancy in asymptomatic versus symptomatic women. *J Ultrasound Med* 2009;**28**:579–86.
31. Rufener SL, Adusumilli S, Weadock WJ, Caoili E. Sonography of uterine abnormalities in postpartum and postabortion patients: a potential pitfall of interpretation. *J Ultrasound Med* 2008;**27**:343–48.
32. Cheung KW, Ngu SF, Cheung VYT. Sonographic characteristics of the uterus in asymptomatic women after second-trimester medical termination of pregnancy. *J Ultrasound Med* 2015;**34**:611–16.

第55章

暴力侵害女性和女性儿童的行为

Tonye Wokoma, Stephen Lindow

暴力侵害女性和女性儿童行为的定义

《联合国消除对女性暴力行为的宣言》(1993年)对暴力侵害女性行为的定义是:"任何基于性别的对女性造成或可能造成的身体、性或心理伤害的暴力行为,包括此类威胁性行为,胁迫或任意剥夺自由,无论发生在公共场合还是私人生活中"[1]。在这个定义中,暴力被赋予了与性别相关的状态,并被认为是导致女性在社会中长期被压制的社会问题。

暴力侵害女性和女性儿童的行为不但侵犯了她们的人权,而且侵害了她们的健康幸福并阻碍了她们为家庭和社区做出贡献。因此,这种行为对任何社会的经济和社会福祉都有影响,也阻碍了国际化发展的进程[2]。

暴力侵害女性和女性儿童的行为包括强奸、切割女性生殖器官、跟踪和骚扰、儿童性虐待、基于"名誉"的暴力、强迫婚姻以及家庭暴力。它具有身体、性、心理和经济方面的后果。

本章调查了与暴力侵害女性和女性儿童问题有关的健康问题,迄今为止为预防影响和维护健康所采取的措施,并提出了进展方向。

重要性和相关性

对女性和女性儿童的暴力行为是一个全球性普遍性的问题,影响到数百万女性。该问题目前受到了越来越多来自全球的关注,因此在英国本土和全球均制定了一系列地方性政策,以期解决日益严重的暴力侵害女性和女性儿童问题。既往研究已经深入了解了暴力侵害的原因、类型和相应的影响。

越来越多人认识到针对女性的暴力行为并不是孤立的事件,而是一种包括剥夺女性权益,限制她们的社会参与度,并损害她们身心健康的系列行为[3]。这是一个重要的健康和人权问题[4,5],有时导致致命的后果。幸存者及其子女存在严重的短期和长期的身体、心理以及生殖健康问题,并导致高昂的社会和经济成本[5]。

近期的数据表明,全球约1/3(35%)的女性在其一生中经历过来自亲密伴侣或非伴侣的身体暴力和(或)性暴力,大多是家庭暴力。在世界范围内,近1/3(30%)有过恋爱关系的女性声称,她们曾遭受过亲密伴侣的某种形式的身体暴力和(或)性暴力。全球多达38%的女性凶杀案是由其亲密伴侣所致的。暴力可对女性的身心健康和生殖健康产生负面影响,并可能增加感染人免疫缺陷病毒(HIV)[5]的可能性。

针对女性的暴力类型:谁受影响?是什么影响?

家庭虐待:身体、情感和性虐待

定义

家庭暴力和虐待是指任何发生在16岁及以上亲密伴侣或家庭成员之间的任何控制、胁迫、威胁、暴力或虐待事件,无论其性别或性取向。虐待可以包括但不限于心理、身体、性、经济和情感虐待[5,6]。

截至2015年3月,英格兰和威尔士至少有450万名16~59岁的女性(占女性的27.1%)遭受过家庭虐待。这些数据被认为是低估的[7]。

家庭暴力跨越社会各阶层，不分年龄、种族、宗教、社会阶层、收入及居住地[8]。然而，在社区、国家和地区内部以及社区、国家和地区之间暴力发生率都存在差异，这高度表明，暴力并非不可避免，它是可以预防的[3]。

危险因素

家庭暴力的危险因素包括：

• 女性。

• 年轻女性（16~24岁）。

• 长期患病或残疾，风险几乎加倍。

• 药物及酒精滥用和精神健康问题。

• 分居的女性。

• 妊娠和分娩的女性：据说这为某些女性提供保护，但对另一些女性来说，这增加了产后抑郁症与家庭暴力及虐待的风险[9,10]。

家庭暴力的迹象和症状

与没有经历过伴侣暴力的女性相比，经历过伴侣暴力的女性一些重要的健康问题和危险行为的发生率更高：她们生下低出生体重婴儿的概率增加16%；进行人工流产的可能性增加一倍以上；患抑郁症的可能性为两倍多。在一些地区，感染HIV的可能性是其他女性的1.5倍，感染梅毒的可能性是其他女性的1.6倍[3,11]。

与家庭暴力相关的健康问题包括哮喘、泌尿生殖系统症状（包括频繁的膀胱或肾脏感染）、循环系统疾病、心血管疾病、纤维肌痛、肠易激综合征、慢性疼痛综合征、不明原因的中枢神经系统疾病、不明原因的胃肠道疾病、关节疾病、偏头痛和头痛[12]。

其他心理表现包括抑郁、焦虑、创伤后应激障碍（PTSD）、睡眠障碍、自杀倾向或自残、酒精或其他药物滥用[13]。

与家庭暴力有关的生殖问题包括盆腔痛和性功能障碍、不良生育结局包括多次意外妊娠或终止妊娠、延迟的妊娠照护、流产、早产和死产、原因不明的阴道流血或性传播感染、原因不明的慢性疼痛[13]。经历过家庭暴力的女性更有可能就医和出现妇科问题[14]。

家庭暴力的其他迹象包括外伤，尤其是在反复出现外伤但解释含糊或不可信的情况，以及反复进行健康咨询但没有明确诊断的情况[13]。

暴力结束后，不良的精神和身体问题有时还会持续[15]。

全球性的研究表明，目睹过暴力和虐待的儿童在成年后更有可能卷入暴力和虐待关系。对于下一代来说这很有可能持续循环，对孩子的身体、情感和社会发展造成越来越大的伤害[16,17]。

在亚太地区的研究中，有过童年情感虐待经历和目睹过母亲被殴打的男性，他们日后成为亲密伴侣施暴者的概率大幅增加。然而，不同国家的风险因素各不相同[18]。

在存在家庭暴力和虐待关系的家庭中，儿童目睹了约3/4的虐待事件。这些家庭中大约有一半的孩子自己也遭受过严重的殴打。性虐待和精神虐待也更有可能发生在这些家庭中[17]。

在家庭中遭受暴力的儿童，个性和行为问题可以表现为身心疾病、抑郁、自杀倾向和尿床。在以后的生活中，这些儿童比那些在没有暴力的家庭中长大的孩子发生药物滥用、青少年妊娠和犯罪行为的风险更高。

家庭暴力的处理

医务人员应接受培训，以便能够识别家庭暴力的迹象，并能够敏感地询问有关家庭暴力和虐待的情况。当家庭暴力或虐待事件显现端倪时，应提供个性化的关爱和支持，以立即满足她们的个人需要，并作长远打算，女性安全始终是优先事项。

需要额外支持的女性应被转介到专业的家庭暴力援助机构。家庭暴力专家服务可以提供宣教和支持。它还包括驻家工作者，独立的家庭暴力顾问，或为高风险人群提供的多部门风险评估会议[9]。

如果有迹象表明某人有酗酒，滥用药物或精神健康问题，应将其转介到其他相关的专业服务机构。

在医疗保健机构展开筛查，有助于筛选出遭受家庭暴力和虐待的女性。总体而言，相较于家庭暴力发生率的最佳估计值，寻求医疗庇护的女性的比率是比较低的[19]。对亲密伴侣暴力常规筛查的障碍包括时间限制、缺乏标准和策略以及可能与亲密伴侣暴力筛查策略相冲突的护理理念[20]。妊娠女性在产前检查时更有可能暴露亲密伴侣的暴力行为。然而，没有证据表明这对其他结果有影响（转诊、再次接触暴力、健康措施、缺乏筛查带来的危害）[19]。

没有证据表明对无症状女性进行常规筛查在改善其健康状况方面有效。然而，在特定情形下识别家庭暴力并提供有针对性的干预措施可能会带来健康益处[21]。产前检查期间是理想的筛查时机，在这种情形下，对披露家庭暴力的女性进行检查和提供实质性的针对性干预，可能会减少家庭暴力的复发，并改善母婴结局[22,23]。

一项1044名非裔美国妊娠女性的随机对照试验，受试者被分配到认知行为综合干预组或常规护理组。干预措施由具有硕士学位的社会工作者或心理学家在常规产前预约过程中进行，包括特定的、基于证据的、针对指定的心理行为风险的干预[22]。接受认知行为干预的实验组相对于对照组而言，其亲密伴侣暴力显著减少，产前和产后再次发生轻微或严重身体暴力的概率减少了一半。此外，实验组妊娠结局也有所改善，极低出生体重(<1.5kg)和极早产(<33周)发生率显著下降，分娩时胎龄增加(38.2周对36.9周)。因此，筛查妊娠女性的家庭暴力以及心理(如抑郁症)和行为风险(如吸烟、酗酒、非法药物使用)，并提供有针对性的类似认知行为干预，在一定程度上有助于降低暴力复发率和改善妊娠结局。在这项研究中，一半以上遭受家庭暴力的女性报道患有抑郁症。作者认为，同时解决家庭暴力和抑郁症问题有助于女性，建议进行评估风险，考虑预防性决策和制订安全计划。

另一项来自中国香港的随机对照试验也支持这一观点，即妊娠期特定的心理行为干预可能有助于改善孕产妇的结局。

在一项随机对照试验中，110名有亲密伴侣虐待史的妊娠女性被随机分为两组，一组是专门为受虐待的妊娠女性设计的授权培训，另一组是标准护理组。研究结果显示，SF-36生活质量量表测得，接受授权培训的女性由于身体和情感问题，身体功能和角色限制得分显著提高。该研究缺少妊娠结局的相关结果，但实验组产后抑郁明显减少。轻微虐待显著减少，但严重虐待没有减少[23]。

因此，有证据支持在妊娠期间进行筛查和治疗战略，这要求产科医生、助产士、保健服务管理人员和其他参与照顾妊娠女性的人员实施有效的家庭暴力管理措施。

这些计划应包括在一些诊所探访女性，对家庭暴力进行敏感的常规询问，并适当转诊寻求心理行为支持。

强奸和性暴力

性暴力是指“任何人在任何情况下，无论其与受害者的关系如何，使用胁迫手段进行的任何性行为、企图获得性行为或其他针对某人的性行为。它包括强奸，定义为用阴茎、其他身体部位或物体强行或以其他方式强迫插入外阴或肛门”[5]。男性和女性都会实施并遭受家庭暴力和虐待，但男性对女性实施暴力和虐待的情况更为常见，严重且反复发生的暴力和性侵犯尤其如此[24]。

经历过童年期性虐待的女性比同龄人可能更容易陷入暴力关系中，具有更高的肥胖率和经济损失[25]。研究表明，儿童期或青春期遭受过性侵害会增加成年期遭受性侵害的可能性，为2~13.7倍[26]。此外，许多文献表明，经历过早期性创伤的女性会出现创伤后应激障碍(PTSD)的症状，并可能试图通过性或物质来“逃避”她们的痛苦[27]。这些行为反过来会使其面临更大的风险。

过去的创伤也会使个人对未来可能发生的危险失去敏感性。结局可能会有所不同，这取决于某人是否被同一个罪犯反复虐待，称之为慢性伤害，或被不同的人多次攻击，称为再次伤害[28]。PTSD的典型生理变化可能是这种脱敏的基础。长期暴露于压力和压力相关激素(主要是皮质醇)会导致身体压力反应系统，即下丘脑-垂体-肾上腺轴失调。Noll和Trickett的长期临床研究显示，即使在经历童年创伤10~ 12年后，这些女性的血液检测中仍然显示出该系统失调的征象，这使得她们无法识别和应对危险情况[25]。此外，长期暴露于由压力引起的高皮质醇状态会使年轻人容易出现其他健康问题，包括肥胖、影响记忆力和认知的大脑改变[25]。

跟踪和骚扰

跟踪骚扰行为比较常见，通常由亲密伴侣所为。人们对它也知之甚少[29,30]。

它被定义为“两次或两次以上淫秽或威胁性的信件或电话(引起痛苦、恐惧或惊恐)，在家里或工作场所等待或闲逛，被跟踪或窥视”，女性比男性受影响更大。

另一方面，骚扰可能包括“反复尝试向受害者强加不必要的交流和接触，其方式可能会导致任何有理智的人感到痛苦或恐惧”。关于对女性和女性儿童的暴力行为，它包括试图强加明显和隐含的不需要的性交流/性行为。

英国《1997年免受骚扰保护法》的出台是由于对受害者的法律保护有限，受害者因一系列不属于违法却令人不安的事件而感到沮丧和害怕。当时该法案并未具体提及“跟踪”，但它旨在涵盖并确实涵盖了多种形式的骚扰，包括跟踪和网络跟踪行为。

2012年，英国出台了两项专门针对跟踪犯罪的新法律，它们隶属于《1997年免受骚扰保护法案》。这项新立法不仅赋予警察更大权力对跟踪者进行深入调查，以便获得证据来证实受害者的情况，而且还保护遭受较轻或较严重跟踪行为的受害者。如果一个人被认为使用威胁性语言、表现出虐待行为或以威胁的方式行事，他也将被判有罪。

Edwards等人的一项研究表明，超过一半的女性在终止虐待关系后，仍遭受来自曾经虐待她们的伴侣的跟踪，这导致了更严重的PTSD症状[31]。

跟踪是其他形式的伴侣暴力(例如心理、身体和性暴力)的一个重要危险因素，被暴力伴侣跟踪的经历对女性心理痛苦和个人安全的感知影响深远[32]。

除了对个人的社会生活和财务状况造成影响外，跟踪和骚扰还可能导致严重的身心健康问题，如抑郁、焦虑、头痛和高血压等慢性压力的影响，睡眠困难造成的疲劳，酒精、香烟或药物的使用增加，惊恐发作和公共场所恐惧症等[32]。

儿童性虐待

对儿童的性暴力是对儿童权利的严重侵犯，然而，这是全球性的现状，广泛发生于所有国家和社会群体。据估计，5%~10%的儿童遭受过儿童性虐待[33-35]。在英国，1/3被成人虐待的儿童没有告诉任何人[35]。

儿童性虐待的类型：接触性虐待和非接触性虐待。

接触虐待涉及施虐者与儿童进行身体接触的触摸活动，包括插入。包括对身体任何部位的性接触(无论孩子是否穿着衣服)；将物体或身体部位放入儿童口腔、阴道或肛门内进行强奸或插入；强迫或鼓励儿童参与性活动；让儿童脱掉衣服；触摸别人的生殖器；或手淫[35]。

非接触性虐待涉及非接触性活动，如打扮、剥削、劝说儿童在互联网上进行性行为，并进行炫耀。它包括鼓励孩子观看或听闻性行为；未采取适当措施防止儿童接触他人的性活动；对孩子进行性引诱后，与他们会面，意图虐待他们；在线虐待，包括制作、查看或分发虐待儿童的图像；允许其他人制作、查看或传播虐待儿童的图像；向儿童展示色情作品；以及为金钱、权力或地位对儿童进行性剥削(儿童剥削)[35]。

大多数受害者是女性，但男性受害者在文献中的代表性可能不足。对于许多在家庭环境中遭受儿童性虐待的受害者来说，虐待开始于9岁左右。年幼的儿童可能会遭受性虐待，但他们可能无法用语言向成年人描述或解释他们的经历，并且他们可能意识不到自己正遭受性虐待[35]。

一些非裔美国人少数族裔群体的受害者在获得帮助方面可能面临更多的障碍，例如，不信任法定服务，偏爱非正式的社区解决方案，以及优先考虑到犯罪者“名誉”，以及关注可能给家庭和(或)社区带来的明显“羞耻感”[35]。

存在身体或学习障碍的儿童可能没有理解或口头披露的能力。虐待导致的症状，例如不适当的性行为，可能被归因于学习困难，而不是儿童可能在家庭中遭受性虐待[35]。

家庭内性虐待的披露或发现可能对受害者及其与其他家庭成员的关系产生巨大影响。恐惧、胁迫、对犯罪者的忠诚和(或)保护其他家庭成员的愿望可能会阻止儿童性虐待受害者告诉任何人[35]。

儿童性虐待的迹象和症状

遭受性虐待的儿童可能远离某些人，表现出与其年龄不相称的性行为，并可能在年幼时性活跃。身体症状包括肛门或阴道疼痛、异常分泌物、性传播感染和妊娠[36]。

遭受性虐待的儿童也可能表现出不寻常的行为：孤僻、行为突然异常、焦虑、表现出依赖性或抑郁。他们有时在学校遇到困难时表现得咄咄逼人，还有睡眠问题，并出现饮食失调和尿床问题。有时会发生强迫行为和做噩梦。他们也可能自我伤害并有自杀的想法[36]。

几项研究表明，儿童期遭受性虐待往往会导致长期的精神和身体健康问题，并持续到成年期。在Ports等人的报道中，认为不良的童年经历，包括童年期性虐待，会增加成年后遭受性侵害的风险[37]。儿童期性虐待也可能发生在同龄人之间[38]。

然而，NSPCC的一项研究表明，治疗性干预有许多有益的结果。这些措施包括改善情绪、增加信心、减少退缩、减少内疚和自责、减少抑郁、焦虑和愤怒、改善睡眠模式以及更好地理解合适的性行为[39]。

因其敏感性和非法性，我们无法了解性暴力的真实规模。大多数儿童和家庭没有报道虐待和剥削案件，因为他们感到耻辱、恐惧并对当局缺乏信任。社会宽容度不够和缺乏认识也导致性暴力事件报道不足[40]。

商业性性剥削

商业性性剥削包括将他人（通常是女性）物化及伤害他人的性活动，如卖淫、电话性爱、脱衣舞、网络性爱/聊天室、钢管舞、艳舞、偷窥秀、色情、贩卖、性旅游和“邮购新娘”。

商业性性剥削使部分人群对女性的负面态度合法化，并与两性不平等和性暴力密不可分[41]。商业性性剥削可以发生在女性或男性，但女性受影响更为普遍。涉事女性通常低收入，滥用药物，有强有力的证据表明她们曾经经历过其他形式的基于性别的暴力[41]。

很难量化参与商业性性剥削的女性人数，部分原因是某些商业性剥削活动，如钢管舞，被视为“正常”；而其他活动，如贩运卖淫，属于犯罪行为，因此很难取得准确数据[41]。

性交易是一种现代形式的奴役，其中商业性行为是通过武力、欺诈或胁迫诱使的，或者诱使实施这种行为的人未满18岁[42]。

《关于预防、禁止和惩治贩运人口特别是女性和儿童行为的议定书》（简称《议定书》）是关于这个问题的第一个国际性共识。《议定书》将“贩运人口”定义为通过威胁或使用武力或其他形式的胁迫、绑架、欺诈、欺骗、滥用权力或处于弱势地位等手段招募、运送、转移、窝藏或接收人口，或为了获得某人的同意给予或接受付款或利益，或为了剥削的目的控制别人。剥削至少应包括剥削他人卖淫或其他形式的性剥削、强迫劳动或服务、奴役或类似奴役的做法、切除器官[43]。

商业性性剥削对身心健康产生不利影响，是一个严重的公共卫生问题。商业性性剥削对健康的影响可能是深远的，既因为要应对剥削的后果，也因为这项活动本身就使人更容易遭受暴力和其他形式的虐待[41]。

在遭受商业性性剥削的个人身上发现的症状包括滥用药物、头痛、疲劳、眩晕、背痛、抑郁、焦虑、敌意、PTSD症状、自杀意念、身体攻击、强奸和性攻击、艾滋病毒感染、性传播疾病感染、尿路感染和反复流产[41]。

商业性性剥削的其他迹象包括在正常工作时间难以获得医疗服务、无法赴约（因吸毒/酗酒、没钱旅行赴约或支付药费）、披露儿童性虐待或家庭虐待、无家可归、或任何表明被合伙人或皮条客控制或支配的证据[41]。

卫生工作者在应对受商业性剥削影响的女性和女性儿童方面再次处于独特的地位。维护她们的尊严和尊重对待她们是非常重要的。可以通过识别可能的虐待指标、发起讨论来帮助女性，提供必要的临床护理，帮助女性获得安全[41]。

对不同的需求保持敏感非常重要，并确保所有患者都能获得平等的服务，例如，提供专业口译服务[41]。

为维护“名誉”而犯罪

没有“名誉犯罪”的具体罪行描述。这是一个概括性术语，涵盖了现行立法所涵盖的各种犯罪。基于“名誉”的暴力可以被描述为一系列行为，这些行为被用来控制家庭或其他社会群体内的行为，以保护人们所感知的文化和宗教信仰和（或）“荣誉”。当罪犯发现亲属违反了他们的荣誉守则，使家庭和/或社区蒙羞时，就会发生这种暴力行为。

“基于名誉”的暴力被定义为已经或可能已经为保护或捍卫家庭和（或）社区的名誉而实施的犯罪或事件。它可能是一种家庭暴力或性暴力[44]。

强迫婚姻

强迫婚姻是一个术语，用于描述一方或双方不同意（或是认知障碍者，不能）的婚姻并有强迫或虐待的情况。在英国，它被认为是对女性的暴力、家庭/儿童虐待和严重侵犯人权的一种形式[42]。

强迫人们违背自己意愿结婚的压力可以是身体上的（包括威胁、身体暴力和性暴力），也可以是情感和心理上的（如感到给家人带来耻辱时）。财务滥用（控制工资或不提供任何独立资金）也是一个因素[45]。

认识到问题和能提供什么帮助?

对于可能经历过暴力并导致不良健康后果的女性和女性儿童,医疗保健专业人员处于有利的地位可能会有帮助。重要的是,所有卫生保健人员都要了解遭受暴力与女性不良健康状况之间的关系,并能够做出适当的反应。一个关键点是明确提供支持的机会,并将女性与她们所需的其他服务联系起来。

结论

需要对暴力侵害女性和女性儿童行为的各个方面进行更多的研究,特别是在研究较少的领域,如基于"名誉"的暴力、强迫婚姻和跟踪。对于家庭暴力,产前对妊娠女性进行筛查和干预可能会改善妊娠结局并减少进一步的暴力行为。

(王新宇 张亚男 译)

参考文献

1. United Nations General Assembly. Declaration on the Elimination of Violence against Women, A/RES/48/104, 85th plenary meeting. 1993. Available at: http://www.un.org/documents/ga/res/48/a48r104.htm (accessed 26 February 2016).
2. House of Commons International Development Committee. Violence against women and girls: second report of session 2013–14. Available at: http://www.publications.parliament.uk/pa/cm201314/cmselect/cmintdev/107/107.pdf (accessed 3 January 2016).
3. World Health Organization. Prevalence and health effects of intimate partner violence and non-partner sexual violence. Available at: http://apps.who.int/iris/bitstream/10665/85239/1/9789241564625_eng.pdf?ua=1 (accessed 3 January 2016).
4. World Health Organization. Violence against women and girls. Definition and scope of the problem. Available at: http://www.who.int/gender/violence/v4.pdf (accessed 4 January 2016).
5. World Health Organization. Violence against women. Intimate partner and sexual violence against women. Fact sheet No. 239. Updated January 2016. Available at: http://www.who.int/mediacentre/factsheets/fs239/en/ (accessed 5 February 2016).
6. United Kingdom Home Office. Domestic violence and abuse. Available at: https://www.gov.uk/guidance/domestic-violence-and-abuse (accessed 5 February 2016).
7. Office for National Statistics. Crime Survey England and Wales, 2014–2015. Available at: http://www.ons.gov.uk/peoplepopulationandcommunity/crimeandjustice/compendium/focusonviolentcrimeandsexualoffences/yearendingmarch2015/chapter4intimatepersonalviolenceandpartnerabuse#prevalence-of-intimate-violence-extent (accessed 5 February 2016).
8. Department of Health. *Responding to Domestic Violence: A Handbook for Health Professionals*. London: Department of Health; 2005.
9. National Institute for Health and Care Excellence. Domestic abuse. Available at: http://www.nice.org.uk/guidance/ph50/chapter/1-Recommendations (accessed 5 February 2016).
10. Bazargan-Hejazi S, Kim E, Lin J, Ahmadi A, Khamesi MT, Teruya S. Risk factors associated with different types of intimate partner violence (IPV): an emergency department study. *J Emerg Med* 2014;**47**:710–20.
11. Black MC, Breiding MJ. Adverse health conditions and health risk behaviors associated with intimate partner violence – United States, 2005. *MMWR Morb Mortal Wkly Rep* 2008;**57**:113–17.
12. Centers for Disease Control and Prevention. Intimate partner violence: consequences. 2019. Available at: http://www.cdc.gov/ViolencePrevention/intimatepartnerviolence/consequences.html (accessed 5 January 2016).
13. National Institute for Health and Care Excellence (NICE). *Domestic Violence and Abuse: Multi-Agency Working*. NICE guidelines [PH50]. London: NICE; 2014. Available at: https://www.nice.org.uk/Guidance/PH50 (accessed 7 February 2016).
14. John RR, Johnson JK, Kukreja SS, et al. Domestic violence: prevalence and association with gynaecological symptoms. *BJOG* 2004;**111**:1128–32.
15. Fraser K. *Domestic Violence and Women's Physical Health*. Sydney: Australian Domestic and Family Violence Clearinghouse; 2003. Available at: http://citeseerx.ist.psu.edu/viewdoc/download?doi=10.1.1.564.2861&rep=rep1&type=pdf.
16. United Nations Children's Fund. Behind closed doors: the impact of domestic violence on children. Available at: http://www.unicef.org/protection/files/BehindClosedDoors.pdf (accessed 5 February 2016).
17. Royal College of Psychiatrists. Mental Health and Growing up Factsheet. Domestic violence and abuse - its effects on children: the impact on children and adolescents: information for parents, carers and anyone who works with young people. Available at: http://www.rcpsych.ac.uk/healthadvice/parentsandyouthinfo/parentscarers/domesticviolence.aspx (accessed 7 February 2016).
18. Fulu E, Jewkes R, Roselli T, Garcia-Moreno C. Prevalence of and factors associated with male perpetration of intimate partner violence: findings from the UN Multi-country cross-sectional study on Men and Violence in Asia and the Pacific. *Lancet Glob Health* 2013;**1**:e187–207.
19. O'Doherty L, Hegarty K, Ramsay J, Davidson LL, Feder G, Taft A. Screening women for intimate partner violence in healthcare settings. *Cochrane Database Syst Rev* 2015;**22**;**7**:CD007007.
20. Hamberger KL, Rhodes K, Brown J. Screening and intervention for intimate partner violence in healthcare settings: creating sustainable system-level programs. *J Womens Health (Larchmt)* 2015;**24**:86–91.
21. Jewkes R. Intimate partner violence: the end of routine screening. *Lancet* 2013;**382**:190–91.
22. Kiely M, El-Mohandes A, El-Khorazaty M, et al. An integrated intervention to reduce intimate partner violence in pregnancy: a randomized controlled trial. *Obstet Gynecol* 2010;**115**:273–83.
23. Tiwari A, Leung WC, Leung TW, et al. A randomised controlled trial of empowerment training for Chinese abused pregnant women in Hong Kong. *BJOG* 2005;**112**:1249–56.
24. National Institute for Health and Care Excellence (NICE). Domestic violence and abuse. Quality standard [QS116]. 2016. Available at: https://www.nice.org.uk/guidance/qs116/resources/domestic-violence-and-abuse-75545301469381 (accessed 7 February 2016).
25. Noll JG, Trickett PK, Putnam FW. A prospective investigation of the impact of childhood sexual abuse on the development of sexuality. *J Consult Clin Psychol* 2003;**71**:575–86.
26. Lalor K, McElvaney R. Child sexual abuse, links to later sexual exploitation/high risk sexual behavior, and prevention/treatment programs. *Trauma Violence Abuse* 2010;**11**:159–77.
27. Subramanian S. Victims of sexual assault in childhood face a higher risk of future abuse. Research is suggesting ways of breaking the cycle. *Sci Am Mind* 2016;**27**:58–61.
28. Matlow RB, DePrince AP. The influence of victimization history on PTSD symptom expression in women exposed to intimate

partner violence. *Psychol Trauma* 2013;**5**:241–50.
29. Silverman JG, Raj A, Mucci LA, Hathaway JE. Dating violence against adolescent girls and associated substance use, unhealthy weight control, sexual risk behaviour, pregnancy, and suicidality. *JAMA* 2001;**286**:572–79.
30. Edwards KM, Gidycz CA. Stalking and psychosocial distress following the termination of an abusive dating relationship: a prospective analysis. *Violence Against Women* 2014;**20**: 1383–97.
31. Logan T, Walker R. Partner stalking: psychological dominance or "business as usual"? *Trauma Violence Abuse* 2009;**10**:247–70.
32. Edwards KM, Gidycz CA. Stalking and psychosocial distress following the termination of an abusive dating relationship: a prospective analysis. *Violence Against Women* 2014;**20**:1383–97.
33. Logan TK, Cole J. The impact of partner stalking on mental health and protective order outcomes over time. *Violence Vict* 2007;**22**:546–62.
34. United Nations Children's Fund. Sexual violence against children. Available at: http://www.unicef.org/protection/57929_58006.html (accessed 3 January 2016).
35. Children's Commissioner. Inquiry into child sexual abuse in the family environment. Available at: http://www.childrenscommissioner.gov.uk/sites/default/files/publications/Protecting%20children%20from%20harm%20-%20full%20report.pdf (accessed 3 January 2016).
36. NSPCC. Putting the spotlight on sexual abuse. Available at: https://www.nspcc.org.uk/fighting-for-childhood/news-opinion/putting-the-spotlight-on-sexual-abuse/ (accessed 7 February 2016).
37. NSPCC. Signs and symptoms and effects. Available at: https://www.nspcc.org.uk/preventing-abuse/child-abuse-and-neglect/child-sexual-abuse/signs-symptoms-effects (accessed 7 February 2016).
38. Ports KA, Ford DC, Merrick MT. Adverse childhood experiences and sexual victimization in adulthood. *Child Abuse Neglect* 2016;**51**:313–22.
39. Kloppen K, Haugland S, Svedin CG, Mæhle M, Breivik K. Prevalence of child sexual abuse in the Nordic countries: a literature review. *J Child Sex Abus* 2016;**25**:37–55.
40. NSPCC. Letting the future in. Available at: https://www.nspcc.org.uk/globalassets/documents/research-reports/letting-the-future-in-evaluation.pdf (accessed 5 February 2016).
41. United Nations Children's Fund. Sexual violence against children. Available at: http://www.unicef.org/protection/57929_58006.html (accessed 5 February 2016).
42. NHS Health Scotland. National gender-based violence and health programme. Available at: http://www.gbv.scot.nhs.uk/gbv/commercial-sexual-exploitation (accessed 5 February 2016).
43. US Government Office of Trafficking in Persons. Fact sheet: sex trafficking (English). 2012. Available at: http://www.acf.hhs.gov/programs/endtrafficking/resource/fact-sheet-sex-trafficking-english (accessed 5 February 2016).
44. Organization for Security and Co-operation in Europe. Protocol to prevent, suppress and punish trafficking in persons especially women and children supplementing the United Nations Convention against transnational organized crime. Available at: http://www.osce.org/odihr/19223?download=true (accessed 7 February 2016).
45. Crown Prosecution Service. Honour based violence and forced marriage. Available at: http://www.cps.gov.uk/legal/h_to_k/honour_based_violence_and_forced_marriage/#a01 (accessed 7 February 2016).

第11部分

妇科泌尿疾病与盆底病变

第56章　盆腔器官脱垂　719

第57章　尿失禁　730

第58章　粪失禁和肛门直肠功能障碍　741

第59章　分娩创伤　752

第60章　性功能障碍　768

第56章

盆腔器官脱垂

Suneetha Rachaneni, Anupreet Dua, Robert Freeman

引言

盆腔器官脱垂(POP)是一种与女性盆腔器官位置变化相关的感觉、结构和功能的异常。膨出、阴道下垂或“脱出物”等症状通常在长时间站立或运动后更严重,仰卧时好转。其他症状包括膀胱功能、肠道功能和性功能障碍。脱垂在膀胱和/或直肠充盈,腹部紧张(例如,排便)的情况下可能更明显。由于手术成本、预期寿命的延长和对更好生活质量的需求不断增加,POP不仅仅是老年女性的一个问题,也是对未来的健康经济挑战。

流行病学

目前还缺乏关于POP的自然发病史、发病率和患病率的可靠流行病学研究。有阴道分娩的女性中,通过阴道检查统计的患病率在40%~50%之间。虽然在一般人群中,30%的女性有脱垂的迹象,但只有8.8%的女性有明显的脱垂症状并寻求治疗[1]。然而,目前尚不清楚是否有很大一部分女性“默默忍受痛苦”,而且不寻求帮助。

已知POP的患病率会随着年龄的增长而增加。据预测,到2050年,美国有症状性脱垂的女性数量将增加46%[2]。在英国,一项对寿命为80岁的孕产妇进行的纵向研究中,接受手术的终生风险为12%[3]。而在西澳大利亚[4],因POP而接受手术的终生风险高达19%。在丹麦的国家患者登记处也有类似的发现:一名80岁女性接受POP手术的终生风险为18.7%[5]。随着世界各地人口老龄化的增加,脱垂造成的疾病负担可能会进一步增加。

在英国,子宫切除术后需要手术治疗的POP发生率为3.6/1000[6]。而在子宫切除术后15年,累积风险上升到5%。

随着对月经异常而进行子宫切除手术的减少。子宫切除术后POP的发生率预计呈下降趋势。

脱垂的危险因素

脱垂的病因可能是多因素的。可能的危险因素包括妊娠、阴道分娩、结缔组织疾病、盆底去神经或无力、体重指数(BMI)增加、吸烟、绝经、既往子宫切除术和腹内压力的慢性升高(例如,慢性紧张伴便秘)。

POP的风险随着阴道分娩次数的增加而增加,如表56.1所示。[7]

病理生理学

DeLancey和Norton使用“船与干船坞理论”[8]来解释盆底肌肉和支撑韧带之间的相互作用。船类似于盆腔器官,绳子类似韧带和筋膜,水类似盆底肌肉的支持层。宫颈和阴道上部的结缔组织支撑维持子宫/宫颈和阴道上在提肌板上的位置。当盆底肌肉放松或受损时,盆底器官必须依靠韧带和筋膜固定。如果盆底肌肉不能主动支撑器官,结缔组织就会被拉伸和损伤。

DeLansey(框56.1)已经描述了3个平面的支撑[9]。

腹内压力的增加压迫阴道对抗提肌平面,而不

表56.1 脱垂的危险因素

危险因素	脱垂的优势比(95% CI)
一次阴道分娩	2.8(1.1~7.2)
两次阴道分娩	4.1(1.8~9.5)
三次阴道分娩	5.3(2.3~12.3)
肠易激综合征	2.8(1.7~4.6)
便秘	2.5(1.7~3.7)
健康状况不佳	2.3(1.1~4.9)
超重(BMI 25~30kg/m^2)	2.51(1.18~5.35)
肥胖(BMI>30kg/m^2)	2.56(1.23~5.35)

框56.1 3平面支撑

第1平面支撑：阴道上部靠近子宫颈，由子宫骶骨和主韧带支撑。

第2平面支撑：这种支持包括前部耻骨颈筋膜和后部直肠阴道隔，是盆腔筋膜的一部分。该支架通过骨盆弓腱筋膜连接阴道和骨盆外侧壁。

第3平面支撑：阴道前方与尿道融合，并嵌入会阴膜(泌尿生殖系统隔膜)的结缔组织中。在侧面，它与肛提肌的边缘融合。在后方，它与会阴融合。泌尿生殖系统隔膜形成了一个平台来支持阴道的下1/3。

DeLancey JO. The anatomy of the pelvic floor. Curr Opin Obstet Gynecol 1994;6(4):313-6 with permission from Wolters Kluwer.

是通过提肌间隙，并防止盆腔器官通过间隙下降。子宫和阴道的肌肉和(或)结缔组织支撑的损伤，包括子宫骶和(或)主韧带和(或)肛门提肌撕裂或拉伸，或阴道分娩时可发生神经肌肉损伤。

在分娩的第二阶段，母体腹壁和呼吸横膈肌的自主收缩是与子宫收缩高峰相吻合的，从而驱动胎儿头部通过肛提肌裂孔。胎儿头部会显著拉伸盆底肌肉。在女性盆底的三维几何模型中，可以预测第二阶段的肛提肌拉伸比，发现耻骨尾骨肌，最内侧的提肌，具有最大的组织应变，拉伸比(拉伸/原始组织长度下的组织长度)为3.26。髂尾骨、耻骨尾骨和耻骨直肠肌的最大拉伸比分别为2.73、2.50和2.28。组织拉伸比与胎儿头部大小成正比。使用产钳、肛门括约肌撕裂和会阴切开术，将提肌损伤的比率分别增加了14.7倍、8.1倍和3.1倍。横纹肌的过度拉伸是导致肌肉损伤的一个原因：在延长收缩时对横纹肌进行的机械操作越多，发生拉伸相关损伤的风险就越高[10,11]。

在一个由尸体解剖构建的分娩期间神经拉伸损伤的三维模型中，直肠下神经承受的最大应变为15%~35%，大小取决于会阴下降的程度。支配肛门括约肌的会阴神经分支的应变达到33%，而支配后阴唇和尿道括约肌的分支的应变分别达到15%和13%。神经固定点越近，神经受到的张力越大。

因此，在第二阶段，支配肛门括约肌的神经被拉伸超过了15%应变阈值，会引起永久性神经损伤，而会阴下降的程度会影响阴部神经张力[12]。在分娩创伤后，盆底肌肉组织和括约肌的部分性或完全性去神经化可能会在许多年后(绝经后)表现为盆底器官下降和(或)尿失禁[13,14]。

结缔组织和(或)肌肉支撑的损伤导致子宫/阴道和提肌平面之间关系的变形。腹内压力的增加可能使子宫和阴道顶端处于肛提肌间隙上方，导致盆腔器官向下移位[9]。第1平面损伤可能导致子宫下降、肠膨出或穹隆脱垂。第2平面损伤导致膀胱膨出和直肠膨出。第3平面损害导致膨出加重和高级别的POP。

脱垂症状

国际妇科泌尿外科协会(IUGA)和国际尿控协会(ICS)最近发表的一份联合报告[15]对POP的症状指出，最常见的症状是阴道壁膨出或“有东西”向阴道或通过阴道突出来。其他症状可能包括：

• 骨盆上区域和(或)骨盆的压迫感、沉重感或牵拉感。

• 由于脱垂部位皮肤溃疡导致的出血，分泌物，或感染。

• 指压复位，需要用手指将脱垂复位，对阴道、会阴或直肠施加手动压力，以分别协助排尿或排便。

• 腰背部痛。

• 下尿路症状/膀胱过度活跃、性功能障碍(由于全身和生殖器外观不良而引起的性交困难和心理症状)。

• 阴道疼痛很少是POP的症状。

性功能障碍的症状

POP可能导致女性在性活动中体验到的正常感觉和(或)功能的异常：

• 性交困难(浅、深):与尝试或完全阴道插入相关的持续或复发性疼痛或不适。

• 性交阻塞:由于凸起/POP的阻塞,无法导致阴道插入。

• 阴道松弛:主诉阴道过度松弛。

• 由于生殖器的身体外观不良而导致的性欲丧失。

直肠功能障碍

• 肛门失禁。
• 直肠不完全排空,手指压迫可缓解。
• 排便急迫。
• 直肠脱垂。

骨盆腔器官脱垂的临床评价

POP是一种临床诊断,根据症状和解剖异常改变的程度(下降)进行分类,这取决于缺损的部位和所涉及的盆腔器官。

设计一个客观的、可重复性的脱垂分级系统一直存在困难。同一观察者的连续检查和不同观察者检查间存在的差异可能较显著,从而导致观察结果不准确。这使得很难比较同一检查者或不同检查者[16]的检查结果。

国际泌尿协会(IUGA/ICS)推荐的盆腔器官脱垂定量系统(POP-Q)[17]是一种客观的、部位特异性的系统,用于描述、定量和分期女性[15,18]的POP。在这个系统中,9个位点的特定测量值记录在网格表中(图56.1)。在POP-Q系统中有6个可定义的测量点——Aa、Ba、C、D、Ap和Bp——以及其他3个指标——gh、tvl和pb(定义见图56.1)。每一个都以处女膜为界以上/近端为负数,处女膜以下/远端为正数(厘米为单位),处女膜的平面被定义为零(0)。选择处女膜作为参考点,因为它的识别更精确。POP-Q提供了一个标准化的工具,用于记录、比较和交流不同患者,以及同一患者不同时期的临床结果的可靠性[17]。

巴登-沃克中途评分系统(Baden-Walker Halfway Scoring System)是第二个常用的系统。它由4个等级组成:

• 0级:无脱垂。
• 1级:盆腔器官下降未达到处女膜水平。

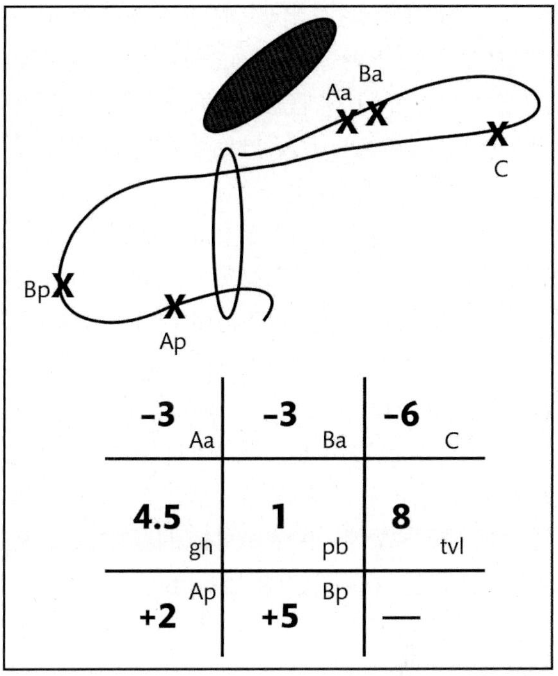

图56.1 POP-Q评分网格表。Aa:前壁A点;Ap:后壁A点;Ba:前壁B点;Bp:后壁B点;C:宫颈或阴道残端;D:后穹隆(如有宫颈);gh,阴裂长度;pb,会阴体长度;tvl,阴道总长度。Source data from Persu C, Chapple CR, CauniV, et al.Pelvic OrganProlapse Quantification System(POP-Q) - a new era in pelvic prolapse staging.*J Med Life*2011;4(1):75-81.

• 2级:盆腔器官下降达到处女膜水平。

• 3级:盆腔器官下降超过处女膜水平但未完全性脱垂。

• 4级:盆腔器官完全性脱垂。

虽然是描述性的,但巴登-沃克系统也存在一些缺点。例如,增加1cm脱垂可能就会导致脱垂分级的增加。它不提供关于阴道总长度和生殖器裂孔长度的信息。此外,与POP-Q系统[19]相比,巴登-沃克系统的观察者间一致性更低。

所有的POP检查应在女性患者膀胱排空(如果可能的话,直肠也应排空)条件下进行。膀胱或直肠的充盈已被证明可以限制脱垂[20]的下降程度。在检查过程中,女性体位应选择能尽量最大程度显示脱垂的情况(左外侧、仰卧位、站立或截石位)。如果脱垂不能在一个位置看到,那么可以考虑让女性在站立位接受检查。患者在截石体位评估的POP程度与直立评估结果一致性良好;然而,总体来说,站立检查可发现更高程度的脱垂[21]。

处女膜仍然是脱垂描述的固定参考点。需要

测量一个或多个阴道前壁、阴道后壁、阴道(子宫颈)或阴道顶端(阴道穹隆或残端瘢痕)在Valsalva动作或咳嗽时的下降程度。以处女膜水平为固定点，测量盆腔器官的下降与处女膜水平的关系(框56.2)。

Swift等人描述了一种简化的POP-Q评分，包括上述1~4阶段，而去除了阶段0[22]。晚期阴道前壁脱垂通常涉及子宫或阴道穹顶(如果没有子宫)下降。少数情况下，在重建手术前可能有前部肠疝膨出(腹膜疝，可能还有腹部内容物)形成。而阴道后壁脱垂通常是由于直肠突出进入阴道(直肠膨出)造成的。既往子宫切除术后的晚期阴道后壁脱垂通常会涉及阴道穹隆(残端瘢痕)下降和可能的肠膨出。存在完整子宫的情况下也可能发生肠膨出。

脱垂类型

相当数量的女性由于整体盆底无力而出现多个腔室脱垂。衰老和绝经引起盆底肌 力下降和纤维减少，导致盆底功能障碍[23,24]。这些症状可以发生在不同的时间点，患者可能在手术矫正脱垂后多年在新的部位出现脱垂。

前室脱垂

阴道顶端的支撑和(或)阴道前壁的损伤可能导致膀胱膨出或子宫下降。前腔室脱垂/膀胱膨出占阴道膨出症状的51%[7,25]，是膨出症状最常见的组成部分。症状还包括尿道和膀胱膨出对尿道和膀胱颈的“扭结”导致排尿困难。在某些情况下，手术矫正后，术前存在的尿道括约肌纤弱的情况可能会显露出来，导致所谓的隐匿性尿失禁。

框56.2 POP-Q分期

- 第0阶段：未出现脱垂。
- 第1阶段：脱垂的大部分远端部分在处女膜水平以上1厘米以上。
- 第2阶段：脱垂的大部分在处女膜平面近端或远端1厘米或更少。
- 第3阶段：脱重的最远端部分超过处女膜平面以下1厘米，但脱垂至少比阴道总长度少2厘米。
- 第4阶段：脱垂的最远端部分超过处女膜平面以下的长度比阴道总长度少2厘米或更严重甚至完全脱垂。

中央室脱垂

子宫下降或阴道穹顶/顶点脱垂(既往子宫切除术患者)是中央腔室脱垂的组成部分。过度拉伸或失去1平面的支撑可能是其发生的原因。

阴道穹隆脱垂可同时存在顶端的肠膨出、一定程度的高位膀胱膨出和耻骨宫颈筋膜和直肠阴道筋膜分离的高位直肠膨出(图56.2)。阴道上方的腹膜被拉伸，并直接与阴道上皮接触，形成了一个真正的疝气。这些成分的疝气可能会拉伸阴道壁，导致阴道皱褶消失。因此，在临床检查中，识别中央腔室脱垂的各种成分可能是比较困难的。

后室脱垂

直肠膨出是由于直肠通过直肠与阴道间隔的缺损突出进入阴道腔(图56.3)。

盆腔器官脱垂的处理

POP处理选择取决于症状的类型和严重程度、所涉及的腔室、共存的尿路或肠道症状以及出现新症状的风险，以及患者因素，包括一般健康、BMI和最重要的是他们对治疗的期望。此外，希望保留性功能可能会影响治疗的选择。

保守的管理

盆底物理治疗/盆底肌肉训练有助于改善脱垂

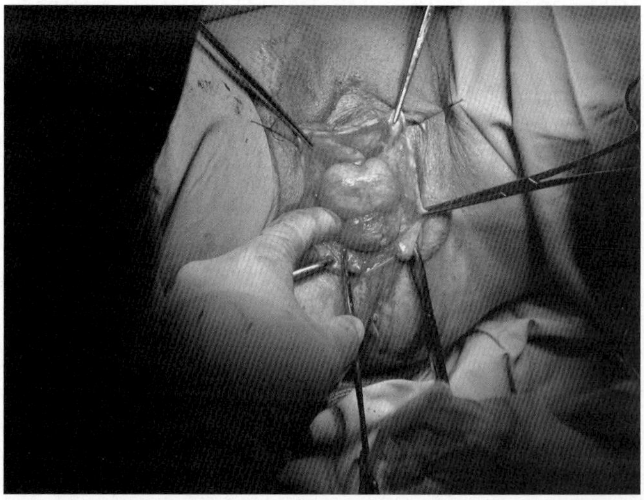

图56.2 后腔室肠膨出。(Reproduced with permission of Mr S Radley.)

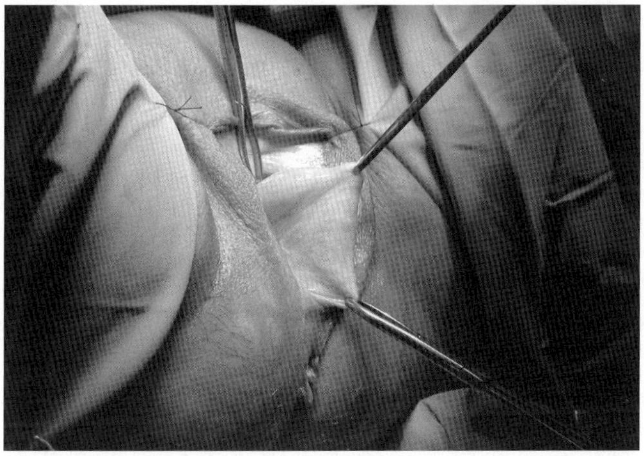

图 56.3 直肠膨出。(Reproduced with permission of Mr S Radley.)

的症状,以及任何同时存在的尿或大便失禁[26,27]。在一项随机对照试验(RCT)中,相对于观察等待,盆底肌肉训练可以明显改善1期和2期脱垂患者的盆底症状(43%的盆底肌肉训练与14%的观察等待)[28]。来自多中心的关于监督盆底肌肉训练与无干预的研究证据表明,在1年结束时,监督进行盆底肌肉训练患者主诉脱垂症状明显减少。POPQ评分的脱垂定量数值有所减少,但差异无统计学意义[26]。

机械支撑

各种大小和形状的子宫环和子宫托对于不希望或不适合接受手术的患者是很有用的。而在某些情况下,它们还可以用作评估盆腔器官支持对脱垂症状影响的实验,例如,在一些患者中,不清楚沉重感是由于脱垂还是其他病理情况时(例如中枢敏感化)。环形子宫托可以用于性活跃的女性。大多数女性使用子宫托解决了膨出的症状,近50%的女性主诉其伴随的尿路症状有改善。但隐匿性应激性尿失禁可能在子宫托放置后表现出来(21%)从而导致患者的不满意[29]。

其他种类的宫颈托,包括架板状、甜甜圈状和立方体子宫托是占空间的,可以用于性生活不活跃的女性。在一项比较子宫托和手术治疗脱垂的随机试验中,1年结束时,主观结果没有发现差异[30,31]。使用12个月后,患者对子宫托的满意度为59.2%。在子宫托治疗的女性中,只有28%的女性在5年的随访结束时继续使用子宫托[31,32]。停用的理由包括未能保存子宫托,在进行日常活动时子宫托排出,不适,渴望手术,以及置入/拆卸子宫托时困难或疼痛。生殖器裂孔扩大、阴道分娩胎次多和既往子宫切除术的女性可能无法使用某些类型的子宫托(图56.4)[32]。

继续使用子宫托长达12个月的女性诉有阴道分泌物、感染,在某些情况下,由于接触子宫托[33]而导致阴道上皮溃疡。既往接受过POP手术和复发性脱垂的年轻女性停止基础治疗的比例较高[34]。

在长期随访期间,12%的子宫托使用者有轻微并发症,包括疼痛、出血、溃疡或消瘦、嵌塞和便秘[32]。由于"忽视/遗忘"子宫托问题(患者未进行常规随访和子宫托的及时更换)而出现的罕见并发症,包括瘘管(膀胱阴道和直肠阴道)、穹隆穿孔,子宫托嵌入顶部生长的肉芽组织[35]。

低剂量阴道雌激素可能缓解这些不良副作用,但目前尚未有随机对照试验提供其益处和使用频率的确切数据。一项小型研究表明,女性使用非环形子宫托且使用阴道雌激素,可减少溃疡、出血和分泌物的概率[36]。通常,大多数临床医生建议每4~6个月更换子宫托,以及时识别和管理相关并发症。在IUGA的一项调查中,35%的成员表示,每3个月更换一次架板等类型子宫托,31%的成员每6个月更换一次[37]。

脱垂手术治疗

脱垂手术的目的是恢复解剖结构和缓解症状(如

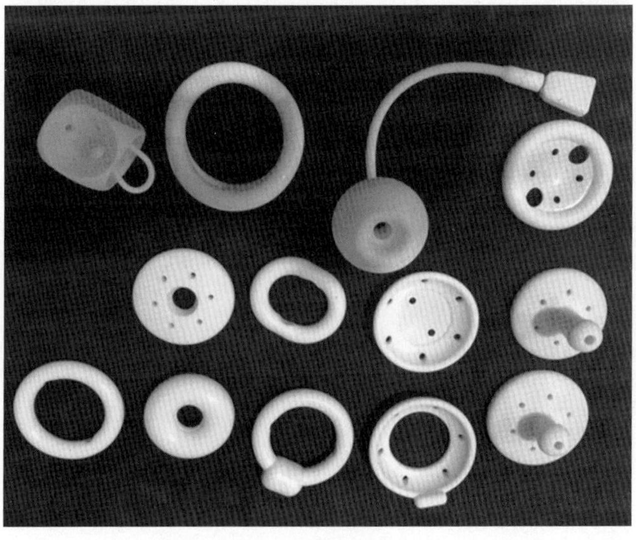

图56.4 各种类型的子宫托。

膨出的感觉）。在Barber等人的一项研究中，92.1%的患者得到了主观治愈（无隆起症状）[38]。选择是否适当取决于缺陷的类型、既往有无任何盆腔或脱垂手术史、女性的年龄、BMI和麻醉适应性，以及保持阴道长度和性交能力的愿望。

阴道子宫切除术

这是传统的手术，用于有严重子宫脱垂、已经没有生育要求的女性。术中先将膀胱和直肠与子宫分离，然后进行子宫切除术。对顶端的支持（如McCall韧带成形术）是通过将子宫骶韧带折叠到阴道穹隆顶点，然后缝合来实现。在某些情况下，在McCall手术后，如顶点支持不理想，可以添加骶棘韧带固定术（后面描述）。在一项对62例女性进行的回顾性病例对照研究中，比较了阴道子宫切除术中骶棘韧带固定和改良的McCall韧带成形术，骶棘韧带固定在手术时间、失血量和脱垂复发方面低于McCall韧带成形术[39]。

子宫的保留

对于希望保留子宫的女性，骶骨固定术可以通过开放或腹腔镜的方法进行。合成网片用于悬挂子宫颈连接到骶岬或S1腰椎的位置。一项针对82名女性的随机对照试验报告，39%的骶骨子宫固定术后（16/41）出现主观失败（因脱垂症状在1年内咨询），而子宫切除术[40]后的比例为12%（5/41）。

采用阴道入路（骶棘韧带子宫固定术）进行子宫保留手术，是将子宫颈附着在骶棘韧带上[41,42]。与阴道子宫切除术和脱垂修复相比，子宫固定术拥有更短的手术时间、更少的失血量和更快的术后恢复[41]。在一项多中心随机对照试验中，比较了保留子宫的经阴道骶棘韧带固定术与经阴道子宫切除术和子宫骶骨悬吊术的结果，在随访12个月时，膨出症状的复发率和再手术率相似。

在12个月后中盆腔顶端伴膨出症状的解剖复发率和复发性脱垂重复手术率方面，骶棘韧带子宫固定术较于经阴道子宫切除术/子宫骶骨悬吊无劣势。两组患者的功能结局、生活质量、并发症、住院时间、术后恢复指标和性功能无差异。然而，在就"哪一种手术对哪一种患者最好"提出任何建议之前，还需要进行长期随访。

"穹隆或子宫脱垂手术评估"（VUE）研究旨在评估中盆腔顶点脱垂的临床疗效和不良事件；一旦完成，这将为患者提供有价值的信息，有助于建议患者对这些不同的手术进行选择[43]。

穹隆脱垂

11.6%的因子宫脱垂和1.8%因其他良性疾病原因接受阴道子宫切除术的女性可能会发生子宫切除术后的穹隆脱垂[44]。手术修复可通过腹部入路（腹腔镜骶骨阴道固定术或开放式经腹手术）或阴道（骶棘固定）进行。在一项研究中，据报道，3%~9%的病例在开放或腹腔镜骶阴道固定术后发生网片侵蚀[45]。英国NICE指导经腹部脱垂手术，技术包括骶骨子宫固定术和骶骨阴道固定术，这两种手术使用网片可能会有严重和公认的并发症，需要在临床管理、许可和审计方面进行标准化流程操作[46,47]。

骶棘韧带固定术

经阴道骶棘韧带固定是一种安全有效的中盆腔顶点支持技术，无须使用网片等修复材料（图56.5）。充分游离直肠旁间隙，剥离至骶棘韧带，并通过韧带确定正确的缝合位置，以悬吊阴道顶 端是关键步骤。缝合时靠近神经血管阴部束是此术式的一个重要危险因素，可能导致血肿和慢性臀部疼痛等并发症。其他并发症包括膀胱或 肠道的损伤。Shull描述了通过阴道进行骶棘韧带固定术，成功率为90%。然而，该手术的安全性受到输尿管损伤风险增加（11%）的限制[48]。

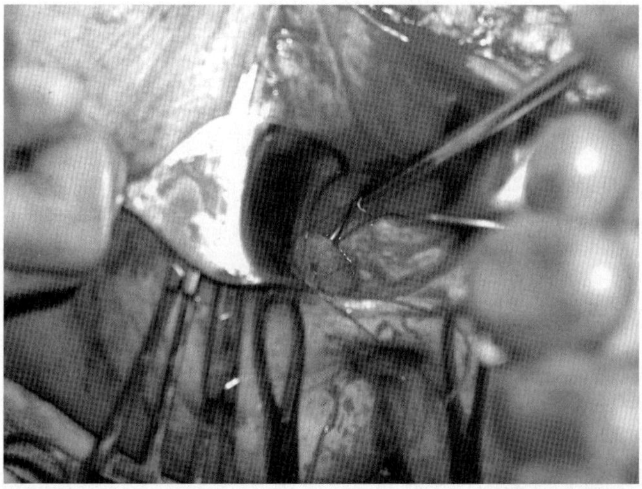

图56.5 骶棘韧带的识别及使用MiyaHook进行骶棘韧带的固定。

阴道闭合术

对于不希望保留阴道的女性来说，阴道闭合术是一种适用于所有类型脱垂的闭塞性手术。首先锐性分离尿道上2cm至阴道穹隆下1cm之间的阴道上皮（同法处理阴道后壁）。再将阴道穹隆复位后，使用可吸收的缝合线缝合筋膜（折叠），以去除前后部的脱垂。该过程是近似从穹顶到阴道口水平将阴道前壁上皮缝合到阴道后壁上皮，而在两侧各留下一个外侧"隧道"。

阴道闭合术具有手术时间短、复发率低、老年患者恢复速度快的优点。据报道，2~5年随访的成功率为91%~100%[49]，失败率为4%[50]。

骶骨阴道固定术

经腹部骶骨阴道固定术是使用合成网片将穹隆顶端悬吊到骶骨岬的金标准手术[40]。通过腹腔镜或开腹手术打开骶骨岬表面的腹膜组织，然后确定阴道穹隆位置，并从阴道前壁上分离膀胱。然后将合成网使用固定钉或不可吸收缝合线固定在骶岬和阴道穹隆之间。

与骶骨阴道固定术相关的风险包括阴道补片暴露（2%~5%）、新发便秘/梗阻性排便综合征（10%）、围术期膀胱（1%）或肠道（0.1%）损伤、新发性交困难（1%~3%）、盆腔脓肿（<1%）、椎间盘炎（<0.1%）、内脏（膀胱、直肠）网片暴露（<0.1%）、神经性疼痛和新生尿失禁[51]。

通过开腹手术和腹腔镜进行骶骨阴道固定术的结果在临床上相当。随访1年后，在开腹骶骨阴道固定术组，90%的女性感觉"好多了"，而在腹腔镜组，80%的女性感觉"好多了"。只要有适当的临床管理和审核，目前关于使用骶骨阴道固定术进行阴道穹隆脱垂修复的安全性和有效性的证据似乎足以支持该手术的使用[40]。

前盆腔脱垂

膀胱膨出的阴道自体组织修复是指从阴道前壁剥离阴道筋膜，并使用可吸收缝合线折叠筋膜。前盆腔脱垂是阴道膨出症状最常见的组成部分，据报道解剖复发率非常高，大于40%。脱垂手术后的成功在很大程度上取决于定义治疗成功的标准。当使用 严格的解剖标准时，成功率较低。

IUGA/ICS联合报告[15]建议，前盆腔修复手术需报告接受POP手术的女性的以下结果：

• 主观指标：患者报告的结果（特别是有无阴道膨出症状）、满意度、生活质量。

• 客观指标：POP-Q，采用其他分类，如巴登-沃克系统的脱垂分级。

考虑到脱垂的严重程度与女性症状之间的相关性较差，通过让患者为手术结果设定具体目标，并在术前和术后进行比较，可以更好地满足患者的期望。使用患者满意度问卷和生活质量问卷的定性方法可以提高患者治疗POP时的患者满意度和总体预后[56]。

后盆腔脱垂

阴道后壁修补术是修复后盆腔缺损（如直肠膨出）最常见的手术技术。传统的后盆腔修复技术包括筋膜中线折叠或修复直肠阴道间隔筋膜无力或缺损的特定部位。后壁修复过程中，肛提肌折叠术 与性交困难（27%）和便秘（33%）的并发症发生率增加相关，不再 推荐使用[57]。经阴道入路比经直肠入路有更好的结果。然而，目前并不确定阻塞性排便症状是否在阴道后壁修复后得到改善。

直肠膨出的肠道症状常与其他盆底、肛肠和结肠疾病的症状重叠/共存。一些作者认为经阴道或会阴的手指缓解作用是手术可治愈的直肠膨出所特有的，但有时这些症状只有在粪便变硬时才会出现，并可能随着饮食的改变而改善。同样，尽管直肠可以完全排空，但直肠易激或并发肠膨出，乙状结肠膨出，或直肠肠套叠的情况也可以产生排空不完全的感觉[59]。女性患有会阴下降综合征时也可能在没有直肠膨出的情况下有排便困 难，并可能会紧夹臀部以帮助排便[60]。

直肠肠套叠首先为前折叠后进展到直肠壁的环状折叠；其延伸到肛管可能引起不完全排便的感觉[61]。直肠肠套叠的存在需要结直肠评估，因为后壁修复不太可能解决症状。

盆腔器官脱垂修复后的复发、再次手术和进一步手术

关于POP手术后的复发，更常见的情况是完全性肛提肌撕裂、生殖器间隙扩大和首次手术时的高级别脱垂（3~4期）[7]。复发性POP可能并不总是由

于首次手术的失败造成的。接受POP手术的女性一生中因新发的膨出症状而在不同的腔室接受手术的风险为10%。

研究通常会引用"再次手术率"这一指标,但其未能反映手术部位的时间和变化,这会降低结论的有效性,并可能对POP手术的真实"失败率"产生误导。在一项关于修复手术后随访的研究中,12%的女性在手术结束3个月后出现解剖性复发。然而,这些女性中的大多数都无症状。在手术结束50个月后进行随访,发现再手术率为3.4%[62]。最近,一些研究者专门研究了特定部位的复发,再手术率在2.8%~9.7%[63]。

手术复发/再手术率的定义一直是一个备受争议的话题。在新腔室部位的POP/修复被定义为"复发",这似乎是不合适的[53]。

在Price等人的一项研究中,61%的POP再手术发生在不同的腔室[64]。因此,由于定义的范围变化,"复发率"很可能被夸大了。为确保一致性,IUGA和ICS发布了一份关于2012年POP手术结果(复发/再手术)术语的联合报告,报告如下[65]:

POP的进一步手术是一个泛指性术语,指患者直接或间接进行的与初次手术相关的后续手术的数量。进一步的手术本身不应被解释为失败的衡量标准,因为成功和失败的定义将在个别研究的背景下进行定义。

进一步的手术可细分如下:

1.原发性脱垂手术/不同部位:在之前手术后的新部位进行脱垂手术。(如后盆腔修复术后的前盆腔修复)。

2.重复手术:对同一部位引起的脱垂进行重复手术。当出现手术组合时,如新发生的前盆腔脱垂的修复加上进一步的后盆腔脱垂修复,这些应分别作为初次前盆腔修复和重复后盆腔修复进行报告。

3.直接并发症,如出血和中长期并发症,以及疼痛或网片排异。

4.非POP相关疾病的手术:应激性尿失禁或大便失禁的后续手术。

在自体组织中线折叠修复手术中,已发现前盆腔脱垂复发率最高,为40%。虽然使用补片降低了复发率,但效果较小,并发症发生率较高。已有报道称[51],与Vicryl或Polylorb等快速可吸收缝合线相比,使用延迟可吸收缝合线如聚二恶烷酮已被证明可以在术后1年内减少症状性复发。[66] 然而,目前还需要更长期的随访。

顶端脱垂是症状性复发最常见的。在一项系统回顾和荟萃分析中,比较了使用网片的骶骨阴道固定术和经阴道自体组织手术,如骶棘韧带固定术的术后耐久性和解剖成功率,发现在术后1~2.5年的随访结束时,合并比值比为2.04(95% CI 1.12~3.72),使用网片的骶骨阴道固定术更具有优势[67]。

盆底手术中网片的使用

手术网片已被用于修复腹疝、应激性尿失禁、POP和结直肠功能障碍。合成网片和生物网片已被引入,通过网片为无筋膜或筋膜非常差的患者提供支持,降低POP手术的复发率。在重建手术中使用移植物的原则是强化自体组织。从逻辑上讲,在复发风险较高的女性中使用网片益处大于风险,虽然迄今为止还没有证据。网片材料必须安全,生物相容性好,并必须提供解剖和功能的支持。理想的材料应具有化学和物理惰性、非致癌、机械性强,同时具有柔韧性、非过敏性、非炎症性和不可被身体组织改变。到目前为止,没有一种网片满足所有这些标准,理想的网片仍在探索中[68]。

网片植入后的临床结果受到材料特性、产品设计、整体网片尺寸、植入途径、患者特征、相关手术(如子宫切除术)及外科医生经验的影响[69,70]。来自英国的大型多中心随机对照试验(前瞻性研究)比较自体组织、生物网片(移植试验)和不可吸收阴道网片(网片试验)的结果,在手术后2年,参与者报告的脱垂症状的主要结果中没有显示任何显著差异。该前瞻性研究的移植物试验结果表明,移植物(生物网片)组与接受自体组织修复的女性相比,报告"下降"感觉的女性更高。在为期2年的随访结束时,治疗效果比值为1.26(95% CI 1.01~1.58),P值为0.04[71]。在2年的随访期结束时,有12%的女性在使用合成网片治疗中出现了网片并发症[71]。对这些女性的长期随访将会进一步了解手术成功率和长期并发症的发生率。

POP手术中的网片已被证明与感染、组织排异、网片暴露、器官穿孔、网片收缩、盆腔疼痛和性功能障碍等并发症相关。在制造商和用户设备体验(MAUDE)数据库中已经报道了罕见但严重的并发症,包括死亡、瘘管形成和对邻近器官的网状侵蚀[72,73]。随着网状产品导致的并发症出现,法律诉讼导致一些网状产品从市场上撤出。NICE在其关于使用经阴道补片修复阴道前后壁的最新指南中指出,网片有严重且公认的安全问题,必须仅在研究中使用[74]。

新兴及新鉴定健康风险科学委员会的意见

欧洲委员会已要求新兴及新鉴定健康风险科学委员会(SCENIHR)评估泌尿外科手术中使用的网片的健康风险。在经过详细的证据审查后,科学中心得出结论,斟酌所使用材料的整体表面积、产品设计和所使用材料的性能是很重要的。与应激性尿失禁的手术治疗相比,POP手术中使用了大量的网片,这可能与较高的并发症发病率相关。只有在复杂的病例中,特别是在初次修复手术后失败的病例中,才应使用网片。经阴道POP手术的网片暴露率为4%~19%[75]。

SCENIHR 建议:

• 只有在复杂的病例中,才应该考虑植入任何补片治疗,特别是在初次修复手术失败后。

• 由于经阴道途径使用合成补片修复POP的风险增加,只有在其他手术已经失败或预计失败时才能使用。

• 尽可能限制所有手术的网片使用量。

• 需要进一步改进合成网片的成分和设计,特别是对于POP手术。

• 在现有国际指南的基础上,与相关的欧洲外科协会合作,建立并引入外科医生认证体系。

• 适当的患者选择和咨询,这一点对所有外科手术过程达到最佳结果是至关重要的,特别是对适应证的讨论。而讨论应该基于进一步的临床证据结果。应该以系统的方式收集到所有关于这些网片的证据。

在治疗女性应激性尿失禁和盆腔器官脱垂中,经阴道网片植入的使用、安全性和有效性的苏格兰独立审查

由于委员会对这些手术的安全性日益关注,从2015年起,苏格兰的阴道网片手术已经暂停。一项独立的综述得出结论,“在POP的手术治疗中,目前的证据并不表明使用经阴道植入物(聚丙烯网或生物移植物)比自体组织修复有任何额外的好处。经阴道网片手术不能常规使用”[68,76,77]。

预防

需要研究针对助产士和产科医生的教育,使他们认识到长时间分娩、第二产程中的长时间主动用力以及自然和工具助产的阴道娩的相关创伤影响。产妇发病率统计应包括阴道分娩对盆底的损害。卫生保健专业人员需要定期提醒女性长期进行盆底运动以对盆底健康产生良性影响。

结论和建议

随着世界各地人口老龄化的增加,POP的疾病负担将增加数倍。必须制定预防或减少症状性POP发生率(加强盆底运动的重要性)的策略。

提倡用延迟可吸收缝合线修复自体组织,以改善POP手术的主观结果。对于不希望保留性功能的女性,封闭性手术如阴道闭合术在提高患者满意度方面有作用。POP保留子宫手术的远期效果有待观察。对接受POP手术的女性的咨询应包括讨论其对阴道缩短 和狭窄以及手术修复留下瘢痕对性功能的影响。

虽然阴道手术是POP的主要治疗方法,但腹部手术(骶骨阴道固定术/骶骨子宫固定术)可能比阴道手术对顶端腔室脱垂能提供更好的手术结果。

缺乏关于预防或尽量减少症状性POP的干预措施的数据。需要进一步了解POP发展背后的病理学,分娩相关的神经和肌肉损伤。需要确定有风险的妊娠女性,并采取措施减少分娩相关的盆底创伤,如风险高,在与妊娠的女性患者讨论后可以考虑剖宫产。

(吴桂珠 杜贵强 译)

参考文献

1. MacLennan AH, Taylor AW, Wilson DH, et al. The prevalence of pelvic floor disorders and their relationship to gender, age, parity and mode of delivery. *BJOG* 2000;**107**:1460–70.
2. Wu JM, Hundley AF, Fulton RG, et al. Forecasting the prevalence of pelvic floor disorders in U.S. Women: 2010 to 2050. *Obstet Gynecol* 2009;**114**:1278–83.
3. Abdel-Fattah M, Familusi A, Fielding S, et al. Primary and repeat surgical treatment for female pelvic organ prolapse and incontinence in parous women in the UK: a register linkage study. *BMJ Open* 2011;**1**:e000206.
4. Smith FJ, Holman CD, Moorin RE, et al. Lifetime risk of undergoing surgery for pelvic organ prolapse. *Obstet Gynecol* 2010;**116**:1096–100.
5. Lowenstein E, Ottesen B, Gimbel H. Incidence and lifetime risk of

第57章
尿失禁

Jay Iyer, Ajay Rane

引言

根据国际尿控协会的最新定义，尿失禁(UI)是一种储存能力受损的症状，是“任何非自愿尿漏的疾病”[1]。尿失禁主要影响女性，虽不是致命的疾病；但会显著影响生活质量。尿失禁一般有3种类型：应激性尿失禁(SUI)、急迫性尿失禁(UUI)和混合性尿失禁(MUI)，混合性尿失禁与前面两种相关[2]。由于定义和测量方法、数据收集方法的差异及缺乏自我报告和抽样/缺少反馈等问题[3]，尿失禁流行病学的患病率差异显著。年龄、胎次、阴道分娩和体重指数是影响尿失禁患病率的重要因素。2005年，“尿路疾病患病率评估”(EPIC)研究是在5个发达国家进行的最大的人口调查(19 165人)，评估了男性和女性下尿路症状的患病率。膀胱过度活动症(OAB)的患病率总体上为11.8%；男性和女性的发病率相似，并随着年龄的增长而增加。OAB患病率比所有类型的UI总和(9.4%)还要高[2]。2008—2009年，澳大利亚失禁疾病(尿和粪便)的医疗支出估计为2.016亿美元(不包括住院老年护理费用)[3]。除了显而易见的健康问题，尿失禁的影响还延伸到了患者的社会生活和性生活方面[4]。

自制系统的解剖学和生理学

女性尿道，通常在妊娠第12周从泌尿生殖窦发育而来，是一个4cm的管状结构，始于膀胱颈，终于阴道前庭[5]。尿道外括约肌(压迫性尿道)位于尿道远端的2/3处(5~6水平)，由Ⅰ型(慢肌纤维)肌纤维组成。这个括约肌呈马蹄形，在后面有缺陷。在远端，括约肌沿耻骨支的下缘外侧展开，并固定在阴道前壁。这种结构对排尿控制至关重要。靠近前庭(3~4水平)的是尿道阴道括约肌，它与球海绵肌的收缩可以收紧泌尿生殖器裂孔。在远端，女性尿道由阴蒂悬韧带和耻骨膀胱韧带悬挂。就是这个吊床(1~2水平)，或者说是筋膜附着的吊带，将尿道固定在耻骨下[6](图57.1)。女性尿道的动脉供应来自阴部内、阴道和膀胱下支阴道动脉。静脉引流是通过阴部内静脉。

女性尿道是由近端移行细胞上皮和远端非角化鳞状上皮组成的多层管状结构。高度血管依赖和雌激素依赖的黏膜下层占尿道闭合压力的很大比例；因此，激素水平的明显下降可能会导致压力性尿失禁。膀胱的前端有一个尖状结构，底部是它的后下三角部分。当膀胱完全充满时，其容量可达500mL。膀胱三角区由两个输尿管口和尿道内口组成。膀胱颈是底部和下外侧面的交汇处，通向尿道。膀胱颈与膀胱上部不同，其逼尿肌层——移行上皮、固有层和黏膜肌层——可以明显分离。在女性中，膀胱颈的内部纵向纤维呈放射状汇聚向下，构成尿道的内部纵向层。膀胱和尿道由耻骨膀胱韧带支撑(表57.1)。

排尿的生理学

参见图57.2[7]。

尿失禁的分类

尿失禁的定义是尿液非自主性的排出，可能是尿道或尿道外漏尿[8]。

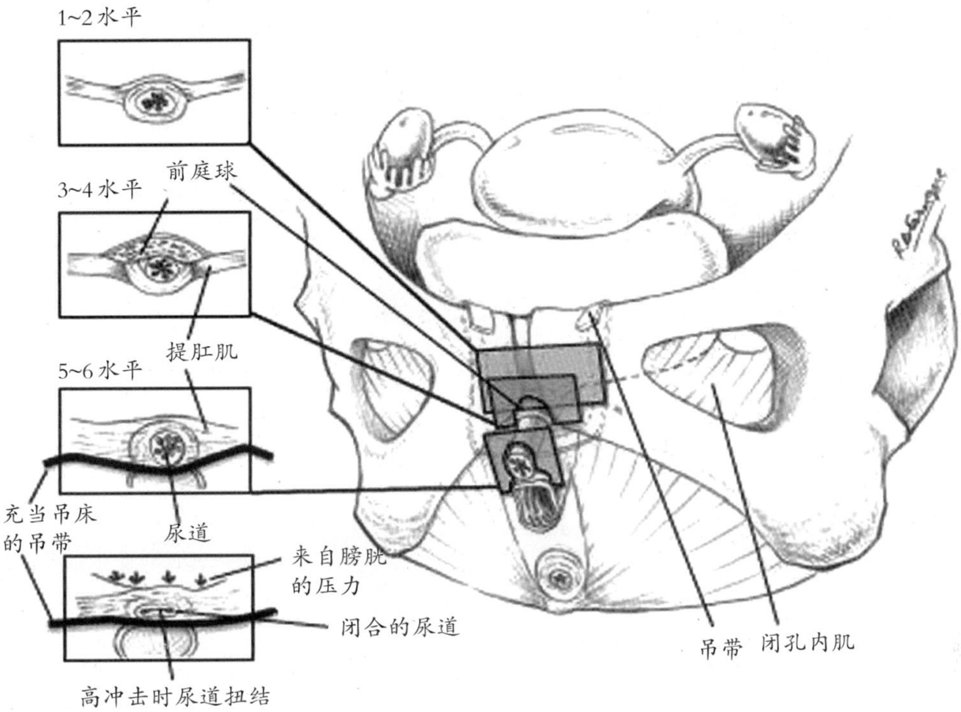

图 57.1 调节下尿路的传出通路和神经递质机制。

表 57.1 调节下尿路的传出通路和神经递质机制

副交感神经节后轴突	乙酰胆碱	M3 毒蕈碱受体	膀胱收缩
副交感神经节后神经		释放 ATP–氧化氮	激发膀胱平滑肌放松尿道平滑肌
交感神经节后神经元	去甲肾上腺素	受体	放松膀胱平滑肌
		激活α1肾上腺素受体	收缩尿道平滑肌
阴部神经轴突	乙酰胆碱	烟碱胆碱能受体	收缩外扩约横纹肌

尿失禁的分类：

1. SUI。
2. UUI。
3. MUI。
4. 其他：

(1) 暂时性的原因：

精神错乱。

尿路感染。

萎缩性尿道炎和阴道炎。

药物。

心理障碍，尤其是抑郁症。

尿量过多(例如，因心力衰竭或高血糖引起的疾病)。

流动性受限。

大便嵌塞。

(2)尿道憩室。

(3)膀胱阴道瘘。

(4)异位尿道。

在本章中，我们将主要关注临床实践中常见的3种女性尿失禁：

• UUI是指伴随急迫或紧急症状的非自主性漏尿的情况。

• SUI是用力、打喷嚏或咳嗽时不自主尿液漏出的情况。

• MUI是指即伴随急迫症状发生又与用力、打喷嚏或咳嗽有关的不自主尿液漏出的情况[9]。

人口统计资料

尿失禁是一种非常常见的症状，该疾病的患病率在7%~55%，SUI是最常见的(40%~55%)，其次是MUI(25%~40%)和UUI(约10%)[3]。随着年龄的增长，尿失禁的发生率增加，呈双峰分布，在年轻女性(主要是

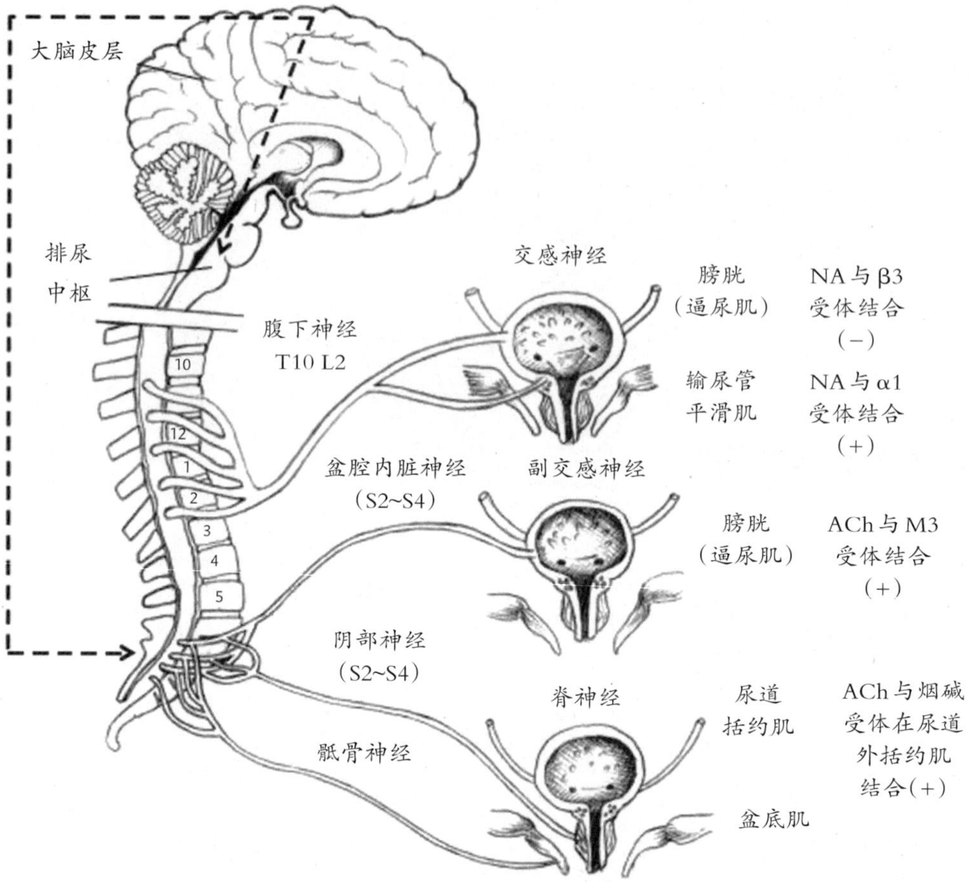

图57.2 药物治疗的生理机制及基础。

SUI)和绝经后女性出现高峰(MUI和UUI为主)。由于种族差异,尿失禁在白人女性中最常见,而在亚洲女性中最少见,在非洲裔美国女性中发病率中等。在母亲或姐妹中发现具有尿失禁家族史的情况并不罕见[10]。

女性尿失禁的评价

完善清晰的病史、临床检查和尿动力学测试是评估女性尿失禁的基础。有效的问卷,如Bristol女性下尿路症状问卷(MBFLUTS),通常在会诊前进行排尿日记,以便主观评估症状对患者生活质量的影响,并评估其对肠道和性功能的影响。

病史采集

记录病史是评估UI患者的一个关键因素,它使临床医生可以根据其症状将患者初步分类为SUI、UUI或MUI。病史也有助于评估患者独立或相关的排尿障碍。通常,与SUI相关的症状包括咳嗽、打喷嚏或高强度体力活动时的漏尿,偶尔还会有姿势和性交活动的改变。UUI患者主诉尿频、夜尿症、尿急,可伴或不伴有尿失禁。可能有症状重叠,偶尔急迫性尿失禁可能由咳嗽等活动触发,类似于压力性尿失禁。存在额外的MUI是常见表现,因此治疗必须要针对主要症状[11]。排尿障碍主要表现为排尿困难、尿流缓慢而紧张、尿流方向错误和排空不完全的感觉[12]。然而,如果患者存在持续的尿漏和尿道外尿漏的症状,可能提示存在尿瘘,需要进行适当的检查。女性可能主诉有阴道或子宫颈脱垂的盆底症状,表现为阴道口膨出物、阴道充盈感、双排泄、需要手指放入阴道排便和性功能障碍。

虽然盆底疾病经常在阴道分娩的女性中发现,但未分娩的女性和选择性剖宫产的女性患有尿失禁症状的情况并不少见。产科病史,特别是胎次、分娩方式、器械助产分娩、相关的阴道创伤和出生体重是一些重要的危险因素。同样,妇科疾病如大的肌瘤和卵巢囊肿可能导致尿失禁。绝经后尿失禁的症状可能会加重。在有排尿障碍的患者中,有耻骨后增强控尿术的手术史并不罕见,如耻骨后膀胱尿道悬吊固定术或Burch阴道悬吊术。既往的脊柱手术或复杂的结直肠手术也可能相关。

应排除慢性疾病，如糖尿病、结缔组织疾病、神经系统疾病，特别是帕金森症、多发性硬化症、脊髓损伤和慢性阻塞性气道疾病。诸如利尿剂、α-阻滞剂、α-激动剂等药物也可能导致下尿路症状。最后，询问咖啡因、酒精和碳酸饮料的摄入量是很重要的。

体格检查

随后应进行彻底的体格检查，以获得支持尿失禁病史的积极证据。通常情况下，这包括建立体重指数的一般检查，然后进行腹部、盆腔和直肠检查。一些患者可能需要集中的神经系统检查；然而，骶骨节段（S2~S4）的快速评估通常通过测试诸如球海绵体反射或肛门“眨眼”反射等反射来完成。腹部检查可能发现肿块；更常见的是，腹部瘢痕可能为既往手术提供线索，可能与患者的症状有关。

应进行局部生殖器检查，寻找阴道萎缩的迹象或尿渗漏导致外阴组织浸渍的迹象。最好是在仰卧位和站立位出现尿漏，并应寻找阴道/子宫颈脱垂的迹象。大的前部或后部（偶有），阴道脱垂可能产生尿道相对梗阻，从而损害膀胱排空能力。矛盾的是，阴道后壁脱垂可能会夹固膀胱颈和掩盖SUI；压迫脱垂可能会发现“隐匿性”尿失禁。

检查

尿液分析

所有病例均应进行尿液显微镜检查、培养和敏感性测试，以确定是否有血尿、脓尿、糖尿或蛋白尿的证据。在进行进一步的检查之前，应检测尿路感染和膀胱癌的证据。

残余尿检查

通过超声测量排空后残余尿量可以检测与慢性尿潴留相关的膀胱排空异常或尿失禁。膀胱排尿后残余尿量在50mL或以下被认为是正常的，200mL以上应进一步检查。

影像学

尿路超声扫描以显示肾脏、输尿管和膀胱的解剖结构，盆腔超声可确认/排除盆腔病变情况，如子宫肌瘤或卵巢囊肿。有时，可能需要进行CT或MRI扫描。

尿动力学概述

尿动力学测试包括对膀胱的储存、收缩和排尿功能的客观评估（图57.3）。在一些中心，也进行了柔性膀胱镜检查。这里只描述了这个操作，因为对其尿动力学方面的发现和这个操作的优缺点的讨论超出了本章的范围。

尿流率测量是尿动力学评估的第一部分，在大多数的研究中心，由于尿液动力学实验室的环境并不总是友好的，而且怯场可能会影响实验结果，所以实验是在厕所内进行的。这个测试要求膀胱舒适充盈的患者将尿液排入一个校准的流量计。试验期间记录的参数包括：

- 流量，即每秒通过尿道排尿的尿量。
- 排尿量，即通过尿道排出的总体积。
- 最大流量，即流量的最大测量值。
- 流量时间，即可测量的流量发生的时间。

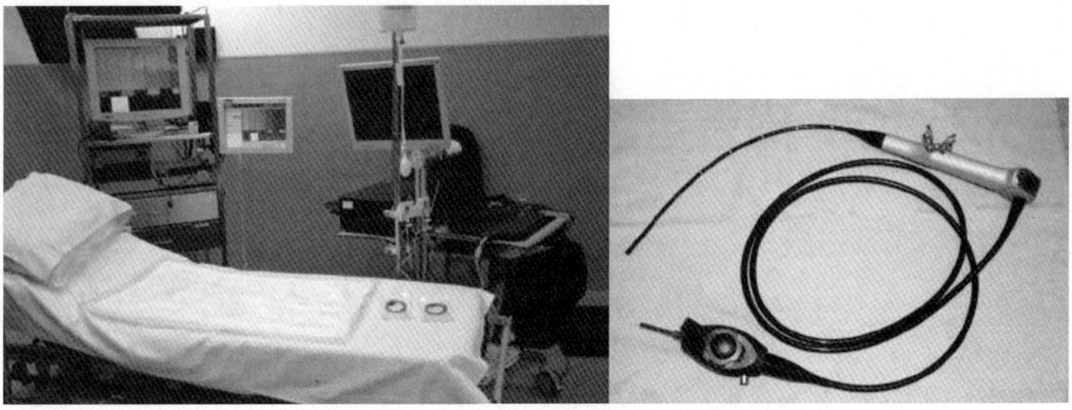

图57.3 尿动力学和柔性膀胱镜设置。

• 平均流量，即排尿的体积除以排尿时间。

基于所引出的模式，该测试是诊断排尿障碍的一个有用的辅助手段[13]。

膀胱内压测量法，显示膀胱的压力-体积关系。该测试包括充盈期、排尿期和尿道期，旨在重现患者的症状(即在实验室环境下的膀胱功能)。通常这种检查可以显示无症状的膀胱功能障碍；它也是客观评估术后成功/失败的有用工具。记录患者的膀胱充盈感、首次排空欲望、强烈排空欲望、紧迫感/疼痛感，并绘制相应的膀胱压力图。该测试包括插入一根尿道导管(典型的带有集成压敏尖端的填充导管)来测量膀胱压力，插入一根阴道/直肠导管来测量腹部压力。

即膀胱压力减去腹部压力的差值，就是逼尿肌压力。逼尿肌压力有时在排尿时测量；然而，它在检测女性梗阻性病变方面的价值有限。膀胱内压测量有助于区分由膀胱过度活动引起的SUI和UUI。它对MUI患者特别有用，对MUI的治疗，内科或外科，取决于其主要的发现。最后的评估是测量尿道压力(以mmHg为单位)或Valsalva泄漏点压力(以cmH_2O为单位)。UPP可能有助于诊断尿道功能缺陷，这被认为是SUI的主要机制。它在决定手术是否需要和类型方面的作用仍有争议。低Valsalva漏点压力/最大尿道闭合压力的患者被认为是内在括约肌缺乏，而大多数SUI患者渗漏的主要原因是尿道活动过度[13]。

膀胱镜检查

膀胱镜检查通常是一种可选的评估，一些机构将其作为尿动力学测试的一部分常规提供给患者。当患者有镜下或明显的血尿，膀胱疼痛，既往膀胱损伤，放疗和既往使用网片或胶带手术时，明确提示可以进行该操作。如果怀疑有尿道狭窄、尿瘘或憩室，膀胱镜检查也很有必要。

管理失禁

生活方式的改变和干预措施

尿失禁和压力性尿失禁相关的生活方式因素包括肥胖(一个独立的危险因素)、吸烟、繁重工作、高强度运动和便秘。腹部肥胖使腹内压力增加，腔内压力和尿道活动度增加，导致尿失禁。因此，这类患者应被推荐参加减重计划；研究表明，即使是体重减轻5%~10%也能显著改善失禁[14]。手术前体重明显减轻的肥胖女性可能会发现，体重下降可以减轻症状的严重程度，从而减少了手术的需要。至少，应该鼓励患者术前减肥。行为减肥干预应该作为超重和肥胖女性报告压力性尿失禁的一线治疗[15]。2型糖尿病患者尿失禁风险增加，减肥和生活方式干预也可降低其患病率。应鼓励女性合理地摄入液体和咖啡因，并戒烟；后者是SUI的另一个独立危险因素。慢性便秘可直接或间接通过阴部神经损伤引起盆底肌损伤。这些患者术后复发的风险也较高。因此，应该考虑饮食上的改变，如高纤维饮食，泻药和大便软化剂等。

盆底理疗/生物反馈的非药物作用

盆底肌肉训练(PFMT)的作用机制主要是力量训练和平衡。PFMT主要通过增加自主骨盆底肌肉的力量来改善尿道阻力和支持骨盆内脏，包括尿道支持。此外，PFM的自主收缩先于腹腔内压力的增加，可以防止尿漏[16]。PFMT方案被认为是通过改变肌肉的形态和位置来发挥作用，使患者潜意识产生类似于正常女性的收缩[17]。建议至少进行4个月的PFMT，以看到切实的结果；最初6~8周的改善主要是由神经适应引起的，随后是肌肉肥大，这一过程会持续几个月[18]。PFMT最好由训练有素的理疗师进行，是治疗UI的最佳一线治疗方法。如果6个月后没有改善，患者应考虑其他治疗策略。对那些无法收缩盆底肌肉，因此无法可靠地进行PFMT的女性，可以考虑使用生物反馈治疗。生物反馈装置，如阴道锥、测压仪和肌电图通常用于辅助PFMT。

定时或计划排尿是以增加排尿间隔从而试图抑制尿急和减少尿失禁发作的措施。盆底肌肉训练的理论是基于对盆底肌收缩可以抑制逼尿肌收缩的观察。增加盆底肌肉的力量和个人保持肌肉收缩的能力可以提供额外的时间(可能仅仅是几秒钟)到达厕所，避免尿漏[19]。

药物治疗

抗毒蕈碱药物已被用作OAB症状的二线治疗，目前没有一种药物明显比其他药物更加有效，而且这些都有可能引起患者痛苦的副作用[20]。因此，临床医生应根据药物特性和患者的特征进行个体化治疗。

膀胱内已知有五种毒蕈碱受体亚型，其中M2和M3亚型为主。M2受体的刺激会抑制逼尿肌的松弛，而M3受体的激活会导致逼尿肌的收缩（图57.2）。抗毒蕈碱药物（抗胆碱能药物）已经被开发出来作用于这两种受体。抗毒蕈碱药物包括曲司氯铵、索利那新、非索特罗定、托特罗定和奥昔布宁，可减缓尿急感，改善尿失禁。副作用方面，非选择性抗毒蕈碱药物如奥昔布宁最常见，索利那新最不常见。副作用通常包括口干、便秘和视力模糊。这些药物禁忌用于闭角型青光眼患者，对于慢性开角型青光眼患者也应谨慎使用。同样，这些药物可能导致膀胱颈梗阻而发生尿潴留。膀胱中同时含有α-肾上腺素能受体和β-肾上腺素能受体，对这些受体的刺激会对膀胱和尿道产生一定的影响。在过去的几年里，米拉贝隆，一种特别作用于膀胱壁的β-3-肾上腺素受体的β-3-肾上腺素能激动剂被开发出来。在膀胱的充盈和储存阶段，药物使膀胱壁松弛。在3个独立的随机对照临床试验中发现米拉贝隆能显著减少尿频和失禁发作，同时显著增加膀胱容量[21]。虽然不良反应少于抗胆碱能药物，但可能会导致高血压、鼻咽炎、尿路感染和头痛等副作用。服用米拉贝隆的患者应监测其血压，对于高血压未受控制的患者禁忌使用。由于副作用，抗胆碱能药物的停药率很高：只有18%的患者在6个月后继续使用抗胆碱药物[21]。因此，药物治疗在OAB病例中是有用的，但由于副作用导致患者依从性低，其有效性有限。

尿失禁手术

膀胱过度活动（OAB）

逼尿肌内肉毒毒素注射

肉毒毒素是一种突触前神经肌肉阻断剂，可引起选择性和可逆的肌肉无力。当注射到逼尿肌[21]时，效果可能持续几个月：膀胱镜下将100~300个单位的毒素，通常是A亚型，注射到逼尿肌除三角肌外的超过15个不同的位置。术后尿动力学评估通常发现药物使膀胱壁顺应性增加导致膀胱容量显著增加。患者急迫性尿失禁发作减少；大多数患者报告对抗毒蕈碱药物的需求减少，有些人则完全停止了这些药物使用。尽管排尿功能障碍和偶尔尿潴留的发生率增加，导致一些患者需要间歇性自我导尿，但患者满意度很高。逼尿肌内肉毒毒素对神经源性膀胱和顽固性OAB患者是一种安全的选择。

骶神经刺激

对其他创伤性较低的方法难以治疗的OAB症状患者可进行骶神经调节。传入骶神经纤维被激活（通常是S3段），进而抑制副交感神经运动神经元，从而防止逼尿肌收缩。手术通常分为两阶段：在第一阶段，测试电极，以确定患者是否对刺激表现出足够的反应（如减少排尿或尿失禁发作的次数）。高达70%的患者表现出积极的反应，并继续进行手术的第二阶段，即在皮肤下植入永久性的脉冲发生器。难治性OAB患者应考虑骶神经刺激。约10%的患者没有反应，更小比例的患者因继发感染需要停止治疗[21]。

经皮胫骨神经刺激

经皮胫骨神经刺激（PTNS）是一种微创门诊治疗，没有严重的副作用，已被证明可以减少与OAB相关的症状。PTNS包括将一条小针电极放置在内侧踝附近。该电极连接到一个可以产生电脉冲的刺激器，然后电脉冲通过胫骨神经进入骶神经丛。与骶骨神经调节类似，PTNS传入胫骨后神经刺激感觉传入神经，但与直接骶神经调节相比，其侵入性更小[19]。

膀胱增大成形术

膀胱增大成形术包括将功能上OAB的膀胱双瓣化，并附着一段肠段，通常是回肠或乙状结肠，以增加功能容量和降低末端充盈压力。女性患者通常有30%左右的病例容易感染；此外，相当一部分患者可能需要自行导尿。由于其是一种较大的手术，应该只用于特定类别患者。组织工程的进展可能为肠道的使用提供一种可行的替代方案，因此，这种手术可能在未来得到更广泛的应用[19]。

耻骨上膀胱造口术

难以控制的OAB病例，特别是有明显逼尿肌括约肌协同失调或神经源性尿失禁的患者，他们不能或者很难通过尿道排尿，可能需要提供尿液分流手术，如耻骨上膀胱造口术。在这个过程中，通常在膀胱镜的引导下，将耻骨上导管插入膀胱穹顶。然后将导管半永久地留在原位。临床上，通常每8~12周更换一次导管。一些患者可以在术后脱离导尿管，并重新训练他们排空尿液。

压力性尿失禁

- 耻骨后膀胱颈悬吊。
- 尿道中段悬吊术。
- 尿道填充剂（UBA）。

耻骨后膀胱颈悬吊

原理：减少膀胱颈活动过度，从而改善自控能力。

最常见的手术是在Retzius间隙或耻骨后间隙进行的手术是Burch阴道悬吊术。其过去通常是通过耻骨上横切口进行的，然而，在过去的20年或更长时间里，手术也是通过腹腔镜来进行的。自20世纪90年代尿道中段吊带术出现以来，该手术已经失去了"光彩"，但其仍然适用于不希望使用吊带，对网片过敏，或同时需进行腹腔镜下的膀胱旁修复术的女性，或任何伴随腹腔镜手术的女性。该手术包括两到三条不可吸收或延迟可吸收缝线穿过骨盆内筋膜至中尿道和膀胱颈外侧，然后穿过同侧的Cooper（髂耻肌）韧带，并用轻微张力绑紧。腹腔镜下Burch阴道悬吊术可以使用经腹腔或腹膜外入路。腹膜外入路通过避免腹腔内盆腔粘连，自然地降低了腹腔内损伤的风险。如果患者同时接受盆腔手术，经腹腔入路可能更适合[22]；然而，后者往往需要更长的时间。腹腔镜盆腔手术的优点是可视化更好，住院时间短、更美观、术后疼痛更少、恢复正常日常活动更快。据报道，对于开放的Burch阴道悬吊术，短期治愈率为73%~92%；即使在5~10年之后，大约70%的患者仍然可以控制其排尿。

腹腔镜下Burch阴道悬吊术，短期治愈率极好，接近90%；然而，长期治愈率较低，为59%~68%。膀胱和输尿管损伤比较常见，OAB的发生率也在增加，为3%~8%[22]。即使在一个以尿道中段吊带术为主的时代，腹腔镜Burch阴道悬吊术在SUI的治疗中也有一定的作用。

尿道中段悬吊术

原则：通过加强对尿道中段的支持来改善自控能力。

根据DeLancey的吊床理论，尿道支撑是由尿道外的支撑层提供的[23]：

- 阴道前壁。
- 位于两侧骨盆筋膜弓之间的盆腔内筋膜。
- 盆底肌肉（图57.4）。

当这个组织"支架"完好无损时，腹腔内压力的任何增加都会导致尿道保持关闭。当这个"支架"在分娩时受伤或随着年龄和雌激素减退发生萎缩时，可能会导致尿道活动过度和（或）SUI。事实上，在使用尿道中段悬吊术的患者中，应力会导致尿道与组织"支架"提供的阻抗力相互作用，从而防止压力性漏尿发生[24]。

自从1995年Ulmsten在Petros和Ulmsten关于女性尿失禁的整合理论的基础上引入了中尿道吊具（图57.5）[25]，尿失禁手术的焦点发生了转移，从膀胱颈转移到了尿道中部。压力性尿失禁的手术已经变得更快，侵入性更小，同时保持甚至超过了以前手术的成功率。在SUI手术中，尿道中段悬吊术的接受度和受欢迎度都在增加。

耻骨后悬吊 最初的经阴道无张力尿道悬呆术（TVT）是通过"从下到上"的方法将聚丙烯吊带置于中尿道水平位置。这仍然是首选的方法，"妇科TVT精确连续性系统"（GYNECARE TVT EXACT Continence System；Ethicon，USA），是一个被大量使用的实践该技术的产品。连接在吊带上的套管针从尿道中阴道切口穿过骨盆内筋膜和耻骨后空间的尿道旁隧道，到达中线两侧的耻骨上出口点。"自上而下"技术是在2001年随着"耻骨上弧系统"（SPARC，American Medical Systems，nc，minnetonka，MN，USA）吊带的引入而开发的[26]。该技术是将套管针从耻骨上切口通过上述所有层传递到尿道上切口。无论何种方法，手术都需要仔细识别尿道中段——否则可能会导致吊带靠近膀胱颈，使患者出现术后排尿功能障碍。最重要的是吊带放置要"无张力"：如果吊带放置太紧，有潜在的术后排尿问题，通常表现为失败的排尿试验，也就是说，患者无法立即通过尿道排尿，或者更少表现为尿潴留或溢尿性尿失禁。偶尔，患者需要返回手术室，可能不得不将吊带松开/分割。有趣的是，吊带的分割并不会导致手术失败。80%的此类患者仍然具有控尿能力。因此，所有患者在术后2~3小时内都进行了严格的"排尿试验"检查。在此期间，先通过足够的补液来充盈

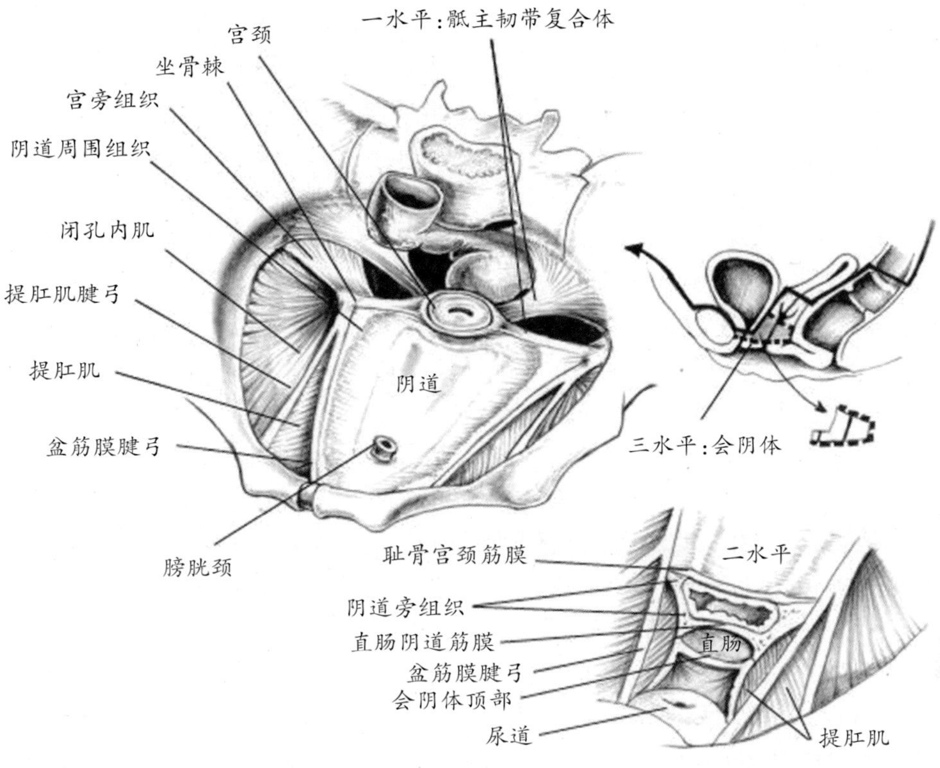

图57.4 DeLancey的盆底支持的3个水平。

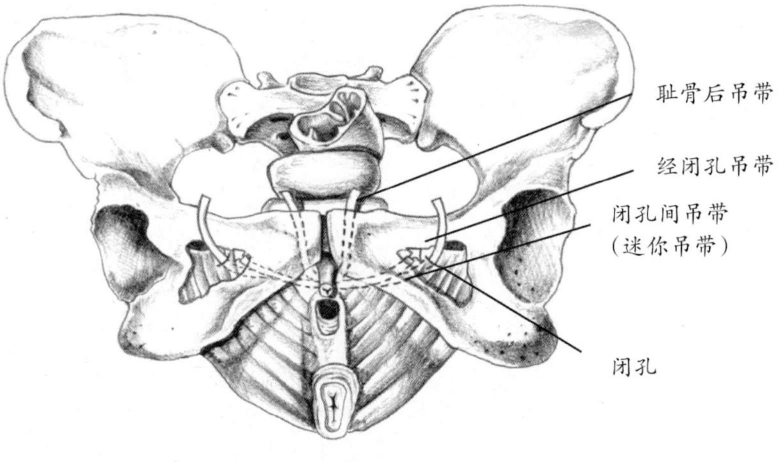

图57.5 尿道吊带类型及其轨迹。

患者的膀胱,然后让他们自发地排空。在排尿后进行膀胱扫描以观察残余尿。根据经验,如果患者排尿200~300mL,并且扫描检查膀胱内的尿量少于此,则认为其通过了排尿试验。许多其他因素,如疼痛、术后肿胀、相关的脱垂手术、"吊带紧"(见本段前面内容)和不熟悉的环境,可能会影响患者术后成功排尿的能力。因此,需要给予患者足够的镇痛,最好是使用抗炎药,处方止痛药,并将其送回更熟悉的环境。尿道中段吊悬吊的术后排尿困难是盆腔手术中一个众所周知的暂时的并发症,发生率为3%~10%[27]。

经闭孔悬吊 下一代尿道中段吊带是经闭孔(TOT)吊带。其阴道切口仍然与前一节中描述的非常相似,通常更小。双螺旋针通过一个刀片切口插入到长内收肌腱插入处下方的闭孔孔上。然后将针穿过闭孔窝,通过阴道切口上至耻骨下支形成的尿道旁通道离开。然后将聚丙烯吊带连接在针尖上,并通过上述轨道抽出闭孔切口出口。最初的TOT手术被描述为一种“由外向内”的技术，条带从下肢进入阴道切口（Uratape，PorgesMentor，Le Plessis，Robinson，France & Monarc，AMS，MN，USA）。该技术后来被改进为一种“由内而外”的入路，条带由阴道切口通过闭孔和下肢内侧，称为TVT-闭孔系统（TVT-O，Ethicon Inc，Johnson & Johnson，Somerville，NJ，USA）[28]。与TVT一样，吊带应以无张力的方式远离膀胱颈部。排尿试验的操作是相似的。与TVT相比，TOT患者术后排尿功能障碍发生较低。

单切口迷你悬吊 最新进入吊带市场的是单切口迷你吊带（SIMS）。这些吊带需要一个类似于前面描述的阴道切口，并创建通至耻骨下支的尿道旁隧道。然后用剪刀的尖端“穿孔”，以方便吊针的通过。带有聚丙烯吊带的SIMS针通过患者左侧的尿道旁隧道通过闭孔膜的穿孔插入，并插入闭孔内肌。在患者的右侧重复该过程，然而，只有在尿道下适当地“绷紧”吊带后，才能将吊带从针上松开。因此，SIMS与TVT和TOT的不同之处在于它不是“无张力”的，事实上，它恰恰相反。尽管如此，术后排尿功能障碍的发生率与其他两个吊带相比并没有什么不同。

1型，大孔，单丝聚丙烯网片可用做所有类型的吊带。1型网片可以促进纤维结缔组织和毛细血管的迅速进入，从而促进宿主组织的生长和整合，使网能够锚定在组织内。这种炎症反应随着时间的推移而减弱，从而降低了感染的风险[28]。

适应证

1. 尿动力学的SUI。

2. 低压力（最大尿道闭合压力/Valsalva泄漏点压力低）SUI（固有括约肌缺陷）。

3. （选定的病例）的MUI。

虽然悬吊术的典型指征是尿道活动过度的患者，但此手术也被越来越多地用于内在括约肌缺乏的患者（既往通常会对他们进行UBA治疗）。

比较TVT、TOT和SIMS 研究使用“客观”或“主观”的术语来描述尿道中段悬吊术的疗效。客观治愈是指通常在术后尿动力学评估的背景下，在咳嗽检查中没有SUI。主观治愈是通过有效的问卷，如患者整体改善印象问卷（PGI-I）和尿失禁生活质量问卷（I-QOL）。在过去的20年里，悬吊治疗得到了广泛的研究，有大量的研究提供了大量的高质量（1级和2级）证据，支持将吊带放置在尿道中部水平的理念。最初的TVT治疗已经发表了长期随访结果，最新发表的结果提供了2级证据：平均随访11.5年（Nillson等人发表的原始系列研究中77%的患者），90%的女性客观治愈，77%的女性主观治愈（根据PGI-I）[28]。对于TOT，研究中引用的中期（即3~5年）治愈率为82.4%~88.4%[28]。高质量的数据表明，经闭孔入路和耻骨后入路的失败率都约为7%~10%，短期治愈率相当。

在Basu和Duckett的3年随访中，SIMS的3年失败率明显高于耻骨后尿道中段悬吊术[29]。随着时间的推移，这两种方法的疗效都降低了。2014年发表的另一项多中心试验表明，SIMS在安全性方面并不优于TVT，而且效果也不如TVT[30]。然而，其他研究却有不同的结果。2014年发表的一项荟萃分析显示，在中期随访中，目前没有证据表明SIMS和其他悬吊术在患者报告和客观治愈方面有显著差异，SIMS与更有利的恢复时间相关[31]。最近的荟萃分析显示，SIMS和TOT在患者报告治愈率和客观治愈率方面没有显著差异[32]。

悬吊术与其他SUI手术方法的比较 在一项高质量的多中心随机对照试验中，作者在5年随访中发现TVT和Burch阴道悬吊术治疗的疗效相当[33]。1小时应力垫测试的成功率（81%对90%）、应力泄漏（63%对70%）或满意率（91%对90%）没有差异。TVT组的住院时间明显缩短，尽管阴道悬吊的患者更有可能需要脱垂手术，两者再次手术的机会没有差异。TVT比Burch阴道悬吊术更具有成本效益。Cochrane回顾发现吊带（TVT）的手术时间更短（35分钟对87分钟），住院时间更短（34分钟）。对于开放式阴道悬吊术和吊带手术，12个月的客观治愈率分别为79%和82%。腹腔镜阴道悬吊术与传统悬吊术相比，12个月内患者报告的结果没有显著差异；传统悬吊术为80%，阴道悬吊术为74%[34]。

尿道填充剂

UBA是一种可注射材料，可以通过增加尿道闭合压力增加尿流阻力，从而作为一种微创治疗内括约肌缺乏的方法。对于其他选择如吊带治疗失败的患者，希望选择微创治疗、有麻醉风险的患者、尿道有固定瘢痕的患者，以及希望多胎妊娠的育龄女性，这些药物也是可行的选择[35]。

UBA由生物材料(胶原蛋白、自体脂肪)或合成材料(硅酮、聚丙烯酰胺水凝胶、碳珠、钙衍生物)组成,通过膀胱镜经尿道注入尿道中段。随着时间的推移,生物制剂会被组织同化,因此患者需要再次注射以维持持续的症状缓解。然而,对于合成药物,通常不需要重新注射,因此它们通常是更有效的[35]。Macroplastique, Durasphere, Coaptite, Bulkamid(合成材料)、Contigen和胶原(生物材料)是一些UBA的例子。在接受UBA Macroplastique注射的患者中,在2年内获得了实质持久的疗效,84%的患者在1年时无漏尿,2/3的患者在24个月时无漏尿[36]。有3项研究符合纳入标准。3项随机对照试验评估了UBA与其他外科手术治疗女性SUI的效果,结果显示,在原发性或复发性SUI的治疗中,经尿道周围或经尿道注射的客观复发率明显高于其他外科手术。然而,UBA患者排尿功能障碍的发生率较低。综上所述,对于那些寻求根治原发性和复发性SUI的女性,不应建议将UBA作为一线治疗。然而,手术的有效性应该与它的侵入性和患者的期望相平衡,UBA在其中有明确的作用[37]。

结论

在老龄化人口中,女性UI是一个常见的社会和卫生问题,对个人和整个社区都有重大的经济影响。做出准确的诊断是困难的,可能需要侵入性检查。在提供药物治疗或外科手术之前,应尝试保守方法。药物治疗、改良生物医疗产品的发展和微创手术技术的进步确保了患UI的女性有多种医疗和手术选择。可以为患有UUI的患者提供具有高度特异性且副作用更少的药物。膀胱内肉毒毒素可被视为治疗对药物无反应的顽固性UUI的特效治疗。目前,尿道中段悬吊术是SUI患者最常用的治疗方式。腹腔镜Burch阴道悬吊术和UBA是替代方案。不幸的是,目前可用于治疗UI问题的多种选择无法跟上这种疾病成倍增加的负担。

(吴桂珠 杜贵强 译)

参考文献

1. Haylen B, de Ridder D, Freeman R, et al. An international urogynecological association (IUGA)/International Continence Society (ICS) joint report on the terminology for female pelvic floor dysfunction. *Neurourol Urodyn* **2010, 29**:4–20.
2. Cerruto M, DElia C, Aloisi A, Fabrello M, Artibani W. Prevalence, incidence and obstetric factors impact on female urinary incontinence in Europe: a systematic review. *Urol Int* 2013;**90**:1–9.
3. Australian Institute of Health and Welfare (AIHW). *Incontinence in Australia: Prevalence, Experience and Cost 2009*. Bulletin no. 112. Cat. no. AUS 167. Canberra: AIHW; 2012.
4. Sen I, Onaran M, Aksakal N, et al. The impact of urinary incontinence on female sexual function. *Adv Ther* 2006;**23**:999–1008.
5. Brooks JD. Anatomy of the lower urinary tract. In: Wein AJ, Kavoussi LR, Novick AC, Partin AW, Peters CA (eds), *Campbell-Walsh Urology*, 9th edn, pp. 38–77. Philadelphia, PA: Saunders Elsevier; 2007.
6. Park JM. Normal development of the urogenital system. In: Wein AJ, Kavoussi LR, Novick AC, Partin AW, Peters CA (eds), *Campbell-Walsh Urology*, 9th edn, pp. 3121–48. Philadelphia, PA: Saunders Elsevier; 2007.
7. Fowler C, Griffiths D, de Groat W. The neural control of micturition. *Nat Rev Neurosci* 2008;**9**:453–66.
8. Abrams P, Andersson K, Birder L, et al. Fourth international consultation on incontinence recommendations of the International Scientific Committee: evaluation and treatment of urinary incontinence, pelvic organ prolapse, and fecal incontinence. *Neurourol Urodyn* 2010;**29**:213–40.
9. Abdel-Fattah M, Ford J, Lim C, Madhuvrata P. Single-incision mini-slings versus standard midurethral slings in surgical management of female stress urinary incontinence: a meta-analysis of effectiveness and complications. *Eur Urol* 2011;**60**:468–80.
10. Hunskaar S, Burgio K, Diokno A, Herzog A, Hjälmås K, Lapitan M. Epidemiology and natural history of urinary incontinence in women. *Urology* 2003;**62**:16–23.
11. American College of Obstetrics and Gynecologists. Committee Opinion No. 603. *Obstet Gynecol* 2014;**123**:1403–407.
12. Deng D. Urinary incontinence in women. *Med Clin North Am* 2011;**95**:101–109.
13. Zimmern P, Nager CW, Albo M, Fitzgerald MP, McDermott S, Urinary Incontinence Treatment Network. Interrater reliability of filling cystometrogram interpretation in a multicenter study. *J Urol* 2006;**175**:2174–77.
14. Brown J, Wing R, Barrett-Connor E, et al. Lifestyle intervention is associated with lower prevalence of urinary incontinence: the Diabetes Prevention Program. *Diabetes Care* 2006;**29**:385–90.
15. Wing R, West D, Grady D, et al. Effect of weight loss on urinary incontinence in overweight and obese women: results at 12 and 18 months. *J Urol* 2010;**184**:1005–10.
16. Gormley EA. Biofeedback and behavioral therapy for the management of female urinary incontinence. *Urol Clin North Am* 2002;**29**:551–57.
17. Bø K. Pelvic floor muscle training is effective in treatment of female stress urinary incontinence, but how does it work? *J Urol* 2006;**175**:629.
18. Bø K. Pelvic floor muscle training in treatment of female stress urinary incontinence, pelvic organ prolapse and sexual dysfunction. *World J Urol* 2011;**30**:437–43.
19. White N, Iglesia C. Overactive bladder. *Obstet Gynecol Clin North Am* 2016;**43**:59–68.
20. Kaschak Newman D, Wein AJ. *Managing and Treating Urinary Incontinence*, 2nd edn. Baltimore, MD: Health Professions Press, 2009.
21. Wein A, Chapple C. *Overactive Bladder in Clinical Practice*. London: Springer-Verlag; 2012.
22. Prezioso D, Iacono F, Di Lauro G, et al. Stress urinary incontinence: long-term results of laparoscopic Burch colposuspension. *BMC Surg* 2013;**13** Suppl 2:S38.
23. DeLancey J. Structural support of the urethra as it relates to stress urinary incontinence: the hammock hypothesis. *Am J Obstet Gynecol* 1994;**170**:1713–23.
24. DeLancey J. The pathophysiology of stress urinary incontinence

in women and its implications for surgical treatment. *World J Urol* 1997;**15**:268–74.
25. Petros P, Ulmsten U. An integral theory of female urinary incontinence. *Acta Obstet Gynecol Scand* 1990;**69**:7–31.
26. Deval B, Levardon M, Samain E, et al. A French multicenter clinical trial of SPARC for stress urinary incontinence. *Eur Urol* 2003;**44**:254–59.
27. Wheeler T, Richter H, Greer W, Bowling C, Redden D, Varner R. Predictors of success with postoperative voiding trials after a mid urethral sling procedure. *J Urol* 2008;**179**:600–604.
28. Fong E, Nitti V. Mid-urethral synthetic slings for female stress urinary incontinence. *BJU Int* 2010;**106**:596–608.
29. Basu M, Duckett J. Three-year results from a randomised trial of a retropubic mid-urethral sling versus the Miniarc single incision sling for stress urinary incontinence. *Int Urogynecol J* 2013;**24**:2059–64.
30. Palomba S, Oppedisano R, Falbo A, et al. Single-incision mini-slings versus retropubic tension-free vaginal tapes: a multicenter clinical trial. *J Minim Invasive Gynecol* 2014;**21**:303–10.
31. Mostafa A, Lim C, Hopper L, Madhuvrata P, Abdel-Fattah M. Single-incision mini-slings versus standard midurethral slings in surgical management of female stress urinary incontinence: an updated systematic review and meta-analysis of effectiveness and complications. *Eur Urol* 2014;**65**:402–27.
32. Zhang P, Fan B, Zhang P, et al. Meta-analysis of female stress urinary incontinence treatments with adjustable single-incision mini-slings and transobturator tension-free vaginal tape surgeries. *BMC Urol* 2015;**15**:64–70.
33. Ward K, Hilton P. A prospective multicenter randomized trial of tension-free vaginal tape and colposuspension for primary urodynamic stress incontinence: two-year follow-up. *Am J Obstet Gynecol* 2004;**190**:324–31.
34. Ogah J, Cody D, Rogerson L. Minimally invasive synthetic suburethral sling operations for stress urinary incontinence in women: a short version Cochrane review. *Neurourol Urodyn* 2011;**30**:284–291.
35. Lee K. Transurethral injection of bulking agent for the treatment of recurrent or persistent female stress urinary incontinence after mid-urethral sling. *UroToday Int J* 2008;**1**:15.
36. Ghoniem G, Corcos J, Comiter C, Westney O, Herschorn S. Durability of urethral bulking agent injection for female stress urinary incontinence: 2-year multicenter study results. *J Urol* 2010;**183**:1444–49.
37. Mock S, Reynolds W. Bulking agents for stress incontinence: are they a real option? *Curr Bladder Dysfunct Rep* 2015;**10**:46–51.

第58章

粪失禁和肛门直肠功能障碍

Karen Nugent

肛门直肠解剖

直肠和肛门局部解剖是密切不可分的，它们同属盆腔器官，与尿道和阴道一起穿过盆膈。分娩对盆底造成的损伤可能导致一个或多个盆底器官发生功能障碍。盆膈和肛提肌呈漏斗状，由4条横纹肌组成，分别为髂尾肌、耻尾肌、尾骨肌和耻骨直肠肌。耻骨直肠肌围绕肛门直肠交界处形成完整吊索样结构，部分肌纤维与肛管壁融合。有证据表明，耻骨尾骨肌因其神经支配和组织学与肛提肌其他肌肉不同而具有独特的功能和作用[1]。肛提肌由骶神经S4腹支和阴部神经的会阴支支配，耻骨直肠肌的功能是维持肛门直肠角，实现控便。

直肠

直肠起始于乙状结肠，位于骶骨中部，长12~15cm，直肠穿过盆膈延续为肛管，终于肛门。直肠上部1/3的前面和侧面覆盖腹膜，中部1/3的前面覆盖腹膜，而下部1/3则完全位于腹膜外。直肠作为空腔脏器，具有较大的膨胀性，当其空虚时，肠壁塌陷。大多数情况下直肠保持空虚，直到排便前直肠内充满待排泄的粪便。直肠形态多变，沿骶骨曲线有3个侧弯和相对应的横向褶皱（休斯敦瓣）（图58.1）。在排便前，横向褶皱具有承受和支撑粪便的功能。直肠的血供来自肠系膜下动脉的直肠上动脉和来自髂内动脉的直肠中、下动脉。淋巴管沿动脉走行。直肠的神经支配来自沿直肠上动脉走行的腹腔神经丛分支的交感神经，以及来自脊髓第2～4骶节骨盆内脏神经的副交感神经。

肛管

肛管长4~4.5cm[2]，肛管近端1cm柱状上皮排列，并向下延伸为立方状黏膜上皮，形成肛瓣。在肛瓣下方移行为复层鳞状上皮，即形成齿状线或梳状线。肛管下半部分的鳞状上皮薄而有光泽，没有毛发和汗腺分布。肛管远端0.5~1cm管壁为皮肤组织，伴有毛发生长。肛垫位于肛管的上部，有助于形成一个气密的密封结构，这些肛垫通常位于4、7和11点位置。当这些肛垫肿胀并出现脱出等症状时，形成痔或痔疮。

肛管最外层是肛门外括约肌，为具有自主收缩功能的横纹肌，由S3、S4经阴部神经和S4骶神经会阴支支配[3]。双侧阴部神经的运动纤维在肛门外括约肌内呈重叠分布，故刺激单侧阴部神经即可引起肛门外括约肌周向收缩。阴部神经的这种重叠分布的临床意义在于，一侧神经损伤，不会导致整个肛门功能的缺失，且单侧神经刺激治疗能够改善整体肛门括约肌功能。

肛管纵肌是直肠外层平滑肌的延续，其上部融入部分肛提肌横纹肌。纵行肌纤维束状延伸至肛管远端皮肤，提供网状结构支撑肛管，同时括约肌间的间隙也提供了细菌自上而下传播的解剖基础，当括约肌间腺体细菌感染时，可沿上述间隙传播至皮肤，从而形成瘘管或窦道。排便时，纵向肌肉收缩，肛缘外翻，肛管缩短，肛垫变平，为排便打开通道。肛门内括约肌是直肠环形肌层的延续和增厚形成的。这是一种非横纹肌，由自主神经支配。肛门腺体分布于黏膜下层和括约肌间隙（腺体数目0~10个）。腺体通过导管进入齿状线水平的肛窦，分泌黏蛋白，润滑肛管，帮助排便。当腺体开口堵塞时，可继发脓肿。

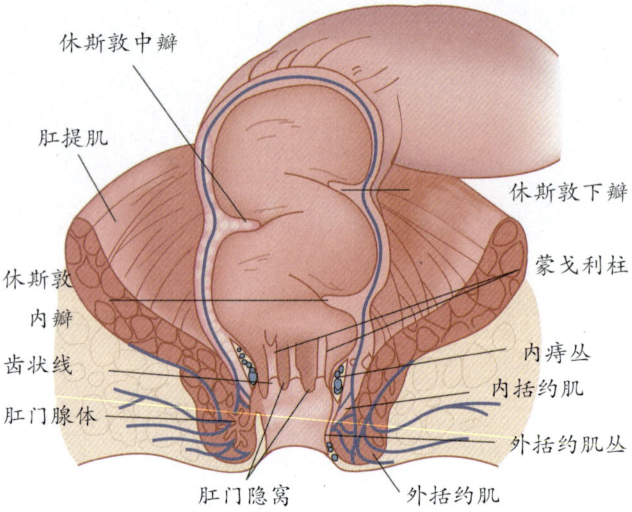

图 58.1 肛门直肠和盆底解剖。

肛门直肠生理与功能

肛管静息压力能够保障在静息和运动状态下空气和水的密封性。Penninckx 等人[4]估计肛管静息压是由神经冲动支配的肛门内括约肌(45%)、肛门内括约肌肌张力(10%)、肛门外括约肌肌张力(35%)和肛垫(15%)产生和维持的。上述数值很难评估，只是估计值。白天肛门静息压力并非恒定的，使用高分辨率肛门直肠测压仪(HRAM)测量肛门静息压力发现，24小时内肛门静息压力并非恒定的，而呈现昼夜节律性变化和慢波(图58.2)。

当直肠扩张时，肛门内括约肌代偿性松弛，即直肠肛门抑制性反射，由固有神经介导，脊髓横断后该反射依然存在。该反射可能由NO介导，也可能是由其他非肾上腺素能和非胆碱能神经递质介导。先天性巨结肠患者该反射缺失。

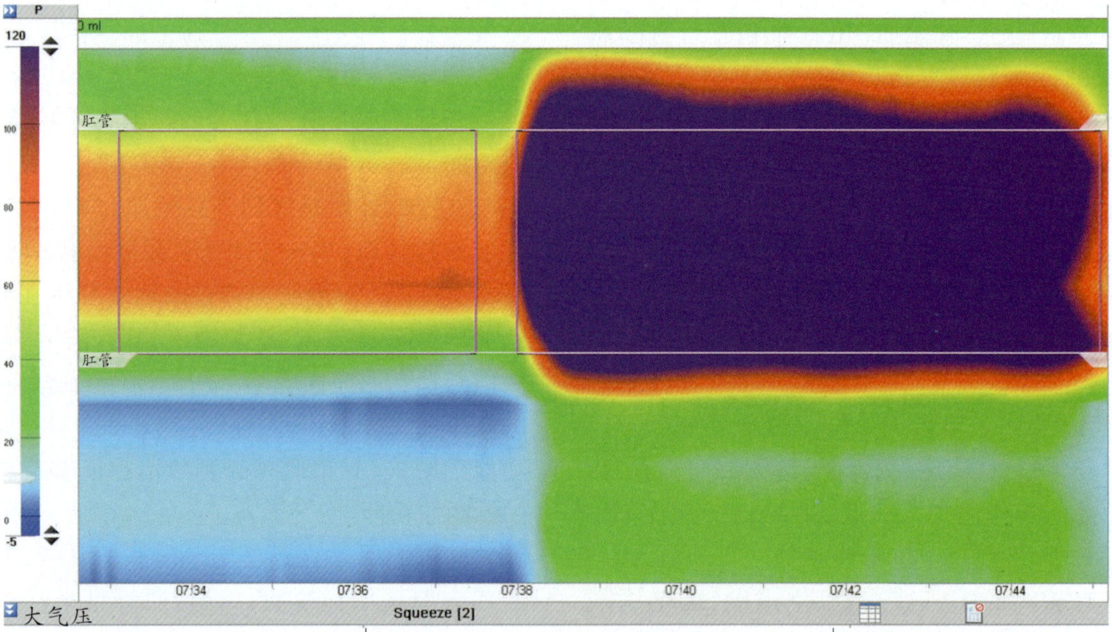

常规		事件		得分
静息状态最小值	76mmHg	收缩状态平均值	211mmHg	结果 未定义
静息状态平均值	83mmHg	收缩状态最大值	277mmHg	
静息状态最大值	93mmHg	收缩状态平均值	128mmHg	
肛管长度	3.0cm	收缩状态最大值	194mmHg	
		收缩状态持续时间	7.2s	
		收缩状态曲线下面积	920mmHg·S	
		峰值疲劳斜率	−14mmHg/s	
		疲劳坡度	−12mmHg/s	

图 58.2 高分辨率肛门直肠测压。

收缩压力是由肛门外括约肌自主调节的，由咳嗽或腹内压增加或肛管指诊诱发，排便时肛门外括约肌放松。耻骨直肠肌张力持续存在，保持静息状态下肛门直肠角。腹部压力突然升高时耻骨直肠肌进一步收缩，降低肛门直肠角角度，有助于维持控便。

评估

肛门直肠生理学

可通过各种生理测试来评估肛门和直肠功能，HRAM通过直肠导管进行直肠水灌注来评估检测直肠肛门功能，导管侧面每隔6mm均匀分布压力检测器，可测量肛管全长的压力，导管末端为充气气囊。尽管已有肛管直肠静息态和屏气状态的正常测压参考值，但无症状人群和患者之间参考值存在相当大的重叠。HRAM可测量平均静息压力、最大和持续收缩压力，以及试图排出装满水球囊的压力。通常需评估直肠初感觉容积、直肠初急迫感(排便感)容积、直肠最大耐受容积，以提供低感觉直肠和直肠感觉过度的诊断指标。此外需测量阴部神经潜伏期，评估记录肛门感觉。肛门直肠测压可用于鉴别先天性巨结肠患者。这些患者通常儿童期即已诊断，在没有既往诊断的情况下，很难发现先天性巨结肠的成年患者。先天性巨结肠患者无直肠肛门抑制反射。这种反射可通过将导管插入肛门并用空气将气囊充气来进行检测，气囊充气时肛门括约肌张力反射性降低。HRAM也可用于治疗，可用于通过向患者演示如何改善收缩压力或排便方法来完成生物反馈治疗和重复训练。

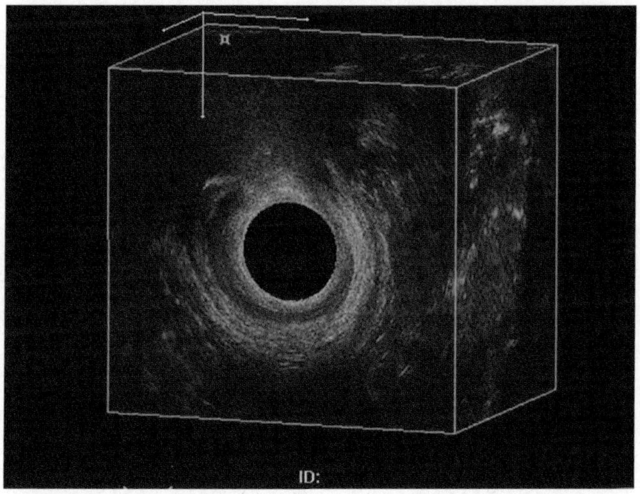

图58.3 三维肛管超声检查显示肛门外括约肌缺陷。

肛管超声

三维肛管超声能够呈现肛管结构(图58.3)，超声检查安全有效、患者耐受性良好，是肛门括约肌缺陷首选的检查方法，但是探头插入肛门可导致肛管变形。正常肛门括约肌形态和肛门括约肌检测通常通过阴道和会阴超声成像[5]。

直肠造影

通常通过直肠排粪造影或直肠造影MRI完成排便动力学的放射影像学评估(图58.4)。上述检查需将造影剂放入直肠来模拟直肠排空过程。直肠生理

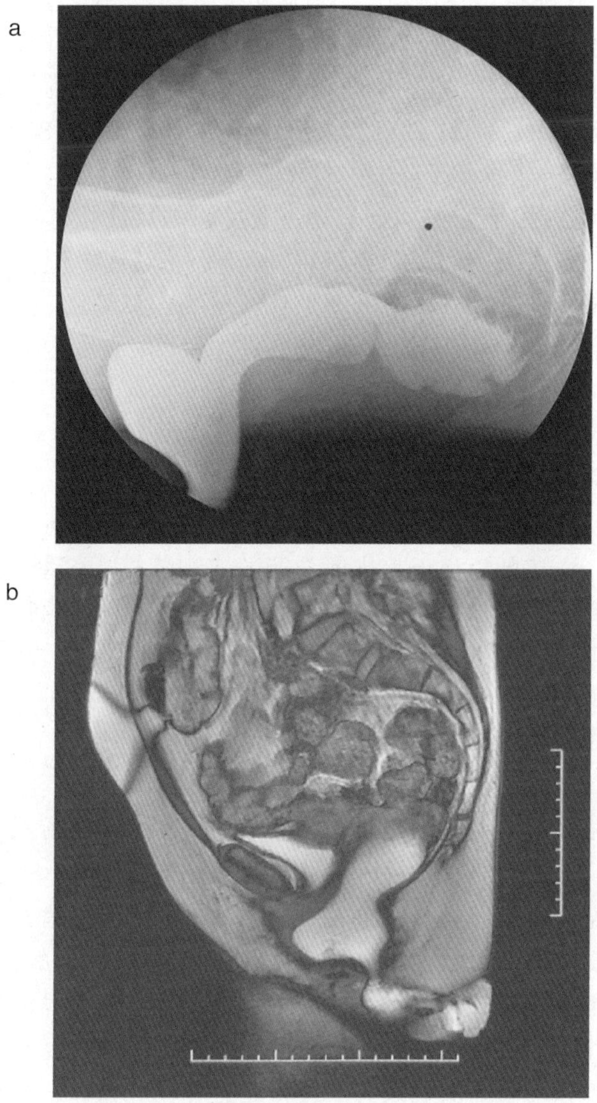

图58.4 (a)钡剂直肠造影；(b)MRI直肠造影。

充盈通常发生在结肠分节/多袋推进运动时或其前后，但无法在实验室环境中复制。然而，目前最好的检测盆底器官解剖异常时机是在排便状态下。荧光直肠造影使用直肠造影剂成像，造影剂也可以放置在阴道、膀胱和小肠，有助于更好地发现异常情况，例如，小肠疝和直肠疝。当患者坐在马桶上尝试排空直肠同时进行荧光直肠造影成像。MRI排粪造影则可避免放射线照射，能够更好地显示骨骼标记点。然而，MRI排粪造影患者需仰卧位，该体位有时会抑制被检查者正常排便，但该检查可同时成像子宫、阴道、前腔室、直肠以及任何潜在的小肠疝。最新的研究显示，在直肠排空不良的情况下MRI直肠造影可能低估盆底缺陷[6]。

结肠传输运动研究

研究结肠传输运动最简单的方法就是摄入一个标记胶囊，72小时和120小时后进行腹部X线检查。标记胶囊在结肠中的分布情况可粗略测量结肠传输运动。一项针对正常人群的研究结果显示，80%~90%的正常人在120小时内清除标记胶囊，在这个时间点，标记胶囊完全消失。通过闪烁显像技术可以研究节段性结肠和小肠传输运动，并呈现标记胶囊通过肠道的流动情况。一些研究中心采用3天内使用3种不同形状的标记胶囊，并在1周内完成进一步X线检查。

粪自禁和排便

粪自禁和正常排便功能的实现依赖于结肠（粪便运动性和一致性）、直肠（感觉、顺应性和解剖）和肛门（感觉、结构和功能）之间复杂的相互作用，其中复杂的神经控制也具有很重要的作用，其中任何一部分发生病变均可能导致粪失禁。

通常在睡醒或进食后结肠发生数次大规模的高振幅传播性收缩运动[7]，将粪便推向直肠，直肠充满后，如果环境适合排便，则肛门放松，直肠内压增加，完成正常排便。排便初始需要轻度的应力，然而过度应力（特别是使用Valsalva动作）推压收缩盆底，产生反作用。如果环境不适合排便，则可以克服这种冲动。随着直肠放松和肛门外括约肌收缩，直肠对扩张的收缩反应减弱。直肠充盈时，肛门放松，甄别直肠内容物，以确定内容物性质是气体、液体或固体。

粪失禁

定义

粪失禁是指非自愿丧失排便控制功能。粪失禁影响超过10%的成年人，粪失禁是至少1%~2%患者的主要临床症状。就其本身而言，粪失禁并非一种疾病，而是一种临床症状。在进行粪失禁治疗之前，需完成全面的病史和检查以确定潜在的疾病或病理学改变。粪失禁的大多数原因都是后天获得的，先天性病因很少见，包括肛门闭锁、直肠发育不全、泄殖腔缺陷和脊柱裂。后天病因包括：①肛门直肠病因--解剖结构损害、神经因素和年龄相关病因；②结肠病因；③代谢病因。粪失禁治疗的目的是为了改善患者的生活质量，在一定程度上实现排便控制。粪失禁的主要包括以下3种类型：

（1）急迫性粪失禁：当粪便到达直肠时，直肠压力升高，肛门外括约肌无法有效充分关闭，无法防止粪便通过肛管排出。

（2）被动性粪失禁：由于肛门内括约肌功能障碍引起，包括肛门内括约肌肌肉损伤或功能不良，导致溢出性粪失禁症状，患者通常不自知粪便失禁，通常发现内裤或纸尿裤被遗漏粪便污染才发现，可发生在一天中的任何时间，可能与运动有关。

（3）排便后粪失禁：患者入厕后排空粪便，排便后半小时内发现内裤被遗漏粪便污染。病因常见阴道后壁膨出/直肠疝或痔疮，也可能与直肠排空不全有关，这些解剖学问题相对来说更容易治疗。

病史和体格检查

应完善新发粪失禁患者完整的肠道症状病史，尤其需确定任何与肠癌相关的典型临床症状，例如，排便习惯的改变、稀便和血便。发生上述这些症状的患者应转诊并接受进一步检查。应获得粪失禁患者粪失禁发生的时间、是否与如厕相关（急迫性粪失禁）、是否与行走有关、是否发生在随机时间（被动性粪失禁）以及所涉及的动作的一致性。伴随排气的粪失禁可能与某些饮食习惯有关。详细了解患者药物使用情况，某些药物可能导致稀便、腹泻和粪失禁，例如，二甲双胍。

体格检查包括腹部检查和会阴检查，明确是否存在既往会阴切开或撕裂的陈旧性瘢痕。肛门口张开表明肛门内括约肌功能缺陷。应检查是否伴发肛门直肠病变，例如，瘘管或痔疮，让患者做Valsalva动作，观察盆底下降程度，评估是否伴随直肠膨出和膀胱膨出，膀胱截石位有助于直肠/膀胱膨出的检查。直肠指诊有助于医生排除粪便嵌塞和溢出，并可评估肛门张力和收缩力。将手指指向阴道，以检查是否伴随直肠膨出，同时判断手指放入膨出直肠部位是否有类似口袋的感觉，这些检查有助于病情的鉴别诊断。

粪失禁的评估

量化粪失禁程度有助于治疗方案的选择和疗效预判。粪失禁分为固体、液体和气体粪失禁，对生活质量的影响因人而异。Wexner（或Cleveland Clinic）评分（表58.1）广泛用于粪失禁的量化评估，评分范围分为0~4分（最高分20分）。通常≥9分为重度粪失禁。粪失禁生活质量问卷（FIQLQ）包括29个问题，与粪失禁症状影响的心理测量评估有良好的相关性，但是完成这项工作更为复杂和耗费时间。

治疗

行为治疗-肠道管理

多数粪失禁患者可通过简单的辅助手段进行治疗，尤其采用调整饮食的方式来减少粪便量和提高粪便柔软度。有两项研究表明生活方式的改变能够显著改善粪失禁症状。Bliss等人研究显示，自我护理、改变饮食、避免摄入某些食物能够成功帮助67%

表58.1 Cleveland Clinic临床粪失禁评分

粪失禁类型	频率				
	从来没有	偶尔	有时	经常	总是
固体粪便	0	1	2	3	4
液体粪便	0	1	2	3	4
气体	0	1	2	3	4
使用卫生垫	0	1	2	3	4
生活习惯改变	0	1	2	3	4

注：从来没有：0次；偶尔：<1次/月；有时：<1次/周，≥1次/月；经常：<1次/天，≥1次/周；总是：≥1次/天。总分：0，无粪失禁；20分，完全粪失禁。

的混合型粪失禁老年人减轻症状[8]。2010年的研究结果显示[9]，生活方式改变可改善约1/3普通人群的粪失禁症状。饮食中需要调整那些导致大便变稀和变软的食物，包括小麦纤维、豆类、豆制品、咖啡因以及包含乳糖的食物。除饮食调节外，还有多种方法帮助粪失禁患者，比如最新的一种方法——肛门塞。英国国家卫生服务局（NHS）给粪失禁患者提供两种肛门塞，但除了积极治疗的患者外，几乎没有证据证实上述方法的有效性。关于肛门塞疗效的已发表文献研究方法缺乏足够的科学性，随访时间有限，弃用率高。然而在积极使用的患者中，高达37%的患者能够实现控便且依从性良好[10,11]。

药物治疗

药物治疗是治疗粪失禁的主要方法之一，目前广泛使用的药物可实现控制软便和稀便。洛哌丁胺是一种合成的阿片类药物，不能透过血脑屏障，是治疗粪失禁最常用的药物。其具有良好的安全性，直接作用于肠道，抑制肠蠕动，增加小肠和口-盲肠的传输时间；这样肠道便可从粪便中吸收更多水分。有证据表明，洛哌丁胺可能直接作用于括约肌张力和静息压力，并可能增加健康受试者的直肠感知力。另一种药物是磷酸可待因，其作用机制与洛哌丁胺相似，但可透过血脑屏障，因此可能导致药物依赖性。最后，洛莫替尔（地芬诺酯和阿托品）也可偶尔用于治疗粪失禁，它也能透过血脑屏障，因此通常与小剂量阿托品一起使用，以防止过度使用。Omar和Alexander于2013年发表了一篇药物治疗粪失禁的系统评价[12]，该文章纳入16项试验研究结果，包括558名参与者。有限的证据表明，止泻药可以减少液体粪失禁患者的粪失禁次数。洛哌丁胺的副作用（如便秘、腹痛、腹泻、头痛和恶心）比安慰剂组大。洛哌丁胺液体剂型（伊莫迪姆，儿科）被临床医生广泛使用；液体剂型有助于以精确服用剂量来减少粪便量，并将副作用降至最低。许多患者认为这种治疗方法更适用。

运动和生物反馈治疗

盆底锻炼、肠道训练和生物反馈也是治疗粪失禁的主要方法。生物反馈治疗可加强肛提肌和肛门外括约肌的力量训练、直肠敏感性训练并改善直肠-肛门协调性。英国哈罗圣马克医院的一项随机对照试验研究中，将171名粪失禁患者随机分为四组，均给予患者指导、情感支持、调整生活方式，并详细告知如何处理粪失禁和急迫性粪失禁的治疗计划。第二组增加肛门括约肌训练，每天收缩50次；第三组增加医院内计算机辅助生物反馈治疗，第四组给予医院内生物反馈治疗和家庭生物反馈治疗。研究结果显示，各组间无显著性差异，但所有组粪失禁症状改善50%，各组粪失禁发生频率从中位数2降至0，粪失禁评分从11分降至8分。

不同类型的生物反馈治疗和锻炼方案，无论连续收缩运动还是快速收缩运动，这些治疗方法的疗效并无显著性差异。然而，通过医疗和护理干预，患者生活质量呈现长期改善。2012年关于生物反馈和肛门括约肌训练的系统性回顾性研究纳入1525名参与者，研究结果显示没有足够的证据证明任何特定的生物反馈或锻炼方法比其他方法更好，然而通过某种形式的干预治疗，许多患者的粪失禁症状有所改善。治疗粪失禁的最后一种非医学方法是使用某种形式的排空设备。比如甘油栓剂、灌肠剂或水基类泄剂，这类产品大多数可以在市场上购买到。

手术治疗

治疗粪失禁的手术方式主要包括各种修复肛门括约肌手术或肛门括约肌替代手术。

肛门括约肌重叠修复术/肛门括约肌成形术

多年来唯一用于肛门括约肌断裂的手术方式是前肛门括约肌重叠修复术（图58.5）。该手术的实施并非肛门括约肌断裂的即时手术修复，即时手术修复断裂肛门括约肌是产科医生的工作，该手术是在明确诊断肛门括约肌隐匿性损伤或前期修复手术后症状加重后的择期手术。2012年回顾了一系列文献的长期结果[14]，大多数患者是产科分娩损伤导致肛门括约肌损伤，各文献纳入患者数量范围为14～191例，随访时间5~10年，结果包括优、良、中（改善甚微或无变化）、差（包括粪失禁恶化）。大多数长期结果显示，大约50%的患者效果优或良，但50%患者效果中或差。大多数研究发现，伤口感染和年龄较大的患者预后较差。

人工肛门括约肌成形术

1987年，John Christenson建议使用尿道括约肌作为人工肛门括约肌，全世界该手术已经实施500多例。英国NICE回顾了人工肛门括约肌成形术的实施情况并建议肛门括约肌严重断裂或骶神经刺激治疗失败或肛门括约肌修复手术失败的患者，可推荐采用人工肛门括约肌成形术。2010年系统性回顾结果显示，人工肛门括约肌成形术疗效优于保守治疗，但术后病率显著高于保守治疗。法国南特的Paul Lehur医疗中心完整记录了该手术相关病率[15]，其中52名患者平均术后随访5年，超过1/4的患者因感染而接受清创去除移植物，再次手术率很高，超过50%的患者需要再次手术治疗。

功能性股薄肌肛门成形术

1952年首次报道股薄肌移位重建肛门的手术[16]，但该手术疗效较差，直到1991年，文献报道功能性股薄肌肛门成型术后，结直肠外科医生才开始逐渐采用该术式[17,18]。

该手术是一种侵入性外科手术，适用于保守治

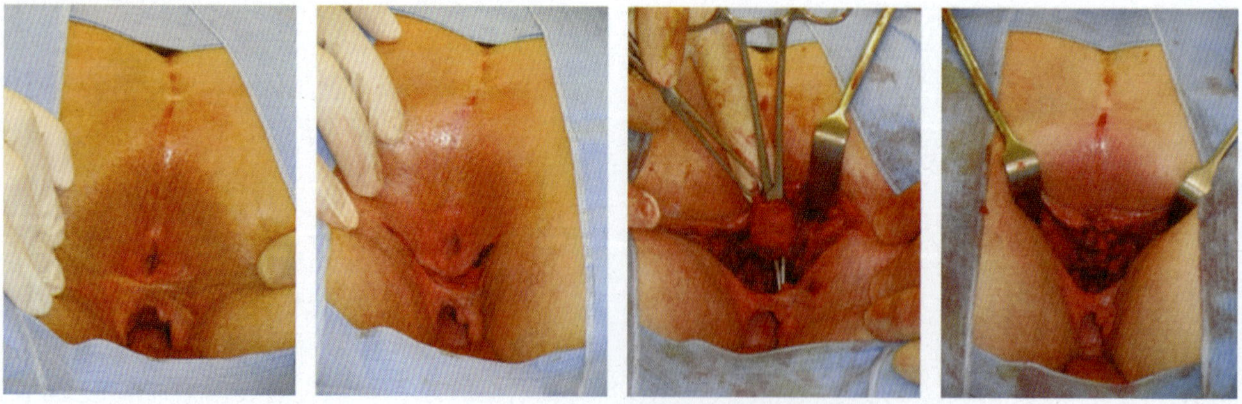

图58.5 肛门括约肌重叠修复术。

疗失败且无可修复肛门括约肌缺陷的患者。该术式可采用单侧或双侧股薄肌，将其包裹在肛门周围，并固定在对侧坐骨结节上。该手术术后发病率和死亡率相当高，文献报道38例患者[19]，平均随访5年，术后近期13例感染，2例股薄肌问题。长期结果显示，10名患者再次实施了15次手术修复肛门括约肌，24名患者供侧下肢出现疼痛、肿胀和感觉异常，30%的患者局部造口；尽管22名患者股薄肌成型肛门具有功能，但13名患者每天发生粪失禁，11%的患者仍需要某种形式的灌肠或清洁肠道才能排空，64%的患者仍然有肠道症状且影响他们的日常生活。鉴于上述结果，NICE建议该手术的实施仅限于专科医疗中心，事实上美国已不再实施该手术。

菲尼克斯手术

菲尼克斯手术是一种新式手术，其用钛丝和磁珠包裹肛门括约肌。该手术步骤较为简易，通过测量可计算出每位患者需要使用的磁珠数量，将钛丝和磁珠放置于肛提肌下方坐骨窝的隧道内。文献报道了35例菲尼克斯手术[20]，患者的克利夫兰临床评分从术前的16分降低到术后的7.3分，排便生活质量显著改善，无术中并发症，术后感染3例，1例植入物分离问题，2例手术无效实施造口术，1例阴道侵蚀。

其他肛门括约肌强化术

一些医学研究中心使用SECCA射频系统治疗粪失禁患者，将射频能量传输到肛管，文献报道射频可重塑和收紧胶原蛋白。通过肛门分别在3～4个水平进行治疗，短期疗效显示患者粪失禁评分有所改善。但该治疗方法并不包括在NHS内，可临床实验性治疗。

肛门填充剂

多年来外科医生一直尝试将各种分子注射入肛门内括约肌或肛垫，通过重建肛门封闭性来改善粪失禁。早在1993年，特氟隆已开始使用，随后是自体脂肪、胶原、硅胶、碳珠、猪胶原蛋白和透明质酸。这些注射剂的使用可导致局部肉芽肿、栓塞、分子迁移以及感染等并发症。已发表的研究表明，近少数患者完成了短期随访，粪失禁症状和评分改善相对较少。2007年2月的NICE指南建议，该治疗方法只能粪失禁专科医疗机构实施，且只能在临床试验和审查情况下进行。

骶神经调节

骶神经刺激（SNS）是一种治疗严重粪失禁的方法，1981年SNS首次用于治疗尿失禁，随后在1995年开始用于粪失禁的治疗。对于有或无肛门括约肌缺损的粪失禁患者，SNS是一种被广泛接受的治疗粪失禁的有效方法，具有良好的短期和长期疗效。通过记录肠道日记（见图58.2）评估患者病情，每周粪失禁至少2~3次，可考虑骶神经调节。患者应在最大限度的药物治疗、物理治疗和生物反馈治疗后，在干预前完成肠道日记，然后通过骶骨将临时钢丝放置在S3或S4上，通常是S3（图58.6）。如果症状改善超过50%，则将一根永久性导线插入骶骨，并与埋在同侧臀部的起搏器电池相连。

SNS的作用机制尚不清楚。假设这些脉冲可调节来自肛门和直肠的自主和躯体神经的传入和传出脉冲，从而改善直肠顺应性并增加肛门静息压力[21]。

最近的一项荟萃分析研究了1995年至2008年发表的关于SNS治疗粪失禁的文献[22]，共纳入34项研究，报道了944名患者接受周围神经评估，665名患者随后转换为永久性SNS。每周粪失禁次数和粪失禁评分显著改善（$P<0.001$）。肛门括约肌完整和损伤组之间的结果相似。永久性SNS并发症发生率为15%，3%导致永久性植入骶神经调节器。

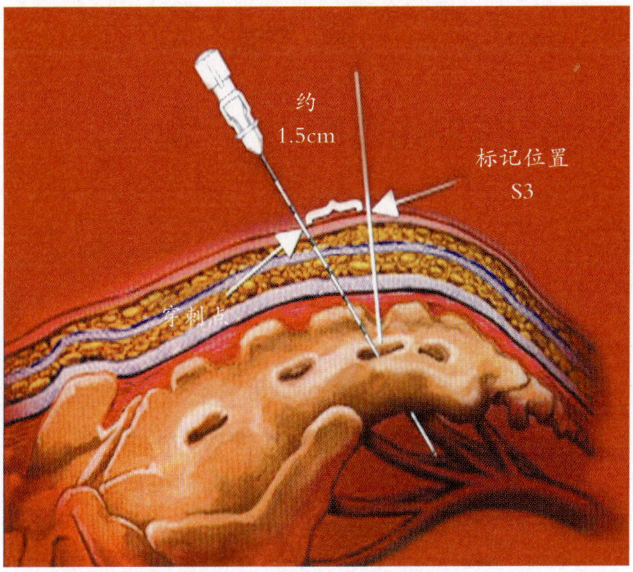

图58.6 骶神经刺激器植入定位。

胫后神经刺激

2003年Shafik首次提出将外周神经调节用于治疗粪失禁[23]。与SNS类似,该治疗的机制并不清楚。据认为,刺激踝关节处的胫后神经可向骶神经发送逆行刺激。最近的一项随机多中心研究对比胫后神经刺激和假胫后神经刺激治疗粪失禁的疗效,发现38%的治疗组患者和31%的假刺激组患者粪失禁发作次数改善了50%以上[24],两组治疗疗效没有显著性差异,尚需进一步评估该治疗方法。

末端结肠造口术

该手术为毁损性手术,长期并发症很高,只适合其他治疗失败的患者,或完全了解并理解长期造口含义的患者。结肠造口术并非专科手术,可在地方医院实施。然而需提醒患者,多达1/3的粪失禁患者可能发生残端直肠漏/瘘类严重问题。

总结

粪失禁有多种病因,需要准确的病史和检查,以排除需治疗的病理学疾病(例如,癌症)。至少50%的患者,可通过简单的饮食和生活方式调整,以及药物和运动治疗来改善生活质量。持续性粪失禁患者应该完善肛门直肠生理学和超声检查,由专科临床医生完成检查。泄殖腔畸形和(或)肛门括约肌缺损的患者可采用肛门括约肌重叠修复术。骶神经调节能够改善75%的粪失禁患者症状且长期疗效良好。末端结肠造口术可治疗所有其他方法难以治愈的严重粪失禁患者。

便秘与排便功能障碍

定义

在西方社会便秘是一个日益严重的问题,普遍共识认为大约50%的成年人可能在任何时间发生便秘。便秘包括多种症状,与健康对照组相比,便秘患者普遍存在心理健康问题和社会功能缺失。对很多人来说,便秘意味着许多问题。我们可根据明确的诊断标准,比如罗马Ⅱ标准,比较患者的症状和治疗效果。罗马Ⅱ标准定义:如果以下两种或两种以上症状出现≥12周即可诊断便秘。临床症状包括:排便紧张超过25%,硬便/大便硬结超过25%,感觉排便不全超过25%,排便时感觉肛门直肠阻塞超过25%,手动帮助排便超过25%;出现上述症状以及每周排便少于3次即可诊断便秘。

便秘可分为3种不同的类型:慢传输型便秘、正常传输型便秘和梗阻性便秘。排便障碍或排空障碍通常与正常传输型和慢传输型便秘有关。在诊断便秘之前,应排除导致便秘的其他潜在代谢或生理原因,包括结肠肿瘤或其他结肠病变。应该完善血液检查除外甲状腺功能减退、高钙血症、糖尿病,上述疾病均可能与便秘有关。帕金森病和多发性硬化症等多种神经系统疾病也与便秘有关。一旦采集完完整的病史和体格检查,排除重要的器质性疾病,即可进行3项测试进一步评估便秘:结肠传输检测、直肠造影和肛门直肠生理功能检查。

便秘的治疗

治疗便秘的主要方法是使用各种各样的泻药,各种泻药的作用机制不同。有证据证明,增加体力活动可减少便秘,体力活动可改善肠易激综合征患者的生活质量。应鼓励患者增加饮食中的可溶性纤维,例如,车前子/卵叶车前子可改善慢性便秘和肠易激综合征患者的肠道症状。尽管服用麸皮或车前子可改善便秘症状,但约60%的患者会发生腹痛等不良事件。慢性腹痛患者可口服阿片类药物治疗,但会进一步加重便秘。在可能的情况下,必须让患者戒除阿片类药物。

泻药

下一步治疗方案即开具渗透性泻药。渗透性泻药包括四种主要类型,聚乙二醇基溶液、柠檬酸镁基产品、磷酸钠基产品和非吸收性碳水化合物。这些产品通过渗透作用将液体吸入肠腔,偶尔可引起腹泻。但大多情况下患者耐受性良好。氢氧化镁和其他盐类软化大便,增加排便频率。肠道对镁的吸收是有限的,通常不会产生明显的副作用(肾功能损害患者应严密监测)。磷酸钠基的制剂可导致代谢异常,不应长期使用。临床实践中大量使用乳果糖,与痛风和腹痛有关,一项系统性评价研究认为聚乙二醇泻药在疗效和副作用方面均优于乳果糖。

刺激性泻药,比如比沙可啶、甘油栓、吡啶磺酸钠和番泻叶均广泛用于临床治疗，但是会引起肠道相关的腹痛。促分泌剂，例如，卢比前列酮、利那洛肽，通过激活肠管腔侧肠上皮细胞分泌氯化物，水分随着氯离子分泌至肠腔内，加速小肠和结肠运输。5-羟色胺-HT4受体激动剂通过激活黏膜下神经元，诱导黏膜分泌。最常用的激动剂是普鲁卡鲁平，可加速便秘患者的胃肠和结肠运输。最初几天的副作用常见腹痛和头痛，但这些副作用很快就会消失。这种药物的大部临床试验是在女性患者身上完成的，因此被批准用于泻药不能充分缓解症状的女性。

生物反馈治疗

如果使用泻药失败，患者应接受生物反馈辅助盆底训练。对于直肠敏感度较低的患者，可以增加感觉训练，让患者学会识别来自直肠的微弱信号，然后尝试通过腹部和盆底练习排便。超过2/3的排便障碍患者通过生物反馈治疗改善了症状，但这种治疗方法非常耗费时间，患者需要在医院接受5～6次，每次持续30~60分钟的训练，如果不能定期完成训练，则排便症状无法持续改善。

便秘手术

只有在所有非手术治疗措施均失败且症状持续影响日常生活的情况下，患者可接受手术治疗。便秘虽然严重影响生活质量，但并非致死性疾病，并不增加死亡率。然而，手术治疗可能导致较大的持续发病率和潜在的死亡风险。

结肠次全切除术

未合并盆底功能障碍和弥漫性胃肠动力障碍的孤立性慢传输型便秘患者，可考虑实施结肠切除术和回直肠吻合术。需告知患者，手术可消除便秘的主要症状，比如排便困难，但其他症状（尤其腹痛和腹胀）通常术后会持续存在。目前大多数采用腹腔镜手术，在结直肠交接处切除结肠，同时需保留骶前神经，然后进行回肠直肠吻合术。保留部分乙状结肠或将盲肠直肠吻合会降低该手术的效果。由于该手术术后可能发生较高发病率和再次入院率，因此需谨慎决定。美国最近的文献中，作者研究了1998—2011年2个州因便秘行结肠切除术的情况[25]，400多名患者接受结肠切除术，无围术期死亡病例，但42.7%的患者发生围术期并发症，30%患者术后30天内再次入院。正如文章中所指出的，便秘是一种功能性疾病，严重影响生活质量，但非致死性疾病且无严重并发症。然而，便秘患者接受手术治疗，可能最终导致长期并发症。

肉毒毒素治疗盆底功能障碍

能够理解排便时收缩耻骨直肠肌而非放松耻骨直肠肌的患者可能通过生物反馈改善便秘症状。分离耻骨直肠肌，将肉毒毒素注射入耻骨直肠肌来治疗盆底功能障碍。但该治疗的证据有限，目前不推荐用于治疗排便功能障碍。

经肛吻合器直肠切除术

经肛吻合器直肠切除术（STARR）用于纠正排粪造影发现的两种与便秘有关的异常解剖病变，包括直肠肠套叠（即隐匿性直肠脱垂）和直肠膨出（图58.7a）。20世纪前10年的后几年，欧洲多个国家引入STARR，该手术切除直肠肠套叠和直肠膨出的多余直肠黏膜，使用缝合线吻合断端黏膜（图58.7b），直肠/盆腔内缝合线可能导致相关并发症，文献报道常见并发症包括疼痛、便急、出血、长期感染，例如，盆腔脓肿、瘘管和肠穿孔。STARR的长期疗效并没有最初想象的那么好，据估计，被切除纠正的解剖异常实际上可能由潜在的功能障碍引起而并非由症状本身引起的。总的来说，现在实施这种手术的外科医生已经越来越少了。

腹腔镜直肠腹侧网片固定术

随着知识和技术水平的提高，D'Hoore等人[26]首次提出用于治疗直肠外脱垂的腹腔镜直肠腹侧网片固定术，该手术越来越多的用于治疗直肠排空障碍和直肠肠套叠患者。该手术的优点是避免直肠后壁松动，保留自主神经，有望减少直肠后壁固定术后便秘等并发症。将网片放置于直肠和阴道之间，网片远端放置达盆底，网片缝合固定在直肠和阴道上，关闭道格拉斯窝腹膜。这种手术的并发症相对较低，为8%~10%，但存在与网片相关的并发症，大约4.6%的患者可能发生网片相关并发症。

许多文献报道将该术式用于治疗全层直肠脱垂患者、肠套叠和排便梗阻患者。最近的一项纳入100例直肠内脱垂女性的腹腔镜直肠腹侧网片固定术

a

b

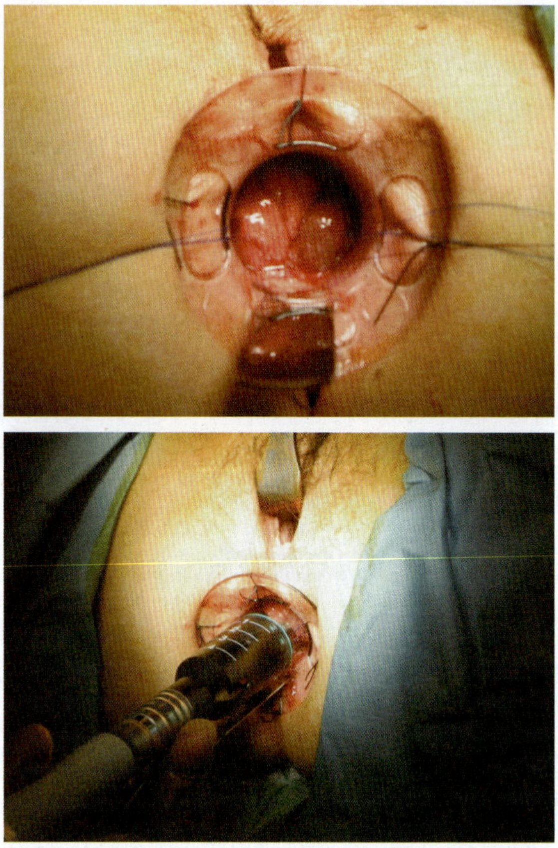

图 58.7 (a)直肠肠套叠;(b)STARR 手术切除直肠肠套叠。

(生物网片)研究结果显示,便秘治愈率 79%,改善率 92%。许多肠套叠患者伴发粪失禁和排便困难,其中 86% 患者粪失禁症状改善[28]。该术式可能造成的网片侵蚀问题应得到重视,一项英国多中心合作研究纳入 2203 例接受该手术的患者,这项回顾性研究完成随访的人数少且随访时间短,已知 45 例(2%)患者发生网片侵蚀,这一并发症发生率显然被低估了,18 例患者术后主要并发症与网片侵蚀和去除网片相关[29]。该手术可能能够帮助治疗肠套叠和复杂的排便功能障碍患者,但应详细告知患者网片侵蚀可能导致的并发症和并发症发生率(2015 年蒙哥马利诉拉纳克郡健康委员会法律裁决书)。

总结

大部分普通人都可能发生便秘,长期便秘严重影响生活质量。然而,患者往往同时伴发其他盆底疾病。Pescatori 等人提出"冰山现象"可解释当出现一种临床症状或解剖问题时,大多数患者同时伴随一系列其他问题[30](图 58.8)。

一项连续观察 100 名患者的研究发现,54% 的患者同时患有直肠膨出和直肠黏膜脱垂两种疾病,所

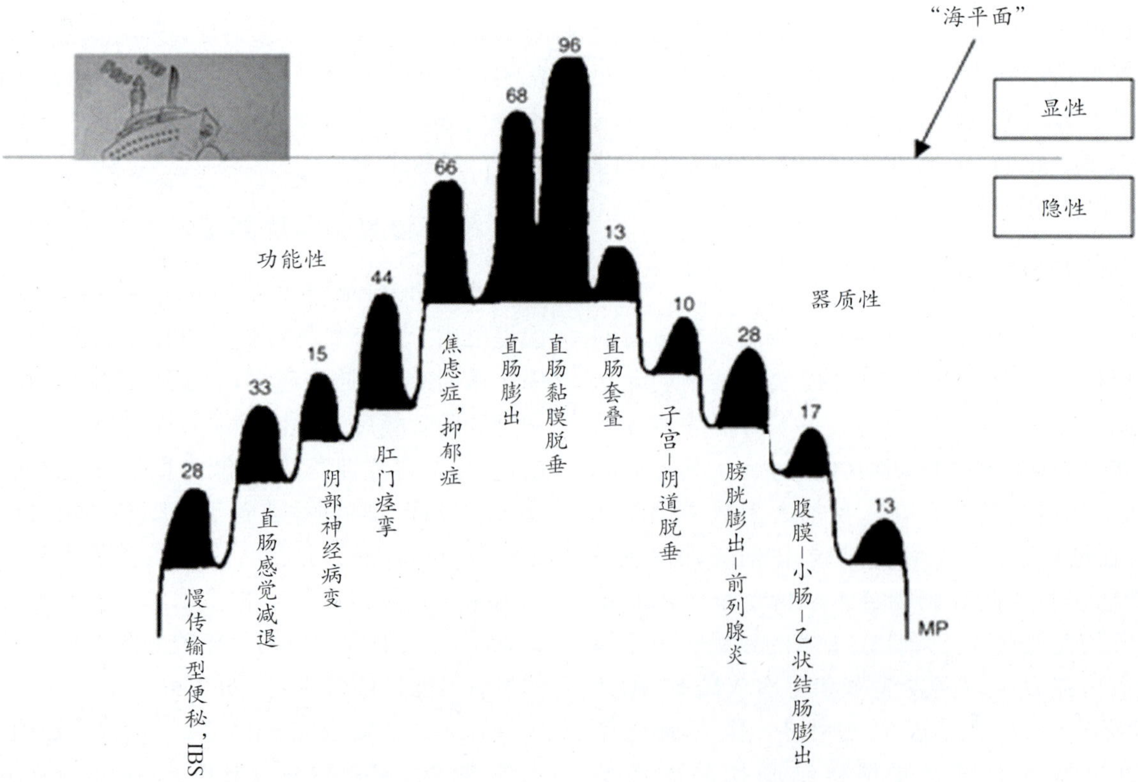

图 58.8 便秘患者可能合并的多种疾患。

有100名患者至少还患有两种与排便障碍相关的疾病。最常见的3种是：焦虑-抑郁、肛门痉挛、直肠感觉减退（分别为66%、44%、33%）。隐匿性疾病的中位数为5（范围2~8）。大多数患者选择保守治疗，14%的患者需要手术治疗。尽管可以选择手术治疗，但是保守治疗更加重要，并需充分了解便秘患者所涉及的其他疾患的复杂性。

（苗娅莉 译）

参考文献

1. Cook TA, Mortensen NJ. Colon, rectum, anus, anal sphincters and the pelvic floor. In: Pemberton JH, Swash M, Henry JM (eds), *The Pelvic Floor: Its Function and Disorders*, pp. 61–76. London: Harcourt Publishers; 2002.
2. Bharucha AE. Pelvic floor: anatomy and function. *Neurogastroenterol Motil* 2006;**18**:507–19.
3. Lockhart RD, Fyfe FW, Hamilton GF. *Anatomy of the Human Body*. London: Faber & Faber; 1959.
4. Penninckx F, Lestar B, Kerremans R. The internal anal sphincter: mechanisms of control and its role in maintaining anal continence. *Baillieres Clin Gastroenterol* 1992;**6**:193–214.
5. Abdool Z, Sultan AH, Thakar R. Ultrasound imaging of the anal sphincter complex: a review. *The Br J Radiol* 2012;**85**:865–75.
6. Pilkington SA, Nugent KP, Brenner J, et al. Barium proctography vs magnetic resonance proctography for pelvic floor disorders: a comparative study. *Colorectal Dis* 2012;**14**:1224–30.
7. Bassotti G, Crowell MD, Whitehead WE. Contractile activity of the human colon: lessons from 24 hour studies. *Gut* 1993;**34**:129–33.
8. Bliss DZ, Fischer LR, Savik K. Managing fecal incontinence: self-care practices of older adults. *J Gerontol Nurs* 2005;**31**:35–44.
9. Croswell E, Bliss DZ, Savik K. Diet and eating pattern modifications used by community-living adults to manage their fecal incontinence. *J Wound Ostomy Continence Nurs* 2010;**37**:677–82.
10. Van Winckel M, Van Biervliet S, Van Laecke E, Hoebeke P. Is an anal plug useful in the treatment of fecal incontinence in children with spina bifida or anal atresia? *J Urol* 2006;**176**:342–44.
11. Bond C, Youngson G, MacPherson I, et al. Anal plugs for the management of fecal incontinence in children and adults: a randomized control trial. *J Clin Gastroenterol* 2007;**41**:45–53.
12. Omar MI1, Alexander CE. Drug treatment for faecal incontinence in adults. Cochrane Database Syst Rev 2013;11(6):CD002116. doi: 10.1002/14651858.CD002116.pub2.
13. Norton C, Chelvanayagam S, Wilson-Barnett J, Redfern S, Kamm MA. Randomized controlled trial of biofeedback for fecal incontinence. *Gastroenterology* 2003;**125**:1320–29.
14. Glasgow SC, Lowry AC. Long-term outcomes of anal sphincter repair for fecal incontinence: a systematic review. *Dis Colon Rectum*. 2012;**55**:482–90.
15. Wong MT, Meurette G, Wyart V, Glemain P, Lehur PA. The artificial bowel sphincter: a single institution experience over a decade. *Ann Surg* 2011;**254**:951–56.
16. Pickrell KL, Broadbent TR, Masters FW, Metzger JT. Construction of a rectal sphincter and restoration of anal continence by transplanting the gracilis muscle; a report of four cases in children. *Ann Surg* 1952;**135**:853–62.
17. Baeten CG, Konsten J, Spaans F, et al. Dynamic graciloplasty for treatment of faecal incontinence. *Lancet* 1991;**338**:1163–65.
18. Williams NS, Patel J, George BD, Hallan RI, Watkins ES. Development of an electrically stimulated neoanal sphincter. *Lancet* 1991;**338**:1166–69.
19. Thornton MJ, Kennedy ML, Lubowski DZ, King DW. Long-term follow-up of dynamic graciloplasty for faecal incontinence. *Colorectal Dis* 2004;**6**:470–76.
20. Lehur PA, McNevin S, Buntzen S, Mellgren AF, Laurberg S, Madoff RD. Magnetic anal sphincter augmentation for the treatment of fecal incontinence: a preliminary report from a feasibility study. *Dis Colon Rectum* 2010;**53**:1604–610.
21. Michelsen HB, Buntzen S, Krogh K, Laurberg S. Rectal volume tolerability and anal pressures in patients with fecal incontinence treated with sacral nerve stimulation. *Dis Colon Rectum* 2006;**49**:1039–44.
22. Tan E, Ngo NT, Darzi A, Shenouda M, Tekkis PP. Meta-analysis: sacral nerve stimulation versus conservative therapy in the treatment of faecal incontinence. *Int J Colorectal Dis* 2011;**26**:275–94.
23. Shafik A, Ahmed I, El-Sibai O, Mostafa RM. Percutaneous peripheral neuromodulation in the treatment of fecal incontinence. *Eur Surg Res* 2003;**35**:103–107.
24. Knowles CH, Horrocks EJ, Bremner SA, Stevens N, Norton C, O'Connell PR, et al. Percutaneous tibial nerve stimulation versus sham electrical stimulation for the treatment of faecal incontinence in adults (CONFIDeNT): a double-blind, multicentre, pragmatic, parallel-group, randomised controlled trial. *Lancet* 2015;**386**:1640–48.
25. Dudekula A, Huftless S, Bielefeldt K. Colectomy for constipation: time trends and impact based on the US Nationwide Inpatient Sample, 1998-2011. *Aliment Pharmacol Ther* 2015;**42**:1281–93.
26. D'Hoore A, Penninckx F. Laparoscopic ventral recto(colpo)pexy for rectal prolapse: surgical technique and outcome for 109 patients. *Surg Endosc* 2006;**20**:1919–23.
27. Consten EC, van Iersel JJ, Verheijen PM, Broeders IA, Wolthuis AM, D'Hoore A. Long-term outcome after laparoscopic ventral mesh rectopexy: an observational study of 919 consecutive patients. *Ann Surg* 2015;**262**:742–47.
28. Franceschilli L, Varvaras D, Capuano I, et al. Laparoscopic ventral rectopexy using biologic mesh for the treatment of obstructed defaecation syndrome and/or faecal incontinence in patients with internal rectal prolapse: a critical appraisal of the first 100 cases. *Tech Coloproctol* 2015;**19**:209–19.
29. Evans C, Stevenson AR, Sileri P, et al. A multicenter collaboration to assess the safety of laparoscopic ventral rectopexy. *Dis Colon Rectum* 2015;**58**:799–807.
30. Pescatori M, Spyrou M, Pulvirenti d'Urso A. A prospective evaluation of occult disorders in obstructed defecation using the 'iceberg diagram'. *Colorectal Dis* 2006;**8**:785–89.

第59章
分娩创伤

Stergios Doumouchtsis

引言

盆底功能障碍和分娩密切相关，在经产妇中更为普遍。盆底创伤通常发生在第一次阴道分娩时。通常，分娩创伤是指分娩后的会阴和阴道创伤，主要集中在会阴体和肛门括约肌复合体上。然而，分娩创伤可能涉及盆底的不同维度。阴道分娩过程中的盆底创伤包括组织的断裂、压迫和拉伸，导致神经、肌肉和结缔组织损伤。一些胶原蛋白缺乏的女性可能比其他人更容易发生盆底创伤。

分娩创伤影响着全世界数百万女性。初产妇会阴创伤的发生率超过91%，经产妇超过70%[1]。1%~11%的经阴道分娩女性被临床诊断为产科肛门括约肌损伤（OASIS）[2,3]。围绕OASIS的培训和对其认知的提高同报道的发生率上升相关[2,3]。分娩创伤的短期和长期症状对日常生活、心理健康、性功能和整体生活质量有很大的影响。

分娩创伤的分类和分型

会阴创伤可以是自发或者手术所致，如外阴切开术[4]。根据英国皇家妇产科学会，目前的分娩创伤分类如下[3]（图59.1）。

一度：仅限阴道上皮或会阴皮肤的撕裂（图59.2）。

二度：有会阴肌层损伤，但不涉及肛门括约肌（图59.3）。

三度：肛门括约肌断裂（图59.4），进一步分亚类如下。

3a：肛门外括约肌撕裂<50%肌层。

3b：肛门外括约肌撕裂>50%肌层。

3c：肛门内外括约肌均被撕裂。

四度：在三度裂伤的基础上加上肛门上皮的断裂（图59.5）。

纽扣孔撕裂是单独的直肠黏膜和阴道上皮撕裂，不涉及肛门括约肌。

OASIS包含三度和四度裂伤。

肛提肌损伤

肛提肌（LAM）在产道和盆底的生物力学特性中起着重要作用。在分娩过程中，肛提肌的伸展超出了它的极限[5,6]。在静息肌肉，50%的拉伸可能会造成严重损伤，而在最大限度激活的肌肉中，30%的拉伸就会导致损伤[7]。

在经阴道分娩的女性中报道的肛提肌创伤发生率差异较大，为13%~26%[8–11]。一项基于MRI的研究发现，未生育女性的肛提肌没有缺陷[12]。相比之下，20%的女性在第一次经阴道分娩后就出现了缺陷。更多的女性遭受不可逆的肛提肌裂孔扩张。急性肛提肌损伤可以通过临床指检来诊断，MRI、经会阴超声、经阴道超声也可以用来诊断[13]。肛提肌撕裂可能是大的阴道撕裂的一部分，并且与前盆腔和中盆腔脱垂相关风险增加了两倍，而对后盆腔脱垂影响不大。

根据评估方式和影像学表现，肛提肌损伤有不同的定义。根据Delancey等人的研究，基于MRI检查建议的肛提肌损伤分类如下：

左右两边的肌肉分开评分。如MRI未见损伤，

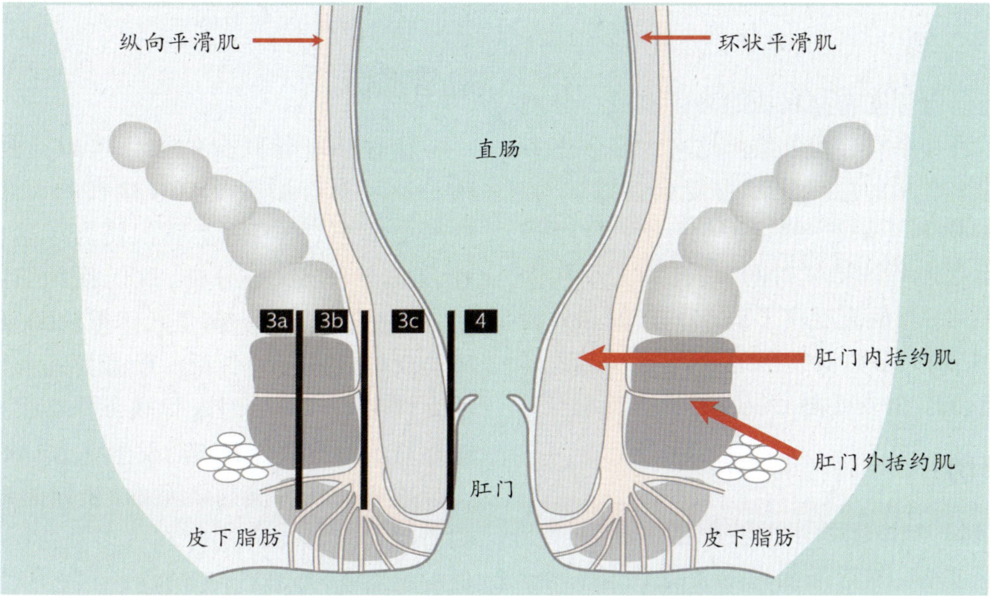

图59.1 肛门括约肌损伤的分类。

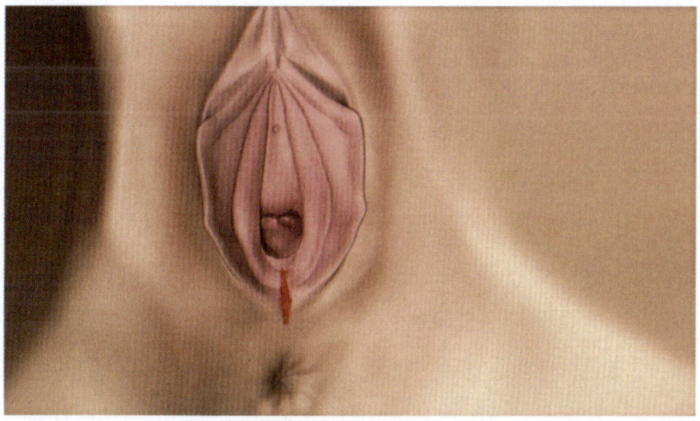

图59.2 一度撕裂。

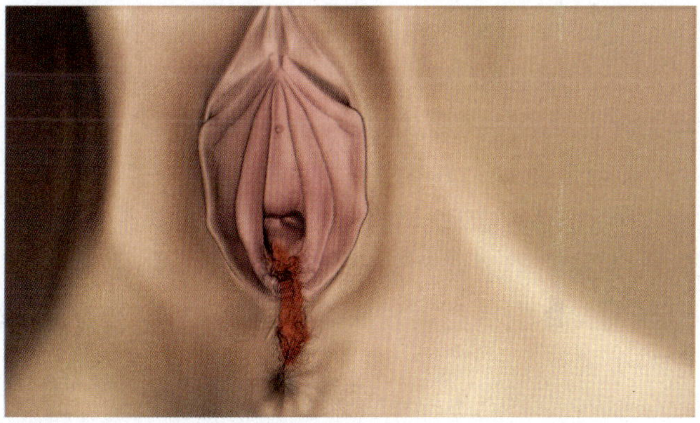

图59.4 三度撕裂。

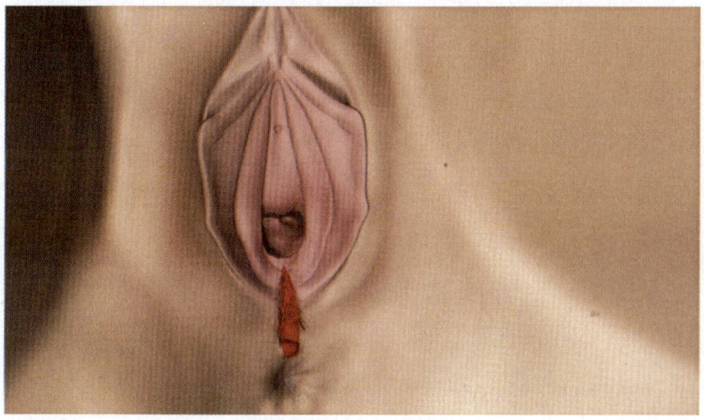

图59.3 二度撕裂。

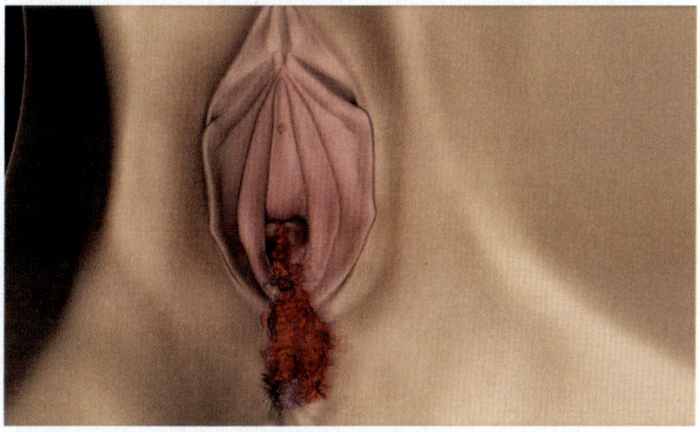

图59.5 四度撕裂。

则评0分;如果<50%的肌肉消失评1分;>50%则评2分;如果肌肉整体丢失则评3分。总得分为两边之和,分数为0~6分,分类如下:0分为正常或无缺陷;1~3分为轻微缺陷;4~6分为严重缺陷[14]。

神经损伤

阴部神经损伤可能和盆底功能障碍有关。分娩过程中神经压迫和牵拉导致失禁。这对大多数患者是可逆的，尽管严重的患者失禁可能会持续[11,12]。去神经损伤的机制类似于慢性便秘患者的神经损伤[15]。其与第二产程的持续时间、婴儿的大小和助产分娩有关[16]。一项研究观察了96名初产妇在分娩前后的情况，发现大多数女性阴道分娩导致盆底部分去神经支配，80%的女性随后出现神经再支配[17]。

结缔组织损伤

在妊娠期间，结缔组织中的胶原蛋白和弹性蛋白成分会进行重塑，以增加阴道的扩张性和容量。在分娩过程中，过度拉伸可能会导致胶原蛋白损伤。盆内筋膜和其他结缔组织结构可能会过度伸展、撕裂及从其骨性附着部位脱离。分娩后，结缔组织发生重塑，但新组织不如原来的结缔组织牢固[18]。

子宫韧带水平的损伤可能导致子宫脱垂。妊娠本身产生的腹内压力增加可能会对这些结构造成创伤，特别是在双胎妊娠、巨大胎儿或羊水过多的情况下。在阴道顶端和后盆腔水平，创伤导致宫颈周围环和直肠阴道筋膜的缺陷，可表现为肠膨出或高位直肠前突。直肠阴道筋膜可能过度扩张、破裂或与腱弓分离[19]。

耻骨宫颈筋膜损伤可能导致膀胱膨出或罕见的前部小肠膨出[8,19]。失去对阴道穹隆的支持可能导致阴道旁缺陷[20]。耻骨尿道韧带和耻骨宫颈筋膜损伤可能与尿道膨出、尿道和膀胱颈过度活动以及压力性尿失禁有关。直接损伤尿道括约肌也可能导致压力性尿失禁[8,19]。后盆腔下部和会阴的创伤可能会可导致低位直肠前突和会阴撕裂。

与未分娩的女性相比，脱垂在经产妇中更为常见[21]。阴道分娩，尤其是助产，增加了盆腔器官脱垂的风险[22,23]。产后6个月，经阴道分娩的西班牙初产妇女中有18%出现2期盆腔器官脱垂，而剖宫产女性的这一比例为7%[24]。来自美国的一项多中心研究也显示了类似的发现[25]。与择期剖宫产的女性相比较，分娩活跃期和宫颈完全扩张后剖宫产的女性脱垂的发生率没有差异[22]。一项对阴道分娩女性的研究发现，那些有一次以上裂伤的女性在分娩5~10年后发生脱垂的风险增加[23]。未发现会阴切开术引起的盆腔器官脱垂增加。

耻骨损伤

耻骨和耻骨联合的损伤可以通过MRI进行评估。一项对产后接受MRI检查的女性进行的观察性研究显示，38%的盆底损伤高风险女性（第二产程>150分钟或<30分钟，肛门括约肌损伤，使用产钳，产妇年龄>35岁，新生儿体重>4000g）和13%的低风险女性发生耻骨骨折。耻骨骨髓水肿出现在61%的女性中[26]。分娩时耻骨联合分离并不常见。一项综述显示耻骨联合分离的发生率为1/500[27]。

这些损伤可能与严重的、长期的疼痛和功能障碍有关。虽然保守治疗在大多数情况下已经足够，但有时需要侵入性矫形治疗。

会阴创伤的流行病学研究

会阴创伤的发病率在不同国家之间差异很大。2008年的一项系统性综述报道了英国肛门括约肌撕裂的发生率为0.5%，丹麦为2.5%，加拿大为7%[4]。2013年的最新数据显示，从2000年到2012年，报道的三度或四度会阴撕裂发生率增加至3倍，从1.8%增至5.9%[28]。英国一家机构对产后肛门括约肌损伤的另一项研究也记录了近年来产后肛门括约肌损伤发病率的增加，该研究始于2004年，历时4年，发病率为3.6%[29]。虽然四度撕裂在研究期间保持不变，但是三度撕裂显示出逐年上升的趋势，这一点在初产妇女中更为明显。

近年来，在芬兰、加拿大和中国等国的产后肛门括约肌损伤发病率上升也被注意到。对1997—1999年和2006—2007年间芬兰产后肛门括约肌损伤的发生情况进行了比较[30]，在这两个时间段内，在初产女性和经产女性中的发生率分别从0.5%上升到1.8%和0.1%上升到0.3%。一项比较2005年6月至2006年10月瑞典和意大利产后肛门括约肌损伤发病率的研究发现，瑞典女性患产后肛门括约肌损伤的风险是意大利女性的23倍[31]。瑞典女性和意大利女性的发病率分别为9.2%和0.4%。胎龄、出生体重、工具助产和第二产程的持续时间是造成这种差异的原因。

来自Nova Scotia的数据显示，尽管会阴切开术的使用率和工具助产率有所下降，但产后肛门括约肌损伤在10年内增长了2倍[32]。第二产程延长的女性数量增加，然而并不是严重会阴创伤增加2倍的原因。据推测，这一增长是由于我们更好地识别了产后肛门括约肌损伤。中国产后肛门括约肌损伤发病率较低，并呈上升趋势。根据一项人口研究显示，这一比例从2011年的0.3%上升到2014年的0.38%[33]。

与之前提到的研究相反，挪威的数据报道发病率下降了一半，从2003—2005年的4%下降到2008—2010年的1.9%[34]。这一减少归因于在观察到产后肛门括约肌损伤发病率增加后实施的会阴保护培训项目。这项计划包括干预措施如减缓婴儿头部的分娩速度，旨在降低会阴压力的操作，指导女性不要用力过猛，以及会阴切开技术培训。

会阴切开率方面的分娩管理也是不同的，英国的统计数字为13%，荷兰为8%，美国为25%，东欧国家高达99%[4]。

另一个差异很大的因素是家庭分娩的数量，在荷兰，60%的人计划在家中分娩[35]，而在英国，只有2.7%的人在家中分娩[36]。即使在控制了器械分娩和硬膜外使用后，医院中会阴创伤的发生率也更高[1]。

近年来，人们对产后肛门括约肌损伤发病率普遍上升提出了几种解释。许多人将其归因于诊断的改善，随着对临床检查、肛门内超声检查、肛门测压以及培训项目的重视[37]。

研究之间比较的局限性在于纳入标准可能不同，影响报道的产后肛门括约肌损伤发病率[38]。另一个可能的原因是产妇初产年龄的作用，许多女性推迟分娩。这得到了一项研究的支持，该研究表明，每推迟分娩1年，提肛肌创伤就会增加10%[39]，推迟分娩的压力性尿失禁患病率也会增加[40]。

产后肛门括约肌损伤后大便失禁很常见，患病率为16%~47%[41-44]。几项研究已经证明产后肛门括约肌损伤后出现肛门失禁的短期风险很大[45,46]。产后10个月大便失禁症状的患病率为4%。约29%的女性在产后9个月报道了肛门失禁[47]。

盆底创伤的危险因素

一些女性比其他女性有更高的严重分娩创伤风险。近年来，人们试图识别和修正危险因素，以预防会阴创伤。在众多与会阴创伤相关的因素中，种族、未产和母亲年龄被认为是不可改变因素。潜在的可改变的危险因素主要是产科因素：巨大儿、硬膜外麻醉、第二产程延长、工具助产和会阴切开。

母体危险因素

种族

一项对公认的异质性研究的荟萃分析显示，亚裔与严重会阴创伤的风险增加有关[48]。美国一项关于少数民族产妇发病率的研究也发现，亚裔女性更有可能发生严重的会阴创伤，而在非西班牙裔的非洲裔美国女性中最少见[49]。类似的，加州医院的一项研究发现，亚裔女性的严重创伤发生比例过高[50]。在这项研究中，异族婚姻、较大的婴儿、妊娠期糖尿病和体重指数增加被认为是风险增加的原因。另一项研究表明，南亚女性患产后肛门括约肌损伤的比例是澳大利亚女性的3倍[51]。然而，在这项研究中，女性是根据她们出生的国家进行分组的。

不同种族会阴创伤患病率的差异归因于解剖、皮肤厚度、抵抗力以及沟通障碍的差异。女性在分娩过程中可能会误解指导[51]。亚裔女性的皮肤似乎较薄，对拉伸的抵抗力较差[52]。腰椎弯曲度的降低可能导致腹腔内压力更多地直接指向盆底而不是前腹壁[53]。

胎次

对OASIS来说，初产妇是一个毫无争议的风险因素。组织弹性降低似乎起到了一定作用。在Zetterstrom等人的一项研究中，肛门括约肌损伤与初产妇相关（OR 9.8；95% CI 3.6~26.2）。Smith等研究结果[54]显示，6.6%的初产妇和2.7%的经产女性在阴道分娩后遭受OASIS。初产妇和经产妇会阴完整的发生率分别为9.6%和31.2%[1]。在对20 000例阴道分娩的研究中发现1.7%的更低的OASIS发病率，但也同样存在初产妇和经产妇之间类似的不同，初产女性发病率为2.9%，经产女性发病率为0.8%[55]。

一项对20674例分娩的回顾性队列研究[56]也得出结论，首次阴道分娩的女性中有16%发生肛门括约肌损伤，剖宫产后阴道分娩的女性中有18%发生肛门括约肌损伤。Oberwalder等人[57]的荟萃分析显示初产女性肛门括约肌损伤的发生率为26.9%，经产女性新括约肌损伤的发生率为8.5%。

作为盆腔器官脱垂(POP)的风险因素,第一次阴道分娩似乎有最大的影响[58]。Mant等人[59]的一项研究表明,与未分娩的女性相比,育有一个孩子的女性患POP的可能性是未分娩女性的四倍,育有两个孩子的女性患POP的可能性是未分娩女性的8.4倍。Leijonhufvud等人研究也显示,随着产次的增加,压力性尿失禁和POP的风险都会增加[60]。

产妇年龄

产妇年龄通常被认为是一个危险因素,主要是因为衰老对组织完整性和弹性的不利影响。第一次分娩时的产妇年龄似乎与盆底创伤有显著关联[61]。随着年龄的增长,盆底生物力学特性的改变可能是导致盆底损伤发生率增加的原因。

Hornemann等人[62]研究发现,产妇年龄是发生严重撕裂的第二大危险因素。然而,在这项研究中不能明确产妇年龄的临界值。

然而,Rortveit和Hunskaar[40]的研究表明,25岁或25岁以下第一次分娩的女性发生尿失禁的风险低于年龄较大的女性(23%对28%;$P<0.01$)。Groutz等人研究发现,年龄较大的第一次阴道分娩会增加产后压力性尿失禁的风险[63]。

吸烟

与不吸烟者相比,妊娠期间吸烟的初产妇患OASIS的风险降低了28%[64]。经产妇也有类似的发现,尽管在统计学上没有显著性。尽管如此,这些发现的用处是有限的,因为吸烟可能导致其他严重的不良后果,因此不能推荐吸烟。这些结果可能是由于吸烟对胎儿生长的负面影响所致[29]。

体重指数

体重指数较高的女性似乎更少可能OASIS,尽管她们更有可能产下巨大胎儿并需要工具助产[65-67]。虽然体重指数的增加与OASIS发病率的降低相关,但一度和二度撕裂的发生率增加[68]。尽管不是基于证据支持,高BMI保护作用的一种解释是增加的脂肪组织增加了会阴的弹性。此外,肥胖女性可能会有更大的会阴体。

肥胖被发现是经产妇POP的一个风险因素。Dolan等人报道称,肥胖女性发生严重压力性尿失禁的可能性几乎增加了4倍[69]。

产科因素

工具助产

工具助产,特别是产钳术是导致严重会阴创伤的独立危险因素[41,70-72]。行产钳术与胎头吸引术与大便失禁风险增加2~7倍相关[71,73]。胎头吸引术一般认为较产钳术创伤小。荟萃分析[74]已经证实了两种手术分娩方式,产钳术比胎头吸引术具有更大的风险。产钳柄需要更多的空间,可能会因阴道口和会阴的额外伸展而导致损伤。

第二产程持续时间

第二产程延长与神经肌肉损伤的风险的增加相关。Cheng等人[75]发现第二产程延长会增加三度或四度撕裂。产妇精疲力竭可能需要工具助产,这本身就会增加会阴创伤的风险。然而,第二产程延长不仅会导致产妇精疲力竭,而且持续会阴压迫也会更容易导致盆底损伤。活跃的第二产程延长易导致阴部神经损伤[76]。

会阴切开术

会阴切开术是最常见的产科手术;然而,很少有证据表明常规会阴切开术有任何益处。会阴切开术已被证明用于非工具助产时有双倍的OASIS风险,支持其限制性使用[77]。

限制使用会阴切开术似乎可以减少会阴和肛门括约肌损伤。Cochrane综述[78]显示,与常规使用相比,限制性会阴切开术减少严重会阴创伤发生。理想的会阴切开率不应超过20%。根据Klein等人,常规会阴切开术不能预防产后3个月时的尿失禁[79]。

会阴切开术有不同的类型。最常见的方法是会阴正中切开术或会阴侧面切开术。与会阴侧面切开术相比,会阴正中切开术增加了肛门括约肌损伤的风险[79](图59.6)。

区域麻醉

硬膜外镇痛对会阴创伤发生率的影响是复杂的,有许多混杂因素。一些研究显示了保护作用[80],另外的显示有害作用[81]或者没有作用[82]。研究中看到的有害影响可能是其同时使用工具助产

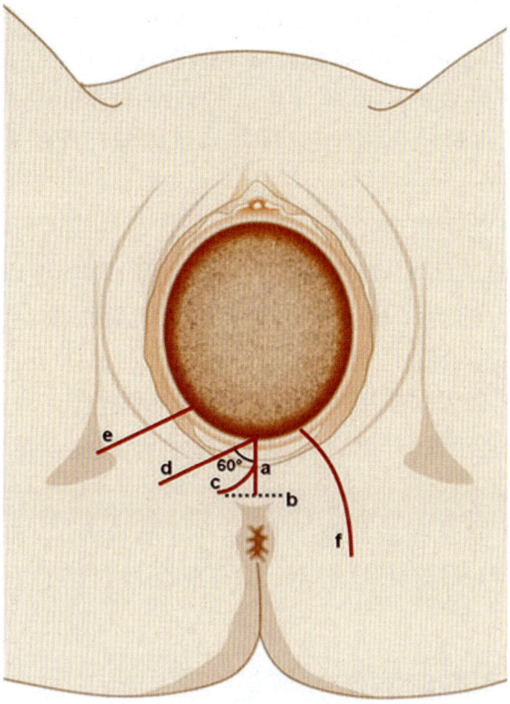

图59.6 会阴切开术类型：a，正中会阴切开术；b，改良正中会阴切开术；c，J型会阴切开术；d，旁侧会阴切开术；e，会阴侧切术；f，完全性外侧切口（Schuchardt切口）。

的结果[83]，因为在控制了工具助产因素后，硬膜外镇痛的使用不再是会阴损伤的危险因素[84]。硬膜外镇痛用于初产妇多于经产妇。硬膜外镇痛者第二产程时间较长，产程增加和枕后位硬膜外镇痛使用的增加可能会增加肛门括约肌损伤的风险[85,86]。另一方面，接受硬膜外镇痛的女性会阴切开率更高，硬膜外镇痛导致更可控的第二产程，这可能会降低风险[85]。

催产素增加与胎方位的关系

催产素加强宫缩与会阴创伤的增加有关，尤其是OASIS[87]。无论产次如何，截石位也会增加OASIS的风险[88]。这可能是由于相较侧卧位，截石位使分娩过程中直接对肛门括约肌的压力增加。然而，截石位分娩的女性通常还有其他危险因素，如出生体重过高、胎先露异常和分娩时间延长。

胎位不正

在负压助产中，枕后位是OASIS的重要危险因素（OR 4.7；$P<0.001$）[89]。持续的枕后位导致难产会增加产后失禁[90]。面及额先露也会增加失禁的风险，因为更大的先露直径。

胎儿因素

出生体重

研究表明，出生体重增加会增加会阴创伤，随后容易导致盆底神经损伤和压力性尿失禁[1,91]，一些人指出，体重超过4000g对会阴创伤的负面影响最大[2]。

出生体重增加与三度和四度撕裂、阴部神经损伤、显著减弱的肛门挤压压力[76]和压力性尿失禁[92,80]有关。De Leeuw等人结果显示，出生体重和三度撕裂之间存在显著的相关性[93]。

巨大胎儿的阴道分娩可能与盆底筋膜支撑结构断裂以及盆腔和阴部神经损伤有关。肩难产和处理策略也与肛门括约肌损伤的风险增加有关[94]。

会阴创伤的评估

为了全面确定创伤的程度、所需修复的类型、应由谁进行修复以及应该在哪里进行修复，系统的方法是必不可少的。

在临床检查之前，重要的是要确保下列事项[95]：

1. 阴道和直肠检查的口头知情同意书。
2. 有效镇痛。
3. 充足的光源。
4. 患者舒适的体位；通常需要截石位。

进行临床检查以评估阴道和会阴撕裂：

分开阴唇可以看到并检查撕裂。使用Sims窥阴器有助于确定阴道撕裂的范围和顶端。如果有临床怀疑宫颈损伤，也需要进行检查是否有撕裂。

• 直肠指诊对于评估肛门括约肌的完整性并排除纽扣孔撕裂很重要。会阴皮肤完好的情况下，肛门括约肌损伤仍可能存在。用食指和拇指环周触诊肛门括约肌。

• 如果因不适而无法进行全面检查，则可能需要在阴部或区域阻滞麻醉下进行检查。

一旦诊断出撕裂，应在合适的环境中由训练有素的医疗专业人员进行修复。

在标准化培训后，严重会阴创伤的临床诊断有了改进。诊断的改进将增加理想修复的机会。遵循有组织培训的医生进行的三度裂伤修复似乎可减少持续性括约肌损伤的发生率[96]。

超声检查的使用使肛门括约肌复合体的准确可

视化成为可能，显示了产后未发现的隐性肛门括约肌损伤的高发生率。无论有无三维重建，经阴道或经会阴超声和骨盆MRI都是有助于鉴别提肛肌损伤类型的影像技术[97]。

会阴创伤的处理

会阴创伤的修复应在分娩后尽快由有适当资质的医生进行，以减少出血和组织水肿的风险。充分的止痛将使创伤能够显露并提供良好的视觉效果，且不会给女性造成额外的不适。对于无并发症的撕裂或会阴切开术，1%利多卡因的局部麻醉或补充硬膜外麻醉是合适的选择；然而，在严重创伤、明显疼痛或出血的情况下，需要区域麻醉。无菌原则、良好照明和仔细的拭子计数应该遵循。

对于一度和二度裂伤或会阴皮肤损伤的修复，一些医生倾向于不缝合会阴皮肤，而是通过自发愈合，以避免使用缝合材料，这一做法与产后1年评估时皮肤感觉更好相关[98]。在两个缝合和不缝合会阴一度和二度撕裂的试验中[99,100]，两种方法都有相似程度的不适感，但在皮下缝合后伤口愈合更好。

总体而言，在愈合和恢复方面，没有一致的证据支持一种选择优于另一种选择，然而，Cochrane的一项综述得出结论，如果伤口不缝合，可能会有更好的感觉[101]。

聚乳酸910和可快速吸收的聚乳酸910材料是会阴修补术中最常用的两种缝合材料。快吸收薇乔缝线抗张强度在10~14天内下降，42天后吸收。快吸收薇乔的使用与出生后3个月内拆除缝线的需求显著减少有关。

研究报告称，与铬制肠线相比，使用聚乳酸910的患者短期疼痛更少，重新缝合的需求也更低[102]。快速吸收的聚乳酸缝线与较少的短期疼痛、伤口裂开、伤口感染和不适有关[103,104]。标准聚乳酸910组与快速吸收聚乳酸910组相比，10天时疼痛和3个月时性交困难无明显差异，但标准聚乳酸910组拆除缝线的需求较高[105]。

一度或二度裂伤的修复

- 一度撕裂和阴唇撕裂可以不缝合，除非有大量出血或担心解剖对合不佳。未缝合的双侧阴唇撕裂有发生阴唇粘连和排尿障碍的风险。
- 第一针缝合线进针及结扎超出撕裂的阴道顶端上方，以确保止血和缝合线的最佳锚定。
- 撕裂的阴道部分用一种连续的非锁边技术缝合，与间断缝合相比，这种技术可以减轻疼痛和性交障碍[106]。
- 会阴肌肉拉近并用相同的连续缝线进行缝合，目的是关闭无效腔和拉进皮肤边缘，随后可以在没有张力的情况下闭合。如果肌肉撕裂很深，可能需要第二层的连续缝合。
- 会阴皮肤用连续的皮下缝合术缝合。
- 会阴切开缝合可以使用这种连续缝合技术（图59.7）。
- 缝合完成后进行阴道和直肠检查，以确保修复完整，最好恢复解剖，没有缝合材料遗忘在直肠管内。

三度和四度裂伤的修复

三度和四度裂伤的修复应由经过正规培训并具备修复这些损伤能力的临床医生进行[3]。

虽然在分娩后尽快修复会阴创伤是一种良好的做法，但如果修复延迟几个小时（例如，由于缺乏训练有素的工作人员），对功能结果没有影响[107]。修复最好在有良好照明的手术室进行，以达到最佳暴露和便于处理伤口的目的，使用无菌技术，并在局部或全身麻醉下放松肌肉，这样可以识别和移动肛门括约肌撕裂的末端。

- 纽扣孔撕裂用聚乳酸缝线间断缝合两层，以最大限度地降低瘘管的风险。在伤口有严重粪便污染的情况下，应请结直肠外科医生检查并提出建议。
- 在四度撕裂中，用3/0聚乳酸缝线间断缝合修复肛门上皮，并将结打在肛管内。
- 肛门内括约肌损伤用3/0聚二噁烷酮或聚乳酸缝线单独间断缝合修复。单独识别和修复肛门内括约肌与更好的二便自控结果相关[108]。
- 用Allis组织钳夹住肛门外括约肌的撕裂端，使用重叠修复技术（图59.8）（如果肌肉完全撕裂，即3B/3C）或端对端缝合修复技术（图59.9）。

虽然会阴痛、性交障碍、大便失禁或肛门失禁的发生率在两种技术之间没有差异，但有一些证据表明，重叠组的排便急迫和肛门失禁症状评分较低[90]。一项针对64名随机接受重叠或端端修复的女性的研究报道了不同的结果。对于大便失禁的主要结果，

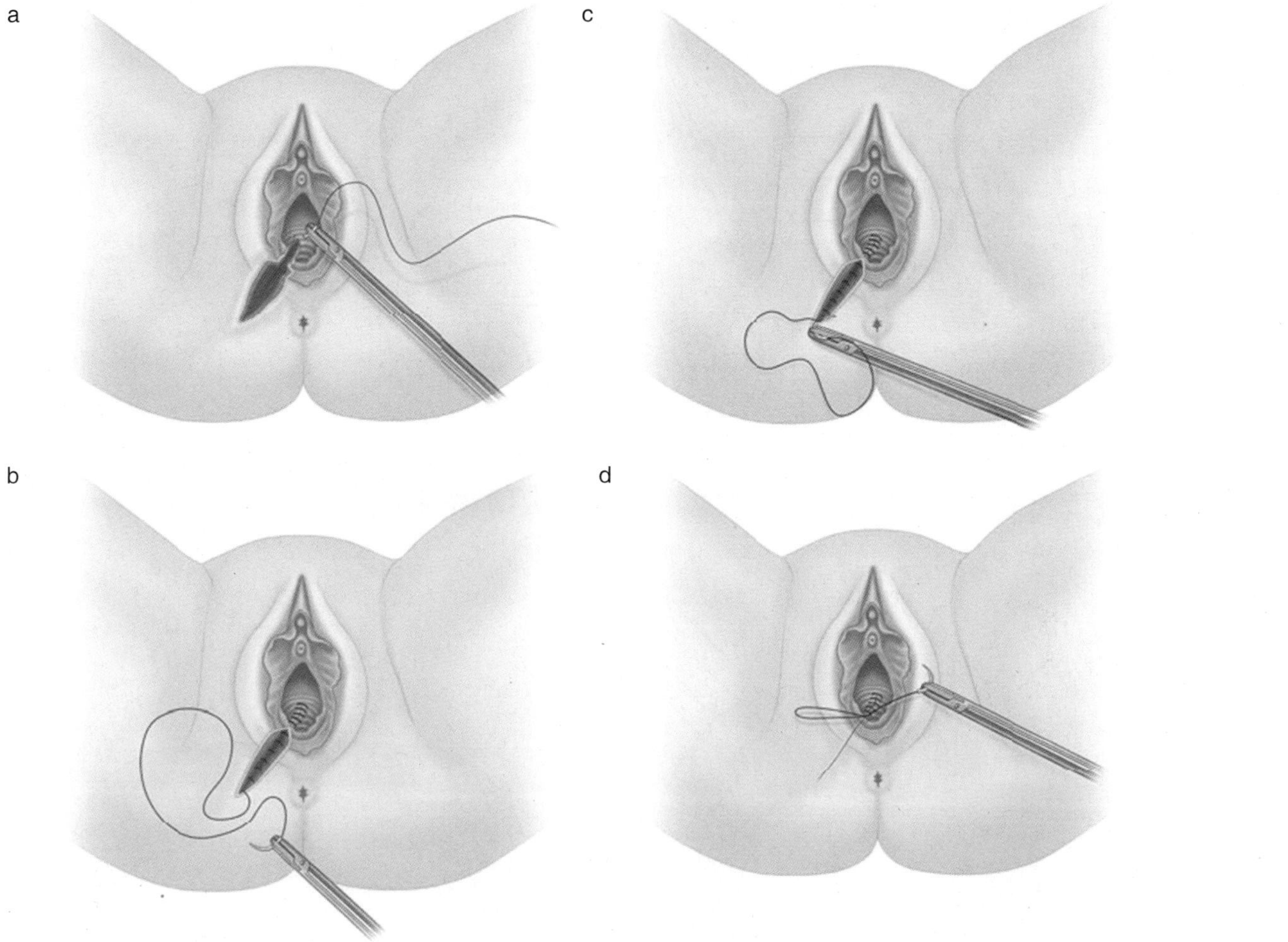

图59.7 会阴切开修复：连续非锁边缝合技术修复旁侧会阴切开。(a)会阴切开的顶端首先缝合固定。使用同样的缝线连续缝合阴道壁。(b)缝合会阴肌层。(c)皮下连续缝合会阴皮肤。(d)在处女膜上方打结。

重叠修补术有显著优势(0% vs 24%)。在端端修复组中，排便急迫的可能性也明显更大。然而，一篇Cochrane综述的作者得出的结论是，没有足够的证据证明哪一种方法更显优势[109]。

• 肛门括约肌修复后，会阴肌的重建将为修复的括约肌提供额外的支持，可能会降低后续创伤的风险。

• 二度撕裂应该进行阴道和会阴的修复。

• 应进行直肠检查，以确保修复完成，并且排除无意中缝线穿过直肠黏膜。

• 留置导尿12~24小时。

• 术中使用广谱抗生素，术后5~7天口服抗生素，因伤口感染或破裂可能导致瘘管形成或肛门失禁。

• 建议产后服用缓泻药，以避免便秘，因为便秘可能会干扰修复。推荐使用大便软化剂加膨胀剂10天，尽管与单独使用大便软化剂相比，这种疗法在产后早期的肛门失禁发生率更高[110]。

• 建议使用双氯芬酸栓等充分止痛。应避免导致便秘的止痛药[111]。

• 记录撕裂的程度和修复的类型，包括图示，有利于同患者说明病情，以及处理诉讼情况。

OASIS之后的临床结局

在最近的研究中，OASIS患者术后肛门失禁的报道发病率似乎比过去要低，这可能是由于诊断和修复培训的改进。

在分娩后的前12个月里，21%~43%的OASIS女性出现了肛门失禁症状[112,113]。产后早期肛门内括约肌损伤的超声证据是发生肛门失禁的重要危险因素[113]。因此，肛门内括约肌损伤的诊断和理想修复是极其重要的。与更高的肛门失禁风险相关的其他独立因素包括四度撕裂和持续括约肌损伤的证据。

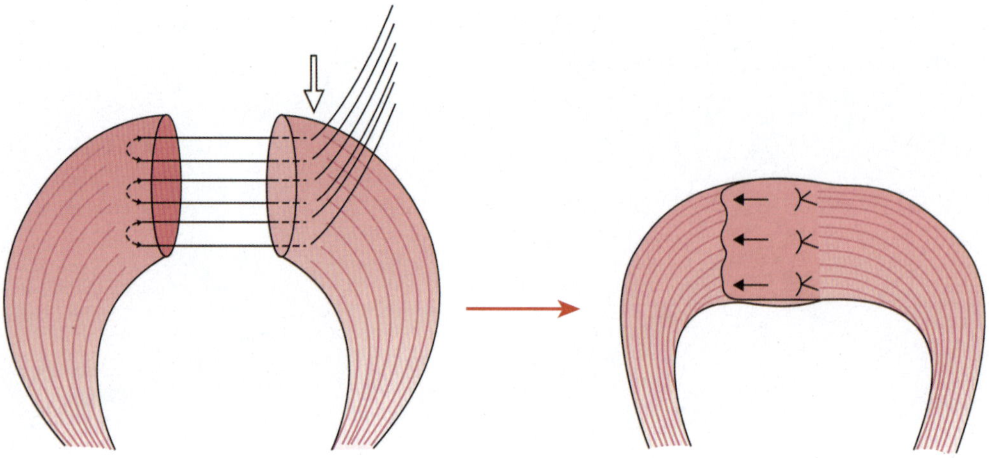

图 59.8 肛门外括约肌重叠修复技术。

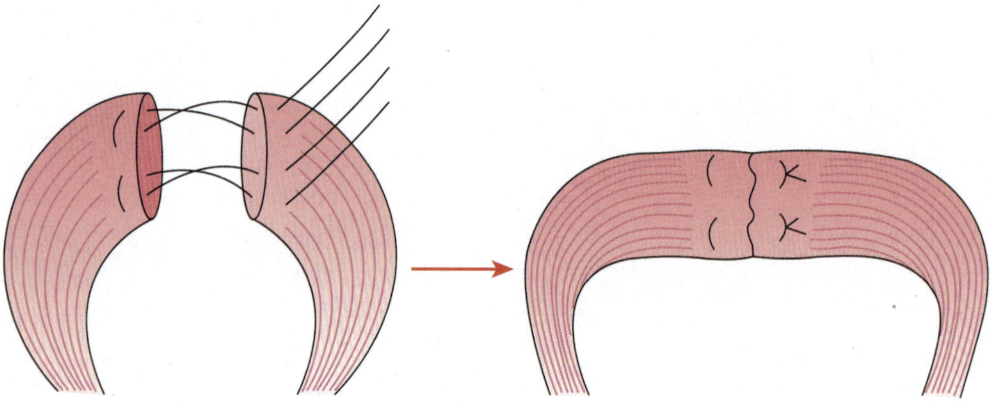

图 59.9 肛门外括约肌端端缝合修复技术。

产后女性肛门失禁的病因是多因素的[112]。肛门括约肌损伤仅占肛门失禁病例的45%[114]。既往存在的肛门失禁和阴部神经损伤可能起一定作用。

OASIS之后的随访

有OASIS的女性应该在产后6~12周接受检查，最好是由受过专业会阴创伤培训的专业人员在专门的诊所进行，并接受肛门内超声和肛门测压。肛门内超声对括约肌缺损的诊断比临床检查更准确。超声括约肌损伤、肛门失禁症状评分和低括约肌压力之间有显著的相关性[115,116]。超声检查括约肌损伤也可以预测之后生活中大便失禁的发展[117]。

有轻度症状（如粪急）的女性通常可以通过调整饮食、便秘药物以及配合肠道再训练和生物反馈的理疗来治疗。那些失禁症状更严重的人应该转给结直肠外科医生。应就未来妊娠时的分娩方式提供咨询。

会阴创伤的并发症

产后出血

阴道和宫颈撕裂可能导致产后出血，可根据需要进行一期手术修复和阴道填塞。若缝合后还持续出血，可以考虑盆腔动脉栓塞术[118]。

血肿

阴道旁（肛提肌上和肛提肌下）血肿

提肛肌将阴道旁间隙分为上间隙或肛提肌上窝和下间隙或肛提肌下窝（图59.10）。阴道旁血肿通常局限于上间隙或下间隙，尽管大出血可能穿过肛

a

b

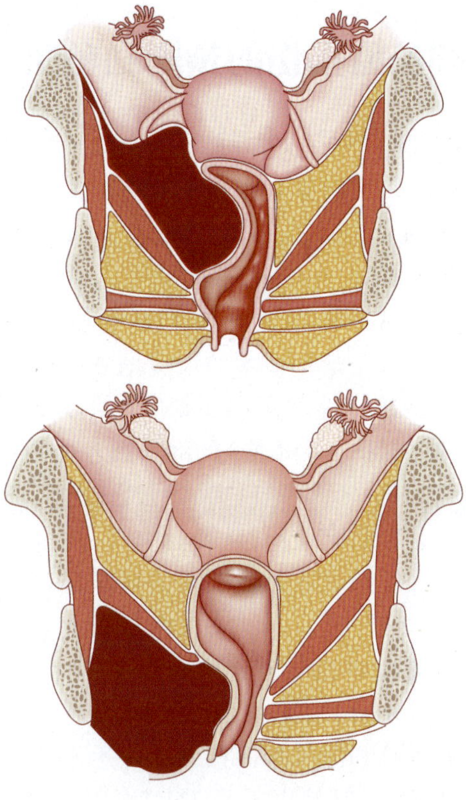

图59.10 (a)肛提肌下血肿。(b)肛提肌上血肿。

提肌屏障。

下间隙出血可导致阴唇、会阴部和阴道下段广泛水肿和瘀斑,并伴有严重的外阴、阴道和会阴疼痛。肛门直肠里急后重和尿潴留可能因血肿扩大引起。

肛提肌上血肿可能是一个可触及的肿块突出到阴道壁,可能会引起阴道或直肠疼痛和压迫症状。

对于小的肛提肌下血肿,冰袋、止痛和膀胱导尿术可能就足够了。

大的或进行性扩大的血肿需要手术清除,以防止组织缺血和坏死、败血症和进一步出血。

肛提肌上血肿的治疗选择包括阴道填塞12~24小时和血红蛋白监测的保守措施。如果出血持续,可能需要动脉栓塞或结扎。气囊压迫也已经被报道[119]。

外阴血肿

外阴血肿通常是由于阴道分娩时阴部动脉分支受伤所致,有时还会伴随会阴切开术。浅层血肿可向前越过阴阜延伸至腹股沟韧带。由于压迫和血肿周围组织破裂造成的坏死可能导致外出血。

大型血肿通常需要在手术室探查。初始可能需要静脉输液复苏,血液应该送检血红蛋白、凝血筛查和交叉配型。

皮肤切开后,血肿被清除,确定出血点并结扎。用间断缝合消除无效腔,合理关闭皮肤切口。建议预防性抗生素、导尿、直肠检查和充分镇痛。

会阴疼痛和性交痛

会阴疼痛在会阴创伤后很常见,据报道,92%的女性会阴疼痛,88%的病例在2个月后缓解[120]。在大多数情况下,疼痛通过简单的止痛是可以控制的,然而,小部分女性会发展成慢性疼痛[121,122]。OASIS之后的疼痛可能会很严重。在第三度和第四度撕裂之后,100%的女性在第一天观察到严重的会阴疼痛,在第七天91%的女性会阴疼痛。

会阴疼痛的治疗选择包括口服或直肠镇痛。在三度或四度撕裂的一期修复后,使用缓泻药防止粪便嵌塞和新近修复的括约肌可能受到的损害。缓泻药导致更早和更少疼痛的第一次排便及更早出院回家[123]。

进行会阴按摩的女性会阴疼痛得分低于不做会阴按摩的女性[124,125]。保守措施难以缓解的疼痛可以通过会阴局部注射氢化可的松、马卡因和透明质酸酶来解决,这些药物似乎耐受性良好,并导致疼痛评分的显著改善。

会阴损伤与产后6个月的性功能下降有关。二度撕裂会增加80%的性交困难风险,三度/四度撕裂会增加270%的性交痛风险。性交痛是性交过程中出现的疼痛,在分娩后影响到相当数量的女性——产后3个月时约有20%[122,126]。20%的女性需要6个月以上的时间恢复性交舒适。会阴切开或阴道撕裂的不理想修复也可能导致长期的会阴疼痛和性交痛,因此注意解剖和良好的手术技巧是很重要的[127]。

继发于缝合后的瘢痕或阴唇系带紧张的性交障碍最初用扩张器和局部雌激素治疗。严重的瘢痕和阴道口狭窄可能需要手术矫正。合适的手术方式取决于阴道缩窄的部位和程度,周围组织的状况,以及阴道的总长度和宽度。Fenton手术,Z成形术、阴道狭窄环切术、阴道推进或游离植皮术是已报道的技术[128]。提肛肌痉挛可以用肉毒杆菌毒素注射治疗[129]。

会阴创口感染和破裂

在一项研究中,1/10需要缝合的会阴撕裂女性发生了会阴创口感染，定义为存在以下表现中的任何两个：会阴疼痛、伤口裂开或脓性阴道分泌物[130]。产前感染的危险因素包括极端情况的产妇年龄、吸烟、卫生条件差、营养不良，以及先前存在的疾病，如糖尿病、免疫功能受损、严重贫血和细菌性阴道炎、衣原体、淋病或滴虫感染。产时因素包括胎膜早破、胎粪厚、产程延长、产时发热、多次阴道内检查、阴道助产、无菌技术不到位、手剥胎盘和留置外物。产后因素包括延迟或遗漏预防性抗生素、止血不彻底、血肿、伤口污染和修复后残留无效腔[131]。二度撕裂不需要常规使用抗生素[132]。在三度/四度撕裂的病例中预防性使用抗生素可降低伤口感染的风险。建议使用覆盖厌氧菌的广谱抗生素。大多数会阴感染通过抗生素和良好的会阴卫生可解决。

会阴创伤口裂开可导致较高的发病率，为0.1%~4.6%。高达80%的伤口裂开病例继发于伤口感染[133-135]。关于会阴创伤口裂开最佳治疗方法的证据有限。大多数临床医生采用保守处理这些病例，而其他医生则建议二次缝合。一种常用的方法是计划二期愈合；然而，这是一个缓慢的过程。另一种方法是在分娩后2周内再次缝合裂开的会阴创口，这可能与产后6个月内愈合过程中的会阴疼痛减轻、性交痛的改善、继续纯母乳喂养以及提高会阴创口的美观效果满意度有关[136]。虽然没有足够的证据支持或反对二次缝合，但愈合的时间和肉芽组织形成的程度可能会影响治疗的选择。

阴唇并发症

阴唇裂伤的自发靠近和愈合可能导致解剖扭曲和性交障碍。预防阴唇或阴蒂粘连可以通过个人卫生技术来实现，并指导女性每天在小便时手法轻柔分开阴唇几次。雌激素软膏已用于外生殖器粘连的治疗。当药物治疗失败时，可能需要手术治疗[137]。

产科瘘

产科瘘，即阴道与膀胱和(或)直肠之间的开口，最常见的原因是无人看管的长时间分娩，婴儿头部对母亲骨盆的压力导致薄弱组织缺血和坏死。产科瘘是最严重的分娩伤害之一，出现在可允许的分娩进展中没有及时干预的情况下。全世界有200多万女性患有膀胱阴道瘘或直肠阴道瘘，其中大多数居住在非洲和亚洲[138-140]。

会阴和盆底损伤的预测和预防

选择性剖宫产是唯一真正的一级预防策略。分娩开始后剖宫产对盆底创伤没有保护作用。在做出知情告知的决定时，需要考虑剖宫产对未来妊娠的手术和麻醉风险。

阴道分娩后长期尿失禁[141]和盆腔器官脱垂和(或)压力性尿失禁[60]手术的风险增加已被很好地记录。无论是选择性剖宫产还是紧急剖宫产，似乎只能提供部分保护。8例或9例剖宫产才能避免1例尿失禁[141]。

至于盆腔器官脱垂，从长远来看，完全通过剖宫产分娩的女性患盆腔器官脱垂的风险显著降低。在一项为期12年的纵向研究中，完全通过剖宫产分娩的女性与完全自然阴道分娩的女性相比，脱垂的可能性最小(OR 0.11；95% CI 0.03~0.38)[142]。尽管因盆腔器官脱垂和尿失禁而接受一次手术的终生风险仅为11.1%[143]，但是用于预防盆底疾病的选择性剖宫产可能会给本应经阴道分娩且没有任何盆底问题的女性造成其他疾病。

产前盆底肌肉训练

产前盆底肌肉训练在短期内可以降低产后压力性尿失禁的发生率[144-146]，但长期效果不佳[147,148]。

热敷和会阴按摩

产前会阴按摩可以预防会阴损伤和会阴疼痛。产前进行会阴按摩的女性更少可能做会阴切开术[149]。一项Cochrane综述得出结论，在第二产程进行热敷和会阴按摩对减少会阴创伤和缝合有显著效果[150]。

分娩时产妇的体位

一篇Cochrane综述强调了在没有硬膜外麻醉的情况下直立分娩可能带来的好处，包括很小幅度减少大多数初产妇第二产程的持续时间，以及减少会阴切开率和助产率；然而，作者认为，二度撕裂的风险可能会增加[151]。

一项基于人群的研究得出结论，对于初产妇采用侧卧位与坐位相比有轻微的保护作用。研究发现，无论产次如何，截石位的女性OASIS的风险都会增加。在经产妇中,蹲位和坐位分娩姿势与风险增加相关[80]。

工具助产

行产钳术的女性比行胎头吸引术的女性有更高概率的肛门括约肌损伤[74]。与行胎头吸引术相比,使用产钳术发生大便失禁的风险几乎是前者的2倍[152]。

分娩时会阴支持

来自芬兰的一项研究表明,与其他北欧国家(OASIS比率3.6%~4.2%)相比,那里观察到的较低的OASIS比率(0.6%)是使用会阴保护和会阴切开术的结果[153]。在挪威,"会阴保护"方法的实施导致OASIS发病率下降了50%[35,154],建议使用会阴保护作为预防方法。

第二产程的推力

第二产程的延长和较大的自主腹压被认为与去神经损伤有关[17]。Barasinski的综述认为研究的方法学质量较低,以及研究方案的不同不足以证明可推荐一种特定的推压技术[155]。一项纳入中低质量研究的Cochrane综述建议,推迟使用腹压会导致实际腹压分娩时间的缩短和自然阴道分娩的增加,代价是第二产程的总体持续时间更长[156]。严重损伤与会阴切开无明显差异。

总而言之,产前择期剖宫产是盆底创伤唯一真正的一级预防干预措施,但是妊娠本身对盆底的影响及剖宫产的风险应该在咨询过程予以解释和考虑。替代的一级预防措施包括产前盆底锻炼和会阴按摩。改进产科操作,如限制使用会阴切开术,必要时行会阴旁侧切开术,自然分娩优先于产钳术,胎头吸引术优先于产钳术,第二产程会阴按摩等,可能可以预防盆底创伤。最后,对于既往有严重会阴创伤和盆底疾病的女性,分娩方式的选择可能会影响严重会阴创伤复发的风险,以及暴露或预防盆底长期后遗症的风险。尽管根据Boggs等人[157]的说法,复发OASIS的风险仍然与初次OASIS的风险相似,或者根据另一项研究[158]增加5倍(7.2%)。一项Cochrane综述[159]表明,产科肛门括约肌损伤后再次妊娠的女性干预措施的有效性尚不清楚。Jangö等推荐告知产科肛门括约肌损伤后选择阴道分娩的女性复发的风险,这与长期肛门失禁和大便失禁的风险增加相关[160]。有产科肛门括约肌损伤病史的女性,如果有症状或有异常的肛门内超声和(或)测压,应提供择期剖宫产的选择。

(徐婉婉 译 赵小峰 校)

参考文献

1. Smith LA, Price N, Simonite V, Burns EE. Incidence of and risk factors for perineal trauma: a prospective observational study. *BMC Pregnancy Childbirth* 2013;**13**:59.
2. Dudding TC, Vaizey CJ, Kamm MA. Obstetric anal sphincter injury: incidence, risk factors, and management. *Ann Surg* 2008;**247**:224–37.
3. Royal College of Obstetricians and Gynaecologists (RCOG). *The Management of Third- and Fourth-Degree Perineal Tears*. Green-top Guideline No 29. London: RCOG; 2015.
4. Kettle C, Tohill S. Perineal care. *BMJ Clin Evid* 2008;**2008**:1401.
5. Lien KC, Mooney B, DeLancey JO, Ashton-Miller JA. Levator ani muscle stretch induced by simulated vaginal birth. *Obstet Gynecol* 2004;**103**:31–40.
6. Svabik K, Shek KL, Dietz HP. How much does the levator hiatus have to stretch during childbirth? *BJOG* 2009;**116**:1657–62.
7. Brooks SV, Zerba E, Faulkner JA. Injury to muscle fibres after single stretches of passive and maximally stimulated muscles in mice. *J Physiol* 1995;**488**:459–69.
8. Kearney R, Miller JM, Ashton-Miller JA, DeLancey JO. Obstetric factors associated with levator ani muscle injury after vaginal birth. *Obstet Gynecol* 2006;**107**:144–49.
9. Dietz HP, Gillespie AV, Phadke P. Avulsion of the pubovisceral muscle associated with large vaginal tear after normal vaginal delivery at term. *Aust N Z J Obstet Gynaecol* 2007;**47**:341–44.
10. Dietz HP, Lanzarone V. Levator trauma after vaginal delivery. *Obstet Gynecol* 2005;**106**:707–12.
11. Schwertner-Tiepelmann N, Thakar R, Sultan AH, Tunn R. Obstetric levator ani muscle injuries: current status. *Ultrasound Obstet Gynecol* 2012;**39**:372–83.
12. DeLancey JO, Kearney R, Chou Q, Speights S, Binno S. The appearance of levator ani muscle abnormalities in magnetic resonance images after vaginal delivery. *Obstet Gynecol* 2003;**101**:46–53.
13. Tubaro A, Vodušek DB, Amarenco R, et al. Imaging, neurophysiological testing and other tests. In: Abrams P, Cardozo L, Khoury S, Wein A (eds), pp 509–97. *Incontinence*. Paris: ICUD-EAU; 2013.
14. DeLancey JO, Morgan DM, Fenner DE, et al. Comparison of levator ani muscle defects and function in women with and without pelvic organ prolapse. *Obstet Gynecol* 2007;**109**:295–302.
15. Snooks S.J, Barnes PR, Swash M, Henry MM. Damage to the innervation of the pelvic floor musculature in chronic constipation. *Gastroenterology* 1985;**89**:977–81.
16. Snooks SJ, Swash M, Mathers SE, Henry MM. Effect of vaginal delivery on the pelvic floor: a 5-year follow-up. *Br J Surg* 1990;**77**:1358–60.
17. Allen RE, Hosker GL, Smith AR, Warrell DW. Pelvic floor damage and childbirth: a neurophysiological study. *Br J Obstet Gynaecol* 1990;**97**:770–79.
18. Memon HU, Handa VL. Vaginal childbirth and pelvic floor disorders. *Womens Health (Lond)* 2013;**9**:265–77.
19. Li X, Kruger JA, Nash MP, Nielsen PM. Effects of nonlinear muscle elasticity on pelvic floor mechanics during vaginal childbirth. *J Biomech Eng* 2010;**132**:111010.
20. Cassado-Garriga J, Wong V, Shek K, Dietz HP. Can we identify changes in fascial paravaginal supports after childbirth? *Aust N Z J Obstet Gynaecol* 2015;**55**:70–75.
21. Kudish BI, Iglesia CB, Gutman RE, et al. Risk factors for prolapse

development in white, black, and Hispanic Women. *Female Pelvic Med Reconstr Surg* 2011;**17**:80–90.
22. Handa VL, Blomquist JL, Knoepp LR, Hoskey KA, McDermott KC, Muñoz A. Pelvic floor disorders 5-10 years after vaginal or cesarean childbirth. *Obstet Gynecol* 2011;**118**:777–84.
23. Handa VL, Blomquist JL, McDermott KC, Friedman S, Munoz A. Pelvic floor disorders after vaginal birth: effect of episiotomy, perineal laceration, and operative birth. *Obstet Gynecol* 2012;**119**:233–39.
24. Diez-Itza I, Arrue M, Ibanez L, Paredes J, Murgiondo A, Sarasqueta C. Influence of mode of delivery on pelvic organ support 6 months postpartum. *Gynecol Obstet Invest* 2011;**72**:123–29.
25. Handa VL, Nygaard I, Kenton K, et al. Pelvic organ support among primiparous women in the first year after childbirth. *Int Urogynecol J Pelvic Floor Dysfunct* 2009;**20**:1407–11.
26. Brandon C, Jacobson JA, Low LK, Park L, DeLancey J, Miller J. Pubic bone injuries in primiparous women: magnetic resonance imaging in detection and differential diagnosis of structural injury. *Ultrasound Obstet Gynecol* 2012;**39**:444–51.
27. Snow RE, Neubert AG. Peripartum pubic symphysis separation: a case series and review of the literature. *Obstet Gynecol Surv* 1997;**52**:438–43.
28. Gurol-Urganci I, Cromwell DA, Edozien LC, et al. Third- and fourth-degree perineal tears among primiparous women in England between 2000 and 2012: time trends and risk factors. *BJOG* 2013;**120**:1516–25.
29. McPherson KC, Beggs AD, Sultan AH, Thakar R. Can the risk of obstetric anal sphincter injuries (OASIs) be predicted using a risk-scoring system? *BMC Res Notes* 2014;**7**:471.
30. Raisanen S, Vehvilainen-Julkunen K, Gissler M, Heinonen S. The increased incidence of obstetric anal sphincter rupture—an emerging trend in Finland. *Prev Med* 2009;**49**:535–40.
31. Prager M, Andersson KL, Stephansson O, Marchionni M, Marions L. The incidence of obstetric anal sphincter rupture in primiparous women: a comparison between two European delivery settings. *Acta Obstet Gynecol Scand* 2008;**87**:209–15.
32. McLeod NL, Gilmour DT, Joseph KS, Farrell SA, Luther ER. Trends in major risk factors for anal sphincter lacerations: a 10-year study. *J Obstet Gynaecol Can* 2003;**25**:586–93.
33. Tung CW, Cheon WC, Tong WM, Leung HY. Incidence and risk factors of obstetric anal sphincter injuries after various modes of vaginal deliveries in Chinese women. *Chin Med J (Engl)* 2015;**128**:2420–25.
34. Laine K, Skjeldestad FE, Sandvik L, Staff AC. Incidence of obstetric anal sphincter injuries after training to protect the perineum: cohort study. *BMJ Open* 2012;**2**:e001649.
35. de Jonge A, van der Goes BY, Ravelli AC, et al. Perinatal mortality and morbidity in a nationwide cohort of 529,688 low-risk planned home and hospital births. *BJOG* 2009;**116**:1177.
36. Nove A, Berrington A, Matthews Z. Home births in the UK, 1955 to 2006. *Popul Trends* 2008;**133**:20–27.
37. Andrews V, Thakar R, Sultan AH. Structured hands-on training in repair of obstetric anal sphincter injuries (OASIS): an audit of clinical practice. *Int Urogynecol J Pelvic Floor Dysfunct* 2009;**20**:193–99.
38. Abbott D, Atere-Roberts N, Williams A, Oteng-Ntim E, Chappell LC. Obstetric anal sphincter injury. *BMJ* 2010;**341**:c3414.
39. Dietz HP, Simpson JM. Does delayed child-bearing increase the risk of levator injury in labour? *Aust N Z J Obstet Gynaecol* 2007;**47**:491–95.
40. Rortveit G, Hunskaar S. Urinary incontinence and age at the first and last delivery: the Norwegian HUNT/EPINCONT study. *Am J Obstet Gynecol* 2006;**195**:433–38.
41. Combs CA, Robertson PA, Laros RK Jr. Risk factors for third-degree and fourth-degree perineal lacerations in forceps and vacuum deliveries. *Am J Obstet Gynecol* 1990;**163**:100–104.
42. Crawford LA, Quint EH, Pearl ML, DeLancey JO. Incontinence following rupture of the anal sphincter during delivery. *Obstet Gynecol* 1993;**82**:527–31.
43. Henriksen TB, Bek KM, Hedegaard M, Secher NJ. Episiotomy and perineal lesions in spontaneous vaginal deliveries. *Br J Obstet Gynaecol* 1992;**99**:950–54.
44. Walker MP, Farine D, Rolbin SH, Ritchie JW. Epidural anesthesia, episiotomy, and obstetric laceration. *Obstet Gynecol* 1991;**77**:668–71.
45. Bols EM, Hendriks EJ, Berghmans BC, Baeten CG, Nijhuis JG, de Bie RA. A systematic review of etiological factors for postpartum fecal incontinence. *Acta Obstet Gynecol Scand* 2010;**89**:302–14.
46. Borello-France D, Burgio KL, Richter HE, et al. Fecal and urinary incontinence in primiparous women. *Obstet Gynecol* 2006;**108**:863–72.
47. Zetterström JP, Lopez A, Anzen B, Dolk A, Norman M, Mellgren A. Anal incontinence after vaginal delivery: a prospective study in primiparous women. *Br J Obstet Gynaecol* 1999;**106**:324–30.
48. Pergialiotis V, Vlachos D, Protopapas A, Pappa K, Vlachos G. Risk factors for severe perineal lacerations during childbirth. *Int J Gynaecol Obstet* 2014;**125**:6–14.
49. Grobman WA, Bailit JL, Rice MM, et al. Racial and ethnic disparities in maternal morbidity and obstetric care. *Obstet Gynecol* 2015;**125**:1460–67.
50. Guendelman S, Thornton D, Gould J, Hosang N. Obstetric complications during labor and delivery: assessing ethnic differences in California. *Womens Health Issues* 2006;**16**:189–97.
51. Davies-Tuck M, Biro MA, Mockler J, Stewart L, Wallace EM, East C. Maternal Asian ethnicity and the risk of anal sphincter injury. *Acta Obstet Gynecol Scand* 2015;**94**:308–15.
52. Muizzuddin N, Hellemans L, Van Overloop L, Corstjens H, Declercq L, Maes D. Structural and functional differences in barrier properties of African American, Caucasian and East Asian skin. *J Dermatol Sci* 2010;**59**:123–28.
53. Mattox TF, Lucente V, McIntyre P, Miklos JR, Tomezsko J. Abnormal spinal curvature and its relationship to pelvic organ prolapse. *Am J Obstet Gynecol* 2000;**183**:1381–84.
54. Zetterstrom, J, Lopez, A, Anzen, B, Norman, M, Holmstrom, B, Mellgren, A. Anal sphincter tears at vaginal delivery: risk factors and clinical outcome of primary repair. *Obstet Gynecol* 1999;**94**:21–28.
55. Harkin R, Fitzpatrick M, O'Connell PR, O'Herlihy C. Anal sphincter disruption at vaginal delivery: is recurrence predictable? *Eur J Obstet Gynecol Reprod Biol* 2003;**109**:149–52.
56. Lowder JL, Burrows LJ, Krohn MA, Weber AM. Risk factors for primary and subsequent anal sphincter lacerations: a comparison of cohorts by parity and prior mode of delivery. *Am J Obstet Gynecol* 2007;**196**:344.e1–5.
57. Oberwalder M, Connor J, Wexner SD. Meta-analysis to determine the incidence of obstetric anal sphincter damage. *Br J Surg* 2003;**90**:1333–37.
58. Quiroz LH, Munoz A, Shippey SH, Gutman RE, Handa VL. Vaginal parity and pelvic organ prolapse. *J Reprod Med* 2010;**55**:93–98.
59. Mant J, Painter R, Vessey M. Epidemiology of genital prolapse: observations from the Oxford Family Planning Association Study. *Br J Obstet Gynaecol* 1997;**104**:579–85.
60. Leijonhufvud A, Lundholm C, Cnattingius S, Granath F, Andolf E, Altman D. Risks of stress urinary incontinence and pelvic organ prolapse surgery in relation to mode of childbirth. *Am J Obstet Gynecol* 2011;**204**:70.e1–7.
61. Rahmanou P, Caudwell-Hall J, Kamisan Atan I, Dietz HP. The association between maternal age at first delivery and risk of obstetric trauma. *Am J Obstet Gynecol* 2016;**215**:451.e1–7.
62. Hornemann A, Kamischke A, Luedders DW, Beyer DA, Diedrich K, Bohlmann MK. Advanced age is a risk factor for higher grade perineal lacerations during delivery in nulliparous women. *Arch Gynecol Obstet* 2010;**281**:59–64.
63. Groutz A, Helpman L, Gold R, Pauzner D, Lessing JB, Gordon D.

First vaginal delivery at an older age: does it carry an extra risk for the development of stress urinary incontinence? *Neurourol Urodyn* 2007;**26**:779–82.
64. Raisanen S, Vehvilainen-Julkunen K, Gissler M, Heinonen S. Smoking during pregnancy is associated with a decreased incidence of obstetric anal sphincter injuries in nulliparous women. *PLoS One* 2012;**7**:e41014.
65. Kapaya H, Hashim S, Jha S. OASI: a preventable injury? *Eur J Obstet Gynecol Reprod Biol* 2015;**185**:9–12.
66. Voldner N, Froslie KF, Haakstad LA, Bo K, Henriksen T. Birth complications, overweight, and physical inactivity. *Acta Obstet Gynecol Scand* 2009;**88**:550–55.
67. Blomberg M. Maternal body mass index and risk of obstetric anal sphincter injury. *Biomed Res Int 2014;***2014**:395803.
68. Lindholm ES, Altman D. Risk of obstetric anal sphincter lacerations among obese women. *BJOG* 2013;**120**:1110–15.
69. Dolan LM, Hilton P. Obstetric risk factors and pelvic floor dysfunction 20 years after first delivery. *Int Urogynecol J* 2010;**21**:535–44.
70. MacArthur C, Glazener CM, Wilson PD, et al. Obstetric practice and faecal incontinence three months after delivery. *BJOG* **108**:678–83.
71. Sultan AH, Kamm MA, Hudson CN, Thomas JM, Bartram CI. Anal-sphincter disruption during vaginal delivery. *N Engl J Med* 1993;**329**:1905–11.
72. Hudelist G, Gelle'n J, Singer C, et al. Factors predicting severe perineal trauma during childbirth: role of forceps delivery routinely combined with mediolateral episiotomy. *Am J Obstet Gynecol* 2005;**192**:875–81.
73. Donnelly V, Fynes M, Campbell D, Johnson H, O'Connell PR, O'Herlihy C. Obstetric events leading to anal sphincter damage. *Obstet Gynecol* 1998;**92**:955–61.
74. Eason E, Labrecque M, Wells G, Feldman P. Preventing perineal trauma during childbirth: a systematic review. *Obstet Gynecol* 2000;**95**:464–71.
75. Cheng YW, Hopkins LM, Caughey AB. How long is too long: does a prolonged second stage of labor in nulliparous women affect maternal and neonatal outcomes? *Am J Obstet Gynecol* 2004;**191**:933–38.
76. Sultan AH, Kamm MA, Hudson CN. Pudendal nerve damage during labour: prospective study before and after childbirth. *Br J Obstet Gynaecol* 1994;**101**:22–28.
77. Gerdin E, Sverrisdottir G, Badi A, Carlsson B, Graf W. The role of maternal age and episiotomy in the risk of anal sphincter tears during childbirth. *Aust N Z J Obstet Gynaecol* 2007;**47**:286–90.
78. Carroli G, Mignini L. Episiotomy for vaginal birth. *Cochrane Database Syst Rev* 2009;**1**:CD000081.
79. Klein MC, Gauthier RJ, Jorgensen SH, et al. Does episiotomy prevent perineal trauma and pelvic floor relaxation? *Online J Curr Clin Trials* 1992;Jul 1:Doc 10.
80. Jangö H, Langhoff-Roos J, Rosthoj S, Sakse A. Modifiable risk factors of obstetric anal sphincter injury in primiparous women: a population-based cohort study. *Am J Obstet Gynecol* 2014;**210**:59.e1–6.
81. Naidoo TD, Moodley J. Obstetric perineal injury: risk factors and prevalence in a resource-constrained setting. *Trop Doct* 2015;**45**:252–54.
82. Burrell M, Dilgir S, Patton V, Parkin K, Karantanis E. Risk factors for obstetric anal sphincter injuries and postpartum anal and urinary incontinence: a case-control trial. *Int Urogynecol J* 2015; **26**:383–89.
83. Robinson JN, Norwitz ER, Cohen AP, McElrath TF, Lieberman ES. Epidural analgesia and third- or fourth-degree lacerations in nulliparas. *Obstet Gynecol* 1999;**94**:259–62.
84. Carroll TG, Engelken M, Mosier MC, Nazir N. Epidural analgesia and severe perineal laceration in a community-based obstetric practice. *J Am Board Fam Pract* 2003;**16**:1–6.
85. Bodner-Adler B, Bodner K, Kimberger O, et al. The effect of epidural analgesia on the occurrence of obstetric lacerations and on the neonatal outcome during spontaneous vaginal delivery. *Arch Gynecol Obstet* 2002;**267**:81–84.
86. Albers LL, Migliaccio L, Bedrick EJ, Teaf D, Peralta P. Does epidural analgesia affect the rate of spontaneous obstetric lacerations in normal births? *J Midwifery Womens Health* 2007;**52**:31–36.
87. Drusany Staric K, Bukovec P, Jakopic K, Zdravevski E, Trajkovik V, Lukanovic A. Can we predict obstetric anal sphincter injury? *Eur J Obstet Gynecol Reprod Biol* 2017;**210**:196–200.
88. Elvander C, Ahlberg M, Thies-Lagergren L, Cnattingius S, Stephansson O. Birth position and obstetric anal sphincter injury: a population-based study of 113 000 spontaneous births. *BMC Pregnancy Childbirth* 2015;**15**:252.
89. Rognant S, Benoist G, Creveuil C, Dreyfus M. Obstetrical situations with a high risk of anal sphincter laceration in vacuum-assisted deliveries. *Acta Obstet Gynecol Scand* 2012;**91**:862–68.
90. Fernando RJ, Sultan AH, Kettle C, Thakar R. Methods of repair for obstetric anal sphincter injury. *Cochrane Database Syst Rev* 2013;**12**:CD002866.
91. Wesnes SL, Hannestad Y, Rortveit G. Delivery parameters, neonatal parameters and incidence of urinary incontinence six months postpartum: a cohort study. *Acta Obstet Gynecol Scand* 2017;**96**:1214–22.
92. Goldberg RP, Abramov Y, Botros S, et al. Delivery mode is a major environmental determinant of stress urinary incontinence: results of the Evanston-Northwestern Twin Sisters Study. *Am J Obstet Gynecol* 2005;**193**:2149–53.
93. de Leeuw JW, Struijk PC, Vierhout ME, Wallenburg HC. Risk factors for third degree perineal ruptures during delivery. *BJOG* 2001;**108**:383–87.
94. Gauthaman N, Walters S, Tribe IA, Goldsmith L, Doumouchtsis SK. Shoulder dystocia and associated manoeuvres as risk factors for perineal trauma. *Int Urogynecol J* 2016;**27**:571–77.
95. National Institute for Health and Care Excellence (NICE). *Intrapartum Care: Care of Healthy Women and their Babies during Childbirth*. Clinical Guideline [CG190]. London: NICE; 2014.
96. Andrews V, Thakar R, Sultan AH. Outcome of obstetric anal sphincter injuries (OASIS)—role of structured management. *Int Urogynecol J Pelvic Floor Dysfunct* 2009;**20**:973–78.
97. Wisser J, Schar G, Kurmanavicius J, Huch R, Huch A. Use of 3D ultrasound as a new approach to assess obstetrical trauma to the pelvic floor. *Ultraschall Med* 1999;**20**:15–18.
98. Grant A, Gordon B, Mackrodat C, Fern E, Truesdale A, Ayers S. The Ipswich childbirth study: one year follow up of alternative methods used in perineal repair. *BJOG* 2001;**108**:34–40.
99. Lundquist M, Olsson A, Nissen E, Norman M. Is it necessary to suture all lacerations after a vaginal delivery? *Birth* 2000;**27**:79–85.
100. Fleming VE, Hagen S, Niven C. Does perineal suturing make a difference? The SUNS trial. *BJOG* 2003;**110**:684–89.
101. Elharmeel SM, Chaudhary Y, Tan S, Scheermeyer E, Hanafy A, van Driel ML. Surgical repair of spontaneous perineal tears that occur during childbirth versus no intervention. *Cochrane Database Syst Rev* 2011;**8**:CD008534.
102. Mackrodt C, Gordon B, Fern E, Ayers S, Truesdale A, Grant A. The Ipswich Childbirth Study: 2. A randomised comparison of polyglactin 910 with chromic catgut for postpartum perineal repair. *Br J Obstet Gynaecol* 1998;**105**:441–45.
103. Bharathi A, Reddy DB, Kote GS. A prospective randomized comparative study of vicryl rapide versus chromic catgut for episiotomy repair. *J Clin Diagn Res* 2013;7:326–30.
104. Kettle C, Dowswell T, Ismail KM. Absorbable suture materials for primary repair of episiotomy and second degree tears. *Cochrane Database Syst Rev* 2010;**6**:CD000006.
105. Kettle C, Hills RK, Jones P, Darby L, Gray R, Johanson R. Continuous versus interrupted perineal repair with standard or rapidly absorbed sutures after spontaneous vaginal birth: a ran-

domised controlled trial. *Lancet* 2002;**359**:2217–23.
106. Kettle C, Dowswell T, Ismail KM. Continuous and interrupted suturing techniques for repair of episiotomy or second-degree tears. *Cochrane Database Syst Rev* 2012;**11**:CD000947.
107. Nordenstam J, Mellgren A, Altman D, et al. Immediate or delayed repair of obstetric anal sphincter tears-a randomised controlled trial. *BJOG* 2008;**115**:857–65.
108. Norderval S, Oian P, Revhaug A, Vonen B. Anal incontinence after obstetric sphincter tears: outcome of anatomic primary repairs. *Dis Colon Rectum* 2005;**48**:1055–61.
109. Fernando RJ, Sultan AH, Kettle C, Radley S, Jones P, O'Brien PM. Repair techniques for obstetric anal sphincter injuries: a randomized controlled trial. *Obstet Gynecol* 2006;**107**:1261–68.
110. Eogan M, Daly L, Behan M, O'Connell PR, O'Herlihy C. Randomised clinical trial of a laxative alone versus a laxative and a bulking agent after primary repair of obstetric anal sphincter injury. *BJOG* 2007;**114**:736–40.
111. Dodd JM, Hedayati H, Pearce E, Hotham N, Crowther CA. Rectal analgesia for the relief of perineal pain after childbirth: a randomised controlled trial of diclofenac suppositories. *BJOG* 2004;**111**:1059–64.
112. Laine K, Skjeldestad FE, Sanda B, Horne H, Spydslaug A, Staff AC. Prevalence and risk factors for anal incontinence after obstetric anal sphincter rupture. *Acta Obstet Gynecol Scand* 2011;**90**:319–24.
113. Vaccaro C, Clemons JL. Anal sphincter defects and anal incontinence symptoms after repair of obstetric anal sphincter lacerations in primiparous women. *Int Urogynecol J Pelvic Floor Dysfunct* 2088;**19**:1503–508.
114. Abramowitz L, Sobhani I, Ganansia R, et al. Are sphincter defects the cause of anal incontinence after vaginal delivery? Results of a prospective study. *Dis Colon Rectum* 2000;**43**:590–96.
115. Starck M, Bohe M, Valentin L. The extent of endosonographic anal sphincter defects after primary repair of obstetric sphincter tears increases over time and is related to anal incontinence. *Ultrasound Obstet Gynecol* 2006;**27**:188–97.
116. Faltin DL, Boulvain M, Irion O, Bretones S, Stan C, Weil A. Diagnosis of anal sphincter tears by postpartum endosonography to predict fecal incontinence. *Obstet Gynecol* 2000;**95**:643–47.
117. Oberwalder M, Dinnewitzer A, Baig MK, et al. The association between late-onset fecal incontinence and obstetric anal sphincter defects. *Arch Surg* 2004;**139**:429–32.
118. Fargeaudou Y, Soyer P, Morel O, et al. Severe primary postpartum hemorrhage due to genital tract laceration after operative vaginal delivery: successful treatment with transcatheter arterial embolization. *Eur Radiol* 2009;**19**:2197–203.
119. Tattersall M, Braithwaite W. Balloon tamponade for vaginal lacerations causing severe postpartum haemorrhage. *BJOG* 2007;**114**:647–48.
120. Andrews V, Thakar R, Sultan AH, Jones PW. Evaluation of postpartum perineal pain and dyspareunia—a prospective study. *Eur J Obstet Gynecol Reprod Biol* 2008;**137**:152–56.
121. Macarthur AJ, Macarthur C. Incidence, severity, and determinants of perineal pain after vaginal delivery: a prospective cohort study. *Am J Obstet Gynecol* 2004;**191**:1199–204.
122. Fitzpatrick M, O'Herlihy C. Short-term and long-term effects of obstetric anal sphincter injury and their management. *Curr Opin Obstet Gynecol* 2005;**17**:605–10.
123. Doumouchtsis SK, Boama V, Gorti M, Tosson S, Fynes MM. Prospective evaluation of combined local bupivacaine and steroid injections for the management of chronic vaginal and perineal pain. *Arch Gynecol Obstet* 2011;**284**:681–85.
124. Signorello LB, Harlow BL, Chekos AK, Repke JT. Postpartum sexual functioning and its relationship to perineal trauma: a retrospective cohort study of primiparous women. *Am J Obstet Gynecol* 2001;**184**:881–88.
125. Lewis C, Williams AM, Rogers RG. Postpartum anal sphincter lacerations in a population with minimal exposure to episiotomy and operative vaginal delivery. *Int Urogynecol J Pelvic Floor Dysfunct* 2008;**19**:41–45.
126. Connolly A, Thorp J, Pahel L. Effects of pregnancy and childbirth on postpartum sexual function: a longitudinal prospective study. *Int Urogynecol J Pelvic Floor Dysfunct* 2005;**16**:263–67.
127. Phillips C, Monga A. Childbirth and the pelvic floor: 'the gynaecological consequences'. *Reviews in Gynaecological Practice* 2005;**5**:15–22.
128. Vassallo BJ, Karram MM. Management of iatrogenic vaginal constriction. *Obstet Gynecol* 2003;**102**:512–20.
129. Romito S, Bottanelli M, Pellegrini M, Vicentini S, Rizzuto N, Bertolasi L. Botulinum toxin for the treatment of genital pain syndromes. *Gynecol Obstet Invest* 2004;**58**:164–67.
130. Johnson A, Thakar R, Sultan AH. Obstetric perineal wound infection: is there underreporting? *Br J Nurs* 2012;**21**:S28, 30, 32–35.
131. Kamel A, Khaled M. Episiotomy and obstetric perineal wound dehiscence: beyond soreness. *J Obstet Gynaecol* 2014;**34**:215–17.
132. Duggal N, Mercado C, Daniels K, Bujor A, Caughey AB, El-Sayed YY. Antibiotic prophylaxis for prevention of postpartum perineal wound complications: a randomized controlled trial. *Obstet Gynecol* 2008;**111**:1268–73.
133. Ramin SM, Gilstrap LC 3rd. Episiotomy and early repair of dehiscence. *Clin Obstet Gynecol* 1994;**37**:816–23.
134. Williams MK, Chames MC. Risk factors for the breakdown of perineal laceration repair after vaginal delivery. *Am J Obstet Gynecol* 2006;**195**:755–59.
135. Goldaber KG, Wendel PJ, McIntire DD, Wendel GD Jr. Postpartum perineal morbidity after fourth-degree perineal repair. *Am J Obstet Gynecol* 1993;**168**:489–93.
136. Dudley LM, Kettle C, Ismail KM. Secondary suturing compared to non-suturing for broken down perineal wounds following childbirth. *Cochrane Database Syst Rev* 2013;**9**:CD008977.
137. Arkin AE, Chern-Hughes B. Case report: labial fusion postpartum and clinical management of labial lacerations. *J Midwifery Womens Health* 2002;**47**:290–92.
138. Miller S, Lester F, Webster M, Cowan B. Obstetric fistula: a preventable tragedy. *J Midwifery Womens Health* 2005;**50**:286–94.
139. World Health Organization (WHO). *The Prevention and Treatment of Obstetric Fistulae*. Geneva: WHO; 1989.
140. Mselle LT, Kohi TW, Mvungi A, Evjen-Olsen B, Moland KM. Waiting for attention and care: birthing accounts of women in rural Tanzania who developed obstetric fistula as an outcome of labour. *BMC Pregnancy Childbirth* 2011;**11**:75.
141. Gyhagen M, Bullarbo M, Nielsen TF, Milsom I. The prevalence of urinary incontinence 20 years after childbirth: a national cohort study in singleton primiparae after vaginal or caesarean delivery. *BJOG* 2013;**120**:144–51.
142. Glazener C, Elders A, Macarthur C, et al. Childbirth and prolapse: long-term associations with the symptoms and objective measurement of pelvic organ prolapse. *BJOG* 2013;**120**:161–68.
143. Olsen AL, Smith VJ, Bergstrom JO, Colling JC, Clark AL. Epidemiology of surgically managed pelvic organ prolapse and urinary incontinence. *Obstet Gynecol* 1997;**89**:501–506.
144. Sampselle CM, Miller JM, Mims BL, Delancey JO, Ashton-Miller JA, Antonakos CL. Effect of pelvic muscle exercise on transient incontinence during pregnancy and after birth. *Obstet Gynecol* 1998;**91**:406–12.
145. Morkved S, Bo K. Effect of pelvic floor muscle training during pregnancy and after childbirth on prevention and treatment of urinary incontinence: a systematic review. *Br J Sports Med* 2014;**48**:299–310.
146. Reilly ET, Freeman RM, Waterfield MR, Waterfield AE, Steggles P, Pedlar F. Prevention of postpartum stress incontinence in

primigravidae with increased bladder neck mobility: a randomised controlled trial of antenatal pelvic floor exercises. *BJOG* 2014;**121** Suppl 7:58–66.

147. Glazener CM, Herbison GP, MacArthur C, Grant A, Wilson PD. Randomised controlled trial of conservative management of postnatal urinary and faecal incontinence: six year follow up. *BMJ* 2005;**330**:337.
148. Agur WI, Steggles P, Waterfield M, Freeman RM. The long-term effectiveness of antenatal pelvic floor muscle training: eight-year follow up of a randomised controlled trial. *BJOG* 2008;**115**:985–90.
149. Beckmann MM, Stock OM. Antenatal perineal massage for reducing perineal trauma. *Cochrane Database Syst Rev* 2013;**4**:CD005123.
150. Aasheim V, Nilsen AB, Lukasse M, Reinar LM. Perineal techniques during the second stage of labour for reducing perineal trauma. *Cochrane Database Syst Rev* 2011;**12**:CD006672.
151. Gupta JK, Sood A, Hofmeyr GJ, Vogel JP. Position in the second stage of labour for women without epidural anaesthesia. *Cochrane Database Syst Rev* 2017;**5**:CD002006.
152. Fitzpatrick M, Behan M, O'Connell PR, O'Herlihy C. Randomised clinical trial to assess anal sphincter function following forceps or vacuum assisted vaginal delivery. *BJOG* 2003;**110**:424–29.
153. Laine K, Gissler M, Pirhonen J. Changing incidence of anal sphincter tears in four Nordic countries through the last decades. *Eur J Obstet Gynecol Reprod Biol* 2009;**146**:71–75.
154. Hals E, Oian P, Pirhonen T, et al. A multicenter interventional program to reduce the incidence of anal sphincter tears. *Obstet Gynecol* 2010;**116**:901–908.
155. Barasinski C, Lemery D, Vendittelli F. Do maternal pushing techniques during labour affect obstetric or neonatal outcomes? *Gynecol Obstet Fertil* 2016;**44**:578–83.
156. Lemos A, Amorim MM, Dornelas de Andrade A, de Souza AI, Cabral Filho JE, Correia JB. Pushing/bearing down methods for the second stage of labour. *Cochrane Database Syst Rev* 2017;**3**:CD009124.
157. Boggs EW, Berger H, Urquia M, McDermott CD. Recurrence of obstetric third-degree and fourth-degree anal sphincter injuries. *Obstet Gynecol* 2014;**124**:1128–34.
158. Edozien LC, Gurol-Urganci I, Cromwell DA, et al. Impact of third- and fourth-degree perineal tears at first birth on subsequent pregnancy outcomes: a cohort study. *BJOG* 2014;**121**:1695–703.
159. Farrar D, Tuffnell DJ, Ramage C. Interventions for women in subsequent pregnancies following obstetric anal sphincter injury to reduce the risk of recurrent injury and associated harms. *Cochrane Database Syst Rev* 2014;**11**:CD010374.
160. Jangö H, Langhoff-Roos J, Rosthoj S, Sakse A. Recurrent obstetric anal sphincter injury and the risk of long-term anal incontinence. *Am J Obstet Gynecol* 2017;**216**:610.e1–10.

第60章

性功能障碍

Ganesh Adaikan

引言

根据WHO的定义，性健康的概念是指一种与性有关的身体、情感、精神和社会幸福的状态，无疾病、功能障碍或虚弱[1]。女性性功能包括多个方面，作为生活质量指标的正常性功能并不局限于正常的性反应周期，正常的性反应周期是一个由激素水平、血管、神经元和心理-情绪因素促成的内源性过程[2]。丰富的临床和科学证据证实了类固醇类性激素的生理作用，雌激素、睾酮和孕激素是促进和维持女性性征和性功能的重要物质[3]。神经生理学从中枢到外周神经系统分布于靶器官-生殖器官，协调血管和非血管平滑肌松弛，伴随盆腔充血，阴道润滑，阴唇和阴蒂充血。任何损害上述正常协调反应的影响均可能导致性功能损害或“女性性功能障碍”(FSD)[4]。无论心理或器质性的性功能改变在任何年龄的女性中均很常见，包括经常抱怨性生活且担心生活质量、不同程度的忧虑、焦虑、抑郁、年轻女性对生育能力的担忧。根据美国精神病学协会第5版《精神障碍诊断和统计手册》(DSM-5)，诊断功能障碍的依据是75%~100%的时间经历功能障碍(除外物质/药物导致的功能障碍)，持续时间6个月，伴随严重痛苦[5]。随着FSD诊断的明确，尽管制药公司进行了不懈的研究和努力，但几乎没有药物符合全球推广和临床应用的安全性和有效性标准[4,6,7]。因此，在妇产科领域内，通常在个性化医疗过程中提供性健康问题服务。为了了解FSD的多样性及其对生理和心理的影响，需理解女性性功能的基本原理及变化模式。

女性性功能概要

性激素水平是决定女性性行为的主要因素，其影响大脑对性暗示的启动和调节，同时雌激素和睾酮促进性反应的神经化学内环境[8]。动物模型研究结果显示，雌激素和孕激素共同协调性感受和接受性行为，而雄激素增强女性性功能的机制本质上也是由女性性激素调节和支撑的，尽管这一机制比较复杂。一些科学推断认为，睾酮可能通过优先与性激素结合球蛋白(SHBG)结合，同时/或增加中枢/外周雌二醇水平，通过类固醇途径的芳香化过程，来调节外周游离雌二醇水平[8,9]。

为描述女性性行为过程，多年间模拟男性性反应周期开发了数个模型，然而对女性性反应调节的共识是精神对身体具有压倒一切的影响。Masters和Johnson提出了经典的女性性反应周期，数年后Kaplan进行了修订，女性性反应周期包括：起始阶段性兴奋-性欲望-平台期-高潮期-消散期[10,11]。完整理解女性性反应曲线中心理和认知因素的作用以及女性性反应的多维性相关因素，就必须将亲密情感纳入性反应周期模型中[12]。此外，性反应周期的每个阶段都必然伴随多种生理表现，例如性兴奋和性觉醒会导致血管充血、渗出、阴道润滑，尽管持续的性兴奋有时会无差别的贯穿性兴奋周期各个阶段。性伴侣关系中以情感为中心的亲密关系也决定了性满足和达到性高潮所需的性兴奋和性唤醒水平[4]。与男性类似，女性性接受机制也包括由性欲望决定的内在驱动，甚至在没有足够身体刺激的情况下，也会发展到性唤起和性高潮[13]。通过功能性MRI(fMRI)

研究记录性欲望和性高潮时大脑激活区域的同步和综合反应。类似的，生殖器官MRI研究能够直观地观察到性唤醒过程中靶器官/终末器官的变化。

鉴于女性性生理的特点，实现性满足的性欲望和（或）性唤醒并非特定的，且时间可变。为了了解性反应中中枢、外周和生殖器官调节的多样性，需要重点了解大脑边缘系统心理-情绪控制与内分泌和神经血管输入相互协调和作用的复杂机制。值得注意的是，大脑新皮质是感觉传入的靶器官[14]。这一过程接受不同神经递质的调节，包括单胺类（多巴胺、去甲肾上腺素、5-羟色胺）、激素（催产素、加压素）和神经营养因子。在大脑对性信号的选择性调节中，神经化学启动似乎促进了兴奋性而非抑制性反应[15]。根据现有的信息，多巴胺、去甲肾上腺素、催产素和黑皮质素参与中枢兴奋系统，而性抑制受5-羟色胺、催乳素和内源性阿片类或内啡肽的调节控制。关于性激素在生殖器的营养作用的共识也是通过更年期内分泌环境变化的影响间接确立的。同样，在年轻和绝经前女性中，性功能状态的变化与类固醇类性激素的周期性变化一致。有证据表明，神经化学物质和介质参与调节，例如一氧化氮、血管活性肠多肽、降钙素基因相关肽、P物质、细胞因子、细胞和分子水平因子。这些第二信使系统的神经动力学是自主神经（肾上腺素能、胆碱能和非肾上腺素能、非胆碱能）和躯体神经支配中固有的，特定性刺激通过阴部神经、盆腔神经和下腹神经的传入通路传递[16]。宽泛地追踪性反应的顺序，性暗示启动感觉、自主神经和中枢神经系统的激活，导致终末器官水平的神经肌肉和血管充血的级联反应，两者都加强了血管灌注和渗出，从而促进阴道润滑。随后，维持副交感神经支配（骶前神经和盆神经）和保持血液灌注，增加阴道上皮细胞渗透到黏膜表面的超滤液。此外，邻近区域发生有益的生理解剖变化（阴唇充血、阴蒂系带和阴蒂平滑肌松弛、血管灌注），有助于增强主动性生殖器唤醒反应。交感神经系统在性唤醒和性高潮的最后阶段被激活，导致女性全身血压和心率升高[15,16]。使用fMRI和正电子发射断层扫描技术在小样本临床研究中记录了迷走神经支配和激活在性高潮反应中的作用[17]。

女性性功能障碍病因

女性性问题普遍存在，大多数研究报道的发病率为25.8%～91%[4]。简单地说，损害正常性功能即可导致某种形式的性功能障碍或紊乱。然而，FSD往往是多因素的，大量系统的研究发现器官、心理、情感、社会文化、人际关系以及个体因素均可与FSD相关。性功能损害主要影响个人生活质量，其次影响与性伴侣相关的性满意度；任何伴随而来的心理和情绪困扰会进一步损害日常生活。在全球研究中，影响生活质量的心理-情绪问题在性功能损害女性中发生率约22%。在一项关于寻求治疗的女性性问题患病率的年龄差异调查中，18~44岁性生活问题导致生活质量变化的女性占比8.9%，45~64岁女性中占12.3%，65岁以上女性中占7.4%[18,19]。此外，由于潜在的负面健康后果，性功能障碍是增加医疗系统内经济负担的一个促进因素。

流行病学与分类

在女性性功能障碍的诊断中，重要的是获取详细的性生活史和任何可通过有效工具获得的客观指标。在DSM-5最新分类之前，性功能障碍的诊断主要分为四大类，即：性欲望障碍、性觉醒障碍、性高潮障碍和性交疼痛障碍。DSM-5将女性性功能障碍分为三类：将性欲望和性觉醒障碍合并为一个类别即性兴趣/唤醒障碍。性交疼痛类别包括但不局限于阴道痉挛和性交困难，并采用生殖道盆腔疼痛/插入障碍这一组合术语来综合描述[5]。此外，还提出了一系列的严格要求以确保诊断的客观性，避免对暂时性的性功能问题过度诊断。如前所述，DSM-5要求临床症状发生超过75%的时间，至少持续存在6个月（除外物质或药物导致的疾病），同时评价性功能障碍的严重程度（轻度、中度、重度）以及完成相应功能障碍的标准检查表[9]。根据《国际疾病和相关健康问题统计分类》（ICD-10）第十次修订版，广泛的性功能障碍包括性欲望、性厌恶、生殖器反应缺失、性高潮功能障碍、阴道痉挛、性交困难、性欲过度、非器质性障碍或疾病引起的其他性功能障碍以及非器质性障碍或疾病引起的非特异性性功能障碍[4,9]。因此在FSD的范畴内，分为主要/次要病因：心理因素、器质性因素、混合性因素、先天/后天因素、非特异/情境因素。此外，伴随或不伴随严重的痛苦是临床上将性功能主诉定义为某种FSD的一种关键原因。按照严格的诊断标准要求，诊断FSD和需要治疗的FSD发生率可能会更低；例如在人群调查中，51.2%罹患FSD女性中，导致个体痛苦的FSD患病率为12%~15%[5,9,19]。

DSM-5中涵盖性功能障碍的各种亚型对于FSD的鉴别诊断具有重要意义。女性中，无论年龄大小，临床常见的表现为性欲障碍，伴或不伴性唤醒反应的改变。尽管与性伴侣关系和谐，但缺乏性欲可能会影响对性暗示的敏感性或接受性。有时，性欲缺失或减少可能是人际关系因素的原因或结果[7]。在大量人口数据的支持下，一项系统调查证实了中枢性欲望/唤醒在女性性功能中的重要作用。缺乏这种基本的心理动力学可能表现为情绪障碍并陷入愤怒-易怒-沮丧-自尊降低的情绪周期中。

如前所述，在DSM-5分类中，低活动性性欲障碍(HSDD)与女性性唤醒障碍(FSAD)合并，统一诊断为女性性兴趣/性唤醒障碍(FSIAD)。与正常性功能控制相比，将其分为终身型与后天型，非特异型与情境型等亚型。在性伴侣关系缺失或存在的情况下，该术语还包括任何导致明显痛苦或人际关系障碍的性幻想缺失，但不包括任何医疗或药物相关(处方/娱乐)、精神病(如抑郁症)或其他类型的性功能状况[7]。通过修订后的DSM-5将性唤醒障碍和性欲望障碍合并的关键点源于在性反应周期中这两个阶段之间存在重叠且区别有限。然而，作为一种混合或单独的性功能障碍，确定其发生率时应伴有明显的个体痛苦[9]。

包括HSDD在内的性欲望障碍是持续或反复缺乏性幻想和对性活动的兴趣。HSDD的病因非常复杂，包括多种内源性和外源性因素。HSDD的一些易感、促进和维持因素包括：低雄激素水平、高催乳素血症、医学合并症、衰老、人际关系因素、生活方式因素[7]。合并医学合并症情况下，2型糖尿病和高血压以及使用抗高血压药物可导致性欲下降。合并另一种性功能障碍，例如性交困难，也可间接损害性欲望/性唤醒。维持性欲的强度是类固醇类性激素的功能之一，其中也包括女性体内的雌激素。因此，围绝经期年龄组女性通常伴发外阴阴道萎缩和性交困难，是导致性欲下降的原因[20]。性问题是衰老本身常见的临床问题，据报道老年人性欲丧失和个体痛苦发生率很高[2]。任何精神症状，例如抑郁或焦虑，以及治疗过程中使用的药物，都可能对性欲望产生不利影响。恐惧厌恶是性欲望障碍的另一种表现形式，其心理基础源于儿童或青春期的性虐待/创伤[7]。

在循证医学研究中，性唤醒障碍与盆腔血流和生殖器润滑减少有关，与雌激素水平相关。经验数据包括缺乏对刺痛、温暖和润滑的主观感觉、阴道干燥、缺乏生殖器感觉等客观表现。流行病学研究显示FSAD的发病率13%~24%，随着年龄超过50岁则FSAD发病率显著增加[21]。性唤醒水平需达到最高水平方可达到性高潮/快感。女性性高潮障碍的诊断指南包括性高潮明显延迟、性高潮强度降低、完全缺乏性快感，尽管自我报告的性高潮/快感状态很高。性高潮障碍是一种公认的常见疾病，估计发病率为24%~37%[22]。获得性或突发性性高潮障碍通常与器质性病变有关，而持续的性心理因素可能导致终身损害[23]。

任何类型的性交疼痛障碍都会损害正常性功能。性行为活跃的女性报告存在不同程度的性交疼痛，可单独或合并其他主诉。围绝经期泌尿生殖综合征(GSM)(早期称为外阴阴道萎缩，VVA)疼痛的病因是生殖道结构改变所致，包括阴道上皮变薄，表层和中间细胞层减少、基底旁细胞含量增加，阴道pH值降低[24]。研究结果显示14%~18%的18~59岁的女性发生生殖器疼痛和(或)插入困难。性交疼痛可分为两种类型，即性交困难(器质性病因)和阴道痉挛(指阴茎试图进入阴道时盆底肌肉不自主收缩)[25]。阴道痉挛是由于刺激性前庭痛，占外阴阴道疼痛的8%~12%。典型临床表现是，罹患刺激性前庭痛女性，通过非性接触(如妇科检查、插入卫生棉条)即可诱发急性疼痛反应[26]。研究表明，疼痛会不可避免地引发其他类型的性问题，如性欲望/性唤醒障碍、性高潮障碍、性活动频率下降，性满意度下降。此外，女性插入障碍会对男性伴侣的性能力产生负面影响，导致心因性勃起功能障碍[18,25,26]。

通过问诊几个合适的问题，医疗专业人员能够确定患者主诉的真实性。虽然有很多证据支持孕激素在协调和促进女性性生活中的作用，临床大多数口服雌激素最常用于药物性避孕，而口服避孕药与年轻女性性功能障碍的发生率和患病率有关[27]。SHBG是性激素与睾酮结合的转运体，而口服避孕药与SHBG亲和力更强，作用机制似乎与SHBG水平升高有关[28]。尽管如此，口服避孕药对女性性功能的影响仍不明确，导致性功能障碍的程度尚不清楚。关于雌激素或雄激素是否是女性性功能的主要调节剂的科学争论仍持续存在，但不孕症或子宫内膜异位症患者常见性功能障碍。普林斯顿共识中提出女性雄激素不足，低睾酮水平与女性性欲/性冲动缺乏的症状相关[8]。

妊娠或分娩期间相关并发症是损害性健康和生活质量的首要因素[29]。尽管产后试图恢复性生活，但由此产生的解剖、生理和心理影响可能会持续不同的时间。在满足夫妻亲密需求方面，导致情感和性功能障碍的产后抑郁症可能是一个重要却往往被忽视的产科并发症[30]。

鉴于一些器质性并发症影响女性心理、人际关系和社会文化背景，结合衰老因素，老年女性性功能障碍的起始时间可能不容易推断。多项研究结果一致表明，自然绝经后卵巢功能衰退与严重的性功能障碍相关。接受双卵巢切除术（手术绝经）的女性，术后类固醇性激素水平明显降低，发生性功能断崖性下降[8,31]。激素缺乏状态可导致生殖器官发生大量潜在的结构和功能变化，从而强化了人们对性功能障碍的感觉。在这种困境中，缺乏类固醇类性激素会产生多系统效应，导致身体虚弱和衰老，是降低性健康和幸福感的定性和定量指标[8]。

一些研究试图阐述人口学特征，包括教育水平、收入等与女性性健康的关系。虽然女性性欲障碍在中等收入和高收入国家普遍存在，但其他形式的性功能障碍也常见于社会经济阶层或教育水平较低的女性[32]。此外，大量文献证据显示，各年龄段女性罹患疾病与性功能障碍之间存在关联[20]。下尿路疾病可干扰性功能，导致性欲/性唤醒障碍、性高潮障碍、性交和非性交生殖器疼痛。性交期间尿失禁（61.9%）或性高潮尿失禁（31.7%）的发生率对性伴侣性行为和满意度产生负面影响[4,25]。同样，子宫肌瘤或脱垂患者也会经历不满意的性生活。妇科肿瘤和泌尿生殖系统肿瘤患者的功能障碍和性功能障碍发生率较高；类似的，乳腺癌是性欲/性唤醒障碍、性高潮障碍和性满意度下降等多种疾病的主要危险因素[33,34]。性功能障碍经常与慢性疾病共存，如冠心病、甲状腺疾病、脊柱损伤、多发性硬化症、类风湿关节炎、强直性脊柱炎[2,4,20]。各种研究报告糖尿病女性性功能障碍临床患病率为25%~71%。2型糖尿病可能由于感觉、自主神经病变、微血管或大血管病变导致的血管功能不全以及其他心理因素引起明显的性功能障碍。同样，1型糖尿病女性，由于疾病相关代谢和神经血管紊乱，大多数性功能均显著下降[20,35]。上述证据突显了身体健康对于任何年龄组女性性健康和生活质量的重要性。

评估、评价和诊断

针对患者性问题的主诉进行综合评估时，医疗保健人员应尝试充分了解既往、近期和现在性生活史的详细情况。为了扫除问诊障碍，在妇产科病史问诊过程中，可采用填写和回答包含性生活的简单问卷（表60.1）。尽管大约1/3的女性会因为性交疼痛而寻求专业帮助，但谈论性生活的尴尬状态会妨碍其与其他女性探讨这方面的问题。据文献报道大多数女性还是会等见到医疗专业人员后才开始讨论她们的问题[1]。文献中，医疗保健者在与患者公开谈话时尽量降低患者羞耻感，将性健康话题导向正常化，增加患者分享性生活史的愿望。在保守社会中，女性更倾向于将妇产科办公室视为坦露性生活问题和寻求治疗的安全港[6]。必须重申所有上述研究结果，均需要由专业人士尽量以轻松的状态完成病史的问询。

由于诊断特定性功能障碍的复杂性，因此筛查相关病史，明确是否共存器质性疾病，对患者身体状态进行综合评估甚为重要。尽管如此，应对患者心理、社会文化、人际关系因素、性伴侣一般情况和性健康状态，以及社交困难等进行具体评估，然后方可确定初步诊断。本质上，可以通过详细的性生活史问诊来初步区分不同类型的性功能障碍。性功能障碍类型的相关信息可通过性行为性质、安全性行为或性伴侣关系获取[36]，因此应把病史作为诊断的重要部分。尽管在繁忙的临床环境中很困难，但应详

表60.1 女性性功能障碍：初始检查筛查短表

序号	问题	是	否
1	你对性生活有兴趣么？		
2	你能被前戏唤醒么？		
3	性生活时你通常足够润滑么？		
4	性生活时你是否发生过僵硬，导致阴茎无法插入阴道？		
5	性生活中你通常有性高潮么？		
6	是否发生过性交疼痛？		
7	你对自己的性生活满意么？		

细记录、甄别和整理病史,来帮助确定疾病的真正原因和疾病对患者的影响程度。开放式问题有时对获得足够的信息至关重要;在以患者为中心的问诊过程中,通过建立融洽的关系,下一次或后续随访也可以提供明确诊断的累积病史。

同样在问诊方面,多年来已经开发了一些症状量表和筛查工具,并通过研究加以验证,来帮助临床医生识别和鉴别女性性功能障碍。这些量表和工具有助于评估正常性功能的变化,确定治疗进展情况。筛查工具通常用于临床和学术研究,作为重要的定性和定量结果指标。最早使用的筛查工具是女性性功能指数(FSFI),是一个包含19个项目的自我报告工具,在临床试验中用于主要性功能的评分,包括性欲望、性唤醒、润滑、性高潮、性满足和疼痛评估[37]。因此,在FSD的系统评估、评价和诊断过程中,可以从详细的医疗和妇产科病史、身体和心理健康状况的临床数据、激素水平实验室报告中收集有价值的信息。

总之,女性性功能障碍评估和诊断的关键点包括全面的医疗、性、心理和社会文化背景、精神状况(如抑郁或焦虑),以及并存临床疾病药物治疗情况。需要询问口服避孕药是否对性欲望/性唤醒有影响。完成生殖器-盆腔疾病/阴道痉挛、骨盆创伤、生殖道疱疹或硬化性苔藓病史患者的体格检查。围绝经期外阴阴道萎缩可能导致性交困难,对性欲产生负面按影响。除了年龄因素,详细的生殖器健康评估可排除外阴前庭炎或激惹性外阴疼痛、盆底肌肉不自主收缩或盆腔器官脱垂引起的感觉改变。由于类固醇类性激素对维持结构和功能的完整性至关重要,在特定病史和(或)体格检查结果的指导下,有时需完善血液方面的实验室检查。高泌乳素血症患者或甲状腺疾病患者需要检测催乳素水平和甲状腺功能。器质性病变因素严重影响性功能障碍的临床表现,因此需要评估罹患慢性疾病女性患病过程对其性健康和生活质量的潜在影响[4]。根据临床资料,接受治疗的癌症患者,化疗后FSD发生率高达90%,手术治疗后发生率可达9%,放疗后可达3%[31]。此外,继发于此类疗法的提前绝经可通过多种机制严重损害性功能。如果治疗措施损害了乳房或阴蒂感觉,则性欲/性唤起降低。除了身体形象改变,在减少/扼杀性兴趣方面起着重要作用外,其他因素还包括疲劳、虚弱、家庭或社会关系。

治疗方案:激素治疗、非激素治疗和其他治疗

虽然有许多方法治疗男性性功能障碍,但FSD仍然处于缺乏有效管理和治疗的临床状态,等待安全有效治疗方法的出现[38]。既然如此,在详细的检查和诊断后,女性性功能障碍的多因素多维度病因特点提供了可选择在可能的药物治疗中纳入生物-心理-社会的综合治疗方案(表60.2)。从一般意义上讲,通过讲授知识来提高患者对基本生殖解剖学、生理学和病理学的理解,补充性心理教育是必不可少的第一步。此时,尝试消除任何可能对性行为产生负面影响的误导信息和神话将是有益的。为了获得显著的性功能改善结果,任何潜在的人际关系或社会关系问题都需要认真仔细的解决并进行有效管理。这些措施可以与重要的生活方式改变和行为改变相结合,如饮食、锻炼、控制日常压力和物质使用[4,32](如果有的话)。

全身激素治疗包括两种方案,即有完整子宫的女性周期性使用雌激素和孕酮,没有完整子宫的女性只使用雌激素。可优先考虑激素治疗方案,但需谨慎使用,必须在没有禁忌证的情况下根据个人需求确定个体化治疗方案。使用局部或阴道雌激素的药物剂型包括乳膏、凝胶、片剂或环,也是一种同样有效和更安全的全身激素替代治疗。然而,必须记住尽管是局部使用雌激素,但血清雌二醇水平可小幅、可变增加。尽管如此,局部雌激素应用在解决围绝经期泌尿生殖系综合征的临床体征和症状方面具有特殊作用[39]。奥斯匹米芬作为一种雌激素激动剂/拮抗剂(选择性雌激素受体调节剂,SERM)已被美国FDA批准用于治疗中度至重度性交痛,对绝经后女性有效。在双盲、安慰剂对照研究中,通过表层细胞含量增加,旁基底细胞和pH值降低逆转外阴阴道萎缩。这些功能相关的外阴阴道萎缩的改善不仅仅解决了生殖器体征和症状,而且显著改善性功能。迄今为止,来自短期随访研究的现有临床证据认为其安全性良好,没有导致乳房病变和子宫内膜增生或子宫出血[40]。另一种可以考虑使用的药物是替勃龙,可以用来治疗绝经后阴道萎缩、性交困难和继发性HSDD[41]。替勃龙是一种合成的激素前药,在体内具有雌激素和雄激素作用,已经在多个国家获批并

表60.2 女性性功能障碍一览表

性功能障碍类型	DSM-5分类	治疗选择：已批准/超说明书使用/临床试验中/其他	作用机制
女性性欲/唤醒障碍	表现为以下三个方面： 1.性兴趣缺乏/减少 2.性幻想缺乏/减少 3.性活动减少或没有，对性伴侣开始尝试性行为不敏感 4.在几乎所有或全部(75%~100%)性接触中，性活动期间性兴奋/性快感缺乏/减少 5.对任何内在或外在性暗示(书面、口头或视觉)性兴趣或性唤醒缺乏/减少 6.在几乎所有(75%~100%)性接触、性活动期间生殖器或非生殖器感觉缺乏/降低	氟班色林	5-HT1A激动剂和5-HT2A拮抗剂
		替勃龙	激素
		睾酮	激素
		睾酮+雌激素	激素
		睾酮+西地那非	激素+PDE5抑制剂
		睾酮+丁螺环酮	激素+5-HT1A受体部分激动剂
		DHEA	激素前体
		布雷默浪丹	黑皮质素受体3,4激动剂
		安非他酮	多巴胺激动剂
		PGE1	通过cAMP的直接作用
女性性高潮障碍	在几乎所有(75%~100%)性活动中出现以下任一情况： 1.性高潮明显延迟、性高潮频率明显下降，缺乏性高潮 2.性高潮感觉强度明显降低	催产素	激素
		阴蒂真空设备	外接设备
		振动器和自我刺激	外接设备
生殖器-盆腔疼痛或插入障碍	以下一种或多种症状持续或反复发生困难： 1.性交时阴茎插入阴道 2.性交或阴茎插入时有明显外阴阴道或盆腔疼痛 3.因阴茎插入而对外阴阴道或盆腔疼痛恐惧或焦虑 4.阴茎插入时盆底肌肉明显紧张或收缩	局部雌激素	全身激素
		雌激素+孕酮	激素
		雌激素+睾酮	激素
		奥斯匹米芬	选择性雌激素受体调节剂
		利多卡因	局部麻醉剂
		SSRI/SNRI/三环类药物	血清素、抗抑郁药
		扩张器	机械装置
		阴道保湿剂和润滑剂	局部修复
		前庭切除术	手术治疗
		盆底肌锻炼	物理治疗

SNRI，血清素和去甲肾上腺素再摄取抑制剂；SSRI，择性血清素再摄取抑制剂。

Source data from Kingsberg SA, Woodard T. Female sexual dysfunction: focus on low desire. ObstetGynecol 2015 Feb; 125(2):477-86; Nappi RE, Cucinella L. Advances in pharmacotherapy for treating female sexual dysfunction. Expert OpinPharmacother 2015 Apr; 16(6):875-87; Basson R. Pharmacotherapy for women's sexual dysfunction. Expert OpinPharmacother 2009 Jul; 10(10):1631-48.

用于临床治疗，有助于改善性欲减退和整体性功能丧失。

除了上面提到的那些药物外，还可以尝试其他几种非特异性和超说明书药物治疗女性性功能障碍。大多数关于脱氢表雄酮(DHEA)功效的理论都是基于其作为类固醇类性激素前提的作用及其在体内转化后的作用。因此，绝经后女性使用DHEA的潜在副作用包括一方面改善性欲/性唤醒，另一方面改善总体身体健康状况。虽然随机对照研究的数据并没有提供其安全性和有效性，但局部阴道内应用0.5% DHEA 12周后显著改善外阴阴道萎缩的主要参数[42]。

通常睾酮对女性来说是必不可少的，睾酮不仅是雌激素类固醇途径的主要前体，而且通过自身雄激素受体介导作用于机体。文献证据表明，通过研究睾酮植入物、口服甲基睾酮或透皮睾酮，性功能问题有效改善(个体痛苦减少)。虽然透皮贴剂在某些国家用于手术绝经的女性治疗HSDD，但Ⅲ期临床试验撤销了一项测试睾酮凝胶治疗女性的试验项目。如果睾酮被认为是绝经后性功能治疗的超说明书使用,则应警惕其全身性效应,尤其是肝功能和乳腺癌的潜在风险,以及男性化作用,即痤疮、多毛症、声音加深和雄激素性脱发[8,13]。最近正在进行舌下睾酮与5-磷酸二酯酶(PDE5)抑制剂或5-HT_{1A}受体部分激动剂的协同组合研究。前一组合旨在提高对性刺激的敏感性和反应性,而后一组组合旨在克服任何过度的性抑制。研究人员已经证明,接受上述试验的女性,主观和客观性反应测试均有显著改善,这些组合治疗显示出独特的前景,可作为选择性性功能障碍类型的靶向治疗方案[43]。

氟班色林是一种针对 HSDD 的新型非激素疗法;它是一种 5-HT_{1A} 激动剂和 5-HT_{2A} 拮抗剂,对5-HT_{2B}、5-HT_{2C}和多巴胺D4受体具有中等亲和力,其最初被开发为一种抗抑郁药[44]。认识到氟班色林抑制 5-羟色胺能对抗性欲影响,同时增强多巴胺能促前性反应是其在 HSDD 临床疗效的开发机制。在大型随机队列研究中,与安慰剂相比,氟班色林显著增加了性满足事件的数量,尤其性欲方面。在大约不到10%的患者中出现恶心、头晕、疲劳和嗜睡等与治疗相关的不良事件;同时饮酒可导致严重低血压或晕厥。目前,氟班色林是 FDA 批准的唯一一种治疗绝经前HSDD的药物,且评估其在绝经后 HSDD 中的安全性和有效性的临床试验正在进行中[45,46]。

另一种中枢作用的抗抑郁药安非他酮,是多巴胺和去甲肾上腺素再摄取联合抑制剂,也被认为有助于显著改善HSDD的关键疗效指标,其功效与曲唑酮相似,曲唑酮具有5-HT受体拮抗作用和再摄取抑制作用。在药物开发的最初几年,使用直接作用的多巴胺激动剂阿扑吗啡治疗性欲望/性唤醒障碍的临床研究结果显示疗效和耐受性数据不稳定。最近,黑皮质素-3和黑皮质素-4受体的合成激动剂布雷默浪丹在对照研究中改善了中枢性欲望/性唤醒参数,并有望在女性联合 FSIAD 中具有一定的治疗效果[43,47]。在现有文献中,包括西地那非在内的PDE5抑制剂的作用仅在器质性FSD的选择性队列中得到认可,即1型糖尿病、脊髓损伤或多发性硬化症,而在绝大多数其他病因的 FSD中,它们的疗效打了折扣[48]。至于其他受试的血管活性药物,甲磺酸酚妥拉明(α肾上腺素能激动剂)和前列腺素 E_1 均未能提供其治疗 FSAD 疗效的一致性数据。几项正在进行的研究正在评估催产素神经肽在改善性唤醒和性高潮的特定结果指标方面具有的潜在功效,并有足够的初步证据激励进一步的研究[43]。

在营养或草药补充剂(如红三叶草)治疗女性性功能障碍的有效性方面,对其科学价值的认识距离临床应用还存在重大差距[49]。类似地,唯一的手术选择是前庭切除术,即从前庭切除疼痛组织以治疗外阴前庭炎,患者满意度评分的临床结果好坏参半[50]。最后,药物诱发的FSD是一种临床已知的药物副作用实例,减少药物剂量、改用无性副作用的药物,甚至短暂停药可缓解症状。

临床管理的困难和目标

妇科医生作为女性生殖健康的直接守护者,在FSD的初步评估和管理中发挥着关键作用。尽管可以采取措施来诊断和治疗女性各种类型性功能障碍,但某些特定方面,如虐待、暴力、创伤、或任何相关的心理或精神疾患可能会带来相当大的挑战,并影响患者相关的临床结果。有时,关键问题也可能源于未解决的人际关系因素或性伴侣的性功能障碍,甚至可能是终身性性功能障碍,需要转诊给专科医生。虽然一些传统或保守的社会排除手淫作为正常性功能的一种形式,但大多数社会和文化通常认为伴侣间的性活动代表情感健康和生活质量。因此,性心理教育和夫妻咨询可能会使那些对其他治疗方法难以接受的女性受益[51]。经验证据支持心理治疗在规避困难以提高女性对标准干预措施反应方面的重要性,对夫妇的性健康具有深远的益处。如前所述,特定的认知、行为和生活方式改变有效地叠加在传统干预措施中,以克服治疗过程中遇到的其他障碍。

女性性保健未来的前景

由于治疗方案的多维复杂性和可选择性,女性性问题面临许多临床挑战和未满足的需求。与男性性功能障碍相比,女性性功能障碍和个体痛苦程度受到心理-情感因素和重大生活事件的显著影响,因此,通常单一治疗选择不能够满足治疗需求。在临床医生试图治疗的过程中，很可能会遇到困难，难以在器质性参数、生物心理社会触发因素和性功能障碍评估指标之间建立明确的界限。尽管如此，医疗专业人员有责任寻找、识别、并在FSD整体管理的背景下解决任何和所有易感因素、诱发因素和持续存在的病因。毫无疑问，前瞻性研究和临床试验正在全球范围内进行，以寻找新的有效的FSD治疗方案。考虑到内部变量和人际变量的压倒性调节作用，大型队列研究可以更详细地解释生活各方面变化与性功能的因果关系，这可能有助于科学的认识和临床治疗。与任何其他医学学科一样，确定和制订预防措施，包括基于循证的教育和行为指导，以维护心理关系和谐，将有利于整体的性健康。

结论

女性生活中的性行为有很多方面，正常功能的改变或性功能障碍会在多个水平影响性健康。目前使用的标准，即是否存在疼痛，是性幸福的有限指标。虽然准确测量疼痛或疾病所带来担忧的重要性已被充分考虑，但疼痛症状的主观性质及其与个体差异的重叠可能会带来重大挑战。此外，女性卷入性亲密行为的基础是复杂的，不仅包括从婚姻中得到的回报，还包括逃避性生活的任何正当理由。因此，医疗保健专业人员的最终目标是在以患者为中心的背景下实施个体化治疗，同时也试图满足患者的期望，共情理解并管理其提出的问题。

（苗娅莉 译）

参考文献

1. Thackar R. Female sexual dysfunction is an artificial concept driven by commercial interests: against: FSD is a real and complex problem. *BJOG* 2015;**122**:1419.
2. Bruni C, Raja J, Denton CP, Matucci-Cerinic M. The clinical relevance of sexual dysfunction in systemic sclerosis. *Autoimmun Rev* 2015;**14**:1111–115.
3. Wallwiener CW, Wallwiener LM, Seeger H, et al. Are hormonal components of oral contraceptives associated with impaired female sexual function? A questionnaire-based online survey of medical students in Germany, Austria, and Switzerland. *Arch Gynecol Obstet* 2015;**292**:883–90.
4. Khajehei M, Doherty M, Tilley PJ. An update on sexual function and dysfunction in women. *Arch Womens Ment Health* 2015;**18**:423–33.
5. Latif EF, Diamond MP. Arriving at the diagnosis of female sexual dysfunction. *Fertil Steril* 2013;**100**:898–904.
6. Ozaki Y, Nagao K, Saigo R, et al. Sexual problems among Japanese women: data from an online helpline. *Sex Med* 2015 **3**;3:295–301.
7. Kingsberg SA, Woodard T. Female sexual dysfunction: focus on low desire. *Obstet Gynecol* 2015;**125**:477–86.
8. Cappelletti M, Wallen K. Increasing women's sexual desire: the comparative effectiveness of estrogens and androgens. *Horm Behav* 2016;**78**:178–93.
9. Nappi RE, Cucinella L. Advances in pharmacotherapy for treating female sexual dysfunction. *Expert Opin Pharmacother* 2015;**16**:875–87.
10. Masters WH, Johnson VE (eds). *Human Sexual Inadequacy*. Boston, MA: Little Brown; 1970.
11. Kaplan HS (ed). *The New Sex Therapy*. New York: Brunner/Mazel; 1974.
12. Basson R. The female sexual response: a different model. *J Sex Marital Ther* 2000;**26**:51–65.
13. Worsley R, Santoro N, Miller KK, Parish SJ, Davis SR. Hormones and female sexual dysfunction: beyond estrogens and androgens-findings from the fourth International consultation on sexual medicine. *J Sex Med* 2016;**13**:283–90.
14. Bakker J, Brock O. Early oestrogens in shaping reproductive networks: evidence for a potential organisational role of oestradiol in female brain development. *J Neuroendocrinol* 2010;**22**: 728–35.
15. Salonia A, Giraldi A, Chivers ML, et al. Physiology of women's sexual function: basic knowledge and new findings. *J Sex Med* 2010;**7**:2637–660.
16. Graziottin A, Gambini D. Anatomy and physiology of genital organs—women. *Handb Clin Neurol* 2015;**130**:39–60.
17. Komisaruk BR, Whipple B. Functional MRI of the brain during orgasm in women. *Annu Rev Sex Res* 2005;**16**:62–86.
18. Johannes CB, Clayton AH, Odom DM, et al. Distressing sexual problems in United States women revisited: prevalence after accounting for depression. *J Clin Psychiatry* 2009;**70**:1698–706.
19. Mitchell KR, Mercer CH, Ploubidis GB, et al. Sexual function in Britain: findings from the third National Survey of Sexual Attitudes and Lifestyles (Natsal-3). *Lancet* 2013;**382**:1817–29.
20. Valadares AL, Lui-Filho JF, Costa-Paiva L, Pinto-Neto AM. Middle-aged female sexual dysfunction and multimorbidity: a population-based study. *Menopause* 2016;**23**:304–10.
21. Faubion SS, Rullo JE. Sexual dysfunction in women: a practical approach. *Am Fam Physician* 2015;**92**:281–88.
22. Meston CM, Levin RJ, Sipski ML, Hull EM, Heiman JR. Women's orgasm. *Annu Rev Sex Res* 2004;**15**:173–257.
23. Pyke RE, Clayton A. Models vs. Realities in female sexual dysfunction. *J Sex Med* 2015;**12**:1977–78.
24. Portman DJ, Gass ML, Vulvovaginal Atrophy Terminology Consensus Conference Panel. Genitourinary syndrome of menopause: new terminology for vulvovaginal atrophy from the International Society for the Study of Women's Sexual Health and the North American Menopause Society. *J Sex Med* 2014;**11**:2865–72.
25. Wright JJ, O'Connor KM. Female sexual dysfunction. *Med Clin North Am* 2015;**99**:607–28.
26. Boerner KE, Rosen NO. Acceptance of vulvovaginal pain in women with provoked vestibulodynia and their partners: associations with pain, psychological, and sexual adjustment. *J Sex Med* 2015;**12**:1450–62.
27. Wallwiener CW, Wallwiener LM, Seeger H, Mück AO, Bitzer J, Wallwiener M. Prevalence of sexual dysfunction and impact of contraception in female German medical students. *J Sex Med* 2010;**7**:2139–48.
28. Panzer C, Wise S, Fantini G, et al. Impact of oral contraceptives on sex hormone-binding globulin and androgen levels: a retrospective study in women with sexual dysfunction. *J Sex Med* 2006;**3**:104–13.
29. Andreucci CB, Bussadori JC, Pacagnella RC, et al. Sexual life and dysfunction after maternal morbidity: a systematic review. *BMC Pregnancy Childbirth* 2015;**15**:307.

30. Fehniger JE, Brown JS, Creasman JM, et al. Childbirth and female sexual function later in life. *Obstet Gynecol* 2013;**122**:988–97.
31. Lindau ST, Coady D, Kushner D. Female sexual dysfunction: focus on low desire. *Obstet Gynecol* 2015;**125**:1495–96.
32. Stephenson KR, Meston CM. Differentiating components of sexual well-being in women: are sexual satisfaction and sexual distress independent constructs? *J Sex Med* 2010;7:2458–68. [Erratum in: *J Sex Med* 2010;7:3803.]
33. Boswell EN, Dizon DS. Breast cancer and sexual function. *Transl Androl Urol* 2015;**4**:160–68.
34. Jensen PT, Froeding LP. Pelvic radiotherapy and sexual function in women. *Transl Androl Urol* 2015;**4**:186–205.
35. Bjerggaard M, Charles M, Kristensen E, Lauritzen T, Sandbæk A, Giraldi A. Prevalence of sexual concerns and sexual dysfunction among sexually active and inactive men and women with screen-detected Type 2 diabetes. *Sex Med* 2015;**3**:302–10.
36. Rosen RC, Heiman JR, Long JS, Fisher WA, Sand MS. Men with sexual problems and their partners: findings from the International survey of relationships. *Arch Sex Behav* 2016;**45**:159–73.
37. Wiegel M, Meston C, Rosen R. The female sexual function index (FSFI): cross-validation and development of clinical cutoff scores. *J Sex Marital Ther* 2005;**31**:1–20.
38. Basson R. Pharmacotherapy for women's sexual dysfunction. *Expert Opin Pharmacother* 2009;**10**:1631–48.
39. Santoro N, Worsley R, Miller KK, Parish SJ, Davis SR. Role of estrogens and estrogen-like compounds in female sexual function and dysfunction. *J Sex Med* 2016;**13**:305–16.
40. Constantine G, Graham S, Portman DJ, Rosen RC, Kingsberg SA. Female sexual function improved with ospemifene in postmenopausal women with vulvar and vaginal atrophy: results of a randomized, placebo-controlled trial. *Climacteric* 2015;**18**:226–32.
41. Palacios S, Mejias A. An update on drugs for the treatment of menopausal symptoms. *Expert Opin Pharmacother* 2015;**16**:2437–47.
42. Labrie F, Archer DF, Koltun W, et al. Efficacy of intravaginal dehydroepiandrosterone (DHEA) on moderate to severe dyspareunia and vaginal dryness, symptoms of vulvovaginal atrophy, and of the genitourinary syndrome of menopause. *Menopause* 2016;**23**:243–56.
43. Belkin ZR, Krapf JM, Goldstein AT. Drugs in early clinical development for the treatment of female sexual dysfunction. *Expert Opin Investig Drugs* 2015;**24**:159–67.
44. Robinson K, Cutler JB, Carris NW. First pharmacological therapy for hypoactive sexual desire disorder in premenopausal women: flibanserin. *Ann Pharmacother* 2016;**50**:125–32.
45. Mullard A. FDA approves female sexual dysfunction drug. *Nat Rev Drug Discov* 2015;**14**:669.
46. Dhanuka I, Simon JA. Flibanserin for the treatment of hypoactive sexual desire disorder in premenopausal women. *Expert Opin Pharmacother* 2015;**16**:2523–29.
47. Kingsberg SA, Clayton AH, Pfaus JG. The female sexual response: current models, neurobiological underpinnings and agents currently approved or under investigation for the treatment of hypoactive sexual desire disorder. *CNS Drugs* 2015;**29**:915–33.
48. Gao L, Yang L, Qian S, Li T, Han P, Yuan J. Systematic review and meta-analysis of phosphodiesterase type 5 inhibitors for the treatment of female sexual dysfunction. *Int J Gynaecol Obstet* 2016;**133**:139–45.
49. Adaikan PG, Srilatha B, Wheat AJ. Efficacy of red clover isoflavones in the menopausal rabbit model. *Fertil Steril* 2009;**92**:2008–13.
50. Swanson CL, Rueter JA, Olson JE, Weaver AL, Stanhope CR. Localized provoked vestibulodynia: outcomes after modified vestibulectomy. *J Reprod Med* 2014;**59**:121–26.
51. Srilatha B, Huang Z, Adaikan PG. Sexual activity in midlife women and beyond. *JAMA Intern Med* 2014;**174**:1204–205.

第12部分
妇科肿瘤

第61章　妇科癌症的筛查与预防　779

第62章　宫颈癌前病变和宫颈癌　791

第63章　子宫体恶性肿瘤　802

第64章　卵巢癌、输卵管癌和腹膜癌　813

第65章　外阴和阴道的癌前病变和恶性疾病　824

第66章　妊娠滋养细胞疾病　837

第67章　妇科肿瘤的化疗、生物、靶向和免疫疗法　845

第68章　妇科肿瘤的放射治疗　860

第69章　姑息治疗　872

第70章　女性生殖道肿瘤的病理学　883

第71章　妊娠期生殖道癌前病变　898

第72章　妊娠期肿瘤　905

第61章
妇科癌症的筛查与预防

Lynette Denny, Rengaswamy Sankaranarayan

引言

1968年，WHO发布了关于疾病筛查的原则和实践指南，通常被称之为"Wilson和Jungner标准"[1]。这些原则至今仍然适用(框61.1)。

Wilson和Jungner曾提到"早期疾病检测和治疗的中心思想本质上很简单，虽然它们看似简单，但成功做到早期疾病检测和治疗(一方面，治疗以前未发现的疾病，另一方面，避免伤害不需要治疗的人)远没有那么容易"。随着基因筛查的开展，新的争议也接踵而至。在2008年，Andermann等人[2]总结并修订了Wilson标准(框61.2)。

筛查是一种系统性的尝试，旨在从表面健康的个体中筛选特定疾病的高危人群[3]。筛查的最终目的是预防疾病或发现早期可治愈的疾病。目前关于癌症筛查存在许多争议，例如使用前列腺特异性抗原筛查前列腺癌、X线钼靶摄影筛查乳腺癌，以及围绕结直肠癌、肺癌、宫颈癌当前筛查方法的一些争议。

以下内容描述了多种类型的筛查：

1.有组织的大规模(基于人群)筛查：这涉及对整个人群或亚组的筛查。无论个人的风险状况如何，它为每一个参与者提供相同的服务，信息和支持。筛查过程有质量保障，筛查结果被持续监测和评估(北欧国家、荷兰和英国的宫颈癌筛查项目是典型的例子)。

2.机会性(偶发性)人群筛查：指卫生从业人员向有其他咨询目的的人群或者按照受试者要求提供的筛查。

框61.1 Wilson 和 Jungner 筛查原则和实践的标准

1.病情应该是一个重要的健康问题。
2.应针对检测到的病症进行治疗。
3.应具备诊断和治疗设施。
4.这种疾病应有潜伏期。
5.应该对病情进行一次测试或检查。
6.测试应为大众所接受。
7.应充分了解疾病的自然病程。
8.应就治疗对象达成一致的策略。
9.发现病例的总成本应与整个医疗支出在经济上保持平衡。
10.病例调查应该是一个持续的过程，而不仅仅是"一劳永逸"的项目。

Source data fromWilson JMG, Jungner G. Principles and Practice of Screening for Disease. Public Health Papers No. 34. Geneva: World Health Organization; 1968.

框61.2 Wilson 筛查原则和实践的修订版本

1.筛查计划应满足公认的需求。
2.一开始就应确定筛查的目标。
3.应该有一个明确的目标人群。
4.应该有科学证据证明筛查计划的有效性。
5.该计划应将教育、检测、临床服务和计划管理结合起来。
6.应该有质量保证，有机制将筛查的潜在风险降到最低。
7.该计划应确保知情选择权、保密权和尊重自主权。
8.该计划应促进整个目标人群的公平性和增加其获得筛查的机会。
9.项目评估应从一开始就规划好。
10.筛查的总体益处应大于危害。

Source data from Andermann A, Blancquaert I, Beauchamp S, Dery V. Revisiting Wilson and Jungner in the genomic age: a review of screening criteria over the past 40 years. Bull World Health Organ 2008; 86:241-320.

3. 在特定人群中进行高风险或选择性筛查(例如BRCA1和BRCA2基因突变的年轻卵巢癌女性)。

4. 多阶段筛查涉及在人群筛查计划中同一时间常规使用多项检测,目的是发现处于可预防或可治愈阶段的疾病(例如,与细胞学和人乳头瘤病毒(HPV)检测联合筛查宫颈癌)。

在开始筛查一种疾病之前,对所需的证据水平存在争议。即使有高水平的证据证明其效果和有效性,也需要仔细考虑如何实施该方案,特别是要清楚地了解潜在或实际的利弊。一些国家实施大规模的人口筛查计划,而在另一些国家,筛查与否取决于个人能否获得医疗保险[5]。如在英国进行这样的医疗保健系统组织的筛查,会向符合条件的个人发送邀请,同时相关组织机构来邀请、介入和管理筛查检测到的疾病,对其进行临床监测,这被称为基于人群的筛查计划[4]。机会性筛查通常只针对一个特定的群体(即到全科医生或当地药房就诊的人),一般来说,其效果不如基于人群的筛查,后者能够实现更广泛的目标人群覆盖。

疾病的筛查之所以有争议,主要是因为筛查的好处和坏处并不总是有明确的界定,往往存在既得利益(如收费服务)使筛查成为一项业务,公众可能会感到困惑,并且受制于未经检验和有偏倚的信息[6]。

妇科疾病的筛查与预防

宫颈癌

基于这一背景,本章将探讨过去和目前在女性中开展的早期发现和预防妇科癌症的筛查活动,首先是宫颈癌。宫颈癌的发病率与社会发展水平之间存在着明显的关联性。据估计,约86%的癌症发病病例和88%的宫颈癌死亡病例发生在世界欠发达地区[7]。有充分的证据证明在受教育程度较低及处于不利社会经济地位的女性中宫颈癌有着高发病率[8,9]。

宫颈癌筛查和早期检测

宫颈细胞学检测包括从宫颈收集脱落的细胞以及显微镜检查这些细胞。Papanicolaou 和 Babes 在1920年代引入了利用脱落细胞来筛查患有浸润性宫颈癌的女性的概念[10]。随后,Papanicolaou改进了他的技术,于1941年发表了关于使用传统细胞学识别浸润性宫颈癌的文章,并于1954年发表了关于如何识别和分类宫颈癌癌前病变的文章[11]。在1941年发表文章的第一段,作者评论道:"美国女性生殖道癌的死亡例数每年约为32 000例,其中4/5或者说26 000人死于子宫癌症。在过去的25年里,这个比例几乎保持不变。有趣的是,在2016年许多发展中国家的情况与70多年前的美国并没有太大的不同。甚至在1941年,人们就注意到早期诊断和早期治疗有助于"宫底癌和宫颈癌的高治愈率"。然而,直到1960年代,宫颈细胞学才开始在许多发达国家作为宫颈癌筛查手段而广泛使用。

Papanicolaou将宫颈细胞学结果分为五类,即Ⅰ~Ⅴ类,并重点关注正常细胞与恶性细胞的相似程度(表61.1)。

在20世纪50年代和60年代,在不列颠哥伦比亚省、加拿大和欧洲实施基于宫颈细胞学的大型项目之前,没有进行随机试验来评估宫颈癌筛查对宫颈癌发病率和死亡率的影响,并且所有关于筛查效果的数据都仅来自观察性研究。然而,在许多发达国家引入筛查计划前后,宫颈癌的发病率和死亡率显著下降,这被认为是有组织的宫颈癌筛查项目强有力的非实验支持。

国际癌症研究机构(IARC)于1986年对世界上几个最大的筛查项目数据进行了综合分析,结果表明,组织良好的筛查项目可有效降低宫颈癌的发生率和死亡率[13]。在北欧国家,自从20世纪60年代开始实行全国筛查后,宫颈癌的累积死亡率呈显著下降趋势。降幅最大的是冰岛(1965—1982年为84%),该国的筛查间隔最短,目标年龄范围最广。累计死亡率下降幅度最小(11%)的发生在挪威,只有5%的人口参与了有组织的筛查计划[14]。芬兰、瑞典和丹麦的降幅分别为50%、34%和27%。宫颈癌发病率

表61.1 宫颈细胞学分类

类别	描述
Ⅰ	不存在非典型或异常细胞
Ⅱ	非典型细胞学,但没有恶性肿瘤的证据
Ⅲ	细胞学提示但不能确定恶性肿瘤
Ⅳ	细胞学强烈提示恶性肿瘤
Ⅴ	细胞学确定恶性肿瘤

Source data from Papanicolaou GN. Atlas of Exfoliative Cytology. Boston, MA: Commonwealth Fund University Press; 1954.

下降幅度最大的是30~49岁年龄组，该年龄组的筛查重点最为集中。

此外，当特定年龄组的发病率成比例下降与筛查方案的目标年龄有关时，死亡率的变化趋势与有组织的筛查中人口覆盖范围之间的关联最为明显[15]。特定年龄组发病率变化趋势表明，筛查计划的目标年龄范围是比在规定的年龄范围内进行的筛查频率更为重要的一个降低发病风险的决定性因素。这一发现与IARC工作组的研究结果一致，即对于长达5年的筛查间隔，此项筛查在整个目标年龄组中的保护效力高达80%[16]。

因此，很明显，筛查计划在降低宫颈癌发病率和死亡率方面有效与否主要体现在：①筛查对高危人群的覆盖范围；②被筛查女性的目标年龄范围；③该筛查项目中细胞学检查的可靠性[17]。

芬兰进行的一项有组织的筛查计划，以及挪威进行的一项宫颈细胞涂片数量相当的随机筛查项目，这两项筛查计划相比较体现了疾病筛查的另一重要方面。尽管两国的涂片总数差异不大，但芬兰所有年龄段的死亡率都有显著降低，而在挪威，只有30~49岁年龄组的女性死亡率下降，其下降比例也仅为芬兰同年龄段女性的一半。这些数据表明，自发或机会性筛查未能覆盖人群中风险最高的女性，即相对风险较高的中老年女性，因此对宫颈癌的发病率和死亡率的影响要小得多。机会性筛查未能降低宫颈癌死亡率的其他原因包括对宫颈细胞涂片异常女性的随访和管理欠佳，以及缺乏向女性宣传和教育预防宫颈癌的活动，这些导致处于疾病高风险的女性被排除在筛查之外。

在20世纪60年代引入筛查后，英国的宫颈癌死亡率下降了30%；然而，死亡率下降的部分原因是老年女性的死亡率下降，并且可能是与筛查无关的队列效应。到了80年代中期，英国政府意识到需要一个做能够有效管理的全国计划，于是引入了一个对20~64岁女性进行全面筛查的计算机召回系统。基于邀请系统，加上为全科医生提供目标报酬，使得人口覆盖率从1989年的40%提高到60%，1992年提高到80%，1993年提高到83%。Sasieni等人[18]在英国24个自选地区对该项目进行了审计，据估计，如果没有筛查，参与地区的宫颈癌病例数会多出57%（95% CI 28%~85%）。此外，他们还估计，在英国，筛查可以防止1100~3900例浸润性宫颈癌的发生。

2004年英国宫颈癌筛查的人口覆盖率达到了80.6%，但在2014年下降到77.8%（5年覆盖率），其中25~29岁年龄组的覆盖率最低[19]。在英国，47%的患宫颈癌的女性在过去5年中没有接受过筛查，或者从未在英国接受过筛查[20]。

宫颈癌筛查方案

在许多发展中国家，筛查是机会性、零星的或者根本不进行。1986年，WHO估计，在过去5年里，发达国家约有40%~50%的女性接受了筛查，而发展中国家只有5%的女性接受了筛查。此外，发展中国家的大多数筛查活动仅限于在城市地区的参加初级保健、产前诊断和计划生育诊所就诊的女性，没有有组织地确保高危女性参加筛查、治疗和随访[21]。

虽然许多发展中国家缺乏关于筛查方案以及宫颈癌发病率和死亡率的数据，但已经做出了一些努力来建立筛查方案。其中一些方案取得了微小的成功；但是，许多方案既没有建立起来，也没有对宫颈癌的发病率和死亡率产生影响。从发展中国家的角度来看，大多数国家，尤其是非洲、亚洲和中美洲的国家，都没有基于人群的良好癌症生存数据。Sankaranarayanan等人[22]分析了包括宫颈癌在内的366，357例癌症病例，以及1990—2001年期间登记并一直随访到2003年的其他九个地区的病例。只有两个登记处来自非洲——一个来自冈比亚，另一个来自乌干达。在冈比亚，宫颈癌的5年年龄标准化相对生存率（图61.1）不超过22%，而在乌干达，宫颈癌的相应5年生存率为13%。相比之下，在中国、新加坡、韩国和土耳其等国家，乳腺癌的中位相对生存率为76%~82%，宫颈癌为63%~79%。Gondos等人[23]评估了坎帕拉基于人口的癌症登记处，该登记处收集了1993—1997年间诊断和登记的14种最常见的癌症数据。结直肠癌患者的5年相对生存率为8.3%，宫颈癌患者为17.7%—极差的生存率很可能反映了早期发现和治疗的机会有限。

Gakidou等人[24]报道了世界健康调查中包括的所有经济发展水平的57个国家的宫颈癌筛查，这是WHO于2002年实施的一套家庭调查。在接受调查的30个发展中国家中，宫颈癌筛查的原始和有效覆盖率的人口加权平均值分别为45%和19%。有效覆盖率从奥地利和卢森堡的80%以上到孟加拉国、埃塞俄比亚和缅甸的1%或更低不等。事实上，在许多

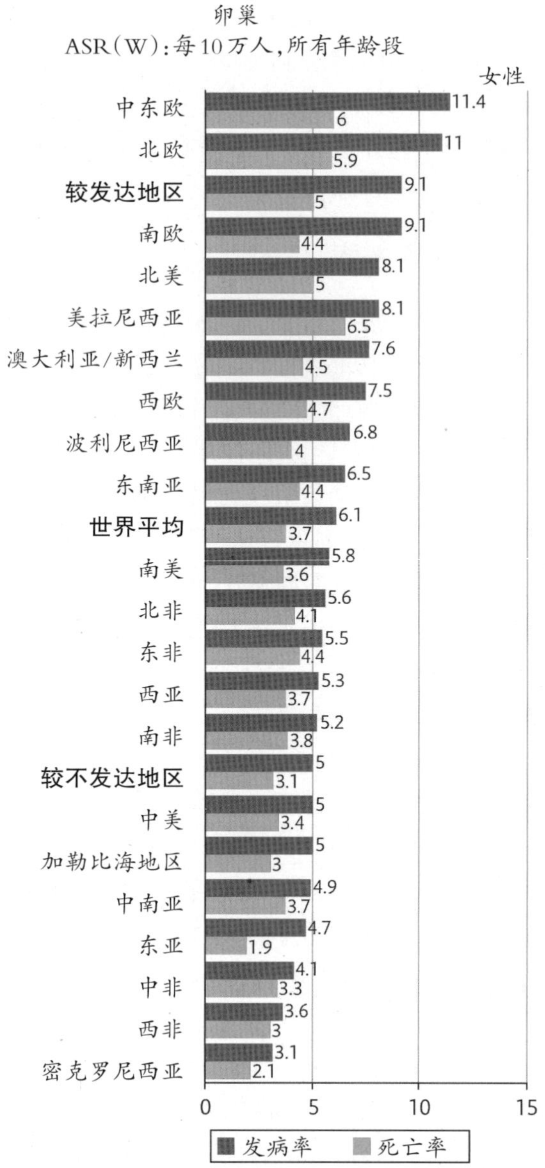

图61.1 世界不同地区每10万名女性的年龄标准化相对生存率。

ASR(W),年龄标准化率(以世界标准人口计)。

Source data from http://globocan.iarc.fr.

国家,大多数女性从未接受过盆腔检查——例如,马拉维、埃塞俄比亚和孟加拉国超过90%的女性报道称从未接受过盆腔检查。

在资源匮乏的环境中建立筛查项目的一个关键限制是巴氏涂片,因其需要一个具有强大转诊结构、可靠的质量控制以及持续的人力和财力支撑的基础设施,但这些在中低收入国家(LMIC)似乎难以实现。在过去的20年里,这种认识促使宫颈癌预防观念发生了重大转变,这种转变考虑到了资源匮乏环境中的许多限制以及相互竞争的健康需求[例如,传染病、产妇和新生儿的发病率和死亡率、HIV感染、疟疾、结核病等],战争和内乱对社会及其基本结构的影响、环境挑战、普遍贫困、治理不善和国家医疗保健支出不足。

在印度,人们最初尝试在妇科检查时通过简单的肉眼观察来"降低"宫颈癌的发病率。后来,增加了醋酸的应用(阴道镜检查时),并称之为VIA(醋酸染色肉眼观察法)。许多其他方式也被尝试过,包括宫颈造影、光谱学等。后来,在发达国家和发展中国家,HPV DNA的分子检测被引入筛查女性的选择项目中。液基细胞学等新技术被设计用来提高宫颈细胞学的准确性,现在已被美国食品和药物管理局批准。

发展中国家的筛查方案

在印度,一些筛查计划试图通过医院或诊所的门诊服务和使用流动癌症检测诊所来建立筛查项目,这一尝试举措表明宫颈癌发病率有所下降。Luthra等人[25]报道了一项研究,其中38 707名女性在1960年至1963年的3年期间接受了初步筛查,并在1966—1970年期间对来自同一人群的26 110名女性进行了重复筛查。宫颈癌的发病率在两个时间段内由1.7%降至0.63%,不典型增生的相应发病率由2.4%增至6.28%。

随后,印度进行了一些非常成功的筛查研究。最近,Shastri等人[26]报道了一项随机对照试验,其中在孟买招募了来自10个群体的75 360名女性作为筛查组和来自10个类似群体的76 178名女性作为对照组。年龄为35~64岁的女性被招募,并由初级卫生保健工作者对其进行筛查。筛查组每隔24个月接受四轮癌症宣教和VIA,而对照组在招募时接受一轮癌症宣教。两组都每隔24个月积极监测宫颈癌的发病率和死亡率。VIA呈阳性的女性被转诊到当地的三级医院,在那里她们将再次接受VIA检查、阴道镜检查和巴氏涂片检查。那些被诊断为宫颈癌癌前病变或浸润性癌症的患者按照标准方案进行治疗。

在筛查组中,89%的女性参与了筛查,79.4%的女性遵守了方案。经12年随访,筛查组浸润性宫颈癌发病率为26.74/10万,对照组为27.49/10万。筛查组和对照组分别有67例和98例宫颈癌病例死亡。与对照组相比,筛查组宫颈癌死亡率降低了31%[死亡率相对风险(RR)0.69;95% CI 0.54~0.88;P=0.003]。

Parham及其同事[27]从2006—2013年,在赞比亚卢萨卡将宫颈癌筛查服务（使用VIA）的规模从2个诊所扩大到12个诊所。有102 942名女性接受了筛查。大多数（72%）是在25~49岁的目标年龄范围内，28%是艾滋病毒阳性。20%的女性VIA阳性，其中56.4%接受冷冻治疗，44%接受组织病理学检查。大多数女性接受了当天的治疗（包括82%的VIA阴性患者和5%的接受相同冷冻疗法的患者）。在接受组织病理学检查的患者中，44%患有宫颈上皮内瘤变2级（CIN 2）或更高。CIN 2+和癌症的检出率分别为17/1000和7/1000。这项研究表明，可以在资源极其匮乏的环境中进行筛查并扩大规模。该项目包括许多合作伙伴并利用由PEPFAR等一些组织为艾滋病毒研究提供的杠杆基金。该项目尚未报道对减少和（或）预防宫颈癌的持续影响。

与前面介绍的两个非常成功的项目相比，2005年WHO在6个非洲国家进行的一项研究遇到了许多挑战，这也是资源匮乏地区筛查项目的典型情况[28]。选择的地点是在马达加斯加、马拉维、尼日利亚、乌干达、坦桑尼亚联合共和国和赞比亚，研究于2009年完成。在这段时间里，这六个国家只有19 579名女性接受了筛查，总的来说，10%（n=1980）的VIA呈阳性，1.7%（n=326）宫颈疑似癌变。近40%的女性在当天接受了筛查和治疗，近2/3的女性在接受筛查后1周内接受了治疗（冷冻疗法）。在有条件接受冷冻治疗的女性中，有679人（34%）由于一系列原因没有接受该手术。在326名宫颈疑似癌变的女性中，230名女性失联，只有96名女性接受了随访，其中79名女性患有癌症，17名女性没有癌症或结果未知。总的来说，已知的326名可能患有癌症的女性中有77人（24%）接受过治疗。相比之下，在Shastri试验[26]中，筛查组对浸润性癌症治疗的依从性为86.3%，对照组为72.3%。

CONCORD-2

这项开创性研究[29]分析了来自67个国家279个基于人群的癌症登记处的个人肿瘤记录，其中包括1995—2009年期间年龄在15~99岁的2570万成年人和0~14岁被诊断患有癌症的75 000名儿童，并随访至2009年12月31日。在大多数发达国家，结肠癌、直肠癌和乳腺癌的5年生存率稳步上升。例如，在全球17个国家中，乳腺癌的5年生存率上升到85%或更高。肝癌和肺癌在所有国家仍然是致命的，5年生存率从15%（北美）到7%（蒙古和泰国）不等。对于宫颈癌，可获得602 225名女性的数据。5年净生存率在全球范围内地域差异显著，尤其是在非洲、中南美洲和亚洲。各国对5年生存率的估计范围从小于50%到大于70%不等，具有显著的区域差异，并且在1995—1999年和2005—2009年的时间段内几乎没有改善。

如前所述，在许多发展中国家，特别是在非洲撒哈拉大沙漠以南8个国家，基于细胞学的筛查方案要么没有启动，要么方案启动后没有得到维持。过去几年的研究侧重于寻找筛查的替代方法，特别是使用技术含量低的方法，这些方法即使不能立即产生结果，也能在之后的短时间内产生结果，使女性能够在筛查访问时或之后不久得到治疗。研究最多的两项检测是VIA和已知与宫颈癌有因果关系的高危型HPV DNA检测。

HPV DNA检测

在发达国家和发展中国家，已经有多项关于使用HPV DNA检测进行宫颈癌二级预防的研究。一项研究评估了欧洲、北美洲、中南美洲、非洲、亚洲和大洋洲38个国家60年来的10 575例经组织学证实的浸润性癌症的石蜡包埋样本中的HPV感染情况，发现85%（n=8977）的病例为HPV DNA阳性[30]。检测到的8种最常见的HPV类型是16、18、31、33、35、45、52和58型，它们在8977个阳性病例中的总比例为91%。HPV16、18和45型是每种类型的宫颈癌（鳞状细胞癌、腺癌和腺鳞癌）和不同国家地区最常见的3种感染类型。最近一项关于非洲的女性浸润性宫颈癌HPV感染类型的研究涉及来自加纳、尼日利亚和南非的570例确诊病例，结果发现51.2%的病例存在HPV16感染，17.2%的病例存在HPV18感染[31]。因此，HPV16和18在中低收入国家的分布情况似乎与高收入国家相似。

Denny等人[32]随机将6555名年龄在35~65岁的未经筛查女性分为3个研究组：①HPV治疗组，即所有HPV DNA测试呈阳性的女性接受冷冻治疗；②肉眼检查治疗组，所有VIA检测阳性的女性均接受冷冻治疗；③对照组，延迟6个月进行进一步评估或治疗。在36个月时，与对照组相比，HPV治疗组中高级别宫颈上皮内瘤变的检出率持续下降（1.5%对5.6%—差异为4.1%），VIA治疗组与对照组相比高级

乳腺癌或卵巢癌。

Crum等人[56]提出了一个盆腔浆液性癌症的模型，该模型由两种不同的肿瘤发展途径组成。第一种观点认为，随着时间的推移，苗勒管上皮以输卵管内膜增生、皮质包涵体或子宫内膜异位症的形式在卵巢中形成。这些细胞可以通过化生或输卵管上皮细胞的脱落等途径演变为癌症。这些细胞可以作为浆液性癌的上皮来源。Crum等人[56]提出的第二条途径涉及输卵管远端黏膜的恶性转化，在原有的外观正常但可能有基因改变的上皮细胞中开始形成输卵管上皮内癌。

在过去十年中，卵巢癌被分为两个基本类别，它们具有不同的病因、分子发病机制和临床行为。1型肿瘤不太常见，通常处于早期阶段，通常由前体病变引起[57]。2型肿瘤表现为晚期疾病，占卵巢癌死亡人数的大多数[58]。现在有证据支持大多数2型卵巢癌是从输卵管上皮细胞发展而来的，这使得预防性的输卵管切除术成为卵巢癌的一级预防方式。

有可能预防卵巢癌、输卵管癌和腹膜癌的策略包括如下：

• 口服避孕药可降低1型和2型卵巢癌的风险，对BRCA1和BRAC2突变携带者来讲是安全的[59]。

• 普通人群和高危女性均行输卵管结扎术[60]。

• 预防性输卵管卵巢切除术可将BRCA1和BRCA2突变女性的卵巢癌发病风险降低80%[55]。

• 改进了对遗传性卵巢癌高危女性的识别和基因检测，尽管澳大利亚的研究表明，44%的BRCA1和BRCA2基因突变女性没有卵巢癌家族史[61]。

• 输卵管切除术作为其他绝育技术的替代方法，在子宫切除术或其他盆腔手术时择机进行，以潜在地降低普通人群中卵巢癌的发病率和死亡率，尽管缺乏该手术对普通人群影响的高质量数据，因卵巢癌是一种罕见疾病[62]。

• 其他降低风险的策略包括产次和母乳喂养史。

子宫内膜癌

子宫内膜癌主要影响绝经后女性，其平均诊断年龄为60岁。它是发达国家最常见的妇科侵袭性癌症，在发展中国家其发病率正在上升。在全球范围内，2015年估计有345 000例新发病例和82 400例死亡病例。在美国，2015年估计有54 900例新发病例和10 200例死亡病例。2012年，欧洲新诊断病例数为100 000例，年龄标准化发病率为13.6/100 000[63]。在20世纪70年代中期，美国诊断为子宫内膜癌的病例增加了15 000例，超过了普遍趋势，这是由于绝经后女性广泛使用非对抗性雌激素所致。与子宫内膜癌相关的其他风险因素包括：

• 肥胖症。

• 多囊卵巢综合征。

• 使用他莫昔芬。

• 未产妇。

• 月经初潮提前。

• 绝经晚。

• 产生雌激素的卵巢肿瘤。

患有遗传性非息肉性大肠癌的女性（HNPPC/Lynch综合征）与普通人群的女性相比，患子宫内膜癌的风险明显增加，从20%到60%不等[64,65]。

没有证据表明基于人群的筛查在中危和无症状女性的子宫内膜癌早期检测中有作用。目前还没有标准或常规的检测方法可以用来检测子宫内膜癌。仅建议对患有遗传性林奇综合征的女性进行子宫内膜癌筛查。应对有子宫内膜癌风险的女性普及相关知识，强烈建议他们告知从异常出血到异常阴道分泌物和（或）盆腔疼痛等任何异常的症状。

降低子宫内膜癌风险的相关因素：

• 口服避孕药[66]。

• 体育活动[67]。

与子宫内膜癌风险增加相关的因素：

• 增加暴露于过量和长期的内源性雌激素，如发生在肥胖，多囊卵巢综合征继发无排卵，未产，初潮早期，绝经晚期的女性[68]。大多数患有子宫内膜癌的女性都有一个可识别的过量雌激素的来源，通常有很高的体重指数，还有与代谢综合征相关的症候群，如糖尿病、高脂血症和高血压[69]。

• 外源性雌激素暴露作为子宫内膜癌的一个危险因素，这一点在1975年首次被证明，随后在其他研究中得到证实，基于这一发现，停止对有子宫的女性使用非对抗性雌激素的处方。这使得子宫内膜癌发病率迅速下降[70-72]。据估计，如果使用非对抗性雌激素治疗持续5年或更长时间，会使子宫内膜癌的风险增加10~30倍[73]。

• 雌激素–孕激素联合替代疗法。Beral等人[74]在“百万女性研究”中，在英国对50~64岁的女性进行了一项队列研究，观察到与从未使用过雌激素–孕激素联合疗法相比，持续使用雌激素–孕激素疗法可显著降低子宫内膜癌的风险（RR 0.71；95% CI，-0.56~0.90）。在其他具有里程碑意义的研究中，女性健康倡议组织（WHI）于1991年启动了绝经后激素治疗试验，招募了161 808名女性。该试验有两项研究，一项是对有子宫的女性进行的雌激素和孕激素（E+P）研究和随机服用安慰剂的一组；另一项是对没有子宫的女性进行的雌激素单独研究和一个被给予安慰剂的类似组。根据这一研究在15年期间收集的数据，撰写了100多篇出版物，研究结果引人注目。与安慰剂组相比，E+P组心脏病发作、卒中、血栓和乳腺癌的风险增加，但结直肠癌和骨折的风险降低[75]。

• 与安慰剂组相比，单独使用雌激素组心脏病发作的风险没有差异，卒中和血栓的风险增加，对乳腺癌的影响不确定，结直肠癌的风险没有差异，但骨折的风险降低[75]。

• 2013年，Manson等人[76]报道了两项WHI激素治疗试验结果的综合概述，并对美国40个中心登记的27 347名50~79岁绝经后女性延长了干预后随访。

• 总的来说，雌激素和孕激素（E+P）治疗期间的风险大于益处，并且许多益处在治疗后也会消失。但E+P治疗没有显著增加心血管疾病的发病率，患者进行E+P治疗后子宫内膜癌的发病率也有所下降。

• 总的来说，该研究的两个组的数据并不支持采用E+P或单独使用E来预防慢性疾病。

子宫内膜癌的早期检测

应告知所有绝经期女性子宫内膜癌发病的危险因素、早期症状和体征，并且鼓励她们向医生及时反馈任何绝经后的出血、点滴出血、排尿痛和阴道排液，从而及时就诊。初级保健人员应重新定位，识别早期症状和体征，从而筛选出那些疑似子宫内膜癌的患者并将其及时转诊。

通过USS测量子宫内膜厚度和子宫内膜取样并进行细胞学检测已被建议作为子宫内膜癌的筛查方式。然而，没有证据支持它们能够作为无症状的绝经后女性子宫内膜癌的主要筛查方式[77]。巴氏试验的敏感性太低，不适合用于子宫内膜癌筛查。尽管对有症状的女性行盆腔检查、USS和活检后可诊断出子宫内膜癌，但没有证据表明通过经阴道超声和子宫内膜活检进行的筛查可降低无症状女性子宫内膜癌的死亡率。在绝经后异常出血的女性中，子宫内膜活检来检测子宫内膜癌、子宫内膜不典型增生和子宫内膜疾病（包括子宫内膜息肉）的敏感性较低[78]。另一方面，在无症状女性中筛查子宫内膜癌可能会引起焦虑、不必要的活检、主观不适和继发感染。

外阴癌与阴道癌的筛查

目前还没有已知的预防外阴癌或阴道癌的筛查方法；但是，提高自我健康意识有助于该疾病的早期发现，从而获得较好的临床预后。外阴癌或阴道癌都是罕见疾病，都与HPV16型感染有关，而且两者在有宫颈或肛门病变的女性中更为常见。

描述了两种类型的外阴癌：基底样/疣状型和角化型。基底样疣状型癌常见于年轻女性，其发病的危险因素与宫颈癌和宫颈HPV感染类似。角化型癌的HPV感染率较低，常发生在老年女性当中，且与外阴萎缩性硬化性苔藓密切相关。在过去的几十年里，外阴上皮内瘤变（VIN）和浸润性外阴癌的发病率一直在增加，数据来自基于人群的研究[81,82]。

大多数外阴癌是鳞状细胞癌（>90%）。80%以上的VIN病变中可以检测出HPV DNA，40%~50%侵袭性外阴癌中可以检测出HPV DNA[83]。2005年，IARC召集了一个专家工作组[84]，该小组对上皮内癌和侵袭性肛门生殖道癌的基因分型研究进行了荟萃分析，特别是HPV16型。大多数研究是在欧洲和美国进行的。这些研究结果表明，在VIN中HPV感染率为84%，在VIN3中为87.7%，在1873例外阴癌中HPV的感染率为40.4%。阴道上皮内瘤变（VAIN）中的HPV感染率为93.6%，VAIN1中为100%，136例阴道癌中HPV的感染率为70%。肛门上皮内瘤样病变（AIN）的总HPV感染率为92.7%，AIN3中为94%，肛门癌中为84.3%。其他类型的人乳头状瘤病毒在所有的病变中都被发现，然而，在这项分析中，超过3/4的HPV阳性病例是HPV16。

结论

筛查比最初看起来更为复杂，需要大量资源支持才能实现可持续发展、产生影响。在筛查中确定对选定目标人群有显著影响的健康问题，治疗并防止其进展为更严重的疾病，这一点至关重要。需要权衡筛查的利与弊，包括医疗系统投入的成本和获得的成本效益。成本效益并不等同于负担能力，也不能解决相互竞争的卫生需求问题。虽然宫颈癌的筛查在降低发病率和死亡率方面已被证明是有效的，但并不意味着所有其他疾病的筛查也都是如此。服从筛查计划是成功的关键，这需要我们提供灵敏准确的信息，告知筛查真正的风险和益处，以及一个能让受检人群接受的方案。

（孙蓬明 李烨 译）

参考文献

1. Wilson JMG, Jungner G. *Principles and Practice of Screening for Disease*. Public Health Papers No. 34. Geneva: World Health Organization; 1968.
2. Andermann A, Blancquaert I, Beauchamp S, Dery V. Revisiting Wilson and Jungner in the genomic age: a review of screening criteria over the past 40 years. *Bull World Health Organ* 2008;**86**:241–320.
3. Cuckle H. Principles of screening. *Obstet Gynaecol* 2004;**6**:21–25.
4. Bretthauer M, Kalager M. Principles, effectiveness and caveats in screening for cancer. *Br J Surg* 2013;**100**:55–65.
5. Trivedi AN, Rakowski W, Ayanian JZ. Effect of cost sharing on mammography in Medicare Health plans. *N Engl J Med* 2008;**358**:3375–83.
6. Jorgensen KJ, Brodersen J, Hartling OJ, Nielsen M, Gotzsche PC. Informed choice requires information about benefits and harms. *J Med Ethics* 2009;**35**:268–69.
7. Arbyn M, Castellesague X, de Sanjose S, et al. World-wide burden of cervical cancer in 2008. *Ann Oncol* 2011;**22**:2675–83.
8. Swaminathan, R, Selvakumaran R, Vinodha J, et al. Education and cancer incidence in a rural population in South India. *Cancer Epidemiol* 2009;**33**:89–93.
9. Prummel MV, Young DW, Candido E, et al. Cervical cancer incidence in Ontario women: differing sociodemographic gradients by morphologic type (adenocarcinoma versus squamous cell). *Int J Gynecol Cancer* 2014;**24**:1341–46.
10. Papanicolaou GN. New cancer diagnosis. In: *Proceedings of the Third Race Betterment Conference*, pp. 528–34. Battle Creek, MI: Race Betterment Foundation; 1928.
11. Papanicolaou GN, Traut HF. The diagnostic value of vaginal smears in carcinoma of the uterus. *Am J Obstet Gynecol* 1941;August:193–206.
12. Papanicolaou GN. *Atlas of Exfoliative Cytology*. Boston, MA: Commonwealth Fund University Press; 1954.
13. IARC Working Group on Cervical Cancer Screening. Summary chapter. In: Hakama M, Miller AB, Day NE (eds), *Screening for Cancer of the Uterine Cervix*, pp. 133–42. Lyon: International Agency for Research on Cancer; 1986.
14. Laara E, Day NE, Hakama M. Trends in mortality from cervical cancer in the Nordic countries: association with organised screening programmes. *Lancet* 1987;**1**:1247–49.
15. IARC Working Group on Evaluation of Cervical Cancer Screening Programmes. Screening for squamous cervical cancer: the duration of low risk after negative result of cervical cytology and its implication for screening policies. *Br Med J* 1986;**293**:659–64.
16. Hakama M, Louhivuori K. A screening programme for cervical cancer that worked. *Cancer Surv* 1988;**17**:403–16.
17. van Oortmarssen GJ, Habbema JD. Cervical cancer screening data from two cohorts in British Columbia. In: Hakama M, Miller AB, Day NE (eds), *Screening for Cancer of the Uterine Cervix*, pp. 47–60. IARC Scientific Publications No. 76. Lyon: International Agency for Research on Cancer; 1986.
18. Sasieni PD, Cuzick J, Lynch-Farmery E, The National Co-ordinating Network for Cervical Screening Working Group. Estimating the efficacy of screening by auditing smear histories of women with and without cervical cancer. *Br J Cancer* 1996;**73**:1001–1005.
19. Royal College of Obstetricians and Gynaecologists (RCOG). *Progress in Cervical Screening in the UK*. Scientific Impact Paper No.7. London: RCOG; 2016.
20. Herbert A, Anshu CG, Dunsmore H, et al. Invasive cervical cancer audit: why cancers developed in a high risk population with an organised screening programme. *BJOG* 2010;**117**:736–45.
21. Parkin DM. Screening for cervix cancer in developing countries. In: Miller AB, Chamberlain J, Day NE, Hakama M, Prorok PC (eds), *Cancer Screening*, pp 184–98. Cambridge: Cambridge University Press; 1991.
22. Sankaranarayanan R, Swaminathan R, Brenner H, et al. Cancer survival in Africa, Asia and Central America: a population based study. *Lancet Oncol* 2010;**11**:165–73.
23. Gondos A, Brenner H, Wabinga H, Parkin DM. Cancer survival in Kampala, Uganda. *Br J Cancer* 2005;**92**:1808–12.
24. Gakidou E, Nordhagen S, Obermeyer Z. Coverage of cervical cancer screening in 57 countries: low average levels and large inequalities. *PloS Med* 2008;**5**:e132.
25. Luthra UK, Rengachari R. Organisation of screening programmes in developing countries with reference to screening for cancer of the uterine cervix in India. In: Hakama M, Miller AB, Day NE (eds), *Screening for Cancer of the Uterine Cervix*, pp.273–85. IARC Scientific Publications No. 76. Lyon: International Agency for Research on Cancer; 1986.
26. Shastri SS, Mittra I, Gauravi AM, et al. Effect of VIA screening by primary health workers: randomized controlled study in Mumbai, India. *J Natl Cancer Inst* 2014;**106**:dju009.
27. Parham GP, Mwanahamuntu MH, Kapambwe S, et al. Population-level scale-up of cervical cancer prevention services in a low-resource setting: development, implementation, and evaluation of the Cervical Cancer Prevention Program in Zambia. *PLoS One* 2015;**10**:e0122169.
28. World Health Organization (WHO). *Prevention of Cervical Cancer through Screening Using Visual Inspection with Acetic Acid (VIA) and Treatment with Cryotherapy: A Demonstration Project in Six African countries: Malawi, Madagascar, Nigeria, Uganda, the United Republic of Tanzania, and Zambia*. Geneva: WHO; 2012.
29. Allemani C, Weir HK, Carreira H, et al. Global surveillance of cancer survival 1995–2009: analysis of individual data for 25,676,887 patients from 279 population-based registries in 67 countries (CONCORD-2). *Lancet* 2015;**385**:977–1010.
30. De Sanjose S, Quint WG, Alemany L, et al. Human papillomavirus genotype attribution in invasive cervical cancer: a retrospective cross-sectional worldwide study. *Lancet Oncol* 2010;**11**:1048–56.
31. Denny L, Adewole I, Anorlu R, et al. Human papillomavirus prevalence and type distribution in invasive cervical cancer in Sub-Saharan Africa. *Int J Cancer* 2013;**134**:1389–98.
32. Denny L, Kuhn L, Hu CC, Tsai WY, Wright TC Jr. Human papillomavirus-based cervical cancer prevention: long-term results of a randomized screening trial. *J Natl Cancer Inst* 2010;**102**:1557–67.
33. Sankaranayanan R, Nene BM, Shastri SS, et al. HPV screening for cervical cancer in rural India. *N Engl J Med* 2009;**360**:1385–94.
34. Ronco G, Dillner J, Elfstrom KM, et al. Efficacy of HPV-based screening for prevention of invasive cervical cancer: follow up of four European randomised controlled trials. *Lancet* 2014;**383**:524–32.
35. Jeronimo J, Bansil P, Lim J, et al. A multicountry evaluation of careHPV testing, visual inspection with acetic acid, and Papanicolaou testing for the early detection of cervical cancer. *Int J Gynecol Cancer* 2014;**24**:576–84.

36. Kuhn L, Saidu R, Svanholm-Barrie C, et al. HPV testing of self-collected vaginal swabs for cervical cancer prevention in South Africa. Abstract # 60. 4th Annual Symposium on Global Cancer Research. San Francisco, CA, 8 April 2016.
37. Kuhn L, Saidu R, Boa R, et al. Optimizing point-of-care HPV testing for cervical cancer prevention in South Africa. EUROGIN 2016; Saltzburg Austria, 15–18 June 2016.
38. Ladner J, Besson MH, Rodrigues M, Audureau E, Saba J. Performance of 21 HPV vaccination programs implemented in low and middle-income countries, 2009–2013. *BMC Public Health* 2014;**14**:670.
39. Hansen C, Eckert L, Bloem P, Cernuschi T. Gavi HPV programs: application to implementation. *Vaccine (Basel)* 2015;**3**:408–19.
40. International Agency for Research on Cancer. Global Cancer Observatory. Available at: http://globocan.iarc.fr/old/factsheet.asp (accessed 21 June 2016).
41. Rubin SC, Benjamin I, Behbakht K, et al. Clinical and pathological features of ovarian cancer in women with germ-line mutations of BRCA 1. *N Engl J Med* 1996;**335**:1413–16.
42. U.S. Preventive Services Task Force. Genetic risk assessment and BRCA mutation testing for breast and ovarian cancer susceptibility: recommendation statement. *Ann Intern Med* 2005;**143**:355–61.
43. Risch HA, McLaughlin JR, Cole DE, et al. Population BRCA 1 and BRCA 2 mutation frequencies and cancer penetrances: a kin–cohort study in Ontario, Canada. *J Natl Cancer Inst* 2006;**98**:1694–706.
44. Cancer Genome Atlas Research Network. Integrated genomic analyses of ovarian carcinoma. *Nature* 2011;**474**:609–15.
45. Cass I, Baldwin RL, Varkey T, et al. Improved survival in women with BRCA-associated ovarian carcinoma. *Cancer* 2003;**97**:2187–95.
46. Tan DSP, Rothermundt C, Thomas K, et al. 'BRCA-ness syndrome in ovarian cancer: a case-control study describing the clinical features and outcome of patients with epithelial ovarian cancer associated with BRCA 1 and 2 mutations. *J Clin Oncol* 2008;**26**:5530–36.
47. Alsop K, Fereday S, Meldrum C, et al. BRCA mutation frequency and patterns of treatment Response in BRCA mutation-positive women with ovarian cancer: a report from the Australian Ovarian Cancer Study Group. *J Clin Oncol* 2012;**30**:2654–63.
48. McCabe N, Turner NC, Lord CJ, et al. Deficiency in the repair of DNA damage by homologous recombination and sensitivity to poly (ADP-ribose) polymerase inhibition. *Cancer Res* 2006;**66**:8109–115.
49. Prat J. *Pathology of the Ovary*. Philadelphia, PA: Saunders; 2004.
50. Gilks CB, Prat J. Ovarian carcinoma pathology and genetics: recent advances. *Hum Pathol* 2009;**40**:1213–23.
51. Prat J. Ovarian carcinomas: five distinct diseases with different origins, genetic alterations and clinicopathological features. *Virchows Arch* 2012;**460**:237–49.
52. Fields MM, Chevlen E. Ovarian cancer screening: a look at the evidence. *Clin J Oncol Nurs* 2006;**10**:77–81.
53. Jacobs IJ, Menon U, Ryan A, et al. Ovarian Cancer screening and mortality in the UK Collaborative Trial of Ovarian Cancer Screening (UKCTOCS): a randomised controlled trial. *Lancet* 2016;**387**:945–56.
54. Narod S, Sopik V. Should we screen for ovarian cancer? A commentary on the UK Collaborative Trial of Ovarian Cancer Screening (UKCTOCS): a randomised controlled trial. *Gynecol Oncol* 2016;**141**:191–94.
55. Rebbeck TR, Lynch HT, Neuhausen SL, et al. Prophylactic oophorectomy in carriers of BRCA1 or BRCA 2 mutations. *N Engl J Med* 2002;**346**:1616–22.
56. Crum CP, Dropkin R, Kindelberger D, Medeiros F, Miron A, Lee Y. Lessons from BRCA: the tubal fimbria emerges as an origin for pelvic serous cancer. *Clin Med Res* 2006;**5**:35–44.
57. Kurman RJ, Shih IM. Molecular pathogenesis and extraovarian origin of epithelial ovarian cancer—shifting the paradigm. *Hum Path* 2011;**142**:918–31.
58. Bowrell DDL. The genesis and evolution of high-grade serous ovarian cancer. *Nat Rev Cancer* 2010;**31**:161–69.
59. Cibula D, Zikan M, Dusek L, Majek O. Oral contraceptives and risk of ovarian and breast cancers in BRCA mutation carriers: a meta-analysis. *Expert Rev Anticancer Ther* 2011;**11**:1197–207.
60. Cibula D, Widschwendter M, Zikan M, Dusek L. Underlying mechanisms of ovarian cancer risk reduction after tubal ligation. *Acta Obstet Gynecol Scand* 2011;**90**;559–63.
61. Kauff ND, Satagopan JM, Robson ME, et al. Risk-reducing salpingo-oophorectomy in women with a BRCA 1 and BRCA 2 mutation. *N Engl J Med* 2002;**346**:1609–15.
62. McAlpine J, Hanley G, Woo M, et al. Opportunistic salpingectomy: uptake, risks and complications of a regional initiative for ovarian cancer prevention. *Am J Obstet Gynecol* 2014; **210**:471–73.
63. International Agency for Research on Cancer, World Health Organization. GLOBOCAN: estimated incidence, mortality and prevalence of cancer worldwide in 2012. Available at: http://globocan.iarc.fr/Pages/Fact_sheets_population.aspx (accessed 17 May 2015).
64. Watson P, Vasen HF, Mecklin JP, et al. The risk of endometrial cancer in hereditary nonpolyposis colorectal cancer. *Am J Med* 1994;**96**:516–20.
65. Aanio M, Mecklin JP, Aaltonen LA, et al. Life-time risk of different cancers in hereditary non-polyposis colorectal cancer (HNPCC) syndrome. *Int J Cancer* 1995;**64**:430–33.
66. Weiderpass E, Adami HO, Baron JA, et al. Use of oral contraceptives and endometrial cancer risk (Sweden). *Cancer Causes Control* 1999;**10**:277–84.
67. Moradi T, Nyren O, Bergstrom R, et al. Risk for endometrial cancer in relation to occupational physical activity: a nationwide cohort study in Sweden. *Int J Cancer* 1998;**76**:665–70.
68. Lukanova A, Lundin E, Micheli A, et al. Circulating levels of sex steroid hormones and risk of endometrial cancer in postmenopausal women. *Int J Cancer* 2004:**108**:425–32.
69. Esposito K, Chiodini P, Capuano A, et al. Metabolic syndrome and endometrial cancer: a meta-analysis. *Endocrine* 2014;**45**: 28–36.
70. Smith DC, Prentice R, Thompson DJ, et al. Association of exogenous estrogen and endometrial cancer. *N Engl J Med* 1975;**292**:1167–70.
71. Antunes CM, Strolley PD, Rosenshein NB, et al. Endometrial cancer and estrogen use. Report of a large case-control study. *N Engl J Med* 1979;**300**:9–13.
72. Austin DF, Roe KM. The decreasing incidence of endometrial cancer: public health implications. *Am J Public Health* 1982;**72**:65–68.
73. Ali AT. Reproductive factors and the risk of endometrial cancer. *Int J Gynecol Cancer* 2014:**24**:384–93.
74. Beral V, Bull D, Reeves G, et al. Endometrial cancer and hormone replacement therapy in the Million Women Study. *Lancet* 2005;**365**:1543–51.
75. National Heart, Lung, and Blood Institute. Women's Health Initiative (WHI). https://www.nhlbi.nih.gov/whi/whi_faq.htm (accessed 17 May 2016).
76. Manson JE, Chlebowski RT, Stefanick ML, et al. Menopausal hormone therapy and health outcomes during the intervention and extended post-stopping phases of the Women's Health Initiative Randomized Trials. *JAMA* 2013:**310**:1353–68.
77. Wolfman W, Leyland N, Heywood M, et al., Asymptomatic endometrial thickening. *J Obster Gynecol Cancer* 2010;**32**:990–99.
78. Van Haneqem N, Prins MM, Bongers MY, et al., The accuracy of endometrial sampling in women with postmenopausal bleeding: a systematic review and meta-analysis. *Eur J Obstet Gynecol Reprod Biol* 2016;**197**:147–55.

79. Van Beurden M, ten Kate FW, Tjong-A-Hung SP, et al. Human papillomavirus DNA in multicentric vulvar intraepithelial neoplasia. *Int J Gynecol Pathol* 1998;**17**:12–16.
80. Rolfe KJ, MacLean AB, Crow JC, Benjamin E, Reid WM, Perrett CW. TP53 mutations in vulval lichen sclerosus adjacent to squamous cell carcinoma of the vulva. *Br J Cancer* 2003;**89**:2249–53.
81. Akhtar-Danesh N, Elit L, Lytwyn A. Trends in incidence and survival of women with invasive vulval cancer in the United States and Canada: a population-based study. *Gynecol Oncol* 2014;**134**:314–18.
82. Baandrup L, Varbo A, Munk C, Johansen C, Frisch M, Kjaer SK. In situ and invasive squamous cell carcinoma of the vulva in Denmark 1978–2007—a nationwide population-based study. *Gynecol Oncol* 2011;**122**:45–49.
83. De Vuyst H, Clifford GM, Nascimento MC, Madeleine MM, Franceschi S. Prevalence and type distribution of human papillomavirus in carcinoma and intraepithelial neoplasia of the vulva, vagina and anus: a meta-analysis. *Int J Cancer* 2009;**124**: 1626–36.
84. International Agency for Research on Cancer (IARC). *Human Papillomavirus*. IARC Monographs on the Evaluation of Carcinogenic Risks in Humans, Vol. **90**. Lyon: IARC Press; 2007.

第62章

宫颈癌前病变和宫颈癌

Walter Prendiville

引言

低收入人群和不接受筛查的人群容易罹患宫颈癌。在全球范围内，宫颈癌是女性第四大常见恶性肿瘤，每年新发病例超过50万，死亡超过25万[1]。约85%的患者发生在欠发达地区。在撒哈拉以南的一些非洲地区，宫颈癌是女性最常见的恶性肿瘤（表62.1）。

病因学

导致宫颈癌及癌前病变的危险因素已经明确，包括吸烟、初次性交年龄早、营养缺乏、衣原体感染、多个性伴侣、多次妊娠史和长期口服避孕药[2-6]。然而，最根本及必要的致病条件是高危型人乳头状瘤病毒（HPV）长期持续感染转化区（TZ）上皮和（或）邻近腺上皮。高危型HPV感染和宫颈癌前病变及宫颈癌的发生密切相关，但这种观点最初并不被认可。高危型HPV感染很常见，在生育年龄及性活跃女性中大多为一过性感染。目前认为，宫颈轻微擦伤后，高危型HPV可能从宫颈新鳞柱交界区进入宫颈上皮，进而进入单层柱状上皮下方的储备细胞。

表62.1 发达地区和不发达地区宫颈癌发生率

人口	发生率		死亡率		流行趋势
	数量	年龄标准化率	数量	年龄标准化率	5年
世界	527624	14.0			
发达地区	83 078	9.9	35 495	3.3	288 967
不发达地区	444 546	15.7	230 158	8.1	1 258194

Soure data from ferlay J, Soerjomataram I, Ervik M, et al. GLOBOCAN 2012 v1.0, IARC CancerBase No.11. IARC; 2013的数据；网址：http://globocan.iarc.fr.

宫颈癌筛查

对宫颈癌前病变及宫颈癌进行系统、高覆盖和高质量的人群筛查非常有效，因为宫颈癌很适合筛查[7]。宫颈癌发病率高，又有较长的癌前病变过程，目前的筛查方法有效易行，因此即使在低收入和中等收入的国家（LMIC）进行宫颈癌筛查，也是物有所值[8]。对筛查有问题的女性，可行预防性治疗以降低宫颈癌的发生。疫苗接种也是有效的预防方法。因此，宫颈癌是可以被消灭的疾病。

阳性筛查结果说明存在异常，此时患者容易接受一些建议。不同女性收到阳性筛查结果时，产生的期望和恐惧有着明显不同。进行宫颈筛查，无论是肉眼观察、细胞学检查，还是HPV检测，都不能给出诊断，而是改变了最终发展为宫颈癌的风险。即使筛查结果异常，最终发展为癌前病变和宫颈癌也需要一个很漫长的过程，并不常见。筛查有异常但是否达到需要治疗的界值需要权衡很多因素，包括患者自身的特征、治疗带来的负面影响以及当地服务投入的多少等。大多数临床指南建议高级别鳞状上皮内病变[HSIL或宫颈上皮内瘤变（CIN）2~3级]需要治疗。然而，在许多已建立系统筛查且随访率高的国家，治疗的选择可能更严格，如中度上皮内瘤变（HSIL-CIN2）的年轻女性可能不需要治疗。

目前宫颈癌前病变的筛查敏感性和特异性都不

膀胱和肠功能障碍，但却未增加生存获益[55]。根治性子宫切除术可以通过腹腔镜完成，减少住院时间、出血量和围术期并发症，改善患者预后。

淋巴结清扫应包括闭孔淋巴结、髂内淋巴结、髂外淋巴结和髂总淋巴结。在早期宫颈癌行术前MRI评估中如果发现可疑淋巴结转移，应建议行放化疗治疗。如果对肿大淋巴结性质有疑问，在决定最终治疗方案前，应考虑行腹腔镜活检或PET检查。

淋巴结切除术后可形成淋巴囊肿，也容易发生淋巴水肿，如果术后辅助放疗，发生率会更高。

如果淋巴结有转移在治疗方案的选择上存在不同的观点。一些医生主张不行手术治疗而单纯行根治性放化疗。另一些医生则认为，应尽可能完成根治性手术，术后辅助放疗。而最佳的治疗方案是切除可疑转移的淋巴结，在术中行冰冻病理，如果证实存在转移，可保留子宫，然后采用包括阴道近距离放疗在内的放化疗。根治性手术加根治性放疗会增加并发症的发生。

如果术后病理提示淋巴结阳性，为降低复发风险需补充放疗。如果术后阴道壁切缘紧邻病变部位（≤0.5cm），患者也可从盆腔放射治疗中获益[56]。

非随机性研究证据表明，放疗可以提高盆腔控制率，但尚无证据表明可以提高生存率[55,57]。术前仔细进行影像学检查可以降低术中意外发现的淋巴结转移或意外发现的伴有宫旁转移的巨块型肿瘤的发生。

由于体积较大的ⅠB2期宫颈癌具有较高的淋巴结转移风险和切缘阳性风险，现在许多人认为，与单纯手术或放疗相比，同步放化疗效果更好。对于病变比较小的ⅠB期宫颈癌患者如果有保留生育的愿望，可考虑行宫颈广泛切除术联合腹腔镜或开腹淋巴结切除术。最常见的方法是经阴道宫颈广泛切除术；然而，近来一些妇科医生更倾向于采用开腹手术，以利于更大限度地切除宫旁组织。荟萃分析和基于经阴道的宫颈广泛切除术的英国大型病例系列研究显示复发率约为4%，足月分娩率为70%[58,59]。一些妇科医生建议采用宫颈峡部环扎术以降低晚期流产的风险。另外，对于仅水平扩散>7mm的ⅠB1期宫颈癌患者，大的宫颈锥切术可以控制局部病变，但需要切除淋巴结。

ⅡB期及以上

对晚期宫颈癌患者，不建议行手术治疗，根治性放疗和放化疗是最佳治疗方案。一项随机研究表明，术前新辅助化疗待病灶缩小后再进行根治性手术，效果可能优于根治性放疗，但未得到证实[60]。另外，术前化疗联合手术治疗后仍有一些患者需要补充放疗，这可能导致难以耐受的毒性反应。

根治性放疗

根治性放射治疗适用于无法进行手术或IB2期及以上期别的患者，目的是治疗原发疾病和控制盆腔淋巴结转移。根治性放疗剂量是由外照射和腔内治疗（近距离放射治疗）组成。现在的标准技术是远程后加载，例如使用Selectron。腔内放疗的目的是在原发部位局部给予放射高剂量。外放射治疗用于治疗盆腔扩散。放射治疗的挑战在于如何在不造成较高并发症的情况下，使原发肿瘤和盆腔病变获得最佳剂量。腔内放射治疗的周围野给予的放射剂量不足以治疗盆腔病变。盆腔内剂量受限的器官是直肠后部、膀胱前部和盆腔照射野范围内的小肠袢。

为了确定盆腔放射治疗的精准剂量，已制定了相应的原则，通过CT改进计划能更准确地定位外照射野。曼彻斯特系统就是一个例子。它使用了一些预定的源大小和放射性负荷，以便将恒定的剂量率传递到A点。A点的定义是子宫中轴外侧2cm，距侧穹隆2cm的点。第二点（B）位于A点外侧3cm的同一平面上，用于确定宫旁组织的剂量。在插入放射源后计算剂量分布。总剂量是剂量率和治疗时间的乘积。通常A点的剂量为70~80Gy，B点的剂量为60Gy，膀胱和直肠的限量为60Gy。为了减少膀胱和直肠的放射性损伤，必须有足够的填充物使膀胱和直肠远离腔内放射源。通常在腔内治疗后2~3周给予外照射，以防止原发疾病的复发。外放射治疗分次进行，持续20~30天，这种分次进行的外照射在保证正常组织恢复的同时仍具有抗肿瘤作用。

与单纯盆腔放疗相比，常规行腹主动脉旁淋巴结区域扩展野放疗并不能提高生存率，但明显增加了胃肠道并发症[61]，因此不建议常规行腹主动脉旁淋巴结区域放疗。但对于影像学检查或手术分期证实存在腹主动脉旁淋巴结转移的患者，给予该区域外照射治疗可以从中获益。

同步放化疗

来自美国的5项随机试验[62-66]显示，以顺铂为基础的同步放化疗可明显改善总生存期。这些研究中的患者群体包括接受初始放疗的FIGO ⅠB2-ⅣA期的宫颈癌患者，以及在初始手术时发现预后不良因素（盆腔淋巴结转移、宫旁浸润或切缘阳性）的FIGO Ⅰ~ⅡA期患者。尽管这些研究在疾病分期、放疗剂量、同步放化疗顺铂使用方案等方面有所不同，但它们都显示出这种联合治疗方法明显改善了生存期，患者死亡风险降低了30%。这些研究显示同步放化疗的短期和中期并发症发生率较高。尽管还需要更长的随访时间来进一步明确同步放化疗所带来的并发症情况，但目前国际上已经接受同步放化疗优于单独放疗的观点。

癌症复发

复发宫颈癌的治疗取决于初次治疗的方式和复发的部位。初次手术治疗的患者复发应考虑接受放射治疗，而初治接受放射治疗的患者复发可考虑盆腔廓清手术，前提是中央型复发且无远处转移。术前需要进行仔细的评估和咨询，了解手术导致的器官功能丧失所带来的不良后果。经过仔细筛选的病例，廓清手术可达到50%的5年生存率。在进行挽救性手术时，如果患者有淋巴结转移和手术切缘阳性，则预后不良。前盆切除需要切除膀胱和复发的阴道壁，后盆切除需要切除部分乙状结肠和直肠，同时行乙状结肠造口术。有时需两者联合切除。这种类型的手术应该由高水平的盆腔外科医师团队进行。与盆腔廓清术后预后不良有关的因素包括初次治疗后2年内复发、存在肾盂积水和疼痛症状。

进展期宫颈癌的姑息治疗

化疗是一种姑息治疗，仅在手术和放疗无法达到治愈的患者考虑使用。泌尿系统症状在晚期宫颈癌患者中特别常见。常见的特点是输尿管梗阻伴继发性疼痛、感染和肾功能不全。肾造瘘术或输尿管支架置入术可缓解症状，但这仅是治疗的一部分。疾病晚期容易出现瘘，并可引起无法耐受的相关症状。如果预期生存期超过8周，应进行姑息性手术来缓解粪瘘和尿瘘。

在疾病晚期进展期，通常会出现输尿管梗阻，这预示着终末期。由肿瘤浸润腰骶部神经丛引起的疼痛尤为严重。控制疼痛及心理和情感上的支持是必不可少的。

（高敏 译）

参考文献

1. Ferlay J, Soerjomataram I, Ervik M, et al. GLOBOCAN 2012 v1.0, IARC CancerBase No. 11. IARC; 2013. Available at: http://globocan.iarc.fr.
2. Bosch FX, Manos MM, Munoz N, et al. Prevalence of human papillomavirus in cervical cancer: a worldwide perspective. International biological study on cervical cancer (IBSCC) Study Group. *J Natl Cancer Inst* 1995;**87**:796–802.
3. Franco EL, Rohan TE, Villa LL. Epidemiologic evidence and human papillomavirus infection as a necessary cause of cervical cancer. *J Natl Cancer Inst* 1999;**91**:506–11.
4. Schiffman M, Brinton LA, Devesa SS, Fraumeni JF Jr. Cervical cancer. In: Schottenfeld D, Fraumeni JF Jr (eds), *Cancer Epidemiology and Prevention*, pp. 1090–116. New York: Oxford University Press; 1996.
5. Walboomers JM, Jacobs MV, Manos MM, et al. Human papillomavirus is a necessary cause of invasive cervical cancer worldwide. *J Pathol* 1999;**189**:12–19.
6. IARC Working Group on the Evaluation of Carcinogenic Risk to Humans. *Human Papillomaviruses*. IARC Monographs on the Evaluation of Carcinogenic Risks to Humans, No. 90. Lyon: International Agency for Research on Cancer; 2007.
7. Wilson JMG, Jungner G. *Principles and Practice of Screening for Disease*. Geneva: World Health Organization; 1968.
8. Prendiville W, Denny L. Cancer of the cervix: early detection and cost effective solutions. *Int J Gynaecol Obstet* 2015;**131** Suppl 1:S28–32.
9. Arbyn M, Rebolj M, De Kok IM, et al. The challenges of organising cervical screening programmes in the 15 old member states of the European Union. *Eur J Cancer* 2009;**45**:2671–78.
10. Nanda K, McCrory DC, Myers ER, et al. Accuracy of the Papanicolaou test in screening for and follow-up of cervical cytologic abnormalities: a systematic review. *Ann Intern Med* 2000;**132**:810–19.
11. Basu P, Mittal S, Banerjee D, et al. Diagnostic accuracy of VIA and HPV detection as primary and sequential screening tests in a cervical cancer screening demonstration project in India. *Int J Cancer* 2015;**137**:859–67.
12. Sankaranarayanan R, Esmy PO, Rajkumar R, et al. Effect of visual screening on cervical cancer incidence and mortality in Tamil Nadu, India: a cluster-randomised trial. *Lancet* 2007;**370**:398–406.
13. Sauvaget C, Fayette JM, Muwonge R, Wesley R, Sankaranarayanan R. Accuracy of visual inspection with acetic acid for cervical cancer screening. *Int J Gynaecol Obstet* 2011;**113**:14–24.
14. Arbyn M, Roelens J, Simoens C, et al. Human papillomavirus testing versus repeat cytology for triage of minor cytological cervical lesions. *Cochrane Database Syst Rev* 2013;**3**:CD008054.
15. Ronco G, Dillner J, Elfstrom KM, et al. Efficacy of HPV-based screening for prevention of invasive cervical cancer: follow-up of four European randomised controlled trials. *Lancet* 2014;**383**:524–32.
16. Sankaranarayanan R, Nene BM, Shastri SS, et al. HPV screening for cervical cancer in rural India. *N Engl J Med* 2009;**360**:1385–94.
17. Richart RM. Natural history of cervical intraepithelial neoplasia. *Clin Obstet Gynecol* 1968;**5**:748–84.
18. Bergeron C, Ronco G, Reuschenbach M, et al. The clinical impact of using p16(INK4a) immunochemistry in cervical histopathology and cytology: an update of recent developments. *Int J Cancer* 2015;**136**:2741–51.
19. Doorbar J, Quint W, Banks L, et al. The biology and life-cycle of human papillomaviruses. *Vaccine* 2012;**30** Suppl 5:F55–70.
20. Duensing S, Munger K. Mechanisms of genomic instability in

human cancer: insights from studies with human papillomavirus oncoproteins. *Int J Cancer* 2004;**109**:157–62.
21. Strander B, Ellstrom-Andersson A, Franzen S, Milsom I, Radberg T. The performance of a new scoring system for colposcopy in detecting high-grade dysplasia in the uterine cervix. *Acta Obstet Gynecol Scand* 2005;**84**:1013–17.
22. Carcopino X, Mancini J, Charpin C, et al. Direct colposcopic vision used with the LLETZ procedure for optimal treatment of CIN: results of joint cohort studies. *Arch Gynecol Obstet* 2013;**288**:1087–94.
23. Shafi MI, Jordan JA, Singer A. The management of cervical intraepithelial neoplasia (squamous). In: Jordan JA, Singer A (eds), *The Cervix*, pp. 462–77. Oxford: Blackwell Publishing; 2006.
24. Anderson MC, Hartley RB. Cervical crypt involvement by intraepithelial neoplasia. *Obstet Gynecol* 1980;**55**:546–50.
25. Bornstein J, Sideri M, Tatti S, Walker P, Prendiville W, Haefner HK. 2011 terminology of the vulva of the International Federation for Cervical Pathology and Colposcopy. *J Low Genit Tract Dis* 2012;**16**:290–95.
26. Crisp WE, Asadourian L, Romberger W. Application of cryosurgery to gynecologic malignancy. *Obstet Gynecol* 1967;**30**:668–73.
27. World Health Organization (WHO). *Cryosurgical Equipment for the Treatment of Precancerous Cervical Lesions and Prevention of Cervical Cancer.* WHO Technical Specifications. Geneva: World Health Organization; 2012.
28. Duncan ID. The Semm cold coagulator in the management of cervical intraepithelial neoplasia. *Clin Obstet Gynecol* 1983;**26**:996–1006.
29. Duncan ID. Destruction of cervical intraepithelial neoplasia at 100°C with the Semm coagulator. In: Heintz APM, Griffiths CT, Trimbos JB (eds), *Surgery in Gynecological Oncology*, pp. 71–85. The Hague: Martinus Nijhoff Publisher; 1984.
30. Gordon HK, Duncan ID. Effective destruction of cervical intraepithelial neoplasia (CIN) 3 at 100 degrees C using the Semm cold coagulator: 14 years experience. *Br J Obstet Gynaecol* 1991;**98**:14–20.
31. Haddad NG, Hussein IY, Blessing K, Kerr-Wilson R, Smart GE. Tissue destruction following cold coagulation of the cervix. *Colposcopy Gynecol Laser Surg* 1988;**4**:23–27.
32. Semple D, Saha A, Maresh M. Colposcopy and treatment of cervical intra-epithelial neoplasia: are national standards achievable? *Br J Obstet Gynaecol* 1999;**106**:351–55.
33. Camargo MJ, Russomano FB, Tristao MA, Huf G, Prendiville W. Large loop versus straight-wire excision of the transformation zone for treatment of cervical intraepithelial neoplasia: a randomised controlled trial of electrosurgical techniques. *BJOG* 2015;**122**:552–57.
34. Arbyn M, Kyrgiou M, Simoens C, et al. Perinatal mortality and other severe adverse pregnancy outcomes associated with treatment of cervical intraepithelial neoplasia: meta-analysis. *BMJ* 2008;**337**:a1284.
35. Prendiville W, Cullimore J, Norman S. Large loop excision of the transformation zone (LLETZ). A new method of management for women with cervical intraepithelial neoplasia. *Br J Obstet Gynaecol* 1989;**96**:1054–60.
36. Castanon A, Landy R, Brocklehurst P, et al. Risk of preterm delivery with increasing depth of excision for cervical intraepithelial neoplasia in England: nested case-control study. *BMJ* 2014;**349**:g6223.
37. Khalid S, Dimitriou E, Conroy R, et al. The thickness and volume of LLETZ specimens can predict the relative risk of pregnancy-related morbidity. *BJOG* 2012;**119**:685–91.
38. Kyrgiou M, Mitra A, Arbyn M, et al. Fertility and early pregnancy outcomes after treatment for cervical intraepithelial neoplasia: systematic review and meta-analysis. *BMJ* 2014;**349**:g6192.
39. Strander B, Adolfsson J. Safety of modern treatment for cervical pre-cancer. *BMJ* 2014;**349**:g6611.
40. Martin-Hirsch PP, Paraskevaidis E, Bryant A, Dickinson HO. Surgery for cervical intraepithelial neoplasia. *Cochrane Database Syst Rev* 2013;**12**:CD001318.
41. Strander B, Andersson-Ellstrom A, Milsom I, Sparen P. Long term risk of invasive cancer after treatment for cervical intraepithelial neoplasia grade 3: population based cohort study. *BMJ* 2007;**335**:1077.
42. Ghaem-Maghami S, Sagi S, Majeed G, Soutter WP. Incomplete excision of cervical intraepithelial neoplasia and risk of treatment failure: a meta-analysis. *Lancet Oncol* 2007;**8**:985–93.
43. Flannelly G, Bolger B, Fawzi H, De Lopes AB, Monaghan JM. Follow up after LLETZ: could schedules be modified according to risk of recurrence? *BJOG* 2001;**108**:1025–30.
44. Delgado G, Bundy BN, Fowler WC, et al. A prospective surgical pathological study of stage I squamous carcinoma of the cervix: a Gynecologic Oncology Group study. *Gynecol Oncol* 1989;**35**:314–20.
45. Zaino RJ, Ward S, Delgado G, et al. Histopathologic predictors of the behavior of surgically treated stage IB squamous cell carcinoma of the cervix. A Gynecologic Oncology Group study. *Cancer* 1992;**69**:1750–58.
46. Stehman FB, Bundy BN, DiSaia PJ, et al. Carcinoma of the cervix treated with radiation therapy. I. A multivariate analysis of prognostic variables in the Gynecologic Oncology Group. *Cancer* 1991;**67**:2776–85.
47. Boyce J, Fruchter R, Nicastri AD, et al. Prognostic factors in stage I carcinoma of the cervix. *Gynecol Oncol* 1981;**12**:154–65.
48. Inoue T, Okumura M. Prognostic significance of parametrial extension in patients with cervical carcinoma stages IB, IIA, and IIB. A study of 628 cases treated by radical hysterectomy and lymphadenectomy with or without postoperative irradiation. *Cancer* 1984;**54**:1714–19.
49. Lohe KJ. Early squamous cell carcinoma of the uterine cervix. *Gynecol Oncol* 1978;**6**:10–30.
50. van Nagell J, Donaldson ES, Wood EG, Parker JC. The significance of vascular invasion and lymphocytic infiltration in invasive cervical cancer. *Cancer* 1978;**41**:228–34.
51. Tinga DJ, Timmer PR, Bouma J, Aalders JG. Prognostic significance of single versus multiple lymph node metastases in cervical carcinoma stage IB. *Gynecol Oncol* 1990;**39**:175–80.
52. Nahhas WA, Sharkey FE, Whitney CW, et al. The prognostic significance of vascular channel involvement and deep stromal penetration in early cervical carcinoma. *Am J Clin Oncol* 1983;**6**:259–64.
53. Scheidler J, Hricak H, Yu KK, et al. Radiological evaluation of lymph node metastases in patients with cervical cancer. A meta-analysis. *J Am Med Assoc* 1997;**278**:1096–101.
54. Landoni F, Maneo A, Colombo A, et al. Randomised study of radical surgery versus radiotherapy for stage IB–IIA cervical cancer. *Lancet* 1997;**350**:535–40.
55. Soisson AP, Soper JT, Clarke Pearson DL, et al. Adjuvant radiotherapy following radical hysterectomy for patients with stage IB and IIA cervical cancer. *Gynecol Oncol* 1990;**37**:390–95.
56. Landoni F, Maneo A, Cormio G, et al. Class II versus class III radical hysterectomy in stage IB–IIA cervical cancer: a prospective randomized study. *Gynecol Oncol* 2001;**80**:3–12.
57. Kinney WK, Alvarez RD, Reid GC, et al. Value of adjuvant whole-pelvis irradiation after Wertheim hysterectomy for early-stage squamous carcinoma of the cervix with pelvic nodal metastasis: a matched-control study. *Gynecol Oncol* 1989;**34**:258–62.
58. Plante M, Renaud MC, Hoskins IA, Roy M. Vaginal radical trachelectomy: a valuable fertility-preserving option in the management of early-stage cervical cancer. A series of 50 pregnancies and review of the literature. *Gynecol Oncol* 2005;**98**:3–10.
59. Shepherd JH, Spencer C, Herod J, Ind TE. Radical vaginal trachelectomy as a fertility-sparing procedure in women with early-stage cervical cancer: cumulative pregnancy rate in a series of 123 women. *BJOG* 2006;**113**:719–24.
60. Sardi JE, Giaroli A, di Paola G, et al. Long-term follow-up of the first randomized trial using neoadjuvant chemotherapy in stage IB squamous carcinoma of the cervix: the final results. *Gynecol Oncol* 1997;**67**:61–69.

61. Haie C, Pejovic MH, Gerbaulet A, et al. Is prophylactic para-aortic irradiation worthwhile in the treatment of advanced cervical carcinoma? Results of a control-led clinical trial of the EORTC radiotherapy group. *Radiother Oncol* 1988;**11**:101–12.
62. Whitney CW, Sause W, Bundy BN, et al. Randomized comparison of fluorouracil plus cisplatin versus hydroxyurea as an adjunct to radiation therapy in stage IIB–IVA carcinoma of the cervix with negative para-aortic lymph nodes: a Gynecologic Oncology Group and Southwest Oncology Group study. *J Clin Oncol* 1999;**17**:1339–48.
63. Morris M, Eifel PJ, Lu J, et al. Pelvic radiation with concurrent chemotherapy compared with pelvic and paraaortic radiation for high-risk cervical cancer. *N Engl J Med* 1999;**340**:1137–43.
64. Rose PG, Bundy BN, Watkins EB, et al. Concurrent cisplatin-based radiotherapy and chemotherapy for locally advanced cervical cancer. *N Engl J Med* 1999;**340**:1144–53.
65. Keys HM, Bundy BN, Stehman FB, et al. Cisplatin, radiation, and adjuvant hysterectomy compared with radiation and adjuvant hysterectomy for bulky stage IB cervical carcinoma. *N Engl J Med* 1999;**340**:1154–61.
66. Peters WA 3rd, Liu PY, Barrett RJ 2nd, et al. Concurrent chemotherapy and pelvic radiation therapy compared with pelvic radiation therapy alone as adjuvant therapy after radical surgery in high-risk early-stage cancer of the cervix. *J Clin Oncol* 2000;**18**:1606–13.

第63章

子宫体恶性肿瘤

Nomonde H. Mbatani, Dominic G. D. Richards

引言

子宫体恶性肿瘤(图63.1)是发达国家最常见的女性生殖道恶性肿瘤,也是女性第四大常见恶性肿瘤。在南非及大多数发展中国家,它是仅次于宫颈癌的第二大常见女性生殖道恶性肿瘤。虽然子宫体恶性肿瘤发病率在发达国家略高〔(5.9:4)/10万人〕,但其疾病特异性死亡率在发展中国家更高[1]。

子宫体恶性肿瘤包括来源于子宫内膜上皮的子宫内膜癌、来源于子宫内膜间质细胞的子宫内膜间质肉瘤和来源于子宫肌层的子宫肉瘤(表63.1)。其中,子宫内膜癌占子宫体恶性肿瘤的90%以上,并且随着人类寿命的延长、肥胖率的增加以及久坐不动生活方式的形成,其发病率逐年升高。子宫内膜癌多发生于绝经期女性,但是具有显著危险因素(如患有多囊卵巢综合征的女性分泌无拮抗内源性雌激素)的女性或伴有遗传倾向[如遗传性非息肉病性结直肠癌(HNPCC)/Lynch综合征]的女性可在40岁以前发病。

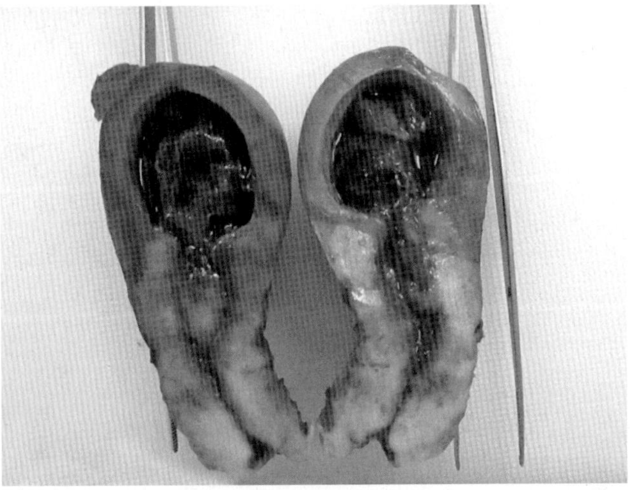

图63.1 子宫体恶性肿瘤。

表63.1 子宫体恶性肿瘤

腺上皮	黏液性腺癌 浆液性腺癌 透明细胞腺癌 癌肉瘤
支持性子宫内膜基质/间质细胞	子宫内膜间质肉瘤(既往称为低级别子宫内膜间质肉瘤) 未分化肉瘤(既往称为高级别子宫内膜间质肉瘤) 腺肉瘤
子宫肌层	平滑肌肉瘤

不到10%的子宫体恶性肿瘤为子宫肉瘤,其中平滑肌肉瘤占大多数。仅有2%的子宫肉瘤来源于子宫内膜间质。大多数肉瘤在40~60岁发病。本章分别讨论子宫内膜癌和子宫肉瘤。

子宫内膜癌

子宫内膜癌的平均发病年龄为63岁,但约有4%的女性发病时年龄<40岁,由治疗造成的生育能力丧失和更年期提前会严重影响这些患者的生活质量。几乎所有的子宫内膜癌患者都有异常子宫出血或绝经后阴道出血,由于干预及时,这些患者通常在早期诊断,5年生存率超过95%[2]。

子宫内膜癌的分类

1983年，Bokhman将子宫内膜癌分为2种类型[3]。其中，第一类好发于代谢异常如患有肥胖、不同程度糖耐量受损、高雌激素血症和高脂血症的女性。这类肿瘤由增生过长的子宫内膜发展而来，中度至高度分化，侵袭性弱，通常患者的预后较好。第二种类型的子宫内膜癌侵袭性强，淋巴结移率和复发率高，预后不如第一类子宫内膜癌患者。由于组内异质性，这种二分类模式具有一定的局限性。幸运的是，由于组织学和免疫组化评估的进展，子宫内膜癌可以被区分为高危和低危组织亚型（表63.2）。

低危子宫内膜癌从上皮内肿瘤（子宫内膜非典型增生）发展而来，它们与正常子宫内膜组织具有一定程度的相似性，表现为不同程度的子宫内膜腺体形成，因此被描述为子宫内膜样。1988年，FIGO提出了子宫内膜样癌的分级系统，根据癌组织内腺体样结构逐渐消失到实性结构逐步增加，以及细胞核异型程度，将其分为高分化（1级，G1）、中分化（2级，G2）和低分化（3级，G3）。其中，高分化和中分化的子宫内膜样癌属于低危子宫内膜癌，可能伴有PTEN、KRAS、β-catenin基因的突变和微卫星不稳定等基因变异，但不伴有TP53基因的突变。低分化（3级，G3）子宫内膜样癌虽然在组织学上仍被定义为子宫内膜样癌，但是其与子宫内膜腺体组织几乎没有相似性。这种类型子宫内膜癌的淋巴转移率高，肿瘤侵袭性强，常伴有P53突变。因此，子宫内膜样癌G3被归类于高危子宫内膜癌。

高危子宫内膜癌虽然起源于腺上皮，但是通常发生于萎缩的子宫内膜，其形态在结构上与子宫内膜组织不同。该类肿瘤包括浆液性癌和透明细胞癌。两者都伴有TP53基因突变和染色体不稳定[4]。低分化（G3）子宫内膜样癌和癌肉瘤也属于高危子宫内膜癌。癌肉瘤以前被归类于子宫肉瘤，但现在被认为是有着肉瘤化生的上皮性癌。癌肉瘤的癌成分具有高度侵袭性，是导致转移播散的主要原因，因此被归类于高危子宫内膜癌[5]。

大部分子宫内膜癌为子宫内膜样癌G1或G2，发病时多为早期，预后良好。剩余10%~20%的为高危组织学类型，发病年龄通常为60岁末至70岁，这类患者在首次诊断时疾病已处在相对较晚期，超过50%的患者已经出现子宫体之外的转移，5年生存率明显较低，为40%~60%。

表63.2 子宫内膜癌的组织学亚型

1型	2型
子宫内膜样腺癌G1 子宫内膜样腺癌G2	子宫内膜样腺癌G3 浆液性腺癌 透明细胞腺癌 癌肉瘤 未分化癌
常见遗传缺陷：KRAS，BRAF，PTEN，β-连环蛋白，错配修复缺陷（MMR）	TP53

危险因素

子宫内膜癌的危险因素有3类：生活方式因素、疾病因素和遗传因素。而疾病因素又通常与不良生活方式有关，这在发展中国家越来越普遍。极高的体质指数（BMI）、糖尿病、高血压、多囊卵巢综合征、初潮早、绝经晚、不孕或未育、无拮抗雌激素治疗、绝经后使用他莫昔芬、分泌雌激素的肿瘤及HNPCC/Lynch综合征都与子宫内膜癌发生风险增高有关。与生活方式相关的危险因素中，肥胖的风险最高（RR 2.54，95%CI 2.11~3.06）[6]。具有遗传性HNPCC基因突变的女性一生中患子宫内膜癌的风险为40%~60%，由于错配修复基因（MLH1、MSH2、MSH6和PMS2）缺陷，其患卵巢癌的风险为9%~12%[7]。最近有一项研究表明，年轻的子宫内膜异位症患者日后患子宫内膜癌的风险为40%，其中大多数为1型子宫内膜癌[8]。已有研究证实，能降低雌激素水平或增加孕激素水平的情况，如妊娠、使用口服避孕药和吸烟，可以降低女性患子宫内膜癌的风险。

子宫内膜癌的筛查

无证据支持在低风险人群中筛查子宫内膜癌，因为大多数病例并不能够避免发生。子宫内膜癌暂无标准的筛查手段。在低风险无症状女性中使用超声检查子宫内膜厚度，可能导致不必要的子宫内膜活检，并且有引起手术相关并发症和造成患者焦虑的潜在风险。为了降低低危人群子宫内膜癌的发病率，卫生专业人员更应当专注于帮助该群体女性选择更健康的生活方式，关注代谢综合征的诊断和管理，并且告知她们出现异常子宫出血或绝经后阴道流血时进行及时评估的重要性。

对于正在服用他莫昔芬治疗乳腺癌的绝经后女性，应当告知服药导致子宫内膜息肉、子宫内膜增生和子宫内膜癌的风险，并强调一旦出现异常阴道流血症状时，患者应及时向医师反映这一情况。据报道，他莫昔芬可导致多达39%的患者出现子宫内膜病变[9]。曼月乐环已被用于保护子宫内膜。尽管目前研究未显示乳腺癌幸存者使用曼月乐环导致孕激素相关疾病进展和致癌的风险，但仍有研究者对任何孕激素的致癌风险表示担忧[10-12]。由Wong等人进行的一项小型随机对照临床试验（n=94）显示，与未使用左炔诺孕酮的乳腺癌对照组相比，使用左炔诺孕酮预防子宫内膜病变的患者乳腺癌复发率和乳腺癌相关死亡率均未增加[13]。尚无高质量证据支持在乳腺癌患者使用左炔诺孕酮宫内缓释系统（曼月乐）作为预防措施[14]。

携带HNPCC突变基因、家族中具有已知突变基因、或具有常染色体显性遗传的结肠癌家族史的女性是罹患子宫内膜癌的高危人群。欧洲肿瘤内科学会（ESMO）、欧洲妇科肿瘤学会（ESGO）联合欧洲放射肿瘤学学会（ESTRO）共同发布的共识指南[14]针对以上子宫内膜癌高危人群提出以下建议：

• 从35岁起，应每年进行一次妇科检查、经阴道妇科超声和子宫内膜吸取活检来监测子宫内膜的情况。

• 考虑宫腔置入左炔诺孕酮宫内缓释系统。

• 应告知患者，40岁时可用微创的方法实施预防性手术，以预防子宫内膜癌和卵巢癌。并且如实告知手术相关的并发症及预防性手术获益的不确定性[15]。

子宫内膜增生

子宫内膜增生是由过量雌激素引起的子宫内膜的异常增殖。高水平的雌激素可由无拮抗的雌激素治疗导致，也可以在超重女性外周脂肪组织中由雄激素经芳香化酶转化。BMI>40kg/m^{2}的女性患子宫内膜非典型增生的风险增加13倍[9]。由于子宫内膜的不稳定增殖，异常子宫出血是其特征性表现。伴有异常子宫出血的40岁以上女性及伴有子宫内膜癌高危因素（包括肥胖，具有任何遗传突变证据或可能性）的40岁以下女性应当进行子宫内膜活检。

在组织学上，根据腺体结构将子宫内膜增生分为单纯性增生（结构有序）和复杂性增生（结构无序），根据腺上皮细胞异型性分为伴或不伴非典型增生。非典型细胞的存在较结构变化更为重要，因为复杂性非典型增生是子宫内膜癌的直接癌前病变。子宫内膜复杂性非典型增生进展为侵袭性癌的风险为29%，子宫内膜单纯性非典型增生为8%，而不伴非典型性的子宫内膜增生进展为癌的风险<3%[16]。非典型增生的子宫内膜可能已经同时存在侵袭性子宫内膜样癌的病灶，但是在活检时可能漏诊，这种漏检的情况在非直视下活检时更容易发生。子宫内膜非典型增生与低级别子宫内膜样癌的鉴别有一定困难，常需要经验丰富的妇产科病理学家的意见。

子宫内膜增生可以采用药物治疗或者手术治疗。治疗方式的选择取决于年龄、合并症、保留生育功能的意愿以及是否伴有非典型增生。在子宫内膜增生的治疗中，重要的是要解决肥胖等雌激素过量的潜在来源，并排除分泌雌激素的卵巢肿瘤。

子宫内膜增生的治疗

药物治疗

不伴非典型的子宫内膜增生可使用孕激素进行系统或局部治疗。可连续或周期性口服醋酸甲羟孕酮（10~20mg/d）或醋酸甲地孕酮（160~320mg/d）。药物治疗的反应率较高，通常治疗3个月能达到部分缓解，治疗6～12个月能达到完全缓解。孕激素治疗的不良反应包括体重增加、水肿、头痛、眩晕，和性欲缺乏，这些在孕激素局部治疗中并不常见。现已证明左炔诺孕酮宫内缓释系统治疗伴或不伴非典型增生的子宫内膜增生是有效的，甚至优于口服孕激素治疗[17]。采用药物治疗的患者若治疗6个月无反应，或进展为非典型增生或出现不可耐受的不良反应时应考虑进行手术治疗。

手术治疗

若患者不适合手术治疗，则必须采用孕激素治疗[9]。伴非典型增生的子宫内膜增生最佳处理方式为采用微创技术的单纯全子宫切除术，对于已绝经的女性应考虑同时行双侧输卵管卵巢切除术。对于药物治疗失败的不伴非典型增生的子宫内膜复杂增生患者，若全子宫切除风险较高或者无切除子宫意愿，可接受子宫内膜消融术。但是，对于伴有非典型增生的子宫内膜增生患者不建议进行子宫内膜消融术。

子宫内膜癌的临床表现

子宫内膜癌最常见的临床表现是异常子宫出血。出血可出现在绝经后、绝经前或者围绝经期，可表现为月经间期出血或月经期延长。需要对出现症状的患者进行详尽的病史询问，内容包括详细的月经史、近期宫颈细胞涂片结果、既往和目前的激素治疗情况、健康状况以及肿瘤和遗传性癌症综合征家族史。同时要进行全面的检查，包括周围淋巴结的评估、乳房检查、腹部检查、下生殖道的外观和窥器检查，和上生殖道的双合诊。仔细评估附件肿块、子宫大小和活动度、子宫直肠陷凹中的结节和肿块及宫旁情况，这对评估肿瘤的宫体外转移和可切除性很重要。

当体格检查未发现明显的导致出血的原因时，必须对上生殖道进行超声评估。而对于伴有子宫内膜癌高危因素的未绝经女性及年龄大于40岁的女性必须进行子宫内膜活检。对于未绝经女性的子宫内膜厚度上限尚无明确定义，因此不建议对这类女性采用超声筛查子宫内膜厚度。然而，对于未绝经女性，当子宫内膜厚度>12mm时，会高度怀疑子宫内膜增生性病变或恶性病变存在的可能性。在门诊采用塑料软管进行子宫内膜吸取活检已足够。一项有关子宫内膜取样装置的临床荟萃分析显示，Pipelle（子宫内膜吸取活检装置）对发现子宫内膜癌具有最高的敏感性（91%~99%）和很高的特异性（98%）[18]。当子宫内膜吸取活检失败时，宫腔镜检查是非常好的替代方案，因其不仅能够显示整个宫腔，而且能够直接对任何可疑病灶进行活检。

对于绝经后阴道流血并且检查显示子宫内膜厚度大于5mm的女性，必须进行子宫内膜活检。而在只出现过一次绝经后阴道流血并且无高风险因素、临床检查正常、宫颈细胞学检查正常、子宫内膜厚度<5mm的女性中，不需要进行子宫内膜活检[19]。目前已有研究分析了子宫内膜厚度与子宫内膜恶性肿瘤之间的关系，总体而言，以5mm作为是否进行子宫内膜活检的分界值时，检出子宫内膜恶性肿瘤的敏感性较高，假阴性率低于1%[19]。对于绝经后出现反复阴道流血的女性，即使其子宫内膜厚度<5mm，也应对子宫内膜进行组织学评估，因为高危子宫内膜癌易发生于萎缩的子宫内膜[20]。在这种情况下，宫腔镜检查可以更好地评估萎缩的子宫内膜。Chandavarker等人的一项研究表明，在250名被诊断为1型或2型子宫内膜癌的患者中，有90名（36%）患者既往的子宫内膜厚度不超过4mm[21]。

子宫内膜癌其他不常见的症状可能包括盆腔肿块、下腹痛、以及肿瘤转移的表现，如阴道及外阴肿瘤或者呼吸系统症状。也有一些女性可能因为静脉血栓栓塞在其他科室就诊，此后通过进一步检查诊断为子宫内膜癌，这种情况并不罕见。

若宫颈细胞涂片检查报告了非典型腺细胞的存在，即使是无症状的女性也要进行盆腔检查、阴道镜检查和子宫内膜评估。若无症状绝经后女性的宫颈细胞涂片存在子宫内膜细胞，也需进行进一步的检查排除子宫内膜病变。

诊断子宫内膜癌后的进一步检查

子宫内膜癌或子宫内膜非典型增生的组织标本应当由经验丰富的妇科病理学家进行评估。因为子宫内膜非典型增生和子宫内膜癌之间的细微差异以及子宫内膜癌分化等级的评估可能并不总是很明确。还需要进行适当的免疫组化染色来区分原发于宫颈内膜的腺癌和子宫内膜的腺癌，以及区分子宫来源的浆液性癌和卵巢来源的浆液性癌。术前需要的生化及影像学检查包括：

- 全血细胞计数。
- 肝功能检查，尤其是碱性磷酸酶和谷丙转氨酶。
- 尿素、电解质和肾功能检查。
- 随机血糖（排除未被诊断的糖尿病）。
- CA125（已被证明与高级别肿瘤的宫外转移相关，但目前一致认为尚无证据支持在子宫内膜癌进行血清肿瘤标志物检测）[14,22]。
- 影像学检查（取决于当地医疗资源、机构内淋巴清扫分期的指征，以及治疗目的是否为保留生育功能）。

– 盆腔超声：确定肿瘤大小，评估附件和宫颈受累情况以及肿瘤的子宫肌层浸润深度。

– 盆腔MRI：确定肿瘤大小，评估盆腔内扩散情况、肌层浸润情况、宫颈及盆腔淋巴结受累情况。

– 胸部、腹部和盆腔CT：检查是否有肝脏及肺部的远处转移，排除肾盂积水，评估腹膜、盆腔淋巴结、腹主动脉旁淋巴结、纵隔淋巴结和肺门淋巴结受累情况。

-在低收入国家，胸部X线片和腹部超声往往是仅有的可用并且可负担的检查项目。

-PET-CT在排除淋巴结转移方面具有较高的特异性，但敏感性较低。

子宫内膜癌的FIGO分期（2009）

子宫内膜癌是通过手术进行分期的。2009年，FIGO发表了1988年子宫内膜癌分期系统的修订版。新的分期系统比之前更精准，因此是一个更适合进行预后评估的工具（表63.3）[23]。

手术分期包括切除子宫与双附件。对于具有高危肿瘤特征的患者应进行盆腔淋巴结清扫±腹主动脉旁淋巴结切除，这些特征包括：子宫内膜样癌G3、组织类型为非内膜样癌、宫颈间质浸润、淋巴血管浸润（LVSI）、肌层浸润深度大于50%。

腹腔冲洗液或腹水的细胞学检查结果被单独报告，不影响分期。腹水中的恶性细胞未被证实影响患者预后[24]。

子宫内膜癌的治疗

子宫内膜癌的首选治疗方案是手术。

表63.3 子宫内膜癌FIGO分期（2009）

Ⅰ期	肿瘤局限于子宫体
ⅠA	无或<1/2肌层浸润
ⅠB	≥1/2肌层浸润
Ⅱ期	肿瘤侵犯宫颈间质，但未扩散至子宫外
Ⅲ期	局部和（或）区域扩散
ⅢA	肿瘤累及子宫体浆膜层和（或）附件
ⅢB	阴道和（或）宫旁累及
ⅢC	转移至盆腔和（或）腹主动脉旁淋巴结
ⅢC1	盆腔淋巴结阳性
ⅢC2	腹主动脉旁淋巴结阳性，伴或不伴盆腔淋巴结阳性
Ⅳ期	肿瘤累及膀胱和（或）直肠黏膜，和（或）远处转移
ⅣA	肿瘤累及膀胱和（或）直肠黏膜
ⅣB	远处转移，包括腹腔转移和（或）腹股沟淋巴结转移

Source data from 2009 FIGO Staging of endometrial carcinoma.

手术治疗

子宫内膜癌进行手术的目的是切除原发灶，进行全面分期，对于存在腹腔转移的晚期病例在可行的情况下进行肿瘤细胞减灭术。以治疗为目的的手术在以下情况中并不总是可行的：

• 具有与患者相关的因素，如极度恶病质、极度肥胖、严重心肺损害、近期发生过急性肺栓塞或静脉血栓栓塞。

• 有明确的证据（组织学或细胞学）表明存在肝实质或肺转移以及淋巴结转移。

• 临床或放射学检查表明盆腔或腹部病灶不能被切除。

• 在实施任何形式的治疗之前，都应进行个体化评估：

• 对于40岁以下的女性，医师必须与患者讨论其是否有保留生育功能的意愿和手术引起的绝经症状（参见“保留生育功能的选择”）。

• 必须评估手术的适用性。老年、体弱的女性和患有严重合并症的女性可能需要由临床医师、老年医学专家和麻醉师共同进行评估和选择最佳治疗方案。

• 必须评估进行淋巴结清扫的必要性。这可由术前因素和术中对肿瘤的评估情况决定（参见“子宫内膜癌的淋巴结清扫术”）。

• 手术范围必须根据每个患者的情况进行调整。需要考虑要进行腹腔镜手术还是经阴道的手术。对于伴有合并症或者心肺损害的患者可能需要缩短手术时间并选择创伤较小的手术路径。由于内脏或腹壁脂肪组织对手术入路或手术视野的影响，也可能为手术带来挑战。因此，在某些特定的病例中，虽然患者具有淋巴结清扫的适应证，但不得不放弃淋巴结清扫。

常规手术应包括：

• 若组织学类型为非子宫内膜样癌或术前检查提示上腹部存在病灶，建议采用腹部正中切口。

• 进腹时应小心操作、避免出血。

• 腹腔冲洗液或腹水应取样行细胞学检查。

• 系统地检查整个腹腔以确定病灶部位并寻找肿大的淋巴结。

• 筋膜外全子宫切除±阴道袖套。

• 双侧输卵管卵巢切除。

• 切除所有可疑或肿大的盆腔淋巴结和腹主动脉旁淋巴结。

• 子宫内膜浆液性癌患者考虑行结肠下区大网膜切除[14]。

• 基于机构政策，根据术前或术中肿瘤的评估，有指征者行系统淋巴结清扫术。

• 最大限度的肿瘤细胞减灭术（可行的情况下）已被证明能改善患者的无进展生存率和总生存率[25]。

手术进一步考虑的事项包括：

• 肥胖是子宫内膜癌的主要危险因素。低位横切口更适合于临床分期较早、低级别的子宫内膜癌。这一类型的患者很少需要进行淋巴结清扫，病灶也很少扩散至盆腔外。伤口相关的并发症、切口疝和活动能力受损相关的并发症较少。

• 腹腔镜手术：腹腔镜对肥胖女性有较大的益处。它已经被广泛研究并普遍用于子宫内膜癌的治疗。腹腔镜手术要成为一种有效的替代方式，它需要与开腹手术同样安全并有同等的肿瘤结局。美国妇科肿瘤学组（GOG）的LAP2临床试验表明开腹手术患者与腹腔镜手术患者的术中并发症发生率相似。但腹腔镜手术组的术后并发症发生率明显较低，大多数患者在手术完成2天后出院[26]。LAP2临床试验的后续研究和2009年比较开腹手术与腹腔镜手术临床试验的荟萃分析发现，腹腔镜手术并未对肿瘤结局有显著不利影响[27,28]。回顾性研究表明，机器人手术与腹腔镜手术具有同等的肿瘤结局[29]。

• 对于明显的Ⅱ期子宫内膜癌，常规的根治性子宫切除术没有生存效益，反而会增加术中及术后并发症的发生率[14]。Ⅱ期子宫内膜癌患者将接受局部辅助放疗，任何宫旁残留的微小病灶都会被消除。只有当肿瘤有明显的宫旁浸润并且根治性手术能达到切缘阴性时，才应考虑切除宫旁组织。

• 子宫内膜癌同时合并卵巢肿瘤少见，更多见于年轻女性。合并的卵巢肿瘤通常为子宫内膜样癌，因此，鉴别其由子宫内膜癌转移而来还是为卵巢原发性肿瘤具有一定困难。一项纳入了17名45岁以下子宫内膜癌患者的研究中，29.4%的患者合并卵巢肿瘤，相比之下，45岁以上患者中这一比例为4.6%[30]。在这种情况下，保留卵巢是不恰当的。每个部位的肿瘤都应当被视为独立的癌症，并使用合适的手术方式和辅助手段进行治疗。

• 经阴道手术适用于经腹手术不安全或无法进行经腹手术但无麻醉禁忌的患者，通过这一手术路径也能实现全子宫+双附件切除术。

• 年轻女性的卵巢切除术：在年轻女性患者中，卵巢切除对患者的病率和死亡率有显著影响。在<45岁无显著遗传风险的早期子宫内膜样癌G1患者中，未发现保留双侧卵巢会影响其总生存率。当然，双侧输卵管应当被切除[14]。

• 在安全可行的情况下，为了减轻晚期患者的阴道流血、恶臭分泌物的排出和疼痛，应当考虑进行姑息性子宫切除术。子宫癌肉瘤患者常出现肿瘤的远处转移，但同时也常出现子宫迅速增大伴溃烂和坏死的肿块自宫颈脱出。因此，在特定的患者群体，切除子宫能明显改善她们的生活质量。

淋巴清扫术

对子宫内膜癌患者行淋巴清扫术的主要目的是进行手术分期，应在具有中危（肌层浸润深度大于50%的Ⅰ期低级别子宫内膜癌，或肌层浸润深度<50%的子宫内膜癌G3）或高危因素的患者中进行。同时，淋巴清扫也能提供重要的预后信息，并且对评估辅助治疗的必要性至关重要。

与所有妇科恶性肿瘤一样，术中探查到的可疑或肿大淋巴结均应切除，若淋巴结切除肯定不安全（如：致密粘连于重要血管的淋巴结），则应至少行淋巴结取样活检。系统性淋巴结清扫可能是子宫内膜癌治疗中最具争议的话题，对于其适应证、清扫范围、患者的治疗与生存收益一直存在很多争议。

鉴于大多数患者为早期低级别的子宫内膜癌，全子宫切除加上双侧输卵管卵巢切除足以达到治疗目的。已有两项随机对照临床试验表明，对这些患者进行淋巴结清扫术并不能提高患者的生存率[32]。淋巴结清扫术不仅没有必要，而且会增加术中和术后并发症的发生率。2015年的一项欧洲共识会议强烈建议不要对这类患者进行淋巴结清扫术[14]。然而，作为目前淋巴结清扫建议主要依据的研究受到了批评，原因包括以下几点：

• 切除的淋巴结数目少。

• 未切除腹主动脉旁淋巴结或仅进行腹主动脉旁淋巴结活检。

• 许多项目的研究对象为早期低危的子宫内膜癌患者，对这些患者进行淋巴结切除没有益处。

• 研究对象的病理类型混杂：既包括子宫内膜样癌

33. Clamp A, McNeish I, Dean A, et al. ICON8: a GCIG phase III randomised trial evaluating weekly dose-dense chemotherapy integration in first-line epithelial ovarian/fallopian tube/primary peritoneal carcinoma (EOC) treatment: results of primary progression-free survival (PFS) analysis. *Ann Oncol* 2017;28(Suppl. 5):abstract 929O_PR.
34. Naumov GN, Bender E, Zurakowski D, et al. A model of human tumor dormancy: an angiogenic switch from the nonangiogenic phenotype. *J Natl Cancer Inst* 2006;**98**:316–25.
35. Burger RA, Brady MF, Bookman MA, et al. Incorporation of bevacizumab in the primary treatment of ovarian cancer. *N Engl J Med* 2011;**365**:2473–83.
36. Perren TJ, Swart AM, Pfisterer J, et al. A phase 3 trial of bevacizumab in ovarian cancer. *N Engl J Med* 2011;**365**:2484–96.
37. Oza A, Perren T, Swart A, et al. ICON7: final overall survival results in the GCIG phase III randomized trial of bevacizumab in women with newly diagnosed ovarian cancer. Abstract 6. Presented at: European Society of Medical Oncology Annual Meeting; Amsterdam, The Netherlands, 30 September 2013.
38. Moore K, Colombo N, Scambia G, Kim B-G, Oaknin A, Friedlander M, et al. Maintenance Olaparib in Patients with Newly Diagnosed Advanced Ovarian Cancer. N Engl J Med. 2018 Oct 21;**379**(26):2495–505.
39. Trimble EL, Thompson S, Christian MC, Minasian L. Intraperitoneal chemotherapy for women with epithelial ovarian cancer. *Oncologist* 2008;**13**:403–409.
40. Tewari D, Java JJ, Salani R, et al. Long-term survival advantage and prognostic factors associated with intraperitoneal chemotherapy treatment in advanced ovarian cancer: a gynecologic oncology group study. *J Clin Oncol* 2015;**33**:1460–66.
41. Walker JL, Brady MF, Wenzel L, Fleming GF, Huang HQ, DiSilvestro PA, et al. Randomized Trial of Intravenous Versus Intraperitoneal Chemotherapy Plus Bevacizumab in Advanced Ovarian Carcinoma: An NRG Oncology/Gynecologic Oncology Group Study. *J Clin Oncol* 2019 Jun 1;**37**(16):1380–90.
42. Harter P, du Bois A, Mahner S, et al. Statement of the AGO Kommission Ovar, AGO Study Group, NOGGO, AGO Austria and AGO Switzerland regarding the use of hyperthermic intraperitoneal chemotherapy (HIPEC) in ovarian cancer. *Geburtshilfe Frauenheilkd* 2016;**76**:147–49.
43. Diaz-Padilla I, Malpica AL, Minig L, et al. Ovarian low-grade serous carcinoma: a comprehensive update. *Gynecol Oncol* 2012;**126**:279–85.
44. Grabowski JP, Harter P, Heitz F, et al. Operability and chemotherapy responsiveness in advanced low-grade serous ovarian cancer. An analysis of the AGO Study Group metadatabase. *Gynecol Oncol* 2016;**140**:457–62.
45. Gershenson DM, Sun CC, Bodurka D, et al. Recurrent low-grade serous ovarian carcinoma is relatively chemoresistant. *Gynecol Oncol* 2009;**114**:48–52.
46. Gershenson DM, Sun CC, Iyer RB, et al. Hormonal therapy for recurrent low-grade serous carcinoma of the ovary or peritoneum. *Gynecol Oncol* 2012;**125**:661–66.
47. Grisham RN, Iyer G, Sala E, et al. Bevacizumab shows activity in patients with low-grade serous ovarian and primary peritoneal cancer. *Int J Gynecol Cancer* 2014;**24**:1010–14.
48. Farley J, Brady WE, Vathipadiekal V, et al. Selumetinib in women with recurrent low-grade serous carcinoma of the ovary or peritoneum: an open-label, single-arm, phase 2 study. *Lancet Oncol* 2013;**14**:134–40.
49. Chan JK, Teoh D, Hu JM, et al. Do clear cell ovarian carcinomas have poorer prognosis compared to other epithelial cell types? A study of 1411 clear cell ovarian cancers. *Gynecol Oncol* 2008;**109**:370–76.
50. Tan DSP, Kaye S. Ovarian clear cell adenocarcinoma: a continuing enigma. *J Clin Pathol* 2007;**60**:355–60.
51. Sugiyama T, Okamoto A, Enomoto T, et al. Randomized phase III trial of irinotecan plus cisplatin compared with paclitaxel plus carboplatin as first-line chemotherapy for ovarian clear cell carcinoma: JGOG3017/GCIG Trial. *J Clin Oncol* 2016;**34**:2881–87.
52. Friedlander ML, Russell K, Millis S, et al. Molecular profiling of clear cell ovarian cancers: identifying potential treatment targets for clinical trials. *Int J Gynecol Cancer* 2016;**26**:648–54.
53. Ledermann JA, Luvero D, Shafer A, et al. Gynecologic Cancer InterGroup (GCIG) consensus review for mucinous ovarian carcinoma. *Int J Gynecol Cancer* 2014;**24**:S14–19.
54. Vergote I, Rustin GJ, Eisenhauer EA, et al. Re: new guidelines to evaluate the response to treatment in solid tumors (ovarian cancer). Gynecologic Cancer Intergroup. *J Natl Cancer Inst* 2000;**92**:1534–35.
55. Rustin GJS, van der Burg MEL, Griffin CL, et al. Early versus delayed treatment of relapsed ovarian cancer (MRC OV05/EORTC 55955): a randomised trial. *Lancet* 2010;**376**:1155–63.
56. Harter P, Hahmann M, Lueck HJ, et al. Surgery for recurrent ovarian cancer: role of peritoneal carcinomatosis: exploratory analysis of the DESKTOP I Trial about risk factors, surgical implications, and prognostic value of peritoneal carcinomatosis. *Ann Surg Oncol* 2009;**16**:1324–30.
57. Harter P, Sehouli J, Reuss A, et al. Prospective validation study of a predictive score for operability of recurrent ovarian cancer: the Multicenter Intergroup Study DESKTOP II. A project of the AGO Kommission OVAR, AGO Study Group, NOGGO, AGO-Austria, and MITO. *Int J Gynecol Cancer* 2011;**21**:289–95.
58. Friedlander M, Trimble E, Tinker A, et al. Clinical trials in recurrent ovarian cancer. *Int J Gynecol Cancer* 2011;**21**:771–75.
59. Raja F, Counsel N, Colombo N, et al. Platinum combination chemotherapy versus platinum monotherapy in platinum-sensitive recurrent ovarian cancer: a meta-analysis of randomised trials using individual patients data (IPD). *Ann Oncol* 2012;**23**:982P.
60. Aghajanian C, Goff B, Nycum LR, et al. Final overall survival and safety analysis of OCEANS, a phase 3 trial of chemotherapy with or without bevacizumab in patients with platinum-sensitive recurrent ovarian cancer. *Gynecol Oncol* 2015;**139**:10–16.
61. Aghajanian C, Blank SV, Goff BA, et al. OCEANS: a randomized, double-blind, placebo-controlled phase III trial of chemotherapy with or without bevacizumab in patients with platinum-sensitive recurrent epithelial ovarian, primary peritoneal, or fallopian tube cancer. *J Clin Oncol* 2012;**30**:2039–45.
62. Coleman R, Brady M, Herzog T, et al. A phase III randomized controlled clinical trial of carboplatin and paclitaxel alone or in combination with bevacizumab followed by bevacizumab and secondary cytoreductive surgery in platinum-sensitive, recurrent ovarian, peritoneal primary and fallopian tube cancer (Gynecologic Oncology Group 0213). *Gynecol Oncol* 2015;**137** Suppl 1:3–4.
63. Pujade Lauraine E, Hilpert F, Weber B, et al. AURELIA: a randomized phase III trial evaluating bevacizumab (BEV) plus chemotherapy (CT) for platinum (PT)-resistant recurrent ovarian cancer (OC). *J Clin Oncol* 2012;**30**:LBA5002.
64. Stockler MR, Hilpert F, Friedlander M, et al. Patient-reported outcome results from the open-label phase III AURELIA trial evaluating bevacizumab-containing therapy for platinum-resistant ovarian cancer. *J Clin Oncol* 2014;**32**:1309–16.
65. Farmer H, McCabe N, Lord CJ, et al. Targeting the DNA repair defect in BRCA mutant cells as a therapeutic strategy. *Nature* 2005;**434**:917–21.
66. Moschetta M, George A, Kaye SB, Banerjee S. BRCA somatic mutations and epigenetic BRCA modifications in serous ovarian cancer. *Ann Oncol* 2016;**27**:1449–55.
67. Ramus SJ, Gayther SA. The contribution of BRCA1 and BRCA2 to ovarian cancer. *Mol Oncol* 2009;**3**:138–50.
68. Ledermann J, Harter P, Gourley C, et al. Olaparib maintenance therapy in platinum-sensitive relapsed ovarian cancer. *N Engl J Med* 2012;**366**:1382–92.
69. Ledermann J, Harter P, Gourley C, et al. Olaparib maintenance therapy in patients with platinum-sensitive relapsed serous ovarian cancer: a preplanned retrospective analysis of outcomes

by BRCA status in a randomised phase 2 trial. *Lancet Oncol* 2014;**15**:852–61.

70. Ledermann JA, Harter P, Gourley C, et al. Overall survival in patients with platinum-sensitive recurrent serous ovarian cancer receiving olaparib maintenance monotherapy: an updated analysis from a randomised, placebo-controlled, double-blind, phase 2 trial. *Lancet Oncol* 2016;**17**:1579–89.
71. Mirza MR, Pignata S, Ledermann JA. Latest clinical evidence and further development of PARP inhibitors in ovarian cancer. *Ann Oncol.* 2018 Jun 1;**29**(6):1366–76.
72. Alsop K, Fereday S, Meldrum C, et al. BRCA mutation frequency and patterns of treatment response in BRCA mutation-positive women with ovarian cancer: a report from the Australian Ovarian Cancer Study Group. *J Clin Oncol* 2012;**30**:2654–63.
73. Liu JF, Barry WT, Birrer M, et al. Combination cediranib and olaparib versus olaparib alone for women with recurrent platinum-sensitive ovarian cancer: a randomised phase 2 study. *Lancet Oncol* 2014;**15**:1207–14.

第65章

外阴和阴道的癌前病变和恶性疾病

Linda Rogers, Maaike Oonk, Ate van der Zee

阴道癌前病变

概述

阴道上皮内瘤变(VAIN)是一种罕见的阴道癌前病变，它是由人类乳头瘤病毒(HPV)的致癌株(高危型HPV)持续感染引起的。它可与肛门-生殖道其他部分的上皮内瘤变同时发生，也可发生在宫颈病变治疗后或盆腔放疗后[1]。

VAIN的发生率远低于宫颈上皮内瘤变(CIN)。发病率约为每10万女性0.2例，约占下生殖道所有上皮内疾病的0.4%[2]。由于其与膀胱和直肠等周围结构非常接近，且需要保存性功能，因此很难诊断和治疗。

虽然有报道称VAIN进展为浸润性鳞癌的风险为9%~10%[5]，但其恶变潜能尚不完全清楚[3,4](表65.1)。

阴道上皮内瘤变的流行病学

VAIN是由高危型HPV感染引起的，属于最常见的性传播感染之一，其危险因素包括与HPV感染相关的因素，如多个性伴侣，以及免疫力受损和吸烟等。

VAIN通常在阴道镜检查中被发现，与其他宫颈疾病并存，在1%~6%的CIN女性中存在，这是HPV在下生殖道引起的多灶性病变的表现之一[1]。免疫功能低下的女性更有可能发生多灶性下生殖道瘤变，而且常出现不伴有CIN的VAIN或外阴上皮内瘤变(VIN)[6]。

表65.1 阴道鳞状上皮内瘤变的分类

VAIN 1(疣)	低级别鳞状上皮内病变(LSIL)
VAIN 2~3	高级别鳞状上皮内病变(HSIL)

在因持续性CIN或早期宫颈癌而接受子宫切除术的女性随访中，可以在细胞学检查中检测到VAIN。在因CIN3接受子宫切除术并随访10年的女性中，VAIN的发生率为0.91%[7]。

接受过盆腔照射的女性也有发生VAIN的风险[1]。

阴道上皮内瘤变的病因学

VAIN是由高危型HPV感染引起的，尤其是HPV16。HPV是一种双链DNA病毒，通过性传播，感染下生殖道的鳞状上皮。它可以以休眠状态存在，进行复制或转化宿主DNA，导致细胞不受控制的生长[6]。

阴道上皮内瘤变的表现

VAIN通常无症状，也可因并存的外阴或宫颈疾病而出现症状，如疣或VIN引起的瘙痒，或性交后出血。

阴道上皮内瘤变的诊断

阴道镜检查和卢戈碘染色是诊断VAIN的必要检查。整个阴道的充分观察以及阴道镜异常区域的活检以确诊和排除浸润癌也是必要的。活检可能需要在麻醉条件下完成。28%的VAIN女性在阴道中发现了隐匿性癌[8]。

阴道上皮内瘤变的治疗

对于VAIN的治疗没有标准化的指南，应进行个体化治疗。治疗方案包括手术、放疗(近距离放射治疗)和药物治疗。在决定一种治疗方式时，需要考虑几个因素：患者的年龄和合并症、疾病的部位和程度、性功能的保留、患者偏好、医疗团队的经验，以及之前的治疗方式[1]。

外科治疗

手术切除

局部广泛切除或部分阴道切除术是治疗高级别VAIN的一种有效和安全的治疗方法，有利于提供组织学评估和切缘状态，但缩短阴道会使性功能受到影响[1]。因为切除筋膜或肌肉并不会影响肿瘤复发的风险，所以可只进行阴道黏膜切除[9]。术前进行阴道镜检查以确定疾病的程度，并确保充分的切除是至关重要的。病变的边缘可以用络合碘或标记物缝合线进行标记。局部麻醉剂和肾上腺素的黏膜下浸润麻醉，有助于提拉和剥离黏膜[1]。据报道，VAIN手术切除后的治愈率在66%~83%之间[4,9]。

阴道切除术

指使用手术刀或电灼环部分或全部切除阴道黏膜[1]。但在使用电灼环时，必须注意不要损伤膀胱或直肠。上段阴道切除术是子宫切除术后单灶性VAIN 3的治疗选择，激光消融是治疗多灶性高级别VAIN的首选[10]。

当更保守的治疗不成功时，有时需要全阴道切除术和薄层皮肤移植来治疗广泛的病变，可能会有严重的并发症，如膀胱阴道瘘和直肠阴道瘘，并对患者的性心理健康有严重影响[1]。

激光

二氧化碳激光可用于消融和切除VAIN。可以破坏到阴道上皮1.5mm的深度，足以破坏异常增生的上皮而不破坏底层结构[11]。激光切除的好处是可以提供组织学标本。因为阴道的解剖结构被保存下来，激光消融对性心理功能的影响很小，因此对年轻女性和多灶性病变的管理很有用，但有损伤下方结构的风险，它不能用于阴道穹隆治疗[1]。

腔内超声手术抽吸

在设备和专业能力允许的情况下，此方法可用于选择性地切除发育不良的病变，同时保留周围的正常组织[1]。

近距离放射治疗

近距离放射治疗是一种内部放射治疗，放射源被放置在病变附近，并提供所需辐射量[1]。因其近期和远期的副作用，如对性功能的影响，以及发展为另一种阴道恶性肿瘤的风险，放射治疗不推荐作为VAIN的一线治疗，但在其他治疗方案失败时可以考虑[1]。

药物治疗

三氯乙酸

这是已知的治疗外阴和宫颈HPV病变的有效方法，有研究显示，每周应用50%三氯乙酸后，所有低级别VAIN病变均完全缓解[12]。其主要的副作用是阴道烧灼感。

5-氟尿嘧啶

使用剂量为2g，每周一次，持续10~12周[13]。它在治疗广泛或多灶性高级别VAIN方面的成功率有不同的报道。常见的副作用有阴道烧灼感、性交困难、溃疡和分泌物增多等，限制了其使用。它可引起严重的组织反应，这可能影响治疗数月后的阴道镜随访[1]。

咪喹莫特

是一种局部免疫调节剂。是针对低级别VAIN的一种有效且耐受性良好的治疗方法，在治疗高级别VAIN时也显示出一定的作用[14]。它可引起阴道灼烧感和不适，可根据局部副作用和耐受性调整使用剂量。

阴道上皮内瘤变的随访

据估计，确诊为VAIN的患者中有9%~10%可进展为肿瘤[5]。接种HPV疫苗有望使VAIN的发生显著减少。

英国国家卫生服务机构子宫颈筛查项目指南指出，因CIN接受子宫切除术的女性应在子宫切除术后6个月和18个月进行阴道穹隆细胞学检查[15]。HPV DNA检测可能比传统的细胞学检查更能有效检测出VAIN。因高级别CIN或宫颈癌行子宫切除术后，阴道穹隆是否需要进行长期细胞学涂片检查随

高的暴露度，以保证这一多学科手术的每一步都具有良好的质量。建议医疗中心每年至少接诊10名外阴癌患者，并将经验保持在足够高的水平。只有这样才能避免致命的腹股沟复发。最近的两项研究表明，前哨淋巴结活检是管理早期外阴癌患者最具成本效益的策略，因为治疗成本较低，长期并发症的减少及其对生活质量的影响[74,75]。

辅助放疗

术后放疗适用于有一个以上淋巴结转移，或存在结外肿瘤生长的外阴癌患者。该策略是基于Homesley等人的一项研究，该研究将腹股沟股淋巴结切除术淋巴结转移的外阴癌患者随机分为盆腔淋巴结清扫和术后放疗组。放射组具有更好的生存预后，尤其在临床可疑或确诊的溃疡性腹股沟淋巴结以及存在两个或两个以上淋巴结转移的患者获益最大[76,77]。辅助放疗似乎对只有一个结内淋巴结转移的患者无效[78]；然而，关于这一问题的数据仍有争议[79]。与单独放疗相比，增加化疗作为放射增敏剂可能提供更好的治疗结果[80]。目前的治疗指南是基于在"前哨淋巴结前时代"获得的数据。虽然没有人质疑两个淋巴结转移>2mm的患者行术后放疗的合理性，但对两个前哨淋巴结只有孤立的肿瘤细胞的术后放疗的证据至少是值得怀疑的。关于这一问题在外阴癌方面到目前为止还没有相关数据。

进展期外阴癌的治疗

尽管目前还没有正式定义，如果外阴肿瘤没有远处转移，但标准（根治性）外阴切除术无法切除，无论腹股沟淋巴结是否受累，外阴癌都被认为是局部晚期[81]。这类患者包括T2或T3肿瘤患者（表65.5）。这些患者的治疗需要个体化，治疗前需要相当全面的评估，也需要考虑到患者的伴随疾病和/或耐受。因此，需要多学科来优化这类患者的治疗计划。

如果可能，手术仍然是首选方案。然而，对这些患者的最终治疗性手通常与术后并发症的发生显著相关。手术治疗方案从根治性外阴切除术和双侧腹股沟股淋巴结切除术，伴或不伴部分尿道、阴道或肛门切除到初次盆腔廓清术[81]。在大的外阴切除后，通常需要进行整形重建。

考虑到与前期手术（初始或新辅助治疗）相关的高并发症发生率，放化疗可能是一种选择。局部晚期患者的放化疗具有较高的完全临床和病理反应率，且具有可接受的毒性[82,83]。然而，对于患有伴随疾病和虚弱的老年患者，两种治疗方案的副作用都必须加以权衡。

外阴癌的预后及随访

淋巴结阴性的早期外阴癌患者的预后非常好，10年疾病特异性生存率为91%。对于淋巴结阳性的早期外阴癌患者，10年疾病特异性生存率要差得多，约为65%[84]。

较高的FIGO分期的预后较差。外阴癌患者的整体5年总生存率为65%。FIGO Ⅰ、Ⅱ、Ⅲ、Ⅳ期的5年总生存率分别为84%、75%、48%和9.4%[85]。

初次手术治疗后建议的随访计划为：

• 第一次就诊时间：术后6~8周。
• 术后1~2年：每3个月进行一次。
•术后3~4年：每半年进行一次。
• 之后是每年一次。

没有证据表明有最好的随访计划。由于局部复发可能发生在初次治疗后多年，建议终身随访。定期随访被认为可以更早的发现，从而更有效地治疗局部复发性疾病[86]。随访应包括外阴和腹股沟的临床检查。不建议使用标准的影像技术。

复发性疾病

外阴癌的复发可根据部位进行细分：局部复发（外阴复发）、腹股沟复发和远处复发（包括盆腔复发）。复发也可以发生在多个部位。局部复发是初次治疗后的常见事件，局部复发可发生在初次治疗后多年[84]。局部复发的治疗是有治愈机会的，在可能的时候，应该行局部扩大外阴肿瘤切除。当疾病的进展程度或患者的病情无法行局部切除时，可给予放射（化疗）治疗。当既往前哨淋巴结为阴性的患者出现局部复发时，也应进行选择性的腹股沟股淋巴结切除术。前哨淋巴结手术在局部复发性疾病中似乎是可行的；然而目前还没有关于该手术在这些患者中的安全性的数据[87]。尽管局部复发的治疗是为了治愈目的，但当局部复发发生时，这些患者的预后显著更差[84]。

腹股沟复发极其难以治疗，主要发生在初次治疗后的24个月内。腹股沟股淋巴结切除阴性后腹股沟复发的发生率为1%（基于回顾性数据），前哨淋巴结阴性后为3%（基于前瞻性数据），浅表淋巴结切除术阴性后为7%（前瞻性数据）[70]。初次治疗腹股沟淋巴结转移的患者，8%~25%的病例出现腹股沟复发，这取决于初次治疗的模式[73,88]。腹股沟复发最好通过腹股沟淋巴结切除术行淋巴结减瘤术，然后进行放射治疗。在这些病例中，可以考虑增加化疗。当由于疾病的程度而无法进行减瘤手术时，可以进行放射（化疗）治疗。腹股沟复发通常是致命的，因为很少有患者有长期生存[68]。

远处复发的患者无法治愈。这些病例的治疗应为个体化；治疗选择是姑息性化疗和/或放疗。

罕见的外阴肿瘤

外阴黑色素瘤是第二大最常见的外阴恶性肿瘤，占所有外阴恶性肿瘤的5%~10%。外阴黑色素瘤的生物学行为与皮肤黑色素瘤相似，因此我们认为分期和治疗应遵循与皮肤黑色素瘤相同的指南[89,90]。因此，手术治疗包括广泛的局部扩大切除，当厚度为1~2mm时正常皮肤边缘为1cm，厚度>2mm时边缘为2cm。腹股沟股淋巴结切除术不是外阴黑色素瘤需要选择的手术，但仅在疑似存在腹股沟淋巴结的情况下进行。前哨淋巴结活检也可应用[92]，遵循与皮肤黑色素瘤相同的标准（浸润深度>1mm，或<1mm，有丝分裂率≥1/mm²或溃疡）。外阴黑色素瘤的预后较差，总的5年生存率为27%~47%[93,94]。浅表病变患者预后良好，但随着浸润深度的增加，转移的概率增加，预后更差。

其他更罕见的外阴肿瘤是前庭大腺癌、其他腺癌、基底细胞癌和外阴肉瘤。

阴道癌

阴道癌的流行病学及病因学

原发性阴道癌是一种罕见的疾病，仅占所有妇科恶性肿瘤的1%~2%。据估计，该发病率为每年0.42/10万女性，并随着年龄的增长而增加[95]。诊断时的中位年龄为65~70岁。如FIGO所述，仅在排除宫颈、尿道或外阴起源后，才能归类为阴道癌[96]。

最常见的组织学类型是鳞状细胞癌，约占所有阴道癌的75%[97]。鳞状细胞癌可与HPV相关[98]。可能的危险因素是既往子宫切除术[98,99]、阴道子宫托使用（由于慢性刺激阴道炎）[100]以及有宫颈癌史的患者（可能是因为这些部位有相同的HPV暴露和易感性）。然而，尽管这些患者也存在这些相关因素，阴道癌仍然是一种罕见的疾病，因此没有合适的筛查策略。

透明细胞癌是一种罕见的亚型，与阴道腺体增生有关。它们通常发生在30岁以下的女性身上。阴道腺体变性最常见于子宫内暴露于己烯雌酚（DES）的女性[101]。该药物于1948—1977年期间给女性使用以减少流产的风险。子宫内暴露于DES的女性每年需接受腺病和（或）阴道癌的筛查。

恶性黑色素瘤也可以位于阴道内。阴道内的恶性黑色素瘤非常罕见。本病整体预后较差，因为许多患者在诊断时已经出现深浸润性病变。

阴道癌的临床特征及诊断

阴道癌最常见的症状是无痛性阴道出血和/或排液。在局部进展期患者中，可出现尿路问题、里急后重、便秘、便血和盆腔疼痛，这取决于阴道肿瘤的位置（阴道前后壁、阴道近端或远端）。体格检查可能发现阴道肿块或溃疡。诊断可通过活检明确。原发性扩散最常见于区域淋巴结（阴道近端肿瘤：盆腔淋巴结；阴道远端：腹股沟淋巴结）。远处转移的常见部位是肺和肝[98]。

阴道癌的分期

分期是基于临床标准的。全身麻醉下的检查通常是确定肿瘤范围的最佳方法。应进行胸部和腹部CT成像，以排除远处转移。当前的分期系统汇总见表65.6。MRI在阴道癌的诊断、分期和治疗计划中具有越来越重要的作用[102]。

表65.6 阴道癌的FIGO分期

0期	原位癌
Ⅰ期	癌局限限于阴道壁
Ⅱ期	癌累及阴道下组织，但没有延伸到盆壁
Ⅲ期	癌已经延伸到骨盆壁
Ⅳ期	癌已经超出了真正的骨盆，或累及膀胱和（或）直肠的肌肉
ⅣA期	生长到邻近器官
ⅣB期	远处转移

阴道癌的治疗

阴道癌的治疗必须是个体化的，并根据疾病的分期和阴道受累的部位而有所不同。大多数患者的主要治疗方式是放疗，可以包括外照射放疗和近距离放射治疗。阴道远端1/3引流到腹股沟股淋巴结。当阴道肿瘤位于远端1/3时，这些淋巴结也应成为放射治疗的靶标[103]。

对阴道癌进行放化疗的经验有限。通常对于较大的肿瘤，会增加化疗，此推断是基于宫颈癌，其具有类似生物学特性。阴道癌的罕见性使得人们很难对其进行随机试验。

手术在阴道癌的治疗中的作用有限，因为根治需要手术切缘干净。在某些情况下，手术是可能的。例如，阴道近端肿瘤患者可以像宫颈癌患者，接受根治性子宫切除术、上/部分阴道切除术和盆腔淋巴结切除术。靠近处女膜的小的早期肿瘤可以像外阴癌一样治疗，局部切除原发肿瘤，并行腹股沟股淋巴结切除术。

阴道癌的预后

阴道癌总体预后较差，这可能是由于发现时就已经是晚期[96]。阴道癌可在阴道、骨盆或远处复发。复发性阴道癌的预后很差。在特定的情况下，盆腔廓清可能是一种选择。

由于该疾病的罕见性，阴道癌患者应被转诊到三级肿瘤中心。

（赵丽君 尤学武 戴一博 译）

参考文献

1. Gurumurthy M, Cruickshank ME. Management of vaginal intraepithelial neoplasia. *J Low Genit Tract Dis* 2012;**16**:306–12.
2. Cramer DW, Cutler SJ. Incidence and histopathology of malignancies of the female genital organs in the United States. *Am J Obstet Gynecol* 1974;**118**:443–60.
3. Lenehan PM, Meff F, Lickrish GM. Vaginal intraepithelial neoplasia: biologic aspects and management. *Obstet Gynecol* 1986;**68**:333–37.
4. Rome RM, England PG. Management of vaginal intraepithelial neoplasia: a series of 132 cases with long term follow-up. *Int J Gynecol Cancer* 2000;**10**:382–90.
5. Aho M, Vesterinen E, Meyer B, Purola E, Paavonen J. Natural history of vaginal intraepithelial neoplasia. *Cancer* 1991;**68**:195–97.
6. Abercrombie PD, Korn AP. Lower genital tract neoplasia in women with HIV infection. *Oncology (Williston Park)* 1998;**12**:1735–39.
7. Gemmell J, Holmes DM, Duncan ID. How frequently need vaginal smears be taken after hysterectomy for cervical intraepithelial neoplasia? *Br J Obstet Gynecol* 1990;**97**:58–61.
8. Hoffman DS, DeCesare SL, Roberts WS, Fiorica JV, Finan MA, Cavanagh D. Upper vaginectomy for in situ and occult, superficially invasive carcinoma of the vagina. *Am J Obstet Gynecol* 1992;**166**:30–33.
9. Curtis P, Shepherd JH, Lowe DG, Jobling T. The role of partial colpectomy in the management of persistent vaginal neoplasia after primary treatment. *Br J Obstet Gynaecol* 1992;**99**:587–89.
10. Diakomanolis E, Rodolakis A, Boulgaris Z, Blachos G, Michalas S. Treatment of vaginal intraepithelial neoplasia with laser ablation and upper vaginectomy. *Gynecol Obstet Invest* 2002;**54**:17–20.
11. Benedet JL, Wilson PS, Matisic JP. Epidermal thickness measurements in vaginal intraepithelial neoplasia. A basis for optimal CO_2 laser vaporization. *J Reprod Med* 1992;**37**:809–12.
12. Lin H, Huang EY, Chang HY, ChangChien CC. Therapeutic effect of topical applications of trichloracetic acid for vaginal intraepithelial neoplasia after hysterectomy. *Jpn J Clin Oncol* 2005;**35**:651–54.
13. Kirwan P, Naftalin NJ. Topical 5-fluorouracil in the treatment of vaginal intraepithelial neoplasia. *Br J Obstet Gynaecol* 1985;**92**:287–91.
14. Haidopoulos D, Diakomanolis E, Rodolakis A, Voulgaris Z, Vlachos G, Insaklis A. Can local application of imiquimod cream be an alternative mode of therapy for patients with high-grade intraepithelial lesions of the vagina? *Int J Gynecol Cancer* 2005;**15**:898–902.
15. David L, Simon L. *Colposcopy and Programme Management: Guidelines for the NHS Cervical Screening Programme*, 2nd edn. Publication No. 20. London, UK: NHS CSP; 2010.
16. Stokes-Lampard H, Wilson S, Waddell C, Ryan A, Holder R, Kehoe S. Vaginal vault smears after hysterectomy for reasons other than malignancy: a systematic review of the literature. *BJOG* 2006;**113**:1354–65.
17. Dodge JA, Eltabbakh GH, Mount SL, Walker RP, Morgan A. Clinical features and risk of recurrence among patients with vaginal intraepithelial neoplasia. *Gynecol Oncol* 2001;**83**:363–69.
18. Reyes MC, Cooper, K. An update on vulvar intraepithelial neoplasia: terminology and a practical approach to diagnosis. *J Clin Pathol* 2014;**67**:290–94.
19. Van Esch EMG, Dam MCI, Osse MEM, et al. Clinical characteristics associated with development of recurrence and progression in usual-type vulvar intraepithelial neoplasia. *Int J Gynecol Cancer* 2013;**23**:1476–83.
20. Eva LJ, Ganesan R, Chan KK, et al. Differentiated-type vulval intraepithelial neoplasia has a high-risk association with vulval squamous cell carcinoma. *Int J Gynecol Cancer* 2009;**19**:741–44.
21. Eva LJ, Ganesan R, Chan KK, et al. Vulval squamous cell carcinoma occurring on a background of differentiated vulval intraepithelial neoplasia is more likely to recur: a review of 154 cases. *J Reprod Med* 2008;**53**:397–401.
22. Van de Nieuwenhof HP, van Kempen LC, Massuger LF, et al. Differentiated-type vulval intraepithelial neoplasia has a high-risk association with vulval squamous cell carcinoma. *Int J Gynecol Cancer* 2010;**20**:194.
23. Lloyd J, Flanagan AM. Mammary and extramammary Paget's disease. *J Clin Pathol* 2000;**53**:742–49.
24. Bornstein J, Bogliatto F, Haefner H, et al. The 2015 International Society for the Study of Vulvovaginal Disease (ISSVD) terminology of vulvar squamous intraepithelial lesions. *J Low Genit Tract Dis* 2016;**20**:11–14.
25. Sideri M, Jones RW, Wilkinson EJ, et al. Squamous vulvar intraepithelial neoplasia: 2004 modified terminology, ISSVD Vulvar Oncology Subcommittee. *J Reprod Med* 2005;**50**:807–10.
26. Darragh TM, Colgan TJ, Thomas Cox J, et al. Members of the LAST Project Work Groups. The Lower Anogenital Squamous Terminology Standardization project for HPV-associated lesions: background and consensus recommendations from the College of American Pathologists and the American Society for Colposcopy and Cervical Pathology. *Int J Gynecol Pathol* 2013;**32**:76–115.

27. Edwards L. Pigmented vulvar lesions. *Dermatol Ther* 2010; **23**:449–57.
28. Hart WR. Vulvar intraepithelial neoplasia: historical aspects and current status. *Int J Gynecol Pathol* 2001;**20**:16–30.
29. Van der Burg S, Palefsky JM. Human immunodeficiency virus and human papilloma virus—why HPV-induced lesions do not spontaneously resolve and why therapeutic vaccination can be successful. *J Transl Med* 2009;**7**:108.
30. Pinto AP, Miron A, Yassin Y, et al. Differentiated vulvar intraepithelial neoplasia contains Tp53 mutations and is genetically linked to vulvar squamous cell carcinoma. *Mod Pathol* 2010;**23**:404–12.
31. Rolfe KJ, Maclean AB, Crow JC, et al. TP53 mutations in vulval lichen sclerosus adjacent to squamous cell carcinoma of the vulva. *Br J Cancer* 2003;**89**:2249–53.
32. Del Pino M, Rodriguez-Carunchio L, Ordi J. Pathways of vulvar intraepithelial neoplasia and squamous cell carcinoma. *Histopathology* 2013;**62**:161–75.
33. McNally OM, Mulvany NJ, Pagano R, et al. VIN3: a clinicopathologic review. *Int J Gynecol Cancer* 2002;**12**:490–95.
34. Eva LJ. Screening and follow up of vulval skin disorders. *Best Pract Res Clin Obstet Gynaecol* 2012;**26**:175–88.
35. Jones RW, Joura EA. Analyzing prior clinical events at presentation in 102 women with vulvar carcinoma: evidence of diagnostic delays. *J Reprod Med* 1999;**44**:766–68.
36. Husseinzadeh N, Recinto C. Frequency of invasive cancer in surgically excised vulvar lesions with intraepithelial neoplasia (VIN3). *Gynecol Oncol* 1999;**73**:119–20.
37. Rufforny I, Wilkinson EJ, Liu C, et al. Human papillomavirus infection and p16 (INK4a) protein expression in vulvar intraepithelial neoplasia and invasive squamous cell carcinoma. *J Lower Genit Tract Dis* 2005;**9**:108–13.
38. McCluggage WG. Recent advances in immunohistochemistry in gynaecological pathology. *Histopathology* 2002;**40**:309–26.
39. Jones RW, Rowan D. VIN3: a clinical study of the outcome in 113 cases with relation to the later development of invasive vulvar carcinoma. *Obstet Gynecol* 1994;**84**:741–45.
40. Lawrie TA, Nordin A, Chakrabarti M, Bryant A, Kaushik S, Pepas L. Medical and surgical interventions for the treatment of usual-type vulval intraepithelial neoplasia. *Cochrane Database Syst Rev* 2016;**1**:CD011837.
41. Cruickshank ME, Hay I, Guidelines Committee of the Royal College of Obstetricians and Gynaecologists (RCOG). *The Management of Vulval Skin Disorders*. Green-top Guideline No. 58. London: RCOG; 2011.
42. Jones RW. The natural history of cervical and vulvar intraepithelial neoplasia. *Am J Obstet Gynecol* 2010;**202**:e12–13.
43. Jones RW, Rowan DM, Stewart AW. Vulvar intraepithelial neoplasia: aspects of the natural history and outcome in 405 women. *Obstet Gynecol* 2005;**106**:1319–26.
44. National Cancer Institute. Surveillance, epidemiology, and end results program. Available at: http://seer.cancer.gov/statfacts/html/vulva.html.
45. Akhtar-Danesh N, Elit L, Lytwyn A. Trends in incidence and survival of women with invasive vulvar cancer in the United States and Canada: a population-based study. *Gynecol Oncol* 2014;**134**:314–18.
46. Somoye GO, Mocroft A, Olaitan A. Analysis of the incidence and mortality of vulval cancer in women in South East England 1960-1999. *Arch Gynecol Obstet* 2009;**279**:113–17.
47. Del Pino M, Rodriquez-Carunchio L, Ordi J. Pathways of vulvar intraepithelial neoplasia and squamous cell carcinoma. *Histopathology* 2013;**62**:161–75.
48. Van der Avoort IA, Shirango H, Hoevenaars BM, et al. Vulvar squamous cell carcinoma is a multifactorial disease following two separate and independent pathways. *Int J Gynecol Pathol* 2006;**25**:22–29.
49. Pinto AP, Miron A, Yassin Y, et al. Differentiated vulvar intraepithelial neoplasia contains Tp53 mutations and is genetically linked to vulvar squamous cell carcinoma. *Mod Pathol* 2010;**23**:404–12.
50. Prodratz KC, Symmonds RE, Taylor WF, Williams TJ. Carcinoma of the vulva: analysis of treatment and survival. *Obstet Gynecol* 1983;**61**:63–74.
51. Hopkins MP, Reid GC, Johnston CM, Morley GW. A comparison of staging systems for squamous cell carcinoma of the vulva. *Gynecol Oncol* 1992;**47**:34–37.
52. Hacker NF, Berek JS, Lagasse LD, Nieberg RK, Leuchter RS. Individualization of treatment for stage I squamous cell vulvar carcinoma. *Obstet Gynecol* 1984;**63**:155–62.
53. Homesley HD, Bundy BN, Sedlis A, et al. Assessment of current International Federation of Gynecologic and Obstetrics staging of vulvar carcinoma relative to prognostic factors for survival (A Gynecologic Oncology Group study). *Am J Obstet Gynecol* 1991;**164**:997–1003.
54. Origoni M, Sideri M, Garsia S, Carinelli SG, Ferrari AG. Prognostic value of pathological patterns of lymph node positivity in squamous cell carcinoma of the vulva stage III and IVA FIGO. *Gynecol Oncol* 1992;**45**:313–16.
55. Paladini D, Cross P, Lopes A, Monaghan JM. Prognostic significance of lymph node variables in squamous cell carcinoma of the vulva. *Cancer* 1994;**74**:2491–496.
56. Hacker NF. Revised FIGO staging for carcinoma of the vulva. *Int J Gynecol Obstet* 2009;**105**:105–106.
57. Barbera L, Thomas G, Elit L, et al. Treating vulvar cancer in the new millennium: are patients receiving optimal care? *Gynecol Oncol* 2008;**109**:71–75.
58. Basset A. Traitement chirurgical opératoire de l'épithelioma primitif du clitoris: Indications, technique, résultats. *Rev Chir* 1912;**46**:546–63.
59. Taussig FJ. Cancer of the vulva: an analysis of 155 cases (1911–1940). *Am J Obstet Gynecol* 1949;**40**:764–772.
60. Way S. Carcinoma of the vulva. *Am J Obstet Gynecol* 1960;**79**:692–97.
61. Hacker NF, Leuchter RS, Berek JS, Castaldo TW, Lagasse LD. Radical vulvectomy and bilateral inguinal lymphadenectomy through separate incisions. *Obstet Gynecol* 1981;**58**:574–79.
62. Hacker NF, van der Velden J. Conservative management of early vulvar cancer. *Cancer* 1993;**71**:1673–77.
63. Iversen T, Aas M. Lymph drainage from the vulva. *Gynecol Oncol* 1983;**16**:179–83.
64. Burger MP, Hollema H, Bouma J. The side of groin node metastases in unilateral vulvar carcinoma. *In J Gynecol Cancer* 1996;**6**:318–22.
65. Wills A, Obermair A. A review of complications associated with the surgical treatment of vulvar cancer. *Gynecol Oncol* 2013;**131**:467–79.
66. Selman TJ, Luesley DM, Acheson N, Khan KS, Mann CH. A systematic review of the accuracy of diagnostic tests for inguinal lymph node status in vulvar cancer. *Gynecol Oncol* 2005;**99**:206–14.
67. Oonk MH, Hollema H, de Hullu JA, van der Zee AG. Prediction of lymph node metastases in vulvar cancer: a review. *Int J Gynecol Cancer* 2006;**16**:963–71.
68. Cormio G, Loizzi V, Carriero C, Cazzolla A, Putignano G, Selvaggi L. Groin recurrence in carcinoma of the vulva: management and outcome. *Eur J Cancer Care* 2010;**19**:302–307.
69. Levenback C, Burke TW, Gershenson DM, Morris M, Malpica A, Ross MI. Intraoperative lymphatic mapping for vulvar cancer. *Obstet Gynecol* 1994;**84**:163–67.
70. Covens A, Vella ET, Kennedy EB, Reade CJ, Jimenez W, Le T. Sentinel lymph node biopsy in vulvar cancer: systematic review, meta-analysis and guideline recommendations. *Gynecol Oncol* 2015;**137**:351–61.
71. Van der Zee AG, Oonk MH, de Hullu JA, et al. Sentinel node dissection is safe in the treatment of early-stage vulvar cancer. *J Clin Oncol* 2008;**20**:884–89.

72. Levenback CF, Ali S, Coleman RL, et al. Lymphatic mapping and sentinel lymph node biopsy in women with squamous cell carcinoma of the vulva: a gynecologic oncology group study. *J Clin Oncol* 2012;**30**:3786–91.
73. Oonk MH, van Hemel BM, Hollema H, et al. Size of sentinel-node metastasis and chances of non-sentinel-node involvement and survival in early stage vulvar cancer: results from GROINSS-V, a multicentre observational study. *Lancet Oncol* 2010;**11**:646–52.
74. Erickson BK, Divine LM, Leath CA 3rd, Straughn JM Jr. Cost-effectiveness analysis of sentinel lymph node biopsy in the treatment of early-stage vulvar cancer. *Int J Gynecol Cancer* 2014;**24**:1480–85.
75. McCann GA, Cohn DE, Jewell EL, Havrilesky LJ. Lymphatic mapping and sentinel lymph node dissection compared to complete lymphadenectomy in the management of early-stage vulvar cancer: a cost-utility analysis. *Gynecol Oncol* 2015;**136**: 300–304.
76. Homesley HD, Bundy BN, Sedlis A, Adcock L. Radiation therapy versus pelvic node resection for carcinoma of the vulva with positive groin nodes. *Obstet Gynecol* 1986;**68**:733–40.
77. Kunos C, Simpkins F, Gibbons H, Tian C, Homesley H. Radiation therapy compared with pelvic node resection for node-positive vulvar cancer: a randomized controlled trial. *Obstet Gynecol* 2009;**114**:537–46.
78. Fons G, Groenen SM, Oonk MH, et al. Adjuvant radiotherapy in patients with vulvar cancer and one intracapsular lymph node metastasis is not beneficial. *Gynecol Oncol* 2009;**114**:343–45.
79. Woelber L, Eulenburg C, Choschzich M, et al. Prognostic role of lymph node metastases in vulvar cancer and implications for adjuvant treatment. *Int J Gynecol Cancer* 2012;**22**:503–508.
80. Gill BS, Bernard ME, Lin JF, et al. Impact of adjuvant chemotherapy with radiation for node-positive vulvar cancer: a National Cancer Data Base (NSDB) analysis. *Gynecol Oncol* 2015;**137**:365–72.
81. Expert Panel on Radiation Oncology-Gynecology, Kidd E, Moore D, et al. ACR appropriateness criteria management of locoregionally advanced squamous cell carcinoma of the vulva. *Am J Clin Oncol* 2013;**36**:415–22.
82. Van Doorn HC, Ansink A, Verhaar-Langereis M, Stalpers L. Neoadjuvant chemoradiation for advanced primary vulvar cancer. *Cochrane Database Syst Rev* 2006;**3**:CD003752.
83. Moore DH, Ali S, Koh WJ, et al. A phase II trial of radiation therapy and weekly cisplatin chemotherapy for the treatment of locally-advanced squamous cell carcinoma of the vulva: a gynecologic oncology group study. *Gynecol Oncol* 2012;**124**:529–33.
84. Te Grootenhuis NC, van der Zee AG, van Doorn HC, et al. Sentinel nodes in vulvar cancer: long-term follow-up of the Groningen International Study on Sentinel nodes in Vulvar cancer (GROINSS-V) I. *Gynecol Oncol* 2016;**140**:8–14.
85. Zhou J, Shan G. The prognostic role of FIGO stage in patients with vulvar cancer: a systematic review and meta-analysis. *Curr Med Res Opin* 2016;**32**:1121–30.
86. Oonk MH, de Hullu JA, Hollema H, et al. The value of routine follow-up in patients treated for carcinoma of the vulva. *Cancer* 2003;**98**:2624–29.
87. Van Doorn HC, van Beekhuizen HJ, Gaarenstroom KN, et al. Repeat sentinel lymph node procedure in patients with recurrent vulvar squamous cell carcinoma is feasible. *Gynecol Oncol* 2016;**140**:415–19.
88. Nooij LS, Ongkiehong PJ, van Zwet EW, et al. Groin surgery and risk of recurrence in lymph node positive patients with vulvar squamous cell carcinoma. *Gynecol Oncol* 2015;**139**:458–64.
89. Moxley KM, Fader AN, Rose PG, et al. Malignant melanoma of the vulva: an extension of cutaneous melanoma? *Gynecol Oncol* 2011;**122**:612–17.
90. Philips GL, Bundy BN, Okagaki T, Kucera PR, Stehman FB. Malignant melanoma of the vulva treated by radical hemivulvectomy. A prospective study of the Gynecologic Oncology Group. *Cancer* 1994;**73**:2626–32.
91. Sladden MJ, Balch C, Barzilai DA, et al. Surgical excision margins for primary cutaneous melanoma. *Cochrane Database Syst Rev* 2009;**4**:CD004835.
92. Abramova L, Parekh J, Irvin WP Jr, et al. Sentinel node biopsy in vulvar and vaginal melanoma: presentation of six cases and a literature review. *Ann Surg Oncol* 2002;**9**:840–46.
93. Verschraegen CF, Benjapibal M, Supakarapongkul W, et al. Vulvar melanoma at the M.D. Anderson Cancer Center: 25 years later. *Int J Gynecol Cancer* 2001;**11**:359–64.
94. Ragnarsson-Olding BK, Kanter-Lewensohn LR, Lagerlöf B, Nilsson BR, Ringborg UK. Malignant melanoma of the vulva in a nationwide, 25-year study of 219 Swedish females: clinical observations and histopathologic features. *Cancer* 1999;**86**:1273–84.
95. Parkin DM, Bray F, Ferlay J, Pisani P. Global cancer statistics, 2002. *CA Cancer J Clin* 2005;**55**:74–108.
96. Beller U, Benedet JL, Creasman WT, et al. Carcinoma of the vagina. FIGO 26th annual report on the results of treatment in gynecological cancer. *Int J Gynaecol Obstet* 2006;**95** Suppl 1:S29–42.
97. Davis KP, Stanhope CR, Garton GR, Atkinson EJ, O'Brien PC. Invasive vaginal carcinoma: analysis of early-stage disease. *Gynecol Oncol* 1991;**42**:131–36.
98. Daling JR, Madeleine MM, Schwartz SM, et al. A population-based study of squamous cell vaginal cancer: HPV and cofactors. *Gynecol Oncol* 2002;**84**:263–70.
99. Herman JM, Homesley HD, Dignan MB. Is hysterectomy a risk factor for vaginal cancer? *JAMA* 1986;**256**:601–603.
100. Bouma J, Burger MP, Krans M, Hollema H, Pras E. Squamous cell carcinoma of the vagina: a report of 32 cases. *Int J Gynecol Cancer* 1994;**4**:389–94.
101. Herbst AL, Robboy SJ, Scully RE, Poskanzer DC. Clear-cell adenocarcinoma of the vagina and cervix in girls: analysis of 170 registry cases. *Am J Obstet Gynecol* 1974;**119**:713–24.
102. Gardner CS, Sunil J, Klopp AH, et al. Primary vaginal cancer: role of MRI in diagnosis, staging and treatment. *Br J Radiol* 2015;**99**:20150033.
103. Hacker NF, Eifel PJ, van der Velden J. Cancer of the vagina; FIGO cancer report 2015. *Int J Gynecol Obstet* 2015;**131** Suppl 2:S84–87.

第66章
妊娠滋养细胞疾病

Hextan Y.S. Ngan, Karen K.L. Chan, Siew-Fei Ngu

引言

妊娠滋养细胞疾病（GTD）源于可发生瘤变及癌变的异常妊娠。GTD前期最常见的异常妊娠通常是良性的。葡萄胎在组织学上分为部分性葡萄胎和完全性葡萄胎。滋养细胞肿瘤的组织学类型包括绒毛膜癌、胎盘部位滋养细胞肿瘤（PSTT）和上皮样滋养细胞肿瘤（ETT）。异常增殖的滋养细胞可以通过血清hCG测定来检测。因此，妊娠滋养细胞肿瘤（GTN）是一类仅根据葡萄胎或正常妊娠后血清hCG浓度持续异常升高而做出诊断的疾病，可以没有组织学诊断。GTN的治疗以化疗为主，多数预后良好。

葡萄胎妊娠

发病率

葡萄胎妊娠的发生率在世界范围内呈下降趋势，但在东南亚的发病率（2/1000次妊娠）仍然高于欧洲和北美（<1/1000次妊娠）。日本也出现了类似的下降，这可能与出生率降低和经济复苏有关[1]。在妊娠早期使用超声检查能够早期诊断并终止无法存活的妊娠，由于缺乏组织学证据，可导致葡萄胎的发生率被低估。在韩国和日本，GTN的发病率也呈现下降的趋势[2]。由于GTN的诊断通常缺乏组织学证据，因此绒癌的发病率很难估计。“肿瘤”可能是侵袭性、转移性葡萄胎或绒毛膜癌，受到这个限制，目前报道的绒癌发病率为（1~9）/40 000次妊娠，而且正在呈下降趋势。

临床表现

最常见的表现是妊娠早期的异常阴道流血，超声检查有助于早期诊断[3]。子宫大小因妊娠而异。妊娠剧吐、甲状腺功能亢进、出血致严重贫血、早发性重度先兆子痫、子宫大于孕周、双侧黄素化大囊肿和肺滋养细胞栓塞等临床表现现在已经很少见了，然而这些症状和体征往往与葡萄胎妊娠的进展有关。

诊断性检查

超声检查是葡萄胎妊娠最有效的诊断性检查，但典型的“落雪征”（图66.1）在早期的超声检查中并不多见。早期葡萄胎妊娠的超声特征常不典型，它可以表现为胎儿部分缺失、囊状胎盘，以及类似于稽留流产的变形孕囊。事实上，一项研究表明，妊娠早期完全性葡萄胎的典型超声表现是一个复杂的、有回声的宫内肿块，同时伴有许多小囊性间隙（图66.2）[4]。此外，超声检查可能遗漏完全性和部分性葡萄胎的比例分别为21%和71%，尤其是在妊娠早期[5]。因此，对所有妊娠产物进行组织学检查将会发现超声检查漏诊的早期葡萄胎病例。

病理学和细胞遗传学

葡萄胎妊娠的典型组织病理学包括绒毛间质水肿和滋养细胞增生。主要挑战在于完全性葡萄胎与部分性葡萄胎、部分性葡萄胎与流产中绒毛水肿退化性变的鉴别[6]。组织学上，完全性葡萄胎具有丰富的水池形成、滋养细胞增殖和胎儿部分的缺失（图66.3）。在部分性葡萄胎中，滋养细胞增殖轻度增殖

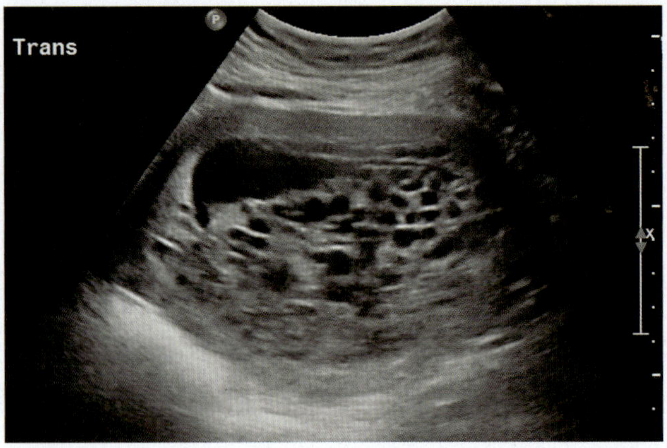

图66.1 葡萄胎妊娠的典型超声表现是一个复杂的、有回声的宫内肿块,同时伴有许多分离的囊性间隙(落雪征)。

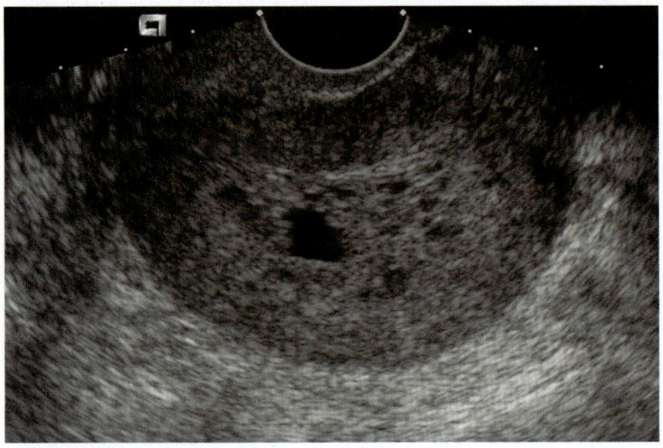

图66.2 早期葡萄胎的超声图像显示:子宫腔内有大量囊泡的回声组织。

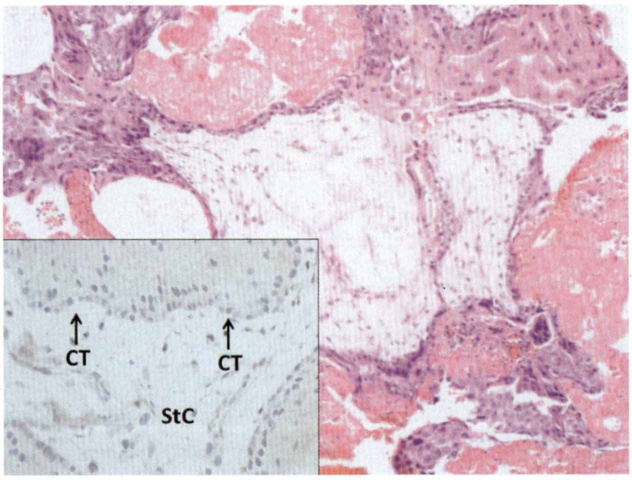

图66.3 完全性葡萄胎显微镜下显示:细胞滋养层(CT)和基质细胞(StC) p57 KIP2表达阴性,p57 KIP2由CDKN1C编码,CDKN1C是一种母系表达的父系印记基因。(Courtesy of Cheung AN, Department of Pathology.The University of Hong Kong.)

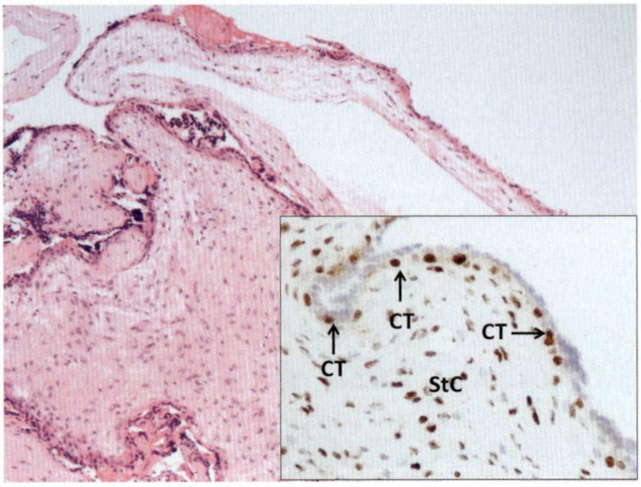

图66.4 部分性葡萄胎显微镜下显示:细胞滋养层(CT)和基质细胞(StC) p57 KIP2表达阳性,p57 KIP2由CDKN1C编码,CDKN1C是一种母系表达的父系印记基因。(Courtesy of Cheung AN, Department of Pathology.The University of Hong Kong.)

并且存在胎儿部分或胎儿红细胞(图66.4)。水肿性流产看起来与部分性葡萄胎非常相似。早期完全性葡萄胎可能缺乏丰富的组织学特征,但具有异常发育的绒毛伴滋养细胞过度增生、间质核碎裂和绒毛血管塌陷等结构。另一方面,在部分性葡萄胎中可见斑片状绒毛水肿,伴有散在异常形状的不规则绒毛、滋养细胞假包涵体和斑片状滋养细胞增生[7]。通过细胞分子学研究我们可以确定性染色体起源,从而将雄激素二倍体完全性葡萄胎(图66.5和图66.6)[41]或双亲三倍体部分性葡萄胎与二倍体流产区分开来。通过免疫组织化学染色检测组织中p57 KIP2(由CDKN1C编码的细胞周期蛋白依赖性激酶抑制剂1C)的表达来确认母系基因的存在,由此可以排除完全性葡萄胎。但是,如果仍不能排除葡萄胎妊娠,也可以监测血清hCG水平至少6个月或直至其恢复正常。

葡萄胎妊娠的处理

葡萄胎的标准治疗是清宫术。由于存在大出血、呼吸系统并发症和子宫穿孔的风险,因此手术应由经验丰富的麻醉医生和妇科医生来完成。由于在吸宫过程中可能出现大出血,因此术前必须建立具备大口径套管的静脉通路并做好交叉备血。在宫颈口扩张和吸刮术开始后使用缩宫素,不会增加GTN的风险。由于葡萄胎妊娠的子宫通常比较软,因此术中使用超声监护或由经验丰富的妇科医生进行清

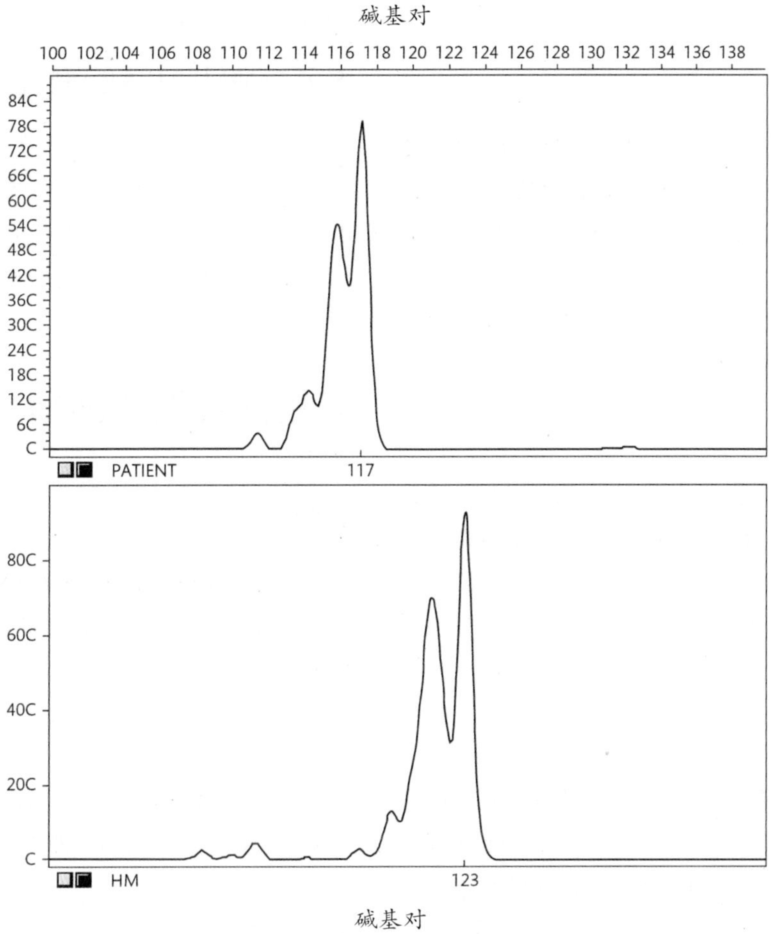

图66.5 二倍体完全葡萄胎的微卫星基因分型:患者和二倍体葡萄胎(HM)的微卫星多态性。该患者是标记D17S1322的纯合子,产生了117个碱基对的等位基因。HM也是D17S1322的纯合子,产生了123个碱基对的等位基因,这在母体DNA中没有发现,因此是雄性基因。(Reproduced from Cheung AN, Khoo US, Lai CY, Chan KY, Xue WC, Cheng DK 等. 荟萃 static trophoblastic disease after an initial diagnosis of partial hydatidiform mole: genotypingand chromosome in situ hybridization analysis. Cancer 2004;100:1411–17.)

宫术可能会降低子宫穿孔的风险。但是,除非有持续性阴道流血等临床指征,否则不建议进行常规的第二次清宫。应避免使用药物方法终止妊娠,因为这会增加发生GTN的机会[8],除非在妊娠中期终止合并胎儿的部分性葡萄胎。子宫切除术一般不用于终止葡萄胎妊娠,除非存在其他切宫指征或危及生命的出血。

HCG监测

葡萄胎清宫术后连续监测血清hCG对于GTN的早期诊断至关重要。葡萄胎清宫术后,需每周或每两周进行一次血hCG监测,直到其恢复正常水平,然后每4周监测一次,持续6个月。GTN的诊断标准将在后面讨论(参见“诊断”部分)。部分性葡萄胎进展为GTN的发生率为0.5%~1%,而完全性葡萄胎可高

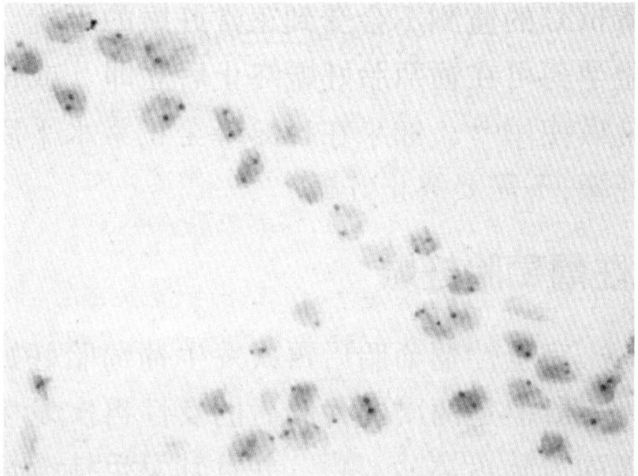

图66.6 二倍体完全葡萄胎的染色体原位杂交:16号染色体的DNA探针可以在大多数细胞核中检测到两个杂交信号。(Reproduced from Cheung AN, Khoo US, Lai CY, Chan KY, Xue WC, Cheng DKet al. 荟萃 static trophoblastic disease after an initial diagnosis of partial hydatidiformmole: genotyping and chromosome in situ hybridization analysis. Cancer2004;100:1411 – 17.)

表66.3 超高危和复发性GTN的治疗

EMA-CO 每2周一次	第1日	放线菌素D 0.5mg静推 依托泊苷 100mg/m²静滴(>30min) 甲氨蝶呤 100mg/m²静推 甲氨蝶呤 200mg/m²静滴12h
	第2日	放线菌素D 0.5mg静推 依托泊苷 100mg/m²静滴(>30min) 亚叶酸 15mg 静推/口服,每12小时1次,共4次(甲氨蝶呤用药24小时后)
	第8日	长春新碱0.8mg/m²静推(最大量2mg) 环磷酰胺600mg/m²静推(>30min)

表66.4 高危型GTN治疗— 联合化疗

	化疗方案	
对EMA-CO耐药或复发GTN	EP-EMA 每2周一次	
	第1日	依托泊苷 150mg/m²静滴(>1h) 顺铂75mg/m²静滴(>12h) 水化
	第8日	放线菌素D 0.5mg静推 依托泊苷 100mg/m²静滴(>1h) 甲氨蝶呤 100mg/m²静推 甲氨蝶呤 200mg/m²静滴12h 亚叶酸15mg静推/口服,每12小时1次,共4次(甲氨蝶呤用药24小时后)
脑转移GTN	EMA-CO,其中甲氨蝶呤调整为高剂量(1000mg/m²静滴>24h)	
可选择的联合化疗方案	TE/TP(紫杉醇,依托泊苷/紫杉醇,顺铂) MAC(甲氨蝶呤,放线菌素D,环磷酰胺) BEP(博来霉素,依托泊苷,顺铂) MBE(甲氨蝶呤,博来霉素,依托泊苷) FAEV(氟尿苷,放线菌素D,依托泊苷,长春新碱) FA(5-氟尿嘧啶,放线菌素D)	

危型患者可能需要二线方案进行挽救性化疗[25]。二线化疗方案EP-EMA(EP与EMA每周交替)或TE/TP(紫杉醇、依托泊苷与紫杉醇、顺铂每两周交替)可以挽救超过70%的患者(表66.4)[26]。其他化疗方案,例如MBE(甲氨蝶呤、博来霉素、依托泊苷)和BEP(博来霉素、依托泊苷、顺铂)也得到了合理的应用[27,28]。但由于这种疾病的罕见性,很难开展足够有力的随机对照研究来评估这些情况下的最佳治疗方案。对于脑转移患者,除静脉化疗外,使用可穿透血脑屏障的大剂量甲氨蝶呤或鞘内注射甲氨蝶呤可能会提供更好的疗效[29]。

化疗的辅助治疗

手术

由于GTN对化疗具有高度敏感性,在大多数情况下不需要手术。尽管有报道称,对于年龄大、无生育意愿的低风险非转移性GTN患者进行子宫切除术可减少一个周期的化疗[30],但这并不是一种常见的治疗方案,因为大多数患者都处于育龄期,并且需要平衡子宫切除术的风险与增加一个周期化疗的风险。手术通常只用于孤立的耐药肿瘤或危及生命的并发症。针对孤立性耐药肺转移灶的肺叶切除术是最常见的耐药性病灶切除术[31]。然而,需要认识到的是,hCG可更准确地反映疾病的进展,在hCG恢复正常后,即使影像上仍可能看到残留的肺部病变,只要监测血hCG在正常范围,就不需要治疗。对于顽固性子宫病变也应进行子宫切除术。在组织学检查中,若病变是PSTT,比侵蚀性葡萄胎更具化疗耐药性。无法控制的大出血是GTN相关的最常见的危及生命的并发症之一。对于无法控制的阴道出血可以进行子宫切除术,对于颅内出血可以进行开颅手术以减轻颅内压。肝转移引起的腹腔内出血可能需要开腹手术,但通常很难控制出血。在某些情况下,动脉栓塞术可能是手术的替代方法,例如阴道大量出血但希望保留生育能力的患者以及内脏出血的患者[32,33]。

放疗

放疗在GTN中的作用相对有限。它可以减少肿瘤大小和血供,从而减少并发症的发生。据报道,对于出血风险高的脑转移患者,全脑放疗联合开颅手术和化疗(EP-EMA或EMA-CO)可获得最佳结果[34]。对大的肝转移灶进行放疗可降低自发性肝破裂和出血的风险[35]。

治疗后随访

大多数GTN在治疗后的第1年内复发,因此需要密切监测血清hCG(类似于葡萄胎妊娠后随访)。应建议患者在治愈后的1年内不要妊娠,因为妊娠期间hCG水平升高会失去其作为疾病复发标志物的作用,从而延误复发诊断。此外,有研究认为在治愈后6个月内妊娠的患者,重复性葡萄胎和妊娠并发症(如流产或死产)增加[36]。然而,与那些在12个月的随访期间未妊娠的患者相比,这些患者的复发概率并未增加[37]。根据目前临床研究认为GTN患者治愈后的再生育力和后代的质量与正常人群没有统计学差异[38]。

胎盘部位滋养细胞肿瘤

PSTT比绒毛膜癌更罕见。PSTT发生在育龄期,通常表现为异常阴道出血或闭经等非特异性症状。尽管hCG不能反映PSTT的肿瘤负荷,但游离β-hCG是PSTT的可靠标志物,尤其是在不确定患者是绒毛膜癌(高糖基化hCG占比高)还是PSTT(游离β-hCG占比高)的情况[39]。在组织学上,PSTT主要由中间型滋养细胞组成,通常看不到绒毛结构。植入部位的中间型滋养细胞通常具有显著的细胞学异型性和分散的有丝分裂象(图66.7)。肿瘤细胞浸润子宫肌层,并有明显的淋巴管和血管侵犯。PSTT的化疗敏感性低于绒毛膜癌,在大多数情况下,子宫切除术是其主要的治疗方式。然而,对于病灶局限于子宫肌层的年轻患者,可以考虑保留生育功能的治疗方案,例如刮宫术、宫腔镜下病灶切除术和化疗。保留生育力不适用于弥漫性病变。EP-EMA是最常用的化学方案。距前次妊娠间隔超过48个月可能是最主要的不良预后因素[40]。

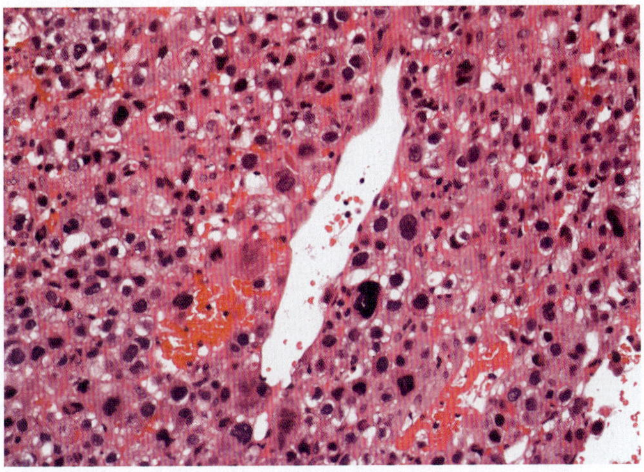

图66.7 胎盘部位滋养细胞肿瘤显微镜下显示:单一植入部位的中间型滋养细胞,具有明显的细胞学异型性和分散的有丝分裂象。(Courtesy of Cheung AN, Department of Pathology, The University of Hong Kong.)

上皮样滋养细胞肿瘤

上皮样滋养细胞肿瘤起源于绒毛膜型中间滋养细胞。上皮样滋养细胞肿瘤有时可与绒毛膜癌或PSTT共存。大多数上皮样滋养细胞肿瘤发生于育龄女性,并表现为异常阴道出血或闭经。血清hCG水平通常略有升高。与PSTT类似,上皮样滋养细胞肿瘤对化疗不敏感,主要治疗方式是切除子宫。

FIGO的报告格式

为了明确患者的分期和风险评分,患者的诊断包括由罗马数字表示的临床分期:Ⅰ~Ⅳ期,然后用冒号将其与以阿拉伯数字表示的预后风险评分的总和分开,例如,Ⅱ期:4,Ⅳ期:9,将为每位患者进行分期和评分。

(吴齐斌 译)

参考文献

1. Matsui H, Iitsuka Y, Yamazawa K, Tanaka N, Seki K, Sekiya S. Changes in the incidence of molar pregnancies. A population-based study in Chiba Prefecture and Japan between 1974 and 2000. *Hum Reprod* 2003;**18**:172–75.
2. Martin BH, Kim JH. Changes in gestational trophoblastic tumors over four decades. A Korean experience. *J Reprod Med* 1998;**43**:60–68.
3. Soto-Wright V, Bernstein M, Goldstein DP, Berkowitz RS. The changing clinical presentation of complete molar pregnancy. *Obstet Gynecol* 1995;**86**:775–79.
4. Benson CB, Genest DR, Bernstein MR, Soto-Wright V, Goldstein DP, Berkowitz RS. Sonographic appearance of first trimester complete hydatidiform moles. *Ultrasound Obstet Gynecol* 2000;**16**:188–91.
5. Fowler DJ, Lindsay I, Seckl MJ, Sebire NJ. Routine pre-evacuation ultrasound diagnosis of hydatidiform mole: experience of more than 1000 cases from a regional referral center. *Ultrasound Obstet Gynecol* 2006;**27**:56–60.
6. Paradinas FJ, Browne P, Fisher RA, Foskett M, Bagshawe KD, Newlands E. A clinical, histopathological and flow cytometric study of 149 complete moles, 146 partial moles and 107 non-molar hydropic abortions. *Histopathology* 1996;**28**:101–10.
7. Sebire NJ, Fisher RA, Rees HC. Histopathological diagnosis of partial and complete hydatidiform mole in the first trimester of pregnancy. *Pediatr Dev Pathol* 2003;**6**:69–77.
8. Tidy JA, Gillespie AM, Bright N, Radstone CR, Coleman RE, Hancock BW. Gestational trophoblastic disease: a study of mode of evacuation and subsequent need for treatment with chemotherapy. *Gynecol Oncol* 2000;**78**:309–12.
9. Cole LA, Butler S. Detection of hCG in trophoblastic dis-

ease. The USA hCG reference service experience. *J Reprod Med* 2002;7:433–44.
10. Cole LA. Phantom hCG and phantom choriocarcinoma. *Gynecol Oncol* 1998;**71**:325–29.
11. Costa HL, Doyle P. Influence of oral contraceptives in the development of post-molar trophoblastic neoplasia—a systematic review. *Gynecol Oncol* 2006;**100**:579–85.
12. Royal College of Obstetricians and Gynaecologists (RCOG). *The Management of Gestational Trophoblastic Disease*, Green-top Guideline No. 38. London: RCOG; 2010.
13. Eagles N, Sebire NJ, Short D, Savage PM, Seckl MJ, Fisher RA. Risk of recurrent molar pregnancies following complete and partial hydatidiform moles. *Hum Reprod* 2015;**30**:2055–63.
14. Parazzini F, Mangili G, Belloni C, La Vecchia C, Liati P, Marabini R. The problem of identification of prognostic factors for persistent trophoblastic disease. *Gynecol Oncol* 1988;**30**:57–62.
15. Sebire NJ, Foskett M, Paradinas FJ, et al. Outcome of twin pregnancies with complete hydatidiform mole and healthy co-twin. *Lancet* 2002;**359**:2165–66.
16. FIGO Oncology Committee. FIGO staging for gestational trophoblastic neoplasia 2000. *Int J Gynaecol Obstet* 2002;**77**:285–87.
17. Hancock BW, Welch EM, Gillespie AM, Newlands ES. A retrospective comparison of current and proposed staging and scoring systems for persistent gestational trophoblastic disease. *Int J Gynecol Cancer* 2000;**10**:318–22.
18. Alazzam M, Tidy J, Hancock BW, Osborne R, Lawrie TA. First-line chemotherapy in low-risk gestational trophoblastic neoplasia. *Cochrane Database Syst Rev* 2012;**7**:CD007102.
19. Lybol C, Sweep FC, Harvey R, et al. Relapse rates after two versus three consolidation courses of methotrexate in the treatment of low-risk gestational trophoblastic neoplasia. *Gynecol Oncol* 2012;**125**:576–79.
20. Sita-Lumsden A, Short D, Lindsay I, et al. Treatment outcomes for 618 women with gestational trophoblastic tumours following a molar pregnancy at the Charing Cross Hospital, 2000–2009. *Br J Cancer* 2012;**107**:1810–14.
21. Bower M, Newlands ES, Holden L, et al. EMA/CO for high-risk gestational trophoblastic tumors: results from a cohort of 272 patients. *J Clin Oncol* 1997;**15**:2636–43.
22. Deng L, Zhang J, Wu T, Lawrie TA. Combination chemotherapy for primary treatment of high-risk gestational trophoblastic tumour. *Cochrane Database Syst Rev* 2013;**1**:CD005196.
23. Alifrangis C, Agarwal R, Short D, et al. EMA/CO for high-risk gestational trophoblastic neoplasia: good outcomes with induction low-dose etoposide-cisplatin and genetic analysis. *J Clin Oncol* 2013;**31**:280–86.
24. Seckl MJ, Sebire NJ, Berkowitz RS. Gestational trophoblastic disease. *Lancet* 2010;**376**:717–29.
25. Powles T, Savage PM, Stebbing J, et al. A comparison of patients with relapsed and chemo-refractory gestational trophoblastic neoplasia. *Br J Cancer* 2007;**96**:732–37.
26. Newlands ES, Mulholland PJ, Holden L, Seckl MJ, Rustin GJ. Etoposide and cisplatin/etoposide, methotrexate, and actinomycin D (EMA) chemotherapy for patients with high-risk gestational trophoblastic tumors refractory to EMA/cyclophosphamide and vincristine chemotherapy and patients presenting with metastatic placental site trophoblastic tumors. *J Clin Oncol* 2000;**18**:854–59.
27. Ngan HY, Tam KF, Lam KW, Chan KK. Methotrexate, bleomycin, and etoposide in the treatment of gestational trophoblastic neoplasia. *Obstet Gynecol* 2006;**107**:1012–17.
28. Song SQ, Wang C, Zhang GN, et al. BEP for high-risk gestational trophoblastic tumor: results from a cohort of 45 patients. *Eur J Gynaecol Oncol* 2015;**36**:726–29.
29. Newlands ES, Holden L, Seckl MJ, McNeish I, Strickland S, Rustin GJ. Management of brain metastases in patients with high-risk gestational trophoblastic tumors. *J Reprod Med* 2002;**47**:465–71.
30. Suzuka K, Matsui H, Iitsuka Y, Yamazawa K, Seki K, Sekiya S. Adjuvant hysterectomy in low-risk gestational trophoblastic disease. *Obstet Gynecol* 2001;**97**:431–34.
31. Jones WB, Romain K, Erlandson RA, Burt ME, Lewis JL Jr. Thoracotomy in the management of gestational choriocarcinoma. A clinicopathologic study. *Cancer* 1993;**72**:2175–81.
32. McGrath S, Harding V, Lim AK, Burfitt N, Seckl MJ, Savage P. Embolization of uterine arteriovenous malformations in patients with gestational trophoblastic tumors: a review of patients at Charing Cross Hospital, 2000–2009. *J Reprod Med* 2012;**57**:319–24.
33. Keepanasseril A, Suri V, Prasad GR, et al. Management of massive hemorrhage in patients with gestational trophoblastic neoplasia by angiographic embolization: a safer alternative. *J Reprod Med* 2011;**56**:235–40.
34. Piura E, Piura B. Brain metastases from gestational trophoblastic neoplasia: review of pertinent literature. *Eur J Gynaecol Oncol* 2014;**35**:359–67.
35. Barnard DE, Woodward KT, Yancy SG, Weed JC Jr, Hammond CB. Hepatic metastases of choriocarcinoma: a report of 15 patients. *Gynecol Oncol* 1986;**25**:73–85.
36. Matsui H, Iitsuka Y, Suzuka K, et al. Risk of abnormal pregnancy completing chemotherapy for gestational trophoblastic tumor. *Gynecol Oncol* 2003;**88**:104–107.
37. Blagden SP, Foskett MA, Fisher RA, et al. The effect of early pregnancy following chemotherapy on disease relapse and foetal outcome in women treated for gestational trophoblastic tumours. *Br J Cancer* 2002;**86**:26–30.
38. Woolas RP, Bower M, Newlands ES, Seckl M, Short D, Holden L. Influence of chemotherapy for gestational trophoblastic disease on subsequent pregnancy outcome. *Br J Obstet Gynaecol* 1998;**105**:1032–35.
39. Cole LA, Khanlian SA, Muller CY, Giddings A, Kohorn E, Berkowitz R. Gestational trophoblastic diseases: 3. Human chorionic gonadotropin-free beta-subunit, a reliable marker of placental site trophoblastic tumors. *Gynecol Oncol* 2006;**102**:160–64.
40. Schmid P, Nagai Y, Agarwal R, et al. Prognostic markers and long-term outcome of placental-site trophoblastic tumours: a retrospective observational study. *Lancet* 2009;**374**:48–55.
41. Cheung AN, Khoo US, Lai CY, et al. Metastatic trophoblastic disease after an initial diagnosis of partial hydatidiform mole: genotyping and chromosome *in situ* hybridization analysis. *Cancer* 2004;**100**:1411–17.

第67章 妇科肿瘤的化疗、生物、靶向和免疫疗法

Stephanie Lheureux, Amit M. Oza

引言

随着对生物学、病因学以及肿瘤发生发展研究的不断深入，肿瘤的治疗方式也在不断改进。通过整合来自手术、放疗以及系统治疗的证据后，逐步形成了如今恶性肿瘤的综合治疗方式[1]。在肿瘤发生发展过程中，基因组会受到各种各样的损伤，其中一些遗传性的基因会传递给后代，而其他非遗传性的基因只存在于肿瘤自身组织中。基因组、蛋白组和免疫之间复杂的相互作用，决定了肿瘤的表型和进展[1]。研究发现，肿瘤的发生发展可以通过高度敏感的免疫协同逃逸、细胞信号重编程、表达相关癌蛋白以及改变肿瘤微环境等方式进行。在了解基本的生物学过程以及出现紊乱时的潜在靶点之后，我们可以提高系统治疗的精确度，为抗癌药物的研发提供方向[2,3]。随着对肿瘤生物学特征研究的逐渐深入，我们已经进入了肿瘤精准治疗时代。妇科肿瘤的靶向治疗进展迅速，并已纳入了包括高级别浆液性卵巢上皮癌(EOC)在内多种恶性肿瘤的标准治疗方案中(图67.1)。但是，新型药物的应用必须经过临床试验的严格验证，需要综合考虑其对患者总体生存期、无进展生存期以及生活质量等指标的影响[4]。

妇科肿瘤可发生于卵巢、输卵管、子宫、宫颈、阴道和外阴等器官。其中宫颈癌、子宫内膜癌和卵巢癌的发病率和死亡率较高[GLOBOCAN 2012数据(http://gco.iarc.fr/)]。妇科恶性肿瘤的涵盖范围非常广，来源包含上皮性和非上皮性，发病率也包含较高和极其罕见的肿瘤。因此，研究妇科肿瘤的危险因素、发生发展和生物学过程，将有助于探究治疗方案，以便更有效地预防、发现和治疗肿瘤。

系统治疗

系统治疗可以提高治愈可能性、控制或延缓疾病进展。系统治疗又称为新辅助治疗或辅助治疗，通常是在局部治疗(手术或放疗)前后进行，以提高患者的治愈率。系统治疗的药物、用药时间、频率、顺序和联合治疗方案的选择，需依赖于前瞻性临床试验的结果，从而不断提升其疗效。肿瘤治疗标准的应用和改进需要对疗效进行严格的评估和验证。新辅助治疗、辅助治疗和姑息治疗的标准化疗指南目前已在世界各地广泛使用，并通过国际循证医学协作组、英国国家健康和护理卓越研究所(NICE)(https://www.nice.org.uk/)，安大略癌症治疗(https://www.cancercare.on.ca/)，不列颠哥伦比亚癌症研究中心(http://www.bccancer.bc.ca/)和国家综合癌症网络(NCCN)(https://www.nccn.org/)的荟萃分析、学术会议成果和循证医学证据对其进行不断完善。这些指南提供的数据信息包含治疗方案，数据真实可信且不断更新，对临床决策具有重要意义。本章将重点阐述当下妇科肿瘤精准治疗的各项方案，并概述近期已获批准的及正在进行试验的靶向药物，其中也包括整合了肿瘤生物学、靶点及靶点特异性疗法的综合治疗方法。

随着对肿瘤发生、生物学亚型和分子特征等肿瘤生物学过程的不断认识和理解，靶向精确治疗的研究逐渐兴起。妇科肿瘤最早的靶向治疗是激素治疗。在过去的40年中，妇科肿瘤系统治疗是以铂类化合物为基础。而最近的研究更加关注肿瘤缺陷，其中肿瘤细胞周期和DNA修复通路的缺陷，已成为

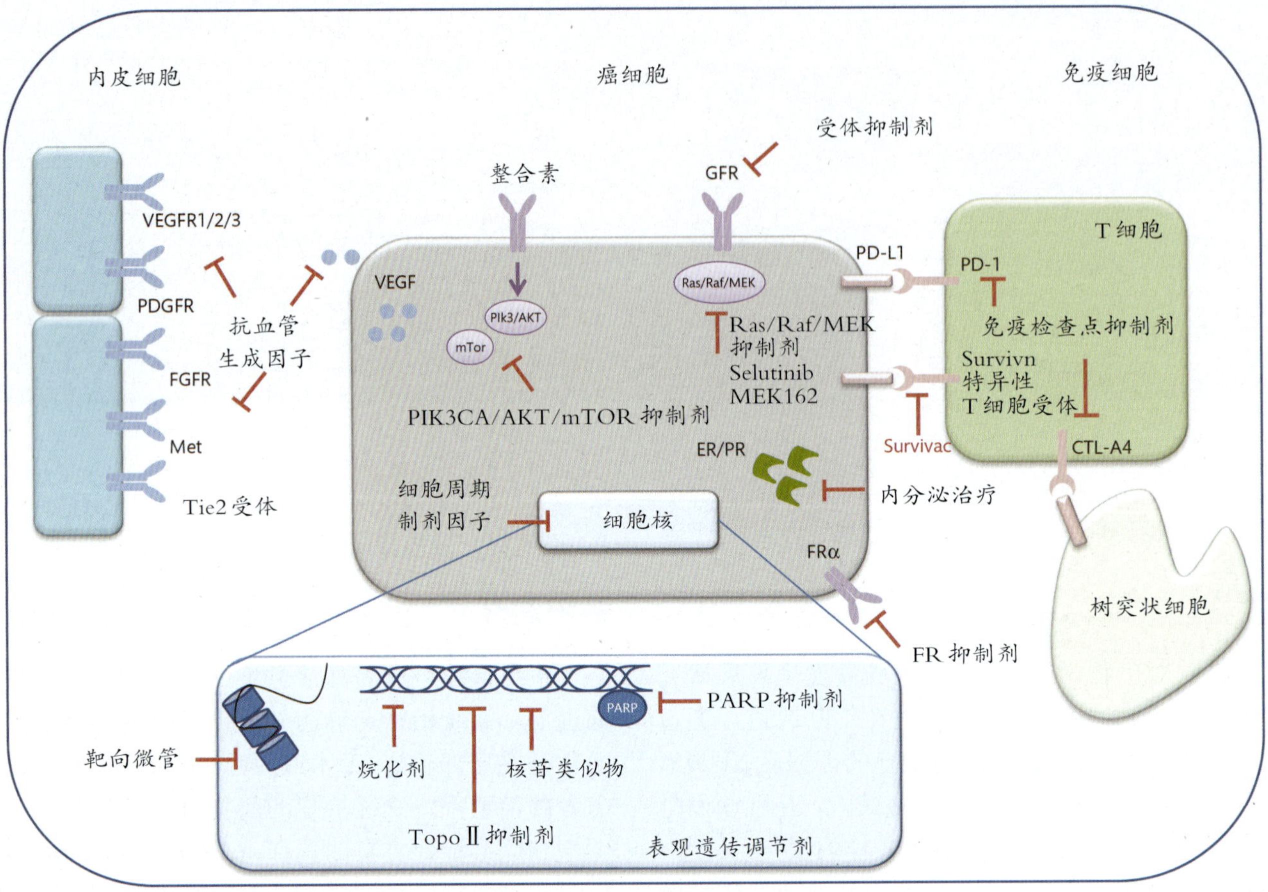

图67.1 妇科癌症治疗的分子靶点。

新的治疗靶点。例如聚ADP核糖聚合酶(PARP)抑制剂已被批准用于有BRCA1/2突变的铂敏感高级别浆液性卵巢癌(HGSOC)患者的治疗中。靶向肿瘤微环境的研究正飞速发展,例如靶向肿瘤特异性的血管生成能力,免疫细胞作用和复杂的细胞间相互作用等研究。贝伐单抗(Bevacizumab)是一种针对血管内皮生长因子(VEGF)的重组人源化单克隆抗体,现已被批准用于治疗卵巢癌和宫颈癌。

另外,需要对不同通路的失调机制(如PI3K、HER或MAPK)进行更深入的研究,才能确定其临床意义并找到可能受益于靶向相关通路药物的特定患者亚组。例如,在子宫内膜癌中靶向PI3K/AKT/mTOR通路和血管形成通路,已取得了较好的临床疗效,但伴随的毒性反应问题亟须解决。对于子宫内膜癌来说,激素治疗仍然是目前唯一被批准的靶向治疗方式,但还需要解决激素抵抗问题。而针对外阴癌和阴道癌这些罕见的实体肿瘤,相关治疗方案的证据水平尚不充分,因此更偏向于采用宫颈癌的治疗方案,日后需要开展更多的临床试验以确定最为合适的治疗方法。鉴于妇科疾病具有异质性,需要进一步探究干细胞数量、肿瘤代谢和表观遗传调节的影响。

妇科恶性肿瘤可细分为多个亚型,每个亚型对标准治疗和靶向治疗都有不同的疗效。临床试验可以分析疗效,确定治疗方案,探索并验证潜在的预测生物标志物,有助于我们根据临床表现和治疗反应对妇科肿瘤进行分层。这些生物标记物需要经过严格的临床试验研究,并整合研究结果得出。此外,还需要长期合作及随访,才能了解疗效并得到可靠数据,从而提高妇科肿瘤患者的预后。

妇科恶性肿瘤的系统治疗

卵巢上皮癌

EOC是最常见的卵巢癌,其组织学亚型包括:高级别浆液型、低级别浆液型、黏液型、透明细胞型和子宫内膜样型,每一种亚型都有不同的病理形态和临床预后(见图67.1)。多年来,所有亚型的卵巢癌都采用同种治疗方案,而这个方案主要基于最常见的高级别浆液型卵巢癌的临床证据。直到近几年,才逐渐考虑采用特异性亚型的治疗方案。然而,罕见亚型的1级证据仍然难以获取,其治疗方案主要取决于专家意见和学术会议成果。

几十年来的一线治疗方案仍然是术后采用DNA损伤剂(顺铂或卡铂)联合紫杉醇系统治疗,共6个疗程。该化疗周期数是根据Skipper Schobel Wilcox和Goldie Coldman细胞生长动力学模型的细胞对数杀伤理论确定的,再次增加化疗周期数也不会改善总生存率。化疗主要杀伤快速增殖的细胞,因此只有对部分处在细胞生长周期内的肿瘤细胞才有效。在一线治疗疗程结束后,再次使用铂类药物治疗的成功率取决于无进展生存期的长短,也是国际通用的治疗计算方案。具体来说,难治性及高度耐药的肿瘤是指治疗结束后不到3个月复发;6个月内复发的肿瘤视为耐药;复发时间大于6个月的肿瘤视为对铂类药物再次化疗敏感。对于铂耐药肿瘤,后续也可以选择单药化疗,即每周服用紫杉醇、阿霉素脂质体或吉西他滨。

术后一线化疗

患者术后是否需要化疗取决于手术是否有病灶残留。术后最常用的标准化疗方案是卡铂联合紫杉醇[5]。卡铂的剂量是需要肾脏清除率保持曲线下面积(AUC)为6并且紫杉醇175mg/m^{2}维持3小时以上的条件下计算得出的[6]。基于良好的随机临床试验结果,该方案与其他方案例如替代铂类、紫杉醇和联合化疗(3种或更多化疗药物对两种)进行比较,其具有更好的疗效。妇科肿瘤协作组(GCIG)的卵巢癌指南也验证了该方案的有效性,并且将其作为未来临床研究的对照治疗方案。最常见的用药频率是每3周一次,用药前需要提前确认血液生化指标,特别需要注意肾功能是否正常。最近也有研究调查了每周使用紫杉醇进行密集化疗的可行性[7]。考虑到卵巢癌的病情进展和腹膜转移的特点,在肿瘤细胞减灭术术后,采用腹腔注射化疗药物,可以延长晚期卵巢癌的总生存期和无进展生存期[8]。

新辅助化疗

在过去的20年里,手术相关的化疗时机一直是热点研究话题。因为有许多患者由于不具备手术指征或者病灶广泛无法消除,因此就不适用于手术后化疗的方案。对于这类患者来说,术前化疗将有可能缓解病情,减小病灶,提供手术的机会。在研究化疗顺序的两项前瞻性随机临床试验中[9,10],已经证实了化疗后手术,术后再进行化疗的治疗方案的有效性。然而,治疗顺序仍然是一个问题,例如,患者在一开始就可以做肿瘤细胞减灭术,那么是否应该术前化疗呢?AGO小组设计的随机试验中将继续探究这个问题。实际上,不仅仅是外科技术,疾病生物学对于肿瘤减灭的效果也至关重要[11]。

维持治疗

对于无病生存期较短的患者采用“复发-应答”模式,在每一个疗程的化疗结束后继续维持治疗,即采用耐受性良好的慢性疗法以控制疾病进展。维持治疗需要在不显著影响患者生活质量的基础上,改善患者预后。对于HGSOC来说,可 在化疗的基础上加入互补作用的药物,例如,联合靶向新生血管和同源重组修复缺陷的药物治疗,目前已取得较好的疗效。

抗血管生成治疗

靶向肿瘤血管形成和肿瘤微环境是一种有效的治疗方案。抗血管生成药物的出现预示着进入卵巢癌治疗新时代。卵巢癌的生长非常依赖于血管的生成,微血管密度也与预后相关。卵巢癌会产生大量的VEGF,从而导致毛细血管渗漏和腹水产生等。贝伐单抗(一种人源化的VEGF单克隆抗体)的早期研究验证了单药治疗的有效性,并且可以减轻临床症状,控制腹水。但研究发现也会出现与肠道疾病有关的并发症,例如肠穿孔和肠瘘。抗血管生成药物已经广泛应用于高危患者、铂敏感患者以及与化疗联合用于铂耐药患者的维持治疗中[12]。

在临床研究中,妇科肿瘤协作组(GOG)218[13]和ICON7[14]研究证实了贝伐单抗联合卡铂和紫杉醇治疗的疗效,可以延缓疾病进展和延长无进展生存期。这两项研究均表明,贝伐单抗联合卡铂和紫杉醇化疗后使用贝伐单抗维持治疗,患者的无进展生存期显著改善。两项试验中使用的贝伐单抗剂量不同,ICON7组为7.5mg/kg,GOG 218组为15mg/kg,维持时间存在一定差异。ICON7组研究进一步证明,Ⅲ研究进期细胞减灭术效果不佳且复发风险高的患者或非手术患者从中获益最大[15]。在这种情况下，增加贝伐单抗治疗可以提高中位总生存期约9.4个月。因此贝伐单抗被批准用于晚期卵巢癌的一线治疗。在铂敏感（OCEANS研究）和耐药复发患者（AURELIA）的两项Ⅲ期试验中，使用贝伐单抗维持治疗直到疾病进展或患者不耐受，显著提高了疾病控制率[16,17]。此外，有研究证实了在铂敏感复发和铂耐药肿瘤中使用贝伐单抗或其他抗血管生成药物的疗效如AMG386、帕唑帕尼和西地尼布[18,19]。贝伐单抗已获监管部门批准用于卵巢癌和复发性肿瘤的一线治疗，是目前全球应用最广泛的抗血管生成药物。

PARP抑制剂

DNA修复缺陷与同源重组修复缺陷一样，被称为"复缺陷与样"表型。两项随机Ⅱ期试验证实了，对于复发性铂敏感HGSOC患者，特别是BRCA1/2突变患者来说，使用PARP抑制剂奥拉帕尼作为维持治疗可显著改善患者的无进展生存期[20,21]。奥拉帕尼是一种PARP抑制剂，已经被批准用于BRCA1/2突变的卵巢癌铂基化疗缓解后治疗。多项随机Ⅲ期试验证实了PARP抑制剂在BRCA1/2突变的高级别浆液性卵巢癌中的疗效（参考:PMID:31099893）。现有的卵巢癌治疗方案基本是由HGSOC确定的，但各个组织亚型的化疗疗效各不相同[22]。有BRCA1/2突变的HGSOC患者对标准化疗更敏感；而在低级别浆液性、黏液性和透明细胞性卵巢癌中却发现化疗耐药。

非上皮性卵巢癌

非上皮性卵巢癌包括性索间质型和其他生殖细胞类型，属于罕见疾病，治疗指南是从上皮性卵巢癌中衍化而来的，并非基于1级证据[23]。鉴于其发病罕见，必须经过专业的妇科病理学检查。GCIG的共识性指南提供了治疗和疾病管理的相关数据，应予以参考。

子宫内膜癌

子宫内膜癌发病率位居女性癌症第五，占所有癌症的4.8%（GLOBOCAN 2012）。与卵巢癌相反，大多数患者发现患有子宫内膜癌时都处于可手术的早期阶段，5年生存率约为80%。对于高危和中危的患者，目前使用卡铂和紫杉醇作为辅助治疗方案。辅助放疗目前是国际妇产科联合会（FIGO）对于有中度复发风险的Ⅰ期至Ⅱ期患者采用的标准治疗方法。此外，许多专家根据GOG 122[24]和其他研究[25]结果，推荐对于Ⅲ期或预后较差的组织学亚型患者进行化疗[24]。在Ⅲ期研究PORTEC3、GOG 249和GOG 258中，除了放疗外，化疗对于高风险、晚期和预后不良的组织亚型患者中的作用正在进一步研究中。对于不能手术或诊断为转移性或复发性疾病的患者，治疗方案有限。对于尚未接受化疗的子宫内膜癌患者，最有效的药物是铂类、紫杉类和蒽环类药物，缓解率为20%~30%[26]，一线治疗方案通常是卡铂联合紫杉醇。既往有放疗史的患者可能因渗透率和骨髓储备的影响而使治疗复杂化。三联疗法虽然缓解率较高但毒性反应也更严重[27]。GOG 209的初步数据显示，二联疗法（卡铂/紫杉醇）与三联疗法缓解率相似。多项小型Ⅱ期试验表明多种药物一线化疗后的疾病缓解率未能令人满意[28]。大多数单药治疗包含每周使用紫杉醇等方案缓解率皆不理想，为0%~12%。

子宫内膜癌分为Ⅰ型（子宫内膜样癌）和Ⅱ型（浆液型、透明细胞型和肉瘤），并且不同亚型的分期和侵袭性各不相同。表达雌激素（ER）或孕激素（PR）受体的Ⅰ型肿瘤生长缓慢，患者预后较好[29]。大多数子宫内膜癌，尤其是Ⅰ型子宫内膜癌，都表达ER或PR，因此推荐激素治疗。孕酮仍然是最主要的激素治疗药物。然而，其他药物包括他莫昔芬（选择性雌激素受体调节剂）、促性腺激素释放激素激动剂和芳香化酶抑制剂[29]也在陆续使用。最近的研究显示了免疫治疗对复发性微卫星不稳定性亚型（MSI）的子宫内膜癌患者有益（参考文献：PMID:30787022）。

子宫颈癌

宫颈癌是全球第四大女性癌症，在女性癌症中死亡率位居第四（GLOBOCAN 2012）。主要危险因素是人类乳头瘤病毒（HPV）感染[30-33]；其中16和18亚型与高级别非典型增生和肿瘤发生相关，并导致高级别宫颈上皮内瘤变（CIN）的发生风险增加了11~16.9倍[34-36]。细胞学的常规筛查包括巴氏涂片检查，结合HPV DNA检测可以提高早期检出率[37]。宫颈癌最常见的两个组织学亚型是鳞状细胞癌和腺癌（图67.2）。

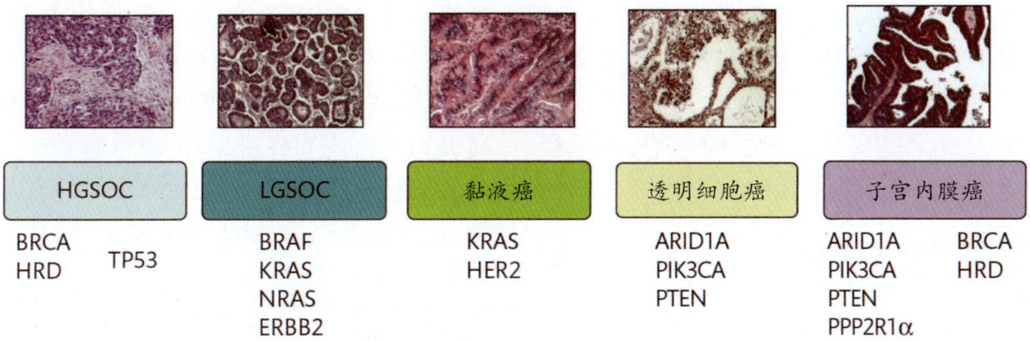

图67.2 卵巢上皮性癌组织学亚型。

早期宫颈癌通常采用手术治疗(对于FIGO ⅠA/B1期的患者),或小剂量铂类化疗联合腔内近距离放疗的方案。其证据来自由美国国家癌症研究所(NCI)、GOG等合作小组和西南肿瘤小组(SOG)比较放疗和化疗/放疗疗效的几项随机临床试验结果[38]。NCI在20世纪90年代末提出新的治疗方案,即放疗联合化疗[39,40]。转移性或初治后复发的患者预后不良,5年生存率为5%~15%。在这种情况下,任何治疗都是姑息性的,一线系统治疗为联合顺铂的双药治疗。

在GOG 204试验中,通过四个治疗亚组研究比较了顺铂与紫杉醇、长春瑞滨、吉西他滨或拓扑替康的联合治疗效果[41]。顺铂联合紫杉醇的总体生存率为12.9个月,其他三组为10~10.3个月,总体缓解率相似。一项由日本GOG(JGOG)进行的Ⅲ期随机临床试验发现卡铂联合紫杉醇与顺铂联合紫杉醇的疗效相当[42]。除了标准化疗外,一项大型随机Ⅲ期试验(GOG 240)对贝伐单抗的疗效进行了评估。与标准方案相比,联合贝伐单抗化疗使客观缓解率从36%提高到48%(P=0.008),总生存期提高(总生存期从13.3个月增加到17个月),无进展生存期也有显著改善(8.2个月对5.9个月;疾病进展的风险率为0.67;95% CI为0.54~0.82)[43]。贝伐单抗具有一定的副反应,主要包括高血压、发热性中性粒细胞减少、血栓栓塞或血栓形成。使用贝伐单抗治疗可能会引起3~4级出血、血栓/栓塞和胃肠瘘等症状(8.6%)。由于联合贝伐单抗提高了总体生存率,因此美国食品和药物管理局已批准其用于治疗晚期、持续或复发的宫颈癌。至今还未发现能预测缓解率的生物标志物。对于复发的患者,尚没有标准的治疗方案。2018年6月,程序化死亡-1(PD-1)抑制剂帕博利珠单抗获FDA批准,用于化疗后疾病进展,表达PD-L1的晚期宫颈癌患者(参考文献:PMID:30943124)。

罕见的阴道及外阴恶性肿瘤

阴道癌和外阴癌的发病率低,属于罕见疾病。针对外阴癌,NCCN指南建议晚期、复发/转移性患者采用顺铂、顺铂联合长春瑞滨或紫杉醇进行化疗[44]。外阴癌没有标准的化疗方案,并且很少有转移性或复发性的患者进行化疗。参考肛门或宫颈鳞癌的治疗方案,晚期外阴癌通常采用化疗联合放疗的方案。化疗通常联用5-氟尿嘧啶(5-FU)、顺铂、丝裂霉素-C或博莱霉素。

总的来说,大多数妇科癌症的缓解率仍然很低,因此正在开展针对不同组织学亚型和分子基础的临床试验。

精准医学——靶向治疗的方法

了解肿瘤生物学,识别突变和基因组异常,并阐明它们在癌症发病机制中的作用,对患者的临床治疗具有重要意义。了解疾病生物学如何影响肿瘤表型后,我们可以据此设计多种治疗方案:

1.作为预后或预测因素。基因组或蛋白质组的差异分析有助于发现能够预测治疗敏感或抵抗效果的生物标志物。

基因组医学为预测和预后型标记物的发现奠定了基础。因此,我们可以使用这些标志物来指导妇科肿瘤治疗。预后标记物代表一定临床或生物学特征,有助于估计未治疗患者的预后情况以及疾病复发的可能性。生物性预测标记物可以预测特定治疗的缓解可能性以及疾病发生的相关危险因素,例如,DNA修复基因的突变或同源重组修复途径的突变;

化疗后的疾病进展时间或HPV感染等。

2. 确定新的潜在治疗靶点(可药物治疗的突变位点)。

3. 确定个人或家庭成员患癌症的风险,并选择特定的筛查方法和降低风险的策略。

妇科恶性肿瘤的分子特征

妇科恶性肿瘤的肿瘤特异性靶点

癌症基因组图谱(TCGA)研究所提供了重要的基因组数据,这些数据有助于高级别浆液性卵巢癌和子宫内膜癌的分子研究。TCGA在HGSOC中发现了一系列突变,例如,在所有肿瘤中普遍存在TP53突变(96%);近一半的肿瘤存在同源重组缺陷;体细胞中低表达但反复突变的NF1、BRCA1、BRCA2、RB1和CDK12基因;113个显著的局灶DNA拷贝数畸变;168个基因参与启动子甲基化[45]等(图67.3)。TCGA的数据和随后的研究结果清楚地表明,HGSOC在基因组上是不稳定的,也没有可靶向的单一驱动的突变基因。此外,同源重组途径的突变也被称为同源重组缺陷,它会影响铂化合物以及其他药物(如PARP抑制剂)的治疗反应[46]。

TCGA对子宫内膜癌也进行过深入研究,发现在高级别子宫内膜样肿瘤中TP53频繁突变,以及在大多数子宫内膜样肿瘤中,DNA结合蛋白也频繁突变,例如,PTEN、CTNNB1、PIK3CA、ARID1A、KRAS和ARID5B(47)(图67.3)。基于这些数据将内膜癌重新分为4种不同的亚型:POLE强突变型,微卫星不稳定超突变型,低拷贝数型和高拷贝数型,各亚型在术后辅助治疗时会产生不同临床效果[47],其中POLE强突变的肿瘤患者通常预后较好。目前需要进一步研究这些基因组改变是否可以转化为治疗靶点,从而改善预后(图67.4)。

目前已经发表了关于透明细胞癌和低级别浆液性卵巢癌(LGSOC)分子特征的研究。透明细胞卵巢癌中,存在约10% PTEN突变、50% PIK3CA突变、50% ARID1A突变,少数存在PPP2R1A突变[48],约33%的患者表现出chr20q13.2的扩增,而Wnt激活的CTNNB1突变并不常见[49]。LGSOC卵巢癌占浆液型卵巢癌的5%~10%,其中有35%~57%的病例发生了

妇科癌症突变

突变	卵巢						子宫内膜			宫颈	外阴阴道癌
	HGS	LGS	黏液性癌	透明细胞癌	子宫内膜样瘤	性索-间质肿瘤	子宫内膜样癌	浆液癌	癌肉瘤		
TP53	●							○	○		○
BRCA1/2	●										
Rb1	●							○			
KRAS		●	●				○		○	○	
BRAF		●									
ERBB3		●									
PTEN				●	●		○				
PIK3CA				●	●		○	○	○	○	
CTNNB1					●		○				
EGFR										○	
ARID1A				●	●						

图67.3 妇科癌症亚型的常见突变。HGS,高级别浆液性;LGS,低级别浆液性。

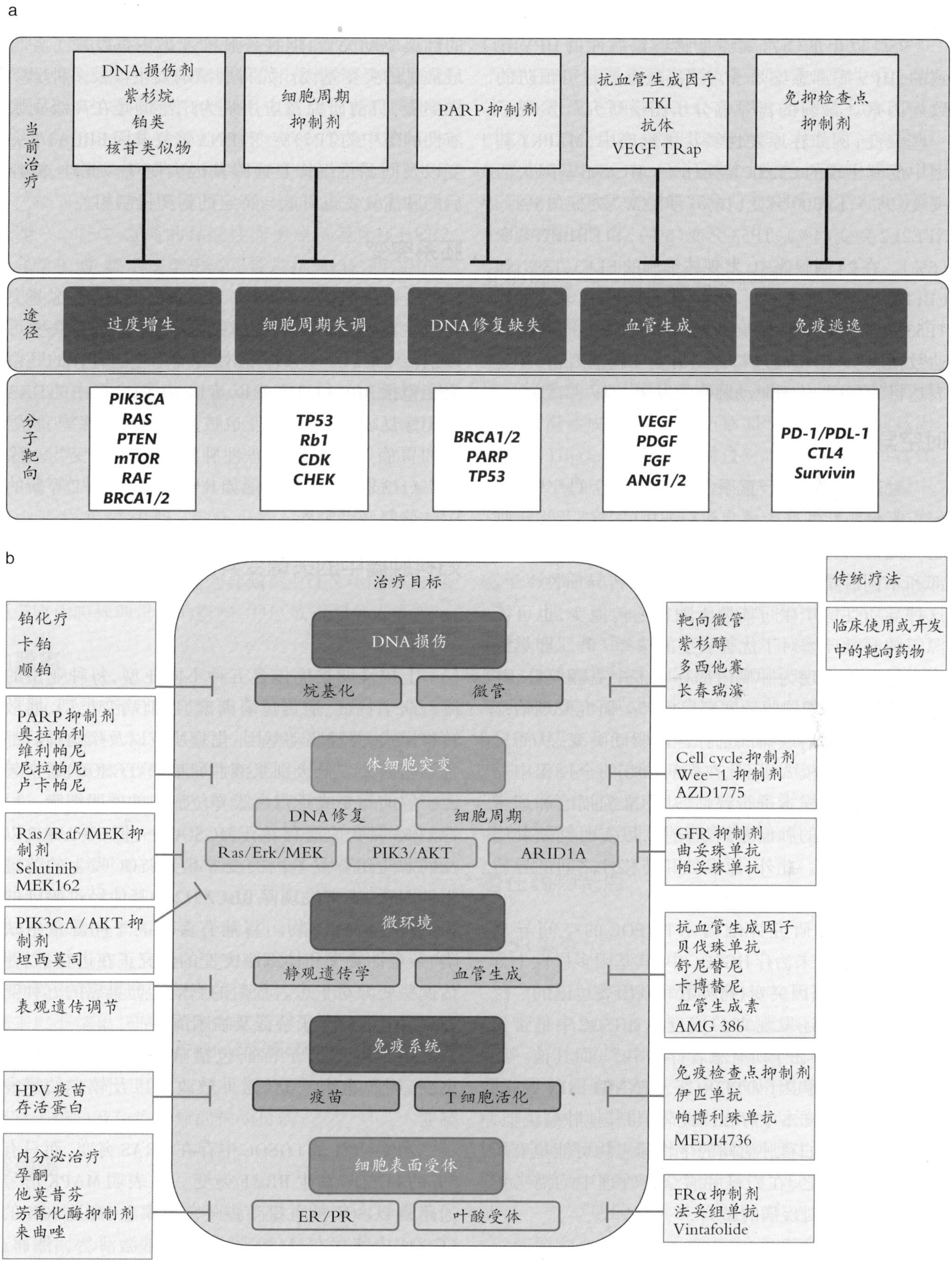

表67.4 (a)选择妇科癌症的治疗类别,途径和分子靶点。(b)治疗靶点。

BRCA1/2突变

就妇科肿瘤而言，BRCA1/2的胚系突变会增加人群罹患乳腺癌和卵巢癌的终生风险。已发表的研究结果显示，尽管普通人群罹患卵巢癌的终生风险较低，但BRCA1胚系突变携带者罹患卵巢癌的风险会增加至40%~60%，BRCA2胚系突变携带者罹患卵巢癌的风险会增加至11%~27%[80]。在卵巢癌中，10%~15%的患者存在BRCA1/2突变，而在HGSOC中，比例可达20%[81]，并且这包括没有乳腺癌或卵巢癌家族史的HGSOC患者。因此，NCCN指南建议所有HGSOC患者都进行BRCA1/2胚系突变检测。

奥拉帕尼是一种PARP蛋白抑制剂，可同时增加DNA双链损伤并干扰PARP介导的双链DNA修复，从而导致细胞死亡，发挥抗肿瘤效应。在过去的几年里，有越来越多的数据证实靶向BRCA1/2等DNA损伤修复基因在肿瘤治疗中的收益[82]。临床上，BRCA1/2胚系突变可用于预测患者对铂类[83]以及DNA损伤修复通路靶向药物(如PARP抑制剂等)的反应性，从而为相关药物的后续应用提供指导。总之，这是靶向治疗发展的一个成功示例，它向我们展示了应该如何理解胚系和体系突变的功能及意义，并针对突变开发高效的靶向药物。

同源重组缺陷

有许多参与同源重组修复途径的基因也与疾病的发生发展相关，包括ATM、CHEK2、BARD1、BRIP1、Mre11、RAD50、NBS1、RAD51C、RAD51D和PALB2等[86]。其他影响同源重组修复的基因改变包括EMSY的扩增(8%)，PTEN的缺失/突变(7%)，RAD51C的高甲基化(3%)，ATM或ATR的突变(2%)，以及其他同源重组基因的突变(5%)。这些突变可在浆液性肿瘤中引起BRCA样表型改变，即尽管BRCA1/2基因正常，仍表现出BRCA基因缺陷肿瘤的特点[86,87]，这部分患者可能从PARP抑制剂中获益。

Lynch综合征是一种存在于子宫内膜癌患者中的常染色体显性遗传肿瘤易感综合征，研究发现其存在MLH1、MSH2、MSH6、PMS2等DNA修复基因缺陷[88]。与HGSOC相似，并非所有Lynch综合征患者都存在BRCA1/2突变，因此，Lynch综合征的诊断还应综合考虑其他方面。目前，Lynch综合征的诊断多采用三步确诊，首先根据患者临床病史资料等进行筛查，之后利用免疫组化检测错配修复基因缺陷，最后通过微卫星不稳定基因检测进行确诊[89]。据推测，Lynch综合征患者可能对免疫治疗敏感，目前已有数个相关前瞻性试验正在开展。

靶向体细胞突变

DNA修复

BRCA1/2和同源修复缺陷

PARP抑制剂是近年来为临床应用而开发和改进的一类新型药物。具有同源修复缺陷的癌细胞无法修复双链DNA断裂，如果PARP蛋白再被抑制，则单链DNA断裂也无法修复，将导致肿瘤细胞死亡，这种机制也被称为合成致死。奥拉帕尼，作为第一款PARP抑制剂，已被批准用于接受三线或后线治疗的BRCA1/2突变肿瘤患者的单药治疗，铂敏感型复发HGSOC患者的维持治疗，以及接受一线治疗的BRCA1/2突变HGSOC患者。此外，另外几款PARP抑制剂也相继被批准上市。

无论是单药治疗还是维持治疗，PARP抑制剂都在不同临床试验中展现了良好的抗瘤活性。并且不只BRCA突变患者，BRCA野生型患者也可从PARP抑制剂中获益。因此，这部分患者被认为具有“制剂中获样”表型，即对铂类药物及PARP抑制剂敏感。其他PARP抑制剂(如卢卡帕尼、尼拉帕尼和维利帕尼)的临床试验也正在进行，以探究除BRCA1/2突变外PARP抑制剂的其他作用途径。

CDK12(细胞周期蛋白激酶蛋白家族成员)活性对同源重组具有重要作用，约有3%的HGSOC患者存在CDK12突变。研究发现CDK12失活会导致HR酶的耗尽以及BRCA表达的降低，并且存在CDK12突变的细胞对顺铂和PARP抑制剂都更加敏感，提示其可能成为新的治疗靶点。

细胞周期

DNA修复途径具有细胞周期特异性，特别是在G2/M检查点处[90]。在未发生p53及二次突变(目前尚未明确)时，CHK1/2和WEE-1激酶的靶向药物单药活性极低。而在明确的p53突变和G1/S检查点异常的背景下，上述药物疗效明显提升。研究发现有一部分卵巢癌患者具有BRCA1/2野生型功能，并且存在细胞周期蛋白E的扩增和过表达。

TP53

TP53的体细胞突变是常见的致癌突变，也是HGSOC和子宫内膜癌的分子特征之一[45,47]。TP53突变大多为错义突变，导致在蛋白质不同位点发生单氨基酸改变，并且不同位点发生的改变对蛋白质的结构影响也各不相同[77]。这就导致多种异常功能的p53蛋白产生[91]，目前仍在努力开发针对这些异常蛋白的新型靶向药物。此外，在宫颈癌中，尽管p53突变频率较低，但HPV E6的存在使其被降解失活，从而促进肿瘤发生[77,92]。未来的研究需致力于解析p53蛋白或TP53体细胞突变的精确调控机制，并以此探索妇科肿瘤的新疗法。

KRAS/ BRAF/ MAPK通路

40%~60%的LGSOC中存在RAS突变[93]。RAS是一个致癌基因家族，其中研究最多的包括KRAS、NRAS以及HRAS，并且其突变通常发生在12、13和61密码子中。KRAS、NRAS或BRAF的激活性突变可导致MAPK/ ERK（丝裂原激活蛋白激酶/细胞外信号调节激酶）通路的结构性激活进而促进肿瘤发生。目前正在研究利用MEK剂抑制阻断MAPK信号通路从而抑制肿瘤生长。未来的研究应该进一步分析这些突变可能的预后或预测作用，以便筛选可能受益于相关靶向治疗的患者群体，或者确定哪些患者可能对特定药物产生耐药性。

PIK3CA/AKT/mTOR通路

PI3K异常激活可诱导AKT磷酸化，进而激活mTOR，而mTOR可促进细胞增殖和血管生成。多种机制都可激活这一途径，如受体酪氨酸激酶的激活、扩增或突变，负调控因子的沉默以及下游激酶的活化或扩增等。

约70%卵巢癌与PI3K信号的异常激活相关，在透明细胞卵巢癌和子宫内膜癌中此比例更高。PI3K的异常激活可能与PI3K亚基［PIK3CA（12%）或PIK3R1（3.8%）］、AKT1（2%）、AKT2（13.3%）或mTOR的突变或扩增相关，也可能由PI3K通路抑制基因PTEN的功能丧失导致[94]。PI3K的级联激活在HGSOC中较为少见（<5%），但在透明细胞卵巢癌和子宫内膜样卵巢癌中较常出现，并且，约有40%的透明细胞卵巢癌存在PTEN缺失。

目前有多项临床试验致力于研究PI3K、AKT及mTOR抑制剂作为单药或联合化疗在各恶性肿瘤中的疗效。自mTOR抑制剂起，针对这一通路的多款靶向药物已在妇科肿瘤中展现出良好的药物活性；然而，仍有部分患者存在耐药现象，提示可能存在PI3K/AKT/mTOR的替代通路使得肿瘤细胞得以存活。因此，为揭示并克服其耐药性，多项联合用药的研究正在开展，如研究发现PI3K抑制剂和RAS/RAF//MEK抑制剂的联用在阻断相关通路的过度激活方面具有潜在的协同作用，但这也带来了更严重的药物毒性反应。

ARID1A

ARID1A编码SWI/ SNF的核心亚基——BAF250α蛋白，具有抑制癌细胞发生发展的作用。46%~57%的透明细胞卵巢癌、30%的子宫内膜样卵巢癌和40%的子宫内膜癌中都存在该基因的突变，且ARID1A的缺失在子宫内膜异位症中也很常见[48,95]。由于ARID1A通常发生的是功能缺失突变，目前，针对ARID1A的特异性治疗尚未被发现。但是，Bitler等人的一项研究表明，在ARID1A突变患者中，可以通过抑制EZF2来诱导合成致死从而抑制透明细胞卵巢癌的生长[96]。

靶向肿瘤微环境

抗血管生成

肿瘤细胞增殖需要血管生成，而肿瘤血管生成受VEGF在内的多种血管生成介质调控。缺氧相关通路是生理性血管生成的关键驱动因素。缺氧可诱导内皮细胞表达HIF-1d，进而导致VEGF-A和血管内皮生长因子受体2（VEGFR-2）的表达。研究发现抗血管生成药物贝伐单抗（一种人源化VEGF中和单克隆抗体）可提高晚期卵巢癌的中位无进展生存期和宫颈癌的总生存期[97]，因此贝伐单抗已被批准用于这两种肿瘤的临床治疗。尽管几项Ⅱ期临床试验提示抗血管生成药物可改善子宫内膜癌无进展生存期，但目前还没有抗血管生成药物被批准用于子宫内膜癌，关键在于如何确定治疗反应的预测标志物。

表观遗传调控

表观遗传学主要关注由非DNA序列变化引起的

可遗传改变,包括由组蛋白乙酰转移酶、组蛋白去乙酰化酶和组蛋白甲基转移酶等介导的组蛋白乙酰化、去乙酰化和甲基化事件。研究发现在某些基因转录起始位点附近存在CpG岛的异常甲基化,并且与肿瘤的发生和进展有关。由于表观遗传在肿瘤发生中的重要作用,目前研究者正着力探索并阐释这些表观遗传改变的生物学特性,以便充分了解其在卵巢癌治疗中的潜力。

免疫治疗

癌细胞的免疫逃逸被认为是癌症的标志特征之一。这为药物开发提供了理论依据,即通过增强抗肿瘤免疫反应的激活或逆转免疫抑制机制来发挥抗肿瘤效应[98]。

疫苗

目前应用最广泛的是HPV疫苗,已被批准用于宫颈癌预防。

妇科肿瘤中一些特有蛋白的存在为肿瘤疫苗的设计提供了思路,包括由特定肽或蛋白质组成的简单疫苗,以及一些更加复杂的疫苗,如工程细胞疫苗、树突状细胞疫苗、病毒载体疫苗和溶瘤病毒等。大量研究探索了癌—睾丸抗原(如NY-ESO-1)以及EOC中的过表达蛋白(如p53、survivin和MUC1)作为疫苗靶点的可能性。虽然许多研究已经证明疫苗可诱导肿瘤免疫反应,但其临床疗效并不理想,可能是由于这些疫苗不足以克服对自身抗原的免疫耐受,从而无法引起抗原特异性T细胞的有效激活所导致的。不过肿瘤疫苗在联合治疗方面已展示出一定的疗效。

T细胞活化增强疗法

肿瘤浸润淋巴细胞(TIL)和瘤周淋巴细胞数量被认为是子宫内膜癌微卫星不稳定亚组的独立预测因子[99]。此外,TIL的存在似乎本身就是一个独立预后因素[100]。在卵巢癌中,TIL的浸润和CD8 T细胞的存在可作为卵巢癌病人的生存预测生物学指标。这些研究结果均提示T细胞在妇科肿瘤的发生和进展中发挥了重要作用。T细胞的生长、增殖和活化受到多种因素的调控,包括细胞因子和一系列免疫刺激和抑制性受体。共刺激和共抑制受体可调节T细胞的活化,针对抑制性受体,一种被称为免疫检查点阻断的疗法,已经在临床前肿瘤模型和临床试验中显示出了良好的抗瘤效果。特别是靶向抑制受体细胞毒性T淋巴细胞相关抗原4(CTLA-4)、程序性死亡1(PD-1)以及PD-L1的抗体,已在临床治疗中取得了巨大进展。鉴于免疫检查点抑制剂在妇科肿瘤中的潜在疗效,多项基础及临床试验正在积极进行。

另一种正在研究的方法是过继性细胞疗法,即从肿瘤中分离肿瘤反应性T细胞,再在体外扩增到一定数量后回输进患者体内发挥抗肿瘤效应。

靶向细胞表面受体

激素

激素治疗仍然是唯一被批准用于子宫内膜癌的靶向治疗。相当一部分子宫内膜癌——特别是表达ER或者PR的Ⅰ型内膜癌,这部分患者往往有着更好的生存期,并可能对激素治疗敏感。目前的研究着力于探索激素治疗的耐药机制和联合治疗的潜在疗效。

叶酸

有研究表明叶酸受体α研究表明叶可能成为卵巢癌和子宫内膜癌的潜在生物治疗靶点[101,103]。大约90%的EOC表达FRC,并且其表达量与恶性肿瘤的分期和分级相关[104]。相反,FR反在大多数正常细胞表面低表达[105]。这种表达上的显著差异使得FR种成为极具潜力的诊断和治疗靶点[106]。

联合治疗

将一种新的靶向治疗或免疫治疗纳入联合治疗方案时需要结合循证医学证据慎重考虑。早期研究致力于探索新型药物与放化疗或其他靶向药物联用的疗效,并揭示其潜在的药物反应和耐药机制,从而更好地平衡药物的疗效和毒性反应,指导药物开发。抗血管生成药物如贝伐单抗或西地尼布与其他药物联合治疗的疗效已得到验证,并且后续也单药用于疾病的序贯治疗。

联合治疗需要同时考虑药物的协同作用以及潜在毒性——治疗需要抑制剂与化疗的联用更需谨慎,尽管两者联用具有协同治疗作用,但由于两者同时具有血液系统毒性,相关副反应也将更为严重[21,107]。目前有许多前瞻性研究正在评估各种联合治疗的临床价值。

总结

随着人们对肿瘤发生、发展和耐药性认识的不断深入，人们开始重新评估那些长期沿用的治疗方案，妇科肿瘤的全身性治疗模式也在随之不断调整。对于医学我们应始终秉持辩证和批判的态度，而绝非一味因循守旧，我们应当适时舍弃部分"标准"但无效的治疗方式，保留那些真正具有良好疗效并被循证医学证据所支持的治疗手段。治疗决策应建立在由高质量临床试验所得出的坚实证据基础之上，我们应避免采用看似"合理"但未经证实的治疗方法。妇科肿瘤的系统性治疗是一个日新月异的领域，精准治疗将改变甚至颠覆传统的治疗方案。读者应不断学习国内外同行评议指南(如GCIG，NICE，NCCN等)的最新信息，从而更好地理解靶向药物并将其融入传统的标准治疗方案中。

(周圣涛 译)

参考文献

1. DeVita VT Jr, Chu E. A history of cancer chemotherapy. *Cancer Res* 2008;**68**:8643–53.
2. Hanahan D, Weinberg RA. Hallmarks of cancer: the next generation. *Cell* 2011;**144**:646–74.
3. Hanahan D, Weinberg RA. The hallmarks of cancer. *Cell* 2000;**100**:57–70.
4. Stuart GC, Kitchener H, Bacon M, et al. 2010 Gynecologic Cancer InterGroup (GCIG) consensus statement on clinical trials in ovarian cancer: report from the Fourth Ovarian Cancer Consensus Conference. *Int J Gynecol Cancer* 2011;**21**:750–55.
5. McGuire WP, Hoskins WJ, Brady MF, et al. Cyclophosphamide and cisplatin compared with paclitaxel and cisplatin in patients with stage III and stage IV ovarian cancer. *N Engl J Med* 1996;**334**:1–6.
6. Eisenhauer EA, ten Bokkel Huinink WW, Swenerton KD, et al. European-Canadian randomized trial of paclitaxel in relapsed ovarian cancer: high-dose versus low-dose and long versus short infusion. *J Clin Oncol* 1994;**12**:2654–66.
7. Kumar A, Hoskins PJ, Tinker AV. Dose-dense paclitaxel in advanced ovarian cancer. *Clin Oncol (R Coll Radiol)* 2015;**27**:40–47.
8. Jaaback K, Johnson N, Lawrie TA. Intraperitoneal chemotherapy for the initial management of primary epithelial ovarian cancer. *Cochrane Database Syst Rev* 2016;**1**:CD005340.
9. Vergote I, Tropé CG, Amant F, et al. Neoadjuvant chemotherapy or primary surgery in stage IIIC or IV ovarian cancer. *N Engl J Med* 2010;**363**:943–53.
10. Kehoe S, Hook J, Nankivell M, et al. Primary chemotherapy versus primary surgery for newly diagnosed advanced ovarian cancer (CHORUS): an open-label, randomised, controlled, non-inferiority trial. *Lancet* 2015;**386**:249–57.
11. Riester M, Wei W, Waldron L, et al. Risk prediction for late-stage ovarian cancer by meta-analysis of 1525 patient samples. *J Natl Cancer Inst* 2014;**106**:dju048.
12. Colombo N, Conte PF, Pignata S, Raspagliesi F, Scambia G. Bevacizumab in ovarian cancer: focus on clinical data and future perspectives. *Crit Rev Oncol Hematol* 2016;**97**:335–48.
13. Burger RA, Brady MF, Bookman MA, et al. Incorporation of bevacizumab in the primary treatment of ovarian cancer. *N Engl J Med* 2011;**365**:2473–83.
14. Perren TJ, Swart AM, Pfisterer J, et al. A phase 3 trial of bevacizumab in ovarian cancer. *N Engl J Med* 2011;**365**:2484–96. [Erratum in: *N Engl J Med* 2012;366:284.]
15. Oza AM, Cook AD, Pfisterer J, et al. Standard chemotherapy with or without bevacizumab for women with newly diagnosed ovarian cancer (ICON7): overall survival results of a phase 3 randomised trial. *Lancet Oncol* 2015;**16**:928–36.
16. Aghajanian C, Blank SV, Goff BA, et al. OCEANS: a randomized, double-blind, placebo-controlled phase III trial of chemotherapy with or without bevacizumab in patients with platinum-sensitive recurrent epithelial ovarian, primary peritoneal, or fallopian tube cancer. *J Clin Oncol* 2012;**30**:2039–45.
17. Pujade-Lauraine E, Hilpert F, Weber B, et al. Bevacizumab combined with chemotherapy for platinum-resistant recurrent ovarian cancer: the AURELIA open-label randomized phase III trial. *J Clin Oncol* 2014;**32**:1302–308. [Erratum in: *J Clin Oncol* 2014;32:4025.]
18. du Bois A, Floquet A, Kim JW, et al. Incorporation of pazopanib in maintenance therapy of ovarian cancer. *J Clin Oncol* 2014;**32**:3374–82.
19. Ledermann JA, Embleton AC, Raja F, et al. Cediranib in patients with relapsed platinum-sensitive ovarian cancer (ICON6): a randomised, double-blind, placebo-controlled phase 3 trial. *Lancet* 2016;**387**:1066–74. [Erratum in: *Lancet* 2016;387:1722.]
20. Ledermann J, Harter P, Gourley C, et al. Olaparib maintenance therapy in patients with platinum-sensitive relapsed serous ovarian cancer: a preplanned retrospective analysis of outcomes by BRCA status in a randomized phase 2 trial. *Lancet Oncol* 2014;**15**:852–61. [Erratum in: *Lancet Oncol* 2015;16:e158.]
21. Oza AM, Cibula D, Benzaquen AO, et al. Olaparib combined with chemotherapy for recurrent platinum-sensitive ovarian cancer: a randomized phase 2 trial. *Lancet Oncol* 2015;**16**:87–97. [Erratum in: *Lancet Oncol* 2015;16:e6, e55.]
22. Lheureux S, Karakasis K, Kohn EC, Oza AM. Ovarian cancer treatment: the end of empiricism? *Cancer* 2015;**121**:3203–11.
23. Colombo N, Peiretti M, Castiglione M, ESMO Guidelines Working Group. Non-epithelial ovarian cancer: ESMO clinical recommendations for diagnosis, treatment and follow-up. *Ann Oncol* 2009;**20** Suppl 4:24–26.
24. Randall ME, Filiaci VL, Muss H, et al. Randomized phase III trial of whole-abdominal irradiation versus doxorubicin and cisplatin chemotherapy in advanced endometrial carcinoma: a Gynecologic Oncology Group Study. *J Clin Oncol* 2006;**24**:36–44.
25. Hogberg T, Signorelli M, de Oliveira CF, et al. Sequential adjuvant chemotherapy and radiotherapy in endometrial cancer—results from two randomised studies. *Eur J Cancer* 2010;**46**:2422–31.
26. Hoskins PJ, Swenerton KD, Pike JA, et al. Paclitaxel and carboplatin, alone or with irradiation, in advanced or recurrent endometrial cancer: a phase II study. *J Clin Oncol* 2001;**19**:4048–53.
27. Fleming GF, Brunetto VL, Cella D, et al. Phase III trial of doxorubicin plus cisplatin with or without paclitaxel plus filgrastim in advanced endometrial carcinoma: a Gynecologic Oncology Group Study. *J Clin Oncol* 2004;**22**:2159–66.
28. Lheureux S, Wilson M, Mackay HJ. Recent and current phase II clinical trials in endometrial cancer: review of the state of art. *Expert Opin Investig Drugs* 2014;**23**:773–92.
29. Lheureux S, Oza AM. Endometrial cancer-targeted therapies myth or reality? Review of current targeted treatments. *Eur J Cancer* 2016;**59**:99–108.
30. Muñoz N, Bosch FX, Chichareon S, et al. A multinational case-control study on the risk of cervical cancer linked to 25 HPV types: which are the high-risk types? In: Castellsagué X, Bosch FX, de Sanjosé S, Moreno V, Ribes J (eds), *International Papillomavirus Conference—Program and Abstracts Book*, p. 125. Barcelona: International Papillomavirus Conference; 2000.

31. Schiffman M, Castle PE, Jeronimo J, Rodriguez AC, Wacholder S. Human papillomavirus and cervical cancer. *Lancet* 2007;**370**:890–907.
32. Trottier H, Franco EL. The epidemiology of genital human papillomavirus infection. *Vaccine* 2006;**24** Suppl 1:S1–15.
33. Ault KA. Epidemiology and natural history of human papillomavirus infections in the female genital tract. *Infect Dis Obstet Gynecol* 2006;**2006** Suppl:40470.
34. Brisson J, Morin C, Fortier M, et al. Risk factors for cervical intraepithelial neoplasia: differences between low- and high-grade lesions. *Am J Epidemiol* 1994;**140**:700–10.
35. Koutsky LA, Holmes KK, Critchlow CW, et al. A cohort study of the risk of cervical intraepithelial neoplasia grade 2 or 3 in relation to papillomavirus infection. *N Engl J Med* 1992;**327**:1272–78.
36. Schiffman MH, Bauer HM, Hoover RN, et al. Epidemiologic evidence showing that human papillomavirus infection causes most cervical intraepithelial neoplasia. *J Natl Cancer Inst* 1993;**85**:958–64.
37. Moyer VA, U.S. Preventive Services Task Force. Screening for cervical cancer: U.S. Preventive Services Task Force recommendation statement. *Ann Intern Med* 2012;**156**:880–91, W312. [Erratum in: *Ann Intern Med* 2013;158:852.]
38. Whitney CW, Sause W, Bundy BN, et al. Randomized comparison of fluorouracil plus cisplatin versus hydroxyurea as an adjunct to radiation therapy in stage IIB-IVA carcinoma of the cervix with negative para-aortic lymph nodes: a Gynecologic Oncology Group and Southwest Oncology Group study. *J Clin Oncol* 1999;**17**:1339–48.
39. Trimble E, Gius D, Harlan LC. Impact of NCI announcement upon use of chemoradiation for women with cervical cancer. *J Clin Oncol* 2007;**25**:283s.
40. McNeil C. New standard of care for cervical cancer sets stage for next questions. *J Natl Cancer Inst* 1999;**91**:500–501.
41. Monk BJ, Sill MW, McMeekin DS, et al. Phase III trial of four cisplatin-containing doublet combinations in stage IVB, recurrent, or persistent cervical carcinoma: a Gynecologic Oncology Group study. *J Clin Oncol* 2009;**27**:4649–55.
42. Kitagawa R, Katsumata N, Shibata T, et al. Paclitaxel plus carboplatin versus paclitaxel plus cisplatin in metastatic or recurrent cervical cancer: the open-label randomized phase III trial JCOG0505. *J Clin Oncol* 2015;**33**:2129–35.
43. Tewari KS, Sill MW, Long HJ 3rd, et al. Improved survival with bevacizumab in advanced cervical cancer. *N Engl J Med* 2014;**370**:734–43.
44. Greer BE, Koh WJ. New NCCN guidelines for vulvar cancer. *J Natl Compr Canc Netw* 2016;**14** Suppl 5:656–58.
45. Cancer Genome Atlas Research Network. Integrated genomic analyses of ovarian carcinoma. *Nature* 2011;**474**:609–15. [Erratum in: *Nature* 2012;490:298.]
46. Ledermann JA. PARP inhibitors in ovarian cancer. *Ann Oncol* 2016;**27** Suppl 1:i40–44.
47. Cancer Genome Atlas Research Network, Kandoth C, Schultz N, et al. Integrated genomic characterization of endometrial carcinoma. *Nature* 2013;**497**:67–73. [Erratum in: *Nature* 2013;500:242.]
48. Wiegand KC, Shah SP, Al-Agha OM, et al. ARID1A mutations in endometriosis-associated ovarian carcinomas. *N Engl J Med* 2010;**363**:1532–43.
49. Hollis RL, Gourley C. Genetic and molecular changes in ovarian cancer. *Cancer Biol Med* 2016;**13**:236–47.
50. Grisham RN. Low-grade serous carcinoma of the ovary. *Oncology (Williston Park)* 2016;**30**:650–52.
51. Singer G, Oldt R 3rd, Cohen Y, et al. Mutations in BRAF and KRAS characterize the development of low-grade ovarian serous carcinoma. *J Natl Cancer Inst* 2003;**95**:484–86.
52. Ojesina AI, Lichtenstein L, Freeman SS, et al. Landscape of genomic alterations in cervical carcinomas. *Nature* 2014;**506**:371–75 (PMID: 28112728).
53. Fisher R, Pusztai L, Swanton C. Cancer heterogeneity: implications for targeted therapeutics. *Br J Cancer* 2013;**108**:479–85.
54. Hiley C, de Bruin EC, McGranahan N, Swanton C. Deciphering intratumor heterogeneity and temporal acquisition of driver events to refine precision medicine. *Genome Biol* 2014;**15**:453.
55. Burrell RA, McGranahan N, Bartek J, Swanton C. The causes and consequences of genetic heterogeneity in cancer evolution. *Nature* 2013;**501**:338–45.
56. Greaves M, Maley CC. Clonal evolution in cancer. *Nature* 2012;**481**:306–13.
57. Bashashati A, Ha G, Tone A, et al. Distinct evolutionary trajectories of primary high-grade serous ovarian cancers revealed through spatial mutational profiling. *J Pathol* 2013;**231**:21–34.
58. Schwarz RF, Ng CK, Cooke SL, et al. Spatial and temporal heterogeneity in high-grade serous ovarian cancer: a phylogenetic analysis. *PLoS Med* 2015;**12**:e1001789.
59. Yachida S, Jones S, Bozic I, et al. Distant metastasis occurs late during the genetic evolution of pancreatic cancer. *Nature* 2010;**467**:1114–17.
60. Gerlinger M, Rowan AJ, Horswell S, et al. Intratumor heterogeneity and branched evolution revealed by multiregion sequencing. *N Engl J Med* 2012;**366**:883–92. [Erratum in: *N Engl J Med* 2012;367:976.]
61. Griffiths AJF, Miller JH, Suzuki DT, et al. Somatic versus germinal mutation. In: *An Introduction to Genetic Analysis*, 7th edn. New York: W.H. Freeman; 2000. Available at: http://www.ncbi.nlm.nih.gov/books/NBK21894/.
62. Cavanagh H, Rogers KM. The role of BRCA1 and BRCA2 mutations in prostate, pancreatic and stomach cancers. *Hered Cancer Clin Pract* 2015;**13**:16.
63. Prat J. Ovarian carcinomas: five distinct diseases with different origins, genetic alterations, and clinicopathological features. *Virchows Arch* 2012;**460**:237–49.
64. Hsu CY, Bristow R, Cha MS, et al. Characterization of active mitogen-activated protein kinase in ovarian serous carcinomas. *Clin Cancer Res* 2004;**10**:6432–36.
65. McAlpine JN, Wiegand KC, Vang R, et al. HER2 overexpression and amplification is present in a subset of ovarian mucinous carcinomas and can be targeted with trastuzumab therapy. *BMC Cancer* 2009;**9**:433.
66. Friedlander ML, Russell K, Millis S, Gatalica Z, Bender R, Voss A. Molecular profiling of clear cell ovarian cancers: identifying potential treatment targets for clinical trials. *Int J Gynecol Cancer* 2016;**26**:648–54.
67. Catasús L, Bussaglia E, Rodrguez I, et al. Molecular genetic alterations in endometrioid carcinomas of the ovary: similar frequency of beta-catenin abnormalities but lower rate of microsatellite instability and PTEN alterations than in uterine endometrioid carcinomas. *Hum Pathol* 2004;**35**:1360–68.
68. Husain RS, Ramakrishnan V. Global variation of human papillomavirus genotypes and selected genes involved in cervical malignancies. *Ann Glob Health* 2015;**81**:675–83.
69. Agarwal SM, Raghav D, Singh H, Raghava GP. CCDB: a curated database of genes involved in cervix cancer. *Nucleic Acids Res* 2011;**39**(Database issue):D975–79.
70. Forbes SA, Bindal N, Bamford S, et al. COSMIC: mining complete cancer genomes in the Catalogue of Somatic Mutations in Cancer. *Nucleic Acids Res* 2011;**39**(Database issue):D945–50.
71. Trietsch MD, Nooij LS, Gaarenstroom KN, van Poelgeest MI. Genetic and epigenetic changes in vulvar squamous cell carcinoma and its precursor lesions: a review of the current literature. *Gynecol Oncol* 2015;**136**:143–57.
72. Holway AH, Rieger-Christ KM, Miner WR, et al. Somatic mutation of PTEN in vulvar cancer. *Clin Cancer Res* 2000;**6**:3228–35.
73. Soufir N, Queille S, Liboutet M, et al. Inactivation of the CDKN2A and the p53 tumour suppressor genes in external genital carcinomas and their precursors. *Br J Dermatol* 2007;**156**:448–53.
74. Trietsch MD, Spaans VM, ter Haar NT, et al. CDKN2A (p16) and HRAS are frequently mutated in vulvar squamous cell carcinoma.

Gynecol Oncol 2014;**135**:149–55.
75. Surget S, Khoury MP, Bourdon JC. Uncovering the role of p53 splice variants in human malignancy: a clinical perspective. *Onco Targets Ther* 2013;**7**:57–68.
76. Hong B, van den Heuvel AP, Prabhu VV, Zhang S, El-Deiry WS. Targeting tumor suppressor p53 for cancer therapy: strategies, challenges and opportunities. *Curr Drug Targets* 2014;**15**:80–89.
77. Olivier M, Hollstein M, Hainaut P. TP53 mutations in human cancers: origins, consequences, and clinical use. *Cold Spring Harb Perspect Biol* 2010;**2**:a001008.
78. Li FP, Fraumeni JF Jr, Mulvihill JJ, et al. A cancer family syndrome in twenty-four kindreds. *Cancer Res* 1988;**48**:5358–62.
79. Malkin D, Li FP, Strong LC, et al. Germ line p53 mutations in a familial syndrome of breast cancer, sarcomas, and other neoplasms. *Science* 1990;**250**:1233–38. [Erratum in: *Science* 1993; 259:878.]
80. Chen S, Parmigiani G. Meta-analysis of BRCA1 and BRCA2 penetrance. *J Clin Oncol* 2007;**25**:1329–33.
81. Alsop K, Fereday S, Meldrum C, et al. BRCA mutation frequency and patterns of treatment response in BRCA mutation-positive women with ovarian cancer: a report from the Australian Ovarian Cancer Study Group. *J Clin Oncol* 2012;**30**:2654–663. [Erratum in: *J Clin Oncol* 2012;30:4180.]
82. McCabe N, Turner NC, Lord CJ, et al. Deficiency in the repair of DNA damage by homologous recombination and sensitivity to poly(ADP-ribose) polymerase inhibition. *Cancer Res* 2006;**66**:8109–115.
83. Pennington KP, Walsh T, Harrell MI, et al. Germline and somatic mutations in homologous recombination genes predict platinum response and survival in ovarian, fallopian tube, and peritoneal carcinomas. *Clin Cancer Res* 2014;**20**:764–75.
84. Ashworth A. A synthetic lethal therapeutic approach: poly(ADP) ribose polymerase inhibitors for the treatment of cancers deficient in DNA double-strand break repair. *J Clin Oncol* 2008;**26**:3785–90.
85. Farmer H, McCabe N, Lord CJ, et al. Targeting the DNA repair defect in BRCA mutant cells as a therapeutic strategy. *Nature* 2005;**434**:917–21.
86. Walsh CS. Two decades beyond BRCA1/2: homologous recombination, hereditary cancer risk and a target for ovarian cancer therapy. *Gynecol Oncol* 2015;**137**:343–50.
87. Turner N, Tutt A, Ashworth A. Hallmarks of 'BRCAness' in sporadic cancers. *Nat Rev Cancer* 2004;**4**:814–19.
88. McAlpine JN, Temkin SM, Mackay HJ. Endometrial cancer: not your grandmother's cancer. *Cancer* 2016;**122**:2787–98.
89. Erten MZ, Fernandez LP, Ng HK, et al. Universal versus targeted screening for Lynch syndrome: comparing ascertainment and costs based on clinical experience. *Dig Dis Sci* 2016;**61**:2887–95.
90. Kristeleit RS, Miller RE, Kohn EC. Gynecologic cancers: emerging novel strategies for targeting DNA repair deficiency, *Am Soc Clin Oncol Educ Book* 2016;**35**:e259–68.
91. Bykov VJ, Wiman KG. Mutant p53 reactivation by small molecules makes its way to the clinic. *FEBS Lett* 2014;**588**:2622–27.
92. Tommasino M, Accardi R, Caldeira S, et al. The role of TP53 in cervical carcinogenesis. *Hum Mutat* 2003;**21**:307–12.
93. Fujiwara K, McAlpine JN, Lheureux S, Matsumura N, Oza AM. Paradigm shift in the management strategy for epithelial ovarian cancer. *Am Soc Clin Oncol Educ Book* 2016;**35**:e247–57.
94. Salvesen HB, Werner HM, Krakstad C. PI3K pathway in gynecologic malignancies. *Am Soc Clin Oncol Educ Book* 2013. doi: 10.1200/EdBook_AM.2013.33.e218.
95. Jones S, Wang TL, Shih IM, et al. Frequent mutations of chromatin remodeling gene ARID1A in ovarian clear cell carcinoma. *Science* 2010;**330**:228–31.
96. Bitler BG, Aird KM, Garipov A, et al. Synthetic lethality by targeting EZH2 methyltransferase activity in ARID1A-mutated cancers. *Nat Med* 2015;**21**:231–38.
97. Sonoda K. Molecular biology of gynecological cancer. *Oncol Lett* 2016;**11**:16–22.
98. Bourla AB, Zamarin D. Immunotherapy: new strategies for the treatment of gynecologic malignancies. *Oncology (Williston Park)* 2016;**30**:59–66, 69.
99. Oku H, Hase S. Studies on the substrate specificity of neutral alpha-mannosidase purified from Japanese quail oviduct by using sugar chains from glycoproteins. *J Biochem* 1991;**110**:982–89.
100. de Jong RA, Leffers N, Boezen HM, et al. Presence of tumor-infiltrating lymphocytes is an independent prognostic factor in type I and II endometrial cancer. *Gynecol Oncol* 2009;**114**:105–10.
101. Salazar MD, Ratnam M. The folate receptor: what does it promise in tissue-targeted therapeutics? *Cancer Metastasis Rev* 2007;**26**:141–52.
102. Reddy JA, Allagadda VM, Leamon CP. Targeting therapeutic and imaging agents to folate receptor positive tumors. *Curr Pharm Biotechnol* 2005;**6**:131–50.
103. Kalli KR, Oberg AL, Keeney GL, et al. Folate receptor alpha as a tumor target in epithelial ovarian cancer. *Gynecol Oncol* 2008;**108**:619–26.
104. Toffoli G, Russo A, Gallo A, et al. Expression of folate binding protein as a prognostic factor for response to platinum-containing chemotherapy and survival in human ovarian cancer. *Int J Cancer* 1998;**79**:121–26.
105. Markert S, Lassmann S, Gabriel B, et al. Alpha-folate receptor expression in epithelial ovarian carcinoma and non-neoplastic ovarian tissue. *Anticancer Res* 2008;**28**:3567–72.
106. Walters CL, Arend RC, Armstrong DK, Naumann RW, Alvarez RD. Folate and folate receptor alpha antagonists mechanism of action in ovarian cancer. *Gynecol Oncol* 2013;**131**:493–98.
107. Ledermann J, Harter P, Gourley C, et al. Olaparib maintenance therapy in platinum-sensitive relapsed ovarian cancer. *N Engl J Med* 2012;**366**:1382–92.

第68章

妇科肿瘤的放射治疗

Anthony Fyles, Anuja Jhingran, David Gaffney, Dustin Boothe, Marco Carlone, Tim Craig

放射治疗基本原理

体外照射

自1895年伦琴发现X线后,放射治疗的应用迅速发展[1]。第一次放射治疗由Grubbe进行,他在1896年报道了乳腺癌的外照射治疗[2]。几乎同时放射治疗开启了在妇科领域中的应用[3]。

然而,早期X线管和低能辐射同位素导致射线穿透能力有限。因此,治疗骨盆深处的目标需要同时向皮肤输送高剂量,导致严重的不良反应。这些不足限制了体外放射治疗的应用,因此,近距离放射疗法和近接触外照射疗法是治疗妇科癌症的首选方法[4],直到钴-60问世。

放射性同位素与直线加速器

放射性同位素钴-60可释放1.17MeV和1.33MeV的γ射线,是第一个具有高剂量率、长半衰期和合理成本的兆伏电子放射源。这导致钴-60机器成为20世纪50年代至20世纪70年代使用最广泛的放疗机器[5]。第二次世界大战期间的雷达研究极大地改进了微波技术。基于直线加速器的机器Linacs博采众长,利用微波将电子加速到钨靶上,并以兆电子伏特能X线的形式发射其动能的一部分。发射的X线被准直成束,并指向患者。与钴-60相比,直线加速器的优点包括更高的剂量率、更锐利的光束边缘、更高的能量和简化的辐射防护。

典型的现代直线加速器配置包括6~18mV X线发生器、一个多叶准直器,它可以动态地调整光束孔径,分辨率为5mm,机械精度约1mm,以及集成的影像学设备。这些设备的特性使得调强放射治疗(IMRT)与图像引导放射治疗(IGRT)成为可能,前者能调整射线强度而后者需要预先对病灶成像并调整靶向。

模拟定位

放射治疗计划的模拟阶段得名于历史上使用的"模拟器",它再现了直线加速器的几何结构。这使得其可以模拟出治疗区域的粗略几何结构,并且获得患者照射位置的二维(2D)X线照片[7]。今天的"CT模拟器"是一种诊断性CT扫描仪,用于获取治疗体位患者的图像。这些图像被传输到治疗计划计算机系统以创建治疗计划。在MRI或PET[8,9]上,妇科肿瘤和相关解剖结构可以更好地可视化,这些图像可以在治疗计划系统中"融合",并在设计方案期间用于治疗区域的可视化。

放疗计划:二维与三维之争

经典(也称为2D或传统型)和现代3D治疗计划原理一致,都是使用成像技术定义目标体积、规划照射靶区;通过调整光束参数及计算精确剂量来减少正常组织的辐射剂量;但实现原理的技术手段不尽相同。

经典治疗计划中的靶区勾画利用的是病灶部位的X线图像,在上面勾画出一个大致的矩形目标区域。而现代计划则需要对此区域进行细心勾画,在获取的影像学图像上反复模拟,绘制肿瘤轮廓,避免纳入正常组织。最终构建出患者解剖结构的三维模型。

靶区勾画对于治疗计划的质量至关重要，影响所有未来的计划步骤。基于此等重要性出版的指南，目的便是使不同机构和医师之间的靶区勾画具有一致性，其中一部分是专门适用于妇科癌症[10-13]。

完成后的靶区模型用于制订个性化的治疗计划。原则始终是一致的，对于目标肿瘤达到高剂量照射的同时最大限度地降低正常组织的受照剂量。但在实现方式上，现代技术与传统的2D方法有很大不同。

妇科癌症的两种经典技术是“平行对穿”和“四野盒”（图68.1）。平行对穿采用两个照射源，射线从前后两方向相对射入。由此产生从患者前方到后方的相对均匀的剂量分布。类似的，四野盒技术使用四个照射源，射线从前、左、后和右方向射入。因此，光束交叉处产生了一个盒形的高剂量区域，常用于照射原发肿瘤和盆腔淋巴结。尽管有现代计划工具，但这些经典技术仍在使用。自然，传统方式对剂量分布的调整能力有限，柱状或盒状高剂量容积的结果是直肠、膀胱、乙状结肠和小肠也受到处方剂量照射。

IMRT是一项革命性的技术，它使用动态多叶准直器运动产生强度不同的射线[14-17]。计划者将通过指定数据（例如，目标的最小剂量，正常组织的最大剂量），优化算法便可确定最接近目标的强度模式。使得高剂量区域非常接近于不规则形状的靶区域，对健康组织的照射最小化。

一项关于在妇科癌症中使用调强放射治疗的计

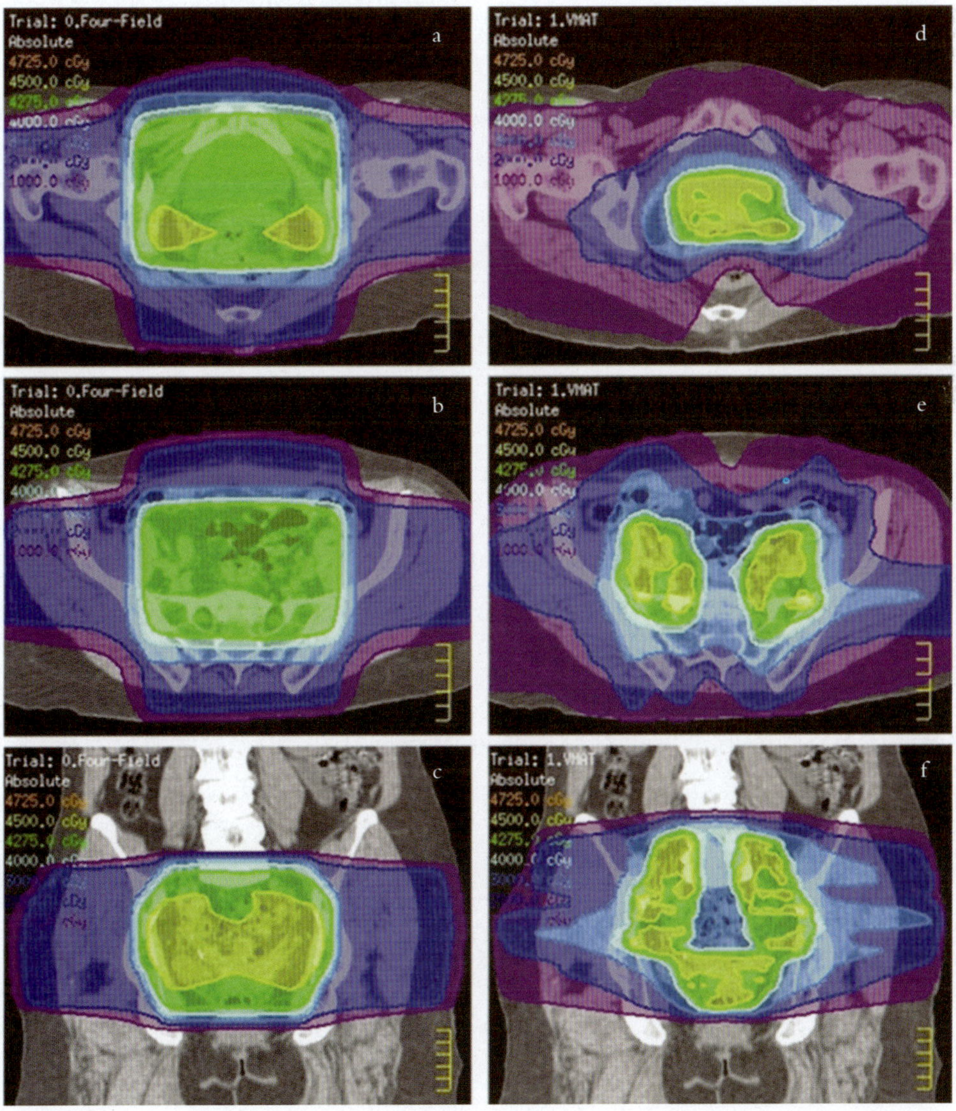

图68.1　轴位CT图像和剂量（彩色区域）显示了阴道（a,d）、盆腔淋巴结（b,e）和冠状面（c,f）水平上典型传统四野盒和调强放射治疗的靶区。

划性研究表明，在术后子宫颈癌和子宫内膜癌中，调强放射治疗可以显著减少对小肠、直肠和膀胱的辐射[18]。随后的一项临床研究证明短期[19]与长期[20]的副反应都很理想。一项Ⅱ期放射治疗肿瘤小组研究(RTOG 0418)表明，来自单一机构的不良反应降低经验可以推广到多机构应用[21,22]。比较常规与IMRT治疗的随机试验(RTOG 1203，NCT01672892)证实了这些结果。

调强放射治疗也应用于局部晚期外阴癌，以避免与传统2D方法导致的高皮肤、胃肠道和血液不良事件。传统放疗和IMRT相比，在减少小肠、直肠和膀胱辐射，以及疾病控制率和不良事件方面体现出显著的优势[23]。

图像引导放射治疗

IGRT是指可以每日实时获取患者治疗位置的图像，其可在放射前进行调整。锥形束CT扫描使用的是最常见的容积式IGRT技术[24]，它将改进的CT扫描仪集成到治疗机中。将获取的图像与模拟过程中获取的参考CT图像进行比较，然后进行远程计算，并根据两幅图的不同来调整治疗方案。这种方法可以定位误差小于2毫米的易识别目标。然而，由于集成直线加速器带来了性能上的妥协，锥形束CT图像与诊断CT图像相比对比度差。除了确保患者被正确定位外，日常成像还显示在典型治疗期间，子宫、宫颈、阴道、膀胱、直肠和小肠的位置每天都有显著变化[25-28]。这引起了人们对自适应性放射治疗的兴趣。自适应性放射治疗使用最初几次治疗的成像来提供个性化及具有自适应性的治疗。在妇科癌症中，当存在子宫位置变化和肿瘤消退时，自适应性放射治疗可能是有效的。CT和MRI已经证明，在治疗的5周内，宫颈肿瘤体积急剧缩小[29]，而适应这些变化可以避免肠道、直肠和膀胱受累[30]。

另一种新的方法是使用MRI采集图像进行配准，从而映射计算出随着治疗过程器官的变形和移动导致的累积剂量变化[31,32]。该累积剂量可进一步触发多次的重新方案规划，实时确保目标得到适当治疗[33]。

未来方向

产生X线的直线加速器是目前最常见的治疗机，但其他类型的放疗研究也很有价值。质子束在某一深度存在峰值剂量，然后完全停止。研究显示，与IMRT相比，质子束计划可以更好地保护骨髓、肠道和肾脏[34,35]。

碳离子束设备非常稀有，而且非常昂贵；然而，它们会对患者造成复杂的DNA损伤，从而抵消宫颈癌内缺氧的不利影响，这是不良预后的因素[36,37]。对于这一观点有一份关于局部晚期宫颈癌患者接受碳离子治疗的报道，但无法证明有氧或缺氧肿瘤的疾病特异性生存率存在差异[38]。

近距放射治疗

同位素

妇科癌症的近距离放射治疗起源于Marie Curie分离出的镭-226(^{226}Ra)。在分离出^{226}Ra的十年内，许多癌症的治疗技术已经开发出来[39]，包括妇科癌症。

镭对于初始放射治疗非常有用；然而，它有几个物理特性，这使得它作为近距离放射治疗的放射性核素是不理想的。其平均和最大能量较大，这使得剂量沉积面积大于理想值，而放射治疗的首要目标便是使辐射剂量沉积面积尽可能与目标病灶匹配。此外，氡气作为其放射性衰变的第一产物也存在存储问题，一旦泄露会导致辐射危险。最后，1622年的长半衰期也不可取，这意味着一旦分离出放射性核素，就必须对其进行管理并安全储存相当长的时间。20世纪30年代至50年代，高能加速器和核反应堆的出现使非自然产生的放射性核素得以生产，其中许多具有比^{226}Ra更有利的治疗性质。有了这些新的放射性核素，镭在20世纪80年代末逐渐被临床淘汰。

最初，铯-137(^{137}Cs)被用于替代妇科近距离放射治疗中的^{226}Ra。这种放射性核素的平均光子能量为660keV，半衰期为30.2年。尽管这是对^{226}Ra的改进，但该放射性核素的比活度(每单位质量的裂解次数)较差，因此^{137}Cs照射源尺寸需要相当大才能产生满足临床需求的剂量率。如今，大多数妇科近距离放射治疗都是使用铱-192(^{192}Ir)进行，铱-192的平均光子能量为380keV，具有非常高的比活度，半衰期为74.2天，因此它是一种非常好的近距离放射治疗用放射性核素。特别是，辐射防护问题被最小化，半衰期短到足以简化放射性核素的处置，但又长到足以在临床上合理使用一段时间。

施源器

由于近距离放射治疗源的剂量会迅速衰减，因此需要具有一致性和重复操作性的装置，用于近距离放射中放射源的定位和放置，以便再现理想的近距离放射治疗效果。此外，为了更好地控制放疗的总剂量（取决于放射性核素源的停留时间），该装置应首先在没有加载放射源的情况下，进行定位，定位结束后允许快速插植和移除放射源。

在近距离放射治疗的早期，放射源定位不一致和其他剂量学问题导致剂量传递不一致，这对治疗技术的认知产生了负面影响。为了解决这一问题，并为临床医生提供工具，使其能够实现更均匀的植入水平，开发了某些近距离放射治疗插植“系统”。这些“系统”为放射源定位提供了规则，并显著提高了临床结果的一致性。在妇科学中，“斯德哥尔摩”和“巴黎”系统规定如何通过操作剂量和插植次数，在空间和时间上对 ^{226}Ra 源插入子宫和阴道的方式达到可控，以提供可根据疾病临床表现量身定制的剂量范围。巴黎系统的空间位置与放射源的放置时间结合在一起，被称为“曼彻斯特”系统。最初，该系统使用弹性管放置宫内放射源和邻近宫颈的放射源。具体为将2cm长的 ^{226}Ra 放射源（有效长度1.5cm）串联，共计1~3个放射源插入子宫（称为宫腔管），并将两个垂直于宫内放射源的独立放射源（长度也为2cm）插入阴道穹隆中，此为圆柱形阴道施源器（称为colpostat）。最后，为了对治疗的疾病的剂量进行一致的报道，描述了特定的剂量计算点，称为点A和点B。点A指定为宫腔管中心外侧2cm，比阴道穹隆侧黏膜高2cm。这一点表示宫颈的覆盖剂量。B点取A点外侧3cm，代表继续向外照射剂量的下降程度，同时代表闭孔淋巴结所受的照射剂量（图68.2）。最后，曼彻斯特系统还规定了如何计算在特定点接收到的剂量，以显示膀胱和直肠的剂量，这两种正常健康组织的剂量要最小化。

Henschke治疗探头是在20世纪60年代和70年代开发的，专门设计用于提供与曼彻斯特系统一致的剂量分布，但专门用于 ^{137}Cs。设计包括一个中心宫腔管和两个宫腔管/卵圆体施源器。阴道施源器为可调整拆分式，以提供足够的横向剂量覆盖。最后，如果需要，可采用钨屏蔽罩减少膀胱和直肠等正常组织剂量吸收。

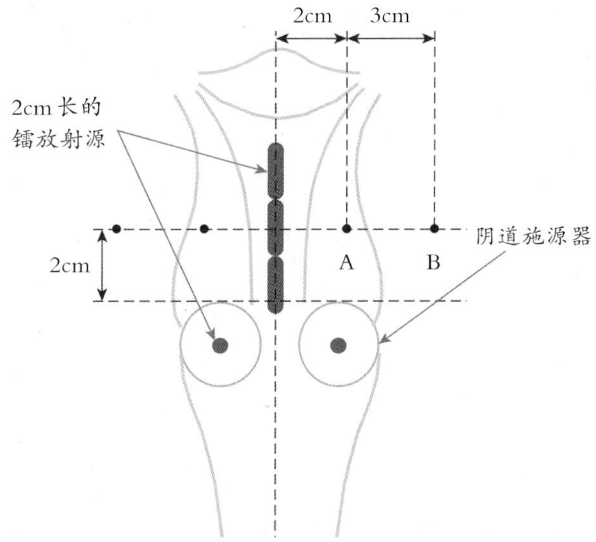

图68.2 曼彻斯特系统示意图。将2cm长的镭放射源插入子宫（最多三根）和阴道穹隆。A点为剂量描述点，该点位于宫内放射源外侧2 cm处，位于阴道表面上方2 cm处，假设阴道表面与阴道黏膜齐平。B点位于A点外侧3 cm处，代表侧向剂量下降和闭孔淋巴结剂量。

Fletcher-Suit（以及后来的Delclos）施源器与Henschke施源器相似，因其使用了一个中央宫腔管和两个卵圆体施源器，类似曼彻斯特系统。然而，卵圆体施源器设计进行了专门调整，以允许远程后装，而不是手动放置辐射源。Fletcher-Suit-Delclos设计中刻意注重减少了辐射源移动中的摩擦力，以防放置过程中辐射源卡住，这是后装技术在应用时的主要风险。

另一种常用的施源器是宫腔管和阴道环，它也允许使用插植管施源器通过环插入子宫旁肿瘤延伸部。此操作需要图像引导技术（见“图像引导”），在优化残留肿瘤的吸收剂量的同时可减少膀胱和直肠的剂量吸收[40]。

远程后装

近距离放射治疗的实践必然涉及在患者体内放置放射源以提供治疗。对癌细胞的辐射作用也会影响正常的健康组织，包括临床工作人员。通过使用合适的屏蔽，并保持与放射源的距离较远且暴露时间较短，可以将主治医师、治疗师和护士的辐射剂量保持在相当低的水平，以进行个体治疗。然而，工作人员在多次患者治疗过程中的累积暴露可导致大的终生辐射剂量。出于这个原因，20世纪70年代发展了一项技术，以便在不需要手动放置的情况下自动放置放射源。Nucletron公司开发了Selectron遥控后装治疗机（RAL），该产品于20世纪80年代初上市。

Selectron RAL专门为宫颈部位的近距离放射治疗设计，并使用^{137}Cs实现曼彻斯特式源加载。该装置使用了一个放射源选择器，可以在活性放射源和非放射性间隔物之间进行选择。通过调整活性源和非活性间隔物的排列顺序，改变照射模式从而产生剂量分布。该装置利用气压将放射源“安全”推至Fletcher施源器，并在治疗完成后进行抽吸以回收放射源。该装置因^{137}Cs源尺寸较大（2.5 mm球体），只能以妇科近距离放射治疗的大型施源器方式存在，限制了其作为一般近距离放射治疗设备的市场价值。由于^{192}Ir具有更高的比活度，使得现代近距离放射治疗放射源更小（直径<1mm），可使用单个放射源（不再需要多个宫腔管），将其焊接到不锈钢电缆上。然后通过向治疗靶区“步进”的方式以产生所需的剂量分布。由于放射源尺寸更小，广义近距离放射治疗技术现在应用广泛，不再局限于妇科癌症。

得益于铱光谱的小尺寸和较低的光子能量，RAL还有其他优点，如剂量调制程度远远高于铯。因高比活度使得剂量率相当高，从而可以在几分钟，而不是几天内完成治疗。不过这也带来了新的问题，因为辐射的生物效应与剂量率是相关的。

图像引导

近距离放射治疗施源器相对于目标疾病区域的正确放置对于治疗的成功至关重要。放置不当的施源器是有问题的，因为不仅肿瘤接受的剂量会低于要求，而且正常健康组织也会接受不必要的剂量。成像是近距离放射治疗施源器放置程序的一个重要组成部分，用于验证设备的正确放置。最初，2D平面X线成像用于确定施源器相对于靶区的位置。此位置可通过对宫颈部位仪器夹带的射线屏蔽部分进行定义，并根据此位置反推膀胱和直肠测量点。

目前，3D CT成像是确定施源器位置的首选方法。然而，最近的证据[41]表明，基于MRI图像是目前定义肿瘤体积的标准，包括怀疑临床受累的区域。此外，报道靶组织和正常组织剂量的现代方法是报道一定体积组织照射的综合剂量，而不是某一点的剂量。因此，MRI是首选的成像方式，T2加权成像在确定靶体积以及正常组织（即膀胱、直肠、乙状结肠和小肠）方面非常有用（图68.3）。此外，受累的淋巴结可以很容易地通过MRI识别，从而可以准确地确定近距离放射治疗的剂量。

物理/生物学

辐射剂量测定

现代直线加速器以高精度和精密度提供指定数量的X线能量。吸收剂量定义为每单位质量吸收的能量，采用国际单位制格瑞（Gy），1Gy=1J/kg。为了使辐射剂量有意义，并便于不同机器和不同机构之间的比较，必须校准所有机器，以确保它们在特定参考条件下提供相同的吸收剂量。这是通过校准测量“监测装置”的内部电离监测器来实现的。一种常见的校准方法是调整机器的输出，使得在1.5cm深的水中，照射面积为10cm×10cm的6MV X线束，会为每个监视器单元输送剂量1cGy。美国医学物理学家协会[42]和国际原子能协会[43]制定的协议中描述了执行此校准的方法。这些协议要求使用在国家或经认证的剂量学标准实验室校准的剂量计，以确保在世界范围内始终如一地施照和报道剂量。

直线加速器的性能由常规进行的质量保证活动维持。例如，美国医学物理学家协会（American Association of Physicals in Medicine）的指导文件描述了辐

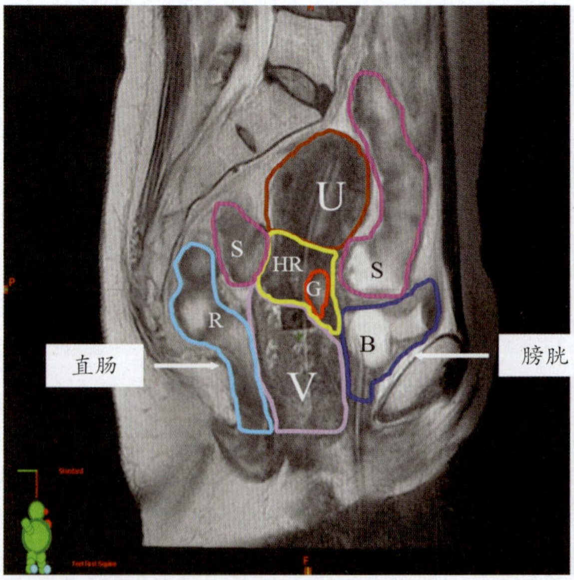

图68.3 子宫内施源器和膀胱内Foley导管的矢状位MRI，显示了高风险（HR）临床目标体积、肿瘤总体积（G）、子宫（U）、乙状结肠（S）和阴道（V）。

射安全特性、剂量学参数、机械功能和成像测试的详细列表，这些测试每天、每周、每月和每年进行一次。一台维护良好的机器通常能够以2%的误差精度提供预期剂量，并且总机械精度约为1mm。

辐射防护

对患者的照射是有目的、特定的，并且是有益的，但对其他人而言任何剂量的辐射均不可取，应保持在合理可行的最低水平。国家规定了放射治疗设施中公众和工作人员的允许剂量限制；大多数国家则是根据国际辐射防护委员会[44]的建议实施限制。辐射防护通常使用国际单位制西弗（Sv），即剂量乘以辐射有效系数和器官加权系数。对于全身暴露在X线下的情况（其中加权因子均等于1.0），Gy（吸收剂量的单位）和Sv在数值上是等效的。按照建议，职业人员接触辐射为每年20mSv（使用5年平均值），公众每年为1mSv。

这些要求可通过由受过良好教育的合格员工操作，并配以合格的设施设计来实现。安装直线加速器的房间的墙壁、门、天花板和地板必须考虑所用的材料、工作人员或公众对相邻空间的占用以及机器功率，如最大能量和预期工作量。普通治疗室设计使用的屏蔽墙的构造应为满足国际辐射防护委员会要求的2.5米的实心混凝土。

宫颈癌

导言

在许多发展中国家，宫颈癌是女性第二大癌症和癌症死亡原因，部分原因是获得宫颈癌筛查和预防方案的机会有限。

分期

使用国际妇产科联合会（FIGO）系统对宫颈癌进行分期在很大程度上基于体检和有限的影像学检查结果。实际上，许多中心会利用CT、MRI和PET成像的组合来更好地确定原发肿瘤、淋巴结和远处转移的范围。第62章（表62.2）为FIGO分期系统。

同步化疗和放疗的作用

根据1999年报道的五项随机试验，5个疗程的顺铂每周化疗（剂量为40mg/m²）联合放疗可提高患者生存率，不良反应也可接受，已成为宫颈癌治疗的标准[45]。

在各期疾病治疗中的应用

关于早期疾病的最佳治疗方案，主要基于影像学和病理学结果，由妇科、放射科和肿瘤学家之间的多学科讨论得出。正确的放化疗对宫颈癌患者有益，一是外照射与腔内近距离放射治疗相结合，在保护正常组织的同时向肿瘤提供高局部照射剂量[46]；二是因为人类乳头状瘤病毒相关肿瘤放射敏感性相对较高，预后更好[47,48]。

早期疾病（ⅠB2~ⅡA期）

对于不存在局部浸润或淋巴结转移风险较低的女性（ⅠB1期无淋巴脉管或宫颈深部浸润），根治性子宫切除术和淋巴结分期是希望保留生育能力的患者的标准护理或根治性气管切除术）。对于较高分期的ⅠB2肿瘤，需要术后放射治疗的可能性为中等至高（即20%或更高），倾向于采用根治性同步放化疗，以避免手术和放射治疗联合产生的额外不良反应[49,50]。长期骨盆控制和生存率为70%~85%[49]。典型的治疗包括外照射盆腔放射治疗（45Gy/d，共25天，5周）加上每周同步顺铂化疗，然后进行腔内近距离放射治疗。

晚期疾病（ⅡB~ⅣA期）

对于伴有宫旁/周围组织转移或淋巴结受累的大体积和晚期疾病，最好采用骨盆加或不加主动脉旁淋巴结放化疗，然后进行近距离放射治疗[51]。外照射盆腔放疗（45~50Gy）加顺铂同步化疗，然后腔内近距离放射治疗方案可有65%~70%的无进展生存率和总生存率，具体取决于疾病分期[52]。

局部晚期/转移性宫颈癌

对患有局部晚期或转移性疾病的患者进行适当的姑息治疗评估，包括化疗、放疗或在症状出现之前不进行积极治疗。局部复发的肿瘤可能适合用放射治疗来控制疼痛和出血[53]。

外照射放射治疗

外照射放射治疗的治疗计划通常涉及3D成像，

如CT和MRI，以确定原发肿瘤和淋巴结的范围（见前文）。临床目标靶区包括原发性宫颈肿瘤、阴道上部、子宫旁和盆腔淋巴结，包括髂内外和骶前淋巴结。对于盆腔淋巴结受累的患者，临床目标靶区可能扩大到包括髂总淋巴结，而髂总淋巴结受累的患者可能需要治疗主动脉旁淋巴结。

治疗技术通常包括四个共面骨盆照射区（前、后、右侧和左侧）（图68.1）。使用高能光子（6~18mV）让肿瘤吸收剂量最大化，同时保护皮肤和浅表正常组织。45Gy/25fx，1.8Gy/d×5周的盆腔照射剂量足以治疗显微镜下的淋巴结疾病，使大多数患者从第3~4周开始产生显著的肿瘤消退，从而优化近距离放射剂量测定。或者，对于体积庞大的原发性或淋巴结阳性患者，可使用每天28次共计50.4Gy剂量。如果累及主动脉旁淋巴结，则接受20~25次共40~45Gy治疗。同时注意减少肠道、膀胱和股骨头的照射剂量也是治疗的重要一环。

术后放疗

对于改良根治性子宫切除术和盆腔淋巴结清扫术后的高危特征，包括手术病变紧邻切缘或切缘阳性、存在淋巴脉管浸润和盆腔淋巴结阳性，建议采用外照射化疗。随机研究表明，结果有所改善，特别是腺癌，严重不良反应发生率较低[54]。盆腔外放射治疗包括上阴道、子宫旁组织、中央盆腔组织和淋巴结，使用四野或IMRT技术（见“放射治疗基本原理”）。

近距离放射治疗

在外照射治疗期间或之后，可用带阴道施源器或环的宫腔管，使用高剂量后装近距离放射治疗。越来越多的近距离放射治疗计划使用MRI引导，以优化对剩余肿瘤的照射剂量，同时保护膀胱和直肠等正常组织（称为危险器官）（图68.3）。GEC-ESTRO小组制订的指南具有标准化的目标体积和正常器官定义[41]。根据肿瘤反应，外照射第3~5周高剂量率近距离放射治疗的典型剂量为28~30Gy，分为4~5次给予（低剂量率则为36~40Gy）。

后续护理

完成治疗后2年内每3~4个月进行一次骨盆检查，然后每6个月进行一次评估直到第5年。在完成治疗后3~6个月对骨盆进行PET-CT或MRI随访，以确认肿瘤根除。为避免因辐射效应而导致假阳性结果，在放疗结束后1年，肿瘤科医生可自行决定进行宫颈/阴道细胞学检查。

阴道扩张器建议在近距离放疗完成后6个月内使用，以防止阴道狭窄。有些患者可能需要持续使用扩张器。对治疗前绝经前患者可考虑激素替代治疗。

子宫体癌

在各期疾病治疗中的应用

尽管进行了几十年的研究，辅助治疗在子宫内膜癌治疗中的作用仍难以确定。放射治疗已被证明能降低局部复发的风险，但其对生存率的影响尚不清楚。有几个因素导致了放射治疗作用的不确定性，包括在所有新诊断的子宫内膜癌中，手术治疗的失败率仅为15%，通过进一步的治疗，预后只有很小的改善。其他因素包括有偏倚的回顾性研究和随机研究，其中包括许多低风险患者，他们不会从任何进一步的治疗中获益。因此，是否决定采用辅助治疗（包括放疗）是基于个体化的对复发风险因素、疾病自然史、数据解释和并发症风险的综合性评估。

Ⅰ期疾病

Ⅰ期疾病包括所有局限于子宫内膜的疾病。该阶段根据危险因素进一步细分，包括年龄、肿瘤大小、淋巴脉管间隙浸润（LVSI）、肌层浸润深度、分级和组织学亚型。低风险类别包括组织学分级为G1或G2肿瘤患者，肌层浸润率低于50%，无LVSI。这些患者单独手术治愈率为90%，不需要进一步的辅助治疗。

中风险组包括子宫肌层浸润大于50%的G1/G2肿瘤患者，子宫肌层浸润小于50%的G3肿瘤患者，或年龄、浸润深度、G1/G2、肿瘤大小和LVSI等因素的组合。3项随机研究[55-57]评估了辅助性盆腔放疗的作用，发现在中风险患者增加放疗后，局部控制得到改善，但总体生存率没有改善。未接受辅助放疗的患者最常在阴道顶端复发。因此，子宫内膜癌术后放疗（PORTEC）-2试验将这一中危组患者随机分为盆腔放疗组和阴道套囊近距离放疗组[58]。两组患者在局部控制或总体生存率方面没有差异，但正如预期的那样，接受盆腔放疗的患者消化和泌尿生殖系统并发症更严重，结论是中危患者应单独接受阴道近距离放射治疗。

高危人群包括肌层浸润深度大于50%的G3或肌层浸润深度大于50%的G2疾病合并其他危险因素,如LVSI阳性和老年患者。此类人群有14%~42%的复发风险。妇科肿瘤小组(GOG)-99研究提示,高危组患者的2年复发率为27%,加上盆腔放疗后生存率略有提高,但无显著改善[57]。Creutzberg[59]对ⅠB期、G3子宫内膜癌进行了单独分析,发现这组高危患者有14%的复发风险和31%的远处转移风险。此类患者最好接受盆腔放疗,但如前所述,远处转移的风险很高,因此出现了此类高危是否也能从全身化疗中获益的问题。

Ⅱ期疾病

Ⅱ期疾病累及宫颈间质,通常在单纯子宫切除术后病理发现。大多数患者接受辅助性盆腔放射治疗,包括阴道近距离放射治疗。然而,如果预先知道宫颈侵犯,并且通过体检在临床上很明显,根据病理危险因素,这些患者可以进行根治性子宫切除术,然后进行盆腔放疗或阴道近距离放疗;或术前盆腔放疗和近距离放疗,然后在4~6周内进行单纯的子宫切除术。

Ⅲ期疾病

就疾病传播、失败模式和治疗结果而言,Ⅲ期是一个非常广泛和异质的类别。ⅢA期疾病累及附件,ⅢC期包括区域淋巴受累,通常需要辅助治疗(见第63章表63.3)。ⅢB期则为疾病扩散到阴道或子宫旁,有时无法手术(参见"单纯放疗治疗内科或外科治疗无效的疾病")。因此,Ⅲ期患者的5年无复发生存率为25%~90%,具体取决于病理结果。

对于Ⅲ期疾病患者的最佳辅助治疗仍然存在争议。几项回顾性研究表明,对淋巴结阳性患者的辅助放射治疗可获得良好的局部控制和生存率,相交而言,此类人群接受辅助化疗后的盆腔复发率为19%~50%[60,61]。

一项较早的GOG随机研究比较了Ⅲ期和Ⅳ期子宫内膜癌的全腹部放疗与化疗,发现接受化疗的患者与接受全腹部放疗的患者相比,无病生存率有显著提高[62]。化疗组的不良反应更严重,尽管接受了化疗,但Ⅲ期患者的复发率为40%~50%。意大利最近的一项研究将具有高危因素的患者(包括Ⅲ期疾病患者)随机分为化疗或放疗组[63]。两组患者总体生存率相似,但放疗可推迟疾病的局部复发,化疗则减少了疾病转移。总的来说,作者认为化疗和放疗相结合可能是一种更好的治疗方法。Hogberg等[63]发表了两项针对高危子宫内膜癌(包括Ⅲ期患者)的随机研究结果,并将单纯放疗与联合放化疗进行了比较,发现接受联合治疗的患者比接受单纯放疗的患者有更好的无进展生存率。

两项正在进行的同步辅助化疗和放疗的随机试验(PORTEC-3和GOG-258)将有助于确定Ⅲ期疾病患者的治疗方案;目前对于ⅢC期疾病应考虑联合放化疗,以改善局部控制和远处转移[65]。

单纯放疗治疗内科或外科治疗无效的疾病

尽管手术是早期疾病的主要治疗方法,存在术后并发症高风险的患者可以考虑单纯放射治疗。据报道,临床Ⅰ期或Ⅱ期子宫内膜癌患者仅接受放疗,其疾病特异性生存率为75%~85%,局部复发率为10%~20%。预后与临床分期和组织学分级相关[66]。在大多数G1肿瘤患者中,单用近距离放疗可获得良好的局部控制。对于子宫腔较大、宫颈受累或G2/3级肿瘤的患者,应考虑在近距离放射治疗前进行一个外照射疗程,以处理可能存在风险的局部淋巴结。

复发性疾病

如前所述,最常见的复发部位是阴道残端,即阴道顶端子宫切除瘢痕区域。复发也可能发生在远端阴道的尿道下,但均不如阴道顶端常见。子宫切除术后单纯阴道复发的患者在接受治疗性放射治疗时,5年局部控制率为40%~80%,5年生存率为30%~80%,包括外照射治疗和近距离放射治疗[67,68]。

放射治疗体积

盆腔放疗可采用四野技术或调强放射治疗,剂量为45~50.4 Gy。目标区域是骨盆淋巴结,包括髂外、髂内、闭孔和髂总淋巴结,以及阴道残端和子宫旁区域。调强放疗的优点是可以减少盆腔放疗的长期不良反应,尤其是胃肠道并发症。最近的一项随机研究(RTOG1203 TIME-C试验)证实调强放射治疗优于三维适形治疗。如果存在阳性淋巴结,尤其是主动脉旁淋巴结,则照射野可延伸至包括主动脉旁区域至T12或至少达到肾血管上方水平。当治疗扩大野时,大多数医生将使用调强放射治疗来减少对肾脏、脊髓和小肠的照射剂量。在盆腔放疗中增加阴道近距离放射治疗是否有任何益处仍存在争议,但目前对于Ⅱ期疾病患者,阴道近距离放射治疗已成为盆腔放疗中的一部分。

阴道近距离放射治疗通常适用于阴道的上1/3~1/2。该剂量使用高剂量率近距离放射治疗,可完全在门诊上给予。单独治疗时剂量范围从7Gy照射深度5mm(3fx)到6Gy照射阴道表面(5fx)。在任何情况下都不应该对整个阴道进行治疗。

罕见肿瘤

阴道癌

在各期疾病治疗中的应用

阴道癌仅占妇科癌症的3%,鉴于其罕见性,治疗主要基于单一机构的经验和共识指南[69]。

早期疾病

局限于阴道的Ⅰ期癌症通常通过全/部分阴道切除术治疗,术后放疗或放化疗应用于具有高危特征的人群,如切缘或淋巴结阳性患者。然而,对于累及阴道旁组织的Ⅱ期或体积较大的Ⅰ期疾病,手术切除可能导致显著的阴道发病率,应考虑选择根治性放射治疗。单机构系列研究显示,放疗对于此类患者有40%~90%的5年疾病特异性生存率[70,71]。

晚期疾病

晚期或淋巴结阳性阴道癌的手术治疗受到所需手术范围(全阴道切除术或广泛切除术)或淋巴结阳性时是否需要放化疗的限制。顺铂周疗联合放疗逐渐成为局部晚期和早期疾病的标准治疗方案,这在很大程度上是基于宫颈癌的经验。仅有有限数据支持阴道癌同步放化疗[72]。放化疗是首选的器官保护方法。

放疗剂量和照射范围与宫颈癌相似(见前几节),但下1/3阴道肿瘤通常需要治疗腹股沟淋巴结(类似于外阴癌,见后几节)。

辅助治疗

辅助放疗/放化疗使得Ⅰ/Ⅱ期疾病的5年生存率可达到69%~100%[73]。Ⅱ期手术前已采用新辅助化疗的患者,完全缓解率为27%[74]。类似治疗方法在宫颈癌中的应用仍在研究中[75]。

近距离放射治疗

与宫颈癌一样,近距离放射治疗在阴道癌的治疗中起着关键作用。阴道近距离放射治疗可单独用于浅表Ⅰ期肿瘤,效果良好[70,71]。对Ⅱ期疾病患者,近距离放射治疗需与外照射结合,可产生更好的结果[76]。

外阴癌

放疗在各期疾病治疗中的应用

早期疾病

早期外阴癌包括FIGO Ⅰ期和Ⅱ期(肿瘤局限于外阴或局限于邻近会阴结构,且淋巴结阴性)。早期外阴癌的主要治疗方法是手术切除,并对具有高危病理特征的患者进行辅助放疗。根治性放射治疗仅限于非手术的早期患者。

晚期疾病

晚期外阴癌包括淋巴结阳性疾病和(或)广泛侵犯邻近会阴结构(FIGO Ⅲ和Ⅳ期)。对于没有远处转移的患者,放射治疗既可以作为手术切除后的辅助治疗,也可以作为单独的根治性的治疗方式。为了达到最佳效果,根治性放疗通常与化疗相结合(见“根治性放疗”)。远处转移性疾病患者的放射治疗仅用于姑息性目的,无论是对原发部位还是远处的疾病部位。

辅助放疗与根治性放疗

辅助放疗

原发疾病的术后病理结果为评估淋巴结阴性患者辅助放疗提供了指征。Heaps等[77]分析了与根治性外阴切除术后局部复发相关的外科病理因素,发现边缘<8mm的患者局部复发的风险显著增加。随后,Faul等[78]表明,对于病变紧邻切缘(<8mm)或切缘阳性的患者,辅助放疗可显著降低局部失败率,分别为58%和16%。如果同时存在以下情况,则切缘阴性的患者也可考虑辅助放射治疗:浸润深度大于

9mm，肿瘤厚度>1cm，淋巴脉管浸润，或每高倍镜视野核分裂象>10个。

辅助放射治疗对腹股沟多发淋巴结阳性的患者有利。GOG-37评估了淋巴结阳性外阴癌患者术后淋巴结放疗的作用。6年病因特异性生存率为71%，放疗组为49%，总体生存优势仅限于N2~N3疾病或≥2个腹股沟淋巴结阳性的患者[79]。

根治性放疗

在局部晚期外阴癌中，放射治疗已被作为一种确定的治疗方式，尤其是与化疗相结合时。支持证据来自两个新辅助试验，它们显示了相当一部分患者可达到临床和(或)病理完全缓解。第一项GOG新辅助试验评估了需要广泛切除的局部晚期T3或T4期疾病患者的同步放化疗，照射剂量为47.6Gy。放化疗后，46.5%的患者临床完全缓解，只有2.8%的患者有残留的不可切除疾病[80]。第二项GOG新辅助试验使用57.6Gy剂量放疗联合顺铂周疗，64%的患者联合化疗治疗后达到完全临床缓解，49%的患者达到完全病理缓解[81]。

放疗体积

外阴癌的治疗量根据临床情况进行个体化。但无论是根治性放疗还是辅助治疗，初始照射部位都应包括邻近会阴皮肤的延长边缘。当需要淋巴结区放疗时，治疗靶区应包括下盆腔淋巴结和双侧腹股沟淋巴结。照射范围起自临床受累平面头端淋巴结，并向后延伸至腹股沟淋巴结，直至大隐静脉或股骨小转子[82]。CT引导计划可用于评估下盆腔和腹股沟淋巴结的覆盖范围(图68.4)。在无严重疾病的情况下，每日照射剂量通常为1.8Gy至45~54Gy。阳性切缘患者应增加至54~64Gy，病情严重者应继续增加至60~66Gy。囊外延伸或临床阳性淋巴结应根据疾病体积增加至50~66Gy。治疗过程中需要重点关注的正常组织包括股骨头/颈、小肠、直肠、膀胱和肛门。在3D放射治疗中常采用设置前大后小两个照射区来避免股骨受累。调强放射治疗已用于外阴癌的治疗，在减少正常组织受累方面效果良好[23]。

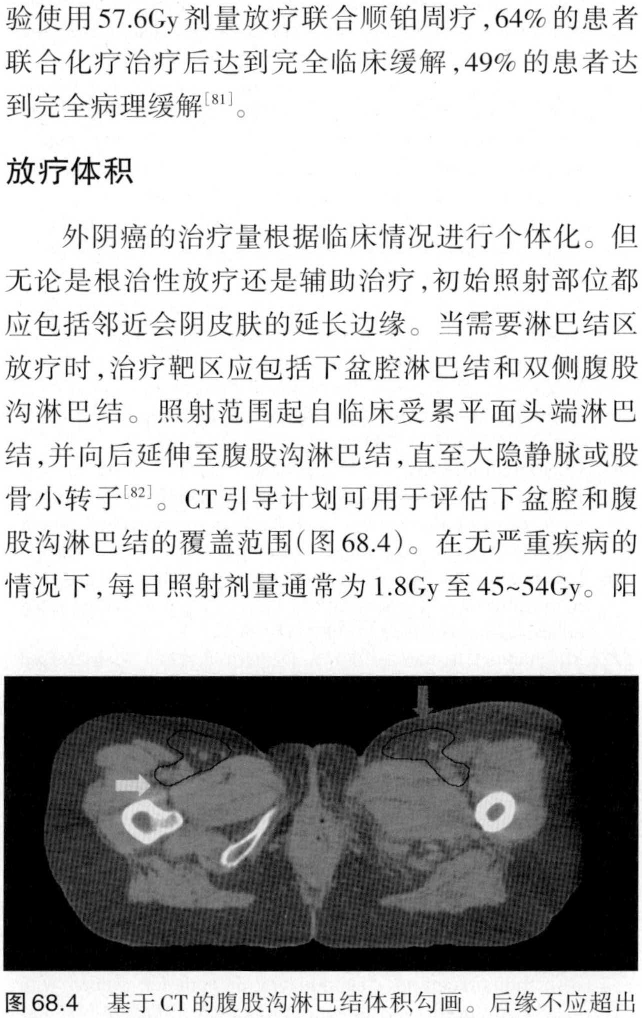

图68.4 基于CT的腹股沟淋巴结体积勾画。后缘不应超出腹股沟血管的深缘(浅色箭头所示)。除非存在严重疾病或皮肤受累，否则前边界应保留明显厚度的皮肤(深色箭头所示)。

卵巢癌

卵巢癌本身并非罕见疾病，但当前除姑息放疗治疗无法手术的复发疾病患者因盆腔肿块引起疼痛和出血外，放疗在卵巢癌患者中少见应用。

对于卵巢癌中较少见亚型(如透明细胞癌和子宫内膜样癌)，放疗可能有一定作用，此类患者往往表现为盆腔局限性疾病，对化疗的反应率较低。回顾性研究表明，在辅助化疗(卡铂-紫杉醇)的基础上增加放疗可提高ⅠC期(细胞学阳性/未知或表面受累)和Ⅱ期疾病患者的无病生存率[85]。这些研究中的放射治疗技术主要为全腹+盆腔放射治疗；然而，因腹部复发并不常见，因此目前采用单独盆腔放疗即可。未来的临床试验可能会阐明放化疗在此类组织学肿瘤中的作用[86]。

(宋坤 屈庆喜 译)

参考文献

1. Rontgen WG. Ueber eine neue Art von Strahlen. Sitzungsberichte der physikalisch-medicinischen Gesellschaft zu Wurzberg, 1895. *Sitzung* 1895;**30**:132–31.
2. Grubbe EH. Priority in the therapeutic use of X-rays. *Radiology* 1933;**21**:156–62.
3. Allen CW. *Radiotherapy, Photography and Radium High Frequency Currents*. London: Kimpton; 1905.
4. Lederman M. The early history of radiotherapy: 1895–1939. *IJROBP* 1981;**7**:639–48.
5. Robison RF. The race for megavoltage. *Acta Oncol* 1995;**34**:1055–74.
6. Leksell L. Stereotactic radiosurgery. *J Neurol Neurosurg Psychiatry* 1983;**46**:797–803.
7. Farmer F, Fowler J, Haggith JW. Megavoltage treatment planning and the use of zeroradiography. *Br J Radiol* 1963;**36**:426–35.
8. Haie-Meder C, Mazeron R, Magne N. Clinical evidence on PET-CT for radiation therapy planning in cervix and endometrial cancer. *Radiother Oncol* 2010;**96**:351–55.
9. Xu-Welliver M, Yuh W, Fielding J, et al. Imaging across the life span: innovations in imaging and therapy for gynecologic cancer. *Radiographics* 2014;**34**:1062–81.
10. Small W, Mell L, Anderson P, et al. Consensus guidelines for delineation of clinical target volume for intensity-modulated pelvic radiotherapy in postoperative treatment of endometrial and cervical cancer. *Radiother Oncol* 2008;**71**:428–34.
11. Lim K, Small W, Portelance L, et al. Consensus guidelines for delineation of clinical target volume for intensity-modulated pelvic radiotherapy for the definitive treatment of cervix cancer.

Radiother Oncol 2011;**79**:348–55.

12. Lim K, Erikson B, Jurgenliemk-Schultz I, et al. Variability in clinical target volume delineation for intensity modulated radiation therapy in 3 challenging cervix cancer scenarios. *Pract Radiat Oncol* 2015;**5**:e557–65.
13. Gay H, Barthold H, O'Meara E, et al. Pelvic normal tissue contouring guidelines for radiation therapy: a Radiation Therapy Oncology Group Consensus Panel Atlas. *Radiother Oncol* 2012;**83**:e353–62.
14. Peacock CM. A system for planning and rotational delivery of intensity-modulated fields. *Int J Imag Sys Tech* 1995;**6**:56–65.
15. Webb S. Optimisation of conformal radiotherapy dose distribution by simulated annealing. *Phys Med Biol* 1989:**34**:1349.
16. Brahme A. Design principles and clinical possibilities with a new generation of radiation therapy equipment: a review. *Acta Oncol* 1987;**26**:403–12.
17. Bortfeld T, Kahler D, Waldron T, Boyer A. X-ray field compensation with multileaf collimators. *Radiother Oncol* 1994;**28**:723–30.
18. Roeske J, Lujan A, Rotmensch J, Waggoner S, Yamada D, Mundt A. Intensity-modulated whole pelvic radiation therapy in patients with gynecologic malignancies. *Radiother Oncol* 2000;**48**:1613–21.
19. Mundt A, Lujan A, Rotmensch J, et al. Intensity-modulated whole pelvic radiotherapy in women with gynecologic malignancies. *Radiother Oncol* 2002;**52**:1330–37.
20. Mundt A, Mell L, Roeske J. Preliminary analysis of chronic gastrointestional toxicity in gynecology patients treated with intensity-modulated whole pelvic radiation therapy. *Radiother Oncol* 2003;**56**:1354–60.
21. Jhingran A, Winter K, Portelance L, et al. A phase II study of intensity modulated radiation therapy to the pelvis for postoperative patients with endometrial carcinoma: Radiation Therapy Oncology Group Trial 0418. *Radiother Oncol* 2012;**84**:e23–28.
22. Klopp A, Moughan J, Portelance L, et al. Hematologic toxicity in RTOG 0418: a phase 2 study of postoperative IMRT for gynecologic cancer. *Radiother Oncol* 2013;**86**:83–90.
23. Beriwal S, Heron D, Kim H, et al. Intensity-modulated radiotherapy for the treatment of vulvar carcinoma: a comparative dosimetric study with early clinical outcome. *Radiother Oncol* 2006;**64**:1395–400.
24. Jaffray D, Drake D. A radiographic and tomographic imaging system integrated into a medical linear accelerator for localization of bone and soft-tissue targets. *Radiother Oncol* 1999;**45**:773–89.
25. Taylor A, Powell M. An assessment of interfractional uterine and cervical motion: implications for radiotherapy target volume definition in gynaecological cancer. *Radiother Oncol* 2008;**88**:250–57.
26. Langerak T, Mens J, Quint S, et al. Cervix motion in 50 cervical cancer patients assessed by daily cone beam computed tomographic imaging of a new type of marker. *Radiother Oncol* 2015;**93**:532–39.
27. Van de Bunt L, van der Heide U, Ketelaars M, de Kort G, Jurgenliemk-Schulz I. Conventional, conformal, and intensity-modulated radiation therapy treatment planning of external beam radiotherapy for cervical cancer: the impact of tumor regression. *Radiother Oncol* 2006;**64**:189–96.
28. Chan P, Dinniwell R, Haider M, et al. Inter- and intrafractional tumor and organ movement in patients with cervical cancer undergoing radiotherapy: a cinematic-mri point-of-interest study. *Radiother Oncol* 2008;**70**:1507–15.
29. Beadle B, Jhingran A, Salehpour M, Sam M, Iyer R, Eifel P. Cervix regression and motion during the course of external beam chemoradiation for cervical cancer. *Radiother Oncol* 2009;**73**:235–41.
30. Kerkhof E, Raaymakers B, van der Heide U, van de Bunt L, Jurgenliemk-Schultz I, Lagendijk J. Online MRI guidance for healthy tissue sparing in patients with cervical cancer: an IMRT planning study. *Radiother Oncol* 2008;**88**:241–49.
31. Oh S, Stewart J, Moseley J, et al. Hybrid adaptive radiotherapy with on-line MRI in cervix cancer IMRT. *Radiother Oncol* 2014;**110**:323–28.
32. Stewart J, Lim K, Kelly V, et al. Automated weekly replanning for intensity-modulated radiotherapy of cervix cancer. *Radiother Oncol* 2010;**78**:350–58.
33. Lim K, Stewart J, Kelly V, et al. Dosimetrically triggered adaptive intensity modulated radiation therapy for cervical cancer. *Int J Radiat Oncol Biol Phys* 2014;**90**:147–54.
34. Song W, Huh S, Liang Y, et al. Dosimetric comparison study between intensity modulated radiation therapy and three-dimensional conformal proton therapy for pelvic bone marrow sparing in the treatment of cervical cancer. *J Applied Clin Med Phys* 2010;**11**:83–92.
35. Milby A, Both S, Ingram M, Lin L. Dosimetric comparison of combined intensity-modulated radiotherapy (IMRT) and proton therapy versus IMRT alone for pelvic and para-aortic radiotherapy in gynecologic malignancies. *Int J Radiat Oncol Biol Phys* 2012;**82**:e477–84.
16. Fyles A, Milosevic M, Hedley D, et al. Tumor hypoxia has independent predictor impact only in patients with node-negative cervix cancer. *J Clin Oncol* 2002;**20**:680–87.
37. Fyles A, Milosevic M, Wong R, et al. Oxygenation predicts radiation response and survival in patients with cervix cancer. *Radiother Oncol* 1998;**48**:149–56.
38. Nakano T, Suzuki Y, Ohno T, et al. Carbon beam therapy overcomes the radiation resistance of uterine cervical cancer originating from hypoxia. *Clin Can Res* 2006;**12**:2185.
39. Janeway HH, Baringer BS, Failla G. *Radium Therapy in Cancer at the Memorial Hospital*. New York: Paul Hoeber Publishers; 1917.
40. Fokdal L, et al. Image guided adaptive brachytherapy with combined intracavitary and interstitial technique improves the therapeutic ratio in locally advanced cervical cancer: analysis from the retroEMBRACE study. *Radiother Oncol* 2016;**120**:434–40.
41. Haie-Meder C, Pötter R, Van Limbergen E, et al. Recommendations from Gynaecological (GYN) GEC-ESTRO Working Group (I): concepts and terms in 3D image based 3D treatment planning in cervix cancer brachytherapy with emphasis on MRI assessment of GTV and CTV. *Radiother Oncol* 2005;**74**:235–45.
42. Almond P, Biggs P, Coursey B, et al. AAPM's TG-51 protocol for clinical reference dosimetry of high-energy photon and electron beams. *Med Phys* 1999;**26**:1847–70.
43. International Atomic Energy Agency (IAEA). *Absorbed Dose Determination in External Beam Radiotherapy*. Technical Report Series No. 398. Vienna: IAEA; 2000.
44. Valentin J (ed). The 2007 Recommendations of the International Commission on Radiological Protection. ICRP Publication 103. *Ann ICRP* 2007;**37**:1–332.
45. Chemoradiotherapy for Cervical Cancer Meta-analysis Collaboration (CCCMAC). Reducing uncertainties about the effects of chemoradiotherapy for cervical cancer: individual patient data meta-analysis. *Cochrane Database Syst Rev* 2010;**1**:CD008285.
46. Han K, Milosevic M, Fyles A, Pintilie M, Viswanathan AN. Trends in the utilization of brachytherapy in cervical cancer in the United States. *Radiother Oncol* 2013;**87**:111–19.
47. Mirghani H, Amen F, Tao Y, Deutsch E, Levy A. Increased radiosensitivity of HPV-positive head and neck cancers: molecular basis and therapeutic perspectives. *Cancer Treat Rev* 2015;**41**:844–52.
48. Petrelli F, Sarti E, Barni S. Predictive value of human papillomavirus in oropharyngeal carcinoma treated with radiotherapy: an updated systematic review and meta-analysis of 30 trials. *Head Neck* 2014;**36**:750–59.
49. Small W Jr, Strauss JB, Jhingran A, et al. ACR Appropriateness Criteria® definitive therapy for early-stage cervical cancer. *Am J Clin Oncol* 2012;**35**:399–405.
50. Kokka F, Bryant A, Brockbank E, Powell M, Oram D. Hysterectomy with radiotherapy or chemotherapy or both for women with locally advanced cervical cancer. *Cochrane Database Syst Rev* 2015;**4**:CD010260.
51. Gaffney DK, Erickson-Wittmann BA, Jhingran A, et al. ACR

Appropriateness Criteria® on Advanced Cervical Cancer Expert Panel on Radiation Oncology-Gynecology. *Radiother Oncol* 2011;**81**:609–14.
52. DiSilvestro PA, Ali S, Craighead PS, et al. Phase III randomized trial of weekly cisplatin and irradiation versus cisplatin and tirapazamine and irradiation in stages IB2, IIA, IIB, IIIB, and IVA cervical carcinoma limited to the pelvis: a Gynecologic Oncology Group study. *J Clin Oncol* 2014;**32**:458–64.
53. Croke J, Leung E, Fyles A. Gynecological malignancies. In: Nieder C, Langendijk J (eds), *Re-Irradiation: New Frontiers*, pp. 267–280. Heidelberg: Springer; 2011.
54. Rogers L, Siu SS, Luesley D, Bryant A, Dickinson HO. Radiotherapy and chemoradiation after surgery for early cervical cancer *Cochrane Database Syst Rev* 2012;**5**:CD007583.
55. Aalders J, Abeler V, Kostad P, et al. Postoperative external irradiation and prognositc parameters in stage I endometrial carcinoma. *Obstet Gynecol* 1980;**56**:419–27.
56. Creutzberg CL, Van Putten WL, Koper PC, et al. Surgery and post-operative radiotherapy versus surgery alone for patients with stage-1 endometrial carcinoma: multicentre randomized trial. PORTEC study group. *Lancet* 2000;**355**:1404–11.
57. Keys, HM, Roberts JA, Brunetto VL, et al. A phase III trial of surgery with or without adjunctive external pelvic radiation therapy in intermediate risk endometrial adenocarcinoma: a Gynecologic Oncology Group study. *Gynecol Oncol* 2004;**92**:744–51.
58. Nout RA, Smit VT, Putter H, et al. Vaginal brachytherapy versus pelvic external beam radiotherapy for patients with endometrial cancer of high-intermediate risk (PORTEC-2): an open-label, non-inferiority, randomised trial. *Lancet* 2010;**375**:816–23.
59. Creutzberg CL, Wim LJ, Van Putten CC, et al. Outcome of high-risk stage IC, grade 3, compared with stage I endometrial carcinoma patients: the Postoperative Radiation Therapy in Endometrial Carcinoma trial. *J Clin Oncol* 2004:**22**:1234–41.
60. Randall ME, Filiaci VL, Muss H, et al. Randomized phase III trial of whole -abdominal irradiation versus doxorubicin and cisplatin chemotherapy in advanced endometrial carcinoma: a Gynecologic Oncology Group study. *J Clin Oncol* 2006;**24**: 36–44.
61. Klopp AH, Jhingran A, Ramondetta L, et al. Node-positive adenocarcinoma of the endometrium: outcome and patterns of recurrence with and without external beam irradiation. *Gynecol Oncol* 2009;**115**:6–11.
62. Mundt AJ, McBride R, Rotmensch J, et al. Significant pelvic recurrence in high-risk pathologic stage I-IV endometrial carcinoma patients after adjuvant chemotherapy alone: implications for adjuvant radiation therapy. *Radiother Oncol* 2001;**50**:1145–53.
63. Maggi R, Lissoni A, Spina F, et al. Adjuvant chemotherapy vs radiotherapy in high-risk endometrial carcinoma: results of a randomized trial. *Br J Cancer* 2006;**95**:266–71.
64. Hogberg T, Signorelli M, de Oliveira CF, et al. Sequential adjuvant chemotherapy and radiotherapy in endometrial cancer-results from two randomized studies. *Eur J Cancer* 2010;**46**: 2422–31.
65. Klopp A, Smith BD, Alektiar K, et al. The role of post-operative radiation therapy for endometrial cancer: executive summary of an American Society for Radiation Oncology evidence based guideline. *Pract Radiat Oncol* 2014:**4**:137–44.
66. Rouanet P, Dubois JB, Gely S, et al. Exclusive radiation therapy in endometrial carcinoma. *Radiother Oncol* 1993;**26**:223–28.
67. Lin, LL, Grigsby PW, Powell MA, Mutch DG. Definitive radiotherapy in the management of isolated vaginal recurrences of endometrial cancer. *Radiother Oncol* 2005;**63**:500–504.
68. Jhingran A, Burke TW, Eifel PJ. Definitive radiotherapy for patients with isolated vaginal recurrence of endometrial carcinoma after hysterectomy. *Radiother Oncol* 2003;**56**:1366–72.
69. Lee LJ, Jhingran A, Kidd E, et al. ACR appropriateness Criteria management of vaginal cancer. *Oncology (Williston Park)* 2013;**27**:1166–73.
70. Frank SJ, Jhingran A, Levenback C, Eifel PJ. Definitive radiation therapy for squamous cell carcinoma of the vagina. *Radiother Oncol* 2005;**62**:138–47.
71. Kirkbride P, Fyles A, Rawlings GA, et al. Carcinoma of the vagina—experience at the Princess Margaret Hospital (1974–1989). *Gynecol Oncol* 1995;**56**:435–43.
72. Samant R, Lau B, Choan E, Le T, Tam T. Primary vaginal cancer treated with concurrent chemoradiation using cis-platinum. *Radiother Oncol* 2007;**69**:746–50.
73. Otton GR, Nicklin JL, Dickie GJ, et al. Early-stage vaginal carcinoma—an analysis of 70 patients. *Int J Gynecol Cancer* 2004;**14**:304–10.
74. Benedetti Panici P, Bellati F, Plotti F, et al. Neoadjuvant chemotherapy followed by radical surgery in patients affected by vaginal carcinoma. *Gynecol Oncol* 2008;**111**:307–11.
75. Rydzewska L, Tierney J, Vale CL, Symonds PR. Neoadjuvant chemotherapy plus surgery versus surgery for cervical cancer. *Cochrane Database Syst Rev* 2012;**12**:CD007406.
76. Perez CA, Grigsby PW, Garipagaoglu M, Mutch DG, Lockett MA. Factors affecting long-term outcome of irradiation in carcinoma of the vagina. *Radiother Oncol* 1999;**44**:37–45.
77. Heaps JM, Fu YS, Montz FJ, Hacker NF, Berek JS. Surgical-pathologic variables predictive of local recurrence in squamous cell carcinoma of the vulva. *Gynecol Oncol* 1990;**38**:309–14.
78. Faul CM, Mirmow D, Huang Q, Gerszten K, Day R, Jones MW. Adjuvant radiation for vulvar carcinoma: improved local control. *Int J Radiat Oncol Biol Phys* 1997;**38**:381–89.
79. Kunos C, Simpkins F, Gibbons H, Tian C, Homesley H. Radiation therapy compared with pelvic node resection for node-positive vulvar cancer: a randomized controlled trial. *Obstet Gynecol* 2009;**114**:537–46.
80. Moore DH, Thomas GM, Montana GS, Saxer A, Gallup DG, Olt G. Preoperative chemoradiation for advanced vulvar cancer: a phase II study of the Gynecologic Oncology Group. *Int J Radiat Oncol Biol Phys* 1998;**42**:79–85.
81. Moore DH, Ali S, Koh WJ, et al. A phase II trial of radiation therapy and weekly cisplatin chemotherapy for the treatment of locally-advanced squamous cell carcinoma of the vulva: a gynecologic oncology group study. *Gynecol Oncol* 2012;**124**:529–33.
82. Gaffney DK, King B, Viswanathan AN, et al. Consensus recommendations for radiotherapy contouring and treatment of vulvar carcinoma. *Int J Radiat Oncol Biol Phys* 2016;**95**:1191–200.
83. Hoskins PJ, Le N, Gilks B, et al. Low-stage ovarian clear cell carcinoma: population-based outcomes in British Columbia, Canada, with evidence for a survival benefit as a result of irradiation. *J Clin Oncol* 2012;**30**:1656–62.
84. Kumar A, Le N, Tinker AV, Santos JL, Parsons C, Hoskins PJ. Early-stage endometrioid ovarian carcinoma: population-based outcomes in British Columbia. *Int J Gynecol Cancer* 2014;**24**:1401–405.
85. Swenerton KD, Santos JL, Gilks CB, et al. Histotype predicts the curative potential of radiotherapy: the example of ovarian cancers. *Ann Oncol* 2011;**22**:341–47.
86. Thomas G. Revisiting the role of radiation treatment for non-serous subtypes of epithelial ovarian cancer. Presented at the American Society of Clinical Oncology. Meeting, 1 June 2013. Available at: https://meetinglibrary.asco.org/record/79711/edbook.

其他麻醉剂来治疗顽固性突发性疼痛，如静脉滴注、经皮注射或皮下注射芬太尼[14]。

通过手术可减轻疼痛

由于患者已经服用了大剂量的麻醉剂，以完成疼痛的基线控制，因此需要特别注意围术期疼痛管理的特殊性。可能需要在局部手术区域使用阻滞或留置硬膜外皮片，或添加其他麻醉剂来维持疼痛控制，这些方式与突破性疼痛管理模式相同。然而，如果手术减除了疼痛的来源因素（例如，减少腹水、减少肠、输尿管梗阻），需要调整减少术后疼痛控制的基线剂量。在这种情况下，也必须考虑潜在的药物戒断症状。

肌肉骨骼疼痛管理

当骨转移是疼痛的来源时，其疼痛管理具有特定的治疗方法。长期以来，局部放疗被认为对缓解骨疼痛有效，高达80%的患者得到缓解，高达50%的患者完全缓解[15]。即使是单次8Gy剂量的局部放疗也被证明可以缓解疼痛，效果相当于较长疗程的姑息治疗，尽管大多需要再次治疗[16]。此外，如果放射治疗不充足或者不适用，且疼痛药物不足以治疗时，双膦酸盐可能对缓解疼痛有作用，尽管其效果不如放射治疗那么明显[17]。

缺乏运动/卧床引起的问题

肌肉骨骼疼痛的来源往往与缺乏运动相关。接受床上理疗和按摩通常可以恢复血液循环，缓解关节和肌肉的压力，并显著改善症状。此外，接受冷的或热的理疗可以诱导肌肉放松，同时改善症状。

胃肠道症状的管理

食欲不振

食欲不振或厌食症在癌症治疗期间和生命终末时期都很常见。治疗总是取决于病因和症状给患者造成的整体痛苦程度。在癌症治疗期间，有效的止吐药可以预防与轻度恶心相关的食欲减退。然而，食欲不振的症状还有其他驱动因素，如使用阿片类药物导致的食欲抑制、胃功能障碍、便秘和疾病进展。其对症治疗方式的选择通常是孕酮或糖皮质激素，然而这两者的疗效有限[18]。

饮食减少是疾病转归直至死亡过程中的正常表现，然而由于社会文化因素，患者和家属很难接受这一现象，这也是临终姑息治疗的难题。静脉输液和静脉营养支持并不能改变患者预后结局和生活质量[19]。

应该与患者和家属讨论并让后者理解，水分和营养缺乏问题是死亡过程的重要组成部分，也应该是姑息治疗中注意护理的一部分。如果患者和家人不能克服他们的信念，并且因无法实现他们所爱之人的饮食需求而担心，那么明智的使用静脉溶液与葡萄糖，或皮下生理盐水，可以帮助他们将注意力转移到临终关怀的其他方面。

便秘

便秘可能是不适和恶心的主要来源，只要没有潜在的肠梗阻，积极的管理是必要的。接受姑息治疗的女性最常见的便秘原因是其他药物的使用，主要是用于控制疼痛的阿片类药物。电解质紊乱（镁、钾和钙）也可能导致便秘，根据患者状态决定是否需要治疗。最后，由于腹水和肠道肿瘤压迫引起的运动缺乏也可能是导致便秘的原因。

一般来说，使用阿片类药物时应同时使用番泻叶或比沙可啶进行刺激性治疗，并根据需要添加额外的药物来处理便秘情况。在水合作用受限时，应该限制使用车前草或甲基纤维素等膨胀剂，因为它们需要水合作用才能起效。可以添加非吸收的泻药，如乳果糖，以找到一个持续的平衡。灌肠剂的治疗作用与便秘类型和位置相关。对于与阿片类药物相关的一些严重和失能型便秘，可以使用阿片类受体拮抗剂，如纳洛酮或较新的外周μ阿片类受体拮抗剂（仍在研究中），且不会抵消阿片类药物的镇痛效果[20,21]。

恶心和呕吐

恶心和呕吐是妇科癌症患者常见的临终姑息治疗挑战。其病因有机械、代谢和药理因素。卵巢癌患者的恶心症状与胃瘫、大肠和小肠受累以及明显的梗阻有关。宫颈癌患者恶心症状可能更多与大肠、肛门或乙状结肠梗阻相关。如果患者有明显的梗阻区域，其他方面病情稳定，可以实施手术风险有限的术式（例如，袢式结肠造口术）来实现有限的恢复需求，从而可能实现姑息性缓解。不幸的是，梗阻通常累及多区域而无法选择手术。

结肠造口术或回肠造口术应被视为一种预防措施,或者用来缓解直肠阴道或膀胱阴道瘘的症状,这种转移手术可能会显著缓解症状并且不会加重病情。然而,一些患者可能无论如何都无法接受这种手术方式。其他可供选择的疗法包括内镜放置胃经皮引流系统,以及较少使用的手术放置胃肠道支架。

由阿片类药物引起的恶心症状通常是短暂的,并且可以通过在治疗开始时使用甲氧氯普胺等止吐药来避免。使用阿片类药物和其他治疗疼痛的药物可能会加重症状,随着更多的止痛药或缓解恶心药物的增加,由此导致的便秘情况会进一步复杂化。对于患者的肠道功能管理和其他症状的平衡是高度个性化的,需要频繁的根据患者状态的变化进行修改。对于恶心和呕吐的标准化治疗主要包括使用甲氧氯普胺治疗胃轻瘫,使用奥曲肽和糖皮质激素缓解肠梗阻症状,使用引流或者反复穿刺缓解腹水压迫症状[22]。使用氟哌啶醇治疗肝功能障碍和其他代谢紊乱,使用赛克力嗪治疗脑转移引发的呕吐。就像疼痛管理策略一样,用于治疗恶心的止吐药应该24小时有效,并且允许升级药物来针对性治疗突发性恶心和呕吐。

大便失禁及瘘管的管理

不可控的肠内容物渗漏会发生在大便失禁、肠皮瘘和肠道阴道瘘的妇科恶性肿瘤患者。在姑息治疗环境中,没有进一步的手术干预。引入基于吸引或负压的伤口管理系统可以更好地控制肠皮瘘,并减少皮肤暴露于高度腐蚀性的渗漏物质。如果缺乏上述方法,造口袋的造口管理和仔细的皮肤保护可以限制皮肤破裂和疼痛,但是这种方式对于高渗漏量小肠肠皮肤瘘的管理比较困难[23]。肠阴道瘘可能是最难处理的,因为没有牢固的表面来放置负压或造口袋装置,而且该区域太潮湿,不允许持久的密封。几十年来,多种不同的基于阴道隔膜模型的设备已经进行了试验,但是效果较差,这是由于癌症以及治疗癌症(手术和放疗)和(或)其他原因导致的盆腔扭曲有关。最好的方法是积极的管理会阴部的皮肤,在清洁和干燥皮肤后涂抹皮肤保护凝胶和烧伤膏。通常局部使用利多卡因或其他镇痛药或烧伤膏(例如基于银离子的药膏)有助于缓解这些瘘管的疼痛。

对于胃肠道系统完整的患者,针对其他治疗引起的大便失禁,可以通过调节饮食治疗,也可以使用洛派丁胺和车前草治疗,疗效几乎相同[24]。

泌尿系统症状的管理

膀胱阴道瘘或输尿管阴道瘘

这些瘘管的经典治疗方法有转移到肠导管的手术或复杂的修复手术,这两种方法都不适用于妇科癌症的姑息治疗。在姑息治疗中可以选择使用导尿管或经皮肾造口术[25]。如果使用导尿管能够有效地控制排出物和消除大部分阴道分泌物,则首选的使用导尿管。

尿潴留

虽然留置导尿管和反复置管都可以治疗尿潴留,但实际上,在姑息性治疗中干预较少就越好。因此,留置导尿管是缓解尿潴留症状最常用的方式。对于阻塞尿道的癌症患者(如外阴阴道癌),可以考虑放置耻骨上导尿管,因为常规导尿管可能既难以放置,也会引起出血和局部疼痛。值得注意的是,虽然留置导管伴随着膀胱菌群定植,但不建议使用抑制性抗生素,甚至对于真实存在的感染的治疗也应基于症状进行处理。

输尿管阻塞和肾衰竭

急性和慢性输尿管梗阻导致肾衰竭在晚期妇科恶性肿瘤常见。虽然这些可以通过输尿管支架或经皮肾造口术进行机械性的缓解,但需要在其疾病进展和整体舒适度的背景下考虑症状缓解程度和肾功能改善程度。慢性肾衰竭和尿毒症会增加症状从而增加需要姑息治疗的负担,例如,神经病变增加、感觉改变和迟钝、肌肉骨骼抽筋增加,甚至癫痫、液体潴留和伴随电解质异常的恶心。干预的益处和风险必须与个体患者的预期生存率相权衡。如果仅有几周生存期,缓解梗阻在这个短暂的生存期内所带来的益处十分有限,而且可能干预所带来的潜在伤害可能增强疼痛感。此外,即使是其他急性肾衰竭,也很少需要透析。唯一的例外是对于急性、可逆的事件,该患者的一次透析可能治疗潜在的肾损伤,并将从缓解症状中获益。

尿路感染(急性、慢性)

尿路感染(UTI)可继发于之前讨论的许多事

件——尿潴留、梗阻、瘘管,以及既往病史和其他合并症。何时在姑息治疗中进行治疗是一个重要的问题,这需要围绕着舒适程度和治疗目标进行权衡。如果患者有直接涉及UTI的症状,且很容易就可以确认新的疼痛症状与UTI有关,那么如果使用抗生素能够改善疼痛和提高整体生活质量,则可以考虑使用抗生素治疗。如果一名患者在其他活动过程中发现了无症状的UTI,就不应该接受治疗——就像没有其他症状的老年女性不应该接受治疗一样[26]。

盆腔出血及症状

盆腔出血可能是患者及其家人焦虑的主要来源。对于出血的担心或者对于出血发生时无法应对的担忧往往使得患者和护理者不知所措。事实上,在临终姑息治疗中,如果出血量比较小,处理盆腔出血的一个选择是单独的局部治疗。使用短期的抗出血药物治疗(如氨甲环酸),可限制严重或反复出血。对于大出血的其他干预措施取决于治疗的目标以及治疗出血时的总体生活质量和生存率。与患者及其家属讨论这些可能非常困难,因为人类对出血的恐惧并不会仅仅随着死亡的临近而消失。通常局部盆腔填充止血剂是一种解决办法,尤其是在预估这种方式能够有效减少出血并且使用时间短的情况下,并且由此造成的盆腔压迫和相关疼痛不适较短暂,那么应该采取这种方式。然而,如果出血不能由此缓解,甚至由此导致显著的生活质量问题,并且患者的生存时间可能延长的情况下,可以考虑行盆腔血管栓塞。最后,由于此时不再顾虑辐射的长期影响,所以即使在既往有盆腔放疗的情况下,也可以尝试大剂量的、短期的放疗来缓解出血。

呼吸系统症状

呼吸系统症状可能与癌症有关,也可能与并发疾病有关,如哮喘或慢性阻塞性呼吸道疾病。在姑息治疗的情况下,深入探究病因往往不合适或难以实施。准确的病史和检查是诊断的基础,这对于确定病因和是否存在可逆因素至关重要。常见的症状为咳嗽、呼吸困难和胸痛。在开始治疗之前,在当前的背景下全面观察所有症状是很重要的。

关键问题有:

1.最有可能的诊断是什么?

2.需要进行什么检查,这些检查的风险是什么?

3.需要什么治疗方法,风险是什么?

4.预后如何?

5.这个患者有多虚弱?

6.治疗会改善生活质量还是延长痛苦?

必须不断地平衡解决方案,重新评估风险和收益,并让患者和家属参与决策。

血栓栓塞性疾病伴肺栓塞是平衡风险和收益重要性的一个特殊例子。抗凝治疗可以改善症状和预防复发,但代价是会增加出血的风险,特别是对于伤口。定期监测可能不方便或难以实施,并且会消耗资源,尤其在资源贫乏的社区更加困难。低分子量肝素(克赛)更方便,但往往患者负担不起。治疗是延长生命还是延长痛苦?通气/灌注或计算机断层扫描肺血管造影诊断肺栓塞可能不可用,或不需要。

治疗

治疗包括四个要素:一般管理、可逆因素的治疗、以疾病为导向的治疗(如放疗)和对症治疗。

一般措施可能非常有效,不应被低估。它们包括安慰患者、建立信任、支持患者、直端坐、打开窗户,以及“冷静、积极的方法……调整患者的生活方式和期望”[27]。

可逆的因素和具体的治疗措施见表69.1。

咳嗽

咳嗽通常是最让患者痛苦的症状,会导致疲惫和失眠,并增加疼痛。虽然首要治疗目标可能是抑制咳嗽,但应该首先寻找诱因——如果是继发于吸入或回流,简单的抬高床头、使用质子泵抑制剂或H2受体拮抗剂可能会解决这个问题。血管紧张素转换酶抑制剂等药物可能会加重咳嗽症状,需要停止使用。哮喘可能需要支气管扩张剂。最后,对于因无法清除积累的分泌物而引起的咳嗽,使用祛痰药(愈创甘油醚、乙酰半胱氨酸)可能有效,能帮助更有效地清理气道。如果找不到咳嗽的诱因,那么需要进行抑制咳嗽(可待因、右美沙芬)治疗。

皮肤/伤口护理和淋巴水肿

压疮是姑息治疗中最常见的伤口管理问题。预防是整体护理的重要组成部分。需要良好的皮肤护

表69.1 可能逆转或需要特殊治疗的潜在因素

潜在因素	特殊治疗
呼吸急促	
	低剂量阿片类药物——2~4 小时一次 吸氧——即使不缺氧也能缓解症状，令人放心
支气管痉挛	支气管扩张剂——最好通过雾化或储雾罐
胸腔积液	胸腔穿刺 ± 胸膜固定术
肺转移	放疗/化疗
淋巴性转移	皮质类固醇——倍他米松 12~18 mg 或等效物
上腔静脉阻塞	皮质类固醇——倍他米松 12~18 mg 或等效物放疗/化疗/支架
感染/肺炎	抗生素/皮质类固醇(短期使用)
心力衰竭	利尿剂、正性肌力药
心包积液	咨询专家/可能需要开放引流
垂死/支气管分泌物(终末呼吸困难)	丁溴东莨菪碱溴肌内注射或皮下注射(出现症状后立即使用 20 mg)/可重复或通过连续皮下输注给药
贫血	考虑输血/补铁/促红细胞生成素
焦虑	非药物治疗 + 抗焦虑药 短效劳拉西泮用于恐慌/地西泮用于持续焦虑
咳嗽	
干性	抑制剂——可待因或吗啡
湿性	不要压制 可以通过盐水雾化或 N-乙酰半胱氨酸使分泌物变松
咯血	氨甲环酸(氨甲环酸)或放疗，如果合适。为家人做好准备，但要小心不要增加恐惧
急性胸痛	
肺栓塞/深静脉血栓形成	考虑抗凝的利弊——华法林或低分子肝素
急性心肌梗死	如有提示参阅文献

理和细致的受压区域护理，如定期变换体位和按摩。

皮肤损伤/分泌物

疾病和放疗会导致皮肤损伤。分泌物或失禁会加重皮肤损伤，有必要采取良好的皮肤护理来预防和减少皮肤损伤问题。分泌物常见于晚期妇科恶性肿瘤，这类疾病对于患者可能具有冒犯性并且让患者非常痛苦。定期用生理盐水或醋酸水溶液擦拭暴露的皮肤能够减轻气味。保持皮肤干燥，以避免腐蚀和浸渍。患者可能会因为关注这些问题导致尴尬和羞愧进而引起心理问题。防护霜(氧化锌、Cavilon液体敷料、菲桑护臀膏、复方安息香酊)有利于保护皮肤和防止损伤。其他治疗瘘管的方法可能有助于治疗皮肤压疮，反之亦然。

对开放性伤口的护理

伤口除了造成疼痛、分泌物、气味和出血外，也是引起患者对疾病的视觉提醒，并增加心理负担。它们可能明显限制活动能力，并需要调整生活方式。在晚期癌症中，特别是如果存在皮肤转移，伤口可能很大、感染、容易出血[28,29]。

应用生理盐水轻轻但彻底的清洗伤口，以防止感染和控制气味。去除敷料前先喷洒生理盐水。喷雾瓶和手持喷头很有用。通常应避免使用杀菌剂，除非在特殊情况下使用杀菌剂可以增加舒适感和减少疼痛。聚维酮碘在干燥坏死组织方面很有用，3%的过氧化氢有助于清创，但两者都可能对正常细胞造成损伤，因此不能长期使用。换敷料可能特别困难，所以在移除前用生理盐水湿润敷料，合理的使用局部镇痛药、短效镇痛药和放松技术，这些方法可能都有助于减轻疼痛。

用熏香、除臭物质(柔顺剂、猫砂、木炭)和空气清新剂来控制房间里的气味。

应限制更换敷料。现在有大量的敷料可供选择。然而，简单的往往是最好的，而且最具备成本效益(表69.2)。需要考虑到成本、舒适性、可用性和外观。简单的凡士林纱布可以防止粘连，从而减少不适和出血。"选择合适的敷料可以控制疼痛，吸收渗出物，减少敷料更换次数"[29]。敷料还将防止创面接触苍蝇及其引起的蛆虫危害。

皮肤感染有进展趋势时应该使用抗生素。抗生

表69.2 伤口护理的经济实惠型替代品

防止粘连	凡士林纱布
控制感染	甘油和鱼石脂
潮湿区域	玉米淀粉(玉米粉)
促进黏合	复方安息香脂
表面小伤口	红汞
适合干燥	龙胆紫
轻微出血	用肾上腺素 1:1000 浸泡的纱布
气味	薄荷油(在伤口敷料顶部滴 1 或 2 滴)

素的选择由局部敏感性和可用性来决定，包括氟氯西林、复合阿莫西林-克拉维酸、甲氧苄啶、红霉素和治疗厌氧菌感染的甲硝唑。局部使用甲硝唑（粉末、霜、凝胶、静脉溶液）在减少气味方面效果非常好，必要时可以每周或每天使用。

清创、手术或自溶治疗（如蜂蜜）对于防止感染可能是必要的[29]，手术切除或减小负荷可能在某些情况下有所帮助。放疗有助于缩小伤口的大小和限制出血。

水肿

水肿可为全身性（由于低白蛋白血症、心脏或肾脏衰竭）或局部淋巴水肿。良好的皮肤护理是必要的。对于盆腔疾病，由于疾病本身或者放疗导致淋巴管阻塞，从而引起局部淋巴水肿是比较常见的。按压、活动和按摩可能会有所帮助。淋巴水肿按摩是一种专业的技术，家庭成员可以学习，以便可以每天对患者进行按摩。即使不能缓解淋巴水肿，它也能改善舒适度。按摩后或斜靠后用弹性绷带或压缩袜包裹肢体可能有助于预防淋巴水肿。抬高脚或摇高床尾也有助于缓解淋巴水肿。

全身性水肿需要使用药物治疗病因，减少细胞外液积聚，包括使用利尿剂，如螺内酯、噻嗪类或袢利尿药。

水肿可能与腹水有关，如果伴有腹水，无论是腹水还是水肿引起的不适，可以使用穿刺术和利尿剂治疗。

心理问题：关注点和管理问题

妇科癌症患者和慢性骨盆腔疾病患者可能容易出现角色认同混乱、身体形象不佳、抑郁和焦虑、躁动和困惑等问题。此外，对于生命限制性疾病，他们需要克服对死亡的担忧和恐惧。

角色认同

女性大多扮演多个角色，患有绝症，许多身份因此而消失了。女性通常将自己认定为家庭中的母亲和照顾者。放弃这些角色并接受别人对于她们的照顾对于患者而言是十分痛苦的。女性可能不得不放弃作为职业女性、艺术家或其他角色身份，因为这些角色都需要付出一定的精力才能维持，而她们将无法维持。同时，他们可能会失去收入和支持并放弃社交活动。收入损失可能是一个主要担忧，也可能造成家庭在经济和社会上的负担。患病后不能履行作为性伴侣的角色可能是一段夫妻关系中的损失。未能履行这些角色，以及无法履行人们希望扮演的角色，如祖母或母亲，都会引起巨大的遗憾。女性和她们的支持者必须处理许多的损失，这会增加她们的悲伤感，使他们感觉失去价值。为了支持女性重新适应新的环境，所有的尝试都是值得的。

性问题和身体形象方面的问题

癌症的破坏力强大。可能与潜在的疾病或长期的瘢痕形成有关。外部表现为癌症侵及外表，而内部表现为诸多难言之隐。不应该假定晚期患者没有性需要和对性行为的欲望。女性将性视为自我的一部分，伴随着快乐和愉快感。

癌症患者经常关注的性问题如下：“对性活动失去兴趣、性唤起困难、性活动引起的疼痛、高潮反应的变化和对尿失禁的担忧”[30]。手术或放疗后的阴道干燥、萎缩和解剖改变可能也是要面临的问题[31,32]。

疾病通常会导致疲劳和性欲下降。然而，对于妇科疾病存在个性化的问题，如果我们不是去有意的和有感知的打开的这个主题，简单地说就是“我们不问”，那么就很容易忽视这一重要方面[33]。相反，医疗工作者经常做出这样的假设，比如“对于癌症患者而言性健康并不重要”或“预后太差，患者不会关注性”或“我没有时间来考虑患者的性健康”[30]。除非医疗保健医生有意开始讨论，否则患者可能不愿意提出这个问题或觉得提出这个问题太尴尬。妇科癌症幸存者可能有性功能障碍[34]。其中许多问题是可以被处理和改善的[35]。

治疗

在姑息治疗中，性功能障碍的治疗（表69.3）仍然遵循一般治疗原则。开放式的简单问题可以引出一个重要的讨论。简单地提出问题（例如，一个女性是否性行为活跃，以及随着治疗和疾病进展而发生怎样的变化）就能打开话题的大门。进一步展开讨论哪些需求没有得到满足，性行为作为生命的一部分，甚至是生命的晚期也要解决一些问题。使用扩阴器治疗阴道狭窄和瘢痕，润滑剂，甚至雌激素都可能有助于治疗疾病相关的问题。

表69.3 性功能障碍的原因

低欲望/唤起	•疲劳、抑郁、焦虑 •身体形象 •伴侣焦虑或冲突 •性激素水平的变化 •药物 •合并症——生理、心理和疼痛
生理问题	•疼痛 •治疗阴道干燥相关问题(例如阴道放疗、化疗后,芳香化酶抑制剂) •更年期/低雌激素,阴道/外阴萎缩
性高潮问题	•手术、肿瘤或放射对神经供应的损伤 •抗抑郁药的使用

抑郁和焦虑

这些都是需要识别和积极治疗的重要症状[36]。它们可能会显著影响生活质量,并可能加重其他的身体症状。一项关键的临床任务是区分患者对于身体受损和疾病进展的反应是真正的抑郁或是正常的悲伤。对于悲伤而言支持和倾听可能是足够的,但对于真正的抑郁,可能需要更多的干预。药物可以发挥重要的作用,但不能替代良好的支持性护理、富有同情心的沟通、咨询和感情的自由表达。放松技巧、呼吸、正念减压、冥想和补充疗法都是有用的。

抗抑郁药物,如阿米替林、万拉法辛和度洛西汀,可用于神经性疼痛和选择性血清素再摄取抑制剂治疗恐慌和抑郁症。如果有肝损伤,那么西酞普兰是最安全的。姑息治疗的目标是避免多药治疗,并旨在尽可能少的用药,尽量用副作用最低的药物,同时要考虑到转移性疾病和肝、肾衰竭的风险。决定何时开始药物治疗可能是困难的,但一个重要的指导是询问患者情绪是否干扰了生活质量、睡眠或治疗决定。如果支持治疗和其他方式还没有解决这个问题,特别是如果药物治疗也可能有助于控制疼痛,那么应该开始用药。在开始药物治疗前应考虑预后。

躁动和困惑

我们需要将伴有困惑的躁动与焦虑和恐慌区别开来,因其需要不同的治疗。它可能是潜在的谵妄的一部分,但偶尔可能会触发真正的精神错乱,特别是如果有预先存在的精神疾病。如果怀疑有谵妄,要排除感染,特别是尿路、高钙血症和其他代谢紊乱、肾脏和肝脏衰竭和脑转移。所有这些病因都可能有对应得特定治疗方法,可以快速逆转症状。

躁动也可能发生在生命结束时,特别是当患者以前存在行为问题、滥用药物、戒断或精神疾病史时,或者当存在许多未解决的问题并由于死亡将近而无法解决这些问题感到恐慌时。

治疗必须首先解决可逆的因素。之后再考虑使用非药物措施,抗精神病药物(氟哌啶醇在低剂量下是安全的,对肝损伤是安全的)以及抗焦虑药物(口服或肌内注射劳拉西泮)。皮质类固醇对脑转移引起的症状很用,但应谨慎使用,因为它们可能会加重精神障碍。

高钙血症在骨转移中更为常见——在躁动症状出现之前可能首先有持续的恶心、口渴、情绪改变、意识混乱、疼痛恶化和便秘症状。水合作用和双膦酸盐可以改善症状,但是在开始这种治疗之前评估益处和生存时间是很重要的。

死亡

患者和医疗保健工作者通常都避免讨论死亡。在某些文化中,这完全是禁忌。然而,如果我们想有效地处理生命终结相关问题,我们就不能回避这些话题并积极探索情感、信念、梦想和实际问题。关于生命终结的法律方面的讨论,如起草一个遗嘱,是开启讨论的理想机会。抓住讨论的时机需要敏感性,但至关重要,讨论的时机不应推迟到死亡来临时。理想情况下,当疾病的状况和对患者的影响已经是一个正在进行的讨论的一部分,此时可以将死亡作为讨论的扩展,而不是单纯引入一个新的讨论。例如,讨论可以从"我知道我们希望这种治疗能稳定疾病,给你更多的时间,但是我们今天的检查表明疾病已经进展"开始,相对于"我们无法治疗疾病之后该怎么办?"这样的开端,前者能够更加有效。

这种连续性的讨论使医疗工作者在疾病过程中有许多的机会与患者及其家属讨论死亡中什么是重要的,什么是不重要的。然而,要进行这样的讨论,从业人员必须解决他们自己对死亡的恐惧,以便有效地应对其患者和家属所面临的挑战。

卫生专业人员可以为缓解症状提供超过姑息治疗范围的支持。即使已经接近死亡,也可能会有期待的事情和需要实现的目标。这可能是最后实现愿望的机会,看一场学校戏剧,经历一场毕业,举办一个重大的生日，或见到一位思念的亲人。重点讨论患者希望实现的目标和实现这些目标所需要的症状管理，可以为家庭、患者和护理人员提供宽慰和治疗的机会。

社会考虑

认识到生命的终结并提供选择

姑息治疗必须考虑患者的家庭单位、家人和他们所居住的社区。不同家庭在恢复力、应对能力和财力方面差异很大。将一名社会工作者加入姑息治疗团队是很有必要的。患者及其家属通常低估了患者的病情严重程度，高估了化疗或其他癌症相关治疗方式在延长生命或减少痛苦方面可能发挥的作用[41]。

在家庭、收容所和医院的临终关怀管理

大多数人表示希望在家里去世，尽管在许多国家，大多数人实际上在医院去世。获得临终关怀服务有助于弥合这一差距。在英国，黄金标准框架制定了一个改善服务的框架。其目标是使患者能够“善终”、得到支持和免受痛苦。良好的社区护理的基石是患者和医疗保健提供者之间，以及医疗保健提供者之间内的沟通[42]。关怀团队有助于识别患者家庭内部和社区内的可用资源，并授权该家庭使用它们，同时也应考虑到患者的意愿。

住院临终关怀设施越来越多地用于短期护理（通常是2周），症状控制和家庭暂息。比较少见的是，患者更喜欢在收容所去世。一般情况下，收容所比医院更能提供温和、支持性的环境，医院更加专注于治疗。医院也开始纳入姑息治疗方法，甚至将姑息治疗方法纳入急症室和重症监护病房[43]。

有证据表明即使在以医院中心为主的医学文化中，例如在美国，姑息性家庭护理的价值和重要性，特别是对临终护理，正在取得进展，1999—2013年的医疗保险数据确实显示，在生命的最后6个月里，总住院人数和住院患者支出正在减少[44]。

表69.4 FICA精神评估工具——用来记录精神病史问诊中的缩略词

F: 信仰或信念	你的信仰或信仰是什么？ 什么赋予你的生命意义？
I: 重要性和影响	对你来说什么是重要的？ 你的精神在你的生活中有什么重要性？ 您的信念是否影响了您在患病期间的行为？ 你的信念在你对治疗的理解中扮演什么角色？
C: 团体	作为团体的成员，您是信仰团体的一员吗？ 这是对你的支持吗？如何支持？ 有没有你真正爱的人，或者对你很重要的人？
A: 处理	您希望我如何在您的医疗保健中解决这些问题？

环境考虑

临终关怀通常被认为是一种态度而不是一个环境，姑息治疗的原则几乎可以应用于任何环境。如果可能，护理人员或从业者应该在患者家里探望患者。通常，接近生命尾声的人喜欢平和安静，但其他人更喜欢日常生活中的喧嚣。其他考虑因素包括楼梯、医院病床、便桶和其他护理辅助工具。医院的病床使卧床患者的护理相对容易。

如果患者家里的人太多或太少，或者环境完全不合适，或如果患者的需要超出了家中的条件，则可能需要收入住院或收容所。如果有必要收入收容所或住院，要尽可能提供类似于家庭和平和的环境，并鼓励家人在场和参与。

家庭/护理人员的需求和支持

在患者死亡后，家庭成员会经历悲伤。对大多数人来说，悲伤情绪会按照标准的阶段逐渐消退，并且可以通过家庭和个人的支持来干预。然而，值得注意的是，有一个表现为“复杂悲伤”，即“持续性复杂丧亲障碍”，复杂悲伤是一种与压力相关的状态[45]。如果家庭成员表现出新的认知或功能障碍，随着时间的推移难以接受或适应损失，甚至有自杀倾向，就应该考虑这个诊断。对于这种情况，简单的支持是不够的，需要考虑专业治疗[46]。

照顾一个疾病终末期患者可能是一个身体和情绪上精疲力竭的过程。护理人员将需要得到个人或团体的积极支持，并鼓励他们自己同样接受帮助和照顾。此外，还需要鼓励卫生保健工作者注意他们自己的健康需求。

尽管面临着许多挑战，但面对限制生命的疾病的时期可能是一个需要治愈的时期。要帮助支持患者和他们身边的人表达对于失去和爱的感受。“我爱你”“谢谢”“对不起”和“再见”这四个重要信息可以

以深刻和有意义的方式平和地结束关系[47]。达到这一点可能需要时间，但这段旅程对患者、家庭和照顾者都是非常有益的。对家庭的支持不应在患者死亡时结束。应向家庭成员提供丧亲支持，也应该向需要帮助的护理人员提供支持，这样有助于他们继续为患致命疾病的患者提供最大的关怀，帮助他们面对生命的终结[48]。

摘要

很明显，许多患者及其家属倾向于在家里或收容所去世。姑息治疗有助于避免这些患者住院，尤其是重症监护室的临终癌症护理[49]。虽然临终关怀和姑息治疗专业的进展使得护理水平得到了提高，但是许多女性和他们的家人无法获得这些专家的帮助，仍然需要从她们的初级护理和妇科肿瘤团队获得富有同情心和专业的关怀。“我们尽量像对待正常患者一样对待临终患者，比如尊重患者的选择并且尽力达成患者想达成的目标。”这种积极的态度得益于每名专业的医疗人员都能自愿地加入到姑息治疗和临终关怀的工作中来[50]。

（宋坤 袁明 译）

参考文献

1. World Health Organization. WHO definition of palliative care. Available at: http://www.who.int/cancer/palliative/definition/en.
2. Kelley AS, Morrison RS. Palliative care for the seriously ill. *N Engl J Med* 2015;**373**:747–55.
3. Rabow M, Kvale E, Barbour L, et al. Moving upstream: a review of the evidence of the impact of outpatient palliative care. *J Palliat Med* 2013;**16**:1540–49.
4. Smith S, Brick A, O'Hara S, Normand C. Evidence on the cost and cost effectiveness of palliative care: a literature review. *Palliat Med* 2014;**28**:130–50.
5. Meuser T. Symptoms during cancer pain treatment following WHO guidelines: a longitudinal follow up study of symptom prevalence, severity, and etiology. *Pain* 2001;**93**:247–57.
6. Jahn P, Kuss O, Schmidt H, et al. Improvement of pain related self-management for cancer patients through a modular transitional nursing intervention: a cluster-randomized multicenter trial. *Pain* 2014;**155**:746–54.
7. Gordon DB, Dahl JL, Miaskowski C, et al. American pain society recommendations for improving the quality of acute and cancer pain management. *Arch Intern Med* 2005;**165**:1574–80.
8. Schmidt-Hansen M, Bennett MI, Hilgart J. Oxycodone for cancer pain in adult patients. *JAMA* 2015;**314**:1282–83.
9. Smith TJ, Staats PS, Deer T, et al. Randomized clinical trial on an implantable drug delivery system compared with comprehensive medical management for refractory cancer pain: impact on pain, drug related toxicity, and survival. *J Clin Oncol* 2002;**20**:4040–49.
10. Anghelescu DL, Faughnan LG, Baker JN, Yang J, Kane JR. Use of epidural and peripheral nerve blocks at the end of life in children and young adults with cancer: the collaboration between a pain service and a palliative care service. *Ped Anesthesia* 2010;**20**:1070–77.
11. Oliver DP, Wittenberg-Lyles E, Demiris G, Washington K, Porock D, Day M. Barriers to pain management: caregiver perceptions and pain talk by hospice interdisciplinary teams. *J Pain Symptom Manage* 2008;**36**:374–82.
12. Herr K, Titler M, Fine P, et al. Assessing and treating pain in hospices: current state of evidence based practices. *J Pain Symptom Manage* 2010;**39**:803–19.
13. Angst MS, Clark JD. Opioid induced hyperalgesia: a qualitative systematic review. *Anesthesiology* 2006;**80**:319–24.
14. Hwang IC, Bruera E, Park SM. Use of intravenous fentanyl against morphine tolerance in breakthrough cancer pain: a case series and literature review. *Am J Hospice Palliat Med* 2014;**31**:109–11.
15. Bates T. A review of local radiotherapy in the treatment of bone metastases and cord compression. *Int J Radiat Oncol Biol Phys* 1992;**23**:217–21.
16. Hartsell WF, Scott CB, Bruner DW, et al. Randomized trial of short versus long-course radiotherapy for palliation of painful bone metastases. *J Natl Cancer Inst* 2005;**97**:798–804.
17. Wong RKS, Wiffen PJ. Bisphosphonates for the relief of pain secondary to bone metastases. *Cochrane Database Syst Rev* 2002;**2**:CD002068.
18. Dy AM, Apostol CC. Evidence-based approaches to other symptoms in advanced cancer. *Cancer J* 2010;**16**:507–13.
19. Bruera E, Hui D, Dalal S, et al. Parenteral hydration in patients with advanced cancer: a multicenter, double-blind, placebo controlled randomized trial. *J Clin Oncol* 2013;**31**:11–18.
20. Ford AC, Brenner DM, Schoenfeld PS. Efficacy of pharmacological therapies for the treatment of opioid-induced constipation: systematic review and meta-analysis. *Am J Gastroenterol* 2013;**108**:1566–74.
21. Wrald A. Constipation advances in diagnosis and treatment. *JAMA* 2016;**315**:185–95.
22. Blinderman CD, Billings JA. Comfort care for patients dying in the hospital. *N Engl J Med* 2015;**373**:2549–61.
23. Brindle CT, Blankenship J. Management of complex abdominal wounds with small bowel fistulae. *J Wound Ostomy Continence Nurs* 2009;**36**:396–403.
24. Markland AD, Burgio KL, Whitehead WE, et al. Loperamide versus psyllium fiber for treatment of fecal incontinence: the fecal incontinence prescription management (FIRM) randomized clinical trial. *Dis Colon Rectum* 2015;**58**:983–89.
25. Gupta D, Sanjeev Kumar Sharma, Khurana H, Mishra S, Bhatnagar S. Long term silicone urinary catheter is a simpler alternative to radical bilateral percutaneous nephrostomy for palliation of malignant vesicouterine fistula. *Am J Hosp Palliat Care* 2009;**26**:66–67.
26. Mody L, Juthani-Mehat M. Urinary tract infections in older women: a clinical review. *JAMA* 2014;**311**:844–54.
27. Watson M, Lucas C, Hoy A, Wells J (eds). Respiratory symptoms. In: *Oxford Handbook of Palliative Care*, 2nd edn, pp. 363–79. Oxford: Oxford University Press; 2009.
28. Watson M, Lucas C, Hoy A, Wells J (eds). Skin problems in palliative care. In: *Oxford Handbook of Palliative Care*, 2nd edn, pp. 381–84. Oxford: Oxford University Press; 2009.
29. Alvarez OM, Kalinski C, Nusbaum J, et al. Incorporating wound healing strategies to improve palliation (symptom management) in patients with chronic wounds. *J Palliat Med* 2007;**10**:1161–89.
30. Ramondetta L. *Challenges in the Treatment of Sexual Function in Patients with Gynecological Cancers*. Presentation given at AORTIC 2015 Conference, Marrakesh, Morocco, 18–22 November 2015.
31. Carter J, Stabile C, Seidel B, et al. Baseline characteristics and concerns of female cancer patients/survivors seeking treatment at a female sexual medicine program. *Support Care Cancer* 2015;**23**:2255–65.
32. Grimm D, Hasenburg A, Eulenburg C, et al. Sexual activity and function in patients with gynecological malignancies after com-

pleted treatment. *Int J Gynecol Cancer* 2015;**25**:1134–41.
33. Dizon DS, Suzin D, McIlvenna S. Sexual health as a survivorship issue for female cancer survivors. *Oncologist* 2014;**19**:202–10.
34. Bradford A, Fellman B, Urbauer D, et al. Assessment of sexual activity and dysfunction in medically underserved women with gynecologic cancers. *Gynecol Oncol* 2015;**139**:134–40.
35. Lindau ST, Gavrilova N, Anderson D. Sexual morbidity in very long-term survivors of vaginal and cervical cancer: a comparison to national norms. *Gyncol Oncol* 2007;**106**:413–18.
36. Hospice Palliative Care Association of South Africa. Clinical guidelines for palliative care. 2012. Available at: https://hpca.co.za/download/hpca-clinical-guidelines-2012/.
37. Puchalski C, Ferrell BR. *Making Health Care Whole: Integrating Spirituality into Patient Care*. West Conshohocken, PA: Templeton Press; 2010.
38. Canadian Virtual Hospice. Glossary. Available at: http://www.virtualhospice.ca/en_US/Main+Site+Navigation/Zoom+Navigation/Glossary/S/Spiritual+care.aspx.
39. Twycross R. *Introducing Palliative Care*. 4th edn. Johannesburg: University of the Witwatersrand; 2003.
40. Gawande A. *Being Mortal: Medicine and What Matters in the End*. New York: Metropolitan Books, Holt, Henry & Company; 2014.
41. Weeks JC, Cook EF, O'Day SJ, et al. Relationship between cancer patients' predictions of prognosis and their treatment preferences. *JAMA* 1998;**279**:1709–14.
42. Watson M, Lucas C, Hoy A, Wells J (eds). Palliative care in the home. In: *Oxford Handbook of Palliative Care*, 2nd edn, pp. 858–77. Oxford: Oxford University Press; 2009.
43. Heaney M, Foot C, Freeman WD, Fraser J. Ethical issues in withholding and withdrawing life-prolonging medical treatment in the ICU. *Curr Anaesth Crit Care* 2009;**18**:277–83.
44. Krumholz HM, Nuti SV, Downing NS, Normand SL, Wang Y. Mortality, hospitalizations, and expenditures for the Medicare population aged 65 and older, 1999–2013. *JAMA* 2015;**314**:355–65.
45. Simon NM. Is complicated grief a post loss stress disorder? *Depress Anxiety* 2012;**29**:541–44.
46. Simon NM. Increasing support for the treatment of complicated grief in adults of all ages. *JAMA Psychiatry* 2014;**71**:1287–95.
47. Watson M, Lucas C, Hoy A, Wells J (eds). Social work. In: *Oxford Handbook of Palliative Care*, 2nd edn, pp. 886. Oxford: Oxford University Press; 2009.
48. Simon NM. Increasing support for the treatment of complicated grief in adults of all ages. *JAMA* 2015;**313**:2172–73.
49. Wright AA, Keating NL, Ayanian JZ, et al. Family perspectives on aggressive cancer care near the end of life. *JAMA* 2016;**315**:284–92.
50. Rosenbaum L. Falling together—empathetic care for the dying. *N Engl J Med* 2016;**374**;**6**:587–90.

第70章

女性生殖道肿瘤的病理学

Jaime Prat

引言

病理报告不仅包括组织病理学诊断，还应该包括与治疗及预后有关的相关信息。因此，病理医师必须充分了解并熟悉妇科肿瘤的临床或手术分期及治疗方案，以确保病理报告中包含临床所需的相关信息。另一方面，妇科医生要想充分了解病理学报告，还需要熟悉妇科病理学相关的术语。本章节总结了几种最常见妇科肿瘤的病理学特征。

外阴

恶性肿瘤和癌前病变

鳞状细胞癌

外阴癌占所有女性生殖系统恶性肿瘤的3%，多发生于60岁以上的女性。外阴癌最常见的类型是鳞状细胞癌（约86%）。鳞状细胞癌可分为两大类：一类是与人乳头瘤病毒（HPV）感染无关的角化型鳞状细胞癌（>70%）；另一类是与高危型HPV感染相关的疣状癌和基底细胞癌（<25%），主要是HPV16型感染。

病因与癌前病变

角化型鳞癌常见于高龄女性（平均年龄76岁），可伴有长期的硬化性苔藓病史，其癌前病变为分化型外阴上皮内瘤变（dVIN）或者单纯型外阴上皮内瘤变（图70.1a）。dVIN发展为癌的概率很高。而鳞状上皮内病变（SIL）是少见的疣状癌和基底细胞癌的癌前病变，曾被称为“鳞状上皮内瘤变VIN”，包括低级别SIL VIN（VIN 1）和高级别SIL VIN（VIN 2~3）（图70.1b）。近年来，国际外阴阴道疾病研究协会（ISVVD）和美国病理学家协会（CAP）/美国阴道镜和宫颈病理协会（ASCCP）推荐使用二级分类法替代旧的三级分类法（VIN 1~3）。除了老年人和免疫抑制的患者，与HPV感染相关的VIN病变（目前称为SIL）发展

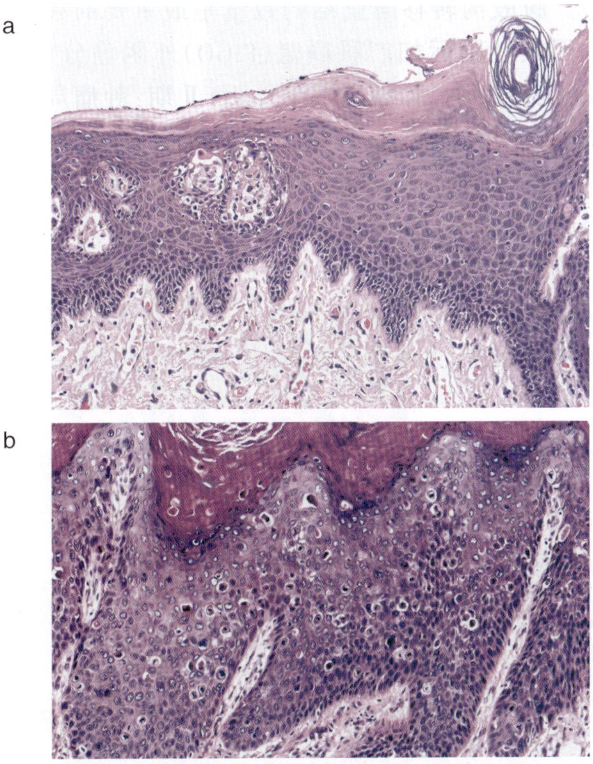

图70.1 外阴上皮内瘤变。(a)分化较好（单纯型）。非典型性细胞主要存在于基底层和副基底层，而表皮层为成熟的上皮细胞。(b)与HPV感染相关的未分化VIN（经典型）。表层上皮角化过度，其下方上皮细胞不典型增生，核分裂象显著增多。

癌作用失效。在许多高级别上皮内病变和所有的宫颈癌中，HPV病毒整合到宿主细胞基因组之后，病毒复制不会累积并且挖空细胞也不会持续存在，因此很多高级别上皮内病变和浸润癌中见不到挖空细胞。高级别CIN通常包括以下HPV类型：16、18、31、33、35、39、45、51、52、56、58、59和68。70%的浸润癌患者与HPV16、18型感染相关，其他高危型HPV约占25%[4]。

病理

SIL(CIN)是通常发生在转化区化生的鳞状上皮的病变。正常的宫颈鳞状上皮的成熟过程受到干扰之后，细胞会出现异常增生、分化不良、极向紊乱、细胞核异常及核分裂象增加，最后形成子宫颈上皮内病变(CIN)。高级别上皮内病变(CIN3)是重度异型增生和CIS的同义词。低级别上皮内病变(CIN 1)可发展为高级别上皮内病变(CIN 2~3)(见图70.3)[1,2]。

临床特征

低级别上皮内病变(CIN 1)和CIN 2的平均发病年龄为24~27岁，而高级别上皮内病变(CIN 3)则为35~42岁。根据形态学标准，大约有50%的CIN 1可自行消退，10%进展为CIN 3，只有不到2%的病例进展为浸润癌。所有级别的不典型增生进展为HSIL(CIN 3)平均需要10年左右。在同等时间内，至少有20%的CIN 3会进展为浸润癌[1]。

当发现SIL(CIN)时，需使用阴道镜结合碘试验来确定病变的范围以及需要进行活检的区域。子宫颈管搔刮术(ECC)有助于了解子宫颈管的病变情况。低级别上皮内病变(CIN 1)的患者往往进行保守治疗(如重复进行巴氏涂片法以及进行随访)。高级别上皮内病变根据病变的范围选择治疗方案，包括子宫颈环形电切除术(LEEP)、冷刀锥切术(切除外口周围的锥形组织)、冷冻治疗及全子宫切除术(极少数情况)[1]。

微小浸润性鳞状细胞癌(浅表浸润)

宫颈癌极早期阶段——ⅠA期，是在SIL(CIN)基础上发生间质浸润(图70.4)。微小浸润性鳞状细胞癌的分期基于间质浸润的深度间质浸润深度≤3mm(ⅠA1)或者间质浸润深度≤5mm(ⅠA2)。

极早期浸润(早期间质浸润，ESI)表现为：CIN 3病变突破基底膜，向外生长形成小而不规则的上皮芽，这种小的(<1mm)舌状浸润的肿瘤细胞不会影响高级别上皮内病变(CIN 3)患者预后。因此，国际妇产科联盟(FIGO，2009年)，并未将ESI纳入ⅠA1期。还有一些妇科肿瘤专家进一步将微小浸润癌限定为不伴脉管浸润的肿瘤。大约8%的ⅠA2期患者同时伴有淋巴结的转移，而浸润深度≤3mm(ⅠA1期)的患者，其淋巴结转移风险仅有1%~2%。浸润深度≤3mm(ⅠA1期)的患者可行宫颈锥切术或全子宫切除术，常可治愈[1-3]。

浸润性鳞状细胞癌

病理

宫颈癌早期外观通常表现为难以界定的病变或结节及外生性肿块。如果肿瘤局限于宫颈管，可表现为内生型肿物，通常表现为浸润间质导致宫颈弥漫性增大。大多数宫颈浸润癌为非角化型鳞状细胞癌，可见大量癌细胞聚集形成实性癌巢，往往仅伴有单个细胞的角化。其次是角化型鳞癌，伴有同心圆状角化(即角化珠)。

宫颈癌的扩散途径主要为直接蔓延和淋巴转移，血行转移极少见。肿瘤扩散到周围组织(宫旁组织)可造成输尿管受压(ⅢB期)；肿瘤引起的输尿管积水、肾盂积水以及继发于输尿管梗阻的肾衰竭是

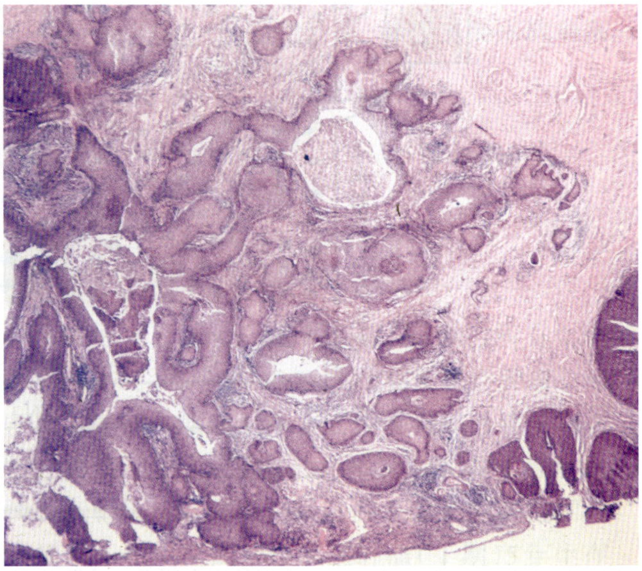

图70.4 微小浸润性鳞状细胞癌：肿瘤浸润深度5mm，浸润宽度4mm。根据FIGO分期，处于ⅠA2期。

患者最常见的死亡原因(50%)。膀胱和直肠受累(ⅣA期)可导致瘘管形成。肿瘤还可转移到局部淋巴结,比如子宫旁、下腹部(髂内途径)以及髂外淋巴结。总体而言,肿瘤的生长和扩散速度相对缓慢,故高级别上皮内病变(CIN3)患者的平均发病年龄为35~40岁,ⅠA期的癌平均发病年龄为43岁,Ⅳ期及浸润性癌的平均发病年龄为57岁[1-3]。

临床特征

HPV检测是筛查宫颈癌最可靠的手段,在一些超过25岁的女性中,甚至可以取代细胞学检查。30岁以上女性的宫颈癌筛查推荐应用HPV检测联合细胞学检查。在无法进行HPV检测的情况下,巴氏涂片法仍是比较常用的筛查方法,但质控是此类筛查方法的重要部分。

宫颈癌的生存率与临床分期密切相关。总体上,5年生存率为60%,不同分期的具体生存率如下:Ⅰ期为90%;Ⅱ期为75%,Ⅲ期为35%,Ⅳ期为10%。约15%侵犯到阴道壁、膀胱、骨盆、直肠的患者在治疗两年后会复发。根治性子宫切除术适用于局部的肿瘤,尤其是年轻女性;放射治疗和化疗以及两者联合治疗适用于晚期肿瘤[1-3]。

宫颈腺癌

约占子宫颈癌的20%,但近年来子宫颈腺癌的发生率有上升趋势,平均发病年龄为56岁左右。大多数肿瘤类型属于宫颈黏液性腺癌。这些肿瘤与宫颈原位腺癌(AIS)相关,并且通常伴有HPV16、18感染[1,2]。

AIS大多起源于宫颈鳞柱交界处,并逐渐向宫颈管内蔓延。约40%的宫颈原位腺癌患者合并高级别鳞状上皮内病变。浸润性宫颈腺癌常表现为息肉状或者乳头状肿块。宫颈腺癌转移途径通常为局部扩散或者淋巴结转移,但总体生存率较宫颈鳞状细胞癌低。

子宫体

子宫内膜增生

子宫内膜增生包括子宫内膜从局灶性腺体拥挤或单纯性增生到高分化腺癌的一系列形态学改变。

病理学

2014年WHO将子宫内膜增生分成两种类型:①不伴有非典型增生的内膜增生;②非典型增生(AH)/子宫内膜上皮内瘤变(EIN)[1,2]。

不伴有非典型增生的内膜增生

腺体出现过度增殖,表现为腺体体积增大和形态不规则、腺体/间质比例增高,但没有明显的核异形性。不伴有非典型增生的内膜增生是无拮抗雌激素刺激的结果。1%~3%的患者可发展为子宫内膜样腺癌。

非典型增生(AH)/子宫内膜上皮内瘤变(EIN)

病变镜下表现为明显的腺体拥挤,常呈背靠背现象,并伴有间质减少和细胞异型性。细胞核大、深染、核仁明显。全子宫切除术中或者术后1年的随访中,有1/4~1/3的患者被诊断为子宫内膜样腺癌[2]。

子宫内膜上皮内瘤变(EIN)是指细胞因基因改变而发生的单克隆增生,其发展为子宫内膜样腺癌的风险很高。EIN主要的诊断标准是腺体所占的区域面积明显超过间质(间质体积百分比<55%)。在非典型增生(AH)/子宫内膜上皮内瘤变(EIN)包含多种与子宫内膜样腺癌的患者相同的基因改变:微卫星不稳定型(MSI)、KRAS和CTNNB1(β-catenin)基因突变[1,2]。

临床特征

对无生育要求的患者,通常选择子宫切除术作为治疗方案。对有生育要求或者手术风险较高者,可以选择孕激素治疗。

子宫内膜腺癌

子宫内膜癌是全球女性第六大常见肿瘤,年龄标准化患病率为8.2/10万。而在工业化国家,子宫内膜癌则是女性第四大常见肿瘤。3/4的子宫内膜癌发生在绝经后,平均发病年龄为63岁[1,2]。

子宫内膜癌可分为两种类型(图70.5和表70.1):Ⅰ型(图70.5a):子宫内膜样腺癌,约占80%,常由子宫内膜增生或者EIN发展而来,与雌激素刺激相关。主要发生在围绝经期或绝经期女性,常伴有肥胖、高血脂、无排卵性疾病、不孕或不育和绝经延迟。大多数的肿瘤局限于子宫，预后较好。Ⅱ型（图70.5b）：非子宫内膜样腺癌，约占10%，主要是浆液性癌，少数由子宫内膜息肉发展而来，Ⅱ型与雌激素或子宫内膜增生症无关，易发生子宫肌层以及血管的浸润，死亡率高[1]。

子宫内膜癌是遗传性非息肉结直肠癌综合征（HNPCC）最常见的肠外肿瘤，主要是由DNA错配修复基因缺失引起。错配修复基因的缺失与乳腺癌、卵巢癌发病亦相关[5]。

分子病因学机制

有学者提出二元论模型，在此模型中，正常的子宫内膜细胞恶变为子宫内膜样腺癌要经历错配修复（称为微卫星不稳定型（MSI）（图70.5e））以及癌基因和抑癌基因突变累积等过程。非子宫内膜样腺癌是由于P53基因突变以及某些特定染色体杂合性缺失所致（图70.5f和图70.5g）[5]。

Ⅰ型子宫内膜癌主要的分子机制包括：微卫星

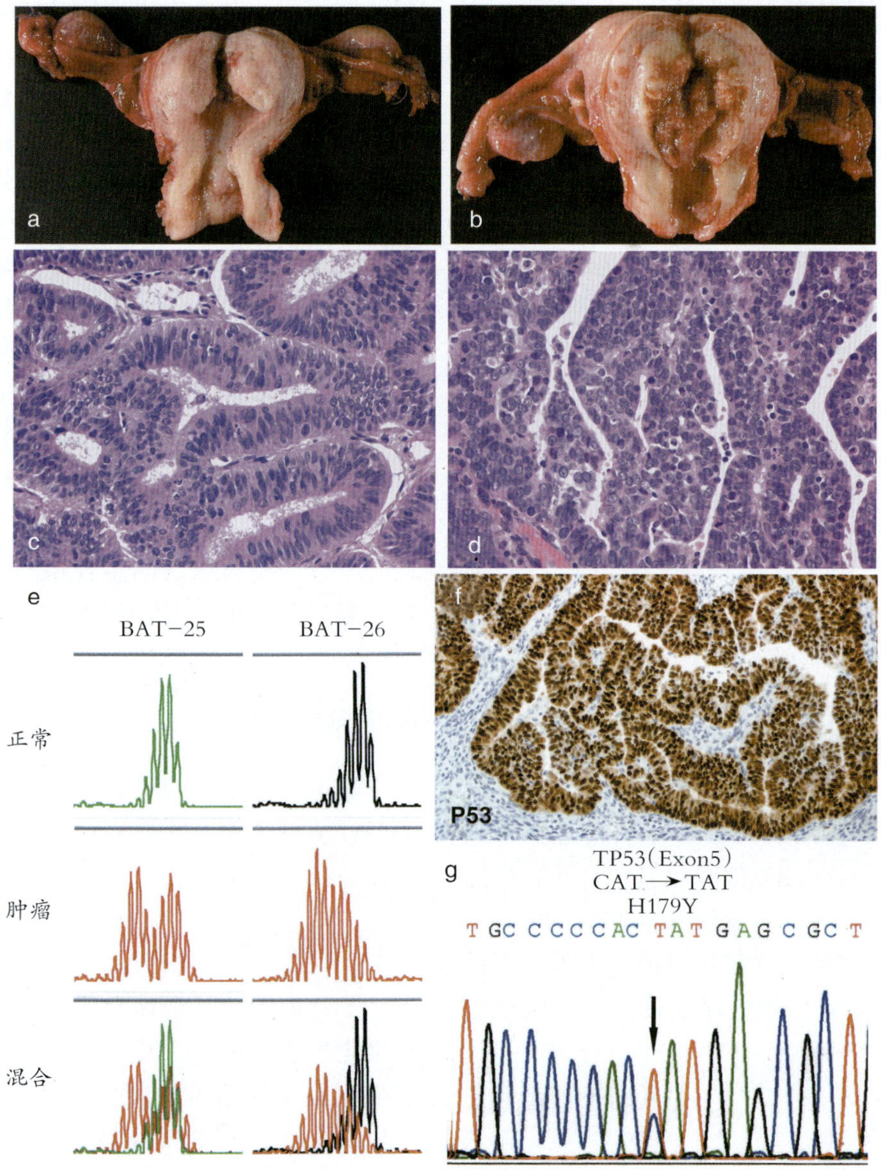

图70.5 子宫内膜癌。(a)子宫内膜样腺癌：息肉样子宫内膜肿瘤伴浅肌层浸润；(b)浆液性癌（非子宫内膜样腺癌）（Ⅱ型）：广泛出血、坏死伴肌层深层浸润；(c)高分化的子宫内膜样腺癌（1级）。癌变组织的腺体类似于正常腺体；(d)浆液性癌（非子宫内膜样腺癌）肿瘤细胞异型性明显，核分裂象较多；(e)子宫内膜样腺癌：启动子超甲基化导致的MLH1失活是引起子宫内膜样腺癌微卫星不稳定性(MI)的最常见的原因。继发于微卫星不稳定性发生的改变逐渐累积会影响到重要的调节基因；(f)浆液性癌（非子宫内膜样腺癌）通常表现为TP53突变导致P53过度表达。

不稳定型(MSI)(25%~30%)(图70.5e);PTEN突变(30%~60%);PIK3CA突变(26%~39%);ARID1A突变(20%);K-RAS突变(10%~30%);伴随核蛋白聚集的CTNNB 1(β-catenin)突变(25%~38%)。Ⅱ型非子宫内膜样腺癌的分子机制包括:P53突变(见图70.5g)、HER2/neu基因过度表达以及某些特定染色体杂合性缺失。非子宫内膜样腺癌也可由伴有MSI的子宫内膜样腺癌进展,继发P53基因突变发展而来[5]。

癌症基因组图谱(TCGA)对子宫内膜癌进行了迄今为止最全面的基因学分析。TCGA将子宫内膜癌的二元论(Ⅰ型和Ⅱ型)分为四种不同的分子亚型:①POLE超突变型;②微卫星不稳定型;③低拷贝型(CN-low)/微卫星稳定型;④高拷贝型(CN-high)/浆液样型。因分子遗传学结果具有重叠,仍然很难对预后进行明确分类。即使肿瘤级别较高,POLE超突变型仍然具有极好的预后。对于分子分型为浆液样型的子宫内膜肿瘤可以从专门针对浆液性癌的治疗中获益[6]。

病理

子宫内膜样腺癌

肿瘤完全由腺上皮组成,是最常见的组织学亚型(80%~85%)(图70.5c)。FIGO根据腺体成分占实性成分的比例将肿瘤分为3级,后者所占比例越高,分化越差。少见的组织学亚型包括:子宫内膜样腺癌伴鳞状细胞分化和黏液腺癌及分泌型内膜样癌,两者预后均好[1-3]。

非子宫内膜样腺癌

此类肿瘤侵袭性较强,组织学分级对临床指导意义不大。所有该类肿瘤都应被视为高级别肿瘤:

(1)浆液性癌:组织形态和生物学行为都与卵巢高级别浆液性癌相似(图70.5d),常常沿输卵管扩散至腹膜表面。其原位癌称为"浆液性子宫内膜上皮内癌"(serous EIC),不要与EIN混淆。此类患者的分期和治疗方案与卵巢癌相同。

(2)透明细胞癌:主要见于老年女性。由胞浆中具有丰富糖原的大细胞(透明细胞)或者突向腺腔的靴钉状细胞组成。该肿瘤预后差。

(3)癌肉瘤(恶性中胚层混合瘤),为高度恶性肿瘤,由多形上皮细胞以及间叶分化区域混合组成,这种混合性肿瘤实际上是由上皮来源的单细胞克隆增生而来,5年生存率约为25%[1,2]。

临床特征

与宫颈癌不同,子宫内膜癌可跳过盆腔淋巴结,直接扩散到主动脉旁淋巴结。晚期患者往往合并肺部转移(40%)。

肿瘤局限于子宫内膜且分化较好的患者往往采取单纯子宫切除术的治疗方案。有以下情况者需考虑术后放疗:①肿瘤分化较差或非子宫内膜样腺癌;②深肌层浸润;③累及宫颈;④淋巴结转移等。

子宫内膜癌的生存率与多种因素有关:①其临床分期、组织学类型、肿瘤分级;②年龄;③其他危险因素:孕激素受体活性、肌层浸润深度、淋巴管血管的浸润程度。子宫内膜癌在治疗后的2年生存率为80%,10年生存率下降至65%。已经穿透子宫肌层或者有淋巴结转移的肿瘤更有可能扩散至子宫外。累及宫颈的子宫内膜癌预后较差,而肿瘤扩散到子宫外时预后最差[3,7]。

子宫内膜肉瘤

目前,子宫内膜肉瘤被分成3种类型:①低级别子宫内膜间质肉瘤(LGESS);②高级别子宫内膜间质肉瘤(HGESS);③未分化子宫内膜肉瘤(UES)。LGESS占子宫肿瘤不足2%,可呈息肉状或者弥漫浸润子宫肌层。肿瘤细胞类似于增生期子宫内膜间质细胞。轻至重度细胞核异型性,核分裂象较少。CD10、雌激素受体和孕激素受体的阳性表达有助于

表70.1 子宫内膜癌的临床病理特征

	Ⅰ型:内膜样癌	Ⅱ型:浆液性癌
年龄	绝经前和绝经期女性	绝经后女性
无拮抗雌激素	有	无
前驱病变-子宫内膜增生	有	无
级别	低级别	高级别
肌层浸润	浅层	深层
生长行为	稳定性	侵袭性
基因改变	微卫星不稳定型,PTEN,PIK3CA,β-catenin	TP53突变,染色体杂合性缺失

诊断该肿瘤。LGESS最常见的细胞遗传异常是7和17号染色体易位t(7;17)(p15;q21),导致JAZF1和SUZ12基因融合(原来定义为JJAZ1)[1,2]。

HGESS的特征介于LGESS和UES之间,表现为宫腔息肉样或者宫壁肿块。在显微镜下,它主要由高级别圆形细胞组成,有时还包含纤维黏液样的低级别梭形细胞成分。核分裂象多见,通常每10个高倍镜视野下≥10个,坏死常见。典型的HGESS的是t(10;17)(q22;p13)易位造成的YWHAE-FAM22基因融合[1,2]。

来源于子宫内膜的高级别低分化的肉瘤归类于未分化子宫内膜肉瘤[1,2]。

临床特点

在临床上,LGESS复发需要经过多年,即使术前的原发肿瘤仅局限于子宫,也可发生转移。复发时首先累及盆腔,其后肺部转移。即使发生转移,延长患者生存时间或者治愈也是有可能的。相反,UES复发时间较早,通常发生广泛转移。和LGESS比较,HGESS和UES复发发生更早、更频繁(<1年),且有可能致命。LGESS可以通过手术或者孕激素治疗成功,在诊断后10年的生存率接近90%[1,2]。

子宫腺肉瘤

又称为Mullerian腺肉瘤,是一种由良性腺上皮和恶性间叶成分组成的低级别肿瘤。与癌肉瘤不同,癌肉瘤中腺上皮及间叶成分均是恶性,进展很快。1/4的腺肉瘤患者,尤其是伴有子宫肌层浸润及肉瘤成分过度生长的患者终将死于局部复发及远处转移[1,2]。

平滑肌肉瘤

起源于平滑肌细胞的恶性肿瘤,发生率仅为平滑肌瘤的1/1000,占子宫恶性肿瘤的2%。其发病机制尚不明确。发病年龄较平滑肌瘤患者大10岁以上,而且平滑肌肉瘤通常直径较大(10~15cm对2~3cm)[1,2]。

病理

如果平滑肌瘤质地软,大体标本出现坏死区域或者边界不清(向周围肌层浸润)应怀疑平滑肌肉瘤可能。诊断标准包括:核分裂象较多(每10个高倍镜视野下≥10个)、核异型性和地图状肿瘤细胞坏死(图70.6)。黏液样和上皮样平滑肌肉瘤核分裂象仅为每10个高倍镜视野下5个,肿瘤大小是重要的预后因素,直径<5 cm的平滑肌肉瘤几乎不会复发。

输卵管肿瘤

输卵管肿瘤是非常罕见的,大多数原发性恶性肿瘤是腺癌,高发年龄为50~60岁。最近的研究表明卵巢高级别浆液性癌(见下文)可能来源于输卵管伞端表皮,输卵管肿瘤的行为特征类似于卵巢癌,多表现为增粗输卵管上的实性肿块,但有时仅在显微镜下才可发现。25%的患者可累积双侧输卵管,预后很差,发现时几乎均为晚期[1,2]。

输卵管卵巢切除术降低卵巢癌风险

预防性切除输卵管的指征:携带BRCA1/2基因突变者、本人有乳腺癌病史或乳腺癌家族史和(或)输卵管卵巢癌家族史。通常大体标本的肉眼病变并

a

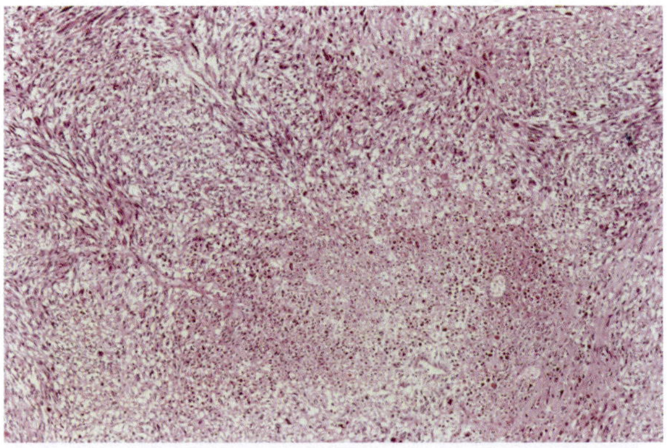

b

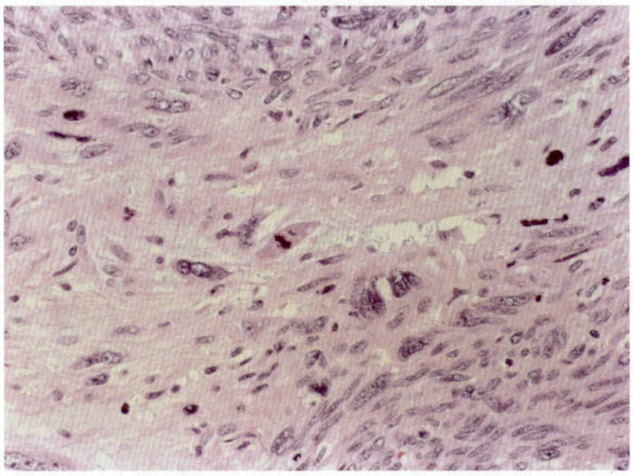

图70.6 子宫平滑肌肉瘤。(a)肿瘤组织中局灶发生凝固性肿瘤性坏死。(b)肿瘤细胞核异型性明显,核分裂象较多。

不明显，但是同侧卵巢及输卵管必须同时送检[1,2]。

卵巢

卵巢肿瘤

卵巢肿瘤有多种类型，包括良性、交界性、恶性肿瘤。大约2/3的肿瘤发生于育龄期，约80%的卵巢肿瘤是良性的。约90%的恶性或交界性肿瘤是在40岁后被诊断出来的[1,8]。

卵巢肿瘤根据细胞的来源进行分类。最常见的是上皮性肿瘤（约占60%），其他类型包括生殖细胞肿瘤（约占30%），性索-间质肿瘤（8%）以及卵巢转移性肿瘤。卵巢上皮性肿瘤占卵巢恶性肿瘤的90%，其中，高级别浆液性癌最常见（70%）。

卵巢癌是仅次于子宫内膜癌的第二大妇科恶性肿瘤，但致死率居妇科恶性肿瘤首位。因卵巢癌极难早期诊断，故超过3/4的患者通常在发生盆腔或者腹膜转移后才被诊断出来[1,8]。

上皮性肿瘤

上皮性肿瘤根据细胞的增殖、细胞核异型性和间质浸润情况可分为：①良性；②交界性；③恶性。

上皮性肿瘤好发于未育女性，少见于排卵受抑制女性（例如，妊娠或者口服避孕药），人群患卵巢癌的终身风险为1.6%，卵巢癌患者一级亲属患卵巢癌的风险为5%，有卵巢癌家族史的女性患乳腺癌的风险增高，反之亦然。遗传性乳腺癌和家族性卵巢癌与BRCA1和BRCA2的基因修复缺陷相关。与子宫内膜癌一样，合并遗传性非息肉结直肠癌综合征（HNPCC）患卵巢癌的风险也较高[1,8]。

上皮性肿瘤根据细胞的类型分为浆液性、黏液性、子宫内膜样、透明细胞、移行细胞（Brenner瘤）以及鳞状细胞癌[1,2,8]。正常的卵巢组织上并不存在这些细胞，这可能是卵巢表面上皮（间皮）向苗勒管方向的"化生"。在胚胎期，体腔上皮是由同时覆盖性腺表面的间皮组成，随后该间皮分化演变为米勒管，进而分化为输卵管、子宫和阴道。所以，肿瘤细胞在形态上类似输卵管、子宫内膜或子宫颈管的上皮[1,8]。最近，有学者提出角蛋白7阳性的胚胎/干细胞能够分化为免疫表型不同的肿瘤衍生物的假说，这将支持"米勒管化生"的观点[9]。除了间皮起源学说，还有一个比较令人信服的观点：原发性卵巢癌实际上是来源于其他盆腔脏器的肿瘤继发累及到卵巢的结果。已有证据表明：卵巢高级别浆液性肿瘤可能来源于输卵管伞端癌，子宫内膜样癌和透明细胞癌来源于卵巢子宫内膜异位症[8]。

交界性肿瘤

与相对应的良性肿瘤相比，交界性肿瘤细胞增殖更活跃，细胞核异型性多变。与恶性肿瘤不同的是，其没有间质浸润，预后比恶性肿瘤好。

浆液性交界性肿瘤在20~50岁女性中常见（平均年龄46岁），约34%的浆液性交界性肿瘤累及双侧，较黏液性交界性肿瘤（6%）或其他类型常见。浆液性交界性肿瘤大小不一，而黏液性交界性肿瘤较大。浆液性交界性肿瘤可有1个或多个囊腔，囊腔大小不等，可以呈乳头状突起，乳头纤细似成簇的葡萄。这些结构表现为：上皮层次增加；中度细胞核异型性；有丝分裂活性。根据定义，若浸润灶的体积超过局灶性微小浸润（浸润卵巢间质的上皮细胞的癌巢最大直径<3mm）应诊断为低级别浆液性癌（LGSC），而不是浆液性交界性肿瘤[1,2]。

尽管没有卵巢间质浸润，浆液性交界性肿瘤（尤其是外生性生长者）更易腹膜表面种植，少部分可进展为LGSC（约占腹膜种植的10%）。腹膜浸润性种植灶和LGSC在组织病理学上表现完全相同，只能通过疾病发生时间或者肿瘤体积对两者进行区分。腹膜浸润种植灶表现为镜下早期浅层浸润，且肿瘤体积较小（≤1cm）。LGSC常表现为比较大的肿块（腹膜转移性癌）[1,2,8]。

若肿瘤局限于卵巢，可通过手术治疗来治愈。即使肿瘤扩散到盆腔或者腹膜，5年生存率也高达90%。虽然浆液性交界性肿瘤晚期复发率较高，但超过10年的复发率极低。据文献报道，约7%的浆液性交界性肿瘤可在晚期进展为LGSC[1,2,7]。黏液性交界性肿瘤在进行保留生育功能手术后，对侧卵巢可能会复发；但这种肿瘤被认为是独立的原发性肿瘤[10,11]。

恶性上皮性肿瘤（卵巢癌）

卵巢癌在40~60岁女性中常见，很少发生于35岁以下的女性。根据光镜下所见以及分子遗传学表象，将卵巢癌分为5种不同的病理类型，按照发病率

数肿瘤诊断时仅局限于卵巢或者盆腔[1,2]。

分子病因学机制

卵巢子宫内膜样腺癌可能是子宫内膜异位症恶变引起，并非来自卵巢表面的上皮。散发性卵巢子宫内膜样腺癌最常见的基因遗传学异常表现为ARID1A，β-catenin和PTEN基因的突变及微卫星不稳定。子宫内膜样交界性肿瘤中也有CTNNB1基因突变(见表70.2)[8]。

病理

虽然子宫内膜样癌可以是囊性的，但大多数子宫内膜样癌以实性成分为主，并伴有坏死。肿瘤的分级标准类似于子宫体的子宫内膜样腺癌。15%~20%的卵巢子宫内膜样腺癌患者可合并子宫体的子宫内膜样腺癌。大量数据表明，虽然有些肿瘤之间是可以相互转移的，但多数卵巢和子宫的子宫内膜样癌是独立发生的，这种区别具有重要的预后意义[1,2]。

透明细胞癌

透明细胞癌与子宫内膜样腺癌密切相关，也常与子宫内膜异位症相关。常见于绝经后女性，占所有卵巢癌的5%~10%，最常见的基因遗传学异常是ARID1A、PTEN、PIK3CA基因突变(见表70.2)[1,8]。

虽然大多透明细胞癌患者发现时为临床Ⅰ期或Ⅱ期，但其预后比其他低级别卵巢癌差。卵巢透明细胞癌的组织学形态类型类似于阴道、宫颈及宫体的透明细胞癌，恶性细胞呈片状或腺管状，细胞胞浆透明(见图70.7e)。

临床特征

确诊时大多数卵巢癌已经转移(种植)到盆腔、腹腔脏器或者膀胱表面。并且肿瘤具有种植到膈下、结肠旁沟及网膜的倾向。在淋巴结转移方面，肿瘤更容易转移到接近肾动脉起始处的主动脉旁淋巴结，而髂外(盆腔淋巴结)或者腹股沟淋巴结转移的发生较少[1,2]。

卵巢恶性肿瘤的预后较差，最主要的预后因素是手术时的病理分期[12]。总体而言，5年生存率只有35%，上皮性肿瘤的预后影响因素包括组织学类型(分级)和术后残存灶大小。

手术是主要的治疗手段，包括切除肿瘤、明确诊断和明确肿瘤扩散范围。手术时应仔细探查腹膜表面、网膜、肝、膈下隐窝和所有腹部区域，尽量清除所有的转移病灶。化疗是主要的辅助治疗，适用于伴有远处转移的肿瘤。

生殖细胞肿瘤

生殖细胞来源的肿瘤占所有卵巢肿瘤的1/4。成年女性，卵巢生殖细胞肿瘤几乎均为良性肿瘤(成熟畸胎瘤或者皮样囊肿)，但是在儿童及年轻女性中生殖细胞肿瘤大多为恶性。生殖细胞肿瘤是儿童最常见的卵巢恶性肿瘤(60%)，很少发生于绝经期女性。生殖细胞肿瘤极少直接从女性生殖道原有体细胞肿瘤的基础上发展而来。其中，畸胎瘤最可能来源于体细胞肿瘤的多能干细胞[1,2]。

生殖细胞可向多个方向分化形成以下几种肿瘤：①无性细胞瘤，由原始生殖细胞组成，似胚胎时期的卵原细胞；②畸胎瘤，是向体细胞(胎儿和成人)分化的生殖细胞肿瘤；③卵黄囊瘤，来源于胚外内胚层和间质细胞以及比较少见的胚胎内胚层衍生物(小肠和肝脏)；④卵巢绒毛膜细胞癌：组织形态学类似于胎盘绒毛滋养层细胞。

40岁以上的恶性生殖细胞肿瘤(MGCT)通常是由良性畸胎瘤转化而来。尽管恶性生殖细胞肿瘤侵袭性极强，但目前的化疗可使其生存率超过80%[1,2]。

目前的干细胞研究提供了几个具有高度特异的诊断性干细胞标志物，包括在恶性生殖细胞肿瘤不同分化阶段相继表达的转录因子(SALL4，LIN28，OCT3/4和SOX2)和胞浆/胞膜蛋白(磷脂酰肌醇蛋白聚糖-3，GPC-3)[1,2]。

无性细胞瘤

与睾丸的精原细胞瘤相对应，由原始生殖细胞构成，在女性卵巢恶性肿瘤中发病率不足2%，多发年龄为10～30岁，其中15%为双侧。

病理

无性细胞瘤通常体积较大，质硬并且向表面突起。肿瘤切面质软、呈鱼肉样。肿瘤细胞形态单一，胞浆富含糖原，中央可见不规则的大核仁。细胞巢被纤维间质分隔，并伴有淋巴细胞浸润[1,2]。

无性细胞瘤多采取手术治疗；Ⅰ期患者的5年

生存率接近100%。由于肿瘤对放疗高度敏感且化疗也有效，即使肿瘤分期较高，5年的生存率仍超过80%。

畸胎瘤

畸胎瘤是向体细胞分化的生殖细胞肿瘤。大多数畸胎瘤由至少2个，通常为3个胚层组成。未成熟畸胎瘤含有来自3个胚层的组织。不同于成熟型囊性畸胎瘤，未成熟性畸胎瘤含有胚胎性组织。未成熟畸胎瘤占20岁以下女性卵巢恶性肿瘤的20%。显微镜下可见多种成分，比如未成熟神经组织（神经细胞菊形团和神经胶质）、腺体及其他在成熟型囊性畸胎瘤中也可见到的组织。未成熟畸胎瘤的分级取决于于未成熟组织的数量。肿瘤级别与生存率密切相关[1,2]。

卵黄囊瘤

卵黄囊瘤是发生于30岁以下女性的高度恶性肿瘤，其组织学类似于原始卵黄囊（胚外）的内胚层和间质细胞以及胚胎体细胞组织（小肠和肝脏）。典型的卵黄囊瘤体积较大，伴广泛出血和坏死。最常见的组织学结构是网状结构。其最具特征性的结构是Schiller-Duval小体，中央为含有纤维血管轴心的乳头，表面衬覆胚胎性肿瘤细胞，类似于肾小球。

卵黄囊瘤可分泌甲胎蛋白，检测血液中甲胎蛋白水平有助于进行诊断和监测治疗效果。一旦确诊，I期卵黄囊瘤化疗后5年的生存率超过80%[1,2]。

卵巢绒毛膜癌

卵巢绒毛膜癌是卵巢罕见的生殖细胞肿瘤，形态学类似于胎盘绒毛上皮中的细胞滋养层和合体滋养层细胞。患者妊娠试验往往为阳性，高hCG水平可以使年轻女性表现为性早熟，年龄较大的患者表现为月经紊乱。

性索-间质细胞瘤

约占卵巢肿瘤的10%，程度为良性至低度恶性，可向女性特征细胞分化（颗粒细胞或卵泡膜细胞）或男性特征细胞分化（支持细胞、间质细胞）[1,2]。

粒层细胞瘤

粒层细胞瘤是典型的可分泌雌激素的功能性肿瘤，因其具有局部扩散以及罕见的远处转移特性，应考虑为低度恶性肿瘤。

大多数粒层细胞瘤发生在绝经后女性（成人型），青春期前比较少见。幼年型粒层细胞瘤主要发生在青少年和年轻女性，具有独特的临床病理学特征（雌激素过多和性早熟）。

病理

成人型粒层细胞瘤瘤体体积较大，囊性或实性。切面可见富含脂肪黄素化颗粒细胞组成的黄色区域，间质成分组成的白色区域和局部出血。特征性结构是由肿瘤细胞围绕中心腔无定向排列构成的Call-Exner小体。肿瘤细胞分泌α-抑制素，抑制垂体释放促卵泡刺激素（FSH）。除了α-抑制素之外，钙视网膜蛋白和FOXL2也是其主要分泌的蛋白[1,2]。

临床特征

3/4的粒层细胞瘤分泌雌激素，因此常伴有子宫内膜增生，如果功能性粒层细胞瘤未被及时发现，可能会发展为子宫内膜癌。确诊时，90%的粒层细胞瘤处于Ⅰ期，10年生存率超过90%。如果肿瘤扩散到盆腔或者下腹腔脏器，则预后较差。手术治疗后5~10年晚期复发并不少见，通常都是致命性的[1,2]。

支持-间质细胞瘤

支持-间质细胞瘤是罕见的分泌雄激素的间质细胞肿瘤，为低度恶性肿瘤，形态类似于胚胎睾丸。此类肿瘤的典型表现为具有比较弱的分泌雄激素（脱氢表雄酮）的能力。支持-间质细胞瘤可发生于任何年龄段女性，多见于育龄期年轻女性。分化程度各异，有些可见异源性成分（如黏液腺，罕见骨骼肌和软骨组织）。

约50%的支持-间质细胞瘤患者表现出男性化特征，最初临床表现为女性性征消失，乳房萎缩，闭经和臀部脂肪减少。一旦切除肿瘤，这些症状就会消失或得到缓解。高分化肿瘤可通过手术治疗治愈，而低分化肿瘤可能会发生转移[1,2]。

类固醇细胞瘤

卵巢的类固醇细胞瘤，又称为脂质细胞瘤，主要由类似黄体细胞、Leydig细胞与肾上腺皮质细胞的成分组成。大多数肿瘤可分泌激素,常伴有雄激素过多表现。

卵巢转移性肿瘤

大约3%的卵巢肿瘤由其他器官转移而来,根据发病率由高到低排列为:大肠、乳腺、子宫内膜和胃。这些肿瘤从镜下可见形成巨大包块。来源与结肠的肿瘤通常体积较大,可引起明显症状。

Krukenberg瘤是由富含粘蛋白的"印戒细胞"转移到卵巢所致。75%的Krukenberg瘤原发于胃,其次是结肠[1,2]。

若卵巢肿瘤呈多结节状并伴有双侧卵巢受累常提示为转移性肿瘤,75%的累及双侧卵巢的转移性肿瘤肉眼可见。

妊娠滋养细胞疾病

妊娠滋养细胞疾病(GTD)是一组来源于胎盘滋养细胞的疾病,伴有滋养层细胞的异常增生和分化特点。

完全性水泡状胎块

完全性水泡状胎块是指胎盘绒毛重度水肿,形状似一串葡萄。滋养细胞有不同程度的增生,绒毛增粗,直径常超过5mm。

分子病因学机制

完全性水泡状胎块由缺乏功能性母系DNA的空卵受精引起。常见的是,父系染色体组的单倍体(23,X)精子复制形成46,XX,但少见的含有双亲染色体的46,XX及46,XY葡萄胎也可能发生。完全性水泡状胎块特征是缺乏母系染色体。父源印迹基因,比如P57(也称为CDKN1C)只在母源等位基因上表达,而完全性葡萄胎无母源染色体,所以不会表达该类基因。在胎盘循环建立之前,胚胎就会死亡,故绒毛膜组织内少有绒毛血管形成,缺失胎儿组织。既往有水泡状胎块病史的患者比普通女性发生水泡状胎块概率高20倍[1,2]。

病理

光镜下,胎盘绒毛水肿增大,多数绒毛可见中央水池,合体滋养层细胞、细胞滋养层细胞以及中间型滋养层细胞弥漫增生,可见细胞核异型性。

临床特征

患者血清hCG显著升高。完全性水泡状胎块并发症包括子宫出血,弥漫性血管内凝血(DIC)、子宫穿孔和胎盘绒毛栓塞。最重要的并发症是绒毛膜癌,发生率大约为2%。

治疗包括:B超引导下清宫、输注催产素、随访监测血清hCG水平,超过20%的患者会进展为持续性妊娠滋养细胞疾病,因而需要化疗。采取上述治疗后,治愈率有望达到100%。

侵袭性水泡状胎块

水泡状胎块的胎盘绒毛组织可侵入浅肌层或者到达子宫外,甚至侵入阔韧带。通过血行播散发生转移,约1/3患者发生远处转移,最常见的部位是:肺。子宫穿孔是一个主要的并发症,但仅见于少数情况[1,2]。

绒毛膜癌

1/160 000继发于正常妊娠;1/15000继发于自然流产;1/5000继发于异位妊娠;1/40继发于完全性水泡状胎块。与其他肿瘤不同的是,绒毛膜癌缺乏固有脉管系统,因此常呈广泛性出血坏死,仅在坏死周边见到肿瘤细胞。大多数肿瘤细胞呈双相分化,可见细胞滋养层和合体滋养层混合,并可见少量中间型滋养细胞。hCG由合体滋养细胞产生。根据定义,如发现胎盘绒毛结构,即使发生转移,仍诊断为侵蚀性葡萄胎,而不应该诊断为绒毛膜癌[1,2]。

绒毛膜癌主要侵入肌层内的静脉窦,常通过血行转移,最常见的转移部位为肺(90%)、脑、胃肠道、肝和阴道。在目前化疗治疗下,早期识别高危因素(高hCG、距上一次妊娠间隔时间长),大多数患者可以治愈。

胎盘部位滋养细胞肿瘤

胎盘部位滋养细胞肿瘤是滋养细胞肿瘤中最为罕见的一种类型,且主要由中间型滋养细胞组成。单核滋养层细胞和多核滋养层细胞在肌层细胞之间呈片状排列,没有绒毛结构。胎盘部位滋养细胞肿瘤和绒毛膜癌的区别是前者是单一的中间型滋养细胞增生，后者为两种滋养细胞增生。滋养层细胞可表达人胎盘生乳素（hPL），部分表达hCG[1,2]。

胎盘部位滋养细胞肿瘤必须行子宫切除术以避免复发。其有时会发生转移并可能是致命的。若肿瘤体积大且肿瘤细胞核分裂象每10个高倍镜视野超过5个，则预后较差。

（唐翔 赵娜 萧静雯 译）

参考文献

1. Mutter GL, Prat J (eds). *Pathology of the Female Reproductive Tract*, 3rd edn. Edinburgh: Churchill Livingstone; 2014.
2. Kurman RJ, Carcangiu ML, Herrington CS, Young RH (eds). *WHO Classification of Tumours of Female Reproductive Organs*, 4th edn. Lyon: IARC; 2014.
3. Mutch DG. The new FIGO staging system for cancers of the vulva, cervix, endometrium and sarcomas. *Gynecol Oncol* 2009;**115**:325–28.
4. Stoler MH. Human papillomaviruses and cervical neoplasia: a model for carcinogenesis. *Int J Gynecol Pathol* 2000;**19**:16–28.
5. Matias-Guiu X, Prat J. Molecular pathology of endometrial carcinoma. *Histopathology* 2013;**62**:111–23.
6. The Cancer Genome Atlas Research Network, Kandoth C, Schultz N, et al. Integrated genomic characterization of endometrial carcinoma. *Nature* 2013;**497**:67–73.
7. Prat J. Prognostic parameters of endometrial carcinoma. *Hum Pathol* 2004;**35**:649–62.
8. Prat J. Ovarian carcinomas: five distinct diseases with different origins, genetic alterations, and clinicopathological features. *Virchows Arch* 2012;**460**:237–49.
9. Crum CP, Herfs M, Ning G, et al. Through the glass darkly: intraepithelial neoplasia, top-down differentiation, and the road to ovarian cancer. *J Pathol* 2013;**231**:402–12.
10. Uzan C, Nikpayam M, Ribassin-Majed L, et al. Influence of histological subtypes on the risk of an invasive recurrence in a large series of stage I borderline ovarian tumor including 191 conservative treatments. *Ann Oncol* 2014;**25**:1312–19.
11. Prat J. The results of conservative (fertility-sparing) treatment in borderline ovarian tumors vary depending on age and histological type. *Ann Oncol* 2014;**25**:1255–58.
12. Prat J; FIGO Committee on Gynecologic Oncology. Staging classification for cancer of the ovary, fallopian tube, and peritoneum. *Int J Gynaecol Obstet* 2014;**124**:1–5.

第71章
妊娠期生殖道癌前病变

Andy Nordin, ManasChakrabarti

引言

自从发达国家女性生育第一个孩子的年龄稳步增长已经有几代人。在美国，初为人母的平均年龄从1970年的21.4岁上升至2006[1]年的25.0岁，增加了3.6岁。在全球范围内，现代避孕方法的使用率略有上升，从1990年的54%上升到2014年的57.4%。发展中国家在避孕使用方面仍然存在不平衡，撒哈拉以南的非洲保持低水平，青少年妊娠仍然是一个主要的国际公共卫生问题。然而，在发展中国家的许多地方，尤其是亚洲和拉丁美洲，避孕措施使用增加，使女性生育推迟，从而导致孕产妇首次妊娠年龄相对增大[2]。

随着女性将生育期延长至30多岁和40多岁，更多的妊娠由于合并生殖道癌前疾病而变得复杂。国家宫颈筛查计划通常针对20或25岁的女性开展，并且在许多国家，在产前检查期间会进行机会性筛查。因此，临床医生必须了解生殖道癌前病变的自然病程、进展为恶性肿瘤的风险和对妊娠的可能影响，以便指导患者做出关于相关治疗选择的困难决策。

宫颈上皮内瘤变

导读：妊娠期宫颈癌前病变

大多数宫颈癌前病变发生在育龄期女性身上。需要治疗的宫颈癌前病变的女性平均发病年龄为30岁[3]。40岁时高级别宫颈上皮内瘤变（CIN3）的发生率是70岁时的4倍[4]。在没有人群基础的宫颈筛查计划的国家，许多产科医生、家庭医生和助产士在预约产前咨询时会进行机会性宫颈细胞学筛查。因此，在妊娠期间诊断癌前病变是很常见的。许多准妈妈对妊娠期间患妊娠并发症的可能性感到焦虑，而诊断出癌前病变的消息加剧了这些焦虑。

通常，临床医生和他们的患者需要决定保守治疗是在分娩后还是在妊娠期间进行，这两种选择都可能导致严重的心理疾病。CIN3进展为浸润性癌的总体风险尚不确定，但可用的有限观察数据表明它可能在30%~50%的范围内。一项对新西兰143名保守治疗的高级别CIN女性进行的回顾性观察研究显示，女性宫颈或阴道穹隆浸润性癌的30年累计发病率为31.3%（95% CI 22.7~42.3），而在24个月内疾病持续存在的92名女性的亚组[5]中为50.3%（95% CI 37.3~64.9）。据指出，CIN发展为浸润性癌的速率通常是缓慢的，以年甚至几十年来衡量[6]。对已发表文献的荟萃分析显示，24个月内高级别宫颈细胞学进展为浸润性癌的风险很小，为1.44%（95% CI 0~3.95%）[7]。但是缺乏关于妊娠期宫颈癌进展风险和进展时间的一般质量数据。由于初次诊断时存在隐匿性微浸润性疾病的可能性，数据的解释变得复杂，在那些整个妊娠期保守治疗的诸多病例中，只有在产褥期后切除治疗后的组织学上才能发现这一点。然而，据估计，妊娠期间从高级别病变进展为癌症的风险可能很低，约为0.4%[8]。尽管恶性转化的风险很低，但由于存在进展为宫颈癌的风险，许多患者对将已知的高级别CIN的治疗推迟到产褥期之后感到焦虑。

CIN与宫颈癌发病机制与妊娠

CIN起源于转化区，其中柱状上皮通过称为化生的正常过程转化为鳞状上皮。异型增生是在致癌"高危"人乳头瘤病毒(HPV)感染的影响下扭曲这一过程的病理过程。在女性青春期期间,鳞状上皮化生速度会加快,在女性首次妊娠期间其化生速度会更快。年轻女性的首次妊娠对转化区的影响更大,由于年龄较小可能存在发育不良,这个潜在的弱点让其患有高级别CIN和浸润性癌的风险加大。全球汇总数据表明,与25岁或以上年龄的女性相比,首次足月妊娠年龄<17岁的女性后期患宫颈癌的相对风险为1.77(95% CI 1.42~2.23)。

妊娠期宫颈细胞学

适应证

在英国等拥有国家宫颈癌筛查项目和有效呼叫/召回系统的国家,通常避免在妊娠期间进行常规宫颈细胞学取样[10]。然而,在许多其他国家,妊娠被认为是筛查宫颈癌前细胞和各种性传播感染的绝佳机会。虽然机会性宫颈细胞学取样的益处在筛查人群中是有限的,但其可以证实在其他未筛查人群中能有效降低宫颈癌的发病率[11,12]。

缺陷

在妊娠早期进行细胞学采集是安全的,对妊娠没有明显的风险。然而,细胞学解读可能具有挑战性,并且在某些情况下会让患者和医生产生困惑。如果样本取自妊娠女性,则必须告知病理医生。自1960年以来,许多研究人员已经对宫颈细胞学独特的妊娠期相关变化进行了研究,以减少诊断错误。

子宫颈在妊娠期间会同时经历腺体和基质的变化,类似于子宫内膜中发生的变化[13]。因为妊娠相关激素的影响,腺上皮频繁外翻到外子宫颈上,形成腺体外翻,随后酸性阴道环境会导致广泛的鳞状上皮化生。大量未成熟的化生细胞在宫颈细胞学上可能被误解为高级别癌前病变。

脱落的蜕膜细胞可能被误认为是高级或低级CIN,因为它们在变性过程中获得了嗜橙细胞质和固缩核[14]。具有Arias-Stella改变的增生和肥大的宫颈内腺细胞有时类似意义不明的非典型腺细胞[15,16]。在非妊娠期,对于被认定存在非典型腺细胞的患者,推荐进行宫颈搔刮术和子宫内膜活检术。但在妊娠人群中这两种方法是被绝对禁止的[17]。对于疑似体内存在不典型腺细胞的妊娠女性来说,整个妊娠期都可能因此产生焦虑,而能够有效确定体内是否真的存在不典腺细胞的检查要到产褥期结束之后才能进行。在这种情况下,①妊娠期间的②经直肠超声检查和锥切诊断。然而,经直肠超声对妊娠期小体积宫颈内病变的敏感性较低,锥切术增加妊娠风险和宫颈出血风险,因此两者均不被考虑为临床常规检查[18,19]。

妊娠期间的阴道镜检查

指征

在大多数情况下,在妊娠期间进行阴道镜检查可以排除侵袭性恶性肿瘤,将高级别CIN的治疗推迟到自然完成妊娠之后。妊娠患者的阴道镜检查指征与非妊娠患者相同,只是CIN病变充分切除治疗后的随访阴道镜检查可以推迟到产后[10]。在妊娠期间进行阴道镜检查是安全的,但由于妊娠引起的宫颈变化多种多样,因此对结果的解读具有挑战性。妊娠20周后,建议对阴道镜检查床采取纠正措施,以防止妊娠子宫引起的仰卧低血压。

缺陷

妊娠期间雌激素水平升高会导致宫颈体积增加,并引起柱状上皮外移,导致腺性外翻[20]。在妊娠早期转化区的上界隐藏在宫颈管内,这种情况随着妊娠过程频繁发生变化,从而在妊娠晚期转化区完全可见,可进行充分的阴道镜评估。然而,在妊娠的后半期,更松弛的阴道壁和丰富的宫颈黏液可能会影响视野。妊娠晚期阴道镜检查在技术上更具挑战性,尽可能避免。子宫颈表现为血管化和水肿,通常伴有鳞状上皮的蓝色变色和红色腺性外翻,伴有接触性出血,导致阴道镜不准确地疑诊宫颈病变。妊娠期间很容易低估或高估病变的严重程度。宫颈表面血管的增殖和扩张随着妊娠而逐渐增加,阴道镜下显示的病变级别可能高于组织学。宫颈间质蜕膜化可能像高级别病变的致密醋酸白斑和蜘蛛状浅表血管。正常的毛细血管会形成蜕膜化基质,呈现醋酸白色("星空"外观)[8]。相反,阴道镜医生可能会错误地低估病变,因为宫颈水肿会降低上皮醋酸白变化的强度。对于高级别上皮内病变,很容易错过浸润征象。由于存在出血风险,阴道镜医生不愿进行诊断性活检，因此需要经验丰富的阴道镜医生在临床上解读这些变化。

妊娠期CIN的管理

鉴于妊娠期阴道镜检查的困难和局限性，对于妊娠期间细胞学评估异常的患者，即使未检测到高级别CIN，也应在分娩后12周内重复阴道镜检查。妊娠早期的CIN1应通过初始保守治疗进行管理。据报道，与非妊娠对照相比，妊娠期CIN 1病变的消退趋势显著更高（69%对48.7%；P=0.03）[21]。英国国家健康服务宫颈筛查项目建议，如果怀疑CIN 2或CIN 3，建议在妊娠中期结束时再次进行阴道镜检查，以排除进展为浸润性癌。如果妊娠已经超过了妊娠中期，阴道镜检查可以推迟到分娩后3个月[22]。只要妊娠期间进行的阴道镜检查表明疾病稳定，则治疗可以推迟到自然完成妊娠之后。

大多数阴道镜医生很少在妊娠期间进行切除治疗，是为了降低病变进展为侵袭性疾病的风险，减小妊娠中断的可能性，以及降低出血风险。很少有证据可以量化切除或消融治疗导致流产的风险。流产和严重出血的风险在妊娠早期可能很小，一些阴道镜医师主张对妊娠早期出现的高级别CIN进行治疗。然而，由于在妊娠期间进展为癌症的风险很低，大多数人主张保守治疗。诊断性宫颈活检的出血风险通常很小，这可以在妊娠早期安全地进行以明确诊断，如果怀疑有浸润性癌，则应进行活检。如果怀疑宫颈癌，大多数阴道镜医生会考虑在妊娠早期结束后进行宫颈活检。

如果需要活检，应使用锋利的活检钳来减少对血管化宫颈的撕裂损伤。如果没有充分可用的止血手段，则不应对妊娠的子宫颈进行活检。Monsel软膏和硝酸银应该可用，但两者都是腐蚀性的，如果在妊娠的子宫颈上长时间使用会导致相当多的蜕皮。如果遇到明显出血，可以使用明胶、氧化再生胶原蛋白、微纤维胶原或凝血酶浸泡明胶海绵进行止血，可使用或不使用阴道填塞物[8]。

特别是在妊娠期间，宫颈穿刺活检可能会漏诊侵袭性疾病。如果怀疑浸润性癌，应考虑进行诊断性楔形切取活检或热环行切除活检，活检可能在麻醉下进行。与妊娠期的其他外科手术一样，如果选择在妊娠中期进行全身麻醉手术，母体和胎儿的累积风险可能是最低的。如果在妊娠早期确诊为癌症，则可以考虑终止妊娠，而在妊娠中期诊断出的癌症可以在胎儿充分成熟后通过加速分娩来处理[23]。已有病例报道在妊娠期间进行根治性宫颈切除术并保留子宫及在妊娠晚期使用化疗来控制癌症[25]。可以在妊娠期间进行MRI检查，并且根据阶段，可以与产科和新生儿科团队一起计划进行Wertheim子宫切除术剖宫产[23]。

分娩方式

有推测，与剖宫产相比，阴道分娩会导致子宫颈的广泛重塑，从而使癌前病变自发消退的概率更大[26]。然而，另外的学者认为，分娩方式不是癌前病变进展或消退的重要风险因素[27]。

有担心关于阴道分娩期间HPV高危亚型的垂直传播，这在理论上存在风险，包括复发性呼吸道乳头状瘤病。然而，呼吸道乳头状瘤病最常由HPV6或11亚型引起，与良性生殖器疣相关，而高级别CIN最常与HPV16或18相关[28]。据估计，患有活动性尖锐湿疣并经阴道分娩的母亲患复发性呼吸道乳头状瘤病的风险约为1/400，与剖宫产相关的母婴风险可能超过阴道分娩期间很少的HPV传播给胎儿的风险[29]。

因此，有证据表明，宫颈癌前病变妊娠女性的分娩途径应以标准的产科参数为基础。

产褥期

观察性研究发现，妊娠和产褥期宫颈癌前病变的严重程度有自然消退的趋势[30-33]。然而，目前尚不清楚这是否与妊娠和产后宫颈发生的广泛重塑和炎症有关，还是与HPV感染的自然病程有关。由于雌激素相对低下的状态，在产后即刻进行阴道镜和细胞学评估都可能是困难的。因此，建议在分娩后至少推迟8~10周进行评估，以允许子宫颈复旧。在英国，建议间隔12周[22]。妊娠期间因宫颈细胞学异常接受阴道镜检查病例，无论妊娠期间的检查结果如何，都应再次进行阴道镜检查。阴道镜医师应该意识到，与妊娠期观察相比，产褥期后病变可能看起来更小，病变位置更接近宫颈中央[17]。

切除治疗对后续妊娠的影响

关于生育

已经建议破坏和去除子宫颈内部分产生黏液的

腺体,由于其会干扰生育能力和健康妊娠[34]。此外,有学者提出切除治疗后宫颈瘢痕形成会导致宫颈狭窄,这可能会影响生育能力[35]。评估此类风险的研究很难进行,因为存在许多变量和混杂因素,包括社会、临床、心理和生活方式等问题。芬兰的一项大型研究,对25万余名女性进行随访,未发现对切除治疗生育率有任何负面影响[36]。然而,一项基于美国的研究评估了152名接受治疗的女性和1172名未接受治疗的女性,表明随着妊娠时间的延长(>1年)不孕症的风险会随之增加[37]。一项系统综述和荟萃分析发现没有明确的证据表明切除治疗会对生育能力产生不利影响[38]。

关于妊娠和早产

早期妊娠

接受过CIN治疗的女性和未接受治疗的女性之间的妊娠早期流产率没有显著差异。发现接受治疗的女性中,终止妊娠和异位妊娠的比率更高。其原因尚不清楚,但可能与所研究女性群体的生活方式和性行为,所分析研究的效力或发表偏倚有关[38]。

中期妊娠

一项荟萃分析发现,与没有CIN病史的队列相比,先前接受过CIN治疗的女性的中期流产率明显更高(相对风险2.60;95% CI 1.45~4.67)。尚不清楚这是否与宫颈功能不全、黏液栓功能障碍引起的上行感染或切除治疗的方法有关[38]。分析原因很复杂,因为不良妊娠结局(如中期妊娠流产)的风险增加可能不仅仅归因于治疗本身,而是归因于易患宫颈癌前病变和这些产科并发症的共同风险因素。与有效对照组有关的数据很难获得。此外,治疗方式可能对子宫颈产生不同的影响,并且任何给定方式对子宫颈的影响可能因操作者而异。

晚期妊娠

2006年和2008年发表的荟萃分析表明,接受CIN切除治疗的女性在妊娠晚期会出现预后不良[39,40]。冷刀锥切术对增加早产、低出生体重和剖宫产的风险影响最大。最流行的切除治疗[转化区大环切除术(LLETZ)]也与早产显著增加有关。然而,极早早产(<32周)与冷刀锥切相关,但与LLETZ无关。也许最重要的是,之前接受过CIN治疗的女性和未接受治疗的女性在围生期死亡率方面没有差异。

2015年的一项荟萃分析包括20 832名在妊娠前接受CIN治疗后分娩的女性、52名在妊娠期接受CIN治疗后分娩的女性、64 237名在治疗前分娩的CIN女性和8 902 865名没有CIN病变的分娩女性.与未经治疗的CIN女性相比,在妊娠前或妊娠期间接受CIN治疗的女性早产风险显著增高(<37周)(OR 1.7;95% CI 1.0~2.7)。妊娠前接受CIN治疗的女性与延迟至妊娠后接受治疗的CIN女性的早产率没有显著差异(OR 1.4;95% CI 0.85~2.3)。妊娠期间接受治疗的女性早产(OR 6.5;95% CI 1.1~37)和胎膜早破(OR 1.8;95% CI 1.4~2.2)[41]的风险明显增加。这些数据支持将高级别CIN的治疗推迟到产褥期的决策。

虽然这些系统综述已经确定了CIN切除治疗与早产之间存在关联,但原因仍不确定。高级别CIN的诊断与其他易导致早产的因素(如吸烟)之间可能存在关联被推测。此外,宫颈治疗后的解剖学变化、宫颈瘢痕形成以及宫颈黏液和菌群的改变都可能导致早产。也有人提出CIN的病理生理改变可能是早产的原因之一[42]。早产与宫颈组织切除的剂量-效应关系似乎是相关的,更大的宫颈间质切除导致宫颈缺损,也增加了随后的早产风险[43]。

2008年的一项荟萃分析表明,破坏性治疗与围生期死亡率增加无关[40]。LLETZ在西方国家取代了破坏性治疗,因为它可以确认疾病的清除和全面的组织学检查,但许多研究表明两者同样有效[44]。目前正在进行研究以探讨在有生育意愿的阴道镜检查满意的女性中使用破坏性治疗的安全性和有效性,从而最大限度地减少对未来妊娠的潜在影响[45]。在进行任何切除治疗之前,打算再次妊娠的患者应接受有关潜在风险和益处的充分知情咨询,并记录在案。

妊娠期外阴上皮内瘤变

外阴上皮内瘤变(VIN)是用于描述影响外阴癌前皮肤病变的一个术语。有两种不同的类型,一种与HPV感染相关的类型(普通类或uVIN)和一种与慢性炎症性皮肤病(如硬化性苔藓症)相关的罕见类型(分化型或dVIN)。高级别uVIN(VIN 2和VIN 3)也称为高级别鳞状上皮内病变(HSIL)[46]。

uVIN越来越成为年轻女性的问题,其发病率从

1973年到2000年增加了4倍[47,48]。VIN在大约80%的病例中会引起症状，包括疼痛、酸痛、瘙痒和性心理功能障碍。症状可能严重且持续长时间，对生活质量造成重大影响。疾病可以是单灶性的或多灶性的。高级别uVIN的自发消退在老年女性中并不常见，但作者已经证实大约40%的病例在妊娠期间发生自发消退，而在35岁以下的非妊娠女性中，自发消退较少见[49]。

经典治疗为手术治疗，包括切除受累的外阴皮肤，连同一个较窄手术切缘。在小型试验和病例系列中研究了各种药物治疗，目前的证据表明局部咪喹莫特是一种有效治疗高级别uVIN的方法，有可能在40%~60%的病例中完全清除疾病[46]。进展为癌症的风险尚不确定，但大型病例系列表明，如果高级别uVIN未经治疗，该风险约为16%。如果疾病先前已接受过手术治疗，则约为4%，通常与多灶性疾病有关[50]。

因此，在妊娠期间是否应该治疗uVIN常是一个两难选择。考虑到病变相对较小且不涉及阴蒂、尿道或肛周区域的重要结构，通常可以在妊娠中期切除单灶性高级别VIN，手术并发症可接受。关于妊娠期间使用药物的数据很少，咪喹莫特和其他外用药物如5-氟尿嘧啶、西多福韦、博来霉素和二硝基氯苯在妊娠期间禁忌使用[46]。美国食品和药物管理局将妊娠期间使用咪喹莫特归类为“C”类药物，动物生殖研究表明对胎儿有不利影响，但没有在人类进行充分和良好控制的研究[51]。

不清楚咪喹莫特在外阴应用后是否通过母乳排泄，因此哺乳期母亲应谨慎使用。

子宫癌前病变

子宫内膜癌是西方世界最常见的妇科恶性肿瘤，199—1995年和2007—2009年间，该病在英国的发病率增加了43%[52]。子宫内膜增生是子宫内膜癌的癌前病变[53]。肥胖的增加是该疾病发病率上升的主要因素，因为肥胖、糖尿病和高血压是重要的危险因素。在年轻女性中，多囊卵巢综合征（PCOS）是另一个公认的危险因素，因为子宫内膜长时间暴露于无对抗的雌激素下。患有PCOS的女性患子宫内膜癌的可能性是没有PCOS的女性的3倍[54]。虽然未对抗的内源性雌激素是主要危险因素，但其他因素包括感染、免疫抑制、胰岛素抵抗、谷胱甘肽-S-转移酶和孕酮抵抗也可能起重要作用[55-57]。

有高危因素的存在异常阴道出血的绝经前女性应怀疑子宫内膜增生。英国2014年发布的指南得出结论，如果经阴道超声扫描子宫内膜厚度<7mm，则不太可能发生子宫内膜增生。对于持续有症状的女性，有子宫内膜活检和常用的宫腔镜检查指征，对于复杂子宫内膜增生伴异型性的女性，应咨询讨论隐匿性恶性疾病的可能性[58]。

对于希望保留生育能力的子宫内膜增生年轻女性建议使用孕酮，并需要通过子宫内膜活检进行监测以评估病变对治疗的反应。对于治疗无非典型增生的子宫内膜增生，建议进行6个月的左炔诺孕酮宫内缓释节育系统治疗，并同时在这6个月内口服孕酮。对于存在非典型子宫内膜增生的女性患者，治疗持续的时间应该更长。非典型增生的女性接受治疗期间，应每3个月进行一次子宫内膜活检，以排除进展为浸润性癌[59]。在女性患者尝试受孕之前，应至少有一个子宫内膜样本证明疾病消退，并且建议希望受孕的子宫内膜增生女性咨询生育专家以讨论尝试受孕方案的选择。可以考虑辅助生殖，因其与更高的活产率有关，并且与尝试自然受孕的女性相比，该方法还可以防止增生复发。尝试受孕时，如子宫内膜增生已消退，则可提高着床率和临床妊娠率。[60]

由于妊娠期间循环内源性孕酮水平较高，子宫内膜增生不太可能在妊娠期间进展。妊娠期间子宫内膜活检显然是禁忌的，但建议在产褥期后重复活检。一旦不再需要生育，鉴于疾病复发的高风险，应建议子宫切除。妊娠后，组织学疾病消退的证据应通过至少连续两次子宫内膜活检阴性来证实，并推荐每6~12个月进行一次子宫内膜活检的长期随访，直到进行子宫切除术[61]。

（赵小峰 王瑞 译）

参考文献

1. Mathews TJ, Hamilton BE. *Delayed Childbearing: More Women are Having their First Child Later in Life.* NCHS data brief, No. 21. Hyattsville, MD: National Center for Health Statistics; 2009.
2. World Health Organization. Family planning/contraception. Fact sheet No. 351. Updated May 2015. Available at: http://www.who.int/mediacentre/factsheets/fs351/en/ (accessed 22 March 2016).
3. Royal College of Obstetricians and Gynaecologists (RCOG). *Obstetric Impact of Treatment for Cervical Intraepithelial Neoplasia.* Scientific Impact Paper No. 21. London: RCOG; 2010.
4. Nauth HF. *Gynecologic Cytology.* Stuttgart: Thieme; 2007.
5. McCredie MR, Sharples KJ, Paul C, et al. Natural history of cer-

vical neoplasia and risk of invasive cancer in women with cervical intraepithelial neoplasia 3: a retrospective cohort study. *Lancet Oncol* 2008;**9**:425–34.

6. National Cancer Institute. Cervical Cancer Screening–Health Professional Version (PDQ®). Available at: http://www.cancer.gov/types/cervical/hp/cervical-screening-pdq#link/_248_toc (accessed 22 March 2016).
7. Melnikow J, Nuovo J, Willan AR, Chan BK, Howell LP. Natural history of cervical squamous intraepithelial lesions: a meta-analysis. *Obstet Gynecol* 1998;**92**:727–35.
8. McIntyre-Seltman K, Lesnock J. Cervical cancer screening in pregnancy. *Obstet Gynecol Clin North Am* 2008;**35**:645–58.
9. International Collaboration of Epidemiological Studies of Cervical Cancer. Cervical carcinoma and reproductive factors: Collaborative reanalysis of individual data on 16,563 women with cervical carcinoma and 33,542 women without cervical carcinoma from 25 epidemiological studies. *Int J Cancer* 2006;**119**:1108–24.
10. Royal College of Obstetricians and Gynaecologists (RCOG). Cervical smears and pregnancy. Available at: https://www.rcog.org.uk/globalassets/documents/patients/patient-information-leaflets/pregnancy/cervical-smears-and-pregnancy.pdf (accessed 22 March 2016).
11. Saslow D, Castle P, Myers E, et al. American Cancer Society, American Society for Colposcopy and Cervical Pathology, and American Society for Clinical Pathology screening guidelines for the prevention and early detection of cervical cancer. *CA Cancer J Clin* 2012;**62**:147–72.
12. Saslow D, Herschel WL, Waldman J, et al. American Cancer Society, American Society for Colposcopy and Cervical Pathology, and American Society for Clinical Pathology screening guidelines for the prevention and early detection of cervical cancer. *J Low Genit Tract Dis* 2012;**16**:175–204.
13. Michael CW, Esfahani FM. Pregnancy-related changes: a retrospective review of 278 cervical smears. *Diagn Cytopathol* 1997;**17**:99–107.
14. Arias-Stella J. A topographic study of uterine epithelial atypia associated with chorionic tissue: demonstration of alteration in the endocervix. *Cancer* 1959;**12**:782–90.
15. Murad TM, Tehart K, Flint A. Atypical cells in pregnancy and postpartum smears. *Acta Cytol* 1981;**25**:623–30.
16. Shrago SS. The Arias-Stella reaction; a case report of a cytologic presentation. *Acta Cytol* 1977;**21**:310–13.
17. Sellors JW, Sankaranarayanan R. *Colposcopy and Treatment of Cervical Intraepithelial Neoplasia: A Beginners' Manual.* Lyon: International Agency for Research on Cancer; 2003.
18. Slama J, Freitag P, Dundr P, et al. Outcomes of pregnant patients with Pap smears classified as atypical glandular cells. *Cytopathology* 2012;**23**:383–88.
19. Freeman-Wang T, Walker P. Colposcopy in special circumstances: pregnancy, immunocompromise, including HIV and transplants, adolescence and menopause. *Clin Obstet Gynecol* 2011;**25**:653–65.
20. Coppleson M, Pixley E, Reid BL. *Colposcopy: A Scientific Approach to the Cervix, Vagina and Vulva in Health and Disease*, 3rd edn. Springfield, IL: Thomas; 1986.
21. Serati M, Uccella S, Laterza RM. Natural history of cervical intraepithelial neoplasia during pregnancy. *Acta Obstet Gynecol Scand* 2008;**87**:1296–300.
22. Tidy J. *Colposcopy and Programme Management*, 3rd ed. London: Public Health England; 2016.
23. Han SN, Mhallem Gziri M, Van Calsteren K, Amant F. Cervical cancer in pregnant women: treat, wait or interrupt? Assessment of current clinical guidelines, innovations and controversies *Ther Adv Med Oncol* 2013;**5**:211–19.
24. Ungár L, Smith JR, Pálfalvi L, Del Priore G. Abdominal radical trachelectomy during pregnancy to preserve pregnancy and fertility. *Obstet Gynecol* 2006;**108**:811–14.
25. da Fonseca AJ, Dalla-Benetta AC, Ferreira LP, Martins CR, Lins CD. Neoadjuvant chemotherapy followed by radical surgery in pregnant patient with invasive cervical cancer: case report and literature review. *Rev Bras Ginecol Obstet* 2011;**33**:43–48.
26. Siristatidis C, Vitoratos N, Michailidis E, et al. The role of the mode of delivery in the alteration of intrapartum pathological cervical cytologic findings during the postpartum period. *Eur J Gynaecol Oncol* 2002;**23**:358–60.
27. Cubo-Abert M, Centeno-Mediavilla C, Franco-Zabala P, et al. Risk factors for progression or persistence of squamous intraepithelial lesions diagnosed during pregnancy. *J Low Genit Tract Dis* 2012;**16**:34–38.
28. Larson DA, Derkay CS. Epidemiology of recurrent respiratory papillomatosis. *APMIS* 2010;**118**:450–54.
29. Silverberg MJ, Thorsen P, Lindeberg H, Grant LA, Shah KV. Condyloma in pregnancy is strongly predictive of juvenile-onset recurrent respiratory papillomatosis. *Obstet Gynecol* 2003;**101**:645–52.
30. Paraskevaidis E, Koliopoulos G, Kalantaridou S, et al. Management and evolution of cervical intraepithelial neoplasia during pregnancy and postpartum. *Eur J Obstet Gynecol Reprod Biol* 2002;**104**:67–69.
31. Jain AG, Higgins RV, Boyle MJ. Management of low-grade squamous intraepithelial lesions during pregnancy. *Am J Obstet Gynecol* 1997;**177**:298–302.
32. Palle C, Bangsboll S, Andreasson B. Cervical intraepithelial neoplasia in pregnancy. *Acta Obstet Gynecol Scand* 2000;**79**:306–10.
33. Benedet JL, Selke PA, Nickerson KG. Colposcopic evaluation of abnormal Papanicolaou smears in pregnancy. *Am J Obstet Gynecol* 1987;**157**:932–37.
34. Kennedy S, Robinson J, Hallam N. LLETZ and infertility. *Br J Obstetr Gynaecol* 1993;**100**:965.
35. Luesley DM, McCrum A, Terry PB, et al. Complications of cone biopsy related to the dimensions of the cone and the influence of prior colposcopic assessment. *Br J Obstetr Gynaecol* 1985;**92**:158–64.
36. Kalliala I, Anttila A, Dyba T, Hakulinen T, Halttunen M, Nieminen P. Pregnancy incidence and outcome among patients with cervical intraepithelial neoplasia: a retrospective cohort study. *Br J Obstetr Gynaecol* 2012;**119**:227–35.
37. Spracklen CN, Harland KK, Stegmann BJ, Saftlas AF. Cervical surgery for cervical intraepithelial neoplasia and prolonged time to conception of a live birth: a case-control study. *Br J Obstetr Gynaecol* 2013;**120**:960–65.
38. Kyrgiou M, Mitra A, Arbyn M, et al. Fertility and early pregnancy outcomes after treatment for cervical intraepithelial neoplasia: systematic review and meta-analysis *BMJ* 2014;**349**:g6192.
39. Kyrgiou M, Koliopoulos G, Martin-Hirsch P, Arbyn M, Prendiville W, Paraskevaidis E. Obstetric outcomes after conservative treatment for intraepithelial or early invasive cervical lesions: systematic review and meta-analysis *Lancet* 2006;**367**:489–98.
40. Arbyn M, Kyrgiou M, Simoens C, et al. Perinatal mortality and other severe adverse pregnancy outcomes associated with treatment of cervical intraepithelial neoplasia: meta-analysis. *BMJ* 2008;**337**:a1284.
41. Danhof NA, Kamphuis EI, Limpens J, van Lonkhuijzen LR, Pajkrt E, Mol BW. The risk of preterm birth of treated versus untreated cervical intraepithelial neoplasia (CIN): a systematic review and meta-analysis. *Eur J Obstet Gynecol Reprod Biol* 2015;**188**:24–33.
42. Castanon A, Brocklehurst P, Evans H, et al. Risk of preterm birth after treatment for cervical intraepithelial neoplasia among women attending colposcopy in England: retrospective-prospective cohort study. *BMJ* 2012:**345**:e5174.
43. Founta C, Arbyn M, Valasoulis G, et al. Proportion of excision and cervical healing after large loop excision of the transformation zone for cervical intraepithelial neoplasia. *BJOG* 2010;**117**:1468–74.

44. Martin-Hirsch PL, Paraskevaidis E, Kitchener H. Surgery for cervical intraepithelial neoplasia. *Cochrane Database Syst Rev* 2000;**2**:CD001318.
45. Paraskevaidis E, Kyrgiou M, Martin-Hirsch P. Have we dismissed ablative treatment too soon in colposcopy practice? *BJOG* 2007;**114**:3–4.
46. Pepas L, Kaushik S, Nordin A, Bryant A, Lawrie TA. Medical interventions for high-grade vulval intraepithelial neoplasia. *Cochrane Database Syst Rev* 2015;**8**:CD007924.
47. Joura EA, Losch A, Haider-Angeler MG, et al. Trends in vulvar neoplasia. Increasing incidence of vulvar intraepithelial neoplasia and squamous cell carcinoma of the vulva in young women. *J Reprod Med* 2000;**45**:613–15.
48. Judson PL, Habermann EB, Baxter NN, Durham SB, Virnig BA. Trends in the incidence of invasive and in situ vulvar carcinoma. *Obstet Gynecol* 2006;**107**:1018–22.
49. Seters MV. *Vulvar Intraepithelial Neoplasia: New Concepts and Strategy.* Thesis, Erasmus University, Rotterdam, The Netherlands; 2008.
50. Jones RW, Rowan DR, Stewart AW. Vulvar intraepithelial neoplasia. Aspects of the natural history and outcome in 405 women. *Obstet Gynecol* 2005;**106**;1319–26.
51. Food and Drug Administration. Highlights of prescribing information Aldara® (imiquimod). 2010. Available at: http://www.accessdata.fda.gov/drugsatfda_docs/label/2010/020723s022lbl.pdf (accessed 22 March 2016).
52. Public Health England Knowledge and Intelligence Team for East Midlands. *Outline of Uterine Cancer in the United Kingdom: Incidence, Mortality and Survival. Gynaecological Cancer SSCRG.* London: National Cancer Intelligence Network UK; 2013.
53. Kurman RJ, Kaminski PF, Norris HJ. The behavior of endometrial hyperplasia. A long-term study of "untreated" hyperplasia in 170 patients. *Cancer* 1985;**56**:403–12.
54. Haoula Z, Salman M, Atiomo W. Evaluating the association between endometrial cancer and polycystic ovary syndrome. *Hum Reprod* 2012;**27**:1327–331.
55. Bobrowska K, Kamiński P, Cyganek A, et al. High rate of endometrial hyperplasia in renal transplanted women. *Transplant Proc* 2006;**38**:177–79.
56. Hardiman P, Pillay O, Atiomo W. Polycystic ovary syndrome and endometrial carcinoma. *Lancet* 2003;**361**:1810–12.
57. Atiomo W, Khalid S, Parameshweran S, Houda M, Layfield R. Proteomic biomarkers for the diagnosis and risk stratification of polycystic ovary syndrome: a systematic review. *BJOG* 2009;**116**:137–43.
58. Royal College of Obstetricians and Gynaecologists (RCOG). *Long-term Consequences of Polycystic Ovary Syndrome.* Green-top Guideline No. 33. London: RCOG; 2014.
59. American College of Obstetricians and Gynecologists, Society of Gynecologic Oncology. Practice Bulletin No. 149: Endometrial cancer. *Obstet Gynecol* 2015;**125**:1006–26.
60. Gallos ID, Yap J, Rajkhowa M, Luesley DM, Coomarasamy A, Gupta JK. Regression, relapse, and live birth rates with fertility-sparing therapy for endometrial cancer and atypical complex endometrial hyperplasia: a systematic review and metaanalysis. *Am J Obstet Gynecol* 2012;**207**:266.e1–12.
61. Royal College of Obstetricians and Gynaecologists (RCOG). *Management of Endometrial Hyperplasia.* Green-top Guideline No. 67, RCOG/BSGE Joint Guideline. London: RCOG; 2016.

第72章

妊娠期肿瘤

Jaime Prat

引言

对一些女性来说，她们生命中最快乐的时光发生了最可怕的事件。妊娠期肿瘤通常很少发生，但这是一个令人震惊的概念——当妊娠女性为生育一个健康的婴儿避免咖啡、葡萄酒和奶酪时，同时需要进行X线检查，甚至化疗或放疗来诊断和治疗癌症。妊娠期浸润性癌症的发生率为1∶1000至1∶2000[1]。在美国，每年新诊断的妊娠期肿瘤病例大约有3500例。乳腺癌是最常见的与妊娠有关的恶性肿瘤，绝经前女性中有7%~15%的乳腺癌发生在妊娠期间。有一些证据表明，与妊娠有关的乳腺癌的发病率有所增加。瑞典的一项大型队列研究报告，1963—2002年，妊娠相关乳腺癌发病率从16/10万次分娩增加到37/10万次分娩[2]。在报告的癌症中，乳腺癌最常见，占46%，其次是血液系统恶性肿瘤、皮肤系统恶性肿瘤、宫颈癌、脑肿瘤和卵巢肿瘤[3]。

来自比利时的最新观察结果似乎表明，当妊娠的患者由一个产科医生、肿瘤学家、外科医生、儿科医生和药理学家组成的多学科团队提供必要的治疗时，治疗效果通常不会很差[4]。在妊娠期间可以进行肿瘤治疗，通常不会严重危及胎儿安全。

妊娠期间癌症的诊断和分期

许多与恶性肿瘤相关的症状也可能在正常妊娠期间出现。这些症状包括恶心、呕吐、肠道不适、疼痛、贫血、慢性疲劳和嗜睡。当患者发现令人担忧的症状时，尤其是在妊娠期间，由于担心疾病的诊断和治疗会危及婴儿的健康，他们往往会犹豫是否与护理者联系。在妊娠期间，医生也常未能关注到妊娠外的其他健康方面，导致延迟诊断。

在妊娠期间，应谨慎解读组织学标本，并应告知病理学家患者是否为妊娠状态。在存在妊娠激素的情况下，可能会导致正常和病理组织的显著变化，因此对组织活检的解释可能很困难。

影像学检查

在物理学中，电磁能被广义地分为电离能和非电离能。电离辐射通过使电子从原子或分子中分离而使物质电离。这些能量可能直接引起DNA或RNA损伤而导致突变。一般来说，应避免胎儿暴露超过5~10cGy。相比之下，非电离能量在医学诊断中的使用通常不会造成直接（确定性）或间接（随机）风险，因此通常在妊娠期间安全使用。非电离能可能在组织中产生一些热量。非电离无线电波或声波的例子包括MRI和超声检查。电离辐射对母体和胎儿的影响可分为确定性影响和随机性影响。确定性效应是剂量依赖性的，会导致细胞损伤，导致器官发育障碍或功能丧失。随机性效应通常与低剂量电离辐射相关，并具有长期随机因素，导致基因组损伤，随着时间的推移可能导致继发性癌症。在对恶性肿瘤患者的检查中，目的是通过仔细的影像学检查来确定实体肿瘤是否已发展为系统性扩散。胎儿辐射暴露仍然是一个令人关注的问题，因为辐射暴露可能会产生致畸效应。当考虑对妊娠患者进行辐射照射时，应使用所谓的ALARA（“尽可能低”）原则[5]。对胎儿来说，确定性效应的阈值剂量通常为100mGy。超过这个剂量可能导致先天畸形、智力残疾，甚至胎儿死亡。美国医学物理学家协会建议，使用X线摄影和CT检查时，必须有足够的屏蔽(表72.1)。

通常认为MRI在妊娠期间是安全的。但不推荐使用钆。钆被美国食品和药物管理局视为C类药物。C类意味着动物研究已经显示出对胎儿的不良影响，而在人类中还没有充分和良好设计的研究。尽管钆存在通过胎盘的潜在风险，但潜在的好处可能使妊娠女性可以使用该药。在一些研究中报道误行钆注射对胎儿发育没有不良影响。

超声波通常被认为在妊娠期间是安全的。2010年的《产科急诊管理基本步骤》(ESMOE)培训项目在临床实践指南中指出，使用MRI也存在胎儿发热和可能出现气穴现象的理论风险，最好在妊娠早期避免使用。

妊娠期放射治疗

妊娠期患者的放射治疗应仔细制定计划，并与放射肿瘤学家和放射物理学家进行讨论，尽量减少对胎儿的直接和间接辐射量。胎儿剂量不应超过100mGy。放射治疗的特定风险与放疗时的胎龄有关(表72.2)。

即使有适当的防护，仍然存在所谓的散射和泄漏辐射问题，通过适当的防护可以将风险降到最低。对子宫的防护，特别是在妊娠晚期，由于用于防护的材料很重，且需要适应孕龄和子宫的大小，可能会变得相当有挑战性。一些产科专家建议定期进行临床和超声检查，以确定胎儿的位置，从而使胎儿头部脱离潜在的放射治疗部位，例如，在胸部放射治疗的情况下，胎儿应处于头位，为达到这个目标，可能需要进行外倒转术。

表72.1 不同诊断性试验胎儿辐射剂量

诊断性试验	胎儿辐射剂量(mGy)
胸部X线	0.0006
腹部X线	1.5~2.6
胸部CT	0.1~13
腹部CT	8~30
PET	1.1~2.43

表72.2 放射性治疗对于妊娠期胎儿的风险

胎龄(周)	风险
胚胎植入前(1)	致死性
器官发生(2~7)	致死性，严重畸形，生长迟缓，不育，白内障，其他神经病理疾病，恶性疾病
早期胚胎(8~15)	致死性，严重畸形，生长迟缓，智力障碍，不育，白内障，恶性疾病
中期胚胎(16~25)	严重畸形，生长迟缓，智力障碍，不育，白内障，恶性疾病
晚期胚胎(>25)	生长迟缓，不育，白内障，恶性疾病

妊娠期手术

有大量的公开证据表明妊娠期手术是安全的。然而，对妊娠期肿瘤手术的描述较少。需要考虑的重要评价项目包括：

- 最佳的肿瘤和手术结果。
- 母亲安全。
- 胎儿安全。

最佳的肿瘤和手术结果

大多数妊娠期间的肿瘤手术是在子宫外进行的，通常不会对发育中的孩子造成严重的危害。在妊娠晚期子宫增大时剖腹探查子宫内肿瘤并进入子宫直肠陷凹不是不可能的。近年来，随着世界各地的许多医疗中心积累了大量临床经验，妊娠女性使用腹腔镜检查已经越来越被接受。腹腔镜手术的注意事项包括开放性入腹和使用低于15mmHg的腹腔压力。进行手术的外科医生最好能熟练使用腹腔镜，并有对妊娠期患者进行手术的经验。

母亲安全

众所周知，手术时需要对妊娠期患者进行麻醉。呼吸功能的重要变化意味着提前吸氧是绝对必要的。麻醉药物的剂量可能需要根据妊娠生理的代谢状态进行调整。其他需要考虑的因素包括妊娠期和癌症患者发生血栓栓塞事件的风险，这就需要使用低分子肝素或普通肝素进行预防。

胎儿安全

胎儿供氧依赖于有效的母体通气，即使是短

暂的母体通气不足也会导致胎儿窘迫。在妊娠晚期和较长时间的外科手术中，谨慎的做法是在手术室用连续胎心监护（CTG）监测胎儿。在妊娠早期，术前和术后适当使用胎儿多普勒检查胎儿心脏。预防早产或流产可能会使用非甾体抗炎药，但需要记住在妊娠晚期，非甾体抗炎药可能导致动脉导管的关闭[7]。保胎药物通常用于围术期预防早产。术后护理与未妊娠患者无明显差异；然而，处于安全镇痛的考虑，在妊娠晚期不应使用非甾体抗炎药。必要时使用止吐剂，因为恶心和呕吐的风险已然增加。

妊娠期化疗

过去的几十年里化疗在妊娠期内的应用取得了重大进展。经过胎儿器官发育最重要的前3个月后，大多数化疗药物可以相对安全地使用。化疗药物经胎盘转运的差异很大，有些药物如紫杉醇穿过胎盘的比率较低，蒽环类药物穿过胎盘的比率中等，卡铂穿过胎盘的比率较高[8,9]。虽然其中一些药物会穿过胎盘，但在妊娠12~14周后，浓度相对较高的药物似乎对发育中的胎儿没有什么危害。某些药物是完全禁忌的，包括曲妥珠单抗（赫赛汀），因为Her-2受体与胎儿肾脏结合，导致母体羊水少或无羊水，并引起胎儿肺发育不全。甲氨蝶呤等抗叶酸药物也禁忌使用。

先天性畸形的风险与胎龄直接相关，在孕12周之前，眼、耳和血液系统有发生畸形的风险，而在器官完全形成后，这种风险显著降低。

化疗可能会导致造血显著减少，引起血小板计数降低和严重感染的风险增加。当使用化疗时，应仔细计划分娩时间。选择性分娩不应计划在化疗后3周内。因此，在妊娠37周后不应进行化疗，因为存在自然分娩的可能。

近期对妊娠期接受化疗的女性所分娩的孩子进行的长期随访研究显示化疗没有增加先天性畸形或智力迟缓的风险。但是，接受长期随访的儿童数量仍然很少，对这些数据的解释应谨慎。潜在的风险包括胎儿期接触蒽环类药而影响心功能问题。蒽环类药物常用于乳腺癌的治疗，对心功能有直接影响。但在一项对17名儿童的随访研究中，使用蒽环类药物后心电图和超声心动图均未见改变。

器官特异性管理

浸润前宫颈癌

细胞学上的高级别鳞状上皮内病变需要参考阴道镜以排除浸润性肿瘤。在妊娠期间，由于血管增多和生殖器水肿的增加，阴道镜检查非常具有挑战性[10]。在可见肿瘤的情况下，可进行表浅的活组织检查。由于血管增多，妊娠女性出血的风险增加。如果活检发现异常又离足月分娩较长时间，可能需要每隔12周重复一次阴道镜检查。在没有浸润性肿瘤的情况下，最终的治疗通常要推迟到分娩后。活检可以通过环切或传统的冷刀方法进行。“活组织检查”一词用于妊娠时用来强调切口不应过深以免造成胎膜损伤。这应在麻醉充足的情况下在手术室进行。预防性环扎可能是一种既可预防早产，又可处理手术出血的选择。

浸润性宫颈癌

子宫颈癌仍然是妊娠期最常见的恶性肿瘤之一。只有当患者非常希望继续妊娠时，保守治疗才合适[11]。由于妊娠期治疗的风险，一些患者和她们的护理人员常选择等待观察。

保留子宫手术仅适用于经过严格筛选的病例。在妊娠期进行大的宫颈锥形活检或改良根治性子宫颈切除术，由于手术过程中大量出血，到目前为止结果普遍不良[12]。在小于25周的妊娠期，腹腔镜下腹膜外淋巴结切除术或开放式淋巴结切除术已经有少量的描述[13]。淋巴结的病理信息可能会影响治疗，但MRI成像确定淋巴结状态应用更为广泛。在以下情况下，无论胎龄如何，均应采取立即、确切的治疗：

- 淋巴结转移。
- 妊娠期间疾病进展。
- 患者选择终止妊娠[14]。

如果决定在妊娠24周前放弃妊娠，对于国际妇产科联合会（FIGO）分期ⅠA2~Ⅱa期患者，如果可以手术，最常见的治疗方法是根治性子宫切除，连同胎儿一起行盆腔淋巴结切除术。24周后，手术治疗通常会推迟到32~34周，那时会进行剖宫产加根治性子宫切除术和盆腔淋巴结切除术。这种方法

索 引

B

靶区勾画 861

闭经 538

避孕与绝育 38

扁平苔藓 655

表观遗传学 3

不孕症 106

C

产后精神病 244

产科抗磷脂综合征 191

产科弥散性血管内凝血 194

产前出血 295

肠易激综合征 573

耻骨后膀胱颈悬吊 736

创伤后应激障碍 244

催产素 411

D

单纯疱疹病毒 230

胆结石 311

骶丛 56

骶棘韧带固定术 724

骶神经调节 747

癫痫 92

多发性硬化症 92

多囊卵巢综合征 105

E

二尖瓣狭窄 160

F

肥胖症 100

风疹 228

腹壁 47

腹膜癌 813

腹膜外气肿 613

腹腔镜疼痛映射 576

辅助生殖 39

妇科癌症 793

复发性流产 67

G

钙稳态 22

肝硬化 311

高胆红素血症 412

高泌乳素血症 675
高胰岛素血症 549
工具助产 756
弓形虫 234
宫颈癌 793
宫颈癌前病变 793
宫内节育器 696
宫腔镜 621
宫腔内粉碎术 626
姑息治疗 872
骨盆出口 58
骨盆淋巴回流 53
骨盆入口 57
骨髓增生性肿瘤 198
过敏性紫癜性肾炎 185

H

呼吸窘迫 486
环状电极子宫内膜电切术 623
黄疸 486

J

激素避孕方法 692
急性白血病 198
急性肾盂肾炎 181
急性子宫内翻 383
脊柱裂 152
甲状腺 27
甲状腺功能障碍 675
肩难产 386
焦虑障碍 243
紧急避孕 694
经腹宫颈环扎术 399
经阴道环扎术 398
精神分裂症 247
巨大儿 409

K

库欣综合征 313
快速性心律失常 252
困难气道管理 371

L

狼疮性肾炎 185
李斯特菌病 227
连体婴 270
镰状细胞病 205
淋病 225
流产 495
卵巢 49
卵巢癌 813
卵巢残余综合征 572

M

麻疹 229
梅毒 225
迷走神经反应 624
免疫学 17
面裂 148
模拟定位 860
母婴应激 395

N

囊性纤维化 338
脑积水 257
脑室内出血 221
脑室周围白质软化和脑瘫 221
内分泌学 26
内膜癌 853
内生殖器 49
尿道中段悬吊术 736
尿潴留 875

P

排卵 5
排卵障碍 673
膀胱和尿道 51
胚胎学 9
胚胎移植 685
胚系突变 852
盆腔 57
盆腔器官脱垂 719
盆腔炎性疾病 557
膨宫介质 625
胼胝体发育不全 148
葡萄胎 837

Q

脐带脱垂 411
脐带异常 134
脐疝 149
前置胎盘 296
全脑畸形 148
缺血性心脏病 160

R

染色体 3
人类免疫缺陷病毒 232
妊娠丢失 131
妊娠急性脂肪肝 178
妊娠期高血压 278
妊娠期霍奇金淋巴瘤 198
妊娠期急性肾损伤 175
妊娠期免疫接种 234
妊娠期贫血 203
妊娠期肾过度扩张综合征 179
妊娠期糖尿病 167
妊娠期血小板减少 200
妊娠前糖尿病 89
妊娠滋养细胞肿瘤 840
绒毛膜羊膜炎 221

S

上皮样滋养细胞肿瘤 843
射频消融术 255
深部型子宫内膜异位症 593
神经管缺陷 152
肾上腺 28
肾衰竭 875
生育力 87
食管闭锁 148
适应性免疫 17
手术分娩 104

手术流产 707
输卵管 50
输卵管癌 813
输卵管卵巢脓肿 566
输卵管通畅性检查 668
输尿管 50
双胎标记 265
双胎输血综合征 267
双相情感障碍 246

T

胎儿颅骨 56
胎盘 125
胎盘病理学 10
胎盘功能不全 132
胎盘血管异常 133
胎盘异常 132
胎盘早剥 301
胎盘植入 299
胎头吸引 434
糖尿病肾病 186
体外照射 860
同位素 862
图像引导放射治疗 862

W

外生殖器 48
外阴癌 828
外阴鳞状细胞癌 826
外阴皮炎 655
微生物学 14
围生期水痘 231
无精子症 676
舞蹈病 328

X

细菌性阴道病 223
下丘脑和垂体 26
先天免疫 17
先天性肾上腺增生 253
先天性输尿管梗阻 179
先天性心脏畸形 153
先天性子宫发育异常 503
先兆子痫 131
小颌畸形 148
小胎龄 139
心动过缓 253
心肌病 160
心内膜炎 162
胸腔积液 257
血管前置 303
血管性血友病 195

Y

羊膜腔穿刺术 266
羊膜切开术 471
羊水栓塞 328
腰丛 54
药理学 30
药物代谢动力学 30
药物流产 706
医学辅助生殖 595
遗传变异 59
遗传性易栓症 502

乙型肝炎病毒 231
异常子宫出血 531
异位妊娠 39
抑郁症 241
易栓症 202
阴道 50
阴道癌 833
阴道癌前病变 824
阴道骶骨固定术 725
阴道子宫切除术 724
硬化性苔藓 654
原发性肾小球肾炎 183
月经失调 105

Z

早发性卵巢功能不全 600
直肠造影 743
肿瘤遗传学 68
重症肌无力 322
主动脉狭窄 161
子宫 50
子宫穿孔 624
子宫颈癌 848
子宫拉伸 395
子宫内膜癌 802
子宫内膜热球消融术 623
子宫内膜息肉 633
子宫内膜消融术 622
子宫内膜异位症 572
子宫内膜周期 5
子痫前期 308
子宫肉瘤 811
子宫腺肌病 636